CW01424867

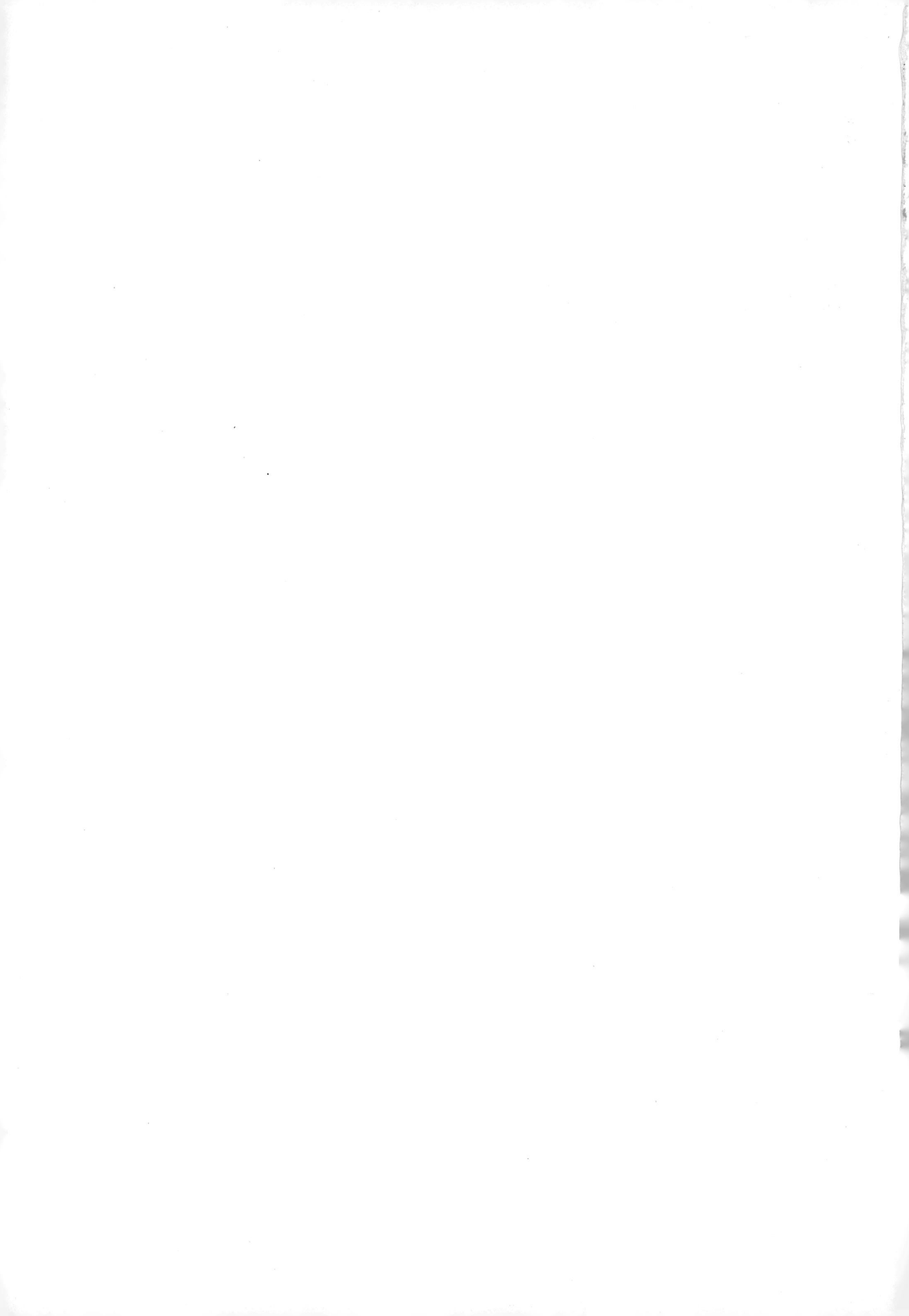

Kühn, Luxem, Runggaldier (Hrsg.)
Rettungsdienst heute

Dietmar Kühn, Jürgen Luxem,
Klaus Runggaldier (Hrsg.)

Rettungsdienst heute

5. Auflage

Mit Beiträgen von:
J. Aechter, M. Bastigkeit, M. Bauer, S. Berndt, A. Bert, J. Bittger, V. Brechmann, B. Domres, M. Eberhard,
C. Ecke, D. Etterich, J. Fricke, K.G. Gerdts, C. Gockel, H. Günther, A. Hackstein, S. Hagelberg, W. Hammerschmidt,
G. Hellweg-Beckert, H.H. Hellweg, B. Herbst, E. Hoffmann, C. Kemp, M. Klausmeier, S. Kötter, M. Kremer, H. Krucher,
O. Kuhlmann, D. Kühn, B. Leitz-Schwoerer, U. Lewinski-Papenberg, K. Lindenstromberg, R. Löb, J. Luxem, S. Maier,
P. Maßbeck, U. Meyer-Bothling, W.H. Meyer-Moldenhauer, H.P. Moecke, A. Müller-Cyran, H.-R. Paschen, A. Percival,
O. Peters, H. Pizala, K. Püschel, Ch. Redelsteiner, K. Runggaldier, Th. Schlechtriemen, F. Schnaack, G. Schneider,
Ma. Schneider, Mi. Schneider, K. Schnieder, K. Schölermann, W. Schwanz, A. Schwarze, H. Tholema, M.R. Ufer,
J. Vieweg, R. Waldmann, H.-D. Wieß, H. Wietersheim, C. Wilhelmi, S. Wirtz, M. Wust

Mit Geleitworten von: Prof. Dr. Johann Wilhem Weidringer und Deutscher Berufsverband Rettungsdienst

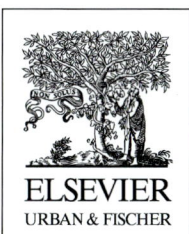

ELSEVIER
URBAN & FISCHER

URBAN & FISCHER   München

Zuschriften und Kritik an:
Elsevier GmbH, Urban & Fischer Verlag, Hackerbrücke 6, 80335 München

Wichtiger Hinweis für den Benutzer
Die Erkenntnisse in der Medizin unterliegen laufendem Wandel durch Forschung und klinische Erfahrungen. Herausgeber und Autoren dieses Werkes haben große Sorgfalt darauf verwendet, dass die in diesem Werk gemachten therapeutischen Angaben (insbesondere hinsichtlich Indikation, Dosierung und unerwünschten Wirkungen) dem derzeitigen Wissensstand entsprechen. Das entbindet den Nutzer dieses Werkes aber nicht von der Verpflichtung, anhand weiterer schriftlicher Informationsquellen zu überprüfen, ob die dort gemachten Angaben von denen in diesem Buch abweichen und seine Verordnungen und Entscheidungen in eigener Verantwortung zu treffen.

Geschützte Warennamen (Warenzeichen) werden in der Regel besonders kenntlich gemacht (®). Aus dem Fehlen eines solchen Hinweises kann jedoch nicht automatisch geschlossen werden, dass es sich um einen freien Warennamen handelt.

Bibliografische Information der Deutschen Nationalbibliothek
Die Deutsche Nationalbibliothek verzeichnet diese Publikation in der Deutschen Nationalbibliografie; detaillierte bibliografische Daten sind im Internet über http://www.d-nb.de abrufbar.

Alle Rechte vorbehalten
5. Auflage 2010
1. Auflage 1997
© Elsevier GmbH, München
Der Urban & Fischer Verlag ist ein Imprint der Elsevier GmbH.

15 16 17 18   8 7 6 5

Um den Textfluss nicht zu stören, wurde bei Patienten und Berufsbezeichnungen die grammatikalisch maskuline Form gewählt. Selbstverständlich sind in diesen Fällen immer Frauen und Männer gemeint.

Planung: Heiko Krabbe, Tilmann Klare
Lektorat: Petra Eichholz
Redaktion: Dr. Antje Kronenberg, Gronau/Westf.
Herstellung: Kerstin Wilk, Leipzig
Satz: abavo GmbH, Buchloe/Deutschland; TnQ, Chennai/Indien
Druck und Bindung: Printer Trento, Trento/Italien
Umschlaggestaltung: SpieszDesign, Neu-Ulm
Titelfotografie: MEV, Augsburg

ISBN Print   978-3-437-46193-4

Aktuelle Informationen finden Sie im Internet unter **www.elsevier.de** und **www.elsevier.com**

Geleitwort

Rettungsassistenten benötigen ein breit gefächertes Wissen, um ihrer verantwortungsvollen Aufgabe gerecht werden zu können. Das vorliegende Lehrbuch – nunmehr in der 5. Auflage erschienen – ist ein verlässlicher Begleiter für ihre Ausbildung.

Anatomische und physiologische Grundlagen, nützliches und im wahrsten Sinne des Wortes not-wendiges, gesichertes Wissen zu pathophysiologischen bis psychopathologischen Erkrankungen einerseits und Verletzungen andererseits erklären und lesen sich in diesem Buch wie von selbst. Klare Gliederungen, unmittelbar erfassbare Grafiken, anschauliche Bild-Darstellungen und ein ansprechender, lesefreundlicher Fließtext führen dazu, dass der geneigte Leser schnell viel „mitnimmt" – auch mehr als das ursprünglich geplante Kapitel. Organisation und Einsatztaktik, rechtliche Aspekte oder Sondersituationen im Rettungsdienst werden auch sprachlich so wohl-portioniert vermittelt, dass hier selbst für unterschiedlich vorinformierte Leser ein sicherer Zusatznutzen erwächst. Darüber hinaus lassen notfallmedizinische Fallbeispiele den Leser viele völlig verschiedene Notfallsituationen assoziativ oder real bildhaft erleben.

Die eine oder andere Passage im Standard-Buch „Rettungsdienst heute" ist geeignet, uns in den und für die immer wieder erlebten Grenzsituationen menschlichen Lebens selbst inne halten zu lassen; so können wir unsere Balance wieder gewinnen oder festigen, um dann Kraft, Kenntnisse sowie Fertigkeiten neu einzubringen für den Kern unserer rettungsdienstlichen Tätigkeit: anderen in Not zu helfen.

Die 4. Auflage wurde komplett überarbeitet. Wieder wurde das Lehrbuch um einige Themen ergänzt, wie beispielsweise: hypertensiver Notfall und hypertensive Krise, Synkope oder Bandscheibenvorfall. Weitere wichtige Themenkomplexe wurden überarbeitet sowie teils um wesentliche Unterthemen und neue Abbildungen ergänzt.

Wer's modern und webbasiert mag, für den ist das „Plus im Web" ein echter, zusätzlicher Vorteil: Im Internet stehen dem Leser viele zusätzliche Materialien wie Abbildungen, Anatomie-Lehrfilme oder Fallbeispiele zur Verfügung.

Einfach gut – so lässt sich als Fazit die Fortschreibung dieses Klassikers als umfassendes Lehrbuch für den Rettungsassistenten beschreiben. Und: es gibt da offensichtlich etwas, was die Autoren und Herausgeber – allesamt notfallmedizinische Profis – mit ihren Lesern und Usern definitiv verbindet: Die Idee des „gemeinsam mit anderen zum Nutzen Dritter".

In diesem Sinne wünsche ich den Lesern dieses Buches eine angenehme, nutzbringende Lektüre und: allzeit sicheres Retten!

München, im März 2010

Prof. Dr. med. Johann Wilhelm Weidringer
Professor an der Hochschule für Gesundheit und Sport
Geschäftsführender Arzt der Bayer. Landesärztekammer
Vorsitzender der Schutzkommission beim Bundesministerium des Innern

Geleitwort

Mit der nun vorliegenden 5. Auflage von „Rettungsdienst heute" steht dem Rettungsfachpersonal erneut ein Fachbuch zur Verfügung, welches das gesamte rettungsdienstliche Spektrum abdeckt. Das Schlagwort „lebenslanges Lernen" hat mittlerweile auch in der rettungsdienstlichen Aus- und Fortbildung Einzug gehalten. Das Gesamtsystem Rettungsdienst wird sich zukünftig noch weiter professionalisieren müssen. Der Patient erwartet eine auf neuesten wissenschaftlichen Erkenntnissen basierende Versorgung, wenn er den Rettungsdienst in Anspruch nehmen muss.

Das Rettungsfachpersonal wird in Zukunft ein deutliches Mehr an Verantwortung und Kompetenzen im Rettungsdienst übernehmen müssen. Dieses setzt voraus, dass das Personal diesen Anforderungen entsprechend ausgebildet wird. Einen Grundstein hierfür legt dieses Lehrbuch. Grundlagen werden ausführlich beschrieben, Notfälle verständlich dargestellt und Algorithmen und Fallbeispiele helfen, diese in der Praxis umzusetzen. Das Arbeiten nach Algorithmen und so genannten „Standing Operating Procedures" (SOP) muss Einzug in den rettungsdienstlichen Alltag halten. Algorithmen können jedoch nur Anwendung finden, wenn solides Basiswissen vorhanden ist. Dies ist auch die Voraussetzung dafür, um – wenn dies in Einzelfällen die konkrete Einsatzlage erfordert – von bestehenden Versorgungsalgorithmen abweichen zu können.

Die jetzt vorliegende Auflage des Buches spiegelt in hervorragender Art und Weise die Veränderungen und den aktuellen Stand der Notfallmedizin wider. Notfallmedizin umfasst heute mehr als den reinen rettungsdienstlichen Blickwinkel. Immer bedeutender werden die Schnittstellen zu anderen Bereichen (Zentrale Notaufnahmen, Feuerwehr etc.). Hieraus ergeben sich auch zunehmend neue Tätigkeitsfelder für das Rettungsfachpersonal. Möglicherweise wird sich die nächste Auflage bereits an einer von fast allen dringend geforderten dreijährigen Ausbildung orientieren.

Wir wünschen uns, dass auch mithilfe des vorliegenden Werkes die Qualität der rettungsdienstlichen Ausbildung weiter zunimmt und somit die Versorgung der uns anvertrauten Patienten optimiert werden kann.

Kiel, im April 2010

Marco König
Bernhard Gliwitzky
Ingo Kolmorgen
Vorstand des Deutschen Berufsverbands Rettungsdienst e.V. (DBRD)

Vorwort

Tsunami, Erdbeben, Wirbelstürme – dies sind nur einige der Ereignisse, die in besonderem Maße den Rettungsdienst der betroffenen Länder fordern und oft überfordern. Auch bei solchen Katastrophen kommt das Personal des Rettungsdienstes überall auf der Welt zum Einsatz. Die Arbeit muss oft unter schwierigen Bedingungen und mit einfachsten Mitteln beginnen. Deutlich wird dabei eine Tatsache, die sich bei jedem Einsatz des Rettungsdienstes zeigt, unabhängig, wo und wann er stattfindet: Es ist nicht in erster Linie die Technik, die entscheidet, sondern die Empathie und Einsatzbereitschaft der handelnden Personen. Jenseits von hochentwickelter Technik und ausgefeilten Leitlinien brauchen die Patienten weltweit diese Eigenschaften der Mitarbeiter und Mitarbeiterinnen aller Rettungsdienste.

Wir freuen uns sehr, unseren Lesern nunmehr bereits die 5. Auflage des Lehrbuches „Rettungsdienst heute" vorlegen zu können. Die 4. Auflage wurde komplett überarbeitet und aktualisiert. Wichtige Themen sind hinzugekommen, z.B. hypertensiver Notfall und hypertensive Krise, Synkope und Bandscheibenvorfall. Zudem sind wesentliche Unterthemen wie Pulsoximetrie, sog. „blow-out"-Frakturen, Kehlkopffrakturen und abdominelle Abwehrspannung ergänzt worden.

Als zeitgemäße Neuerung wurde das umfangreiche Text-/Bild-Material in Buchform durch eine zusätzliche neue Online-Anbindung ergänzt. Jeder Käufer erhält durch einen Zugangscode Zugriff auf das so genannte „Plus im Web" – ergänzende Materialien wie z.B. Abbildungen aus dem Buch in digitaler Form, Fallbeispiele, Lehr-Videos zu anatomischen und pathophysiologischen Zusammenhängen usw.

Auch dieses Mal gilt unser herzlicher Dank dem Verlag Elsevier und hier insbesondere der Lektorin Frau Petra Eichholz. Der Verlag hat in der Vergangenheit dieses Projekt unterstützt und auch dieses Mal in bewährter Weise zum Gelingen beigetragen.

Wir Herausgeber möchten Sie als Leser an dieser Stelle erneut ermutigen, uns nicht nur die Treue zu halten, sondern auch, wie bisher, Vorschläge für die weitere Entwicklung des Lehrbuchs zu senden. Denn die Arbeit an einem Buch hört mit dem Erscheinen der neuen Auflage nicht auf. Die Sammlung von Ideen für die nächste Auflage hat bereits begonnen…

Auch dieses Mal möchten wir folgende Worte als „Präambel" dem Buch voranstellen und Ihnen viel Spaß beim Lesen des Lehrbuches „Rettungsdienst heute" wünschen:

Lernen und verstehen zum eigenen Ausbildungserfolg und zum Wohle des Patienten. Denn der Patient steht immer im Zentrum unseres Handelns, aber vergessen wir nicht: Wir stehen im Zentrum seines Vertrauens.

Schönfeld, Aschaffenburg und Herne, im April 2010

Dietmar Kühn
Jürgen Luxem
Klaus Runggaldier

Herausgeber

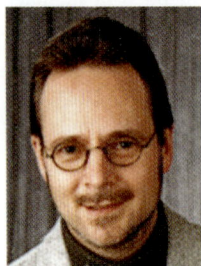

Dr. med. Dietmar Kühn   Chefarzt der Klinik für Anästhesie und Intensivmedizin am Kreiskrankenhaus Demmin; Facharzt für Anästhesiologie, Intensivmedizin, Notfallmedizin; Leitender Notarzt; Dozent an Krankenpflege- und Rettungsdienstschulen; Studium Krankenhausmanagement; Ausbildung zum Krankenpfleger und Rettungsassistenten.

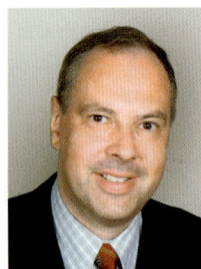

Dr. Dr. med. Jürgen Luxem   Anästhesiologische Gemeinschaftspraxis Aschaffenburg; Leitende Ärzte und Belegärzte der Anästhesieabteilung der Hofgartenklinik Aschaffenburg; Facharzt für Anästhesiologie, Notfallmedizin; Leitender Notarzt des Rettungszweckverbandes Aschaffenburg; Kreisbrandmeister und Kreisfeuerwehrarzt im Landkreis Aschaffenburg.

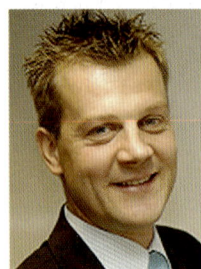

Prof. Dr. phil. Klaus Runggaldier   Rettungsassistent; Berufs- und Wirtschaftspädagoge; Dipl.-Gesundheitslehrer; Professor für Medizinpädagogik an der Medical School Hamburg; Geschäftsführer der Falck Rettungsdienst GmbH; Fachzeitschriftenautor und Herausgeber zahlreicher Buchveröffentlichungen, Lehraufträge an nationalen und internationalen Hochschulen.

Autoren

Aechter, Jürgen Dr. med.
Arzt für Allgemeinmedizin,
33161 Hövelhof

Bastigkeit, Matthias
Fachdozent für Pharmakologie,
23552 Lübeck

Bauer, Martha
Ausbildungsleiterin Deutsches Rotes
Kreuz Rhein/Hunsrück,
55469 Simmern

Berndt, Sören
Rettungsassistent,
Dipl.-Gesundheitslehrer, Studienrat,
49196 Bad Laer

Bert, Alfons
Lehrrettungsassistent, Dozent im
Rettungsdienst, Malteser-Schulungszentrum Nellinghof,
49434 Neuenkirchen

Bittger, Jürgen
Lehrrettungsassistent,
Ausbilder im Rettungsdienst,
22337 Hamburg

Brechmann, Veronika
Ärztin, St. Vincenz-Krankenhaus,
33098 Paderborn

Domres, Bernd Prof. Dr. med. Dr. h.c.
Medizinische Fakultät, Universitätsklinikum Tübingen, 72076 Tübingen

Eberhard, Matthias Dr. Univ. Budapest
Facharzt für Labormedizin
Geschäftsführer TMD Gesellschaft für
transfusionsmedizinische Dienste mbH,
34117 Kassel

Ecke, Claudia
cand. med., Rettungsassistentin,
37081 Göttingen

Etterich, Dietmar
Stellv. Leiter der Regionsleitstelle
Hannover, 30169 Hannover

Fricke, Jens Dr. med.
Arzt für Innere Medizin, Oberarzt der
Klinik für Innere Medizin, Allgemeines
Krankenhaus Harburg, 21075 Hamburg

Gerdts, Klaus Gerrit Dr. med.
Arzt für Kinderheilkunde, Leitender
Notarzt des Landkreises Cuxhaven,
27478 Cuxhaven

Gockel, Claudia Dr. med.
Fachärztin für Innere Medizin,
33615 Bielefeld

Günther, Hans
Unterrichtspfleger, Rettungsassistent,
56072 Koblenz

Hackstein, Achim
Rettungsassistent, Dozent im Rettungs-
dienst, Malteser-Schulungszentrum
Nellinghof, 49434 Neuenkirchen

Hagelberg, Söhnke Dr. med.
Arzt für Anästhesiologie,
Klinik für Anästhesiologie,
Medizinische Hochschule Lübeck,
23538 Lübeck

Hammerschmidt, Willy Dr. med.
Arzt für Anästhesiologie und praktischer Arzt, Chefarzt des Bayrischen
Roten Kreuzes Bezirksverband Ober-
und Mittelfranken, 91207 Lauf

Hellweg-Beckert, Gerlinde
Lehrrettungsassistentin, Johanniter-
Unfallhilfe, 56288 Bubach

Hellweg, Heinrich Horst
Arzt, Schulleiter PARAMED Rettungsdienstschule, 87463 Dietmannsried

Herbst, Benedikt
Rettungsassistent, Diplom-Pflegewirt,
21680 Stade

Hoffmann, Edgar
ehem. Leiter Rettungsdienst und stv.
Kreisgeschäftsführer BRK, Qualitäts-
Gutachter DQS & QualityAustria,
TQM-Assessor (DGQ/EFQM),
87600 Kaufbeuren

Kemp, Claus
Diplom-Gesundheitslehrer, Rettungs-
assistent, Organisatorischer Leiter
Rettungsdienst, Leiter der Malteser-
Schule Wetzlar, Ludwig-Erk-Platz 5,
35578 Wetzlar

Klausmeier, Matthias
Lehrrettungsassistent, Ausbilder im
Rettungsdienst, 68309 Mannheim

Kötter, Sebastian
Lehrrettungsassistent, Krankenpfleger,
Notarztwache, 33161 Hövelhof

Kremer, Michael Dr. med.
Arzt für Anästhesiologie, Anästhesiologische Gemeinschaftspraxis, Anäsths-
sieabteilung HELIOS Klinik Oberwald,
36355 Grebenhain

Krucher, Helmut Dr. med.
Arzt für Anästhesiologie, Abt. für
Anästhesiologie, Intensivmedizin und
Blutbank, Allgemeines öffentliches
Krankenhaus der Landeshauptstadt
St. Pölten, A-3100 St. Pölten

Kuhlmann, Oliver Dr. med.
Arzt, St. Josefskrankenhaus, Notarzt,
33154 Salzkotten

Kühn, Dietmar Dr. med.
Facharzt für Anästhesiologie, Intensivmedizin, Notfallmedizin, Chefarzt der
Klinik für Anästhesie und Intensivmedizin am Kreiskrankenhaus Demmin,
Leitender Notarzt, Dozent im Rettungsdienst, 17109 Demmin

Leitz-Schwoerer, Bernhard
Rettungsassistent, Betriebsleiter der
DRK Rettungsdienst Ortenau gGmbH,
77654 Offenburg

**Lewinski-Papenberg, Ulrike
Dr. rer. nat.**
Rettungsassistentin, Deutsches Rotes
Kreuz Kreisverband Rottweil e.V.,
78628 Rottweil

Lindenstromberg, Karsten Dr. med.
Facharzt für Anästhesiologie
Berufsgenossenschaftliches Unfallkran-
kenhaus Hamburg, 21033 Hamburg

Löb, Rainer Dr. med.
Chefarzt der Abteilung für Anästhesiologie und operative Intensivmedizin, St. Barbara-Klinik Hamm-Heesen GmbH, Ärztlicher Leiter HSD-Luftrettung, Bundesarzt des Malteser-Hilfsdienstes, 59073 Hamm

Luxem, Jürgen
Dr. med. Dr. Univ. Budapest
Arzt für Anästhesiologie, Anästhesiologische Gemeinschaftspraxis, Anästhesieabteilung CAPIO-Hofgartenklinik, Leitender Notarzt des Rettungszweckverbandes Aschaffenburg, Kreisbrandmeister, 63739 Aschaffenburg

Maier, Sandra
Rettungssanitäterin, Fachkrankenschwester Anästhesie und Intensivmedizin, 89250 Senden

Maßbeck, Peter
Rettungsassistent, Referat Ausbildung und Arbeitsschutz im Rettungsdienst, DRK-Generalsekretariat, 12205 Berlin

Meyer-Bothling, Ulrich
MSc PhD FRCOphth.
Conultant Ophthalmic Surgeon, Lime House, 16, Kingsley Avenue, Camberley GU15 2LZ, Großbritannien

Meyer-Moldenhauer, Wolf Hartmut
Dr. med. Priv. Doz.
Chefarzt der urologischen Abteilung des Allg. Krankenhauses St. Georg, 20099 Hamburg

Moecke, Heinz Peter Dr. med.
Leiter des Konzernbereich Medizin & Wissenschaft der Asklepios-Kliniken, 22307 Hamburg

Müller-Cyran, Andreas M.A.
Rettungsassistent, Beauftragter für Seelsorge in Feuerwehr und Rettungsdienst in Bayern, 81929 München

Paschen, Hans-Richard Dr. med.
Leitender Notarzt der Freien und Hansestadt Hamburg, Chefarzt der Abteilung für Anästhesiologie und Intensivmedizin, Ev. Amalie-Sieveking-Krankenhaus e.V., 22359 Hamburg

Percival, Alan
West Midlands Ambulance Service, Quality Manager i.R., Birmingham/Großbritannien

Peters, Oliver
Lehrrettungsassistent, Malteser-Hilfsdienst, Rettungswache Lohne, 49393 Lohne

Pizala, Heribert
Facharzt für Psychosomatische Medizin und Psychotherapie, CH-4053 Basel

Püschel, Klaus Prof. Dr. med.
Direktor des Instituts für Rechtsmedizin, Universitätsklinikum Hamburg-Eppendorf, 22529 Hamburg

Redelsteiner, Christoph PhDr., Mag.
MSc in Emergency Health Services, Paramedic-Instructor, Lehrrettungsassistent, Fachwissenschaftlicher Lehrgangsleiter, Universitätslehrgang Rettungsdienstmanagement, Donau-Universität Krems, A-Wien

Runggaldier, Klaus Prof. Dr. phil.
Rettungsassistent; Berufs- und Wirtschaftspädagoge; Dipl.-Gesundheitslehrer; Professor für Medizinpädagogik an der Medical School Hamburg; Geschäftsführer der Falck Rettungsdienst GmbH; Fachzeitschriftenautor und Herausgeber zahlreicher Buchveröffentlichungen, Lehraufträge an nationalen und internationalen Hochschulen, 44625 Herne

Schlechtriemen, Thomas Dr. med.
Arzt für Anästhesiologie, ÄLRD des Rettungszweckverbandes Saar, 66119 Saarbrücken

Schnaack, Frank Dr. Dipl. Psych.
Psychologe, Lehrrettungsassistent, Krankenpfleger, cand. med., 42119 Wuppertal

Schneider, Georg Dr.-medic (RO), Dr. med
Facharzt für Allgemeinmedizin, Feuerwehrarzt, 33161 Hövelhof

Schneider, Martin Dr. med.
Facharzt für Allgemeinmedizin, Leitender Notarzt Kreis Paderborn, 33161 Hövelhof

Schneider, Michael
Lehrrettungsassistent, 69221 Dossenheim

Schnieder, Kathrin
Lehrrettungsassistentin, cand. med., ITLS-Instruktorin, Malteser-Rettungswache, 49565 Bramsche

Schölermann, Kai Dr. med.
Urologische Klinik des Universitätskrankenhauses Hamburg Eppendorf, 20246 Hamburg

Schwanz, Wolfgang
Rettungsassistent, 89250 Senden

Schwarze, Anja Dr. med.
Ärztin für Innere Medizin, 55469 Simmern

Tholema, Heinz
Lehrrettungsassistent, Verein für Krankentransport, Rettungsdienst und soziale Hilfsdienste e.V. (RKsH), 26723 Emden

Ufer, Michael Rainer
Vorsitzender Richter am Verwaltungsgericht, 31157 Saarstedt

Vieweg, Joerg
Lehrrettungsassistent, Krankenpfleger, ASB Sozialeinrichtungen GmbH, 20357 Hamburg

Waldmann, Rainer Dr. med.
Arzt für Anästhesiologie, Schmerzklinik Stuttgart, 70199 Stuttgart

Wieß, Heinz-Dieter
Dipl. Verwaltungswirt (FH)
Organisatorischer Leiter Rhein/Hunsrück-Kreis, 55481 Kirchberg

Wietersheim, Hanjo von
Pfarrer, Beauftragter der ev.-luth. Kiche in Bayern für Notfallseelsorge und Seelsorge in Feuerwehr und Rettungsdienst, 90451 Nürnberg

Wilhelmi, Claus Dr. med.
Arzt für Anästhesiologie, Oberarzt Anästhesieabteilung Ev. Krankenhaus, 51465 Bergisch Gladbach

Wirtz, Sebastian Dr. med.
Komm. Leitender Arzt der Abteilung für Anästhesiologie und operative Intensivmedizin, Allgemeines Krankenhaus Barmbek, 22291 Hamburg

Wust, Matthias
Lehrrettungsassistent, Malteser-Hilfsdienst, Rettungswache Damme, 49401 Damme

Abbildungsnachweis

Der Verweis auf die jeweilige Abbildungsquelle befindet sich bei allen Abbildungen im Buch am Ende des Legendentextes in eckigen Klammern. Alle nicht besonders gekennzeichneten Grafiken und Abbildungen: © Elsevier GmbH, München.

A300	Reihe Klinikleitfaden, Elsevier GmbH, Urban & Fischer Verlag
A300-157	S. Adler, Lübeck, in Verbindung mit der Reihe Klinikleitfaden, Elsevier GmbH, Urban & Fischer Verlag
A300-190	G. Raichle, Ulm, in Verbindung mit der Reihe Klinikleitfaden, Elsevier GmbH, Urban & Fischer Verlag
A400	Reihe Pflege konkret, Elsevier GmbH, Urban & Fischer Verlag
A400-115	R. Dunkel, Berlin, in Verbindung mit der Reihe Pflege konkret, Elsevier GmbH, Urban & Fischer Verlag
A400-157	W. Krüper, Berlin, in Verbindung mit der Reihe Pflege konkret, Elsevier GmbH, Urban & Fischer Verlag
A400-190	G. Raichle, Ulm, in Verbindung mit der Reihe Pflege konkret, Elsevier GmbH, Urban & Fischer Verlag
A400-215	S. Weinert-Spieß, Ulm, in Verbindung mit der Reihe Pflege konkret, Elsevier GmbH, Urban & Fischer Verlag
B117	L. Blohm, Klinische Radiologie, 1. Aufl., Jungjohann-Verlag, 1992
B159	U. Renz (Hrsg.): Fünferband-Kleine operative Fächer, 2. Aufl., Jungjohann Verlag, 1995
C160	T. Fujita, K. Tanaka, J. Tokunaga: Zellen und Gewebe, 1. Aufl., Gustav Fischer Verlag, Stuttgart, 1986
E119	R. Sander, München. In: R. Sander: Flexible gastroen-terologische Endoskopie, 1. Aufl., W. Kohlhammer Verlag, Stuttgart, 1994
E146	Moore: Embryologie, Elsevier, Saunders 1985
E254	DokuFORM-VerlagsGmbH, Lübeck
E285	NAEMT: PHTLS – Basic and Advanced Prehospital Trauma Life Support, 5th. ed., Elsevier/Mosby 2003
E287	N. Raby, L. Berman, G. de Lacey: Accident & Emergency Radiology, A survival guide, 2nd. ed. Elsevier/Saunders 2005
E308	NAEMT: PHTLS – Basic and Advanced Prehospital Trauma Life Support, 6th. ed., Elsevier/Mosby 2007
F206	U. Storm: Der Brandverletzte. Verlag für Med. Publikationen
J520-233	Philip Matson/Stone/Getty Images
J600-106	A. Syred: Focus Photo- und Presseagentur GmbH, Hamburg
J660	MEV Verlag, Augsburg
J770	M. Eberhardt, Arteria Photography, Kassel
J747	Dieter Fichtner/Thomas Engbert, GraphikBureau, Kronsgaard
J748-033	Fotolyse – Fotolia.com
J748-034	RRF – Fotolia.com
J748-035	emer – Fotolia.com
J748-036	Karin Lau – Fotolia.com
K105	H. G. Hornfeck, Bergheim
K106	T. Meinertz, Hamburg
K107	H. Kastendieck, Hamburg
K108	D. Seelisch, Hamburg
K109	Bartel, Lübeck
K110	Geiss, Rottweil
K157	W. Krüper, Bielefeld
K183	E. Weimer, Aachen
K206	R. Frommann, Hamburg
L106	H. Rintelen, Velbert
K318	G. Westdörp
L106-R127	H. Rintelen, Velbert, in Verbindung mit E.-J. Speckmann, W. Wittkowski: Bau und Funktionen des menschlichen Körpers, 19. Aufl. Urban & Fischer, 2000
L106-S005	H. Rintelen, Velbert, in Verbindung mit E.-J. Speckmann, W. Wittkowski: Bau und Funktionen des menschlichen Körpers, 19. Aufl. Urban & Fischer, 2000
L107-R127	M. Budowick, München, in Verbindung mit Welsch: Sobotta Lehrbuch Histologie, Elsevier GmbH, Urban & Fischer Verlag 2003
L108	R. Himmelhan, Heidelberg
L110	W. Lob, C. Koelle, Putzbrunn
L112-R127	M.-A. Barratt-Dimes, in Verbindung mit Welsch: Sobotta Lehrbuch Histologie, Elsevier GmbH, Urban & Fischer Verlag 2003
L123-R127	J. Dimes, in Verbindung mit Welsch: Sobotta Lehrbuch Histologie, Elsevier GmbH, Urban & Fischer Verlag 2003
L123- S130	J. Dimes, in Verbindung mit Deetjen, Speckmann: Physiologie, Elsevier GmbH, Urban & Fischer Verlag
L125	Daniel Lüdeling, www. rippensspreizer.com
L143	H. Hübner, Berlin
L157	S. Adler, Lübeck
L190	G. Raichle, Ulm
L215	S. Weinert-Spieß, Neu-Ulm
M100	Herausgeber Pflege heute
M104	J. Braun, Lübeck
M117	G. Grevers, München
M138	H. Beck, Nürnberg
M139	J. Klingelhöfer, Chemnitz
M140	B. Lutomsky, F. Flake: Leitfaden Rettungsdienst. 4. Aufl., Elsevier GmbH, Urban & Fischer, 2006
M141	T. Kommerell, Friedrichshafen
M161	M. Zimmer, Bammental
M162	B. Urbanyi, Weinstadt-Großheppach
M183	V. Kurowski, Lübeck
M207	M. Koop, Idstein-Niederrod
M232	D. Kühn, Schönfeld
M233	U. Meyer-Bothling, Camberley/Großbritannien
M234	K. Runggaldier, Herne
M235	J. Luxem, Aschaffenburg
M237	H. H. Hellweg, Liebshausen
M243	C. Redelsteiner, Wien
O144	A. Lehmann, Ulm-Lehr
O145	A. Balden, Erlenbach
O152	P. Cull, London
O169	S. Neitzel, Ganderkesee
O170	F. Flake, Oldenburg
O174	O. Peters, Lohne
O177	S. Schmidt, München
O405	H. Krabbe, Gerolsbach
O414	U. Benkert, Feuerwehr Großostheim
O427	M. Steiner, Großostheim
O429	R. Hettler, Aschaffenburg

O456 D. Flore

O457 K. Albert

O458 J. Südmersen, Osnabrück

O459 W. Hunscher, Dortmund

O461 J. Kemp/Wikipedia

O462 A. Kortland, Alfhausen

O463 H. Stamberg, St. Pölten

O464 R. Fromm, Bremen

O465 Jürgen Truckenmüller, Düsseldorf

R103 L. Latasch, K. Ruck, W. Seiz: Anästhesie-Intensivmedizin-Intensivpflege, 1. Aufl., Urban & Fischer Verlag, 1999

R134 O. Peters, K. Runggaldier: Algorithmen für den Rettungsdienst, 1. Aufl., Elsevier GmbH, Urban & Fischer 2003

R134-2 O. Peters K. Runggaldier: Algorithmen für den Rettungsdienst, 2. Aufl., Elsevier GmbH, Urban & Fischer 2004

R134-3 O. Peters K. Runggaldier: Algorithmen für den Rettungsdienst, 3. Aufl., Elsevier GmbH, Urban & Fischer 2006

R172 F. J. Nye. Aus: Mims et al.: Medical Microbiology, 3. Aufl. Mosby/Elsevier 2004, fig. 28.3a und b

R195 Friedrich Knollmann, Fergus V. Coakley: Multislice CT – Principles and Protocols, Elsevier/W.B. Saunders 2006

S005 E.-J. Speckmann, W. Wittkowski: Bau und Funktionen des menschlichen Körpers, 19. Aufl. Urban & Fischer, 2000

S005-106 H. Rintelen, Velbert in: E.-J. Speckmann, W. Wittkowski: Bau und Funktionen des menschlichen Körpers, 19. Aufl., Urban & Fischer, 2000

S005-107 M. Budowick, in: E.-J. Speckmann, W. Wittkowski: Bau und Funktionen des menschlichen Körpers, 19. Aufl., Urban & Fischer, 2000

S005-123 J. Dimes, in: E.-J. Speckmann, W. Wittkowski: Bau und Funktionen des menschlichen Körpers, 19. Aufl., Urban & Fischer, 2000

S005-124 M.A. Barratt-Dimes, in: E.-J. Speckmann, W. Wittkowski: Bau und Funktionen des menschlichen Körpers, 19. Aufl., Urban & Fischer, 2000

S007-2-19 Sobotta: Anatomie, Band 2, Urban & Schwarzenberg, München - Wien - Baltimore., 19. Aufl., 1988

S008-2 G. Kauffmann, R. Sauer, E. Moser. Radiologie, 2. Aufl. Urban & Fischer Verlag 2001

S009 H. Bartel, R. Bartels: Physiologie 7. Aufl., Elsevier GmbH, Urban & Fischer Verlag 2004

S010-3-8 A. Benninghoff et al.: Anatomie, Bd. 3, 8. Aufl., Urban & Schwarzenberg, 1967

S018 Sobotta: Histologie, 5. Aufl., Urban & Schwarzenberg, 1997.

S101 W. Böcker et al.: Pathologie, 1. Aufl. Urban & Schwarzenberg, 1997

S122 P. Sefrin: Notfalltherapie. Urban & Schwarzenberg, 6. Aufl. 1999.

S123 M. Classen, V. Diehl, K. Kochsiek: Innere Medizin, 3. Aufl., Urban & Schwarzenberg, München, 1994

S134 Weiss: Histology. 5. Aufl., Urban & Schwarzenberg. 1988.

S138 Wheather/Burkitt/Daniels: Funktionelle Histologie, Urban & Schwarzenberg, 2. Aufl. 1987

T112 J. Bennek, Universität Leipzig, Kinderchirurgie

T127 P. Scriba, München

T128 U. Augenstein, Singen

T132 T. Schneider, Quedlinburg

T166 C. Schmidt, Bielefeld

T170 E. M. Walthers, Marburg-Bauerbach

T173 U. Vogel, Tübingen

T178 H. Gelderblom, Seddin

T194 S. Dieterle, Herne/Bochum

T195 R. Bühler, Giengen/Brenz

T197 B. Danz, Ulm

T225 T. Wollenweber, Klinikum Aschaffenburg

T336 Radiologie Main Park Center, Mainaschaff

T355 S. Weber, Universitätsklinikum Dresden, Klinik für Anästhesie und Intensivtherapie

T357 T. Tatschner, Universität Würzburg

T389 S. Schnieder, Osnabrück

U120 Bode Chemie GmbH, Hamburg

U234 Boehringer Ingelheim Pharma KG, Ingelheim

V094 Fa. CKS, Karlsruhe

V162 © Dräger Medical AG & Co. KG, Lübeck. Alle Rechte vorbehalten.

V187 Fa. Meili & Co., Fahrwangen/Schweiz

V190 Deutsche Telekom, Bonn

V192 Fa. Söhngen GmbH, Taunusstein

V210-1 Tyco Healthcare Deutschland GmbH, Neustadt/D./div. Mallinckrondt

V220 Paul Hartmann AG, Heidenheim

W158 Berufsfeuerwehr Dresden

W159 Wiener Rotes Kreuz

W160 Berufsfeuerwehr Frankfurt

W161 ADAC Luftrettung, München

W163 Feuerwehrakademie Hamburg

W170 Landeskriminalamt Baden-Württemberg

W178 Auswertungs- und Informationsdienst für Ernährung, Landwirtschaft und Forsten (aid), Bonn

W193 Statistisches Bundesamt, Wiesbaden

W214 Deutscher Bundestag, Berlin

W241 Malteser Hilfsdienst, Bundesgeschäftsstelle Köln

W272 The Radiological Accident in Yanango, IAEA, Wien 2000

W288-01 Malteser-Schulungszentrum Wellinghoff

W310 T. Auhuber, BG Unfallklinik Frankfurt am Main

W311 E. Hoffmann, Kaufbeuren

X211 U. Sulkowski, Münster

Benutzerhinweise

Um sich schnell in *Rettungsdienst heute* zurechtzufinden, sind folgende Besonderheiten dieses Lern- und Arbeitsbuches zu berücksichtigen.

Inhaltsverzeichnis Zur leichten und schnellen Orientierung ist der Inhalt in *Rettungsdienst heute* sehr stark untergliedert:

Zu Beginn des Buches steht ein Gesamtinhaltsverzeichnis mit den Hauptüberschriften der Teile A bis E und den dazu gehörenden Überschriften der 45 Kapitel.

Den Teilen A bis E stehen Übersichten der darin enthaltenen Kapitel voran, z. B. Teil A, Kapitel 1 bis 5. Schließlich beginnt jedes einzelne Kapitel mit einer umfassenden Gliederung.

Besonders schnell lassen sich gesuchte Informationen über die detaillierten Stichwort- und Medikamenten-Verzeichnisse am Ende des Buches finden.

Farbleitsystem Die Teile A bis E sind mit verschiedenen Farben gekennzeichnet. Die Markierungen sind am Buchrand von Kapitel zu Kapitel versetzt als Griffregister gut zu erkennen und unterstützen das schnellere Auffinden der gesuchten Seite.

Abkürzungen Häufig wiederkehrende Begriffe werden im Text abgekürzt. Im Anhang findet sich ein ausführliches Verzeichnis der verwendeten Abkürzungen.

Gekennzeichnete Textstellen Im Text sind verschiedene Stellen besonders gekennzeichnet. So lässt sich der Informationsschwerpunkt des betreffenden Textes auf einen Blick erkennen:

MERKE
Sehr wichtige Informationen zu einem Thema, z. B. Formeln, Daten, Ausnahmesituationen, Notarztindikationen

ACHTUNG
Warnhinweise, häufig vermeidbare Fehler bei der Arbeit im Rettungsdienst und Hinweise auf besonders zu beachtende Umstände.

PRAXISTIPP
Praxisrelevante Informationen für die Arbeit im Rettungsdienst.

SCHLAGWORT
Stichwortartige Zusammenfassung der Ursachen, Symptome und des Monitorings typischer Krankheitsbilder, der notwendigen Behandlungsmaßnahmen sowie der Medikamenten- und Dosierungsempfehlungen.

Lernhilfen Das Lehrbuch *Rettungsdienst heute* ist so aufgebaut, dass das erforderliche Wissen neben dem Unterricht selbstständig vor- und nachbereitet werden kann. Wichtige Lernhilfen sind die Lernzielübersichten und die Wiederholungsfragen.

Lernzielübersicht

Die Lernzielübersichten führen im Sinne einer Zusammenfassung des Kapitels in das Thema ein. Darüber hinaus weisen sie auf wichtige Inhalte hin, die nach Studium des Kapitels als bekannt vorausgesetzt werden.

Wiederholungsfragen

Die Wiederholungsfragen geben Gelegenheit, den gelesenen bzw. gelernten Inhalt zu reflektieren. Verweise auf die entsprechenden Textstellen, in denen die Antworten zu finden sind, ermöglichen eine selbstständige Lernkontrolle.

Die Fallbeispiele in vielen Kapiteln der speziellen Notfallmedizin (Teil C) geben Einsicht in authentische Situationen der Notfallpraxis. Hiermit wird eine Brücke geschlagen zwischen der soeben vermittelten Theorie und ihrer Ausgestaltung in der Realität.

Abbildungen und Tabellen Rund 750 Abbildungen veranschaulichen z.B. anatomische, medizinische oder rettungsdienstliche Gegebenheiten, zeigen wichtige Zusammenhänge oder typische Situationen aus dem praktischen Berufsalltag des Rettungsdienstes.

Zahlreiche Tabellen fassen bestimmte Sachverhalte in einer schnell zu überschauenden Weise zusammen und erleichtern dadurch das Lernen in besonderem Maße.

Die Abbildungen und Tabellen sind jeweils kapitelweise nummeriert. An den entsprechenden Textstellen wird auf die dazugehörige Abbildung oder Tabelle verwiesen.

Vernetzungen und Querverweise Die Texte eines Lehrbuches lassen sich nicht wie eine Perlenkette Fakt für Fakt und Satz für Satz aneinanderreihen. Viele Themen werden während der Ausbildung von verschiedenen Seiten beleuchtet. Jede Disziplin hat ihre eigene Sicht und betont andere Schwerpunkte bei ein und demselben Thema. Um Wiederholungen zu vermeiden, beziehen sich die entsprechenden Textstellen der einzelnen Kapitel aufeinander, indem sie durch Verweise miteinander vernetzt sind.

Plus im Web Ergänzend zum Buch finden Sie online viele weitere Materialien, mit denen Sie lernen und arbeiten können, z.B. Abbildungen aus dem Buch zum Download und Drucken, Lehrvideos oder einen Zugang zum Roche-Lexikon. Sie erhalten darauf Zugriff mit dem Rubbelpin auf der vorderen Buchdeckelinnenseite.

Personenbezeichnungen Um den Textfluss nicht zu stören, wurde bei Patienten und Berufsbezeichnungen die grammatikalisch maskuline Form gewählt. Selbstverständlich sind in diesen Fällen immer Frauen und Männer gemeint.

Effektiv lernen? Klar, so geht's: Planen Sie feste Lernzeiten ein, und überlegen Sie, wie Sie das Lernpensum auf diese Zeit verteilen, z. B. auch im Hinblick auf eine anstehende Prüfung.

Bevor Sie sich an die Arbeit machen, blättern Sie kurz den betreffenden Abschnitt durch bzw. überfliegen Sie die Lernzielübersicht zu Beginn des Kapitels und überlegen Sie, was Sie vom Inhalt schon wissen und wo Sie noch Lücken haben.

Lesen Sie nun die entsprechenden Texte. Vielen hilft es dabei, die wichtigsten Stellen zu markieren.

Vergessen Sie nicht, die Abbildungsbeschriftungen oder die näheren Erklärungen zum Bild im Text zu lesen. Durch deren Bezug zum Bild sind gerade schwierige Zusammenhänge oft am einfachsten zu verstehen.

Gehen Sie den für Sie wichtigsten Querverweisen nach.

Wiederholen Sie zum Schluss kurz das Gelesene und überprüfen Sie anhand der Wiederholungsfragen am jeweiligen Kapitelende Ihr Wissen.

Inhaltsverzeichnis

A Allgemeine und medizinische Grundlagen

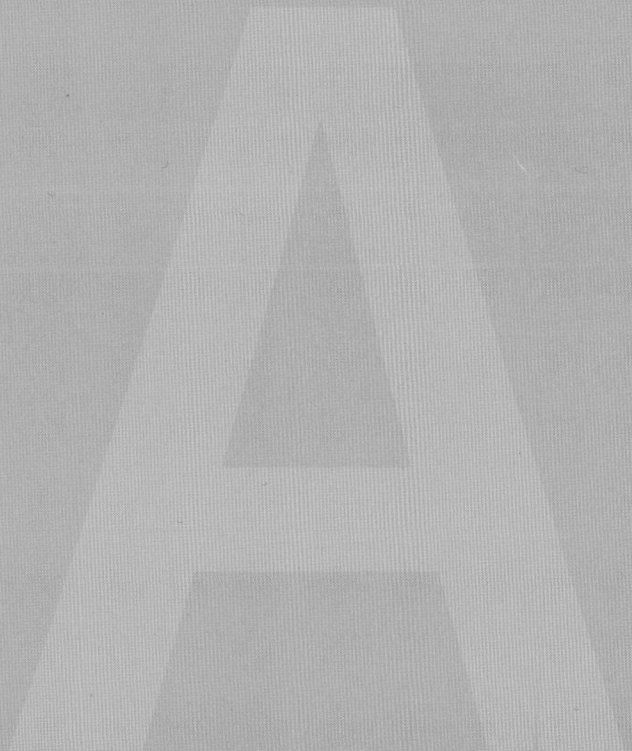

KAPITEL

1

Dietmar Kühn, Klaus Runggaldier

Einführung

1

───────────────── **Lernzielübersicht** ─────────────────

1.1 Die Sprachenvielfalt der medizinischen Fachbegriffe (Terminologie)

- Terminologie ist die Lehre von den Fachbegriffen.
- Die medizinische Fachsprache war und ist einem Wandel unterworfen.
- Als Fachbegriffe existieren Bezeichnungen aus der griechischen, lateinischen, englischen und französischen Sprache sowie Eigennamen.
- Für manche Sachverhalte gibt es mehrere Begriffe.

1.2 Grundbegriffe der Krankheitslehre (Nosologie)

- Gesundheit ist laut WHO der Zustand völligen körperlichen, geistigen und sozialen Wohlbefindens.
- Krankheit ist eine Störung der normalen Lebensvorgänge sowie die Reaktion des Körpers.

- Ätiologie ist die Lehre von den Krankheitsursachen. Sie beschreibt die Pathogenese (Entstehung und Entwicklung einer Krankheit).
- Man unterscheidet innere Krankheitsursachen und äußere Krankheitsursachen.
- Pathophysiologie ist die Lehre von den funktionellen Störungen einer Krankheit im Organismus.
- Symptome sind Krankheitszeichen, die eine Diagnose ermöglichen. Man unterscheidet spezifische, unspezifische und Kardinalsymptome sowie subjektive und objektive Symptome.
- Als Krankheitsausgang sind Heilung, Defektheilung, Rezidiv oder der Tod möglich.

───

1.1 Die Sprachenvielfalt der medizinischen Fachbegriffe (Terminologie)

In den Jahrtausenden ihrer Entwicklung hat die Medizin eine eigene Sprache mit unzähligen Fachausdrücken hervorgebracht. Jede in der Entwicklung der Menschheit maßgebliche Epoche hat der Medizin einen eigenen sprachlichen Stempel aufgedrückt, wodurch eine beinahe undurchdringliche Sprachenvielfalt entstanden ist, die gerade am Anfang der Ausbildung Schwierigkeiten bereiten kann. Es gibt in Abständen von ca. zehn Jahren internationale Konferenzen mit dem Ziel, eine Ordnung in diese Vielfalt zu bringen.

Aufgrund der historischen Entwicklung der Medizin umfasst die **medizinische Terminologie** (lat. terminus: Begriff) Ausdrücke der antiken griechischen Medizin sowie lateinische, französische, englische Begriffe und auch Eigennamen von Erstbeschreibern. Es sind außerdem Zusammensetzungen der Begriffe möglich. Daher existieren in vielen Fällen mehrere Bezeichnungen für den gleichen Sachverhalt: Zum Beispiel gibt es für das Down-Syndrom (Krankheit aufgrund eines genetischen Defekts) die Begriffe Trisomie 21 und Mongolismus (heute nicht mehr gebräuchlich).

Die sprachliche Entwicklung ist ein dynamischer Prozess, und auch in jüngster Zeit werden Begriffe neu in den Wortschatz aufgenommen, z.B. Mega-Code-Team-Training (das Üben der Wiederbelebung mit vielen technischen Möglichkeiten an speziellen Übungsmodellen im Team) und der am Anfang der achtziger Jahre geprägte Ausdruck AIDS (acquired immunodeficiency syndrome, eine virale Infektionserkrankung).

Auch dieses Buch bedient sich der medizinischen Terminologie, die zur Medizin und zum Rettungsdienst (RD) dazugehört. Sie ist ein Werkzeug, um bestimmte Sachverhalte genau zu beschreiben.

Welche Gründe kann es geben, sich genauer mit der Terminologie zu befassen?

Viele Patienten haben sich schon beklagt, dass sie die Aussagen ihrer Ärzte nicht verstehen, weil diese zu viele Fachausdrücke enthalten. Daher werden sie auch das Personal des RD bitten, ihnen die Aussagen der Ärzte zu erklären und zu „übersetzen". Voraussetzung dafür ist ein Verständnis der Terminologie!

Durch den ständigen Kontakt mit Ärzten sollte der RD in der Lage sein, Dokumente, die den Transport betreffen, zu verstehen. Voraussetzung dafür ist ein Verständnis der Terminologie!

Wenn der Notarzt von einer distalen Femurschaftfraktur spricht, sollte der RD nicht noch einmal den Oberarm des Patienten untersuchen, da es sich um einen Knochenbruch des Oberschenkelknochens in der Nähe des Kniegelenks handelt. Auch in diesem Fall ist ein grundlegendes Verständnis der Terminologie Voraussetzung!

1.1.1 Aussprache und Betonung

Ein **c** vor Vokalen (**a, o, u**) und vor Konsonanten wird wie ein **k** gesprochen. In den lateinischen Ausdrücken (der latinisierten Form) wird auch ein **c** geschrieben, in der eingedeutschten Schreibweise ein **k**.

Es folgen einige Beispiele, bei denen in Klammern die eingedeutschte Schreibweise und dahinter eine kurze Erklärung oder Übersetzung steht:

- Calcium (Kalzium: wichtiges Elektrolyt)
- Calcitonin (Kalzitonin: Hormon der Nebenschilddrüse)
- Colon (Kolon: Dickdarm)
- Commotio (Kommotio: Erschütterung)
- Cutis (Kutis: Haut)
- Cranium (Kranium: knöcherner Schädel).

Das **c** wird vor **e**, **i**, **ae**, **oe** und **y** wie ein **z** gesprochen. Beispiele:

- Cervix (Zervix: Hals)
- Circulus (Zirkel: Kreis)
- Caecum (Zäkum: Blinddarm)
- Cystis (Zyste: Blase).

Bei der Aussprache ist die letzte Silbe nicht betont. Die Betonung liegt entweder auf der vorletzten oder drittletzten Silbe: Wenn die vorletzte Silbe lang ist, wird sie betont, sonst die drittletzte Silbe. Ein Vokal vor einem Vokal wird im Lateinischen kurz gesprochen (Arteria: das **i** ist kurz), bei Wörtern aus dem Griechischen ist es umgekehrt (Trachea: das **e** ist betont).

1.1.2 Lage- und Richtungsbezeichnungen

Der menschliche Körper ist ein dreidimensionales, räumliches Gebilde. Auch die menschliche Wahrnehmung bezieht sich auf drei Dimensionen. Um Gelenkbewegungen und Verletzungsmuster zu beschreiben, werden eindeutige Richtungsangaben benötigt, z.B. bei der distalen Radiusfraktur, einem Bruch des Speichenknochens in Handgelenksnähe. Dabei werden **Achsen** und **Ebenen** unterschieden.

Es existieren drei Achsen bei Kugelgelenken, das Schultergelenk z.B. nutzt sie alle:

1. Die **longitudinale Achse** (auch vertikale Achse genannt) verläuft senkrecht durch den Körper.
2. Die **transversale Achse** (auch horizontale Achse genannt) verläuft quer durch den Körper.
3. Die **sagittale Achse** (lat. sagitta: Pfeil), verläuft von vorn durch den Körper.

Neben den Achsen werden Ebenen unterschieden, z.B. bei der Tomographie (gr. tome: Schnitt), einer Aufnahmetechnik in der Röntgendiagnostik, die den Körper schichtförmig darstellt:

1. **Frontalebenen** (lat. frons: Stirn) sind parallele Schnittebenen zur Stirn.
2. **Transversalebenen** verlaufen von Kopf bis Fuß parallel durch den Körper.

Tab. 1.1 Die wichtigsten Lagebezeichnungen

Lateinisches Adjektiv	Fachfremdwort	Übersetzung
axialis	axial	achsengerecht
abdominalis	abdominal	zum Bauch gehörend
analis	anal	am After gelegen
dorsalis	dorsal	hinten, rückwärts
anterior	–	vorderer
caudalis	kaudal	unten
dexter	–	rechts
externus	–	außen, außerhalb
inferior	–	unterer
internus	–	innen, innerhalb
lateralis	lateral	seitlich
medialis	medial	mittig
kranialis	kranial	kopfwärts
palmaris	palmar	auf der Handfläche
radialis	radial	speichenwärts gerichtet
ulnaris	ulnar	ellenwärts gerichtet
ventralis	ventral	bauchwärts
posterior	–	hinterer
sinister	–	links
superior	–	oberer
distalis	distal	vom Körperstamm entfernt
proximalis	proximal	nahe am Körperstamm

3. Die **Medianebene** teilt den Körper in genau zwei gleiche Hälften, da der Körper annähernd symmetrisch aufgebaut ist.
4. **Sagittalebenen** verlaufen parallel zur Medianebene.

Eine weitere Möglichkeit, die Lagebezeichnung genauer anzugeben, besteht durch den Zusatz von Adjektiven, z.B. die Vena cava superior (lat. superior: obere) ist die obere Hohlvene. Es existieren etliche dieser Adjektive, von denen hier nur eine kleine Auswahl wiedergegeben wird. Es werden die lateinische Form (männlich, Nominativ), das häufig verwendete daraus abgeleitete Fachfremdwort, soweit üblich, und die deutsche Übersetzung angegeben (➤ Tab. 1.1).

1.1.3 Vor- und Endsilben

Eine Vorsilbe (Präfix), eine Endsilbe (Suffix) oder ein Wortstamm können an einen anderen Wortstamm angehängt werden (➤ Tab. 1.2 und ➤ Tab. 1.3). Aus der Kombination ergibt sich dann ein Wort mit veränderter Bedeutung.

Tab. 1.2 Die häufigsten Vorsilben mit Übersetzung, Beispiel und Bedeutung

Präfix/ Übersetzung	Beispiel	Bedeutung
a-, an-/nicht, ohne	Atresie Anurie	ohne Öffnung keine Harnausscheidung
ab-/von, weg	Abstinenz	Enthaltsamkeit
ad-/an	Adduktion	heranführen
anti-/gegen	Antidot	Gegengift
auto-/selbst	Autotransfusion	Eigentransfusion
bi-/zwei, doppelt	bifidus	zweigeteilt
brachy-/kurz	Brachypnoe	Kurzatmigkeit
brady-/langsam	Bradykardie	langsamer Puls
con-, co-, com-/ zusammen	communis	gemeinsam
contra-/gegen	Kontraindikation	Gegenanzeige
des-/nicht	desorientiert	nicht orientiert
diplo-/doppelt	Diplokokken	zwei Bakterien zusammengelagert
dys-/miss-, fehl-	Dyspnoe	erschwerte Atemtätigkeit
ex-, e-/heraus	Extubation	Entfernung eines Tubus
endo-/innerhalb	endotracheal	in der Luftröhre
eu-/gut	Eupnoe	normale Atmung
hemi-/halb	Hemiplegie	Halbseitenlähmung
hyper-/zu viel	Hypertonus	zu hoher Blutdruck
hypo-/zu wenig	Hypotonie	zu niedriger Blutdruck
in-/innen, hinein	Intubation	Einführen eines Tubus
in-/un-, nicht	Insuffizienz	nicht ausreichend
inter-/zwischen	Intervall	Zwischenzeit
peri-/um herum	Peritoneum	Bauchfell (umgibt die Bauchorgane)
poly-/viel	Polyurie	große Harnmenge
post-/nach	Postreanimationsphase	Zeit nach einer Wiederbelebung
prä-/vor	präfinal	kurz vor dem Tod
re-/wieder	Regeneration	Wiederherstellung
sub-/unter	subkutan	unter der Haut
syn-/zusammen, mit	Synapse	Kontaktstelle von Nervenzellen
tachy-/schnell	Tachykardie	schneller Puls

Tab. 1.3 Häufig verwendete Endsilben mit Beispiel und Übersetzung

Suffix/ Übersetzung	Beispiel	Bedeutung
-gen/erzeugend	pathogen	krankmachend
-ase/Enzym	Lipase	Enzym zur Fettspaltung
-graph/Schreiber	Elektrokardiograph	Gerät zur Aufzeichnung der elektrischen Aktivität des Herzens
-itis/Entzündung	Myokarditis	Entzündung des Herzmuskels
-logie/Lehre	Kardiologie	Lehre von Funktion und Erkrankung des Herzens
-lyse/Auflösung	Thrombolyse	Auflösung eines Gerinnsels
-ose/Erkrankung	Arthrose	Erkrankung von Gelenken
-skop/schauen	Laryngoskop	Gerät zur Kehlkopfdarstellung
-spasmus/ krampfen	Bronchospasmus	Krampf der Muskulatur der Bronchien

neuer Begriffe. Es wird die griechische, deutsche und lateinische Bezeichnung angegeben.

Ein Problem stellt vielfach die korrekte Deklination der Wörter und die Wahl des Genus (Geschlecht) dar. Heißt es nun der, die oder das Appendix? In diesem Fall ist Appendix weiblich und es müsste „die Appendix" heißen, obwohl „der Appendix" die gebräuchliche Form darstellt.

1.1.5 Wortanalyse

Damit sich die Bedeutung der medizinischen Fachbegriffe erschließt, kann das Instrument der Wortanalyse genutzt werden. Dabei wird der Fachbegriff in die einzelnen sinngebenden Bestandteile (Wortstamm, Präfix und Suffix) zerlegt, und nach deren Übersetzung ergibt sich die Bedeutung des Terminus.
Beispiele:
- Kardiologie (➤ Tab. 1.3): Der Begriff setzt sich zusammen aus dem Wortstamm Kard, gr. Herz, und dem Suffix logos, gr. Lehre. Beide Begriffe werden kombiniert und ergeben die Bedeutung: Es handelt sich um die Lehre der Erkrankungen des Herzens.
- Laryngitis: Das Wort setzt sich aus dem Wortstamm Larynx, gr. Kehlkopf, und dem Suffix-itis, gr. Entzündung, zusammen, damit ergibt sich als Bedeutung die Kehlkopfentzündung.

1.1.4 Häufig vorkommende Wortstämme

Die im Folgenden dargestellten Wortstämme (➤ Tab. 1.4) sind Teil vieler klinischer Begriffe. Daher erleichtert das Erlernen ihrer Bedeutung auch die Erschließung

Tab. 1.4 Die wichtigsten Wortstämme in der Übersicht

Griechisch	Deutsch	Latein
Andro	der Mann	vir
Angio	das Gefäß	vas
Anthropo	der Mensch	homo
Chol	die Galle	bilis
Dermato	die Haut	cutis
Encephalo	das Gehirn	cerebrum
Gastro	der Magen	ventriculus
Geronto	der alte Mensch	senex
Gynäko	die Frau	femina
Hämato	das Blut	sanguis
Hepato	die Leber	hepar
Hydro	das Wasser	aqua
Iatro	der Arzt	medicus
Kardio	das Herz	cor
Laparo	der Bauch	venter, abdomen
Lipo	das Fett	adeps
Meningo	die Hirnhaut	mater
Nephro	die Niere	ren
Neuro	der Nerv	nervus
Ophthalmo	das Auge	oculus
Osteo	der Knochen	os
Pädo	das Kind	infans
Pankreato	die Bauchspeichel-drüse	pancreas
Phlebo	die Vene	vena
Pneumo	die Lunge	pulmo
Pyo	der Eiter	pus
Uro	der Harn	urina

Die Wortanalyse lässt sich für viele im RD gebräuchliche Begriffe durchführen: Elektro-kardio-gramm, Gastro-skopie, anti-konvulsiv oder Infektio-logie. Je häufiger diese Übungen durchgeführt werden, desto leichter wird der Umgang mit der medizinischen Fachsprache.

1.2 Grundbegriffe der Krankheitslehre (Nosologie)

Gesundheit wird von der World Health Organization (WHO) folgendermaßen definiert: Gesundheit ist der Zustand völligen körperlichen, geistigen und sozialen Wohlbefindens. Diese Definition ist im Sinne eines wünschenswerten Idealzustandes sehr weit gefasst. Ein Mensch ist beispielsweise gesund, wenn er sich wohl fühlt, leistungsfähig ist, gut und erholsam schläft, Appetit hat und seine Ansprüche auf zwischenmenschliche Beziehungen erfüllt werden.

Die Störung solcher normalen Lebensvorgänge und die Reaktion des Körpers darauf bezeichnet man als **Krankheit**. Bezogen auf die WHO-Definition von Gesundheit bezeichnet Krankheit die Störung des körperlichen, geistigen oder sozialen Wohlbefindens oder kurz einen gestörten Gesundheitszustand. Die Grenzen zwischen Gesundheit und Krankheit sind fließend und nicht immer eindeutig feststellbar. So gibt es Menschen, die sich trotz offensichtlich vorhandener Krankheitszeichen (Symptome) nicht krank fühlen, während andere Menschen trotz scheinbaren Wohlbefindens krank sind.

Die **Krankheitslehre** ist die systematische Beschreibung der Krankheiten und ein Teilgebiet der Pathologie, die sich mit den durch Krankheit verursachten Veränderungen im menschlichen Organismus befasst. Sie umfasst die Teilgebiete Ätiologie, Pathogenese und Pathophysiologie.

Als **Ätiologie** wird die Lehre von den Krankheitsursachen, als **Pathogenese** die Entstehung und der Verlauf der Krankheit bezeichnet. Die **Pathophysiologie** beschäftigt sich mit den funktionellen Auswirkungen der Krankheit auf den Organismus.

1.2.1 Krankheitsursachen (Ätiologie)

Jeder Mensch ist täglich einer Vielzahl von Störfaktoren ausgesetzt, die seine Gesundheit gefährden und ihn erkranken lassen können. Solche Störfaktoren sind z.B. **Viren, Bakterien, Strahlen, Hitze, Kälte** oder **Gifte**. Die moderne Medizin fasst heute die Entstehung von Krankheiten weiter. So ist der Grundsatz, dass für eine Krankheit auch eine Ursache verantwortlich ist, so nicht haltbar. Vielfach ist die Ätiologie bestimmt durch mehrere Faktoren. Bestimmend für Gesundheit oder Krankheit eines Menschen ist auch das soziale **Umfeld** (Familie, Beruf, Wohnverhältnisse), in das er integriert ist. Störungen in diesem Umfeld bewirken Krisensituationen, die möglicherweise ohne akute Folgen bleiben, die jedoch langfristig Krankheiten auslösen können, z.B. Magengeschwüre, Bluthochdruck und Herzinfarkt.

So ist es bei dem Herzinfarkt pathophysiologisch ein verschlossenes Herzkranzgefäß, das für die Minderdurchblutung des Herzmuskels verantwortlich ist, häufig ist dies jedoch der Endpunkt eines Geschehens, das mit Fehlernährung, Bewegungsmangel oder Fettstoffwechselstörungen begonnen hat.

Die psychosomatische Medizin betrachtet Krisensituationen, die gehäuft im Leben eines Menschen auftreten, als Vorläufer von Erkrankungen. Sie versucht, Verbindungen zwischen Erkrankungen, z.B. einem gehäuft auftretenden Magengeschwür, und der Lebensweise bzw. Lebenseinstellung transparent zu machen und zu therapieren.

M E R K E

Man unterscheidet bei den Krankheitsursachen innere (genetische oder endogene) und äußere (Umwelt- oder exogene) Faktoren. Die äußeren Faktoren werden weiter unterteilt in belebte und unbelebte Faktoren (➤ Abb. 1.1).

Innere Krankheitsursachen

Bei Genmutationen oder Chromosomenveränderungen ist das in den Zellkernen lagernde Erbgut verändert. Man bezeichnet solche Krankheiten als **Erbkrankheiten**. Eine bekannte durch Genmutation ausgelöste Erbkrankheit, die auch für den RD von Bedeutung ist, ist die Bluterkrankheit (Hämophilie). Patienten mit einer Hämophilie leiden schon bei kleinsten Verletzungen unter schweren, nicht zu stillenden Blutungen.

Unter **Disposition** (Veranlagung oder Vorherbestimmung) versteht man die Krankheitsbereitschaft eines Organismus, auch tatsächlich zu erkranken. Sie umfasst die Gesamtheit der inneren Krankheitsbedingungen, die den Organismus für eine Erkrankung empfänglich machen. Es werden verschiedene Arten von Dispositionen unterschieden:

- **Geschlechtsdisposition:** Verschiedene Krankheiten kommen deutlich häufiger entweder bei Männern oder bei Frauen vor. So erkranken Männer z.B. neunmal häufiger an Gicht als Frauen.
- **Altersdisposition:** Darunter versteht man das gehäufte Auftreten mancher Erkrankungen in bestimmten Altersstufen. Kinder erkranken zehnmal häufiger an Erkältungskrankheiten als Erwachsene. Mit zunehmendem Alter manifestiert sich bei vielen Erwachsenen der so genannte Altersdiabetes.
- **Disposition durch Krankheit:** Bei bereits bestehenden Erkrankungen des Patienten ist vielfach die Anfälligkeit für zusätzliche Krankheiten erhöht. So begünstigt beispielsweise der Diabetes mellitus (Zuckerkrankheit) das Entstehen von Gefäß-, Nieren- und Augenerkrankungen.

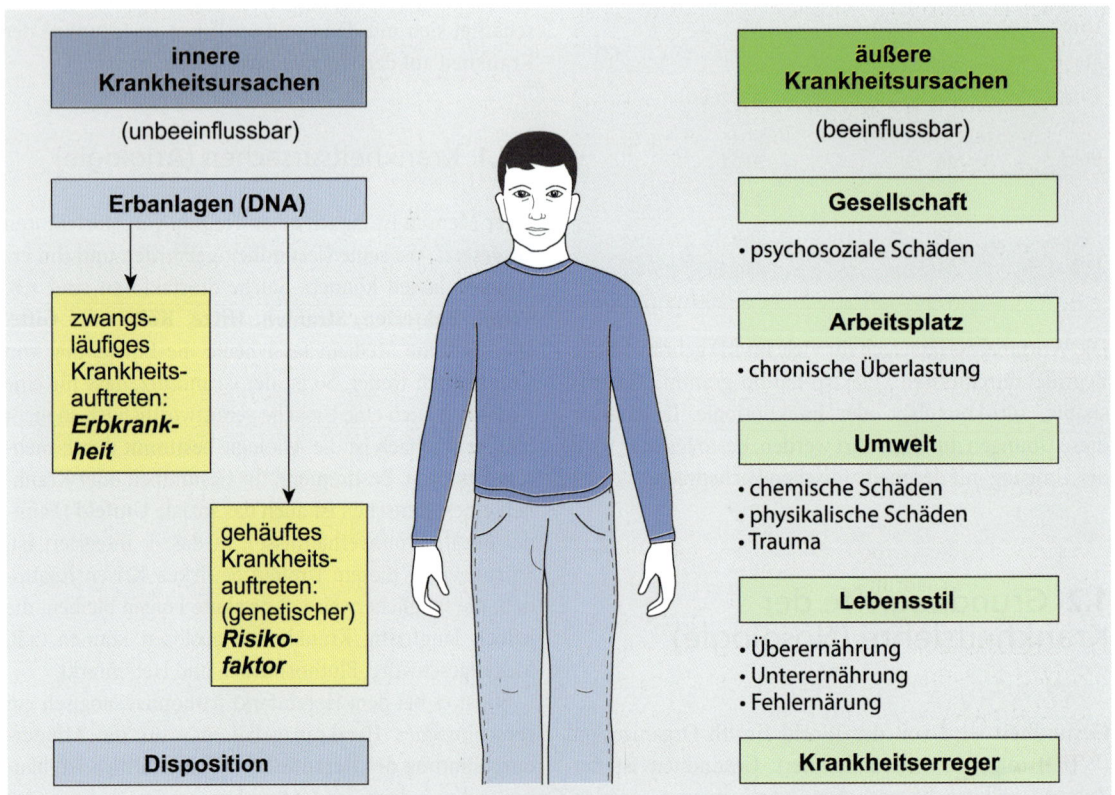

Abb. 1.1 Innere und äußere Krankheitsursachen [L143]

Äußere Krankheitsursachen

Zu den äußeren Krankheitsursachen (➤ Abb. 1.1) gehören **Verletzungen** (Traumen), **chemische** und/oder **physikalische Schädigungen** (Gift, Hitze, Kälte, Strahlung, Schädigung durch elektrischen Strom), **belebte** bzw. vermehrungsfähige **Krankheitserreger** (Viren, Bakterien, Pilze, Protozoen, Würmer), Störungen der Sauerstoffzufuhr oder -verwertung (**Hypoxie**) sowie **psychosoziale Schäden**. Die Bedeutung äußerer Krankheitsursachen für die Entstehung von Krankheiten ist unterschiedlich. Es gibt äußere Krankheitsursachen, die monokausale Beziehungen zu den von ihnen ausgelösten Krankheitsprozessen aufweisen können. Die Auslösung einer Krankheit erfolgt dann direkt nach dem Grundsatz: Eine Ursache führt zu einer Krankheit. Ein Beispiel für eine äußere Krankheitsursache dieser Art ist z.B. der Phosphorsäureester E 605, ein Gift, dessen Einnahme direkt für die Auslösung eines Krankheitszustandes verantwortlich ist. Es gibt aber auch äußere Krankheitsursachen, die für sich allein gesehen nur rein statistisch im Sinne einer Wahrscheinlichkeit für die Auslösung einer Krankheit verantwortlich sind. Eine solche äußere Krankheitsursache wird daher genau genommen auch nur als Risikofaktor bezeichnet, da keine streng kausale Beziehung zwischen diesem äußeren Faktor und dem Krankheitsprozess besteht.

Grundsätzlich lassen sich die äußeren Krankheitsursachen in unbelebte und belebte äußere Krankheitsursachen unterscheiden.

Unbelebte äußere Krankheitsursachen

Zu den unbelebten äußeren Krankheitsursachen gehören:

Störungen der Nahrungsaufnahme
Die Nahrungsaufnahme kann in mehrfacher Hinsicht gestört sein:
- Bei der **Überernährung** wird dem Organismus zu viel Nahrung zugeführt. Eine übermäßige Nahrungsaufnahme, überwiegend durch eine gerade in Industrieländern häufige hyperkalorische, fett- und kohlenhydratreiche Ernährung, führt zunächst zu einer deutlichen allgemeinen Verfettung (Adipositas). Die Adipositas führt zu einer starken Beeinträchtigung vieler Organfunktionen und insgesamt auch zu einer verminderten Lebenserwartung. Es steht heute außer Frage, dass die Überernährung einen wichtigen Faktor zur Entstehung von Herz-Kreislauf-Erkrankungen darstellt. Die Folgen der Überernährung werden als metabolisches Syndrom bezeichnet, da nicht ein Symptom allein auftritt, sondern eine Vielzahl von

Symptomen diese Erkrankung charakterisiert, die in der Folge z.B. bei Luftnot und Kollaps auch rettungsdienstliche Relevanz erhält.
- Bei der **Unterernährung** wird dem Organismus zu wenig Nahrung zugeführt. Lang dauernde Hungerzustände bzw. eine unzureichende Nahrungsaufnahme führen zu Unterernährung und schließlich zum Tode. In der heutigen Zeit stellt die Unterernährung eines der zentralen Probleme in den Ländern der so genannten Dritten Welt dar. Als Folge einer Unterernährung kommt es zunächst zu einer Mobilisierung aller noch im Organismus vorhandenen Substrat- oder Energiereserven. Des Weiteren kommt es zu Störungen der Eiweißbildung und damit zum Auftreten von Hungerödemen. Außerdem führt die Unterernährung zu einer allgemeinen Resistenzminderung, so dass schließlich Infektionen zum Tode führen. Dies ist ein weiteres Beispiel für die Disposition durch Krankheit.
- Wenn dem Organismus eine qualitativ falsch zusammengesetzte Nahrung zugeführt wird, spricht man von **Fehlernährung**. In diesem Fall werden bestimmte Nährstoffe, Spurenelemente oder Vitamine dem Körper nicht in ausreichender Menge zur Verfügung gestellt, was zu verschiedenen Störungen des Organismus führen kann. Ein Vitaminmangel kann zu leichteren Krankheitszuständen (Hypovitaminosen) oder schwereren Erkrankungen (Avitaminosen) führen. Zur Vermeidung von Ernährungsstörungen und der Gewährleistung einer gesunden Ernährung ist daher eine ausgewogene und angemessene Aufnahme aller Nährstoffe notwendig (➤ Kap. 2.8 und ➤ Kap. 40.3).

Mechanische Krankheitsursachen
Es gibt die unterschiedlichsten mechanischen Einwirkungen, die zu Krankheiten führen, deren Bilder überwiegend vom Charakter des Traumas bestimmt werden.

Die mechanischen Einwirkungen lassen sich untergliedern in:
- **akute Verletzungen**, z.B. Schnittverletzungen, Quetschungen, Knochenbrüche, und
- **chronische Überlastungen**, z.B. der Wirbelsäule bei häufigem Heben und Tragen.

Während bei akuten Verletzungen in der Regel ein Ursache-Wirkungs-Prinzip, z.B. Messer und Stichverletzung, erkennbar ist, sind gerade bei chronischen Überlastungen die möglichen Wirkungen nicht direkt erkenn- oder vorstellbar. Eine falsche Tragetechnik im RD macht anfangs keine Beschwerden, die Gefahren von Spätfolgen wie Rückenschmerzen oder gar Bandscheibenvorfälle werden dabei häufig nicht gleich erkannt.

Strahlenbedingte Krankheitsursachen

Bei den strahlenbedingten Krankheitsursachen sind neben den Bestandteilen des sichtbaren Lichts, wie Infrarot- und Ultraviolettstrahlen, ionisierende Strahlen von besonderer Bedeutung.

- Folgen von **Infrarotstrahlen** und **ultravioletten Strahlen** können Hyperpigmentierung („Bräunung der Haut"), Sonnenbrand, aber auch die so genannte Lichtschrumpfhaut (Xeroderma pigmentosum) und Hautkarzinome sein.
- Zu den **ionisierenden Strahlen** gehören Röntgen-, Gamma- und korpuskuläre Strahlen. An der einzelnen Zelle können diese Strahlen zu Membranveränderungen, Permeabilitätsstörungen und Elektrolytverschiebungen führen. Diese Strahlenreaktionen der Zelle führen beispielsweise an den Gefäßen zu Plasmaaustritt, Fibrosen oder Ischämien, im Bindegewebe zu Sklerosen und an der Haut und den Schleimhäuten zur Strahlendermatitis (➤ Kap. 23.1).

Thermische Krankheitsursachen

Grundsätzlich lassen sich thermische Krankheitsursachen in **örtliche** und **allgemeine** sowie in **hitze-** und **kältebedingte Schäden** einteilen. Zu den örtlichen thermischen Schäden gehören die Verbrennung und die Erfrierung, zu den allgemeinen thermischen Schäden die Überhitzung und Unterkühlung (➤ Kap. 22).

Chemische Krankheitsursachen

Chemische Schadstoffe sind häufig ursächlich für die Entstehung von Krankheiten verantwortlich. Ohne auf die Vielzahl chemischer Substanzen und ihrer Wirkungen detailliert einzugehen, sei darauf hingewiesen, dass chemische Substanzen zahlreiche Schäden wie Entzündungen, Tumoren, Nekrosen und Fehlbildungen verursachen können. Wichtige Faktoren sind beispielsweise **Gase** (Kohlenmonoxid, Kohlendioxid), **Flüssigkeiten** (Äthanol, Benzol, Phosphorsäureester), **Schwermetalle** (Arsen, Blei) oder auch **Medikamente** (Digitalispräparate). Wenn Säuren und Laugen in suizidaler Absicht oder auch aufgrund von Verwechslungen in die Speisewege gelangen, führen sie dort zu schweren Verätzungen im Bereich der Speiseröhre und des Magens (➤ Kap. 21).

Belebte äußere Krankheitsursachen

Zu den belebten äußeren Krankheitsursachen zählen (➤ Kap. 5.2):
- Bakterien
- bakterienähnliche Erreger
- Viren
- Pilze
- Parasiten.

1.2.2 Entzündung und Tumor

Die Reaktion des Organismus auf die verschiedenen Noxen führt zu einer Entzündungsreaktion. Diese nahezu immer gleich ablaufende Reaktion kann lokal begrenzt sein oder aber den gesamten Körper betreffen.

Entzündung

Ursache für die Auslösung einer Entzündung kann eine der o.g. Krankheitsursachen sein. Beispielhaft sei hier die Quetschung eines Fingers an der Trage genannt. Nachdem der Schmerz langsam nachlässt, lassen sich die für eine Entzündung typischen Symptome nachweisen. Auslöser für die Symptome war die Quetschung des Fingers, aber der Organismus sorgt mit dem Mechanismus der Entzündung für eine Schadensbegrenzung und eingegrenzte Lokalisation. Durch die auslösende Verletzung werden Zellen geschädigt und zerstört, dabei gelangen zelluläre Elemente in das betroffene Gewebe und führen zu einer Freisetzung von Mediatoren. In der Folge treten die Symptome der Entzündung auf. In diesem Prozess beteiligte Mediatoren sind:

1. Histamin: Gefäßerweiterung und Erhöhung der Durchlässigkeit
2. Prostaglandine: Schmerzentstehung, Gefäßerweiterung
3. C-reaktives Protein: Aktivierung der Immunzellen
4. Interleukine: Aktivierung von Immunzellen, Fieberreaktion.

Natürlich sind auch Zellen des Immunsystems an der Entzündung beteiligt, die Leukozyten sorgen für einen geregelten Ablauf der Entzündung und für eine Beseitigung der Zelltrümmer und möglichen Erreger (➤ Kap. 2.6). In vielen Fällen kommt es bei der Entzündung zu einer Mitreaktion des gesamten Organismus, z.B. bei der Lungenentzündung (Pneumonie) oder der „Blinddarmentzündung" (Appendizitis). Abhängig von der Immunitätslage des Organismus bleibt die Entzündung dabei lokal begrenzt und heilt ab oder aber der betroffene Mensch erkrankt lebensbedrohlich (Sepsis).

Entzündungen können auch abgekapselt verlaufen, als Abszess, Empyem, oder sich flächenhaft über die Haut ausbreiten (Phlegmone).

Tumor

Die Übersetzung von Tumor ist zunächst einmal Schwellung. Diese allgemeine Bezeichnung ist in diesem Falle nicht gemeint, sondern hier geht es um die Zellvermehrung im Rahmen von gutartigen oder bösartigen Geschwulsten (Neoplasie, Karzinome). Auch hier können die unterschiedlichsten Krankheitsursachen eine Tumorentstehung auslösen: chronische Belastung mit chemischen Gasen, Asbestpartikel, Viren oder Drogen. Es ist hier nicht möglich, im Gegensatz zur Entzündungsreaktion, nach einem Kontakt sofort die Folgen der Tumorentstehung wahrzunehmen. Vielmehr handelt es sich um einen zunächst eher schleichenden Prozess, der jedoch den gesamten Organismus in Mitleidenschaft zieht und zu Auszehrung/Unterernährung (Kachexie) und Blutarmut (Anämie) führen kann.

Unterschieden werden gutartige (benigne) und bösartige (maligne) Tumoren (➤ Tab. 1.5). Diese Unterscheidung hat für die Betroffenen eine wesentliche Konsequenz: Benigne Tumoren können oftmals gut therapiert werden, bei den malignen Tumoren kommt es auf einen frühen Zeitpunkt der Diagnose an, um eine Heilung zu erreichen.

Ausgangspunkt der Tumorentstehung ist die Veränderung von DNS in den Zellkernen, die irreparabel geschädigt ist. Es entstehen im Verlauf atypische Zellen, die sich teilweise schneller als normale Zellen vermehren und über ein großes Verdrängungspotenzial verfügen. Sie halten sich auch nicht an vorgegebene Gewebestrukturen, sondern wachsen infiltrativ in Nachbarorgane ein.

1.2.3 Krankheitszeichen (Symptome)

An Krankheitszeichen lassen sich Krankheiten erkennen. Sie dienen somit der Feststellung einer Diagnose. Es gibt vier Gruppen von Symptomen.

Tab. 1.5 Vergleich benigner und maligner Tumoren

Merkmal	Benigne	Maligne
Wachstum	langsam	schnell
Abgrenzbarkeit	z.T. abgekapselt	infiltrativ ohne Organgrenze
Tochtergeschwülste (Metastasen)	keine	Ausstreuung über Blut und Lymphe in andere Organe
Blutgefäße	bildet wenig eigene Blutgefäße	ist gut mit Blutgefäßen versorgt (vaskularisiert)

Unspezifische Symptome

Unspezifische Symptome sind Symptome, die sich (zunächst) nicht eindeutig einzelnen Krankheiten zuordnen lassen oder die verschiedene Ursachen haben können. Beispiele für solche unspezifischen Symptome sind Gewichtsverlust oder Leistungsschwäche.

Spezifische Symptome

Spezifische Symptome sind Symptome, die sich eindeutig bestimmten Krankheiten zuordnen lassen. Ein Beispiel für ein solches spezifisches Krankheitszeichen ist die so genannte Himbeerzunge bei Scharlach.

Als **Kardinalsymptome** werden Krankheitszeichen bezeichnet, die so spezifisch sind, dass sie die Diagnose bei Vorliegen ohne weitere Diagnostik erlauben. Zum Beispiel existieren bei einer Entzündung die Kardinalsymptome Schmerz, Schwellung, Rötung, Erwärmung und Funktionsverlust. Diese Symptome liegen beispielsweise alle bei einer Zahnwurzelentzündung vor: geschwollene und erwärmte Wange, Rötung und Schmerz des Zahnfleisches sowie die Unmöglichkeit, auf der betroffenen Seite zu kauen!

Objektive Symptome

Objektive Symptome sind Symptome, die eindeutig, offensichtlich und unverkennbar sind. Solche objektiven Krankheitszeichen sind die Fehlstellung bei verschobenen Frakturen oder der Abriss einer Extremität bei einer Amputationsverletzung.

Subjektive Symptome

Subjektive Symptome sind Symptome, die dem individuellen und persönlichen Empfinden des Patienten unterliegen und von außen nicht objektiv beobachtet werden können. Beispiele für solche subjektiven Symptome sind Schmerzen, Übelkeit und Abgeschlagenheit.

Die Kenntnis von Symptomen und insbesondere die Differenzierung und Bedeutung der verschiedenen Symptomengruppen ist für die adäquate und effiziente präklinische Versorgung von Notfallpatienten im RD von großer Bedeutung. Es kommt für das Rettungsdienstpersonal darauf an, alle Symptome kritisch dahingehend zu überprüfen, ob sie wirklich entscheidende Bedeutung für den Zustand des Patienten haben. Beispielsweise scheint bei einem verunfallten Motorradfahrer das Symptom einer blutenden tiefen Fleischwunde am Unterschenkel auf den ersten Blick häufig viel dramatischer und bedrohlicher für den Patienten zu sein als die versteckte Symptomatik einer Wirbelsäulenverletzung, die sich in leichter Übelkeit, Schwindel, Kopfschmerzen, Schmerzen im Nacken und leichten Sensibilitätsstörungen im Bereich der Extremitäten widerspiegelt. Verstärkt wird diese Fehleinschätzung teilweise auch durch das subjektive Empfinden des Patienten, dem die Wunde im Unterschenkel große Schmerzen bereitet und der die intensive rote Farbe des austretenden Blutes als subjektiv sehr bedrohlich und beängstigend empfindet. Es ist daher unbedingt erforderlich, dass das Rettungsdienstpersonal versucht, alle Symptome zu erfassen, und im Hinblick auf eine effektive Versorgung und Behandlung des Patienten nach dem Grad der Gefährdung bzw. vitalen Bedrohung einordnet.

Syndrom

Ein Syndrom ist ein Komplex von Symptomen, der immer in derselben Zusammenstellung von Krankheitszeichen vorkommt und so ein Krankheitsbild charakterisiert.

1.2.4 Krankheitsverlauf, -ausgang, -folgen

Der Verlauf einer Krankheit kann zum einen schnell und heftig sein – man spricht dann von einem akuten Krankheitsverlauf –, zum anderen aber auch langsam und beständig – man spricht dann von einem chronischen Krankheitsverlauf.

Für den RD relevante typische Beispiele für **akute Krankheitsverläufe** sind:
- Verletzungen durch Unfälle jeglicher Art (Verkehrs-, Sport-, Arbeitsunfälle)
- Herzinfarkte
- Kreislaufstillstände
- Verbrennungen
- alle Arten des Schocks.

Für den RD relevante typische Beispiele für **chronische Krankheitsverläufe** sind:
- Hypertonie
- koronare Herzkrankheit
- Arteriosklerose
- Bronchitis
- Krebserkrankungen.

Es besteht darüber hinaus ein Zusammenhang zwischen akuten und chronischen Krankheiten. So kann im Grunde jede akute Erkrankung oder Verletzung chronische Folgen oder Erkrankungen verursachen. Ein Herzinfarkt und der daraus resultierende Untergang von Herzgewebe führen häufig zu einer chronischen Herzschwäche (Herzinsuffizienz). Es ist aber auch möglich, dass sich eine chronische Erkrankung plötzlich zu einem akuten Ereignis entwickelt. So kann sich die chronische Erkrankung des Herz-Kreislauf-Systems, z.B. die koronare Herzkrankheit, jederzeit zu einem akuten Ereignis wie etwa einem Herzinfarkt entwickeln.

Der **Ausgang einer Erkrankung** besteht im Idealfall in der Heilung. **Heilung** bedeutet die vollkommene Wiederherstellung des ursprünglichen körperlichen, geistigen und seelischen Zustandes. Der Begriff der **Defektheilung** wird dann verwendet, wenn die Erkrankung nicht folgenlos ausheilt.

Wenn es nach der Abheilung einer Erkrankung zu einem erneuten Auftreten oder einem Ausbruch dieser Krankheit kommt, wird dies als **Rezidiv** (lat. recidere: zurückfallen) bezeichnet. Es gibt Krankheiten, die eine besonders hohe Neigung zu Rezidiven aufweisen, z.B. bestimmte Formen von Krampfanfällen.

Wenn Krankheiten lebenswichtige Organe irreparabel schädigen, tritt der **Tod** ein.

Wiederholungsfragen

1. Was bedeutet der Begriff Terminologie (➤ Kap. 1.1)?
2. Welche Sprachen bilden den Wortschatz der medizinischen Fachbegriffe (➤ Kap. 1.1)?
3. Nennen Sie wichtige Lagebezeichnungen (➤ Tab. 1.1).
4. Nennen Sie häufige Vorsilben, ein Beispiel und die Bedeutung (➤ Tab. 1.2).
5. Wie sind die Begriffe Gesundheit und Krankheit definiert (➤ Kap. 1.2)?
6. Welche Krankheitsursachen gibt es (➤ Kap. 1.2.1)?
7. Was bedeuten die Begriffe Ätiologie, Pathogenese und Pathophysiologie (➤ Kap. 1.2)?
8. Welche Symptomarten existieren und welche Bedeutung haben Symptome für die Diagnose (➤ Kap. 1.2.2)?
9. Was sind Kardinalsymptome (➤ Kap. 1.2.2)?
10. Was bedeutet bei einem Krankheitsverlauf das Auftreten eines Rezidivs (➤ Kap. 1.2.3)?

KAPITEL 2

Dietmar Kühn, Helmut Krucher, Claudia Gockel, Matthias Wust, Anja Schwarze, Klaus Runggaldier, Frank Schnaack, Sebastian Kötter, Michael Schneider, Georg Schneider, Veronika Brechmann, Ulrich Meyer-Bothling, Oliver Kuhlmann, Benedikt Herbst, Martin Schneider

Anatomie und Physiologie

Das Lernen der Anatomie (Lehre vom Bau des menschlichen Körpers, griech. anatemnein: zerschneiden) und der Physiologie (Lehre von den normalen Lebensvorgängen, griech. physis: Natur, logos: Lehre) wird von vielen mit „sturem Büffeln" von Vokabeln und langweiligen Stoffwechselvorgängen in Zusammenhang gebracht. Es ist jedoch so, dass gerade diese zwei Fächer die unabdingbare Grundlage zum Verständnis des Menschen und seiner Lebensvorgänge darstellen.

Vor den Schritten, die zur Heilung eines Patienten (lat. patiens: leidend) führen, muss ein umfassendes Wissen von den normalerweise ablaufenden Vorgängen erworben werden, um die Krankheitszeichen zu erkennen.

Dies lässt sich am Beispiel des Herzinfarkts verdeutlichen. Die frühe und richtige Diagnose eines Herzinfarkts durch den RD anhand der Symptome kann dem Patienten das Leben retten. Die Vitalfunktion Herz-Kreislauf ist akut gefährdet, und durch entsprechende Maßnahmen ist es möglich, eine Stabilisierung zu erreichen und den Patienten in die nächste Klinik zu transportieren. Um zu verstehen, welche Maßnahmen dem Patienten in diesem Augenblick helfen, ist ein Grundverständnis der Anatomie und Physiologie des Herzens, des Kreislaufs und des Zusammenhangs beider nötig.

2.1 Zelle

Lernzielübersicht

- Die kleinste funktionierende Baueinheit des menschlichen Organismus ist die Zelle.
- Jede Zelle besteht aus Zellmembran, Zytoplasma, Zellkern und Organellen.
- Die Kennzeichen des Lebens sind: Stoffwechsel, Fortpflanzung, Bewegung und Reizaufnahme.
- Im Zellkern lagern die Chromosomen, die aus DNS aufgebaut sind. Sie sind Träger der genetischen Information.

- Die menschliche Körperzelle besitzt 23 Chromosomenpaare (46 Chromosomen). Das Heterosomenpaar (XX oder XY) bestimmt das Geschlecht. Die übrigen Chromosomen heißen Autosomen.
- Durch Mitose vermehren sich Gewebszellen. Die Tochterzellen sind mit der Mutterzelle identisch.
- Keimzellen entstehen durch Meiose (Reduktionsteilung). Hierbei wird der Chromosomensatz halbiert.

2.1.1 Die Zelle als Bauelement des Körpers

Die wichtigsten **Kennzeichen des Lebens** sind:
- der Stoffwechsel zum Aufbau der eigenen Substanz und somit zum Wachstum
- die Fortpflanzung zur Bildung von Tochterzellen
- die Reizaufnahme und ihre Umsetzung in innere und äußere Bewegung.

Die kleinste Lebensform, die diese Kriterien erfüllt, ist die Zelle (➤ Abb. 2.1). Der menschliche Organismus besteht aus etwa 60 Billionen Zellen, die als Zellverbände in verschiedener Gestalt und Struktur, d.h. als Organe und Organsysteme, alle Funktionen des Körpers steuern. Zellen existieren in unterschiedlichen Formen und Größen. Zum Beispiel beträgt der Durchmesser eines roten Blutkörperchens (Erythrozyt) nur 0,0075 mm, während die Eizelle als größte Zelle des Organismus einen Durchmesser von 0,15 mm hat und noch mit dem Auge sichtbar ist.

Die **Lebensdauer** der Zellen kann unterschiedlich sein. Die weißen Blutkörperchen (Leukozyten) sind nur wenige Tage lebensfähig, während die menschlichen Nervenzellen ein ganzes Menschenleben existieren. Deshalb verlieren die Nervenzellen bei der Geburt eines Menschen die Teilungsfähigkeit.

Letztendlich manifestieren sich alle Erkrankungen und Störungen der Organfunktionen in der Zelle. Daraus lässt sich ableiten, dass die im Rettungsdienst eingesetzten Medikamente ihre Wirkung in oder an der Zelle entfalten.

2.1.2 Struktur von Zelle und Organellen

Jede Zelle besteht aus Zellmembran, Zytoplasma, Zellkern und Organellen (➤ Abb. 2.1).

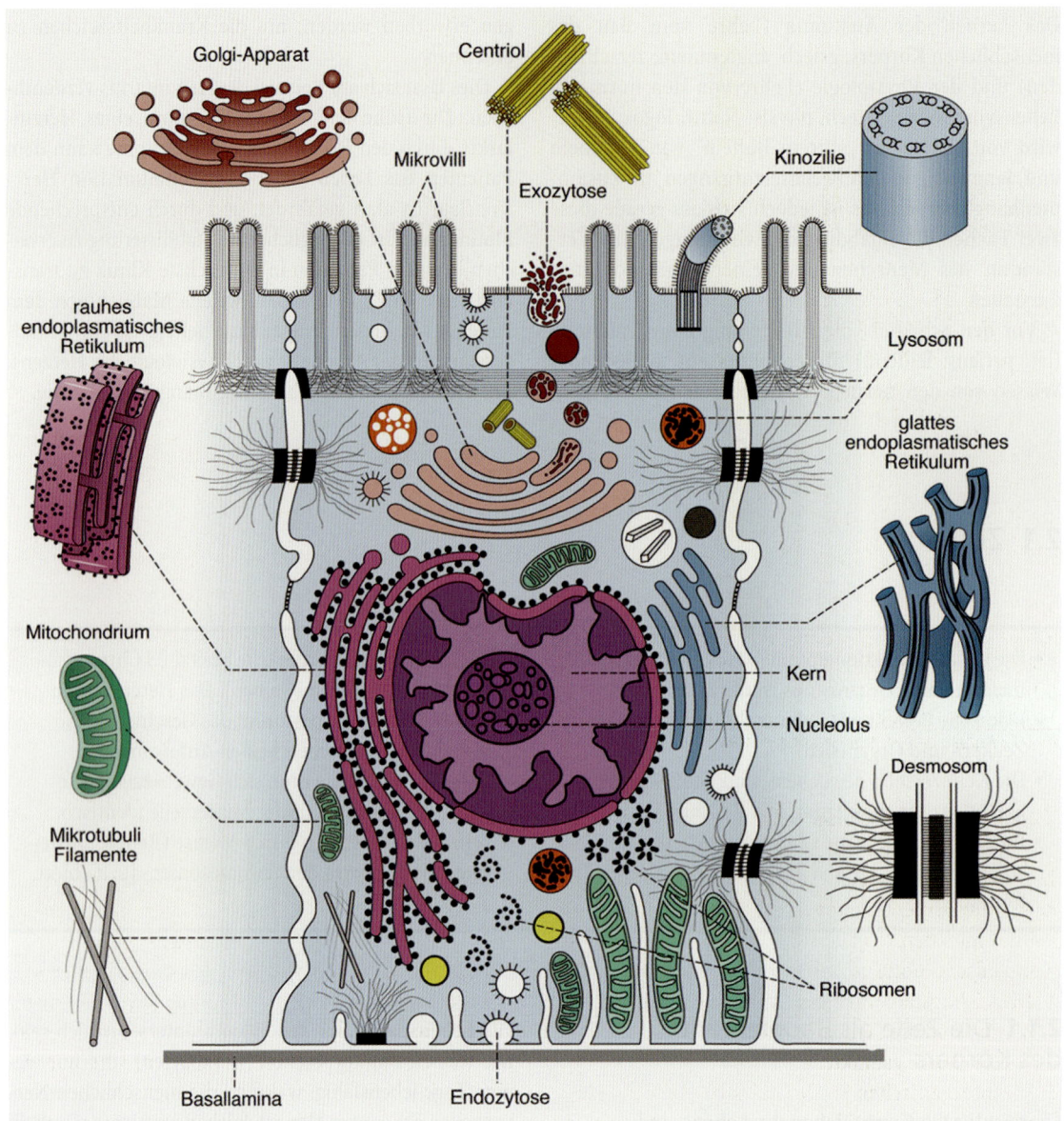

Abb. 2.1 Zelle und Zellorganellen [S005]

Zellmembran

Jede Zelle wird von einer für bestimmte Stoffe permeablen Hülle, der Zellmembran, umgeben. Ihre Aufgabe ist die Aufnahme und Abgabe von Eiweißen, Enzymen, Hormonen und Schlackenstoffen sowie die Regelung des Flüssigkeitshaushalts in der Zelle. Durch eine Veränderung ihrer Durchlässigkeit ist sie für den optimalen Austausch von Stoffen verantwortlich. Die Zellmembran besteht aus einer Lipiddoppelschicht, in die verschiedene Eiweiße eingelagert sind. Sie ist außerdem für die Reizaufnahme aus der Zellnachbarschaft verantwortlich und stellt den Kontakt über Zellbrücken (Desmosomen)

zu den Nachbarzellen her. Die Zellmembran kann spezifische Fortsätze aufweisen:

1. Mikrovilli sind Vorwölbungen der Zellmembran, die der Oberflächenvergrößerung bei resorptiven Organen, z.B. dem Darm, dienen.
2. Kinozilien befinden sich ebenfalls auf der Zellmembran. Durch die gleichgerichtete Bewegung ermöglichen sie den Transport z.B. von Sekreten auf der Bronchialschleimhaut.

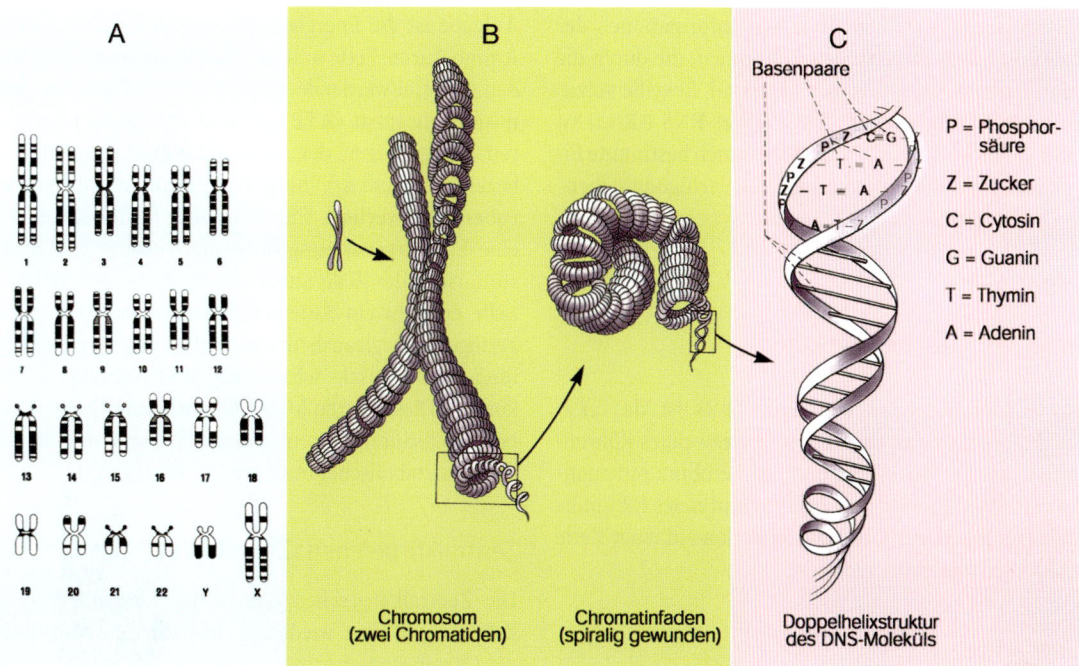

Abb. 2.2 Chromosomensatz des Menschen (A) sowie Aufbau eines Chromosoms (B + C)
(A) Chromosomensatz: Anordnung und Nummerierung der Autosomen (Nichtgeschlechtschromosomen) nach abnehmender Größe. In der Körperzelle sind die Chromosomen 1–22 doppelt vorhanden. X, Y: Geschlechtschromosomen
(B + C) Aufbau eines Chromosoms aus gewundenen Strängen der Desoxyribonukleinsäure (DNS) [S005]

Zellplasma (Zytoplasma)

Das Zellplasma umgibt Zellkern und Organellen. Es kann Stützelemente, so genannte Mikrotubuli und Filamente, enthalten. Seine Hauptbestandteile sind Wasser, anorganische Stoffe und organische Verbindungen:

1. Die wichtigsten Funktionen des **Wassers** im Zytoplasma sind die Temperaturregulation, der Transport und die Lösungsfunktion.
2. Die **anorganischen Stoffe** sind Salze, die der Zelle grundsätzlich zugeführt werden müssen, da sie nicht produziert werden können. Sie teilen sich in positiv geladene Ionen (Kationen) und negativ geladene Ionen (Anionen) auf. Zu den Kationen gehören Natrium, Kalium, Kalzium und Magnesium. Die Anionen sind Chlorid, Bicarbonat, anorganisches Phosphat und Sulfate. Im Zellinnern überwiegen Kalium-, Magnesium- und Phosphationen, während in der Zwischenzellschicht (Interstitium) hauptsächlich Natrium-, Kalzium- und Chloridionen zu finden sind.
3. **Organische Verbindungen** sind Eiweiße (Proteine), Fette (Lipide), Kohlenhydrate (Zucker) und ihre Stoffwechselprodukte (➤ Kap. 3.2).

Zellkern

Der Zellkern (Nukleus) ist das Steuerungsorgan der Zelle. Hier sind alle Informationen für das Funktionieren der Zelle gespeichert. Träger dieser Informationen ist die **DNS** (Desoxyribonukleinsäure), die sich ihrerseits aus vier verschiedenen Basen (Adenin, Thymin, Guanin und Cytosin) zusammensetzt. Die DNS legt in ihrer Gesamtheit die Erbinformation des gesamten Organismus fest und ist in jeder Körperzelle im Zellkern in Form der **Chromosomen** gespeichert. Die DNS besitzt eine strickleiterähnliche Form, die entlang ihrer Längsachse in sich verdreht ist (Helix). Insgesamt sind im Zellkern einer menschlichen Zelle 46 Chromosomen zu finden: 22 Autosomenpaare und ein Paar Heterochromosomen (Gonosomen, Geschlechtschromosomen). Die **Autosomen**paare bestimmen den Bau des Organismus und die **Heterochromosomen** das Geschlecht. Nur unter mikroskopischer Betrachtung werden während der Zellteilung die Chromosomen sichtbar (➤ Abb. 2.2).

Im Zellkern befinden sich zusätzlich noch ein oder mehrere Kernkörperchen (Nucleoli), die an der Entstehung der **RNS** (Ribonukleinsäure) beteiligt sind. Die RNS dient dem Aufbau von Proteinen. Man unterscheidet zwischen der **messenger-RNS** (Boten-RNS) und der **transfer-RNS** (Transport-RNS). Die messenger-RNS (mRNS) dient der Übernahme von Informationen der DNS und bringt diese zu den Ribosomen, die durch die Information der mRNS in der Lage sind, Eiweiße aufzubauen (zu synthetisieren). Die transfer-RNS (tRNS) ist dafür verantwortlich, dass den Ribosomen bestimmte Eiweißbausteine, die Aminosäuren, zur Verfügung stehen.

Organellen

Endoplasmatisches Retikulum

Das endoplasmatische Retikulum (ER) ist das „Kanalsystem" der Zelle. Es ist ein weit verzweigtes Röhrensystem, das Kernmembran und Zellmembran miteinander verbindet. Es wird in ein glattes und raues ER unterschieden. Das raue ER besitzt wie Perlen auf einer Kette Ribosomen, das glatte nicht.

Ribosomen

Die Ribosomen sind die „Fabriken" der Zelle, also Organellen, in denen die Eiweißsynthese stattfindet (**Zellkern**; ➤ Abb. 2.3).

Golgi-Apparat

Man kann den Golgi-Apparat als eine Art „Verpackungseinheit" bezeichnen. Stoffe für den Transport an die Zellmembran werden hier mit einer Membran umgeben, die vor intrazellulärer Verdauung schützt. Seine Aufgabe liegt hauptsächlich in der Übernahme und Weiterverarbeitung von Proteinen aus dem ER.

Lysosomen

Die Lysosomen sind Verdauungsapparate der Zelle und bestehen aus enzymhaltigen Bläschen. Sie sind für den Abbau von Stoffen und zelleigenen Organellen verantwortlich.

Mitochondrien

Die Mitochondrien werden auch als die „Kraftwerke" der Zelle bezeichnet und stellen die Energie in Form von Wärme und Arbeitsenergie zur Verfügung. Die Mitochondrien kommen am zahlreichsten in Zellen vor, die einen hohen Energieaufwand haben, z.B. den Herzmuskelzellen.

Mitochondrien sind längliche Gebilde, deren Hülle aus einer Doppelmembran besteht, die im Inneren Falten aufwirft und somit verschiedene Reaktionskammern für den Verbrennungsprozess bildet (➤ Kap. 3.2). Ihre

Aufgabe ist die Energiegewinnung in der Zelle, indem Aminosäuren, Fette und vor allem Glukose oxidiert werden. Die frei werdende Energie wird in Form von Adenosintriphosphat (ATP) gespeichert, einem recycelbaren Energieträger, der durch Oxidation entsteht. Man bezeichnet diese Art von Energiegewinnung auch als **aeroben Stoffwechsel**. Ein **anaerober Stoffwechsel**, also eine Energiegewinnung ohne die Nutzung von Sauerstoff, ist in der Zelle nur für kurze Zeit möglich. In der Zelle entsteht ein Sauerstoffdefizit, wodurch es neben geringer Energieausbeute zusätzlich noch zur Anhäufung von toxisch wirkenden Stoffwechselprodukten kommt. Diese sauren Metabolite, wie zum Beispiel Laktat (Milchsäure), führen zu einer Übersäuerung der Zelle, zur metabolischen Azidose (➤ Kap. 9.4).

Zentralkörperchen (Zentriolen)

Die Zentralkörperchen dienen bei der Zellteilung als Zellpole und dort wiederum der richtigen Anordnung der Chromosomen.

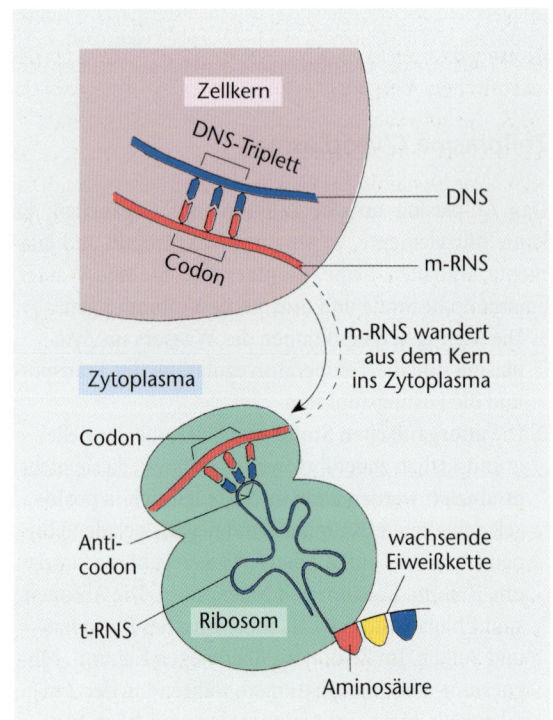

Abb. 2.3 Zusammenfassung der Proteinbiosynthese. Die Transkription, bei der eine einsträngige RNS-Kopie der DNS erstellt wird, findet im Zellkern statt. Die gebildete mRNS, deren Triplets (= Codons) sozusagen das Spiegelbild der DNS-Triplets darstellen, verlässt den Kern und wandert ins Zytoplasma, wo sie im Ribosom übersetzt wird (Translation). Das Basentriplett auf der tRNS (Anticodon) ist demnach wieder identisch mit dem Basentriplett auf der DNS. [A400]

2.1.3 Lebenseigenschaften von Zellen

Stoffwechsel (Metabolismus)

Unter Stoffwechsel versteht man alle in den Zellen ablaufenden chemischen Vorgänge des Auf-, Ab- und Umbaus von Körpersubstanz. In der Zelle laufen zwei verschiedene Arten des Stoffwechsels ab, der Baustoffwechsel und der Energiestoffwechsel.

Der **Baustoffwechsel** dient der Synthese neuer hochorganisierter Substanzen, die aus relativ einfachen Bausteinen zusammengebaut werden. Mehr als die Hälfte der täglich gebildeten Bausteine sind Enzymeiweiße, die alle Vorgänge des Lebens auslösen und steuern; die verbleibenden Bausteine dienen dem ständigen Umbau und Wachstum der Zelle.

Der **Energie-** oder **Betriebsstoffwechsel** verknüpft die Energieaufnahme mit energieliefernden Reaktionen. Die Verbrennung in den Mitochondrien kann z.B. nur stattfinden, wenn der Zelle entsprechende Nährstoffe wie Eiweiße, Fette und Kohlenhydrate zur Verfügung stehen. Bei ihrer Umsetzung wird Energie frei.

Beide Stoffwechsel laufen mit Hilfe von Enzymen (**Katalysatoren**) ab. Die Gesamtheit der aufbauenden chemischen Vorgänge bezeichnet man als **Anabolismus**, die abbauenden Vorgänge als **Katabolismus**. Unbrauchbare Stoffwechselprodukte werden ausgeschieden. Das dynamische Gleichgewicht dieses ständigen Aufnahme- und Abgabevorgangs nennt man **Homöostase.** Wird dieses Gleichgewicht gestört, kann als Folge eine Störung der Zellfunktion mit potenzieller Erholung oder im Falle eines Sauerstoffmangels das Absterben der Zelle, die Nekrose, erfolgen.

Stoffaufnahme

Zur Aufrechterhaltung des Stoffwechsels ist es notwendig, dass die Zelle ständig Stoffe aufnimmt (Endozytose). Dazu stehen der Zelle die passiven Möglichkeiten der **Diffusion** und **Osmose** zur Verfügung sowie die **Pino-** und **Phagozytose** als aktive Komponenten. Für den Vorgang der Diffusion sowie den der Osmose ist kein Energieaufwand notwendig (➤ Kap. 3.1). Der aktive Vorgang der **Endozytose** bedeutet das Umfließen und Einschließen von festen Stoffen durch das Zellplasma unter nachfolgender Bildung von Bläschen (Vakuolen), welche die aufgenommene Substanz umhüllen und in denen der Abbau durch Biokatalysatoren (➤ Kap. 3.2) stattfindet. Bei der Pinozytose werden keine festen Bestandteile, sondern in Flüssigkeit gelöste Stoffe aufgenommen. Die Phagozytose ist Aufgabe spezieller Fresszellen und dient der Aufnahme von festen Partikeln, beispielsweise Gewebstrümmer, Fremdkörper und Mikroorganismen, in das Zellinnere durch lokale Einstülpung der Zellmembran. Für die letztgenannten Formen der Stoffaufnahme muss die Zelle Energie aufbringen.

Beweglichkeit

Die Beweglichkeit der Zelle ist je nach Lebensstadium und Zellart unterschiedlich und entsteht in der Regel bei bestimmten Stoffwechselvorgängen durch Umwandlung von chemischer in mechanische Energie. Es kommt dabei zu einer Änderung des Kontraktionszustands der feinsten Strukturelemente des Plasmas. Man unterscheidet die amöboide Zellbewegung, die Geißelbewegung und die Zilienbewegung.

Reizbarkeit

Reizbarkeit bedeutet die Fähigkeit einer Zelle, Reize entgegenzunehmen und sie zu verarbeiten. Je nach Art, Funktion und Struktur der Zellen variieren die Möglichkeiten der Reizaufnahme und -verarbeitung. So setzen Muskelzellen aufgenommene Reize in Bewegung um, während Sinneszellen ihre Reize an weiterverarbeitende Stellen wie das Gehirn weitergeben.

Vermehrung

Bei der menschlichen Zelle sind drei Formen der Zellteilung bekannt: die Mitose, die Amitose und die Meiose.

Mitose

Die Mitose (➤ Abb. 2.4) dient der Bildung von zwei identischen Tochterzellen aus einer Mutterzelle. Die 23 Chromosomenpaare werden vor der Zellteilung verdoppelt, so dass jede Tochterzelle wiederum 23 Chromosomenpaare besitzt. Der Verlauf der Mitose lässt sich in fünf aufeinanderfolgende Phasen einteilen. Die Dauer der Zellteilung divergiert zwischen einer halben und zwei Stunden:

1. In der **Prophase** verdichten sich im Zellkern die Chromosomen und werden mikroskopisch sichtbar. Sie bestehen aus zwei identischen Chromosomenfäden (Chromatiden), die am Zentromer miteinander verbunden sind. Die Kernmembran löst sich auf. Die Zentralkörperchen bewegen sich zu den beiden Zellpolen und bilden eine Kernspindel aus Plasmafäden (Mikrotubuli).

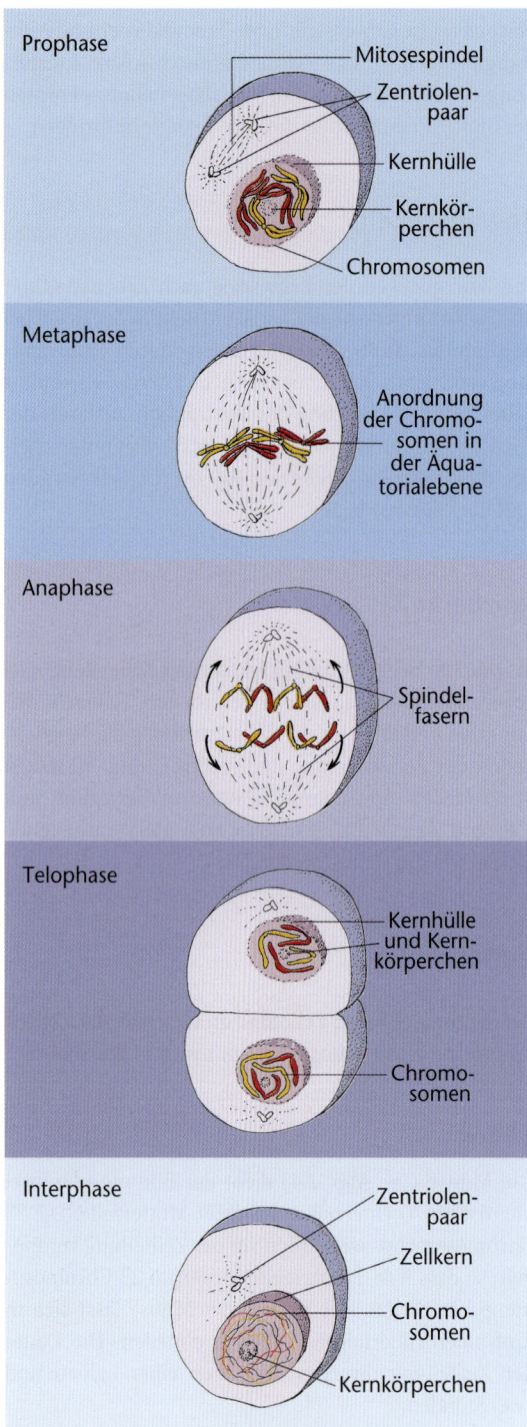

Abb. 2.4 Zellteilung (Mitose) mit ihren verschiedenen Phasen
Prophase: Kondensierung der Chromosomen
Metaphase: Anordnung der Chromosomen in der Äquatorialebene
Anaphase: Verlagerung der Chromosomen zu den Zellpolen
Telophase: Einschnürung der Mutterzelle in der Äquatorialebene
und Entstehung von zwei Tochterzellen
Interphase: Zeit für spezifische „Zellarbeit" [S005]

2. Während der **Metaphase** ordnen sich die Chromosomen mit Hilfe der Kernspindel an der Äquatorialebene in der Mitte der Zelle an. Dort teilt sich jedes Chromosom am Zentromer längs, das heißt die identischen Chromosomenfäden (Chromatiden) trennen sich voneinander.
3. In der **Anaphase** wandern die Chromosomen entlang der Kernspindeln zu den Polen. Dort lagern sie sich sternförmig um den Zellpol. Die Zelle beginnt sich in der Mitte einzuschnüren.
4. Die **Telophase** ist das Stadium der vollständigen Teilung. Hier entstehen die beiden identischen Tochterzellen mit je einem Zellkern. Die Chromosomen verlieren ihre sichtbare Struktur.
5. In der **Inter-** oder **Rekonstruktionsphase** befindet sich die Zelle in ihrer stoffwechselaktiven Arbeitsform zwischen zwei Teilungen, in der sie ihrer speziellen Aufgabe nachgeht. Die durch die Zellteilung halbierten Organellen und Chromosomenfäden werden ergänzt.

Amitose

Eine andere Art der Zellteilung ist die Amitose. Sie erfolgt durch eine Durchschnürung des Zellkerns, ohne dass die Chromosomen vorher sichtbar werden. Die Teilung des Zellkörpers unterbleibt oft. So entstehen mehrkernige große Zellen, die in hochspezialisierten stoffwechselaktiven Geweben der Leber und Niere, des vegetativen Nervensystems und der Muskulatur benötigt werden.

Meiose

Um bei der Verschmelzung männlicher und weiblicher Keimzellen (Befruchtung) eine für die jeweilige Art gleichbleibende Chromosomenzahl zu gewährleisten, muss die Chromosomenzahl der Urkeimzellen halbiert werden. Daher ist für die Entwicklung der Keimzellen eine Sonderform der Zellteilung, die **Meiose** (Reduktionsteilung), erforderlich. Sie geschieht in **zwei Reifeteilungen**.

In der **ersten Reifeteilung** trennen sich die Partner der Chromosomenpaare voneinander: Die Tochterzellen erhalten jeweils nur ein autologes Chromosom der Autologenpaare 1–22 und ein Geschlechtschromosom (ein X-Chromosom bei der Eizellreifung, ein X- oder Y-Chromosom bei der Samenzellreifung). Statt 46 Chromosomen wie in den Körperzellen enthält die Tochterzelle also nur 23 Chromosomen.

In der **zweiten Reifeteilung** trennen sich wie bei einer Mitose die doppelten Chromosomenfäden der verbliebenen 23 Chromosomen voneinander.

Aus einer Zelle mit einem vierfachen Chromosomenmaterial (46 doppelfädige Chromosomen) sind nach diesen beiden Reifeteilungen 4 Zellen mit 23 einfädigen Chromosomen entstanden.

Bei der **Befruchtung** vereinigen sich Ei- und Samenzelle. Dabei entsteht wieder eine Zelle mit 23 Chromosomenpaaren, also zwei vollständigen Chromosomensätzen.

Das Geschlecht des Embryos wird mit der Befruchtung der Eizelle festgelegt. Die weibliche Eizelle enthält immer ein X-Chromosom, während die männliche Samenzelle ein X- oder ein Y-Chromosom enthalten kann. Die befruchtete Eizelle (Zygote) weist wieder zwei Geschlechtschromosomen auf. Zwei X-Chromosomen bewirken eine weibliche, ein XY-Chromosomenstatus eine männliche Entwicklung.

2.2 Gewebearten

Lernzielübersicht

- Gewebe sind Zellverbände, die sich für eine gemeinsame Funktion gleichartig differenziert haben.
- Es werden vier Grundgewebearten unterschieden: Epithel- und Drüsengewebe, Binde- und Stützgewebe, Muskelgewebe und Nervengewebe.
- Wesentliche Aufgaben des Epithelgewebes sind Schutz von inneren und äußeren Körperoberflächen, Sekretion, Resorption und Reizaufnahme. Nach der Form lässt sich das Epithel in Platten-, Zylinder-, kubisches und Übergangsepithel einteilen.
- Es gibt exokrines und endokrines Drüsengewebe. Exokrine Gewebe geben ihr Sekret nach außen oder in ein Lumen ab, endokrine Gewebe in die Blutbahn.
- Zum Binde- und Stützgewebe zählen das Bindegewebe, Fettgewebe, Knochengewebe, Knorpelgewebe und als Sonderform das Blut.
- Retikuläres Bindegewebe übernimmt im lymphatischen System Abwehrfunktion. Man unterscheidet außerdem straffes und lockeres Bindegewebe.

- Speicherfettgewebe wird ernährungsabhängig angelegt. Baufettgewebe wird nur im Hungerzustand abgebaut.
- Knorpelgewebe kommt in drei Formen im menschlichen Organismus vor: hyaliner Knorpel, elastischer Knorpel und Faserknorpel.
- Man unterscheidet Geflecht- und Lamellenknochen. Die Ernährung des Knochens erfolgt durch die Knochenhaut (Periost).
- Beim Muskelgewebe werden glatte, quer gestreifte und Herzmuskulatur unterschieden.
- Die Fortsätze der Nervenzelle heißen Dendriten und Neurit (Axon).
- Die Erregung wird in der Zelle elektrisch weitergeleitet. An der Synapse treten zwei Nervenzellen in Kontakt, die Erregung wird durch Neurotransmitter von einer auf die andere Nervenzelle übertragen.
- Eine Nervenfaser besteht aus gebündelten Neuriten.

Gewebe sind Verbände gleichartig differenzierter Zellen und ihrer Abkömmlinge. Innerhalb eines Gewebes besitzen die Zellen weitgehend gleiche Bauart und Funktion. Man unterscheidet im menschlichen Körper im Wesentlichen vier verschiedene Grundgewebe (➤ Abb. 2.5), von denen sich alle Gewebe des Körpers ableiten:

Gewebeart (Funktion):
- Deck- und Drüsengewebe (Epithel- und Drüsengewebe)
- Binde- und Stützgewebe (Stoffwechsel- und Stützfunktion)
- Muskelgewebe (Bewegung durch Kontraktion)
- Nervengewebe (Bildung und Leitung von Nervenimpulsen).

Aus bestimmten gesetzmäßigen Zusammensetzungen von Zellen dieser Grundgewebe ergeben sich die **Organe** (Herz, Lunge, Leber, Niere, Gehirn usw.) als übergeordnete Einheiten. Die Organe wiederum bilden **Organsysteme**, z.B. das Herz-Kreislauf-System, und alle Organsysteme ergeben in ihrem Zusammenwirken den **Organismus**.

2.2.1 Epithelgewebe

Das Epithel- oder Deckgewebe besteht aus flächenhaft angeordneten Zellen. Es kleidet alle **inneren** und **äußeren Körperoberflächen** aus und bildet z.B. folgende Häute: Magenschleimhaut, Darmschleimhaut und Harnblase. Die Aufgaben dieses Gewebes sind:
- Schutz (Epidermis der Haut)
- Sekretion (Drüsen)

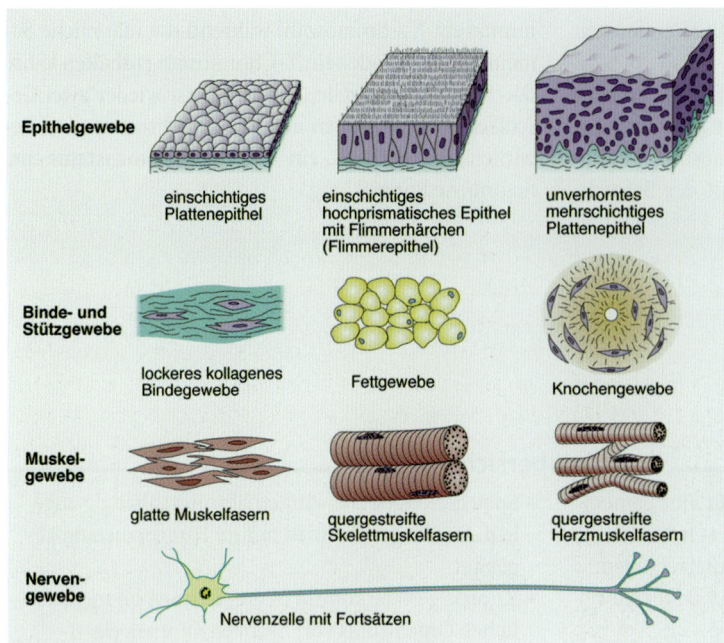

Abb. 2.5 Darstellung verschiedener Gewebearten [S005]

- Resorption (Epithel der Darmzotten)
- Reizaufnahme (Sinneszellen der Sinnesepithelien).

Die Epithelien führen normalerweise keine Blutgefäße in ihrer obersten Schicht. Der Sauerstofftransport läuft in den Spalten (Interzellularräumen) zwischen den einzelnen Epithelzellen ab. Der Vorgang, der wesentlich zur Versorgung der Deckzellen beiträgt, ist die Diffusion (➤ Kap. 3.1). Zur Oberfläche hin sind diese Interzellularräume durch so genannte Schlussleisten (Zellkontakte, tight junctions) abgedichtet.

Einteilung des Epithelgewebes

Es lässt sich eine Unterscheidung der Epithelgewebe nach der Form durchführen:
- Plattenepithel (Bauchfell)
- kubisches Epithel (Nierenkanäle)
- Zylinderepithel (Darmschleimhaut).

Nach seiner Anordnung lässt sich das Epithelgewebe in einschichtiges, mehrschichtiges und das Übergangsepithel einteilen. Das Plattenepithel kommt einschichtig und mehrschichtig vor. Darüber hinaus kann es verhornt oder unverhornt sein.

1. **Einschichtiges Plattenepithel** begünstigt aufgrund der geringen Dicke den Durchtritt von Gasen und Flüssigkeiten. Es kommt in den Alveolen der Lunge, als innerste Schicht der Blutgefäße und in serösen Höhlen wie Brust- und Bauchraum vor.

2. **Mehrschichtiges Plattenepithel** wird auf den Oberflächen gebildet, die gegen mechanische, thermische oder chemische Einflüsse geschützt werden müssen. Als verhornendes Epithel bildet es die Haut mit einer abgestorbenen und kernlosen obersten Zelllage. Als unverhorntes Epithel mit Schleimhautcharakter findet es sich z.B. in der Mundhöhle.

3. **Zylinderepithel** hat zwei besondere Erscheinungsformen, das Flimmerepithel und das Zylinderepithel mit Bürstensaum:
   - Das Flimmerepithel erzeugt eine Oberflächenbewegung durch Flimmerhärchen (Kinozilien, ➤ Abb. 2.6). Diese bewirken einen Oberflächenstrom, der für Transportaufgaben genutzt wird. Flimmerepithel kommt in den Atemwegen vor und bewirkt dort den Transport eingeatmeter Fremdstoffe aus dem Bronchialsystem. Im Eileiter gewährleistet es den Transport der Eizelle.
   - Das Zylinderepithel (➤ Abb. 2.1) mit Bürstensaum besitzt auf der Oberfläche einen Besatz, die so genannten Mikrovilli (Bürstensaum). Hierbei handelt es sich um ein resorptives Gewebe in der Darmschleimhaut. Der Sinn liegt in einer Oberflächenvergrößerung zur verbesserten Aufnahme der Nährstoffe.

4. **Kubisches Epithel** zeichnet sich durch eine charakteristische Würfelform aus. Es findet sich in der Retina des Auges und in den Nierenkanälen.

5. **Übergangsepithel** ermöglicht aufgrund seiner besonderen Bauweise eine besonders gute Anpassung

an unterschiedliche Füllungszustände. Diese Sonderform findet sich z.B. in Harnleiter, Harnblase und Harnröhre.

Drüsengewebe

Das Drüsengewebe ist in der Lage, Stoffe (Sekrete und Hormone) zu produzieren, und bildet unterschiedlichste Drüsen. Sie bestehen aus spezialisierten Epithelzel-

len, die entweder einzeln vorkommen (z.B. Becherzellen der Darmschleimhaut) oder auch ganze Organe bilden (z.B. Schilddrüse). Man unterscheidet **exokrine Drüsen**, die ihr Sekret nach außen abgeben, und **endokrine Drüsen**, die Stoffe (Hormone) in die Blutbahn abgeben (➤ Abb. 2.7). Zu den Drüsen exokriner Funktion gehören die Schweißdrüsen, Duft- und Talgdrüsen sowie die Drüsen des Magen-Darm-Trakts. Exokrine Drüsen geben ihr Sekret über einen Ausführungsgang auf innere oder äußere Körperoberflächen ab. Nach der Form ihrer Endstücke unterscheidet man **schlauchförmige** (tubuläre) und **bläschenförmige** (alveoläre) **Drüsen**. Mischformen zwischen beiden Typen kommen vor. Beispiele für endokrine Drüsen sind Schilddrüse, Hirnanhangdrüse und die Nebennieren. Die Bauchspeicheldrüse ist ein Organ mit exokriner und endokriner Funktion (Mischdrüse). Endokrin bildet sie die Hormone Insulin und Glukagon zur Regulierung des Zuckerhaushalts und exokrin das Bauchspeichelsekret, das diverse Verdauungsenzyme enthält (➤ Kap. 2.8 und ➤ Kap. 2.13).

2.2.2 Binde- und Stützgewebe

Beim Bindegewebe handelt es sich um weitmaschige, lockere Zellverbände, die aus ortsständigen und freien Zellen sowie deren Interzellularsubstanzen bestehen. Freie Zellen sind beweglich und können unter bestimmten Bedingungen in ein Gewebe ein- bzw. auswandern. Sie kommen hauptsächlich in den Gewebsspalten vor. Ihre Aufgabe liegt in der Abwehr von Bakterien und Fremdkörpern.

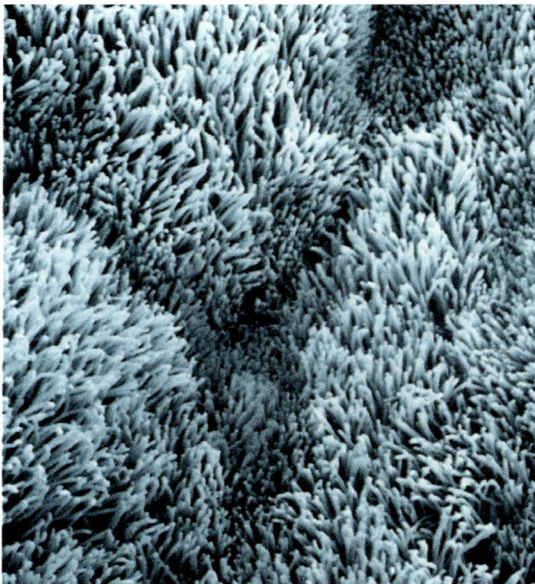

Abb. 2.6 Flimmerepithel der Trachea im Elektronenmikroskop. Die leicht wellenförmige Oberfläche der Trachea ist von einem dichten Flimmerepithel überwuchert. Da alle Oberflächenzellen vollständig mit Härchen bedeckt sind, kann man die Zellgrenzen nicht erkennen. [C160]

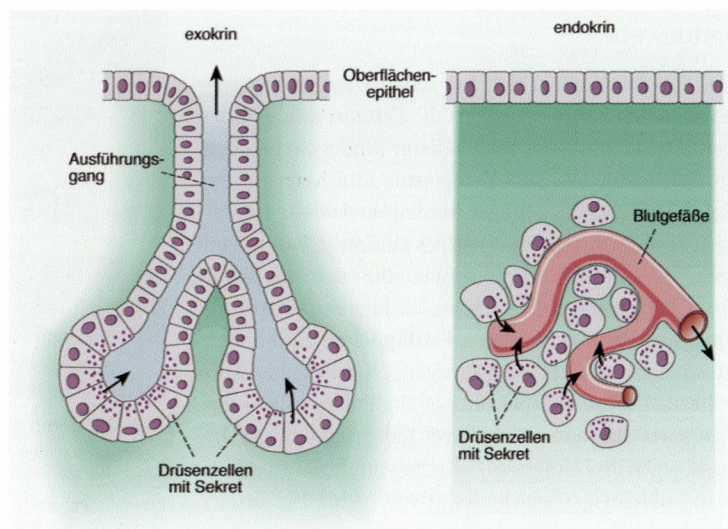

Abb. 2.7 Gegenüberstellung von exokrinen und endokrinen Drüsen [L106–S005]

Einteilung des Binde- und Stützgewebes

Das Binde- und Stützgewebe lässt sich einteilen in:
- Bindegewebe
- Fettgewebe
- Knorpelgewebe
- Knochengewebe
- eine Sonderform des Binde- und Stützgewebes: Blut.

Bindegewebe

Das aus geformter und ungeformter Zwischenzellsubstanz sowie freien und fixen Zellen bestehende Bindegewebe unterteilt man in folgende Unterarten:
- Das retikuläre (netzförmige) Bindegewebe bildet das Grundgerüst, eine Art Maschenwerk lymphatischer und blutbildender Organe (Lymphknoten, Milz, rotes Knochenmark). Zu seinen ortsständigen Zellen gehören die Retikulumzellen. Diese haben die Fähigkeit der Phagozytose. Sie sind in der Lage, Gewebetrümmer, Fremdkörper und Bakterien aufzunehmen und zu verdauen.
- Das straffe Bindegewebe besitzt wenig Zellen und Grundsubstanz, aber einen hohen Anteil kollagener Fasern. Dieses Gewebe kommt an Stellen mit hoher Beanspruchung vor, z.B. bei Sehnen und Bändern.
- Das lockere (interstitielle) Bindegewebe füllt die Fugen zwischen den einzelnen Organteilen aus. Die Hauptbestandteile des interstitiellen Bindegewebes sind Bündel kollagener Fasern und vereinzelt elastische Fasern.
- Das embryonale Bindegewebe befindet sich im embryonalen Organismus. Es ist das Ausgangsgewebe aller sich später bildenden Bindegewebe.

Fettgewebe

Das Fettgewebe leitet sich von retikulärem Bindegewebe ab. Seine Zellen speichern die Fettvorräte des Körpers. Das Fett füllt das Innere dieser Bindegewebszellen so vollständig aus, dass Zytoplasma und Kern an den Rand des Zellleibes gepresst werden, so dass die gesamte Zelle die Form eines Siegelrings annimmt. Fasern von lockerem Bindegewebe umspinnen die einzelnen kugeligen Fettzellen und fassen sie zu kleinen **Fetttäubchen** und dann zu größeren **Fettläppchen** zusammen. So entstehen regelrechte Fettorgane. Neben seiner Aufgabe als Vorratsspeicher für den Organismus dient das Fettgewebe auch dem Schutz vor Kälte und polstert Organe gegen ihre Umgebung ab. Das vom Ernährungszustand abhängige Speicherfettgewebe wird bei Bedarf abgebaut.

Fettgewebe kommt hauptsächlich als Unterhautfettgewebe (subkutanes Fettpolster) und im Gekröse (Aufhängung) des Darmes vor.

Das **Baufettgewebe** findet sich unabhängig vom Ernährungszustand des Körpers in Gelenken, im Knochenmark, als Wangenfettkörper und im Bereich der Fußsohle. Erst im extremen Hungerzustand wird es abgebaut.

Knorpelgewebe

Das Knorpelgewebe gehört zu den Stützgeweben des Körpers. Es wird zu den bradytrophen Geweben gezählt, d.h., das Knorpelgewebe verfügt nicht über ein eigenes Kapillarsystem und ist von der Diffusion abhängig. Dies erklärt auch die schlechte Regenerationsfähigkeit nach Schädigung, z.B. Verschleiß (Arthrose) des Kniegelenks. Seine besondere elastische Druckfestigkeit ist durch die Zwischenzellsubstanz (Interzellularsubstanz) gewährleistet. Je nach Art des Feinbaus der Zwischenzellmasse unterscheidet man drei Knorpelformen:
- Der hyaline (glasartige) Knorpel hat ein milchglasartiges Aussehen und ist besonders druck- und biegungselastisch. Als Gelenkknorpel überzieht er die Gelenkkörper. Teile der Rippen, die großen Kehlkopfknorpel und die Luftröhrenringe bestehen aus hyalinem Knorpel.
- Im elastischen Knorpel wird durch starke Anreicherung von elastischen Fasern in der Zwischenzellsubstanz die Elastizität erhöht (Stützgerüst der Ohrmuschel, Nasenknorpel).
- Die Interzellularsubstanz des Faserknorpels (➤ Abb. 2.8) enthält reichlich kollagene Fasern und nur wenige Zellen (Chondrozyten). Dies verleiht ihm eine hohe Zugfestigkeit. Der Faserknorpel ist Hauptbestand-

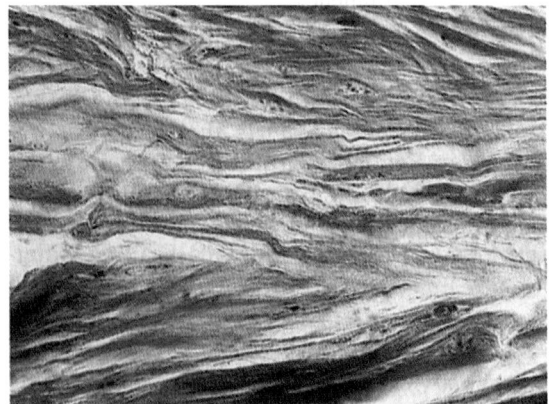

Abb. 2.8 Faserknorpel. Die Stränge aus bläulich angefärbten Kollagenfasern bilden ein Fischgrätenmuster, was eine hohe Zugfestigkeit garantiert. Im Unterschied zum hyalinen Knorpel ist der Faserknorpel sehr zellarm, nur vereinzelt erkennt man Chondrozyten. [A400-190]

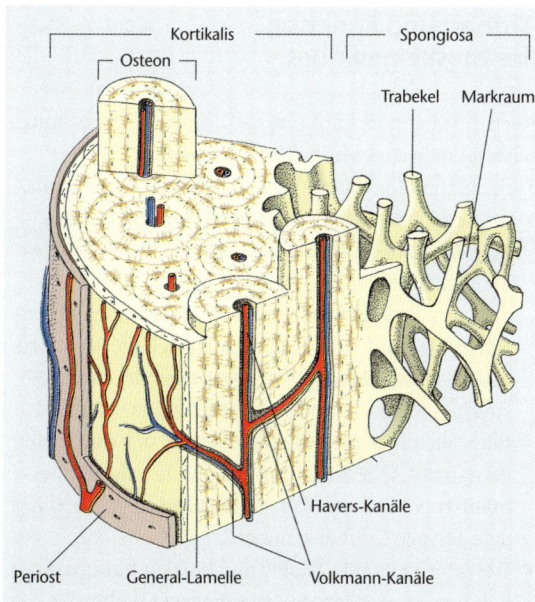

Abb. 2.9 Aufbau eines Lamellenknochens [A400-190]

teil der Zwischenwirbelscheiben (Bandscheiben), der Knorpelscheiben im Kniegelenk (Meniski) und kommt im Schambeinfugenknorpel vor.

Knochengewebe

Das Knochengewebe besteht aus **Knochenzellen** (Osteozyten), die in eine **Knochengrundmasse** „eingemauert" sind. Diese besteht aus kollagenen Bindegewebsfasern (Fibrillen), in die Kalksalze eingelagert sind. Die Salze bilden den anorganischen Teil des Knochens. Durch sie erlangt der Knochen seine hohe Festigkeit. Den Hauptbestandteil der Salze bilden Kalzium und Phosphor als Kalziumphosphat (70 %), aber auch Magnesiumphosphat und Kaliumcarbonat kommen vor. Man unterscheidet zwei Arten von Knochengewebe, den Geflechtknochen und den Lamellenknochen:
- Der Geflechtknochen (grobfaserig) entspricht verknöchertem Bindegewebe. Er kommt beim Menschen vor allem im Wachstum vor.
- Die meisten Knochen des Menschen sind Lamellenknochen (➤ Abb. 2.9). Sie weisen außen eine feste Rindenschicht (Kortikalis) und innen eine Markschicht (Spongiosa) auf. Im Gegensatz zum Geflechtknochen zeigt der Lamellenknochen eine deutliche Schichtung von Knochenzellen und Grundsubstanz um einen zentralen Gefäßkanal. Dieses Blutgefäß mit den umgebenden Lamellen aus Knochenzellen und Grundsubstanz bezeichnet man als Haver-System. Zusammengesetzt ergeben diese Systeme im Knochen verlaufende Säulen, die so genannten Osteone.

Knochenhaut

Die Ernährung des Knochens erfolgt durch die Knochenhaut (Periost), die den Knochen umkleidet. Das Periost ist reich an Blut- und Lymphgefäßen sowie an Nerven. Die für die Ernährung des Knochens wichtigen Blutgefäße ziehen in das Knocheninnere durch kleine Kanäle im Knochen (Volkmann-Kanäle). Das Wachstum des Knochens ist nur so lange möglich, wie Knorpel in den Wachstumszonen (Epiphysenfugen) vorhanden ist. Dabei muss der Knorpel von Knochenabbauzellen (Osteoklasten) abgebaut werden, um Raum für die neu gebildete Knochensubstanz zu schaffen. Beim Erwachsenen unterliegt der Knochen ständigen Umbauprozessen, die je nach Belastung wirksam werden.

2.2.3 Muskelgewebe

Das Muskelgewebe ermöglicht die Bewegungsvorgänge des Körpers. Es besteht aus den **Muskelfasern**, lang gestreckten, faserförmigen Zellen. Im Inneren liegen die **Myofibrillen**, die eigentlichen kontraktilen Elemente der Muskulatur. Insbesondere bei der Skelettmuskulatur stellt sich lichtmikroskopisch eine auffällige Streifung dar (➤ Abb. 2.10), die dieser Muskulatur auch ihren Namen gab. Dabei wechseln sich helle und dunklere Abschnitte ab. Diese markieren Untereinheiten der Myofibrillen, die als Sarkomere bezeichnet werden und zwischen den Z-Streifen liegen (➤ Abb. 2.11). Die Sarkomere sind die funktionellen Untereinheiten einer Myofibrille, die sich bei einer Kontraktion verkürzen können. Damit dieser Prozess ablaufen kann, ist die gleichzeitige Erregung von vielen Muskelfasern notwendig. Daher ist die Zellmembran an verschiedenen Stellen senkrecht zu den Myofibrillen schlauchartig

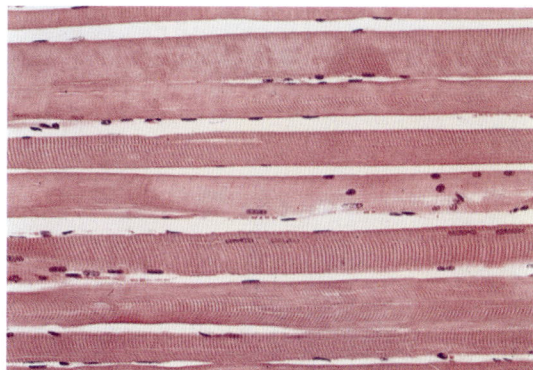

Abb. 2.10 Längsgeschnittene Skelettmuskelfasern mit dem besonderen histologischen Merkmal der Querstreifung. Erkennbar ist auch die Länge der Fasern und deren Mehrkernigkeit. [S138]

eingezogen, die Gesamtheit dieser Kanäle wird als T-System bezeichnet. Die Aufgabe des T-Systems ist eine gleichmäßige Verteilung der Erregung über die Myofibrillen.

Eine weitere Voraussetzung für die Kontraktion der Muskulatur ist die Bereitstellung von Kalzium. Dieses wird im sarkoplasmatischen Retikulum (entspricht dem endoplasmatischen Retikulum, ➤ Kap. 2.1.2), einem Kammersystem der Muskelfasern, gespeichert. Für jede Kontraktion benötigt die Muskelfaser Energie, daher ist sie reich an Mitochondrien. Die Myofibrillen sind aus zwei Eiweißen aufgebaut, Aktin und Myosin, die sich in der Längsrichtung zusammenziehen (kontrahieren) und damit verkürzen können (➤ Abb. 2.12).

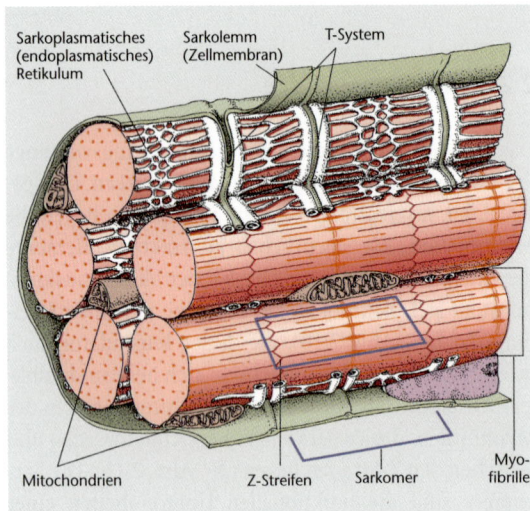

Abb. 2.11 Muskelfaser mit Sarkomeren, den kontrahierenden Untereinheiten der Myofibrillen, sowie dem sarkoplasmatischen Retikulum und dem T-System [L190]

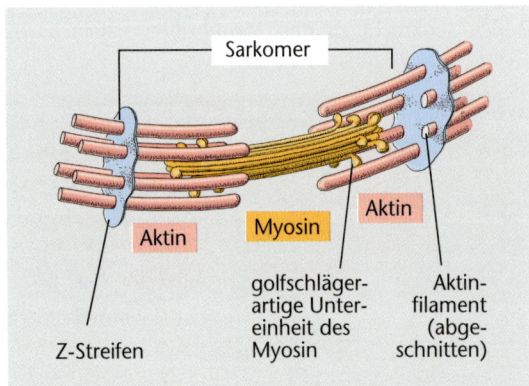

Abb. 2.12 Darstellung eines Sarkomers, das zwischen den Z-Streifen kontrahieren kann. Dies wird durch das Ineinandergleiten der beiden Filamente Aktin und Myosin ermöglicht. [L190]

Aufbau und Funktion des Muskelgewebes

Nach Aufbau und Funktion des Muskelgewebes unterscheidet man drei Muskelarten (➤ Tab. 2.1):

• Die glatte Muskulatur wird auch als Organmuskulatur bezeichnet. Man findet sie als Muskulatur des Magen-Darm-Trakts, der Blutgefäße, der Harnblase und der Bronchiolen. Sie funktioniert unwillkürlich, d.h., ihre Bewegungen sind nicht dem Willen unterworfen. Im Aufbau unterscheiden sich die Myofibrillen der glatten Muskulatur von denen der quer gestreiften Muskulatur durch die fehlende Querstreifung. Die glatte Muskulatur zeichnet sich durch eine dauerhafte Arbeitsleistung aus, da sie nahezu unermüdbar ist. Dieser Ausdauerleistung steht allerdings eine geringe Kraft gegenüber.

• Die quer gestreifte Skelettmuskulatur kann willkürlich bewegt werden. Sie ist ein wesentlicher Bestandteil der Körpermasse und macht beim Mann etwa 36% und bei der Frau 32% des Körpergewichts aus. Neben der typischen Querstreifung der Muskelfasern, die dieser Muskelform ihren Namen gab, existieren noch weitere charakteristische Merkmale. Diese Muskulatur ist in der Lage, kurzzeitig große Kräfte zu mobilisieren. Die quer gestreifte Muskulatur ist trainierbar, der Trainingseffekt jedoch nicht von Dauer, wenn er keine weiteren Reize erhält.

• Eine Sonderform ist die quer gestreifte Herzmuskulatur. Sie weist ähnlich der Skelettmuskulatur eine Querstreifung auf, diese ist jedoch weitaus regelloser. Herzmuskelfasern sind aus Muskelzellen aufgebaut, die durch besondere Zonen (Glanzstreifen) miteinander verbunden sind. Eine Kontraktion der Herzmuskulatur ist nicht dem Willen unterworfen, sie läuft unwillkürlich ab. Auch die Herzmuskulatur ist in bestimmten Grenzen trainierbar.

Tab. 2.1 Besonderheiten der drei Arten des Muskelgewebes im Überblick

Glatte Muskulatur	Quer gestreifte Muskulatur	Herzmuskulatur
unwillkürlich	willkürlich	unwillkürlich
nicht trainierbar	trainierbar	trainierbar
ausdauernd	ermüdbar	ausdauernd
geringe Kraft	große Kraft	große Kraft
Organe	aktive Muskulatur	Herz
Koliken	Muskelkrampf	Herzstillstand

2.2.4 Nervengewebe

Nervengewebe besteht aus Nervenzellen, deren Fortsätzen und der Neuroglia, einer Art Bindegewebe des Nervensystems. Das Nervengewebe bildet das **Gehirn**, das **Rückenmark** und das verzweigte **periphere Nervensystem** (➤ Kap. 2.11).

Eine Nervenzelle mit all ihren Fortsätzen bezeichnet man als **Neuron** (➤ Abb. 2.5). Die Neurone lenken durch Reizaufnahme, Reizverarbeitung und Reizleitung (Fortleitung der Nervenimpulse) viele Lebensvorgänge des Organismus. Neben diesem System der gezielten Informationsübermittlung existiert noch das System der hormonellen Steuerung (➤ Kap. 2.13).

Die Nervenzellen besitzen eine Reihe unterschiedlicher Fortsätze. Man unterscheidet dabei den bei jeder Zelle nur einmal vorhandenen langen Fortsatz, den Neuriten oder das **Axon**. Daneben gibt es noch eine Anzahl kleiner, unregelmäßig verzweigter Ästchen (**Dendriten**), die der Verzweigung eines Baumes ähneln. Der lange Fortsatz der Nervenzellen kann bis zu einem Meter lang sein. Viele Axone – durch eine Hülle zu einer Art Kabel zusammengebunden – werden als **Nervenfaser** bezeichnet (z.B. N. ischiadicus). An den verzweigten Dendriten enden die Fortsätze anderer Neurone. Diese sind die Orte des Erregungsempfangs (**Synapse**). Das Axon leitet die Erregung weiter. Am Ende des Axons befindet sich eine kolbenartige Auftreibung, das synaptische Endköpfchen. In ihm wird der elektrische Reiz in einen chemischen Reiz umgewandelt. Dieser überwindet in Form von Transmittern (z.B. Acetylcholin) den synaptischen Spalt, durch den zwei Nervenzellen voneinander getrennt sind, und löst an der gegenüberliegenden Membran erneut einen elektrischen Reiz aus. Die Synapse, an der die Erregungsübertragung zwischen Nervenfaser und Muskel stattfindet, nennt man motorische Endplatte. Hier wird als Antwort auf den Reiz eine Muskelkontraktion ausgelöst.

2.3 Haut und Hautanhangsgebilde

Lernzielübersicht

- Die Haut ist das größte menschliche Organ. Sie besteht aus Ober-, Leder- und Unterhaut (Epidermis, Korium und Subkutis).
- Die Epidermis besteht aus mehrschichtig verhornendem Plattenepithel und Melanozyten.
- Im Korium liegen elastische Bindegewebsfasern, Blut- und Lymphgefäße, Meißner-Tastkörperchen und Nervenfasern.

- Im lockeren Bindegewebe der Subkutis sind Schweißdrüsen, Haarfollikel und Vater-Pacini-Tastkörperchen eingebettet.
- Haare, Talgdrüsen, Schweißdrüsen und Nägel sind Hautanhangsgebilde.
- Die Haut ist ein wichtiges ausführendes Organ der Temperaturregulation.

2.3.1 Haut

Die Haut wird als größtes Organ des menschlichen Körpers bezeichnet. Tatsächlich nimmt sie ⅙ des gesamten Körpergewichts mit ihrem unterliegenden Fettgewebe ein. Die Gesamtoberfläche beträgt im Mittel beim Erwachsenen 1,6 m². Säuglinge und Kinder verfügen im Verhältnis zum Körpergewicht über eine wesentlich größere Körperoberfläche.

Die Haut umgibt den Körper als eine derb-elastische Hülle, die an den Körperöffnungen in die wesentlich empfindlichere Schleimhaut übergeht. Sie besteht aus Oberhaut, Lederhaut und Unterhaut (➤ Abb. 2.13).

Die **Oberhaut** (Epidermis) ist ein mehrschichtiges verhorntes Plattenepithel (➤ Kap. 2.2), das durch leisten- und zapfenförmige Vorstülpungen (Papillen) mit der darunter liegenden Lederhaut (Korium) verbunden ist. Die Epidermis führt keine eigenen Blutgefäße. In den tiefen Epidermisschichten befinden sich Farbstoffkörper, deren Pigmentierung die Hautfarbe bildet. Die Pigmentzellen (Melanozyten) produzieren das rotbraune Pigment Melanin.

Die nachfolgende **Lederhaut** (Korium) ist aus elastischen Bindegewebsfasern und kollagenen Faserbündeln aufgebaut. Der elastische Faseranteil sorgt für die mechanische Widerstandsfähigkeit (Schutzfunktion) der Haut. In der Lederhaut verlaufen Blut- und Lymphgefäße sowie freie Nervenendigungen und Nervenfasern mit struktu-

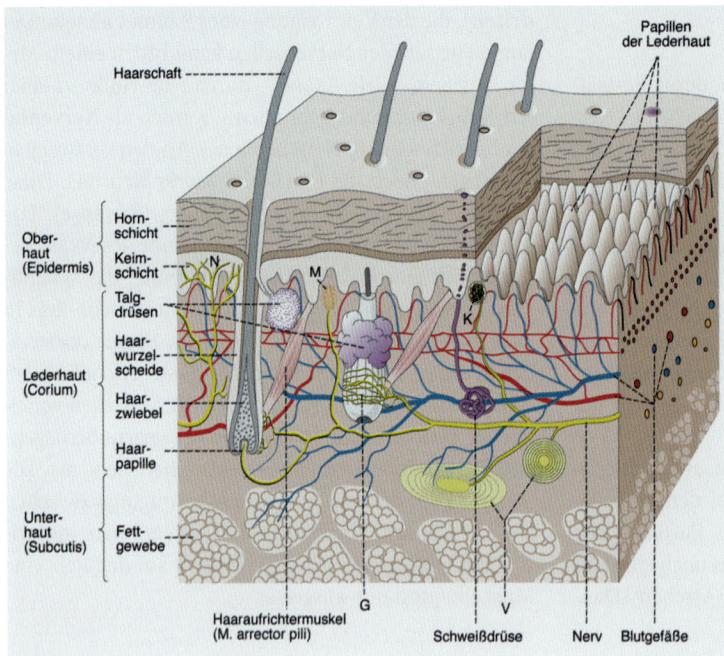

Abb. 2.13 Schichten, Strukturelemente und Anhangsorgane der Haut. Rezeptoren der Haut:
M = Meißner-Tastkörperchen
K = Krause-Endkörperchen
N = freie Nervenendigungen
G = manschettenartiges Nervengeflecht um Haarwurzel
V = Vater-Pacini-Körperchen
Die Nervenfasern, die von den verschiedenen Rezeptoren ausgehen, wurden zur besseren Übersicht in einem Nerv zusammengefasst. [L106–S005]

rierten Endorganen (Nervenendkörperchen), die in Form von Tastkörperchen, Schmerzpunkten oder Kälte- und Wärmepunkten direkt bis an die Oberhaut heranreichen. Die freien Nervenendigungen vermitteln die Schmerzempfindung. Die strukturierten Endorgane besitzen ein differenziertes Unterscheidungsvermögen für bestimmte Reize.

Die **Unterhaut** (Subkutis) enthält Bindegewebsbündel, durch welche die Haut elastisch verschieblich mit den tiefer liegenden Faszien der Muskulatur und den Knochenhäuten verbunden ist. In der Unterhaut findet man vermehrt Fettzellen. Das Fett dient der Polsterung und der Wärmeisolation.

2.3.2 Hautanhangsgebilde

Haare, Talgdrüsen, Schweißdrüsen und Nägel lassen sich in ihrer Entwicklung vom Oberflächenepithel der Haut ableiten. Diese Strukturen werden als Hautanhangsgebilde bezeichnet.

Die **Haare** sind verhornte Strukturen. Sie werden von den so genannten Haarfollikeln (bestehend aus Haarwurzelscheide und Haarzwiebel) gebildet, den röhrenartigen Ausstülpungen des Oberflächenepithels, die bis in die Unterhaut reichen. Das eigentliche Haarwachstum erfolgt an der Basis der Haarfollikel, in den Haarzwiebeln. Zur Aufrichtung der Haare sind kleine Bündel aus glatter Muskulatur erforderlich (Haaraufrichtermuskeln, M. arrector pili). Sie finden ihren Ursprung am

Haarfollikel und enden in den Papillen der Lederhaut. In der Lederhaut stehen Talgdrüsen mit den Haarfollikeln in Verbindung. Der von ihnen abgesonderte Talg bildet einen wasserdichten Schutz von Haar und Follikeln.

Die Mündungen der **Talg-** und **Schweißdrüsen** auf der Hautoberfläche sind die Poren. Schweißdrüsen liegen in der Unterhaut. Mit einem Ausführungsgang durchlaufen sie Leder- und Oberhaut und treten an der Hautoberfläche aus. Insgesamt enden ca. 200.000 Schweißdrüsen an der Körperoberfläche. Die hierüber ausgeschiedene Flüssigkeit besteht zu 98% aus Wasser, in dem verschiedene Elektrolyte gelöst sind. Bei den Drüsen der Haut handelt es sich um exokrine Drüsen (➤ Kap. 2.2).

Die **Nägel** sind Abkömmlinge der Epidermis, die als Hornplatten die Endglieder der Finger und Zehen schützend bedecken. Für die Tastballen der Finger, die einen besonders empfindlichen Tastapparat besitzen, stellen sie ein Widerlager dar.

2.3.3 Temperaturregulation

Die Lebensvorgänge spielen sich bei einer kontrollierten Körpertemperatur meist zwischen 36,5 und 37,5 °C ab (➤ Abb. 2.14). Abweichungen um 3 bis 4 °C können lebensgefährlich sein. Daher ist der menschliche Organismus auf eine konstante **Körperkerntemperatur** angewiesen. Reguliert wird die Körpertemperatur über ein

Steuerungszentrum im Gehirn (Hypothalamus). Die Anpassung der erforderlichen Körpertemperatur geschieht durch Wärmeproduktion und Wärmeabgabe. Die Wärmeabgabe erfolgt durch die Blutgefäße in der Haut, die Schweißdrüsen und über die Atmung. Die **Wärmeproduktion** wird durch Zittern und Steigerung von Stoffwechsel und Muskeltätigkeit erzeugt. Durch die Wärmeabgabe gelangt die Wärme aus dem Körperkern durch die Körperschale an die Körperoberfläche. Wirksam werden dabei folgende Mechanismen:

Die **Wärmeleitung** verläuft entlang einem Temperaturgefälle, dessen Größe ihr Ausmaß bestimmt. Sie hängt von der Wärmeleitfähigkeit der Schichten ab, die durchlaufen werden. Fett und Hornhaut sind schlechte, Muskelgewebe und Blutgefäße gute Wärmeleiter. Die **Wärmestrahlung** erfolgt über die Körperoberfläche. Ihr Umfang wird von der Körperfläche, der Strahlungsstärke und der Temperaturdifferenz zwischen strahlendem Körper und Umgebung bestimmt. Die **Konvektion** ist ein an bewegte Träger gebundener Wärmetransport. Als Träger fungieren Blut und in der Umgebung Luft. Isolierende Gewebsschichten wie Fett und Hornhaut werden durch Konvektion durchdrungen.

Die **Verdunstung** geschieht infolge Schweißabsonderung durch die Haut. Die Verdunstung von einem Liter Schweiß entzieht dem Körper 2.440 kJ Energie. Unter Normalbedingungen besteht die Wärmeabgabe zu etwa 60% aus Wärmestrahlung und zu etwa 10% aus Wärmeleitung und Konvektion. Der Rest erfolgt über Verdunstung.

Benötigt der Körper Wärme, so wird zuerst die Wärmeabgabe über die Haut verringert. Anschließend werden Muskeltätigkeit und Stoffwechsel erhöht. Das Zittern steigert den Stoffwechsel in den Zellen, und dabei wird Wärme freigesetzt. Dieser physiologische Anpassungsprozess an neue Umgebungstemperaturen ist mit einem deutlichen Mehrbedarf an Sauerstoff verbunden. Aber auch ohne Zittern kann eine Steigerung des Stoffwechsels erreicht werden (zitterfreie Thermogenese): Durch Aktivierung des Sympathikus wird Adrenalin freigesetzt, unter dessen Einfluss sich die Stoffwechselraten von Leber, Pankreas und Muskelfasern erhöhen. Zusätzlich kann Wärme durch Strahlung (z.B. Sonnenstrahlen) aufgenommen werden.

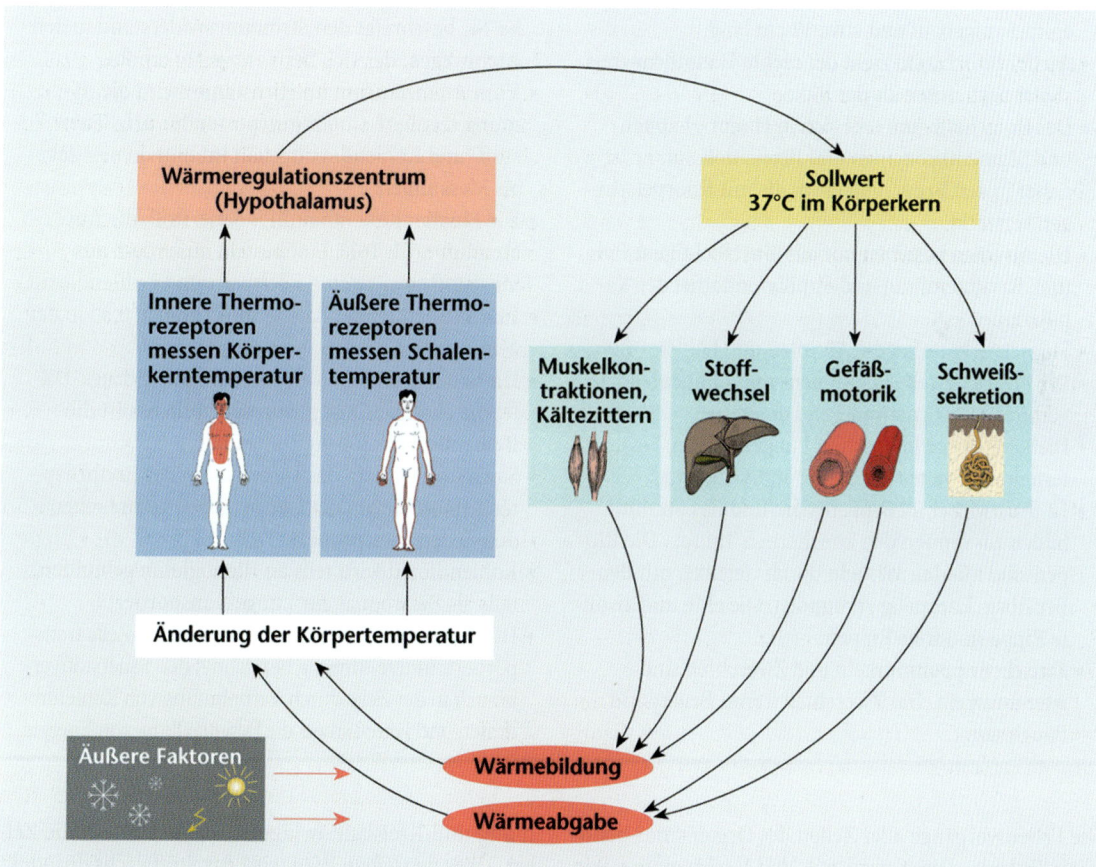

Abb. 2.14 Regelkreis der Körpertemperatur. Rezeptoren in der Haut und im Körperkern messen die Körpertemperatur und übermitteln sie an das Gehirn, wo der Istwert mit dem Sollwert verglichen wird. Von dort wird über Wärmebildung, Veränderung der Durchblutung und Schweißsekretion die notwendige Temperaturanpassung eingeleitet. [A400–L190]

2.4 Atmungssystem

Lernzielübersicht

- Inspiration und Exspiration bewirken den Gaswechsel in den Lungen.
- Durch Diffusion gelangt der Sauerstoff aus der eingeatmeten Luft von den Alveolen in das Blut, Kohlendioxid aus dem Blut in die Alveolen.
- Die Atemwege setzen sich aus Nasen- und Rachenraum, Kehlkopf, Trachea, Bronchialbaum und Alveolen zusammen.
- Der Kehlkopf ist die Grenze zwischen den oberen und unteren Atemwegen.
- In den Knochen des Gesichtsschädels liegen die Nasennebenhöhlen.
- Im Pharynx überkreuzen sich Luft- und Speiseweg.
- Der Larynx setzt sich aus Schild- und Ringknorpel, Epiglottis und Glottis zusammen. Die engste Stelle des Kehlkopfes ist beim Erwachsenen die Stimmritze, beim Kind liegt sie knapp unterhalb der Stimmbänder.
- Die Trachea ist aus Knorpelspangen und Flimmerepithel aufgebaut und etwa 12 cm lang.
- An der Bifurkation zieht der rechte Hauptbronchus steiler nach unten als der linke.
- Der Bronchialbaum teilt sich in Haupt-, Lappen- und Segmentbronchien und Bronchioli auf. Er ist außer in den Bronchioli ebenfalls mit Knorpelspangen verstärkt.
- Die Alveolen bestehen nur aus einschichtigem Epithel, Basalmembran und Kapillarendothel der Kapillaren.
- Surfactant entfaltet die Alveolen und hält sie offen.
- Die Pleura besteht aus Rippen- und Lungenfell. Sie verbindet die Brustwand und die Lunge.
- Die Lunge besteht aus zwei Lungenflügeln. Sie unterteilt sich weiter in Lappen und Segmente.
- 12 Brustwirbel, 12 Rippenpaare und das Sternum bilden zusammen den knöchernen Thorax. Die Rippen sind mit den Wirbeln durch Gelenke, mit dem Brustbein knorpelig verbunden. Die elfte und zwölfte Rippe sind freie Rippen.
- Zwischenrippenmuskeln und Zwerchfell sind Atemmuskeln. Das Zwerchfell trennt Brust- und Bauchraum.

- Bei der Inspiration vergrößert sich der Brustraum durch Kontraktion der Atemmuskeln. Die Luft folgt dem so entstandenen Unterdruck in den Atemwegen.
- Teile der Hals- und Schultermuskulatur werden bei erschwerter Einatmung, die Bauchmuskulatur bei erschwerter Ausatmung als Atemhilfsmuskulatur eingesetzt.
- Bei der Ventilation unterscheidet man Total- und Vitalkapazität, Atemzug-, Reserve-, Residual- und Totraumvolumen. Luft im anatomischen Totraum nimmt nicht am Gasaustausch teil.
- Das Atemminutenvolumen ist das Produkt aus Atemfrequenz und Atemzugvolumen.
- Die Compliance ist die Volumenänderung der Lunge pro Druckänderung in den Atemwegen. Sie beschreibt die Elastizität des respiratorischen Systems.
- Die Resistance ist der Quotient aus Druckdifferenz zwischen Mund und Alveolen und Strömungsstärke. Sie beschreibt den Strömungswiderstand in den Atemwegen, der sich bei Verengung erhöht.
- Vom Atemzentrum im Hirnstamm wird die Atmung reguliert, Chemorezeptoren für pH, Sauerstoff- und Kohlendioxidgehalt im Blut dienen dabei als Messfühler.
- Die Einatemluft enthält 21% Sauerstoff, die Ausatemluft noch 16%. Luft besteht außerdem aus Stickstoff sowie wenig Edelgasen und Kohlendioxid.
- In Ruhe beträgt der Sauerstoffverbrauch 0,3 l in der Minute.
- Die Sauerstoff- und Kohlendioxidpartialdruck-Differenz zwischen Alveolen und Kapillaren ist die treibende Kraft für die Diffusion.
- Sauerstoff wird an das Hämoglobin der Erythrozyten gebunden von der Lunge zu den verbrauchenden Zellen transportiert.
- Kohlendioxid wird teils an Hämoglobin gebunden, teils als Bicarbonat zur Lunge transportiert.
- Durch äußere Atmung wird Sauerstoff zur Zelle transportiert. Innere Atmung bezeichnet den Sauerstoffverbrauch in der Zelle durch Verbrennung von Kohlenhydraten und Fetten sowie die Bereitstellung von Energie.

Die Lebensvorgänge aller Zellen des Organismus benötigen Energie. Diese wird aus der Verbrennung von Nährstoffen und Sauerstoff gewonnen. Den **Sauerstoff** (O_2) stellt uns die Luft der Atmosphäre, in der wir uns befinden, zur Verfügung. Ein Transportsystem, also At-

mung und Kreislauf, bringt den Sauerstoff an die Zellen. Über denselben Weg wird das Stoffwechselprodukt **Kohlendioxid** (CO_2) entsorgt und an die Atmosphäre abgegeben. Der Organismus kann nur unwesentliche Mengen an Sauerstoff speichern. An den empfindlichsten Organen, dem Gehirn und dem Herzmuskel, führen schon wenige Minuten des Sauerstoffmangels zu Zellschädigung und Organversagen. Eine Störung oder der Ausfall des Sauerstofftransportsystems führt daher innerhalb kürzester Zeit zur Lebensbedrohung oder zum Tod.

Die **Atmung** (Respiration) bewirkt den Gaswechsel zwischen Umgebungsluft und Lunge. Dabei kommt es zu einer periodischen Strömungsumkehr in den Atemwegen, die als Einatmung (Inspiration) und Ausatmung (Exspiration) bezeichnet wird. Die antreibende Kraft liefert die Atemmuskulatur. In der Lunge tritt der Sauerstoff über eine große Austauschmembran durch Diffusion in das Blut über und wird durch den Kreislauf zu den Zellen der Gewebe gebracht (Perfusion), in die er durch neuerliche Diffusion übertritt.

2.4.1 Atemwege

Der Respirationstrakt besteht aus einem **luftleitenden System**, den Atemwegen, welche Umgebungsluft und Alveolen verbinden, und einem **gastauschenden System**, den Alveolen der Lunge. Die Atemwege verteilen die Einatemluft durch feinste Verästelung in die gesamte Lunge. Sie bestehen aus dem Nasenraum, dem Rachenraum, dem Kehlkopf, der Luftröhre und dem Bronchialbaum. Dabei ist der Kehlkopf eine Grenze zwischen den oberen Luftwegen und den tieferen Luftwegen.

Nasen-Rachen-Raum

Die Atmung erfolgt normalerweise über die **Nase**. Die Nasenhöhle (➤ Abb. 2.15) ist durch die Nasenscheidewand (Septum) in zwei Hälften unterteilt. An der Außenwand vergrößern drei Nasenmuscheln (Conchae) die Oberfläche. Die Wand der Nasenhöhle wird von einer gut durchbluteten Schleimhaut mit Flimmerhaarbesatz überzogen. An der Schleimhaut (Mukosa) wird die Einatemluft erwärmt und angefeuchtet, außerdem werden durch den Schleim und die Flimmerhaare kleine Fremdkörper abgefangen. Von der Nasenhöhle aus besteht eine Verbindung zu den Nasennebenhöhlen, den von Schleimhaut ausgekleideten und luftgefüllten Höhlen in den Knochen des Gesichtsschädels, die jeweils paarig angelegt sind (Kieferhöhle, Stirnhöhle, Siebbeinzellen, Keilbeinhöhle).

Der **Rachenraum** (Pharynx, ➤ Abb. 2.16) liegt hinter Mund- und Nasenhöhle und unmittelbar vor den Wirbelkörpern der Halswirbelsäule. Der Rachen wird in drei Etagen eingeteilt: Unmittelbar auf den Nasenraum folgt der Nasen-Rachen-Raum (Nasopharynx), darunter der Mund-Rachen-Raum (Oropharynx) und der Kehlkopf-Rachen-Raum (Hypopharynx). Hier findet die kritische Überschneidung von Luft- und Speisewegen statt.

Der **Luftweg** setzt sich von der oben liegenden Nasenhöhle in den vorne liegenden Kehlkopf und die Luftröhre fort, während der Speiseweg von der unten liegenden Mundhöhle in die hinten liegende Speiseröhre führt. Muskeltonus und erhaltene Schutzreflexe, z.B. Husten-

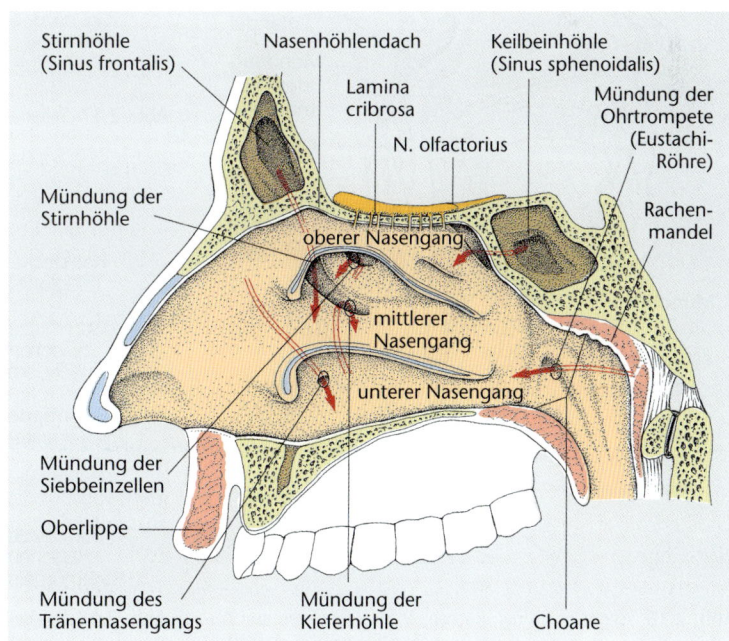

Abb. 2.15 Schnitt durch die Nasenhöhle. Die Nasenhöhle hat über Gangsysteme Verbindung zu verschiedenen Nasennebenhöhlen. In den oberen Nasengang mündet der Keilbeinhöhlengang; der mittlere Nasengang hat Verbindung zur Stirnhöhle, zu den Siebzellen und zur Kieferhöhle. In den unteren Nasengang mündet der Tränennasengang ein. Am hinteren Ende des Nasenganges (Nasenpharynx) liegt die Mündung der Ohrtrompete (Eustachi-Röhre). Sie verbindet Nase und Mittelohr. [A400-190]

stöße, müssen freie Atemwege garantieren, beim Schlucken von fester oder flüssiger Nahrung jedoch die tiefen
Luftwege sicher vor Aspiration (Einatmen von flüssigen
oder festen Bestandteilen in die tiefen Atemwege und
die Lunge) schützen.

Die **Rachenmandeln** (Tonsillen) sind hinten im oberen Nasen-Rachen-Raum liegende lymphatische Organe, die der Abwehr dienen.

Kehlkopf (Larynx)

Der Kehlkopf ist am Zungenbein aufgehängt, er besteht
aus einem reinen Knorpelgerüst (➤ Abb. 2.17
und ➤ Abb. 2.18). Der gut tastbare Adamsapfel ist Teil
des **Schildknorpels**, der dem Kehlkopf seine äußere
Form gibt. Knapp darunter ist der **Ringknorpel** tastbar,
an den sich die Luftröhre anschließt. In der Grube zwischen Schild- und Ringknorpel liegt das Ligamentum
conicum.

Oberhalb des Kehlkopfs liegt der **Kehldeckel** (Epiglottis), der beim Schlucken den Kehlkopfeingang verschließt. Darunter liegt die von einem beidseitigen
Wulst (**Glottis**) begrenzte **Stimmritze**. Sie verläuft von
vorne nach hinten und kann ebenfalls die Luftwege abschließen, die beweglichen Stimmbänder ermöglichen

außerdem das Sprechen. Beim Erwachsenen ist das die
engste Stelle des Kehlkopfs, beim Kind jedoch entsteht
die engste Stelle des Kehlkopfs durch einen Schleim-
hautwulst knapp unter den Stimmbändern. Der Kehlkopf ist durch sensible Endungen des N. vagus reich versorgt, eine Reizung löst den Hustenreflex aus.

Luftröhre (Trachea)

Die Luftröhre beginnt unterhalb des Kehlkopfs und teilt
sich nach 10–12 cm etwa in Höhe des fünften Brustwir-
bels in die beiden **Hauptbronchien** (➤ Abb. 2.19
und ➤ Abb. 2.20). Hufeisenförmige, an der hinteren
Seite durch eine Bindegewebsmembran geschlossene
Knorpelspangen geben der Luftröhre ihre Form und
verhindern ein Zusammenfallen während der Einat-

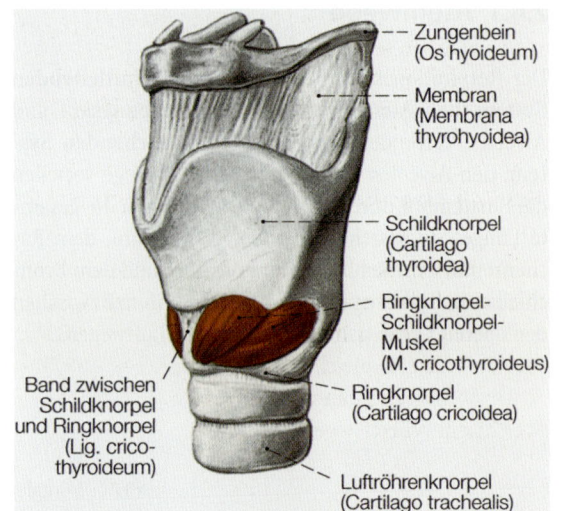

Abb. 2.17 Seitenansicht des Kehlkopfes [S005]

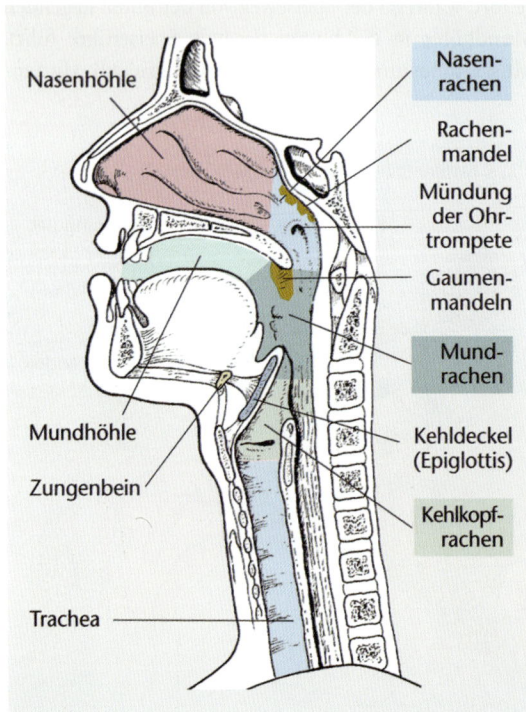

Abb. 2.16 Schnitt durch den Rachen. Man erkennt die drei Abschnitte Nasenrachen, Mundrachen und Kehlkopfrachen. [B159]

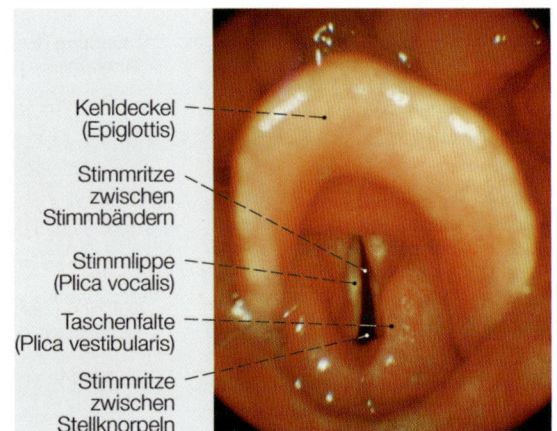

Abb. 2.18 Spiegelbild des Kehlkopfes bei Flüstersprache: Stimmritze zwischen den Stellknorpeln geöffnet [S005]

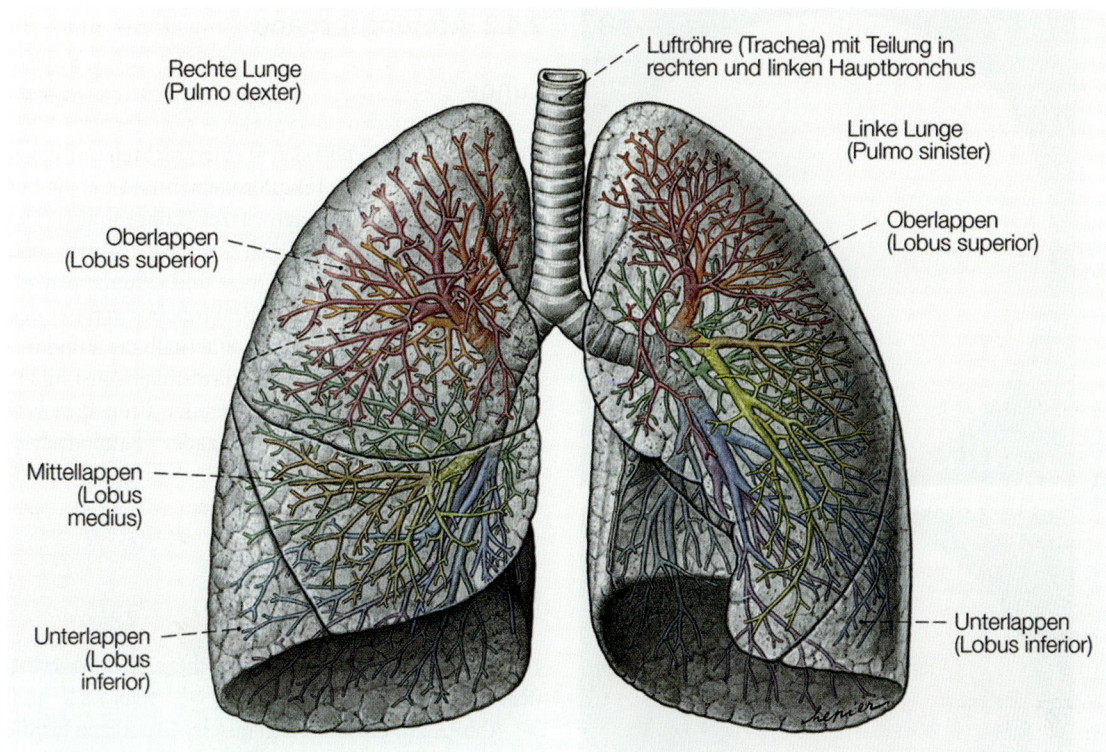

Abb. 2.19 Lungenansicht mit Luftröhre und Bronchialbaum [S005]

mung. Die Trachea ist mit einer Schleimhaut aus **Flimmerepithel** überzogen (➤ Kap. 2.2, ➤ Abb. 2.6). An der Teilungsstelle (**Bifurkation**) zieht der rechte Hauptbronchus fast in gleicher Richtung wie die Luftröhre weiter nach unten, während der linke Hauptbronchus in deutlichem Winkel abgeht.

Bronchialbaum

Rechter und linker Luftröhrenast (**Hauptbronchus**) teilen sich weiter in **Lappen-** und **Segmentbronchien** auf. Knorpelringe halten das Lumen der Bronchien stets offen. Der Aufästelung entsprechend werden die Durchmesser der kleinen Bronchien immer geringer, gleichzeitig steigt der Gesamtquerschnitt der luftleitenden Wege an. Die kleinsten Äste (**Bronchioli**) schließlich verlieren ihr Knorpelgerüst und bestehen nur noch aus glatter Muskulatur und Schleimhaut, ihr Lumen wird durch den Zug des elastischen Lungengewebes offen gehalten.

MERKE

Bestimmte Reize können zu einem Krampf der Muskulatur mit ausgeprägter Luftnot führen, z.B. Asthmaanfall (➤ Kap. 14.2).

Alveolen

Das Ende der Aufästelung der Luftwege bilden die Alveolen (Lungenbläschen, ➤ Abb. 2.21). Die Schleimhaut wird hier flacher und verliert ihre muskuläre Komponente. Die Wand der Alveolen ist sehr dünn und besteht nur noch aus dem **Alveolarepithel**, einer **Basalmembran** und dem **Endothel der Lungenkapillaren** (kleinste Blutgefäße). In diesem Bereich kommt es zum engen alveolo-kapillären Kontakt, der den Gasaustausch zwischen Luft und Blut durch Diffusion ermöglicht. Die Alveolen werden durch die elastischen Eigenschaften des Lungengewebes offen gehalten. Das Alveolarepithel ist vom **Surfactant** überzogen. Diese Substanz setzt die Oberflächenspannung innerhalb der Alveole herab und erleichtert die Entfaltung und das Offenhalten der Lungenbläschen. Der Surfactant wird von den Alveolarzellen Typ II gebildet. Die Gesamtoberfläche aller Lungenbläschen beim Erwachsenen beträgt etwa 80 m².

Mechanische Verbindung von Brustwand und Lunge

Der Thoraxinnenraum, der von Brustwand, Zwerchfell und Mittelfell (Mediastinum) umgeben ist, und die Lungenoberfläche sind von einer dünnen und glatten Haut,

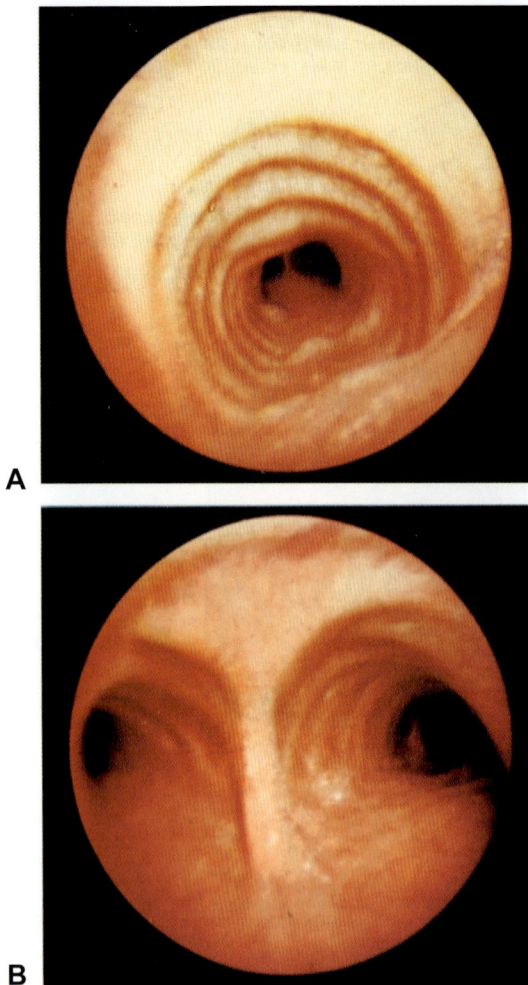

Abb. 2.20 Bronchoskopie.
(A) Bild der Trachea und distal die Bifurkation
(B) Bild der Bifurkation mit den beiden Hauptbronchien [S020]

2.4.2 Atmungsorgane

Lunge

Die Lunge (Pulmo) teilt sich in einen **rechten** und einen **linken Lungenflügel**. Hauptbronchien und Gefäße bilden beiderseits die **Lungenwurzel** (Lungenhilus). Der rechte Lungenflügel setzt sich aus Ober-, Mittel- und Unterlappen, der linke aus Ober- und Unterlappen zusammen. Der rechte Oberlappenbronchus verlässt den rechten Hauptbronchus knapp unterhalb der Bifurkation. Die weitere Aufteilung des Bronchialbaums bilden die **Lungensegmente**. Mit den großen Bronchien verlaufen die Äste der **Lungenschlagader** (Pulmonalarterie), die großen **Lungenvenen** (Pulmonalvenen) verlaufen zwischen den Lungensegmenten.

Brustkorb (Thorax)

Der Thorax wird aus einem knöchernen Stützgerüst, dem **Thoraxskelett**, gebildet (➤ Kap. 2.7 und ➤ Abb. 2.25), das die mechanische Grundlage für die Atembewegungen darstellt. Mit der Brustwirbelsäule stehen die **Rippen** in beweglicher Verbindung, sie können sich in den Gelenken zur Wirbelsäule drehen. Nach vorne sind die Rippen durch ein Knorpelgerüst mit dem **Brustbein** (Sternum) verbunden. Die erste bis siebte Rippe werden als wahre Rippen bezeichnet, weil sie mit je einem eigenen Rippenknorpel mit dem Brustbein verbunden sind. Die achte bis zehnte Rippe heißen falsche Rippen, sie setzen mit ihren Knorpeln gemeinsam an der siebten Rippe an und bilden so den Rippenbogen. Die elfte und zwölfte Rippe enden als freie Rippen ohne knorpelige Verbindung. Die Rippen verlaufen schräg von hinten oben nach vorne unten. Die Beweglichkeit der Rippen ermöglicht durch Rippenhebung oder -senkung eine Vergrößerung oder Verkleinerung des Brustinnenraums. Im Bereich der oberen Rippen wird vor allem der Tiefendurchmesser, im Bereich der unteren Rippen der Querdurchmesser verändert. Zwischen den Rippen verlaufen Muskeln, die diese Bewegungen bewirken. Die **äußeren Zwischenrippenmuskeln** verlaufen von hinten oben nach vorne unten, heben so den Brustkorb und vergrößern sein Volumen. Die **inneren Zwischenrippenmuskeln** verlaufen umgekehrt und können bei forcierter Atmung eine Verkleinerung des Thoraxraums unterstützen.

dem **Rippen-** und **Lungenfell** (Pleura), überzogen. Man bezeichnet den Thoraxinnenraum auch als Pleurahöhle. Die Pleurablätter von Lunge und Brustwand liegen dicht aneinander, dazwischen füllt ein dünner Flüssigkeitsfilm den Pleuraspalt. Beide Pleurablätter sind zwar leicht gegeneinander verschieblich, können jedoch nicht voneinander abgehoben werden. Physikalisch ist dieses Prinzip vergleichbar mit zwei wasserbenetzten Glasplatten, die zwar leicht gegeneinander verschoben, jedoch nur durch erhebliche Gewalt voneinander getrennt werden können. Somit haftet die Lunge an Brustwand und Zwerchfell und muss deren Bewegungen und Volumenänderungen passiv folgen. Diese mechanische Koppelung führt zu den Volumenänderungen der Lunge und ist Grundlage der In- und Exspiration.

2

Bronchiolus

Ast der Lungenarterie
(A. pulmonalis)

Kapillarnetz der
Lungenbläschen

Gang mit Lungen-
bläschen
(Ductus alveolaris)

Lungenbläschen-
scheidewand
(Septum interalveolare)

A

elastischer Faserkorb
der Lungenbläschen

Ast der Lungenvene
(V. pulmonalis)

Luftraum der Alveole

Bindegewebszelle und
Bindegewebsfasern

Alveolar-
makrophage

Alveolarzelle
Typ I

Endothelzelle

rotes
Blutkörperchen

Blutkapillare

Alveolarzelle
Typ I

Surfactant

Endothel-
zelle

**Diffusion von
Sauerstoff und
Kohlendioxid**

Alveolarzelle
Typ II

**Luftraum
der Alveole**

B

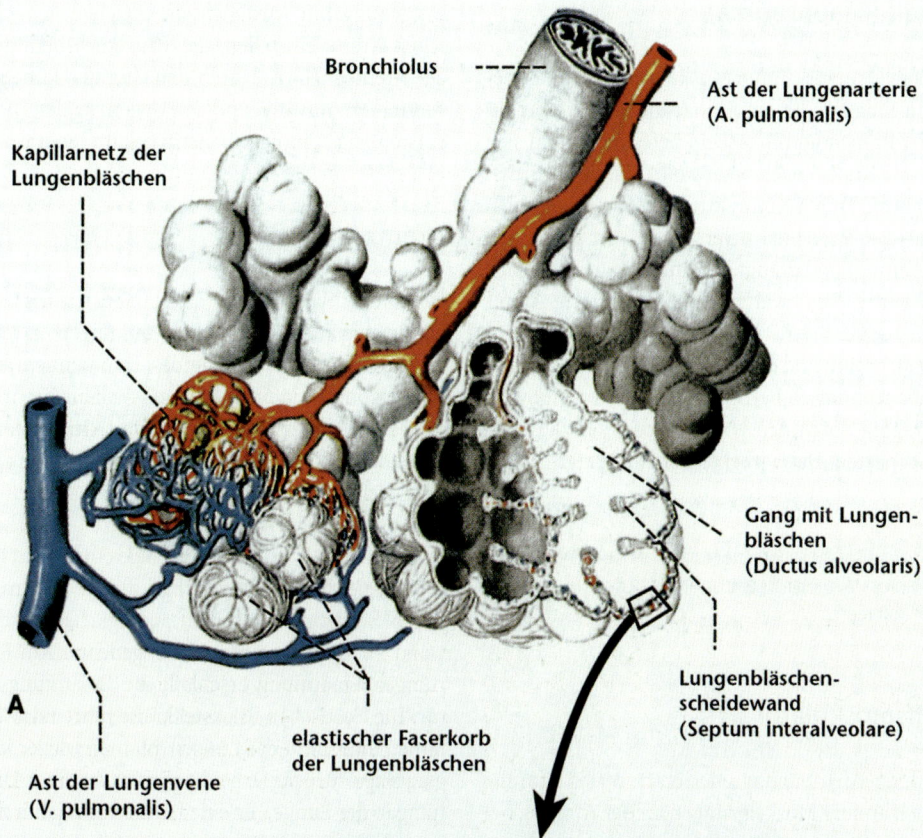

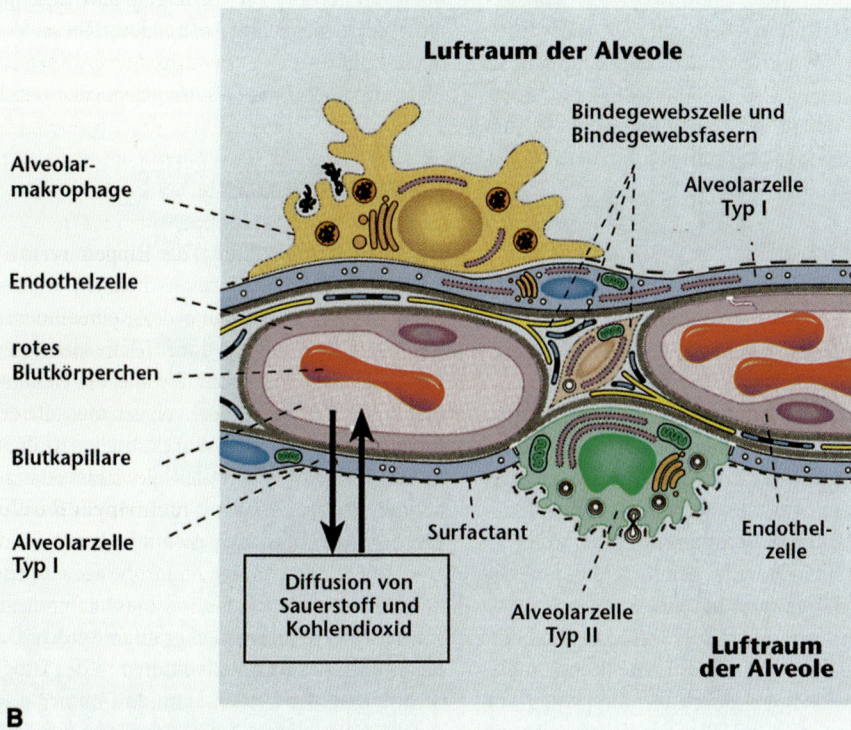

Abb. 2.21 Bau und Funktion der Alveolen
(A) Schema von Alveole mit Kapillarnetz
(B) Ausschnittvergrößerung aus (A) mit Darstellung der Diffusionsvorgänge [S005]

Zwerchfell (Diaphragma)

Das Zwerchfell ist eine dünne Muskelplatte aus quer gestreifter Muskulatur, die am Unterrand des Thorax an Wirbelsäule, Rippen und Brustbein befestigt ist und sich wie eine große Kuppel nach oben wölbt. Es trennt Brust- und Bauchraum. Durch Kontraktion der Zwerchfellmuskulatur tritt das Zwerchfell tiefer, vergrößert damit den Thoraxinnenraum und drängt die Baucheingeweide nach unten und vorne. Das Zwerchfell, der wichtigste **Atemmuskel**, wird dabei abgeflacht. Durch seine Aktivität wird auch der Bauchraum und damit die Bauchwandmuskulatur mit in die Atmung einbezogen. Nervlich versorgt wird das Diaphragma durch den N. phrenicus, der zwischen drittem und viertem Halswirbelkörper entspringt.

> **MERKE**
> Bei hohen Wirbelsäulenverletzungen kann es bei Schädigung des N. phrenicus zu einer Beeinträchtigung des Zwerchfells mit Luftnot kommen.

Atemhilfsmuskulatur

Bei besonderer Anstrengung oder erschwerter Atmung können auch andere Muskelgruppen an der Atmung beteiligt sein. Teile der tiefen Halsmuskulatur und der Schultergürtelmuskulatur ziehen von der Halswirbelsäule und dem Schultergürtel zu den oberen Rippen. Sie können die Einatmung, also die Thoraxhebung, unterstützen. An dem Vorgang der Ausatmung kann die Kontraktion der Bauchmuskulatur mitwirken.

2.4.3 Atemmechanik

Thoraxwand und Lunge besitzen elastische Eigenschaften: Sie werden gedehnt und entwickeln elastische Rückstellkräfte. An der Lunge können zwei Mechanismen ein Zusammenfallen des Lungengewebes bewirken. Erstens sind im Lungenzwischengewebe reichlich elastische Fasern eingelagert, welche die **Eigenelastizität der Lunge** bewirken. Zweitens entsteht an einer Wasser-Luft-Grenzfläche eine **Oberflächenspannung**, die, wenn sie an einer Kugelinnenfläche wirkt, den Kugeldurchmesser verkleinert. Die Thoraxwand hat eine Ruhelage. Wird das Thoraxvolumen vergrößert oder verkleinert, möchte die Thoraxwand durch elastische Rückstellkräfte in diese Ruhelage zurückkehren. Durch die Koppelung von Lunge und Thoraxwand am Pleuraspalt entsteht ein **elastisches Gesamtsystem** (➤ Abb. 2.22). Bei entspannter Atemmuskulatur und offenem Kontakt mit der Umgebungsluft wird sich ein Gleichgewicht der elastischen Kräfte einstellen; der Brustkorb befindet sich in der Atemruhelage. Durch den Zug der Lunge, die sich verkleinern möchte, und den Gegenzug der Thoraxwand entsteht ein ständiger Unterdruck im Pleuraspalt.

Atemzyklus

Volumenschwankungen des Brustraums bewirken gleichzeitig auch Volumenschwankungen im Inneren der Lunge. Eine Vergrößerung des Thoraxinnenraums wird durch Kontraktion der Atemmuskulatur bewirkt. Dieser Vorgang wird als **aktive Phase der Atmung** bezeichnet. Dabei kommt es vor allem zu einer Abflachung und einem Tiefertreten des Zwerchfells, aber auch zu einer Anhebung der Rippen durch die äußeren Zwischenrippenmuskeln (➤ Abb. 2.22). Als Folge entsteht in der Lunge im Vergleich zur Umgebungsluft ein Unterdruck, der durch Einströmen von Luft ausgeglichen wird. Thoraxwand und Lunge werden dabei gedehnt. Am Ende einer ruhigen Einatmung erschlafft die Einatmungsmuskulatur. Die elastischen Rückstellkräfte führen das Thoraxvolumen und somit das Lungenvolumen wieder in die Ausgangslage zurück. Dabei kommt es zu einer Druckerhöhung in der Lunge, die eine Luftbewegung hin zur Umgebungsluft bewirkt. Diese erfolgt in aller Regel **passiv**, d.h. ohne aktive muskuläre Anstrengung. Dieser Vorgang findet in Ruhe bei einem Erwachsenen etwa zwölfmal in der Minute statt und wird als Atemfrequenz bezeichnet.

2.4.4 Ventilation

Die Ventilation (Belüftung) der Lunge kann mit einer ventillosen Kolbenpumpe veranschaulicht werden. Ausgehend von einer Vorfüllung des Kolbeninnenraums, bewegt der Kolbenstempel durch relativ kleine Bewegungen nur etwa ein Siebtel bis ein Zwölftel des Gesamtvolumens (bei ruhiger Atmung). Bei völliger muskulärer Entspannung stellt sich zwischen den elastischen Kräften von Lunge und Thoraxwand ein Gleichgewichtszustand ein, dabei befinden sich ca. 2 l Gas als **funktionelle Residualkapazität** der Atemruhelage (Atemmittellage) in der Lunge (➤ Abb. 2.23). Von der Atemruhelage ausgehend, kann durch Einsatz der Exspirationsmuskulatur das **exspiratorische Reservevolumen** abgeatmet werden. Danach verbleibt noch das **Residualvolumen** in der Lunge, welches nicht abgeatmet werden kann und immer in der Lunge verbleibt. Bei ruhiger Atmung wird von der Atemruhelage ausgehend ein **Atemzugvolumen** (VT) von 500 ml ein- und ausgeatmet. Darüber hinausgehend kann das inspira-

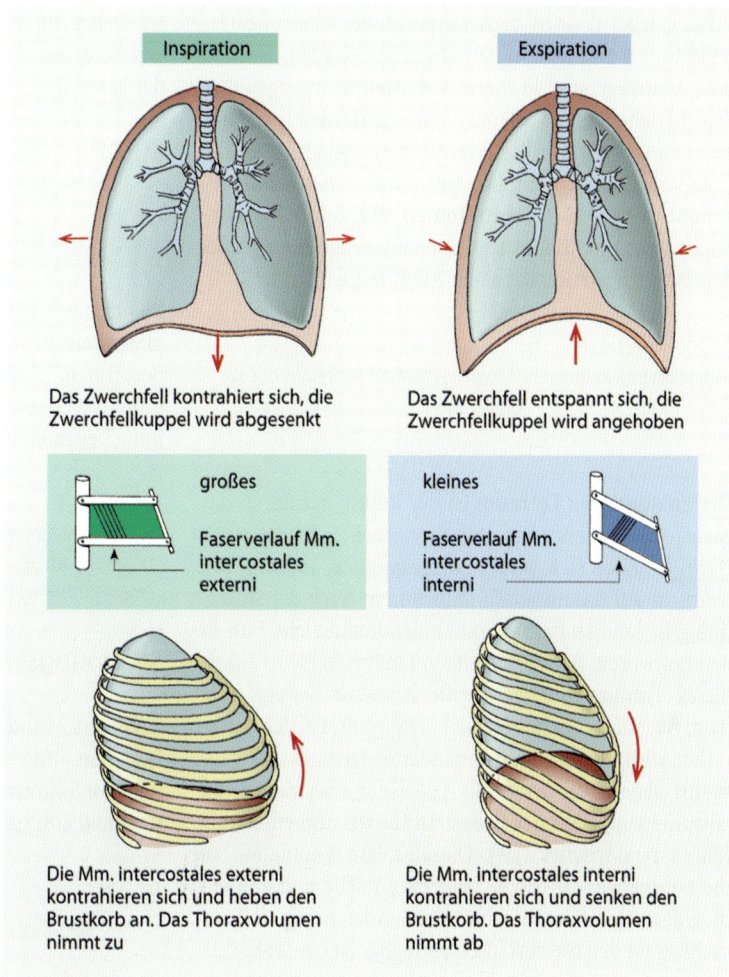

Abb. 2.22 Mechanik der In- und Exspiration. Durch Kontraktion des Zwerchfells und gleichzeitiges Anheben des Brustkorbes vergrößert sich das Thoraxvolumen. Die Lunge wird gedehnt. Durch den entstehenden Sog gelangt frische, sauerstoffreiche Luft in die Lunge. Durch die Ausatmung wird kohlendioxidreiche, sauerstoffarme Luft wieder nach außen abgegeben. [A400-190]

torische Reservevolumen eingeatmet werden. Atemzugvolumen und inspiratorisches Reservevolumen zusammen werden als **Inspirationskapazität** bezeichnet. Inspirationskapazität und exspiratorisches Reservevolumen

ergeben zusammen die **Vitalkapazität**, also das Volumen, das zwischen maximaler Aus- und Einatmung liegt. Das gesamte Gasvolumen in der Lunge bei maximaler Inspiration wird als **Totalkapazität** bezeichnet. Sollwerte für die

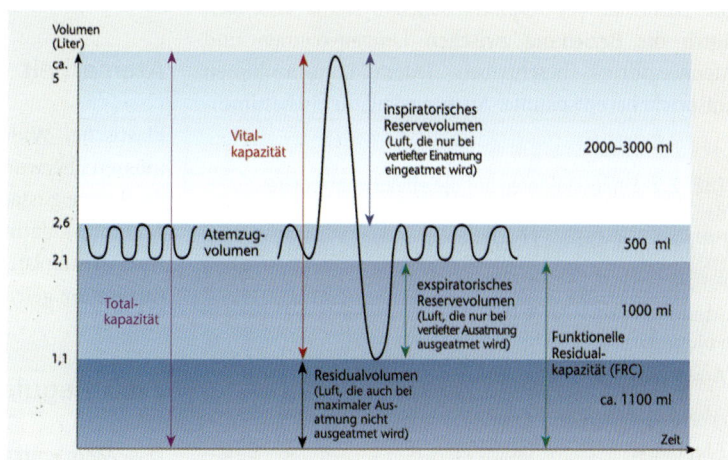

Abb. 2.23 Atemvolumina bei Ruheatmung und bei vertiefter Ein- und Ausatmung [A400-190]

Vitalkapazität können nach Körpergröße, Alter und Geschlecht aus Nomogrammen abgelesen werden. Normal tiefe Atemzüge sind in ihrem Volumen klein gegenüber dem bestehenden alveolären Volumen. Dadurch kommt es zu einer Konstanz des alveolären Gasgehalts, weil die Unterschiede zwischen Einatem- und Ausatemluft gedämpft werden. Das **Atemminutenvolumen** (AMV) bezeichnet die pro Minute geatmete Luftmenge, die sich aus dem Atemzugvolumen mal der Atemfrequenz ergibt.

MERKE

Atemminutenvolumen = Atemzugvolumen × Atemfrequenz pro Minute

Der **anatomische Totraum** ist der Raum, der durch das gasleitende System (Nase bis Bronchioli) gebildet wird. Darin befinden sich beim Erwachsenen ca. 150 ml Luft, die nicht am Gasaustausch teilnehmen. Nach der Ausatmung ist sauerstoffarme und kohlendioxidreiche Luft in den Luftwegen. Bei der folgenden Einatmung wird zuerst dieses Totraumvolumen in die Alveolen bewegt. Erst dann folgt die sauerstoffreiche Einatemluft. Bei der Exspiration wird zuerst das unveränderte Atemgas des Totraums abgeatmet, der letzte Anteil der Exspirationsluft entspricht ungefähr der alveolären Gaszusammensetzung (endexspiratorisches Gas). Die alveoläre Ventilation ist die Luftmenge, die frische (sauerstoffreiche und kohlendioxidarme) Luft in durchblutete Alveolen bringt und tatsächlich für den Gasaustausch verfügbar ist (➤ Tab. 2.2).

MERKE

Alveoläre Ventilation = Atemzugvolumen − Totraumvolumen

Volumendehnbarkeit (Compliance)

Die Elastizität des respiratorischen Systems lässt sich durch die Beziehung zwischen Lungenvolumen und Atemwegsdruck beschreiben. Jedem Lungenvolumen entspricht bei entspannter Atemmuskulatur ein bestimm-

Tab. 2.2 Einflussfaktoren auf die effektive alveoläre Belüftung

Atemgrößen	Minderbelüftung	Effektive Ventilation
Atemminutenvolumen	6 l	6 l
Atemfrequenz	30/Min.	10/Min.
Atemzugvolumen	200 ml	600 ml
Alveoläre Ventilation	(200-150) x 30 = 1.500 ml	(600-150) x 10 = 4.500 ml

ter Druck in den Atemwegen. Die Compliance ist der Quotient aus Volumenänderung und Druckänderung, der Normalwert beim Jugendlichen beträgt 0,1 l/mbar.

MERKE

$$\text{Compliance (l/mbar)} = \frac{\text{Volumenänderung}}{\text{Druckänderung}}$$

Elektronisch gesteuerte Respiratoren können die Compliance aus Beatmungsdrücken und Ventilationsvolumen berechnen. Eine hohe Compliance bedeutet, dass eine große Volumenzunahme von einer geringen Druckerhöhung begleitet wird; der elastische Widerstand ist gering.

MERKE

Bei verschiedenen Erkrankungen der Lunge nimmt die Compliance stark ab, z.B. Lungenentzündung (Pneumonie), akute respiratorische Insuffizienz (ARDS).

Strömungswiderstand (Resistance)

Zwischen Mund und Alveolen muss eine Druckdifferenz bestehen, um eine Gasströmung zu verursachen. Dieser wird im Röhrensystem der Atemwege ein Strömungswiderstand entgegengesetzt.

MERKE

$$\text{Resistance (mbar/l/s)} = \frac{\text{Druckdifferenz}}{\text{Strömungsstärke}}$$

Der Strömungswiderstand in einer Röhre hängt vor allem vom Radius (r^4: Hagen-Poiseuille-Gesetz) ab. Geringe Veränderungen des Röhrendurchmessers (z.B. Asthma bronchiale, Schleimhautschwellung der oberen Atemwege vor allem beim Kind) können die Atmung deutlich behindern.

Atemarbeit

Elastische Widerstände und Strömungswiderstände müssen überwunden werden, damit der Luftwechsel mit der Lunge zustande kommt. Diese Arbeit wird von der Atemmuskulatur geleistet. Da die Exspiration ein passiver Vorgang ist, wird die eigentliche Atemarbeit bei der Inspiration geleistet.

2.4.5 Regulation der Atmung

Das **Atemzentrum** liegt im Hirnstamm. Von hier aus wird die Atemmuskulatur gesteuert. Je eine Zellgruppe für Inspiration und Exspiration bewirkt den automatischen und rhythmischen Ablauf der Atmung. Die Atmung erfolgt die meiste Zeit über unwillkürlich und unbewusst, es kann jedoch auch bewusst geatmet werden. Die Anpassung an den Bedarf des Körpers wird durch die Rückmeldung von Messstellen in der A. carotis und der Aorta (Chemorezeptoren) bewirkt, die einen Kohlendioxid- und pH-Anstieg sowie einen Sauerstoffabfall im Blut melden. Außerdem reagiert das Atemzentrum selbst auf Kohlendioxidgehalt und pH-Wert des Blutes (➤ Kap. 3). In erster Linie werden der CO_2-Gehalt und der pH-Wert konstant gehalten. Erst bei einem Sauerstoffabfall (paO_2 unter 60 mmHg) kommt es zu einer hypoxiebedingten Ventilationssteigerung, der $paCO_2$ kann dann abfallen.

Andere Messfühler melden die Dehnung in der Wand der Bronchiolen, womit sich jede Inspiration selbsttätig abbremst und eine Steuerung der Atemzugtiefe möglich wird. Eine Erhöhung des Atemminutenvolumens erfolgt durch die gleichzeitige Anhebung von Atemzugvolumen und Atemfrequenz. Die Atmung wird durch die genannten Mechanismen an unterschiedliche Belastungsphasen adaptiert. Dabei finden natürlich auch Änderungen im Herz-Kreislauf-System statt (➤ Kap. 2.5, ➤ Abb. 2.24).

Atemfrequenz

Die normale Atemfrequenz ändert sich im Verlauf des Lebens (➤ Tab. 2.3). Während das Neugeborene noch 40- bis 60-mal pro Minute atmet, atmet der ruhende Erwachsene etwa zwölfmal pro Minute.

2.4.6 Sauerstofftransport

Zusammensetzung der Atemgase

Unsere Umgebungsluft setzt sich aus 21% **Sauerstoff** (O_2), 78% **Stickstoff** (N_2) und 1% **Edelgasen** zusammen; sie ist praktisch kohlendioxidfrei.

In einem Liter Einatemluft sind folglich 0,21 l Sauerstoff enthalten. Mit steigender Höhe vermindert sich der absolute Sauerstoffgehalt der Atmosphäre, nicht jedoch der relative Sauerstoffanteil von 21%. Die Ausatemluft hat eine Sauerstoffkonzentration von 16%. Atmet ein gesunder Erwachsener in Körperruhe 6 l Luft pro Minute, so atmet er 1,26 l Sauerstoff ein und 0,96 l Sauerstoff aus. Die fehlenden 0,3 l Sauerstoff pro Minute wurden in der Lunge an das Blut abgegeben und im Körper verbraucht. In Ruhe beträgt der Sauerstoffverbrauch 0,3 Liter pro Minute. Die Sauerstoffdifferenz zwischen Ein- und Ausatemluft wird als **Ausschöpfung** bezeichnet. Bei Änderung von Sauerstoffangebot oder Sauerstoffverbrauch ändert sich die Ausschöpfung im physiologischen Regelbereich nicht.

Tab. 2.3 Atemfrequenzen in unterschiedlichen Lebensaltern

Alter	Frequenz
Neugeborenes	40/Min.
Säugling	35/Min.
Kleinkind	30/Min.
Schulkind	20/Min.
Erwachsener	12/Min.

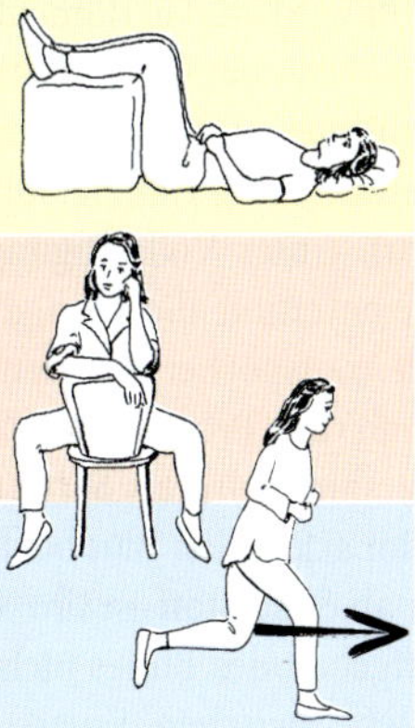

	Atem-zug-volumen	Atem-fre-quenz	Atem-minuten-volumen	Herz-schlag-volumen	Herz-fre-quenz	Herz-minuten-volumen
	350 ml	12/min	4 l	60 ml	60/min	3,6 l
	500 ml	16/min	8 l	80 ml	70/min	5,6 l
	2000 ml	25/min	50 l	100 ml	140/min	14 l

Abb. 2.24 Anpassung der Atmung an verschiedene Belastungsphasen. Das Atemminutenvolumen kann sich von 4 l in völliger Entspannung bis zu 50 l bei Höchstleistung erhöhen. Sowohl Atemzugvolumen als auch die Atemfrequenz nehmen dabei zu. Auch das Herz passt sich einer erhöhten körperliche Belastung und damit einem erhöhten Durchblutungsbedarf an. Herzschlagvolumen und Herzfrequenz nehmen zu und erhöhen so das Herzminutenvolumen auf mehr als das 4-Fache.

Die Anpassung erfolgt über die Umwälzgeschwindigkeit des Transportmediums, also durch Steigerung des Atemminutenvolumens oder Steigerung des Herzzeitvolumens.

Partialdruck und Diffusion

Da in einem Gasgemisch jedes Einzelgas entsprechend seiner Konzentration am Gesamtdruck beteiligt ist, beträgt der Sauerstoffpartialdruck 160 mmHg (Barometerdruck 760 mmHg, 21% Sauerstoff). Durch die Vermischung der Einatemluft mit der Alveolarluft fällt der Sauerstoffpartialdruck in den Alveolen auf 100 mmHg ab. Das Blut der Lungenarterien hat einen Sauerstoffpartialdruck von 40 mmHg („venöses Blut"). Zwischen Alveole und Lungenkapillare besteht so eine **Sauerstoffpartialdruck-Differenz**. Diese ist die treibende Kraft für den Übertritt des Sauerstoffs von der Alveolarluft in das Blut. In einer kurzen Kontaktzeit von nur 0,8 Sekunden wird durch Oxygenierung am Ende der Lungenkapillare im Blut ein Sauerstoffpartialdruck von 90–100 mmHg erreicht. Die eingeatmete Luft ist praktisch kohlendioxidfrei, in der Ausatemluft findet sich ein Gehalt von 4% (0,04 l Kohlendioxid pro Liter Luft). Kohlendioxid diffundiert 20-mal schneller als Sauerstoff. Aufgrund der guten Diffusionsfähigkeit ist die Kohlendioxidabgabe weniger von der Diffusionsstrecke als vielmehr von der Ventilation abhängig.

Gasaustausch

Einen wichtigen Einfluss auf die Sauerstoffversorgung haben Veränderungen an der Austauschfläche zwischen Luft und Blut. Um einen optimalen Gasaustausch zu ermöglichen, müssen **Ventilation** und **Perfusion** genau aufeinander abgestimmt sein. Normalerweise werden alle Alveolen etwa gleich gut belüftet und stehen mit gut durchbluteten Alveolarkapillaren in Verbindung. Abweichungen (Verteilungsstörungen) von einem ausgeglichenen Ventilations-Perfusions-Verhältnis können zu einer Verschlechterung der Oxygenierung führen. Eine Zunahme der Diffusionsstrecke, z.B. bei Lungenödem oder Lungenentzündung, erschwert durch verminderte Diffusion die Oxygenierung des Blutes.

Totraum und Shunt

Wird ein Alveolargebiet zwar belüftet, aber nicht durchblutet, so ist das Atemgas, das diesem Alveolargebiet zugeführt wird, nicht am Gasaustausch beteiligt und vergrößert den Totraum. Der funktionelle **Totraum** ist damit größer als der anatomische Totraum der Atemwege. Sein Anteil am gesamten Atemvolumen geht für den Gasaustausch verloren.

Ein **Rechts-Links-Shunt** (venöse Beimischung) entsteht folgendermaßen: Wird ein Alveolargebiet zwar durchblutet, aber nicht belüftet, so wird das Blut in diesen Alveolarkapillaren nicht sauerstoffgesättigt, mischt sich mit seinem niedrigen Sauerstoffgehalt dem Blut von oxygenierenden Lungenteilen bei und vermindert somit den Sauerstoffpartialdruck des arteriellen Blutes. Schon bei normalen Verhältnissen kommt es zu einer geringen Beimischung venösen Blutes durch so genannte physiologische Shunts, z.B. Bronchialvenen. Diese machen etwa 5% des Herzzeitvolumens aus und spielen daher unter normalen Bedingungen keine Rolle. Der arterielle Sauerstoffpartialdruck von 85–95 mmHg liegt daher unter dem der Alveolen und Lungenkapillaren (physiologischer Shunt). Regelmechanismen versuchen, ein Gleichgewicht von Ventilation und Perfusion zu erhalten. In minderbelüfteten Alveolargebieten wird die Durchblutung gedrosselt, um den Shunt klein zu halten. Bei Abnahme der Blutzufuhr kommt es zur Verengung der Bronchiolen des betroffenen Lungenabschnitts, um die Totraumventilation klein zu halten (z.B. Bronchospasmus bei Lungenembolie).

Gastransport im Blut

Die Menge Sauerstoff und Kohlendioxid, die unter den gegebenen Partialdrücken physikalisch im Blut lösbar ist, reicht bei Weitem nicht aus, um mit dem möglichen Herzminutenvolumen eine ausreichende Stoffmenge zu transportieren. Beide Gase werden daher im Blut chemisch gebunden, wodurch der Gehalt an Sauerstoff und Kohlendioxid weit über der physikalisch lösbaren Menge liegt. Sauerstoff wird an das Hämoglobin der Erythrozyten gebunden. Wenn das Hämoglobin die maximal mögliche Sauerstoffmenge aufgenommen hat, bezeichnet man es als gesättigt (1 g Hämoglobin kann 1,34 ml Sauerstoff binden). Unter Vollsättigung bestimmt die Hämoglobinkonzentration die Menge Sauerstoff, die pro Milliliter Blut transportiert werden kann. Der aktuelle Sauerstoffgehalt als Prozent der maximal möglichen Sauerstoffaufnahme wird als **Sättigung** (SaO_2) bezeichnet. Sie liegt im arteriellen Blut bei fast 100%. Durch ein Überangebot an Sauerstoff ist die Sättigung und damit der Sauerstoffgehalt des Blutes nicht weiter zu steigern. Im Blut besteht zwischen Sauerstoffpartialdruck und Sauerstoffgehalt oder Sättigung eine gesetzmäßige Beziehung, die durch die Sauerstoffbindungskurve beschrieben wird (➤ Kap. 6.2). Im Bereich der Gewebskapillaren unter dem dort herrschenden Sauerstoffpartialdruck kann Sauerstoff leicht aus seiner Bindung vom Hämoglobin austreten und zu den Zellen hin diffundieren.

Den Vorgang der Sauerstoffaufnahme durch Ventilation der Atemwege, Diffusion in das Kapillarblut und Transport durch die Erythrozyten zu den endverbrauchenden Körperzellen bezeichnen wir als **äußere Atmung**. Der Verbrauch von Sauerstoff zur Energiegewinnung in der Zelle bei der Verbrennung von Kohlenhydraten und Fetten wird als **innere Atmung** bezeichnet. Dabei entsteht Kohlendioxid, das zum Teil an Hämoglobin gebunden transportiert wird, zum Großteil jedoch in den Erythrozyten zu Bicarbonat umgewandelt, so im Plasma transportiert und in den Lungen zu CO_2 rückverwandelt wird.

2.5 Herz-Kreislauf-System

Lernzielübersicht

- Das kardiovaskuläre System besteht aus den beiden Teilfunktionen Herz und Kreislauf, die untrennbar miteinander verbunden sind.
- Das Herz liegt im Mediastinum. Der Herzspitzenstoß kann an der Brustwand getastet werden.
- Das Herzseptum trennt das Herz in eine linke und rechte Herzhälfte, die jeweils aus Vorhof (Atrium) und Kammer (Ventrikel) bestehen.
- Segelklappen zwischen Vorhof und Kammer sowie Taschenklappen in der Ausflussbahn des linken und rechten Herzens regeln den Blutfluss.
- Die Herzwand ist in Schichten aufgebaut: Endokard, Myokard, Epikard und Perikard.
- Das Endokard ist ein Endothel, das auch die Herzklappen bildet.
- Das Myokard der linken Herzhälfte ist dicker als das der rechten und wird über die Herzkranzarterien mit Blut versorgt.
- Epikard und Perikard bilden zusammen den Herzbeutel.
- Bei der Herzmuskulatur unterscheidet man Arbeitsmyokard und Muskelfasern für das Erregungsleitungssystem.
- Das Arbeitsmyokard wird als funktionelles Synzytium bezeichnet, weil die Herzmuskelzellen durch Reizleitung über die Glanzstreifen koordiniert kontrahieren.
- Als Autonomie wird die vom Nervensystem unabhängige Erregungsbildung im Herzen bezeichnet.
- Physiologischer Schrittmacher im Herzen ist der Sinusknoten. Nachrangige Erregungsbildungs- und -leitungszentren sind der AV-Knoten, His-Bündel, Tawara-Schenkel und Purkinje-Fasern. Purkinje-Fasern leiten die Erregung auf das Myokard über.
- Das Herz wird zusätzlich durch das vegetative Nervensystem gesteuert. Sympathikustätigkeit wirkt positiv bathmotrop, dromotrop, chronotrop und inotrop. Der Parasympathikus wirkt entgegengesetzt.
- Das Herzskelett trennt Kammern und Vorhöfe elektrisch voneinander.
- Das Herzminutenvolumen ist das Produkt aus Schlagvolumen und Herzfrequenz. Es beträgt beim Erwachsenen in Ruhe etwa 5 l.
- Der Herzzyklus setzt sich aus der Diastole und der Systole zusammen.
- Der erste Herzton entsteht durch Anspannung der Kammermuskulatur, der zweite durch den Schluss der Taschenklappen.
- Man unterscheidet Körperkreislauf, Lungenkreislauf und Pfortadersystem.
- Arterien, Venen und Kapillaren bilden das Gefäßsystem des Organismus.
- Das arterielle System wird als Hochdruck- und das venöse System als Niederdrucksystem bezeichnet.
- Arterien führen vom Herzen weg. Die Aorta verlässt die linke Kammer, sie ist die große Hauptarterie. Die Arterien im Lungenkreislauf führen sauerstoffarmes Blut.
- Die Windkesselfunktion von Aorta und großen Arterien ist die Voraussetzung für den Weitertransport des Blutes auch in der Diastole.
- Venen führen zum Herzen hin. Die obere und untere Hohlvene sammeln das Blut aus dem Körperkreislauf und münden im rechten Vorhof. Die Lungenvenen führen sauerstoffreiches Blut. Die Pfortader ist eine Vene, die nährstoffreiches Blut aus den Verdauungsorganen zur Leber führt.
- Der venöse Rückstrom geschieht durch die Kraft der nachströmenden Blutsäule, Venenklappen, Muskelpumpe, arterio-venöse Kopplung und den Sog im Thorax.

- Intima, Media und Adventitia sind die Schichten der Blutgefäßwand. Die Muskelschicht der Media ist bei Arterien dicker als bei Venen.
- In den Kapillaren erfolgt der Stoffaustausch. Sie bestehen nur aus einer Schicht Endothelzellen.
- Für die Durchblutung der Organe ist der mittlere Blutdruck ausschlaggebend.

- Die Kreislauftätigkeit wird teils durch Autoregulation, teils durch das vegetative Nervensystem gesteuert. Der Sympathikus verengt die Blutgefäße und erhöht damit den Blutdruck, der Parasympathikus wirkt entgegengesetzt.

2.5.1 Herz

Das Herz als zentrale Pumpe ist ein etwa faustgroßer Hohlmuskel mit einem Gewicht zwischen 250 und 300 g im Brustraum des Menschen, dessen Funktion darin besteht, das Blut auf seinem Weg durch die Gefäße des Körpers ständig in Bewegung zu halten. Im Gegensatz zu anderen Muskelarten (➤ Kap. 2.2) kann das Herz keine Pause machen, denn die Blutversorgung der Organe des Körpers muss fortwährend gewährleistet werden. Die beiden Teilfunktionen Herz und Kreislauf sind untrennbar miteinander verbunden und werden als kardiovaskuläres System bezeichnet.

Lage des Herzens

Das Herz liegt geschützt durch den Brustkorb im **Brustraum**. Innerhalb des Brustraums befindet es sich abgetrennt in einer eigenen Höhle, dem Mittelfellraum (Mediastinum). Von einer gedachten Mittellinie vom Sternum her gesehen liegt das Herz etwas nach links verschoben, was sich auch in einer verminderten Größe des linken Lungenflügels widerspiegelt (➤ Kap. 2.4). Etwa

zwei Drittel des Herzens liegen auf der linken und ein Drittel auf der rechten Seite dieser Mittellinie, zusätzlich ist es gedreht und gekippt. Die anatomische Herzachse verläuft von hinten oben rechts nach vorne unten links. Ursache für diese Lage ist die Entwicklungsgeschichte des Herzens zu seiner jetzigen Funktion sowie die Entwicklung während der Fetalperiode.

Die **Herzspitze** (Apex cordis) liegt der Brustwand unmittelbar an und kann als Herzspitzenstoß getastet werden. Dieser sollte dort liegen, wo eine von der linken Schlüsselbeinmitte gezogene Linie (Medioklavikularlinie) den fünften Zwischenrippenraum (Interkostalraum, ICR) kreuzt.

PRAXISTIPP

Beim Aufsuchen des Herzspitzenstoßes ist zu beachten, dass die erste tastbare Rippe unterhalb des Schlüsselbeins bereits die zweite Rippe ist und direkt unterhalb der zweite Zwischenrippenraum liegt. Die erste Rippe wird vom Schlüsselbein verdeckt und ist deshalb nicht tastbar

Das Herz als beständig kontrahierender Muskel liegt in der Nachbarschaft zweier Organe (Lunge, Zwerchfell, ➤ Abb. 2.25), die sich ebenfalls rhythmisch bewegen

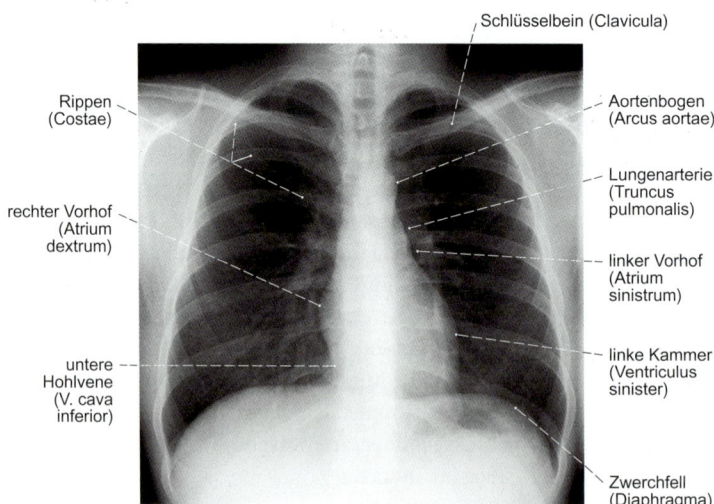

Schlüsselbein (Clavicula)

Rippen (Costae)

Aortenbogen (Arcus aortae)

Lungenarterie (Truncus pulmonalis)

rechter Vorhof (Atrium dextrum)

linker Vorhof (Atrium sinistrum)

linke Kammer (Ventriculus sinister)

untere Hohlvene (V. cava inferior)

Zwerchfell (Diaphragma)

Abb. 2.25 Röntgenbild des Thorax mit Herzschatten [S007-2-20]

und somit das Herz in seiner Funktion beeinträchtigen. Daher verändert sich die Lage des Herzens sowohl durch die Eigenfunktion als Pumpe für den Kreislauf als auch durch die Tätigkeit von Lunge und Zwerchfell.

Das **Mediastinum** wird von den Seiten durch die beiden Lungenflügel, nach vorne durch das Brustbein (Sternum), nach hinten durch die Wirbelsäule, nach oben durch den Schultergürtel und nach unten durch das Zwerchfell begrenzt. Obwohl das Mediastinum durch das Herz nahezu ausgefüllt wird, enthält es weitere für den Organismus bedeutende Strukturen: den Bogen der Hauptschlagader (Aortenbogen), den Brustteil der Aorta (Aorta thoracica), die Hohlvene (V. cava), die Speiseröhre (Ösophagus), die Luftröhre (Trachea) mit Hauptbronchien, diverse Nerven, z.B. den Vagusnerv (N. vagus), und die Thymusdrüse.

> **MERKE**
> Die besondere Lage des Herzens zwischen Brustbein und Wirbelsäule wird bei der Wiederbelebung während der Herzdruckmassage ausgenutzt.

Anatomie des Herzens

Der Ausdruck Hohlmuskel verweist darauf, dass sich das Herz in einer weiteren Eigenschaft von anderen Muskelarten unterscheidet. Es ist ein gekammertes System mit zwei voneinander funktionell und anatomisch getrennten Seiten. Es lässt sich eine linke von einer rechten Herzhälfte, getrennt durch die **Herzscheidewand** (Septum cardiale), unterscheiden (➤ Abb. 2.26). Auf jeder Seite befinden sich **Vorhof** (Atrium) und **Kammer** (Ventrikel). Damit ein geregelter Blutfluss durch dieses System verschiedener Räume möglich wird, sind in den Blutfluss Herzklappen eingebaut, die wie Ventile funktionieren (➤ Abb. 2.27). Zwischen dem rechten Vorhof (Atrium dextrum) und der rechten Kammer (Ventriculus dexter) liegt die **Trikuspidalklappe** (Valva tricuspidalis), deren kennzeichnendes Merkmal drei Anteile sind, die für den Klappenschluss aneinander anliegen müssen. Die Art dieser Klappe wird daher auch Segelklappe genannt.

Zwischen linkem Vorhof (Atrium sinistrum) und linker Kammer (Ventriculus sinister) liegt die **Mitralklappe** (Valva mitralis), ebenfalls eine Segelklappe. Die Mitralklappe besitzt nur zwei Segel für den Klappenschluss.

Die Segel beider Klappen sind mit Sehnenfäden an Muskelvorsprüngen des Herzens, den Papillarmuskeln, befestigt. Beide verhindern ein unkontrolliertes Durch-

schlagen der Segelklappen und garantieren einen dichten Schluss der Herzklappen.

Neben der **Segelklappe** existiert noch eine weitere Klappenart am Herzen, die **Taschenklappe**. Von der rechten Kammer zur Lungenstrombahn muss das Blut die Pulmonalklappe passieren. Zwischen der linken Kammer und der Hauptschlagader (Aorta) befindet sich die **Aortenklappe**. Diese Taschenklappen bestehen aus drei Taschen, die sich aneinander anlegen und somit einen dichten Schluss gewährleisten. Die Klappen des Herzens liegen annähernd auf einer Ebene, der Ventilebene (➤ Abb. 2.26).

Aufbau der Herzwand

Die Herzwand besteht aus mehreren Schichten, Herzinnenschicht (Endokard) und Herzmuskelschicht (Myokard). Um dem Herzen die Beweglichkeit, die es für die Pumpfunktion benötigt, geben zu können, liegt das Herz in einem Herzbeutel. Dieser besteht aus zwei durch einen dünnen Flüssigkeitsfilm voneinander getrennten Häuten. Die eine Haut liegt dem Herzen direkt als Herzaußenschicht (**Epikard**) auf. Durch einen kleinen Spalt davon getrennt ist die das Herz umschließende Haut (**Perikard**).

Epikard und Perikard bestehen aus einer Schicht Plattenepithel. Das Perikard ist durch kollagenhaltiges Bindegewebe zu einer kräftigen Haut verstärkt.

Der **Herzbeutel** ist mit den großen Gefäßen (Aorta und V. cava), der Pleura sowie dem Zwerchfell verwachsen. Der Herzbeutel sorgt neben dieser schützenden und verankernden Funktion auch für eine verminderte Reibung durch den Film seröser Flüssigkeit (Gleitlager) zwischen Epi- und Perikard.

Die gesamte Herzinnenfläche ist vom **Endokard** überzogen. Die Herzklappen bestehen aus einer Doppelschicht (Duplikatur) des Endokards. Das Endokard ist eine Schicht glatter Plattenepithelzellen (➤ Kap. 2.2), die durch eine Schicht Bindegewebe mit dem Myokard verwachsen ist und sich daher den verschiedenen Füllungszuständen des Herzens anpassen kann. Hauptaufgabe des Endokards ist es, dem Blut einen reibungslosen Fluss durch die Herzräume zu ermöglichen. Verletzungen dieser zarten Haut bewirken eine vermehrte Verklumpung des Blutes mit Ausbildung von zum Teil großen Blutpfropfen (Thromben).

Zwischen Endo- und Epikard liegt das **Myokard** (➤ Abb. 2.26 und ➤ Abb. 2.28), das die Hauptmasse des Herzens ausmacht. Die Wanddicke zwischen linkem und rechtem Ventrikel ist unterschiedlich. Die linke Ventrikelwand ist mit ca. 6–10 mm deutlich dicker aus-

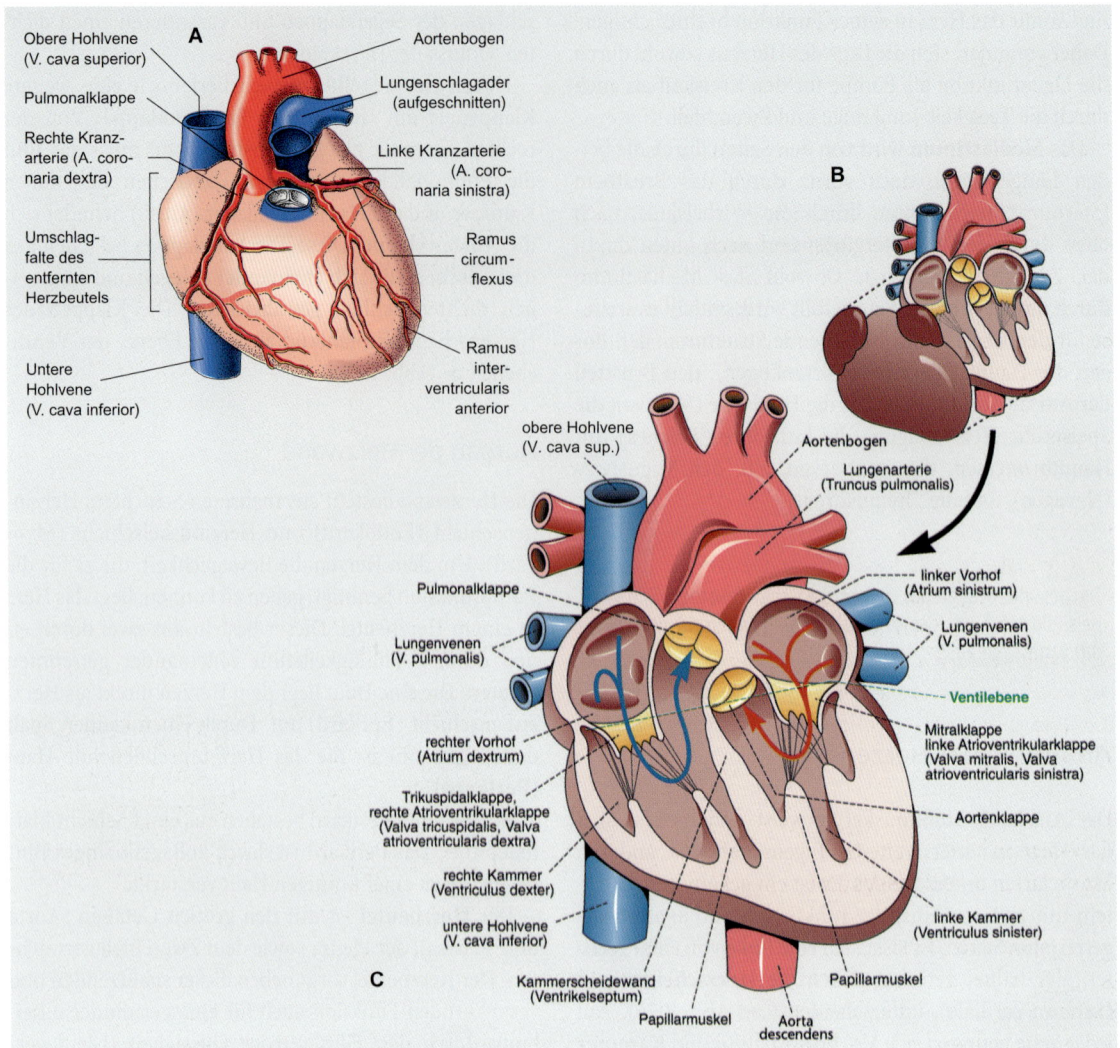

Abb. 2.26 Herzkranzgefäße und Schnitt durch das Herz [L107–R127]
(A) Außenansicht des Herzens und Verlauf der Herzkranzgefäße
(B) Lage des Herzens im Thorax (➤ Abb. 2.25) und Schnittführung für Detaildarstellung
(C) Detaildarstellung eines Schnittes durch das Herz
Rote und blaue Pfeile: Rot sind die Arterien und blau die Venen dargestellt. Beachte: In den Lungenarterien fließt sauerstoffarmes und in den Lungenvenen sauerstoffreiches Blut.

geprägt als die rechte mit ca. 3–5 mm. Die Ursache dieser unterschiedlichen Dicke liegt in dem Belastungsunterschied der beiden Herzhälften. Der Feinaufbau des Myokards unterscheidet sich sowohl von der glatten als auch von der quer gestreiften Muskulatur (➤ Kap. 2.2). Die Herzmuskulatur ist eine Mischung beider Muskelformen mit den jeweiligen Merkmalen. Der Herzmuskel enthält zwei Muskelfaserarten, Muskelfasern für das Erregungsleitungssystem (Purkinje-Fasern) und Muskelfasern des Arbeitsmyokards, die für die eigentliche Kontraktion zuständig sind. Letztere sind durch Glanzstreifen fest miteinander verbunden. Zwischen den Muskelfasern liegen zahlreiche kleinste Blutgefäße (Kapillaren), die das Myokard mit Sauerstoff versorgen. Die Verlaufsrichtung der Fasern ist spiralförmig von der Herzspitze über die Kammern zu den großen Gefäßstämmen. In den Herzräumen sind die Muskelzüge als Muskelleisten (Trabekel) sichtbar.

Gefäße des Herzens

Das Herz versorgt sich mit 5–20% des pro Herzschlag gepumpten Blutvolumens, abhängig vom Belastungszustand und möglichen kardialen Erkrankungen. Die Versorgung des Herzmuskels mit Blut erfolgt über die **Herzkranzarterien** (Koronararterien, ➤ Abb. 2.26 A) und die Entsorgung über die sie begleitenden Venen. Die Bezeichnung als Kranzarterien erfolgte aufgrund des Verlaufs der Gefäße in der Kranzfurche des Herzens, es gibt eine linke Koronararterie (A. coronaria sinistra) und eine rechte Koronararterie (A. coronaria dextra). Beide Koronararterien entspringen direkt hinter dem Herzen unmittelbar als erste Gefäße aus der Aorta. Die linke Koronararterie teilt sich in einen vorderen, zwischen den Ventrikeln verlaufenden Ast (Ramus interventricularis anterior), der zur Herzspitze verläuft, und einen um das Herz herum laufenden Ast (Ramus circumflexus), der die hintere linke Kammer, den linken Vorhof und das Septum mit Blut versorgt. Die rechte Koronararterie zieht um das rechte Herz auf die Hinterfläche und versorgt die rechte Kammer, den rechten Vorhof, Teile der Herzspitze und des Septums mit Blut. Von beiden Koronararterien zweigen noch viele weitere Äste zur Versorgung des Myokards ab. Der Großteil des venösen Blutes fließt zum Kranzsinus (Sinus coronarius) und von dort in den rechten Vorhof.

Erregungsbildungs- und Erregungsleitungssystem

Im Gegensatz zu anderen Muskelarten erfolgt die Erregungsbildung des Herzens im Organ selbst (**Autonomie des Herzens**). Zu diesem Zweck existiert im Myokard ein System aufeinander abgestimmter Erregungsbildungszentren, die durch ein Erregungsleitungssystem miteinander verbunden sind (➤ Abb. 2.29). Normalerweise beginnt die Erregung im **Sinusknoten** (Nodus sinuatrialis), der deshalb auch als physiologischer Schrittmacher des Herzens bezeichnet wird. Er liegt im Myokard des rechten Vorhofs in der Nachbarschaft zur Einmündungsstelle der oberen Hohlvene. Der Sinusknoten gibt 60 bis 80 Impulse pro Minute an die Muskulatur des rechten und linken Vorhofs ab. Am Boden des rechten Vorhofs zwischen rechtem Vorhof und rechter Kammer befindet sich der **Vorhofkammerknoten** (Nodus atrioventricularis, AV-Knoten), der dem Sinusknoten nachgeschaltet ist und eine langsamere Eigenfrequenz besitzt, die deshalb vom Sinusknoten mit der höheren Eigenfrequenz unterbunden werden kann. Man bezeichnet den AV-Knoten daher als nachgeordnetes Erregungsbildungszentrum. Der AV-Knoten sammelt die Erregungen der Vorhöfe und verzögert die Weiterleitung um einige Millisekunden. Damit die elektrische

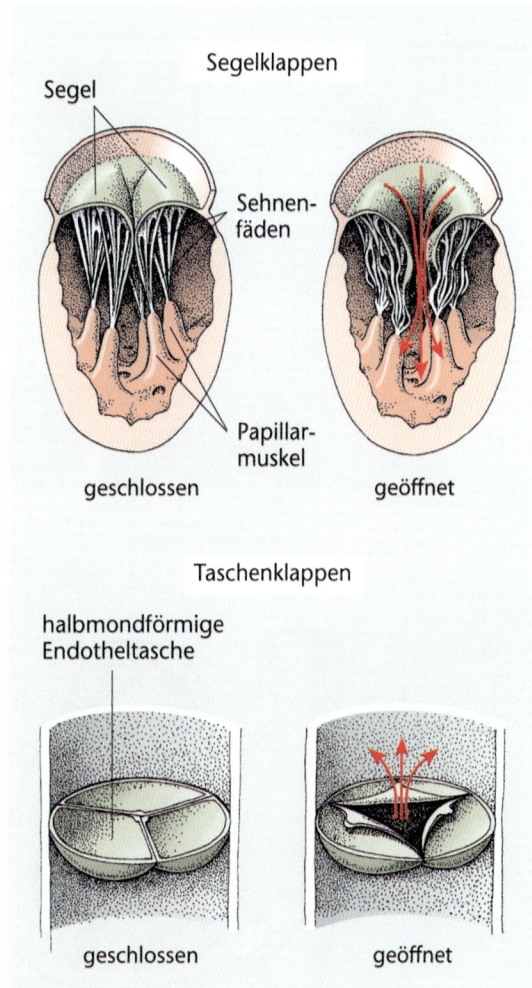

Abb. 2.27 Funktion der Herzklappen. Die Segelklappen schließen sich passiv durch den Kammerdruck. Die Sehnenfäden, die an den Papillarmuskeln der Kammer ansetzen, verhindern ein Zurückschlagen der Segel in die Vorhöfe. Die Taschenklappen besitzen eine Napfform mit knopfförmigen Bindegewebsverdickungen in der Mitte. Sie schließen sich, wenn der Blutdruck in den Arterien den Kammerdruck übersteigt. [A400-190]

Impulse nicht unkontrolliert von den Vorhöfen auf die Kammern übergeleitet werden, befindet sich zwischen Vorhöfen und Kammern eine isolierende, bindegewebige Platte, das Herzskelett. Vom AV-Knoten aus wird der Reiz über das His-Bündel in das Ventrikelseptum geleitet. Das **His-Bündel** teilt sich in einen rechten und linken Schenkel (**Tawara-Schenkel**). Der linke Tawara-Schenkel teilt sich weiter in einen vorderen und hinteren Ast. Die Reizabgabe an das Myokard erfolgt über kleinste Verästelungen der Tawara-Schenkel, die **Purkinje-Fasern** (➤ Abb. 2.28). Diese bilden den Kontakt zwischen Erregungsleitungssystem und Arbeitsmyokard. Erst wenn die Erregung auf die Muskulatur übertragen

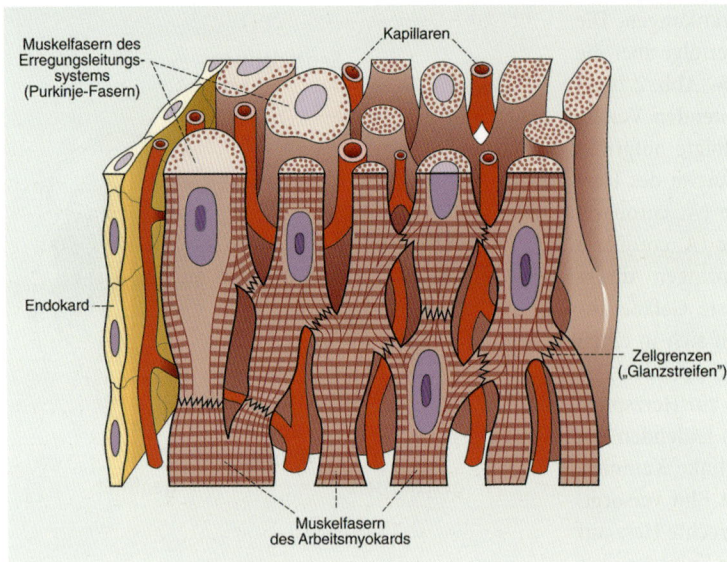

Abb. 2.28 Histologie des Herzmuskels mit Teilen des Erregungsleitungssystems [S005-124]

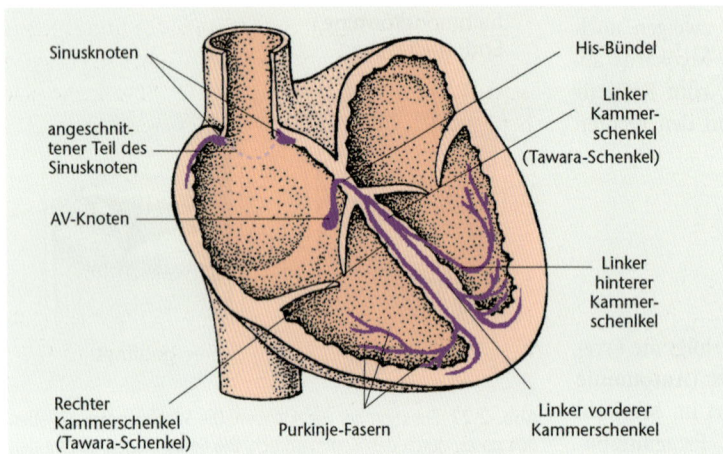

Abb. 2.29 Erregungsleitungssystem des Herzens mit schematischer Darstellung von Sinusknoten, AV-Knoten, Kammerschenkeln und Purkinje-Fasern. Das His-Bündel durchstößt die Klappenebene. [L190]

worden ist, erfolgt eine Kontraktion des Herzens. Dabei ist der oben beschriebene Aufbau des Myokards für die Funktion dieses Systems entscheidend. Die Muskelfasern liegen dicht nebeneinander und sind durch Glanzstreifen miteinander verbunden. Dies ermöglicht zum einen die Existenz eines Reizleitungssystems, zum anderen die Arbeitsweise eines „funktionellen Synzytiums", d.h., ein einmal auf das Myokard übertragener Reiz wird von allen Muskelfasern gemeinsam mit einer Kontraktion beantwortet.

Da es sich bei diesen Vorgängen um elektrische Phänomene handelt, lassen sie sich durch auf der Haut platzierte Elektroden, verbunden mit einem Elektrokardiographen, bildlich als fortlaufendes Elektrokardiogramm darstellen (➤ Abb. 2.40).

Verlauf der Erregung

Die Erregung beginnt im Sinusknoten und breitet sich zuerst im rechten und dann im linken Vorhof aus, so dass zuerst beide Vorhöfe von der Erregung erfasst sind. Danach wird die Erregung über das Erregungsleitungssystem weitergeleitet und zuerst über die Purkinje-Fasern an der Herzspitze an das Myokard abgegeben; von dort erfolgt die Erregung beider Ventrikel. Währenddessen ist die Erregung der Vorhöfe bereits rückläufig. Erst nachdem Vorhöfe und Kammern vollständig erregt sind, erfolgt eine Kontraktion (➤ Abb. 2.30).

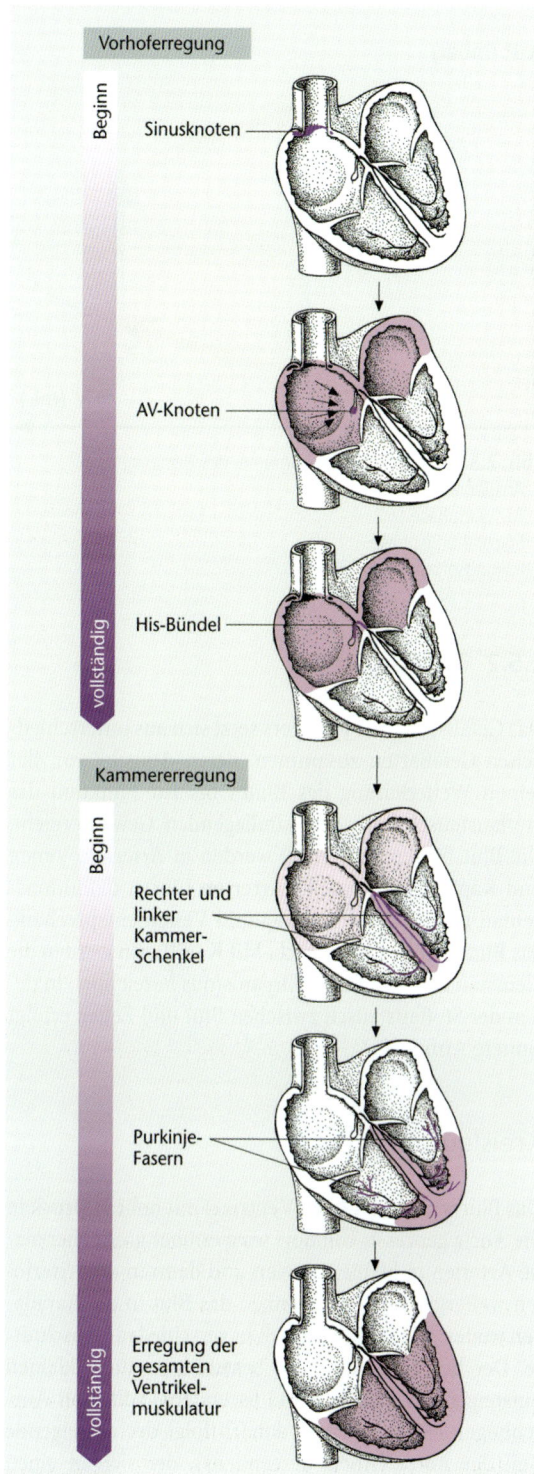

Abb. 2.30 Die Erregungsausbreitung. Die violetten Flächen kennzeichnen die erregten Myokardanteile. Zunächst kontrahiert die Vorhofmuskulatur. Danach greift die Erregung auf die Kammern über, wobei zuerst das Septum und die Herzspitze kontrahieren. [A400-190]

Physiologie des Herzens

Aufgabe des Herzens ist es, dem Organismus durch die Aufrechterhaltung der Zirkulation des Blutes so viel Nährstoffe zur Verfügung zu stellen, wie zur Bewältigung der jeweiligen Aufgaben benötigt werden. Zu diesem Zweck kontrahiert das Herz eines Erwachsenen etwa 60- bis 80-mal pro Minute. Bei jeder Kontraktion werden ca. 70 ml (Schlagvolumen) aus einem Ventrikel ausgeworfen. Eine wichtige Tatsache ist, dass beide Ventrikel das gleiche Volumen auswerfen, sofern das Herz gesund ist. Das **gleiche Schlagvolumen** von linkem und rechtem Ventrikel sichert nicht nur einen gleichmäßigen Weitertransport des Blutes, sondern auch einen entsprechenden Rücktransport. Nach dem Auswurf des Schlagvolumens verbleibt ungefähr die Hälfte des Blutvolumens als Reserve im Ventrikel zurück (➤ Abb. 2.32, ➤ Abb. 2.40). Die bei einer Kontraktion durch das ausgeworfene Schlagvolumen entstehende **Pulswelle** kann an geeigneter Stelle (➤ Kap. 6.1) zur Bestimmung der Herzfrequenz getastet werden. Das pro Minute gepumpte Volumen des Herzens wird als **Herzminutenvolumen** (HMV) bezeichnet und beträgt ca. fünf Liter.

MERKE

> Schlagvolumen × Herzfrequenz pro Minute = HMV

Das Herz ist in der Lage, das HMV in bestimmten Grenzen zu steigern oder zu vermindern. Es passt das HMV der Leistungsanforderung an den Organismus an (➤ Abb. 2.31). Bei Belastung ist eine Steigerung bis auf 20 l möglich.

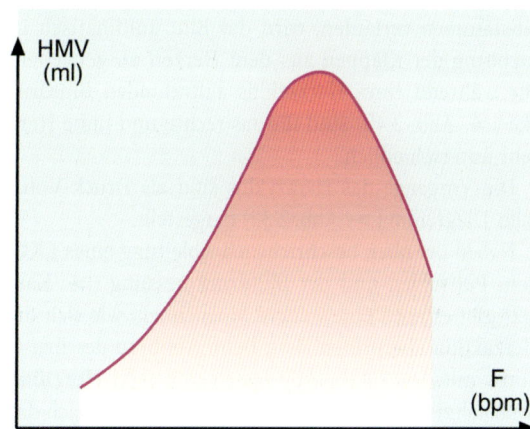

Abb. 2.31 Abhängigkeit des Herzminutenvolumens (HMV) von der Herzfrequenz (F): Mit steigender Belastung nehmen F und HMV zu, am kritischen Belastungspunkt führt die steigende F zur Abnahme des HMV, weil die Füllungsphase als zeitkritische Funktion des Herzens überwiegend passiv verläuft. [L108]

Herzzyklus

In der Zeit von einer Kontraktion zur nächsten durchläuft das Herz verschiedene Phasen (➤ Abb. 2.32). Die
beiden Hauptphasen sind Systole und Diastole. In der
Systole erfolgt die Kontraktion des Herzens, in der
Diastole die Füllung. Die Gesamtheit aller Vorgänge,
die von einer Kontraktion zur nächsten vom Herzen
geleistet werden, ist ein Herzzyklus. Sowohl Kammern
als auch Vorhöfe durchlaufen zeitversetzt diese Phasen. Während der Kammersystole wird das Schlagvolumen aus den Ventrikeln ausgeworfen; zu diesem Zeitpunkt befinden sich die Vorhöfe bereits in der Diastole.
Nach der Kontraktion der Kammern erschlaffen diese
und erzeugen somit einen Sog auf die Segelklappen, die
sich öffnen. Es erfolgt eine passive Füllung der sich
nach der Kontraktion entfaltenden Herzkammern, die
mit der aktiven Füllung durch die Vorhofsystole beendet wird. Die erneute Systole der Kammern beginnt
mit einem Ansteigen des Ventrikeldrucks (Anspannungsphase) und dem Schließen der Segelklappen, so
dass kein Blut mehr in die Vorhöfe zurückfließen kann.
Wenn der Druck in den Ventrikeln weiter steigt, ist er
von einem bestimmten Punkt an höher als der die Taschenklappen verschließende arterielle Blutdruck, so
dass sich die Taschenklappen öffnen und das Blut in
die nachgeschalteten Gefäße ausgeworfen werden
kann. Sobald die Kontraktionskraft des Herzens nachlässt, schließen sich die Taschenklappen, der entstehende Sog öffnet die Segelklappen erneut, und ein weiterer Zyklus kann beginnen. Da die Klappen nahezu
auf einer Höhe in der Ventilebene liegen, die Erregung
der Kammern von der Herzspitze her erfolgt und die
Muskelfasern spiralig von der Herzspitze zu den Gefäßstämmen verlaufen, wird das Blut automatisch in
Richtung der Klappen aus dem Herzen ausgetrieben.
Die während eines Herzzyklus auftretenden Blutdrü-
cke (➤ Abb. 2.40) sind für das rechte und linke Herz
sehr unterschiedlich.

Die Vorgänge des Herzzyklus sind als Druck-Volumen-Diagramm (➤ Abb. 2.32) dargestellt.

Neben der oben beschriebenen Ableitung eines EKG,
dem Pulsfühlen und der Blutdruckmessung (➤ Kap.
6.2) gibt es noch eine weitere Möglichkeit, wie sich die
Herzaktion überprüfen lässt: Beim Abhören des Brustkorbs mit dem Stethoskop lassen sich zwei **Herztöne**
wahrnehmen. Der erste Herzton entsteht, wenn sich das
Herz in der Systole anspannt, und ist als ein eher dumpfer Ton hörbar. Der zweite Ton entsteht beim Schluss
der Taschenklappen und kennzeichnet das Ende der
Systole.

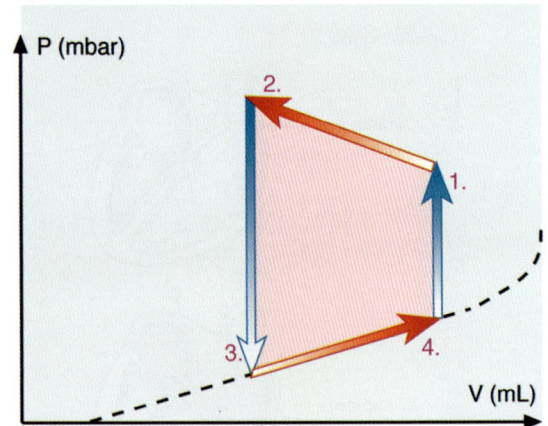

Abb. 2.32 Druck-Volumen-Diagramm des Herzens [L108]
1. Anspannungsphase
2. Auswurfphase
3. Erschlaffungsphase
4. Füllungsphase

2.5.2 Gefäßsystem

Das Gefäßsystem des Körpers setzt sich aus unterschiedlichen Gefäßarten zusammen, deren Aufgabe von der
reinen Weiterleitung des Blutes bis zur Funktion des
Stoffaustauschs mit dem umliegenden Gewebe reicht.
Die Blut führenden Gefäße werden in Arterien, Venen
und Kapillaren eingeteilt. **Arterien** führen definitionsgemäß Blut vom Herzen weg und **Venen** entsprechend
das Blut zum Herzen zurück. Mit **Kapillaren** werden die
kleinsten Haargefäße des Organismus bezeichnet, in denen der Stoffaustausch zwischen Blut und Zellen erfolgt
(innere Atmung).

Kreislaufübersicht

Das Blut wird vom linken Ventrikel mit hohem Druck in
die Aorta gepresst; von dort wird es über große, herznahe Arterien in kleine Arterien und dann in die Arteriolen weitergeleitet. Diese lenken das Blut in die Kapillaren weiter. Die Aorta teilt sich in verschiedene Abschnitte. Der herznahe Abschnitt besteht aus einem kleinen
aufsteigenden Anteil (Aorta ascendens) mit dem Aortenbogen (Arcus aortae), danach folgt der absteigende
Teil der Aorta (Aorta descendens), der sich in einen
Brustanteil (Aorta thoracalis) und Bauchanteil (Aorta
abdominalis) gliedern lässt (➤ Abb. 2.33).

Das **arterielle System** (Körperkreislauf, ➤ Abb. 2.35)
wird auch als Hochdrucksystem bezeichnet (➤ Abb. 2.34).
In ihm befindet sich nur etwa ein Drittel des gesamten

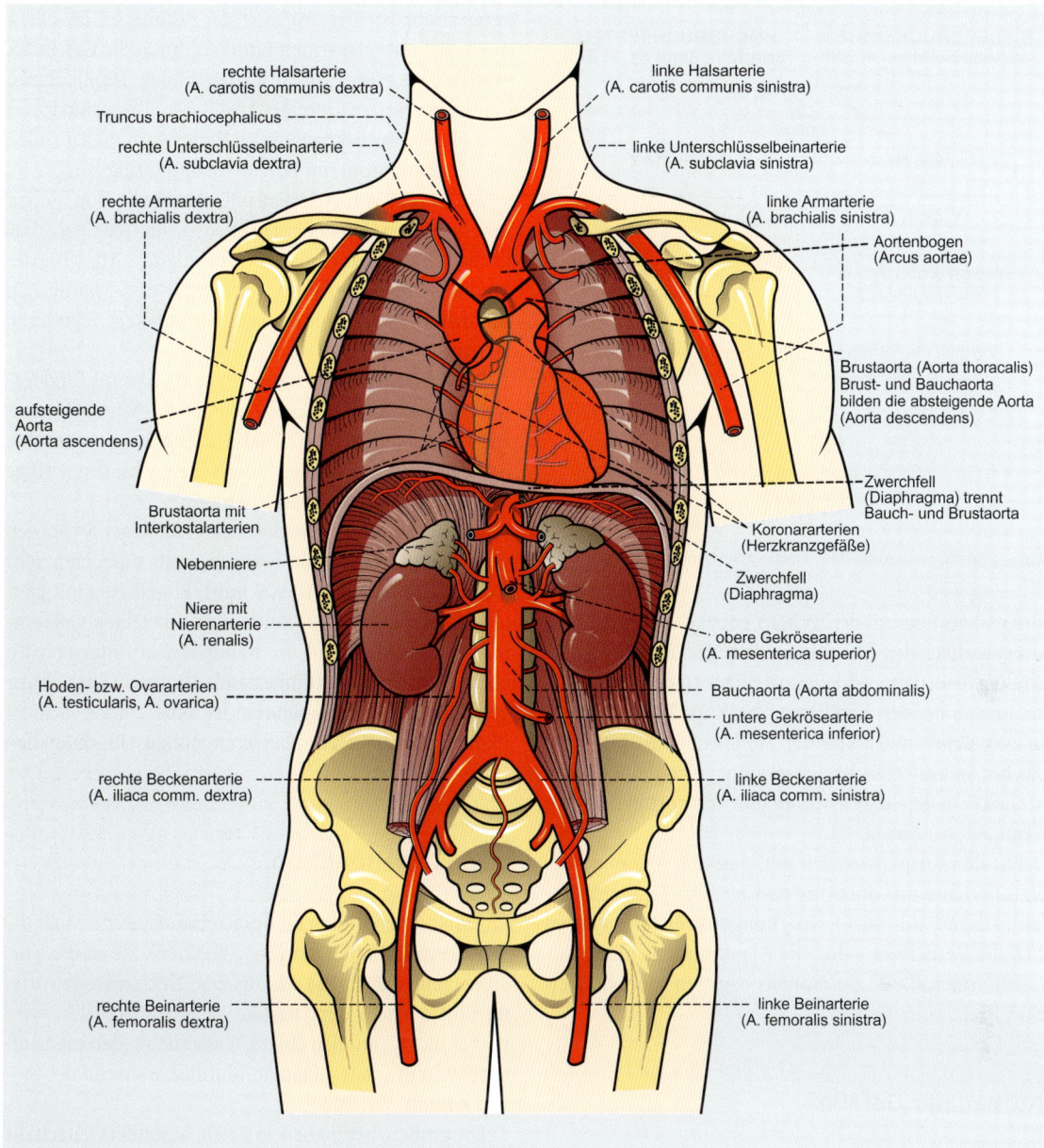

Abb. 2.33 Aorta mit den wichtigsten arteriellen Abgängen [L107-R127]

Blutvolumens, das mit Druck in die Peripherie gepumpt wird. Die Geschwindigkeit des Blutflusses und der Blutdruck nehmen von der Aorta zu den Kapillaren ab, die Anzahl der Gefäße und die Querschnittsfläche erhöhen sich jedoch enorm. Das bedeutet, dass einige große herznahe Arterien mit einem wenige Quadratzentimeter großen Querschnitt existieren, aber 50 Millionen Arteriolen mit einem Gesamtquerschnitt von 500 cm². In den Kapillaren fällt der Blutdruck auf ca. 20 mmHg ab. Durch diese Anordnung gelangt das Blut schnell in die peripheren Organe und steht dort für den Stoffübertritt lange genug zur Ver-

fügung. In ➤ Abb. 2.36 ist die arterielle Gefäßversorgung für einige Organe schematisch wiedergegeben. Die arterielle Seite ist rot, das venöse System blau dargestellt. Besonders hervorgehoben ist das Pfortadersystem (V. portae) der Leber.

Über Venolen, kleine Venen, große Venen und die V. cava gelangt das Blut zum rechten Vorhof zurück. Das **venöse System** enthält das größere Blutvolumen und wird auch als Niederdruck- bzw. Kapazitätssystem (Blutreserve) bezeichnet (➤ Abb. 2.34). Über den rechten Vorhof wird das Blut in die rechte Kammer geleitet,

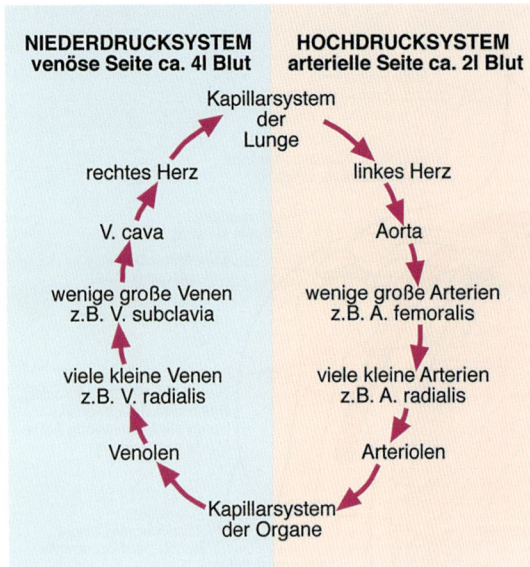

NIEDERDRUCKSYSTEM venöse Seite ca. 4l Blut	HOCHDRUCKSYSTEM arterielle Seite ca. 2l Blut
Kapillarsystem der Lunge	
rechtes Herz	linkes Herz
V. cava	Aorta
wenige große Venen z.B. V. subclavia	wenige große Arterien z.B. A. femoralis
viele kleine Venen z.B. V. radialis	viele kleine Arterien z.B. A. radialis
Venolen	Arteriolen
Kapillarsystem der Organe	

Abb. 2.34 Übersicht des Herz-Kreislauf-Systems [L108]

und von dort pumpt der rechte Ventrikel das Blut in die Lungenschlagader (A. pulmonalis), die sich wieder in größere Äste, dann in kleinere Äste bis zu den die Alveolen umspinnenden Kapillaren (➤ Kap. 2.4) aufzweigt. In den Kapillaren findet der Stoffaustausch statt, und das mit Sauerstoff angereicherte Blut gelangt über venöse Gefäße in den linken Vorhof und von dort in die linke Kammer (➤ Abb. 2.37).

Für den Körperkreislauf gilt, dass die Arterien sauerstoffreich sind, doch für den kleinen Lungenkreislauf stimmt das nicht. Im **Lungenkreislauf** kehren sich die Verhältnisse um; die A. pulmonalis führt sauerstoffarmes, die V. pulmonalis dagegen sauerstoffreiches Blut.

Aufbau der Gefäße

Der Wandaufbau der verschiedenen Blutgefäße (➤ Abb. 2.38) ähnelt sich, lediglich die Dicke der Mittelschicht (Media) variiert. Die Kapillaren unterscheiden sich aufgrund ihrer besonderen Funktion im Aufbau von den übrigen Gefäßen.

Die Wand der Blutgefäße besteht von innen nach außen aus Innenschicht (Intima), Mittelschicht und Außenschicht (Adventitia). Der Druck im arteriellen System ist normalerweise größer als im venösen System. Aus diesem Grund ist die Wand von Arterien stärker als die der Venen.

Die **Intima** besteht aus einer Lage glatter Plattenepithelzellen (Endothel, ➤ Kap. 2.2), die durch eine dünne Bindegewebsschicht mit der darunter liegenden Media

verwachsen ist. Die Aufgabe der Intima ist es, einen möglichst reibungsarmen Blutfluss durch die Gefäße zu gewährleisten. In großen Venen bilden Duplikaturen der Intima in bestimmten Abständen Taschenklappen aus, die ein Zurückfließen des Blutes verhindern sollen und den Blutstrom nur in eine Richtung zulassen.

Die **Media** von Arterien und die Media von Venen unterscheiden sich in der Dicke sowie im Gehalt an elastischen Fasern und glatter Muskulatur. Aufgabe der Media ist die Regulation der Gefäßweite, womit sich Blutdruck und Strömungsgeschwindigkeit regulieren lassen.

Die **Adventitia** besteht im Wesentlichen aus Bindegewebe und enthält sehr kleine Blutgefäße (Vasa vasorum) zur Versorgung der Gefäßwand. Aufgabe der Adventitia ist neben dem Schutz der Blutgefäße die bindegewebige Verankerung an Nachbarstrukturen.

Kapillaren unterscheiden sich grundlegend von den genannten Gefäßen. Sie besitzen nicht nur einen sehr kleinen Durchmesser (0,009 mm). Eine Media mit glatten Muskelfasern sowie eine Adventitia fehlen vollkommen. Stattdessen sind die Kapillaren in unterschiedlichem Ausmaß für Serumbestandteile durchlässig. Einziges Element der Kapillaren ist eine dünne Schicht Plattenepithel, das zum besseren Stoffaustausch Spalten (Fensterung) enthält.

Windkesselfunktion

Ein Phänomen innerhalb des Kreislaufsystems stellt die Windkesselfunktion dar (➤ Abb. 2.39). Sie ist die Voraussetzung dafür, dass das aus dem Herzen ausgeworfene Blut auch in der Diastole weitertransportiert wird und es nicht – ähnlich einem Wasserhahn, den man auf- und zudreht – nur zu einem Blutfluss während der Systole kommt.

Die großen, herznahen Arterien, besonders jedoch die ziemlich lange Aorta, sind sehr elastisch gebaut. Wenn das Herz während der Austreibungsphase Blut in die Aorta auswirft, dehnt sich diese und speichert somit einen Teil der Energie des Herzens. In der nachfolgenden Diastole zieht sich die Aorta wieder zusammen und drückt das Blutvolumen weiter. Ähnlich funktionieren, wenn auch nicht so ausgeprägt, die anderen großen Arterien vom elastischen Typ.

Venöser Rückstrom

Auf dem Weg zurück zum Herzen existiert keine Pumpe, die das Blut aus den Kapillaren austreibt und durch

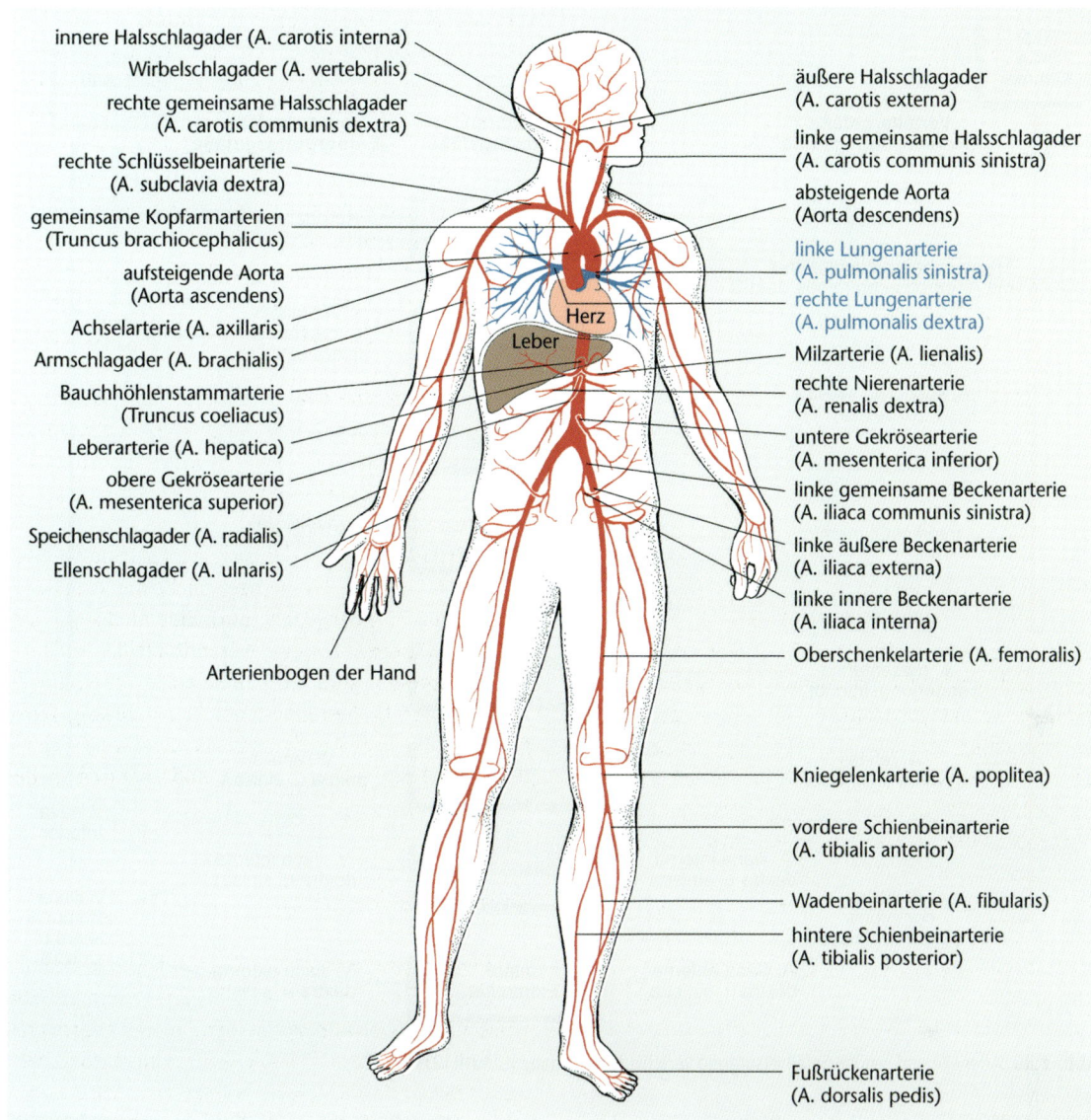

innere Halsschlagader (A. carotis interna)
Wirbelschlagader (A. vertebralis)
rechte gemeinsame Halsschlagader
(A. carotis communis dextra)
rechte Schlüsselbeinarterie
(A. subclavia dextra)
gemeinsame Kopfarmarterien
(Truncus brachiocephalicus)
aufsteigende Aorta
(Aorta ascendens)
Achselarterie (A. axillaris)
Armschlagader (A. brachialis)
Bauchhöhlenstammarterie
(Truncus coeliacus)
Leberarterie (A. hepatica)
obere Gekrösearterie
(A. mesenterica superior)
Speichenschlagader (A. radialis)
Ellenschlagader (A. ulnaris)

Arterienbogen der Hand

äußere Halsschlagader
(A. carotis externa)
linke gemeinsame Halsschlagader
(A. carotis communis sinistra)
absteigende Aorta
(Aorta descendens)
linke Lungenarterie
(A. pulmonalis sinistra)
rechte Lungenarterie
(A. pulmonalis dextra)
Milzarterie (A. lienalis)
rechte Nierenarterie
(A. renalis dextra)
untere Gekrösearterie
(A. mesenterica inferior)
linke gemeinsame Beckenarterie
(A. iliaca communis sinistra)
linke äußere Beckenarterie
(A. iliaca externa)
linke innere Beckenarterie
(A. iliaca interna)
Oberschenkelarterie (A. femoralis)

Kniegelenkarterie (A. poplitea)
vordere Schienbeinarterie
(A. tibialis anterior)
Wadenbeinarterie (A. fibularis)
hintere Schienbeinarterie
(A. tibialis posterior)

Fußrückenarterie
(A. dorsalis pedis)

Herz
Leber

Abb. 2.35 Die wichtigsten Arterien in der Übersicht. Blau hervorgehoben sind die Lungenarterien, die sauerstoffarmes Blut führen. [A400-190]

die Venen zum Herzen drückt. Aus diesem Grunde müssen andere Mechanismen den venösen Rückstrom unterstützen. Als eine treibende Kraft wirkt das ständig **nachströmende Blut**, welches das Blut in den Kapillaren vorwärts in die Venolen treibt. **Venenklappen** großer Venen erlauben den Blutfluss nur in die Richtung des Herzens. Da Arterien und Venen häufig in unmittelbarer Nachbarschaft liegen, fördert die **Pulswelle** ebenfalls den venösen Strom als Arterienpumpe. Blutgefäße verlaufen vielfach in der Muskulatur, deren Kontraktion den venösen Rückstrom ebenfalls als **Muskelpumpe** fördert. Im Bereich des Thorax entsteht durch die Respiration ein Zug auf große Venen, der sich als **Sog** in das venöse System fortpflanzt und dadurch venöses Blut fördert.

Blutdruck

Unter dem Blutdruck wird die Kraft des Blutes auf die Gefäßwände verstanden. Er ist für alle Strukturen des Kreislaufs messbar (➤ Abb. 2.40). Den Phasen der Herzaktion folgend, schwankt er zwischen einem Höchstwert (**systolischer Blutdruck**) und einem Minimalwert, der nicht Null sein kann (**diastolischer Blutdruck**). Der Blutdruck hängt von mehreren Fak-

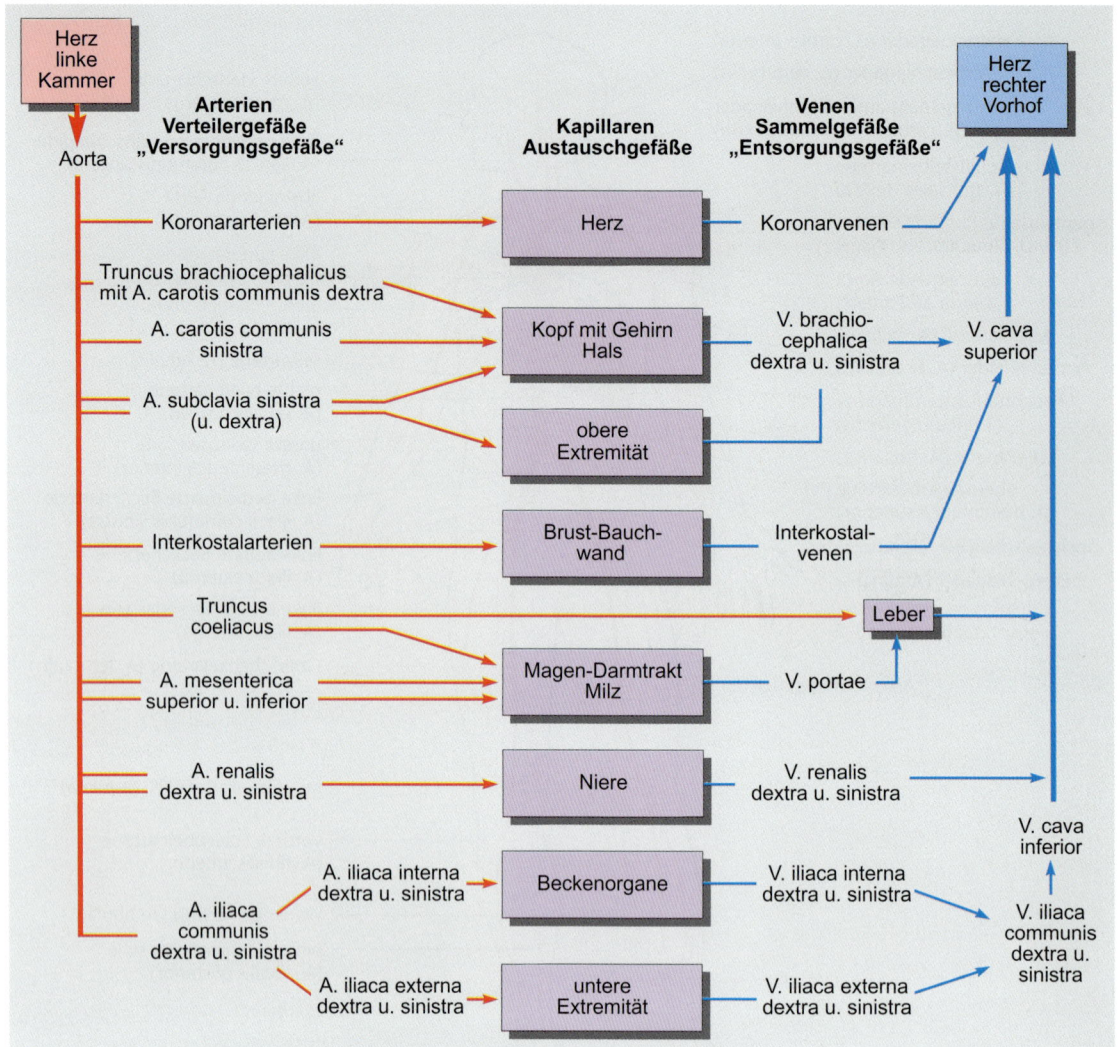

Abb. 2.36 Arterielle und venöse Gefäßversorgung verschiedener Organe [L112-R127]

toren ab: Herzminutenvolumen, Blutvolumen und peripherem Widerstand. Der periphere Widerstand ist zum größten Teil eine Funktion der Gefäßweite der Arteriolen. Für die Durchblutung der Organe ist der mittlere arterielle Blutdruck maßgeblich (MAP), der zwischen systolischem und diastolischem Blutdruck liegt (➤ Kap. 6.2).

Herz-Kreislauf-Regulation

Die Pumpfunktion des Herzens und die Weiterleitung des Blutes im Kreislaufsystem stehen nicht losgelöst nebeneinander, sondern sind durch verschiedene Mechanismen miteinander verzahnt. Diese Mechanismen sind Regelvorgänge (➤ Abb. 2.41), die sowohl begrenzt lokal ablaufen (**lokale Autoregulation**) als auch zentral im

Gehirn (**Kreislaufzentrum**) gesteuert werden können. Obwohl das Herz eine autonome Reizbildung und Reizleitung besitzt, ist das Nervensystem in der Lage, über die beiden vegetativen Nervenanteile (➤ Kap. 2.11), Sympathikus und Parasympathikus, regulierend auf die Herzfunktion einzuwirken. Der Sympathikus wirkt steigernd auf die Herztätigkeit, der Parasympathikus dämpfend. Dabei werden die Geschwindigkeit der Reizbildung (Bathmotropie) und Reizleitung (Dromotropie) sowie die Herzfrequenz (Chronotropie) und das Schlagvolumen über die Schlagkraft (Inotropie) beeinflusst. Damit das Kreislaufzentrum regulierend eingreifen kann, werden in Aortenbogen, Karotissinus und im Herzen selbst der Blutdruck über Druckrezeptoren (Pressorezeptoren) sowie Sauerstoff- und Kohlendioxidveränderung über Chemorezeptoren erfasst.

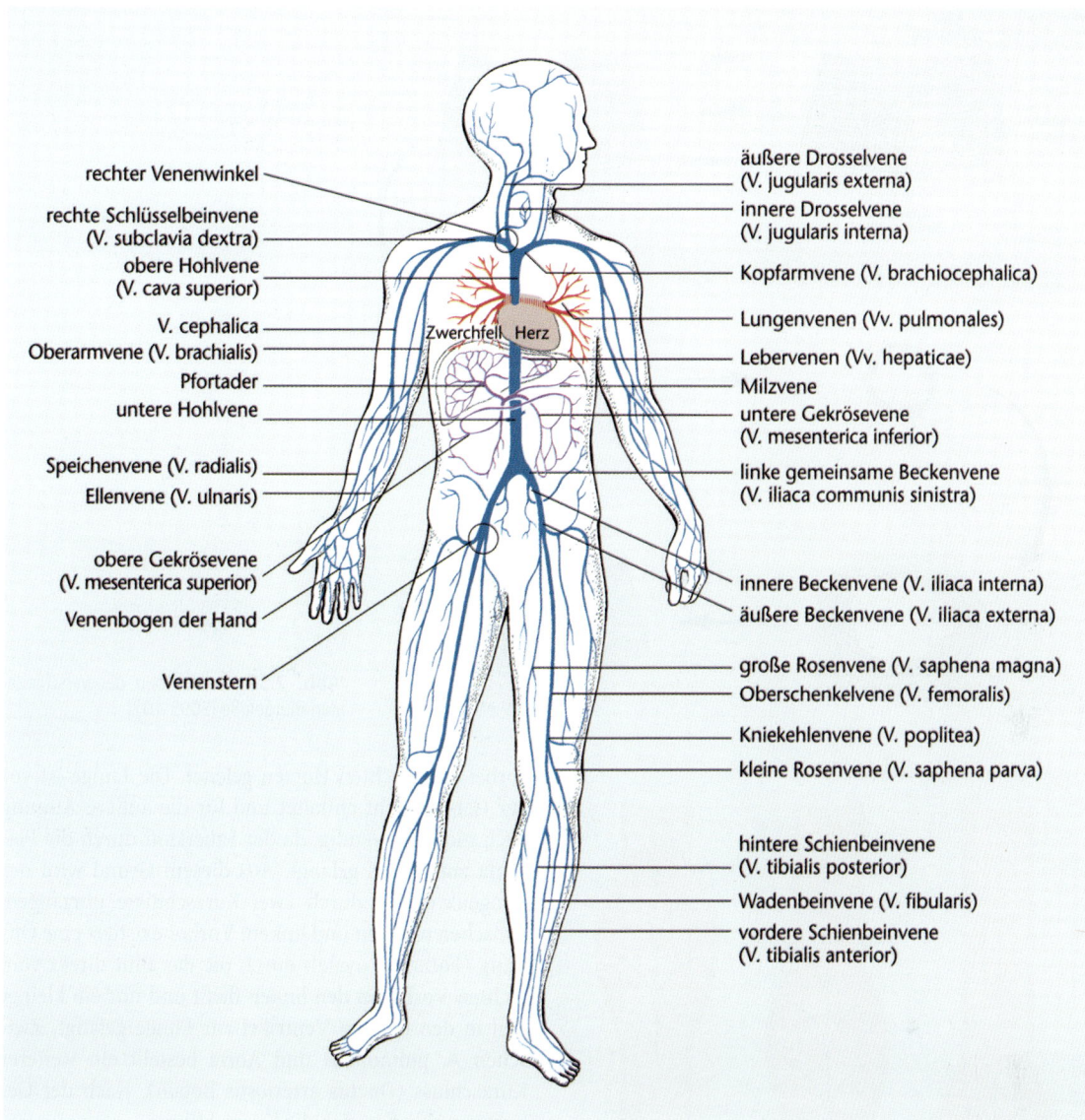

Abb. 2.37 Die wichtigsten Venen in der Übersicht [A400-190]

Auch die Gefäße werden von Sympathikus und Parasympathikus beeinflusst. Der Sympathikus sorgt für einen erhöhten Blutdruck in den Arteriolen (Arbeitsdruck) durch Kontraktion (Vasokonstriktion). Der Parasympathikus bewirkt das Gegenteil (Ruhetonus) und führt zu einer Erweiterung der Gefäße (Vasodilatation). Ein weiterer Einfluss des Sympathikus auf die Gefäße ist die Ausschüttung von Katecholaminen (➤ Kap. 2.13) aus der Nebenniere. Die Katecholamine wirken an Rezeptoren (Alpha-, Betarezeptoren), die sich in den Endothelzellen der Gefäßwände befinden. Die lokale Regulation der Gefäßdurchblutung basiert auf Sauerstoffmangel, erhöhtem Anfall von Stoffwechselprodukten oder gefäßaktiven Substanzen, z.B. Histamin, die zu einer Vasodilatation mit verbesserter Gefäßdurchblutung führen.

Fetaler Kreislauf

Der fetale Kreislauf ist den Verhältnissen vor der Geburt angepasst (➤ Abb. 2.42). Das Ungeborene wird über den Mutterkuchen (Plazenta) ernährt. Die Nabelschnur mit einer **Nabelschnurvene** (V. umbilicalis) und zwei **Nabelschnurarterien** (A. umbilicalis) verbindet den kindlichen Kreislauf mit der Plazenta. Über die Nabelschnurvenen gelangen Nährstoffe und Sauerstoff in den fetalen Kreis-

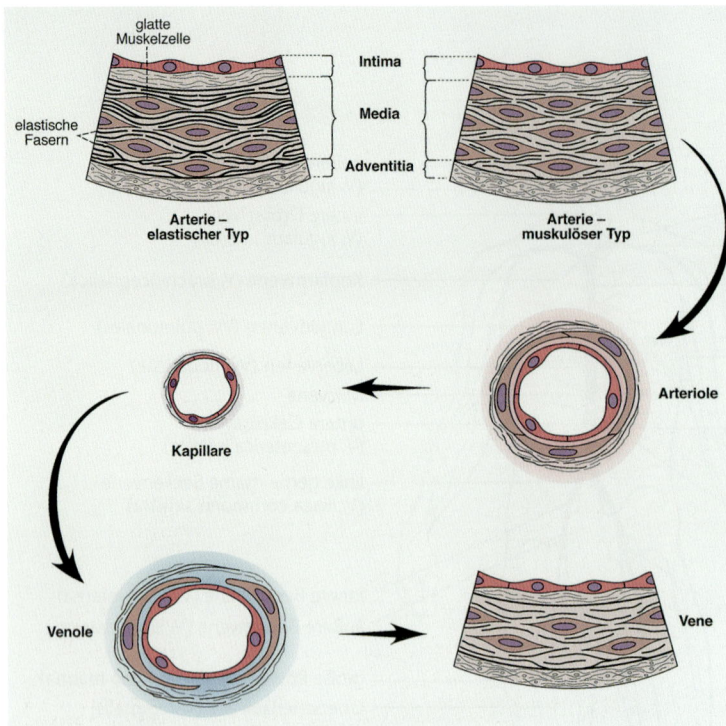

Abb. 2.38 Wandaufbau der verschiedenen Blutgefäße [S005-107]

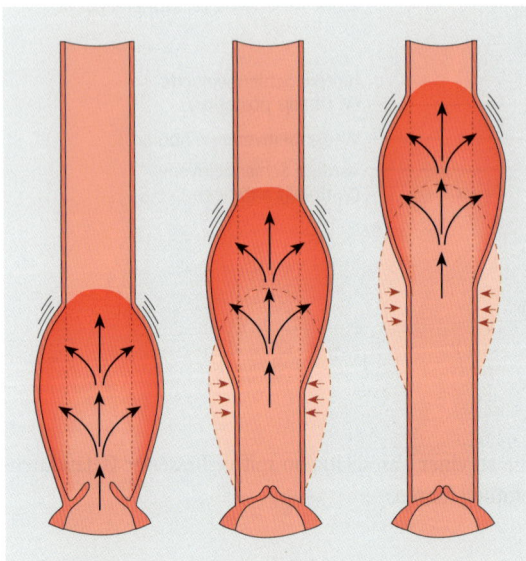

Abb. 2.39 Windkesselfunktion der Aorta [A400-190]

vorbei zum rechten Herzen geleitet. Die Lunge ist vor der Geburt nicht entfaltet und für die äußere Atmung auch nicht notwendig, da der Sauerstoff durch die Plazenta zum Fetus gelangt. Aus diesem Grund wird der Lungenkreislauf durch zwei Kurzschlüsse umgangen. Zwischen rechtem und linkem Vorhof existiert eine Öffnung (Foramen ovale), durch die das Blut direkt vom rechten Vorhof in den linken fließt und nur ein kleiner Teil in den rechten Ventrikel zur Lunge gelangt. Zwischen A. pulmonalis und Aorta besteht ein weiterer Kurzschluss (Ductus arteriosus Botalli). Nach der Geburt verschließen sich die Kurzschlüsse.

Pfortadersystem

Das Blut vieler Bauchorgane gelangt nicht sofort über Venen direkt zum Herzen zurück, sondern fließt über ein besonderes Blutgefäß, die Pfortader (V. portae, ➤ Abb. 2.36), zur Leber und von dort weiter über die Lebervene in die Hohlvene und zum rechten Vorhof. Zu den Organen des Pfortadersystems zählen die unpaarigen Bauchorgane Milz, Bauchspeicheldrüse, Darm, Magen und zum Teil auch die Speiseröhre. Das venöse Blut aus dem Darm ist mit resorbierten Nährstoffen (➤ Kap. 2.8) beladen, die in verschiedenen Stoffwechselprozessen in der Leber weiterverarbeitet werden.

lauf, und über die beiden Nabelschnurarterien wird sauerstoffarmes Blut zur Plazenta transportiert.

Im fetalen Kreislauf existieren drei **Kurzschlüsse:**
1. Ductus venosus
2. Foramen ovale
3. Ductus arteriosus Botalli.

Über den venösen Gang (Ductus venosus) wird der größte Teil des Blutes der V. umbilicalis an der Leber

2

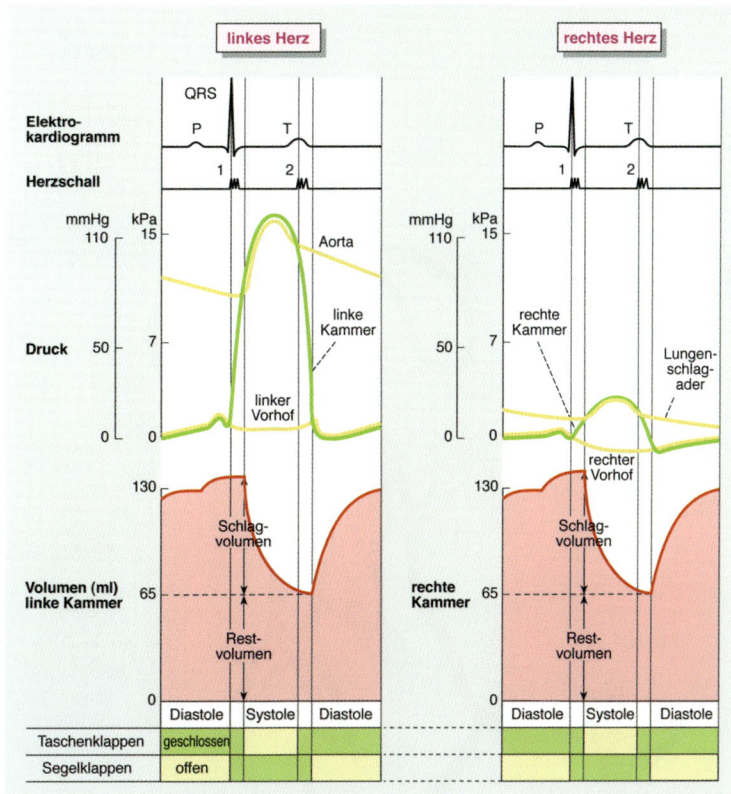

Abb. 2.40 Zeitlicher Ablauf von EKG, Herztönen, Blutdruck in den Herzräumen, Blutvolumen und Herzklappenaktionen im Vergleich [S009]

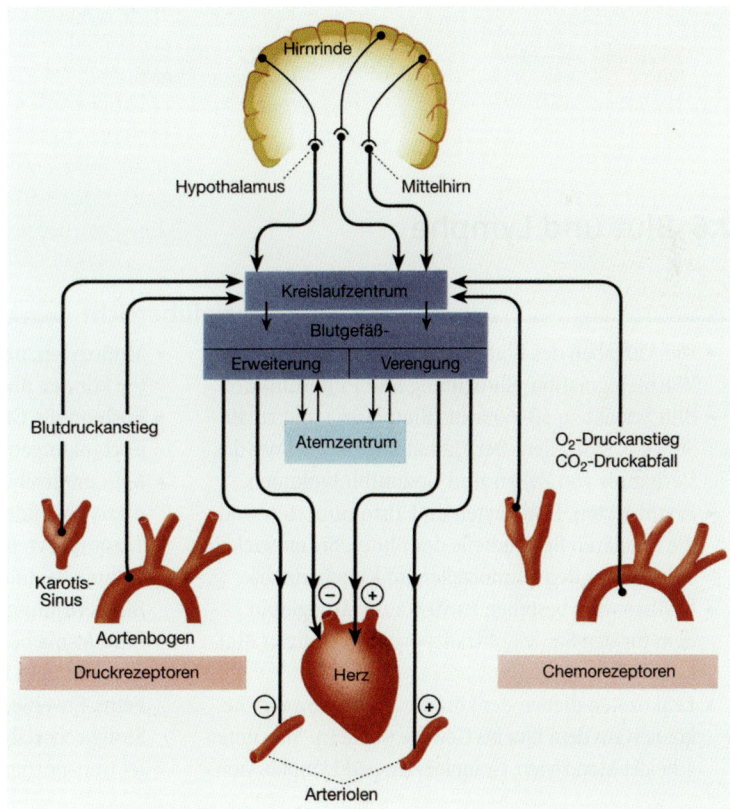

Abb. 2.41 Schematische Darstellung der Kreislaufregulation [S009]

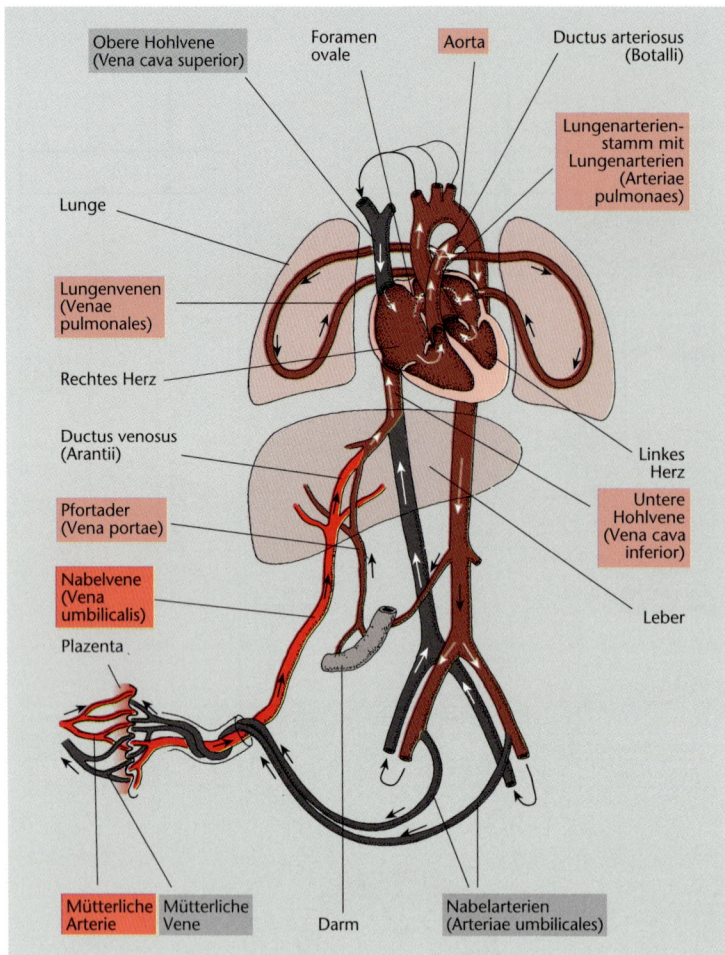

Abb. 2.42 Fetaler Kreislauf [L190]

Bildbeschriftungen:
- Obere Hohlvene (Vena cava superior)
- Foramen ovale
- Aorta
- Ductus arteriosus (Botalli)
- Lungenarterienstamm mit Lungenarterien (Arteriae pulmonaes)
- Lunge
- Lungenvenen (Venae pulmonales)
- Rechtes Herz
- Ductus venosus (Arantii)
- Pfortader (Vena portae)
- Nabelvene (Vena umbilicalis)
- Plazenta
- Linkes Herz
- Untere Hohlvene (Vena cava inferior)
- Leber
- Mütterliche Arterie
- Mütterliche Vene
- Darm
- Nabelarterien (Arteriae umbilicales)

2.6 Blut und Lymphe

Lernzielübersicht

- Die Aufgaben des Blutes sind: Transport, Abwehr, Wärmeregulation, Blutstillung und Pufferfunktion.
- Blut besteht zu 50–60% aus Blutplasma und zu 40–50% aus Blutzellen. Der Hämatokrit bezeichnet das Verhältnis von Zellen zum Gesamtblutvolumen.
- Erythrozyten, Leukozyten und Thrombozyten sind die zellulären Bestandteile des Blutes. Sie entwickeln sich alle aus den Stammzellen im Knochenmark.
- Erythrozyten bestehen zu 90% aus Hämoglobin, dem für den Sauerstofftransport notwendigen Blutfarbstoff.
- Leukozyten dienen der körpereigenen Abwehr. Sie können aus dem Blut ins Gewebe wandern. Man unterscheidet Monozyten, Granulozyten und Lymphozyten.
- Monozyten, neutrophile und basophile Granulozyten können phagozytieren.
- Eosinophile Granulozyten spielen bei allergischen Erkrankungen und Parasitenbefall eine Rolle.
- Man unterscheidet B- und T-Lymphozyten. B-Lymphozyten bilden Antikörper.
- Thrombozyten tragen durch Aggregation zur Blutstillung bei und setzen Thrombokinase frei, das die Blutgerinnungskaskade auslöst.
- Blutplasma besteht aus Wasser und Plasmaproteinen. Mit dem Blutplasma werden Kohlenhydrate, Fette, Eiweiße, Mineralstoffe, Vitamine, Hormone, Stoffwechselabfallprodukte, Wasser und Arzneimittel transportiert.

- Plasmaproteine bestehen zu 60% aus Albumin, α-, β- und γ-Globuline machen zusammen den Rest aus.
- Das Albumin ist Hauptträger des kolloidosmotischen Drucks und Transporteiweiß für verschiedene Stoffe.
- γ-Globuline sind Bestandteile der körpereigenen Abwehr.
- Die vier Hauptblutgruppen A, B, AB und 0 sind durch Antigene auf den Erythrozyten und durch Antikörper im Plasma gegen fremde Blutgruppenantigene charakterisiert.
- Der Rhesusfaktor ist eine weitere antigene Erythrozyteneigenschaft. Ist er vorhanden, wird dies zusätzlich mit Rh-positiv angegeben, sonst ist die Blutgruppe rh-negativ.
- Als Blutstillung werden die Vorgänge nach Entstehung einer Blutung bis zum Verschluss der Wunde bezeichnet.

- Die Blutgerinnung ist ein Reaktionssystem zur Blutstillung, bei dem kaskadenartig Gerinnungsfaktoren in ihre aktive Form umgewandelt werden. Am Ende steht die Thrombusbildung: Aus Fibrinogen entstehen Fibrinfäden, in deren Netz sich Thrombozyten verfangen.
- Die Blutgerinnung steht im Gleichgewicht mit der Fibrinolyse, einem System zur Auflösung von Thromben.
- Das lymphatische System besteht aus Lymphgefäßen und den Lymphorganen Lymphknoten, Milz, Tonsillen, Appendix und Thymus.
- Lymphgefäße unterstützen das venöse System beim Rücktransport von Flüssigkeit zum Herzen. Im Darm nehmen sie Fette auf. Mit dem rechten Hauptlymphgang und dem Milchbrustgang münden sie ins venöse System.
- In die Lymphbahnen sind Lymphknoten zur Abwehr von Krankheitserregern und Fremdkörpern eingeschaltet. Sie enthalten viele Lymphozyten.

Das Blut macht etwa 8% oder ⅓ des Körpergewichts aus. Ein 75 kg schwerer Mensch besitzt somit ca. 5–6 l Blut.

Blut besteht zu etwa 50–60% aus einer eiweißreichen Flüssigkeit, dem **Blutplasma**, und zu etwa 40–50% aus Zellen, den Blutkörperchen bzw. **Blutzellen** (➤ Abb. 2.43). Das Verhältnis von Blutzellen zum Gesamtblutvolumen wird als **Hämatokrit** (Hkt) bezeichnet. Der Hämatokrit-Wert ist bei Männern (46%) und Frauen (41%) leicht unterschiedlich.

Anatomisch wird Blut dem Bindegewebe zugeordnet, dessen Zellen in Flüssigkeit aufgeschwemmt sind.

Typologisch stellt Blut eine Sonderform des Bindegewebes dar, dessen Interzellularsubstanz flüssig ist (Blutplasma). Mit dem Blutplasma werden Kohlenhydrate, Fette, Eiweiße, Mineralstoffe, Vitamine, Hormone, Stoffwechselabfallprodukte (Metaboliten), eventuell Arzneimittel und Wasser durch den gesamten Organismus transportiert. Als Verteilungs- und Leitungssystem steht dem Blut das gesamte Gefäßsystem aus Arterien, Venen und Kapillaren zur Verfügung (➤ Kap. 2.5).

Die Zusammensetzung des Blutplasmas wird maßgeblich – neben dem hohen Wassergehalt – von der

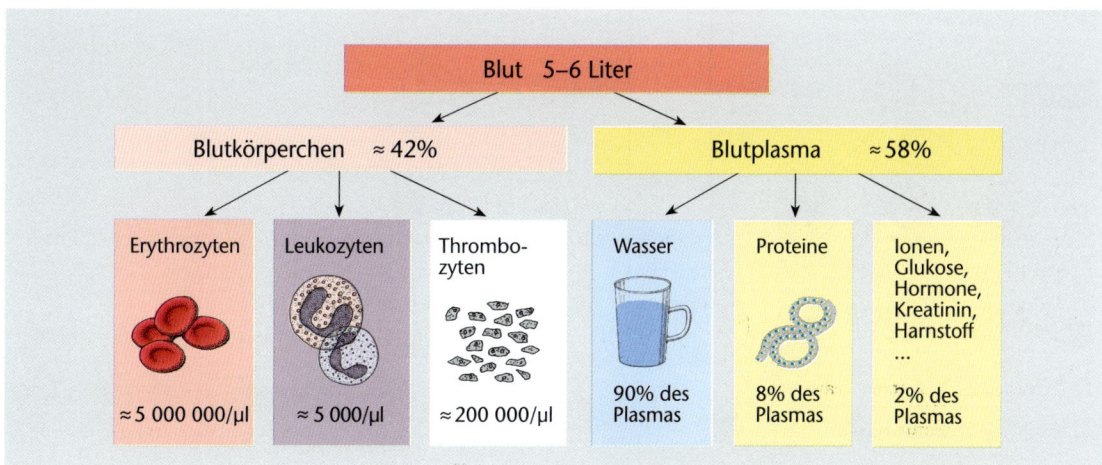

Abb. 2.43 Die Bestandteile des Blutes

Konzentration der Bluteiweiße, die in der Leber gebildet werden, und der blutreinigenden Funktion der Nieren bestimmt.

2.6.1 Aufgaben des Blutes

Angetrieben durch das Herz, strömt das Blut in den Blutgefäßen des Herz-Kreislauf-Systems durch den gesamten menschlichen Körper und erfüllt dabei im Wesentlichen fünf **Funktionen:**

1. **Transportfunktion:** Das Blut befördert Gase (Sauerstoff und Kohlendioxid), Nährstoffe (Glukose, Aminosäuren, Fette, Vitamine, Spurenelemente), Abbaustoffe (Metabolite), Wasser, Salze und Hormone zu den einzelnen Zellen bzw. von den einzelnen Zellen weg.
2. **Abwehrfunktion:** Ein Teil der Blutkörperchen sind Abwehrzellen, die im Rahmen der Immunität des Organismus diesen vor Infektionen schützen und im Falle einer eingetretenen Infektion diese bekämpfen. Die Blutkörperchen, die diese Funktion wahrnehmen, sind die Leukozyten (➤ Tab. 2.4).
3. **Wärmeregulationsfunktion:** Damit der Organismus eine gleich bleibende Temperatur aufrechterhalten kann, muss er in der Lage sein, überschüssige Wärme fortzuleiten und bei Wärmeverlust diesen auszuglei-

chen. Mit Hilfe des Blutes wird Wärme im Körper transportiert (➤ Kap. 2.3).
4. **Blutstillungs- und Blutgerinnungsfunktion:** Jeder hat es an sich selbst schon erlebt, dass kleinere Blutungen schnell und ohne Hilfe aufhören zu bluten und verschorfen. Der Organismus bedient sich bei diesem als Hämostase bezeichneten Vorgang der beiden oben genannten Mechanismen (➤ Kap. 2.6.5, ➤ Abb. 2.50).
5. **Pufferfunktion:** Für die Homöostase des Organismus ist ein konstanter pH-Wert Voraussetzung, nur dann laufen die Zellprozesse auch störungsfrei. Bei kleineren Abweichungen des Blut-pH-Wertes, der im Normalfall bei 7,4 liegt, ist der Körper in der Lage, diese durch Puffersysteme abzufangen. Die für den Organismus bedeutenden Puffersysteme sind der Bicarbonatpuffer, der Hämoglobinpuffer und die Pufferwirkung der Plasmaproteine (➤ Kap. 9.4).

2.6.2 Blutzellen

Die zellulären Bestandteile des Blutes (➤ Abb. 2.44) werden in drei große Gruppen eingeteilt, in rote Blutkörperchen (Erythrozyten), weiße Blutkörperchen (Leuko-

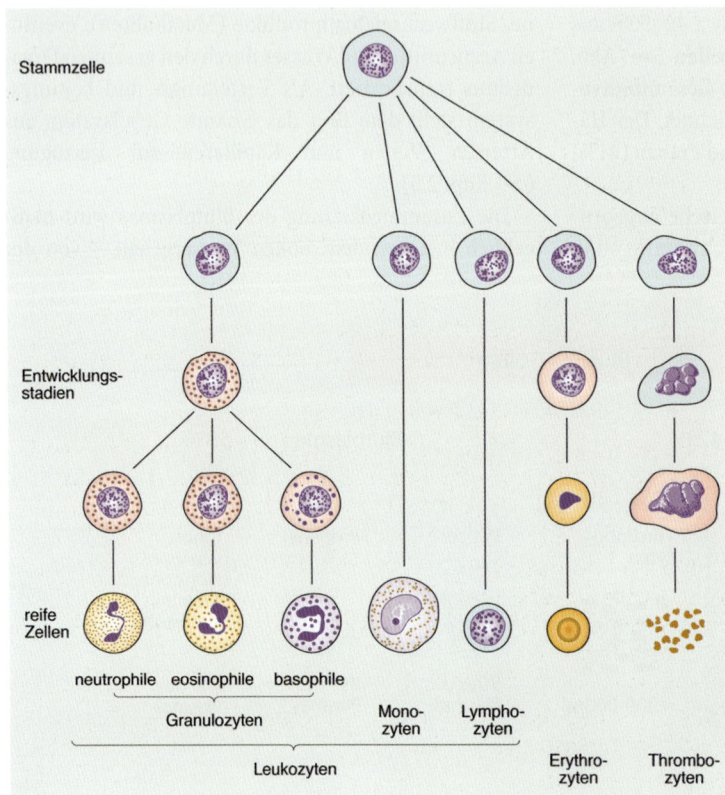

Abb. 2.44 Blutzellenpopulationen und Entwicklungsstadien [S005-106]

zyten) und Blutplättchen (Thrombozyten), die verschiedene Aufgaben im Organismus erfüllen (➤ Tab. 2.4).

Erythrozyten

Die Erythrozyten sind kreisrunde, auf beiden Seiten etwas eingedellte, scheibenförmige Zellen (➤ Abb. 2.45) mit einem Durchmesser von etwa 7 µm (Mikrometer). Sie haben keinen Zellkern und keine Zellorganellen. Erythrozyten sind keine vollständigen Zellen mehr, sondern im Grunde Farbstoffbehälter für das Hämoglobin. Der rote Blutfarbstoff (**Hämoglobin**, Hb) ist der wichtigste Bestandteil der Erythrozyten und macht etwa 90% ihres Inhalts aus, der Rest sind für den Zellstoffwechsel benötigte Enzyme. Das eisenhaltige Hämoglobin kann Sauerstoff binden (Oxidation) und von der Lunge zu den Körperzellen transportieren. Dort wird der Sauerstoff in den Kapillaren wieder abgegeben und das vorhandene Kohlendioxid aufgenommen. Das sauerstoffreiche Blut erscheint hellrot. Die Menge des Hämoglobins beträgt bei Männern ca. 14–18 g pro 100 ml Blut und bei Frauen 12–16 g pro 100 ml Blut. In einem Mikroliter Blut (Kubikmillimeter) befinden sich etwa 4.500.000 bis 5.000.000 Erythrozyten (➤ Abb. 2.46). Damit machen die Erythrozyten einen Anteil von ca. 95% aller Blutzellen aus. Dies hat auch Auswirkungen auf den Hämatokrit-Wert, der damit hauptsächlich von den Erythrozyten bestimmt wird.

Die Erythrozyten entstehen aus den **Stammzellen im roten Knochenmark** (➤ Abb. 2.47). Beim Erwachsenen befindet sich das rote Knochenmark in Wirbelkörpern, Rippen, Brustbein, Beckenknochen, Schädelknochen sowie im proximalen Oberschenkel- und Oberarmknochen.

Erythrozyten reifen über mehrere Zwischenstadien heran und verlieren ihren Zellkern, bevor sie in die Blutbahn übertreten. Sie können sich nicht teilen. Sie sind elastisch und verformbar, so dass sie auch durch die engen Haargefäße (Kapillaren) gelangen können. Durch die mechanische Beanspruchung der Erythrozyten in den Gefäßen beträgt ihre Lebensdauer nur etwa

Tab. 2.4 Aufgaben der einzelnen Blutzellen in der Übersicht

Blutzellen	Aufgabe
Erythrozyten	• Sauerstofftransport an Hämoglobin gebunden, Pufferung durch das Hämoglobin • Bildung von Kohlensäure aus Kohlendioxid und Wasser • Dissoziation der Kohlensäure in Bicarbonat-Ionen und Protonen durch Carboanhydrase
Thrombozyten	• Aggregation und Bildung von Blutpfropfen • Bereitstellung von Thrombokinase • Einleitung der Blutgerinnung
Leukozyten (eine heterogene Zellpopulation)	
neutrophile Granulozyten	• durch amöboide Beweglichkeit Auswanderung in Schleimhäute und Gewebe • Ansammlung im Bereich von Entzündungsherden • Phagozytose und intrazellulärer Abbau von Fremdkörpern, Bakterien usw.
eosinophile Granulozyten	• Aufnahme und Neutralisation von Histamin und anderen vasoaktiven Substanzen (dadurch Abschwächung von anaphylaktischen Reaktionen) • Phagozytose von Antigenen und Antigen-Antikörper-Komplexen • Abbau dieser Substanzen bzw. Transport in die Darm- und Bronchialschleimhaut, wo sie ausgeschieden werden • Abwehr von Parasiten auch durch direkte zytotoxische Wirkung
basophile Granulozyten	• Synthese und Speicherung von Histamin in den Granula: Physiologisch wird vermutlich durch Freisetzung von Histamin die Gefäßpermeabilität im Bereich entzündlich veränderter Gewebe beeinflusst. • Speicherung von Heparin in den Granula (dadurch lokale gerinnungshemmende Wirkung in Entzündungsherden)
Monozyten/ Makrophagen	• besonders ausgeprägte Fähigkeit zur Phagozytose • Abbau von gealterten Erythrozyten und anderen Blutzellen • Vorverarbeitung von antigenem Material (Bakterien, Viren, Pilzen u. a. körperfremden Substanzen) und Präsentation an T- und B-Lymphozyten • Aufgaben bei der Elimination von Tumorzellen
T-Lymphozyten	• Erkennung von Antigenen (meist nach Vorverarbeitung durch Makrophagen) • Auslösung zellulärer und humoraler Immunmechanismen
B-Lymphozyten	Synthese von Immunglobulinen den Antikörpern

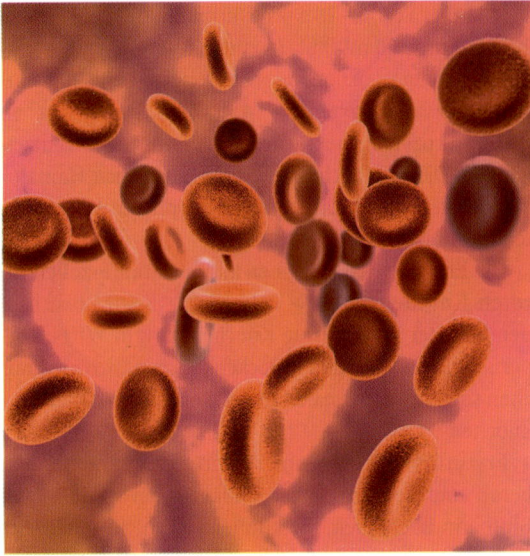

Abb. 2.45 Typische Form der Erythrozyten im Rasterelektronenmikroskop [J784-009]

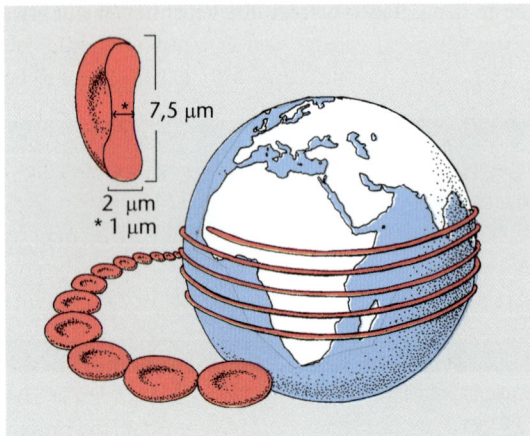

Abb. 2.46 Größenvergleich der Erythrozytenmenge zum Erdumfang: Würden alle Erythrozyten eines Menschen aneinandergereiht, würde das entstehende Band fünfmal um die Erde reichen. [L190]

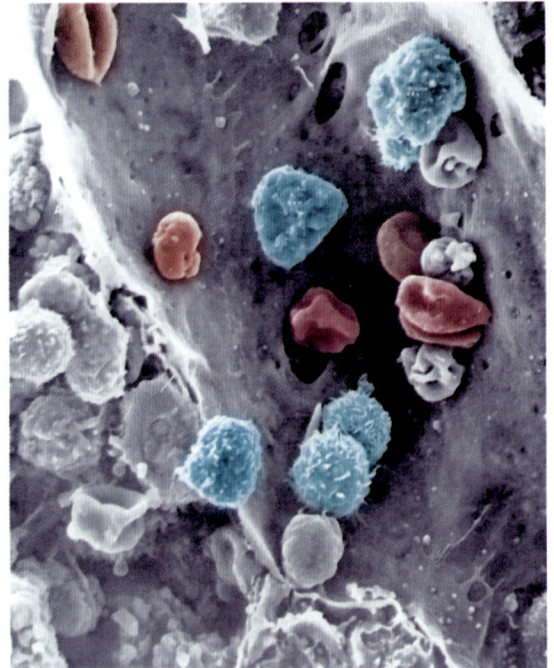

Abb. 2.47 Entstehung von Blutzellen im Knochenmark. Die Hohlräume des Knochenmarks sind die Bildungsorte der Blutzellen. Die Hohlräume sind von porigen Wänden begrenzt. Fast alle Öffnungen sind von weißen (blau eingefärbt) oder roten (rot eingefärbt) Blutzellen ausgefüllt, die Richtung Blutgefäßsystem wandern. [C160]

vier Monate (120 Tage). Dann werden sie überwiegend im Maschenwerk der Milz abgebaut. Der Farbstoff wird in der Leber zu Gallenfarbstoff umgebaut und das Eisen wieder der Blutbildung im Knochenmark zugeführt. Die Erythrozyten sind auch Träger der Blutgruppenantigene.

Leukozyten

Die Leukozyten dienen den **körpereigenen Abwehrvorgängen**. Im Gegensatz zu den roten Blutkörperchen halten sich Leukozyten nur vorübergehend im Blut auf, um sich vom Blut an verschiedene Stellen des Organismus

transportieren zu lassen, da sie die Blutgefäße verlassen können, um ihre Aufgaben im Gewebe zu erfüllen. In einem Mikroliter Blut befinden sich ca. 5.000 bis 8.000 Leukozyten.

Die Leukozyten werden ebenfalls im Knochenmark gebildet (➤ Abb. 2.47), reifen jedoch an unterschiedlichen Orten im Organismus heran. Ihre Lebensdauer ist ebenfalls sehr uneinheitlich. Um den vielfältigen Aufgaben der Abwehr gerecht werden zu können, sind die Leukozyten eine Zellgruppe, die sich aus drei Untergruppen zusammensetzt und zum Teil weiter unterteilt wird.

Monozyten

Der Monozyt ist die größte Zelle der Leukozyten und zur Phagozytose, Aufnahme von Partikeln in das Zellinnere und deren Verdauung durch zelleigene Enzyme befähigt.

Granulozyten

Die Granulozyten sind durch die Körnchen (Granula) in ihrem Zytoplasma gekennzeichnet. Je nach Anfärbbarkeit der Granula lassen sich neutrophile, basophile und eosinophile Granulozyten unterscheiden. Neutrophile Granulozyten sind ebenfalls zur Phagozytose befähigt. Basophile Granulozyten spielen bei allergischen Vorgängen eine Rolle, da sie Histamin enthalten, welches gefäßerweiternd wirkt. Eosinophile Granulozyten finden sich überwiegend vermehrt bei parasitären Erkrankungen, z.B. bei Wurmbefall.

Lymphozyten

Bei den Lymphozyten lassen sich die beiden Untergruppen B- und T-Lymphozyten unterscheiden. Die B-Lymphozyten werden im Knochenmark geprägt und die T-Lymphozyten vom Thymus. Die besondere Fähigkeit der B-Lymphozyten liegt in der Bildung von Antikörpern, kleinen Y-förmigen Eiweißkörpern, die in der Lage sind, Bakterien zu markieren, damit Makrophagen und so genannte Killerzellen (T-Lymphozyten-Fraktion) diese zerstören.

Thrombozyten

Die Thrombozyten sind kernlos, flach und unregelmäßig geformt. Sie werden von ihren Stammzellen im roten Knochenmark als kleine Zellbruchstücke abgeschnürt und sind somit eigentlich keine eigenständigen Zellen, sondern nur Zellteile. Die Thrombozyten sind 0,5–2 μm groß. Pro Mikroliter Blut sind etwa 150.000 bis 250.000 Thrombozyten vorhanden. Damit machen sie einen Anteil von ca. 4–5% aller Blutzellen aus. Die Lebensdauer der Thrombozyten beträgt vier bis zehn Tage, ehe sie in der Leber oder der Milz abgebaut werden.

Da das Blut für den Körper lebenswichtig ist, muss sich der Körper bei Verletzungen von Blutgefäßen vor Blutverlusten schützen. Es besitzt daher die Fähigkeit, sehr rasch aus dem flüssigen in einen halbfesten Zustand überzugehen und damit ein Leck in der Gefäßwand abzudichten (**Blutgerinnung**). Den Thrombozyten kommt bei der Blutgerinnung eine zentrale Bedeutung zu, da sie ein unbedingt erforderliches Enzym, die Thrombokinase, enthalten. Da Thrombozyten bei geringster Verletzung sehr leicht zerfallen, kann dieses Enzym frei werden, seine Wirkung entfalten und die Blutgerinnung einleiten. Blutplättchen können auch durch Aneinanderlagern (Thrombozytenaggregation) einen Pfropf bilden, mit dem kleinere Löcher der Gefäßwand sofort verschlossen werden können. Sinkt die Anzahl der Thrombozyten unter 30.000, besteht kritische Blutungsgefahr, weil die Blutgerinnung nicht mehr gewährleistet werden kann.

2.6.3 Blutplasma

Das Blutplasma besteht zu 90% aus **Wasser** (das Gesamtblut besteht somit zur Hälfte aus Wasser, ➤ Abb. 2.43). Den übrigen Anteil bilden **Salze** (organische und anorganische), **Wirkstoffe** (Hormone und Enzyme), **Nährstoffe** (Glukose, Aminosäuren, Glyzerin und Fettsäuren), **Farbstoffe** (z.B. Bilirubinanteil), **körpereigene Eiweiße** (Albumine, Globuline) und **Gerinnungsfaktoren**.

Frisches, aus dem Körper entnommenes Blut gerinnt innerhalb weniger Minuten, wenn keine gerinnungshemmenden Substanzen (z.B. in den Blutröhrchen bei der Blutentnahme enthaltenes EDTA oder Zitrat) hinzugesetzt werden. Aus den Blutzellen und einem aus Fibrinogen gebildeten Fibrinnetz bildet sich dann ein Blutpfropf. Isoliert man aus dem Blutplasma das Gerinnungseiweiß Fibrinogen, erhält man eine fast wasserklare, ungerinnbare Flüssigkeit, das so genannte **Serum**.

Die 6–8 g **Plasmaproteine**, die in jeweils 100 ml Plasma enthalten sind, stellen ein Gemisch aus ungefähr 100 verschiedenen gelösten Proteinen dar. Die einzelnen Proteingruppen sind unterschiedlich stark elektrisch geladen und lassen sich deshalb in einem elektrischen Gleichstromfeld voneinander trennen. Dieses Verfahren wird Elektrophorese genannt und ermöglicht die mengenmäßige Bestimmung einzelner Eiweißfraktionen.

Mit 60% stellen die **Albumine** die Hauptgruppe der Plasmaproteine. Sie sind hauptsächlich für die Aufrechterhaltung des kolloidosmotischen Drucks und damit für die Konstanterhaltung des Flüssigkeitsvolumens im Blut und in den Zellen verantwortlich. Dieser Druck erklärt sich aus der hohen Wasserbindungsfähigkeit der Proteine und insbesondere der mengenmäßig größten Fraktion der Albumine. In den Kapillaren wird ständig Plasmaflüssigkeit gegen Flüssigkeit aus den Zellen und dem Interzellularraum ausgetauscht. Dieser Austausch wird unter anderem durch den Blutdruck einerseits und die wasserbindende Kraft des kolloidosmotischen Drucks der Albumine andererseits ermöglicht. Sinkt der Albumingehalt des Plasmas durch Unterernährung oder Eiweißverlust (z.B. bei einer Blutung), sinkt der kolloidosmotische Druck ab. Wasser kann nur noch in einem geringen Maß aus dem Interstitium in die Kapillaren zurückgezogen werden. Flüssigkeit sammelt sich im Gewebe, und Ödeme entstehen.

Die **Globuline** lassen sich in α_1-, α_2-, β- und γ-Globuline unterteilen. Alle vier Gruppen erfüllen unterschiedliche Aufgaben. So dienen die Globuline, wie die Albumine, dem Stofftransport. Zu den Globulinen gehören aber auch die beiden wichtigen Gerinnungsfaktoren Prothrombin und Fibrinogen. Eine besondere Gruppe der Globuline stellen die γ-Globuline dar. Sie sind ein Bestandteil der körpereigenen Abwehr.

2.6.4 Blutgruppen

Das Blut hat differenzierte Eigenschaften. Wenn man Blut von verschiedenen Blutspendern mischt, kommt es zu einer Verklumpung, einer so genannten Agglutination des Blutes (➤ Abb. 2.48). Erst 1901 entdeckte Landsteiner das **AB0-Blutgruppensystem**, das neben dem Rhesussystem wesentlich ist. Es beschreibt unterschied-

liche Erythrozyteneigenschaften, die als A und B bezeichnet werden. Einige Menschen besitzen beide und manche keine dieser Eigenschaften. Aufgrund dieses Wissens werden die Blutgruppen als A, B, AB und 0 (Null) bezeichnet. Neben diesen fest auf der Erythrozytenmembran fixierten Antigenen finden sich im Plasma Antikörper gegen die Blutgruppe, welche die betreffende Person nicht hat. Eine Person mit der Blutgruppe A hat Antikörper gegen die Blutgruppe B im Plasma. Es kommt bei einer Bluttransfusion nie auf die Anti-Faktoren des Spenders an, sondern auf die Anti-Faktoren des Empfängers, denn der Empfänger reagiert mit seinen Anti-Faktoren auf das ihm transfundierte Blut.

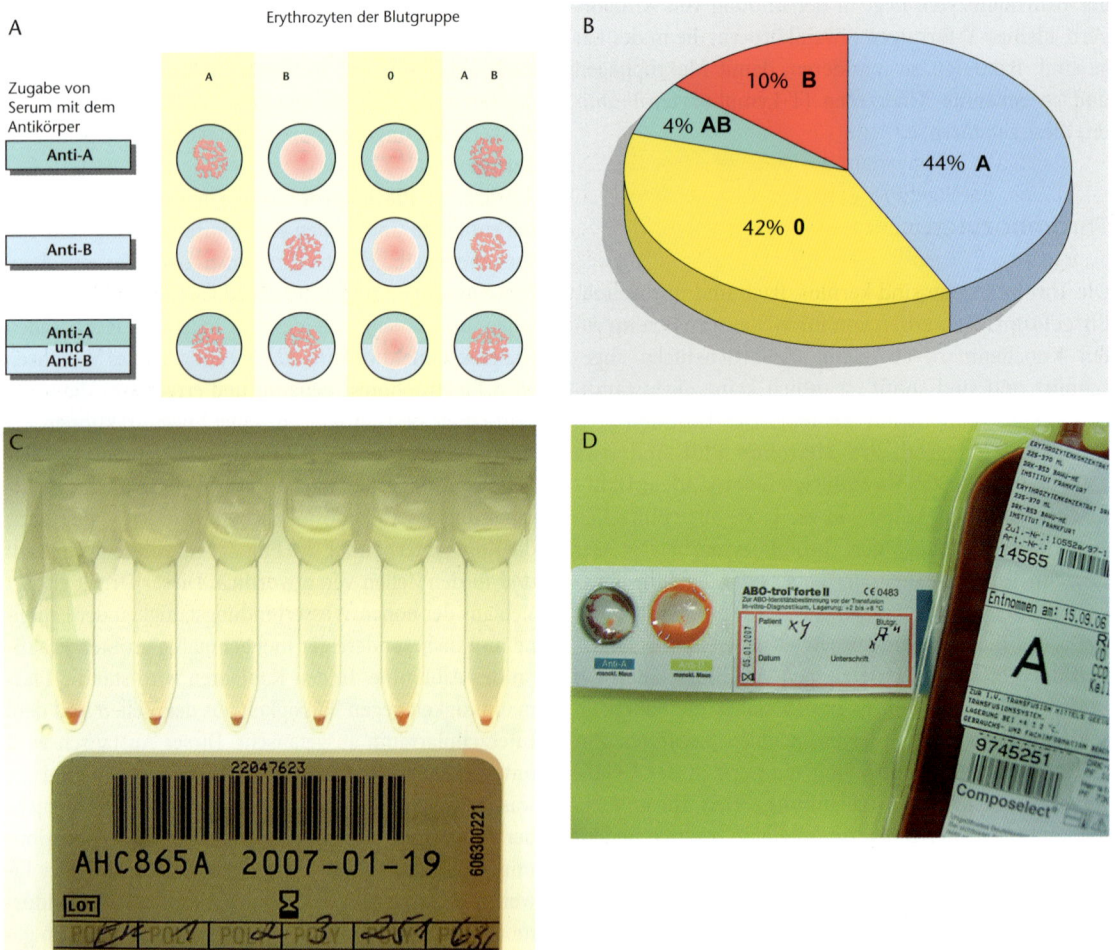

Abb. 2.48 Blutgruppen
(A) Blutgruppenbestimmung. Schematische Darstellung der Agglutinationsreaktion bei Zugabe von Testseren mit verschiedenen Antikörpern zu Erythrozyten der vier Gruppen des AB0-Systems [L112–S130–2]
(B) Häufigkeitsverteilung der vier Blutgruppen für die deutsche Bevölkerung
(C) Kreuzprobe im Labor eines Krankenhauses. Dabei wird das Blut auf weitere seltene Blutgruppen überprüft. In diesem Fall sind alle getesteten Proben negativ, d.h., der Empfänger kann das Blut erhalten. [M232]
(D) Foto eines Bedside-Tests (Detailaufnahme und Übersicht mit Erythrozytenkonzentrat). Bevor das Blut transfundiert wird, erfolgt am Patientenbett die nochmalige Testung des Empfängers mit dem Bedside-Test (Test am Patientenbett). Die in diesem Fall ermittelte Blutgruppe A ist mit der Konservenblutgruppe identisch, die Transfusion wurde durchgeführt. [M232]

Landsteiner entdeckte ebenfalls den **Rhesusfaktor**, benannt nach Rhesusaffen, an denen dieser zuerst nachgewiesen wurde. Der Rhesusfaktor ist ein Eiweißmolekül mit antigener Eigenschaft auf der Erythrozytenmembran. Da diese Eigenschaft entweder auf den Erythrozyten vorhanden ist oder nicht, wird eine Einteilung nach Rh-positiv und rh-negativ vorgenommen.

Damit Blut transfundiert werden kann, wird es im Labor neben dem AB0-System und dem Rhesusfaktor noch auf weitere, zum Teil seltene Antigene untersucht (Kell, Duffy, ➤ Abb. 2.48 C). Nur wenn sich keine Agglutination zeigt, darf das Blut transfundiert werden. Vorher wird am Patientenbett der so genannte „Bedside-Test" durchgeführt. Dabei wird dem Patienten, der Blut erhalten soll, etwas Blut abgenommen und mittels Testseren geprüft, ob die Blutgruppe des Patienten mit der auf der Blutkonserve übereinstimmt (➤ Abb. 2.48 D). Erst wenn alle Tests durchgeführt wurden, darf das Blut transfundiert werden.

In seltenen Fällen, wenn die Tests aufgrund der Eile nicht mehr durchgeführt werden können, da der Patient möglicherweise verbluten würde, kann das Blut der Blutgruppe 0 negativ transfundiert werden. Es sollte vorher Blut für das Labor entnommen werden, damit frühzeitig blutgruppenidentisches Blut gegeben werden kann.

MERKE
Bei Traumapatienten oder dem Verdacht auf Blutverlust immer Blut für Blutgruppenbestimmung und Kreuzblut mit abnehmen.

2.6.5 Blutstillung (Hämostase)

Die Blutstillung (➤ Abb. 2.49) umfasst alle Vorgänge, die zwischen dem Entstehen und dem Verschluss einer Wunde ablaufen. Die Blutstillung kann nur in kleineren oder mittleren Gefäßen erfolgen. In größeren Gefäßen wird der entstehende Thrombus bzw. Blutpfropf immer wieder weggespült. Der menschliche Körper ist bei solchen größeren Blutungen immer auf externe Hilfen zur Blutstillung in Form von Wundverschlüssen oder Verbänden angewiesen. Die Blutstillung im menschlichen Organismus läuft in zwei Phasen ab: vorläufiger Wundverschluss durch Bildung eines Thrombozytenpfropfs und endgültiger Wundverschluss durch Blutgerinnung.

Bildung eines Thrombozytenpfropfs

Zunächst lagern sich an die verletzte und defekte Stelle des Blutgefäßes Thrombozyten an (**Adhäsion**) und ver-

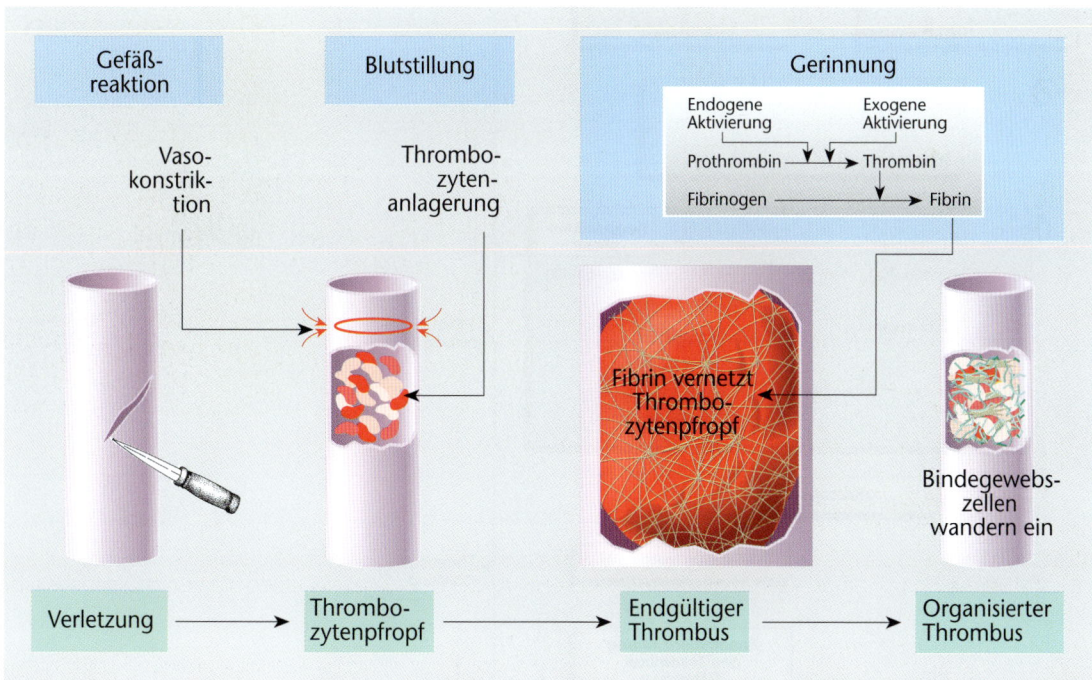

Abb. 2.49 Blutstillung: Übersicht der einzelnen Schritte der Hämostase. Im Gegensatz zu dem zuerst entstehenden weißen Thrombozytenpfropf enthält der endgültige Thrombus auch Erythrozyten. [L190]

kleben miteinander (**Aggregation**). Die verklebenden Blutplättchen bilden einen Thrombozytenpfropf, die Thrombozyten setzen vasokonstriktive (gefäßverengende) Stoffe frei, und die Intima des verletzten Gefäßes rollt sich ein.

Blutgerinnung

Die Blutgerinnung (➤ Abb. 2.50) ist der wichtigste Prozess bei der Blutstillung. Sie wird entweder ausgelöst durch die Gewebeverletzung oder ein endogenes System von Gerinnungsfaktoren. Der Vorgang der Blutgerinnung hat zum Ziel, das im Blutplasma gelöste Fibrinogen aus dem gelösten in einen gallertigen und nach Entzug von Wasser festen Zustand zu überfüh-

ren. Um dieses Ziel zu erreichen, steht dem Organismus ein **Gerinnungssystem** zur Verfügung, das kaskadenartig aufgebaut ist. Dieses System funktioniert gleichsam einer Kette hintereinander aufgestellter Dominosteine, die nacheinander umfallen, wenn der erste Stein angestoßen wird. In diesem System sind dreizehn Faktoren bekannt, die auch tatsächlich vorhanden sein müssen, um eine störungsfreie Blutgerinnung zu gewährleisten. Bei einer kleinen Stichverletzung beträgt die Zeitspanne von der Verletzung bis zur endgültigen Blutstillung durch die Bildung eines festen Blutgerinnsels, die so genannte Gerinnungszeit, bis zu acht Minuten.

Neben dem System der Blutgerinnung gibt es auch ein System zur Auflösung von Thromben, die **Fibrinolyse**. Beide Systeme müssen sich die Waage halten.

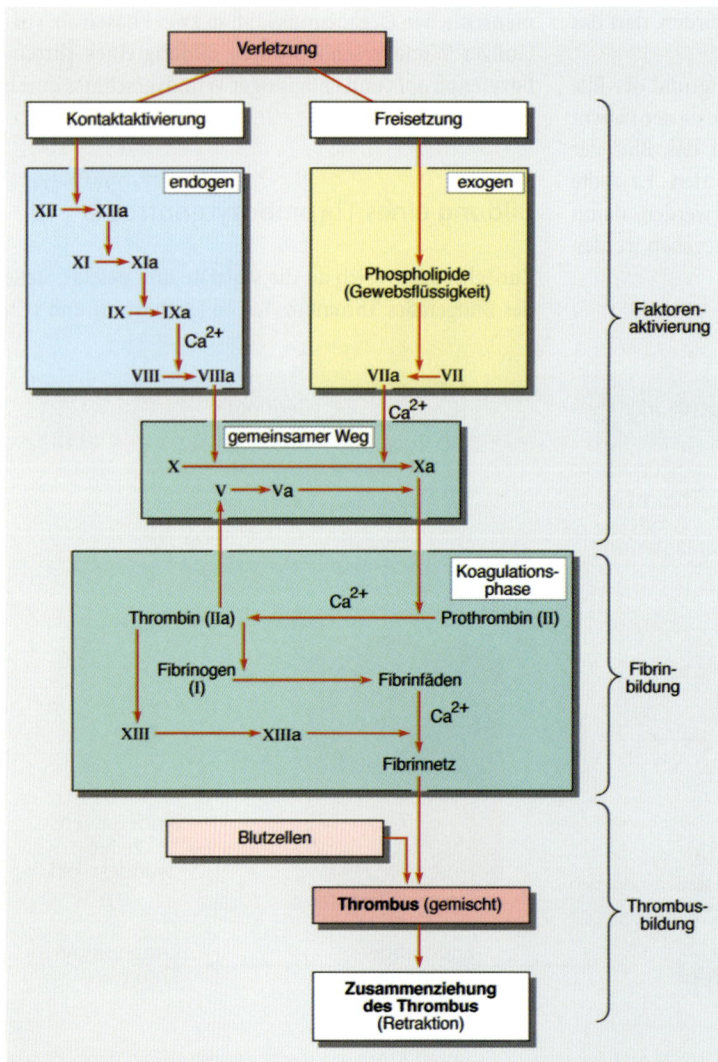

Abb. 2.50 Blutgerinnungssystem [S005]

2.6.6 Lymphatisches System

Neben dem Blutkreislauf besitzt der Mensch noch ein zweites Flüssigkeitssystem, das den Körper ständig durchspült, die Lymphe. Die Lymphe reguliert den Wasserhaushalt des Gewebes und hilft bei der Reinigung des Blutes. Das Lymphsystem besteht aus den **Lymphgefäßen** mit den **lymphatischen Organen** Lymphknoten, Mandeln (Tonsillen), Milz, Wurmfortsatz (Appendix) und Thymus. Die wesentlichen Aufgaben des Lymphsystems sind:

- Drainage von Wasser und geringer Eiweißmenge aus dem Interstitium zurück ins Blut
- Resorption von Glyzerin und Fettsäuren in die Darmlymphgefäße
- Abwehrfunktion im Rahmen der Immunabwehr durch Lymphozyten.

Bei der Passage des Blutes durch die Kapillaren wird aus dem Blut ständig Flüssigkeit in die Umgebung abgegeben und zum überwiegenden Teil wieder aufgenommen. Der restliche Flüssigkeitsanteil sowie kleine Mengen von Proteinen, die ebenfalls durch die Gefäßwände austreten, werden über die Lymphgefäße abtransportiert bzw. drainiert.

Die Zusammensetzung der **Lymphe** (Lymphflüssigkeit) entspricht bis auf die Eiweißmenge und die Blutzellen ungefähr derjenigen der Blutflüssigkeit. Während der Verdauung erscheint die Lymphe in den Lymphgefäßen der Darmzotten, den so genannten Chylusgefäßen, aufgrund des hohen Anteils resorbierter Fette bzw. Fettkügelchen milchig getrübt.

Pro Tag werden im menschlichen Organismus 2–3 l Lymphe produziert. Die Lymphe wird zunächst in den blind endenden Lymphkapillaren aufgenommen. Die blind im Gewebe endenden Lymphkapillaren weisen kleine Endothellücken auf, durch welche die Gewebsflüssigkeit und kleine Partikel in das Lumen eintreten können. Die den ganzen Körper durchziehenden Lymphkapillaren vereinigen sich zu größeren Lymphgefäßen.

Die **Lymphgefäße** ähneln in ihrem Aufbau den Venen und besitzen zum Teil ebenfalls Klappen, die den Fluss der Lymphe ermöglichen. Diese Klappen wirken wie Ventile und sind zugleich die einzige Fortbewegungshilfe für die Lymphe, dadurch fließt die Lymphe sehr langsam. Eine größere Anzahl von Lymphgefäßen mündet jeweils in einen Lymphknoten, aus welchem ein eigenständiges größeres Lymphgefäß hervorgeht (> Abb. 2.51).

Die Lymphgefäße des rechten Arms und der rechten Kopf-Hals-Seite münden mit dem rechten Hauptlymphgang in den rechten Venenwinkel (Zusammenfluss der V. subclavia und V. jugularis). Alle übrigen Lymphgefäße münden mit dem **Milchbrustgang** (Ductus thoracicus), dem größten Lymphgefäß, im linken Venenwinkel. Die Lymphe fließt also kurz vor dem rechten Herzen ins venöse System.

In die Lymphgefäße sind mehrfach hintereinander **Lymphknoten** (> Abb. 2.51) eingeschaltet, die als Filterstationen fungieren, die Aufgabe haben, die Lymphe zu reinigen, Fremdkörper und Krankheitserreger durch Phagozytose unschädlich zu machen, und den Lymphozyten als Reservoir dienen. Lymphknoten liegen gruppenweise in bestimmten Regionen, insbesondere in der Achsel- und Leistengegend, am Lungenhilus, am Hals oder im Bauchraum. Die größte Ansammlung lymphatischen Gewebes findet sich in der Darmschleimhaut. Durch die Länge des Darmes mit einigen Metern ergibt sich eine große Menge lymphatischen Gewebes. Die Größe der Lymphknoten schwankt zwischen einem Millimeter und drei Zentimetern. Im Innern der Lymphknoten befindet sich retikuläres Bindegewebe.

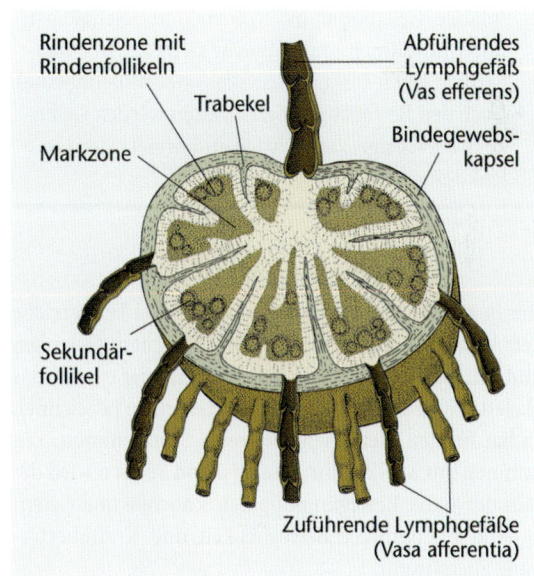

Abb. 2.51 Lymphknoten (schematisiert). Die Lymphe mehrerer zuführender Lymphgefäße (Vasa afferentia) wird im Lymphknoten gefiltert und durch ein größeres Lymphgefäß (Vas efferens) weitergeleitet. [A400-190]

2.7 Stütz- und Bewegungsapparat

Lernzielübersicht

- Der passive Bewegungsapparat besteht aus Knochen, Knorpel, Bändern, Sehnen, Gelenken und Muskulatur.
- Am Röhrenknochen lassen sich Epiphysen, Diaphyse und Metaphysen unterscheiden.
- Die Epiphysen bestehen aus Spongiosa, zwischen deren Knochenbälkchen sich rotes, blutbildendes Knochenmark befindet. Die Diaphyse besteht aus Kompakta. Beim Erwachsenen hat sich das blutbildende Mark in der Markhöhle in Fettmark umgewandelt.
- Das Längenwachstum des Röhrenknochens erfolgt in der Epiphysenfuge (Metaphyse).
- Das Periost ist gefäß- und nervenreich.
- Osteoblasten und Osteoklasten sind für den belastungsabhängigen Knochenauf- und -abbau verantwortlich. Osteozyten sind ruhende, in Knochengrundsubstanz eingebaute Osteoblasten.
- Haften sind feststehende, kontinuierliche Knochenverbindungen, die unterschieden werden in Syndesmose, Synchondrose und Synostose.
- Gelenke sind bewegliche Knochenverbindungen. Sie bestehen aus knorpelüberzogenem Gelenkkopf und -pfanne, Gelenkspalt mit Synovia und Gelenkkapsel mit Synovialmembran. Manche Gelenke haben außerdem einen Diskus, Meniskus oder Schleimbeutel.
- Nach den Bewegungsmöglichkeiten werden Gelenke in einachsige, zweiachsige und dreiachsige Gelenke eingeteilt.
- Beim Schädel unterscheidet man Hirn- und Gesichtsschädel. Der Hirnschädel besteht aus Schädeldach und -basis. Er schützt das Gehirn sowie Auge und Ohr.
- Mandibula, Maxilla, Jochbein und Nasenbein sind wichtige Knochen des Gesichtsschädels.
- Der Rumpf besteht aus Wirbelsäule, Brustkorb und Becken.
- Die Wirbelsäule besteht aus 33–34 Wirbeln und wird in fünf Abschnitte eingeteilt: Halswirbelsäule mit Atlas und Axis, Brustwirbelsäule, Lendenwirbelsäule, Kreuzbein und Steißbein.
- Die Wirbelsäule weist eine physiologische Hals- und Lendenwirbelsäulenlordose sowie eine Brustkyphose auf.
- Zwischen den Wirbelkörpern liegen Bandscheiben, an den Gelenkfortsätzen bilden sie mit den benachbarten Wirbeln und Rippen Gelenke. Im Wirbelloch verläuft das Rückenmark.
- Die Skelettmuskulatur bildet den aktiven Bewegungsapparat.
- Die Bindegewebshüllen des Muskelbauchs werden Faszien genannt. Zusammen mit Hüllen von Muskeluntereinheiten laufen sie am Muskelende als Sehne aus und setzen am Knochen an.
- Die kontraktionsfähigen Elemente der Muskelzellen heißen Myofibrillen. Sie bestehen aus Aktin und Myosin.

Der Begriff Bewegungsapparat umfasst drei Teilbereiche der Anatomie, die Lehre von den Knochen, Gelenken und Muskeln. Als passiver Bewegungsapparat wird das Skelett mit Knochen, Knorpel und Gelenken bezeichnet. Es hat für den Menschen eine reine Stützfunktion. Zusammen mit Muskulatur, Bändern und Sehnen wird daraus der aktive Bewegungsapparat. Knochen und Gelenke sind auf optimale Beweglichkeit und Kraftübertragung abgestimmt.

2.7.1 Passiver Bewegungsapparat

Das menschliche Skelett (➤ Abb. 2.52) besteht aus ca. 200 Knochen, die zum Großteil über Gelenke miteinander verbunden sind. Es erlaubt den aufrechten Gang, dient der Bewegungsfreiheit und schützt die inneren Organe.

Das Knochengerüst zeigt geschlechtsspezifische Merkmale. Bei der Frau ist das Skelett zierlicher und leichter gebaut, die Schultern sind schmaler und die Beckenschaufeln laden weiter aus als beim Mann. Die Knochenmasse macht aufgrund der besonderen Struktur nur 10% des Körpergewichts aus.

Aufbau der Knochen

Der Aufbau eines Knochens lässt sich gut am Beispiel der Röhrenknochen verdeutlichen (➤ Abb. 2.53). Unterschieden werden das Gelenkende (**Epiphyse**), die Wachstumszone (**Metaphyse**) und der Schaft (**Diaphyse**).

2

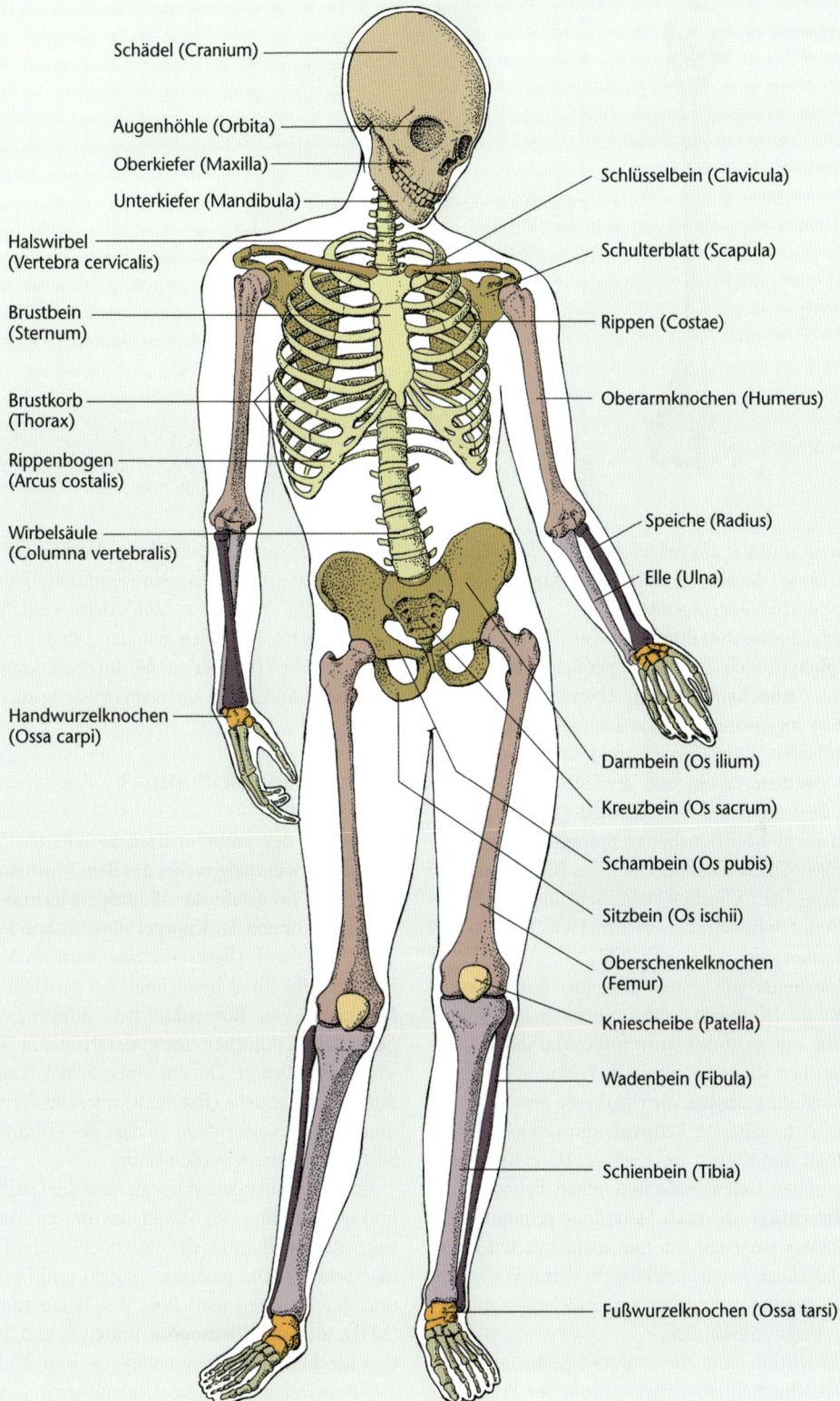

Abb. 2.52 Ansicht des menschlichen Skeletts [A400-190]

2

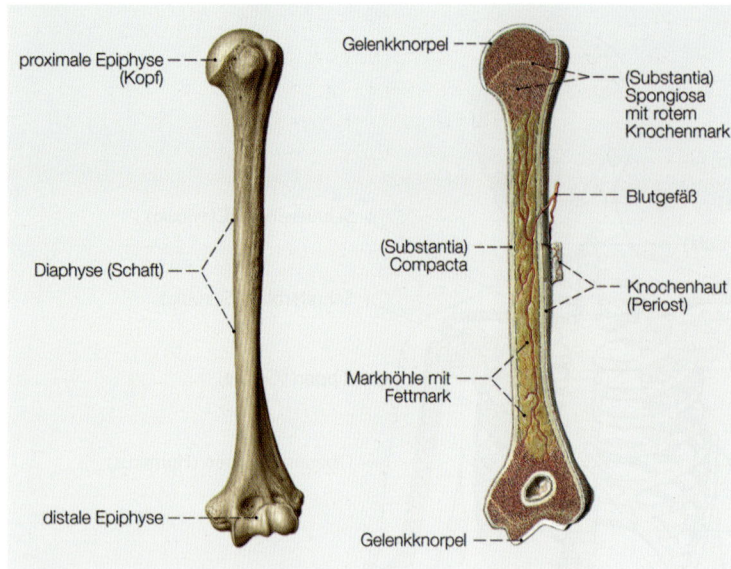

Abb. 2.53 Ein Röhrenknochen (Oberarmknochen) in der Ansicht und im Längsschnitt [S005]

Als Epiphyse wird der am Gelenk beteiligte Knochenbereich bezeichnet, der schützend mit einer Knorpelschicht (hyaliner Knorpel) überzogen ist.

In einem Längsschnitt durch den Knochen lassen sich in der Epiphyse viele in unterschiedliche Richtungen verlaufende **Knochenbälkchen** erkennen. Sie sind räumlich so angeordnet, dass sie den meisten Belastungen standhalten. Der Körper spart an dieser Stelle schweres Baumaterial ein und gewährleistet trotzdem optimale Festigkeit und Belastbarkeit (Leichtbauprinzip). Man nennt diese Knochenart **Spongiosa**. Zwischen den Knochenbälkchen befindet sich das **Knochenmark**, das zum einen den Knochen stabilisiert und zum anderen die Produktionsstätte für Erythrozyten, Thrombozyten und Leukozyten ist (> Kap. 2.6).

Der **Knochenschaft** besteht aus einer harten, kompakten Rinde (Kompakta oder Kortikalis). Sie umschließt die mit Fettmark ausgefüllte Markhöhle. Der Röhrenknochen wird so stabilisiert. Während der Knochenentwicklung enthalten die Diaphysen blutbildendes Mark, das sich später in Fettmark umwandelt. Insgesamt enthält der Körper ca. 1.500–2.500 g **Knochenmark**. Zwischen **Gelenkende** und Schaft befindet sich die **Epiphysenfuge**, die auch Metaphyse genannt wird. Sie besteht aus einer mit Knorpel ausgestatteten Zone, von der das Längenwachstum ausgeht. Beim Erwachsenen ist dieser Spalt verknöchert und in Röntgenaufnahmen nicht mehr zu erkennen.

Umhüllt wird der Knochen von der gefäß- und nervenreichen **Knochenhaut** (Periost), die bei Frakturen oder Entzündungen starke Schmerzen verursacht.

Knochengewebe ist ein sehr umbaufreudiges Gewebe und hat einen lebhaften Stoffwechsel. Ständig wird Kno-chengewebe auf- und abgebaut, Kalzium in den Knochen eingelagert oder zur Konstanthaltung des Blutkalziumspiegels mobilisiert, außerdem werden im roten Knochenmark Blutzellen gebildet. Die dafür benötigten Nährstoffe liefern Arterien, die durch die kompakte Rinde ziehen und sich im Knochen netzartig aufzweigen.

Knochenentwicklung

Zu Beginn der Embryonalzeit besteht das Skelett zunächst aus Knorpelgewebe, das dem Wachstum gut folgen kann. Im Laufe der Weiterentwicklung wird von außen beginnend der Knorpel allmählich in Knochengewebe umgebaut. Dieser Vorgang wird als **Verknöcherung** (Ossifikation) bezeichnet. Bei der Geburt sind die Diaphysen von Röhrenknochen, Rippen, Wirbelkörpern, Schädelknochen sowie das Hüftbein bereits teilweise verknöchert. Die einzelnen Schädelknochen sind durch Bindegewebe (Bandhaft) miteinander verbunden und dadurch verformbar, so dass der Geburtskanal unbeschadet passiert werden kann.

Im Kindesalter dauert der Prozess der Ossifikation an, und die Stabilität des Skeletts nimmt zu. Das Längenwachstum wird durch das Verknöchern der Epiphysenfuge beendet. Das gesamte Längen- und Dickenwachstum der Knochen wird über das **Wachstumshormon** (STH), die **Schilddrüsenhormone** (T_3 und T_4) und die **Geschlechtshormone** gesteuert (> Kap. 2.13).

Verantwortlich für die Umbauvorgänge sind **Knochenbildungszellen** (Osteoblasten), die sich an Knochenstellen, die belastet werden, selbst mit Knochengrundsubstanz einmauern und zu ruhenden **Knochen-**

zellen (Osteozyten) werden. Überschüssige Knochensubstanz wird von **Fresszellen** (Osteoklasten) abgebaut. Diese Stoffwechselprozesse ermöglichen auch die Heilung nach Knochenbrüchen (Frakturen).

Knochengewebe ist nicht nur ein wesentlicher Bestandteil des Skeletts, sondern ebenso ein dynamischer Mineralstoffspeicher. Die Knochengrundsubstanz besteht zu einem Drittel aus organischen Stoffen und zu zwei Dritteln aus anorganischen Mineralsalzen. Zum Beispiel befinden sich 99% des Körperkalziums in Form von Kalksalzen in den Knochen. Diese Kalksalze sind für Röntgenstrahlen undurchlässig, weshalb sich der Knochen röntgenologisch als Schatten darstellt.

Knochenarten

Die Knochen werden nach ihrer äußeren Form in Gruppen eingeteilt. Das Schulterblatt, Brustbein und Teile des Schädels werden als **platte Knochen** bezeichnet. **Kurze Knochen** befinden sich an Hand- und Fußwurzel. Prototypen eines langen Knochens, auch Röhrenknochen genannt, sind Oberarm- und Oberschenkelknochen. Zu den **unregelmäßig geformten Knochen** zählen die Wirbelkörper. **Sesambeine** sind in Sehnen eingebaute rundliche Knochen, z.B. die Kniescheibe (Patella). **Pneumatisierte Knochen** sind luftgefüllte, mit Schleimhaut ausgekleidete Hohlräume im Bereich des Schädels, z.B. die Nasennebenhöhlen.

Knochenverbindungen

Knochen stehen über die Gelenke miteinander in Verbindung. Dabei wird zwischen Haften und echten Gelenken (> Abb. 2.54) unterschieden. **Haften** sind feststehende, kontinuierliche Knochenverbindungen, die einzuteilen sind in:
1. **Bandhaft** (Syndesmose): Die Verbindung der Knochen besteht aus Bindegewebe, z.B. in den Knochenlücken am kindlichen Schädel (Fontanellen). Ab dem 2. Lebensjahr sind die Schädelknochen über eine besondere Form der Bandhaft, die als Naht bezeichnet wird, verzahnt.
2. **Knorpelhaft** (Synchondrose): Sie besteht aus Knorpelsubstanz. Beispielhaft hierfür ist die Schambeinfuge (Verbindung der Beckenschaufeln).
3. **Knochenhaft** (Synostose): Die verbindende Substanz ist Knochengewebe. Das Kreuzbein stellt mit drei bis fünf zusammengewachsenen Wirbelkörpern eine typische Knochenhaft dar.

Echte **Gelenke** (Diarthrosen) sind nichtkontinuierliche, bewegliche Knochenverbindungen. Sie besitzen eine Gelenkkapsel und eine Gelenkhöhle. Zum Aufbau gehören:
1. **Gelenkkopf** und **Gelenkpfanne** bezeichnen die am Gelenk beteiligten Knochenenden, die in typischer Form sehr gut am Hüftgelenk zu sehen sind.
2. Der **Gelenkknorpel** schützt die Gelenkflächen vor Reibung bei Bewegungen. Er ist nicht durchblutet, sondern wird über Diffusion ernährt. Daher ist bei schweren Schäden keine vollständige Heilung möglich.
3. Die **Gelenkkapsel** bezeichnet eine bindegewebige Membran, die am Periost ansetzt und das Gelenk vollständig und luftdicht umschließt.
4. Die **Gelenkhöhle** ist der kapilläre Spaltraum innerhalb der Gelenkkapsel.
5. Die **Gelenkschmiere** (Synovia) ist ein Gleitmittel, das von der Synovialmembran an der Innenseite der Gelenkkapsel gebildet wird. Sie verhindert, dass die Gelenkflächen bei Bewegung aneinander reiben, dient als Puffer bei Druckbelastung und ernährt zusätzlich den gefäßlosen Knorpel.
6. **Gelenkbänder** sind straffe, bindegewebige Fasern, die von Knochen zu Knochen ziehen und meistens mit der Gelenkkapsel verwoben sind. Sie stabilisieren das Gelenk.
7. Weitere Hilfseinrichtungen innerhalb eines Gelenks sind der **Gelenkring** (z.B. Meniskus des Kniegelenks) oder der **Gelenkschleimbeutel** (z.B. am Schultergelenk). Der Gelenkzusammenhalt wird außerdem durch das Körpergewicht und die Zugkräfte der über das Gelenk verlaufenden Muskeln gewährleistet.

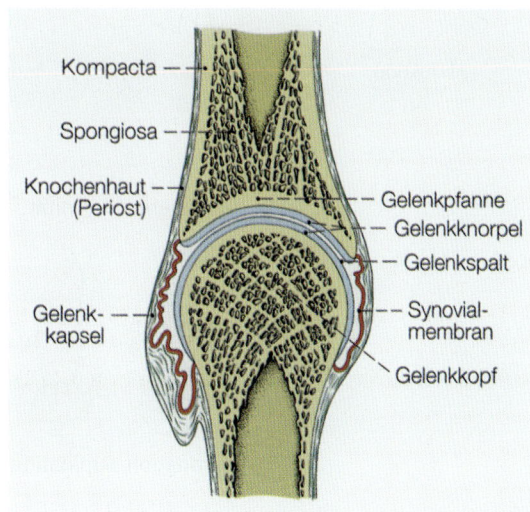

Abb. 2.54 Aufbau eines Gelenks [S005]

Gelenkformen

Die Bewegungsmöglichkeiten eines Gelenks werden auch als Freiheitsgrade bezeichnet. Die möglichen Extremitätenbewegungen sind in ➤ Abb. 2.55 dargestellt.

Aus der Zahl der Hauptachsen eines Gelenks, um die Bewegungen in entgegengesetzte Richtungen erfolgen

können, ergibt sich die nachstehende Einteilung der Gelenke (➤ Abb. 2.56):

1. **Einachsige Gelenke:** Das Scharniergelenk, z.B. im Ellenbogengelenk, Kniegelenk oder Fingergelenk, funktioniert vergleichsweise wie eine Türangel. Bewegungsmöglichkeiten sind das Beugen und Strecken.

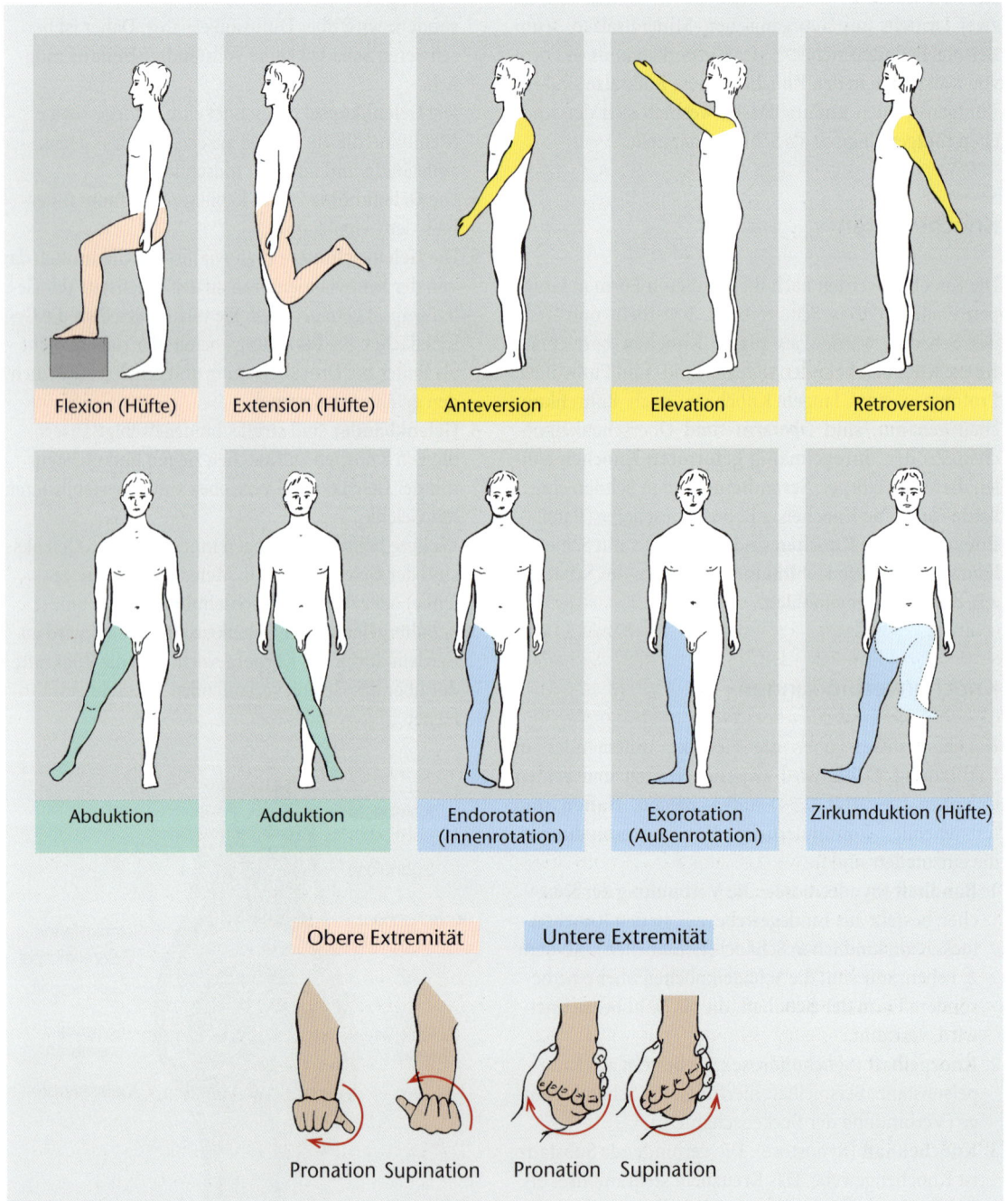

Abb. 2.55 Darstellung der Extremitätenbewegungen und Beispiele [L190]

2. **Zweiachsige Gelenke:** Das Eigelenk ist typisch für diese Gelenkform und findet sich am Handgelenk. Die Bewegungsmöglichkeiten sind Abspreizen und Anziehen sowie Beugen und Strecken. Das Sattelgelenk hat reitsattelförmige Gelenkflächen, wie z.B. das Daumengrundgelenk. Die Bewegungsmöglichkeiten sind Gegenüberstellen und Zurückstellen sowie Abspreizen und Anziehen.
3. **Dreiachsige Gelenke:** Das Kugelgelenk ist durch einen runden Gelenkkopf charakterisiert und befindet sich z.B. in Schulter- und Hüftgelenk. Bewegungsmöglichkeiten sind Vorwärts- und Rückwärtsbewegen, Abspreizen und Anziehen, Innen- und Außenkreiseln.

Einige Knochen des Körpers sind über Kombinationen der drei Gelenktypen verbunden. Das Knie beispielsweise ist ein Drehscharniergelenk.

2.7.2 Schädel

Die knöchernen Strukturen des Kopfes (➤ Abb. 2.57 und ➤ Abb. 2.58) werden unterteilt in Gehirnschädel (Neurokranium) und Gesichtsschädel (Viszerokranium).

Hirnschädel

Der Hirnschädel umschließt und schützt das Gehirn und die Sinnesorgane Auge und Ohr. Er besteht aus dem Schädeldach und der Schädelbasis. Das **Schädeldach** wird aus dem Stirnbein, den beiden Scheitelbeinen, den beiden Schläfenbeinen und dem größten Teil des Hinterhauptbeins gebildet, die über Schädelnähte (Knochenhaften) miteinander verzahnt sind.

Als **Schädelbasis** wird die untere Begrenzung der Schädelhöhle bezeichnet (➤ Abb. 2.59), die in vordere, mittlere und hintere Schädelgrube unterteilt wird. Die Schädelbasis setzt sich aus den zum Stirnbein gehörenden Dächern der Augenhöhle, dem Keilbein, den Felsenbeinen und dem Hinterhauptbein zusammen. Diese knöcherne Basis des Schädels ist mit zahlreichen Löchern durchzogen, welche die Austrittsstellen der Hirnnerven und Hirngefäße darstellen. Die größte Öffnung bildet das Hinterhauptloch (Foramen magnum), das von Rückenmark, Nerven und Blutgefäßen passiert wird.

Gesichtsschädel

Der Gesichtsschädel besteht aus verschiedenen Knochen, die den Anfangsteil der Atem- und Verdauungs-

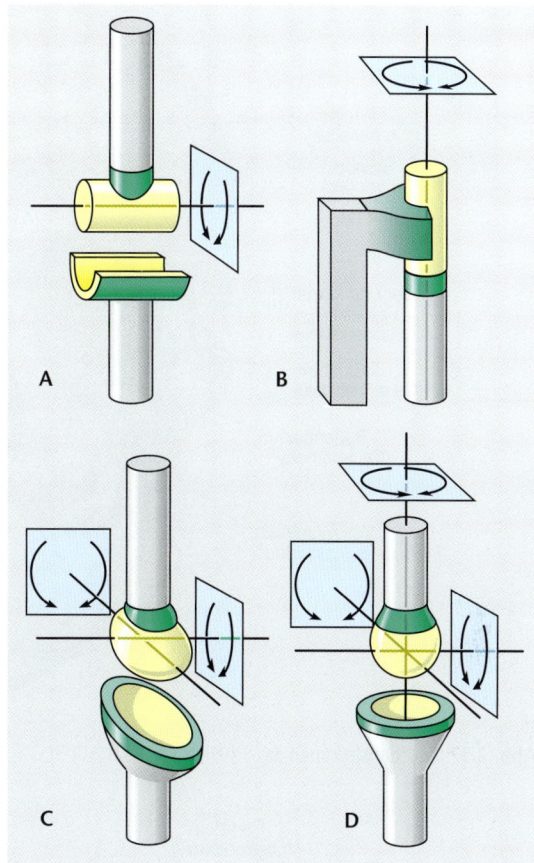

Abb. 2.56 Schematisierte Darstellung der Gelenkformen mit Bewegungsachsen und Bewegungsrichtungen (Pfeile) in den jeweiligen Bewegungsebenen. [L123-R127]
(A) Scharniergelenk
(B) Dreh- oder Radgelenk
(C) Eigelenk
(D) Kugelgelenk

wege umschließen. Zu den wichtigsten Knochen zählen:
1. Der **Unterkiefer** (Mandibula) gibt dem Schädel durch seine Größe und Form das charakteristische Aussehen. In ihm sind die Wurzeln der Zähne verankert. Durch die Zusammenwirkung mit der stark ausgebildeten Kaumuskulatur ist er im Kiefergelenk beweglich.
2. Der **Oberkiefer** (Maxilla) enthält die obere Zahnreihe. Er umschließt die Kieferhöhlen und bildet den seitlichen Teil der Nase.
3. Das **Jochbein** verstärkt den Gesichtsschädel seitlich der Augenhöhlen.
4. Das **Nasenbein** bildet den oberen Anteil des Nasenrückens, der im weiteren Verlauf aus Knorpel besteht.

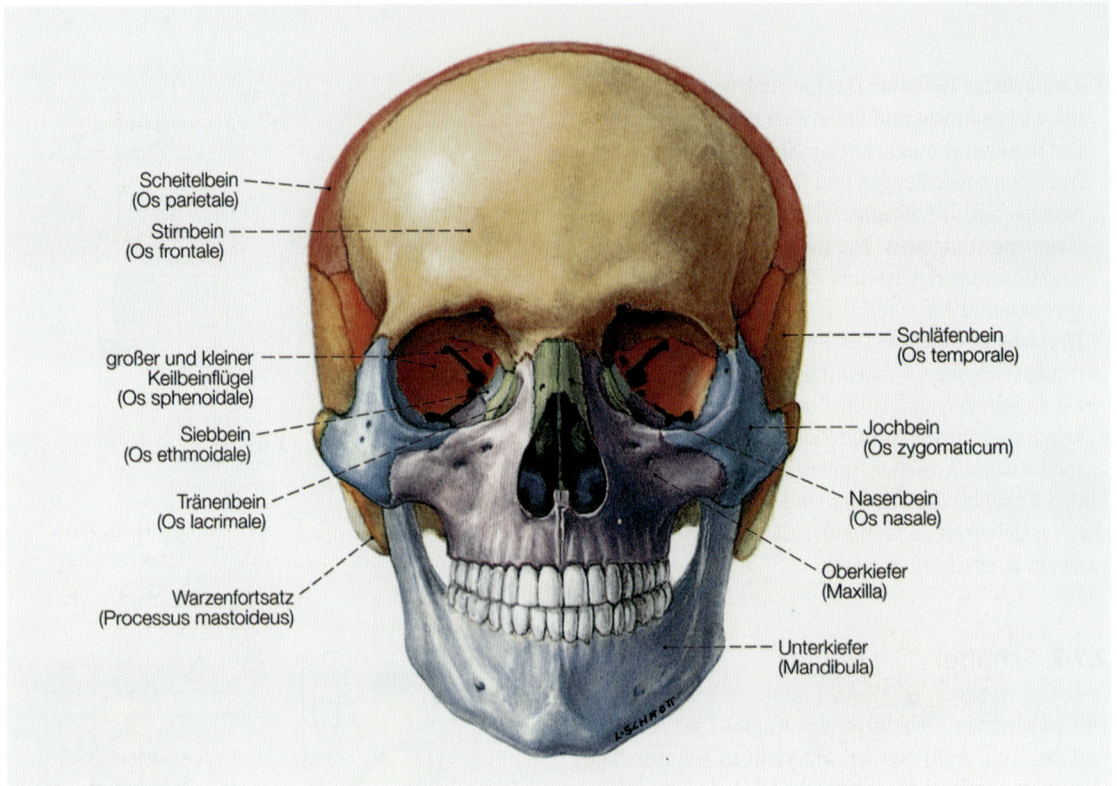

Abb. 2.57 Knochenstrukturen des Schädels von vorn [S005]

Labels in Abb. 2.57:
- Scheitelbein (Os parietale)
- Stirnbein (Os frontale)
- großer und kleiner Keilbeinflügel (Os sphenoidale)
- Siebbein (Os ethmoidale)
- Tränenbein (Os lacrimale)
- Warzenfortsatz (Processus mastoideus)
- Schläfenbein (Os temporale)
- Jochbein (Os zygomaticum)
- Nasenbein (Os nasale)
- Oberkiefer (Maxilla)
- Unterkiefer (Mandibula)

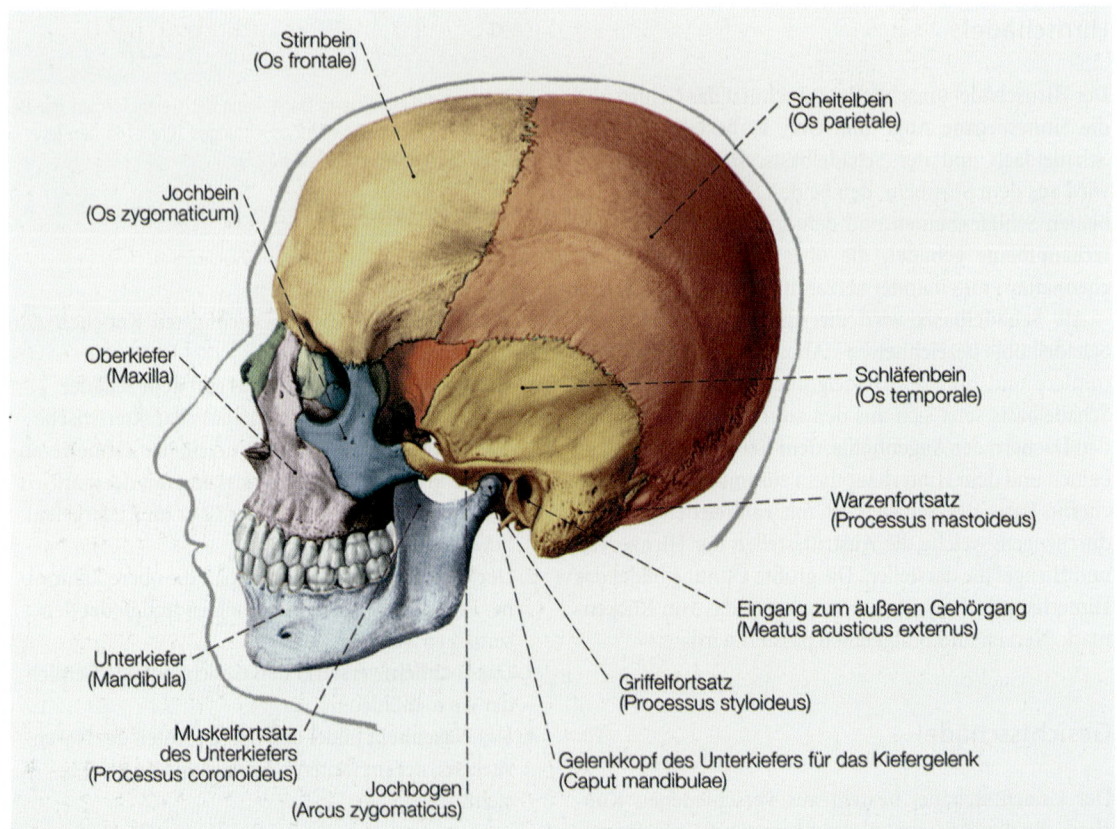

Abb. 2.58 Seitenansicht des Schädels [S005]

Labels in Abb. 2.58:
- Stirnbein (Os frontale)
- Scheitelbein (Os parietale)
- Jochbein (Os zygomaticum)
- Oberkiefer (Maxilla)
- Schläfenbein (Os temporale)
- Warzenfortsatz (Processus mastoideus)
- Eingang zum äußeren Gehörgang (Meatus acusticus externus)
- Unterkiefer (Mandibula)
- Griffelfortsatz (Processus styloideus)
- Muskelfortsatz des Unterkiefers (Processus coronoideus)
- Jochbogen (Arcus zygomaticus)
- Gelenkkopf des Unterkiefers für das Kiefergelenk (Caput mandibulae)

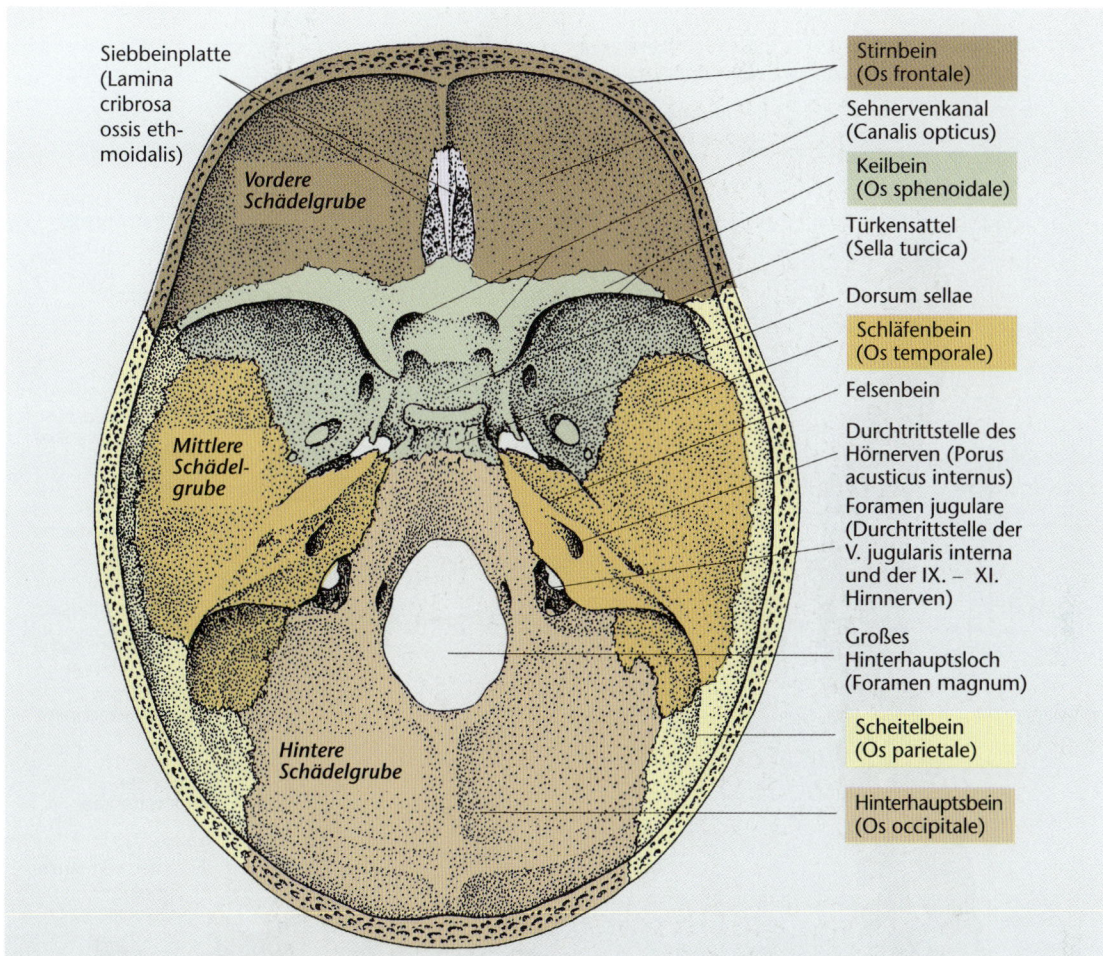

Siebbeinplatte (Lamina cribrosa ossis ethmoidalis)

Vordere Schädelgrube

Mittlere Schädelgrube

Hintere Schädelgrube

Stirnbein (Os frontale)

Sehnervenkanal (Canalis opticus)

Keilbein (Os sphenoidale)

Türkensattel (Sella turcica)

Dorsum sellae

Schläfenbein (Os temporale)

Felsenbein

Durchtrittstelle des Hörnerven (Porus acusticus internus)

Foramen jugulare (Durchtrittstelle der V. jugularis interna und der IX. – XI. Hirnnerven)

Großes Hinterhauptsloch (Foramen magnum)

Scheitelbein (Os parietale)

Hinterhauptsbein (Os occipitale)

Abb. 2.59 Schädelbasis: Ansicht von innen und oben [A400-190]

2.7.3 Rumpf

Das Rumpfskelett besteht aus Wirbelsäule, Brustkorb und Becken.

Wirbelsäule

Die Wirbelsäule (➤ Abb. 2.60) besteht aus 33 bis 34 Wirbelkörpern, die zum Teil über Knorpelscheiben (Bandscheiben) und Gelenke miteinander verbunden sind. Es werden fünf Abschnitte unterschieden:

1. **Halswirbelsäule** (HWS): sieben Halswirbel (klinisch als C1 bis C7 bezeichnet)
2. **Brustwirbelsäule** (BWS): zwölf Brustwirbel (Th1 bis Th12)
3. **Lendenwirbelsäule** (LWS): fünf Lendenwirbel (L1 bis L5)
4. **Kreuzbein:** fünf Kreuzbeinwirbel, die miteinander verschmolzen sind (S1 bis S5)
5. **Steißbein:** vier bis fünf zurückgebildete Steißwirbel (Co1 bis Co5).

Die Wirbelsäule ist das Stützgerüst des Körpers. Sie ermöglicht den aufrechten Gang und eine vielseitige Beweglichkeit, die im HWS- und LWS-Bereich am größten ist. Entsprechend der Körperlast nimmt die Wirbelgröße von oben nach unten an Masse und Kompaktheit zu. Die Lendenwirbel sind demnach die massivsten Wirbelkörper. Hals- und Lendenwirbelsäule sind leicht nach vorn gebogen (**Lordose**), während die Brustwirbelsäule nach hinten geneigt ist (**Kyphose**). Dieser Aufbau bedingt vermutlich die besondere Anfälligkeit der unteren Lendenwirbelsäule für Bandscheiben- und Knochenschäden. Zum Schutz des Gehirns vor Stößen und Erschütterungen sind zur Federung **Zwischenwirbelscheiben** (Bandscheiben), die aus einem Faserring und

2

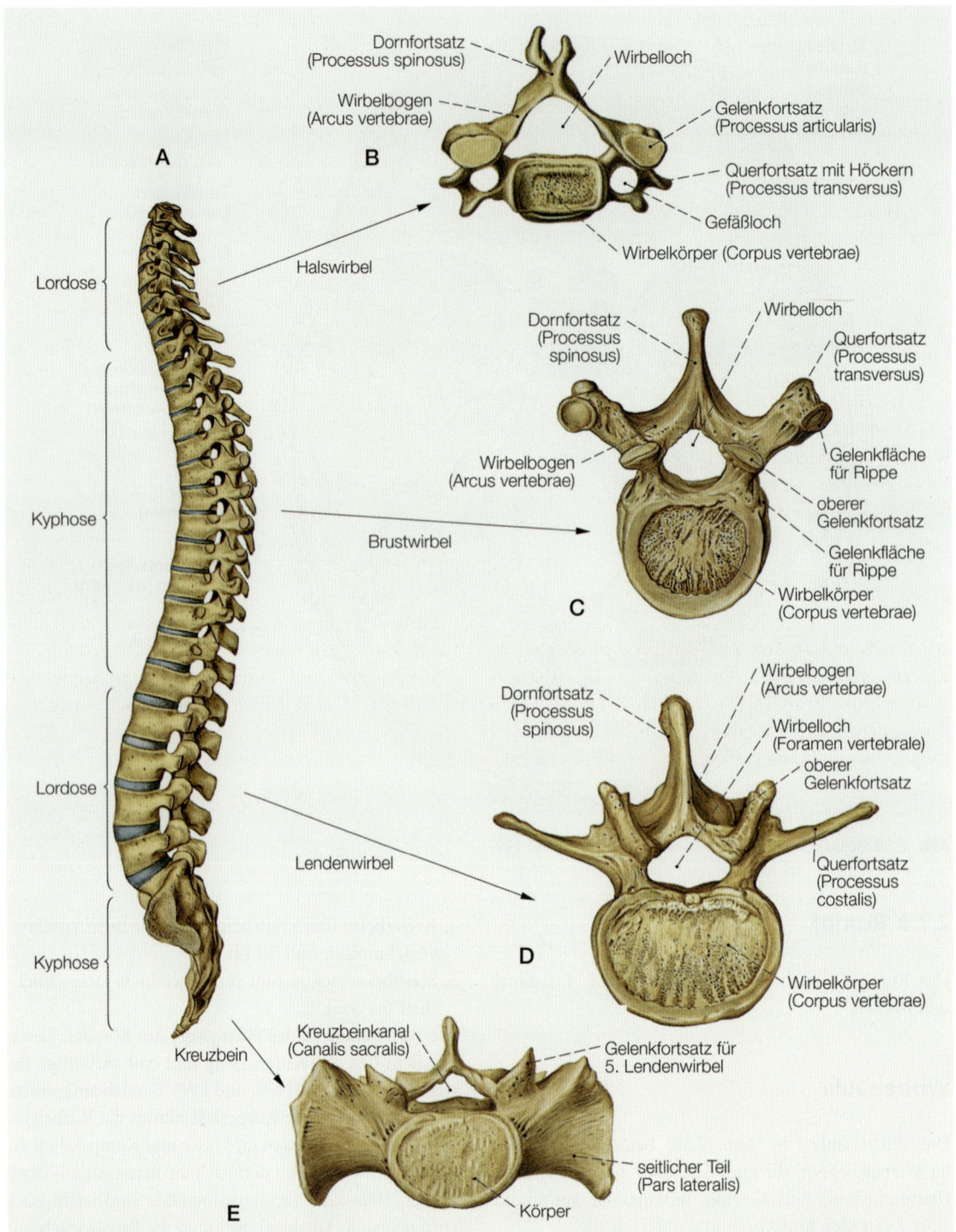

Abb. 2.60 Wirbelsäule in der Seitenansicht (A) mit Zwischenwirbelscheiben und einem Wirbelkörper der Halswirbelsäule (B), Brustwirbelsäule (C), Lendenwirbelsäule (D) und Kreuzbein (E) [S005]

einem Gallertkern bestehen, in das Wirbelsäulensystem eingebaut. Die Bandscheiben vermindern zudem die Reibung zwischen zwei Wirbelkörpern bei Bewegungen. Der doppelt-S-förmige Aufbau der Wirbelsäule trägt ne-

ben der Stabilisierung ebenfalls zur Dämpfung der auf das Achsenskelett einwirkenden Kräfte bei.

Jeder **Wirbel** (➤ Abb. 2.60) besitzt einen Wirbelkörper, einen Wirbelbogen, einen Dornfortsatz, zwei Querfortsätze und vier Gelenkfortsätze. Zwischen Dornfortsatz und Wirbelkörper befindet sich ein Hohlraum, durch den das Rückenmark zieht. Die einzelnen Rückenmarksnerven treten seitlich zwischen den Wirbeln aus dem Rückenmarkskanal aus.

Den ersten beiden Halswirbeln kommt eine besondere Bedeutung zu. Sie stellen die gelenkige Verbindung von Wirbelsäule und Kopf dar. Der **erste Halswirbel** (Atlas) ist ein Knochenring, der gelenkig mit dem Hinterhauptsknochen verbunden ist, und dreht sich auf dem **zweiten Halswirbel** (Axis). Dieser besitzt einen nach oben gerichteten Zahn (Dens), der bei Verletzungen der HWS frakturgefährdet ist und das Rückenmark komprimieren kann. Als einziger Halswirbel ist der siebte Halswirbel sicht- und tastbar. Die Beweglichkeit der Wirbelsäule ist im Halsbereich am größten. Die Brustwirbelsäule erlaubt vor allem Drehbewegungen, im Lendenbereich sind Vorwärts-, Rückwärts- und Seitenbewegungen möglich.

Brustkorb (Thorax)

Der Brustkorb (➤ Abb. 2.61) wird von **zwölf Rippenpaaren** gebildet, die auf der Rückenseite über Drehgelenke mit den Brustwirbeln verbunden sind und nach vorn zum Brustbein (Sternum) ziehen. Die ersten sieben Rippen (echte Rippen) bilden am Brustbein Gelenke

aus, die drei folgenden (falsche Rippen) sind über ein gemeinsames Knorpelstück am Brustbein befestigt. Die elfte und zwölfte Rippe (freie Rippen) enden frei. Der Brustkorb schützt die lebenswichtigen Organe Lunge und Herz und schafft für die Atemmechanik entscheidende Voraussetzungen (➤ Kap. 2.4).

Das **Brustbein** ist ein platter Knochen, das aus Handgriff (oberster Teil), Körper und Schwertfortsatz besteht. Es liegt unmittelbar unter der Haut und ist deshalb sehr schmerzempfindlich (Periostschmerz).

MERKE
Das blutbildende Knochenmark kann mittels Sternalpunktion zu diagnostischen Zwecken aus dem Sternum entnommen werden.

Becken (Pelvis)

Über das Becken sind Wirbelsäule und die untere Extremität miteinander verbunden. Der **Beckengürtel** wird aus dem Kreuzbein und den beiden Hüftbeinen gebildet. Diese bestehen aus je drei platten, miteinander verzahnten Knochen (Schambein, Sitzbein und Darmbein). Zwischen den Schambeinen befindet sich eine Knorpelhaft (Symphyse). Das Kreuzbein ist über eine Knochenhaft mit den beiden Beckenschaufeln verbunden. Dieser

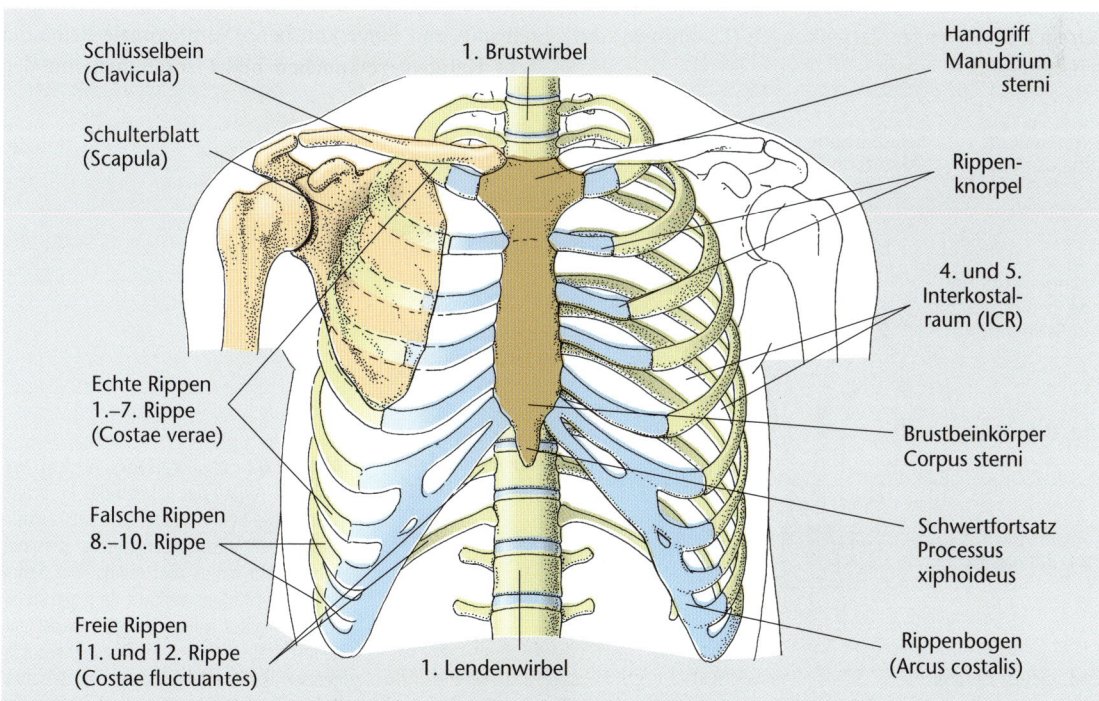

Abb. 2.61 Aufbau des Thorax [A400-190]

Aufbau bietet eine große Stabilität und schützt die Beckenorgane vor Einwirkungen von außen.

Der **Beckenboden** bildet den unteren Abschluss des mit Eingeweiden gefüllten Bauchraums und ist der muskulöse Verschluss des Beckenausgangs.

Das Becken weist geschlechtsspezifische Unterschiede auf. Die Beckenschaufeln des weiblichen Skeletts laden weiter aus; Beckeneingang und Beckenausgang sind gleich weit, während sich beim Mann das kleine Becken zum Beckenausgang hin verengt.

2.7.4 Obere Extremität

Als obere Gliedmaße (Extremität) werden die Arme bezeichnet, die über den Schultergürtel mit dem Brustkorb verbunden sind. Der **Schultergürtel** (➤ Abb. 2.62) besteht aus dem Schulterblatt (Skapula), das u.a. die Pfanne des Schultergelenks bildet. Über zahlreiche Muskeln ist die Skapula mit Rippen und Oberarm verbunden. Das **Schlüsselbein** (Klavikula) ist über ein Gelenk am Brustbein befestigt, das die einzige Gelenkverbindung zwischen oberer Extremität und Thorax darstellt. Mit ihrem abgeplatteten äußeren Ende bildet die Klavikula das Dach des Schultergelenks. Dieses Kugelgelenk ist äußerst beweglich. Es besteht aus einer verhältnismäßig kleinen Gelenkpfanne, die den Oberarmkopf kaum umfassen kann. Zur Stabilisierung sind straffe Bänder und Muskelzüge angeordnet. Dennoch betreffen ca. 80% aller Verrenkungen (Luxationen) das Schultergelenk.

Oberarm und Ellenbogengelenk

Der **Oberarmknochen** (Humerus) ist ein typischer Röhrenknochen. Der **Oberarmkopf** bildet mit dem **Schulterblatt** das **Schultergelenk** (Kugelgelenk). Im oberen Teil des Oberarmschaftes ist der Knochen relativ instabil und frakturgefährdet.

Das **Ellenbogengelenk** verbindet den Oberarmknochen mit dem Unterarm (Ulna und Radius). Es setzt sich aus drei Gelenken zusammen. Zwischen Oberarmknochen und Elle befindet sich als das eigentliche Hauptgelenk ein Scharniergelenk.

Unterarm

Die beiden Unterarmknochen verlaufen zwischen Ellenbogen- und Handgelenk, auf der Daumenseite die **Speiche** (Radius) und zum kleinen Finger zeigend die **Elle** (Ulna). Kopfwärts gerichtet weist die Ulna einen **Ellenbogenfortsatz** (Olekranon) auf. Handwärts gerichtet sind beide Unterarmknochen über Bindegewebe (Bandhaft) und Gelenke miteinander verbunden und gemeinsam an der Bildung des Handgelenks beteiligt.

Hand und Handgelenk

Die Hand (➤ Abb. 2.63) besteht aus Handwurzel-, Mittelhand- und Fingerknochen. Die proximale Reihe der acht **Handwurzelknochen** bildet zusammen mit den

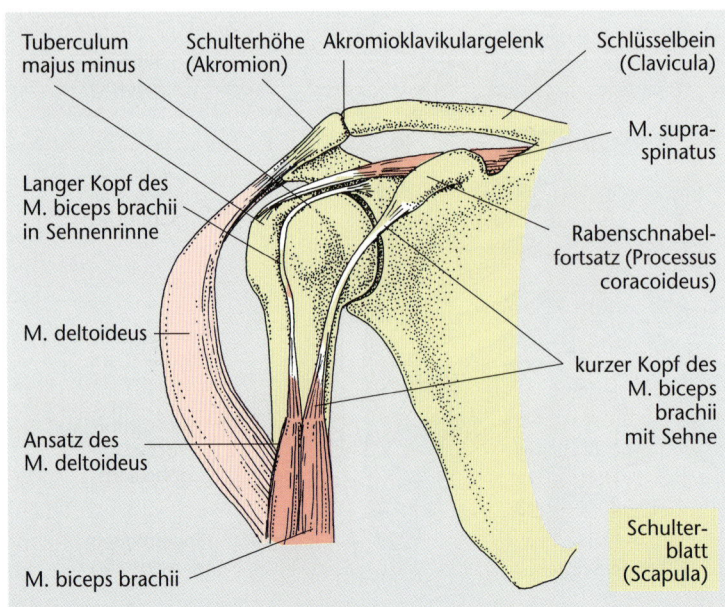

Abb. 2.62 Schultergelenk. Ansicht von vorn mit Verlauf der Sehnen des M. biceps brachii. Die Sehne des langen Muskelkopfs zieht durch eine Knochenrinne zwischen Tuberculum majus und minus. Die Sehne des kurzen Kopfes verläuft dagegen direkt vom Processus coracoideus (Rabenschnabelfortsatz), einem nach vorne herausragenden Knochenvorsprung des Schulterblatts, abwärts. [A400-190]

Handskelett

A

Fingerglieder
- Fingerend-gelenk
- Finger-mittel-gelenk
- Finger-grund-gelenk

Mittelhand-knochen

Hakenbein (Os hamatum)

Kopfbein (Os capitatum)

Erbsenbein (Os pisiforme)

Dreieckbein (Os triquetrum)

kleines Vieleckbein (Os trapezoideum)

großes Vieleckbein (Os trapezium)

Kahnbein (Os scaphoideum)

Mondbein (Os lunatum)

Processus styloideus ulnae

Elle (Ulna)

Speiche (Radius)

Processus styloideus radii

B

Kopfbein

kleines Vieleckbein

Mittelhand-knochen

Haken-bein

Erbsen-bein

Dreieckbein

großes Vieleck-bein

Mondbein

Elle

Speiche

Kahnbein

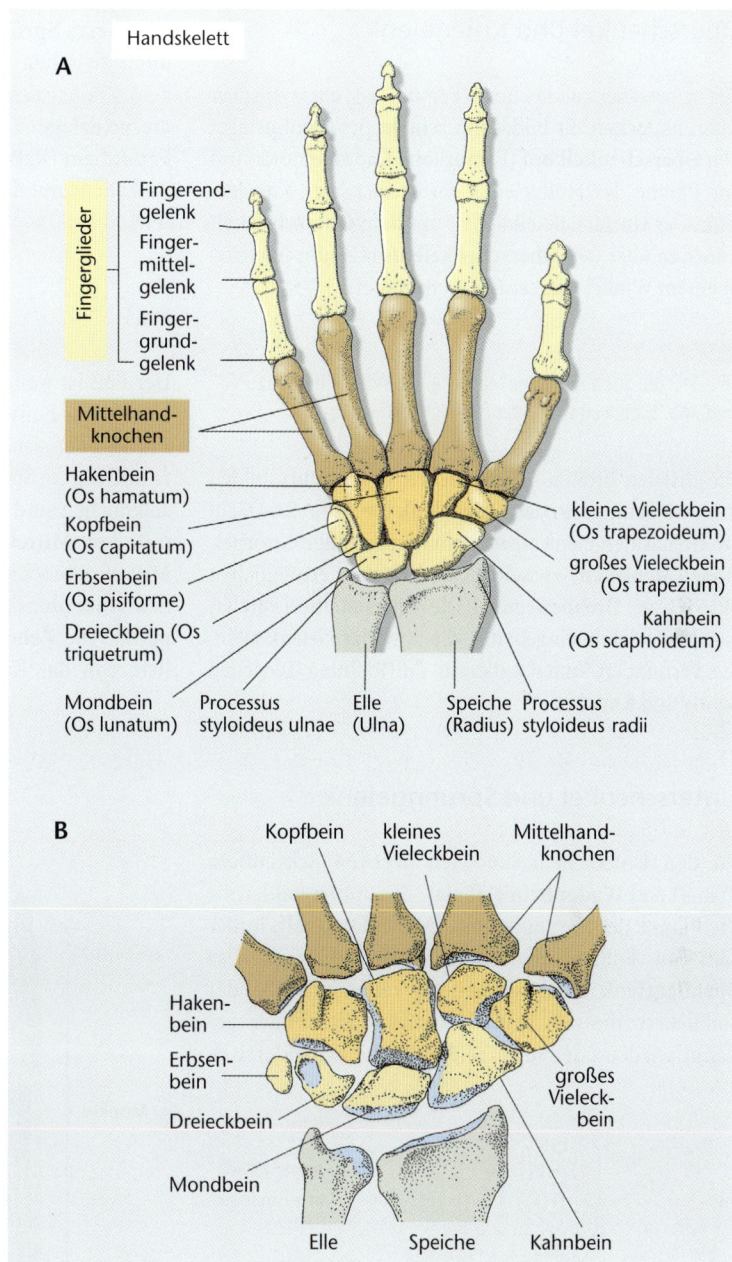

Abb. 2.63
(A) Handskelett
(B) Detailansicht des Handwurzelskeletts
[A300-190]

Unterarmknochen das **Handgelenk**, ein Eigelenk. Distal ist die Handwurzel über straffe Gelenke (Amphiarthrosen) mit fünf Mittelhandknochen verbunden. Zwischen Mittelhand- und Fingerknochen befinden sich Kugelgelenke. Die jeweils drei Fingerknochen sind über Scharniergelenke verbunden. Eine Ausnahme stellt der Daumen dar: Sein Grundgelenk ist ein typisches Sattelgelenk und er besitzt nur zwei Fingerknochen.

2.7.5 Untere Extremität

Der **Beckengürtel** stellt die Verbindung der unteren Extremität mit dem Rumpfskelett über das Hüftgelenk her. Im Hüftbein des Beckens liegt die Gelenkpfanne, die mehr als die Hälfte des Oberschenkelkopfs umschließt (Kugelgelenk). Das Hüftgelenk ist starken Belastungen ausgesetzt und wird deshalb durch besonders straffe Bänder und Muskeln stabilisiert.

Oberschenkel und Kniegelenk

Der Oberschenkelknochen (Femur) ist ein typischer Röhrenknochen. Er bildet mit seinem proximal gelegenen **Oberschenkelkopf** (Femurkopf, Caput femoris) mit der Pfanne des Hüftgelenks ein dreiachsiges Kugelgelenk. Der Oberschenkelkopf ist mit dem **Oberschenkelknochen** über den **Oberschenkelhals** (Collum femoris) in einem Winkel von ca. 130° verbunden.

> **MERKE**
> Bei Stürzen vor allem alter Menschen kommt es häufig zu einer sog. Schenkelhalsfraktur (Kollumfraktur).

Die distalen breiten Gelenkflächen des Femurs bilden mit dem Schienbein das **Kniegelenk** (> Abb. 2.64), ein Drehscharniergelenk. Zwei halbmondförmige Knorpelringe (**Menisken**) zwischen den Knochen ermöglichen eine leichte Drehbewegung. Die **Kniescheibe** (Patella) ist in eine Sehne eingebettet, die über das Gelenk zieht. Sie vermindert unter anderem die Reibung zwischen Sehne und Knochen.

Unterschenkel und Sprunggelenk

Zu den Unterschenkelknochen gehören **Schienbein** (Tibia) und **Wadenbein** (Fibula). Zusammen bilden sie die Pfanne des Sprunggelenks (Malleolengabel), in der sich ein Fußwurzelknochen gelenkig bewegt. Das **Sprunggelenk** ist durch seitlich verlaufende Bänder stabilisiert, die z.B. beim Umknicken des Fußes gedehnt werden oder sogar reißen können (Bänderriss).

Als **oberes Sprunggelenk** bezeichnet man die Verbindung zwischen Schienbein, Wadenbein und Sprungbein (Talus) des Fußes. Das **untere Sprunggelenk** ist die gelenkige Verbindung zwischen Sprungbein und Fersenbein (Kalkaneus) einerseits sowie von Talus und Kalkaneus mit dem Kahnbein (Os naviculare) andererseits.

Fuß

Der Fuß ist weitgehend analog der Hand aufgebaut. Er besteht aus Fußwurzel-, Mittelfuß- und Zehenknochen. Ein Teil der sieben **Fußwurzelknochen** bildet das obere und untere Sprunggelenk (s.o.), die distalen Fußwurzelknochen sind über starre Gelenke (Amphiarthrosen) mit den **Mittelfußknochen** verbunden. Der größte Mittelfußknochen ist das Fersenbein. Er dient dem großen Wadenmuskel mit seiner Achillessehne als Ansatzpunkt. Die **Zehen** sind über Scharniergelenke beweglich. Um das Körpergewicht nicht starr, sondern fe-

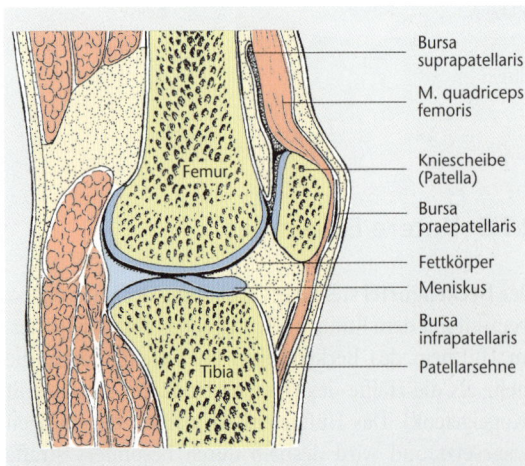

Abb. 2.64 Kniegelenk im Schnitt. Bursa supra- und praepatellaris bezeichnen zwei das Kniegelenk zusätzlich schützende Schleimbeutel. [A300-190]

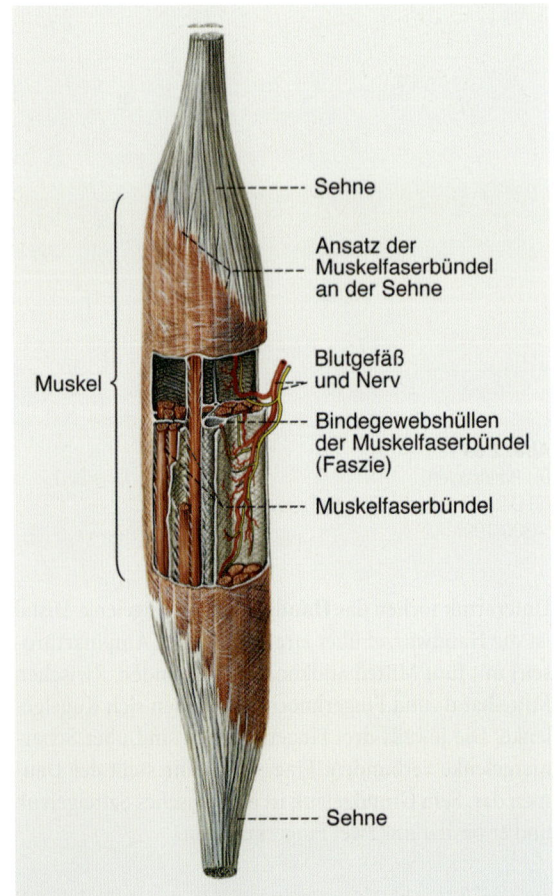

Abb. 2.65 Skelettmuskelaufbau [S005]

2

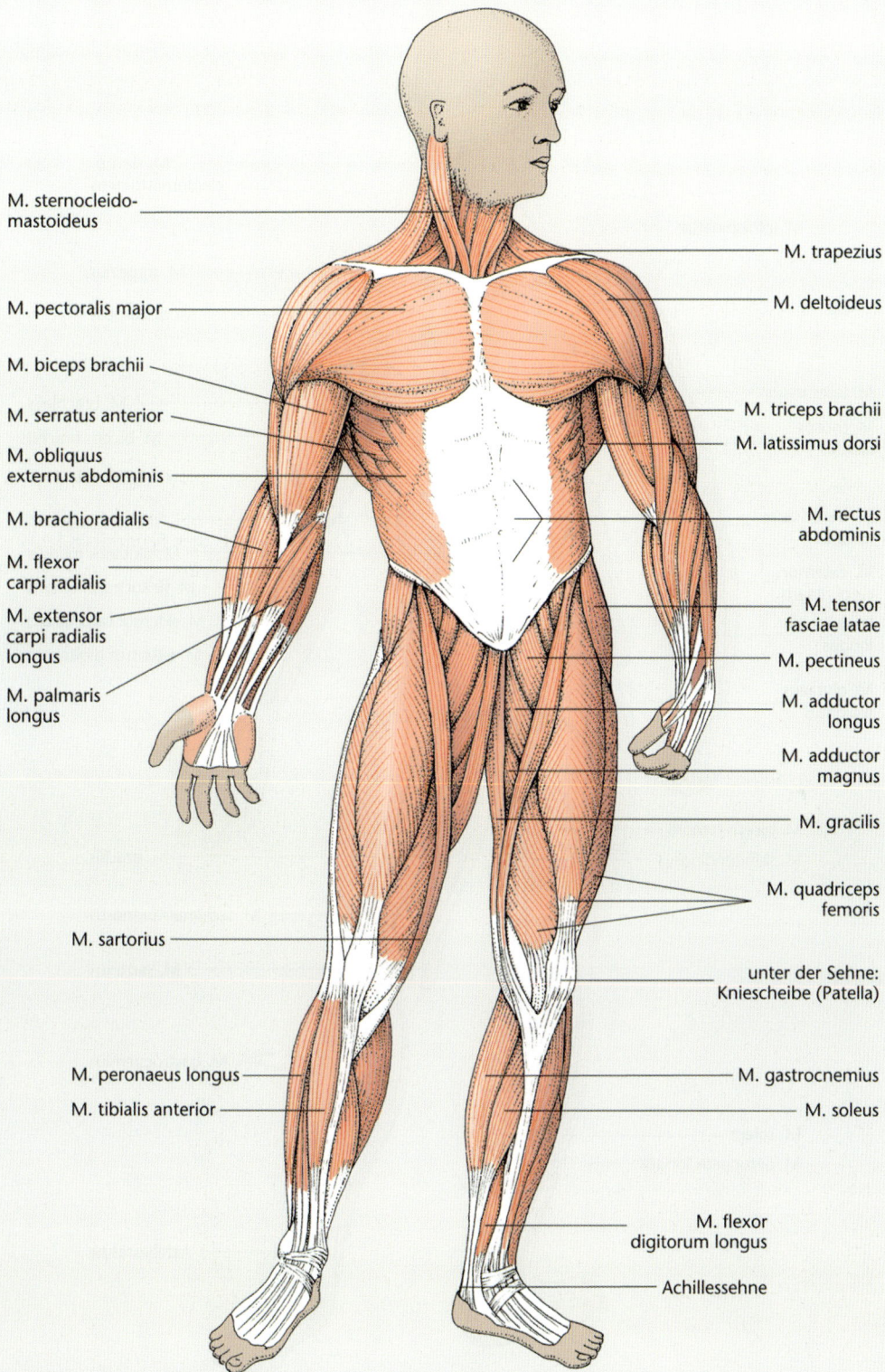

M. sternocleido-
mastoideus

M. trapezius

M. pectoralis major

M. deltoideus

M. biceps brachii

M. triceps brachii

M. serratus anterior

M. latissimus dorsi

M. obliquus
externus abdominis

M. rectus
abdominis

M. brachioradialis

M. flexor
carpi radialis

M. tensor
fasciae latae

M. extensor
carpi radialis
longus

M. pectineus

M. adductor
longus

M. palmaris
longus

M. adductor
magnus

M. gracilis

M. quadriceps
femoris

M. sartorius

unter der Sehne:
Kniescheibe (Patella)

M. peronaeus longus

M. gastrocnemius

M. tibialis anterior

M. soleus

M. flexor
digitorum longus

Achillessehne

Abb. 2.66 Oberflächliche Skelettmuskulatur (von vorn) [A400-190]

2

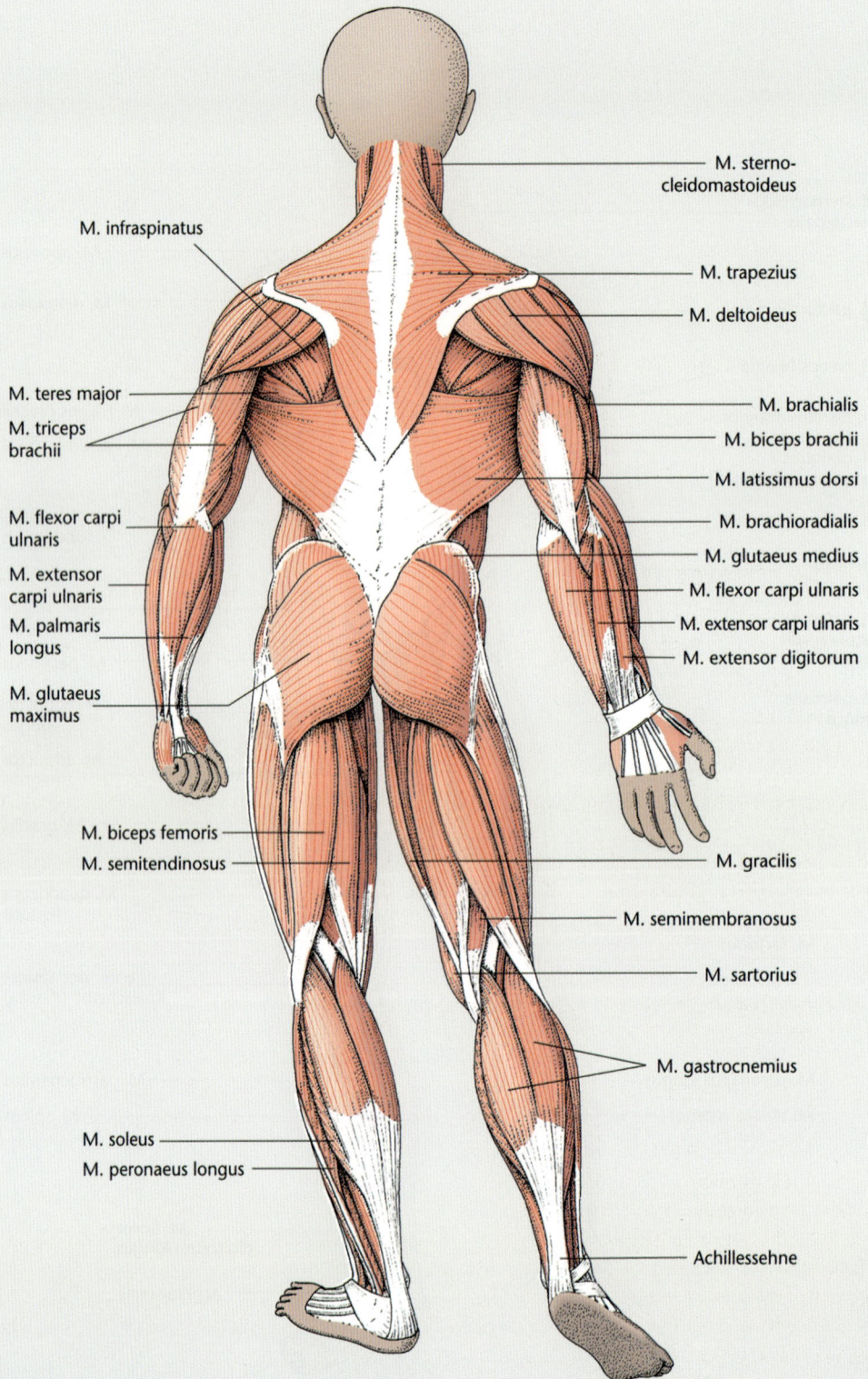

M. sterno-
cleidomastoideus

M. trapezius

M. deltoideus

M. infraspinatus

M. teres major

M. triceps
brachii

M. flexor carpi
ulnaris

M. extensor
carpi ulnaris

M. palmaris
longus

M. glutaeus
maximus

M. brachialis

M. biceps brachii

M. latissimus dorsi

M. brachioradialis

M. glutaeus medius

M. flexor carpi ulnaris

M. extensor carpi ulnaris

M. extensor digitorum

M. biceps femoris

M. semitendinosus

M. gracilis

M. semimembranosus

M. sartorius

M. gastrocnemius

M. soleus

M. peronaeus longus

Achillessehne

Abb. 2.67 Oberflächliche Skelettmuskulatur (von hinten) [A400-190]

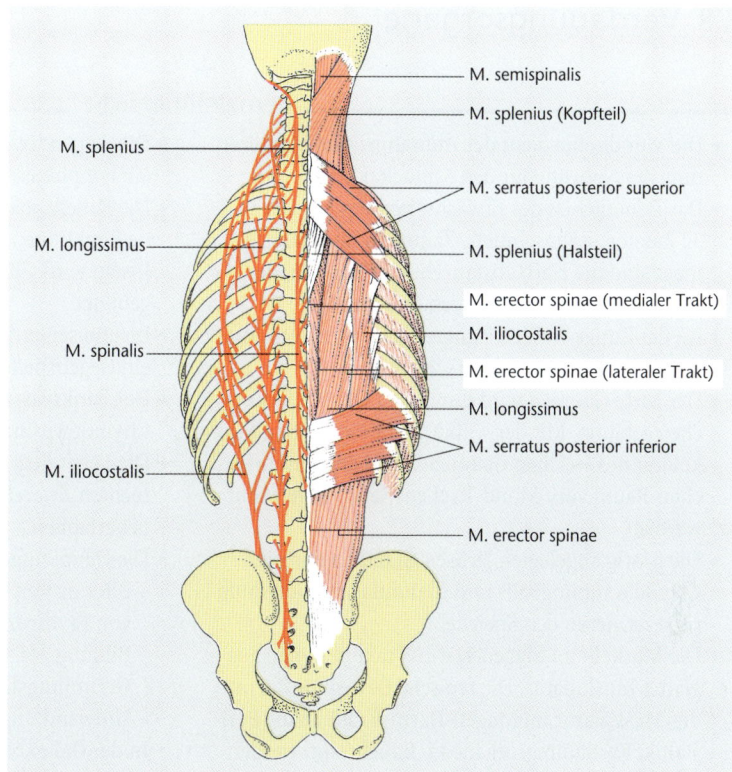

Abb. 2.68 Autochthone Rückenmuskulatur (M. erector spinae), medialer und lateraler Trakt. Zur Verdeutlichung sind links einzelne Muskelzüge schematisch dargestellt. [A400-190]

dernd auf den Boden zu übertragen, hat der Fuß eine Längs- und eine Querwölbung. Die Sicherung der Wölbung geschieht durch die Spannung von Bändern, Sehnen und Muskeln. Ein Nachlassen der Spannung z.B. beim Senk-Spreiz-Fuß hat Auswirkung auf die gesamte Statik des Beins und der Wirbelsäule. Die gesamte Körperlast verteilt sich beim gesunden Fuß auf Ferse und Ballen.

2.7.6 Aktiver Bewegungsapparat: die Muskulatur

Vom Lidschlag bis zum Luftsprung werden alle Bewegungen des Körpers durch das Zusammenwirken von knöchernem Skelett (passiver Bewegungsapparat) und der Muskulatur (aktiver Bewegungsapparat) ermöglicht. Die Koordination erfolgt über das Zentralnervensystem (ZNS) und die verbindenden Nervenbahnen.

Ein Muskel (> Abb. 2.65) besteht aus einem **Muskelbauch**, in dem viele Muskelfasern zu einem Muskelfaserbündel gebündelt sind. Wie der gesamte Muskelbauch von der **Muskelfaszie**, so sind auch die Untereinheiten von Bindegewebshüllen umgeben. Alle Bindegewebshüllen laufen an den Enden des Muskelbauchs beziehungsweise der Muskelfasern zu einer **Sehne** zu-

sammen, die in die Knochenhaut einstrahlt. Mit ihnen verlaufen Gefäße, die den hohen Sauerstoffbedarf der Muskelzellen decken, und Nervenfasern, die Impulse zum ZNS und zurück leiten.

Die kontraktionsfähigen Strukturen befinden sich in den Muskel- oder **Myofibrillen**. Sie werden als **Aktin-** und **Myosinfilamente** bezeichnet. Bei Aktivierung des Muskels gleiten diese, vergleichbar mit zwei Kämmen, die zusammengesteckt werden, aneinander vorbei. Der Muskel wird dadurch verkürzt (> Kap. 2.2).

Das Oberflächenrelief des Menschen (> Abb. 2.66 und > Abb. 2.67), das von der Haut bedeckt wird, ist zum großen Teil ein Produkt der darunter liegenden und tastbaren Muskulatur. Einzelne häufig eingesetzte oder trainierte Muskeln treten besonders deutlich hervor.

Autochthone Rückenmuskulatur

Diese Muskulatur (> Abb. 2.68) ist für die Arbeiten im Rettungsdienst von besonderer Bedeutung, da sie das Heben und Tragen ermöglicht. Die Beweglichkeit und Kraftentfaltung entlang der Wirbelsäule wird durch dieses System sich überkreuzender Muskelfaserzüge erst ermöglicht.

2.8 Verdauungsorgane

Lernzielübersicht

- Die Mundhöhle dient der Aufnahme und Vorbereitung der Nahrung für den Schluckakt.
- Das Dauergebiss des Erwachsenen besteht aus 32 Zähnen. Zahnschmelz, Zahnbein und Zahnzement sind die Hartsubstanzen der Zähne. In der Pulpahöhle verlaufen Nerven und Gefäße.
- An der Zunge werden Zungenrücken, Zungengrund und Zungenpapillen unterschieden.
- Der harte Gaumen wird durch den Oberkieferknochen gebildet. Mit der willkürlich beweglichen Muskulatur des weichen Gaumens kann der Nasen-Rachen-Raum vom Mund-Rachen-Raum abgetrennt werden.
- Die paarig angelegten Drüsen Glandula parotis, Glandula sublingualis und Glandula submandibularis sezernieren den Speichel.
- Die Muskeln im Magen-Darm-Trakt bestehen aus glatter Muskulatur. Die typische Bewegungsform der Muskulatur im Magen-Darm-Trakt ist die Peristaltik. Verdauungsorgane im Bauchraum werden über die Mesenterien versorgt.
- Der Ösophagus ist 22–25 cm lang. Seine drei physiologischen Engen befinden sich in Höhe des Ringknorpels, der Bifurkation und beim Zwerchfelldurchtritt.
- Der Magen lässt sich in Kardia, Fundus, Korpus, Antrum und Pylorus gliedern.
- Die Magenschleimhaut besteht aus Zylinderepithel mit eingelagerten Drüsen aus Haupt-, Neben- und Belegzellen. Sie produzieren etwa 2–3 l Magensaft pro Tag: Nebenzellen bilden Magenschleim, Hauptzellen Pepsinogen und Belegzellen Salzsäure und Intrinsic-Faktor.
- Der Dünndarm besteht aus Duodenum, Jejunum und Ileum.
- In das Duodenum münden an der Papilla Vateri der Gallen- und der Pankreasgang, die Enzyme zur Nahrungsmittelverdauung führen.
- Die verdauten Nahrungsbestandteile werden im Jejunum und Ileum aufgenommen.
- Im Kolon wird der Darminhalt eingedickt, in der Ampulle des Rektums gesammelt und bei der Defäkation ausgeschieden.
- Die Appendix, ein Anhängsel des Blinddarms, ist ein lymphatisches Organ.
- Die Bauchspeicheldrüse hat endokrine und exokrine Funktionen. In den A-Zellen der Langerhans-Inseln wird Glukagon, in den B-Zellen Insulin gebildet.
- Insulin senkt den Blutzuckerspiegel, Glukagon ist ein Gegenspieler des Insulins.
- Der Pankreassaft enthält Vorstufen von Trypsin, Chymotrypsin, Lipasen und Amylasen.
- Die Leber liegt im rechten Oberbauch unter der rechten Zwerchfellkuppel. Sie besteht aus vier Leberlappen.
- Die Hauptaufgaben der Leber sind:
  - Bildung von Galle, beim Neugeborenen Bildung von Erythrozyten
  - Bildung von Glukose, Plasmaeiweißen und von Gerinnungsfaktoren
  - Umwandlung von Medikamenten, Entgiftung.
- In der Gallenblase wird die in der Leber hergestellte Galle gespeichert und bei fettreicher Nahrung über die Gallenwege in das Duodenum abgegeben. Gallensäuren ermöglichen die Fettresorption im Dünndarm.
- Nährstoffe sind Kohlenhydrate, Eiweiße und Fette. Außerdem müssen Vitamine, Mineralien und Wasser aufgenommen werden.
- Kohlenhydrate werden in Einfach- und Mehrfachzucker aufgeteilt. Sie dienen der Energiegewinnung. Unverdauliche Kohlenhydrate nennt man Ballaststoffe.
- Fette sind Energiereserven und schützen als Fettpolster vor Kälte und Verletzungen. Die fettlöslichen Vitamine A, D, E und K können nur zusammen mit Fett resorbiert werden.
- Eiweiße bestehen aus Aminosäuren. Diese werden als Baustoffe für körpereigene Eiweiße benutzt.
- Der Energiebedarf eines Menschen errechnet sich als Summe von Grundumsatz, Arbeitsumsatz und spezifisch-dynamischer Wirkung.

Die Aufnahme von Nahrung ist die Voraussetzung für die Energiegewinnung des Körpers sowie Voraussetzung für die Herstellung von Wirkstoffen (Enzyme, Hormone, Abwehrstoffe) und für den Aufbau von Körpersubstanz (Kalzium für die Knochen). Die mechanische (Muskulatur) und die chemische Arbeit (Stoffwechsel) im menschlichen Körper setzen die ständige Zufuhr von ausreichenden Energiemengen in Form von Nährstoffen (Kohlenhydrate, Fette und Eiweiße) voraus. Im Zellstoffwechsel wird die mit der Nahrung zugeführte Energie in chemische Verbindungen überführt oder in den Fettzellen gespeichert. Neben der Energiegewinnung stehen die Nährstoffe und ihre Abbauprodukte zum Aufbau körpereigener Substanzen zur Verfügung. Eine Übersicht über die Verdauungsorgane geben ➤ Abb. 2.69 und ➤ Tab. 2.5.

2.8.1 Mundhöhle

Die Mundhöhle (➤ Abb. 2.70) dient der Aufnahme und Vorbereitung der zugeführten Speisen, um sie dann durch den Schluckakt mit Hilfe der Zunge in den Magen-Darm-Kanal zu befördern.

Die Mundbodenmuskulatur spannt sich zwischen Unterkiefer und der Zunge und bildet zusammen mit der Zunge den **Mundboden**. Das **Mundhöhlendach** besteht aus dem harten und dem nach hinten auslaufenden weichen Gaumen mit seinem Gaumensegel. Die Seitenwände werden von den Zähnen gebildet, welche als Mahlwerkzeuge fungieren. Zwischen den Lippen und Wangen sowie den Zahnreihen und Zahnfortsätzen der Kiefer (Alveolarfortsätze) befindet sich ein zusätzlicher Raum, der **Vorhof der Mundhöhle**, der sich bei geschlossenem Mund spaltförmig ausbreitet und durch die Nachgiebigkeit seiner Außenwände (Wangen und Lippen) eine Erweiterung der Mundhöhle ermöglicht. Die Mundhöhle wird von einer Schleimhaut ausgekleidet, die aus einem mehrschichtigen, nicht verhornten Plattenepithel besteht und zahlreiche Drüsen besitzt. In der Übergangszone von Haut zu Mundschleimhaut besitzt die Epidermis nur eine dünne Hornschicht. Durch diese dünne Schicht schimmern die darunter liegenden Blutgefäße, das Lippenrot.

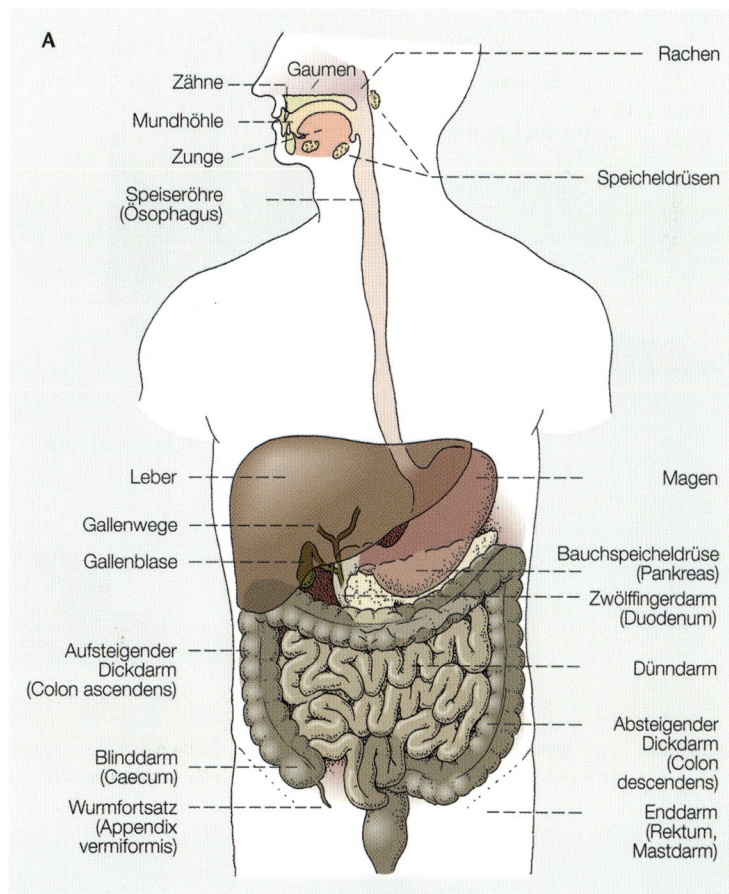

Abb. 2.69a Übersicht über die Verdauungsorgane [L190]

B

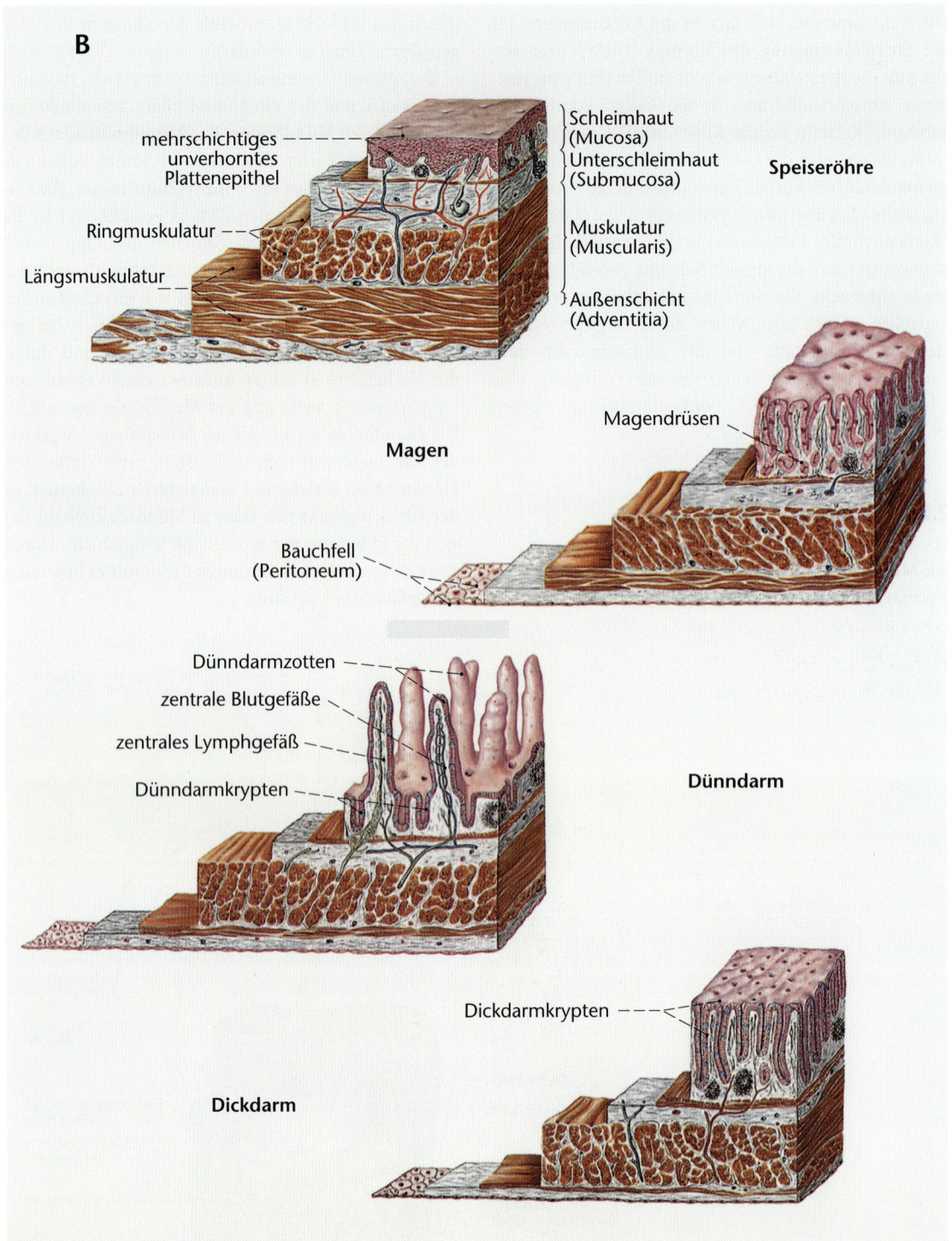

Schleimhaut (Mucosa)
Unterschleimhaut (Submucosa)
mehrschichtiges unverhorntes Plattenepithel
Ringmuskulatur
Längsmuskulatur
Muskulatur (Muscularis)
Außenschicht (Adventitia)
Speiseröhre

Magendrüsen
Magen

Bauchfell (Peritoneum)

Dünndarmzotten
zentrale Blutgefäße
zentrales Lymphgefäß
Dünndarmkrypten
Dünndarm

Dickdarmkrypten

Dickdarm

Abb. 2.69b Charakteristischer Wandaufbau verschiedener Abschnitte des Verdauungstraktes. Die einzelnen Schichten von Mukosa, Submukosa, Muskularis und Serosa finden sich durchgehend, lediglich die Ausprägung ist der Funktion in den einzelnen Abschnitten angepasst. [S007-2-19]

Tab. 2.5 Abschnitte der Verdauung nach Lokalisation und Funktion

Abschnitte		Lokalisation	Funktion
Mundhöhle (Cavitas oris)		Kopf	Nahrungsaufnahme, Kauen, Sekretion, Beginn der enzymatischen Verdauung, Schlucken
Rachen (Pharynx)		Kopf, Hals	Nahrungstransport
Speiseröhre (Ösophagus)		Hals, Brusthöhle, Bauchhöhle	
Magen (Ventriculus, Gaster)		Bauchhöhle	Sammlung, Sekretion, Beginn der enzymatischen Verdauung
Zwölffingerdarm (Duodenum)	**Dünndarm** (Intestinum tenue)		Sekretion, Verdauung, Resorption
Leerdarm (Jejunum)			
Krummdarm (Ileum)			
Leber (Hepar)			
Bauchspeicheldrüse (Pankreas)			
Blinddarm (Caecum) mit	**Dickdarm** (Intestinum crassum)		Resorption, Eindickung
Wurmfortsatz (Appendix vermiformis)			
aufsteigender Dickdarm (Colon ascendens)			
quer verlaufender Dickdarm (Colon transversum)			
absteigender Dickdarm (Colon descendens)			
S-förmiger Dickdarm (Colon sigmoideum)			
Mastdarm (Rectum)		Becken	Ausscheidung

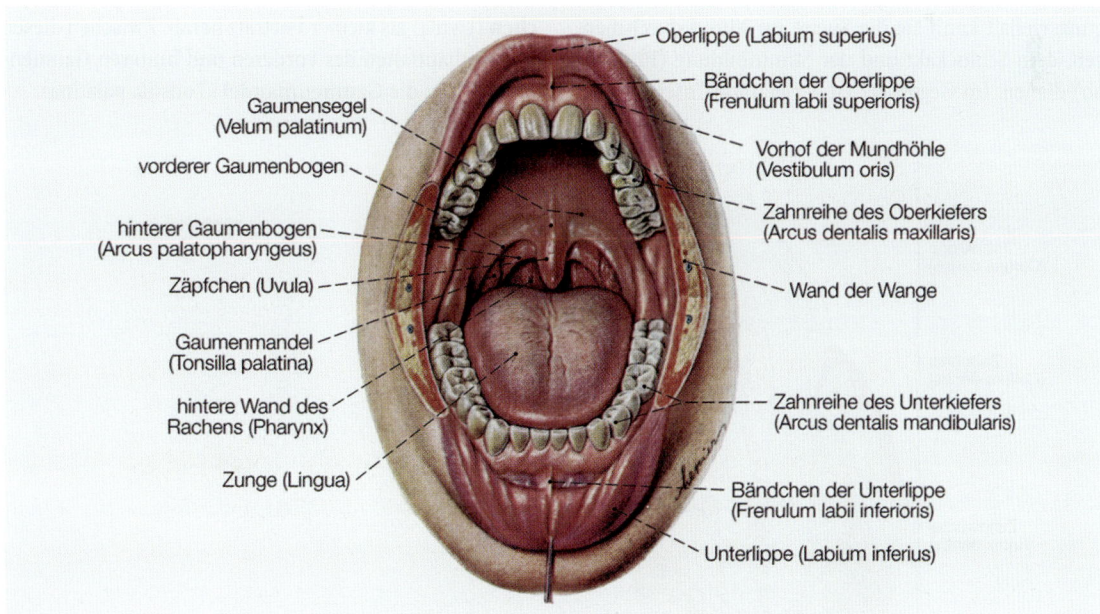

Abb. 2.70 Blick in die geöffnete Mundhöhle [S005]

Zähne

Die Zähne (➤ Abb. 2.71) dienen dem Beißen und Zermahlen von festen Nahrungsbestandteilen und bestehen aus den Hartsubstanzen **Zahnschmelz, Zahnbein** (Dentin) und **Zahnzement** (Cementum). Das bleibende Gebiss des Erwachsenen hat 32 Zähne, wobei jeweils 16 Zähne in den Zahnfächern (Alveolen) des Ober- und Unterkiefers sitzen. Die Zahnentwicklung erfolgt in der Zahnleiste des Kiefers. Dabei bildet sich zuerst das Milchgebiss und erst später das Dauergebiss. Milchzähne kommen zwischen dem 7. Lebensmonat und dem 2. Lebensjahr hervor, das Dauergebiss beginnt erst mit seinem Wachstum ab dem 6. Lebensjahr. Die vier Weisheitszähne entwickeln sich zuletzt und z.T. unregelmäßig bis zum 20. Lebensjahr.

Zunge

Die Zunge ist ebenfalls von einem mehrschichtigen Plattenepithel überzogen und besteht aus einem beweglichen Anteil (**Zungenrücken**) und einem festen Anteil (**Zungengrund**). Der Zungengrund nimmt das hintere Drittel der Zunge ein und bildet den Übergang zum Rachen (Pharynx). Da die Zunge ein mit Schleimhaut überzogenes Muskelorgan ist, kann sie sich verkürzen, verlängern, abflachen und wölben. Durch diese Bewegungsvielfalt kann sie die Speise im Mund durchmengen, dem Schluckakt und der Stimmbildung (Phonation) dienen. Im Gegensatz zu der glatten Unterseite der Zunge haben der Zungenrücken und der Zungenrand ausgesprochen raue Oberflächen, die sich durch stachel- und warzenförmige **Zungenpapillen** der Zungenschleimhaut auszeichnen. Diese verschiedenen Papillenarten und Geschmacksknospen dienen der Geschmacksempfindung (➤ Kap. 2.12).

Gaumen

Der Gaumen bildet das Dach der Mundhöhle und ist im Zusammenhang mit der Zunge für das Schlucken, Kauen und Sprechen wichtig. Der vordere Gaumenabschnitt (**harter Gaumen**) enthält eine knöcherne Platte, die aus den beiden in der Mittellinie vereinten Gaumenplatten des Oberkiefers und den anschließenden Gaumenbeinen besteht. Der **weiche Gaumen** (hinterer Abschnitt) besteht aus quer gestreifter, willkürlich beweglicher Muskulatur, die von Schleimhaut überzogen ist. Je nach Stellung trennt der weiche Gaumen (auch Gaumensegel genannt) den Nasen-Rachen-Raum (Nasopharynx) teilweise oder ganz vom übrigen Rachenraum ab.

Beim **Schluckakt** wird das Gaumensegel durch die Muskulatur gespannt und angehoben. Es verschließt somit den Nasenbereich des Rachenraums gegen die Mundhöhle. Dadurch wird ein Übertritt von Nahrungsbrei oder Flüssigkeit in den Nasenraum verhindert. Von der Mitte des weichen Gaumensegels hängt das **Zäpfchen** (Uvula) als kleiner Fortsatz herab. Zwischen diesen Schleimhautfalten des vorderen und hinteren Gaumenbogens liegt die **Gaumenmandel** (Tonsilla palatina).

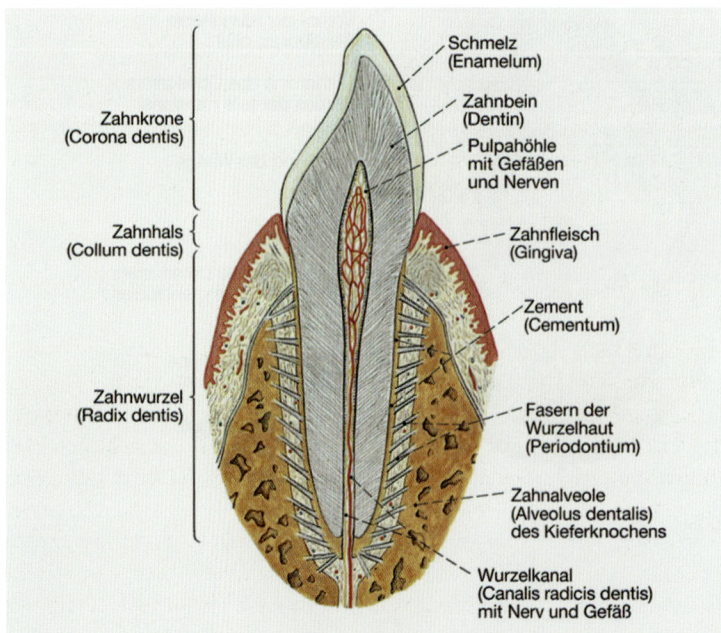

Abb. 2.71 Schematischer Längsschnitt durch einen Zahn und die umgebende Knochenalveole des Kiefers [S005]

Speicheldrüsen

Der Speichel, ein Sekretgemisch, wird hauptsächlich von drei großen, paarig angelegten Drüsen produziert. Aufgrund ihrer Lage werden diese drei Drüsen klassifiziert:

Die **Ohrspeicheldrüse** liegt zwischen dem aufsteigenden Unterkieferast und dem äußeren Gehörgang. Ihr Ausführungsgang mündet gegenüber dem zweiten oberen Backenzahn an der Wangeninnenseite. Die **Unterzungendrüse** befindet sich auf der Muskelplatte der Mundbodenmuskulatur. Sie liegt dort neben der Innenseite des Unterkiefers und produziert zähen (serösen) Schleim. Mit dem Hauptausführungsgang mündet sie vorne neben dem Zungenbändchen. Die **Unterkieferdrüse** liegt an der Innenseite des Unterkieferkörpers. Dadurch bedingt, hat sie einen sehr langen Ausführungsgang, der ebenfalls neben dem Zungenband mündet.

Neben diesen drei Mundspeicheldrüsen sind noch zahlreiche andere Speicheldrüsen vorhanden, die als Lippen-, Wangen-, Zungen-, Gaumen- und Schlunddrüsen ihr Sekret in die Mundhöhle abgeben.

Zusammengenommen bilden die Speicheldrüsen ca. 1,4–2 l Speichel pro Tag, wobei die Zusammensetzung des Speichels von der jeweiligen Nahrungsaufnahme abhängt.

Der **Speichel** besteht überwiegend aus Wasser, dem stärkespaltende Enzyme beigemengt sind, so dass Verbindungen aus Eiweißen und Zuckeranteilen gespalten werden können. Neben der biochemischen Aufspaltung dient der Speichel der Gleitfähigkeit der Nahrung und besitzt eine Spülfunktion. Die Speicheldrüsen produzieren auch ohne Nahrungsaufnahme eine bestimmte Menge Speichel, damit die Schleimhaut der Mundhöhle ständig feucht gehalten wird und die Mundflora intakt bleibt. Beeinflusst wird die Schleimproduktion durch den Parasympathikus (reichliche Absonderung von dünnflüssigem Speichel) und Sympathikus (geringe Absonderung und Eindickung des Speichels).

2.8.2 Rachen (Pharynx)

Der Rachen ist ein mit Schleimhaut ausgekleideter Muskelschlauch, dessen oberes Ende am Schädelgrund befestigt ist und dessen unteres Ende den Übergang zur Speiseröhre darstellt. Die Vorderwand des Rachens besitzt mehrere Öffnungen. Die obere Öffnung führt zu den hinteren Nasenöffnungen, die mittlere durch die Schlundenge in die Mundhöhle, und die unterste führt zum Kehlkopf.

Der Rachen wird in drei Abschnitte gegliedert: **Nasopharynx**, **Oropharynx** und **Hypopharynx**.

Der **Schluckakt** ist eine Kombination von willkürlichen und unwillkürlichen Bewegungsabläufen (Reflexe) und dient dem Nahrungstransport in die Speiseröhre (➤ Abb. 2.72). Die erste Aktion ist eine willkürliche Zungenbewegung, die den Nahrungsbrei in den Rachen befördert. Durch die Berührung von Zungengrund, Rachenhinterwand und Gaumenbogen wird der reflektorische Schluckakt ausgelöst. Die Nahrung gelangt nun am Nasen-Rachen-Raum vorbei, der sich durch Anheben des Gaumensegels verschließt. Anschließend kreuzt sie den Luftweg. Mit dem Verschluss der Atemwege durch den Kehldeckel wird gleichzeitig die Zunge gegen den Gaumen gepresst. Dadurch wird die Nahrung nach hinten in den Rachen transportiert und von dort durch die Kontraktion der Schluckmuskulatur in die Speiseröhre befördert.

2.8.3 Speiseröhre (Ösophagus)

Die Speiseröhre ist ein 22–25 cm langer muskulärer Schlauch, der den Rachen mit dem Magen verbindet. Die Speiseröhre verläuft im Halsteil zwischen der Luftröhre und der Wirbelsäule, entfernt sich aber im thorakalen Bereich zunehmend von der Wirbelsäule, um dann auf der linken Seite durch das Zwerchfell hindurch in die Bauchhöhle und zum Magen zu gelangen.

Die Speiseröhre hat drei **physiologische Verengungen**. Die erste befindet sich in der Höhe des Ringknorpels des Kehlkopfes, die zweite in Höhe der Luftröhrengabelung und die dritte im unteren Bereich des Zwerchfelldurchtritts. Die Speiseröhre besteht bis auf das obere Drittel (quer gestreifte Muskulatur) aus einer glatten Muskulatur, die in einer äußeren Längs- und einer inneren Ringmuskelschicht angeordnet ist (➤ Abb. 2.69). Der Speisebrei wird durch wellenförmige Bewegungen (Peristaltik) in den Magen befördert. Die Peristaltik ist die typische Fortbewegungsform im gesamten Verdauungssystem.

2.8.4 Magen (Gaster)

Der Magen (➤ Abb. 2.73) ist dem Dünndarm vorgelagert und dient der Nahrungsaufnahme und Nahrungsverdauung. Seine wechselnde Form ist von Füllungszustand und Körperlagerung abhängig. Im Stehen wirkt er länglicher und gezogen, im Liegen formt er sich angelhakenförmig. Der größte Teil des Magens liegt im linken Oberbauch, nahe der Wirbelsäule, unter der linken Zwerchfellkuppe und hinter dem linken Rippenbogen. Der Magen lässt sich anatomisch in folgende Abschnitte gliedern.

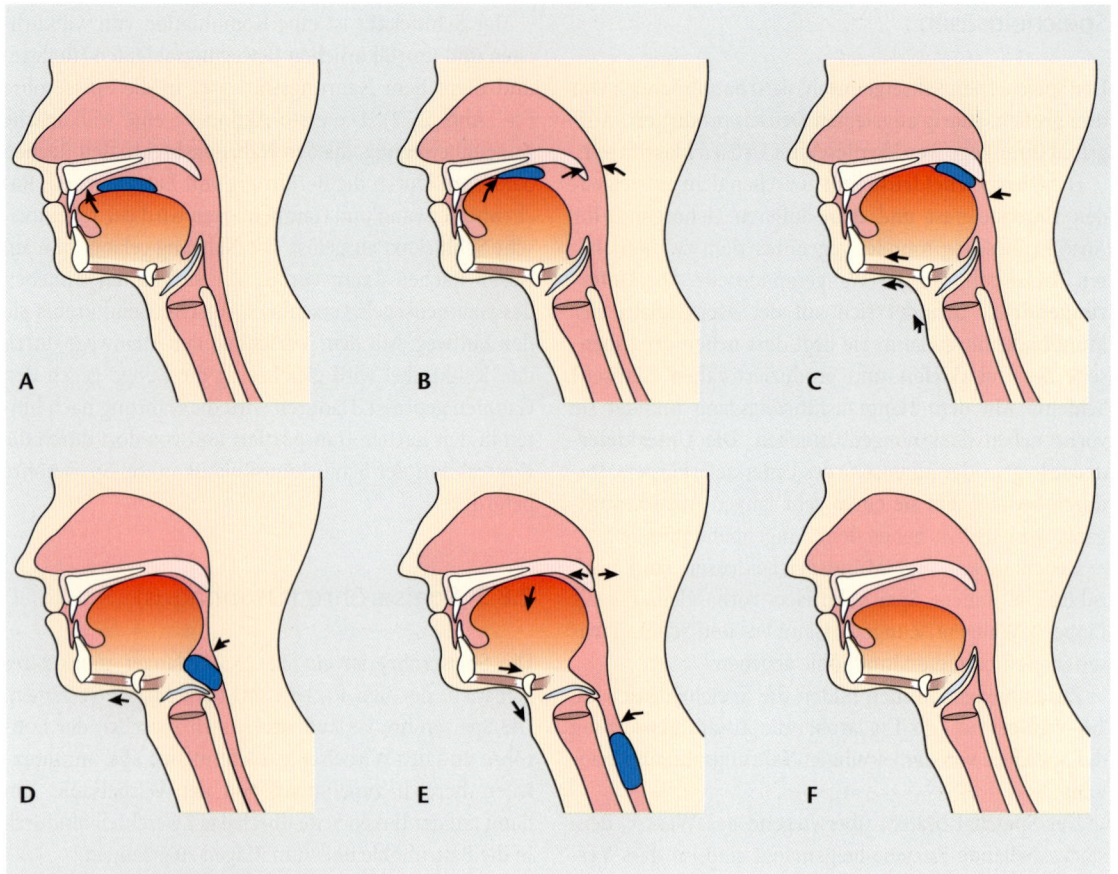

Abb. 2.72 Schluckakt [L123-S130]
(A, B) Zurückschieben des Nahrungsbolus (blau)
(C) Verschluss des oberen Rachenabschnitts
(D) Verschluss des Kehlkopfeingangs
(E) Transport der Nahrung durch den Ösophagusmund
(F) Wiederherstellung des Ausgangszustands

- Der **Magenmund** (Kardia) besitzt eine Schließmuskelfunktion und verhindert somit einen Reflux von Speiseresten. Er stellt die Mündung der Speiseröhre dar.
- Die **Magenblase** (Fundus) überragt links als Kuppel die Kardia, dort sammelt sich überschüssige Luft.
- Der **Magenkörper** (Korpus) ist der mittlere Abschnitt des Magens und stellt den Hauptanteil dar.
- Der **Pförtnervorraum** (Antrum pyloricum) ist der Magenausgangsteil, eine Erweiterung des Magens vor dem Magenpförtner.
- Der **Magenpförtner** (Pylorus) befindet sich am Magenausgang und reguliert den Weiterfluss des Speisebreis. Er ist ein Schließmuskel.
- Die **kleine Kurvatur** bezeichnet die kürzeste Verbindung zwischen Kardia und Pylorus.
- Die **große Kurvatur** ist die längste Verbindung zwischen Kardia und Pylorus.

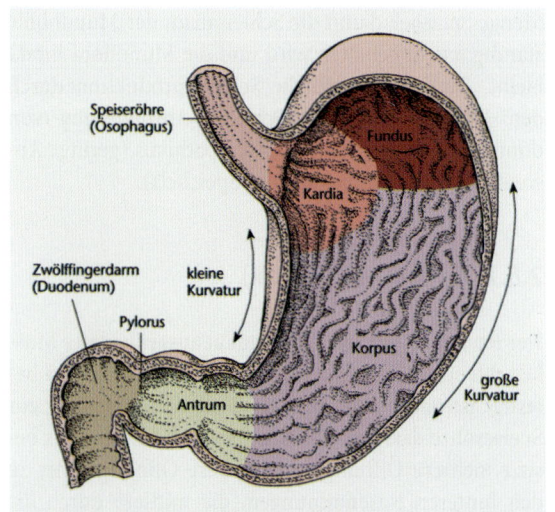

Abb. 2.73 Magen im Längsschnitt. Man erkennt die Abschnitte Kardia, Fundus, Korpus, Antrum und Pylorus. Außerdem unterscheidet man zwischen der großen und kleinen Krümmung (Kurvatur) des Magens. [A400-190]

Die **Magenmuskulatur** besteht aus glatten Muskelzellen und ist im Bereich des Fundus und Korpus dünn, verdickt sich aber in Richtung des Pylorus (➤ Abb. 2.69). Diese Muskulatur lässt sich in drei Schichten gliedern, die Längsmuskelschicht, die Ringmuskelschicht und eine Schicht schräg verlaufender Muskelfasern. Die Durchmengung des Speisebreis im Magen geschieht durch ein Zusammenspiel der unterschiedlich verlaufenden Muskelschichten in der Magenwand, wobei sich eine peristaltische Kontraktion im Abstand von zehn bis 20 Sekunden wiederholt und dafür sorgt, dass der Speisebrei zum Pylorus befördert wird.

Die **Magenentleerung** erfolgt portionsweise durch eine kräftige Kontraktion am Magenausgang, wobei sich gleichzeitig der Pylorus öffnet. Die Bewegung und Entleerung des Magens wird durch das vegetative Nervensystem gesteuert.

Magenschleimhaut

Die Magenschleimhaut (➤ Abb. 2.74) besteht aus **Zylinderepithel**, in das viele Drüsen eingelagert sind. Diese Drüsen bestehen aus Haupt-, Neben- und Belegzellen.

Die **Nebenzellen** produzieren zähen Magenschleim, der die Magenwand vor der Zersetzung schützt. Die **Hauptzellen** bilden die Vorstufe eines Eiweiß spaltenden Enzyms (Pepsinogen), das von der durch die **Belegzellen** gebildeten Salzsäure zu Pepsin aktiviert wird. Die Salzsäure bewirkt während der Verdauung eine saure Umgebung im Magen mit einem pH-Wert von 1 bis 2.

Der für die weitere Verdauung notwendige Magensaft wird ebenfalls von den Magendrüsen produziert und beträgt bei einem Erwachsenen ca. 2–3 l pro Tag. Er enthält den Intrinsic-Faktor, ein Glykoprotein, das die Resorption von Vitamin B_{12} ermöglicht. Dieses Vitamin wird in der Leber gespeichert und an das Knochenmark abgegeben.

2.8.5 Darm (Intestinum)

Dünndarm

Der Speisebrei (Chymus) gelangt aus dem Magen in den 5–6 m langen Dünndarm, wo die Verdauungsvorgänge fortgesetzt werden. Der Dünndarm unterteilt sich in drei Abschnitte:
- Zwölffingerdarm (Duodenum)
- Leerdarm (Jejunum)
- Krummdarm (Ileum)

Das **Duodenum** ist der sich am Magen unmittelbar anschließende kürzeste Abschnitt des Verdauungssys-

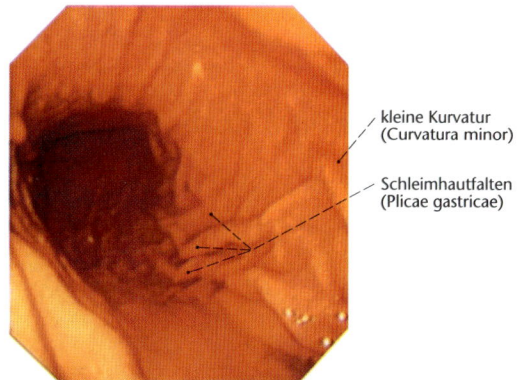

Abb. 2.74 Gastroskopie mit Blick auf die Magenschleimhaut. Besonders zu beachten sind die ausgeprägten Falten der Schleimhaut an der kleinen Kurvatur des Magens. [S101]

tems. Sein erweiterter Anfangsteil am Ende des Magenausgangs wird als Bulbus duodeni bezeichnet. In der absteigenden Dünndarmkurvatur liegt eine warzenförmige Öffnung (Papilla Vateri), die den gemeinsamen Ausführungsgang von Leber und Bauchspeicheldrüse darstellt. Das Duodenum geht, nachdem es auf der linken Seite eine steile Kurve vollzieht, in das **Jejunum** über und später in den längsten Anteil des Dünndarms, in das **Ileum**.

Durch die im Duodenum einsetzende Endverdauung werden die Nährstoffe in kleinste resorbierbare Bausteine zerlegt und über die Dünndarmschleimhaut aufgenommen. Durch die Oberflächenvergrößerung des Dünndarms (**Zottenbildung**) hat der menschliche Körper eine Austauschfläche von ca. 200 m^2 zur Verfügung (➤ Abb. 2.75 und ➤ Abb. 2.76).

Die außerordentliche Beweglichkeit des gesamten Dünndarmbereichs wird durch das **Mesenterium**, ein breites, fettreiches, bindegewebiges Aufhängeband, erreicht. Dieses Mesenterium legt sich zum Dünndarm hin in Falten und ähnelt einer Krause. In dem bindegewebigen Anteil dieses Aufhängebandes verlaufen Arterien, Venen, Lymphgefäße und Nerven des Dünndarms. Durch die Bewegung des Dünndarms wird der Speisebrei mit den Verdauungssäften kräftig durchmengt und durch die peristaltische Bewegung sowie rhythmische Einschnürungen in ca. sechs bis zehn Stunden weiter zum Dickdarm transportiert.

Die Bauchaorta versorgt die **obere** und die **untere Gekrösearterie** (➤ Kap. 2.5) mit sauerstoffreichem Blut. Diese wiederum gehen in kleinere Äste über, die mit den zugehörigen Venen im Mesenterium verlaufen. Der venöse Rückfluss erfolgt über die **Pfortader** (V. portae) zur Leber.

Das Gesamtsekret aus den verschiedenen **Drüsenanteilen** der Darmschleimhaut (Brunner- und Lieberkühn-Drüsen) liegt durchschnittlich bei 1,5–2 l. Seine Absonderung erfolgt sowohl durch chemische als auch durch mechanische Reize. Die Lieberkühn-Drüsen produzieren ein dünnflüssiges Sekret, das kaum spaltende Stoffe enthält, während die Brunner-Drüsen aufgrund des hohen Muzingehalts ein sehr zähes Sekret abgeben.

Dickdarm (Kolon)

Der nachfolgende Dickdarm sorgt durch Wasserentzug für eine Eindickung des Darminhalts. Das Kolon (➤ Abb. 2.77) ist wesentlich weiter als der Dünndarm und wird in verschiedene Abschnitte unterteilt. Von links kommend, stülpt sich in einem rechten Winkel das Ileum in den **Blinddarm** (Caecum) ein. Das Zäkum liegt im rechten Unterbauch. Dadurch entstehen in der Wand des Blinddarms zwei schlitzförmige Schleimhautfalten (Ileozäkalklappe oder Bauhin-Klappe). Diese verhindern einen Rückfluss des Darminhalts in das Ileum. Unterhalb der Ileozäkalklappe mündet der **Wurmfortsatz** (Appendix vermiformis). Nach dem **aufsteigenden Dickdarm** (Colon ascendens) folgt der **quer verlaufende Dickdarm** (Colon transversum), der wiederum in den **absteigenden Dickdarm** (Colon descendens) übergeht.

Der gesamte Dickdarmabschnitt ist von **Tänien,** bandförmig schimmernden Längsstreifen, umgeben, die eine äußere, gebündelt verlaufende Längsmuskulatur haben. Neben den Tänien befinden sich im Dickdarmbereich die **Haustren.** Sie entspringen als halbmondförmige Falten, entstehen durch die Peristaltik und sind somit keine festen Gebilde. Auf den absteigenden Dickdarm folgt das **Sigma** (Colon sigmoideum) als eine S-förmige Schlinge, die anschließend in das Endstück des Dickdarms (Rektum, Mast- oder Enddarm) übergeht. Im **Rektum** bildet die Ringmuskulatur den **Darmausgang** (Anus), wobei ein innerer Schließmuskel und ein äußerer Schließmuskel unterschieden werden. Der äußere Schließmuskel besteht aus einer quer gestreiften Muskulatur und kann willkürlich bewegt werden, der innere Schließmuskel besteht aus glattem Muskelgewebe und arbeitet unwillkürlich. Oberhalb der beiden Schließmuskel erweitert sich das Rektum zur **Ampulle** (Ampulla recti), in der sich der Kot sammelt, um anschließend ausgeschieden zu werden. Die Darmentleerung (Defäkation) ist ein Reflex, der jedoch willentlich beeinflusst werden kann und durch Dehnungsrezeptoren im Enddarm nerval eingeleitet wird.

Der Dickdarm wird im Gegensatz zum Magen und zum oberen Dünndarm von zahlreichen Bakterien be-

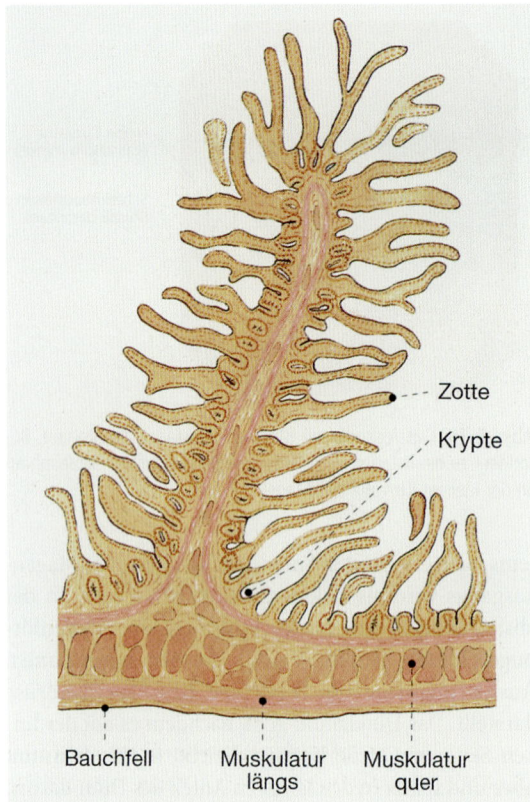

Abb. 2.75 Querschnitt des Dünndarms. Der Dünndarmquerschnitt zeigt die starke Vergrößerung der Darmoberfläche durch zahlreiche Falten und Zotten. Die Zwischenräume der Ausstülpungen werden Krypten genannt. [S009]

Labels Abb. 2.75: Zotte, Krypte, Bauchfell, Muskulatur längs, Muskulatur quer

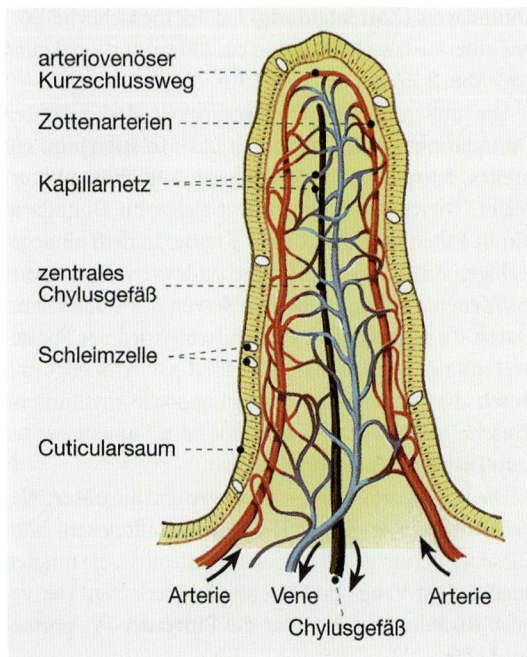

Abb. 2.76 Blutfluss in einer Zotte [S009]

Labels Abb. 2.76: arteriovenöser Kurzschlussweg, Zottenarterien, Kapillarnetz, zentrales Chylusgefäß, Schleimzelle, Cuticularsaum, Arterie, Vene, Chylusgefäß, Arterie

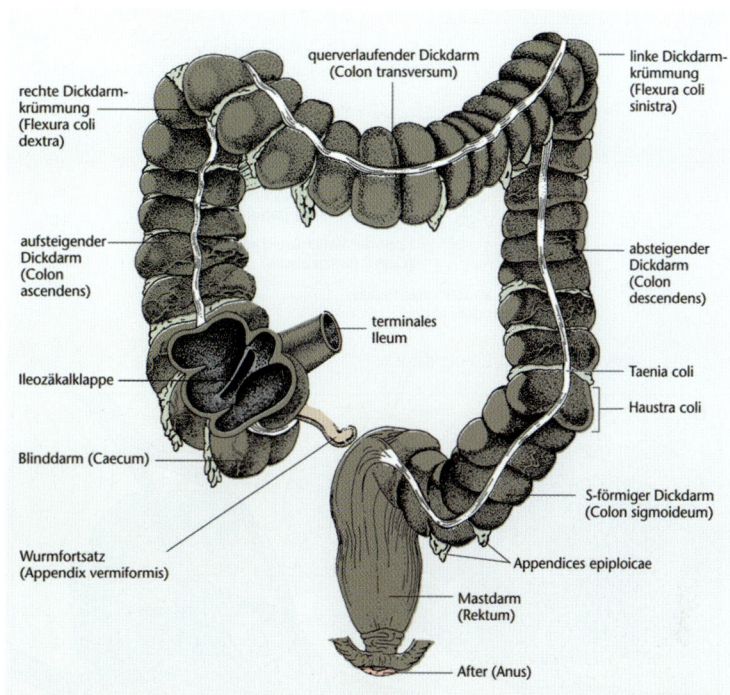

Abb. 2.77 Übersicht über die verschiedenen Abschnitte des Dickdarms [A400-190]

siedelt. Vorwiegend finden sich dort die Koli-Bakterien (*Escherichia coli*), die unverdaute Nahrungsreste aufspalten.

2.8.6 Bauchspeicheldrüse (Pankreas)

Die Bauchspeicheldrüse (➤ Abb. 2.78) ist ein ca. 15–20 cm langes und 60–100 g schweres Organ, das in der Höhe des ersten und zweiten Lendenwirbels an der Rückseite des Oberbauchs liegt und an seiner Vorderfläche vom Bauchfell (Peritoneum) bedeckt wird.

Die Bauchspeicheldrüse kann in drei Abschnitte gegliedert werden: **Kopfteil** (Caput pancreaticus), **Körperteil** (Corpus pancreaticus) und **Schwanzteil** (Cauda pancreaticus). Der Kopf liegt in einer Duodenalschlinge, und der Schwanz reicht bis an die Milz heran.

Die Bauchspeicheldrüse ist eine Drüse mit innerer und äußerer Sekretion. Die **innere Sekretion** ist die Abgabe der Hormone Insulin und Glukagon an das Blut, die von den Langerhans-Inseln (➤ Abb. 2.78) produziert werden. Diese endokrine Funktion des Pankreas besteht also in der Bildung wichtiger Hormone für die Regulierung des Zuckerstoffwechsels. Die Langerhans-Inseln haben einen Durchmesser von 80–300 μm. Die ca. 1,5 Millionen Inseln liegen verstreut im exokrinen Gewebe der Bauchspeicheldrüse. Der Hauptanteil der Zellen besteht aus den B-Zellen, die das Insulin produzieren. Das Insulin ist in der Lage, den Blutzucker zu senken, indem es die Zellen für einen Zuckereinstrom durchlässig macht. Die stark granulierten A-Zellen bilden das Glukagon, das den Gegenspieler des Insulins darstellt und dafür sorgt, dass der Glykogenabbau in der Leber gesteigert wird, was zu einem Anstieg des Blutzuckers führt.

Die Bauchspeicheldrüse besitzt eine Bindegewebskapsel, welche die beerenförmigen Drüseneinheiten zu kleinen Drüsenläppchen zusammenschließt, und ein weit verzweigtes System von Ausführungsgängen, die alle im großen Hauptausführungsgang (Ductus pancreaticus) enden. Dieser **Pankreasgang** durchzieht das Pankreas in seiner gesamten Länge und mündet gemeinsam mit dem **Leber-Gallen-Gang** in den Zwölffingerdarm an der Papilla Vateri. Als Drüse mit äußerer Sekretion gibt die Bauchspeicheldrüse Verdauungsenzyme in den Darmkanal ab. Das Pankreas bildet Eiweiß spaltende Enzymvorstufen, die erst im Duodenum aktiviert werden, z.B. Trypsinogen und Chymotrypsinogen. Lipasen, Fett spaltende Enzyme, und Kohlenhydrat spaltende Amylasen werden ebenfalls im Pankreas gebildet.

Eine besondere Funktion nimmt das Pankreas auch für die Milieugestaltung im Duodenum ein, denn es produziert zur Pufferung des sauren Magenbreis Natriumbicarbonat.

Die Äste der Bauchhöhlenschlagader (Aorta abdominalis) versorgen die Bauchspeicheldrüse mit Blut, wobei der venöse Abfluss des Blutes über die Pfortader erfolgt.

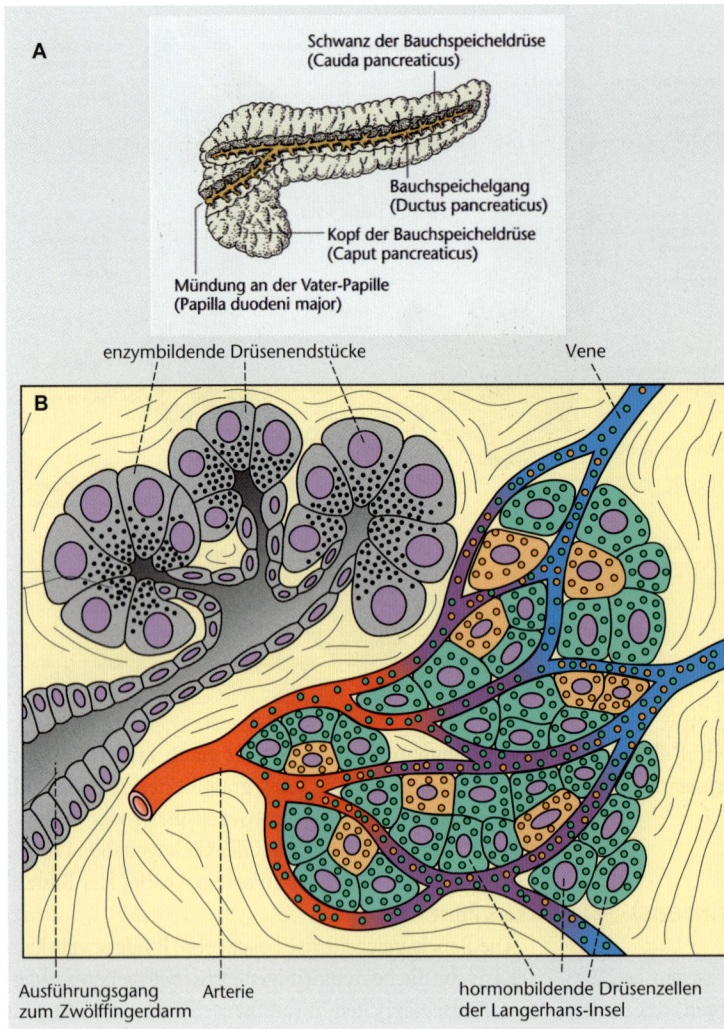

Abb. 2.78 (A) Bauchspeicheldrüse [A400-190] (B) Detailabbildung von enzymbildenden Drüsen (exokrine Funktion) und einer Langerhans-Insel mit hormonbildenden Zellen (endokrine Funktion)

2.8.7 Leber (Hepar)

Die Leber (➤ Abb. 2.79) ist das größte Stoffwechselorgan des Menschen. Das Gewicht des rotbraun gefärbten Organs beträgt ca. 1.500 g. Die Leber liegt größtenteils im rechten Oberbauch unter der rechten Zwerchfellkuppe, der sie in ihrer Form angepasst ist.

Die Leber ist in vier verschiedene Lappen unterteilt: **rechter**, **linker**, **geschwänzter** und **quadratischer Leberlappen**. Der kleinere linke Leberlappen ragt über die Mittellinie in den linken Oberbauch hinaus, und der große rechte Lappen füllt fast den ganzen rechten Oberbauch aus. Die Leber wird größtenteils vom Bauchfell überzogen und ist an einem sichelförmigen Band, das den rechten und linken Leberlappen voneinander trennt, aufgehängt. Der Feinbau der Leber ist durch eine Läppchengliederung bestimmt. Durch die Aufteilung in

Läppchen unter Einbezug der verschiedenen Gefäße entstehen charakteristische Zylinder mit einer zentral verlaufenden Vene und an den Ecken liegendem Arterienast, Pfortaderast und Gallengangast (➤ Abb. 2.80).

Die Leber nimmt alle Stoffe aus dem Pfortaderblut auf, verarbeitet oder speichert sie, z.B. Glukose in Form von Glykogen. Die Stoffwechselprodukte werden wiederum an die Blutbahn abgegeben. Die Leber sondert ca. 600–800 ml **Galle** pro Tag ab. Die Gallenabsonderung selbst wird von den gastrointestinalen Hormonen und dem autonomen Nervensystem gesteuert.

An der Unterseite der Leber befindet sich eine quer gestellte Nische, die **Leberpforte** (Porta hepatica). Hier treten Leberarterie (A. hepatica) und Pfortader (V. portae) in die Leber ein, während sich die Lebergänge in dem gemeinsamen Lebergang (Ductus hepaticus communis) vereinen und dort aus dem Lebergewebe treten.

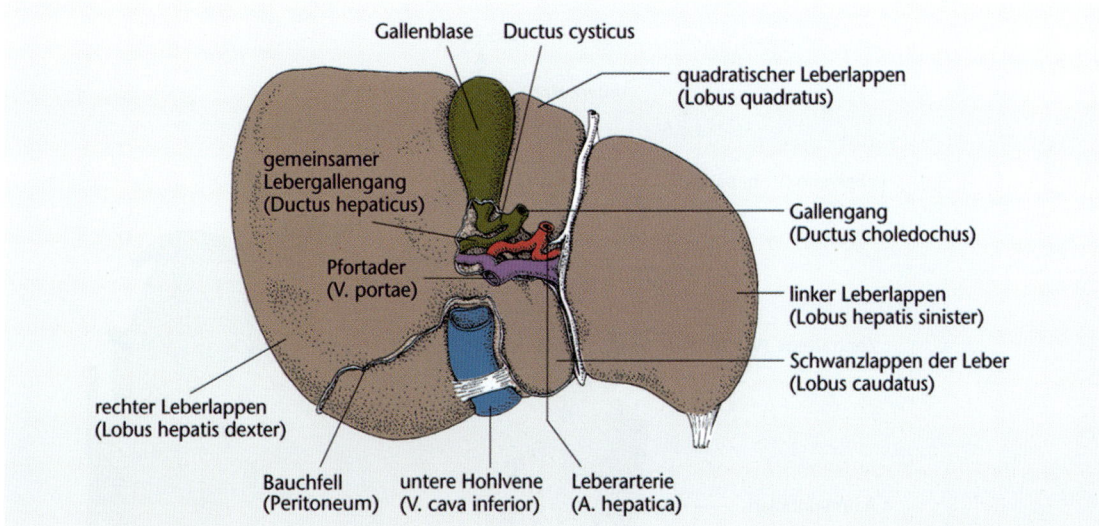

Abb. 2.79 Eingeweidefläche (Unterseite) der Leber. An der quer gestellten Nische der Leberpforte treten V. portae und A. hepatica in die Leber ein, der Ductus hepaticus verlässt die Leber. [A400-190]

Der Pfortaderkreislauf transportiert das Blut aus den unpaarigen Bauchorganen zur Leber, damit die in den Einzelorganen entstandenen Giftstoffe in der Leber abgebaut werden können (➤ Abb. 2.81). Im Bereich der Leberpforte verbinden sich die äußeren (extrahepatischen) Gallengänge mit den beiden Lebergängen zu einem gemeinsamen Lebergang (Ductus hepaticus communis). Der ca. 7–8 cm lange Gallengang mündet gemeinsam mit dem Ausführungsgang der Bauchspeicheldrüse in den absteigenden Schenkel des Zwölffingerdarms in der Papilla Vateri. Dieser gemeinsame Ausführungsgang wird durch einen aus glatter Muskulatur bestehenden Schließmuskel (M. sphincter Oddi) verschlossen.

Die **Hauptaufgaben der Leber** sind:
- Gallenbildung
- Erythrozytenbildung (Erythropoese)
- Glukoseneubildung
- Bluteiweißbildung (Plasmaproteinbildung)
- Bildung von Blutgerinnungsfaktoren
- Umwandlung von Medikamenten
- Entgiftung.

Die **Gallenblase** befindet sich an der unteren Fläche des rechten Leberlappens. Der peritoneale Überzug der Gallenblase setzt sich in das kleine Netz (Omentum minor) fort. Die Gallenblase ist mit der Leber durch feine Bindegewebszüge verbunden. Sie ist sackartig aufgebaut, etwa 10 cm lang und 4–5 cm breit. Ihr Fassungsvolumen beträgt 40–50 ml. Die Wand der Gallenblase hat einen dreischichtigen Aufbau, der aus zwei Epithelschichten und einer dazwischen liegenden Muskelschicht besteht.

Anatomisch werden **Gallenblasenhals**, **Gallenblasenkörper** und **Gallenblasengrund** voneinander unterschieden. In der Mittellinie des Schlüsselbeins überragt der Gallenblasengrund den unteren Leberrand und hat Kontakt zur vorderen Bauchwand. Ebenso steht der Grund mit einem Teil des Dickdarms in Kontakt. Mit einem Anteil des Dünndarms ist der Gallenblasenhals verbunden.

Zu einer Entleerung der in der Gallenblase gespeicherten **Gallenflüssigkeit** kommt es durch Kontraktionen der Muskulatur der Gallenblasenwand, die durch Hormone aus der Dünndarmschleimhaut gesteuert werden. Die Gallenflüssigkeit fließt durch den sich an den Gallenblasenhals anschließenden Gallengang (Ductus cysticus) und über den Lebergang (Ductus hepaticus) zum Zwölffingerdarm.

Die Innervation von Gallenblase, Schließmuskeln und der Papilla Vateri wird durch das vegetative Nervensystem geregelt. Eine Kontraktion der Gallenblase bei gleichzeitiger Erschlaffung des Schließmuskelapparats wird durch parasympathische Reize bewirkt.

Die **Gallenflüssigkeit** ist ein in der Leber gebildetes Sekret, das neben Wasser, Elektrolyten und Schleim die Fette Cholesterin und Lezithin enthält. Ein weiterer wesentlicher Anteil sind die Gallensäuren und der Gallenfarbstoff. Dieser Gallenfarbstoff (Bilirubin) kann im menschlichen Blut laborchemisch bestimmt werden. Bilirubin entsteht als ein Abbauprodukt des Hämoglobins (➤ Kap. 2.6) in der Leber.

Die **Gallensäuren** spielen eine wichtige Rolle bei der Verdauung von zugeführten Fetten. Die Gallensäuren sind verantwortlich für die Fettresorption im Dünndarm und tragen über ihren Cholesteringehalt zur Regulation des Blutcholesterinspiegels bei. Nach Speicherung und

A

Herz (Cor)

untere Hohlvene (V. cava inferior)

Lebervene (V. hepatica)

Zentralvene (V. centralis)

A. interlobularis

V. interlobularis

Gallengang

B

Leberzellbalken

Gallenkanälchen

Sinusoide

Zentralvene
(V. centralis)

A. inter-
lobularis

V. inter-
lobularis

Gallengang

Ast der
Leberarterie

Ast der
Pfortader

Gallengang
(Ductus
interlobularis)

Gallenblase
(Vesica biliaris)

Leberarterie
(A. hepatica)

Pfortader
(V. portae)

Gallengang
(Ductus
choledochus)

Aorta

Darm

Zwölffingerdarm
(Duodenum)

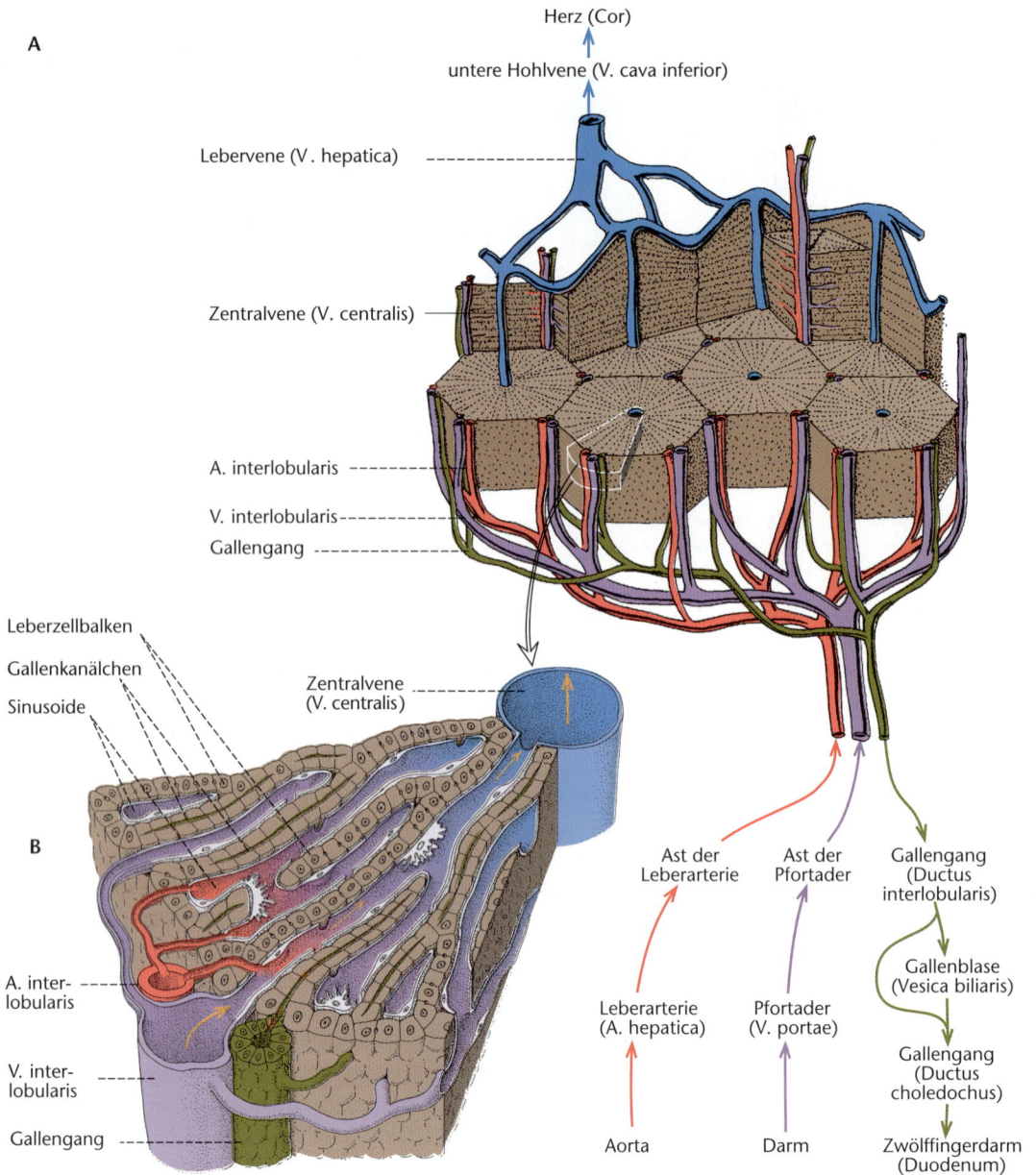

Abb. 2.80 (A) Läppchengliederung der Leber mit charakteristischer Anordnung der Blutgefäße und Gallengänge
(B) Detailvergrößerung eines Leberläppchens. Am Rand des Leberläppchens liegen ein Ast der Leberarterie (A. interlobularis), ein Ast der
Pfortader (V. interlobularis) und der Gallengang zusammen. Sauerstoffreiches Blut der Arterie und sauerstoffärmeres Blut der Pfortader
fließen im Kapillargebiet der Leber (Sinusoide) zusammen in Richtung Zentralvene. [S018]

biochemischer Konzentrierung in der Gallenblase gelangt
die Gallenflüssigkeit über den Gallengang (Ductus choledochus) in den Zwölffingerdarm. Der gesamte Gallensäu-
rebestand des Körpers beträgt 2–4 g und reicht für die
Funktionen während einer Mahlzeit nicht aus. Bei fettrei-
chen Mahlzeiten ist die bis zu fünffache Menge erforderlich. Die vorhandenen Gallensäuren zirkulieren deshalb
täglich mehrere Male durch den Darm und die Leber (en-

terohepatischer Kreislauf). Nur ein geringer Teil von
7–20% der Gesamtmenge der Gallensäuren wird in
Dünn- und Dickdarm nicht wieder aufgenommen.

Die **Erythrozytenbildung** (Erythropoese) findet beim
Neugeborenen, außer in Milz und rotem Knochenmark,
in der Leber statt. Beim erwachsenen Menschen ist diese
Funktion der Leber nicht mehr vorhanden. Erythrozyten
werden dann ausschließlich im roten Knochenmark ge-

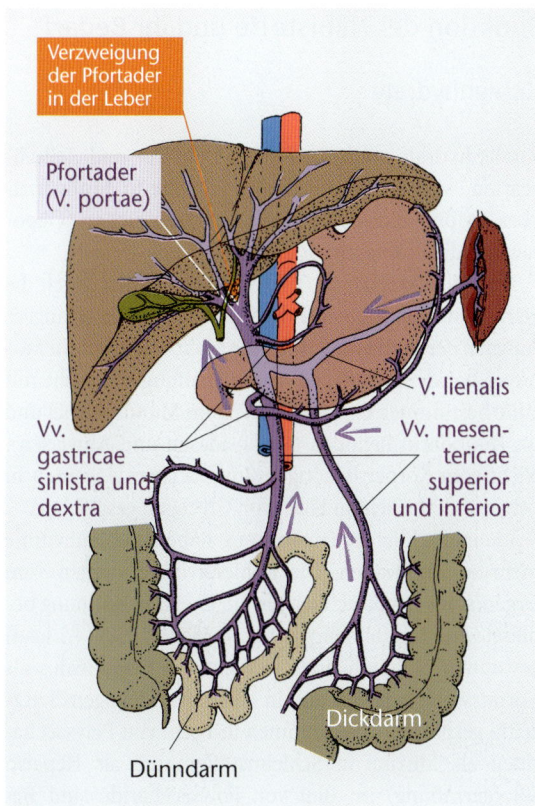

Abb. 2.81 Das Pfortadersystem [A400-190]

bildet. Die Steuerung der Blutbildung geschieht durch das Hormon Erythropoetin, das in Niere und Leber gebildet wird. Als Auslöser der gesteigerten Hormonbildung ist vor allem eine Senkung des Sauerstoffpartialdrucks durch beispielsweise längeren Höhenaufenthalt zu nennen.

Die **Glukoseneubildung** (Glukoneogenese) ist von der Stoffwechselaktivität der Leber abhängig. Aus dem Blut aufgenommene Glukose wird in den Leberzellen biochemisch in Glykogen umgewandelt und in dieser Form gespeichert. Bei Bedarf kann dieser Speicher mobilisiert werden und steht dann als Energiequelle zur Verfügung. Grundsätzlich kann die Leber Glukose auch aus anderen, durch das Blut der Pfortader zugeführten Stoffen neu bilden.

Da die Leber Proteine, Peptide und Aminosäuren synthetisiert (u.a. wichtige Plasmaproteine wie Albumin), nimmt sie eine Schlüsselstellung im Aminosäuren- und Harnstoffwechsel ein.

Die **Synthese der Blutgerinnungsfaktoren** Prothrombin und der Faktoren VII, IX und X findet in der Leber statt. Abhängig ist die Bildung der Gerinnungsfaktoren vom Vorhandensein des fettlöslichen Vitamins K. Die Resorption von Vitamin K findet in Teilen des Dünndarms statt und benötigt die Anwesenheit von Gallenflüssigkeit.

Zahlreiche Substanzen wie Medikamente, Gase, Ammoniak und Alkohol können auf die Leberzellen toxisch wirken. Bis zu einem bestimmten Maße können diese Stoffe durch die Enzyme der Leberzellen chemisch verändert und in weniger oder nicht mehr schädliche Metaboliten umgebaut werden.

2.8.8 Ernährung und Stoffwechsel

Für den Aufbau von Körpersubstanz und zur Energiegewinnung muss der Mensch Nahrungsmittel aufnehmen. Die Verwertung der aufgenommenen Nahrungsmittel wird als Stoffwechsel (Metabolismus) bezeichnet. Der Stoffwechsel umfasst alle im Organismus ablaufenden chemischen Reaktionen. Die mit der Nahrung aufgenommenen, größtenteils hochmolekularen, energieliefernden Stoffe werden durch Oxidation in niedermolekulare, energiearme Stoffe umgewandelt. **Enzyme** ermöglichen die dafür notwendigen Reaktionsabläufe, die unter normalen Bedingungen nicht oder nur schwer ablaufen würden (Biokatalysatoren). Enzyme wirken substratspezifisch, d.h., ein entsprechendes Enzym kann nur auf ein bestimmtes Substrat einwirken. Enzym und Substrat müssen zusammenpassen wie ein Schlüssel zu dem passenden Schloss. Enzyme werden in ihrer Wirkung von Hormonen gesteuert. Das **Stoffwechselgeschehen** kann in folgende Abschnitte im menschlichen Organismus unterteilt werden:

- Ernährung
- Verdauung
- Resorption
- Zwischenstoffwechsel (intermediärer Stoffwechsel)
- Ausscheidung.

Die **Ernährung** umfasst die Nahrungsaufnahme der Kohlenhydrate, Fette, Eiweißstoffe, Wasser, Mineralstoffe, Spurenelemente und Vitamine. Hochmolekulare Nahrungsbestandteile (Polysaccharide, Fette und Eiweißstoffe) werden hydrolytisch in niedermolekulare Bestandteile (Monosaccharide, Fettsäuren, Glyzerin und Aminosäuren) im Magen-Darm-Trakt während der **Verdauung** enzymatisch aufgespalten.

Die **Resorption** umfasst die Aufnahme der niedermolekularen Spaltprodukte direkt in die Blutbahn oder indirekt über die Lymphbahnen in das Blut.

In den Zellen findet das Stoffwechselgeschehen statt. Zur Aufrechterhaltung ihres Baustoffwechsels und Betriebsstoffwechsels nehmen die Zellen ständig organische und anorganische Substrate aus der Gewebsflüssigkeit auf. Unbrauchbare und überschüssige Nahrungsbestandteile werden durch **Exkretion** (Ausscheidung) oder **Sekretion** (Flüssigkeitsabgabe) ausgeschieden.

Bestandteile der Nahrung

Die Ernährung ist für die körperliche und geistige Leistungsfähigkeit des menschlichen Körpers von großer Bedeutung. Sie liefert die notwendigen Nährstoffe, um den Organismus aufzubauen, zu erhalten und seine Funktionen sicherzustellen. Die Ernährung gilt dann als optimal, wenn mit der Nahrung alle Stoffe in ausreichender Menge und im richtigen Verhältnis zugeführt werden. Da kein Nahrungsmittel existiert, das alle lebensnotwendigen Stoffe in der richtigen Zusammensetzung enthält, ist grundsätzlich eine vollwertige Ernährung zu fordern. Nur mit einer ausgewogenen und vielseitigen Ernährung sind die Voraussetzungen gegeben, dass sich die in ihr enthaltenen Nahrungsmittel gegenseitig ergänzen. Geringfügige Schwankungen in der Menge und Art der zugeführten Nährstoffe kann der gesunde Körper über kurze Dauer ausgleichen. Größere Abweichungen, d.h. eine Fehlernährung über einen längeren Zeitraum, führen zu Gesundheitsschädigungen (➤ Kap. 1.2).

Nahrungsmittel lassen sich nach ihrer Herkunft in **pflanzliche Nahrungsmittel** (Getreideprodukte, Gemüse, Obst) und **tierische Nahrungsmittel** (Milchprodukte, Eier, Fleischprodukte) einteilen. Insgesamt enthalten alle Nahrungsmittel jedoch nur drei chemisch definierte Gruppen von Stoffen, die **Nährstoffe**, die vom menschlichen Organismus aufgenommen und umgesetzt werden: Kohlenhydrate, Fette, Eiweiße.

Zur vollwertigen Nahrung gehört neben der Zufuhr von Nährstoffen auch die Zufuhr von **Vitaminen**, chemischen Verbindungen, die nur in geringer Menge täglich benötigt werden und im Energiehaushalt keine Rolle spielen. Meistens sind sie für die Funktion von Enzymsystemen notwendig. Der Körper kann sie nicht oder nicht in ausreichender Menge synthetisieren.

Weiterhin müssen die ständigen Salz- und Wasserverluste (Harnbildung, Schwitzen) durch die Zufuhr von **Mineralien** und **Wasser** ausgeglichen werden. Zu den benötigten Mineralien gehören vor allem Phosphat, Chlorid, Jodid, Fluorid, Natrium, Kalium, Kalzium, Magnesium, Eisen, Zink, Kupfer, Mangan und Kobalt.

Zusätzlich enthält die Nahrung immer auch unverdauliche **Kohlenhydrate**, so genannte Ballaststoffe, die einen hohen Sättigungseffekt haben und die Darmfunktion aufgrund des guten Quellvermögens aktivieren.

Als **Genussmittel** sind Lebensmittel zu verstehen, deren Inhaltsstoffe Koffein, Alkohol, ätherische Öle und Nikotin eine aromatische und anregende Wirkung haben. Die bekanntesten Genussmittel sind Tee, Kaffee, alkoholische Getränke, Gewürze und Tabak.

Funktion der Nährstoffe und ihr Bedarf

Kohlenhydrate

Kohlenhydrate sind alle Zucker-, Stärke- und Zellulosearten. Man trennt die Kohlenhydrate in **Einfachzucker** (Monosaccharide) und **Mehrfachzucker** (Oligosaccharide, Polysaccharide).

Nur Monosaccharide, z.B. Glukose, können durch die Darmwand ins Blut und damit in die Zellen gelangen. Aufgabe der Verdauung ist es, die Mehrfachzucker in Monosaccharide zu zerlegen. Diese Spaltung geschieht mit Hilfe bestimmter Enzyme, die sich im Mundspeichel und im Dünndarm befinden (Glukosidasen und Amylasen). Nicht vom Körper benötigte Monosaccharide werden in Leber und Muskeln in Form von Glykogen gespeichert.

Im menschlichen Organismus haben Kohlenhydrate mehrere Funktionen. Die Kohlenhydrate werden vom Organismus hauptsächlich für die Energiegewinnung benötigt. Aus 1 g Kohlenhydraten werden 17,2 kJ (4,1 kcal) gewonnen. Kohlenhydrate werden vom Organismus als Vorratsstoffe benötigt und in Form des Glykogens kurzzeitig gespeichert. Sie kommen in Form von Polysacchariden als Muzine in Schleimstoffen und als Heparin (Blutgerinnung) im Blut vor. Polysaccharide sind Bestandteil der blutgruppenspezifischen Antigene. 50–65% der gesamten Energiezufuhr des menschlichen Organismus sollten durch Kohlenhydrate gedeckt werden.

Fette (Lipide)

Fette sind wasserunlösliche, energiereiche Verbindungen. Zu ihnen zählen Stoffe mit unterschiedlichem chemischem Aufbau. Allerdings sind die physikalisch-chemischen Eigenschaften bei allen Lipiden gleich. Eine wichtige Gruppe sind die **Triglyzeride**, die jeweils aus einem Glyzerinmolekül und drei Fettsäuremolekülen bestehen (➤ Kap. 3.2). Je nach Herkunft wird **tierisches Fett** (z.B. in Fleisch, Fisch, Milch oder Eiern) von **pflanzlichem Fett** (überwiegend in Samen von Pflanzen, z.B. in Sonnenblumenkernen) unterschieden. Pflanzliche Fette enthalten häufig wesentlich mehr essentielle Fettsäuren als tierische Fette. Vom menschlichen Körper können Fette erst nach Zerlegung durch die aus den Gallensäften stammenden Gallensäuren (Emulgierung) und die anschließende Spaltung durch das Enzym Lipase in Glyzerin und Fettsäuren aufgenommen werden. Die Resorption der Fette aus dem Darm erfolgt anschließend nach Bildung von Mizellen („Lipidtropfen") und Chylomikronen, den resorbierbaren Fettbausteinen mit Proteinhülle, über die Dünndarmzotten in Blut und Lymphe (➤ Abb. 2.82).

Fette erfüllen im menschlichen Organismus fünf **Aufgaben:**

- Fette werden genau wie Kohlenhydrate zur Energiegewinnung benötigt. 1 g Fett liefert 38,9 kJ (9,3 kcal).
- Fette sind langfristige Energiereserven.
- Fette übernehmen Schutzfunktionen im Organismus.
- Fette ersetzen teilweise Kohlenhydrate und Eiweißstoffe.
- Fette erfüllen spezifische Leistungen als Trägersubstanz bei der Resorption fettlöslicher Vitamine. Nur bei gleichzeitiger Anwesenheit von Fetten können die fettlöslichen Vitamine A, D, E, K und das Provitamin Carotin aus dem Darm resorbiert werden.

Der Gesamtenergiebedarf des Menschen bestimmt seinen Fettbedarf. Der tägliche Gesamtbedarf sollte mit höchstens 30% durch die Fettzufuhr gedeckt werden.

Eiweiße (Proteine)

Eiweiße sind aus einzelnen **Aminosäuren** aufgebaut. Durch die unterschiedliche Aneinanderreihung der Aminosäuren entstehen verschiedenartige Eiweiße (➤ Kap. 2.1). Proteine werden im Rahmen der Verdauung im Darm durch Eiweiß spaltende Enzyme, z.B. Trypsin oder Pepsin, zunächst in kleinere Eiweiße (Po-

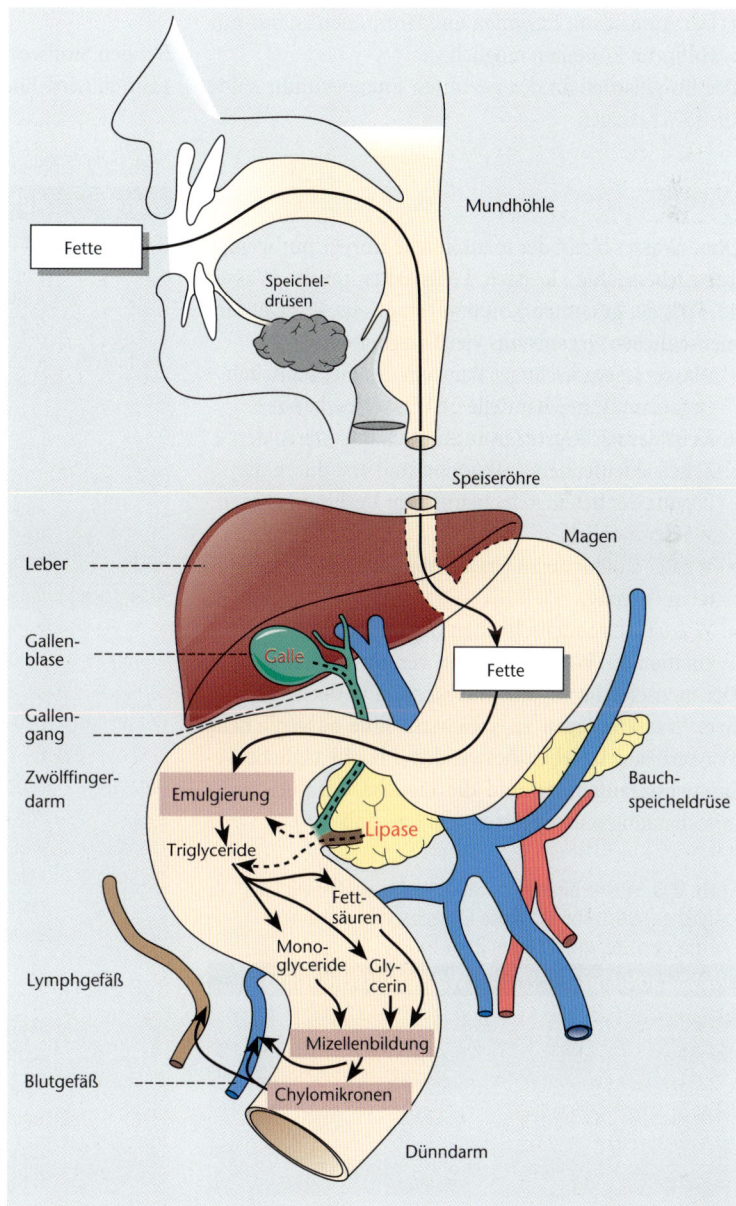

Abb. 2.82 Verdauung und Resorption von Fetten. Nach Emulgierung durch die Galle werden die Fette durch die Enzyme der Bauchspeicheldrüse in ihre Grundbausteine zerlegt und nach Mizellenbildung über die Darmwand in das Blut- und Lymphgefäßsystem aufgenommen. [L106-R127]

lypeptide) und anschließend in Aminosäuren zerlegt. Aminosäuren können durch die Darmwände resorbiert werden und gelangen über das Pfortadersystem in die Leber. Dort werden die einzelnen Aminosäuren zum Teil wieder zu körpereigenen Eiweißen, z.B. Prothrombin oder Fibrinogen, zusammengesetzt oder in andere Aminosäuren umgebaut. Eiweiße und Aminosäuren haben im menschlichen Organismus mehrere Funktionen:

- Eiweißstoffe finden besonders Verwendung als Baustoffe des Körpers.
- Sie sind Bestandteil des Blutserums, z.B. als Albumin.
- Aminosäuren dienen den Organzellen zum Aufbau von körpereigenem Eiweiß.
- Der Aufbau von Enzymen und Hormonen ist nur mit Hilfe von Proteinen möglich.

Der Eiweißanteil an der gesamten Energiezufuhr sollte 10–15% betragen.

Wasser

Ohne Wasser bleibt der menschliche Körper nur wenige Tage lebensfähig. Je nach Lebensalter macht Wasser 40–70% der gesamten Körpersubstanz aus. Es erfüllt im menschlichen Organismus vier Funktionen:

- Wasser ist ein wichtiger Baustein des menschlichen Organismus; in jeder Zelle ist Wasser vorhanden.
- Es ist das wichtigste Lösungsmittel, d.h., die in den Zellen ablaufenden Reaktionen sind erst durch die Lösung der beteiligten chemischen Verbindungen in Wasser möglich.
- Wasser ist überall im Organismus als Transportmittel notwendig.
- Wasser ist im menschlichen Organismus für die Regulation des Wärmehaushalts verantwortlich.

Der menschliche Organismus ist nicht in der Lage, größere Wassermengen zu speichern. Eine ausgeglichene Wasserbilanz ist lebensnotwendig, d.h., die tägliche Gesamtwasseraufnahme und die tägliche Gesamtwasserausscheidung müssen gleich sein (➤ Tab. 2.6).

Tab. 2.6 Wasserbilanz des Organismus am Beispiel der täglichen Wasserbilanz eines Erwachsenen mit einem Körpergewicht von 70 kg in 24 h

Wasseraufnahme		Wasserausscheidung	
Getränke	1,2 l	Harn	1,4 l
Speisen	1,0 l	Haut und Lungen	1,0 l
Oxidationswasser	0,3 l	Kot	0,1 l
Gesamt	2,5 l	Gesamt	2,5 l

Vitamine

Vitamine sind Wirkstoffe, die keine Energie liefern, aber in kleinsten Mengen den einwandfreien Ablauf des Stoffwechsels gewährleisten (➤ Tab. 2.7). So sind viele Vitamine als **Coenzyme** Bestandteile von Enzymen. Da der Körper Vitamine nicht selbst aufbauen kann, müssen sie dem Körper mit der Nahrung zugeführt werden. Mangel an Vitaminen führt zu Erkrankungen (Hypovitaminosen), aber auch ein Überangebot von Vitaminen kann zu Erkrankungen führen (Hypervitaminosen).

Energiebedarf

Bei den Stoffwechselvorgängen im menschlichen Organismus wird Energie frei, die vom Organismus in Ar-

Tab. 2.7 Übersicht der Vitaminwirkungen im Organismus

Name	Aufgabe	Mangelerkrankung
Vitamin A	• Epithelschutz-Vitamin • Bestandteil des Sehpurpurs	• Nachtblindheit • Hornhautschäden
Vitamin B_1	• Stoffwechsel • Nervengewebe	• Wachstumsstörungen • Nervenstörungen
Vitamin-B_2-Komplex	Bestandteil von Coenzymen im Bereich der inneren Atmung	• Wachstumsstörungen • Nervenstörungen • Entzündungen der Schleimhäute
Vitamin B_6	Bestandteil von Coenzymen im Bereich der inneren Atmung	• Hautschädigungen • Nervenstörungen • Entzündungen an Mund und Augen
Vitamin B_{12}	Bildung roter Blutkörperchen	perniziöse Anämie
Vitamin C	Aufbau der Bindegewebegrundsubstanz	Skorbut (Blutungen, Anämie, gestörte Herztätigkeit)
Vitamin D	Förderung der Kalziumresorption und der Kalkaufnahme ins Knochengewebe	Rachitis, Osteomalazie, Deformierung der Knochen
Vitamin E	Schutz gegen Muskelschwund und Leberschäden	nicht bekannt
Vitamin H	Bestandteil eines Coenzyms	Appetitlosigkeit, Muskelschmerzen, Anämie
Vitamin K	Blutgerinnung (Prothrombinbildung)	Verzögerung der Blutgerinnung

beit und Wärme umgesetzt wird. Jeder Nährstoff hat seinen bestimmten Nährwert (➤ Tab. 2.8). Dieser so genannte **physiologische Brennwert** lässt sich genau berechnen. Er richtet sich nach der Wärmemenge, die bei der Oxidation des entsprechenden Nährstoffs innerhalb des Betriebsstoffwechsels gebildet wird. Unter physiologischem Brennwert wird die Energiemenge in Joule bzw. Kalorien verstanden, die bei der Oxidation von 1 g des betreffenden Nährstoffs im Organismus freigesetzt wird.

Wird die gesamte zugeführte Nahrungsenergie in Arbeit und Wärme umgewandelt, stehen Energiezufuhr und Energieabgabe im Gleichgewicht. Der Energiehaushalt ist dann bilanziert. Ein Überwiegen der Energiezufuhr gegenüber der Energieabgabe führt zu einem Anstieg des Körpergewichts durch die Zunahme des Fettgewebes. Ein Überwiegen der Energieabgabe gegenüber der Energiezufuhr führt zur Abnahme des Körpergewichts und wird nur über begrenzte Zeit toleriert.

Insgesamt lässt sich der **Energiebedarf** eines Menschen nach folgender Formel bestimmen:

MERKE

Energiebedarf = Grundumsatz **+** Arbeitsumsatz
+ spezifisch-dynamische Wirkung

Der **Grundumsatz** ist die Energiemenge, die der ruhende Mensch zwölf Stunden nach der letzten Nahrungsaufnahme und bei konstanter Umgebungstemperatur von 20 °C innerhalb von 24 Stunden verbraucht. Dieser Energiebedarf ist notwendig für Gehirn- und Herzarbeit, Atmungstätigkeit, Leistung der Drüsen und der glatten Muskulatur sowie für den Ruhestoffwechsel des Gewebes. Der Grundumsatz liegt im Mittel der Bevölkerung bei etwa 6.300 kJ (bzw. ca. 1.500 kcal).

Unter **Arbeitsumsatz** versteht man den Mehrverbrauch an Energie, der über den Grundumsatz hinausgeht. Durch motorische Arbeit und wärmeregulierende Maßnahmen des Körpers kommt es zu einem Leistungszuwachs. Die Höhe des Leistungszuwachses ist hauptsächlich abhängig vom Arbeitsschweregrad und von der Arbeitsdauer.

Tab. 2.8 Übersicht der Brennwerte der verschiedenen Nährstoffe in kJ und kcal

Nährstoff	Brennwert in kJ	Brennwert in kcal
1 g Fett	= 38,9 kJ	= 9,3 kcal
1 g Kohlenhydrate	= 17,2 kJ	= 4,1 kcal
1 g Eiweiß	= 17,2 kJ	= 4,1 kcal

2.9 Harnorgane

Lernzielübersicht

- Zu den Harnorganen gehören die Nieren, Harnleiter, Harnblase und Harnröhre.
- Die Nieren liegen retroperitoneal neben der Wirbelsäule im Lendenbereich. Am oberen Nierenpol liegen halbmondförmig die Nebennieren auf, die endokrine Funktionen besitzen.
- Die kleinste Funktionseinheit der Niere ist das Nephron, bestehend aus Nierenkörperchen mit Glomerulus und Bowman-Kapsel sowie dem Tubulusapparat.
- In der Nierenrinde liegen die Nierenkörperchen. Das Nierenmark besteht aus Pyramiden, in denen die Sammelrohre liegen.

- Die Sammelrohre münden in das Nierenbecken. Am Nierenpol verlässt der Harnleiter die Niere, der zur Harnblase führt.
- Die Nieren nehmen folgende Aufgaben wahr:
  - Ausscheidung wasserlöslicher Stoffwechselprodukte und wasserlöslicher Fremdstoffe
  - Regulierung des Wasser-, Elektrolyt- und Säure-Basen-Haushalts
  - Hormonproduktion: Renin zur Blutdruckerhöhung, Erythropoetin zur Stimulierung der Erythrozytenbildung.
- In den Nieren werden täglich aus 1.500 l Blut 1.500 ml Urin filtriert und konzentriert.

2.9.1 Nieren

Die je 120–200 g schweren Nieren liegen hinter der Bauchhöhle neben der Wirbelsäule im Lendenbereich (➤ Abb. 2.83). Die linke Niere liegt unterhalb der Milz, die rechte unterhalb der Leber und ist daher tiefer gelegen. Beide Nieren sind bohnenförmig gebaut und besitzen an ihrer eingekrümmten Fläche eine Region, die Nierenhilus genannt wird. Hier treten Nierenarterien, Nierenvenen, Lymph- und Nervengefäße in das Organ ein und aus. Geschützt und befestigt werden die Nieren durch eine Fettkapsel, die durch eine bindegewebige Hülle (Faszie) verstärkt wird.

Am oberen Pol liegt den Nieren, durch eine Schicht Fettgewebe getrennt, jeweils eine halbmondförmige Nebenniere auf. Die Nebennieren wiegen etwa 5–7 g und sind sehr gut durchblutet. Sie besitzen weitreichende Funktionen im endokrinen Geschehen des Organismus (➤ Kap. 2.13).

Die Niere wird in Mark und Rinde unterteilt (➤ Abb. 2.84). Das **Mark** besteht aus zehn bis 20 Nierenpyramiden. In diesen Pyramiden liegen die Sammelrohre und die Henle-Schleifen der Nierenkanälchen. Die Basis der Pyramiden ist gegen die Rinde gerichtet. Die Pyramidenspitzen bilden die Nierenpapille, in welche die Öffnungen der Sammelrohre münden. Die Nierenpapille wird von einem Nierenkelch umfasst. Das Kelchsystem mündet in das Nierenbecken, das Anschluss an den Harnleiter hat.

Umgeben von einer Bindegewebskapsel, bildet die dunklere **Nierenrinde** die äußere Schicht der Niere. Sie ist von Markstrahlen durchzogen und senkt sich zwischen die Pyramiden ein. In der Nierenrinde liegen die Nierenkörperchen (Malpighi-Körperchen) und die gewundenen Abschnitte der Nierenkanälchen (➤ Abb. 2.84).

Die Funktionseinheit der Niere ist das Nephron (➤ Abb. 2.85). Jede Niere besitzt etwa eine Million **Nephrone**, die aus je einem Nierenkörperchen und ei-

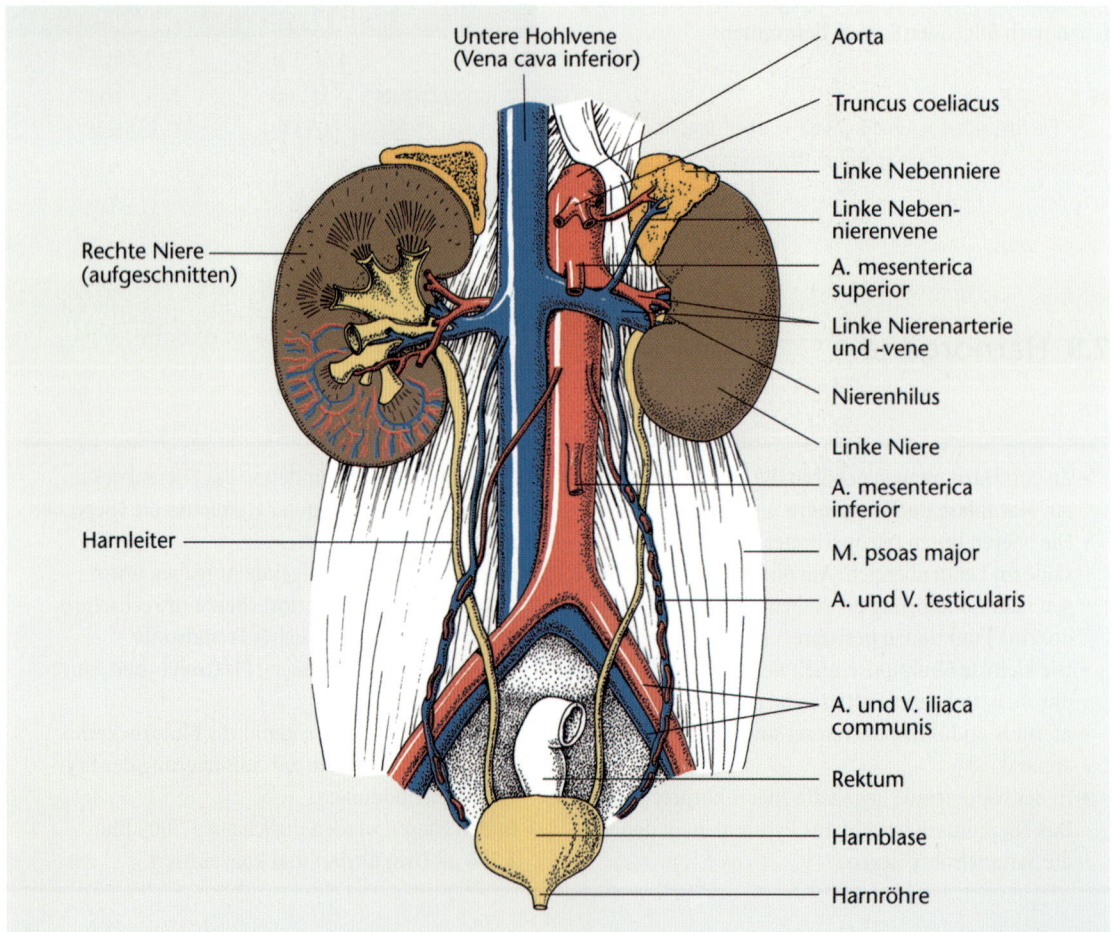

Abb. 2.83 Lage der Harnorgane im Bauchraum. Das Harnsystem besteht aus linker und rechter Niere, den beiden Harnleitern, der Harnblase und der Harnröhre. [A400-190]

nem sich daran anschließenden System von Nierenkanälchen (Tubulusapparat) bestehen. In diesem zusammengehörenden System findet die Harnproduktion statt.

Das **Nierenkörperchen** setzt sich aus einem Kapillarknäuel (Glomerulus) und einer es umgebenden, aus zwei Blättern bestehenden Kapsel (Bowman-Kapsel) zusammen. Auf einer Kapselseite (Gefäßpol) liegen ein zuführendes (Vas afferens) und ein ableitendes (Vas efferens) arterielles Blutgefäß. Auf der gegenüberliegenden Seite befindet sich der Harnpol, der Übergang zum Nierenkanälchen.

Der **Tubulusapparat** besteht aus einem zu Beginn gewundenen Hauptstück (proximaler Tubulus), dem sich ein gerade verlaufendes Überleitungsstück und die stark gewundene Henle-Schleife anschließen. Das nun aufsteigende Mittelstück (distaler Tubulus) verläuft anfangs parallel zum Überleitungsstück, besitzt jedoch später einen gewundenen Anteil, der in einem Sammelrohr mündet. Dieser Anteil zählt nicht mehr zum Tubulusapparat. Mehrere Sammelrohre vereinigen sich an der Nierenpapille.

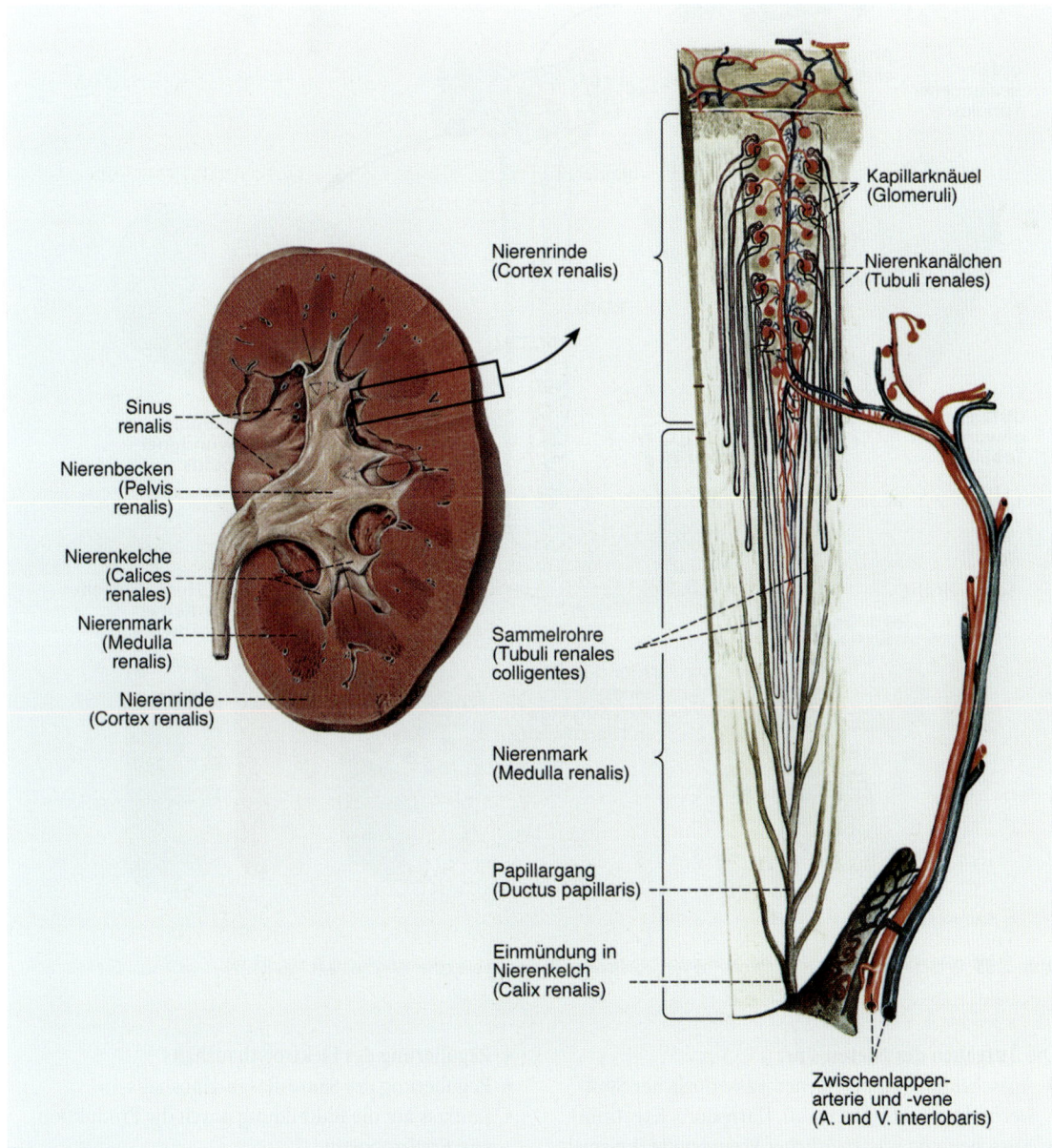

Abb. 2.84 Nierenaufbau (links) und Ausschnittvergrößerung (rechts) mit der Darstellung des Verlaufs von Blutgefäßen und Nierenkanälchen [S005]

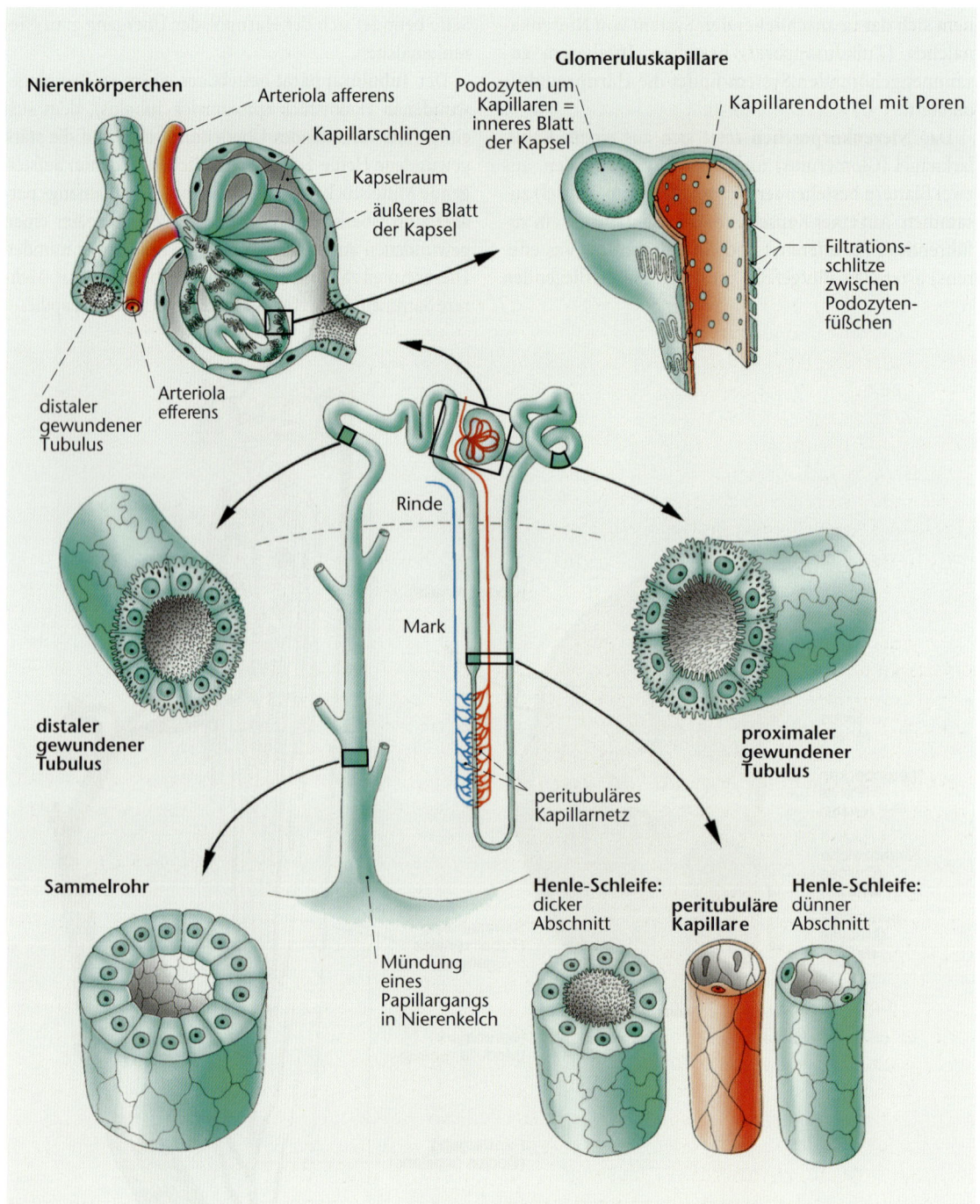

Abb. 2.85 Detailzeichnung eines Nephrons mit Ausschnittvergrößerungen einzelner Abschnitte [L106-R127]

Die **Aufgaben der Nieren** sind:
- Ausscheidung körpereigener wasserlöslicher Stoffwechselprodukte (Harnstoff, Harnsäure, Kreatinin)
- Ausscheidung wasserlöslicher Fremdstoffe (beispielsweise Abbauprodukte von Medikamenten)
- Regulierung des Wasserhaushalts
- Regulierung des Elektrolythaushalts
- Regulierung des Säure-Basen-Haushalts
- Einfluss auf die Blutbildung durch die Produktion von Erythropoetin
- Regulierung des Blutdrucks.

Neben körpereigenen werden körperfremde Stoffwechselprodukte über die Nieren aus dem Körper ausgeschieden. Dies kann zum einen durch direkte **Ausscheidung** nierengängiger Substanzen, zum anderen durch indirekte Ausscheidung nach vorherigem Umbau der Substanzen in der Leber erfolgen.

Durch hormonelle Steuerung wird der **Wasserhaushalt** des Körpers im Gleichgewicht gehalten. Das Zentrum dieses Regelkreises liegt im Hypothalamus (➤ Kap. 2.13). Durch eine gezielte Ausschüttung des Hormons Adiuretin wird die Wasserdurchlässigkeit im distalen Nephron und in den Sammelrohren reguliert. **Wasser- und Elektolythaushalt** werden durch hormonelle Steuerung im Gleichgewicht gehalten. Die zwei hier wesentlichen Hormone sind ADH (antidiuretisches Hormon) und Aldosteron.

Das Hormon **ADH** (= antidiuretisches Hormon, Adiuretin, früher Vasopressin) aus dem Hypothalamus erhöht in den Sammelrohren die Wasserdurchlässigkeit. Dadurch wird mehr Wasser wieder in den Körperkreislauf rückresorbiert und ein stärker konzentrierter Harn ausgeschieden.

Die Ausschüttung des Nebennierenrindenhormons **Aldosteron** wird durch Renin angeregt. Aldosteron bewirkt, dass weniger Natrium und mehr Kalium ausgeschieden wird.

Dies hat auch Auswirkungen auf die Regulierung des **Elektrolythaushalts**. Hier spielt das Aldosteron eine entscheidende Rolle, da es die Natrium-Rückresorption im Nierentubulus fördert und so den Kaliumhaushalt beeinflusst.

Beide Mechanismen erhöhen das Volumen und damit den **Blutdruck**. Aldosteron ist Teil des sog. Renin-Angiotensin-Aldosteron-Systems: Bei unzureichender Nierendurchblutung wird von der Niere das Hormon Renin ausgeschüttet, wodurch neben der Aldosteronausschüttung auch das gefäßverengende Angiotensin in seine wirksame Form umgewandelt wird, was ebenfalls zu einer Blutdrucksteigerung führt. Das natriuretische Hormon aus den Vorhöfen des Herzens wird bei Vorhofdehnung ausgeschüttet und bewirkt über eine vermehrte Natriumausscheidung in den Nieren eine Blutdrucksenkung.

Die Regulierung des **Säure-Basen-Haushalts** erfolgt durch das Ausscheiden von Wasserstoffionen (vermehrt bei Azidose, vermindert bei Alkalose) und die Resorption von Bicarbonat (➤ Kap. 9.4).

2.9.2 Harnleiter

Die auf beiden Seiten aus dem Nierenbecken austretenden **Harnleiter** sind etwa 25 cm lang und bestehen aus 2–3 mm dicken, muskulösen Schläuchen. Ihre Aufgabe besteht darin, den Urin in peristaltischen Wellen (ca. eine bis fünf pro Minute) zur Harnblase zu befördern. Die Harnleiter verlaufen außerhalb des Bauchfellraums (retroperitoneal) und kreuzen auf ihrem Weg abdominelle Blutgefäße. Sie münden schräg in die Hinterseite der Harnblase. Eine kleine Schleimhautfalte verhindert einen Reflux von Urin aus der Blase zurück in die Harnleiter, indem sie die Öffnung wie ein Ventil verschließt.

MERKE
Bei Verlegungen des Harnleiters z.B. durch Konkremente kommt es zu sehr schmerzhaften Krämpfen – den so genannten Nieren-, besser Harnleiterkoliken.

2.9.3 Harnblase

Die Harnblase liegt im kleinen Becken, im Bereich hinter den Schambeinästen. Bei der Frau ist sie der Gebärmutter und der Scheide vorgelagert, beim Mann befindet sie sich vor dem Enddarm (Rektum) und liegt der Vorsteherdrüse (Prostata) auf. Das Fassungsvermögen der Blase beträgt normalerweise 500 ml, kann jedoch bei stärkerer Füllung darüber hinausgehen. Je nach Füllungszustand hat sie eine Schalenform, die in eine Kugelform übergehen kann. Die obere Außenfläche der Blase ist von Bauchfell überzogen. Um sich den unterschiedlichen Füllungszuständen besser anzupassen, ist diese Fläche leicht verschieblich. Die **äußere Wandschicht** der Blase besteht aus glatter Muskulatur, die beim Miktionsvorgang der Entleerung dient. Die **innere Wandschicht** besteht aus Übergangsepithel. Durch zwei **Schließmuskel** wird der Harnfluss gehemmt. Ein innerer Schließmuskel (M. sphincter internus) liegt am Blasenhals und wird vegetativ gesteuert. Darunter liegt ein zweiter, aus quer gestreifter Beckenbodenmuskulatur bestehender Schließmuskel (M. sphincter externus), der willkürlich beeinflusst werden kann. Bei der Blasenentleerung lässt der Parasympathikus den inneren Schließmuskel erschlaffen und führt zu einer Kontraktion der Blasenwandmuskulatur. Es kommt so zu einer Entleerung der Harnblase; dabei wird der Urin in die Harnröhre abgegeben.

2.9.4 Harnröhre

Die Frau hat eine 2,5–4 cm lange Harnröhre mit einem gestreckten Verlauf. Die Mündung liegt auf einer kleinen Vorwölbung im Bereich des Scheidenvorhofs (➤ Abb. 2.86).

2

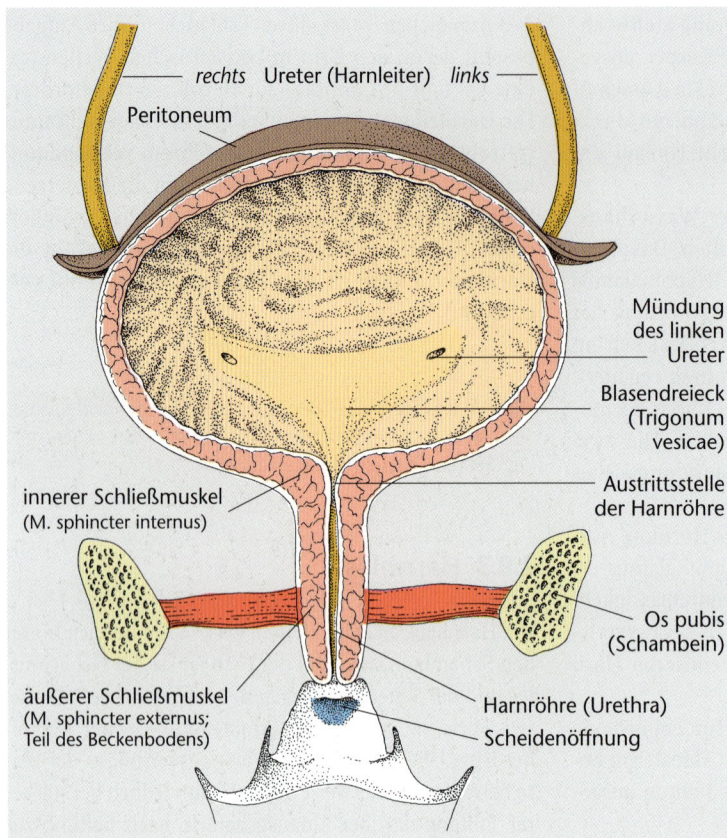

Abb. 2.86 Harnblase der Frau im Frontalschnitt. Deutlich zu erkennen ist das Blasendreieck, dessen obere hintere Eckpunkte die Mündungsstellen der Harnleiter bilden. [A400-190]

MERKE
Diese nur relativ kurze Strecke begünstigt Harnwegsinfektionen, die bei der Frau häufiger auftreten als bei Männern.

Beim Mann kann die Harnröhre bis zu 25 cm lang sein. Ihr Verlauf weist zwei charakteristische Krümmungen auf. Die Harnröhrenmündung liegt im Bereich der Eichelspitze des Penis. Unterteilt wird die Harnröhre des Mannes in drei Abschnitte: Der erste durchläuft die Prostata, der zweite den bindegewebigen Beckenboden, der dritte Abschnitt liegt im Penis.

2.9.5 Harnproduktion

In 24 Stunden fließen etwa 1.500 l Blut durch die Nieren. Die Harnproduktion beginnt mit dem Auspressen von Flüssigkeit aus den Gefäßknäueln in die Bowman-Kapsel. Die Membranen des Glomerulus und der Bowman-Kapsel haben eine Filterfunktion, so dass neben der Flüssigkeit nur kleinmolekulare Bestandteile passieren können. Dieses als **Primärharn** bezeichnete Filtrat gelangt nun in das Tubulussystem, wo die Harnkonzentrierung stattfindet. So werden im weiteren Verlauf etwa

99% des Wassers und der übrigen Bestandteile rückresorbiert. Dies kann entweder passiv oder aktiv erfolgen. Bereits im proximalen Tubulus werden bis zu 80% des Wassers, der überwiegende Teil an Elektrolyten (Natrium, Kalium, Chlor, Magnesium und Bicarbonat) sowie Glukose und Aminosäuren rückresorbiert. Die endgültige Konzentrierung des **Endharns** findet in den übrigen Anteilen des Tubulusapparats statt. Über die Sammelrohre gelangt der Urin zu den Nierenpapillen und von dort in die Nierenkelche. Weiter gelangt er über das Nierenbecken in die Harnleiter und von dort in die Blase.

Beim Erwachsenen werden pro Tag etwa 1.500 ml Urin gebildet. Mit etwa 95% ist das Wasser der Hauptbestandteil des Harns, in dem sich in gelöster Form verschiedene organische Substanzen befinden. Dazu gehören die Stoffwechselprodukte Harnstoff, Kreatinin und Harnsäure. Als anorganische Bestandteile finden sich Natrium, Kalium, Kalzium, Magnesium und Ammoniak, die mit Säuren verbunden als Salze ausgeschieden werden. Chloride, Sulfate, Phosphate, Karbonate, Oxalate und Urate stellen die häufigsten Salze dar. Seine hell- bis dunkelgelbe **Färbung** erhält der Urin durch die beiden Harnfarbstoffe Urobilin und Urochrom.

2.10 Genitalorgane

Lernzielübersicht

- Man unterscheidet äußere und innere Genitalorgane.
- Die männliche Harnröhre ist gleichzeitig Ausführungsgang für das Ejakulat.
- In den Hodenkanälchen werden Spermien gebildet, die im Nebenhoden ausreifen und von dort über den Samenleiter in die Harnröhre geleitet werden.
- In den Leydig-Zellen der Hoden werden männliche Geschlechtshormone gebildet, z.B. Testosteron.
- Die Prostata verursacht eine physiologische Harnröhrenenge. Ihr Sekret ist Bestandteil des Ejakulats.
- Die Vulva besteht aus großen und kleinen Schamlippen, Klitoris und dem Scheidenvorhof, an dem Scheide und Harnröhre münden.

- Die inneren weiblichen Geschlechtsorgane bestehen aus den Ovarien und Tuben, Uterus und Scheide.
- Im Ovar reifen Eizellen heran und werden die weiblichen Geschlechtshomone Östrogen und Progesteron gebildet.
- Nach der Ovulation nimmt das Flimmerepithel der Tuben das Ei auf und transportiert es in den Uterus.
- Beim Uterus unterscheidet man Korpus, Zervix und Portio. Er besteht aus Muskulatur und Gebärmutterschleimhaut und ist teilweise von Bauchfell überzogen.

2.10.1 Männliche Genitalorgane

Die männlichen Geschlechtsorgane (➤ Abb. 2.87) werden in äußere (Penis, Hodensack) und innere (Hoden, Nebenhoden, Samenleiter, Vorsteherdrüse) Geschlechtsorgane unterteilt.

Äußere männliche Geschlechtsorgane

Penis

Der Penis besteht aus einem paarigen **Schwellkörper**, der distalwärts verschmilzt. Die an der Unterseite verlau-

fende **Harnröhre** (Urethra) ist von einem weiteren Schwellkörper umgeben. Der Penisschaft geht vorn in die Eichel (Glans penis) über, die einen vorspringenden Rand bildet und sich mit einer Ringfurche absetzt. Die **Eichel** wird von einer Hautfalte, der Vorhaut, bedeckt. Ein zartes Gewebeband verbindet die Unterseite der Eichel mit der Vorhaut. Durch Reizung der sensiblen Endkörperchen der Eichel und durch psychogene Einflüsse kommt es zur Versteifung des Gliedes (Erektion). Dabei strömt arterielles Blut in die Penisschwellkörper ein, dessen venöser Rückfluss jedoch erschwert wird. Beim Samenerguss (**Ejakulation**) zieht sich die glatte Muskulatur der ableitenden Geschlechtswege und der akzessorischen Geschlechtsdrüsen zusammen. Hierdurch ver-

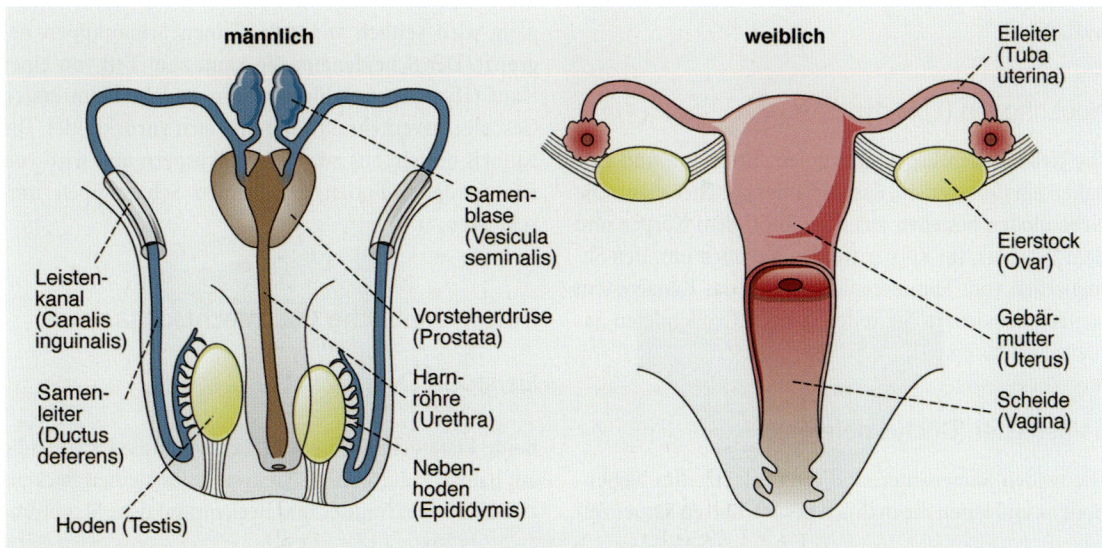

Abb. 2.87 Männliche (links) und weibliche (rechts) Geschlechtsorgane [L106–S005]

mischt sich die Samenflüssigkeit mit dem Sekret der akzessorischen Drüsen und bildet das Ejakulat.

Hodensack (Skrotum)

Der Hodensack umschließt die Hoden und Nebenhoden. Die Haut des Hodensacks (Skrotalhaut) ist völlig fettfrei und durch Einlagerung glatter Muskelzellen gerunzelt. Kontrahieren sich diese gemeinsam mit dem Kremastermuskel, der Hoden und Nebenhoden umgreift, wird der Hodensack in Richtung Körper gezogen (Kremasterreflex). Im Skrotum liegt die Temperatur normalerweise 2–4 °C unterhalb der Körpertemperatur. Durch das Heranziehen des Hodensacks nach proximal werden die Samenzellen, deren Bildungs- und Reifungsort der Hoden ist, vor Kälte geschützt.

Innere männliche Geschlechtsorgane

Hoden (Testes)

Die Hoden sind die paarig angelegten männlichen Geschlechtsdrüsen. Samenzellen (Spermien) werden in den gewundenen und geknäulten Hodenkanälchen gebildet (Spermatogenese, ➤ Abb. 2.88) und bei der Ejakulation aus dem Körper freigegeben (**exokrine Funktion**). Während der Spermatogenese durchlaufen die Spermien verschiedene Reifungsstadien und werden dabei von den Sertoli-Zellen versorgt. In den Leydig-Zwischenzellen der Hoden werden Hormone gebildet (**endokrine Funktion**). Das wichtigste Hormon ist das Testosteron. Beim geschlechtsreifen Mann sind die Hoden ungefähr pflaumengroß und haben eine ovale Form.

Nebenhoden (Epididymis)

Die Nebenhoden liegen dorsal dem Hoden an und enthalten ein Gangsystem, das als Samenspeicher dient. Die Nebenhoden bestehen aus dem Kopf, dem Körper und dem Schwanz. Im Körper werden die noch unreifen Samenzellen vom Flimmerepithel durch das Kanalsystem weitertransportiert. Sie reifen dabei zu vollendeten Samenzellen heran.

Samenleiter (Ductus deferens)

Die beiden Samenleiter sind die Fortsätze des Nebenhodens und leiten die in ihnen gespeicherten Samenzellen und Samenflüssigkeit bei der Ejakulation mit großer Schnelligkeit durch die Spritzkanälchen in die Harnröhre. Der menschliche Samenleiter ist ca. 50–55 cm lang.

Vorsteherdrüse (Prostata)

Die Vorsteherdrüse hat Form und Größe einer Kastanie und liegt mit der Basis dem Blasengrund an. Sie ist ein Muskelkörper, in den tubulo-alveoläre Drüsen eingebettet sind, deren Sekret die Beweglichkeit und Befruchtungsfähigkeit der Samen aufrechterhält. Die Prostata umgibt den Hals der Harnröhre (Pars prostatica) und verursacht an dieser Stelle eine charakteristische Verengung. Bei übermäßigem Wachstum des Prostatagewebes kommt es zu Problemen bei der Harnausscheidung (Miktion), da die Urethra abgedrückt wird.

2.10.2 Weibliche Genitalorgane

Auch die weiblichen Geschlechtsorgane (➤ Abb. 2.87) lassen sich in äußere (Vulva) und innere (Eierstock, Eileiter, Uterus, Vagina) Geschlechtsorgane einteilen.

Äußere weibliche Geschlechtsorgane

Die äußeren Geschlechtsorgane der Frau werden in ihrer Gesamtheit als Vulva bezeichnet. Die großen Schamlippen (Labia majora) sind zwei von Fettgewebe unterpolsterte Hautfalten. Sie bilden die äußere Begrenzung des Scheidenvorhofs, in den die Scheidenöffnung und die Harnröhre münden. Der Scheideneingang wird seitlich von den kleinen Schamlippen begrenzt. Der Scheideneingang kann zum Teil von einer Haut (Hymen) verschlossen sein, welche beim ersten Geschlechtsverkehr einreißt und sich zurückbildet. Die Klitoris besteht aus zwei Schwellkörpern und wird von den vorderen Enden der kleinen Schamlippen umschlossen.

Innere weibliche Geschlechtsorgane

Eierstock (Ovar)

Beide Eierstöcke sind etwa pflaumengroße Organe, die auf halber Höhe an der Seitenwand des kleinen Beckens zwischen Gebärmutter und Beckenrand dem M. obtura-

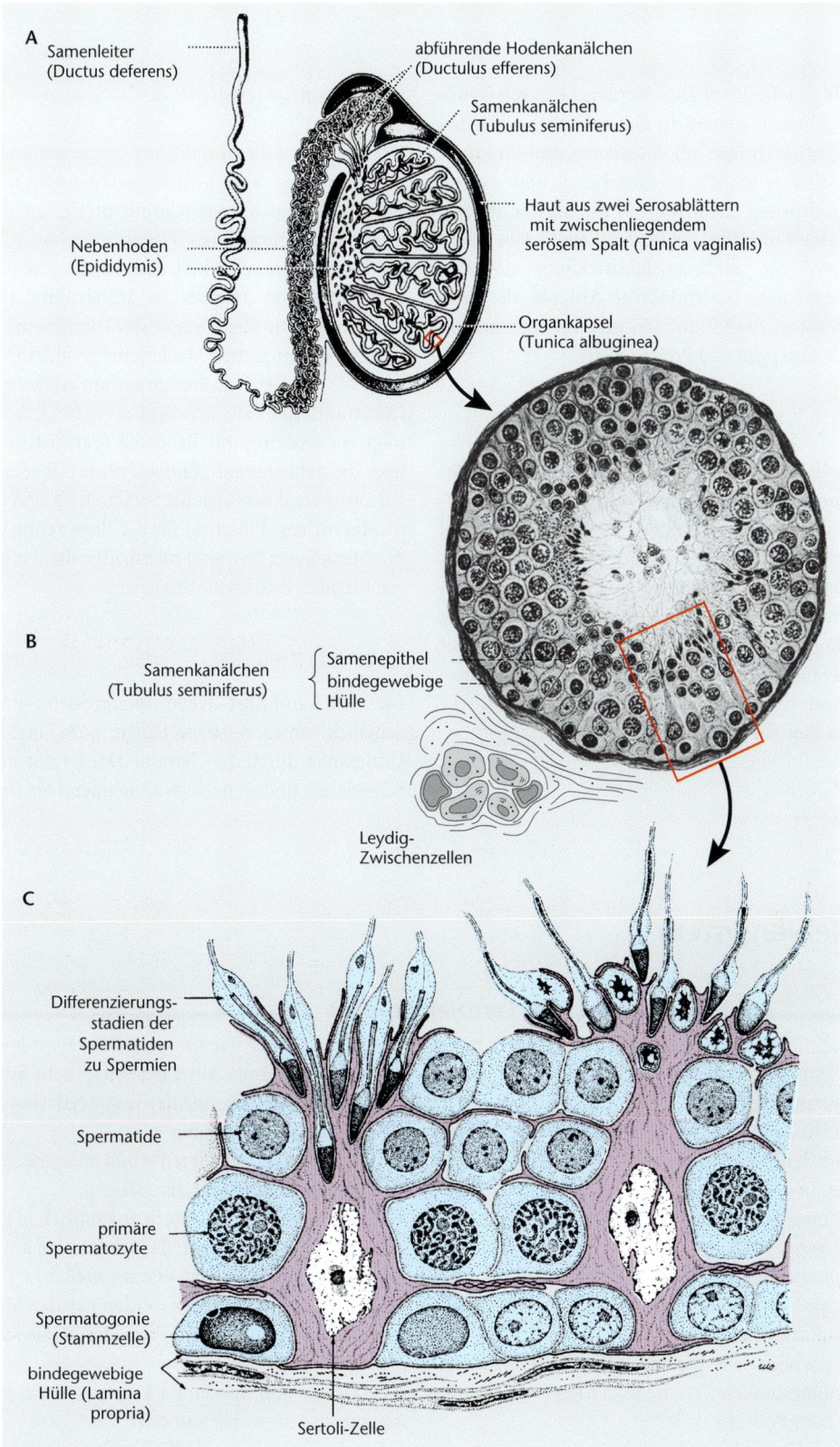

Abb. 2.88 Detailabbildung des Hodens

(A) Hoden mit Läppchengliederung und gewunden verlaufenden Samenkanälchen sowie ableitenden Samenwegen [S134]

(B) Querschnitt durch ein Samenkanälchen [S010-3-8]

(C) Ausschnitt aus dem Epithel eines Samenkanälchens mit verschiedenen Stadien der Spermatogenese und der typischen Beziehung zu Sertoli-Zellen [S134]

torius aufliegen. In dieser Lage werden sie durch Gewebebänder gehalten. Analog zu den männlichen Hoden sind die Ovarien Drüsen mit endokriner und exokriner Funktion. Hier reifen die Eizellen heran und werden beim Follikelsprung (Ovulation) in die Eileiter abgegeben (**exokrine Funktion**). In beiden Eierstöcken lagern mit Beginn der Embryonalentwicklung ungefähr 400.000 Eibläschen. Die **endokrine Aufgabe** der Eierstöcke besteht in der Produktion und Freisetzung von Hormonen (Östrogen und Progesteron).

Eileiter (Tuba uterina)

Die beiden Eileiter transportieren das Ei in die Gebärmutter. Zuerst muss das Ei am Ovar aufgefangen werden. Daher ist der am Eierstock liegende Anfangsteil trichterförmig erweitert (Fimbrien). Mit diesen Fimbrien wird das Ei aufgenommen und innerhalb des Eileiters von Flimmerhärchen weiterbewegt (➤ Kap. 2.2). Kurz vor Einmündung in den Uterus wird der Eileiter immer enger. Das Stück vor der Gebärmutter bildet die Eileiterenge (Isthmus tubae uterina). Über die Mündungsstelle gelangt das Ei in die Gebärmutter.

Gebärmutter (Uterus)

Der Uterus hat die Gestalt einer umgedrehten Birne und ist 7–9 cm lang. Nach mehrfachen Geburten wird er größer. Es werden Körper (Corpus uteri), der die oberen zwei Drittel umfasst, und Gebärmutterhals (Cervix uteri), der das untere Drittel umfasst, unterschieden. Der Gebärmutterhals mündet als Muttermund (Portio) in die Scheide. Die Hauptmasse des Uterus wird von einer dicken Schicht glatter Muskulatur gebildet (Myometrium), die am Gebärmutterkörper am stärksten und am Gebärmutterhals am schwächsten entwickelt ist. Außen folgt ein Überzug mit Bauchfell (Perimetrium), innen liegt die Schleimhaut (Endometrium). In der Schwangerschaft verändert sich die Schleimhaut und bildet den Mutterkuchen (Plazenta) für die Versorgung des Fetus, die Muskulatur hat als Fruchthalter die Aufgabe, dem wachsenden Fetus Raum zu geben.

Vagina (Scheide)

Die Scheide bildet einen bindegewebig-muskulösen Schlauch von ca. 8–10 cm Länge. Vom Eingang bis zur Umfassung durch den Levator (M. levator ani) ist die Scheide eng und weitet sich zunehmend bis zur Portio.

2.11 Nervensystem

Lernzielübersicht

- Die Funktionen des Nervensystems sind Aufnahme, Verarbeitung, Speicherung und Weiterleitung von Informationen.
- In den Dendriten werden Informationen aufgenommen, im Zellkörper verarbeitet und im Axon weitergeleitet. In den Synapsen wird die Erregung durch Neurotransmitter von einer Zelle auf eine andere übertragen.
- Im Ruhezustand ist die Nervenzelle negativ im Vergleich zur Umgebung geladen. Beim Aktionspotenzial kommt es durch Ionenaustausch an der Zellmembran nach dem Alles-oder-Nichts-Gesetz zu einer Ladungsumkehr. Während der Repolarisation ist die Membran refraktär.
- Marklose Nervenfasern leiten langsam und kontinuierlich. Markhaltige Nervenfasern haben isolierende Myelinscheiden, sie leiten saltatorisch und damit schnell.

- Merkmale einer Synapse sind die prä- und postsynaptische Membran sowie der synaptische Spalt.
- Bekannte Neurotransmitter sind Acetylcholin, Dopamin und Noradrenalin.
- Man unterscheidet efferente und afferente, motorische und sensorische Nervenfasern.
- Das Nervensystem lässt sich anatomisch in zentrales und peripheres, nach der Funktion in animales und autonomes Nervensystem einteilen.
- Gehirn und Rückenmark werden von den Meningen und dem Hirnschädel bzw. der Wirbelsäule umgeben.
- Im Gehirn und Rückenmark unterscheidet man die graue und die weiße Substanz.
- Aus den Zwischenwirbellöchern treten die Spinalnerven aus.
- Reflexe laufen ohne Gehirnbeteiligung durch Umschalten im Rückenmark ab.

- Am Gehirn lassen sich fünf Anteile unterscheiden:
  - Medulla oblongata mit dem Atem- und Kreislaufzentrum
  - Mesencephalon mit Brücke und Kleinhirn
  - Mittelhirn
  - Zwischenhirn mit Thalamus als Schaltzentrum der Sensibilität und Hypothalamus als Zentrum des vegetativen Nervensystems
  - Endhirn mit Großhirn, Balken und Stammganglien.
- Das Gehirn wird durch die paarig angelegten Arteriae carotis interna und Arteriae vertebralis versorgt. Sie stehen im Circulus arteriosus Willisii miteinander in Verbindung.
- Die Blut-Hirn-Schranke aus Astrozyten schützt das Hirn vor nicht lipidlöslichen Substanzen und Proteinen.
- Das vegetative Nervensystem kontrolliert Atmung, Kreislauf, Verdauung und Fortpflanzungsorgane.
- Der Sympathikus wirkt auf die Organe ergotrop, der Parasympathikus trophotrop. Neurotransmitter ist Acetylcholin, beim Sympathikus auch Adrenalin und Noradrenalin.
- Zwölf paarige Hirnnerven verlassen die Schädelbasis. Der N. vagus ist ein wichtiger Teil des Parasympathikus. Der N. facialis ist bei Apoplex häufig geschädigt.

Die Gesamtheit des Nervengewebes im Organismus wird als Nervensystem bezeichnet. Milliarden von Nervenzellen bilden das Nervensystem. Zusätzlich existieren noch Zellen mit Stütz- und Versorgungsfunktion, eine Art Binde- und Stützgewebe des Nervensystems, die Neurogliazellen. Die **Funktionen** des Nervensystems sind **Aufnahme**, **Leitung**, **Verarbeitung**, **Speicherung** und **Bildung von Reizen**. Das Nervensystem arbeitet fein abgestuft und zielgenau. Daneben erfolgen eine Informationsweitergabe auch durch Hormone aus spezialisierten Hormondrüsen und die Beeinflussung benachbarter Zellen durch das so genannte Zellgeflüster (cell talk) mittels hormonähnlicher Wirkstoffe, den Mediatoren. Das Nervensystem ermöglicht weitere Funktionen des Organismus:

- Mittels spezieller Sinneszellen der Sinnesorgane aufgenommene Reize werden im Gehirn mit bestimmten Gefühlen verbunden wahrgenommen.
- Es ist möglich, neue Informationen dauerhaft im Nervensystem zu speichern – Physiologie des Lernens. Dieser Mechanismus ist zum Teil noch ungeklärt.
- Der Mensch ist in der Lage zu planen. Im Gegensatz zu Tieren folgt er nicht genetisch definierten Programmen, die instinktive Handlungen bedingen.
- Es existieren Reize, die den Menschen dazu bewegen, etwas zu tun oder zu unterlassen (Motivation).
- Der Mensch ist in der Lage, seine Umgebung mitzugestalten, d.h., er kann kreativ sein.
- Der Biorhythmus eines jeden Menschen ist ebenfalls mit dem Nervensystem verbunden. Es gibt am Tage Zeiten, in denen mehr geleistet werden kann, und Stunden, in denen der Organismus Ruhe benötigt.
- Eine wesentliche Funktion des Nervensystems ist das Bewusstsein (➤ Kap. 9.1).

2.11.1 Neuron

Ein Neuron ist die Nervenzelle mit allen **Fortsätzen**, **Axon** und **Dendriten** (➤ Abb. 2.89). Die Dendriten sind Aufnahmeorte von Reizen. Das Axon leitet die Information weiter und gibt sie im Endköpfchen an die nächste Nervenzelle oder ein Erfolgsorgan (Muskel) wieder ab. Eine Nervenzelle kann bis zu 10.000 Dendriten und ebenso viele Endköpfchen des Axons besitzen. Die große Anzahl der Nervenzellen plus Anzahl der Fortsätze deutet an, wie komplex das Nervensystem ist.

Der Preis für die hohe Spezialisierung der Nervenzellen ist, dass sie nicht mehr teilungsfähig sind. Das einzige regenerative Potenzial bei Zellschäden ist das Axon, das sich teilweise wieder bildet. Weiterhin sind die Zellen zum Überleben auf die Gliazellen angewiesen. Diese übernehmen Stützfunktion, immunologische Aufgaben und bilden die Blut-Hirn-Schranke.

Membranpotenziale

Die Fähigkeit, Reize zu bilden, aufzunehmen und zu leiten, basiert auf elektrischen und biochemischen Vorgängen der Nervenzellmembran. Die Nervenzelle in Ruhe ist elektrisch nicht neutral. Zwischen intrazellulärem und extrazellulärem Raum existiert eine Spannung, das Ruhemembranpotenzial. Im Zellinneren liegen mehr negative Ladungen in Form von Eiweißen und Ionen vor als außerhalb der Zelle, so dass das Zellinnere negativ geladen ist. Auch andere Zellen haben diesen Ladungszustand, sind jedoch nicht wie die Nervenzelle in der Lage, diesen schlagartig zu ändern und sofort wiederherzustellen. Weitere Membranpotenziale sind das Generator- und Aktionspotenzial.

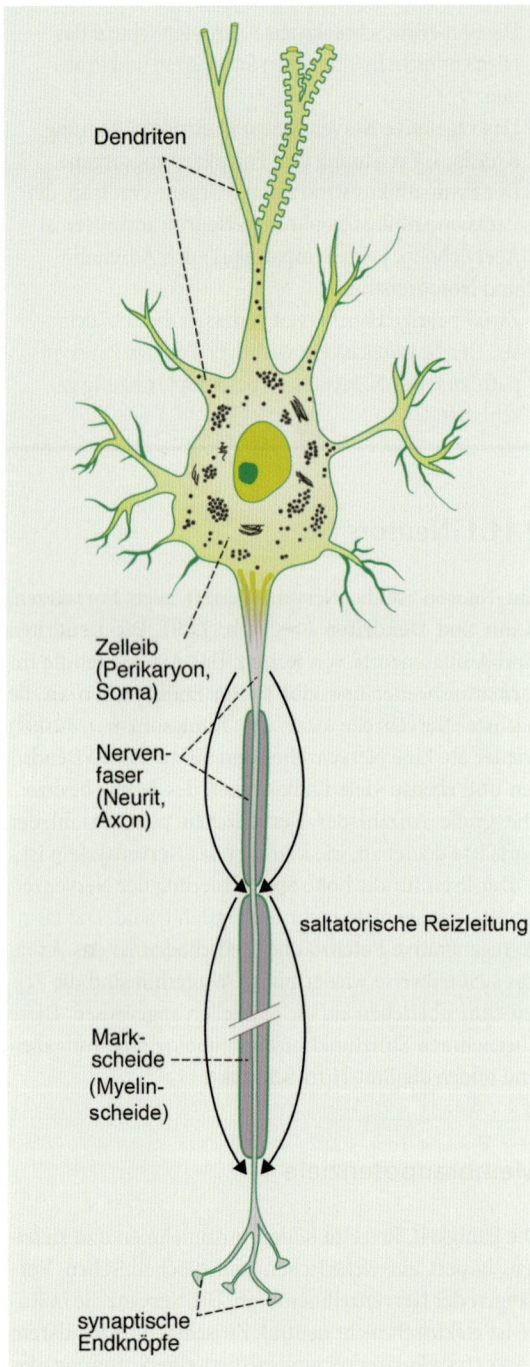

Abb. 2.89 Nervenzelle der Großhirnrinde [L106–S005]

Ruhemembranpotenzial

Das Ruhemembranpotenzial beträgt −70 mV, da das Zellinnere negativ geladen ist. Der Ladungszustand wird durch einen starken Ausstrom positiv geladener Kaliumionen hervorgerufen, d.h., das Zellinnere verliert positi-

ve Ladungsträger, bis der Zustand eines Gleichgewichts zwischen intra- und extrazellulärem Raum erreicht und der Ein- und Ausstrom an Ionen gleich ist. Damit ist das Membranruhepotenzial erreicht. Die Durchlässigkeit der Membran für Ionen wird als Leitfähigkeit bezeichnet und ist für verschiedene Ionen unterschiedlich groß.

Generatorpotenzial

Kleine Schwankungen im Ruhemembranpotenzial, die keine Erregung der Nervenzelle auslösen, können durch Tätigkeit von Kontaktstellen zu anderen Nervenzellen entstehen. Dabei kann das Ruhemembranpotenzial weiter abgesenkt werden; damit wird die Zelle noch unerregbarer (Hyperpolarisation). Das Ruhemembranpotenzial kann auch weniger negativ werden, ohne dass dies Folgen für die Nervenzelle hat. Man spricht dann von Depolarisation.

Aktionspotenzial

Dem Alles-oder-Nichts-Prinzip folgend gibt es einen Ladungszustand der Nervenzelle, bei dem ein Reiz entsteht und weitergeleitet wird: Er wird als Aktionspotenzial bezeichnet. Vorausgehen muss eine Depolarisation des Ruhemembranpotenzials bis zu einem bestimmten Schwellenwert, von dem an die Vorgänge an der Membran nicht mehr aufzuhalten sind und automatisch ablaufen. Schlagartig öffnen sich spezielle Ionenkanäle, und es kommt zu einem Natriumeinstrom in die Nervenzelle, die dadurch positiv geladen wird (Overshoot, ➤ Abb. 2.90). Vom Ort der Entstehung breitet sich das Aktionspotenzial entlang der Nervenzellmembran bis zum nächsten Endköpfchen aus. Es wird nur in eine Richtung, weg von den Dendriten, den Orten der Reizaufnahme, hin zur Synapse, weitergeleitet.

Repolarisation

Damit die Nervenzelle wieder in der Lage ist, einen Reiz weiterzuleiten, muss das Ruhemembranpotenzial wiederhergestellt werden. Die Ladungsumkehr vom schnellen Natriumeinstrom erfolgt über eine verminderte Membranleitfähigkeit für Natrium und einen Kaliumausstrom. Beide Vorgänge stellen das Ausgangspotenzial wieder her. In dieser Phase ist die Nervenzelle für einen neuen Reiz nicht empfänglich und wird als nicht erregbar (refraktär) bezeichnet.

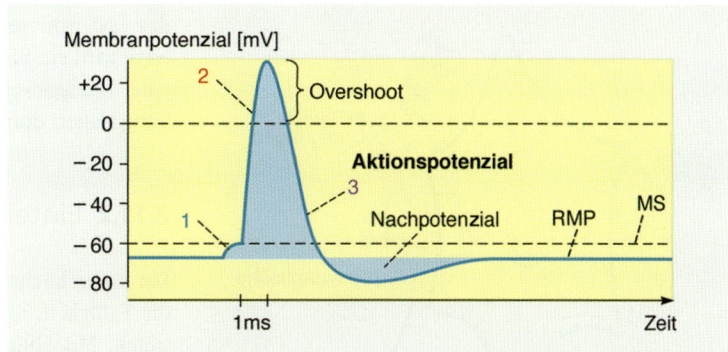

Abb. 2.90 Verlauf eines Aktionspotenzials an der Nervenzelle [S005-123-124]
(1) Depolarisation
(2) Overshoot
(3) Repolarisation
(MS = Membranschwelle, RMP = Ruhemembranpotenzial)

Erregungsleitung

Ein entstandenes Aktionspotenzial wird im Nervensystem weitergeleitet und auf andere Zellen übertragen. Ein Aktionspotenzial hat vom Ort der Entstehung zu benachbarten Membranteilen ebenfalls eine Ladungsdifferenz, die ausreichend ist, dort eine Depolarisation mit nachfolgendem Aktionspotenzial auszulösen. Ähnlich dem Dominoeffekt erfolgt dann die Depolarisation entlang der Membran von einem Abschnitt zum nächsten, bis der Reiz ein Endköpfchen erreicht.

Diese Erregungsleitung kann kontinuierlich oder springend (saltatorisch) sein. Bei Axonen ohne bindegewebige Hülle (marklose Nervenfasern) verläuft die Erregungsleitung **kontinuierlich** und daher eher langsam. In Axonen, die von einer bindegewebigen Membran (Myelinscheide) umgeben sind, ist der Verlauf **saltatorisch**. Diese Hülle wird von einer bestimmten Form der Neuroglia, den **Schwann-Zellen**, gebildet. Nervenfasern mit einer Myelinscheide sind in Abständen eingeschnürt; an der Stelle der Einschnürung beginnt jeweils eine neue Schwann-Zelle mit einer Myelinscheide. Bei der saltatorischen Erregungsleitung springt der Reiz zwischen diesen eingeschnürten Abschnitten weiter und ist so erheblich schneller am Endköpfchen. Marklose Nervenfasern leiten mit einer Geschwindigkeit von 1 m/s, während myelinisierte Nervenfasern mit einer Geschwindigkeit bis zu 100 m/s leiten. Entscheidende Reaktionen, z.B. der „Heiße-Herdplatten-Reflex" auf starke Hitze, sind deshalb auch über myelinisierte Nervenfasern vermittelt, um eine schnelle Reaktion des Organismus auf die Bedrohung zu gewährleisten.

Synapse

Wenn ein fortgeleitetes Aktionspotenzial am Ende eines Axons ankommt, muss es einen Spalt zur angrenzenden Nervenzelle überbrücken, bevor es weitergeleitet wird (➤ Abb. 2.91). Der Ort dieser Reizübertragung von einer Nervenzellmembran auf die nächste heißt Synapse. Der elektrische Impuls des Aktionspotenzials wird in ein biochemisches Signal und wieder zurück in ein elektrisches verwandelt. Aus diesem Grunde verzögert sich die Weiterleitung an Synapsen ein wenig. Die **Synapsen** sind durch drei Merkmale gekennzeichnet:

- Die **präsynaptische Membran** ist ein kolbenartig verdicktes Ende des Axons. In ihr liegen Vesikel bereit, die einen Überträgerstoff (Neurotransmitter) enthalten. Diese werden durch einen Reiz aktiviert, mit der Membran zu verschmelzen und den Inhalt der Vesikel in den synaptischen Spalt abzugeben. Eine weitere Aufgabe besteht darin, den Neurotransmitter wieder aufzunehmen und neu zu aktivieren.
- Der **synaptische Spalt** trennt die prä- und postsynaptischen Membranen voneinander und ist nur 50 Nanometer breit. Er enthält Elektrolytflüssigkeit und Enzyme, die in der Lage sind, den ausgeschütteten Neurotransmitter abzubauen und die Wirkung damit aufzuheben. Verschiedene Medikamente (Curare-Abkömmlinge in der Anästhesie) und Giftstoffe (Insektizid E 605) greifen in die Wirkungsweise der Enzyme mit zum Teil fatalen Folgen für den Organismus ein.
- Eingelagert in die **postsynaptische Membran** befinden sich Rezeptoren für Neurotransmitter. Wenn eine genügende Anzahl von ihnen erregt wird, entsteht an der Membran ein Aktionspotenzial, das entsprechend den oben genannten Vorgängen weitergeleitet wird.

Neurotransmitter

Es existiert eine Vielzahl von Neurotransmittern im Nervensystem. Einige der bekannteren sind **Acetylcholin**, **Noradrenalin** und **Dopamin**. Es gibt jedoch ungefähr 50 weitere mit teilweise noch nicht bekannten Funktionen.

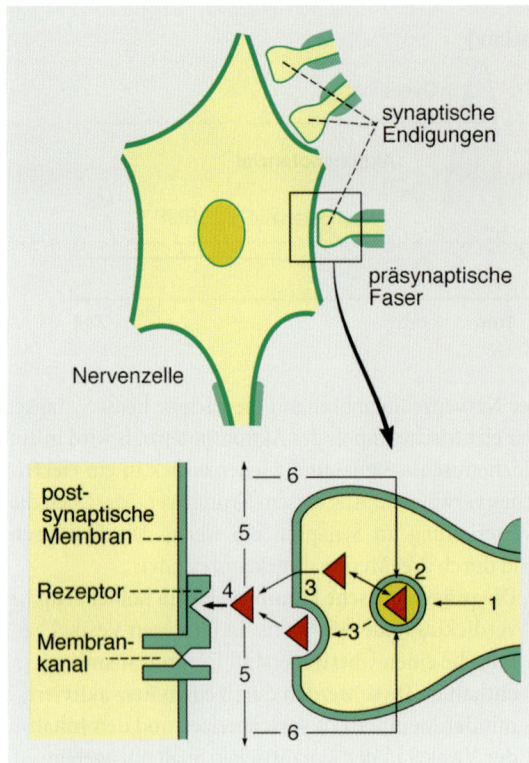

Abb. 2.91 Erregungsübertragung an der Synapse:
(1) Synthese der Transmittermoleküle
(2) Speicherung
(3) Freisetzung
(4) Bindung an Membranrezeptoren
(5) Enzymatische Inaktivierung
(6) Resorption [S005-123]

Neben den Neurotransmittern existiert noch eine weitere Gruppe von Signalstoffen. Die **Neuropeptide** spielen in der Verarbeitung von Schmerz und maximaler Beanspruchung des Körpers eine entscheidende Rolle. Eine Gruppe von ihnen, die körpereigenen Opioide (Endorphine), ermöglichen diese Funktionen. Sie wirken im Organismus ähnlich den Rauschdrogen der Opiatabkömmlinge (Morphin, Kokain).

Nerven

Nervenfasern sind die Axone, die entweder myelinisiert oder nicht myelinisiert sind. Einige von ihnen reichen vom Gehirn bis tief in das Rückenmark und erreichen eine Länge von 1,2 m, bei der Giraffe können sie sogar 4,5 m lang werden. Wenn die Nervenfaser Impulse in die Körperperipherie leitet, bezeichnet man sie als **efferent**, leitet sie dagegen Reize zum ZNS, als **afferent**. Impulse an die Skelettmuskulatur werden von **motorischen** und solche von Sinnesorganen mit Rezeptoren an

das ZNS von **sensorischen** Nervenfasern geleitet. Als Nerv wird ein Bündel Nervenfasern bezeichnet, das von einer bindegewebigen Hülle elektrisch von der Umgebung isoliert durch den Körper verläuft.

2.11.2 Einteilung des Nervensystems

Der menschliche Organismus als komplexes System hat die Fähigkeit, mit der Umwelt in Wechselwirkung zu treten. Mit Hilfe der Sinnesorgane (sensorisches System) nimmt der Organismus Informationen aus der Umwelt auf und kann als Reaktion auf diese Informationen mit dem motorischen System Handlungen durchführen und auf die Umwelt einwirken. Das Nervensystem (NS) kann sowohl **topographisch** als auch **funktionell** gegliedert werden (➤ Tab. 2.9).

Nach der Lage werden zwei große Teile des Nervensystems unterschieden:

Das zentrale Nervensystem (**ZNS**) befindet sich im knöchernen Schädel bzw. in der Wirbelsäule und besteht aus Gehirn und Rückenmark.

Das periphere Nervensystem (**PNS**) verteilt sich über den ganzen Körper und besteht aus den peripheren Nerven.

Gliedert man das Nervensystem **nach der Funktion**, so ergibt sich folgende Unterteilung:

- **Animales Nervensystem:** Es wird differenziert zwischen dem motorischen System, welches die quergestreifte Muskulatur versorgt, und dem sensorischen System, das Eindrücke von den Sinnesorganen und Rezeptoren vermittelt.
- **Vegetatives Nervensystem:** Dieser Teil wird auch als autonomes NS bezeichnet, da es vom Willen unabhängig ist (➤ Tab. 2.10). Die Funktionen der inneren Organe werden so koordiniert, dass eine sinnvol-

Tab. 2.9 Topographische Einteilung des Nervensystems

Nervensystem	
Zentrales Nervensystem (ZNS)	Peripheres Nervensystem (PNS)
• Gehirn • Rückenmark	• Hirnnerven • Spinalnerven

Tab. 2.10 Einteilung des vegetativen Nervensystems

Vegetatives Nervensystem		
Sympathisches System	Parasympathisches System	Intramurales System
• Abbau • Energieentladung	• Aufbau • Energiespeicherung • Erholung	relativ selbstständig in den Hohlorganwänden von Herz, Darm, Blase

2

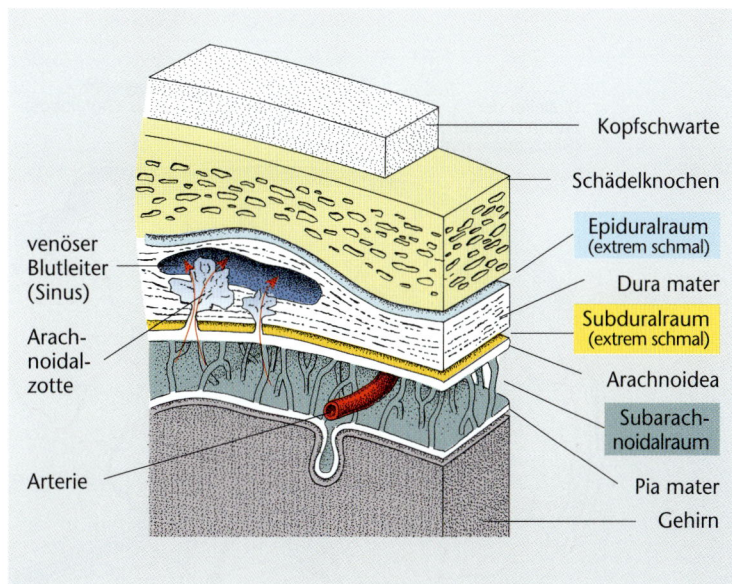

Abb. 2.92 Die Hirnhäute. Die beiden Blätter der Dura mater sind im Hirnbereich verwachsen, ein Epiduralraum existiert praktisch nicht. Zwischen Dura mater und Arachnoidea liegt der Subduralraum, zwischen Arachnoidea und Pia mater der Subarachnoidalraum. Die roten Pfeile zeigen den Abfluss des Liquors aus dem Subarachnoidalraum über die Arachnoidalzotten in den venösen Blutleiter (Sinus). [A300-190]

le Funktion des gesamten Organismus resultiert. Die zwei Anteile des vegetativen Nervensystems werden als Sympathikus und Parasympathikus bezeichnet.

2.11.3 Zentrales Nervensystem

Hüllen des ZNS und Liquor cerebrospinalis

Gehirn und Rückenmark werden von den Gehirn- und Rückenmarkshäuten (**Meningen**) umgeben (➤ Abb. 2.92). Man unterscheidet die äußere, aus zwei Blättern bestehende **harte Haut** (Dura mater), die **Spinngewebshaut** (Arachnoidea mater) und die **weiche Haut** (Pia mater). Die Dura mater ist fest mit den Schädelknochen verwachsen, enthält jedoch Freiräume für venöse Blutgefäße (Sinus durae matris).

Zwischen linker und rechter Gehirnhälfte bildet die Dura mater eine trennende Sichel (Falx cerebri). Die Pia mater ist mit Gehirn und Rückenmark verbunden und enthält die versorgenden Blutgefäße. Zwischen Pia mater und Arachnoidea mater befindet sich der Subarachnoidalraum, der mit Liquor cerebrospinalis, kurz Liquor genannt, gefüllt ist. Die **Adergeflechte** (Plexus choroidei) bilden den Liquor cerebrospinalis, dessen Aufgabe ein zusätzlicher Schutz des ZNS durch Stoßdämpfung ist (➤ Abb. 2.93). Im Gehirn befinden sich vier Hirnkammern (**Ventrikel**), die miteinander verbunden sind. Man unterscheidet zwei große Seitenventrikel sowie einen kleineren dritten und vierten Ventrikel. Auch die Ventrikel werden vom **Liquor** ausgefüllt. Die Liquorräume enthalten zusammen 100–150 ml Liquor. Da

ständig Liquor neu gebildet wird, muss auch ein Teil resorbiert werden, damit es im Gehirn nicht zu einer Druckerhöhung kommt. Die Resorption findet in kleinen Ausstülpungen der Arachnoidea mater, den Arachnoidalzotten (Granulationes arachnoideales), statt. Ein Druckausgleich ist durch Verbindungen zwischen den Liquorräumen möglich. Der Liquor ist eine klare Flüssigkeit und enthält geringe Mengen an Leukozyten und Eiweiß, der Glukosegehalt beträgt 60 mg%.

Rückenmark

Das von der Wirbelsäule umschlossene Rückenmark ist ein Reflex- und Leitungsapparat, der eine segmentale Gliederung aufweist (➤ Abb. 2.94). Die Länge des Rückenmarks beträgt 40–45 cm, wobei das untere Ende in Höhe des ersten bis zweiten Lendenwirbels lokalisiert ist. Unter diesem Punkt verlaufen nur noch verschiedene Nerven im Wirbelkanal (Wirbelsäule ➤ Kap. 2.7.3), so dass an dieser Stelle eine Punktion zur Liquoruntersuchung (Lumbalpunktion) erfolgen kann. Betrachtet man einen Schnitt durch das Rückenmark, so befindet sich innen eine **graue Substanz** (schmetterlingsförmig um den Zentralkanal gelegen) und außen eine **weiße Substanz**. In der grauen Substanz liegen marklose Nerven, Blutkapillaren sowie das Hüll- und Stützgewebe des Nervensystems (Glia) und viele Anhäufungen von Nervenzellkörpern mit Dendriten. In der weißen Substanz befinden sich neben marklosen Nervenfasern und der Glia auch markhaltige Nervenfasern, die für die weiße Farbe dieser Substanz verantwortlich sind. Die Vertei-

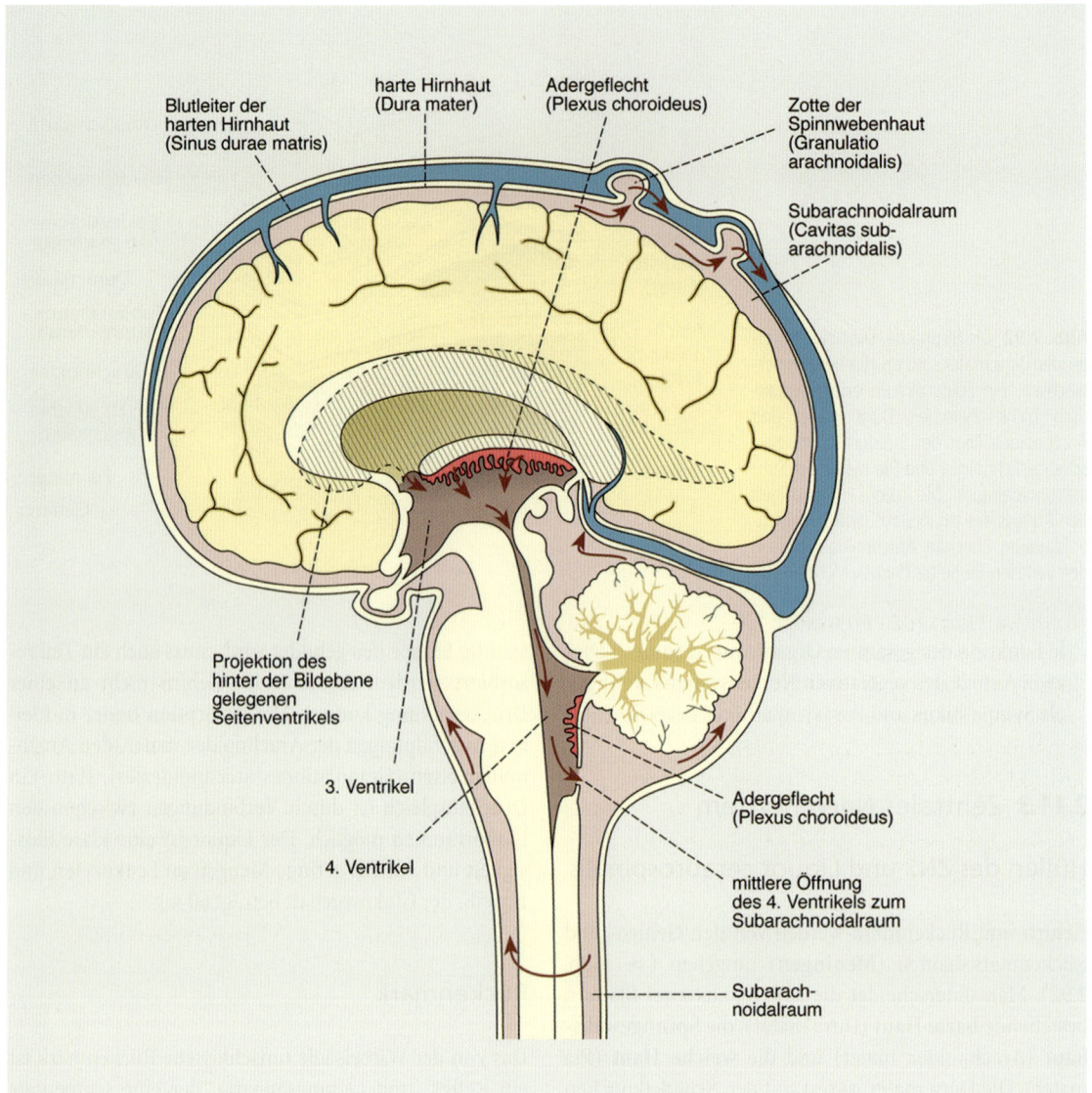

Abb. 2.93 Hirnventrikel mit Zirkulation des Liquor cerebrospinalis (s. Pfeile) [L106-S005]

lung der grauen und weißen Substanz im Gehirn ist umgekehrt, außen liegt die graue und innen die weiße Substanz.

Im Rückenmark unterscheidet man **absteigende** und **aufsteigende Bahnen**, die Erregungen vom Gehirn zur Peripherie bzw. Impulse aus der Peripherie zum Gehirn leiten. An dieser Stelle soll nur das System der Pyramidenbahn erwähnt werden, die Bewegungsimpulse von der Großhirnrinde zur Muskulatur leitet und daher zu den absteigenden Bahnen gehört. Die Pyramidenbahn wird zusätzlich unterteilt in Pyramidenseitenstrangbahn (Tractus corticospinalis lateralis) und Pyramidenvorderstrangbahn (Tractus corticospinalis anterior). Beide Teile unterstützen die bewusste Zielmotorik. Eine Besonderheit der beiden Anteile ist die Kreuzung auf die

Gegenseite des Rückenmarks, d.h., der Ursprung der Fasern liegt kontralateral des Wirkortes. Neben dem Pyramidenbahnsystem existieren noch extrapyramidale Bahnen, die für die Stützmotorik von Bedeutung sind.

Aus den **Zwischenwirbellöchern** (Foramina intervertebralia) treten links und rechts der Wirbelsäule die Spinalnerven aus dem Rückenmark aus und geben Reize an die peripheren Muskeln ab (efferente Bahnen) bzw. wird die Information aus der Peripherie zum ZNS geleitet (afferente Bahnen). Bereits auf der Rückenmarkebene findet eine Beeinflussung der Skelettmuskulatur durch reflektorische Vorgänge statt.

Ein **Reflex** ist eine unwillkürliche und gleichbleibende Reaktion auf einen bestimmten Reiz. Am Beispiel des Patellarsehnenreflexes soll die einfachste Form der Re-

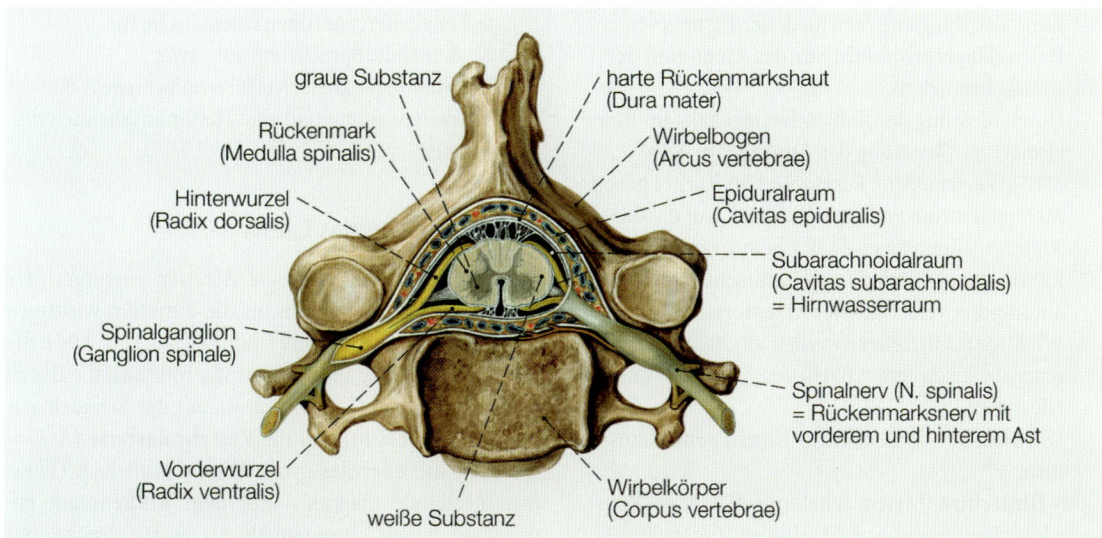

Abb. 2.94 Lage des Rückenmarks im Wirbelkanal eines Halswirbelkörpers [S005]

flexantwort kurz erläutert werden. Durch den Schlag auf die Sehne des Schenkelstreckermuskels kommt es zur Reizung der dort lokalisierten Dehnungsrezeptoren. Die entstehende Erregung wird auf der zuleitenden (afferenten) Bahn im Rückenmark zur zuständigen motorischen Zelle geleitet und dort an der Synapse auf die wegleitende (efferente) Bahn umgeschaltet. Die efferente Bahn leitet die Erregung zum Muskel, an dem eine Kontraktion erfolgt. Durch die Prüfung verschiedener Reflexe an unterschiedlichen Körperstellen können Läsionen des Leitungsapparats lokalisiert werden.

Gehirn

Im knöchernen Schädel befindet sich das Gehirn, dessen Durchschnittsgewicht beim Erwachsenen 1.330 g beträgt. Man unterscheidet fünf Anteile des Gehirns (➤ Abb. 2.95):
1. Das **verlängerte Mark** (Medulla oblongata) mit Pyramiden, Oliven und hinterer Rautengrube befindet sich am Übergang des Gehirns zum Rückenmark.
   – Dort verlaufen sensible und motorische Bahnen, die zu höheren Zentren ziehen oder von dort kommen.

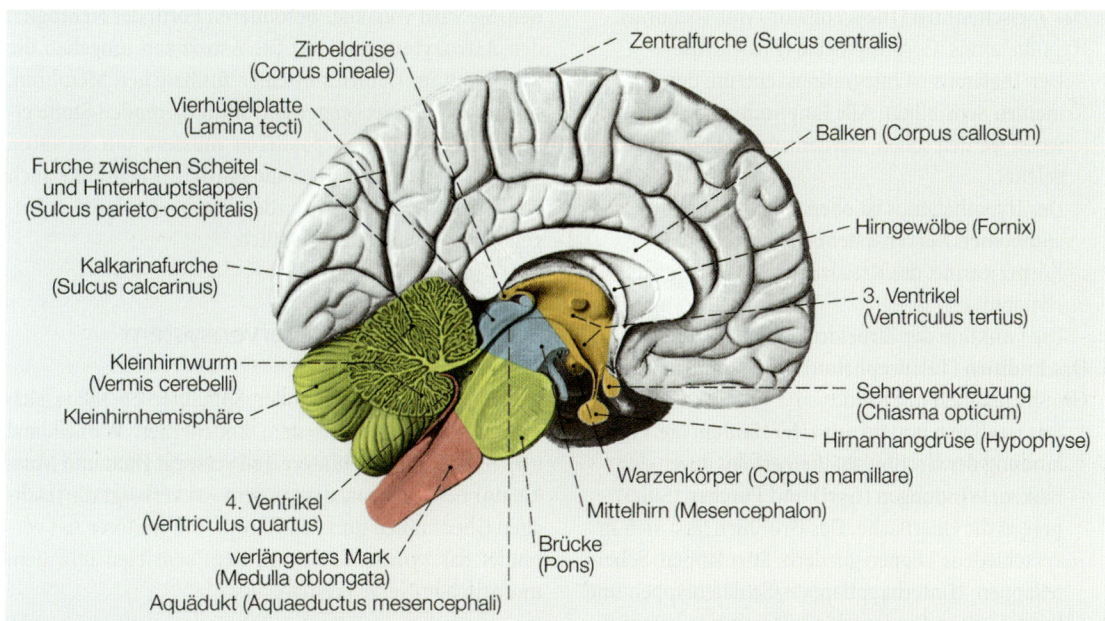

Abb. 2.95 Hirnstrukturen in einem Medianschnitt des Gehirns [S005]

- Es ist Ursprungsort verschiedener Hirnnerven.
- Das verlängerte Mark ist Sitz des Atem- und des Kreislaufzentrums.
- Durch Messung des Kohlendioxidgehalts im Blut erfolgt eine Steuerung der Atmung (➤ Kap. 2.4.5). Verschiedene Rezeptoren im Körper geben Meldungen zum verlängerten Mark, auf die das Atemzentrum reagiert (z.B. Chemorezeptoren im Karotissinus). Auch das Kreislaufzentrum reagiert auf Impulse verschiedener Rezeptoren.
- Wichtige Schutzreflexe werden am Boden der Rautengrube lokalisiert, z.B. Husten-, Schluck- und Niesreflex.
- Die Olive ist Schaltstelle für Fasern zum Kleinhirn.

2. Das **Hinterhirn** (Metencephalon) mit Brücke (Pons), vorderer Rautengrube und Kleinhirn (Cerebellum):
   - Der Pons ist Schaltstelle von Bahnen zwischen Großhirn und Kleinhirn.
   - Das Kleinhirn ist Kontrollzentrum der Motorik sowie Integrationszentrum, in dem Einzelmeldungen zu einem Gesamtbild zusammengestellt und automatisierte Bewegungsabläufe gesteuert werden. Es stellt eine wichtige Schaltstelle zum Großhirn dar.

3. Das **Mittelhirn** (Mesencephalon) mit Vierhügelplatte, Haube und zwei Hirnschenkeln:
   - Die Vierhügelplatte ist Meldesammelstelle des Sehens und des Hörens.
   - Die Haube enthält wichtige Zentren der Bewegung und ist Bildungsort von Dopamin.

4. Das **Zwischenhirn** (Diencephalon) mit Thalamus, Hypothalamus, Corpus pineale (Zirbeldrüse):
   - Der Thalamus ist Integrationszentrum der allgemeinen Sensibilität. Alle Empfindungen, die bewusst werden sollen, werden zur Großhirnrinde geleitet.
   - Der Hypothalamus ist oberste Befehlsstelle des autonomen Nervensystems (Steuerung der Körperwärme, des Kreislaufs usw.) und Sitz der Hypophyse.
   - Die Funktion der Zirbeldrüse ist noch unklar.

5. Das **Endhirn** (Telencephalon) mit Stammganglien, Großhirnhälften mit Rinde:
   - Das Großhirn besteht aus zwei Hälften; die Verbindung der Großhirnhälften erfolgt durch den Balken. Windungen (Gyri) und Furchen (Sulci) prägen die Oberfläche. Das Großhirn lässt sich in verschiedene Lappen gliedern: Stirnlappen, Scheitellappen, Hinterhauptlappen, Schläfenlappen und Insel. Einigen Rindenfeldern lassen sich bestimm-

te Tätigkeiten zuordnen (motorische Rinde, Sehrinde, Sprachzentrum usw.).
   - Die Stammganglien (Nuclei basales) regeln die Muskelspannung und sind Hemmungsbahnen der Motorik.

Blutversorgung des Gehirns

Zwei große, paarig angelegte Arterien versorgen das Gehirn mit Blut sowie den für die Funktion wichtigen Nährstoffen Sauerstoff und Glukose (➤ Abb. 2.96): die **innere Halsschlagader** (A. carotis interna), die durch den Karotiskanal (Canalis caroticus) der Schädelbasis das Gehirn erreicht, und die **Vertebralarterie** (A. vertebralis), die über das große Hinterhauptsloch (Foramen occipitale magnum) mit dem Rückenmark gemeinsam in das Gehirn eintritt. An der Hirnbasis vereinigen sich beide Arterien zu einem **Arterienkreis** (Circulus arteriosus Willisii). Durch den Kurzschluss dieser Arterien miteinander wird die optimale Versorgung des Gehirns gewährleistet, auch wenn eine Arterie ausfallen sollte. Die Arterien spalten sich in verschiedene, das Hirngewebe versorgende Äste, die vordere, mittlere und hintere Hirnarterie (A. cerebri anterior, media, posterior).

Blut-Hirn-Schranke

Neben den Meningen besteht ein weiterer Schutz für das Gehirn in der Blut-Hirn-Schranke. Sie schützt das Hirngewebe vor nicht lipidlöslichen Substanzen und Proteinen. Sie wird von einer besonderen Form der Neuroglia, den **Astrozyten**, gebildet. Die Astrozyten umgeben die Kapillaren im Gehirn mit einer zusätzlichen Membran, so dass die ins Nervengewebe diffundierenden Stoffe eine weitere Membran passieren müssen, um an ihren Wirkort zu gelangen. Dass die Blut-Hirn-Schranke auch von Giftstoffen passiert werden kann, wird bei den Folgen von Alkoholgenuss deutlich.

2.11.4 Peripheres Nervensystem

Die Rückenmarknerven oder Spinalnerven teilen sich nach dem Austritt aus dem knöchernen Wirbelkanal (➤ Abb. 2.94). Der hintere Teil versorgt Haut und Muskulatur des Rückens, der vordere Ast versorgt die restlichen Gliedmaßen und den Rumpf. Ein weiterer Ast verbindet das sympathische mit dem sensiblen und dem motorischen Nervensystem.

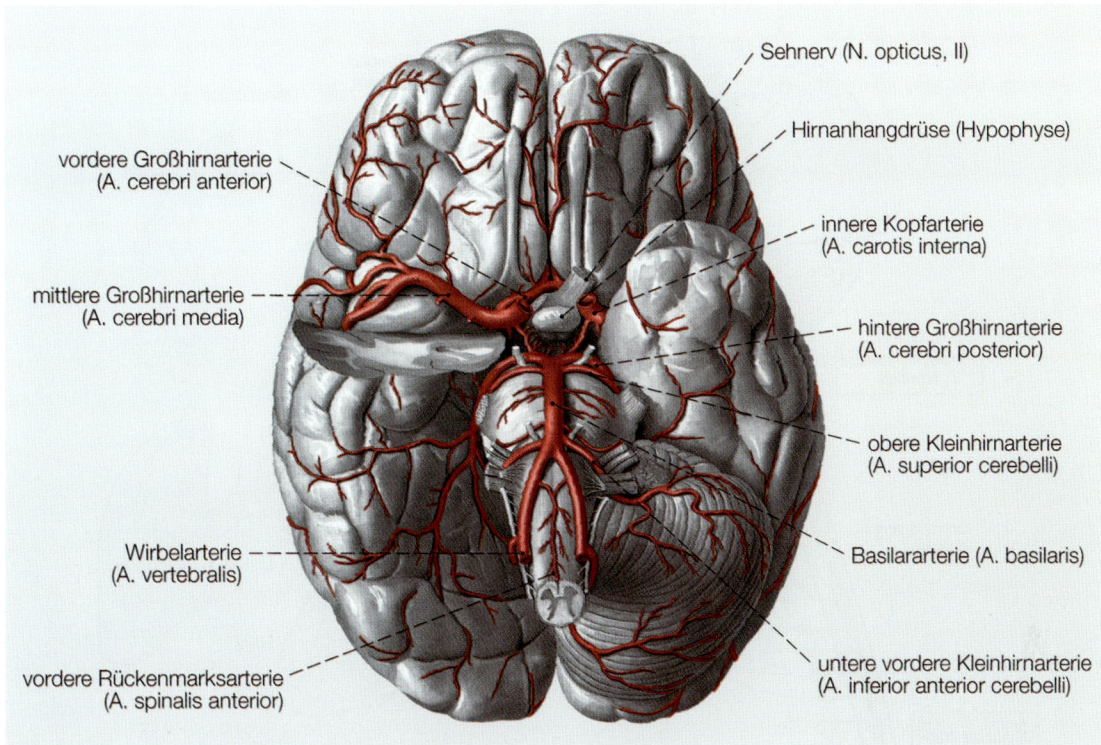

Abb. 2.96 Verlauf der das Gehirn versorgenden Arterien an der Hirnbasis [S005]

Vegetatives Nervensystem

Die Organfunktionen des Körpers werden unabhängig vom Willen (autonom) durch das vegetative oder autonome Nervensystem gesteuert, dessen Zentren in der Medulla oblongata und dem Mesencephalon liegen. Das vegetative Nervensystem (➤ Abb. 2.97) **kontrolliert Atmung, Kreislauf, Verdauung** sowie die **Fortpflanzungsorgane**. An den Organen befinden sich verschiedene Rezeptoren, die Reize in Nervenimpulse umsetzen und zum zentralen Nervensystem leiten. Man unterscheidet zwischen verschiedenen Rezeptortypen (➤ Tab. 2.11).

Der Herzmuskel, die Drüsen und die glatte Muskulatur werden sowohl vom Sympathikus als auch vom Parasympathikus versorgt (➤ Tab. 2.12). Eine Ausnahme bildet die glatte Muskulatur der Gefäße, für die nur der Sympathikus zuständig ist. Ist der Sympathikotonus erhöht, so kommt es zur Vasokonstriktion, bei einer Dämpfung des Sympathikus resultiert eine Vasodilatation. In vielen Bereichen des Körpers wirken Sympathikus und Parasympathikus als Gegenspieler oder Antagonisten.

Insgesamt wird durch die **Aktivierung des Sympathikus** eine Erhöhung der Leistungsfähigkeit (**ergotrope Wirkung**), durch die **Aktivierung des parasympathischen Systems** hingegen eine Regeneration des Körpers (**trophotrope Wirkung**) erzielt.

Auch anatomisch unterscheiden sich die beiden Anteile des vegetativen Nervensystems. Der Sympathikus entspringt aus dem Brust- und Lendenanteil des Rückenmarks, der Parasympathikus hat einen kranialen und einen sakralen Ursprung, wobei der N. vagus den wichtigsten Anteil des parasympathischen Systems darstellt. Die Fasern werden auf der Strecke zum Erfolgsorgan einmal umgeschaltet. Für diese Umschaltung sind Transmittersubstanzen notwendig. Fasern vor der Umschaltung werden als präganglionär, Fasern nach der Umschaltung als postganglionär bezeichnet. Im gesamten vegetativen Nervensystem ist Acetylcholin der Transmitter für die Umschaltung von präganglionären auf postganglionäre Fasern. Im sympathischen Nervensystem wird für die Umschaltung der postganglionären

Tab. 2.11 Rezeptoren für die Aufnahme innerer Reize und zur Steuerung verschiedener Körperfunktionen

Rezeptortyp	Funktion
Chemorezeptoren	Kontrolle des Blut-pH-Wertes und der Partialdrücke der Atemgase
Druckrezeptoren	Kontrolle des Blutdrucks, Venendrucks, Füllungszustands von Hohlorganen
Schmerzrezeptoren (Nozizeptoren)	Registrierung von Schmerzreizen

2

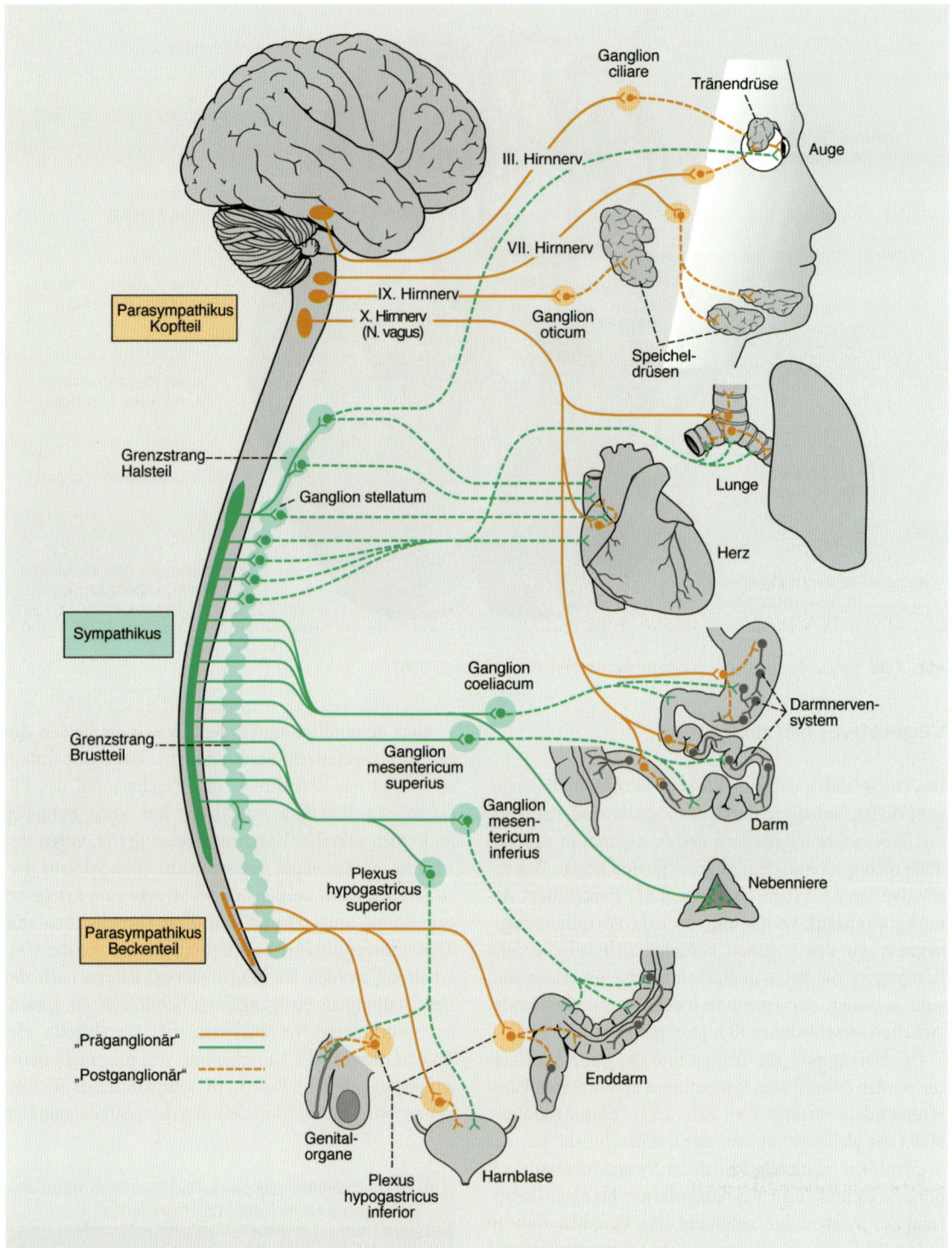

Abb. 2.97 Übersicht der sympathischen und parasympathischen Versorgung der Organe [L106-S005]

Fasern auf das Erfolgsorgan Adrenalin oder Noradrenalin benötigt, im parasympathischen System dient auch hier Acetylcholin als Transmittersubstanz.

2.11.5 Hirnnerven

Es existieren zwölf paarige Hirnnerven, die im Gehirn entspringen und nach dem Durchtritt durch den knöchernen Schädel (➤ Abb. 2.98) zu bestimmten Versorgungsgebieten (Zielorganen) ziehen. Die Nummerierung der Hirnnerven erfolgt mit römischen Ziffern (➤ Tab. 2.13).

Besondere Relevanz für den RD haben der N. facialis (Fazialisparese im Rahmen eines Apoplex) und der N. vagus (wichtige Funktion im parasympathischen Nervensystem).

Tab. 2.12 Übersicht der Wirkungen von Sympathikus und Parasympathikus an verschiedenen Organen

Organ	Sympathikus	Parasympathikus
Herz		
• Sinusknoten	• allgemeine Leistungssteigerung: – positiv chronotrop – positiv dromotrop – positiv inotrop	• allgemeine Leistungsabnahme
• AV-Knoten	• Frequenzzunahme	• Frequenzabnahme
• Erregungsleitungssystem	• Erregungszunahme	• Erregungsabnahme
• Koronararterien	• Vasokonstriktion (α-Rezeptoren) • Vasodilatation (β-Rezeptoren)	• Vasodilatation
• Myokard	• erhöhtes Minutenvolumen	• reduziertes Minutenvolumen
Auge		
• Ziliarmuskel	• Dilatation	• Kontraktion
• Pupille	• Mydriasis	• Miosis
Blutgefäße		
• Darmgefäße	• Vasokonstriktion	• Vasodilatation
• Hautgefäße	• Vasokonstriktion	• Vasodilatation
• Gehirngefäße	• Vasokonstriktion	• Vasodilatation
• Nierengefäße	• Vasokonstriktion	• Vasodilatation
Lunge		
• Bronchien	• Bronchodilatation	• Bronchokonstriktion
• Schleimhaut	• verminderte Sekretion	• vermehrte Sekretion
Drüsen		
• Tränendrüsen	• keine	• Sekretion
• Speicheldrüsen	• verminderte Sekretion	• vermehrte Sekretion
• Magendrüsen	• kaum Sekretion	• vermehrte Sekretion
• Pankreas	• verminderte Sekretion	• vermehrte Sekretion
• Schweißdrüsen	• verminderte Sekretion	• keine
Magen-Darm-Trakt	allgemeine Leistungsminderung	erhöhte Leistung
• Sphinkter	• Tonussteigerung	• Tonusminderung
• Muskulatur	• Tonussteigerung	• vermehrte Peristaltik
Leber	Steigerung von Glukoneogenese und Glykogenolyse	keine
Gallenblase, Harnblase	dilatiert	kontrahiert
• Sphinkter	• Kontraktion	• Dilatation
• Muskulatur	• Tonusminderung	• Tonuserhöhung
Genitalorgane		
• männlich	• Ejakulation	• Erektion
• weiblich	• Muskelkontraktion	• Drüsensekretion
Stoffwechsel	erhöht	vermindert

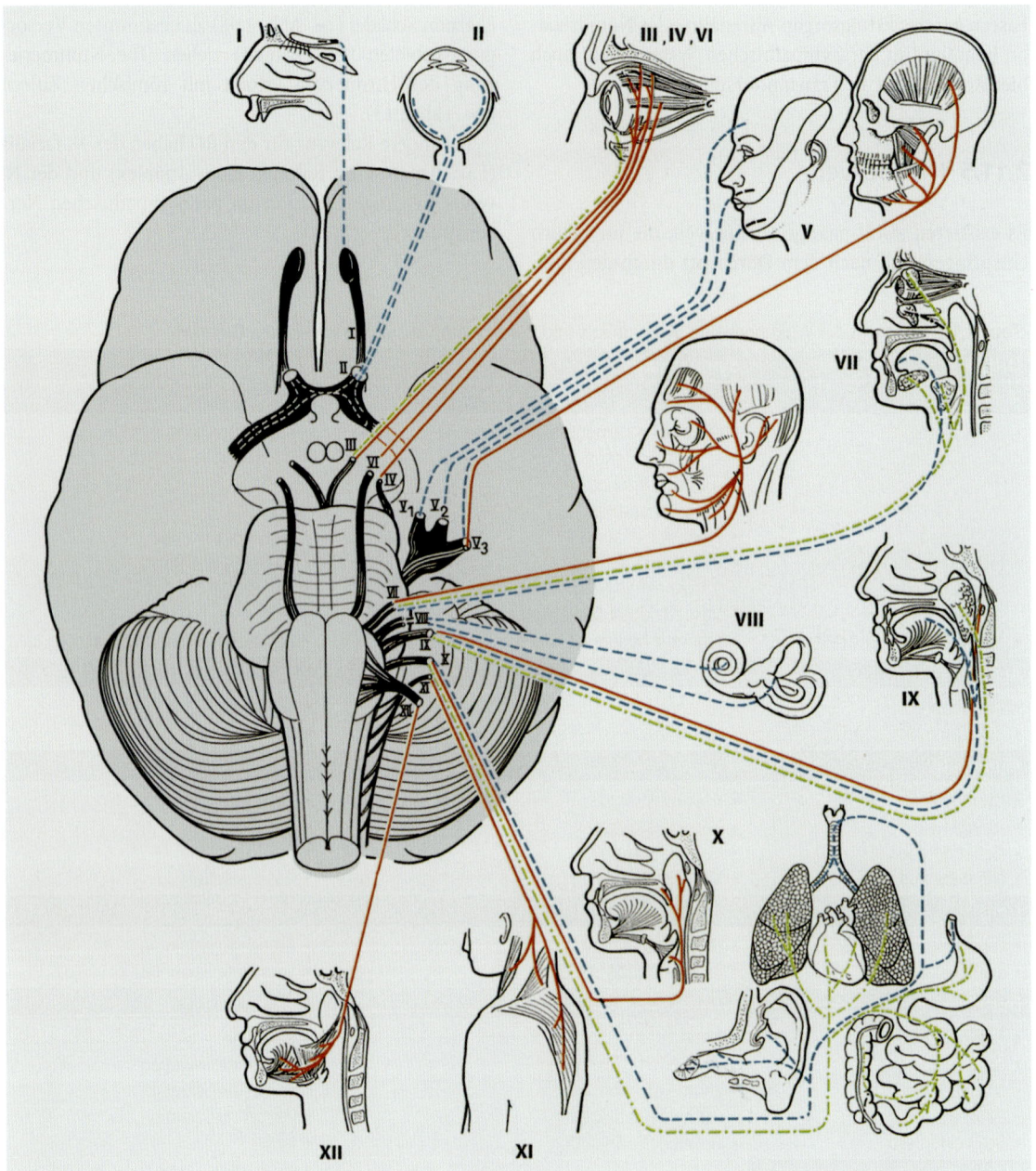

Abb. 2.98 Hirnbasis mit austretenden Hirnnerven [S005]

Tab. 2.13 Die Hirnnerven und ihre Funktionen im Überblick

Nr.	Name des Nervs	Versorgungsgebiet
I	N. olfactorius (Riechnerv)	Bestandteil der Riechbahn zum Großhirn, Riechschleimhaut der Nase
II	N. opticus (Sehnerv)	Bestandteil der Sehbahn zum Großhirn, Netzhaut des Auges
III	N. oculomotorius (Augenbewegungsnerv)	äußere und innere Augenmuskeln
IV	N. trochlearis (Augenrollnerv)	oberer schräger Augenmuskel
V	N. trigeminus (Drillingsnerv)	Gesicht, Nasen- und Mundschleimhaut, Zähne, Kaumuskulatur
VI	N. abducens (Augenabziehnerv)	äußerer gerader Augenmuskel

Tab. 2.13 Die Hirnnerven und ihre Funktionen im Überblick (Forts.)

Nr.	Name des Nervs	Versorgungsgebiet
VII	N. facialis (Gesichtsnerv)	mimische Muskulatur, Zunge, Speicheldrüsen
VIII	N. vestibulo-cochlearis (Vorhof-Schnecken-Nerv)	Schnecke und Labyrinth (Ohr)
IX	N. glossopharyngeus (Zungen-Rachen-Nerv)	Muskulatur und Schleimhaut des Larynx, Paukenhöhle (Ohr)
X	N. vagus (umherschweifender Nerv)	Herz, glatte Muskulatur des Magen-Darm-Trakts, Teile des Ohrs und des Larynx, fast alle inneren Organe
XI	N. accessorius (zusätzlicher Nerv)	Muskeln des Halses
XII	N. hypoglossus (Unterzungennerv)	Zunge

2.12 Sinnesorgane und Sinnesfunktionen

——— Lernzielübersicht ———

- Die Nasenhöhlen werden durch Nasenmuscheln in Nasengänge unterteilt, in die der Nasentränengang und die Nasennebenhöhlen münden. Die Choanen führen in den Rachenraum. Die Riechregion befindet sich im oberen Teil der Nasenhöhle.
- Geschmacksrezeptoren auf der Zunge vermitteln die Qualitäten süß, sauer, salzig und bitter.
- Der Augapfel besteht aus Glaskörper, Linse und Augenkammern sowie folgenden Hüllen: Kornea und Sklera, Aderhaut mit Iris und Ziliarkörper sowie die Netzhaut. Zum Sehorgan gehören außerdem Sehnerv, Augenmuskulatur und -lider mit Talg- und Tränendrüsen.
- Der Kammerwasserdruck verleiht dem Auge Stabilität.
- Die Pupillenweite verändert sich mit der Lichtintensität, Linseneinstellung, durch Reize und Medikamente.

- Die Sinneszellen liegen in der Netzhaut. Die Fovea centralis ist die Stelle des schärfsten Sehens. Der blinde Fleck enthält keine Sinneszellen, der Sehnerv verlässt hier das Auge.
- Das Labyrinth besteht aus der Cochlea als Hörorgan sowie dem Gleichgewichtsorgan aus Bogengängen, Sacculus und Ventrikulus.
- Schallwellen werden über Außenohr und Gehörknöchelchen des Mittelohres zum Innenohr geleitet.
- Das Trommelfell trennt das Außen- vom Mittelohr. Im Innenohr befinden sich im Corti-Organ der Cochlea die Sinneszellen für Schall.
- In den Bogengängen des Labyrinths befinden sich die Sinneszellen für Drehbewegungen, im Sacculus und Ventrikulus jene für Beschleunigungsbewegungen.

2.12.1 Riechen und Geschmack

Aufbau der Nase

Durch die Nase tritt die Atemluft in den menschlichen Körper ein (➤ Kap. 2.4.1 und ➤ Abb. 2.16, ➤ Abb. 2.57). Die für den Menschen charakteristische Form der Nase entsteht durch das Nasengerüst, das aus Knochen und Knorpeln gebildet wird. Am **knöchernen Aufbau** der Nase sind die beiden **Nasenbeine**, der **Oberkieferknochen, Teile des Siebbeins** und das **Pflugscharbein** beteiligt, wobei Siebbein und Pflugscharbein die knöcherne **Nasenscheidewand** bilden. Den Teil der Nase, den die beiden Nasenbeine formen, nennt man **Nasenwurzel**. Die Nasenwurzel geht in den **Nasenrücken** über, dieser

endet in der **Nasenspitze**. Das Nasenseptum teilt das Innere der Nase in zwei **Nasenhöhlen**. Der hintere Ausgang der Nasenhöhle (Choanen) führt in den Rachenraum. Die Seitenwände der Nasenhöhle werden durch die untere, mittlere und obere Nasenmuschel wesentlich vergrößert. Den Raum unter einer Nasenmuschel bezeichnet man als **Nasengang** und unterscheidet einen unteren, mittleren und oberen Nasengang. In den unteren Nasengang mündet der Nasentränengang (Ductus nasolacrimalis), in den mittleren Nasengang die Stirnhöhle (Sinus frontalis) und die Kieferhöhlen (Sinus maxillaris). Der obere Nasengang steht in Verbindung mit den Siebbeinzellen.

Riechen

Die eingeatmete Luft mit den in ihr enthaltenen Duftstoffen wird zur **Riechregion** (Regio olfactoria) im oberen Teil der Nasenhöhle transportiert. Die Riechschleimhaut enthält Rezeptoren für die Geruchswahrnehmung. Im Schleim des Riechepithels werden die gasförmigen Duftmoleküle gelöst und reizen dort die Riechhärchen der Sinneszellen. Aufgabe der Geruchswahrnehmung ist es, vor übel riechenden und verdorbenen Speisen sowie vor verunreinigter Luft zu warnen. Außerdem wird über das Riechen reflektorisch die Speichel- und Magensaftsekretion ausgelöst.

> **MERKE**
> Nicht alle gefährlichen Gase sind durch einen typischen Geruch auch wahrzunehmen. Kohlenmonoxid und Kohlendioxid sind geruchlos und führen bei überwiegender Einatmung zur Intoxikation.

Geschmack

Die Rezeptoren für den Geschmack befinden sich im Wesentlichen auf der Zunge. Diese ist ein nur aus Muskelgewebe bestehendes und von Schleimhaut überzogenes Organ, das sowohl den Geschmack vermittelt als auch für die Verdauung (➤ Kap. 2.8) Funktionen übernimmt. Die **Geschmacksrezeptoren** lassen nur vier verschiedene Geschmacksqualitäten zu: süß, sauer, salzig und bitter. Erst in Verbindung mit den Rezeptoren der Riechschleimhaut vermitteln sie die außerordentliche Vielfalt an Eindrücken, die z.B. das Essen angenehm machen. Bei geschlossener Nase und verbundenen Augen schmecken die Stücke eines Apfels, einer Kartoffel und einer Zwiebel praktisch gleich, nämlich nach nichts! Die Rezeptoren geben bei Reizung durch Nahrungsstoffe bzw. sie begleitende „Geschmacksmoleküle" Erregungen zu den so genannten Speichelkernen, von wo aus die Speichelabsonderung angeregt wird. Es handelt sich also um einen Reflex. Die Speicheldrüsen werden vom „unwillkürlichen", autonomen Nervensystem innerviert (➤ Tab. 2.12), weshalb wir willkürlich keine Speichelabsonderung hervorrufen können.

2.12.2 Sehen

Zum Sehorgan gehören der **Augapfel** mit dem **Sehnerv** (N. opticus), der Bewegungsapparat mit den sechs **Augenmuskeln** und als Schutzorgan die **Augenlider**. Der Augapfel ist in den vorderen Teil der knöchernen Augenhöhle (Orbita) eingebettet (➤ Abb. 2.99). Die Augenlider und die Orbita bieten einen beträchtlichen Schutz gegenüber äußeren Schädigungsmöglichkeiten. Augenverletzungen sind jedoch wesentlich häufiger, als man nach der Größe des Organs und seiner relativ geschützten Lage annehmen würde.

Aufbau des Auges

Die drei Hüllen des Auges sind (➤ Abb. 2.100):
- die **äußere Hülle**, bestehend aus Hornhaut (Kornea) und Lederhaut (Sklera)
- die **mittlere Hülle** mit Iris, Ziliarkörper und Aderhaut (Chorioidea)
- die **innere Hülle**, bestehend aus der Netzhaut (Retina), dem eigentlichen Ort des Sehens.

Hinter der Kornea folgt die von Kammerwasser gefüllte **vordere Augenkammer**, die bis an die Vorderfläche der Iris reicht. Hinter der Iris liegt die **hintere Augenkammer**, aus der das Kammerwasser durch die Pupille in die vordere Augenkammer fließt. Zwischen **Pupille** und **Glaskörper** befindet sich die an Zonulafasern aufgehängte **Linse**. Der Glaskörper füllt den Glaskörperraum von der Rückfläche der Linse bis zur Retina aus. Die Augenlider sind bewegliche Hautfalten, die sich als schützende Deckel auf den Vorderflächen des Auges bewegen. Ober- und Unterlid bilden die Lidspalte. Die Lider sind außen von Epidermis und innen von Bindehaut bedeckt.

Tränenflüssigkeit

In den Lidern befinden sich Talgdrüsen, die ein öliges Sekret produzieren, welches als ein Teil des Tränenfilms die Hornhaut vor Austrocknung schützt. Diese **Tränenflüssigkeit** setzt sich aus den Sekreten der Schleim produzierenden Zellen der Bindehaut (Muzinschicht), der Tränendrüsen (wässrige Schicht) und der Talgdrüsen im Lid (ölige Schicht) zusammen. Die Tränenflüssigkeit bewirkt eine mechanische Reinigung des Vorderabschnittes, trägt zur Ernährung der Hornhaut bei und garantiert durch bakterizide Stoffe Keimfreiheit. Der Abtransport der Tränenflüssigkeit erfolgt über die Tränenkanälchen und den Tränensack in den Nasengang.

Hüllen des Auges

Die **Bindehaut** (Konjunktiva) ist eine sackartige Schleimhaut, die Lider und Augapfel unter Freilassung der Hornhaut zu einer beweglichen Einheit verbindet. Sie ist im Normalfall durchsichtig, feucht und glänzend, mit feinen hellroten Gefäßen, und lässt so die weiße Lederhaut durchscheinen. **Hornhaut** und **Lederhaut** for-

2

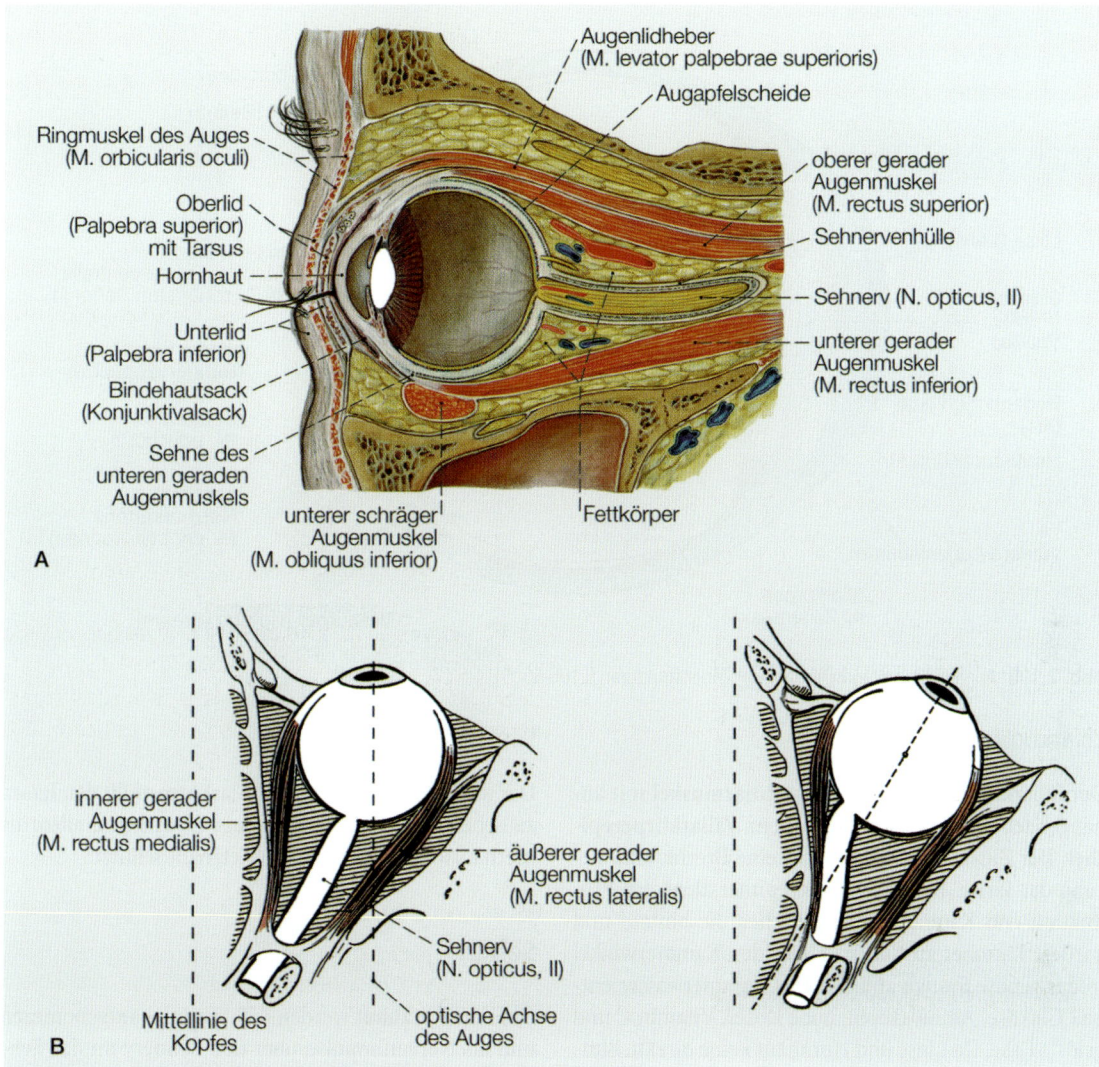

Abb. 2.99 Verschiedene Ansichten des Auges
(A) Schnitt durch die Augenhöhle mit Darstellung der umgebenden Gewebe
(B) Bewegung des Augapfels durch den Bewegungsapparat [S005]

men für das Auge eine widerstandsfähige Hülle, die Form und Größe des Augapfels erhält.

Die Kornea bildet zusammen mit der Linse den optischen Brechapparat des Auges, wobei die Kornea zwei Drittel der Gesamtbrechkraft übernimmt. Aufgrund der sehr guten Versorgung der Kornea mit sensiblen Nerven rufen bereits kleine Epithelabschürfungen große Schmerzen hervor.

Die **Aderhaut** ist mit einem umfangreichen Gefäßnetz ausgestattet und dient als Blutreservoir und Versorgungsschicht des Auges. Bedingt durch ihre Lage zwischen der Leder- und Netzhaut, kann sie Stoffe nach außen und innen abgeben.

Iris

Die Iris ist die „Blende des Auges" und reguliert mit ihrer Öffnung, der **Pupille**, den Lichteinfall auf die Netzhaut. Die Pupillengröße verändert sich je nach Intensität des einfallenden Lichts. So werden diffuse Randstrahlen fern gehalten und die Blendung eingeschränkt. Die Pupillenweite ist auch abhängig von der Nah-/Ferneinstellung der Linse sowie von äußeren Reizen wie Schmerz, Geräuschen und Erregung. Zusätzlich können verschiedene Medikamente eine Veränderung der Pupillenweite verursachen. Die Pupillenweite wird durch Irismuskeln reguliert, die von mit den Hirnnerven laufenden Sympathikus- und Parasympathikusfasern innerviert werden.

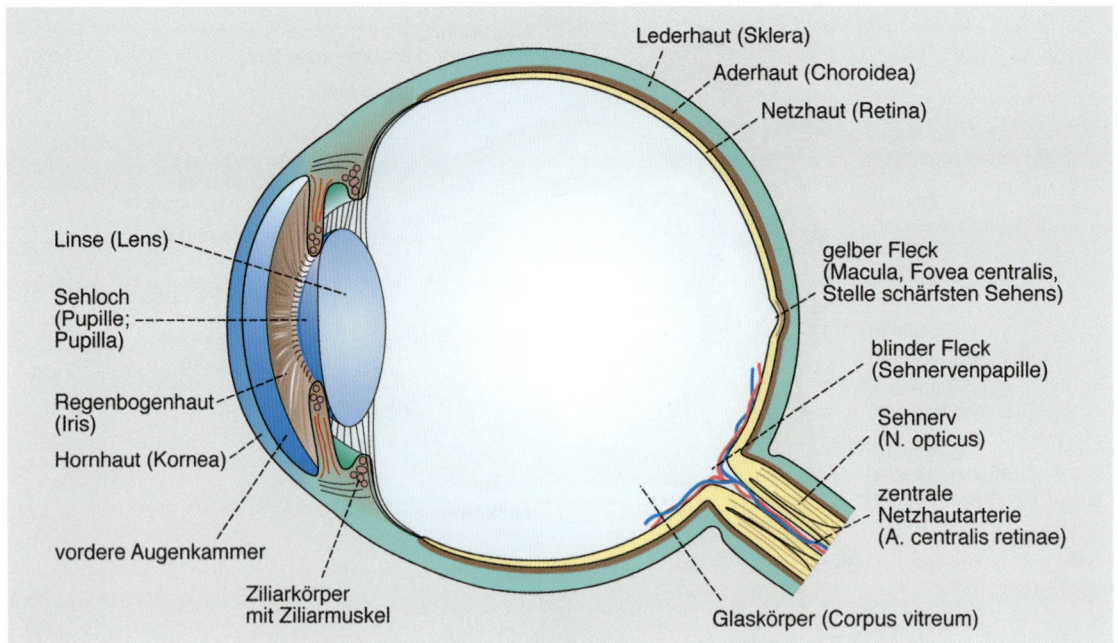

Abb. 2.100 Augapfel mit Wandschichten und Innenstrukturen [L106-S005]

Ziliarkörper

Der Ziliarkörper besteht aus dem **Ziliarmuskel** mit anhängenden **Zonulafasern** und dem **Ziliarkörperepithel**. Der Ziliarmuskel verursacht eine Brechkraftänderung der Linse. Das Ziliarkörperepithel dient der Produktion von Kammerwasser, welches die hintere und vordere Kammer ausfüllt und über den Kammerwinkel in das venöse System abfließt. Das Kammerwasser enthält Glukose, Aminosäuren, hohe Dosen Vitamin C und gelöste Gase. Da Linse und Hornhaut keine direkte Blutversorgung haben, werden diese über das Kammerwasser mit Nährstoffen versorgt. Über den Kammerwasserdruck (normal: 10–20 mmHg) wird der Augapfelwand und somit dem optischen System Stabilität verliehen.

Linse

Die glasklare bikonvexe Linse liegt hinter der Iris vor dem Glaskörper. Mit den **Zonulafasern** ist sie am **Ziliarkörper** befestigt. Die Kontraktion des Ziliarmuskels wird über die Zonulafasern an die Linse weitergeleitet. Die Linse selbst ist elastisch und verändert ihre Form und damit ihre Brechkraft. Das einfallende Licht kann jeweils so fokussiert werden, dass es in scharfer Abbildung auf der Netzhaut auftrifft. Die Durchsichtigkeit der kristallklaren Linse nimmt bei vielen Menschen meist erst im hohen Alter ab.

Glaskörper

Der wasserklare, gallertartige Glaskörper füllt den Raum zwischen Linse und Netzhaut aus. Er wirkt vor allem als mechanischer Puffer, der die Netzhaut schützt.

Sehen

Über die **Netzhaut** werden Lichtimpulse aufgenommen und als Nervenimpulse über den Sehnerv an das Sehzentrum im Okzipitalhirn weitergegeben. Zusammen mit der Aderhaut bildet die Netzhaut den **Augenhintergrund**, der eine rote Färbung und multiple Gefäße zeigt. Zwei Stellen treten am Augenhintergrund beson-

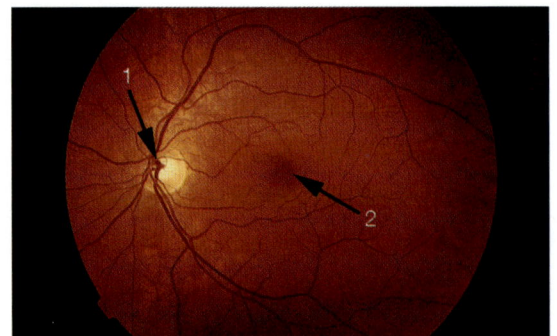

Abb. 2.101 Netzhaut des menschlichen Auges mit blindem Fleck (Pfeil 1), dem Aus- und Eintritt von Gefäßen, und gelbem Fleck (Pfeil 2), dem Ort schärfsten Sehens [M233]

ders hervor (➤ Abb. 2.101): der Sehnervenaustritt (blinder Fleck), in dem sich alle Nervenfasern der Retina sammeln und über den Sehnerv zum Sehzentrum gelangen, und die drei bis vier Millimeter davon entfernte Stelle des schärfsten Sehens, der gelbe Fleck (Fovea centralis).

2.12.3 Hören und Gleichgewicht

Im Ohr befindet sich neben dem **Hörorgan** (Cochlea) auch das **Gleichgewichtsorgan** (Vestibularsystem). Unter anatomischen Gesichtspunkten lässt sich das Ohr in drei Bereiche gliedern: Außenohr, Mittelohr und Innenohr (➤ Abb. 2.102).

Aufbau des Hörorgans

Außenohr

Die **Ohrmuschel** und der **äußere Gehörgang** bilden zusammen das äußere Ohr, welches ähnlich wie ein Trichter Schallwellen aus der Umwelt des Menschen auffängt. Elastischer Knorpel, der mit Gesichtshaut überzogen ist, gibt der Ohrmuschel das charakteristische Aussehen. Beim Erwachsenen weist der äußere Gehörgang eine leichte Krümmung auf, die das Trommelfell schützt. Das Eindringen von Insekten usw. wird durch Haare am Anfang des Gehörgangs verhindert, und mit dem Ohrschmalz (Cerumen) werden Staubpartikel und abgeschilferte Hautzellen herausbefördert.

Um mit einem Ohrspiegel das Trommelfell betrachten zu können, muss die Ohrmuschel kräftig nach hin-

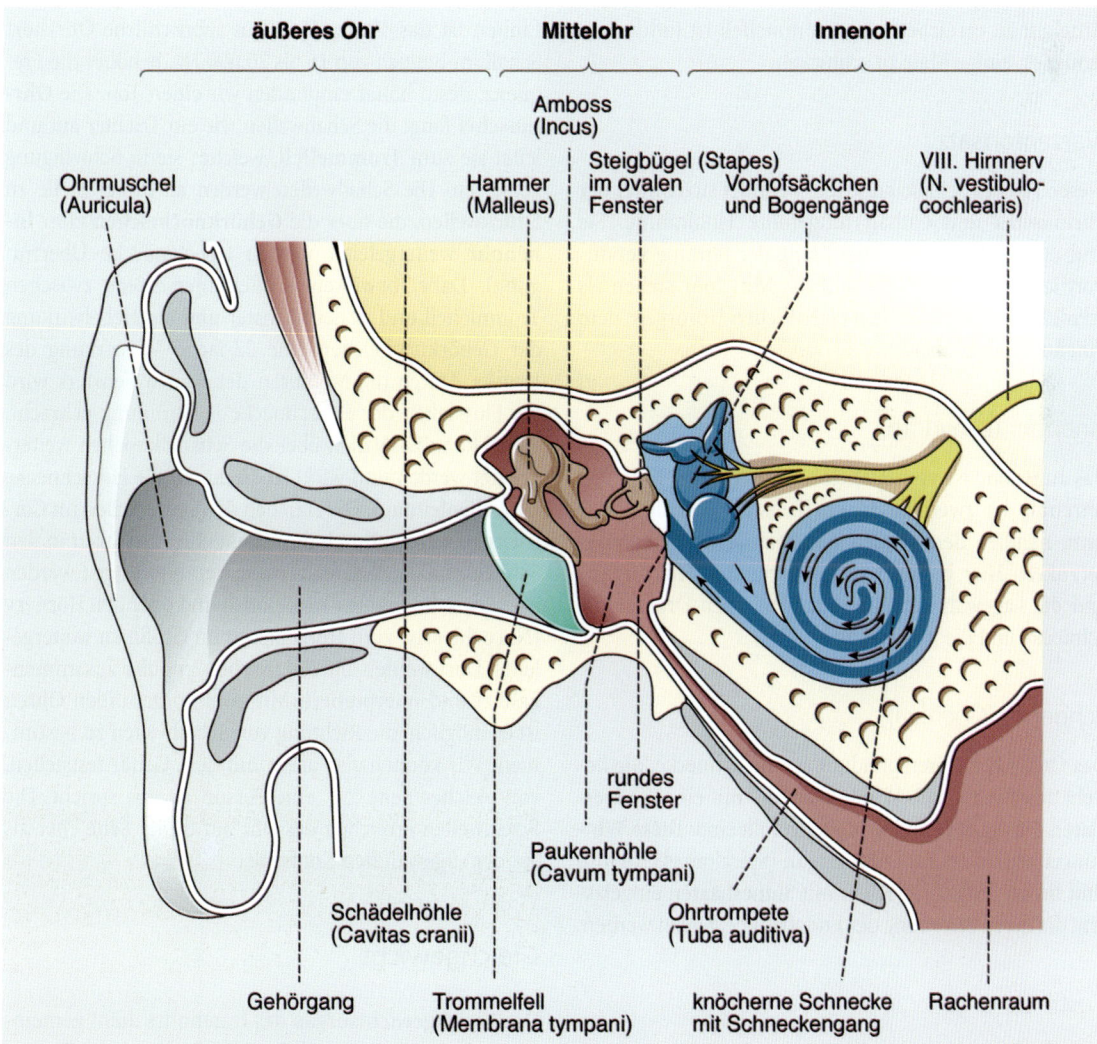

Abb. 2.102 Aufbau des Außen-, Mittel- und Innenohres [L106-S005]

ten-oben gezogen werden. Die Krümmung des äußeren Gehörgangs wird dadurch weitgehend aufgehoben.

Mittelohr

Der Raum des Mittelohrs wird als **Paukenhöhle** bezeichnet und ist durch eine luftdichte Grenze, das **Trommelfell**, vom äußeren Ohr getrennt. Es handelt sich um eine nahezu kreisrunde, bindegewebige Membran mit einem Durchmesser von einem Zentimeter. Sie ist mit einem der drei Gehörknöchelchen, dem Hammer, verwachsen. Schallwellen, die auf das Trommelfell treffen, werden in Schalldruckwellen umgewandelt und über die **Gehörknöchelchen** des Mittelohrs (Hammer, Amboss und Steigbügel) an das Innenohr weitergegeben.

Die **Ohrtrompete** stellt eine teils knorpelige, teils knöcherne Verbindung zum Rachenraum her. Um einen Druckausgleich zwischen äußerem Gehörgang und Mittelohr zu erreichen (das Trommelfell ist luftdicht!), genügt es, einige Male zu schlucken.

Warzenfortsatz

Dieser Teil des Schädelknochens befindet sich hinter der Ohrmuschel und enthält luftgefüllte Hohlräume. Sie sind unter anderem für den Klang der Stimme verantwortlich. Das äußere Ohr und das Mittelohr stehen als Schall leitende Organe dem eigentlichen Hörorgan, dem Innenohr, gegenüber.

Innenohr (Labyrinth)

Das Innenohr ist vom Mittelohr durch einen Knochen getrennt, der zwei Öffnungen (Fenster) enthält. In einem, nämlich dem **ovalen Fenster**, ist der Steigbügel verankert. Hier befinden sich die für den Hörvorgang und die Lagewahrnehmung maßgeblichen Organe: die Schnecke und die Bogengänge.

Schnecke (Cochlea)

Das Organ der Hörempfindung ist die Schnecke. Sie besteht aus zweieinhalb Windungen, die mit einer wasserklaren Flüssigkeit (Endolymphe) gefüllt sind. Diese Windungen enthalten das **Corti-Organ** (Spiralorgan). In ihm sind bis zu 16.000 Hörzellen mit Sinneshaaren eingelassen, die durch Strömung der Endolymphe gereizt werden.

Vestibularorgan

Das Gleichgewichtsorgan besteht aus drei Bogengängen, die in den drei Dimensionen des Raumes angeordnet sind, sowie aus zwei Säckchen, dem Sacculus und Utriculus. In diesen geschlossenen Systemen befindet sich auch Endolymphe, deren Strömung die feinen Sinneshärchen der Sinneszellen bewegt. Die Bogengänge reagieren auf Drehbewegung, Sacculus und Utriculus auf Linearbeschleunigung.

Hörvorgang

Das Prinzip des **Hörens** besteht aus der Umwandlung von mechanischen Impulsen (Schallwellen) in elektrische Erregungen (Aktionspotenziale). Für die Sprachentwicklung und Kommunikation ist das Hören eine entscheidende Voraussetzung. Töne, Klänge und Geräusche, die wir hören, beruhen auf Schallwellen. Physikalisch definiert sind Schallwellen als regelmäßig wiederkehrende Luftdruckschwankungen bestimmter Frequenz. Ihre Einheit ist das Hertz (Hz). Das menschliche Ohr hört Schall im Bereich von 16 bis 20.000 Hz. Je höher die Frequenz, desto höher empfinden wir einen Ton. Die **Ohrmuschel** fängt die Schallwellen wie ein Trichter auf und leitet sie zum **Trommelfell**, welches sie in Schwingung versetzen. Die Schallwellen werden an dieser Stelle zu Druckwellen, die über die **Gehörknöchelchen** zum **Innenohr** weitergeleitet werden (mechanische Übertragung). Dabei bewirken Größenunterschiede zwischen Trommelfell und ovalem Fenster und die Hebelwirkung der Gehörknöchelchen eine 22-fache Verstärkung des Drucks. Durch die Membran des ovalen Fensters wird die Flüssigkeit der Hörschnecke in Strömung gebracht. Schall kann zusätzlich über die Schädelknochen weitergeleitet werden und wirkt so direkt auf die Hörschnecke (Knochenleitung). Die Härchen der Sinneszellen im Corti-Organ werden durch die strömende Flüssigkeit in den Schneckengängen gereizt. Diese Veränderungen werden in elektrische Impulse umgeformt und über den Hörnerv (N. cochlearis) zum Hörzentrum im Großhirn weitergeleitet. Dort werden alle elektrischen Impulse zusammengesetzt und interpretiert. Mit zwei hörgesunden Ohren ist es möglich, die Richtung von Schallwellen zu bestimmen. Wir können also allein mit dem Gehör feststellen, von welcher Seite z.B. eine Person zu uns spricht. Die Schallwellen erreichen das Ohr auf dieser Seite eher als auf der abgewandten Kopfseite.

Gleichgewicht

Das Gleichgewichtsorgan des Innenohrs dient gemeinsam mit den Augen und der Oberflächen- und Tiefensensibilität der Gleichgewichtserhaltung des Körpers.

Die Drehbewegungen des Kopfes (Nicken, Wenden und Seitwärtsbewegen) um die Raumachsen können über die drei **Bogengänge** registriert werden. Bei einer Lageveränderung des Kopfes bzw. des gesamten Körpers gerät die Endolymphe in dem entsprechenden Bogengang in Strömung und bewegt die **Sinneshärchen**. Diese Bewegung wird in elektrische Impulse (Aktionspotenziale) umgewandelt und über den Gleichgewichtsnerv (N. vestibularis) zum Kleinhirn geleitet. Von dort aus werden reflektorisch Befehle zur Gleichgewichtserhaltung des Körpers an die Skelettmuskulatur entsandt. Ein weiterer Reflex bewirkt, dass die Augen immer in Richtung des Kopfes mitbewegt werden.

2.13 Hormonsystem

Lernzielübersicht

- Die Hormonsekretion von Drüsen ins Blut nennt man endokrine Sekretion.
- Hormone wirken aufgrund des Schlüssel-Schloss-Prinzips an eigenen Bindungsstellen spezifisch. Die Ausschüttung wird meist durch negative Rückkopplung reguliert.
- Im Hypophysenhinterlappen werden die Hormone Adiuretin und Oxytocin aus dem Hypothalamus gespeichert und bei Bedarf abgegeben.
- Im Hypophysenvorderlappen werden die glandotropen Hormone ACTH, TSH und FSH sowie die direkt am Organ wirkenden Hormone STH, Melanotropin und Prolaktin gebildet.
- Die in der Schilddrüse gebildeten Hormone Trijodthyronin und Thyroxin enthalten Jod. Sie wirken auf den Energiestoffwechsel.

- Kalzitonin aus den C-Zellen der Schilddrüse und Parathormon aus den vier Nebenschilddrüsen regulieren den Kalzium- und Phosphathaushalt.
- Im Nebennierenmark werden die Katecholamine Adrenalin, Noradrenalin und Dopamin, in der Nebennierenrinde Kortikoide und Androgene gebildet. Sie werden bei Stress vermehrt ausgeschieden.
- Adrenalin erhöht die Herztätigkeit, den Blutdruck und den Blutzuckerspiegel, erweitert die Bronchien und hemmt die Verdauung.
- Dopamin und Noradrenalin sind Vorstufen des Adrenalins. Beide Hormone erhöhen den Blutdruck.

Der menschliche Körper besteht aus einer Vielzahl von Organen mit unterschiedlichen Aufgaben. Um optimal funktionieren zu können, ist ein differenziertes Zusammenspiel dieser Organe notwendig. Ständig ablaufende Vorgänge, welche von uns nicht bewusst wahrgenommen werden (Stoffwechsel, Steuerung des Wachstums usw.), aber auch Reaktionen auf äußere Reize (z.B. körperliche Belastung) bedürfen eines koordinierten Ablaufs. Der menschliche Organismus besitzt zwei **Steuerungssysteme**, das Nervensystem (➤ Kap. 2.11) und das endokrine System (➤ Abb. 2.103, ➤ Abb. 2.104). Während das mit elektrischen Impulsen arbeitende Nervensystem eine sehr schnelle Informationsübermittlung ermöglicht, werden im endokrinen System Stoffe (Hormone) synthetisiert und an das Blut abgegeben. Diesen Vorgang nennt man **endokrine Sekretion**. Auf diesem Weg gelangen die Hormone an jede Stelle des Körpers und lösen am jeweils spezifischen Zielorgan Reaktionen aus. Die Spezifität der Hormonwirkung beruht auf dem Vorhandensein eigener Bindungsstellen für das jeweilige Hormon an der Zielzelle, den Hormonrezeptoren (**Schlüssel-Schloss-Prinzip**).

Hormone sind hochwirksame Stoffe, deren Konzentration dem jeweiligen Bedarf angepasst sein muss. Ein Zuviel oder Zuwenig kann für den Gesamtorganismus schädlich sein. Ein Regulationssystem, das teilweise die Hormonkonzentration steuert, arbeitet nach dem **Prinzip der negativen Rückkopplung**. Ein Beispiel für dieses Wirkprinzip ist der Hypothalamus, das übergeordnete Zentrum der Hormondrüsen im Zwischenhirn. Dort werden so genannte Releasing-Hormone (RH) produziert. Diese wirken auf Teile der Hirnanhangdrüse (Hypophyse), wo dann Hormone freigesetzt und auf dem Blutweg zu den peripheren Hormondrüsen transportiert werden. Auf Körperdrüsen wirkende Hormone nennt man glandotrope Hormone. Von den Körperdrü-

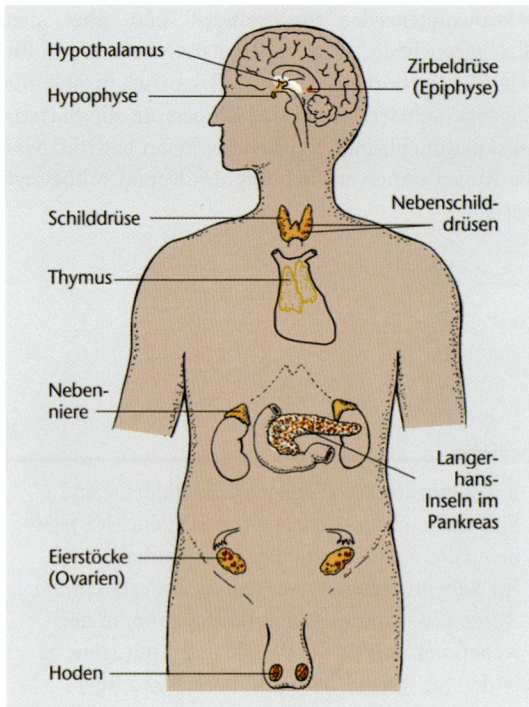

Abb. 2.103 Die Hormondrüsen des Menschen [A400-190]

sen werden die nun wirksamen (effektorischen) Hormone ausgeschüttet. Durch die bereits erwähnten Rückkopplungsmechanismen wird der Hypothalamus informiert, wenn die Hormonkonzentration ausreichend ist. Die Ausschüttung der Releasing-Hormone wird dann gestoppt. Somit endet auch die Produktion der glandotropen und effektorischen Hormone (➤ Abb. 2.104).

2.13.1 Hirnanhangdrüse (Hypophyse)

Die ungefähr 9,5 g schwere Hypophyse hat ihren Sitz im Türkensattel (Sella turcica) der Schädelbasis. Neben dem Hypothalamus ist sie die wichtigste Schaltstelle der Hormonproduktion. Es werden Hypophysenvorderlappen (Adenohypophyse) und Hypophysenhinterlappen (Neurohypophyse) unterschieden.

Im **Hypophysenhinterlappen** werden zwei Hormone gespeichert, die im Hypothalamus produziert werden:
1. Das **Adiuretin** (ADH, antidiuretisches Hormon, Vasopressin) reguliert die Harnbildung durch Konzentrierung des Endharns. Es bewirkt, dass die Poren in der Zellmembran am distalen Tubulus und in den Sammelrohren weit gestellt werden, wodurch der Wasserrücktransport ins Blut erleichtert wird. Durch einen Blutdruckabfall im Schockzustand wird das ADH vermehrt ausgeschüt-

tet. Einer weiteren Volumenabnahme wird so entgegengewirkt.
2. Das **Oxytocin** entfaltet seine Wirkung an der glatten Muskulatur des Uterus. Es hat eine Wehen auslösende Wirkung am Ende einer Schwangerschaft. In der Stillzeit fördert es während des Stillens das Auspressen von Milch aus der Milchdrüse.

Der **Hypophysenvorderlappen** produziert zwei unterschiedlich wirkende Arten von Hormonen (glandotrope und nichtglandotrope Hormone):
- **Glandotrope Hormone**
  - Das adrenokortikotrope Hormon (Kortikotropin, ACTH) regt die Synthese und Ausschüttung von Glukokortikoiden in der Nebennierenrinde an.
  - Das thyreotrope Hormon (Thyreotropin, TSH) regt die Hormonproduktion von Trijodthyronin (T_3) und Thyroxin (T_4) sowie Kalzitonin in der Schilddrüse an.
  - Gonadotrope Hormone (Geschlechtsdrüsen stimulierende Hormone): Das follikelstimulierende Hormon (FSH) wirkt auf die Ovarien und veranlasst die Follikelreifung. In den Hoden bewirkt FSH die Samenbildung (Spermatogenese, ➤ Kap. 2.10). Das luteinisierende Hormon (LH) wirkt ebenfalls auf die Keimdrüsen und bewirkt bei der Frau zusammen mit FSH die Follikelreifung und den Follikelsprung (➤ Kap. 19.3). Beim Mann regt es die Testosteronproduktion an.
- **Nichtglandotrope Hormone** wirken direkt auf verschiedene Organe. Zu nennen sind hier:
  - Das somatotrope Hormon (STH) wirkt im gesamten Organismus, reguliert das Knochenwachstum im Kindesalter und fördert die Fettverbrennung. Außerdem ist es an der Regulation des Blutzuckerhaushalts beteiligt.
  - Melanotropin fördert die Pigmentbildung in der Haut durch Stimulierung der Melanozyten.
  - Das luteotrope Hormon (Prolaktin, LTH) fördert die Milchproduktion in der weiblichen Brustdrüse.

2.13.2 Schilddrüse (Glandula thyroidea)

Die Schilddrüse ist ein ca. 30 g schweres hufeisenförmiges Organ und liegt unterhalb des Kehlkopfs vor der Luftröhre. Aufgebaut ist sie aus zwei Lappen, die über einen kleinen Steg (Isthmus) miteinander verbunden sind. Die Schilddrüse ist von Bindegewebe umgeben. Ihr hormonproduzierendes Gewebe besteht aus kleinen Bläschen (Follikel), die mit einem einschichtigen Epithel ausgekleidet sind. Innen befindet sich als Hormonspeicher das Kolloid. Sollen Hormone ausgeschüttet werden, so verflüssigt

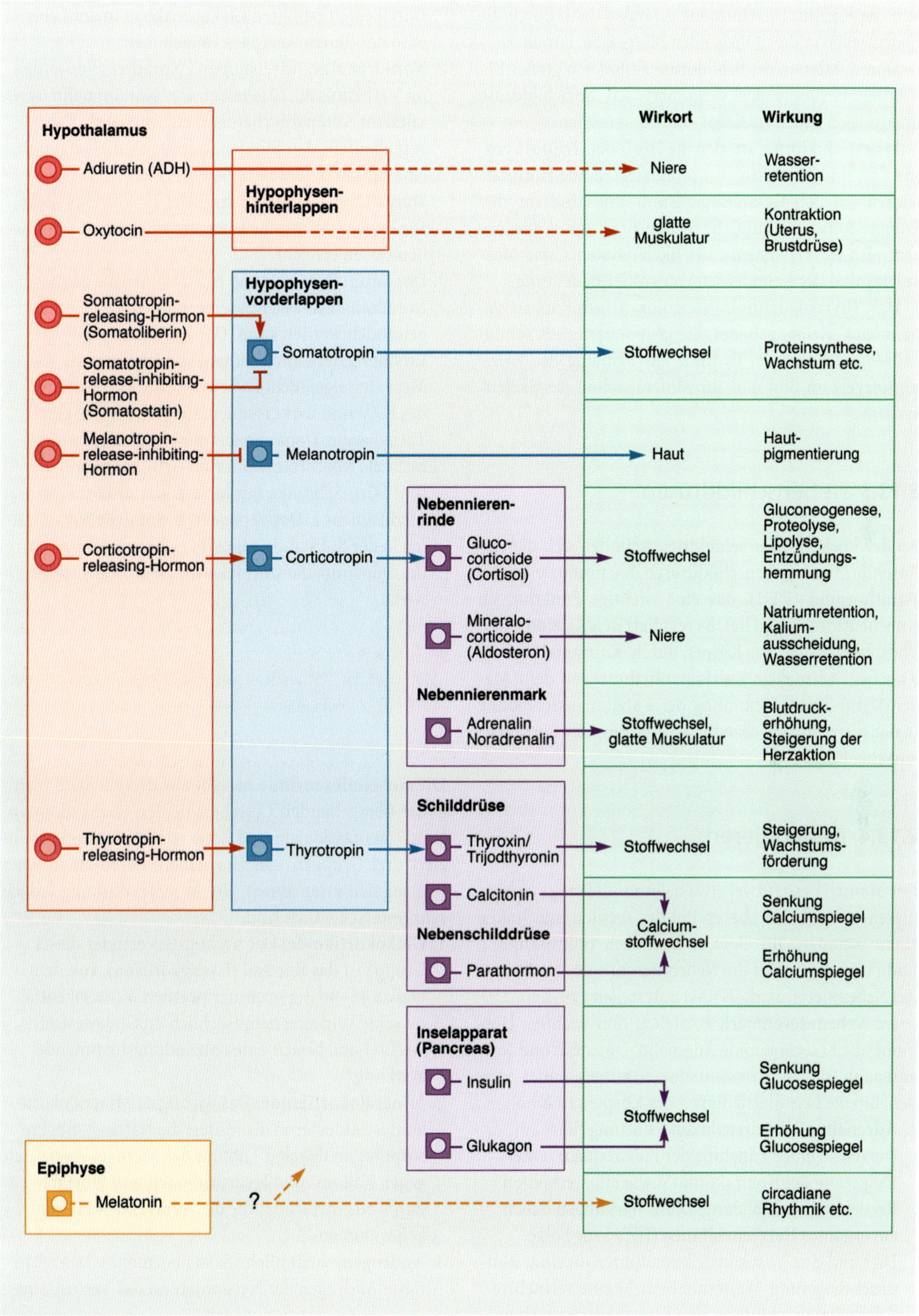

Abb. 2.104 Übersicht Hormonsystem [S005-106]

sich das Kolloid. Die Hormone gelangen dann durch die Epithelzellen in die umliegenden Blutgefäße. Für die Hormonproduktion in der Schilddrüse ist Jod von großer Bedeutung. Bei Jodmangel vergrößert sich die Schilddrüse und ist nach außen als Kropf sicht- und tastbar.

In der Schilddrüse werden die Hormone **Trijodthyronin** (T_3) und **Thyroxin** (T_4) produziert. Beide Hormone wirken auf den Gesamtorganismus und sind für den Energiestoffwechsel und die regelrechte Entwicklung des zentralen Nervensystems, des Skelettsystems, der Muskulatur und der Keimdrüsen von großer Bedeutung.

Das **Thyreokalzitonin** (Kalzitonin) wird in so genannten C-Zellen gebildet, die gruppenartig im Schilddrüsengewebe liegen. Es führt zur Senkung des Kalziumspiegels im Blut und zur Mineralisation des Skelettsystems.

2.13.3 Nebenschilddrüsen

An der Rückseite der Schilddrüse befinden sich die vier linsenförmigen Nebenschilddrüsen. Sie produzieren das **Parathormon** (PTH), das eine wichtige Funktion im Knochenstoffwechsel hat. Es reguliert den Kalzium- und Phosphathaushalt im Körper durch Kalziumabbau im Knochen, vermehrte Kalziumaufnahme aus dem Magen-Darm-Trakt, Hemmung der Kalziumausscheidung in der Niere und gleichzeitiger Steigerung der Phosphatausscheidung.

2.13.4 Nebennieren

Der Mensch besitzt zwei etwa halbmondförmige Nebennieren, die sich am oberen Pol der rechten und linken Niere befinden. Ihr Gewebe lässt sich mikroskopisch und physiologisch in die Nebennierenrinde (NNR) und das Nebennierenmark (NNM) unterteilen (➤ Kap. 2.9).

Im **Nebennierenmark** entstehen drei wichtige Hormone: die Katecholamine Adrenalin, Dopamin und Noradrenalin, die in Stresssituationen ausgeschüttet werden, um die Leistungsfähigkeit des Körpers zu erhöhen.
1. **Adrenalin:** Die Adrenalinausschüttung führt am Herzen zu einer Zunahme der Pulsfrequenz, einer Steigerung der Kontraktilität sowie einer erhöhten Reizleitung und -bildung. Diese Wirkungen haben ein erhöhtes Herzzeitvolumen (HZV) zur Folge. Dies und eine Vasokonstriktion führen zu einer Blutdrucksteigerung. Weiterhin bewirkt eine vermehrte Adrenalinausschüttung eine Bronchialerweiterung und eine Hemmung der Magen-Darm-Peristaltik.

Durch einen erhöhten Glykogenabbau in der Leber wird der Blutzuckerspiegel angehoben.
2. **Noradrenalin:** Adrenalin und Noradrenalin werden im Verhältnis 80:20 gebildet. Das Noradrenalin ist mit dem Adrenalin chemisch eng verwandt. Es steigert ebenfalls den Blutdruck, jedoch lediglich durch eine Erhöhung des peripheren Widerstands (Vasokonstriktion). Eine Zunahme des HZV erfolgt nicht. Die hyperglykämische Wirkung wird erst in sehr hohen Dosen erreicht.
3. **Dopamin:** Das Dopamin ist eine Vorstufe des Noradrenalins, welches seinerseits in Adrenalin umgewandelt werden kann. Dopamin führt zu einer Erhöhung der Durchblutung von Nieren und Mesenterialgefäßen. Es bewirkt eine Zunahme des HZV und wirkt frequenzsteigernd bis zu einer Tachykardie. Dopamin aus der Nebenniere wirkt nicht als Neurotransmitter im Gehirn, es kann die Blut-Hirn-Schranke nur in veränderter Form (als Medikament L-Dopa) passieren. Spezielle Nervenzellen in der Substantia nigra im Gehirn produzieren das Dopamin, das dort lokal als Neurotransmitter wirkt.

MERKE

Störungen im Stoffwechsel des Hirn-Dopamins sind mit der Parkinson-Erkrankung assoziiert.

Die Nebennierenrinde besteht aus drei fließend ineinander übergehenden Gewebeschichten (Zona glomerulosa, Zona fasciculata und Zona reticularis) und produziert drei Gruppen von Hormonen, deren chemischer Aufbau sich zwar ähnelt, die in ihrer Wirkung jedoch sehr unterschiedlich sind.
1. **Glukokortikoide:** Der wichtigste Vertreter dieser Gruppe ist das Kortisol (Hydrokortison), von dem täglich 15–30 mg sezerniert werden. Kortisol entfaltet seine Wirkung hauptsächlich im Glukosestoffwechsel und besitzt eine entzündungshemmende Wirkung.
2. **Mineralokortikoide:** Das wichtigste Mineralokortikoid ist Aldosteron. Es fördert die Natrium-Rückresorption im distalen Tubulus der Niere im Austausch gegen Kalium- und Hydroxidionen und führt dadurch zu einer Zunahme des intravasalen Flüssigkeitsvolumens.
3. **Androgene** (männliche Sexualhormone): Das wichtigste Androgen der Nebenniere ist das Testosteron.

Wiederholungsfragen

1. Was sind die Kennzeichen des Lebens (➤ Kap. 2.1.1)?
2. Erklären Sie die Begriffe Anabolismus, Katabolismus und Homöostase (➤ Kap. 2.1.3).
3. Welche Funktion übernehmen die Mitochondrien in der Zelle (➤ Kap. 2.1.2)?
4. Wie unterscheiden sich aerober und anaerober Stoffwechsel (➤ Kap. 2.1.2)?
5. Nennen Sie die Zellorganellen (➤ Kap. 2.1.2).
6. Erläutern Sie die Mitose (➤ Kap. 2.1.3).
7. Wie unterscheiden sich Mitose und Meiose (➤ Kap. 2.1.3)?
8. Welche vier Gewebearten werden unterschieden (➤ Kap. 2.2)?
9. Was sind die besonderen Funktionen des Epithel- und Drüsengewebes (➤ Kap. 2.2.1)?
10. Wo findet sich einschichtiges Plattenepithel (➤ Kap. 2.2.1)?
11. Erläutern Sie die unterschiedlichen Sekretionsmechanismen endokriner und exokriner Drüsen mit Beispielen (➤ Kap. 2.2.1).
12. Welche Zellform haben Fettzellen (➤ Kap. 2.2.2)?
13. Zu welcher Gewebeart zählt das Blut (➤ Kap. 2.2.2)?
14. Nennen Sie die drei Formen von Muskelgewebe. Wo kommen sie jeweils vor (➤ Kap. 2.2.3)?
15. Was ist eine Synapse (➤ Kap. 2.2.4 und ➤ Kap. 2.11)?
16. Wie groß ist etwa die Körperoberfläche eines Erwachsenen in Quadratmetern (➤ Kap. 2.3.1)?
17. Was lässt sich über das Verhältnis von Körperoberfläche und Körpergewicht von Erwachsenen im Vergleich zu Kindern aussagen (➤ Kap. 2.3.1)?
18. Welche drei Schichten bilden die Epidermis (➤ Kap. 2.3.1)?
19. In welcher Schicht befinden sich Blutgefäße und Nerven innerhalb der Epidermis (➤ Kap. 2.3.1)?
20. Was wird zu den Hautanhangsgebilden gezählt (➤ Kap. 2.3.2)?
21. Wie heißt das Steuerungsorgan für die Temperatur und wo liegt es (➤ Kap. 2.3.3)?
22. Welche Vorgänge regulieren die Körpertemperatur (➤ Kap. 2.3.3)?
23. Welche Organe bilden das luftleitende System (➤ Kap. 2.4.1)?
24. Warum hat der Pharynx für den RD eine herausragende Bedeutung (➤ Kap. 2.8.2)?
25. Wo verläuft die Glottis (➤ Kap. 2.4.1)?
26. Beschreiben Sie den Aufbau der Trachea (➤ Kap. 2.4.1).
27. Welche Bedeutung hat der Surfactant für die Alveolen (➤ Kap. 2.4.1)?
28. Welches physikalische Phänomen beschreibt die Funktion der Pleurablätter (➤ Kap. 2.4.2)?
29. Welches ist der bedeutendste Atemmuskel (➤ Kap. 2.4.2)?
30. Wann kommt es zum Einsatz der Atemhilfsmuskulatur (➤ Kap. 2.4.2)?
31. Wie setzt sich die Vitalkapazität zusammen (➤ Kap. 2.4.4)?
32. Wie groß ist der anatomische Totraum und welche Bedeutung kommt diesem zu (➤ Kap. 2.4.4)?
33. Welche im Blut messbaren Werte dienen der Regulation der Atmung (➤ Kap. 2.4.5)?
34. Wie wird der Sauerstofftransport im Blut ermöglicht (➤ Kap. 2.4.6)?
35. In welchem anatomisch abgrenzbaren Raum im Thorax liegt das Herz (➤ Kap. 2.5.1)?
36. Welche Bedeutung hat das Septum für das Herz (➤ Kap. 2.5.1)?
37. Wie heißen die Klappen, die Vorhöfe und Kammern trennen (➤ Kap. 2.5.1)?
38. Welche Schichten bauen die Herzwand auf (➤ Kap. 2.5.1)?
39. Warum sind die Myokarddicken zwischen rechtem und linkem Herz unterschiedlich (➤ Kap. 2.5.1)?
40. Wie heißen die Gefäße, die das Herz mit Sauerstoff versorgen und wo entspringen diese (➤ Kap. 2.5.1)?
41. Erläutern Sie die Funktionsweise des Erregungsbildungs- und Erregungsleitungssystems des Herzens (➤ Kap. 2.5.1).
42. Welche Phasen kennzeichnen den Herzzyklus (➤ Kap. 2.5.1)?
43. Aus welchen Schichten bestehen die Blutgefäßwände? Welche Blutgefäße nehmen eine Sonderstellung ein (➤ Kap. 2.5.2)?
44. Warum ist die Windkesselfunktion für die Blutversorgung des Organismus entscheidend (➤ Kap. 2.5.2)?
45. Nennen Sie die Mechanismen des venösen Rückstroms (➤ Kap. 2.5.2).
46. Welche drei Kurzschlüsse kennzeichnen den fetalen Kreislauf (➤ Kap. 2.5.2)?
47. Wie ist der Hämatokrit definiert (➤ Kap. 2.6)?
48. Welche Bestandteile befinden sich im Blutplasma (➤ Kap. 2.6)?
49. Welche Aufgaben nimmt das Blut wahr (➤ Kap. 2.6.1)?

50. Beschreiben Sie den Aufbau eines Erythrozyten (➤ Kap. 2.6.2).
51. Wo werden die Blutzellen gebildet (➤ Kap. 2.6.2)?
52. Nennen Sie die Zellgruppen der Leukozyten (➤ Kap. 2.6.2).
53. Was ist die Funktion der Thrombozyten (➤ Kap. 2.6.2)?
54. Welche Bedeutung hat der kolloidosmotische Druck (➤ Kap. 2.6.3)?
55. Beschreiben Sie den Ablauf der Blutgerinnung vom Prothrombin zum Thrombus (➤ Kap. 2.6.5).
56. Erläutern Sie die Funktion von Lymphknoten (➤ Kap. 2.6.6).
57. Wie viele Knochen bilden das menschliche Skelett (➤ Kap. 2.7.1)?
58. Erläutern Sie den Aufbau eines Röhrenknochens (➤ Kap. 2.7.1).
59. Welche Bedeutung hat die Epiphysenfuge (➤ Kap. 2.7.1)?
60. Welche Knochenarten werden unterschieden (➤ Kap. 2.7.1)?
61. Was sind die Bestandteile eines Gelenks (➤ Kap. 2.7.1)?
62. Nennen Sie Beispiele für dreiachsige Gelenke und führen Sie aus, warum diese dreiachsig sind (➤ Kap. 2.7.1).
63. Welche Knochen bilden den Gesichtsschädel (➤ Kap. 2.7.2)?
64. In welche Abschnitte lässt sich die Wirbelsäule einteilen (➤ Kap. 2.7.3)?
65. Beschreiben Sie den Aufbau eines Muskels (➤ Kap. 2.7.6).
66. Welche Vorgänge der Verdauung finden in der Mundhöhle statt (➤ Kap. 2.8.1)?
67. Nennen Sie die Speicheldrüsen und deren Aufgaben (➤ Kap. 2.8.1).
68. Wo befinden sich die Engen des Ösophagus (➤ Kap. 2.8.3)?
69. Erläutern Sie den Aufbau der Magenschleimhaut (➤ Kap. 2.8.4).
70. Welche Funktionen haben die einzelnen Typen von Magenschleimhautzellen (➤ Kap. 2.8.4)?
71. In welche Abschnitte lässt sich das Kolon einteilen (➤ Kap. 2.8.5)?
72. Welche zwei Sekretionsformen charakterisieren die Bauchspeicheldrüse (➤ Kap. 2.8.6)?
73. Zählen Sie die Funktionen der Leber auf (➤ Kap. 2.8.7).
74. Welche Bestandteile der Nahrung sind für den menschlichen Körper wichtig (➤ Kap. 2.8.8)?
75. Beschreiben Sie die anatomische Lage der Nieren (➤ Kap. 2.9.1).
76. Welche Aufgaben erfüllen die Nieren im Organismus (➤ Kap. 2.9.1)?
77. Erläutern Sie die Entstehung des Primärharns (➤ Kap. 2.9.5).
78. Welche Funktionen nehmen die Hoden wahr (➤ Kap. 2.10.1)?
79. Nennen Sie die inneren weiblichen Genitalorgane (➤ Kap. 2.10.2).
80. Welche Aufgaben haben die Ovarien (➤ Kap. 2.10.2)?
81. Nach welchem Prinzip verläuft ein Aktionspotenzial (➤ Kap. 2.11.1)?
82. Welche Formen der Erregungsleitung gibt es (➤ Kap. 2.11.1)?
83. Wie erfolgt die Erregungsübertragung an einer Synapse (➤ Kap. 2.11.1)?
84. Nennen Sie einige Neurotransmitter und geben Sie Beispiele für ihr Vorkommen (➤ Kap. 2.11.1, ➤ Kap. 2.11.4).
85. Wie heißen die Hüllen des zentralen Nervensystems (➤ Kap. 2.11.3)?
86. Welche fünf Anteile des Gehirns lassen sich abgrenzen? Nennen Sie jeweils wesentliche Funktionen der Anteile (➤ Kap. 2.11.3).
87. Erläutern Sie die arterielle Blutversorgung des Gehirns (➤ Kap. 2.11.3).
88. Was lässt sich allgemein zu den Wirkungen von Sympathikus und Parasympathikus sagen (➤ Kap. 2.11.4, ➤ Tab. 2.9, ➤ Tab. 2.11)?
89. Welche Funktionen werden durch das autonome Nervensystem beeinflusst (➤ Kap. 2.11)?
90. Wie heißen die vier Geschmacksqualitäten der Zunge (➤ Kap. 2.12.1)?
91. Nennen Sie die Bestandteile des Sehorgans (➤ Kap. 2.12.2).
92. Welche Häute formen das Auge (➤ Kap. 2.12.2)?
93. Das Ohr vermittelt welche zwei Sinnesfunktionen (➤ Kap. 2.12.3)?
94. Nennen Sie die drei anatomischen Abschnitte des Ohrs (➤ Kap. 2.12.3).
95. Welche zwei Steuerungssysteme wirken im Organismus (➤ Kap. 2.13)?
96. Was sind die besonderen Merkmale der hormonellen Steuerung (➤ Kap. 2.13)?
97. Welche unterschiedlichen Hormonarten werden in der Hypophyse produziert (➤ Kap. 2.13.1)?
98. Nennen Sie die Hormone der Schilddrüse (➤ Kap. 2.13.2).
99. Wo werden Katecholamine gebildet (➤ Kap. 2.13.4)?
100. Nennen Sie die Wirkungsweise einiger Katecholamine (➤ Kap. 2.13.4).

Ulrike Lewinski-Papenberg, Dietmar Kühn

Naturwissenschaftliche Grundlagen

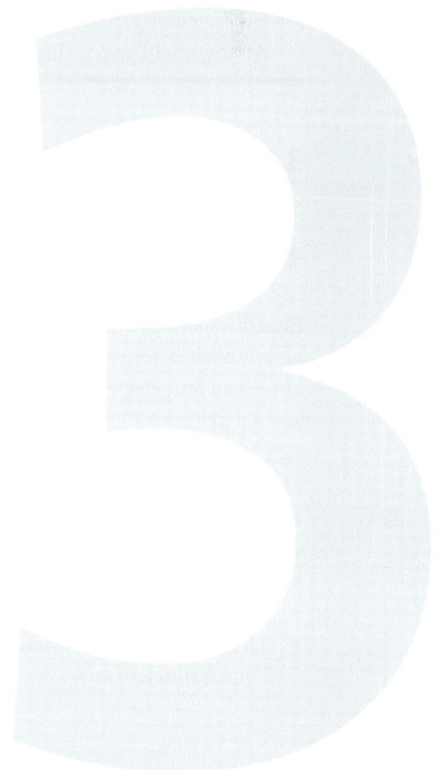

3

─────────────── **Lernzielübersicht** ───────────────

3.1 Fachphysik

- Eine physikalische Größe wird durch eine Einheit und eine Maßzahl beschrieben.
- Materie kann in den drei Aggregatzuständen gasförmig, flüssig und fest vorliegen.
- Arbeit (in Joule) ist Kraft mal Weg.
- Kinetische Energie ist Masse mal (Geschwindigkeit)^2 eines Körpers.
- Geschwindigkeit ist Strecke pro Zeit.
- Beschleunigung ist Geschwindigkeit pro Zeiteinheit.
- Druck ist Kraft pro Fläche.
- Dichte ist Gewicht pro Volumeneinheit.
- Ein Konzentrationsausgleich von Flüssigkeiten wird als Diffusion, an einer semipermeablen Membran als Osmose bezeichnet.
- Druck und Volumen von Gasen erhöhen sich mit steigender Temperatur.
- Wärmeausbreitung geschieht durch Wärmeleitung, Wärmekonvektion und Wärmestrahlung.
- Ionen werden in positive Kationen und negative Anionen unterteilt.
- Spannung (in Volt) ist Widerstand (in Ohm) mal Strom (in Ampere).

3.2 Fachchemie

- In der Fachchemie unterscheidet man die Teilgebiete anorganische Chemie, organische Chemie und Biochemie.
- Im Periodensystem sind die Elemente nach ihrem Atomgewicht angeordnet.

- Atome haben einen positiven Kern aus Protonen und Neutronen und eine negative Schale aus Elektronen.
- Atome streben durch Ionenbindung, Atombindung oder Metallbindung eine Edelgaskonfiguration an.
- Ein Molekül ist eine Atomverbindung aus mindestens zwei Atomen.
- Bei der Oxidation erfolgt eine Elektronenabgabe, bei der Reduktion eine Elektronenaufnahme.
- Wasser ist ein Dipol.
- Säuren sind Protonendonatoren, Basen sind Protonenakzeptoren.
- Die organische Chemie behandelt Kohlenstoffverbindungen. Man unterscheidet Kohlenhydrate, Fette und Eiweiße. Bei ihrem Abbau entstehen neben anderen Produkten Kohlendioxid und Wasser.
- Kohlenhydrate sind Zuckerverbindungen.
- Fette sind Ester aus Fettsäuren und Glyzerin.
- Proteine sind Aminosäureverbindungen. Sie können durch Hitze, Säure oder Strahlung denaturiert werden.
- Enzyme sind Biokatalysatoren, die sich manchmal anorganischer Cofaktoren bedienen.
- Die Atmungskette dient der Herstellung des energiereichen Phosphats ATP.
- Alle Nährstoffe werden letztendlich als aktivierte Essigsäure in den Zitratzyklus eingeschleust. Dort entstehen energiereiche Moleküle, die in der Atmungskette verbraucht werden.

───

3.1 Fachphysik

3.1.1 Physikalische Größen

Eine physikalische Größe wird durch eine Maßzahl und eine Einheit beschrieben (➤ Tab. 3.1). Die **Einheit** ist ein genau festgelegter Bezugswert; die **Maßzahl** gibt die Anzahl der gemessenen Einheiten an. Jeder Grundgröße ist eine Grundeinheit zugeordnet. Die Maßzahl vor der Einheit gibt an, wie oft die Grundgröße in der gemessenen Größe vorhanden ist, z.B. Länge: 3 m = 3 × 1 m; Masse: 25,5 kg = 25,5 × 1 kg. Mit diesen Grundgrößen lässt sich durch mathematische Verknüpfung jede andere physikalische Größe formulieren, z.B.

- Fläche (A) = Länge × Breite:
  1 Quadratmeter (m^2)

- Kraft (F) = Masse × Beschleunigung:
  1 Newton (N)
- Arbeit (W) = Kraft × Weg:
  1 Joule (J) = 1 Nm
- Druck (p) = Kraft pro Fläche:
  1 Pascal (Pa) = 1 N/m^2

Tab. 3.1 Physikalische Grundgrößen mit Grundeinheiten und Symbolen

Grundgröße	Grundeinheit	Symbol
Länge (l)	Meter	m
Masse (m)	Kilogramm	kg
Zeit (t)	Sekunde	s
Stromstärke (I)	Ampere	A
Temperatur (T)	Kelvin	K

Tab. 3.2 Vorsilben der Vielfachen und Bruchteile physikalischer Größen mit Zeichen und Beispiel

Vorsilbe	Zeichen	Zehner-potenz	Beispiel
Giga	G	10^9	1.000.000.000 m = 1 Gm
Mega	M	10^6	1.000.000 m = 1 Mm
Kilo	k	10^3	1.000 m = 1 km
Dezi	d	10^{-1}	0,1 m = 1 dm
Zenti	c	10^{-2}	0,01 m = 1 cm
Milli	m	10^{-3}	0,001 m = 1 mm
Mikro	μ	10^{-6}	0,000001 m = 1 μm

Zur übersichtlicheren Beschreibung physikalischer Größen werden Vielfache und Bruchteile mit Vorsilben versehen (➤ Tab. 3.2).

3.1.2 Aggregatzustände

Die Moleküle einer Substanz üben Anziehungskräfte aufeinander aus, die je nach Entfernung voneinander zu den einzelnen Aggregatzuständen führen. Es gibt drei Aggregatzustände (gasförmig, flüssig, fest), in denen Materie vorliegen kann.

Im **gasförmigen Zustand** sind die Teilchen weit voneinander entfernt. Sie befinden sich in dauernder ungeordneter Bewegung, Ursache der Bewegung ist die Brown-Molekularbewegung. Ein Gas versucht, den ihm zur Verfügung stehenden Raum auszufüllen.

Die Teilchen einer **Flüssigkeit** sind näher zusammengerückt, so dass sie aufeinander stärker einwirken können. Sie bewegen sich zwar noch ungeordnet umher, können sich aber unter dem Einfluss der gegenseitigen Anziehung nicht mehr wie ein Gas beliebig weit voneinander entfernen. Durch diesen stärkeren Zusammenhalt kann eine Flüssigkeit zwar jede vorgegebene Form einnehmen, aber nicht mehr jedes angebotene Volumen voll ausfüllen.

In einem **Feststoff** ziehen sich die Teilchen so stark an, dass eine einmal vorgegebene Form nicht ohne Weiteres verändert wird. Die Moleküle haben ihre freie Beweglichkeit eingebüßt; sie schwingen nur noch um Ruhepunkte.

Beim **Sieden** handelt es sich um den Übergang von der flüssigen in die gasförmigen Phase, beim **Kondensieren** um den umgekehrten Vorgang. Verkleinert man die Entfernungen zwischen den Molekülen eines Gases durch Komprimieren oder vermindert die Bewegungsenergie der Gasteilchen durch Abkühlen des Gases, so werden die Anziehungskräfte immer wirksamer. Bei einem bestimmten Druck oder einer bestimmten Temperatur verlieren die Moleküle sprunghaft einen Teil ihrer Energie, der als Kondensationswärme frei wird.

Die gleiche Energie muss als Verdampfungswärme zugeführt werden, um eine Flüssigkeit in den gasförmigen Zustand zu überführen. Bei beiden Prozessen bleibt die Temperatur bis zum Erreichen des anderen Aggregatzustands konstant. Der **Siedepunkt** einer Flüssigkeit ist vom Luftdruck abhängig: Je niedriger der Luftdruck, desto niedriger liegt auch der Siedepunkt.

Der Übergang vom festen in den flüssigen Aggregatzustand wird **Schmelzen** genannt, der Umkehrprozess **Erstarren**. Verringert man die Bewegungsenergie von Flüssigkeitsteilchen durch Abkühlung, so wird analog dem Kondensieren bei einer bestimmten Temperatur Erstarrungswärme frei. Beim Schmelzen eines festen Stoffes muss die gleiche Energiemenge als Schmelzwärme wieder zugeführt werden, um einen vollständigen Übergang in die flüssige Phase zu ermöglichen. Auch hier ändert sich bei beiden Vorgängen die Temperatur erst, wenn das Schmelzen bzw. Erstarren vollständig abgeschlossen ist (Schmelztemperatur).

Unter **Verdunsten** versteht man ein langsames Verdampfen von Flüssigkeiten bei Temperaturen, die weit unter dem Siedepunkt liegen. Beim **Vereisen** von Körperstellen werden leicht flüchtige Verbindungen eingesetzt. Sie liegen in der Regel bei Zimmertemperatur als Gas vor. Aufbewahrt werden sie unter hohem Druck (in komprimierter Form) als Flüssigkeit. Werden sie auf die warme Haut gesprüht, entziehen sie der Umgebung die Wärme, um wieder in den gasförmigen Zustand überzugehen. Die besprühte Fläche kühlt dabei stark ab.

Wird die Haut mit heißen Flüssigkeiten oder Dämpfen in Kontakt gebracht, spricht man von einer Verbrühung. Die Wärme der Flüssigkeit wird an die Haut abgegeben und führt dort zu einer Temperaturerhöhung. Handelt es sich um heißen Dampf, führt die frei werdende Kondensationswärme zu einer zusätzlichen thermischen Schädigung.

MERKE
Die Reaktion der betroffenen Hautareale ist die Entzündung (➤ Kap. 1.3), bei Mitreaktion des gesamten Organismus kommt es zur Verbrennungskrankheit.

3.1.3 Mechanik

Die „goldene" Regel der Mechanik definiert die Arbeit als Produkt aus der Kraft, die in Richtung eines bestimmten Weges wirkt, und der Länge des Weges:

M E R K E

> Arbeit = Kraft × Weg

Es kann demnach mit kleiner Kraft dasselbe Maß an Arbeit verrichtet werden wie mit großer, nur muss die Kraft über eine entsprechend längere Strecke wirken. Die Einheit der Arbeit ist das Joule (J). Es entspricht dem Produkt der Einheiten von Kraft und Weg.

Energie ist die Fähigkeit, Arbeit zu leisten, also eine Masse zu beschleunigen und gegen Reibungskräfte zu transportieren. Es erfordert Energie, um einen Patienten gegen die Schwerkraft zu heben.

Der **Energieerhaltungssatz** sagt aus, dass Energie weder erzeugt noch vernichtet werden kann; sie kann lediglich von einer Form in eine andere überführt werden.

Eine bewegte Masse hat gegenüber einem ruhenden Bezugssystem eine kinetische Energie. Diese äußert sich darin, dass ein bewegter Körper Widerstände überwinden kann. Die Fahrzeugverformungen nach einem Verkehrsunfall oder die von einem Projektil verursachten Schussverletzungen sind Beispiele für die Energie, die in einer Bewegung gesteckt hat. Die Formel für die kinetische Energie lautet:

M E R K E

> $$E_{kin} = \frac{1}{2}\, mv^2$$
>
> (m = Masse, v = Geschwindigkeit des Körpers)

Verändert ein Körper mit der Zeit seine Lage im Raum, so führt er eine Bewegung aus.

Der Begriff **Bewegung** verbindet die Begriffe Raum, Zeit und Körper miteinander. Die Bewegung von Objekten wird durch die Kinetik erklärt:
- Erstes Newtonsches Bewegungsgesetz: Ohne äußere Krafteinwirkung verharrt ein Körper im Zustand der Ruhe oder der geradlinig gleichförmigen Bewegung. Daraus folgt, dass Ursache jeder Veränderung des Bewegungszustands das Wirken von Kräften ist.
- Zweites Newtonsches Bewegungsgesetz: Die einwirkende Kraft und die erzielte Beschleunigung sind einander proportional. Das bedeutet, dass das Verhältnis der wirkenden Kraft für jeden Körper eine konstante Größe ist. Es ist seine Masse. Masse ist somit Kraft dividiert durch Beschleunigung.
- Drittes Newtonsches Bewegungsgesetz: Übt ein Körper auf einen anderen eine Kraft aus, so erfährt er von diesem eine gleiche Gegenkraft. Solche Wechselwirkungskräfte sind zum Beispiel die anziehende Kraft zwischen zwei Körpern (Gravitationskraft) oder anziehende/abstoßende Kräfte zwischen zwei Magneten.

Die **konstante Geschwindigkeit** (v) eines Körpers ist die Strecke (s), die er zurücklegt, dividiert durch die Zeit (t), die er dazu benötigt:

M E R K E

> $$v = \frac{s}{t}$$

Die **Beschleunigung** (a) eines Körpers ist definiert als die Zunahme seiner Geschwindigkeit pro Zeiteinheit:

M E R K E

> $$a = \frac{v}{t}$$

Falls die Geschwindigkeit nicht zu-, sondern abnimmt, wird die Beschleunigung **Verzögerung** genannt. Bremsverzögerungen, also das Abnehmen der Beschleunigung bei Bremsvorgängen, entwickeln enorme Kräfte. Nimmt man an, dass ein Pkw mit 35 km/h gegen eine Betonmauer fährt und sich dabei das Auto um einen halben Meter verkürzt, so sind die Insassen einer Beschleunigung der zehnfachen Schwerkraft ausgesetzt. Die dabei entstehende Trägheitskraft ist 75.000 N groß – es ist unmöglich, eine derartige Kraft nur durch bloßes Abstützen des Körpers aufzufangen.

Mechanik der Flüssigkeiten

Als **Druck** bezeichnet man definitionsgemäß eine Kraft, die auf eine Fläche ausgeübt wird. Je kleiner die Fläche ist, auf die die Kraft wirkt, desto größer ist der Druck. Umgekehrt ist der Druck umso größer, je größer die Kraft ist, die auf eine Fläche wirkt.

P R A X I S T I P P

Drückt man bei der Herzdruckmassage nur aus den Ellenbogengelenken, ist der Druck bei jeder Kompression wesentlich geringer, als wenn man den gesamten Oberkörper mitbewegt.

Flüssigkeiten lassen sich nicht komprimieren. Ihr Volumen bleibt auch bei hohen Drücken konstant. Ein auf eine Flüssigkeit ausgeübter Druck wird unverändert weitergeleitet.

Ein Körper, der in eine Flüssigkeit getaucht wird, kann in ihr aufsteigen, schweben oder sinken. Es muss daher eine Kraft geben, die der Gewichtskraft entgegenwirkt. Der **Auftrieb** entspricht dem Gewicht der durch den Körper verdrängten Flüssigkeit. Ist der Auftrieb größer als das Gewicht des Körpers, steigt dieser auf. Bei gleichen Größen wird ein Schwebezustand erreicht.

Das **spezifische Gewicht** (Dichte) ist definiert als Gewicht pro Volumeneinheit. 1 ml Wasser wiegt bei Raumtemperatur 1 g; die Dichte ist demzufolge 1 g/ml. Die Dichte ändert sich mit der Temperatur. Mit zunehmender Wärme wird sie in der Regel kleiner. Wasser ist eine Ausnahme; es besitzt bei 4 °C die größte Dichte. Kälteres und wärmeres Wasser steigt in diesem auf.

Gibt man zwei Lösungen unterschiedlicher Konzentration die Möglichkeit, miteinander in Kontakt zu treten, sind sie bestrebt, den Konzentrationsunterschied auszugleichen. Dies kann auf zweierlei Art geschehen, durch **Diffusion** oder **Osmose** (➤ Abb. 3.1). Sind die Lösungen durch eine Membran voneinander getrennt, die sowohl für die gelösten Teilchen als auch für das Lösungsmittel durchlässig ist, geschieht der Konzentrationsausgleich durch Wanderung der gelösten Teilchen von der Seite höherer Konzentration zu der niedrigerer Konzentration (Diffusion). Ist die Membran nur für Lösungsmittelmoleküle durchlässig (semipermeable Membran), kann der Konzentrationsausgleich nicht durch Diffusion stattfinden. Daher diffundieren Lösungsmittelmoleküle durch die Wand, um die Lösung höherer Konzentration zu verdünnen und die niedrigerer Konzentration zu konzentrieren, bis auf beiden Seiten die gleiche Anzahl gelöster Teilchen pro Volumeneinheit vorhanden ist (Osmose). Es resultiert ein unterschiedlicher Flüssigkeitspegel in beiden Teilsystemen. Der Druck, den die gelösten Teilchen der Lösung höherer Konzentration auf die Membran ausüben, heißt **osmotischer Druck**. Sowohl Diffusion als auch Osmose sind wichtige Vorgänge bei Elektrolytverschiebungen im Körper. Lösungen, die den gleichen osmotischen Druck

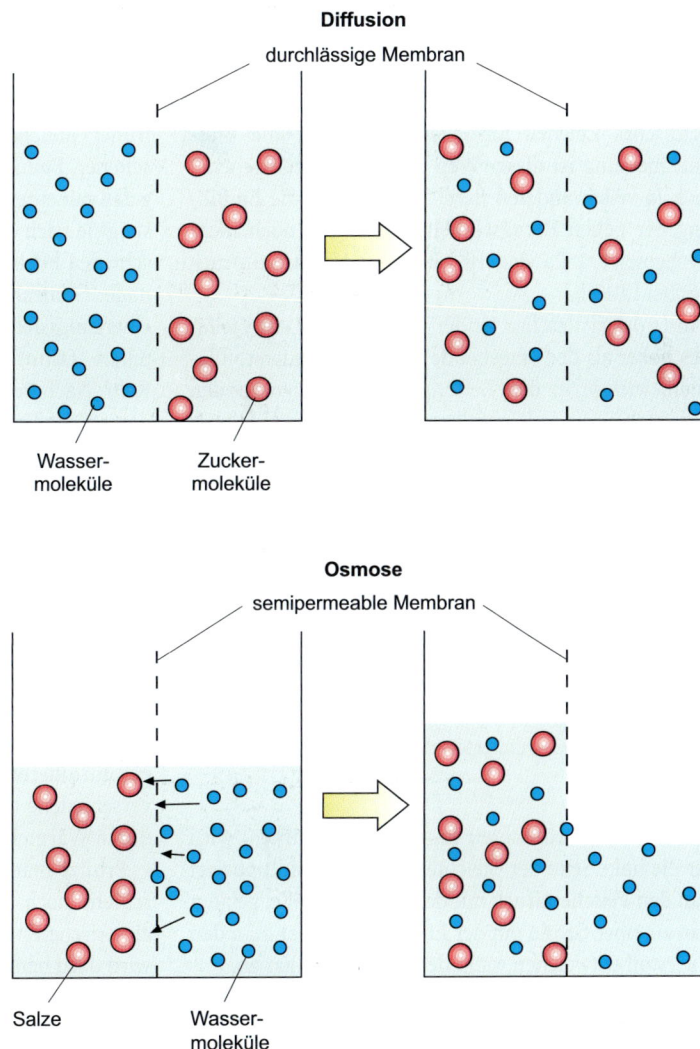

Abb. 3.1 Darstellung von Diffusion (oben) und Osmose (unten) [L143]

wie die Körperzellen haben, werden **isotonisch** genannt (z.B. Vollelektrolytlösungen).

MERKE

Obwohl die Diffusion ein vergleichsweise langsamer Prozess ist, beruht die äußere Atmung in den alveolo-kapillären Einheiten auf diesem Prozess (➤ Kap. 2.4).

Mechanik der Gase

Luftdruck

Wir leben auf der Erde auf dem Grund eines Luftmeers. Diese Luft wirkt von allen Seiten auf den Körper ein. Am Boden (auf Meereshöhe) beträgt der Luftdruck etwa 1 bar. Früher bezog man sich bei dem Luftdruck auf die Höhe einer Quecksilbersäule, dazu wurde ein luftleer gepumptes Glasrohr in einen Quecksilbersee getaucht. Der umgebende Luftdruck presste das Metall in das Rohr bis auf eine Höhe von 760 mm (gemessen in Meereshöhe). Der Bezugswert war somit 760 mmHg = 760 Torr (Hg = chemisches Zeichen für Quecksilber). Für die Blutdruckmessung ist dieser Wert noch heute maßgebend. Auch in vielen anderen Bereichen hat sich die Einführung der neuen Bezugseinheit Pascal (Pa) noch nicht durchgesetzt. 1 Pa sind 10^{-5} bar. Der Norm-Luftdruck liegt bei 1,013 bar.

In Druckgasflaschen ist der Gasdruck um ein Vielfaches höher als der umgebende Luftdruck. Sauerstoffflaschen, wie sie in den Rettungsfahrzeugen vorhanden sind, stehen in voll gefülltem Zustand unter einem Druck von 200 bar. Um zu bestimmen, wie lange der Inhalt zur Beatmung eines Patienten ausreicht, muss der Flascheninhalt in Liter des Gases umgerechnet werden. Dazu wird das **Gasgesetz** angewandt, das einen Bezug zwischen Druck, Volumen und Temperatur eines Gases herstellt:

MERKE

p (Druck des Gases) × V (Volumen des Gases) = n (Anzahl der Teilchen) × R (Gaskonstante) × T (Temperatur des Gases)

Um zu dem gewünschten Ergebnis zu kommen, wird nur die linke Seite der Gleichung benötigt. Multipliziert man den Flaschendruck mit der Flaschengröße, gelangt man zu einer Größe mit der Einheit bar. Lässt man den Sauerstoff entweichen, sinkt der Druck auf 1 bar ab.

PRAXISTIPP

Beispiel: Flaschengröße: 2 l, Flaschendruck: 200 bar:

$$\frac{(200\,\text{bar} \times 2\,\text{l})}{1\,\text{bar}} = 400\,\text{l}$$

Aus einer 2-l-Sauerstoffflasche mit einem Anfangsdruck von 200 bar entweichen somit 400 l Gas. Werden 15 l/Min. benötigt, so reicht der Flascheninhalt für etwa 27 Minuten.

3.1.4 Wärmelehre

Um verschiedene Temperaturen objektiv miteinander vergleichen zu können, ist eine fixe Temperaturskala nötig. Der Abstand zwischen Schmelz- (0 °C) und Siedepunkt (100 °C) des Wassers wird in 100 gleiche Teile geteilt, die jeweils 1 °C entsprechen. Die so geschaffene Temperaturskala ist nach oben und unten offen.

Die meistverwendeten **Temperaturmessgeräte** stellen heute digitale oder Infrarotthermometer dar. Die früher üblichen Flüssigkeitsthermometer finden sich seltener. Beim Flüssigkeitsthermometer ist ein Vorratsgefäß mit einem dünnen Glasrohr verbunden. In diesem steigt je nach der Temperatur die Flüssigkeitssäule verschieden hoch. Eine geeichte Skala liefert dabei die genaue Gradzahl. Fieberthermometer besitzen an der Übergangsstelle zwischen Glasrohr und Kugel eine Kapillare. Dehnt sich die Flüssigkeit aus, steigt sie in das Rohr. Nach beendeter Messung reißt der Flüssigkeitsfaden an der Engstelle; er bleibt so über lange Zeit erhalten. Nur durch Herunterschütteln wird die Flüssigkeit wieder in das Vorratsgefäß zurückgeführt. Die meistverwendete Flüssigkeit ist das Quecksilber, das einzige bei Raumtemperatur flüssig vorliegende Metall.

Elektrische Thermometer nutzen elektrische Eigenschaften von Substanzen (z.B. Widerstandsthermometer, Thermoelemente) aus. Ihr Vorteil liegt in der schnellen Reaktion auf Temperaturschwankungen, die bei Flüssigkeitsthermometern nicht gegeben ist.

Voraussetzung für die **Wärmeausbreitung** sind Temperaturdifferenzen. Der Wärmetransport kann auf drei verschiedene Arten erfolgen: durch Wärmeleitung, durch Wärmekonvektion oder durch Wärmestrahlung.

Erhitzt man Wasser mittels eines Tauchsieders, geschieht nach der Teilchenvorstellung Folgendes: Die elektrische Energie wird in Wärme umgewandelt. Diese wird dazu benutzt, die Moleküle des Heizstabs verstärkt zu bewegen. Durch Anstoß werden auch die Wasserteilchen zu größeren Bewegungen angeregt, dies bedeutet nichts anderes als einen Anstieg der Temperatur des

Wassers. In diesem Fall wird die **Wärme weitergeleitet**, ohne dass die energiegeladenen Teilchen ihren Platz verlassen.

Im Fall der **Wärmekonvektion** sind Entstehungsort der Wärme und Empfänger räumlich getrennt. Die Wärme muss von Teilchen, die als Wärmeträger fungieren, transportiert werden (➤ Kap. 2.3). Eine selbsttätige Konvektion heißt Wärmeströmung (z.B. Meeresströmungen wie der Golfstrom).

Bei der Übertragung der Sonnenwärme auf die Erde können Wärmeleitung und Wärmekonvektion ausgeschlossen werden, da der Raum zwischen den Himmelskörpern praktisch frei von Materie ist. In diesem Fall spricht man von **Wärmestrahlung**, da keine Teilchen am Übertragungsvorgang beteiligt sind. Körper mit dunkler Oberfläche absorbieren die Wärmestrahlung stärker als solche mit heller oder glänzender Oberfläche. Sie strahlen auch mehr Wärme ab.

3.1.5 Akustik

Schwingungen (➤ Abb. 3.2) begegnen uns im täglichen Leben an vielen Stellen: das Hin- und Herbewegen eines Pendels, die Bewegung einer Gitarrensaite, das Vibrieren der Stimmbänder beim Sprechen usw. Alle erwähnten Körper besitzen eine Gemeinsamkeit – eine stabile Gleichgewichtslage. Werden sie um einen kleinen Betrag aus dieser entfernt, so führt eine rücktreibende Kraft sie in die ursprüngliche Lage zurück. Die Trägheit verursacht allerdings eine Bewegung über den Nullpunkt hinaus in die entgegengesetzte Richtung; es kommt zu einem Prozess fortlaufender Hin- und Herbewegungen, den man als Schwingung bezeichnet.

Die Zeit, die für eine vollständige Schwingung benötigt wird, heißt Schwingungsdauer. Sobald eine Schwingung in Gang gesetzt wird, benötigt man zu ihrer Aufrechterhaltung keine weitere Energie (freie Schwingung, Eigenschwingung). Ohne das Phänomen der Reibung

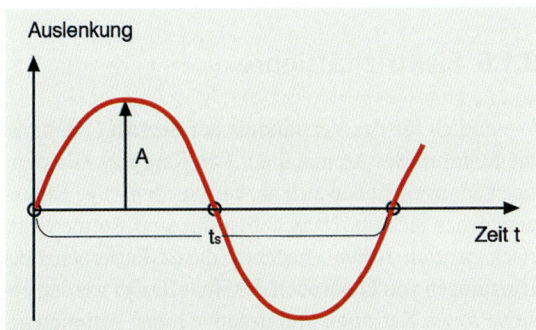

Abb. 3.2 Verlauf einer Schwingung: 0 = Nullpunkt, A = Amplitude, ts = Schwingungsdauer [L108]

oder anderer entgegengesetzter Energien würden solche Prozesse unendlich lang ablaufen.

Frequenz

Im direkten Zusammenhang mit der Schwingungsdauer steht die Frequenz. Sie wird definiert als Quotient einer Anzahl von Ereignissen durch die dafür benötigte Zeit (= Anzahl der Ereignisse pro Zeiteinheit). Normalerweise ist die Bezugseinheit dabei eine Sekunde. Die Einheit lautet Hertz (Hz).

> **MERKE**
>
> $$\text{Frequenz (f)} = \frac{\text{Anzahl Ereignisse (1)}}{\text{benötigte Zeit (T)}}$$
>
> $$\text{Frequenz (f)} = \frac{1}{\text{Schwingungsdauer}}$$
>
> $$\text{Schwingungsdauer (T)} = \frac{1}{\text{Frequenz (f)}}$$
>
> Einheit der Frequenz : 1 Hertz (Hz) $= 1/s = 1\,s^{-1}$

Amplitude

Der Abstand zwischen der Nullpunktlage und der maximalen Auslenkung des schwingenden Körpers bezeichnet man als Amplitude.

Wellen

Ausbreitungsrichtung, Wellenfront, Ausbreitungsgeschwindigkeit

Wird ein Stein ins Wasser geworfen, breiten sich von der Auftreffstelle ausgehend Wellen aus. Die einzelnen Wasserteilchen führen dabei Schwingungen um ihre Ruhelage aus, behalten ihren Ort aber bei. Nur die Störung des Gleichgewichts wandert weiter. Die Richtung, in der sie sich bewegt, heißt **Ausbreitungsrichtung**. Senkrecht zur Ausbreitungsrichtung verläuft die **Wellenfront**. Beim oben genannten Beispiel ist sie kreisförmig; die Ausbreitungsrichtungen führen radial vom **Auftreffpunkt** weg. Innerhalb einer bestimmten Zeit pflanzt sich die Störung um eine bestimmte Strecke fort. Aus diesen Parametern lässt sich die **Ausbreitungsgeschwindigkeit** (Strecke/Zeit) ermitteln.

Wellenlänge, Frequenz

Betrachtet man oben genanntes Beispiel von der Seite, erkennt man **Wellenberge** und **Wellentäler**. Die Strecke zwischen zwei Punkten gleicher Erregung wird als Wellenlänge bezeichnet. Aus der Ausbreitungsgeschwindigkeit und der Wellenlänge lässt sich die Frequenz ermitteln:

MERKE

$$\text{Frequenz} = \frac{\text{Ausbreitungsgeschwindigkeit}}{\text{Wellenlänge}}$$

Die Wellenlänge bei Schallwellen ist bestimmt durch den Abstand von zwei Luftteilchen, die im gleichen Schwingungszustand (in Phase) sind. Aus der Wellenlänge lässt sich nach bekannter Formel die Frequenz errechnen. Das menschliche Ohr nimmt Frequenzen von 16 bis 20.000 Hz (20 kHz) wahr; manche Tiere besitzen ein Hörvermögen, das diese Grenzen überschreitet.

Schallwellen

Schallwellen pflanzen sich von der Schallquelle ausgehend dreidimensional fort. Die Wellenfronten stellen somit kugelförmige Gebilde dar. Zur Ausbreitung von Schallwellen ist ein **Medium** erforderlich, das aus beweglichen Teilchen besteht. Meist handelt es sich hierbei um Luft. Dass wirklich die Luftteilchen die Schallüberträger sind, wird dadurch bewiesen, dass es im luftleeren Raum (Vakuum) keine Schallausbreitung gibt. Die Luftteilchen schwingen im Unterschied zu obigem Beispiel (in Wasser geworfener Stein) in der Ausbreitungsrichtung und nicht senkrecht dazu um ihren Ruhepunkt. Dadurch entstehen Dichteschwankungen: Schwingen die Teilchen in der Ausbreitungsrichtung, entsteht ein Überdruck; schwingen sie dagegen entgegen der Ausbreitungsrichtung, bildet sich ein Unterdruck aus.

Schallgeschwindigkeit

Die Schallgeschwindigkeit ist stark vom durchlaufenden Medium abhängig. In Wasser beträgt sie etwa 1.500 m/s, während der Schall in Luft nur ca. 330 m/s weitergetragen wird.

Lautstärke

Der Hörbereich des Menschen ist außer von der Frequenz auch von der Schallintensität abhängig. Sie reicht von der Hörschwelle bis zur Schmerzschwelle und überstreicht mehrere Zehnerpotenzen. Die meiste Verwendung findet die Verhältnisgröße Dezibel (dB). Die normale Konversation z.B. hat 60 dB, eine belebte Straße 80 dB, ein Motorrasenmäher 90–100 dB und ein Walkman 95 dB.

Ton, Klang, Geräusch

Wird nur eine Schallwelle ausgebildet, nimmt das Ohr diese als **Ton** wahr. Die Tonhöhe ist abhängig von der Frequenz; eine Oktave entspricht einer Frequenzverdopplung. Je höher die Frequenz ist, desto höher ist auch der Ton. Ein **Klang** liegt vor, wenn sich periodische Schwingungen in ein Spektrum von Einzelschwingungen unterteilen lassen. Geräusche sind nicht auf periodische Vorgänge zurückzuführen. Dauern Geräusche länger an oder sind sie besonders laut, werden sie als **Lärm** bezeichnet.

Ultraschall

Der Ultraschallbereich erstreckt sich über die Frequenzen von 20 kHz bis 1 GHz und liegt damit außerhalb des menschlichen Hörbereichs. Ausgestrahlte Ultraschallwellen können von verschiedenen Medien unterschiedlich reflektiert oder absorbiert werden. Dieses Verhalten wird u.a. auch in der Medizin ausgenutzt. Der Schallkopf von Ultraschallgeräten dient gleichzeitig als Sender und Empfänger der Schallwellen. Die von verschiedenen Körperregionen unterschiedlich reflektierten Schallwellen werden in elektrische Impulse umgewandelt, verstärkt und auf einem Bildschirm sichtbar gemacht. Die **präklinische Sonographie** ermöglicht schon vor Ort, Entscheidungen zu treffen, die das Überleben eines schwer traumatisierten Patienten maßgeblich beeinflussen. Ein Patient mit SHT und nachgewiesener freier Flüssigkeit im Bauchraum sollte zunächst zu einer unfallchirurgischen Abteilung transportiert werden, bevor neurochirurgische Eingriffe erwogen werden.

3.1.6 Elektrizitätslehre

Wesentlich für das Verständnis des Begriffs Ladung ist die Kenntnis des Atomaufbaus (➤ Kap. 3.2). Gleichartige Ladungen stoßen sich ab, verschiedenartige Ladungen ziehen sich an. Nach außen hin sind Atome elektrisch neutral; **Ionen** entstehen durch Entfernen oder Hinzufügen von Elektronen der Hülle. Dabei werden positive Ionen **Kationen** und negative Ionen **Anionen** genannt.

Gleichstrom/Wechselstrom

Gibt man bestimmte Kationen und Anionen zusammen, so sind sie bestrebt, ihre Ladungen durch die Abgabe oder Aufnahme von Elektronen zu neutralisieren. Diese **Elektronenwanderung** kann man sich nutzbar machen. In Batterien und Akkumulatoren sind Ladungen getrennt konserviert: positiver Pol (+), negativer Pol (−). Verbindet man beide Pole leitend miteinander, so fließt ein Strom von Elektronen von der Seite der negativen Ladung zur Seite der positiven Ladung. Da dieser Strom nur in einer Richtung fließt, nennt man ihn **Gleichstrom**. Die Stromstärke wird definiert als Anzahl der transportierten Ladungen pro Sekunde; ihre Einheit ist das Ampere (A).

MERKE

$$\text{Stromstärke} = \frac{\text{transportierte Ladung}}{\text{Sekunde}}$$

Werden in den verschiedenen Abschnitten der Ladungsträger abwechselnd positive und negative Ladungen erzeugt, ändert sich im gleichen Rhythmus auch die Richtung des Stromflusses. Ein derartiger Strom wird als **Wechselstrom** bezeichnet. Die angegebene Frequenz zeigt an, wie häufig der Richtungswechsel pro Sekunde zustande kommt. Der übliche Haushaltsstrom besitzt eine Frequenz von 50 Hz.

Gleichspannung

Es muss ein gewisses Maß an Arbeit aufgewendet werden, um Ladungen zu trennen und getrennt zu speichern. Sie wird durch die **elektrische Spannung** beschrieben; deren Einheit ist das Volt (V). Eine gleichbleibende Spannung ist Voraussetzung dafür, dass ein konstanter Strom fließen kann. Zum Vergleich dient ein wassergefülltes Becken, aus dem die Flüssigkeit in einem unveränderten Strahl abfließt, solange der Druck in dem Gefäß groß genug ist. Betrachtet man z.B. eine Batterie, ist die Spannung über einen gewissen Zeitraum gleichbleibend, da abgeflossene Ladungen durch chemische Umwandlungen aus der Batteriefüllung nachgebildet werden können. Ist dieses Material allerdings aufgebraucht, erniedrigt sich die Spannung kontinuierlich gegen Null. Akkumulatoren können durch Stromzufuhr von außen erneut aufgeladen werden, da die chemische Reaktion umgekehrt werden kann. In einfachen Batterien ist dies nicht möglich.

Widerstand

Betrachtet man Wasser, das sich durch ein Bachbett schlängelt, so kann man feststellen, dass es stets den Weg des geringsten Widerstands sucht. Ähnlich verhält es sich mit dem elektrischen Strom. Je geringer der Widerstand, desto besser kann er fließen. Der Widerstand eines Drahtes hängt von seiner **Länge** und seinem **Querschnitt** ab. Das **Material** spielt ebenfalls eine wichtige Rolle. Auch die **Temperatur** hat einen enormen Einfluss auf die Größe des Widerstands. Je höher die Temperatur, desto stärker bewegen sich die Teilchen. Sie stellen damit für Elektronen, die sich einen Weg suchen, in zunehmendem Maß ein Hindernis dar. Der Widerstand steigt also mit der Temperatur. Spannung, Strom und Widerstand hängen folgendermaßen zusammen: Ist die Spannung konstant, wird der Strom umso kleiner, je größer der Widerstand ist. Umgekehrt erhöht sich der Strom mit abnehmendem Widerstand. Nachfolgend ist dieses Verhältnis in einer Formel ausgedrückt:

MERKE

$$\text{Strom}(I) = \frac{\text{Spannung}(U)}{\text{Widerstand}(R)}$$

(Ohmsches Gesetz)

$$\text{Widerstand}(R) = \frac{\text{Spannung}(U)}{\text{Strom}(I)}$$

Daraus ergibt sich, dass der Widerstand als das Verhältnis zwischen Spannung und Strom definiert werden kann. Die Einheit V/A wird als Ohm (Ω) bezeichnet.

Die elektrische Leistung ist abhängig von Spannung und Strom. Sie setzt sich multiplikativ aus diesen Größen zusammen:

MERKE

Elektrische Leistung (W) = Spannung (U) × Strom (I)

Die Einheit der elektrischen Leistung lautet Watt (W).

3.1.7 Elektromagnetische Strahlung

Das elektromagnetische Spektrum wird je nach seiner Wellenlänge in verschiedene Bereiche eingeteilt. Radiowellen haben eine sehr große Wellenlänge (im Zentimeter- und Meterbereich) und niedrige Frequenz (75 kHz bis 10 GHz). Das für das menschliche Auge sichtbare Licht bewegt sich im Wellenlängenbereich von 380 bis

780 nm. Bei den Röntgenstrahlen handelt es sich um sehr energiereiche hochfrequente Strahlung.

Röntgenstrahlung

Durchdringen Röntgenstrahlen Materie, werden sie je nach Dichte des durchstrahlten Mediums unterschiedlich stark abgeschwächt. Knochengewebe verursacht wegen der relativ hohen Dichte eine stärkere Schwächung als Muskel- oder Fettgewebe. Gelangen Röntgenstrahlen nach dem Passieren des Gewebes auf Fotoplatten oder Filme, verursachen kaum abgeschwächte Strahlen eine stärkere Schwärzung als stark geschwächte Strahlen. Knochen erscheinen auf Röntgenbildern daher immer hell.

Durch die stark ionisierende Wirkung der Röntgenstrahlen besteht eine große Gefahr von Gewebeschädigungen durch Zerstörung chemischer Strukturen (DNS, Enzyme etc), im extremen Fall bis hin zu Krebs. Unnötige Röntgenaufnahmen sollten daher vermieden werden, ebenso wie ein überflüssiger Kontakt des Personals mit Röntgenstrahlen (Verlassen des Röntgenraumes und Schließen der Tür während der Aufnahme!).

Die **Computertomographie** ist eine besondere Art der Röntgenuntersuchung. Hierbei kreist die Röntgenröhre um den Patienten. Zur Bildgebung werden keine Fotoplatten oder Filme verwendet. Die abgeschwächten Strahlen werden mittels eines Detektors registriert und an einen Computer weitergegeben, der die Informationen zu Bildern umsetzt.

Im Unterschied zum Röntgen arbeitet die **Kernspintomographie** nicht mit Strahlen, sondern mit starken Magnetfeldern und Radiowellen. Schädliche Auswirkungen auf den menschlichen Körper sind zurzeit nicht bekannt. Das Untersuchungsverfahren ist bei Vorhandensein von metallischen Implantaten (künstliche Herzklappen, Herzschrittmacher, Gelenkersatz etc.) nicht bzw. oft nur eingeschränkt anwendbar.

3.2 Fachchemie

Die Chemie unterteilt sich im Wesentlichen in drei Abschnitte: anorganische und organische Chemie sowie die Biochemie. Das älteste Gebiet ist die Anorganik („Chemie der unbelebten Natur"), während die Organik („Chemie der belebten Natur") erst im 17. Jahrhundert entdeckt wurde. Die Biochemie entwickelte sich aus der Chemie, Biologie und Physiologie zu einem eigenständigen Fach-

gebiet erst im 19. Jahrhundert, kann also als eine vergleichsweise junge Wissenschaft bezeichnet werden.

Viele Prozesse im Körper basieren auf chemischen Reaktionen. Je besser man daher die Grundlagen dieses Fachgebiets verstanden hat, desto einleuchtender werden auch die komplexen Vorgänge, die das Leben steuern, z.B. der Säuren-Basen-Haushalt.

3.2.1 Einführung in die anorganische Chemie

Periodensystem der Elemente

Schon im vorigen Jahrhundert wurden zahlreiche Versuche unternommen, die Elemente nach ihren **chemischen Eigenschaften** in Gruppen einzuteilen und Gesetzmäßigkeiten für diese Einordnung zu finden. Im Laufe der Zeit entwickelte sich das Periodensystem der Elemente (PSE), in dem die Elemente nach einer Ordnungszahl (s.u.) angeordnet sind; diese wird als Indexzahl links neben das chemische Symbol geschrieben. In den meisten Fällen entspricht die Anordnung der Reihenfolge des Atomgewichts; es gibt jedoch auch Abweichungen (so ist Argon schwerer als Kalium, steht aber vor diesem im PSE) (➤ Abb. 3.3).

Die Erkenntnis, dass sich nach einer solchen Anordnung die Eigenschaften von Elementen periodisch wiederholen, führte zur Einteilung in folgende **Gruppen:**
1. Alkalimetalle
2. Erdalkalimetalle
3. Borgruppe
4. Kohlenstoffgruppe
5. Stickstoffgruppe
6. Chalkogene (Erzbildner)
7. Halogene (Salzbildner)
8. Edelgase

Eine Zeile des PSE wird dabei eine **Periode** genannt, senkrecht untereinander stehende Elemente bilden eine **Gruppe**. Elemente innerhalb einer Gruppe ähneln sich in bestimmten Eigenschaften, innerhalb einer Periode ändern sie sich, bis zu Beginn einer neuen Periode der Ablauf der Elementeigenschaften von vorn beginnt. Im Periodensystem erscheinen so genannte **Ordnungszahlen** (OZ; für Wasserstoff ist die OZ 1, für Sauerstoff 8, für Uran 92). Die Ordnungszahl weist auf die Anzahl der Protonen im Kern hin. Zu 99% besteht der menschliche Körper aus den ersten 20 Elementen des Periodensystems. Kohlenstoff, Wasserstoff, Stickstoff und Sauerstoff stellen die wichtigsten Elemente der organischen Chemie dar. Aus ihnen sind fast alle organischen Verbindungen aufgebaut.

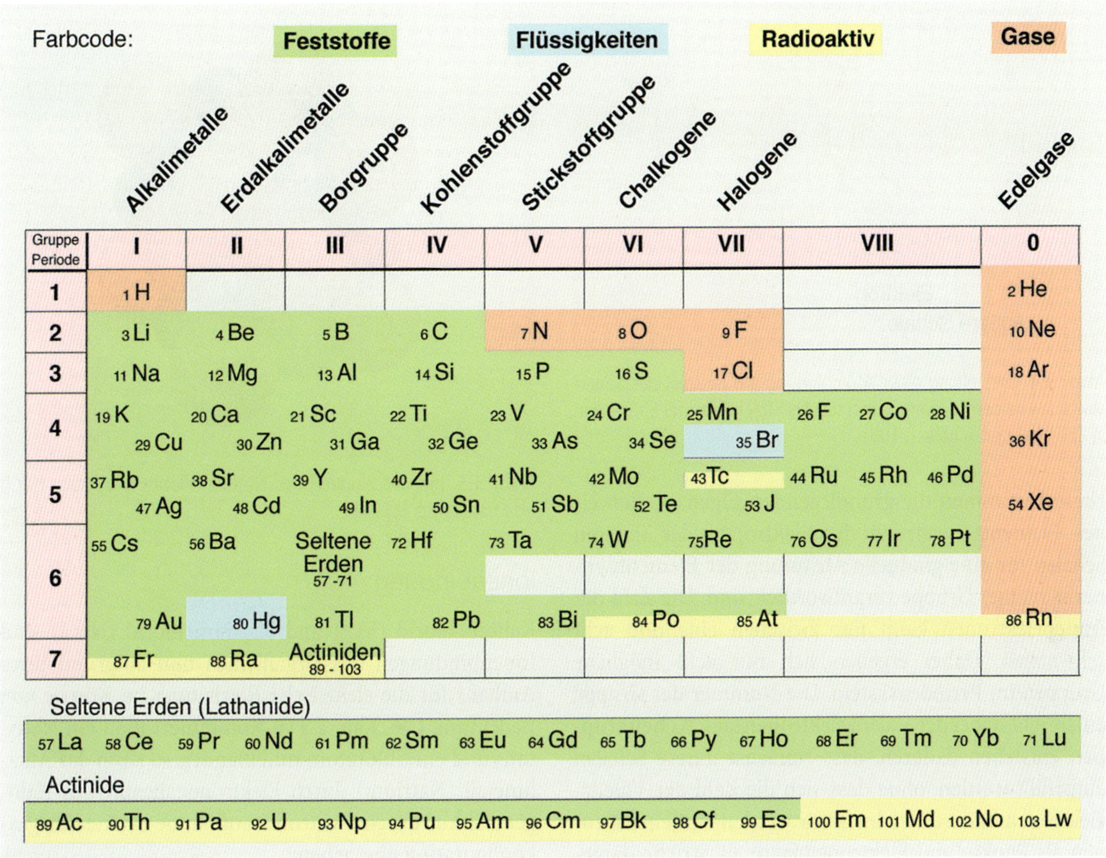

Abb. 3.3 Das Periodensystem der Elemente [L108]

Farbcode: **Feststoffe** **Flüssigkeiten** **Radioaktiv** **Gase**

Gruppennamen: Alkalimetalle, Erdalkalimetalle, Borgruppe, Kohlenstoffgruppe, Stickstoffgruppe, Chalkogene, Halogene, Edelgase

Gruppe Periode	I	II	III	IV	V	VI	VII	VIII	0
1	1 H								2 He
2	3 Li	4 Be	5 B	6 C	7 N	8 O	9 F		10 Ne
3	11 Na	12 Mg	13 Al	14 Si	15 P	16 S	17 Cl		18 Ar
4	19 K / 29 Cu	20 Ca / 30 Zn	21 Sc / 31 Ga	22 Ti / 32 Ge	23 V / 33 As	24 Cr / 34 Se	25 Mn / 35 Br	26 F 27 Co 28 Ni	36 Kr
5	37 Rb / 47 Ag	38 Sr / 48 Cd	39 Y / 49 In	40 Zr / 50 Sn	41 Nb / 51 Sb	42 Mo / 52 Te	43 Tc / 53 J	44 Ru 45 Rh 46 Pd	54 Xe
6	55 Cs / 79 Au	56 Ba / 80 Hg	Seltene Erden 57-71 / 81 Tl	72 Hf / 82 Pb	73 Ta / 83 Bi	74 W / 84 Po	75 Re / 85 At	76 Os 77 Ir 78 Pt	86 Rn
7	87 Fr	88 Ra	Actiniden 89-103						

Seltene Erden (Lathanide)

57 La	58 Ce	59 Pr	60 Nd	61 Pm	62 Sm	63 Eu	64 Gd	65 Tb	66 Py	67 Ho	68 Er	69 Tm	70 Yb	71 Lu

Actinide

89 Ac	90 Th	91 Pa	92 U	93 Np	94 Pu	95 Am	96 Cm	97 Bk	98 Cf	99 Es	100 Fm	101 Md	102 No	103 Lw

Bau der Atome

Im Jahr 1913 entwickelte Niels Bohr ein **Atommodell**. Nach diesem bestehen die Atome aus einem positiv geladenen Atomkern und einer negativ geladenen Atomhülle (➤ Abb. 3.4). Der annähernd kugelförmige Atomkern befindet sich im Mittelpunkt des Atoms. 99,95–99,98% der gesamten Masse des Atoms sind hier verkörpert. Nach heutigen Erkenntnissen sind alle Atomkerne aus zwei Sorten von Kernelementarteilchen (**Nukleonen**) aufgebaut, den positiv geladenen **Protonen** und den ungeladenen **Neutronen**. Beide Nukleonen besitzen die relative Masse 1. Jedes chemische Element ist durch eine bestimmte Anzahl von Protonen im Kern seiner Atome charakterisiert. Die Neutronen bewirken gewissermaßen als Kittsubstanz den Zusammenhalt der gleichartig geladenen und sich damit abstoßenden Protonen. Protonen- und Neutronenzahl ergeben zusammen das abgerundete Atomgewicht des Kerns. Die Neutronenzahl kann im Unterschied zur Protonenzahl innerhalb gewisser Grenzen schwanken, ohne dass sich die chemischen Eigenschaften des betreffenden chemischen Elements merklich ändern. Da die Atome nach außen hin elektrisch neutral erscheinen, muss die positive Ladung jedes Atomkerns durch eine entsprechende negative Ladung kompensiert werden. Dies geschieht dadurch, dass eine der Zahl der positiven Kernladungen gleiche Anzahl von Elektronen den Atomkern in Form einer Atomhülle (0,02–0,05% der Gesamtmasse) umgibt. Daraus ergibt sich folgender **Aufbau des Atoms:**

- Kern: positiv geladen, besitzt fast die gesamte Masse des Atoms
- Hülle: negativ geladen, bestimmt die räumliche Ausdehnung des Atoms
- Atom: nach außen neutral, setzt sich aus Kern und Hülle zusammen.

Die chemischen Eigenschaften der Elemente hängen mit dem Bau der **Elektronenhülle** (Elektronenwolke) zusammen. Die Elektronen der Atomhülle umgeben den Atomkern nicht regellos, sondern verteilen sich gesetzmäßig auf insgesamt sieben „räumliche" Schalen. Die zu einer Gruppe des Periodensystems gehörenden und damit chemisch sehr ähnlich reagierenden Elemente weisen jeweils die gleiche Anzahl von Außenelektronen (Elektronen der äußeren Schale, **Valenzelektronen**) auf.

3

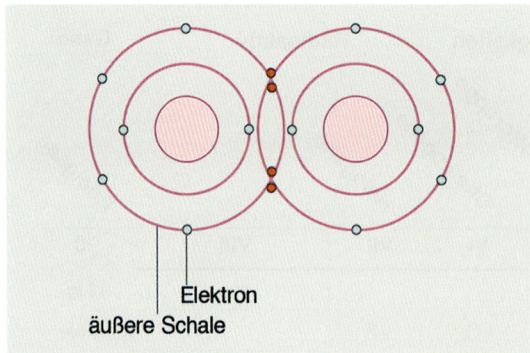

Abb. 3.4 Darstellung einer Atombindung am Beispiel des Sauerstoffs: Die beiden O-Atome teilen sich als Molekül O_2 vier Elektroden in ihrer äußeren Schale. [L108]

Diese bestimmen die grundlegenden Eigenschaften eines Elements, während die Elektronen der inneren Schalen für eine graduelle Abstufung der Elemente innerhalb einer Gruppe verantwortlich sind. Die Zahl der Außenelektronen kann nur zwischen eins und acht schwanken. Daher ergeben sich nur acht mögliche Gruppen im Periodensystem. Die Nummer der Gruppe entspricht dabei der Valenzelektronenzahl. **Nebengruppen** entstehen dadurch, dass zunächst innere Schalen aufgefüllt werden, ohne dass sich die Zahl der Valenzelektronen ändert. Zeichnerisch werden Außenelektronen als Punkte und Elektronenpaare als Striche dargestellt; im Folgenden wird ebenfalls so verfahren. Im Lauf der Jahre wurden noch andere Modelle (z.B. die Vorstellung von Orbitalwolken) entwickelt, da sich nicht alle Eigenschaften von Atomen mit dem Bohr-Atommodell erklären lassen.

Bindungsarten

Besonders stabile Teilchen entstehen, wenn die Außenschalen voll besetzt sind. Dies ist bei den Edelgasen, die in der Natur einatomig vorkommen, der Fall. Alle anderen Elemente sind bestrebt, durch Aufnahme (rechts im PSE stehend) oder Abgabe (links im PSE stehend) von Elektronen ebenfalls vollbesetzte Außenschalen (Edelgaskonfiguration) zu erreichen. Dieser **Elektronenausgleich** zwischen zwei Teilchen kann auf dreierlei Wegen erreicht werden:

- durch Kombination von zwei Elementen der ersten Gruppen
- durch Kombination von zwei Elementen der letzten Gruppen
- durch Kombination eines Elements der ersten mit einem der letzten Gruppen.

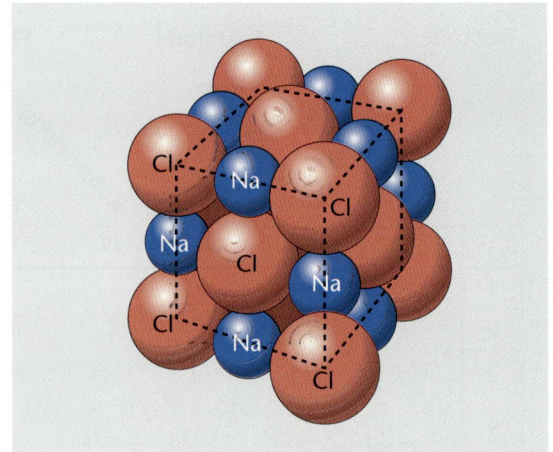

Abb. 3.5 Ionenverbindung des Natriumchlorids (Kochsalz, NaCl) als Kristallgitter [L190]

Ionenbindung

Kaliumchlorid (KCl) und Natriumchlorid (NaCl) sind Ionenbindungen des Organismus und aufgrund ihres Aufbaus für die elektrische Reizleitung im Körper von Bedeutung (➤ Kap. 2.11). Kombiniert man ein Natrium- und ein Chloratom miteinander, so kann das Alkalimetall (Natrium) durch Elektronenabgabe, das Halogen (Chlor) durch Elektronenaufnahme in eine Edelgaskonfiguration übergehen:

$$Na \rightarrow Na^+ + e^-$$
$$Cl^- + e^- \rightarrow Cl^-$$

Chlor kommt wie alle Gase (außer den Edelgasen) in der Natur nur als Molekül (aus mindestens zwei Atomen bestehende Verbindung) vor; daher ist die Darstellung des einzelnen Chloratoms nur fiktiv und dient der Verdeutlichung des Vorgangs. Die so entstehenden geladenen Teilchen sind die Ionen, die positiv geladenen Kationen und die negativ geladenen Anionen. Kation und Anion ziehen sich aufgrund ihrer unterschiedlichen Ladung an. Die Bindung zwischen den Teilchen nennt man Ionenbindung. Ionenverbindungen sind nicht gerichtet, daher wirken die Kräfte dreidimensional in den Raum. Die in dem Beispiel genannten Ionen Na^+ und Cl^- bilden als Ionenverbindung ein Kristallgitter (➤ Abb. 3.5). Durch ihre gute Wasserlöslichkeit können sie in Wasser dissoziieren (➤ Abb. 3.8).

Atombindung

Werden zwei Atome aus dem Bereich der Nichtmetalle miteinander verknüpft, z.B. zwei Chloratome (jeweils sieben Valenzelektronen), so kann hier kein **Elektronenübergang** stattfinden, um für beide Atome eine Edelgaskonfiguration zu erreichen. In diesem Fall wird ein Elektronenpaar zwischen beiden Atomen geteilt (➤ Abb. 3.4). Beide Chloratome besitzen damit eine stabile Edelgasschale. Dies ist ein Grund, warum die Halogene (Elemente der 7. Hauptgruppe) wie alle elementaren Gase nur als zweiatomiges Molekül, nicht aber atomar wie die Edelgase vorkommen. Die Zahl der von einem Atom ausgehenden Atombindungen, d.h. seine **Wertigkeit**, hängt von der Zahl der Valenzelektronen ab: Wertigkeit = 8 minus Zahl der Valenzelektronen (➤ Tab. 3.3).

Der Aufbau aus Atomen bedingt, dass Moleküle mit Atombindungen in reinem Zustand elektrische Nichtleiter sind. Ein Teil von ihnen kann in wässriger Lösung dagegen durch Reaktion mit dem Lösungsmittel Ionen bilden und elektrisch leitend werden:

$$HCl + H_2O \rightarrow H_3O^+ + Cl^-$$
kurz: $HCl \rightarrow H^+ + Cl^-$

Die Wasserstoffionen H^+ sind nur hydratisiert (➤ Abb. 3.8), d.h. mit angelagertem Wasser als H_3O^+, stabil. Im Unterschied zur Ionenbindung ist die Atombindung gerichtet. Die vier Elektronenpaare eines sOktetts stoßen sich hierbei ab, so dass sie die Ecken eines Tetraeders ausfüllen (➤ Abb. 3.6).

Metallbindung

Werden zwei metallische Elemente miteinander kombiniert, z.B. zwei Natriumatome, so lässt sich weder durch die Ausbildung einer Ionenbindung noch durch die Aus-

Tab. 3.3 Wertigkeit von Elementen und mögliche Atombindung

Element	Wertigkeit	Atombindung
Stickstoff	$8 - 5 = 3$	$\rightarrow NH_3$ (Ammoniak)
Sauerstoff	$8 - 6 = 2$	$\rightarrow OH_2$ (Wasser, H_2O)
Kohlenstoff	$8 - 4 = 4$	$\rightarrow CH_4$ (Methan)

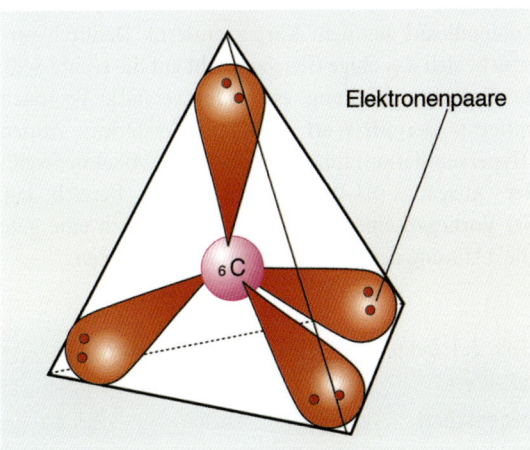

Abb. 3.6 Atombindung in Form eines Tetraeders [L108]

bildung einer Atombindung eine Edelgaskonfiguration für beide Atome herstellen. Hier ist es nur dadurch möglich, dass beide Atome ihre Valenzelektronen abgeben. Die so entstandenen Natriumionen bilden ein **Metallgitter**, in dem sich die freien Elektronen wie ein Elektronengas frei bewegen können und das Gitter zusammenhalten.

Radikale

Atome oder Moleküle mit freien (also ungepaarten) Elektronen sind äußerst reaktiv. Bei fast jeder Verbrennung von organischen Molekülen entstehen solche **Radikale**. Aber auch anorganische Radikale wie z.B. das Ozon wirken zerstörend auf jede Art von Gewebe, da das freie Elektron Bindungen z.B. der DNS spalten kann.

Oxidation und Reduktion

Nach der ursprünglichen Definition bedeutete die **Oxidation** eine Verbindung mit Sauerstoff, die Reduktion ein Rückgängigmachen der Oxidation. Nach der Valenzelektronentheorie lässt sich dies folgendermaßen erklären:

Metall + Sauerstoff → Oxid
$M + O \rightarrow MO$,
dabei laufen folgende Teilreaktionen ab:
$$M \rightarrow M^{2+} + 2e^-$$
$$O + 2e^- \rightarrow O^{2-}$$

In diesem Fall gibt also das Metallatom zwei Elektronen ab, während der Sauerstoff zwei Elektronen aufnimmt. Statt des Sauerstoffs können auch andere Atome die frei gewordenen Elektronen zur Auffüllung ihrer Valenzelektronenschale nutzen, z.B. das Chlor. Daher spricht man von einer Oxidation als **Elektronenabgabe**. Eine **Reduktion** stellt dagegen eine **Elektronenaufnahme** dar. Das Metall wird in obigem Beispiel also oxidiert, das Chlor bzw. der Sauerstoff reduziert. Lässt man dagegen Wasserstoff auf Metallionen einwirken, so nehmen diese Elektronen auf, sie werden reduziert. Oxidations- und Reduktionsvorgänge spielen im gesamten Organismus eine wesentliche Rolle. Der Stoffwechsel setzt sich größtenteils aus verschiedenartigen sich wiederholenden Oxidationen und Reduktionen zusammen.

Wasser

Wasser besteht aus zwei Atomen Wasserstoff und einem Atom Sauerstoff, die über Atombindungen miteinander verknüpft sind. Die chemische Formel lautet H_2O. Der Sauerstoff trägt eine negative Partialladung (Teilladung), während die Wasserstoffatome positiv gelade sind. Aufgrund dieser **Dipoleigenschaft** erklärt sich die gute Wasserlöslichkeit vieler Salze, die aus Ionen bestehen (➤ Abb. 3.7). Sie dissoziieren (spalten sich) und werden anschließend hydratisiert (von Wassermolekülen umgeben). Dabei lagert sich der positive Dipol des Wassers an die negativen Anionen und der negative Dipol an die positiven Kationen an (➤ Abb. 3.8).

Säuren, Basen und Puffer

Die Begriffe Säure und Base haben im Lauf der Zeit unterschiedliche Definitionen erfahren; im Folgenden wird die Erklärung nach Brönsted erläutert. Säuren sind demnach Stoffe, die in der Lage sind, an Wasser Protonen abzugeben (**Protonendonator**). Dabei werden Hydroniumionen (hydratisierte Protonen) gebildet:

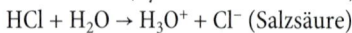

$HCl + H_2O \rightarrow H_3O^+ + Cl^-$ (Salzsäure)

Basen (Laugen) können dagegen aus dem Wasser Protonen aufnehmen (**Protonenakzeptor**), wobei Hydroxidionen entstehen:

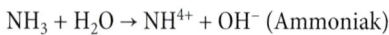

$NH_3 + H_2O \rightarrow NH^{4+} + OH^-$ (Ammoniak)

Zusammengefasst kann man folgende Gleichung aufstellen:

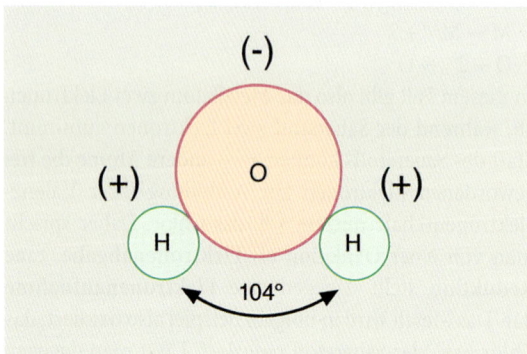

Säure + Base = Wasser + Salz

Abb. 3.7 Dipolcharakter des Wassers [L108]

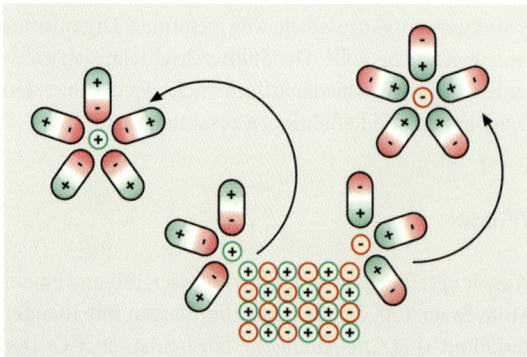

Abb. 3.8 Hydratisierte Ionen [L108]

Um die Konzentration einer Säure oder Base auszudrücken, wird der negative dekadische Logarithmus der Wasserstoffionenkonzentration, der **pH-Wert**, der von 0 bis 14 reichen kann, als Maßeinheit gebraucht:

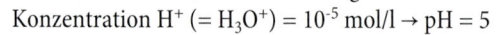

Konzentration H^+ (= H_3O^+) = 10^{-5} mol/l → pH = 5

Der pH-Wert 7 stellt den Neutralpunkt dar; Lösungen mit pH-Werten unter 7 sind sauer, Lösungen mit pH-Werten über 7 alkalisch (➤ Tab. 3.4).

Im menschlichen Körper liegen sehr unterschiedliche pH-Werte vor. Magensaft besteht zu einem großen Teil aus Salzsäure und ist damit stark sauer (pH-Wert um 1,5). Dagegen herrscht im Dünndarm eher ein basisches Milieu (pH-Wert um 8,0).

Das menschliche Blut besitzt einen pH-Wert zwischen 7,35 und 7,45. Menschen mit einem Blut-pH-Wert unter 7,35 befinden sich in einer Azidose; liegt der Blut-pH-Wert über 7,45, spricht man von einer Alkalose.

Die Regulation des Säuren-Basen-Haushaltes im menschlichen Körper erfolgt unter anderem über körpereigene Puffersysteme; Leber, Lunge und Nieren sind hierbei die wesentlichen Organe. Puffer sind Substanzen oder Substanzgemische, die den pH-Wert trotz Zugabe von Säure oder Base über weite Bereiche konstant halten können. Die wichtigste Puffersubstanz des Blutes ist das Hämoglobin der roten Blutkörperchen; es übernimmt mit den Aminogruppen 90% der gesamten Pufferung. Daneben wirken noch andere Proteine sowie Phosphate an der Pufferung mit. Die Leber trägt über die gedrosselte oder gesteigerte Synthese von Harnstoff aus Ammoniumsalzen (NH^{4+}) und Hydrogencarbonat (HCO_3^-) zur Pufferung bei. Letzteres ist der wichtigste anorganische Puffer im Organismus:

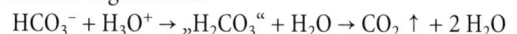

$HCO_3^- + H_3O^+ \rightarrow$ „H_2CO_3" $+ H_2O \rightarrow CO_2 \uparrow + 2\,H_2O$

$HCO_3^- + OH^- \rightarrow CO_3^{2-} + H_2O$

„H_2CO_3" (Kohlensäure) als solche ist nicht existent. Sie zerfällt sofort in Wasser und Kohlendioxid, das als Gas entweicht. Durch schnelleres Atmen wird vermehrt Kohlendioxid aus dem Körper entfernt. Dadurch verschiebt sich das obige Gleichgewicht auf die rechte Seite der Reaktionsgleichung, es werden verstärkt Protonen entfernt. Der pH-Wert steigt an. Verstärktes Atmen (Hyperventilation) führt damit zu einer Alkalose, wenn der Ausgangs-pH-Wert im neutralen Bereich lag. Bei Vorliegen einer Azidose lässt sich durch eine gute (Be-)Atmung der pH-Wert ebenfalls korrigieren.

Tab. 3.4 Der pH-Wert und die Lösungseigenschaften

pH-Wert	0–7	7	7–14
Eigenschaft	sauer	neutral	alkalisch

3.2.2 Einführung in die organische Chemie

Die Entdeckung der organischen Chemie begann erst im 17. Jahrhundert. Lange Zeit dachte man, organische Synthesen könnten nur durch lebende Organismen vollzogen werden (Vitalismus), bis 1828 die erste Synthese eines organischen Stoffs aus anorganischer Materie gelang:

Ammoniumzyanat → Harnstoff

$[NH_4][OCN] → CO(NH_2)_2$

Als Ergebnis weiterer Untersuchungen wurde Mitte des 19. Jahrhunderts die Anwesenheit von Kohlenstoff als Grundvoraussetzung für eine organische Substanz festgestellt. Von einem Kohlenstoffatom gehen in der Regel vier Atombindungen, zum Teil als Doppel- oder Dreifachbindungen, aus.

Organische Substanzen enthalten nur wenige andere Elemente: vor allem Wasserstoff, Sauerstoff und Stickstoff. Daneben spielen noch Schwefel, Phosphor, Halogene, Kalzium, Magnesium, Eisen und Kobalt eine Rolle. Die organische Chemie kann auf zwei Arten in einzelne Gebiete unterteilt werden: zum einen nach funktionellen Gruppen, zum anderen nach unterschiedlichen Kohlenstoffgerüsten. Im Folgenden sind nur die für den Organismus wichtigsten Stoffklassen näher erläutert.

Kohlenhydrate

Zu dieser Stoffklasse zählen die im Tier- und Pflanzenreich vorkommenden **Zucker**, die gemeinsam mit Fett und Eiweiß die Ernährungsgrundlage bilden (➤ Kap. 2.8). Typisch für Zucker sind die zahlreichen **Alkoholfunktionen** (–OH) im Molekül, die für deren meist gute Wasserlöslichkeit sorgen:

R–OH (Zucker mit Alkoholfunktion: R = Rest, –OH = Alkoholfunktion)

Man kann die große Stoffgruppe der Zucker (erkennbar an der Endung -ose im Namen) in **drei Hauptklassen** unterteilen:

- **Monosaccharide** (Einfachzucker; ➤ Abb. 3.9): Zu diesen gehört die Glukose (Traubenzucker). Glukose ($C_6H_{12}O_6$) findet sich häufig in süßen Früchten und ist neben Fruktose (Fruchtzucker) der Hauptbestandteil des Honigs. Im Organismus tritt Glukose im Blut (normaler Blutzuckerspiegel etwa 100 mg/dl) und in anderen Körperflüssigkeiten auf.
- **Oligosaccharide** (zwei bis sechs miteinander verknüpfte Monosaccharide; ➤ Abb. 3.9): Hierzu gehören die Saccharose (Rohrzucker), die Maltose (Malzzucker) und die Laktose (Milchzucker).

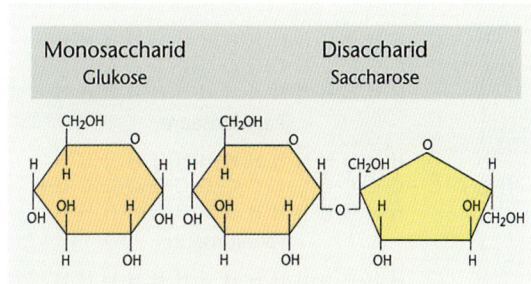

Abb. 3.9 Monosaccharid und Disaccharid [A400-190]

- **Polysaccharide** (zahlreiche miteinander verknüpfte Monosaccharide): Die Eigenschaften der Polysaccharide weichen wesentlich von denen der Mono- und Oligosaccharide ab. Die wichtigsten Vertreter der hochmolekularen Polysaccharide sind Stärke, Zellulose und Glykogen. Während die Stärke ausschließlich von Pflanzen erzeugt wird, liegt im Glykogen das „Reservekohlenhydrat" des tierischen Organismus vor. Es ist neben Adenosintriphosphat (ATP) und Phosphorkreatin der Energiespender für die Muskelkontraktion. Das aus 25.000 bis 90.000 D-Glukose-Einheiten bestehende Polysaccharid wird nach Umformen eines Teils der Kohlenhydratnahrung besonders in der Leber (bis zu 5–6% des Lebergewichts) sowie in den Muskeln gespeichert.

Fette

Fette sind Glyzerinester (Verbindungen, die unter Abspaltung von Wasser entstehen) und bestehen aus einer organischen Säure und einem Alkohol:

Glyzerin + Fettsäuren → Fette

$R^1–COOH + HO–R2 → R^1–CO–O–R^2 (–H_2O)$

- R^1 = Molekülrest der Säure
- R^2 = Molekülrest des Alkohols
- COOH = funktionelle Gruppe der Säure
- OH = funktionelle Gruppe des Alkohols
- $(–H_2O)$ = Abspaltung von Wasser

Glyzerin besitzt drei Alkoholfunktionen und kann sich demzufolge mit drei Säuren verbinden (➤ Abb. 3.10). Fettsäuren sind organische Säuren mit längerer Kohlenstoffkette. Man unterscheidet zwischen **gesättigten** und **ungesättigten** (d.h. Mehrfachbindungen enthaltenden) Fettsäuren. Die natürlichen Fette und Öle sind fast ohne Ausnahme Glyzerinester der höheren geradzahligen Fettsäuren.

Die tierischen Fette enthalten hauptsächlich gemischte Glyzeride von drei Säuren: der Palmitin-, Stearin- und Ölsäure. Je höher der Gehalt an ungesättigter Ölsäure ist, desto leichter wird das Fett in der Wärme flüssig. Über-

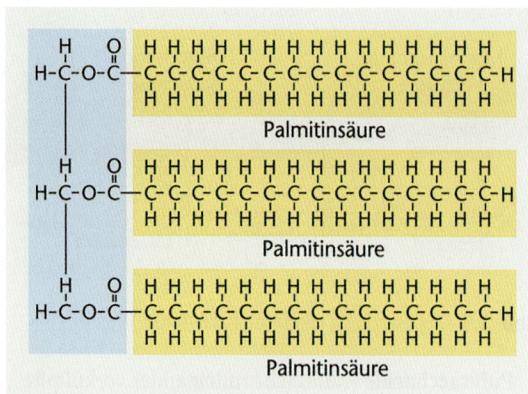

Abb. 3.10 Aufbau der Fette am Beispiel des Triglyzerids. Ein Triglyzerid besteht aus einem Molekül Glyzerin (blau) und drei Fettsäuremolekülen (gelb), z.B. der Palmitinsäure. [A400-190]

wiegen dagegen die gesättigten Fettsäuren, so schmelzen die Fette bei wesentlich höherer Temperatur. Die pflanzlichen Öle bestehen aus den Glyzeriden der Palmitin-, Stearin- und Ölsäure und vor allem aus Glyzerinestern mehrfach ungesättigter Säuren. Außer den Glyzeriden gibt es noch weitere, fettähnliche Substanzen im menschlichen Körper. So sind etwa die Phosphoglyzeride, die Sphingolipide und das Cholesterin Bestandteile der Zellmembranen, und die Produkte des Arachidonsäurestoffwechsels (Prostaglandine, Thromboxan) regulieren verschiedene physiologische Aktivitäten, z.B. immunologische Funktionen und Gerinnung. Sie alle werden unter dem Begriff Lipide zusammengefasst.

Eiweiße

Zu den natürlichen Aufbaustoffen des Organismus zählen auch die Eiweißstoffe oder Proteine. Proteine erfüllen die folgenden Funktionen im Organismus:
- Enzyme (Amylase, ➤ Kap. 2.8)
- Hormone (ADH, ➤ Kap. 2.13)
- Stützeiweiß (Kollagen, ➤ Kap. 2.2)
- Muskeleiweiß (Aktin und Myosin, ➤ Kap. 2.2)
- Plasmaproteine (Albumin, ➤ Kap. 2.6)
- Transporteiweiß (Hämoglobin, ➤ Kap. 2.4)
- Eiweiße des Immunsystems (Immunglobuline, ➤ Kap. 2.6)
- Eiweiße der Gerinnung (Fibrinogen, ➤ Kap. 2.6)
- Energiequelle (Glukoneogenese, ➤ Kap. 2.8).

Als Proteine bezeichnet man hochmolekulare, kolloide Naturstoffe, die sich aus einer größeren Zahl verschiedener Aminosäuren (➤ Abb. 3.11), den Grundbausteinen aller Eiweiße, zusammensetzen. Zusätzlich werden noch andere Stoffe mit den Proteinen kombiniert, z.B. Eisen im Hämoglobin, um spezielle Funktionen zu überneh-

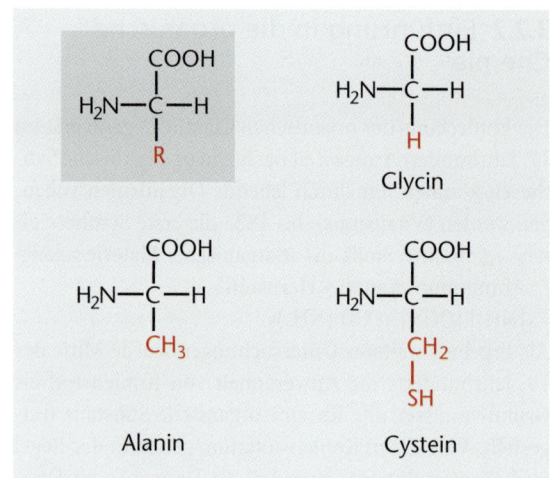

Abb. 3.11 Aufbau der Aminosäuren (links oben): Dargestellt ist der allgemeine Aufbau aus Carboxylgruppe (COOH), Aminogruppe (NH$_2$) und unterschiedlichen Seitenketten (R), daneben dargestellt die Aminosäuren Glycin, Alanin, Cystein.

Tab. 3.5 Aminosäuren des menschlichen Organismus

Nummerierung	Name	Essentiell
01.	Alanin	
02.	Arginin	
03.	Asparagin	
04.	Asparaginsäure	
05.	Cystein	
06.	Glutamin	
07.	Glutaminsäure	
08.	Glycin	
09.	Histidin	✓
10.	Isoleucin	✓
11.	Leucin	✓
12.	Lysin	✓
13.	Methionin	✓
14.	Phenylalanin	✓
15.	Prolin	
16.	Serin	
17.	Threonin	✓
18.	Tryptophan	✓
19.	Tyrosin	
20.	Valin	✓

men, wie in diesem Falle den Sauerstofftransport im Blut. Trotz der beschränkten Anzahl der am Aufbau beteiligten Aminosäuren (nur 20 Aminosäuren kommen regelmäßig in Proteinen vor, ➤ Tab. 3.5) ergeben sich durch die unterschiedliche Anordnung in der Kette sehr zahlreiche Variationsmöglichkeiten.

Nur Pflanzen können aus einfachen anorganischen Verbindungen Proteine herstellen. Im Gegensatz dazu ist der tierische Organismus nicht in der Lage, sämtliche Aminosäuren, die zum Aufbau der für ihn lebenswichtigen Proteine erforderlich sind, selbst zu synthetisieren. Derartige Aminosäuren werden **essentiell** genannt (beim Menschen sind es neun Aminosäuren, ➤ Tab. 3.5). Damit die normalen Körperfunktionen aufrechterhalten werden können, muss also ständig von außen Eiweiß zugefügt werden. Der Aufbau der benötigten Proteine findet in den Ribosomen der Zellen statt (➤ Kap. 2.1). Dort werden die einzelnen Aminosäuren zu Ketten zusammengesetzt (Primärstruktur), die sich anschließend falten (Sekundärstruktur). Mehrere gefaltete Aminosäureketten lagern sich zusammen und bilden die gewünschte räumliche Struktur des Proteins (Tertiär- und Quartärstruktur, ➤ Abb. 3.12). Beispielhaft ist der Aufbau des Hämoglobins erläutert: Das Protein Hämoglobin ist für den Transport von Sauerstoff zuständig. Es besteht aus vier Untereinheiten, die als reaktive Gruppe jeweils eine Häm-Gruppe enthalten; an diese ist das Globin komplexartig geknüpft. Das von vier Pyrrol-Ringen umgebene Eisen-(II)-ion des Häms kann reversibel Sauerstoff, aber auch andere Verbindungen anlagern. Sind die gebildeten Komplexe stabiler als die mit Sauerstoff, wird der Sauerstofftransport im Körper verhindert, es kommt zur Atemnot. Die Affinität (Bindungsbestreben) von Kohlenmonoxid (CO) an das Hämoglobin ist z.B. 300-mal höher als die von Sauerstoff. Dadurch werden die Bindungsplätze für den lebensnotwendigen Sauerstoff blockiert.

Bei niedriger oder höherer Säurekonzentration kann eine irreversible **Denaturierung des Proteins** erfolgen, die mit der Änderung der Struktur und der biochemischen Funktion verbunden ist. Ebenso tritt eine Denaturierung von Eiweiß bei erhöhter Temperatur (ab 60 °C Eiweißkoagulation) oder durch energiereiche Strahlung (Röntgenstrahlung, radioaktive Strahlung) ein. Derartige irreversible Koagulationen spielen sich z.B. auch bei der Gerinnung der Milch und beim Hartwerden von Eiern während des Kochens ab.

Hydrophilie, Lipophilie, Wasserstoffbrücken

Der Bindungstyp (Atombindung, Metallbindung, Ionenbindung) in Molekülen hat einen wesentlichen Einfluss auf die physikalischen und chemischen Eigenschaften der Moleküle. In allen Fällen erreichen die Bindungspartner eine stabile Edelgaskonfiguration. In organischen Substanzen wird der Zusammenhalt der Atome im

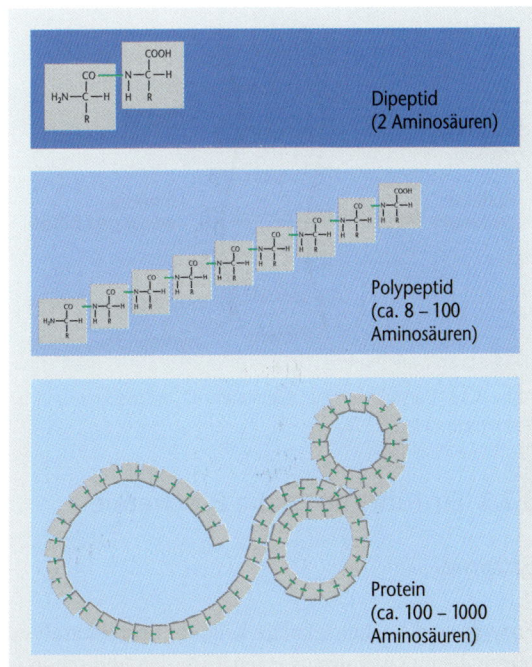

Abb. 3.12 Aufbau von Proteinen aus Peptiden, Aminosäureketten (Primärstruktur) und gefalteten Eiweißketten (Sekundärstruktur)

Allgemeinen durch Atombindungen vermittelt. Organische Stoffe werden bevorzugt von organischen Lösungsmitteln gelöst (Alkohol, Azeton), während die in Ionengittern kristallisierenden, typisch anorganischen Verbindungen meist gut wasserlöslich sind. Auf einer besonders starken elektrostatischen Wechselwirkung beruhen die meisten Wasserstoffbrücken. Solche Interaktionen bestehen zwischen der Hydroxyl-(OH-), Amino-(NH-) Gruppierung auf der einen und Sauerstoff- und Stickstoffatomen auf der anderen Seite. Aus diesem Grund werden derartige Funktionsgruppen in Verbindung als hydrophil („Wasser liebend") bezeichnet. Je länger in organischen Substanzen die hydrophoben („Wasser abstoßenden") Kohlenstoffketten sind, desto geringer wird die Löslichkeit in Wasser. In zweiphasigen Systemen, z.B. Öl und Wasser, richten sich derartige Moleküle so aus, dass ihr hydrophiles Ende ins Wasser ragt, ihr lipophiles Ende dagegen in die organische Flüssigkeit. Eine derartige Organisation von organischen Molekülen findet man z.B. bei Oberflächenmembranen der Zellen. Diese stellen eine Trennlinie zwischen innerem und äußerem Milieu dar. Die Membran besteht aus einer Lipiddoppelschicht (➤ Abb. 3.13). In diese Schicht sind Proteine wie Inseln eingelagert. Durch die ganze Membran reichende Proteine bilden dabei so genannte Porenkanäle und ermöglichen die Durchdringung hydrophiler Substanzen, während lipophile Stoffe problemlos durch die Lipidschicht aufgenommen werden.

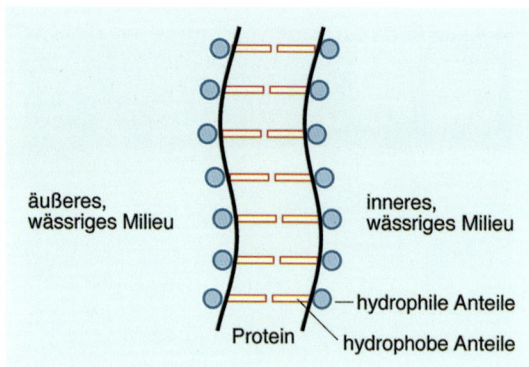

Abb. 3.13 Darstellung einer Membran mit hydrophilem und hydrophobem Anteil [L108]

3.2.3 Einführung in die Biochemie

Enzyme

Enzyme sind hochmolekulare kolloide **Eiweißkatalysatoren**, die im Organismus erzeugt werden und schon in sehr geringer Menge die Geschwindigkeit biochemischer Reaktionen bestimmen. Dabei gehen sie selbst unverändert aus den Prozessen hervor. Ihre Wirkung ist abhängig von Temperatur und pH-Wert. In manchen Fällen ist die Anwesenheit von anorganischen Salzen bzw. Metallionen erforderlich, die als **anorganische Cofaktoren** bezeichnet werden. Es sind über 700 verschiedene Enzyme bekannt. Sie ermöglichen die Verdauung und steuern die Stoffwechselvorgänge der Zellen. Dabei wirken sie auf genau umschriebene Substanzen (Substrate) in bestimmten Phasen des Stoffwechsels ein (**Substratspezifität**). Enzyme bestehen aus einer Trägersubstanz von Eiweißnatur (**Apoenzym**) und einer niedermolekularen Wirkungsgruppe (**Coenzym**). Eine Enzymgruppe bestimmter Wirkung wird nach der Reaktion benannt, die sie katalysiert, unter Anfügen des Suffixes „-ase". Die Enzyme werden in **sechs Hauptklassen** unterteilt:

1. **Oxidoreduktasen** (Übertragung von Wasserstoff oder Elektronen von einem Substrat auf ein anderes)
2. **Transferasen** (Übertragung von Molekülgruppen)
3. **Hydrolasen** (hydrolytische, d.h. mit Wasser verlaufende Spaltung von C–O- bzw. C–N-Bindungen)
4. **Lyasen** (Spaltung verschiedener Bindungen)
5. **Isomerasen** (intramolekulare, d.h. in einem Molekül ablaufende Umlagerungen)
6. **Ligasen, Synthetasen** (Aufbau verschiedener Bindungen).

Bei enzymkatalysierten Reaktionen wird in einem ersten Schritt ein reversibler Komplex zwischen dem entsprechenden Enzym und dem zu verändernden Substrat gebildet. Während der chemischen Reaktion sind die Reaktionspartner an das Enzym gebunden; erst im letzten Schritt erfolgt die Abspaltung des Endprodukts.

Enzyme können in ihrer Wirkung auch gehemmt werden. Substanzen, die dem eigentlichen umzusetzenden Substrat sehr ähnlich sind, blockieren die Andockstellen am Enzym und verhindern so die Reaktion. Je höher die Konzentration des Hemmstoffes, desto stärker ist die Blockierung des Enzyms (➤ Kap. 4.2).

Enzymatische Reaktionen werden in der Medizin oft als diagnostisches Instrument genutzt. Zur **Blutzucker-Bestimmung** können verschiedene Enzyme (z.B. Glukose-Dehydrogenase oder Glukose-Oxidase) verwendet werden. Auch andere Blutserum-Bestandteile (z.B. Kreatinin, Harnsäure, Cholesterin) werden mittlerweile durch derartige Bestimmungen erfasst.

Die normalerweise im Blutplasma vorkommenden Enzymkonzentrationen sind geringfügig.

Bei Schädigung eines Organs treten Zellenzyme ins Blutplasma über. Je stärker die Schädigung ist, desto höher steigt der Enzymspiegel im Blut (beispielsweise Verifizierung eines Herzinfarktes durch Enzymbestimmung im Blut). So genannte Enzymmuster oder Enzymprofile erlauben dabei Aussagen über Schädigungen bestimmter Körperbereiche. Bei **Herzinfarkten** sind vor allem die Messungen des Troponins, der Kreatinkinase (CK, CK-MB), der Laktat-Dehydrogenase (LDH) und der Glutamat-Oxalacetat-Transaminase (GOT) von großer Bedeutung.

Atmungskette

Die wesentliche Reaktion der Zellatmung ist die Energiegewinnung durch die Verbindung von Wasserstoffatomen eines Substrats mit Sauerstoff zu Wasser und die anschließende Speicherung der dabei frei gewordenen Energie in Form eines wiederverwendbaren biochemischen Energieträgers (ATP, ➤ Abb. 3.14). Um diese Reaktion in der Zelle zu ermöglichen, sind **Coenzyme** und **Enzyme der Atmungskette** (➤ Abb. 3.15) notwendig:

- NAD^+: Nikotinamid-adenin-dinukleotid
- NADH: hydriertes Nikotinamid-adenin-dinukleotid
- FAD: Flavin-adenin-dinukleotid (Flavoprotein)
- $FADH_2$: hydriertes Flavin-adenin-dinukleotid
- AMP: Adenosin-mono-phosphat
- ADP: Adenosin-di-phosphat
- ATP: Adenosin-tri-phosphat

Bei der ersten Reaktion wird Wasserstoff von $NADH_2$ an das FAD weitergeben, das zu $FADH_2$ reagiert. Cytochrom-C-Fe^{3+} ist in der Lage, das $FADH_2$ unter Beteiligung von Chinon wieder zu oxidieren; hierbei wird das Fe^{3+} des Cytochroms zu Fe^{2+} reduziert. Gleichzeitig wer-

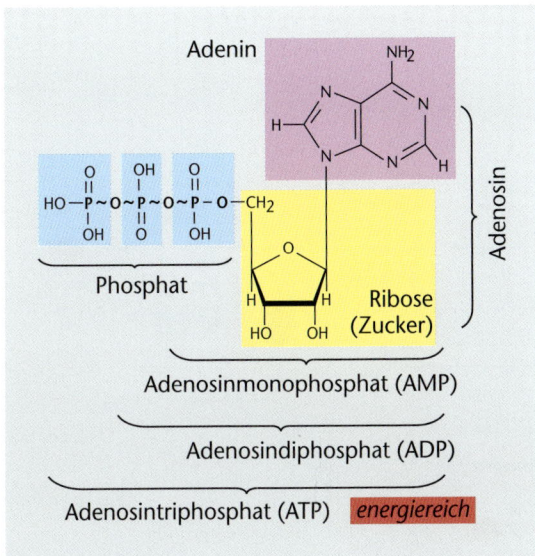

Abb. 3.14 Die komplexe Struktur des Adenosintriphosphats. ATP ist in der Lage, energieverbrauchende Prozesse durch Bereitstellung von Energie zu unterstützen. ATP besteht aus Adenin, Ribose und drei Phosphatgruppen. Die Verbindung kommt auch als ADP (Adenosindiphosphat) und AMP (Adenosinmonophosphat) vor. [L190]

den zwei Protonen freigesetzt. Im vorletzten Schritt der Reaktionskette wandelt die Cytochromoxidase das Cytochrom-Fe^{2+} wieder zu Cytochrom-Fe^{3+} um. Die hierbei frei werdenden Elektronen werden vom molekularen Sauerstoff aufgenommen; das dabei entstehende Anion reagiert mit den schon vorher freigesetzten Protonen zu Wasser (H_2O). Chemisch könnte die Reaktion auch einfacher, ohne die vielen Zwischenschritte, verlaufen:

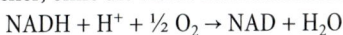

$$NADH + H^+ + \tfrac{1}{2} O_2 \rightarrow NAD + H_2O$$

Hierbei würde allerdings ein hoher Energiebeitrag frei, den die Zelle nicht nutzen könnte und der daher verloren wäre. In der Atmungskette wandern die Elektronen und der Wasserstoff kaskadenartig von einem Schritt zum nächsten. Dadurch wird die Energie in kleine „Portionen" aufgeteilt, die in Form des sehr energiereichen ATP gespeichert werden. Bei der Umwandlung von ATP zu ADP wird die Energie wieder abgegeben. Die letzte Reaktion der Atmungskette, die Bildung von Wasser aus Pro-

tonen und Sauerstoffanionen, ist unter den gegebenen Bedingungen irreversibel. Dadurch kann die gesamte Atmungskette nur in eine Richtung ablaufen. Gleichzeitig wird sie durch die ständige Entfernung des Reaktionsprodukts in Gang gehalten. Die Umkehrung des Prozesses ist im menschlichen Körper nicht möglich. Nur die Pflanzen, Grünalgen und bestimmte Bakterien (Cyanobakterien) können durch Photosynthese das Wasser spalten und so den Sauerstoff ihrerseits wieder freisetzen.

Zitratzyklus

Der Abbau der Kohlenhydrate, Fette und Eiweiße besitzt ein gemeinsames Endglied, den Zitratzyklus. Hier werden sämtliche Bestandteile des Stoffwechsels zu Kohlendioxid (CO_2) und Wasser (H_2O) umgesetzt. Die komplexe Reaktionskette, deren Schema in diesem Zusammenhang zu weit führen würde, lässt sich in einzelne Schritte zerteilen:

1. Spaltung der langen Kohlenstoffketten in Fragmente mit zwei Kohlenstoffatomen
2. Spaltung bzw. Reduktion dieser Kohlenstoffeinheiten
3. Abspaltung von Kohlendioxid aus organischen Säuren (Decarboxylierung): R–COOH → R–H + CO_2
4. Bildung von Wasser durch Verknüpfung mit der Atmungskette
5. Speicherung der gewonnenen Energie in Form von ATP.

Die unter 1. und 2. erwähnten Kohlenstoffeinheiten werden als aktivierte Essigsäure bezeichnet (Acetyl-CoA), d.h., Essigsäure wurde mit einem Coenzym (CoA) verknüpft und so für weitere Reaktionen leichter zugänglich gemacht. Acetyl-CoA wird im Verlauf der Reaktionskette vollständig zu Kohlendioxid und Wasser abgebaut. In Verbindung mit der Atmungskette entstehen außerdem zwölf Moleküle ATP pro Molekül aktivierter Essigsäure. Für alle Abbaureaktionen werden Coenzyme (s.o.) benötigt. Da sie nur in sehr geringen Mengen vorliegen, müssen sie ständig regeneriert werden. Dies geschieht im Verlauf der Atmungskette, bei der NADH und $FADH_2$ wieder zu NAD^+ und FAD oxidiert werden (➤ Abb. 3.16).

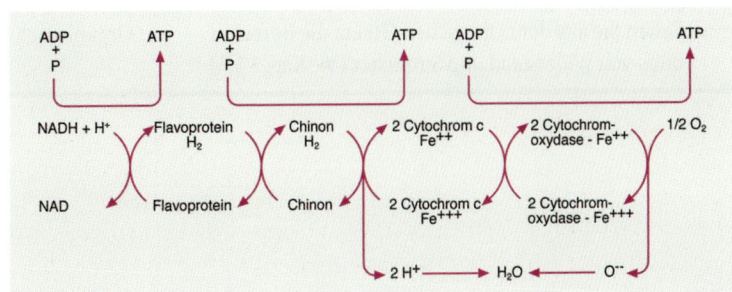

Abb. 3.15 Atmungskette [L108]

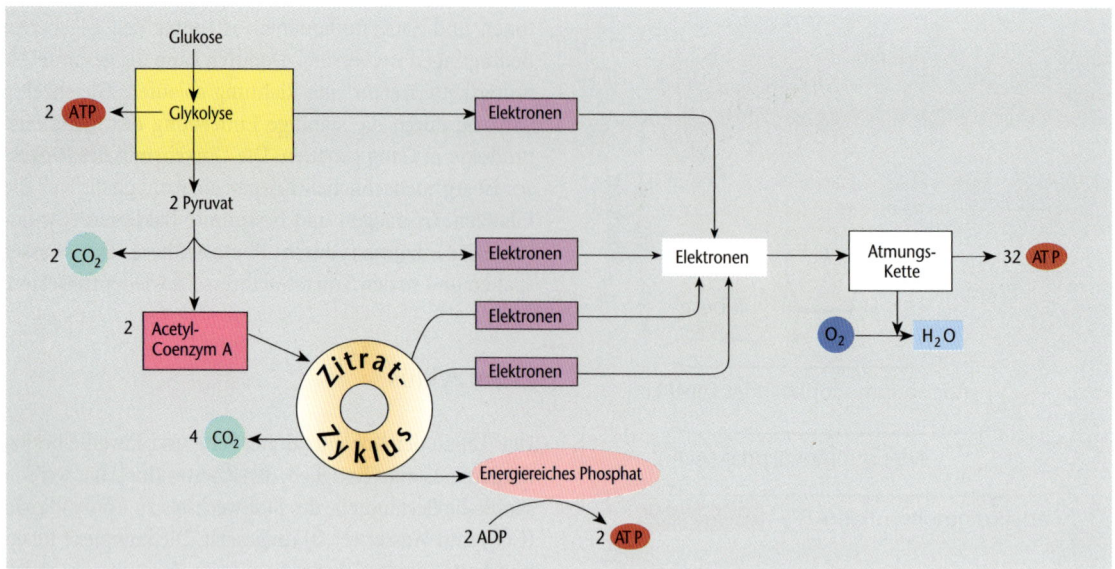

Abb. 3.16 Zusammenfassende Darstellung der Energiegewinnung im Zitratzyklus und in der Atmungskette

Neben der Produktion von Kohlendioxid und Wasser aus Nahrungsbestandteilen besitzt der Zitratzyklus eine weitere wichtige Funktion. Viele Stoffwechselprodukte (Metaboliten) stellen das Ausgangsmaterial für den Aufbau zelleigener Substanzen dar. Aus einem Zwischenprodukt des Zyklus (Succinyl-CoA) und der Aminosäure Glycin entstehen z.B. die Porphyrine, komplexe organische Moleküle, die als Grundgerüste für das Hämoglobin, das Chlorophyll, die Cytochrome und andere Verbindungen dienen. Sind diese Biosynthesen gestört (genetisch bedingte Enzymdefekte, Intoxikationen, z.B. Blei), entstehen die so genannten Porphyrien. Treten allerdings im Ablauf des Zitratzyklus Störungen auf, haben sie unweigerlich den Tod des Organismus zur Folge.

Wiederholungsfragen

1. Nennen Sie die physikalischen Grundgrößen (➤ Kap. 3.1.1).
2. Beschreiben Sie die drei Aggregatzustände (➤ Kap. 3.1.2).
3. Wie heißt die Formel für die Arbeit (➤ Kap. 3.1.3)?
4. Erläutern Sie die Newtonschen Bewegungsgesetze (➤ Kap. 3.1.3).
5. Berechnen Sie den Gasvorrat einer 2-Liter-Sauerstoffflasche mit einem Gasdruck von 200 bar (➤ Kap. 3.1.3).
6. Welche Mechanismen der Wärmeausbreitung gibt es (➤ Kap. 3.1.4)?
7. Leiten Sie aus dem Ohmschen Gesetz die Berechnung von Widerstand und Strom her (➤ Kap. 3.1.5).
8. Nennen Sie die drei Bereiche der Chemie (➤ Kap. 3.2).
9. Wie heißen die acht Gruppen des Periodensystems der Elemente (➤ Kap. 3.2.1)?
10. Erläutern Sie das Atommodell nach Niels Bohr (➤ Kap. 3.2.1).
11. Welche Atombindungsarten lassen sich unterscheiden (➤ Kap. 3.2.1)?
12. Erklären Sie die Begriffe Oxidation und Reduktion (➤ Kap. 3.2.1).
13. Was versteht man unter Hydratisation (➤ Kap. 3.2.1)?
14. Welche Bedeutung hat die Atmungskette für den Organismus (➤ Kap. 3.2.2)?

4

Matthias Bastigkeit, Matthias Eberhard, Dietmar Kühn

Pharmakologie

4

Lernzielübersicht

4.1 Grundlagen der Pharmakologie

- Welche Medikamente der RA im Rahmen der Notkompetenz einsetzen darf, regelt lediglich eine Empfehlung der Bundesärztekammer.
- Im RD eingesetzte Arzneimittel sollen eine kurze Wirkdauer und geringe Nebenwirkungen haben und gut steuerbar sein.
- Vor dem Einsatz von Medikamenten sollten diese nach den acht Rs geprüft werden.
- Betäubungsmittel müssen so gelagert werden, dass ein Missbrauch ausgeschlossen ist.

4.2 Pharmakodynamik

- Die Pharmakodynamik beschreibt die Wirkungsweise eines Medikaments im Organismus.
- Agonisten sind Stoffe, die einen Rezeptor aktivieren. Antagonisten wirken kompetitiv, nichtkompetitiv oder funktionell der Rezeptorwirkung entgegen.
- Nebenwirkungen sind unerwünschte Wirkungen von Medikamenten, die neben der Hauptwirkung auftreten.

4.3 Pharmakokinetik

- Die Pharmakokinetik beschreibt den Weg des Medikaments von der Applikation bis zur Elimination.
- Die parenterale Gabe als i.v. Infusion oder Injektion ist die bevorzugte Applikationsform im RD.
- I.m. Injektionen sind bei V.a. Myokardinfarkt kontraindiziert.
- Adrenalin, Atropin, Xylocain und Naloxon können endobronchial verabreicht werden.
- Bei der oralen Applikation kommt es zu einem First-pass-Effekt, bei der rektalen nicht.
- Natürliche Barrieren für die Verteilung von Medikamenten im Organismus sind die Blut-Liquor-Schranke und die Plazenta.
- Die Metabolisierung von Medikamenten erfolgt hauptsächlich in der Leber, die Ausscheidung über Niere, Galle, Darm und Lunge.

4.4 Arzneimittelwechselwirkungen

- Arzneimittel können sich gegenseitig in ihrer Wirkung verstärken oder abschwächen.

4.5 Dosierung

- Man unterscheidet Initialdosis und Erhaltungsdosis.
- Die therapeutische Breite ist der Bereich zwischen minimaler therapeutischer und toxischer Konzentration.

- Die Halbwertszeit gibt an, wann der Blutspiegel eines Pharmakons auf die Hälfte gesunken ist.

4.6 Wichtige Medikamente im Rettungsdienst

- Schmerzmittel werden eingeteilt in Opiat- und Nichtopiat-Analgetika.
- Prostaglandine erregen bei Verletzungen Nozizeptoren.
- Schmerzen aktivieren den Sympathikus, was in einen Circulus vitiosus mit erhöhtem Sauerstoffverbrauch münden kann.
- Zu den Nichtopiat-Analgetika zählen Azetylsalizylsäure, Paracetamol und Metamizol.
- Wesentliche Opiat-Analgetika sind Morphin, Tramadol und Fentanyl.
- Mit dem Morphin chemisch verwandte Stoffe werden als Opioide bezeichnet.
- Eine wesentliche Nebenwirkung der Opiate ist die Atemdepression.
- Sympathomimetika wie Adrenalin und Noradrenalin wirken stimulierend auf adrenerge Rezeptoren. Sie sind mit Natriumbicarbonat inkompatibel.
- Nichtselektive oder β_1-Blocker können einen Asthmaanfall auslösen.
- Verapamil darf nicht zusammen mit β-Blockern injiziert werden.
- Typische Antihypertonika im Notfall sind Nifedipin, Urapidil und Clonidin. Der angestrebte Blutdruckwert richtet sich nach dem Ausgangswert und der Erkrankung.
- Parasympatholytika wie Atropin können bei zu niedriger Dosierung Arrhythmien auslösen.
- Bronchospasmolytika wie Fenoterol und Theophyllin werden bei Asthma eingesetzt. Bei Überdosierung kommt es zu kardialen Komplikationen.
- Antidote werden bei einer Intoxikation als Gegengift eingesetzt.
- Im Notfall wird als Diuretikum überwiegend Furosemid eingesetzt.
- Nitropräparate wirken aufgrund eines venösen Poolings antianginös. Wegen Explosionsgefahr muss ein Nitropflaster vor Defibrillation entfernt werden.
- Sedativa wie die Benzodiazepine Diazepam oder Midazolam werden im Notfall zur Beruhigung und Krampflösung eingesetzt.

4.7 Wichtige Infusionslösungen im Rettungs-dienst

- Infusionslösungen dienen der schnellen Flüssig-keits- und Volumenzufuhr und als Träger für Medi-kamente.
- Im RD eingesetzte Lösungen sind Plasmaexpander, kristalloide Lösungen und Pufferlösungen.
- Plasmaexpander wie Gelatine und Hydroxyäthyl-stärke sollen einen Volumenmangel mit gestörter Hämodynamik und Mikrozirkulation überbrücken.
- Kristalloide Infusionslösungen sind Elektrolytlö-sungen, die nur zu zirka einem Drittel im Gefäßsys-tem bleiben.
- Die Gabe von Pufferlösungen ist gefährlich.

4.1 Grundlagen der Pharmakologie

Unter Pharmakologie versteht man die Lehre vom Zu-sammenwirken der Arzneimittel an gesunden oder kranken Organen. Die Pharmakologie gliedert sich in die Fachgebiete Pharmakodynamik, Pharmakokinetik und Toxikologie.

4.1.1 Rechtliche Aspekte

Rechtlich ist es dem nichtärztlichen Rettungsdienstper-sonal untersagt, Medikamente in eigener Verantwor-tung zu verabreichen (applizieren). Sinn des Verbots der eigenverantwortlichen Medikamentengabe ist es, den Patienten vor Neben- und Wechselwirkungen zu be-wahren.

> **MERKE**
> Vor der medikamentösen Therapie muss eine ärztliche Diag-nose gestellt werden.

Es reicht nicht aus, die Wirkungsweise und das Einsatz-spektrum (Indikation) der angewandten Medikamente zu kennen. Lediglich im Rahmen der **Notkompetenz** darf der speziell autorisierte RA ausgewählte Medika-mente verabreichen.

Bisher (bis zum Zeitpunkt der Drucklegung) regelt weder ein Gesetz noch eine Verordnung, welche Medi-kamente der Rettungsassistent im Rahmen der Notkom-petenz ohne Anwesenheit eines Arztes verabreichen darf. Eine Empfehlung der Bundesärztekammer (BÄK) diesbezüglich wird als Stellungnahme angesehen:

„Ist der Rettungsassistent am Notfallort auf sich allein ge-stellt und ist rechtzeitige ärztliche Hilfe nicht erreichbar, so darf er, aufgrund eigener Befunderhebung und Ent-scheidung, die Notfallmedikamente geben, die zur unmit-telbaren Abwehr von Gefahren für das Leben oder die Gesundheit des Notfallpatienten dringend erforderlich

sind. Dabei ist das am wenigsten eingreifende Mittel zu wählen, das für die dringend erforderliche Behandlung ausreicht (Grundsatz der Verhältnismäßigkeit).“

Die dabei genannten Medikamentengruppen sind in ➤ Tab. 4.1 dargestellt. Welche Präparate der autorisier-te RA applizieren darf, wird im Rettungsdienstbereich vom Ärztlichen Leiter Rettungsdienst festgelegt und fortlaufend überprüft und dokumentiert.

Bei einer Novellierung des Rettungsassistentengeset-zes mit möglicherweise dreijähriger Berufsausbildung wird es vielleicht auch in diesem Bereich Änderungen geben und die Gabe von Medikamenten nach Algorith-men ist dann möglich und rechtssicher definiert.

Abweichend von der Notkompetenz darf der RA/RS im Rahmen der Delegation die dabei genannten Medi-kamente anwenden, sofern er dies seinem Qualifikati-onsstand gemäß verantworten kann. Die Delegation setzt die Anwesenheit und Diagnosestellung durch den Notarzt voraus.

Es ist genau festgelegt, welcher Wirkstoff bei welcher Indikation wie appliziert werden darf (➤ Tab. 4.1). Zu

Tab. 4.1 Auswahl der Medikamente, die im Rahmen der Notkompetenz gemäß Empfehlung der BÄK vom Rettungs-assistenten eingesetzt werden dürfen

Wirkstoff/ Stoffgruppe	Präparate (Beispiele von Handelsnamen)	Indikation
Diazepam	Diazepam Rektio-len®	kindlicher Fieber-krampf
Glukoselösung	G 40	Hypoglykämie
β₂-Sympathomimetika	Fenoterol, Salbuta-mol (Berotec®, Bronchospray®)	akuter schwerer Asthmaanfall
Adrenalin	Suprarenin®	Reanimation
Nitroglyzerin	Nitrolingual®	Herzinfarkt, Angi-na-pectoris-Anfall
Elektrolytlösungen	NaCl-Lsg. 0,9%, Ringerlösung	Hypovolämie
Analgetika	nicht näher be-nannt	ausgewählte Schmerzsymptome

beachten ist, dass der RA streng an die Richtlinien gebunden ist, d.h., er darf Diazepam® rektal beim kindlichen Krampfanfall einsetzen, nicht aber intravenös bei einem Erwachsenen zur Sedierung.

Die Bundesärztekammer hat ihre Empfehlung zur Notkompetenz im Jahr 2003 novelliert. Unter bestimmten Voraussetzungen dürfen Rettungsassistenten nun auch Analgetika verabreichen. Außerdem wurde die Gabe von Adrenalin beim anaphylaktischen Schock freigegeben.

ACHTUNG
Originalwortlaut der BÄK

Der Ausschuss „Notfall-, Katastrophenmedizin und Sanitätswesen" der Bundesärztekammer hat am 20. Oktober 2003 folgende Liste ausgewählter Notfallmedikamente beschlossen, die im Rahmen der Notkompetenz von Rettungsassistentinnen und Rettungsassistenten verabreicht werden können.

Ist der Rettungsassistent am Notfallort auf sich allein gestellt und ist rechtzeitige ärztliche Hilfe nicht erreichbar, so darf und muss er, aufgrund eigener Befunderhebung und Entscheidung, die Notfallmedikamente geben, die zur unmittelbaren Abwehr von Gefahren für das Leben oder die Gesundheit des Notfallpatienten dringend erforderlich sind.

Dabei ist das am wenigsten eingreifende Mittel zu wählen, das für die dringend erforderliche Behandlung ausreicht (Grundsatz der Verhältnismäßigkeit). Welche Notfallmedikamente der Rettungsassistent aufgrund der eigenen Entscheidung applizieren darf, ist vom ärztlichen Leiter des Rettungsdienstes zu entscheiden und muss fortlaufend überprüft und dokumentiert werden.

4.1.2 Auswahl der Arzneimittel

Arzneimittel, die im RD eingesetzt werden, müssen eine Reihe von **Voraussetzungen** erfüllen, um den Anforderungen nach Wirksamkeit und Sicherheit gerecht zu werden. Die eingesetzten Pharmaka sollten einen raschen Wirkungseintritt, eine kurze Wirkdauer und eine gute Steuerbarkeit aufweisen. Sie sollten keine negativen Auswirkungen auf kardiozirkulatorische, respiratorische und zerebrale Funktionen haben, keine allergische Potenz besitzen und nicht mit anderen Arzneimitteln und Infusionen interagieren, z.B. Wirkungen vermindern oder verstärken. Eine unkomplizierte Lagerung (licht- und temperaturunempfindlich) und einfache Applikation müssen gewährleistet sein.

Häufig besitzen viele Medikamentengruppen wie β-Blocker oder Hypnotika den gleichen pharmakologischen Effekt (pharmakodynamische Eigenschaft), unterscheiden sich aber deutlich hinsichtlich ihrer Resorption, Verteilung und Elimination (Pharmakokinetik). Das heißt, in diesen Fällen sind der gewünschte pharmakologische Effekt und die Indikation gleich, aber Parameter wie Wirkungseintritt und Wirkdauer unterscheiden sich. Immer wieder werden neue Arzneimittel entwickelt; der Markt ist groß und fast unübersichtlich. Daher wird im folgenden Abschnitt (➤ Kap. 4.6) nur auf die im RD häufig eingesetzte Auswahl von Medikamenten näher eingegangen.

Die Auswahl der Arzneimittel sollte nicht nur nach dem Aspekt der **Kostensenkung** und danach, mit welchem Medikament der entsprechende Notarzt die meisten persönlichen Erfahrungen gemacht hat, geschehen. Wichtig hingegen ist auch der Anspruch, dass die medikamentöse Therapie hinsichtlich Auswahl und Dosierung kontinuierlich dem **aktuellen Wissensstand** angepasst wird. Es ist ratsam, neue Arzneimittel kritisch zu betrachten, da neue Medikamente nicht automatisch auch die besseren sind. Auf neue Medikamente sollte dann umgestellt werden, wenn die oben genannten Voraussetzungen besser erfüllt werden als bei den derzeitig gebräuchlichen. Die Wahl der Notfallmedikamente, die beim Einsatz mitgeführt werden, sollte sich auf ca. 30 Arzneimittel beschränken, wobei die Zusammenstellung nach individuellen Gesichtspunkten innerhalb des Einsatzbereichs erfolgt. Eine Norm gibt es nicht.

Die **Einteilung im Notfallkoffer** geschieht entweder alphabetisch oder nach Indikationsgruppen. Sie sollte für alle Rettungsmittel eines Einsatzbereichs identisch sein.

PRAXISTIPP
Jeder, der Arzneimittel verabreicht, sei es nun eigenverantwortlich, im Rahmen der Delegation oder der Notkompetenz, sollte die acht „Rs" beachten:
- richtiges Medikament (Namensähnlichkeiten)
- richtiger Patient (Kontraindikationen)
- richtige Menge (Körpergewicht, Alter, Grunderkrankung)
- richtige Konzentration (Einheiten g, mg, %)
- richtige Applikationsart (ölige Lösungen nie i.v.)
- richtige Lagerung (verschlossen, kein Frostschaden)
- richtige Applikationstemperatur (Infusionen)
- richtige Vorbereitung (gelöst, gemischt).

4.1.3 Beipackzettel als Informationsquelle

Neben dem Arzneimittelverzeichnis des Bundesverbandes der pharmazeutischen Industrie, der Roten Liste® und pharmakologischen Fachbüchern bildet der Beipackzettel eines Medikaments die Hauptinformationsquelle zur **raschen Orientierung**. Die Informationen dieser Packungsbeilage sind genormt, d.h., auf jedem „Waschzettel" findet man die gleichen Überschriften: Namen des Präparats, Zusammensetzung, Anwendungsgebiete (Indikationen), Gegenanzeigen (Kontraindikationen), Wechselwirkungen mit anderen Mitteln (Interaktionen), Arzneimittelunverträglichkeiten (Inkompatibilitäten) und weitere Warnhinweise (enthält Alkohol, beeinflusst das Reaktionsvermögen usw.). Weiterhin werden die Eigenschaften des Präparats, weitere Darreichungsformen, Packungsgrößen, die Zulassungsnummer und der Verschreibungsstatus dargestellt.

4.1.4 Lagerung von Arzneimitteln

Arzneimittel in Rettungsfahrzeugen und auch in privaten Notfallkoffern sind besonderen Einflüssen ausgesetzt, z.B. Temperaturschwankungen und Erschütterungen. Dies kann einen Einfluss auf die Haltbarkeit bewirken. Deshalb sollte für die Lagerung der gleiche **Grundsatz** wie für die Arzneimitteltherapie am Patienten gelten.

PRAXISTIPP

Arzneimittellagerung: *„So viel wie nötig – so wenig wie möglich."*
Arzneimittel sind nach folgendem Prinzip zu lagern:
- in alphabetischer Reihenfolge
- alt vor neu
- verschlossen
- bedarfsgerecht
- sauber
- kühl
- lichtgeschützt
- unter Verschluss, gesichert vor fremdem Zugriff
- kontrolliert und dokumentiert.

Das vom Hersteller **angegebene Verfallsdatum** auf der Verpackung gilt für sachgerechte Lagerung. Deshalb sollten Arzneimittel im RD frühzeitig ausgewechselt werden. Bei Überlagerung muss ein Arzneimittel zwar nicht schädlich werden, die Wirksamkeit kann jedoch abnehmen, was einen Therapieerfolg infrage stellt. Einmal gefrorene Injektions- und Infusionslösungen dürfen nicht mehr verwendet werden. Es sind grundsätzlich nur klare Lösungen (Ausnahme Suspensionen) zu verabreichen. Medikamente dürfen nur dann eingelagert werden, wenn sie mit einem **offenen Verfallsdatum** versehen sind, was bei den heute produzierten Präparaten auch der Fall ist. Befindet sich auf der einzelnen Arzneiform, wie beispielsweise einer Ampulle, kein Ver-

fallsdatum, so ist dieses mittels eines Aufklebers o.Ä. wischfest aufzubringen. Anhand der Chargenbezeichnung und einer Entschlüsselungsliste kann das vom Hersteller verschlüsselte Herstellungsdatum decodiert werden. Alle Zu- und Abgänge sind mittels EDV oder in schriftlicher Form in Karteikarten bzw. Büchern zu dokumentieren. Diese Aufgabe kann neben der Pflege der Arzneimittelvorräte ein RA übernehmen. Verantwortlich für die Arzneimittelsicherheit, -information und -versorgung ist ein Apotheker. Ärzte sind zuständig für den Arzneimittelverkehr, die Arzneiverordnung, die Arzneimittelvorräte und deren Anwendung.

Besondere Lagerungsbedingungen gelten für **Betäubungsmittel** (BTM). Um einen Missbrauch auszuschließen, sind sie verschlossen zu lagern (Tresor) bzw. „am Körper" zu tragen; d.h., ein bestimmter Vorrat (wenige Ampullen) wird vom Notarzt in einer kleinen, bruchsicheren Verpackung in der Einsatzjacke getragen. Der Bestand ist von einem verantwortlichen Arzt monatlich zu überprüfen und im Betäubungsmittelbuch bzw. in der Betäubungsmittelkartei abzuzeichnen.

4.1.5 Verwendbarkeit angefangener Lösungen

Einige Arzneimittel sind in wässriger Lösung nicht über einen längeren Zeitraum stabil, sie flocken aus, verändern sich chemisch und werden unwirksam. Um sie dennoch für die Verabreichung unter Umgehung des Magen-Darm-Trakts (parenterale Applikation) nutzbar zu machen, werden sie als **Stechampulle** mit **Trockensubstanz** gefertigt. Der Arzneistoff wird kurz vor dem Verabreichen in einem Lösungsmittel gelöst (Herstellerangaben beachten). Er muss vor der Applikation vollständig gelöst sein.

PRAXISTIPP

Um diesen Vorgang zu beschleunigen, kann das Behältnis leicht bewegt werden (nicht schütteln wegen der Schaumbildung).

Stechampullen, ob mit Trockensubstanz oder ohne, sind keine Vorratsbehälter, aus denen man beliebig oft die Injektionslösung entnehmen kann. Sie dienen lediglich zur erleichterten Entnahme individueller Mengen. Nach dem Einsatz sind diese Zubereitungsformen zu entsorgen. Eine mehrmalige Verwendung über diesen Zeitraum hinaus ist eine Einsparungsmaßnahme auf Kosten der Patientensicherheit.

4.1.6 Arzneimittelbeschaffung

Für das Beschaffen von Medikamenten gibt es unterschiedliche Möglichkeiten, die sich teilweise an der örtlichen Struktur orientieren. So können Arzneimittel von einer öffentlichen Apotheke, einer zentralen Beschaffungsstelle oder durch Krankenhausapotheken beschafft werden.

Seit dem 9. Januar 2004 gilt die 18. Verordnung zur Änderung betäubungsmittelrechtlicher Vorschriften und Änderung der Verordnung über verschreibungspflichtige Stoffe (18. Betäubungsmittelrecht-Änderungsverordnung). Es besteht die Möglichkeit, Arznei- und Betäubungsmittel für Einrichtungen oder Teileinrichtungen des RD zu verschreiben. Dies gilt jedoch nur für die Einrichtungen, bei denen eine Trägeridentität (Krankenhaus/RD) besteht. Nur in diesem Fall dürfen Arzneimittel von Krankenhausapotheken bezogen werden, die die häufigste und meist auch praktikabelste Beschaffungsstelle darstellen.

Für BTM müssen besondere, dreiteilige Anforderungsscheine vom dafür verantwortlichen Arzt ausgefüllt werden. Medizinalprodukte wie Verbandmaterial, sterile Einmalartikel sowie Desinfektionsmaterial können auch über den Sanitätshandel bezogen werden.

4.1.7 Arzneiformen

Als Arznei- oder Zubereitungsform wird die Form eines Arzneimittels bezeichnet, in der es für eine bestimmte Applikationsart hergestellt wird. Es werden **flüssige, feste** und **gasförmige** Zubereitungen unterschieden (➤ Abb. 4.1). Einige Medikamente liegen in verschiedenen Zubereitungsformen je nach Applikationsart vor.

Als feste Arzneiformen gelten Tabletten, Kapseln und Zäpfchen (Suppositorien). Zu den gasförmigen Zubereitungsformen werden die Aerosole gezählt, die eingeatmet werden müssen, um ihre Wirkung zu entfalten.

Die häufigste im RD verwendete Zubereitungsform ist die flüssige Wirkform in Ampullen und Infusionslösungen. Da im Einsatz das Medikament schnell gegeben werden muss, befinden sich die Medikamente in Brechampullen aus Glas, aus denen sie mit Spritze und Kanüle aufgezogen werden. Brechampullen erkennt man an einer Farbkodierung am Ampullenhals. Neben den Brechampullen existieren noch Plastikampullen, Mehrfachentnahmeampullen mit Gummistopfen und das Zwei-Ampullen-System der Medikamente, die in trockener Form mit Lösungsmittel vorliegen und die vor Gebrauch erst noch aufgelöst werden müssen.

4.2 Pharmakodynamik

Dieses Teilgebiet der Pharmakologie beschreibt, wie, wo und warum ein Arzneistoff im Körper wirkt. Wer die Grundkenntnisse der Pharmakodynamik beherrscht, wird es wesentlich leichter haben, Arzneimittelwirkungen zu verstehen oder abzuleiten. Bei den spezifisch wirkenden Pharmaka kommen folgende Wirkmechanismen in Betracht: Es kann zu einer Stimulation oder Blockade von spezifischen Rezeptoren kommen. Eine Beeinflussung von Transportsystemen, die Öffnung oder Blockade von Ionenkanälen, Störung von Biosynthesen bei Mikroorganismen und die Hemmung oder Aktivierung von Enzymen sind möglich.

4.2.1 Rezeptorvermittelte Arzneimittelwirkungen

Rezeptoren sind Bindungsstellen in der Zellmembran, von denen es unterschiedliche Arten gibt; sie funktionieren ähnlich einem Türschloss. Der Schlüssel, das Medikament, bildet einen negativen Abdruck des Schlosses und löst einen Reiz aus, wenn er passgenau ist. Ist dies der Fall, besteht eine Anziehungskraft zwischen Schloss und Schlüssel (**Affinität**). Ist ein Arzneistoff in der Lage, eine Reaktion hervorzurufen, bezeichnet man ihn als **Agonisten**. Ein Schlüssel, der in das Schloss hineinpasst, aber keine Reaktion hervorruft, ist ein **Antagonist**. Er kann den Agonisten von seinem Rezeptor verdrängen und seine Wirkung abschwächen oder aufheben. Dieser Vorgang kann durch kompetitive (verdrängende) Hemmung, nichtkompetitive Hemmung oder funktionelle Hemmung erfolgen.

Kompetitive Antagonisten

Das Wort „kompetitiv" leitet sich von „auf Wettbewerb beruhend" ab. Ein kompetitiver Antagonist konkurriert mit dem Agonisten um den gleichen Rezeptor. Diese Gegenspieler heften sich reversibel an den Rezeptor, können also vom Agonisten verdrängt werden. Sie sind zwar passgenau, lösen aber keinen Reiz aus. Das heißt, der Schlüssel lässt sich zwar einführen, aber nicht drehen. Durch eine Erhöhung der Antagonistenkonzentration lässt sich der Agonist vom Rezeptor verdrängen und verliert an Wirksamkeit. Ein typisches Beispiel für diese Stoffgruppe sind Alpha- und Betarezeptorenblocker.

4

Arzneiform, Applikationsform

Gasförmige Arzneiformen

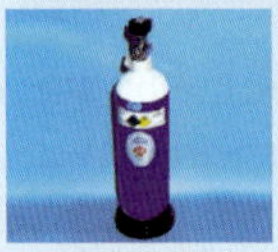

Gase: „Reine" Gase

Verabreichung: pulmonal

Bsp.:
• Narkosegase
• Sauerstoffgas bei Atemstörungen
• Lachgas zur Schmerzbekämpfung

Verwendet werden dürfen nur sog. **medizinische Gase** höchster Reinheit

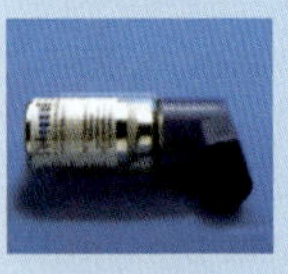

Aerosole: „Schweben" fester oder flüssiger (Wirkstoff-)Teilchen (Durchmesser 0,5–5,0 µm) in einem Gas, meist Luft

Verabreichung: pulmonal

Bsp.: Dosieraerosole oder Pulverinhalate zur Asthmatherapie

Flüssige Arzneiformen

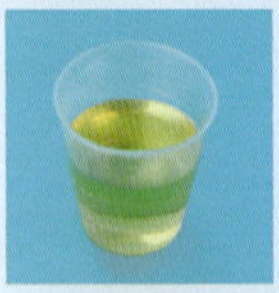

Lösung: Fester Wirkstoff, vollständig gelöst in einem geeigneten Lösungsmittel, z. B. Wasser, Alkohol

Verabreichung: kutan, oral, parenteral

Lateinisch: Solutio, Abk. Sol.; auch Ausgangsmaterial zur Herstellung von Inhalaten

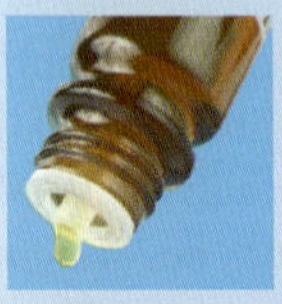

Tinktur: Alkoholischer Auszug aus pflanzlichen oder tierischen Stoffen

Verabreichung: kutan, oral

Lateinisch: Tinctura, Abk. Tinc

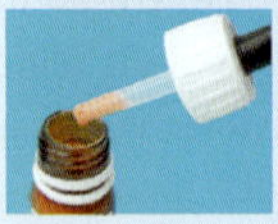

Suspension: Aufschwemmung eines festen Wirkstoffes in einer Flüssigkeit

Verabreichung: kutan, oral

Teilchen „schweben" in der Flüssigkeit. Vor Gebrauch schütteln! Auch Ausgangsmaterial zur Herstellung von Inhalaten

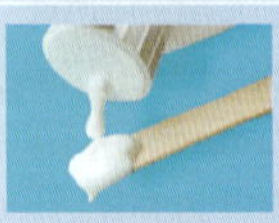

Emulsion: Mischung (feinste Verteilung) zweier nicht miteinander löslicher Flüssigkeiten

Verabreichung: kutan

Bsp.: Öl-in-Wasser- und Wasser-in-Öl-Emulsion

Halbfeste Arzneiformen

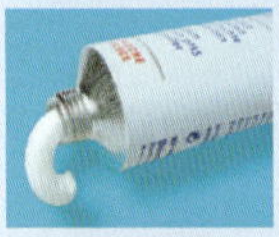

Salbe: Wirkstoff eingebettet in streichfähige Grundmasse (*Salbengrundlage*), meist auf Fettbasis

Verabreichung: kutan

Lateinisch: Unguentum, Abk. Ungt.

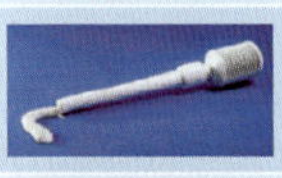

Creme: Weiche „Salbe" mit hohem Wassergehalt

Verabreichung: kutan

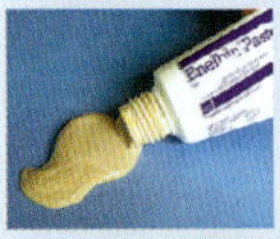

Paste: Relativ feste „Salbe" mit hohem Pulveranteil

Verabreichung: kutan

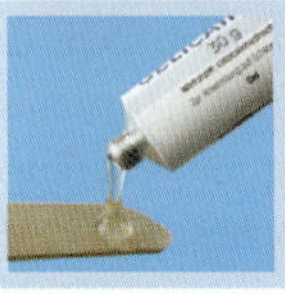

Gel: Wirkstoff eingebettet in wasserlösliche Grundmasse mit Quellstoffen und Geliermitteln

Verabreichung: kutan

Trocknet auf der Haut, wirkt kühlend

Arzneiform, Applikationsform

Feste Arzneiformen

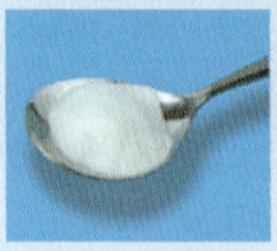

Pulver: Sehr fein zerkleinerte, feste Substanzen

Verabreichung: Meist lokal zum Auftragen auf die Haut (Puder). Seltener oral, dann in der Regel in Flüssigkeit gelöst

Eingeschränkte Haltbarkeit, da Pulver durch die Luftfeuchtigkeit verklumpt (zieht Wasser an). Dosierung ungenau, falls nicht in Beutelchen verpackt.

Ausgangsmaterial z. B. für Lösungen zur oralen Gabe

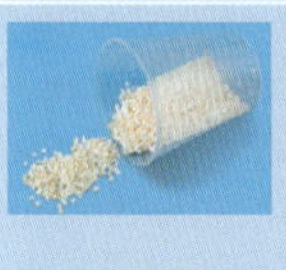

Granulat: Grobkörnig zerkleinerte, feste Substanzen

Verabreichung: Meist oral mit Flüssigkeit

Dosierung ungenau, falls nicht in Beutelchen verpackt

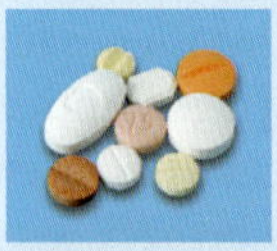

Tablette: Festgepresstes Pulver in meist runder Form

Verabreichung: oral

Genaue Dosierung, vielfach Teilen an Kerbung möglich. Oft schlecht zu schlucken

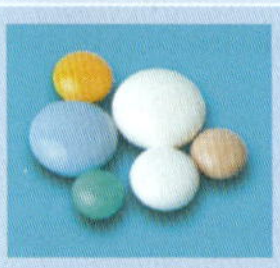

Dragee: Tablette mit zusätzlichem Überzug (meist Zuckerguss), ggf. mit säurefestem Überzug, damit sie sich erst im Dünndarm auflöst

Verabreichung: oral

Genaue Dosierung, gut zu schlucken, geschmacksneutral. Umhüllung ist auch ein Schutz, z. B. vor Luftfeuchtigkeit. Nicht teilbar

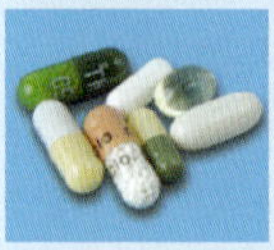

Kapsel: Feste oder flüssige Arzneisubstanz in einer im Magen-Darm-Kanal löslichen Hülle auf Stärke- oder Gelatinebasis

Verabreichung: Meist oral. Zerbeißkapseln nicht schlucken, sondern zerbeißen

Umhüllung verändert sich mit der Zeit, wird je nach Material klebrig oder spröde. Pulverhaltige Kapseln können auch Ausgangsmaterial zur Herstellung von Inhalaten sein. Nicht teilbar, Öffnen oft möglich

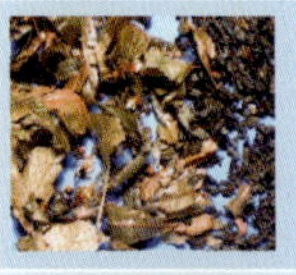

Tee: Getrocknete (zerkleinerte) Pflanzenteile

Verabreichung: V. a. oral nach Zubereitung eines Aufgusses mit kochend heißem Wasser

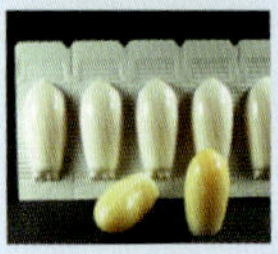

Zäpfchen (Suppositorium, Abk. Supp.): Einbettung des Wirkstoffs in eine Fettgrundlage, die bei Körpertemperatur schmilzt

Verabreichung: Meist rektal. Bei Vaginalzäpfchen vaginal

Effektiv verfügbare Wirkstoffmenge variiert aufgrund stark schwankender Resorption erheblich

Sonderformen (Bsp.)

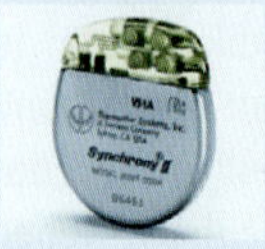

Implantate: Dauerhaft in Körperhöhlen oder Organe eingebrachte (*implantierte*) Fremdmaterialien

Verabreichung: Operative Einbringung

Bsp.:
• Herzschrittmacher
• ICD (implantible cardioverter defibrillator)

Abb. 4.1 Überblick über gasförmige, flüssige, halbfeste und feste Arzneimittel und Sonderformen [K115, K155, K183, V137]

Nichtkompetitive Antagonisten

Die Antagonisten können eine Arzneimittelwirkung durch eine Änderung des Rezeptors, durch ein Eingreifen nach der Bindung oder der Reaktion abschwächen. Die Bindung ist irreversibel (das Insektizid E 605® wirkt auf diesem Wege).

Funktioneller und physiologischer Antagonismus

Entscheidend bei dem genannten Antagonismus ist, dass es sich bei den eingesetzten Substanzen primär um Agonisten handelt, die durch ihre Pharmakodynamik am Wirkort zu einem Antagonismus im Organismus führen.

Beim funktionellen Antagonismus bewirken zwei Agonisten am gleichen Organ eine entgegengesetzte Wirkung. Als Beispiel gilt hier die Wirkung von Histamin und Noradrenalin an peripheren Rezeptoren der Gefäßmuskulatur, jedoch mit unterschiedlicher Wirkung: Histamin löst eine Vasodilatation aus, Noradrenalin eine Vasokonstriktion.

Beim physiologischen Antagonisten lösen zwei Agonisten entgegengesetzte Wirkungen an unterschiedlichen Organen aus, so dass sich der gewünschte Effekt abschwächt.

4.2.2 Nichtrezeptorvermittelte Arzneimittelwirkungen

Neben der Interaktion mit Rezeptoren gibt es weitere Mechanismen der Arzneimittelwirkungen.

Arzneimittelwirkungen durch Beeinflussung von Ionenkanälen

Diese Stoffe beeinflussen die Öffnungen der Kanäle, durch die elektrisch geladene Teilchen (Ionen) fließen, und lösen so eine Reaktion aus. Die Kalziumantagonisten Nifedipin (Adalat®) und Verapamil (Isoptin®) sowie einige Antiarrhythmika gehören zu dieser Gruppe.

Arzneimittelwirkungen an Transportsystemen

Durch die Beeinflussung des Elektrolyttransports wirken beispielsweise Diuretika oder Herzglykoside.

Arzneimittelwirkungen an Enzymen

Durch eine Anregung oder Hemmung von körpereigenen Enzymsystemen wirken beispielsweise die Analgetika Azetylsalizylsäure (Aspirin®) und Metamizol (Novalgin®) sowie das Antidot Physostigmin (Anticholium®). Beispielhaft ist hier die Wirkweise der Azetylsalizylsäure dargestellt, die in die Prostaglandinsynthese eingreift und dabei die Zyklooxygenase hemmt. Dieses Enzym wird bei Schmerzen vermehrt synthetisiert und vermittelt eine verstärkte Schmerzwahrnehmung. Die Zyklooxygenase ist auch an der Thrombozytenaggregation beteiligt, bei einer Hemmung wird somit auch in die biologischen Mechanismen der Blutgerinnung eingegriffen. Dieser Effekt wird in der Notfallmedizin bei der Gabe von Azetylsalizylsäure beim akuten Koronarsyndrom genutzt (➤ Kap. 14.3.1). Die gerinnungshemmende Wirkung ist dabei dosisabhängig und verlangt eine tägliche Gabe für die irreversible Aggregationshemmung der Thrombozyten.

4.2.3 Nebenwirkungen

Unter Nebenwirkungen versteht man **unerwünschte Wirkungen**, die neben der Hauptwirkung eines Arzneimittels auftreten. Der Begriff ist relativ, da eine Nebenwirkung nur unter Beachtung der Indikation als solche angesehen werden kann. Bei bradykarden Rhythmusstörungen ist der positive Effekt des Atropins die (erwünschte) Wirkung, der spasmolytische Effekt die unerwünschte Nebenwirkung. Bei der Prämedikation zur Narkose ist es genau umgekehrt (➤ Kap. 12.2).

Bei unerwünschten Effekten handelt es sich häufig um solche, die nur bei besonders **prädisponierten Personen** auftreten. Dabei handelt es sich um **allergische Reaktionen**, Nebenwirkungen **in bestimmten Lebensphasen**, Nebenwirkungen in Verbindung mit bestimmten **Organfunktionsstörungen** (Niereninsuffizienz usw.) und **genetisch bedingte** abnorme Reaktionen (Idiosynkrasie). Hier kann es bereits bei einer normalen Dosierung zu einer unerwünschten Wirkung kommen, wenn der Patient wegen einer Überempfindlichkeit bestimmter Körperfunktionen stärker auf die Arzneiwirkung anspricht. Wenn ein Arzneimittel nicht nur an einem Rezeptor, sondern an mehreren angreift, ist es wahrscheinlich, dass Nebenwirkungen auftreten (z.B. Neuroleptika). Dies gilt auch, wenn der gleiche Rezeptor in vielen Organen lokalisiert ist (z.B. Acetylcholinrezeptor beim Atropin).

4.3 Pharmakokinetik

Die Pharmakokinetik beschreibt das „Schicksal" eines Arzneimittels im Körper (➤ Abb. 4.2). Der Arzneistoff durchläuft im Körper verschiedene Stufen in folgender Reihenfolge: Verabreichung (Applikation), Aufnahme (Resorption), Verteilung (Distribution), Umwandlung (Metabolisierung) und Ausscheidung (Elimination).

4.3.1 Applikationsarten

Es wird zwischen enteraler und parenteraler Applikationsform unterschieden. Die enterale Verabreichung umfasst die orale und rektale Applikation. Die parenterale Applikation umgeht den Verdauungstrakt und wird im Folgenden näher beschrieben.

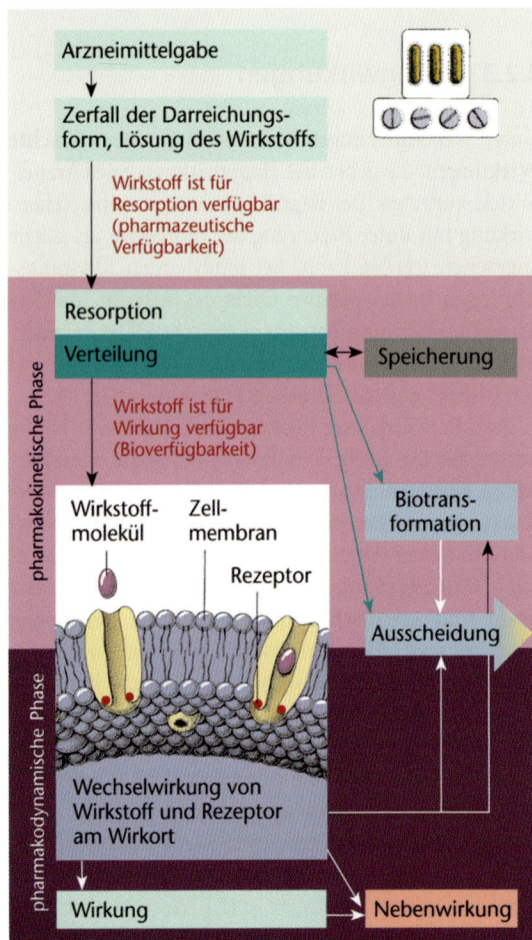

Abb. 4.2 Arzneimittelgabe, Pharmakokinetik und Pharmakodynamik eines Medikaments [A400-190]

Parenterale Applikationen

Da bei diesen Applikationsarten der Arzneistoff den Verdauungstrakt umgeht, entfällt die Resorption oder tritt sehr rasch ein, was zu einer schnellen Wirkung führt.

Intravenöse Applikation (i.v.)

Dieser Applikationsweg ist bei Notfallmedikamenten der gebräuchlichste. Der Wirkstoff wird nicht erst resorbiert und somit ist ein schneller Wirkungseintritt zu erwarten. Als Zugang sollte eine periphere großlumige Vene auf dem Handrücken, am Unterarm oder in der Ellenbeuge gewählt werden (➤ Kap. 7). Bei einer eingeschränkten peripheren Zirkulation werden die Pharmaka mit einer Trägerlösung (Natriumchlorid, Ringer-Laktat) in den Kreislauf eingebracht. Gelingt dies nicht, kann die Jugularisvene (V. jugularis externa) punktiert oder bei bestimmten Arzneistoffen die endobronchiale Gabe durchgeführt werden.

Intramuskuläre Applikation (i.m.)

Bevorzugte Injektionsstelle ist hierbei ein Oberarmmuskel (M. deltoideus) oder der Gesäßmuskel (M. gluteus, ➤ Abb. 4.3 und ➤ Abb. 4.4). Die i.m. Injektion wird dann vorgenommen, wenn kein schneller Wirkungseintritt erforderlich ist und kein anderer Applikationsweg zur Verfügung steht. Im Gegensatz zur i.v. Applikation können auch ölige und gewebeirritierende Arzneimittel so gegeben werden. Unter bestimmten Voraussetzungen ist die Durchblutung der Muskulatur herabgesetzt (z.B. Schock) und dadurch die Arzneistoffresorption qualitativ und quantitativ eingeschränkt.

> **PRAXISTIPP**
> Der Verdacht auf einen Myokardinfarkt stellt eine Kontraindikation für die intramuskuläre Injektion dar, da der zur klinischen Diagnostik eingesetzte Enzymtest verfälscht werden kann und eine Lysetherapie dann kontraindiziert ist.

Subkutane Applikation (s.c.)

In der Notfallmedizin wird diese Applikationsart nur selten durchgeführt. Die Applikation von Insulin erfolgt subkutan.

Intraossäre Applikation

Diese Applikationsart wird bevorzugt in der Pädiatrie angewandt und stellt eine mögliche Alternative bei Ver-

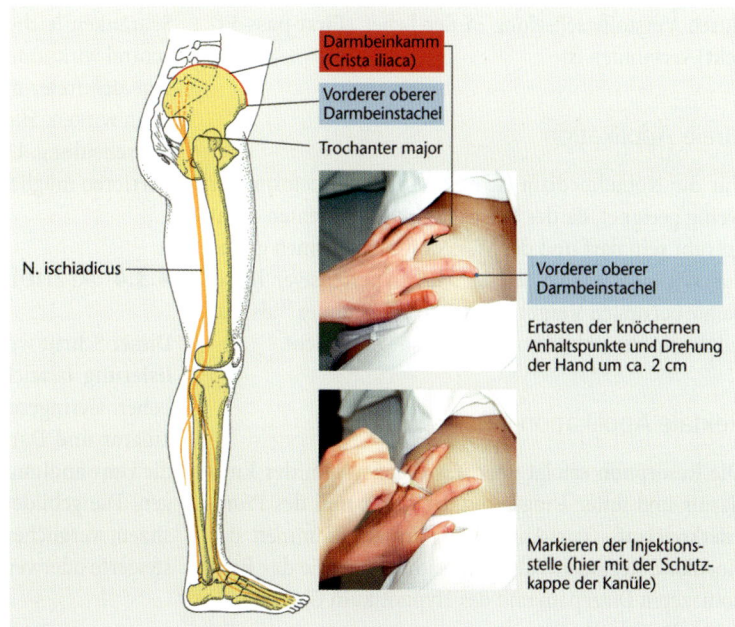

Abb. 4.3 Intramuskuläre Injektion in den M. gluteus medius nach von Hochstetter, auch ventroglutäale Injektion genannt [Zeichnung: L190, Fotos: M141]

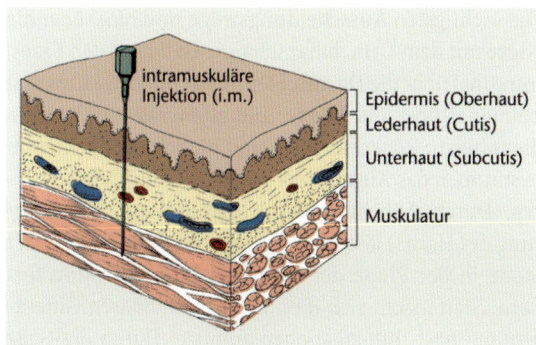

Abb. 4.4 Injektionswinkel [A400-190]

letzungen mit vitaler Bedrohung (Schock, Kreislaufstillstand) dar, bei denen schlechte Venenverhältnisse eine Arzneimittelgabe verhindern (➤ Kap. 18.2.2). Bei dieser Methode wird mit einer Stahlkanüle der Markraum punktiert. Die in das rote Knochenmark mit seinen gut durchbluteten Gefäßen (Marksinus) applizierten Arzneimittel werden rasch in den Kreislauf transportiert. Verglichen mit der i.v. Injektion bestehen hinsichtlich des Wirkungseintritts, der Wirkstärke und -dauer keine gravierenden Unterschiede.

Lokale und sublinguale Applikation

Die Resorption über die Mundschleimhaut stellt in einigen Fällen wegen des raschen Wirkungseintritts einen vorteilhaften Aufnahmeweg dar. Nitroglyzerin (Nitrolingual®) wird auf diese Weise angewandt.

Endobronchiale Applikation

Die Bronchialgefäße stellen durch ihre gute Durchblutung einen möglichen Applikationsort dar. Das Medikament ist hierbei in gelöster Form über einen Absaugkatheter, der über den Endotrachealtubus eingeführt wird, tief in das Bronchialsystem mittels Spritze zu instillieren. Es existieren auch Endotrachealtuben mit einem Zuspritzkanal, die das Einbringen von Medikamenten erleichtern. Das Bronchialsystem mit seiner großen Oberfläche setzt den so verabreichten Arzneistoff mit einem Depoteffekt frei. Adrenalin, Atropin, Xylocain und der Opiatantagonist Naloxon können so verabreicht werden. Die Dosierung ist entsprechend anzupassen. Die Resorption ist jedoch nicht gleichmäßig und schwer vorhersehbar.

Aerosole werden endobronchial appliziert. Beispiele sind Broncholytika wie Bronchospray®, Adrenalin und Kortikoide. Vor der Anwendung ist darauf zu achten, dass das Dosieraerosol gut geschüttelt wird, um den festen Wirkstoff gleichmäßig zu verteilen. Der Patient atmet beim Auslösen des Arzneistoffnebels tief ein und hält den Atem einige Sekunden an, um eine gute Arzneistoffaufnahme zu ermöglichen.

Enterale Applikationen

Die Medikamente durchlaufen bei der enteralen Applikation nach der Resorption im Darm den Pfortaderkreislauf und müssen die Leber passieren, was mit einem mehr oder weniger ausgeprägten Wirkverlust durch Verstoffwechselung in der Leber (**First-pass-Effekt**) verbunden ist.

Orale Applikation

Für die Notfallmedizin ist diese Applikationsform nur wenig geeignet, da das Bewusstsein des Patienten nicht getrübt sein darf und der Wirkstoff nicht schnell genug zur Wirkung gelangt. Adalat® bei hypertensiver Krise, Kohle bei oralen Vergiftungen und Sab Simplex® als Antidot bei Schaumbildnern werden so verabreicht.

Rektale Applikation

Die Resorption erfolgt über das Gefäßsystem des Enddarms und unter Umgehung der Leber und des Pfortaderkreislaufs. Zur Anwendung im RD kommen das Kortikoid Rectodelt® als Suppositorium sowie das Benzodiazepin Diazepam und das Hypnotikum Chloralhydrat als Rektaltube.

4.3.2 Arzneistoffresorption

Unter Resorption versteht man die **Aufnahme** eines Stoffes von der Körperoberfläche bzw. aus dem Gewebe in die Blutbahn oder das Lymphgefäßsystem. Hier findet dann die Verteilung des Arzneistoffes im Organismus statt. Zur Körperoberfläche zählen definitionsgemäß auch die Schleimhäute in Mund, Nase, Auge und dem Magen-Darm-Trakt.

4.3.3 Arzneistoffverteilung

Nach der Resorption wird der Arzneistoff im Körper durch die **Zirkulation** verteilt. Der Arzneistoff ist dabei entweder in Körperflüssigkeiten gelöst oder an Plasma und Gewebeproteine gebunden.

MERKE
Je stärker ein Organ durchblutet ist, desto mehr wird es den Arzneistoff aufnehmen.

Eine wichtige Messgröße stellt der **Plasma**- oder **Blutspiegel** dar, der die Konzentration des Pharmakons angibt und Grundlage für die Dosierung ist. Der Arzneistoff muss bei der Verteilung verschiedene Hindernisse überwinden. Eine Barriere stellen die **Blut-Hirn-Schranke** (Blut-Liquor-Schranke) und die **Plazentaschranke** dar. Die Löslichkeit des Arzneistoffs bestimmt hierbei sein Verhalten. Fettlösliche Stoffe können diese Schranken leichter überwinden als wasserlösliche. Alle zentral wirksamen Medikamente sind schrankengängig. Nur der freie, nicht an Eiweiß gebundene Arzneistoff kann wirken. Hat eine Bindung stattgefunden, ist keine Ausscheidung, Umwandlung oder das Überwinden von Barrieren möglich.

4.3.4 Arzneistoffumwandlung

Dieser Schritt wird als Biotransformation oder **Metabolisierung** bezeichnet und erfolgt hauptsächlich in der Leber. Geringere Bedeutung haben Lunge, Niere, Muskulatur und Darmwand. Bei einigen Pharmaka erfolgt die Umwandlung gleichzeitig auf unterschiedlichen Wegen. Die gebildeten Abbauprodukte (**Metaboliten**) besitzen, verglichen mit der Ausgangssubstanz, eine gesteigerte oder verminderte Wirksamkeit.

4.3.5 Arzneimittelausscheidung

Die wichtigsten **Ausscheidungswege** sind renal über die **Niere** mit dem Urin, biliär über die **Galle** mit den Fäzes, intestinal über die **Darmschleimhaut** mit den Fäzes und pulmonal über die **Lunge**. Die glomeruläre Filtration, die tubuläre Rückresorption und die tubuläre Sekretion bestimmen das Ausmaß der Ausscheidung über die Nieren. Durch Anhebung des Urin-pH-Werts (Alkalisierung des Harns) lässt sich die Ausscheidung bestimmter Stoffe in der Phase der tubulären Rückresorption fördern. Man macht sich dies bei der sekundären Giftentfernung nach Intoxikationen zunutze. Durch die Gabe von Diuretika (Furosemid) kann ebenfalls die Eliminationsrate gesteigert werden (forcierte Diurese). Bei Patienten mit eingeschränkter Nierenfunktion muss bei Arzneistoffen, die vorwiegend renal eliminiert werden, eine Dosisreduktion vorgenommen werden.

4.4 Arzneimittelwechselwirkungen

Bei der Wechselwirkung (Interaktion) kommt es im Körper zu einer Beeinflussung der eingesetzten Pharmaka untereinander. Die **Wirkung** der einzelnen Medikamente kann dabei entweder **abgeschwächt, aufgehoben** oder **verstärkt** werden. Das Auftreten solcher Interaktionen in der Notfallmedizin ist leicht vermeidbar, da die Zahl der eingesetzten Medikamente relativ gering ist.

4.5 Dosierung

Die applizierte Menge eines Arzneimittels sollte so gewählt sein, dass sie zwar den gewünschten Effekt auslöst, jedoch keine Nebenwirkungen auftreten. Die Größe der Dosis ist von vielen Faktoren abhängig, die bei der Applikation berücksichtigt werden müssen. Körpergewicht, Lebensalter, Begleiterkrankungen, eingeschränkte Organfunktionen sind nur einige davon. In der Notfallmedizin sollen, wie bereits erwähnt, Arzneimittel einen raschen Wirkungseintritt besitzen und gut steuerbar sein, d.h. eine kurze Halbwertszeit aufweisen. Man unterscheidet dabei die Initialdosis und die Erhaltungsdosis. Die Initialdosis ist relativ hoch gewählt, um schnell einen hohen Blutspiegel zu erreichen. Die Erhaltungsdosis dient der Aufrechterhaltung der Arzneimittelwirkung.

Die ideale Dosierung wird unter anderem bestimmt durch die therapeutische Breite des Pharmakons. Dieser Quotient ist der Bereich zwischen der minimalen therapeutischen und der minimalen toxischen Konzentration. Ein Arzneimittel ist umso sicherer, je größer seine therapeutische Breite ist.

Ein weiterer limitierender Faktor bei der Dosierung ist die Halbwertszeit des Arzneistoffs. Dies ist die Zeit, in der die Konzentration im Plasma auf die Hälfte des ursprünglichen Wertes abgefallen ist. Je kürzer die Halbwertszeit, desto kürzer ist die Wirkung und desto häufiger muss die Applikation erfolgen. Ist die Halbwertszeit sehr gering (z.B. Brevibloc® = zwei Minuten), so ist für eine kontinuierliche Zufuhr, z.B. in Form einer Infusion, besser noch mittels einer Spritzenpumpe, zu sorgen. Von Vorteil ist hierbei jedoch, dass eventuell auftretende unerwünschte Nebenwirkungen nach Absetzen der Medikation rasch zurückgehen. Notfallmedikamente sollten deshalb eine kurze Halbwertszeit besitzen.

4.6 Wichtige Medikamente im Rettungsdienst

Im Folgenden werden einzelne Arzneimittel nach Anwendungsgebieten in Kurzübersichten dargestellt. Dabei handelt es sich um eine Auswahl gängiger Notfallmedikamente. Die Übersicht (Pharmasteckbrief) bei jedem Arzneimittel gibt einen raschen Überblick über die wichtigsten pharmakokinetischen Kenndaten. Wirkungsdauer und -eintritt können abhängig von Erkrankung und Patient differieren und gelten für die i.v. Applikation.

4.6.1 Analgetika

Im Rahmen der notfallmedizinischen Behandlung kommt der adäquaten **Schmerztherapie** eine besondere Bedeutung zu. Bei der Schmerzentstehung gibt es bestimmte „Meldestellen" (**Nozizeptoren**). Sie kommen in allen Geweben vor und leiten den Schmerzimpuls an das zentrale Nervensystem weiter. Die Verarbeitung findet bereits auf der Ebene des Rückenmarks, in der Formatio reticularis, dem Thalamus und dem limbischen System statt (➤ Kap. 2.11). Beispielsweise werden bei einem Trauma körpereigene Stoffe (Prostaglandine) freigesetzt, die zu einer verstärkten Erregung der Rezeptoren führen. Das Symptom Schmerz hat neben der psychischen Belastung des Patienten auch diverse negative Auswirkungen auf Organfunktionen (➤ Abb. 4.5). Ursache hierfür ist die mit dem Schmerz auftretende Stimulation des Sympathikus. Durch die damit verbundene Katecholaminfreisetzung kommt es zu einem Anstieg der Pulsfrequenz und des Blutdrucks. Der Sauerstoffbedarf des Herzens wird drastisch erhöht.

MERKE
Beim Myokardinfarkt beispielsweise kann die Inzidenz von Rhythmusstörungen und wahrscheinlich auch die Größe des nekrotisierten Gebiets durch eine frühzeitige Analgesie günstig beeinflusst werden.

Der Körper schüttet bei einer Verletzung selbst endogene Opiate (Endorphine) aus, die zu einer Schmerzhemmung beitragen.

Die Nomenklatur der **Einteilung von Analgetika** unterliegt einem ständigen Wandel, der den neuesten Erkenntnissen zum Wirkmechanismus angepasst ist. Die Gliederung in schwach und stark wirkende Analgetika kann nur bedingt richtig sein, da beispielsweise Azetylsalizylsäure bei bestimmten entzündlichen Erkrankungen den Schmerz stärker beeinflusst als Opiate. Ebenso

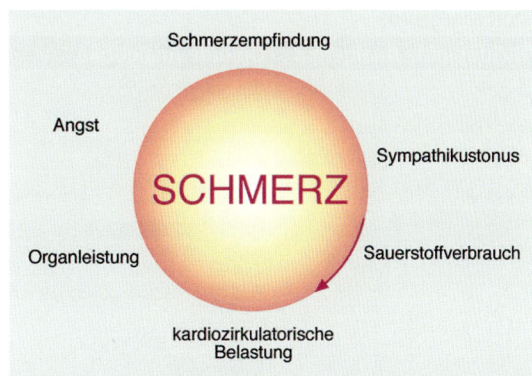

Abb. 4.5 Circulus vitiosus beim Schmerz [L108]

ist die Teilung in kleine und große Schmerzmittel obsolet. Die in den meisten Lehrbüchern getroffene Bezeichnung zentral und peripher wirkende Analgetika hat sich als pharmakologisch unkorrekt erwiesen, da auch „schwach" wirkende Analgetika zentrale Effekte aufweisen und Opiate und Opioide auch in der Peripherie wirksam sind. Somit ist die chemische Klassifizierung in Opiat- (Opioid-) und Nichtopiat-Analgetika diejenige, die den derzeitigen Erkenntnissen am meisten Rechnung trägt (➤ Tab. 4.2).

Nichtopioide Analgetika

Aspirin i.v.®

Wirkungseintritt	Wirkungsdauer	Dosierung	Stoffgruppe
4–10 Min.	2–3 h	10 mg/kg KG	nichtopioides Analgetikum

Zusammensetzung
0,5 g Azetylsalizylsäure® (ASS) als Trockensubstanz in einer Injektionsflasche.

Indikation
- Schmerzzustände
- Fiebersenkung
- Thromboseprophylaxe.

Wirkung
Azetylsalizylsäure gehört chemisch zur Gruppe der Salizylate. Die Wirkstärke bei parenteraler Gabe ist, verglichen mit der oralen, wesentlich größer, wobei das Wirkspektrum qualitativ der oralen Form entspricht. Die

Tab. 4.2 Übersicht der nichtopioiden Analgetika und der opioiden Analgetika (in Klammern ist jeweils der Inhaltsstoff angegeben)

Nichtopioide Analgetika	Opioide Analgetika
Aspirin i.v. (vorm. Aspisol®) (Azetylsalizylsäure)	Dipidolor® (Piritramid)
Ben-u-ron® (Paracetamol)	Dolantin® (Pethidin)
Novalgin® (Metamizol)	Fentanyl
	Fortral® (Pentazocin)
	Morphin
	Temgesic® (Buprenorphin)
	Tramal® (Tramadol)
	Sufentanil®
	Remifentanil®

Substanz wirkt durch Hemmung der Prostaglandinbiosynthese wie folgt:
- analgetisch
- antiphlogistisch
- antipyretisch
- Thrombozytenaggregation hemmend.

MERKE
Aufgrund der Hemmung der Thrombozytenaggregation wird das Präparat auch beim akuten Koronarsyndrom (➤ Kap. 14.3.1) eingesetzt.

Dosierungsempfehlung
0,5 g langsam i.v., bei starken Schmerzen 1 g, maximale Tagesdosis 5 g.

Nebenwirkung
- Magenbeschwerden
- Blutungen
- Bronchokonstriktion (bei Überempfindlichkeit)
- Reye-Syndrom bei Kindern (sehr selten).

Kontraindikation
- Magen-Darm-Ulzera
- erhöhte Blutungsneigung
- Asthma bronchiale
- Gravidität (letztes Trimenon)
- Interaktion
- Gerinnungshemmer (erhöhte Blutungsgefahr)
- blutzuckersenkende Arzneimittel (Wirkungsverstärkung)
- Diuretika wie Furosemid, Spirolonacton (Wirkungsverminderung).

Ben-u-ron®

Wirkungseintritt	Wirkungsdauer	Dosierung	Stoffgruppe
10–30 Min.	4–6 h	15 mg/kg KG	nichtopioides Analgetikum

Zusammensetzung
500 mg Paracetamol pro Tabl., 125 mg, 250 mg, 500 mg oder 1.000 mg als Suppositorium.

Indikation
- leichte bis mittelstarke, nicht entzündliche Schmerzen
- Fieber
- Krämpfe bei Kindern.

Wirkung

Paracetamol, auch als Azetaminophen bezeichnet, gehört chemisch zur Gruppe der p-Aminophenolderivate. Der analgetische Effekt entspricht etwa dem der Azetylsalizylsäure, der antipyretische ist gleich oder etwas stärker, der antiphlogistische ist deutlich geringer. Das Analgetikum wirkt stärker hemmend auf die zerebrale Prostaglandinsynthese als ASS, ist jedoch in der Peripherie schwächer wirksam. Dies macht deutlich, warum es pharmakologisch nicht richtig ist, beim Paracetamol von einem „peripheren Analgetikum" zu sprechen. Im Hypothalamus wird durch eine Hemmung endogener Pyrogene das Temperaturregulationszentrum beeinflusst, wodurch es zur fiebersenkenden Wirkung kommt.

Dosierungsempfehlung

- Erwachsene: 500–1.000 mg oral, Wiederholung bis zur vierfachen Einzeldosis
- Kinder von 6 bis 12 Jahren: 250 mg oral oder 500 mg rektal
- Kinder von 1 bis 5 Jahren: 60 bis 120 mg oral oder 250 mg rektal
- Kinder unter 1 Jahr: 125 mg rektal.

Nebenwirkung

- allergische Hautreaktionen (gelegentlich)
- reversible Niereninsuffizienz (sehr selten).

MERKE

Bereits Dosen von 200–250 mg/kg KG = 10–15 g führen zu Lebernekrosen, dies entspricht dem Inhalt einer Zehnerpackung Paracetamoltabletten. Dosen um 25 g sind tödlich.

Kontraindikation

Schwere Nieren- und Leberfunktionsstörungen.

Opioide Analgetika

Das Rohopium wird aus der unreifen Kapsel des Schlafmohns gewonnen (➤ Abb. 21.5). Der Name leitet sich vom griechischen Wort „opos" (= Saft) ab. Der Hauptwirkstoff ist das Morphin, dessen Namengebung vom altgriechischen Gott der Träume, Morpheus, stammt. Chemisch mit dem Morphin verwandte Stoffe, die ähnliche pharmakologische Wirkungen aufweisen, werden als Opioide bezeichnet. Angriffspunkte dieser Stoffe sind die Bindungsstellen, an denen auch körpereigene Opiate (Endorphine) angreifen, die Opiatrezeptoren. Dass Opiate so unterschiedliche **Wirkungen** wie **Analgesie**, **Euphorie**, **Abhängigkeit**, **Atemdepression** u.a. auslösen,

liegt daran, dass es nicht nur einen Opiatrezeptor gibt. Pharmakologisch bedeutend sind die Rezeptoren Delta, Kappa, Mü und Sigma.

Morphin (BTM)

Wirkungseintritt	Wirkungsdauer	Dosierung	Stoffgruppe
5–10 Min.	3–5 h	0,05–0,15 mg/kg KG	Opiat-Analgetikum

Zusammensetzung

1 Amp. zu 1 ml enthält 10 bzw. 20 mg Morphinhydrochlorid.

Indikation

Schwere Schmerzzustände.

Wirkung

Im Gegensatz zu Nichtopiat-Analgetika haben alle Opiate eine psychotrope Wirkung. Die Schmerzweiterleitung wird nicht blockiert, sondern die Wahrnehmung im limbischen System verändert. Der Patient kann den Schmerz genau lokalisieren, dieser hat für ihn aber nicht mehr den bedrohlichen und unangenehmen Charakter. Im verlängerten Mark (Medulla oblongata) werden zusätzlich Schmerzhemmsysteme aktiviert.

Dosierungsempfehlung

Fraktioniert 2,5–10 mg langsam i.v.

ACHTUNG

Atemdepression (bei Überdosierung: Antagonist Narcanti®)

Nebenwirkung

- Atemdepression
- Übelkeit
- Miosis (bei Hypoxie oder Mischintoxikation auch Mydriasis)
- Bradykardie
- Blutdruckabfall.

PRAXISTIPP

Eine Atemdepression kann bereits bei subanalgetischer Dosierung von 4 mg auftreten. Die Empfindlichkeit auf die CO_2-Stimulation nimmt ab, was sich bei einer i.v. Applikation nach einigen Minuten bemerkbar macht. Subjektiv wird beim Patienten das Gefühl der Atemnot unterdrückt; er vergisst einfach zu atmen. Ist er ansprechbar, muss er verbal zum Atmen aufgefordert werden (sog. Kommandoatmung); ist dies nicht möglich, wird der Patient beatmet. Die Übelkeit, die bei vier von zehn Patienten auftritt, wird durch eine liegende Lagerung gemildert, bei wiederholter Gabe kommt es zu einer Blockade des Brechzentrums.

Kontraindikation
- kolikartige Schmerzen
- akute Pankreatitis (eingeschränkt)
- fehlende Intubationsmöglichkeit.

Fentanyl (BTM)

Wirkungs-eintritt	Wirkungs-dauer	Dosierung	Stoff-gruppe
3–5 Min.	10–30 Min.	0,001–0,01 mg/kg KG	Opiat-Analgetikum

Zusammensetzung
1 Amp. zu 2 ml enthält 0,1 mg Fentanyl oder in 10 ml 0,5 mg.

Indikation
- starke Schmerzzustände
- Narkoseeinleitung
- Neuroleptanalgesie.

Wirkung
- analgetische Potenz: ca. 100 (Morphin = 1)
- hypnotisch, euphorisierend.

Dosierungsempfehlung
Initialdosis zur Anästhesie: 0,005 mg/kg KG i.v., Erhaltungsdosis 0,001 mg/kg KG

Nebenwirkung
Ausgeprägte Atemdepression, sonst wie Morphin.

Kontraindikation
Siehe Morphin.

Tramal® (kein BTM)

Wirkungs-eintritt	Wirkungs-dauer	Dosierung	Stoff-gruppe
5–8 Min.	3–4 h	1 mg/kg KG	Opiat-Analgetikum

Zusammensetzung
1 Amp. zu 1 ml enthält 50 mg Tramadolhydrochlorid oder in 2 ml 100 mg.

Wirkung
- analgetische Potenz: 0,3 (Morphin = 1)
- Partialagonist.

Dosierungsempfehlung
Initialdosis: 1,0–1,5 mg/kg KG langsam i.v., ggf. Wiederholung.

Nebenwirkung
Wie Morphin, verglichen mit der analgetischen Stärke jedoch ausgeprägte Übelkeit.

Interaktion
Andere Opiate (Wirkungsverlust von Tramadol, da andere Opiate größere Affinität besitzen).

Inkompatibilität
- Diazepam (Valium®)
- Glyzerolnitrat

4.6.2 Sympathomimetika

Der **Sympathikus** ist ein Grenzstrang aus rechts und links der Wirbelsäule liegenden Ganglien (➤ Kap. 2.11). Wird die Tätigkeit des sympathischen Nervensystems gesteigert, nimmt die Funktion der vegetativ innervierten Organe zu. Hierzu ist die Gegenwart von Neurotransmittern erforderlich. Für den Bereich der postganglionären Erregungsübertragung sind dies Adrenalin und Noradrenalin. Diese Botenstoffe greifen an adrenergen Rezeptoren an, was wiederum einen Reiz auslöst. Arzneimittel, die die Wirkung von Adrenalin und Noradrenalin am Sympathikus nachahmen (von griech. mimetikos: nachbildend), bezeichnet man als Sympathomimetika, entweder mit direkter Wirkung auf die Rezeptoren oder indirekt durch Freisetzung von Noradrenalin aus dem synaptischen Spalt. Die meisten Arzneimittel wirken nicht 100%ig selektiv, d.h., sie besetzen nicht nur einen Rezeptortyp, sondern mehrere. ➤ Tab. 4.3 gibt Auskunft über Notfallmedikamente, die als Sympathomimetika gelten.

Suprarenin®

Wirkungs-eintritt	Wirkungs-dauer	Dosierung	Stoffgruppe
sofort	2–10 Min.	initial 1 mg	Sympatho-mimetikum

Tab. 4.3 Übersicht sympathomimetischer Arzneimittel, deren Wirkstoff und Rezeptortyp mit Indikation

Arzneimittel	Wirkstoff	Rezeptortyp	Indikation
Akrinor®	Ephedrinderivate	β	Hypotonie
Alupent®	Orciprenalin	β	Asthma, Bradykardie
Arterenol®	Norepinephrin	α, β	Schock, Hypotonie, Antidot
Berotec®	Fenoterol	β	Asthma, Wehenhemmung
Catapresan®	Clonidin	α	hypertensive Krise
Dobutrex®	Dobutamin	β	kardiogener Schock, Herzversagen
Dopamin	Dopamin	α, β	Herz-, Nierenversagen, Hypotonie
Effortil®	Etilefrin	β	Hypotonie
Novadral®	Norfenefrin	α	Hypotonie
Partusisten®	Fenoterol	β	Wehenhemmung, (Asthma)
Suprarenin®	Adrenalin	α, β	anaphylaktische Reaktionen, Herzversagen
Sultanol®	Salbutamol	β	Asthma

Zusammensetzung

- 1 Amp. zu 1 ml enthält 1 mg Adrenalin.
- Spritzampullen (MIN-I-JET) mit Adrenalin 1:10.000 (1 ml = 0,1 mg Adrenalin),
- Ampullen zur Mehrfachentnahme mit 25 ml Inhalt.

Indikation

- Schock (septisch, anaphylaktisch und kardiogen)
- Asthma bronchiale
- Reanimation bei Asystolie bzw. Low-output-Syndrom.

Wirkung

Das als Hormon wirksame Adrenalin wirkt agonistisch auf adrenerge α- und β-Rezeptoren. Am Herzen überwiegt die Anzahl der $β_1$-Rezeptoren, deren Anregung zu einer Steigerung der Erregungsleitung und der Kontraktionskraft in allen Bereichen des Herzens führt. Die Wirkung auf die Gefäße erstreckt sich hauptsächlich auf die Arteriolen. Da Adrenalin sowohl auf α- als auch auf β-Rezeptoren wirkt, ist der Effekt regional unterschiedlich:

- Skelettmuskulatur: Steigerung der Durchblutung
- Haut und Schleimhäute: Verminderung der Durchblutung
- Gastrointestinaltrakt: Verminderung der Durchblutung
- Niere: Verminderung der Durchblutung
- Elektrolytausscheidung: Reduzierung.

Auf den Stoffwechsel wirkt Adrenalin überwiegend durch eine Stimulierung der β-Rezeptoren:

- Blutglukosespiegel: Anstieg
- Lipolyse: Steigerung
- Histaminsekretion: Hemmung.

Bei der Reanimation beruht der Effekt von Adrenalin (➤ Abb. 4.6) auf einer Steigerung des koronaren Perfusionsdrucks. Die Stimulation der α-Rezeptoren und die damit verbundene Vasokonstriktion ist in der Anfangsphase der Reanimation dominierend. Für die zerebrale Perfusion ist die Tonussteigerung in den großen intrathorakalen arteriellen Gefäßen ausschlaggebend. Ein positiv inotroper Effekt wird durch die Anregung der β-Rezeptoren hervorgerufen, der die Alphastimulation ergänzt, nachdem ein spontaner Kreislauf aufgebaut worden ist.

Dosierungsempfehlung

- Kreislaufstillstand: 1 Amp. Suprarenin® laut aktuellen Guidelines injizieren und einen Infusionsbolus geben oder aber 20 ml NaCl-Lösung nachinjizieren. Bei der endotrachealen Applikation erhält der Patient 2–2,5 mg.
- Schwere anaphylaktische Reaktion: Adrenalin auf das Zehnfache verdünnen. Von dieser Lösung werden 1 ml (= 0,1 mg) intravenös unter Puls- und Blutdruckkontrolle injiziert. Die Applikation von Suprarenin® sollte vor der Gabe von Kortikoiden erfolgen. Die 25-ml-Stechampullen müssen kühl gelagert werden.

Nebenwirkung

- Hyperglykämie
- Tachykardie, ventrikuläre Rhythmusstörungen
- Kammerflimmern
- Tremor (Zittern)
- Abfall des Kaliumspiegels
- Angina-pectoris-Anfälle infolge Frequenzsteigerung und Vasokonstriktion
- Anstieg des Sauerstoffverbrauchs

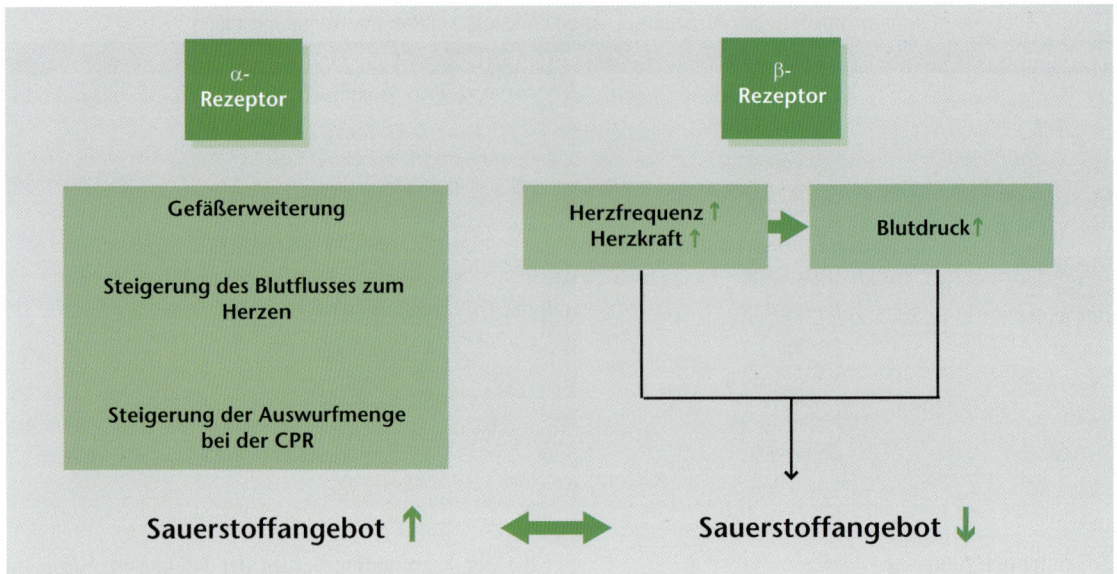

Abb. 4.6 Wirkmechanismus von Adrenalin bei der Reanimation (CPR)

- Senkung der Herzflimmerschwelle
- Lungenödem.

Kontraindikation
- bei Reanimation keine
- Tachykardie und tachykarde Rhythmusstörungen
- schwere Hypertonie.

Inkompatibilität
Alkalische Lösungen.

PRAXISTIPP

Natriumbicarbonat besitzt alkalische Eigenschaften und wird ebenfalls in der kardiopulmonalen Reanimation angewandt. Es muss darauf geachtet werden, dass beide Lösungen nicht unmittelbar nacheinander oder gar gemeinsam appliziert werden.

Dopamin

Wirkungs-eintritt	Wirkungs-dauer	Dosierung	Stoffgruppe
sofort	1–5 Min.	s.u.	Katecholamin

Zusammensetzung
- Dopamin Giulini®: 1 Amp. zu 5 ml enthält 50 mg Dopaminhydrochlorid oder in 50 ml 250 mg.
- Dopamin Nattermann®: 1 Amp. zu 5 ml enthält 200 mg.

Indikation
- niedrige Dosierung:
  - drohendes Nierenversagen
- mittlere bis hohe Dosierung:
  - kardiogener Schock
  - septischer Schock
  - Vorwärtsversagen des Herzens mit Blutdruckabfall.

Wirkung
Dopamin ist wie Adrenalin und Noradrenalin ein endogenes Katecholamin und wirkt im zentralen und peripher-vegetativen Nervensystem als Überträgerstoff (Neurotransmitter). Es reagiert mit α-, β_1-, β_2- und Dopamin-Rezeptoren. Je nach Dosierung kommt es zu einer unterschiedlich starken Beeinflussung des jeweiligen Rezeptortyps und damit zu unterschiedlichen Indikationen.
- Niedrige Dosis: Bei 2–3 µg/kg KG/Min. werden die renalen Dopamin-Rezeptoren (DA_1-Rezeptor) angeregt, was zu einer stärkeren Nierendurchblutung und zur Diurese führt.
- Mittlere Dosis: Bei bis zu 10 µg/kg KG/Min. werden überwiegend die β_1-Rezeptoren angeregt, woraus sich folgende hämodynamische Effekte ergeben:
  - geringer Anstieg des arteriellen Drucks
  - starke Erhöhung des Herzzeitvolumens
  - starke Steigerung der Kontraktilität.
- Hohe Dosis: Über 10 µg/kg KG/Min. kommt es zu einer ausgeprägten Anregung der α-Rezeptoren und damit zu einer Wirkung wie beim Noradrenalin:

– Senkung der Nierendurchblutung
– starker Anstieg des arteriellen Drucks
– starke Erhöhung des Herzzeitvolumens
– extreme Steigerung der Kontraktilität
– mäßige Zunahme der Herzfrequenz
– ausgeprägte Steigerung des peripheren Widerstands.

Bei dieser hohen Dosis werden Dopamin- und β-Rezeptoren kaum beeinflusst.

Dosierungsempfehlung
• nephrologische Indikation: 2–3 µg/kg KG/Min.
• kardiologische Indikation: 10 µg/kg KG/Min.
• septischer Schock: 20 µg/kg KG/Min.
Wegen der kurzen Wirkdauer ist für die exakte Dosierung der Einsatz einer Spritzenpumpe sinnvoll.

Nebenwirkung
• Tachykardie
• Herzrhythmusstörungen
• Angina pectoris
• Übelkeit, Kopfschmerzen.

Kontraindikation
• Tachykardie
• Volumenmangelschock
• strenge Indikation bei frischem Myokardinfarkt
• Vorsicht bei Ulkusblutungen.

Interaktion
• Kombination mit Dobutrex® günstig (mögliche Dosisreduktion)
• Kombination mit Nitroglyzerin günstig (Senkung des pulmonalen Widerstands)
• Kombination mit Furosemid günstig (Steigerung des diuretischen Effekts).

Inkompatibilität
Inaktivierung durch alkalische Lösungen (s. Suprarenin®).

4.6.3 Sympatholytika

Sympatholytika werden auch als β-Blocker oder sympathische Blocker bezeichnet. Medikamente dieser Stoffklasse reagieren mit β1- und β2-Rezeptoren. Durch diese Blockade wird der stimulierende Einfluss des Sympathikus verhindert. Die **Folge** ist am **Herzen** und im **Stoffwechsel** ein **hemmender** und in der **glatten Muskulatur** ein **stimulierender Effekt**. β-Blocker wirken unterschiedlich selektiv. Bei Medikamenten, bei denen eine kardiale

Tab. 4.4 Übersicht häufig verwendeter Betablocker und deren Wirkstoff

Präparat	Wirkstoff
Beloc®	Metoprolol
Brevibloc®	Esmolol
Concor®	Bisoprolol
Dociton®	Acebutolol
Sotalex®	Sotalol
Tenormin®	Atenolol
Visken®	Pindolol

Wirkung erwünscht ist, zieht man solche β-Blocker vor, die spezifisch an den β1-Rezeptoren angreifen. Die Nebenwirkungen in therapeutischen Dosen sind dann deutlich geringer ausgeprägt. So regt ein unselektiv reagierender β-Blocker auch die β2-Rezeptoren in der Bronchialmuskulatur an, was zu einer Kontraktion führt und einen Asthmaanfall auslösen kann. Die Selektivität ist jedoch immer nur relativ. Kein Präparat verfügt über eine hundertprozentige Spezifität für nur einen Rezeptortyp. Aus der großen Gruppe der Sympatholytika (➤ Tab. 4.4) wird stellvertretend das Medikament Brevibloc® näher besprochen.

MERKE
Alle Wirkstoffnamen der Sympatholytika sind an der Endung „-olol" zu erkennen.

Brevibloc®

Wirkungseintritt	Wirkungsdauer	Dosierung	Stoffgruppe
2 Min.	9 Min.	0,5 mg/kg KG	β-Blocker

Zusammensetzung
1 Amp. zu 10 ml enthält 100 mg Esmololhydrochlorid.

Indikation
• supraventrikuläre paroxysmale Tachykardien
• therapiebedürftige, nichtkompensatorische Sinustachykardie
• hyperkinetisches Herzsyndrom.

Wirkung
Esmolol blockiert (relativ) selektiv adrenerge β1-Rezeptoren am Herzen. Dies hat zur Folge, dass der stimulierende Einfluss des Sympathikus auf das Herz vermindert wird. Daraus resultieren folgende pharmakologische Wirkungen:

- Senkung der Herzfrequenz
- Verminderung der Kontraktilität
- Herabsetzung der Erregbarkeit
- Verlangsamung der Erregungsleitung
- Senkung des systolischen Blutdrucks
- Reduktion des myokardialen Sauerstoffverbrauchs.

Dosierungsempfehlung

- initial: 0,5 mg Esmololhydrochlorid/kg KG über 1 Min.
- Erhaltungsdosis: 0,05 mg/kg KG/Min.
- ggf. Wiederholung nach 4 Min., Steigerung der Erhaltungsdosis auf 0,1 mg.

Nebenwirkung

In therapeutischen Dosen kommt es zu keiner Erhöhung des Atemwegswiderstands. Dennoch kann es, besonders bei empfindlichen Patienten, zu einem Bronchospasmus kommen.
- Blutdruckabfall bis hin zur Hypotension
- Bradykardie
- AV-Block (selten)
- Übelkeit, Erbrechen
- übermäßiger Anstieg der Herzfrequenz ca. 30 Min. nach Infusionsende (Rebound-Phänomen)
- bei Überdosierung: Glukagon, Atropin® oder Alupent® geben.

Kontraindikation

- Bradykardie
- Nutzen-Risiko-Abwägung und ggf. Dosisreduktion bei
  - bronchospastischen Erkrankungen
  - Diabetes
  - kompensatorischer Herzinsuffizienz.

Interaktion

- Antihypertensiva, Narkotika, Psychopharmaka: Wirkungsverstärkung
- Clonidin, Herzglykoside, Fentanyl: Bradykardieauslösung
- Kalziumantagonisten vom Verapamil- oder Diltiazemtyp oder andere Antiarrhythmika: Verstärkung von Herzinsuffizienz, Hypotonie, Bradykardie und Herzrhythmusstörungen
- Succinylcholin: Verlängerung der neuromuskulären Blockade.

Inkompatibilität

- Natriumhydrogencarbonat
- Furosemid
- Diazepam
- Thiopental.

4.6.4 Antiarrhythmika

Antiarrhythmika, auch als Antifibrillanzien bezeichnet, sind Medikamente, die Herzrhythmusstörungen entgegenwirken. Man unterteilt sie nach ihrem Hauptangriffsort und ihrem elektrophysiologischen Wirkungsspektrum in vier Gruppen:

I. Direkte Membranwirkung

- **A** mit Verlängerung des Aktionspotenzials, z.B. Ajmalin, Chinidin
- **B** mit Verkürzung des Aktionspotenzials, z.B. Lidocain
- **C** ohne Einfluss auf das Aktionspotenzial, z.B. Flecainamid, Propafenon.

Diese Substanzen wirken durch eine Hemmung der Depolarisation sowie durch eine Verzögerung der Repolarisation und der Wiedererregbarkeit. Durch eine Blockade von Natriumkanälen kommt es zu einer verringerten Leitungsgeschwindigkeit.

Klasse-I-Antiarrhythmika besitzen eine negativ inotrope Wirkung. Man bezeichnet sie auch als Natriumantagonisten oder membranstabilisierende Antiarrhythmika.

II. Sympatholyse

β-Blocker wie Pindolol, Metoprolol werden bei Sinustachykardien, supraventrikulären paroxysmalen Tachykardien und ventrikulären Extrasystolen eingesetzt. Sie reduzieren die AV-Überleitung und unterdrücken die ventrikuläre Erregung.

III. Zunahme der Repolarisationsphase

Sotalol, Amiodaron verlängern durch eine Blockade von Kaliumkanälen selektiv die Aktionspotenzialdauer.

IV. Kalziumantagonisten

Verapamil u.a. hemmen am Kalziumkanal den Einstrom von Kalzium. Aus der Gruppe der Antiarrhythmika (➤ Tab. 4.5) werden im Folgenden die Medikamente Isoptin®, Cordarex® und Xylocain® ausführlicher besprochen.

Isoptin®

Wirkungseintritt	Wirkungsdauer	Dosierung	Stoffgruppe
sofort	30–60 Min.	0,05–0,2 mg/kg KG	Kalziumantagonist

Tab. 4.5 Übersicht häufig eingesetzter Antiarrhythmika, deren Wirkstoff und Gruppen-Klassifizierung

Präparat	Wirkstoff	Klasse
Beloc®	Metoprolol	II
Chinidin®	Chinidin	IA
Cordarex®	Amiodaron	III
Dilzem®	Diltiazem	IV
Gilurytmal®	Ajmalin	IA
Isoptin®	Verapamil	IV
Mexitil®	Mexiletin	IB
Phenhydan®	Phenytoin	IB
Procainamid®	Procainamid	IA
Rytmonorm®	Propafenon	IC
Sotalex®	Sotalol	III
Tambocor®	Flecainid	IC
Xylocain®	Lidocain	IB

Zusammensetzung
1 Amp. zu 2 ml enthält 5 mg Verapamil oder in 20 ml 50 mg.

Indikation
- paroxysmale supraventrikuläre Tachykardien
- Vorhofflimmern/Vorhofflattern mit Tachyarrhythmie
- supraventrikuläre und ventrikuläre Extrasystolie (durch Myokardischämie)
- hypertensive Krise
- Angina pectoris (durch Koronarspasmen ausgelöst)
- Torsades de pointes bei jungen Patienten mit Synkopenneigung infolge Erregung.

Wirkung
- Isoptin® gehört, wie auch Adalat®, zu den Kalziumantagonisten in Gruppe IV.
- Durch eine Hemmung des Kalziumeinstroms werden die arteriellen (gering) und venösen (stärker) Gefäße erweitert, was schließlich zu einer Blutdrucksenkung führt.
- Die Sinusfrequenz wird besonders bei erhöhter Schlagfolge verringert.
- Die AV-Überleitung wird gehemmt.

Dosierungsempfehlung
- 5 mg Verapamil langsam über 2–3 Min. i.v., nach 10–15 Min. ggf. Wiederholung.
- Falls erforderlich, ist eine Dauertropfinfusion mit 5–10 mg/h möglich, wobei die maximale Gesamtdosis 100 mg/Tag beträgt.
- Spritzenpumpe: 100 mg/50 ml mit 2–4 ml/h.

Nebenwirkung
- AV-Blockierung
- Sinusbradykardie
- Verstärkung der Insuffizienzsymptome
- Blutdrucksenkung (teilweise erwünscht).

Kontraindikation
- AV-Block III. Grades
- kardiogener Schock
- ausgeprägte Hypotonie
- Bradykardie
- manifeste Herzinsuffizienz
- Vorhofflattern beim WPW-Syndrom.

Interaktion
- Digoxin (Anstieg des Herzglykosidspiegels)
- β-Blocker und Antiarrhythmika (Verstärkung der kardiodepressiven Wirkung).

Inkompatibilität
Alkalische Infusionslösungen (Ausfällung).

MERKE
Verapamil i.v. nie gemeinsam mit β-Blockern verabreichen!

Cordarex®

Wirkungseintritt	Wirkungsdauer	Dosierung	Stoffgruppe
sofort	3–8 Min.	2–5 mg/kg KG, sehr langsam i.v.	Antiarrhythmikum

Zusammensetzung
1 Ampulle mit 3 ml enthält 150 mg Amiodaronhydrochlorid.

Indikation
- therapieresistente supraventrikuläre und ventrikuläre Arrhythmien
- Vorhofflattern und Vorhofflimmern
- AV-Knoten-Tachykardien
- Reentry-Tachykardien
- WPW-Syndrom
- Herzstillstand nach Kammerflimmern nach erfolgloser Adrenalingabe und Defibrillation
- Vorbeugung von erneuten Tachykardien nach primär erfolgreicher Defibrillation.

Wirkung

Amiodaron setzt an Ionenkanälen, Rezeptoren und Membranen an und besitzt antiarrhythmische Eigenschaften aller vier Antiarrhythmika-Klassen nach Vaughan-Williams. Hauptsächlich wirkt es als Klasse-III-Antiarrhythmikum mit zusätzlicher Klasse-II-Wirkung. Es

- verzögert den repolarisierenden Kalium-Auswärtsstrom,
- verlängert die Dauer des Aktionspotenzials und die Refraktärphase,
- unterbricht kreisende Erregungen,
- senkt die Herzfrequenz und geringfügig auch die Herzkraft.

Die Gabe von Amiodaron bei Patienten mit Kammerflimmern, die auf eine Defibrillation nicht ansprechen, wurde neu in die Empfehlungen der ILCOR als Alternative zu Lidocain aufgenommen (➤ Kap. 10.3). Lidocain wird weiterhin mit der Beurteilung „unklare wissenschaftliche Evidenz" aufgeführt. Die ALIVE-Studie verglich 2002 beide Antiarrhythmika miteinander: Unter Amiodaron erreichten etwa doppelt so viele Patienten lebend die Klinik wie unter Lidocain. Gemäß den AHA/ERC-Leitlinien von 2005 ist Amiodaron bei Tachykardien Mittel der 1. Wahl. Nur wenn es nicht verfügbar ist, sollte Lidocain zum Einsatz kommen.

Dosierungsempfehlung

- Injektion: 1–2 mg Amiodaronhydrochlorid/kg KG in mindestens 3 Min. injizieren. Keine zweite Injektion früher als 15 Min. nach der ersten Injektion geben, auch wenn bei der ersten Injektion nicht die maximale Dosis gegeben wurde.
- Einmalige Infusion: 2 Ampullen (300 mg Amiodaronhydrochlorid) in 250 ml 5%iger Glukoselösung innerhalb 20 Min. bis 2 h infundieren. Alternativ kann 6 ml Amiodaronlösung (300 mg) mit 20 ml Glukoselösung gemischt und schnell i.v. injiziert werden. Bei der Dauerinfusion ist Lichtschutz erforderlich. Das Pharmakon sollte grundsätzlich nicht mit anderen Lösungen gemischt werden.

Nebenwirkung

(bezogen auf die parenterale Einmalgabe)
- Blutdrucksenkung
- AV-Blockierung.

Zahlreiche Nebenwirkungen von Amiodaron wie Lungen- und Augenschäden, die Schilddrüsentoxizität sowie die lange Halbwertszeit von 100 Tagen (!) lassen das Mittel für die Notfallmedizin zunächst ungeeignet erscheinen. Alle unerwünschten Wirkungen treten jedoch nur bei (oraler) Langzeitgabe auf. Halbwertszeit ist nicht

mit Wirkdauer zu verwechseln! Das Antiarrhythmikum wirkt 3 bis 8 Minuten.

Kontraindikation

- Sinusbradykardie
- alle Formen einer Leitungsverzögerung
- AV-Block II. und III. Grades
- Kreislaufkollaps
- Hypotonie
- schwere Ateminsuffizienz
- Kardiomyopathie
- Herzinsuffizienz
- Neugeborene.

ACHTUNG
Bei gleichzeitiger Verabreichung mit Kalziumantagonisten vom Verapamil- und Diltiazem-Typ oder Beta-Blockern kann es zu einer exzessiven Bradykardie, zu höhergradigen atrioventrikulären Überleitungsstörungen und zu einer verstärkten kardiodepressiven Wirkung kommen.

Xylocain®

Wirkungs-eintritt	Wirkungs-dauer	Dosierung	Stoffgruppe
1–2 Min.	15–20 Min.	s.u.	Antiarrhythmikum IB

Zusammensetzung

1 Amp. enthält 100 mg Lidocain in 5 ml.

Indikation

- ventrikuläre Extrasystolen
- Kammertachykardie
- Kammerflimmern/-flattern (versuchsweise).

Nach AHA-Empfehlung ist Lidocain nicht mehr Mittel der 1. Wahl, stattdessen wurde Amiodaron (Cordarex®) aufgewertet.

Wirkung

Lidocain gehört zur Gruppe IB.
- Die Schrittmacheraktivität wird durch einen direkten Angriff an der Herzmuskelmembran gehemmt. Diese Wirkung ist am Ventrikel stärker ausgeprägt als am Vorhof.
- Die hemmende Wirkung auf die Erregungsleitung ist abhängig vom Ausgangsruhepotenzial.
- Der Natriumeinstrom während der Depolarisation wird verhindert und die Durchlässigkeit von Natrium und Kalium auch in der Diastole gehemmt.

- In therapeutischer Dosierung und bei fehlender Vorschädigung beeinflusst Lidocain die AV-Überleitungsgeschwindigkeit nur gering.
- Die Freisetzung von Noradrenalin aus den Speichern wird gehemmt, womit das Risiko von Arrhythmien verhindert wird.
- Nach den AHA/ERC-Leitlinien aus dem Jahr 2005 ist Lidocain hinter Amiodaron bei Tachykardien Mittel der 2. Wahl.

Dosierungsempfehlung
- Kammerflimmern: 1,5 mg/kg KG i.v., 3 mg/kg KG endobronchial (nur in Ausnahmefällen)
- ventrikuläre Arrhythmien: initial 1–1,5 mg/kg KG i.v. über 2 Min., ggf. Wiederholung nach 5 Min. mit 0,5 mg/kg KG
- bei ausgeprägter Herzinsuffizienz, im Schock oder bei Leberinsuffizienz Dosisreduktion um 50%.

Nebenwirkung
- ventrikuläre Extrasystolen, Kammerflimmern
- AV-Block
- Tremor, Übelkeit
- zentralnervöse Auswirkungen
- Verschlechterung des Defibrillationserfolgs.

Kontraindikation
- AV-Block III. Grades
- bradykarde Rhythmusstörungen
- AV-Dissoziation.

4.6.5 Antihypertonika

Medikamente dieser Pharmagruppe dienen zur **Senkung des Blutdrucks** bei chronischer Hypertonie oder bei einem krisenhaften Blutdruckanstieg, der hypertensiven Krise.

MERKE
Eine Blutdrucksenkung sollte so schnell wie nötig und so schonend wie möglich durchgeführt werden.

Chemisch und pharmakologisch ist diese Gruppe sehr unterschiedlich zusammengesetzt. Grundsätzlich greifen die Medikamente entweder zentral, peripher oder an beiden Orten an. Die Auswahl des geeigneten Präparats richtet sich u.a. nach der Höhe des Blutdrucks, dem Zustand des Patienten (Alter, Schwangerschaft), den Begleiterkrankungen, der Herzfrequenz, der Symptomatik und dem Grund des Blutdruckanstiegs. In ➤ Tab. 4.6 sind häufig eingesetzte Präparate aufgeführt, von denen

Tab. 4.6 Übersicht häufig eingesetzter Antihypertonika, deren Wirkstoff und Klassifizierung

Präparat	Wirkstoff	Klasse
Adalat®	Nifedipin	Kalziumantagonist
Beloc®	Metoprolol	β-Blocker
Brevibloc®	Esmolol	β-Blocker
Catapresan®	Clonidin	zentrales Alphasympathomimetikum
Ebrantil®	Urapidil	Alphasympatholytikum
Hypertonalum®	Diazoxid	Vasodilatator
Lasix®	Furosemid	Diuretikum
Lopirin®	Captopril	ACE-Hemmer
Nepresol®	Dihydralazin	Vasodilatator
Nipruss®	Nitroprussid	Vasodilatator
Nitrolingual®	Nitroglyzerin	Nitrat

Adalat®, Ebrantil und Catapresan® ausführlich besprochen werden.

Ebrantil®

Wirkungseintritt	Wirkungsdauer	Dosierung	Stoffgruppe
2–5 Min.	2–4 h	5–10 mg i.v.	Alphasympatholytikum

Zusammensetzung
Eine Ampulle zu 5 ml enthält 25 mg, zu 10 ml 50 mg Urapidil.

Indikationen
- hypertensive Krise
- kontrollierte Blutdrucksenkung.

Wirkung
Urapidil wirkt an α_1-Rezeptoren als Antagonist (Alphasympatholytikum). Es erweitert dadurch die peripheren Gefäße und senkt so den Blutdruck. Weiterhin besitzt Urapidil einen zentralen Angriffspunkt. Es beeinflusst die Aktivität des Kreislaufregulationszentrums. Der Wirkstoff erhöht nicht den intrakraniellen Druck und ist deshalb auch bei zerebraler, hypertoner Massenblutung geeignet.

MERKE
Insgesamt sollte bei einem Apoplex eine Blutdrucksenkung sehr zurückhaltend erfolgen. Wenn dies aber notwendig ist, scheint Urapidil hierfür das Mittel der Wahl zu sein.

Dosierungsempfehlung

- Erwachsene: 10–50 mg langsam intravenös, Dauerinfusion: 250 mg Urapidil in 500 ml Trägerlösung
- Perfusor: 20 ml Injektionslösung (= 100 mg Wirkstoff) auf 50 ml verdünnt, initiale Richtgeschwindigkeit: 2 mg/min, Erhaltungsdosis: 9 mg/h
- Wirkungseintritt: ca. 5 Minuten, Wirkdauer: mehrere Stunden.

Nebenwirkung

- Kopfschmerzen
- Erbrechen
- pectanginöse Beschwerden
- Reflextachykardie.

Adalat®

Wirkungs-eintritt	Wirkungs-dauer	Dosierung	Stoffgruppe
5–10 Min. (oral)	6 h	10 mg oral	Kalziuman-tagonist

Zusammensetzung

Eine Kapsel enthält 10 mg Nifedipin.

Indikation

- hypertensive Krise (nicht mehr Mittel der 1. Wahl)
- Angina pectoris.

Wirkung

Kalzium tritt am Herzen durch die Poren der Zellwand (Kanäle) in die Muskelzelle ein, setzt dort weiteres Kalzium aus den Speichern frei und bewirkt so eine Kontraktion. An den Gefäßen löst Kalzium ebenfalls eine Kontraktion aus. Der Wirkstoff Nifedipin gehört zur Gruppe der Kalziumantagonisten, wirkt dem körpereigenen Kalzium entgegen und schwächt seine Wirkung ab oder hebt sie in hoher Dosierung auf. Daraus resultieren folgende pharmakologische Effekte:

- Abschwächung der Kontraktion (negativ inotrope Wirkung)
- Verminderung der Herzfrequenz
- Verzögerung der Erregungsleitung
- Verringerung der Herzarbeit und Senkung des Sauerstoffbedarfs
- Weitstellung der Gefäße und der Koronararterien
- Abnahme des peripheren Widerstands (Nachlast)
- Blutdrucksenkung.

In therapeutisch üblichen Dosen wird die Kontraktionskraft der Herzmuskulatur nicht oder nur wenig beeinflusst. Das Ausmaß der Wirkung ist bei jedem Kalziumantagonisten unterschiedlich. Bei Nifedipin im Adalat® steht die Gefäßwirkung im Vordergrund. Durch eine reflektorische Steigerung der Sympathikusaktivität werden lediglich die Herzfrequenz und das Herzminutenvolumen mäßig gesteigert. Im Gegensatz zu anderen Kalziumantagonisten (z.B. Verapamil in Isoptin®) beeinflusst Nifedipin die kardiale Erregungsbildung und -leitung nicht und hat somit keine direkte antiarrhythmische Wirkung. Die pharmakologische Wirkung der Blutdrucksenkung und der Herabsetzung des Sauerstoffbedarfs erklärt die Anwendung bei der hypertensiven Krise und beim Angina-pectoris-Anfall.

Die Kontraindikation Herzinfarkt und die Tatsache, dass Nifedipin und Nitrendipin (Bayotensin®) bei hypertensiver Krise nicht 1. Wahl sind, sollten die Anwendung in der Notfallmedizin stark einschränken.

PRAXISTIPP

Bei der hypertensiven Krise sind durch eine Pharmakotherapie keine Normalwerte anzustreben, der systolische Druck sollte lediglich unter 200 mmHg gesenkt werden.

Dosierungsempfehlung

Oral: 1–2 Kps. zerbeißen und (möglichst mit Flüssigkeit) schlucken (keine sublinguale Gabe!).

ACHTUNG

Die Kapsel kann mit einer Kanüle angestochen werden, falls der Patient Schwierigkeiten hat, sie zu zerbeißen.

Nebenwirkung

- Kopfschmerzen, Rötung des Gesichts (Flush), Wärmegefühl
- überschießende Blutdrucksenkung
- pectanginöse Beschwerden.

ACHTUNG

Fehldiagnose Myokardinfarkt!

Kontraindikation

- schwere Hypotonie
- Herzinfarkt
- Schock
- Schwangerschaft
- Eklampsie.

Catapresan®

Wirkungs-eintritt	Wirkungs-dauer	Dosierung	Stoffgruppe
5–10 Min.	3–8 h	0,001–0,002 mg/kg KG	α_2-Sympatho-mimetikum

Zusammensetzung
1 Amp. zu 1 ml enthält 0,15 mg Clonidin.

Indikationen
Hypertensive Krise.

Wirkung
- Clonidin besetzt überwiegend zentrale α_2-Rezeptoren, was zu einer Abnahme des zentralen Sympathikotonus, des peripheren Widerstands und des Herzzeitvolumens führt.
- Folgen sind Blutdrucksenkung und eine Abnahme der Herzfrequenz.
- In höherer Dosierung wirkt Clonidin zentral dämpfend, anxiolytisch und antimanisch (Wirkung bei Entzugssyndromen).

Dosierungsempfehlung
- hypertensive Krise: initial ½–1 Amp. verdünnt mit mind. 10 ml NaCl-Lösung sehr langsam i.v.
- Spritzenpumpe: 3 Amp. auf 50 ml mit NaCl-Lösung aufziehen, mit 1–5 ml/h (9–45 µg/h).

Nebenwirkung
- initialer Frequenzanstieg
- Sinusbradykardie und AV-Überleitungsstörungen (selten)
- Mundtrockenheit (häufig)
- Sedierung (häufig erwünschte Nebenwirkung im Rahmen der Notfallmedizin).

Kontraindikation
- Bradykardie
- AV-Überleitungsstörungen.

Interaktion
Diuretika, Nitroglyzerin, Neuroleptika, Hypnotika (Wirkungsverstärkung).

4.6.6 Parasympatholytika

Als Überträgerstoff im parasympathischen Nervensystem dient Acetylcholin. Parasympatholytika, auch als

Tab. 4.7 Präparate, die als Parasympatholytika wirken, und deren Wirkstoff

Präparat	Wirkstoff
Atropin®	Atropin
Buscopan®	N-Butylscopolaminiumbromid

Vagolytika oder Anticholinergika bezeichnet, **hemmen** durch kompetitiven Antagonismus die **Erregungsübertragung** auf die vom Parasympathikus innervierten Organe. Einige Arzneimittel (> Tab. 4.7) wirken als Parasympatholytika, von diesen wird Atropin® näher beschrieben.

Atropin®

Wirkungs-eintritt	Wirkungs-dauer	Dosierung	Stoffgruppe
1–2 Min.	2–4 h	0,01–0,03 mg/kg KG	Parasympa-tholytikum

Zusammensetzung
1 Amp. zu 1 ml enthält 0,5, 1,0 und 2,0 mg Atropinsulfat oder 100 mg in 10 ml als Antidot.

Indikation
- Narkoseeinleitung
- Vagolyse vor therapeutischen oder diagnostischen Eingriffen
- Krämpfe und Koliken der inneren Organe
- Asystolie (Reservemedikament, s. Guidelines)
- bradykarde Rhythmusstörungen
- Antidot in hoher Dosierung bei Vergiftungen mit Parasympathomimetika und Alkylphosphaten (Pflanzenschutzmittel wie E 605®, > Kap. 4.6.8).

Wirkung
Als Parasympatholytikum übt Atropin® eine hemmende Wirkung auf den Parasympathikus aus. Da dieser Teil des Nervensystems die unterschiedlichsten Organfunktionen beeinflusst, besitzt es eine Vielzahl von erwünschten und auch unerwünschten Wirkungen. Die Einteilung in Haupt- und Nebenwirkung ist dabei fließend. Bei einem Indikationsgebiet ist die Wirkung erwünscht, z.B. Pupillenerweiterung in der Augenheilkunde, bei dem anderen, beispielsweise in der Reanimation, wird sie als unerwünschte Nebenwirkung angesehen. Im Verdauungstrakt führt Atropin zu einer Hemmung der Speichel- und Magensaftsekretion, zu einer Dämpfung der Motilität und zu einer Aufhebung von parasympathisch bedingten Spasmen. Die Sekreti-

on der Schweißdrüsen wird gehemmt und die Muskulatur in Harnblase und Galle relaxiert. Am zentralen Nervensystem führt es je nach Dosierung zu einer motorischen Dämpfung bzw. Erregung, zu Delirien und Halluzinationen (bei Überdosierung). In der präklinischen Notfallmedizin sind folgende Wirkungen als erwünscht anzusehen:

- Steigerung der Herzfrequenz (Hemmung der Vaguswirkung am Herzen)
- Verbesserung der Reizleitung von den Vorhöfen in die Kammern
- Dilatation der Speichel-, Schleim- und Bronchialmuskulatur mit der Folge einer Sekretionsabnahme und Eindickung der Sekrete
- Abnahme des Widerstands an der Bronchialmuskulatur und damit Flow-Verbesserung.

Dosierungsempfehlung
- Bradykardie, Bradyarrhythmie: 0,5–1 mg i.v. alle 3–5 Min., Maximaldosis: 0,04 mg/kg KG
- Möglich ist die subkutane oder endobronchiale (Dosiserhöhung) Applikation.

ACHTUNG
Gaben unter 0,5 mg können Arrhythmien auslösen.

Nebenwirkung
- Tachykardie
- Glaukomanfall bei entsprechend disponierten Patienten
- Pupillenerweiterung
- psychische Veränderungen
- Wärmestau durch Hemmung der Schweißdrüsensekretion.

Kontraindikation
Im Notfall keine Gegenanzeigen. Vorsicht jedoch bei Patienten mit
- koronaren Herzerkrankungen
- Schilddrüsenüberfunktion
- Vorhofflimmern mit absoluter Arrhythmie und Mitralstenose.

4.6.7 Bronchospasmolytika

Medikamente dieser Gruppe dienen der Sicherung der Atemfunktion. Sie werden entweder intravenös oder inhalativ appliziert. Indikationsgebiete sind Asthma bronchiale und Intoxikationen mit Lungenreizstoffen. β_2-Sympathomimetika ($\succ$ Abb. 4.7) besitzen eine direkte und damit rasche **bronchodilatatorische Wirkung**.

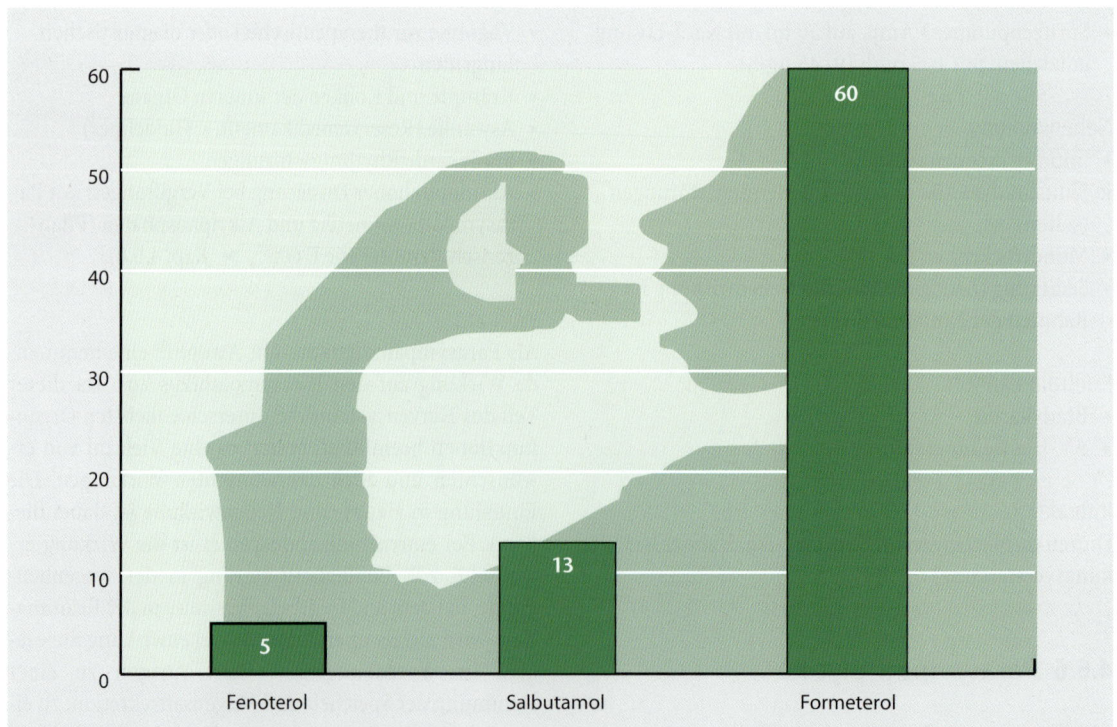

Abb. 4.7 β_2-Selektivität verschiedener Wirkstoffe

Tab. 4.8 Übersicht der häufig eingesetzten Bronchospasmolytika, deren Wirkstoff und Gruppe

Präparat	Wirkstoff	Gruppe
Alupent®	Orciprenalin	β_2-Sympathomimetikum
Berotec®	Fenoterol	β_2-Sympathomimetikum
Berodual®	Fenoterol/Ipratropiumbromid	β_2-Sympathomimetikum/ Parasympatholytikum
Bricanyl®	Terbutalin	β_2-Sympathomimetikum
Euphyllin®	Theophyllin	Bronchospasmolytikum
Pulmicort®	Budenosid	Kortikoid

Kortisonpräparate wie Junik® und Ventolair® wirken langsamer. Sie sind deshalb lediglich für eine prophylaktische Therapie oder in Kombination mit einem sympathomimetisch wirkenden Präparat zur Akuttherapie geeignet. Bei therapieresistentem Status asthmaticus kann Ketanest® zur Anwendung gelangen. Aus der Gruppe der Bronchospasmolytika (➤ Tab. 4.8) werden Berotec® und Euphyllin® näher besprochen.

Berotec®

Wirkungseintritt	Wirkungsdauer	Dosierung	Stoffgruppe
1–2 Min. inhalativ	4–8 h	1 Hub	β_2- Sympathomimetikum

Zusammensetzung
0,1 mg Fenoterolhydrobromid in einem Hub.

Indikation
Asthma bronchiale.

Wirkung
• Anregung der β_2-Rezeptoren in der Bronchialmuskulatur
• bronchodilatatorisch, Steigerung der mukoziliaren Clearance
• in höherer Dosierung tokolytisch durch Agonismus der β_2-Rezeptoren im Uterus
• positiv chronotrop, dromotrop, inotrop und bathmotrop durch Anregung der β_1-Rezeptoren am Herzen.

Dosierungsempfehlung
Ein bis zwei Hübe des Dosieraerosols (vorher schütteln). Ggf. Wiederholung nach 5 Min. Weitere Gaben frühestens nach 3 Stunden.

ACHTUNG

Eine häufigere und damit höher dosierte Gabe als oben angegeben hat keine weitere bronchospasmolytische Wirkung und erhöht lediglich die kardialen Komplikationen.
Neuere Substanzen wie Salbutamol wirken erheblich selektiver als Fenoterol.

Nebenwirkung
• Unruhe und Muskeltremor (β_2-Rezeptoren der Skelettmuskulatur)
• Tokolyse
• Tachykardie bei hoher Dosierung oder i.v. Applikation.

Euphyllin®

Wirkungseintritt	Wirkungsdauer	Dosierung	Stoffgruppe
1–2 Min.	2–4 h	5 mg/kg KG über 20 Min.	Adenosinrezeptoragonist

Zusammensetzung
1 Amp. zu 2 ml enthält 0,12 g Theophyllin-Äthylendiamin oder 0,24 g in 10 ml.

Indikation
Akute Atemnot aufgrund von Obstruktionen der Atemwege (Asthma bronchiale, Status asthmaticus oder Lungenemphysem).

Wirkung
Die positiven Wirkeffekte von Theophyllin sind noch nicht vollständig geklärt, es besteht ein agonistischer Effekt am Adenosinrezeptor. Die Folgen sind eine
• Relaxation der glatten Muskulatur der Bronchien
• Anregung der „Reinigung" (mukoziliare Clearance) des Bronchialbaums
• Verbesserung der Ventilation bei obstruktiven Atemwegserkrankungen
• verhinderte Freisetzung von Mediatoren
• Verbesserung der Kontraktilität der Atemmuskulatur
• Anregung des Atemzentrums durch ZNS-Stimulation
• positiv chronotrope und inotrope Wirkung am Herzen, Steigerung des HZV
• Erweiterung der peripheren Gefäße (ohne Blutdrucksenkung)
• diuretische Wirkung durch verminderte Resorption von Natrium, Kalium und Wasser.

Dosierungsempfehlung

Die Wirkung ist individuell sehr unterschiedlich, bei bereits bestehender Euphyllin-Medikation oder bei Rauchern ist sie abgeschwächt.

- 1 Amp. zu 0,24 g langsam i.v. initial
- über Spritzenpumpe anschließend 0,72 g auf 50 ml NaCl-Lösung mit 4–6 ml/h
- Erhaltungsdosis: 0,6 mg/kg KG/h.

Nebenwirkung

- Unruhe, Schwindel, Kopfschmerzen, Flush und Übelkeit (zentrale Stimulation)
- Stenokardien, Tachykardie
- supraventrikuläre und ventrikuläre Rhythmusstörungen
- Blutdruckabfall (selten)
- allergische Reaktionen.

Kontraindikation

- Epilepsie (Erhöhung der Krampfbereitschaft)
- Herzrhythmusstörungen
- kardiogener Schock.

Interaktion

- Sympathomimetika (verstärkte bronchodilatatorische Wirkung, kardiale Nebenwirkungen)
- Beta-Blocker (Wirkungsverlust).

Inkompatibilität

- Glukose- oder Fruktose-Infusionslösungen
- Opiate.

4.6.8 Antidote (➤ Kap. 21.1)

Man kann Antidot mit **Gegengift** übersetzen, das heißt aber nicht, dass diese Stoffe an sich unbedenklich für den Organismus sind. Antidote ergänzen im Rahmen toxikologischer Notfälle die Therapie, gehören allerdings nicht zu den Erstmaßnahmen. Ziel des Antidoteinsatzes ist es, einen Giftstoff zu binden und damit für den Organismus unschädlich zu machen bzw. die Bindungsstellen an den Rezeptoren zu besetzen, damit ein bestimmter Giftstoff weniger wirksam wird. Pharmakologisch und chemisch betrachtet, stellen Antidote (➤ Tab. 4.9) eine sehr heterogene Gruppe von Arzneistoffen dar.

Tab. 4.9 Übersicht wichtiger Medikamente bei Intoxikationen, deren Wirkstoff und Indikationen

Präparat	Wirkstoff	Anwendung bei folgender Intoxikation
Anexate®	Flumazenil	Benzodiazepine
Anticholium®	Physiostigmin	Ethanol, Atropin, Psychopharmaka, Narkoseüberhang
Apomorphin	Apomorphin	Emetikum bei oralen Intoxikationen
Atropin	Atropinsulfat	Alkylphosphate
Junik®	Beclometason	Lungenreizstoffe
Digitalis-Antidot-BM	Antikörper	Digitalisglykoside
4-DMAP	4-DMAP	Zyanide, Schwefelwasserstoff
Ethanol	Ethanol	Methanol
Kohle	Kohle	Adsorbens bei oralen Intoxikationen
Lasix®	Furosemid	forcierte Diurese
Narcanti®	Naloxon	Opiate
Natriumthiosulfat	Natriumthiosulfat	Zyanide
Sab Simplex®	Polysiloxan	Schaumbildner
Toluidinblau	Tolonlumchlorid	Methämoglobinbildner
Toxogonin®	Obidoxim	Alkylphosphate

Anticholium®

Wirkungseintritt	Wirkungsdauer	Dosierung	Stoffgruppe
2–5 Min.	ca. 1 h	0,003–0,04 mg/kg KG	Acetylcholinesterasehemmer

Zusammensetzung

1 Amp. zu 5 ml enthält 2 mg Physostigminsalizylat.

Indikation

- diagnostisches Instrument bei Verdacht auf Vergiftungen mit zentralen und peripheren anticholinergen Symptomen, z.B. bei Narkoseüberhang als zentrales anticholinerges Syndrom (ZAS)
- zur Therapie bei Vergiftungen mit
  - Ethanol
  - Atropin und seinen Derivaten
  - Antihistaminika
  - Antiparkinsonmittel
  - Psychopharmaka (tri- und tetrazyklische Antidepressiva, Phenothiazine)
  - Psychokampfstoffen.

Wirkung

Hemmung der Acetylcholinesterase, wodurch der Abbau des Acetylcholins verzögert wird, dessen Konzentration im synaptischen Spalt dadurch ansteigt. Am Acetylcholin-Rezeptor wird damit eine indirekt parasympathische Wirkung ausgeübt.

Der Giftstoff wird aus dem Bereich der Rezeptoren verdrängt, womit die Reizleitung wiederhergestellt ist. Es ergeben sich folgende pharmakologische Effekte:

- Symptome eines zentral-anticholinergischen Syndroms werden aufgehoben.
- Atemdepression wird reduziert.
- Atropineffekte werden kupiert.
- Herzrhythmusstörungen, die in kausalem Zusammenhang mit der Intoxikation stehen, werden beseitigt.
- Blasenlähmung wird aufgehoben.

Das anticholinergische Syndrom kann durch o.g. Medikamente und Gifte induziert werden. Hierzu kommt es durch eine Blockade der Rezeptoren des Neurotransmitters Acetylcholin mit der Folge einer gestörten Reizleitung im Nervensystem. Der Neurotransmitter kann seine Aufgabe nicht mehr erfüllen und wird durch das Enzym Acetylcholinesterase wieder gespalten. Anticholium wirkt diesem Krankheitsbild entgegen.

Dosierungsempfehlung

- Erwachsene initial 2 mg i.m. oder sehr langsam i.v.
- Je nach Symptomatik kann alle 20 Min. eine Wiederholung von 1–4 mg innerhalb der folgenden 8 Stunden durchgeführt werden.
- Kleinkinder initial 0,5 mg, Wiederholung alle 5 Min. in gleicher Höhe bis zu einer Gesamtdosis von 2 mg,
- Erhaltung mit Spritzenpumpe: 2 mg/h.

Nebenwirkung

- Bradykardie
- Hypersalivation (starke Speichelsekretion)
- Übelkeit, Erbrechen
- tonisch-klonische Krämpfe.

Bei der Therapie von Intoxikationen mit trizyklischen Antidepressiva ist ein Herzstillstand möglich, weshalb die Applikation nur unter engmaschigem Monitoring durchgeführt werden sollte. Nebenwirkungen im Rahmen einer Anticholium®-Überdosierung können durch die Gabe von 1 mg Atropin i.v. aufgehoben werden.

Kontraindikation

Risikoabschätzung bei:

- koronarer Herzkrankheit
- Asthma bronchiale
- Harnretention
- Diabetes.

Interaktion

Muskelrelaxanzien (Aufhebung der neuromuskulären Blockade).

Apomorphin®

Wirkungs- eintritt	Wirkungs- dauer	Dosierung	Stoffgruppe
3–10 Min.	1 h	0,1 mg/kg KG	Emetikum

Zusammensetzung

1 Amp. zu 1 ml enthält 10 mg Apomorphinhydrochlorid.

Indikation

Vergiftungen, die durch Auslösen von Erbrechen therapiert werden müssen.

MERKE

Nach einem Positionspapier der Giftinformationszentralen hat die primäre Giftentfernung in Form des provozierten Erbrechens seinen Stellenwert verloren. An seine Stelle ist die Gabe von Kohle getreten.

Wirkung

Zentral wirkendes Emetikum.

Dosierungsempfehlung

Als Mischspritze s.c. oder i.m.: 1 Amp. Apomorphin® und 1 Amp. Novadral® (wegen Blutdruckabfalls), bei Ethanolintoxikation meist ½ Amp. ausreichend.

Nebenwirkung

- schwere Kreislaufdepression
- Müdigkeit
- Krämpfe
- Atemlähmung (bei Überdosierung).

Kontraindikation

- Kreislaufinsuffizienz
- Vergiftungen, bei denen Erbrechen kontraindiziert ist (Ätzmittel, Lösungsmittel, Waschmittel)
- Bewusstseinsstörungen bzw. Bewusstlosigkeit.

Atropin®

(➤ Kap. 4.6.6)

Indikation

- In hoher Konzentration ist Atropin nur bei Vergiftungen mit Phosphorsäureestern (Alkylphosphaten) und Carbamaten indiziert.
- Muskarinsyndrom bei Vergiftungen mit Risspilzen, Trichterlingen und Cholinergika.

Wirkung

- Die zentralen und peripheren Muskarinrezeptoren werden blockiert und es kommt somit zu einer kompetitiven Verdrängung des Acetylcholins vom Rezeptor an den parasympathischen Nervenendigungen. Da Atropin die Blut-Hirn-Schranke nur sehr langsam überwindet, sind extrem hohe Dosen erforderlich, die bei einem Gesunden tödlich sein könnten.
- Eine Antidottherapie mit Atropin sollte so früh wie möglich nach Beheben des Sauerstoffmangels einsetzen.
- Die toxischen, nikotinartigen Effekte der Alkylphosphate, wie periphere Atembehinderung und Lähmung der Thoraxmuskulatur, werden durch Atropin nicht aufgehoben.

Dosierungsempfehlung

- Dosisgabe individuell nach Wirkung (Verminderung des Bronchialsekrets)
- schwere Vergiftungen bei Erwachsenen: initial 2–5 mg Atropinsulfat i.v.
- Kinder: 0,5–2 mg, Wiederholung nach Wirkung, ggf. alle 10–15 Min. erforderlich.

Junik®, Ventolair®

Wirkungs-eintritt	Wirkungs-dauer	Dosierung	Stoffgruppe
20–60 Min.	30–55 h	4 Hübe	Kortikoid

Zusammensetzung

100 µg Beclometason pro Hub.

Indikation

- Rauchgasvergiftungen
- inhalative Intoxikationen mit Dämpfen, Gasen und Stäuben, die ein toxisches Lungenödem auslösen können.

Wirkung

- Beclometason gehört zur Gruppe der Glukokortikoide.
- Die Membrandurchlässigkeit wird herabgesetzt und damit der krankhaft vermehrte Flüssigkeitsaustritt aus den Blutgefäßen gehemmt.

- Die Empfindlichkeit auf körpereigene Katecholamine wie Adrenalin wird gesteigert. Dies ist entscheidend, denn dadurch werden die gestörten regulativen Effekte dieser Hormone auf die Gefäße beim toxischen Lungenödem normalisiert.
- direkte Vasokonstriktion im kapillaren Bereich,
- Hemmung der Histaminfreisetzung und anderer bronchokonstriktorisch und entzündlich wirkender Mediatoren.

Junik® und Ventolair® ersetzen das seit März 2003 in Deutschland nicht mehr zugelassene Auxiloson®. Die Wirksamkeit inhalativer Kortikoide für o.g. Indikation wird kontrovers beurteilt. Die BÄK und der Bundesfeuerwehrverband sprechen sich gegen eine Anwendung durch nichtärztliches Personal aus.

Dosierungsempfehlung

4 Hübe (Aerosol vorher schütteln), Wiederholung von weiteren 4 Hüben bei klinischer Aufnahme. Bei weiteren Beschwerden alle 2 h 4 Hübe.

> **PRAXISTIPP**
>
> Rechtzeitige Gabe ist wichtig! Akuttherapie bei Rauchgasvergiftungen und Inhalation giftiger Gase auch bei fehlenden Krankheitszeichen.

Nebenwirkung

Änderung der Stoffwechsellage bei Diabetikern (nur bei sehr hoher Dosierung).

Kontraindikation

Keine bei der Indikation Lungenreizstoffvergiftung.

4-DMAP

Wirkungs-eintritt	Wirkungs-dauer	Dosierung	Stoffgruppe
1 Min.	0,5–1 h	3–4 mg	Methämoglobinbildner

Zusammensetzung

1 Amp. zu 5 ml enthält 250 mg 4-Dimethylaminophenol.

Indikation

Intoxikationen mit
- Zyaniden
- Schwefelwasserstoff
- Rauchgasen bei Kunststoffbränden.

Wirkung

Bei der medikamentösen Therapie werden zwei Antidote miteinander kombiniert, so dass es zu einer synergistischen (verstärkten) Wirkung kommt. Der körpereigene Entgiftungsmechanismus kann durch ein Bereitstellen von Schwefel gesteigert werden. Dies geschieht unmittelbar nach der Gabe von 4-DMAP mit einer 10%igen Natriumthiosulfatlösung. Der Schwefel dient einer enzymatischen Thiozyanatbildung, welche die Giftwirkung des Methämoglobinbildners reduziert.

Dosierungsempfehlung

- hohe Dosierung: 3–4 mg 4-DMAP/kg KG, als einmalige Injektion und nur i.v.
- niedrige Dosierung: 1 mg 4-DMAP/kg KG
- danach 6–10 Amp. (!) Natriumthiosulfat langsam i.v., keine Wiederholung
- bei Überdosierung: Toluidinblau 2–4 mg/kg KG nur i.v., Wiederholung nach 30 Min. möglich.

Nebenwirkung

- Blutdruckabfall
- Zyanose (Methämoglobinbildung).

Kohle

Wirkungs-eintritt	Wirkungs-dauer	Dosierung	Stoffgruppe
1 Min.	24–48 h	0,5–1,0 g/kg KG	Adsorbens

Zusammensetzung

Eine Dose Kohle-Pulvis Köhler® enthält 10,0 g Carbo medicinalis, 1 Tabl. Kohle Compretten® enthält 250 mg.

Indikation

Orale Intoxikationen mit fett- und wasserlöslichen Stoffen.

Wirkung

- Adsorption von in Flüssigkeiten und Gasen gelösten Teilchen. Zwischen Adsorption und Desorption besteht ein labiles Gleichgewicht. Diese Reaktion ist bereits nach einer Minute abgelaufen. Da nach 24–48 Stunden der Kohle-Gift-Komplex durch pH-Wert-Änderung und andere Einflüsse in den tieferen Darmabschnitten wieder gelöst wird, muss man die Passagezeit mit Hilfe von Laxanzien (Natriumsulfat) reduzieren.

- Von Kohle gut gebunden werden organisch apolare Stoffe und nicht ionisierte anorganische Substanzen.
- Nicht adsorbiert werden Säuren, Laugen, dissoziierte Salze.
- Schlecht adsorbiert werden Borsäure, Blausäure, Ethanol, DDT, Methanol, β-Methyldigoxin, Schädlingsbekämpfungsmittel.

Dosierungsempfehlung

- 50–100 g (eine Dosierung von 0,5–1,0 g/kg KG als Suspension, ggf. über Magensonde).
- Bei komatösen Patienten erfolgt alle 3–6 Stunden eine Wiederholung von 10–20 g über eine Magensonde.

Kontraindikation

Verätzungen mit Säuren oder Laugen.

Interaktion

Oral applizierte Medikamente (evtl. Wirkungsminderung).

Narcanti®

Wirkungs-eintritt	Wirkungs-dauer	Dosierung	Stoffgruppe
sofort	1–4 h	0,01 mg/kg KG	Opiatantagonist

Zusammensetzung

1 Amp. zu 1 ml enthält 0,4 mg Naloxonhydrochlorid.

Indikation

- völliges oder teilweises Aufheben von opioidinduzierten, zentralnervösen Dämpfungszuständen, insbesondere der Atemdepression
- blockiert werden Effekte von natürlichen Opioiden, synthetischen Narkotika, Fentanyl, Methadon sowie Pentazocin
- als diagnostisches Instrument und Therapie bei Verdacht auf akute Opioidintoxikation.

Wirkung

- kompetitive Verdrängung der Opiate von allen Opiatrezeptoren, wodurch die peripheren Effekte wie Analgesie, Atemlähmung, Miosis und Sedierung aufgehoben werden
- Opioide bewirken eine reduzierte Acetylcholinfreisetzung, die durch Narcanti® ebenfalls teilweise aufgehoben wird.

Dosierungsempfehlung
- Erwachsene initial 0,4–2 mg Naloxon i.v., i.m. oder s.c. (kein starres Dosierungsschema)
- Wiederholung in Abständen von 2–3 Min., wenn erfolglos
- Kinder: 0,01 mg/kg KG, mehrfache Wiederholungen der gleichen Dosis möglich.

PRAXISTIPP
Narcanti® verdünnt (1:10) und sehr langsam verabreichen.

Nebenwirkung
- Blutdruckanstieg
- Tachykardie
- zentralnervöse Störungen (Schwindel, Schwitzen, Tremor)
- Erbrechen
- Auslösung von Entzugssymptomen bei bestehender Opiatabhängigkeit.

Kontraindikation
Risikoabschätzung bei bestehender Opiatabhängigkeit.

Inkompatibilität
Hochmolekulare oder alkalische Lösungen.

Sab Simplex®

Wirkungs-eintritt	Wirkungs-dauer	Dosierung	Stoffgruppe
sofort	30 Min.	50 ml	Entschäu-mer

Zusammensetzung
Tropfflasche mit 30 ml Lösung (1 ml = 69,2 mg).

Indikation
Vergiftungen mit Schaumbildnern, bei denen keine Ätzwirkung besteht.

Wirkung
Verringerung der Oberflächenspannung und somit Zerstörung der Schaumblasen, Luft wird anschließend resorbiert oder geht ab.

Dosierungsempfehlung
- Erwachsene: 5 Teelöffel
- Kinder: 1 Teelöffel.

4.6.9 Diuretika

Diese Präparate werden auch als **Entwässerungsmittel** bezeichnet und bewirken eine vermehrte Harnausscheidung. Werden mit dem Wasser auch Mineralsalze ausgeschieden, spricht man von **Saluretika**. Angriffspunkte in der Niere können der proximale Tubulus, der aufsteigende Teil der Henle-Schleife, der früh- oder spätdistale Tubulus sowie das Sammelrohr sein (➤ Kap. 2.9). Der Wirkort bestimmt Stärke und Ausmaß von Haupt- und Nebenwirkung. In der Notfallmedizin werden überwiegend Präparate mit dem Wirkstoff Furosemid angewandt. Als Beispiel wird im Folgenden Lasix® näher erläutert.

Lasix®

Wirkungs-eintritt	Wirkungs-dauer	Dosierung	Stoffgruppe
2–10 Min.	2–3 h	0,1–1 mg/kg KG	Diuretikum

Zusammensetzung
1 Amp. zu 2 ml enthält 20 mg Furosemid, 40 mg in 4 ml, 250 mg in 25 ml.

Indikation
- hypertone Krisen
- Lungenödem, Ödembildung (Aszites, Schwangerschaftsödeme, renale Ödeme)
- Steigerung der renalen Gifteelimination bei bestimmten Toxinen.

Wirkung
- Hemmung der Rückresorption von Natrium und Chlorid im aufsteigenden Teil der Henle-Schleife (Schleifendiuretikum),
- Die Ausscheidung von Kalium, Kalzium und Magnesium nimmt als Folge der gesteigerten Natriumkonzentration zu. Die Elektrolyte binden osmotisch Wasser an sich, so dass es bei deren Ausscheidung zum gewünschten diuretischen Effekt kommt. Furosemid besitzt eine starke Wirkung, je nach Dosis können bis zu 60 Liter Flüssigkeit in 24 Stunden ausgeschieden werden.
- Weitstellung der Kapazitätsgefäße vor dem rechten Herzen, was zu einem „inneren Aderlass" (venöses Pooling) führt, bei höherer Dosierung (1 mg/kg KG),
- Reduktion der Herzarbeit durch Abnahme des linksventrikulären Füllungsdrucks,

- Abnahme des Pulmonalarteriendrucks und Zunahme der venösen Kapazität,
- Wie alle diuretischen Pharmaka darf Lasix® nur bei intaktem Harnabfluss gegeben werden. Bei Miktionsstörungen muss vor der Applikation ein Blasenkatheter gelegt werden, um einen Urinstau zu verhindern.

Dosierungsempfehlung
- initial: 20–40 mg der Injektionslösung langsam i.v. (max. 4 mg/Min.)
- Bei höheren Dosen (1–2 g) sollte die Spritzenpumpe verwendet werden (max. 4 mg/Min.).
- Säuglinge und Kleinkinder: 0,4–0,6 mg/kg KG.

Nebenwirkung
- Störungen des Wasser- und Elektrolythaushalts
- Hypokaliämie, Hypomagnesiämie, Hyponatriämie und Hypochlorämie bei längerer Anwendung
- Harnsäureanstieg (bei gichtkranken Patienten kann ein Anfall ausgelöst werden)
- reversible Hörverluste nach schneller intravenöser Applikation hoher Dosen
- allergische Reaktionen (selten).

Kontraindikation
- Nierenversagen mit Anurie
- Überempfindlichkeit auf Antibiotika der Sulfonamidgruppe
- Schwangerschaft: strenge Indikationsstellung.

Interaktion
- Herzglykoside (verstärkte Glykosidwirkung)
- Alkohol, Barbiturate, Benzodiazepine, Antihypertensiva (verstärkte Hypotension).

Inkompatibilität
Große Empfindlichkeit auf pH-Verschiebung, nicht als Mischspritze verwenden.

4.6.10 Nitropräparate

Zu dieser Wirkstoffgruppe (➤ Tab. 4.10) zählen Ester der salpetrigen Säure und der Salpetersäure, die durch einen direkten Angriff an der Gefäßmuskulatur (venöses Pooling) eine **antianginöse Wirkung** besitzen. Die unterschiedlichen Nitroverbindungen haben die gleiche pharmakodynamische Wirkung und unterscheiden sich lediglich hinsichtlich ihrer pharmakokinetischen Eigenschaften (Wirkungseintritt und -dauer). Stellvertretend wird Nitrolingual® näher beschrieben.

Tab. 4.10 Übersicht einiger gebräuchlicher Nitropräparate, deren Wirkstoff und Wirkdauer

Präparat	Wirkstoff	Wirkungsdauer
Coro-Nitro®	Glyzerolnitrat	10–30 Min.
Dilcoran®	Pentaerithrityltetranitrat	240–360 Min.
Ismo®	Isosorbid-5-mononitrat	300–360 Min.
Isoket®	Isosorbiddinitrat	180–360 Min.
MonoMack®	Isosorbid-5-mononitrat	300–360 Min.
Nitrolingual®	Glyzerolnitrat	10–30 Min.

Nitrolingual®

Wirkungseintritt	Wirkungsdauer	Dosierung
2 Min. sublingual	20 Min. sublingual	1 Hub

Zusammensetzung
0,8 mg Glyzeroltrinitrat (Nitroglyzerin) in einer Kps., 0,4 mg in einer Spraygabe, 1 Amp. zu 50 ml enthält 50 mg für den Einsatz in der Spritzenpumpe.

Indikation
- Linksherzinsuffizienz
- Angina pectoris
- kardiales Lungenödem
- hypertensive Krise
- spastische Harnleiter- und Gallenkoliken.

Wirkung
- Herabsetzung des Sauerstoffbedarfs, Umverteilung des Bluts zu den ischämischen Bezirken
- Erweiterung der venösen Gefäße des Lungen- und Körperkreislaufs sowie der größeren epikardialen Koronararterien
- Blutdrucksenkung
- Senkung des Lungenkapillardrucks durch Vorlastsenkung
- Verringerung der Thrombozytenaggregation (beim Herzinfarkt).

Dosierungsempfehlung
- Spray: 1–3 Sprühstöße in die Mundhöhle im Abstand von 30 Sekunden (bei Nieren- und Gallenkoliken 2–4 Spraygaben)
- Kapsel: 1–2 (zerbeißen lassen), Wirkungseintritt: 2–5 Min., Wirkungsdauer: 20–45 Min.
- Spritzenpumpe: 50 mg/50 ml: 1–6 ml/h (0,3–1,8 µg/kg KG/Min.).

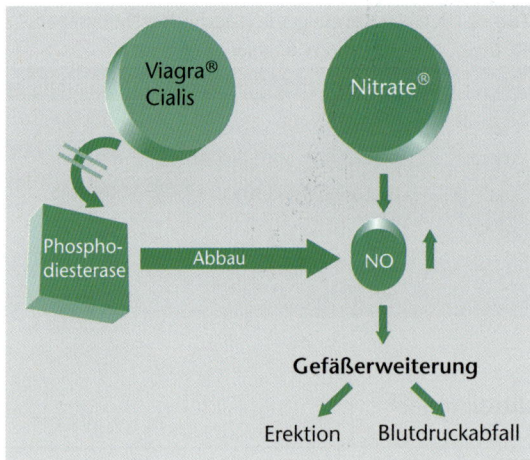

Abb. 4.8 Lebensgefährliche Wechselwirkung von Nitro und Viagra®

Tab. 4.11 Übersicht einiger verwendeter Substanzen, deren Wirkstoff und Stoffklasse

Präparat	Wirkstoff	Stoffklasse
Atosil®	Prometazin	Neuroleptikum
Chloraldurat®	Chloralhydrat	Chloralhydrat
Dolestan®	Diphenhydramin	Antihistaminikum
Dormicum®	Midazolam	Benzodiazepin
Haldol®	Haloperidol	Neuroleptikum
Hoggar®	Doxylamin	Antihistaminikum
Medinoxmono®	Pentobarbital	Barbiturat
Psyquil®	Triflupromazin	sedierendes Neuroleptikum mit antiemetischer Wirkung
Rohypnol®	Flunitrazepam	Benzodiazepin
Valium®	Diazepam	Benzodiazepin

Nebenwirkung
- Kopfschmerzen, Flush, Hitzegefühl
- Reflextachykardie
- erhöhter intrakranieller Druck.

ACHTUNG

Explosionsgefahr bei Defibrillation von Patienten, die ein Nitro-Pflaster tragen. Lebensbedrohliche Wechselwirkung mit dem Potenzmittel Viagra®.

Kontraindikation
- erhöhter intrakranieller Druck
- Hypotension
- Einnahme von Sildenafil (Viagra®) innerhalb der letzten 48 Stunden (➤ Abb. 4.8).

4.6.11 Sedativa

Zu dieser chemisch sehr heterogenen Medikamentengruppe rechnet man Pharmaka, die beruhigend wirken und Schlaf induzieren können. Der Übergang zwischen Sedativa, Hypnotika und Narkotika ist dabei fließend. Es handelt sich hierbei um quantitative Definitionen. Bei einer entsprechenden Dosierung **wirken** die Schlafmittel **hypnotisch**, in geringer Konzentration beruhigend (**sedierend**) und in größeren Mengen **narkotisch**. In der Notfallmedizin werden diese Substanzen zur Ruhigstellung des Patienten, zur Krampflösung, bei Epilepsie und psychischen Erkrankungen mit Angstsymptomatik oder Trennungsschmerz (Verlust eines Angehörigen) eingesetzt. Einige Medikamente, die im eigentlichen Sinne nicht zu den Sedativa/Hypnotika gerechnet werden, besitzen schlaffördernde Eigenschaften, so beispielsweise bestimmte Antihistaminika, Neuroleptika und opioide

Analgetika. Die Einteilung erfolgt meist nach chemischen Gesichtspunkten, da die Vertreter einer Gruppe ähnliche pharmakologische Eigenschaften besitzen (➤ Tab. 4.11). Die Benzodiazepine Dormicum® und Valium® werden im Folgenden näher beschrieben.

Benzodiazepine (Dormicum®, Valium®)

Indikation
- Angst- und Erregungszustände
- akut lebensbedrohliche Stresssituationen (Herzinfarkt, Trauma)
- Prämedikation und Einleitung einer Narkose
- Krampf- und Epilepsiebehandlung
- pädiatrische Notfälle, wie Epiglottitis oder Pseudokrupp
- Status epilepticus.

Wirkung
Angriffspunkt der Benzodiazepine ist das limbische System, wo Antrieb, Stimmung und Affektivität reguliert werden. Der Wirkmechanismus ist noch nicht vollständig geklärt. Benzodiazepine lagern sich an für sie bestimmte Bindungsstellen (Benzodiazepin-Rezeptoren) an und bewirken so eine Dämpfung des zentralen Nervensystems. Die Überträgersubstanz GABA (Gammaaminobuttersäure) nimmt dabei eine Schlüsselstellung ein. Benzodiazepine besitzen ein breites pharmakologisches Profil. Sie wirken dosisabhängig
- sedativ
- hypnotisch
- antikonvulsiv (zentrale Heraufsetzung der Krampfschwelle)

- muskelrelaxierend
- anxiolytisch
- amnestisch (in hohen Dosen).

Beim Herzinfarkt wird Diazepam aus mehreren Gründen angewendet. Der Patient erfährt ein distanziertes Verhältnis zum Schmerz. Obwohl Diazepam selbst keine analgetische Wirkung besitzt, ist es so möglich, Analgetika sparsam einzusetzen. Die charakteristische „Todesangst" des Patienten beim Infarktgeschehen wird gemindert, was weitere Therapiemaßnahmen erleichtert. Hinzu kommt eine Druckentlastung des linken Ventrikels, die nicht mit einem Anstieg der Herzfrequenz, der Arbeit des linken Herzens oder einem Sauerstoffverbrauch der linken Kammer verbunden ist.

Die Wirkung beim Status epilepticus wird durch die antikonvulsive Wirkung der Benzodiazepine erklärt. Durch eine Störung des Membranpotenzials von Nervenzellen kommt es zu einer veränderten Freisetzung von neuronalen Überträgerstoffen und paroxysmal (anfallsweise) auftretenden Erregungsimpulsen, was zum typischen Bild des krampfenden Patienten führt.

Bei pädiatrischen Notfällen ist die Beruhigung und Angstminderung des Kindes wichtig, um eine weitere effiziente Therapie durchführen zu können. Die Verringerung des Sauerstoffbedarfs durch die Ruhigstellung ist besonders bei respiratorischen Notfällen entscheidend. Eine gute Alternative zur intravenösen Injektion ist die rektale Applikation mit einer Rektaltube (Diazepam Desitin® rectal tube).

Nebenwirkung

- Blutdrucksenkung (maximal 15% systolisch),
- Atemdepression bei einer bestehenden Ateminsuffizienz und/oder bei mechanischer Verlegung der Atemwege,
- paradoxe Reaktionen (Erregungszustände, selten),
- Bei i. a. Injektion sind schwere Gefäßschäden bis hin zur Nekrose möglich.
- Im Fall einer Überdosierung steht als spezifisches Antidot Anexate® zur Verfügung, das den Benzodiazepin-Rezeptor blockiert und die Wirkung des Arzneimittels aufhebt.

Kontraindikation

- Myasthenia gravis (wenn Benzodiazepingabe, dann Intubation)
- obstruktive Atemwegserkrankungen (strenge Indikationsstellung).

Interaktion

Bei gleichzeitiger Gabe von anderen zentral dämpfenden Pharmaka oder auch Alkohol tritt eine Wirkungsverstärkung ein, zusammen mit Muskelrelaxanzien kommt es zu einer Wirkungsverlängerung.

Dormicum®

Wirkungs-eintritt	Wirkungs-dauer	Dosierung	Stoffgruppe
3 Min.	45 Min.	0,05 mg/kg KG	Benzodiazepin

Zusammensetzung

1 Amp. zu 1 ml enthält 5 mg Midazolamhydrochlorid oder 15 mg in 3 ml zur Narkoseeinleitung.

Indikation/Wirkung

s.o.

Dosierungsempfehlung

- Prämedikation: Erwachsene: 0,7–1,5 ml i.v. (= 0,05–0,1 mg/kg KG),
- Krampfunterbrechung bei Status epilepticus: 3 ml (0,2 mg/kg KG),
- Weiterhin ist eine orale, rektale und nasale Applikation möglich. Bei älteren Patienten ist eine Dosisreduktion erforderlich. Im Gegensatz zu Valium® ist Dormicum® wasserlöslich und besitzt eine deutlich kürzere Halbwertszeit. Es ist somit leichter i.v. applizierbar und besser steuerbar.

Nebenwirkung/Interaktion

s.o.

Inkompatibilität

Im Gegensatz zu Valium® ist eine Mischung mit anderen Medikamenten in einer Spritze möglich.

Valium®

Wirkungs-eintritt	Wirkungs-dauer	Dosierung	Stoffgruppe
sofort	15–200 Min., u.U. bis zu 70 h	0,1–0,5 mg/kg KG	Benzodiazepin

Zusammensetzung

- 1 Amp. zu 2 ml enthält 10 mg Diazepam.
- Weiterhin gibt es Tabletten, Suppositorien, Tropfen, Sirup und Rektaltuben.

Indikation/Wirkung

- s.o.
- Wirkungsdauer einiger Metabolite bis zu 70 h.

Dosierungsempfehlung

- Erwachsene: 1–2 Amp. (= 10–20 mg Diazepam) langsam i.v., was einer Dosierung von 0,15–0,3 mg/kg KG entspricht
- Wiederholung nach vier Stunden, Maximaldosis: 100 mg innerhalb von 24 Stunden
- Säuglinge und Kleinkinder: 5–10 mg i.v. oder rektal.

Nebenwirkung

- s.o., zusätzlich:
- Thrombophlebitis bei zu kleinen Venen oder zu schneller Spritzgeschwindigkeit
- Nekrose des betroffenen Gebiets bei intraarterieller Injektion
- Intramuskuläre Injektion schmerzhaft, Wirkung tritt langsam ein. Sollte eine i.m. Injektion erforderlich sein, so kann diese mit einer besonderen Zubereitung (Diazemuls®) erfolgen, bei der durch die ölige Grundlage eine Auskristallisation des Wirkstoffs an der Einstichstelle vermieden wird. Ein weiterer Nachteil dieser Injektionsart ist der Anstieg der Kreatininphosphokinase-Aktivität (CPK) im Serum, Störung der laborchemischen Differentialdiagnose bei einem Myokardinfarkt möglich.

Kontraindikation/Interaktion

s.o.

Inkompatibilität

- Nicht als Mischspritze verabreichen.
- HAES steril®
- Jonosteril Na 100®.

4.6.12 Neue medikamentöse Strategien

Vasopressin

Wirkungs-eintritt	Wirkungs-dauer	Dosie-rung	Stoffgruppe
sofort	etwa 20 Min.	40 I.E. i.v.	hormoneller Vasokonstriktor

Zusammensetzung

1 Ampulle enthält 40 I.E. Vasopressin; u.a. enthalten in Pitressin®, welches in Deutschland derzeit nicht zugelassen ist, es kann aus dem Ausland bezogen werden.

Indikation

- zugelassen zur Therapie des Diabetes insipidus (für den Rettungsdienst nicht relevant)
- Herz-Kreislauf-Stillstand (hierfür keine Zulassung in Deutschland, Österreich und der Schweiz): In den ERC/AHA-Guidelines wird Vasopressin zur Reanimation wegen mangelhafter Datenlage nicht mehr empfohlen.

Wirkung

- Vasopressin greift als Agonist an V_1- und V_2-Rezeptoren an. Die Folge ist eine Verengung der peripheren Gefäße, der Kapillaren sowie der kleinen Arteriolen und Venolen. Es kommt zu einer Steigerung der kardialen Durchblutung und zur Erhöhung des Blutdruckes sowie des systemischen Widerstandes. Von Vorteil ist, dass der myokardiale Sauerstoffbedarf nicht gesteigert wird.
- Patienten mit Asystolie und Patienten, die vor Verabreichung von Adrenalin Vasopressin erhalten, profitieren vermutlich deshalb von der Vasopressingabe, weil die Wirkung des Hormons im Gegensatz zum Adrenalin bei einer ischämiebedingten Azidose nicht vermindert wird.

Dosierungsempfehlung

- Einmalig 40 I.E. i.v., alternativ kann eine endobronchiale oder intraossäre Gabe erfolgen.
- Neue Studien sprechen dafür, Vasopressin mit Adrenalin zu mischen, um eine optimale Wirkung zu erzielen.

Nebenwirkung

- Blutdruckanstieg
- Lungenödem
- Koronarspasmus
- Uteruskontraktion
- allergische Reaktionen.

Kontraindikation

Bei der Reanimation keine.

Fibrinolytika

Grundlagen der Lyse

Der Verschluss von Koronararterien führt zu einer Nekrose des von der Arterie versorgten Myokardareals. Therapieziel ist es, die akut verschlossene Koronararterie wieder zu eröffnen und so den Schaden zu begrenzen. Dies geschieht mit Hilfe von Fibrinolytika (➤ Tab. 4.12) oder der Koronarangiographie mit Intervention (Akut-PTCA).

Tab. 4.12 Fibrinolytika

Präparat	Wirkstoff
Actosolv®	Urokinase
Actylise®	t-Pa
Alphakinase®	Urokinase
Eminase®	Anistreplase
Kabikinase®	Streptokinase
Metalyse®	Tenecteplase
Ukidan®	Urokinase

Bereits in den sechziger Jahren wurde Streptokinase zur Infarkttherapie eingesetzt. Jedoch erst in den achtziger Jahren konnte sich diese Therapieform allgemein durchsetzen.

Die Gesamtletalität wurde während des Klinikaufenthaltes von 13,0 auf 10,7% gesenkt (GISSI-I-Studie). Voraussetzung für den Erfolg war jedoch ein Behandlungsbeginn innerhalb der ersten sechs Stunden nach Infarktbeginn. Bezüglich der Infarktlokalisation wurde deutlich, dass bei multiplen Infarkten und Vorderwandinfarkten die Erfolge am besten waren.

Eine Vielzahl von Studien belegt, dass – wie überhaupt beim Infarktgeschehen – der Faktor ZEIT eine entscheidende Rolle spielt („time is muscle"). Nur eine frühzeitig einsetzende Lysetherapie ist in der Lage, die Früh- und Spätmortalität günstig zu beeinflussen und das Risiko von Nebenwirkungen gering zu halten.

Lysestrategie bei Myokardinfarkt

Patienten, bei denen im Rahmen des Algorithmus die Diagnose „ST-Hebungsinfarkt" (STEMI) gestellt wird, sollten wie folgt behandelt werden: Zur sofortigen, sicheren Diagnose des akuten Herzinfarktes (STEMI) gehört die Dokumentation mit einem 12-Kanal-EKG. Für die Behandlung von Patienten mit STEMI sind Absprachen und Zuweisungsstrategien mit allen in Betracht kommenden Zielkliniken zu treffen. Ziel dabei ist es, die STEMI-Patienten innerhalb von spätestens 90 Minuten nach dem ersten Kontakt mit dem medizinischen System einer Ballondilatation zuzuführen. Ist dieses Zeitfenster nicht einhaltbar, sollte die Lysetherapie vor Ort vom Notarzt erwogen werden. Dies gilt insbesondere für Patienten mit einem akuten Herzinfarkt vor Ort, die sich nicht stabilisieren lassen, z.B. bei therapieresistentem kardiogenem Schock oder fehlendem Reanimationserfolg. Dafür sind im Rettungsdienst, gemäß den Empfehlungen der wissenschaftlichen Fachgesellschaften, die dafür empfohlenen Medikamente und ein geeignetes Thrombolytikum vorzuhalten und die Notärztinnen und Notärzte im Umgang mit diesem Medikament regelmäßig zu schulen.

Vergleich der Fibrinolytika

Es sind zahlreiche Studien durchgeführt worden, die die einzelnen Pharmaka dieser Indikationsgruppe in Abhängigkeit vom Therapiebeginn miteinander vergleichen.

Die Studien GISSI I und II (Gruppo Italiano per lo Studio della Sopravvivenza nell' Infarto Miocardico) sowie ISIS-3 zeigten, dass zwischen Streptokinase und dem neueren t-PA bezüglich der Gesamtletalität im Krankenhaus, der Entwicklung einer linksventrikulären Funktionsstörung oder eines Apoplexes keine Unterschiede bestehen.

In einer GUST-Detailstudie (Global Utilization of Streptokinase and Tissue Plasminogen Activator for Occluded Coronary Arteries) wurde gezeigt, dass die Letalität bei Myokardinfarkt vor allem davon abhängig ist, ob die betroffenen Koronararterie bereits 90 Minuten nach Beginn der medikamentösen Thrombolyse wieder vollständig geöffnet ist. Diese Studie, bei der Alteplase rasch appliziert wurde, zeigte für dieses Medikament eine deutliche Überlegenheit im Vergleich zu Streptokinase. Die rasche Gabe von Alteplase zusammen mit intravenösem Heparin ist etwas wirksamer als die Thrombolyse mit Streptokinase und Heparin.

Klinisch oder präklinisch lysieren?

Der derzeitige Stand zeigt, dass sich bei einem Lysebeginn unter 50 Minuten die Infarktgröße verringern und die linksventrikuläre Funktion verbessern lässt. Gegenüber dem Zeitgewinn von 30 bis 70 Minuten bei der präklinischen Therapie ergibt sich kein signifikanter Unterschied für die Reperfusionsrate bei Entlassung, die Ejektionsfraktion sowie die Mortalität.

Hieraus lassen sich als Indikation für die präklinische Lyse Rettungseinsätze mit langen Transportzeiten ableiten. Bis jetzt wird eine präklinische Lyse eher mit Zurückhaltung durchgeführt. Der Zeitraum, bis ein Patient nach Infarktbeginn einen qualifizierten Arzt im Krankenhaus sieht, ist jedoch häufig nicht unerheblich. Wenn Indikation, Kontraindikation, Material und Know-how es zulassen, sollte man sich *für* eine Lyse am Notfallort entscheiden.

Nebenwirkungen der Fibrinolytika

Pharmaka, die einen ähnlichen, teilweise gar identischen Wirkmechanismus besitzen, haben auch qualitativ vergleichbare Nebenwirkungen; lediglich die Quantität kann sich im Einzelfall unterscheiden:

- Blutungen (an der Punktionsstelle, Hämaturie, gastrointestinal)
- anaphylaktische Reaktionen (insbesondere bei Streptokinase)
- Temperaturanstieg bei Streptokinase
- Apoplex
- Blutdruckabfall
- Tachykardie.

Etwa 20% aller Patienten erleiden nach erfolgter Thrombolyse innerhalb der ersten Woche nach Infarkt einen Reinfarkt, 25% haben ein wiederum verschlossenes Infarktgefäß (Zweitinfarkt). Die arteriosklerotischen Ablagerungen (Plaque) werden durch die Lyse nicht beeinflusst. Bei ca. 95% bestehen Reststenosen.

An diese Therapie sollte sich deshalb so früh wie möglich eine Koronarangiographie anschließen, um ggf. durch eine mechanische Ballondilatation (PTCA) das Infarktgefäß wieder zu eröffnen und damit die Infarktgröße zu begrenzen.

Die gemeinsame Auswertung der Daten des niederländischen Thromboseregisters sowie der Ergebnisse mehrerer großer Lysestudien hat ergeben, dass das Risiko für intrakranielle Blutungen bei einer Thrombolyse von folgenden Faktoren bestimmt wird:

- höheres Lebensalter (bei Patienten über 65 Jahren doppelt so hohes Risiko wie bei jüngeren Patienten)
- niedriges Körpergewicht (KG unter 70 kg: Verdoppelung des Blutungsrisikos)
- Hypertonie (RR mind. 170 mmHg systolisch und/oder mind. 95 mmHg diastolisch: 50% mehr intrakranielle Blutungen).

Kontraindikationen
Absolute Kontraindikationen
- hämorrhagische Diathese
- Operation oder Trauma in den letzten 10–14 Tagen
- Apoplex in den letzten drei bis sechs Monaten
- bei Streptokinase: Therapie mit diesem Fibrinolytikum innerhalb des letzten Jahres.

Relative Kontraindikationen
- kürzlich erfolgte Reanimation
- bakterielle Endokarditis
- Verdacht auf Thromben im linken Herzen
- Ulcus ventriculi/duodeni in florider Form
- Schwangerschaft
- Aortenaneurysma
- diabetische Retinopathie
- schwere Leber- und Nierenfunktionsstörungen
- Alter > 75 Jahre?
- arterielle Punktion bzw. i.m. Injektion in den letzten acht Tagen

- Hypertonie (syst. > 200 mmHg, diast. > 110 mmHg) bei Lysebeginn bzw. langjährige therapiebedürftige Hypertonie
- Antikoagulantientherapie mit Cumarinen.

Interaktionen
- Bei Vorbehandlung mit oralen Antikoagulantien (z.B. Marcumar®) und Thrombozytenaggregationshemmern (Azetylsalizylsäure) kann die Blutungsgefahr erhöht werden.
- Ebenso gilt dies für eine simultane Behandlung mit Dextranen.

Actilyse®
Zusammensetzung
Eine Inj.-Flasche mit 933 mg Trockensubstanz enthält 20 mg, mit 2.333 mg Trockensubstanz 50 mg rekombinanten Plasminogen-Human-Aktivator.

Wirkung
- Der Gewebe-Plasminogen-Aktivator (tissue plasminogen activator, t-PA) ist der bedeutendste körpereigene Fibrinolysefaktor. Er wird von den Endothelzellen synthetisiert und auf verschiedene Reize hin freigesetzt.
- Die Fibrinolyse ist dabei auf den Ort der Thrombusbildung begrenzt und somit hochspezifisch. Bei Abwesenheit von Fibrin ist t-PA kaum wirksam und wird durch Inhibitoren rasch inaktiviert. Fibrin bewirkt eine Affinitätssteigerung zu Plasminogen um etwa das Hundertfache.
- Dies ist dadurch begründet, dass sich aus Fibrin, Plasminogen und t-PA ein Wirkkomplex bildet, in dem t-PA seine volle Wirksamkeit entfaltet.
- Bei der Fibrinolyse wird das Proenzym Plasminogen in das aktive Plasmin umgewandelt.
- Die therapeutische Konzentration ist um den Faktor 1.000 höher als der physiologische Wert.

Dosierung
- Die Trockensubstanz wird in Wasser für Injektionszwecke gelöst.
- Vor der Applikation von Actilyse® erhält der Patient 5.000 I.E. Heparin i.v., danach das eigentliche Fibrinolytikum.
- Die Bolusgabe beträgt 10 mg, innerhalb der nächsten 60 Minuten gibt man 50 mg, innerhalb weiterer 30 Minuten 10 mg über Perfusor.
- Die Gesamtdosis beträgt 70–100 mg.
- Die Rekanalisationsrate lässt sich erhöhen und der Effekt schneller nach einem Dosierungsschema von

Neuhaus erreichen. Hierbei werden in den ersten 90 Minuten 100 mg Actylise® wie folgt appliziert:
- Bolusgabe in 1–2 Minuten: 15 mg t-PA
- Infusion in 30 Minuten: 50 mg t-PA
- Infusion in 60 Minuten: 35 mg t-PA
- Bei der 1. Teilinfusion beträgt die Einstellung am Perfusor 100 ml/h, bei der zweiten 35 ml/h.
- Derzeit wird versucht, neue Dosierungsregimes zu finden:
  - höhere Anflutung und kürzere Gesamtapplikationszeiten bei niedriger Dosierung.
- Das Präparat besitzt mit 3,5 Minuten die kürzeste Halbwertszeit aller Fibrinolytika.
- Bezüglich der Kostenrelation – aufwendige gentechnologische Herstellung – schneidet es hingegen am schlechtesten ab. Eine Kombination mit Urokinase unter Halbierung der Dosis ist möglich.

Actosolv®

Zusammensetzung
- Eine Inj.-Flasche enthält 25.000, 100.000 oder 600.000 I.E. humane Urokinase als Trockensubstanz.
- Weitere Präparate mit gleichem Wirkstoff sind Alphakinase® und Ukidan®.

Wirkung
- Urokinase ist der bekannteste körpereigene Aktivator der Fibrinolyse. Im Gegensatz zur Streptokinase, die auf indirektem Weg über die Komplexbildung mit Plasminogen zur Freisetzung von Plasmin führt, wandelt Urokinase das Plasminogen direkt in das fibrinauflösende Plasmin um.
- Das Präparat wird als physiologisches Enzym nicht immunogen.
- Es wird aus menschlichem Urin gewonnen und danach hoch gereinigt.

Dosierung
- Herzinfarkt:
  - 2 Mio. I.E. als Bolus innerhalb der ersten 10 Minuten unter gleichzeitiger Gabe von 400 I.E. Heparin/h
- Lungenembolie:
  - 500.000 I.E. initial über 10 Minuten, anschließend 40.000–80.000 I.E./h unter gleichzeitiger Heparinisierung.

Eminase®

Zusammensetzung
Eine Inj.-Flasche enthält 30 I.E. Anistreplase als Trockensubstanz.

Wirkung
- Anistreplase – auch als APSAC (p-anisoylierter Lys-Plasminogen-Streptase-Aktivator-Komplex) bezeichnet – führt zu einer enzymatischen Auflösung der Thromben.
- Der Wirkstoff stellt eine Verbindung aus p-Anissäure, humanem Plasminogen und Streptokinase dar.
- Er zeichnet sich durch eine verzögerte Inaktivierung, eine hohe Thrombusspezifität und eine verminderte systemische Fibrinogenolyse mit geringem Blutungsrisiko aus.

Dosierung
- 30 E (1 E = 1 mg Wirkstoff) in 5 Minuten als einmalige intravenöse Applikation nach vorheriger Gabe von 40 mg Dexamethason i.v.
- Vier bis sechs Stunden nach der Applikation soll zur Vermeidung einer Rethrombosierung eine Heparintherapie eingeleitet werden, welche wiederum zu einem späteren Zeitpunkt durch orale Antikoagulantien ersetzt wird.
- Die Plasmahalbwertszeit beträgt 90 Minuten, sie ist von allen anderen Fibrinolytika die längste.
- Dem Vorteil der langen Wirkdauer steht der Nachteil der schweren Hämostasestörung gegenüber.

Metalyse®

Zusammensetzung
1 Durchstechflasche enthält 8.000–10.000 Einheiten Tenecteplase.

Wirkung
- Tenecteplase ist wie Alteplase ein rekombinanter Plasminogen-Aktivator.
- Das seit 2001 zugelassene Fibrinolytikum hat eine längere Plasmahalbwertszeit (rund 20 Minuten) und eine höhere Fibrinspezifität als t-PA.
- Es wird weitaus weniger durch Plasminogen-Aktivator-Inhibitor-1 (PAI-1) inaktiviert.
- Daher kann das Fibrinolytikum als Einfach-Bolus (körpergewichtsbezogen dosiert) innerhalb von 10 Sekunden intravenös gespritzt werden. Die Therapie – begleitet von ASS und Heparin – muss möglichst schnell beginnen. Das Zeitfenster beträgt maximal sechs Stunden nach den ersten Symptomen eines Herzinfarktes. Die ASSENT-2-Studie verglich die Wirksamkeit von Tenecteplase und Alteplase bei knapp 17.000 Herzinfarkt-Patienten. In beiden Gruppen waren die 30-Tage-Sterblichkeit und die Häufigkeit zerebraler Blutungen vergleichbar. In der Patientengruppe, die später als vier Stunden behandelt wur-

Tab. 4.13 Gewichtsabhängige Gabe von Tenecteplase

Körpergewichtsbereich des Patienten (kg)	Tenecteplase (U)	Tenecteplase (mg)	Entsprechendes Volumen der gebrauchsfertigen Lösung (ml)
~60	6.000	30	6
~60 bis ~70	7.000	35	7
~70 bis ~80	8.000	40	8
~80 bis ~90	9.000	45	9
~90	10.000	50	10

de, senkte Tenecteplase die Sterblichkeit deutlicher als t-PA. Möglicherweise werden aufgrund der höheren Fibrinspezifität ältere Thromben besser aufgelöst. Zudem traten weniger nichtzerebrale Blutungen auf und es waren weniger Bluttransfusionen nötig. Ischämische Schlaganfälle waren jedoch etwas häufiger.

Dosierung
• Die Gabe erfolgt gewichtsabhängig (➤ Tab. 4.13). Bei einem 60–70 kg schweren Patienten werden 7.000 U als Einmal-Bolus innerhalb von 10 Sekunden i.v. appliziert.
• Die Anwendung sollte schon möglichst in der ersten Stunde („golden hour") nach Symptombeginn einsetzen.

4.7 Wichtige Infusionslösungen im Rettungsdienst

Neben den in ➤ Kap. 4.6.1 bis ➤ Kap. 4.6.12 beschriebenen Medikamenten gibt es im RD die Möglichkeit, dem Patienten Flüssigkeit als Infusion zu verabreichen. Dazu ist jedoch ein freier und sicherer venöser Zugang notwendig, der entweder peripher oder zentral liegen kann (➤ Kap. 7). Zu den im RD häufig verwendeten Infusionslösungen gehören die Plasmaersatzmittel (Plasmaexpander), die kristalloiden und die Pufferlösungen. Mit Ausnahme der Pufferlösungen beträgt die Infusionsmenge pro Lösung 500 ml.

> **MERKE**
> Infusionslösungen dienen der Flüssigkeitszufuhr und schwemmen als Trägersubstanz die Medikamente zügig in den Kreislauf ein.

Infusomaten und Spritzenpumpen machen eine kontrollierte Zufuhr der Infusion möglich. Die Verbindung zwischen Infusionslösung und Venenverweilkanüle stellt das Infusionsbesteck her (➤ Abb. 4.9).

4.7.1 Plasmaersatzmittel

Ein „ideales Plasmaersatzmittel" soll bei einem akuten, absoluten oder relativen Volumenmangel im Gefäßsystem die gestörte **Hämodynamik** und **Mikrozirkulation** in möglichst kurzer Zeit wieder **normalisieren** und solange wirksam bleiben, bis körpereigene Regulationsmechanismen zur Stabilisierung des Kreislaufs greifen. Anschließend soll das Mittel unter minimaler Belastung des Stoffwechsels vollständig abgebaut und ausgeschieden werden. Die eingesetzten Mittel unterscheiden sich in ihrer chemischen Zusammensetzung und daher auch wesentlich in der Pharmakokinetik voneinander. Folgende Plasmaersatzmittel werden im RD eingesetzt:
• gelatinehaltige Volumenersatzmittel
• Hydroxyäthylstärke (HAES).

Gelatinehaltige Plasmaersatzmittel

Gelafundin®, Gelifundol®, Haemaccel® 35, Gelafusa®

Indikation
Hypovolämie, Volumenmangelschock.

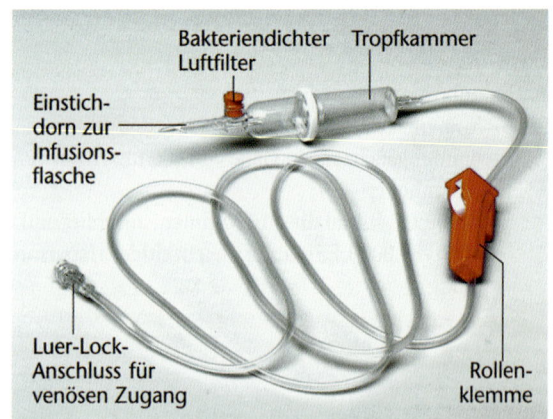

Abb. 4.9 Infusionsbesteck. Vor der Aufnahme wurden die Schutzkappen an Einstichdorn und Anschlussstück entfernt. [K183]

Wirkung

Auffüllung des Gefäßsystems bei Blut- und Plasmaverlusten bzw. relativer Hypovolämie. Gelatinepräparate haben einen Volumeneffekt von 0,8 (Oxypolygelatine) bzw. 0,7 (Polygeline und partiell hydrolysierte Gelatine). Die Plasmahalbwertszeit von Gelatinepräparaten liegt zwischen zwei und vier Stunden. Die Hauptmenge wird mit dem Urin, ein geringer Teil über den Darm ausgeschieden. Durch Peptidasen erfolgt in gewissem Umfang eine enzymatische Spaltung. Im Volumenmangel ist auch bei zusätzlichen Belastungen der Niere keine Einschränkung der Funktion nachweisbar.

Dosierungsempfehlung

Die Gabe erfolgt durch intravenöse Infusion, in Notfällen wird zuerst eine Druckinfusion von 500 ml vorgenommen. Bei der Druckinfusion kann die Einlaufzeit der Lösung beschleunigt werden, entweder durch manuellen Druck auf den Plastikbeutel oder durch Druckinfusionsmanschetten, die ähnlich einer Blutdruckmanschette aufgepumpt werden und einen Druck auf den Beutel ausüben. Der Volumenersatz beim Herzgesunden ist bis zu einem Hämatokrit von 30% bzw. einer Hämoglobinkonzentration von 10 g/dl möglich (bei akutem Blutverlust bis 1.500 ml, bei Notfällen auch mehr als Überbrückung bis zur Bluttransfusion). Bei Infusionsmengen über 1.000 ml ist aufgrund der Kompensationslücke zwischen der Plasmahalbwertszeit von Gelatine und dem Zeitbedarf für die Mobilisierung körpereigener Proteine nach 1,5–3 Stunden mit dem Wiederauftreten einer Hypovolämie zu rechnen.

Nebenwirkung

Die wesentlichen Nebenwirkungen von Gelatinepräparaten gehen auf eine Unverträglichkeitsreaktion zurück. Die Schwere der Symptome, die nach Coombs und Gell eingeteilt werden, umfasst vier Grade:
    I. Hautreaktion
    II. Tachykardie, Blutdruckabfall, Erbrechen
    III. Schock, Bronchospasmus
    IV. Kreislauf- und Atemstillstand
Die Reaktionen sind meist auf eine Histaminfreisetzung zurückzuführen. Die Häufigkeit anaphylaktischer Zwischenfälle nach Gelatinelösungen wird je nach Modifikation des Präparats sehr unterschiedlich angegeben (0,05–10%). Sie treten in der Regel am Beginn der Infusion und in Abhängigkeit von der Infusionsgeschwindigkeit auf. Beeinträchtigungen der Blutgerinnung sind nicht nachgewiesen und nur durch eine evtl. verdünnungsbedingte Abnahme der Gerinnungsfaktoren und Thrombozyten zu erklären. Bei großen Infusionsmengen kann eine Hypokalzämie auftreten.

Kontraindikation

- Hyperhydratationszustände
- Hypervolämie
- schwere Herzinsuffizienz
- kardiogener Schock
- Gelatineallergie
- intrazerebrale Blutung.

Interaktion

- Die Beeinflussung klinisch-chemischer Untersuchungen ist möglich.
- Das Polygelinepräparat Haemaccel® 35 enthält 6,25 mmol Kalzium/l. Zitratblut kann durch Rekalzifizierung gerinnen.

Hydroxyäthylstärke (HAES)

HAES-steril® 3%, 6%, 10%, Plasmasteril®, Voluven®

Indikation

Therapie und Prophylaxe von Volumenmangel (Hypovolämie) und Schock im Zusammenhang mit: Operationen, Verletzungen, Infektionen, Verbrennungen und therapeutische Blutverdünnung (Hämodilution) bei Mikrozirkulationsstörungen.

Wirkung

- Auffüllen des Gefäßsystems bei Blut- und Plasmaverlusten oder relativer Hypovolämie.
- Hydroxyäthylstärke-Lösungen haben je nach Konzentration, Molekulargewicht und Substitutionsgrad einen initialen Volumeneffekt von 0,9–1,5.
- Die Plasmahalbwertszeit wird mit drei bis sechs Stunden angegeben.
- Bei neueren Stärkelösungen wird durch o.g. Modifikationen ein Plateaueffekt von etwa fünf Stunden erzielt.

Dosierungsempfehlung

Die Gabe erfolgt durch intravenöse Infusion, in Notfällen zuerst Druckinfusion von 500 ml. Die erythrozytenfreie Volumensubstitution ist bei kardial Gesunden bis zu einem Hämatokrit von 25% bzw. einer Hämoglobinkonzentration von 85 g/l möglich.

Nebenwirkung

Hydroxyäthylstärke kann anaphylaktoide Unverträglichkeitsreaktionen auslösen (ca. 0,1%). Es werden erheblich weniger schwere Zwischenfälle verursacht als bei Gelatinepräparaten oder Dextranen. Die Schwere der

Symptome umfasst ebenfalls die oben genannten vier Grade. Die Reaktionen sind meist auf eine Histaminfreisetzung zurückzuführen.

Kontraindikation
- Hyperhydratationszustände
- Hypervolämie
- schwere hämorrhagische Diathesen
- Nierenversagen mit Oligurie und Anurie
- schwere stauungsbedingte Herzinsuffizienz
- kardiogener Schock
- Frühschwangerschaft
- Stärkeallergie
- intrazerebrale Blutung.

Interaktion
Expafusin® mit oxalathaltigen Lösungen.

4.7.2 Kristalloide Infusionslösungen

Jonosteril®, Ringer-Laktat-Lösung, Sterofundin®, Tutofusin®, Glucose 5®

Kristalloide sind **Vollelektrolytlösungen**, die frei durch die Kapillarmembranen diffundieren und daher nur zu ca. ⅓ im Gefäßsystem bleiben. Sie zählen zu den am häufigsten im RD eingesetzten Infusionslösungen.

Indikation
- isotone und hypotone Dehydratation
- Trägerlösung für Elektrolytkonzentrate und kompatible Medikamente
- primärer Volumenersatz bei Plasmaverlusten und Verbrennungen
- Flüssigkeitsersatz bei ausgeglichenem Säure-Basen-Haushalt und bei leichter Azidose (Ringer-Laktat-Lösung)
- leichte metabolische hypochlorämische Alkalose (Ringer-Lösung)
- Peritonealspülungen (Tutofusin®).

Wirkung
Kristalloide waren die ersten als Plasmaersatz eingesetzten Lösungen. Der vorherrschende Effekt der isotonen Kristalloide ist nicht die Auffüllung des Zwischenzellraums, sondern die Normalisierung extrazellulärer Wasser- und Elektrolytverluste. Die Volumenwirkung von Kristalloiden ist mit ca. 30 bis 40 Minuten sehr kurz. Ständig muss weiteres Volumen ersetzt werden, die Ödemneigung nimmt wesentlich zu. Eine ungünstige Beeinflussung der Sauerstoffdiffusionsstrecke ist zu er-

warten. Schon zum primären Volumenersatz ist etwa die dreifache Menge an Kristalloiden im Vergleich zu Kolloiden notwendig. In der Notfallsituation verlängert sich somit die Zeit, die zur Verabreichung einer ausreichenden Flüssigkeitsmenge benötigt wird. Der Volumenersatz mit Kristalloiden erscheint nur dann sinnvoll, wenn sie zusammen mit Kolloiden bei einer vorbestehenden Dehydratation den Extrazellularraum auffüllen sollen.

Dosierungsempfehlung
Ringer-Laktat® 2,5 ml/kg KG pro Stunde.

Kontraindikation
Es ist immer zu prüfen, ob sich unter Berücksichtigung der jeweiligen Lage des Elektrolyt-, Wasser- und Säure-Basen-Haushalts eine Kontraindikation ergibt, vor allem bei Ausscheidungsstörungen.

Interaktion
Oxalathaltige Lösungen (Tutofusin®), phosphat- und carbonathaltige Lösungen führen mit Kalzium zur Ausfällung.

4.7.3 Pufferlösungen

Pufferlösungen dienen der **Aufrechterhaltung des Säure-Basen-Gleichgewichts** im Körper. Stellvertretend für diese Gruppe der Infusionslösungen ist hier Natriumhydrogencarbonat genannt.

Natriumhydrogencarbonat

Natriumhydrogencarbonat 4,2%/8,4% Infusionslösung

Indikation
Metabolische Azidose.

Wirkung
Die einmolare Natriumhydrogencarbonat-Lösung wirkt alkalisierend und ermöglicht die rasche Korrektur schwerer metabolischer Azidosen durch Zufuhr der biologisch wichtigsten Pufferbase (Bindung von Wasserstoffionen mit Umwandlung zu Kohlendioxid und Wasser). Danach erfolgen die Abatmung und renale Elimination.

Dosierungsempfehlung
Je nach Schwere der Azidose unverdünnt oder mit Glukose-5%-Lösung verdünnt anwenden.

ACHTUNG

Ohne Laborkontrolle nicht mehr als 75–100 mval Natriumhydrogencarbonat/Dosis: 1 ml Lösung enthält 1 mval Hydrogencarbonat. Die Dosierung richtet sich nach dem Analysenwert des Ionogramms und dem Säure-Basen-Status.

Nebenwirkung
- Paravenöse Injektion führt zu Hautnekrosen.
- Dosisüberschreitung: Gefahr der hypokalzämischen Tetanie-Alkalose mit lebensbedrohlichen Herzrhythmusstörungen.

Kontraindikation
- Hypokaliämie
- metabolische Alkalose
- Hypernatriämie.

Interaktion
- Die Lösung sollte nicht gleichzeitig mit Infusionen laufen, in denen Kalzium oder Magnesium enthalten ist.
- Sie darf nicht mit phosphathaltigen Lösungen gemischt werden.
- Wird Natriumhydrogencarbonat in einem Zugang mit Katecholaminen (z.B. Suprarenin®, Dopamin) appliziert, so kommt es zu einem Wirkungsverlust des Sympathomimetikums.

4.8 Small Volume Resuscitation (SVR)

4.8.1 Optimiertes Volumenmanagement

Definition

Bei Traumapatienten treten häufig große Volumenverluste innerhalb kurzer Zeit auf. Obwohl es gelingt, diese Patienten nach schwerem Volumenmangelschock in die Klinik zu transportieren, versterben sie im weiteren Verlauf an Komplikationen (z.B. Lungenversagen), deren Ursache vermutlich Durchblutungsstörungen und daraus resultierende Organschäden im Rahmen des Primärereignisses sind. Ein entsprechend großer Blutverlust führt zu Hypotonie mit nachfolgender Minderperfusion der Organe sowie zu einer Gewebsazidose. Diese Störungen im Bereich der Mikrozirkulation wirken sich bei eingeleiteter Therapie nicht sofort aus. Es kommt jedoch in den folgenden Tagen zu Organstörungen bis zum Organversagen.

Das optimierte Volumenmanagement im Rettungsdienst versucht, Störungen im Bereich der Mikrozirkulation zu verhindern. Ein Konzept ist die Small Volume Resuscitation (SVR), die eine Kombination aus kolloidaler und hyperosmolarer kristalloider Lösung ist. Ergänzt wird das Konzept durch die differenzierte Gabe von kristalloiden und kolloiden Lösungen. Durch die Verwendung der SVR-Lösungen kommt es zu einer Mobilisation von Flüssigkeit aus dem Extravasal- in den Intravasalraum und einer optimierten Rheologie (Fließeigenschaft des Blutes).

MERKE

Die Initialtherapie des Volumenmangelschocks ist auch auf die Prävention von Sekundärkomplikationen ausgerichtet.

Ziele

Folgende Behandlungsziele werden für die SVR bei großen Volumenverlusten angestrebt:
- Wiederauffüllung des Intravasalraumes
- Wiederauffüllung des interstitiellen Raumes
- Verbesserung der Organdurchblutung
- Bereitstellung eines verbesserten Sauerstoffangebots
- Verbesserung der Fließeigenschaften
- Minimierung von Spätschäden.

Vorgehen

Bei großen Volumenverlusten ist es notwendig, ein differenziertes Volumenmanagement im Sinne des Konzepts der Small Volume Resuscitation zu wählen:
- Kristalloide sind Flüssigkeits-, aber kein Volumenersatz und gelten daher bei Volumenverlust nicht als erste Wahl (Ausnahme: Verbrennungstrauma).
- Die Primärtherapie ist eine Kombination aus Kolloiden und Kristalloiden.
- Die Relation der kombinierten Gabe von Kolloiden und Kristalloiden wird mit 1:1 bis 1:3 angegeben.
- Die optimierte Volumengabe bei schwerem hypovolämischem Schock erfolgt mit SVR-Lösungen.

4.8.2 HyperHAES®

Zusammensetzung
250 ml 6% HES 200/0,5 und 7,2% NaCl.

Indikation
Therapie von Hypovolämie und Schock.

Wirkung
- Flüssigkeitsmobilisation in den Intravasalraum
- Verbesserung der Mikrozirkulation
- dreifacher Volumeneffekt.

Dosierungsempfehlung
- 4 ml/kg KG
- schnelle Infusion in wenigen Minuten (3–5 Min.)
- Gabe von einem Beutel (250 ml) pro Patient und danach erst die Wirkung beobachten.

Nebenwirkung
Anaphylaktische Reaktionen sind selten möglich.

Kontraindikation
- Hypervolämie
- Hyperhydratation
- bekannte Unverträglichkeit
- intrazerebrale Blutung
- kardiogener Schock.

Wiederholungsfragen

1. Geben Sie Beispiele für Medikamente, die im Rahmen der Notkompetenz zum Einsatz kommen (➤ Tab. 4.1).
2. Was sagt die Acht-R-Regel aus (➤ Kap. 4.1.1)?
3. Wie sind Betäubungsmittel im RD zu lagern (➤ Kap. 4.1.4)?
4. Womit befasst sich die Pharmakodynamik (➤ Kap. 4.2)?
5. Wie sind Agonist und Antagonist definiert (➤ Kap. 4.2.1)?
6. Was sind Nebenwirkungen (➤ Kap. 4.2.3)?
7. Zählen Sie die im RD möglichen Applikationsarten auf (➤ Kap. 4.3.1).
8. Welches ist die im RD am häufigsten verwendete Applikationsform? Gibt es dafür Gründe (➤ Kap. 4.3.1)?
9. Geben Sie Beispiele für natürliche Barrieren im Organismus (➤ Kap. 4.3.3).
10. Was bezeichnet der Begriff Arzneimittelinteraktion (➤ Kap. 4.4)?
11. Wie sind Initialdosis und Erhaltungsdosis definiert (➤ Kap. 4.5)?
12. Was sagt die therapeutische Breite aus (➤ Kap. 4.5)?
13. Warum sollte bei Medikamenten die Halbwertszeit bekannt sein (➤ Kap. 4.5)?
14. Was bewirken Analgetika (➤ Kap. 4.6.1)?
15. Geben Sie Beispiele für im RD eingesetzte Analgetika (➤ Kap. 4.6.1).
16. Erläutern Sie den Circulus vitiosus bei Schmerz (➤ Kap. 4.6.1).
17. In welche Gruppen werden die Analgetika eingeteilt (➤ Kap. 4.6.1)?
18. Welche Sympathomimetika kennen Sie (➤ Kap. 4.6.2)?
19. Erläutern Sie die Wirkungsweise von β-Blockern (➤ Kap. 4.6.2).
20. In welche vier Gruppen lassen sich die Antiarrhythmika einteilen (➤ Kap. 4.6.4)?
21. Wann und wie werden Antihypertonika eingesetzt (➤ Kap. 4.6.5)?
22. Welche Indikationen gibt es für den Einsatz von Atropin (➤ Kap. 4.6.6)?
23. Wann werden Bronchospasmolytika eingesetzt (➤ Kap. 4.6.7)?
24. Was versteht man unter einem Antidot (➤ Kap. 4.6.8)?
25. Nennen Sie ein bekanntes Diuretikum (➤ Kap. 4.6.9).
26. Zu welcher Gruppe zählen Benzodiazepine (➤ Kap. 4.6.11)?
27. Wann werden Infusionslösungen eingesetzt (➤ Kap. 4.7)?
28. Was sind Plasmaexpander (➤ Kap. 4.7)?
29. Wie sind Infusionsbestecke aufgebaut (➤ Abb. 4.7)?
30. Was bewirken Pufferlösungen (➤ Kap. 4.7.3)?

Hans Günther, Dietmar Kühn

Hygiene und Mikrobiologie

Lernzielübersicht

5.1 Hygiene

- Die Hygiene befasst sich mit allen Maßnahmen zur Erhaltung und Förderung der Gesundheit sowie zur Vorbeugung, Verhütung und Ausbreitung von Krankheiten.

5.2 Mikrobiologie

- Die medizinische Mikrobiologie ist die Lehre von den für den Menschen bedeutsamen Bakterien, Viren, Pilzen und Parasiten.
- Bakterien sind einzellige Mikroorganismen, die Ektotoxin oder Endotoxin enthalten können.
- Nach der Form lassen sich stäbchen-, kugel- und schraubenförmige Bakterien unterscheiden.
- Nach der Anfärbbarkeit werden grampositive und gramnegative Bakterien unterschieden.
- Viren haben keinen eigenen Stoffwechsel. Daher sind sie auf Wirtszellen angewiesen und können nicht mit Antibiotika bekämpft werden.
- Die Kontamination mit Erregern kann zur Immunität oder zur Infektion führen.
- Eine Epidemie ist zeitlich und örtlich, eine Endemie nur örtlich begrenzt.

5.3 Allgemeine und persönliche Hygiene

- Das Infektionsschutzgesetz (IfSG) definiert die Begriffe: krank, krankheitsverdächtig, ansteckungs-

verdächtig, Ausscheider und ausscheidungsverdächtig.
- Meldepflichtige Krankheiten nach § 6 IfSG müssen vom RD gemeldet werden, wenn vorher kein Arzt mit der Handlung betraut war.
- Durch aktive und passive Schutzimpfungen erreicht man aktive bzw. passive Immunität.
- RD-Personal sollte gegen Tetanus und Hepatitis B geimpft sein.

5.4 Desinfektion und Sterilisation

- Bei der Desinfektion werden die Keime reduziert, bei der Sterilisation einschließlich der Viren und Sporen abgetötet.
- Es wird i.d.R. zuerst desinfiziert, dann gereinigt.
- Desinfektionsmittel unterscheiden sich in Haut- und Flächendesinfektionsmittel und in ihrer Einwirkzeit.
- Eine hygienische Händedesinfektion wird vor und nach der Arbeit am Patienten durchgeführt.
- Bei der Sterilisation werden Heißluft, Dampf, Gas und Strahlen eingesetzt.
- Nach dem Transport von Infektionskranken sind besondere Hygienemaßnahmen erforderlich.
- „Recapping" ist wegen der Infektionsgefahr z.B. mit Hepatitis B auf keinen Fall erlaubt.

5.1 Hygiene

Kenntnisse und Informationen über mögliche Infektionsgefahren bei der täglichen Arbeit im RD sind für den RS/RA von größter Bedeutung, denn neben den Angehörigen haben sie meist den ersten und direkten Kontakt mit den Erkrankten und sind entsprechend infektionsgefährdet. Es werden beispielsweise häufig Patienten transportiert, von denen mögliche Infektionskrankheiten nicht bekannt sind. Es muss aber betont werden, dass nicht nur dem Eigenschutz des Rettungsdienstpersonals größte Bedeutung beigemessen, sondern auch den Patienten größtmöglicher Schutz vor Infektionen gewährt werden muss. Die hygienischen Maßnahmen und Vorkehrungen müssen sich daher immer am Eigenschutz des Personals und am Schutz des jeweiligen Patienten orientieren.

Definition

Hygiene ist ein Begriff, der aus dem modernen Sprachgebrauch nicht mehr wegzudenken ist. Täglich benutzen wir Worte wie Umwelthygiene, Wasserhygiene und Lebensmittelhygiene. Bei dem Wort Hygiene denkt man im Allgemeinen an Krankenhaus, Medizin oder Bakterien.

Die Hygiene ist ein Bereich der Medizin, der sich mit Erhaltung und Förderung von Gesundheit, ihren natürlichen und sozialen Vorbedingungen befasst. Weitere Aspekte der Hygiene betreffen Vorbeugung, Entstehung und Ausbreitung von Krankheiten (Gesundheitslehre). Sie bezieht sich zudem auf die Gesamtheit der privaten und öffentlichen Maßnahmen in verschiedenen Bereichen (z.B. Ernährung, Arbeit, Städtebau, Verkehr, Landschaft, Klima) zur Verhütung und Bekämpfung von Krankheiten (Gesundheitspflege). Allgemein betrifft die Hygiene Sauberkeit sowie die Maßnahmen zur Sauberhaltung. Sie befasst sich mit der Verhütung von Krankheiten, aber nicht mit der Heilung.

5.2 Mikrobiologie

Die medizinische Mikrobiologie ist die Lehre von den Mikroorganismen (➤ Abb. 5.1).

Zu diesen Mikroorganismen zählen Bakterien, Viren, Pilze und Parasiten.

5.2.1 Bakterien

Bakterien sind einzellige Lebewesen, die weder zum Pflanzen- noch zum Tierreich zählen, sondern ein eigenes Reich bilden. Die Bakterien stellen die größte Gruppe äußerer Krankheitserreger dar. Sie sind für den Organismus schädlich, weil sie Giftstoffe enthalten, die als **Ektotoxin** und **Endotoxin** vorliegen. Einige Arten können Dauerformen bilden, so genannte **Sporen**. Diese Sporen ermöglichen den Bakterien ein Überleben bei ungünstigen Umweltbedingungen: Die Sporen widerstehen Hitze, Trockenheit, Desinfektionsmitteln und Chemotherapeutika. Bessern sich die Umweltbedingungen, werden aus den Sporen wieder Bakterien.

Aerobe Sporenbildner werden als **Bazillen** und anaerobe Sporenbildner als **Clostridien** (➤ Abb. 5.2) bezeichnet. Man kann die Bakterien nach Form, Anfärbbarkeit, Sauerstoffbedarf und Lebensart unterscheiden.

Nach der **Form** lassen sich Bakterien in stäbchenförmige Zellen (z.B. *Escherichia coli*, Salmonellen, Shigellen), kugelförmige Zellen (Kokken: z.B. Staphylokokken, Streptokokken) und Schraubenbakterien, die Spirochäten (z.B. *Borrelia burgdorferi*, *Treponema pallidum*), einteilen (➤ Abb. 5.2).

Die häufigste Färbung zur Identifikation von Bakterien ist die **Gram-Färbung**, die 1884 von dem Dänen Christian Gram entwickelt wurde. Die meisten Bakterien lassen sich so in grampositiv (Streptokokken, Mykobakterium) oder gramnegativ (Pseudomonas, Entero-

bacter) einteilen, je nachdem, ob sie den Farbstoff annehmen oder nicht.

Entscheidend ist auch der **Lebensort** der Bakterien. Man unterscheidet wirtsungebundene und wirtsgebundene Bakterien. Wirtsungebundene Bakterien, z.B. Saprophyten, kommen überall in der freien Natur vor und leben von der Beseitigung von Tierkadavern und abgestorbenen Pflanzen. Ebenfalls wirtsungebunden ist auch ein Krankheitserreger wie *Clostridium tetani*, der Tetanuserreger. **Wirtsgebundene Bakterien** sterben ohne den Kontakt zu ihrem Wirt schnell ab. Man unterscheidet hier:

- **Kommensalen**, so genannte Schmarotzer, die ihrem Wirt weder nützlich noch schädlich sind.
- **Symbionten** sind dem Wirt nützlich; sie produzieren Nährstoffe oder Vitamine oder helfen bei der Abwehr schädlicher Mikroorganismen.
- **Parasiten** können ihrem Wirt gefährlich werden; die wenigsten Bakterien gehören dieser Gruppe an.

Vermehrung

Meist erfolgt die Vermehrung der Bakterien durch **Querteilung**. Durch die entstehende Verdoppelung bei

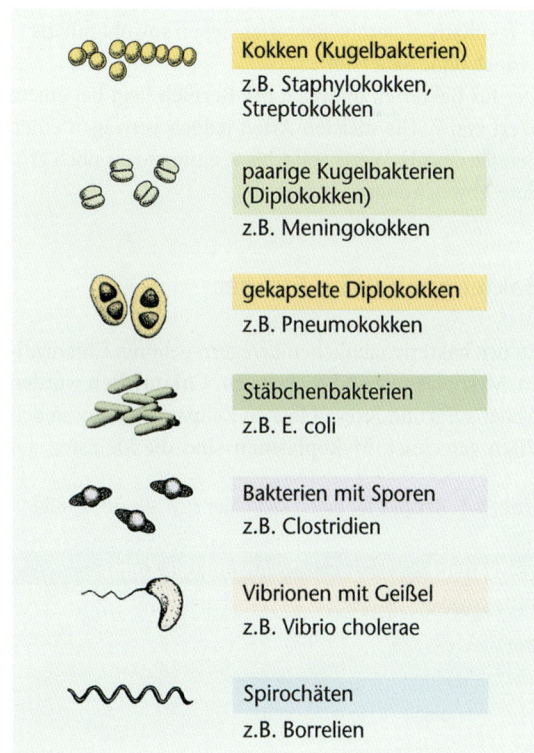

Abb. 5.2 Verschiedene Bakterienformen, die lichtmikroskopisch zu unterscheiden sind [A400]

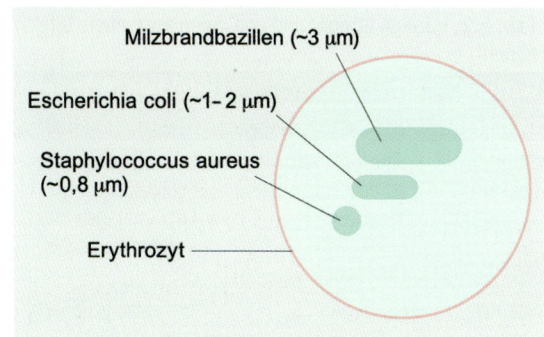

Abb. 5.1 Diverse Bakterien im Größenvergleich mit einem Erythrozyten [L108]

jedem Schritt kommt es zu einer rasanten Vermehrung (➤ Tab. 5.1). Dabei wird zunächst der DNS-Faden des Bakterienchromosoms verdoppelt. Danach bildet sich eine Querwand, welche die Mutterzelle in zwei gleiche Teile trennt. Jede dieser Tochterzellen erhält einen DNS-Faden. Die Dauer dieser Verdopplung ist unterschiedlich. So dauert sie bei einem Kolibakterium nur 20 Minuten, während sie beim Tuberkelbakterium 18 Stunden dauert.

Wachstumsbedingungen

Bakterien sind zum Leben und für ihre Vermehrung auf bestimmte Umweltbedingungen angewiesen. Alle Bakterien benötigen zum ungehinderten Wachstum **Feuchtigkeit**. Die ideale **Umgebungstemperatur** ist für die einzelnen Bakterienstämme unterschiedlich und liegt zwischen 10 °C und bis zu über 100 °C. Viele Bakterien können auch tiefgefroren lange Zeit überleben.

Nach ihrem **Sauerstoffbedarf** werden die Bakterien in drei Gruppen eingeteilt:

- obligat aerobe Bakterien: benötigen Luftsauerstoff zum Leben
- obligat anaerobe Bakterien: Leben ist nur bei Sauerstoffausschluss möglich
- fakultativ anaerobe Bakterien: leben sowohl mit als auch ohne Sauerstoff.

Der für Bakterien optimale **pH-Bereich** liegt bei einem Wert von 7. Die meisten Arten jedoch vertragen einen Bereich des pH-Werts von 6 bis 9, einige sogar noch größere Abweichungen.

Bakterienähnliche Erreger

Zu den bakterienähnlichen Erregern gehören Chlamydien, Mykoplasmen und Rickettsien. **Chlamydien** wurden früher aufgrund ihres obligaten Zellparasitismus zu den Viren gerechnet. **Mykoplasmen** sind die kleinsten auf zellfreien Medien züchtbaren Lebewesen, die keine feste Zellwand besitzen und die eine Reihe von atypischen Pneumonien auslösen können. **Rickettsien** rufen Erkrankungen, z.B. das in Kriegszeiten bedeutsame Fleckfieber, hervor. Die Erreger werden von Läusen, Zecken und Milben auf den Menschen übertragen. Die Folge ist ein schweres infektiöses Krankheitsbild mit teils tödlichem Verlauf durch Enzephalitis, Myokarditis oder Pneumonie.

MRSA (Methicillin-resistente *Staphylococcus aureus*)

Durch intensiven Einsatz von Antibiotika nicht nur beim Menschen, sondern auch in der Tiermast ist es zu Resistenzen gekommen, d.h., bestimmte Antibiotika haben ihre Wirkung zum Abtöten von Bakterien verloren. Eine besondere Antibiotikaresistenz zeigt hierbei der Methicillin-resistente *Staphylococcus aureus* (MRSA). In den vergangenen Jahren wurde eine stetige Zunahme der Inzidenz von MRSA beobachtet. Der Erreger kann neben einer Infektion auch bestimmte Körperstellen kolonisieren, ohne Krankheitserscheinungen auszulösen. Bei bekanntem MRSA-Status eines Patienten ist der Transport als Infektionstransport durchzuführen. Alle zugelassenen Desinfektionsmittel können – sofern korrekt und ausreichend verwendet – diesen Bakterienstamm abtöten.

> **MERKE**
> Jeder Patient kann potenziell mit verschiedenen Erregern kontaminiert oder infiziert sein, daher ist bei jedem Transport ein hygienisch einwandfreies Vorgehen notwendig.

Häufige Erreger

Tab. 5.2 Häufige Erreger und von ihnen ausgelöste Infektionen

Gattung	Art	Infektion (Beispiele)
grampositive Erreger		
Staphylo-kokken	• *Staphylococcus aureus* • *Staphylococcus epidermidis* (➤ Abb. 5.2)	• Furunkulose, Osteomyelitis • Entzündungen durch Katheter (z.B. ZVK)
Strepto-kokken	Streptok. A u. B (➤ Abb. 5.2)	Pharyngitis, Scharlach, Harnwegsinfekte
Entero-kokken	*Enterococcus faecium*	Endokarditis

Tab. 5.1 Beispiel für einen Keim, der sich alle 30 Minuten teilt

Zeitverlauf	Anzahl der Keime
Anfangskeim	1
nach 30 Minuten	2
nach 1 Stunde	4
nach 2 Stunden	16
nach 4 Stunden	256
nach 8 Stunden	65.536
nach 16 Stunden	4.294.967.296

Tab. 5.2 Häufige Erreger und von ihnen ausgelöste Infektionen (Forts.)

Gattung	Art	Infektion (Beispiele)
grampositive Erreger		
Pneumo-kokken	*Streptococcus pneumoniae* (➤ Abb. 5.2)	Pneumonie, Meningitis
Meningo-kokken	*Meningococcus neisseriae* (➤ Abb. 5.2)	Meningitis
gramnegative Erreger		
Escherichia	*E. coli* (➤ Abb. 5.2)	Harnwegsinfekte, Wundinfektionen
Proteus	*P. mirabilis*	Harnwegsinfekte, Mittelohrinfektionen
Klebsiellen	*K. pneumoniae*	Harnwegsinfekte, Infektionen des Respirationstrakts
Pseudomo-nas	*P. aeruginosa*	Hospitalkeim, Harnwegsinfekte, Wundinfektionen
Vibrionen	*Vibrio cholerae* (➤ Abb. 5.2)	Cholera

5.2.2 Viren

Viren sind besonders kleine Krankheitserreger, die normale Bakterienfilter passieren und auf Nährboden nicht gezüchtet werden können (➤ Abb. 5.3). Sie unterscheiden sich von anderen Erregern außerdem durch fünf Punkte:

1. Viren können nur innerhalb menschlicher, tierischer oder pflanzlicher Zellen leben und sich darin vermehren.
2. Viren können mit den bekannten Antibiotika nicht bekämpft werden.
3. Viren haben niemals DNS und gleichzeitig RNS, sondern nur eine der beiden Nukleinsäuren.
4. Viren haben keine Enzymsysteme, und daher können sie keine eigenen Eiweißstoffe aufbauen oder selbst Energie gewinnen.
5. Viren vermehren sich nicht selbst.

Die Vireneinteilung erfolgt nach der vorhandenen **Nukleinsäure** in DNS-Viren (z.B. Herpesviren) oder RNS-Viren (Masern- oder Tollwutviren).

Vermehrung

Viren können sich nur innerhalb bestimmter lebender Zellen vermehren, was stets auf Kosten der Wirtszelle geschieht. Die Vermehrung erfolgt in **fünf Schritten:**

1. Adsorption: Ein Virus kann nur bestimmte Zellen befallen. Entscheidend hierfür sind bestimmte Schlüssel (Rezeptoren) in der Zellmembran. In dieser Phase besteht die letzte Möglichkeit des Eingreifens für körpereigene Antikörper.
2. Penetration: Durch Verschmelzung der Virushülle mit der Zellmembran gelangt das Virus ins Zellinnere. Dort wird die Nukleinsäure des Virus freigesetzt.
3. Synthese der Virusbestandteile: Durch die Nukleinsäure des Virus wird die Zelle gezwungen, Virusbestandteile aufzubauen.
4. Reifung der neuen Viren.
5. Ausschleusung der neuen Viren.

Retroviren

Eine Gruppe von Viren ist durch eine pandemische Verbreitung innerhalb der letzten 20 Jahre mit großer Aufmerksamkeit verfolgt worden. Dabei handelt es sich um das humane Immundefizienz-Virus (HIV). Das HIV gehört zur Gruppe der Retroviren, die als Besonderheit innerhalb des Virusgenoms über eine Enzymaktivität verfügen. Diese so genannte reverse Transkriptase produziert aus der RNS im Virus eine vermehrungsfähige DNS, die anschließend in den Zellkernen von Wirtszellen in die dortige DNS eingebaut wird (➤ Abb. 5.4). Nach einer Phase der klinisch stummen Infektion, die Jahre dauern kann, ohne dass der Betroffene Krankheitszeichen bietet, treten dann an den verschiedenen Organen Erkrankungen auf, das so genannte erworbene Immundefizienz-Syndrom, besser bekannt als AIDS (acquired immunodeficiency syndrome, ➤ Abb. 5.4).

5.2.3 Pilze (Fungi)

Pilze (Myzeten) werden wie Pflanzen und Tiere in einem eigenen Reich zusammengefasst. Es sind weltweit ca. 200.000 Arten bekannt. Die Myzeten wachsen entweder unter Ausbildung von Filamenten, dem Myzel, oder sprossen als Einzelzellen, wie die Hefen. Es wird unterschieden zwischen **Makromyzeten** (Speisepilze und ihre giftigen Verwandten) und **Mikromyzeten** (mikroskopisch kleine Arten).

Mit der Nahrung und der Atemluft werden ständig große Mengen der Mikromyzeten aufgenommen. Normalerweise ruft dieser Vorgang keine Symptome hervor. Allerdings können bei empfindlichen Menschen Allergien ausgelöst werden. Bei Resistenzschwäche (z.B. bei Diabetes mellitus) kann es in einigen Fällen zu einer Infektion (Mykose) kommen. Bestimmte Myzeten bilden giftige Stoffwechselprodukte, die Mykotoxine. Davon betroffene Lebensmittel können zu Vergiftungen führen.

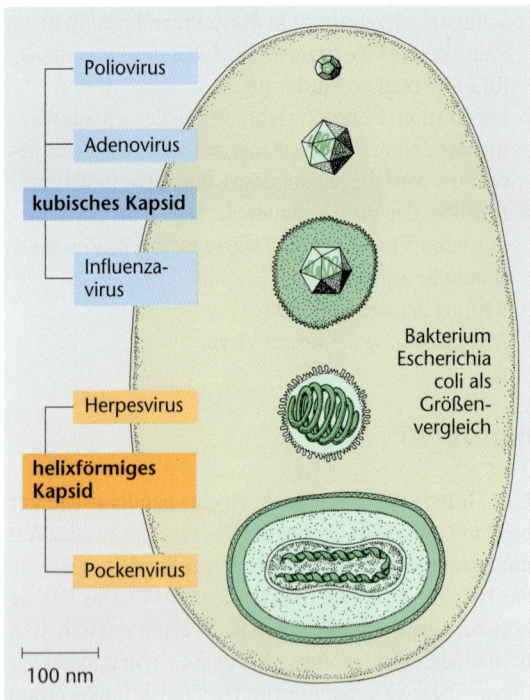

Abb. 5.3 Diverse Viren und Virusformen im Größenvergleich mit einem *Escherichia-coli*-Bakterium [A400-190]

Hefen

Sprosspilze haben teilweise für den Menschen nützliche Eigenschaften (z.B. Bierhefe oder Bäckerhefe), aber es gibt auch Arten, die dem Menschen schaden. Zu diesen zählen Candida und Kryptokokkus.

Candida

Der wichtigste Vertreter dieser Gruppe ist *Candida albicans*, ein Pilz, der in der normalen Flora des Mund-Rachen-Raumes, der Verdauungsorgane und des Genitaltrakts vorkommt. Bei Störung der Resistenz kann es zu einer endogenen Mykose kommen. Die betreffende Erkrankung nennt man **Soor** (z.B. Mundsoor, Scheidensoor, Hautsoor).

Kryptokokkus

Zu den Vertretern dieser Gruppe zählt *Cryptococcus neoformans*, der eine für den Menschen tödlich verlaufende Erkrankung auslösen kann. Diesen Pilz findet man hauptsächlich im Kot von Vögeln, besonders bei Tauben. Bei abwehrgeschwächten Menschen kann sich der über den Staub eingeatmete Pilz in der Lunge festsetzen.

Abb. 5.4 HIV-Infektion und deren Folgen [T178]
Links: Elektronenmikroskopisches Bild von HI-Viren an einer menschlichen Zelle
Rechts: Folgen einer HIV-Infektion mit manifester AIDS-Erkrankung

Schimmelpilze

Schimmelpilze sind selten pathogen, aber in der Natur weit verbreitet. Menschen kommen daher häufig mit ihnen in Berührung. Empfindliche Menschen können bei Kontakt mit Schimmelpilzen mit einer Allergie reagieren. Manche Schimmelpilze verursachen Lebensmittelvergiftungen. In der pharmazeutischen Industrie werden Schimmelpilze zur Antibiotikaproduktion genutzt, und in der Lebensmittelindustrie werden sie für die Käseherstellung eingesetzt.

Pathogene Formen der Schimmelpilze führen zu Erkrankungen der Atemwege, der Verdauungswege oder der Haut.

5.2.4 Parasiten

Parasiten sind Krankheitserreger, die im oder vom Wirt leben und diesem schaden.

Arthropoden

Die Hauptgefahr der Arthropoden liegt in der Übertragung von Krankheitserregern, jedoch können sie auch selbst Krankheiten auslösen (Allergien). In die Gruppe der Arthropoden gehören Läuse (Kopf-, Kleider- und Filzläuse), Zecken (Haft- und Wanderzecken), Milben, Flöhe (Menschenfloh) und Wanzen (Hauswanze) (➤ Abb. 5.5).

Helminthen

Würmer sind mehrzellige Lebewesen mit weitgehender Entwicklung von Organsystemen. Die Bedeutung von

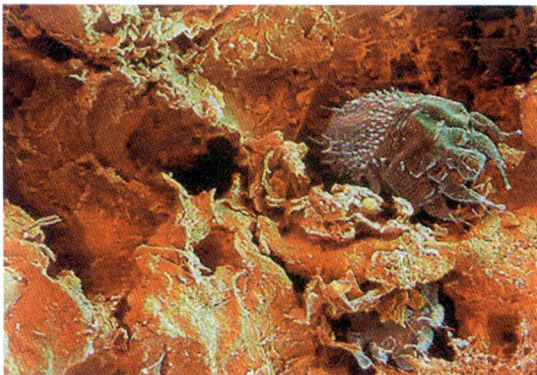

Abb. 5.5 Mikroskopische Aufnahme einer Milbe, die bei dafür disponierten Menschen Allergien auslösen kann [V204]

Würmern als Ursachen von Krankheiten wird oft unterschätzt. Wurmerkrankungen treten häufiger bei Kleinkindern auf, die sich durch hygienisch nicht einwandfreien Umgang mit Ausscheidungen und Haustieren leichter als Erwachsene infizieren. Auch in Ländern mit einer noch unterentwickelten Hygiene bzw. nur eingeschränkten Möglichkeiten der Versorgung mit sauberem Trinkwasser spielen Infektionen durch Würmer eine wichtige Rolle. Helminthen sind parasitäre Würmer. Sie werden in drei Gruppen eingeteilt:

- **Cestoda (Bandwürmer):** Der wichtigste Vertreter ist der Schweinebandwurm, der bis zu drei Meter lang werden kann und sich im Dünndarm des Menschen einnistet. Die Übertragung erfolgt überwiegend durch infiziertes (finnenhaltiges) Schweinefleisch. Der Rinderbandwurm wird bis zu zehn Meter lang. Seine Übertragung erfolgt durch den Genuss von finnenhaltigem rohem Rindfleisch (Hack-/Schabefleisch).
- **Nematoda (Fadenwürmer):** Für den Menschen ist insbesondere der Spulwurm von Bedeutung. Er gelangt durch die Infektion mit larvenhaltigen Eiern (mit Gartenerde verschmutzte Hände, verunreinigtes Trinkwasser oder verunreinigtes Gemüse) in den menschlichen Organismus und lebt dann im Dünndarm. Er dringt teilweise bis in die Gallenwege vor. Außerdem bohren sich die Larven durch die Darmwand und gelangen auf dem Blutweg in die Lungen, wo sie schwere Infektionen hervorrufen können.
- **Trematoda (Saugwürmer):** In dieser Gruppe ist der große Leberegel hervorzuheben, der beim Menschen in den Gallengängen und in der Leber vorkommen kann und dort Entzündungen hervorruft.

Protozoen

Protozoen sind tierische Einzeller, die sich mit Hilfe von Wimpern oder Geißeln fortbewegen und von denen einige beim Menschen zu Infektionen führen können. Einige Protozoen sind **Erreger von tropischen Krankheiten** und werden häufig von Insekten übertragen. Auffällig ist dabei, dass die Insekten als so genannte Zwischenwirte selbst nicht erkranken und erst der Endwirt (z.B. der Mensch) deutliche Krankheitszeichen aufweist.

Eine weit verbreitete, durch Protozoen ausgelöste Krankheit ist die Malaria, deren Erreger, die **Plasmodien**, über Stechmücken (Zwischenwirt) auf den Menschen (Endwirt) übertragen werden.

Trypanosomen verursachen die durch die Tsetsefliege übertragene Schlafkrankheit.

Amöben sind Ursache der mit Durchfällen einhergehenden Amöbenruhr. Bei einer Verschleppung der Amöben in den Pfortaderkreislauf können sie auch für Leberabszesse verantwortlich sein.

Die **Toxoplasmen** verursachen eine besonders in der Schwangerschaft gefürchtete Infektion, die Toxoplasmose, die zu Früh- oder Totgeburten führen kann.

5.2.5 Begriffe aus der Infektionslehre

Kontamination

Von Kontamination spricht man, wenn ein lebender Organismus mit Krankheitserregern in Kontakt kommt. Oft hat dies keinerlei Folgen. Gelingt es dem Erreger jedoch, sich festzusetzen und sich zu vermehren, wird aus der Kontamination eine Infektion.

Infektion

Die Reaktion auf die Infektion kann auf drei Arten erfolgen:
1. Es entsteht eine **Immunität des Organismus** infolge der Auseinandersetzung mit dem Erreger ohne Krankheitszeichen. Der Erreger wird hierbei vernichtet.
2. Es kommt zur **verborgenen Infektion**. Der Organismus ist infiziert, der Erreger vermehrt sich jedoch nicht. Der Keim wartet auf bessere Bedingungen. Es kann auch eine Teilimmunität vorliegen, die zwar eine Ausbreitung verhindert, den Erreger jedoch nicht beseitigen kann.
3. Es kommt zur **Infektionskrankheit**. Diese erfolgt in Form eines Kampfes zwischen Erreger und Abwehr des Organismus. Dieser kann dabei schwere bis tödliche Störungen erleiden. Siegt der Organismus, kann er in der Folge immun gegen diesen bestimmten Erreger sein.

Morbidität

Mit Morbidität (lat. morbus: Krankheit) bezeichnet man die Häufigkeit einer Krankheit in einem bestimmten Zeitraum. In der Literatur bezieht sich der Begriff auf 100.000 Einwohner pro Jahr.

Mortalität

Mortalität (Sterblichkeit) bezeichnet die Zahl der Todesfälle an einer bestimmten Erkrankung in Relation zur Bevölkerung pro 100.000 Einwohner.

Letalität

Letalität bezeichnet die Zahl der Todesopfer, die an einer bestimmten Krankheit sterben, bezogen auf die Zahl der tatsächlich Erkrankten, und wird meist in Prozent ausgedrückt.

Epidemie

Eine Epidemie ist das gehäufte Auftreten einer Infektionskrankheit, die jedoch zeitlich und örtlich begrenzt ist.

Endemie

Eine Endemie ist die Verbreitung einer Infektionskrankheit, die zwar räumlich, nicht aber zeitlich begrenzt ist.

Pandemie

Eine Pandemie ist die Verbreitung einer Infektionskrankheit, die räumlich nicht begrenzt ist.

Ausbreitung der Infektion

Für eine Infektion und ihre Ausbreitung sind folgende drei Faktoren wichtig.

Infektionsquelle

Die Infektionsquelle ist der **Ausgangspunkt** einer Infektion (➤ Tab. 5.3). Menschliche Infektionsquellen sind unter anderem die Schleimhäute der oberen Atemwege. Durch Husten, Niesen und Sprechen können Keime in Form eines Aerosols bis zu zwei Meter weit geschleudert werden. 50% der gesunden Bevölkerung tragen in ihrer Nase den *Staphylococcus aureus*, das Personal im Gesundheitsdienst sogar zu fast 80%. Auch die Schleimhäute des Darms stellen ein großes Erregerreservoir dar. Im menschlichen Stuhl sind 10^8 bis 10^{11} Keime pro Gramm Darminhalt enthalten. Zu bevorzugten möglichen Infektionsquellen zählen ferner die Schleimhäute der ableitenden Harnwege, die Schleimhäute der Geschlechtsorgane und blutende Verletzungen.

Auch auf der intakten Haut befinden sich ständig Mikroorganismen. Diese Mikroflora wird in zwei Gruppen unterteilt, in die residente und die transiente Flora. Mikroorganismen, die sich dauerhaft an einer bestimmten Stelle des Körpers befinden und durch Waschen und Desinfizieren zwar zurückgedrängt, aber nicht beseitigt werden können, werden der residenten Flora zugerechnet. Die transiente Flora besteht aus Mikroorganismen, die nur vorübergehend an einer Körperstelle zu finden sind. Man bezeichnet sie auch wegen ihres Besiedelungsverhaltens als Anflugkeime. Sie können beim Waschen wieder entfernt werden oder sogar von selbst wieder verschwinden.

Es gibt auch indirekte Infektionsquellen. Zu diesen zählen Erde, Dienstkleidung, Wäsche, Instrumentarium, Einrichtung von Fahrzeugen sowie Infusionsflaschen und -zubehör.

MERKE

Von jeder Infektionsquelle gehen Gefahren aus, daher gilt es, möglichst genau diese zu lokalisieren und die Gefahr durch umsichtiges Verhalten zu minimieren.

Infektionsweg

Der Infektionsweg ist der **Weg von der Infektionsquelle zur Infektionspforte**; er ist nicht immer schnell und direkt. Der Keim kann eine oder mehrere Pausen bei einem Zwischenwirt einlegen, und er kann (z.B. in Sporenform) lange Zeit ungünstige Bedingungen überstehen, um dann wieder aktiv zu werden. Man unterscheidet beim Infektionsweg zwei Möglichkeiten:

1. **Direkte Infektion:** Bei der Kontaktinfektion kommt es zu unmittelbarem Kontakt zwischen Ausscheider und dem Kontaminierten. Eine einmal aufgenommene Keimmenge reicht unter Umständen aus, um weitere, neue Kontaktpersonen mit den Keimen zu infizieren.
2. **Indirekte Infektion:** Die Keime bedienen sich auf dem Weg von der Infektionsquelle zur Infektionspforte verschiedener Transportmittel, um einen Organismus zu infizieren. So gelangen sie z.B. aerogen (durch die Luft), alimentär (über Nahrung und Wasser) oder transmissiv (durch Insekten) in den potenziellen Wirt.

Aber noch weitere Faktoren spielen bei der Keimübertragung und einer eventuellen Infektion eine Rolle. Für jede Erkrankung ist eine bestimmte Keimzahl notwendig, um sie auszulösen, diese Keimzahl wird als Infektionsdosis bezeichnet. So werden für eine Infektion mit Enteritissalmonellen mindestens 1 Mio. Keime benötigt. Bei einer niedrigeren Zahl an Keimen ist das Immunsystem in der Lage, diese zu bekämpfen.

Tab. 5.3 Infektionsquellen und ihre Bedeutung für den Rettungsdienst

Erregerreservoir	Träger (Auswahl)	Beispiele
Mensch	Patienten, Personal, Angehörige	• Personal als Keimträger (z.B. von *Staphylococcus aureus* auf der Haut als Wundinfektionskeim) • Ausscheidungen während der Inkubationszeit (z.B. bei Salmonellenerkrankungen) • infektiöse Patienten (z.B. Virusinfizierte, MRSA)
Geräte und Instrumente	Inhalationsgeräte, Katheter, Schläuche, Spritzen, Stethoskope, Blutdruckmessgeräte, Laryngoskope, Beatmungszubehör	• ungenügend gereinigte, desinfizierte, sterilisierte Instrumente • Feuchtigkeit in Instrumenten und Geräten (Keimbrutstätten) • Fremdkörper (z.B. Katheter, Sonden, Drainagen) als Leitschiene für Mikroorganismen • Infektion des Rettungsfachpersonals durch kontaminierte Kanülen (so genannte Nadelstichverletzung)
Medikamente	Stechampullen, Infusionslösungen	• Kontamination von Stechampullen durch unsachgemäßen Umgang • Kontamination beim Auflösen von Medikamenten oder Herstellen von Verdünnungen

Infektionspforte

Infektionspforten sind die Orte, an denen **Mikroorganismen in den Körper eindringen** können. Die gleichen Orte können dann wieder zu Infektionsquellen werden.

5.3 Allgemeine und persönliche Hygiene

5.3.1 Das Infektionsschutzgesetz (IfSG)

Seit 1900 gab es im Deutschen Reich bereits verschiedene Gesetze, die sich mit der Verhütung von Seuchen befassten. 1961 wurde das „Gesetz zur Verhütung und Bekämpfung übertragbarer Krankheiten beim Menschen" erlassen, das allgemein unter dem Namen Bundesseuchengesetz bekannt wurde. Am 1. Januar 2001 wurde das BSG durch das „Gesetz zur Verhütung und Bekämpfung von Infektionskrankheiten" (Infektionsschutzgesetz, IfSG) abgelöst, das im Wesentlichen die genannten Inhalte beibehält, jedoch den Meldungsmodus verbessert, so dass auch künftig eine umfangreichere Dokumentation zu erwarten ist.

Definitionen (§ 2 IfSG)

Im Sinne dieses Gesetzes ist:

1. **krank** eine Person, die an einer übertragbaren Krankheit erkrankt ist
2. **krankheitsverdächtig** eine Person, bei der Symptome bestehen, welche das Vorliegen einer bestimmten, übertragbaren Krankheit vermuten lassen
3. **ansteckungsverdächtig** eine Person, von der anzunehmen ist, dass sie Erreger einer übertragbaren Krankheit aufgenommen hat, ohne krank, krankheitsverdächtig oder Ausscheider zu sein
4. **Ausscheider** eine Person, die Krankheitserreger ausscheidet, ohne krank oder krankheitsverdächtig zu sein, aber eine Ansteckungsquelle für die Allgemeinheit sein kann.

Meldepflichtige Erkrankungen (§ 6 IfSG)

Zu melden sind der **Krankheitsverdacht**, die **Erkrankung** sowie der **Tod** an:

1. Aviäre Influenza („Vogelgrippe")
2. Botulismus
3. Cholera
4. Diphtherie
5. humaner spongiformer Enzephalopathie, außer familiär-hereditäre Formen
6. akuter Virushepatitis
7. virusbedingtem hämorrhagischem Fieber
8. Masern
9. enteropatischem hämolytisch-urämischem Syndrom (HUS)
10. Meningokokken-Meningitis oder Meningokokken-Sepsis

Tab. 5.4 Datenblatt über rettungsdienstlich relevante Infektionskrankheiten, mit Desinfektionsmaßnahmen

Erkrankung	Erreger	Vorkommen	Übertragung	Ausscheidungen	Klinik	Desinfektion	Besonderheiten
AIDS (acquired immune deficiency syndrome)	HIV (human immunodeficiency virus)	weltweit bei Menschen	hämatogen, parenteral, Kontaktinfektion	Blut und Sexualsekrete	zunehmende Immunschwäche, Fieber, Exanthem, Leistungsabfall	Routinemaßnahmen	Todesursache oft Pneumonie
Enzephalitis (Gehirnentzündung)	neurotrope Viren, Arboviren	weltweit bei Menschen und Tieren, insbes. Insekten	fäkal-oral, hämatogen	Milch bei Tieren, Speicheldrüsen bei Insekten	Kopfschmerzen, Schüttelfrost, Erbrechen, Schläfrigkeit, Koma, neurogener Schock, Endokarditis	Schlussdesinfektion nach § 18 IfSG	Schutzimpfungen möglich (FSME)
Gonorrhoe (Tripper)	Neisseria gonorrhoeae (Bakterien)	weltweit bei Menschen	Geschlechtsverkehr	eitriger Ausfluss aus der Harnröhre oder Scheide	Eiterungen und Entzündungen an der Harnröhre, Brennen beim Wasserlassen	Routinemaßnahmen	
Hepatitis A	Hepatitis-A-Virus (HAV)	weltweit bei Menschen	fäkal-oral, selten hämatogen	Blut, Speichel, Sekret	Appetitlosigkeit, Übelkeit, Bauchschmerzen, Ikterus, Krankheitsgefühl	laufende Desinfektion, Routinemaßnahmen	Impfung ist möglich (Einzelimpfung bzw. Kombinationsimpfung mit Hepatitis B)
Hepatitis B	Hepatitis-B-Virus (HBV)	weltweit bei Menschen	hämatogen, parenteral, Kontaktinfektion	Blut, Speichel, Sekret	Appetitlosigkeit, Übelkeit, Bauchschmerzen, Ikterus, Krankheitsgefühl	laufende Desinfektion, Routinemaßnahmen	Impfung ist möglich (Einzelimpfung bzw. Kombinationsimpfung mit Hepatitis A)
Hepatitis C	Hepatitis-C-Virus	weltweit bei Menschen	hämatogen, parenteral, Kontaktinfektion	Blut, Speichel, Sekret	Appetitlosigkeit, Übelkeit, Bauchschmerzen, Ikterus, Krankheitsgefühl	laufende Desinfektion, Routinemaßnahmen	keine Impfung möglich, hohe Durchseuchungsrate bei Dialysepatienten

Tab. 5.4 Datenblatt über rettungsdienstlich relevante Infektionskrankheiten, mit Desinfektionsmaßnahmen (Forts.)

Erkrankung	Erreger	Vorkommen	Übertragung	Ausscheidungen	Klinik	Desinfektion	Besonderheiten
Lues (Syphilis)	*Treponema pallidum* (Bakterien)	weltweit bei Menschen	fäkal-oral, Geschlechtsverkehr	Blut	chronischer Verlauf	Routinemaßnahmen	
Malaria	*Plasmodium malariae* u.a.	tropische und subtropische Gebiete	hämatogen durch Mückenstich der Gattung Anopheles	keine	Fieberschübe, Schüttelfrost, schwer krankes Aussehen	Routinemaßnahmen	medikamentöse Prophylaxe bei Reisen in Epedemiegebiete
Meningitis	Meningokokken	weltweit bei Menschen	Tröpfcheninfektion	Nasen- und Rachenraum	hohes Fieber, Erbrechen, starke Kopfschmerzen, Nackensteifigkeit, Koma, Lähmungen, zerebrale Krämpfe, neurogener Schock, Endokarditis	Schlussdesinfektion nach § 18 IfSG	Infektionsschutz tragen, Patienten zusätzlich Schutzmaske mit Ausatemventil aufsetzen
Salmonellose (Enteritis infectiosa)	verschiedene Bakterien	kontaminierte Milchprodukte, rohe Eier, Speiseeis, Backwaren	fäkal-oral, hämatogen	Stuhl, Urin, Erbrochenes, Blut	Brechdurchfall, Fieber, Schock, Bauchschmerzen	Schlussdesinfektion nach § 18 IfSG	bei älteren Menschen und Abwehrgeschwächten tödlicher Verlauf möglich
Tetanus (Wundstarrkrampf)	*Clostridium tetani* (Bakterien)	weltweit im Erdboden	hämatogen	keine	Schlafstörungen, Kopfschmerzen, Krämpfe, Atemlähmung	Routinemaßnahmen	aktive Schutzimpfung Standard, sterile Wundversorgung
Tollwut (Rabies, Lyssa)	neurotrope Viren, Rhabdoviren	in Europa bei Fuchs, Marder, Dachs	hämatogen	Speichel	Fieber, Erbrechen, Licht- und Lärmempfindlichkeit, Krämpfe und Lähmungen	Schlussdesinfektion nach § 18 IfSG	auch noch bei toten Tieren Infektion möglich, Schutzimpfungen für gefährdete Personengruppen möglich, Infektionsschutz tragen, Patienten zusätzlich Schutzmaske mit Ausatemventil aufsetzen
offene Lungentuberkulose	*Mycobacterium tuberculosis*	weltweit bei Menschen und Tieren	Tröpfcheninfektion (Mensch zu Mensch), fäkal-oral (Tier zu Mensch)	Bronchialsekret, Sputum	Schwäche, Fieber, Leistungsschwäche, Bluthusten	Schlussdesinfektion nach § 18 IfSG	Superinfektion bei AIDS

5

11. Milzbrand
12. Poliomyelitis
13. Pest
14. porkive Influenza („Schweinepest")
15. Tollwut
16. Typhus abdominalis/Paratyphus
17. sowie die Erkrankung und der Tod an einer behandlungsbedürftigen Tuberkulose, auch wenn ein bakteriologischer Nachweis nicht vorliegt.

Zu melden ist der **Verdacht** auf und die **Erkrankung** an einer mikrobiell bedingten Lebensmittelvergiftung oder an einer akuten infektiösen Gastroenteritis, wenn

1. eine Person betroffen ist, die eine Tätigkeit im Umgang mit Lebensmitteln ausübt,
2. zwei oder mehr gleichartige Erkrankungen auftreten, bei denen ein epidemischer Zusammenhang wahrscheinlich ist oder vermutet wird.

Zu melden ist die Verletzung eines Menschen durch ein tollwutkrankes, -verdächtiges oder ansteckungsverdächtiges Tier sowie die Berührung eines solchen Tieres oder Tierkörpers.

Wer ist zur Meldung verpflichtet? (Auszug § 8 IfsG)

Abschnitt 1:
i. der feststellende Arzt (in Krankenhäusern auch der leitende Arzt bzw. der Abteilungsarzt),
ii. die Leiter von Medizinaluntersuchungsämtern,
iii. Angehörige eines anderen Heil- oder Pflegeberufs, der für die Berufsausübung oder die Führung der Berufsbezeichnung eine staatlich geregelte Ausbildung oder Anerkennung erfordert.

Abschnitt 2:
Die Meldepflicht besteht nicht für Personen des Not- und Rettungsdienstes, wenn der Patient unverzüglich in eine ärztlich geleitete Einrichtung gebracht wurde. Die Meldepflicht besteht auch nur, wenn ein Arzt nicht hinzugezogen wurde.

5.3.2 Schutzimpfungen

Das Prinzip der Schutzimpfung beruht auf der Fähigkeit aller Wirbeltiere, eine Immunität gegen Krankheitserreger und deren Toxine zu bilden. Die Schutzimpfung nutzt diese Fähigkeit, ohne eine Erkrankung zu provozieren. In Abhängigkeit vom verwendeten Impfstoff erreicht man eine aktive bzw. eine passive Immunität.

Aktive Immunität

Eine aktive Immunität erzielt man durch Impfen mit Stoffen, gegen die der menschliche Organismus selbst Antikörper produzieren muss. Der Nachteil dieser Impfung ist, dass der Impfschutz erst nach ca. zwei bis drei Wochen erreicht wird. Dann hält der Impfschutz allerdings mehrere Jahre.

Passive Immunität

Um eine passive Immunität zu erreichen, überträgt man so genannte Gammaglobuline (Bluteiweißstoffe, Antikörper). Dabei handelt es sich um bereits fertige Antikörper, die von anderen Organismen hergestellt wurden. Der Vorteil dieser Impfung ist ein sofort bestehender Impfschutz. Da die Gammaglobuline vom Körper als Fremdeiweiße erkannt werden, werden sie allmählich abgebaut. Die Wirkung dieser Impfung hält daher nur wenige Wochen an.

Impfungen für Rettungsdienstpersonal

Bestimmte Impfungen sollten beim Rettungsdienstpersonal zum Standard gehören:
• Tetanusimpfung (Wundstarrkrampf)
• Hepatitis B (Serumhepatitis).
Andere, für die ganze Bevölkerung empfohlene Impfungen (z.B. Polioimpfung) können beim zuständigen Gesundheitsamt erfragt werden.

MERKE
Eine jederzeit aktuelle Liste empfohlener Impfungen wird von der Ständigen Impfkommission (STIKO) herausgegeben und kann unter folgender Internetadresse abgerufen werden: www.rki.de (Infektionsschutz).

5.4 Desinfektion und Sterilisation

5.4.1 Begriffserklärungen

• **Antisepsis:** Maßnahmen zur Erzielung von Keimarmut an Körperteilen, um Wundinfektionen zu verhindern.
• **Asepsis:** Maßnahmen zur Erzielung von Keimfreiheit, um eine Kontamination mit Erregern zu verhindern. Zu sog. aseptischen Kautelen gehören Sterilisation und Desinfektion z.B. auch der Raumluft.

Tab. 5.5 Übersicht gebräuchlicher chemischer Desinfektionsmittel

Wirkstoff	Anwendungsbeispiele	Besonderheiten
Alkohole, z.B. Ethanol, Propanol, Isopropylalkohol	• Händedesinfektion • Hautdesinfektion • Desinfektion kleiner Flächen	• wirken innerhalb von Sekunden, jedoch eingeschränktes Wirkungsspektrum (töten keine Sporen ab) • wirken entfettend und ätzend
Aldehyde, z.B. Formaldehyd, Glutaraldehyd	• Flächendesinfektion • Instrumentendesinfektion • Raumdesinfektion	• langsam wirkend, aber mit breitem Wirkungsspektrum • Aldehydallergien möglich • Formaldehyd steht im Verdacht, bei Überschreiten des MAK*-Wertes von 0,5 ppm** kanzerogen zu wirken
Halogene, z.B. Chlor, Jod, Brom	**Chlor** (als Hypochlorid): • Trink-, Schwimmbad- und Abwasserdesinfektion • Wäschedesinfektion • Händedesinfektion **Jod** (als PVP-Jod): • Schleimhautdesinfektion • chir. Händedesinfektion • Wundspülungen	• breites Wirkungsspektrum, aber Wirkstoffverlust bei Eiweiß und verschmutzten Oberflächen (Blut) • PVP-Jod nicht anwendbar bei Jodallergie • bei großflächiger, lang dauernder Anwendung und bei Kleinkindern Gefahr der Hyperthyreose
Oxidationsmittel, z.B. Ozon, Peressigsäure, Wasserstoffperoxid, Kaliumpermanganat	**Ozon**: • Wasserdesinfektion **Wasserstoffperoxid und Kaliumpermanganat:** • Wundspülungen • Antiseptikum im Mund-Rachen-Bereich **Peressigsäure** u.ä. Verbindungen: • Flächendesinfektion	sehr gute bakterizide Wirkung durch freiwerdenden elementaren Sauerstoff, aber chemisch instabil
Oberflächenaktive Substanzen, z.B. quarternäre Ammoniumverbindungen (Quats), Amphotenside, Biguanide	Flächendesinfektion	• eingeschränktes Wirkungsspektrum, z.B. von Quats auf grampositive Keime; Verwendung deshalb nur in Kombination mit anderen Wirkstoffen • geringe Toxizität (Einsatz im Küchenbereich deshalb möglich)

*   MAK = **m**ax. **A**rbeitsplatz**k**onzentration
**   ppm = parts per million (Konzentrationsangabe)

• **Bakteriostase:** Hemmung des Wachstums von Bakterien.
• **Viruzidie:** Abtötung von Viren.
• **Desinfektion:** Maßnahme zur Reduktion der Erregerzahl z.B. auf Gegenständen und Händen, um eine Infektion zu verhindern.
• **Sterilisation:** Abtötung oder Entfernung aller Mikroorganismen, einschließlich der Viren und Sporen.
• **Entwesung:** Vernichtung tierischer Schädlinge.
• **Sanitation:** Minderung der Keimzahl durch verstärkte Reinigung, z.B. Waschen der Hände mit antiseptischer Seife.

5.4.2 Desinfektion

Chemische Desinfektion

Im Folgenden sind die Gruppen der chemischen Desinfektionsmittel mit einigen Beispielen aufgeführt. Es dürfen nur vom Bundesgesundheitsamt zugelassene Mittel verwendet werden (➤ Tab. 5.5):
• Alkohole (Äthanol, Propanol)
• Aldehyde (Glutardialdehyd, Bernsteinsäurealdehyd, Formalin)
• Halogene (Substanzen auf Chlorbasis, Jod und Jodophore)
• Phenolderivate

- oberflächenaktive Stoffe (Tenside und anionische Tenside, kationische Tenside, Amphotenside)
- Laugen (Kalkmilch)
- Persäuren (Perbenzoesäure, Perbernsteinsäure, Perglutarsäure).

Alkohole

Reiner Alkohol wirkt nicht bakterizid. Um eine Wirkung zu erzielen, benötigt er einen gewissen Wasseranteil. Wirksam sind Konzentrationen von 70–80%. Der bevorzugte Einsatzbereich von Alkohol liegt in der Hände- und Hautdesinfektion sowie in der Desinfektion kleiner Flächen. Besondere Gefahr geht von den Händen aus, wie in ➤ Abb. 5.8 dargestellt ist.

ACHTUNG

Bei der Desinfektion von großen Flächen mit Alkohol besteht Explosionsgefahr.

Alkohol zeichnet sich dabei durch raschen Wirkungseintritt und gute Penetration aus und wirkt auf Dauer nicht allergisierend. Die Nachteile sind bei häufiger Anwendung Hauttrockenheit und dass eine Abtötung von Bakteriensporen nicht stattfindet, diese werden sogar für mehrere Jahre konserviert. Auf Viren ist die Wirkung von Alkohol uneinheitlich.

Hygienische Händedesinfektion
(➤ Abb. 5.6)
- 3–5 ml Lösung in den Händen verreiben,
- Fingerkuppen und Nagelfalz unbedingt mit benetzen,
- 30 bis 60 Sekunden einwirken lassen (Herstellerangaben beachten),
- Waschen der Hände mit antiseptischer Seife nur nach starker, z.B. sichtbarer Verunreinigung,
- Abtrocknen mit Einmalhandtuch,
- bei starker Verschmutzung mit keimhaltigem Material den Vorgang zweimal durchführen.

MERKE

Die Übertragung von Erregern über die Hände von Personal ist der häufigste Infektionsweg, daher regelmäßig den Desinfektionsspender benutzen. Dies geschieht vor und nach allen Tätigkeiten am Patienten.

Aldehyde

Der bedeutendste Vertreter der Aldehyde ist das Formalin, eine 35%ige Lösung von Formaldehydgas in Wasser. Da es sich in der Luft rasch zersetzt, muss es in dunklen Flaschen aufbewahrt werden. Formalin ist wirksam gegen Bakterien, Viren (nur bei verlängerter Einwirkzeit), Pilze und Sporen (nur bei verlängerter Einwirkzeit und höherer Konzentration). Bedeutender Nachteil des Formalins ist seine hohe allergisierende Wirkung.

Physikalische Desinfektion

Weitere Möglichkeiten der Desinfektion sind Verfahren der **physikalischen Desinfektion**. Dazu zählen die Filtration, ultraviolette Strahlen und die Anwendung von Wärme in Form von Verbrennen, Heißluft und strömendem Dampf. Eine im rettungsdienstlichen Alltag eingesetzte Form der physikalischen Desinfektion ist der Einsatz von Filtern an Beatmungsgeräten und Beatmungsbeuteln (➤ Tab. 5.6).

Grundsätze für die Anwendung von Desinfektionsmitteln

Desinfektionsmittel sollten nur dort angewendet werden, wo es wirklich nötig ist, da Keime sonst schneller Resistenzen entwickeln können. Es sind auch ökonomische Gesichtspunkte zu bedenken.

Die Zubereitung der Desinfektionslösungen muss streng nach **Herstellerangaben** erfolgen und die **Einwirkzeit** streng eingehalten werden. Nur bei Hände- und Hautdesinfektion liegt diese bei Sekunden bis Minuten, ansonsten bei mehreren Stunden. Das richtige Mittel soll für den **richtigen Zweck** verwendet werden, also z.B. keine Hautdesinfektionsmittel zur Flächendesinfektion benutzen.

Bis auf wenige Ausnahmen gilt:

MERKE

Erst desinfizieren, dann reinigen.

Es sollte immer auf die richtige Kombination von Reinigungs- und Desinfektionsmitteln geachtet werden. Manche Desinfektionsmittel haben einen so genannten Seifenfehler, d.h., bei einer falschen Kombination geht die Wirkung des Desinfektionsmittels verloren.

5.4.3 Sterilisation

Für die Sterilisation, d.h. für die Abtötung aller Mikroorganismen, gibt es vier Methoden (➤ Tab. 5.7):
- Bei der **Heißluftsterilisation** erfolgt die Sterilisation mit erhitzter, trockener Luft. Da die Luft ein schlechter Wärmeleiter ist, sind eine lange Einwirkzeit und

a

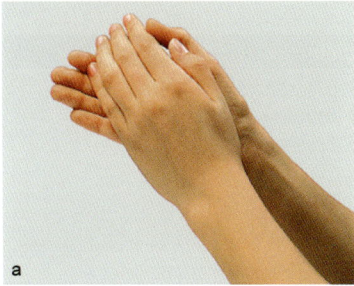

Desinfektionsmittel mittels Dosierspender in die vollkommen trockenen und seifenfreien Handinnenflächen geben und verteilen.

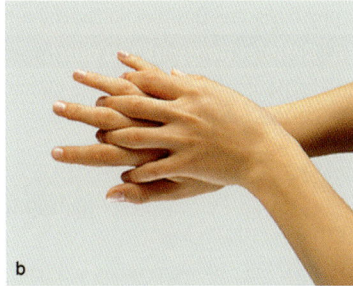

b

Linke Handinnenfläche über den rechten Handrücken reiben, dann umgekehrt verfahren. Finger bei den Bewegungen spreizen.

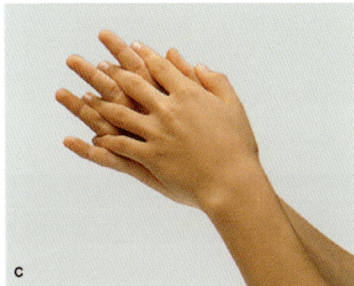

c

Handinnenflächen aufeinander legen, dazwischen das Desinfektionsmittel bis zu den Handgelenken 30 Sekunden lang kräftig verreiben.

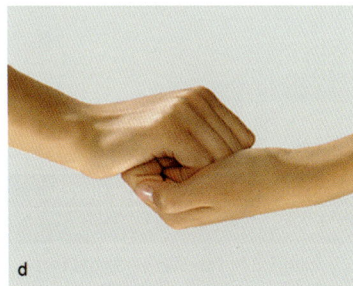

d

Handinnenflächen aufeinander legen und Finger ineinander verschränken, dann Fingerendglieder aneinander reiben.

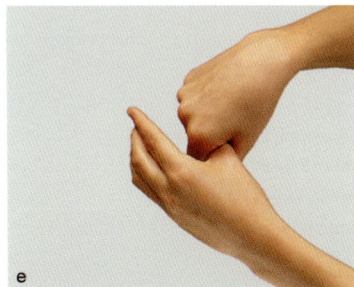

e

Daumen der linken Hand umgreifen und mit kreisenden Bewegungen reiben, gleichermaßen mit dem Daumen der rechten Hand verfahren.

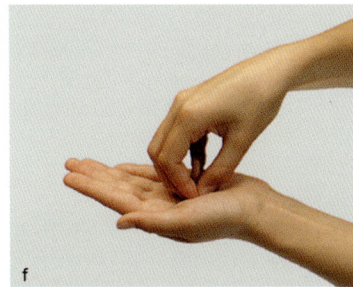

f

Fingerkuppen der rechten Hand eng aneinander legen und in der Handinnenfläche der linken Hand hin und her drehen (und umgekehrt).

Nach Verteilen des Desinfektionsmittels bis zu den Handgelenken müssen die einzeln gezeigten und beschriebenen Bewegungen fünfmal durchgeführt werden. Nach dem letzten Schritt wieder mit dem ersten Schritt beginnen und Händedesinfektion so lange fortführen, bis die Einwirkzeit erreicht ist. Darauf achten, dass die Hände während des gesamten Einwirkzeitraumes mit dem Desinfektionsmittel benetzt sind.

Abb. 5.6 Standard der hygienischen Händedesinfektion nach Comité Européen de Normalisation (CEN) [U120]

hohe Temperaturen notwendig. Sporen werden beispielsweise erst bei 160 °C abgetötet. Materialien, die mit Heißluft sterilisiert werden, müssen Temperaturen von 200 °C vertragen.

• Die **Dampfsterilisation** ist die derzeit am meisten angewandte Sterilisationsform. Dampfsterilisatoren (Autoklaven) arbeiten mit gespanntem, gesättigtem Dampf. Dieser entsteht, wenn man Wasser in einem geschlossenen Raum über den Siedepunkt hinaus er-

hitzt. Je nach Material arbeitet man mit Temperaturen von 121 °C oder 134 °C und einem den Temperaturen entsprechenden Druck. Während bei der Heißluftsterilisation die Sterilisierzeit bis zu 180 Minuten betragen kann, ist sie bei der Dampfsterilisation erheblich kürzer. Bei 121 °C dauert der Vorgang 20 Minuten und bei 134 °C sogar nur fünf Minuten.

• Bei der **Gassterilisation** werden Ethylenoxid und Formaldehyd verwendet. Ethylenoxid ist giftig, brenn-

Tab. 5.6 Übersicht der physikalischen Desinfektionsverfahren

Desinfektionsverfahren	Desinfektionswirkung durch	Anwendungsbeispiele
Thermische Methoden	kochendes Wasser von 93 °C für mindestens 3 Minuten	• Auskochen von Säuglingsartikeln • Spülmaschinen für Instrumente, Gummiartikel in der Anästhesie und OP-Schuhe • Wäsche
	strömender Wasserdampf von 100 °C für ca. 15 Minuten	• Matratzen • Steckbecken u.a. Pflegeartikel
Filtration	Filter mit einer Porengröße < 5 µm halten 99% der Bakterien zurück.	• Schwebstofffilter raumlufttechnischer Anlagen für aseptische Räume (z.B. OP, Intensivstation, Laminarflow-Einheit) • Sterilfiltration von Arzneimitteln (z.B. Abfüllen von Alkohol für die Hände- und Hautdesinfektion) • Filter an medizinischen Geräten (z.B. Narkose- und Beatmungsgeräte)
Strahlung	ultraviolettes Licht	Trinkwasser

Tab. 5.7 Übersicht der Sterilisationsverfahren

Sterilisationsverfahren	Sterilisationswirkung durch	Anwendungsbeispiele
Physikalische Sterilisationsverfahren		
Dampfsterilisation *(Autoklavieren)*: feuchte Hitze	Eindringen von Wasserdampf in das Sterilisationsgut bei • Dampfdruck von 2–3 bar • Temperatur von 121–134 °C • Sterilisationszeit von 3–15 Min., abhängig von Druck und Sterilgut	• Instrumente • Textilien (Wäsche) • Verbandstoffe • Glaswaren • thermostabile Kunststoffe • Gummiartikel
Heißluftsterilisation: trockene Hitze	Umspülen des Sterilgutes mit heißer Luft bei • Temperatur von 160–200 °C • Sterilisationszeit 10–200 Min., abhängig von Temperatur und Sterilgut	• Metalle • Glas • Porzellan • wasserfreie Flüssigkeiten • keine Textilien, kein Papier (Brandgefahr!)
Ionisierende Strahlen, z.B. Gammastrahlung	Einwirkung energiereicher Strahlung auf das Sterilisationsgut (nur in der industriellen Fertigung z.B. von Verbandstoffen oder Kathetern einsetzbar, da Anlagen wegen hoher Sicherheitsanforderungen sehr teuer), Vorteil ist, dass keine hohe Temperatur auf das Gut einwirkt.	• Einmalartikel aus Kunststoff, Latex, Gummi • Verbandstoffe • Nahtmaterial
Chemisch-physikalische Sterilisationsverfahren		
Ethylenoxidgas (EO)	• Einwirkung von EO bei ca. 55 °C. • EO ist mit Luft explosiv, hochtoxisch und kanzerogen! • Wegen Anlagerung an das Material muss die *Ausgasungszeit* eingehalten werden!	• thermolabile Kunststoffe • optische Instrumente • Prothesen für Gefäße und Gelenke
Formaldehydgas (FO)	• Einwirkung von Formaldehydgas nach Verdampfung bei ca. 60 °C • Anlagerung an das Material wesentlich geringer als bei EO	ökologisch bessere Alternative zur EO-Sterilisation
Plasmasterilisation	• Einwirkung von Wasserstoffperoxid nach Anregung im elektrischen Feld (Plasma) • Das Verfahren gilt als technisch noch nicht ausgereift, aber zukunftsträchtig.	Alternative zu EO- und FO-Sterilisation

bar, an Luft explosiv und krebserregend. Es besitzt einen sehr geringen Eigengeruch. Ethylenoxid wirkt mikrobizid; es führt zu einer irreversiblen Inaktivierung der Mikroorganismen. Wegen der mit der Anwendung verbundenen Gefahren (Vergiftung) sollte es nur bei Stoffen, die kein thermisches Verfahren vertragen, angewendet werden. Nach dem Sterilisieren muss das Material mit keimfreier Frischluft gespült und anschließend entlüftet werden. Formaldehydgas wird häufig bei der Sterilisation von Kunststoffen, aber auch bei anderen temperaturempfindlichen Materialien eingesetzt. Auch nach dem Sterilisieren mit Formaldehydgas muss das Material entlüftet werden. Außerdem wird es mit Wasserdampf gespült.

- Bei der **Strahlensterilisation** (Sterilisation mit ionisierenden Strahlen) verwendet man Kathoden- und Gammastrahlen. Dieses Verfahren ist sehr kostenaufwendig und kann nur in hoch entwickelten Anlagen durchgeführt werden. Die Strahlensterilisation wird daher nur von der Industrie eingesetzt (z.B. Verbandstoffe und Lebensmittel).

5.4.4 Desinfektionsmaßnahmen im Rettungsdienst

Damit die nötigen Maßnahmen sach- und fachgerecht erfolgen, sollte im Desinfektionsraum der Rettungswache ein **Desinfektionsplan** (➤ Abb. 5.7) sichtbar angebracht und den Mitarbeitern bekannt sein. Die bereitgestellten Lösungen und Verfahren sollten von den Anwendern beherrscht werden.

Routinemaßnahmen

Desinfektionsmaßnahmen müssen im RD zum Teil sofort erledigt werden, d.h. noch im Einsatz, können aber zum Teil auch nach dem Einsatz und später in der Wache im Desinfektionsraum erfolgen.

Sofort
- Flächen, die mit Ausscheidungen oder Körperflüssigkeiten eines Patienten in Berührung kommen, sind sofort zu reinigen und zu desinfizieren.
- Ein Austausch beschädigter Verpackungen von Instrumentarium oder Einmalmaterial muss ebenfalls sofort vorgenommen werden. Die kontaminierten Gegenstände dürfen nicht mehr am Patienten verwendet werden.

Nach dem Einsatz
- Nach jedem Transport wird die Trage einer Sprühdesinfektion unterzogen. Die Bezüge sind nach jedem Transport zu erneuern.
- Verwendete Geräte (z.B. Blutdruckgerät) ebenfalls desinfizieren.
- Beatmungsbeutel, Beatmungsschläuche, Beatmungsmasken, Pharyngealtuben und Absaugzubehör werden für mindestens eine Stunde in Desinfektionslösung eingelegt. Noch gründlicher ist eine sich an die Grobreinigung anschließende Sterilisation, die sich jedoch bei Einmalmaterial verbietet.
- Die EKG-Defibrillator-Einheit wird entsprechend den unterschiedlichen Herstellerangaben gereinigt.
- Chirurgisches Instrumentarium aller Art muss sterilisiert werden. Bei längerer Aufbewahrung sollte dieses Instrumentarium doppelt eingepackt werden.

Täglich
- Zur täglichen Desinfektion gehören die Scheuerdesinfektion aller Flächen, die vom Patienten kontaminiert sein könnten, sowie die Wischdesinfektion des gesamten Patientenraums.
- Ein täglicher Wechsel der Schutzkleidung des Personals ist selbstverständlich.

Wöchentlich
- Scheuerdesinfektion des Krankenraums, der zu diesem Zweck komplett abgerüstet werden muss, so dass das Fahrzeug für einige Stunden nicht einsatzbereit ist. Dabei sollte gleichzeitig die Kontrolle des Inventars und des Sterilisationsdatums der Instrumente vorgenommen werden.

Sondermaßnahmen

Nach dem **Transport von Infektionskranken**, die unter das Infektionsschutzgesetz (IfSG) fallen, muss die Schutzkleidung gewechselt und der Krankenraum einer Schlussdesinfektion durch einen staatlich geprüften Desinfektor unterzogen werden.

Eine **Händedesinfektion** erfolgt vor der Arbeit am Patienten und ein weiteres Mal nach dem Einsatz, bei sichtbaren Verunreinigungen auch zwischendurch (➤ Abb. 5.8). Zur persönlichen Sicherheit müssen beim Umgang mit Ausscheidungen und Körperflüssigkeiten Schutzhandschuhe getragen werden.

Kanülen dürfen nach Gebrauch nicht mehr in die Schutzkappe zurückgesteckt werden (Recapping). Dieses Vorgehen hilft, mögliche Stichverletzungen zu ver-

Desinfektionsplan

Musterplan		Rettungsdienst			Stand: Januar 2010
WAS? Maßnahmen	**WANN?** Häufigkeit	**WOMIT?** Präparat / Produkt	Konz.	EWZ	**WIE?** Durchführung
Hygienische Händedesinfektion	Nach pflegerischen und vor therapeutischen Maßnahmen. Bei tatsächlicher wie fraglicher Kontamination der Hände mit erregerhaltigen Materialien. Auch bei Benutzung von Handschuhen!	Sterillium Sterillium classic pure - einreiben -	gebr.-fertig	30 Sek.	Präparat in die trockenen Hände geben und sorgfältig über die gesamte Einwirkzeit hinweg bis zu den Handgelenken kräftig einreiben. Hände über die gesamte Einwirkzeit feucht halten.
Händedesinfektion bei punktueller Verunreinigung	Bei Bedarf.	Sterillium Sterillium classic pure - abwischen -	gebr.-fertig	30 Sek.	Verunreinigte Stelle mit einem mit Desinfektionsmittel angefeuchteten Zellstoff oder Wattebausch reinigen. Anschließend hyg. Händedesinfektion durchführen.
Hygienische Händedesinfektion bei erhöhtem Infektionsrisiko	Vor und nach jedem Patientenkontakt	Sterillium Virugard - einreiben -	gebr.-fertig	2 Min.	Präparat in die trockenen Hände geben und sorgfältig über die gesamte Einwirkzeit hinweg bis zu den Handgelenken kräftig einreiben. Hände über die gesamte Einwirkzeit feucht halten.
Hygienische Händedesinfektion nach IfSG	Bei Auftreten meldepflichtiger Bakterien und Pilze oder entsprechender Erkrankungen nach ärztlicher Anordnung.	Sterillium Sterillium classic pure - einreiben -	gebr.-fertig	30 Sek.	Präparat in die trockenen Hände geben und sorgfältig über die gesamte Einwirkzeit hinweg bis zu den Handgelenken kräftig einreiben. Hände über die gesamte Einwirkzeit feucht halten. Bei Tb ist eine Anwendung von 2 x 30 Sek. erforderlich.
	Bei Auftreten meldepflichtiger Viren oder Viruserkrankungen nach ärztlicher Anordnung.	Sterillium Virugard - einreiben -	gebr.-fertig	2 Min.	
Spezieller Hautschutz	Vor einer die Haut belastenden Tätigkeit. Hautschutzprodukte sind kein Ersatz für Schutzhandschuhe!	Baktolan protect - einreiben -	gebr.-fertig		Produkt aus Tube entnehmen und gründlich in die sauberen, trockenen Hände einreiben. Dabei mit dem Handrücken beginnen und besonders auf Fingerzwischenräume und Nagelbetten achten.
Händereinigung	Nach Toilettenbesuch, Naseputzen. Bei Verschmutzung.	Baktolin sensitive - waschen -	gebr.-fertig		Hände mit Wasser anfeuchten, Produkt entnehmen und aufschäumen. Anschließend Hände gründlich abspülen und mit Einmalhandtuch trocknen.
Händepflege	Nach einer die Haut belastenden Tätigkeit. Insbesondere vor Arbeitsbeginn, in Pausen und nach Arbeitsende.	Baktolan lotion Baktolan cream - einreiben -	gebr.-fertig		Creme oder Lotion auf den Handrücken geben, von dort gleichmäßig in beide Hände einmassieren. Pflegefilm einziehen lassen. Fingerzwischenräume und Nagelbetten beachten.
Aufbereitung von Dosier- und Spenderpumpen	Bei jedem Flaschenwechsel.	warmes Wasser			Zum Entfernen von Produktresten mit angefeuchtetem Einmaltuch abwischen und durchspülen.
		Bacillol AF - wischen/spülen -	gebr.-fertig	5 Min.	Desinfektionsmittel durchspülen, einwirken lassen und Pumpe anschließend leer pumpen. Nicht nachwischen. Nach Trocknen einsetzen oder staubfrei lagern.
Aufbereitung des Spendergehäuses	Bei jedem Flaschenwechsel.	warmes Wasser			Zum Entfernen von Produktresten mit angefeuchtetem Einmaltuch abwischen. Gehäuseteil am Pumpenauslauf besonders beachten.
		Bacillol AF - wischen/sprühen -	gebr.-fertig	5 Min.	Mit einem mit Desinfektionsmittel befeuchteten Einmaltuch abwischen. Vollständig benetzen, nicht nachwischen. Unzugängliche Flächen einsprühen.

Die BGR 250, TRBA 250, das MPG, IfSG und die RKI-Richtlinien müssen berücksichtigt werden.

Abb. 5.7 Beispiel eines Desinfektionsplans für den Rettungsdienst [U120]

Hautantiseptik	Vor Blutentnahmen, Punktionen und Injektionen an talgdrüsenarmer Haut.	Cutasept F - sprühen/wischen -	gebr.-fertig	mind. 15 Sek.	Hautareal satt benetzen und über die gesamte Einwirkzeit hinweg feucht halten.
	Vor Punktionen von Gelenken, Körperhöhlen und Hohlorganen an talgdrüsenarmer Haut.			mind. 1 Min.	
	Vor allen Eingriffen an talgdrüsenreicher Haut.			mind. 10 Min.	
		Cutasept med F		mind. 2,5 Min.	
Schleimhaut-/ Wundantiseptik	Vor diagnostischen und therapeutischen Eingriffen im urogenitalen Bereich.	Desinfektionsmittel s. Set oder Präparat nach Anordnung des Arztes - einreiben -	gebr.-fertig		Mit einem sterilen, gut getränkten Tupfer auftragen. Vorgang mehrfach wiederholen.
Instrumente inkl. Schläuche	Nach Gebrauch.	Bodedex forte	0,5 % -	5–10 Min.	Instrumente und Schläuche in Reinigungs-Lösung einlegen. Vollständig benetzen. Luft muss aus Hohlräumen beseitigt werden. Evt. mechanisch nachreinigen. Spülen, anschließend in Desinfektionslösung blasenfrei einlegen. Nach EWZ mit Wasser nachspülen, trocknen und der Sterilisation zuführen.
		Korsolex extra - einlegen -	1,5 %	1 Std.	
Blutdruckmanschetten/ Stethoskope	Bei Bedarf. Bei Patientenwechsel.	Bacillol AF - sprühen/wischen -	gebr.-fertig	5 Min.	Mit einem mit Desinfektionsmittel befeuchteten Einmaltuch die Flächen abwischen. Vollständig benetzen, nicht nachwischen. Unzugängliche Flächen einsprühen.
Anwendung des IfSG bei Instrumenten	Nach Gebrauch.	Bodedex forte - reinigen -	0,5–1,0 %	5–10 Min.	In Lösung vollständig und ohne Luftblasen einlegen. Einwirkzeit genau einhalten. Gründlich unter fließendem Wasser abspülen. Lösung mind. 1 x täglich erneuern. Der weiteren Aufbereitung zuführen.
		Korsolex basic - desinfizieren -	4,0 %	30 Min.	
			3,0 %	1 Std.	
Inkubatoren	Nach jedem Transport.	Dismozon pur - wischen -	0,75 %	1 Std.	Inkubator nach Herstellerangaben demontieren und alle zu desinfizierenden Flächen abwischen.
Transportliege	Bei Bedarf. Bei Patientenwechsel. Nach Kontamination.	Kohrsolin FF - wischen -	0,5 %	1 Std	Mit einem mit Desinfektionsmittel befeuchteten Einmaltuch die Flächen abwischen. Vollständig benetzen, nicht nachwischen.
		Bacillol AF - sprühen/wischen -	gebr.-fertig	5 Min.	Mit einem mit Desinfektionsmittel befeuchteten Einmaltuch die Flächen abwischen. Vollständig benetzen, nicht nachwischen. Unzugängliche Flächen einsprühen.
Rettungswagen	Bei Bedarf. Täglich.	Kohrsolin FF - wischen -	0,5 %	1 Std.	Alle Flächen sind mit einem mit Desinfektionsmittel angefeuchteten, sauberen Tuch abzuwischen. Gleichmäßig benetzen. Nicht nachtrocknen.
Arbeitsflächen	Bei Bedarf. Täglich.	Kohrsolin FF - wischen -	0,5 %	1 Std.	Alle Flächen sind mit einem mit Desinfektionsmittel angefeuchteten, sauberen Tuch abzuwischen. Gleichmäßig benetzen. Nicht nachtrocknen.
Entsorgung von Spritzen, Kanülen etc., infektiöse Abfälle	Nach jedem Transport.	Abwurf in entsprechende Behältnisse Kohrsolin FF - wischen -	0,5 %	1 Std.	Von außen gründlich mit einem mit Desinfektionsmittel angefeuchteten Tuch auswischen.
Wäscheentsorgung	Nach Patientenbenutzung. Bei Verschmutzung.	Einmalwäsche - verwerfen - Mehrfachwäsche - waschen -			Nach jedem Transport ist die Wäsche sachgerecht zu entsorgen. Anerkanntes thermisches bzw. chemo-thermisches Waschverfahren einsetzen.
Rettungswache	Tägliche Unterhaltsreinigung.	Kohrsolin FF - wischen -	0,5 %	1 Std.	Alle Flächen sind mit einem sauberen Tuch/Wischmopp zu wischen. Gleichmäßig benetzen. Nicht nachtrocknen.
Anwendung des IfSG auf der Fläche	Nach ärztlicher Anordnung	Dismozon pur	4,0 %	1 Std.	Durchführung der Scheuer-Wisch-Desinfektion gemäß § 18 IfSG von Personen mit entsprechender Fachkenntnis.
		Kohrsolin extra	6,0 %	2 Std.	

Abb. 5.7 Beispiel eines Desinfektionsplans für den Rettungsdienst [U120] *(Forts.)*

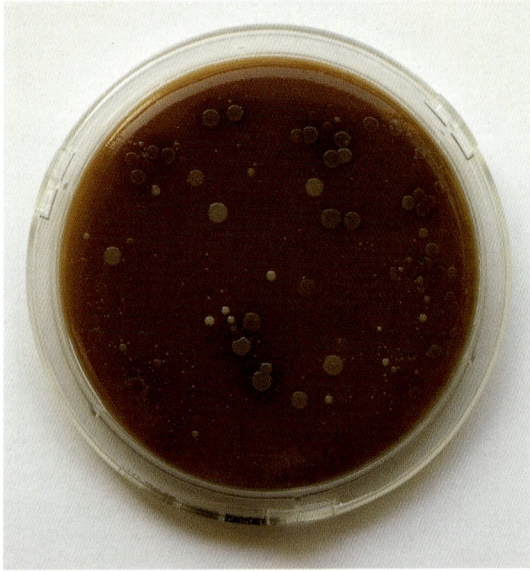

Abb. 5.8 Abklatschuntersuchung der Hand. Der Abklatsch erfolgte nach der hygienischen Händedesinfektion. Anhand des starken Bakterienwachstums auf dem Nährboden wird deutlich, dass diese mangelhaft durchgeführt wurde. [K115]

meiden. Das **„Recapping"** ist eine der häufigsten Ursachen für Hepatitisinfektionen des Personals im Gesundheitsdienst. Zur Sicherheit des Personals müssen gebrauchte Kanülen sofort in entsprechende Behälter entsorgt werden, die sich in jedem Fahrzeug befinden sollten.

Wiederholungsfragen

1. Warum ist es für den RD wichtig, sich mit der Hygiene zu befassen (➤ Kap. 5.1)?
2. Wie lässt sich Hygiene definieren (➤ Kap. 5.1)?
3. Nennen Sie einige Bakterien und die von ihnen verursachten Infektionen (➤ Kap. 5.2.1, ➤ Tab. 5.2).
4. Wie unterscheiden sich Viren von den Bakterien (➤ Kap. 5.2.2)?
5. Was sind Parasiten? Geben Sie einige Beispiele (➤ Kap. 5.2.4).
6. Welche Erkrankungen sind nach IfSG meldepflichtig (➤ Kap. 5.3.1)?
7. Wie ist nach IfSG der Begriff „krank" definiert (➤ Kap. 5.3.1)?
8. Nach welchem Prinzip funktionieren Schutzimpfungen (➤ Kap. 5.3.2)?
9. Welche Impfungen sollten beim RD zum Standard gehören (➤ Kap. 5.3.2)?
10. Wie unterscheiden sich Desinfektion und Sterilisation (➤ Kap. 5.4.1)?
11. Lassen sich die Hände im RD sterilisieren (➤ Kap. 5.4.4)?
12. Wie funktioniert die hygienische Händedesinfektion (➤ Kap. 5.4.2)?
13. Welche Aussagen lassen sich von einem Desinfektionsplan in einer Rettungswache herleiten (➤ Kap. 5.4.4, ➤ Abb. 5.4)?
14. Was ist „Recapping" (➤ Kap. 5.4.4)?

B Allgemeine Notfallmedizin

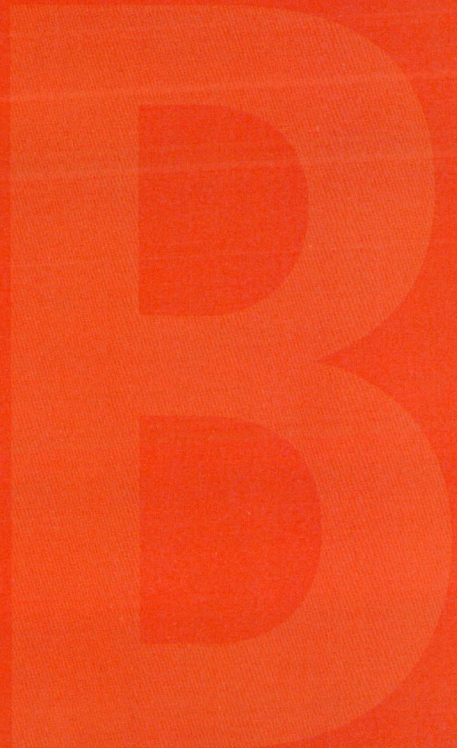

KAPITEL

6

Dietmar Kühn, Jürgen Luxem, Peter Maßbeck, Alfons Bert, Christoph Redelsteiner, Joerg Vieweg, Söhnke Hagelberg, Matthias Wust, Gerlinde Hellweg-Beckert, Klaus Runggaldier

Beurteilung von Verletzten und Erkrankten

6.1 Die Notfalluntersuchung als Grundlage rettungsdienstlicher Tätigkeit

- Patientenzentriertes Handeln umfasst Patientenbeobachtung, Interaktion, aktives Zuhören, Fragen, Aktion und Dokumentation.
- Für die Dokumentation des Bewusstseinszustandes wird die Glasgow Coma Scale eingesetzt.
- Die Atmung eines Patienten wird anhand von Atemfrequenz, Atemtiefe und Atembewegungen, Haut- und Schleimhautfarbe, Auskultation des Thorax und Pulsoxymetrie beurteilt.
- Bei der Palpation des Pulses werden Frequenz, Qualität und Rhythmus erfasst.
- Die Normwerte für Herz- und Atemfrequenz liegen bei Kindern höher als bei Erwachsenen.
- Durchblutung und Hydration werden an Schleimhäuten und Nagelbett geprüft. Im Schock ist die Haut kaltschweißig.
- Von Erbrochenem sollten bei unklaren Notfällen Proben genommen werden.
- Der Gesichtsausdruck kann Hinweise auf Erkrankungen geben.
- Die Notfalluntersuchung besteht aus dem elementaren Basischeck, der erweiterten Notfalluntersuchung, Analyse ausgewählter Vitalparameter, Anamnese und Dokumentation.
- Der elementare Basischeck folgt dem BAK-Schema.
- Das wichtigste Kriterium bei einer kompletten Notfalluntersuchung ist die Vollständigkeit der erhobenen Befunde.
- Die Vitalparameter Blutdruck, Blutzucker, EKG, periphere Sauerstoffsättigung, Temperatur und Kohlendioxidgehalt der Atemluft (nur bei beatmeten Patienten möglich) tragen bei Notfalluntersuchungen zur Differentialdiagnose bei.
- Bei einer Körpertemperatur unter 32 °C spricht man von schwerer Hypothermie, über 40 °C von schwerer Hyperthermie.
- In der Anamnese werden durch gezielte Fragetechnik und aktives Zuhören aktuelle Daten, Beschwerden sowie die Vorgeschichte der Erkrankung erfragt.

6.2 Monitoring und apparative Diagnostik

- Das Monitoring wird bis zur Übergabe weitergeführt.
- Zur Verlaufsbeobachtung gehört die regelmäßige Blutdruckmessung.

- Die auskultatorische Blutdruckmessung ist exakter und aussagekräftiger, die palpatorische schneller und in Notfällen oft praktikabler.
- Zur Elektrokardiographie kann vorübergehend eine Schnellableitung mit den Defibrillationspaddles durchgeführt werden.
- Pulsoxymetrie und Kapnometrie dienen der Beurteilung der respiratorischen Situation.
- Thermometer im RD sollten den Temperaturbereich zwischen 26 und 42 °C abdecken.
- Beim beatmeten Patienten wird die Körperkerntemperatur mit der Temperatursonde im unteren Nasengang oder in der Speiseröhre gemessen.
- Bei der Blutzuckerbestimmung können Desinfektion der Punktionsstelle, Quetschblut oder ein zu kleiner Bluttropfen das Messergebnis verfälschen.

6.3 Wunden

- Blutstillung stark blutender Wunden hat Vorrang vor anderen Hilfeleistungen. Hierfür eignet sich der Druckverband am besten.
- Präklinisch wird die Wunde nur steril verbunden, ohne Reinigung, Manipulation oder Desinfektion. Fremdkörper werden nicht entfernt, Organe nicht reponiert.
- Der RD muss nach Amputaten suchen.

6.4 EKG-Interpretation

- Im EKG werden Frequenz, Rhythmus, Erregungsbildung, Erregungsausbreitung und Repolarisation beurteilt.
- Das Sinusknotensyndrom ist meist schrittmacherpflichtig. Es äußert sich als Bradykardie mit SA-Block.
- Supraventrikuläre Extrasystolen haben veränderte P-Wellen, aber normale Kammerkomplexe.
- Knotenrhythmen zeigen keine P-Welle.
- Ektopische Herde im Vorhof oder AV-Knoten können eine paroxysmale Tachykardie, Vorhofflattern oder -flimmern hervorrufen.
- Beim AV-Block ist die PQ-Zeit je nach Schwere verlängert oder einer P-Welle folgt kein Kammerkomplex mehr.
- Bei Schenkelblöcken werden die Kammern nacheinander erregt. Die QRS-Komplexe sind verbreitert und haben zwei R-Zacken.
- Mehr als sechs ventrikuläre Extrasystolen pro Minute sind pathologisch. Serien von ventrikulären Extrasystolen werden als Couplet, Triplet oder Salve bezeichnet.

- Das R-auf-T-Phänomen kann Kammerflattern auslösen.
- Ab einer Frequenz von 180 Schlägen/Min. versucht man bei Kammertachykardien eine Kardioversion durch Medikamente oder Elektroschock.
- Bei einer Kammerfrequenz von 200–300/Min. spricht man von Kammerflattern, darüber von Kammerflimmern. Präkordialer Faustschlag, Defibrillation und Reanimation sind angezeigt.

6.5 Dokumentation im Rettungsdienst

- Das Einsatzprotokoll dient der Kommunikation innerhalb des RD und mit der weiterbehandelnden Einrichtung, der Abrechnung, der rechtlichen Absicherung und der Forschung.
- Eine zweckmäßige Gliederung für den Einsatzbericht ist das HAUBT-Format.

6.6 Besondere Patientengruppen im Rettungsdienst

- Dem Patienten steht unabhängig von seiner Erscheinung und Eigenart Hilfe und Achtung gegenüber seiner Person zu.
- Manche Patienten sehen den RD als Bedrohung. Zum Eigenschutz ist es manchmal sinnvoll, die Polizei hinzuzuziehen.
- Ein tragfähiger Kontakt ist entscheidend für den Verlauf des Einsatzes.
- Vertrauenspersonen und Blindenhunde sollten beim Transport mitgenommen werden.
- Hilfsmittel, die über die Selbstständigkeit des Patienten entscheiden, müssen vom RD in die Klinik mitgenommen werden.

6.1 Die Notfalluntersuchung als Grundlage rettungsdienstlicher Tätigkeit

Den Beruf des RS/RA kennzeichnen einige Tätigkeiten grundsätzlicher Natur, die bei jedem Patienten angewandt werden. Eine dieser Basistätigkeiten ist die Notfall-Patientenuntersuchung. Sie setzt sich aus der professionellen Patientenbeobachtung und gezielten Untersuchungsschritten zusammen.

Erst durch die professionelle Anwendung der einzelnen Schritte und der Interpretation von beobachteten Krankheitszeichen (Symptome) am Notfallpatienten erhalten die notwendigen Maßnahmen des RS/RA einen Sinn.

MERKE
Die durch den Rettungsdienst eingeleitete Therapie kann nur so gut sein wie die in der Notfalluntersuchung erkannten Symptome und erhobenen Befunde.

Ein häufiger Grund für Fehlversorgungen von Notfallpatienten ist die unzureichende Erstuntersuchung (Basischeck) bzw. die unzureichende erweiterte Untersuchung (komplette Notfalluntersuchung von Kopf bis Fuß) am Einsatzort oder im RTW.

Erst wenn der RS/RA einen Patienten vollständig untersucht hat, ist es möglich, Extremitätenfrakturen oder abdominelle Verletzungen zu erkennen bzw. auszuschließen. Im Verlauf der Notfalluntersuchung sollte der RS/RA nicht zögern, auch einfache Hilfsmittel, z.B. das Stethoskop, regelmäßig einzusetzen.

Die zielgerichtete Patientenuntersuchung und die individuelle Beobachtungsfähigkeit sollten ständig trainiert werden. Eine korrekt durchgeführte Patientenuntersuchung erfordert stets Konzentration und umfangreiche Kenntnisse der Pathophysiologie. Dabei kommt es darauf an, das erworbene Wissen mit der Praxis sinnvoll zu verknüpfen.

Für die körperliche Untersuchung von Patienten gilt, wie auch bei anderen Maßnahmen im RD, bei denen der Kontakt mit Blut oder Ausscheidungen nicht ausgeschlossen werden kann, dass Handschuhe zu tragen sind.

Patientenbeobachtung

Unter Beobachtung versteht man die Fähigkeit, konkrete Wahrnehmungen mit Hilfe der Sinne bewusst zu erfassen. Beobachtet man, so wird die Qualität der bewussten Beobachtung merklich davon beeinflusst, wie sehr man in der Lage ist, seine Wahrnehmungsgabe zu objektivieren. Dies sollte fortlaufend geübt werden und stellt auch für den Erfahrenen im Rettungsdienst eine Herausforderung dar.

MERKE
Unter Patientenbeobachtung werden die möglichen systematischen Wahrnehmungen an einem kranken Menschen verstanden, die seinen körperlichen und seelischen Zustand im Augenblick und auf Dauer erkennen lassen.

Die Werkzeuge der Patientenbeobachtung sind die **Sinnesfunktionen** Sehen, Hören, Fühlen und Riechen. Genauso wie ein Handwerker lernt, mit bestimmten Werkzeugen umzugehen, kann gelernt werden, problemorientiert zu hören, zu sehen, zu tasten und zu riechen. Mit den Augen können Veränderungen der Haut (z.B. eine Zyanose) wahrgenommen oder mit dem Tastsinn Veränderungen der Hautbeschaffenheit (z.B. Tumoren) des Patienten registriert werden. Die Stärke und Frequenz des Pulses lässt sich mit dem Tastsinn erfühlen und kann gezählt werden. Die Sinne zur Patientenbeobachtung lassen sich gut innerhalb konkreter Einsatzsituationen trainieren.

So kann man es sich z.B. bei internistischen Notfallpatienten zur Gewohnheit machen, die Lungen zu auskultieren. Mit der Zeit wird man so lernen, Atemgeräusche zu unterscheiden und mit dem so erworbenen Zusatzwissen zu einer differenzierteren Einschätzung der Situation eines Notfallpatienten zu kommen.

Patientenzentriertes Handeln

Das patientenzentrierte Handeln sollte immer konzentriert, schematisch und frei von Vorurteilen durchgeführt werden. Es umfasst folgende Punkte, die immer wieder ablaufen:

- **Beobachtung:** Einschätzen der Situation und Annähern an den Notfallort
- **Interaktion:** Aufbau einer Beziehung zum Patienten
- **aktives Zuhören:** Erkennen der verbalen und nonverbalen Botschaften
- **Fragen:** Fragen nach Hauptbeschwerden und wesentlichen Vorerkrankungen
- **Aktion:** Durchführung aller wesentlichen medizinischen und psychischen Maßnahmen
- **Dokumentation:** Erfassung aller relevanten Patientendaten in einem Einsatzprotokoll.

Der Umgang mit Patienten sollte ehrlich und professionell sein, um möglicherweise bestehende Ängste abzubauen. Der RS/RA sollte immer konkret auf die jeweiligen Probleme des Patienten eingehen. Es ist in Notfallsituationen möglich, dem Patienten aktiv zuzuhören, auch wenn dies vom Rettungsteam Geduld erfordern sollte. Der Aspekt des Zeitdrucks sollte im Umgang mit Patienten nicht überstrapaziert werden.

Abhängig von der vorgefundenen Notfallsituation kann es sehr wertvoll für die Beziehung zum Patienten sein, Vertrauenspersonen mit einzubeziehen. Gerade bei Kindernotfällen ist dies unumgänglich.

Der Gesprächsabschluss sollte von allen Beteiligten als positiv erlebt werden.

Aktives Zuhören

Das aktive Zuhören als ein wesentlicher Punkt des patientenzentrierten Handelns sollte mit einer angemessenen Begrüßung des Patienten und der Anwesenden beginnen. Die Gesprächsdistanz zum Patienten sollte räumlich verkürzt werden, um nicht unnötig laut reden zu müssen und die Privatsphäre des Patienten zu wahren. Das Gespräch soll nach Möglichkeit nicht „von oben herab" geführt werden, sondern der RS/RA befindet sich mit dem Patienten auf einer Ebene, z.B. kniend bei einem liegenden Patienten.

Der Körperkontakt ist vorsichtig, die Grenzen beachtend, zu dosieren (z.B. Hand halten, in den Arm nehmen). Dabei sind jedoch mögliche Aversionen zu berücksichtigen.

Während des Gesprächs ist der Blickkontakt zu halten und das Gespräch in einer verständlichen Sprache mit freundlichem Tonfall zu führen. Eine sprachliche Wiederholung des Verstandenen soll dem Patienten demonstrieren, dass ihm aktiv zugehört wird, und verschafft sowohl dem RS/RA als auch dem Patienten einen Überblick über das Gespräch.

> **MERKE**
> Es ist nicht Aufgabe des Patienten, die Welt des Rettungsdienstes zu verstehen, sondern es ist Aufgabe des Rettungsdienstes, das Erleben des Patienten in seinem Umfeld zu verstehen.

Daher sollten keine großen Erwartungen an den Patienten gestellt werden; bohrende und zwingende Fragen sowie wertende Äußerungen sind zu vermeiden.

Die Versorgung von Notfallpatienten ist für den RS/RA mit Stress verbunden. Emotionen und Gedanken nach dem Einsatz sollten nicht einfach ignoriert werden. Ein Einsatznachgespräch mit allen am Einsatz Beteiligten sollte selbstverständlich sein. Dabei ist es für die Teamarbeit entscheidend, auch über positive und negative Gefühle zu sprechen, um z.B. der Gefahr des Burnout-Syndroms (➤ Kap. 40.4) vorzubeugen.

6.1.1 Spezielle Aspekte zur Beobachtung von Patienten im Rettungsdienst

In diesem Kapitel sollen die Kriterien der differenzierten Beobachtung des Notfallpatienten, die möglichen Veränderungen einzelner Körperregionen und Körperfunktionen näher erläutert werden, die das Fundament der eingehenden Kopf-bis-Fuß-Untersuchung darstellen.

Bewusstsein

Das Bewusstsein gibt den **Wachheitsgrad (Vigilanz)** eines Menschen an. **Bewusstseinsklare** Patienten sind ansprechbar, wach, zur eigenen Person, zu Ort und Zeit orientiert, und ihre Gedanken folgen formal-logischen Denkabläufen. **Bewusstseinsstörungen** dagegen sind gekennzeichnet durch eine Benommenheit bis zum Koma mit Ausfall der Schutzreflexe. Der Übergang von Bewusstsein zur Bewusstlosigkeit (z.B. Koma als schwerste Form der Bewusstseinsstörung) ist dabei fließend. Häufig sind die einzelnen Schweregrade der Bewusstseinsstörung nur schwer voneinander abzugrenzen, wobei der jeweilige Schweregrad für die Anwendung von Basismaßnahmen zum Schutz der Vitalfunktionen unerheblich ist.

So wird ein bewusstseinsgestörter Patient in der Regel in die stabile Seitenlage verbracht, sofern die Vitalfunktionen Atmung und Kreislauf nicht gegen diese Basismaßnahme sprechen.

Da eine Bewusstseinsstörung sich aber auch verschlimmern kann, ist der entscheidende Faktor zur Beurteilung des Bewusstseins die **Verlaufsbeobachtung** des Patienten.

Für die verständliche Dokumentation einer Verlaufsbeobachtung des Bewusstseinszustands wird die **Glasgow Coma Scale** (GCS) angewendet (➤ Kap. 9.1). Sie ist eine in der Notfallmedizin bekannte Methode zur Verlaufsbeobachtung des Bewusstseins und dient der unmissverständlichen Kommunikation zwischen den jeweiligen medizinischen Versorgungsbereichen.

Der **Wachheitsgrad** des Patienten wird durch Ansprechen und Berührung des Patienten überprüft. Ist der Patient so nicht erweckbar, muss zur Abgrenzung der Bewusstseinstiefe ein Schmerzreiz gesetzt werden. Je nach Reaktion des Patienten (gezielt/ungezielt) wird nun der Wachheitsgrad des Patienten in die Glasgow Coma Scale (➤ Tab. 9.1) eingetragen.

Sollte der Patient aber ansprechbar sein, so orientiert man sich über die **Qualität der Wachheit**. Hierzu werden dem Patienten verschiedene Fragen zur Person, Uhrzeit etc. gestellt. Die möglichen Antworten können dann klar, verwirrt, desorientiert (räumlich/zeitlich) oder gar unverständlich („Wortsalat") sein. Durch zusätzliche Untersuchungen (Reflexprüfung, Pupillenkontrolle, BZ-Stix, Ganzkörperinspektion usw.) gelingt es, die Gesamtsituation der Bewusstseinslage des Patienten einzuschätzen.

Atmung

Die regelrechte Atmung (Eupnoe) ist der ungestörte Gasaustausch zwischen Lunge und Blut und alle mit diesem Vorgang verbundenen physiologischen Vorgänge (➤ Kap. 2.4).

Eine normale Atmung ist äußerlich erkennbar durch Brustkorb- und Atembewegungen, ein sich zyklisch wiederholender Vorgang von Inspiration und Exspiration. Wenn Brustkorbbewegungen sichtbar und ein Atemgeräusch hörbar sind, kann die Atemfunktion anhand folgender Parameter sicher beurteilt werden:

- Atemfrequenz
- Atemtiefe
- Atembewegungen
- Farbe von Haut und Schleimhaut
- Auskultation des Thorax und Atemgeräusch
- Pulsoxymetrie.

Die physiologischen Werte der **Atemfrequenz** sind innerhalb der verschiedenen Altersstufen unterschiedlich (➤ Tab. 6.1). Werte oberhalb der jeweiligen Frequenzen nennt man Tachypnoe, solche unterhalb dieser Werte Bradypnoe. Die Atemfrequenz wird bestimmt, indem die Atemexkursionen eine Minute lang gezählt werden.

Ausgehend von den möglichen Ursachen einer **Tachypnoe** unterscheidet man eine so genannte physiologische und eine pathologische Tachypnoe. Ursachen, die physiologisch zu einer Anhebung der Atemfrequenz führen, sind Erregung, Angst, Anstrengung, Aufenthalt in großen Höhen (z.B. Gebirge). Pathologisch ist die Atemfrequenz erhöht bei Schonatmung (Hecheln), Azidose und Fieber.

Zu einer physiologischen Abnahme der Atemfrequenz (**Bradypnoe**) kann es in Ruhe, z.B. im Schlaf, kommen. Die Atemfrequenz ist pathologisch vermindert bei tiefer Bewusstlosigkeit, SHT und Intoxikationen (z.B. mit Opiaten).

Bei der **Atemtiefe** wird die tiefe (großes Atemzugvolumen) von einer flachen (kleines Atemzugvolumen) Atmung unterschieden. Ein Patient mit starken Schmerzen im Bauchraum (abdomineller Schmerz) wird z.B.

Tab. 6.1 Atemfrequenzen in Ruhe in unterschiedlichen Lebensaltern

Alter	Atemzüge pro Minute
Neugeborenes	40
Säugling	35
Kleinkind	30
Schulkind	20
Erwachsener	12

6

6

versuchen, diesen nicht noch durch tiefe Atembewegungen zu verstärken, und daher möglichst flach atmen. Das Atemzugvolumen solch einer Atmung ist deutlich verringert. Bei einer tiefen Atmung ist das Atemzugvolumen vergrößert; dies ist bei Zuständen der Übersäuerung des Organismus der Fall.

Ein weiteres Beobachtungsmerkmal ist die **Atembewegung**, die in Inspirationsbewegung und Exspirationsbewegung unterteilt wird.

Die Inspiration und Exspiration stehen in einem physiologischen Verhältnis zueinander. Unter normalen Bedingungen ist dieses ca. 1:1,7. Die Exspiration dauert also ca. 1,7-mal so lange wie die Inspiration. Bei einem Asthmaanfall sieht man deutlich eine verlängerte Exspiration, da sich dieses Verhältnis auf 1:2,5 und mehr vergrößern kann.

Die Atembewegung sollte gleichseitig und gleichzeitig im Vergleich von linker und rechter Thoraxhälfte sein.

Auch die **Farbe** von Haut und Schleimhaut wird als Kriterium der Beurteilung der Atemfunktion herangezogen. Die bläuliche Verfärbung von Lippen und Mundschleimhaut (Zyanose) deutet auf eine verminderte Sauerstoffsättigung des Blutes hin. Bei einer zentralen Zyanose sinkt die Sauerstoffsättigung (SaO_2) auf unter 85% ab.

Als Hilfsmittel bei der Beurteilung der Atmung wird das Stethoskop eingesetzt und der Thorax im Seitenvergleich orientierend an sechs Punkten abgehört: Lungenspitze (apikal), Thoraxmitte und Lungenbasis. Bei bestimmten Erkrankungen ist schon von Weitem auch ohne Stethoskop ein recht deutliches **Atemgeräusch** zu vernehmen. Beim Lungenödem z.B. hört man häufig schon bei Betreten der Wohnung ein deutlich brodelndes Atemgeräusch. Differenziert wird hier in trockene (Giemen, Brummen, Pfeifen) und feuchte (feinblasiges und grobblasiges Rasseln, Knistern) pathologische Atemgeräusche.

Komplettiert wird die Beurteilung der Atemfunktion durch ein apparatives Monitoring der Sauerstoffsättigung mittels **Pulsoxymetrie** (➤ Kap. 6.2).

Herz-Kreislauf

Die Kreislauffunktion ist abhängig vom Herzschlag und der Zirkulation des Blutes in Gefäßen. Die Herz-Kreislauf-Funktion wird durch

- Palpation des Pulses,
- Messung der Herzfrequenz,
- Messung des Blutdruckes,
- Beurteilung der Durchblutung von Haut und Schleimhaut und der
- EKG-Ableitung

erfasst.

Bei der **Palpation des Pulses** gibt es mehrere zu beurteilende Faktoren, die direkte, aber auch indirekte Rückschlüsse auf die Kreislaufsituation des Patienten zulassen: Frequenz, Qualität und Rhythmus. Wichtig bei der Beurteilung und Ertastung des Pulses ist die Einschätzung der **Pulsqualität**. Darunter versteht man ebenso die Härte eines Pulses wie auch dessen Füllung. Die normale Pulswelle der A. radialis ist deutlich zu tasten und weich.

Ein weiterer Parameter bei der Beurteilung des Pulses ist der **Rhythmus**. Dieser kann rhythmisch oder arrhythmisch sein.

Ein wichtiger, für den RS/RA schnell zu ermittelnder Parameter ist die **Pulsfrequenz** (Normwerte ➤ Tab. 6.2). Die Pulsfrequenz wird durch Palpation der A. radialis am Handgelenk oder der A. carotis am Hals und Zählung der Pulswellen für 15 Sekunden, multipliziert mit vier auf eine Minute, ermittelt. Wenn es die Zeit erlaubt, kann die Frequenz auch über eine Minute ausgezählt werden.

Weitere Lokalisationen, an denen der Puls getastet werden kann, sind die A. temporalis, A. brachialis, A. femoralis, A. poplitea, A. dorsalis pedis und A. tibialis posterior. Die Frequenz kann erhöht (Tachykardie) oder verringert (Bradykardie) sein.

Die **Herzfrequenz** wird durch Ableitung eines **Elektrokardiogramms** (➤ Kap. 6.2) ermittelt. So muss die Herzfrequenz (HF) immer im Zusammenhang mit der Gesamtsituation des Patienten beurteilt werden. Bei Sportlern beträgt die Ruhefrequenz häufig nur um 50/Min. und weniger; hierbei handelt es sich um eine physiologische Bradykardie.

Mögliche pathologische Ursachen für eine **Bradykardie** können Störungen im Reizleitungssystem, erhöhter Hirndruck und Intoxikationen sein.

Von einer physiologischen **Tachykardie** hingegen spricht man bei Aufregung, Angst und Erregung. Pathologisch findet man eine erhöhte Herzfrequenz bei Fieber und Schilddrüsenüberfunktion.

Der **Blutdruck** ist die treibende Kraft für den Blutfluss in den Gefäßen. Der Blutdruck wird nach Riva Rocci (RR) gemessen (➤ Kap. 6.2.1). Ein physiologischer

Tab. 6.2 Herzfrequenzwerte in verschiedenen Lebensaltern

Alter	Herzfrequenz pro Minute
Neugeborenes	> 140
Säugling	ca. 120–140
Kleinkind	ca. 100–120
Jugendlicher	ca. 90–110
Erwachsener	ca. 60–80

Blutdruck wird als normoton bezeichnet und beträgt bei Erwachsenen 120/80 mmHg.

Eine **Hypotonie** ist bei Erwachsenen das Absinken des systolischen Blutdrucks unter 100 mmHg. **Hypertonie** (nach WHO-Kriterien) bezeichnet bei Erwachsenen einen systolischen Blutdruck über 140 mmHg oder einen diastolischen Blutdruck von mehr als 90 mmHg.

Die Prüfung der **Durchblutung** von Haut und Schleimhaut erfolgt an den Fingern und Zehen (Akren), der Mundschleimhaut und der Bindehaut des Auges. Die Haut sollte auch in den herzfernen Akren rosig, elastisch, warm und gut durchblutet sein, ebenso wie Mundschleimhaut und Konjunktiva. An den Zehen und Fingern kann die **Nagelbettprobe** durchgeführt werden, die eine Aussage über die kapilläre Füllung und den Blutdruck erlaubt. Dazu wird ein Fingernagel gegen das Nagelbett gedrückt, bis es blutleer (hellrot bis weiß) wird; sobald der Druck nachlässt, sollte sich das Nagelbett sofort wieder rot färben.

Abschließend gehört die Ableitung eines mehrkanaligen **Elektrokardiogramms** (➤ Kap. 6.2) in den Untersuchungsgang zur Herz-Kreislauf-Funktion.

Haut

Das Besondere bei der Beobachtung der Haut ist die Möglichkeit, bestimmte Veränderungen sofort bei Eintreffen am Notfallort wahrzunehmen. Gerade die Haut ist ein Organ, welches viel über den Patientenzustand aussagen kann. Eine komplette Beurteilung der Haut setzt sich aus den Aspekten

- Hautfarbe
- Hauttemperatur
- Feuchtigkeitsgehalt
- Schweißabsonderung
- Hautdurchblutung
- Elastizität (Turgor)
- Oberflächenbeschaffenheit (Verletzungen etc.)

zusammen.

Erstes sichtbares Merkmal bei der Hautbeobachtung ist die **Hautfarbe**. Sie ist bei hellhäutigen Menschen je nach Sonnenexposition weiß, rötlich oder braun gefärbt. In die Haut eingelagert finden sich Pigmentflecke (Sommersprossen, Leberflecke).

Beim Ertasten der Haut lassen sich zwei Merkmale registrieren, die **Hauttemperatur** und, damit eng verbunden, der **Feuchtigkeitsgehalt** der Haut. Die Haut fühlt sich normalerweise warm und trocken an, es findet keine übermäßige **Schweißabsonderung** außer in den Hautfalten (Leistenbeuge, Achsel) statt. Die Haut sollte sich überall gleich anfühlen, was auf eine gleichmäßige

Hautdurchblutung schließen lässt. Bei einem Patienten im Schockzustand lässt sich eine kalte und feuchte Haut erfühlen. Durch die Zentralisation im Schockgeschehen kommt es in der Kreislaufperipherie zu einer Drosselung der Durchblutung, und daher wird die feuchte Haut nicht erwärmt. Dies führt zu einer Verdunstung und Abkühlung der Hautoberfläche (Transpirationskälte).

Unter **Hautturgor** wird der Spannungszustand der Haut verstanden. Hebt man eine kleine Hautfalte an, z.B. am Handrücken, so ist es möglich, den „Flüssigkeitszustand" des Organismus an der Verschieblichkeit der Haut zu beurteilen. Physiologischerweise sinkt mit zunehmendem Alter der Hautturgor ab. Man wird daher besonders bei älteren Patienten die Spannungsabnahme der Haut beobachten können. Besonders ältere Menschen und Säuglinge leiden unter Flüssigkeitsverschiebungen. Darum ist bei diesen Patienten ein bewusstes Beobachten des Hautturgors besonders wichtig.

Weitere Auffälligkeiten der Haut sind sichtbare Verletzungen, Blutergüsse (Hämatome), Kratzspuren und Narben.

Augen

Die Beurteilung eines pathologischen Befundes am Auge setzt die Kenntnis der anatomischen Strukturen und des Normalbefundes voraus. Jeder RS/RA sollte sich die Mühe machen, einmal das Auge eines Kollegen systematisch zu untersuchen. Während der Untersuchung hilft der Gebrauch einer Taschenlampe mit möglichst engem Strahlengang. Bei der Verletzung eines Auges kann der Vergleich beider Augen wichtige Hinweise auf pathologische Veränderungen geben. Der Untersuchungsgang wird im Seitenvergleich durchgeführt und beginnt mit der **Inspektion beider Augen** und wendet sich dann den einzelnen zugänglichen Strukturen gesondert zu. Das **Sehvermögen** des Patienten wird grob beurteilt. Dabei sollte jeweils ein Auge abgedeckt sein. Bei einer vorliegenden Augenverletzung sollte ein möglicher Sehverlust erkannt werden. An den **Augenlidern** lassen sich Form (Schwellung), Farbe (Rötung), Stellung (Herabhängen, Einriss) und intakter Lidschluss untersuchen. Beim **Augapfel** werden die Stellung (Vordrängung, Zurücksinken), Bewegungseinschränkung und der Augendruck getestet. Große Druckunterschiede zwischen beiden Augen lassen sich mit sanft auf dem Oberlid „wippenden" Zeige- und Mittelfinger ermitteln. Die **Bindehaut** sollte feucht und glänzend aussehen. Sie wird auf Rötung, Unterblutung und Verletzungen überprüft. Die Hornhaut ist im Normalfall glatt, klar und spiegelnd (Licht und Gegenstände spiegeln sich mit scharfen Konturen). Bei der **Pupille** werden die Form (Verziehung, Seitengleichheit) und die Reaktion auf Licht geprüft. Die Pupillengröße variiert in fünf Stufen von sehr eng, eng, normal, weit bis sehr weit. Bei der Lichtreaktion werden die direkte Reaktion einer Pupille auf Licht und die Mitreaktion der anderen Seite (konsensuell) getestet. In beiden Fällen sollte es zu einer Verengung der Pupille kommen.

Eine detailliertere Untersuchung des Vorderabschnitts und des Augenhintergrunds kann nur mit speziellen Geräten wie Augenspiegel, Spaltlampe, indirektem Ophthalmoskop oder Tonometer (zur Messung des Augendrucks) durchgeführt werden.

> **PRAXISTIPP**
> Um grob beurteilen zu können, ob ein Auge betroffen ist, hat sich die einfache Trias der Untersuchung auf Tränenfluss, verengte Lidspalte und Rötung bewährt.

Bei allen Affektionen des Augenvorderabschnitts wird man diese Symptome in verschieden starker Ausprägung vorfinden. Andere Notfälle, z.B. der plötzliche Sehverlust, verlaufen ohne Beteiligung des vorderen Augenabschnitts. Lider, Bindehaut und Hornhaut sind dann symptomlos, allenfalls liegt eine Störung der Pupillenreaktion vor.

Andere zu beachtende Auffälligkeiten der Augen sind Kontaktlinsen, Glasaugen und der Nystagmus (Augenzittern), ein rhythmisch schnell aufeinander folgendes Zucken der Bulbi.

Ausscheidungen

Charakteristische Beobachtungen bei den Ausscheidungen sind Erbrechen, Stuhl- und Urinabgang.

Erbrechen (Emesis)

Erbrechen und die häufig vorausgehende Übelkeit sind eher unspezifische Symptome, die auf eine Vielzahl möglicher Erkrankungen hinweisen können.

Das Brechzentrum im Gehirn wird durch verschiedene Reize (Gifte, Hirndruck usw.) aktiviert und löst eine Kontraktion der Bauch- und Magenmuskulatur mit der Folge des Hervorwürgens von Mageninhalt aus. Entscheidend für den Rettungsdienst ist die Beschaffenheit des Erbrochenen. Dabei kann es sich um angedaute Speisereste, Frischblut, Altblut, Flüssigkeit oder Tabletten u.Ä. handeln. Das Erbrechen von Blut wird als **Hämatemesis** bezeichnet.

Es sollte in Zweifelsfällen darauf geachtet werden, Proben des Erbrochenen (Asservate) mitzunehmen.

Bei älteren Patienten wie auch bei Säuglingen und Kleinkindern kann ein massives oder häufiges Erbrechen zu einem hypovolämischen Schock oder einer Elektrolytentgleisung führen. Es sollten daher bei der Beobachtung des Erbrochenen folgende Fragen gestellt werden: „Wie viel?" und „Wie oft?" und „Welche Farbe?".

Bei Patienten mit chronisch blutenden Magenulzera wird **„Kaffeesatzerbrechen"** beobachtet. Dabei handelt es sich um angedautes, geronnenes Blut, das durch die Magensäure entsprechend verändert ist.

Eine besondere Gefährdung für die Patienten entsteht neben der Gefahr des hypovolämischen Schocks bei massivem Erbrechen und der Störung im Säure-, Basen- sowie Wasser- und Elektrolythaushalt durch die **Aspirationsgefahr**. Für jeden Patienten sollte eine Brechschale mit Zellstoff sicherheitshalber griffbereit im RTW bereitstehen. Da bei schwallartigem Erbrechen das Erbrochene einige Liter betragen kann, sollte für solche Fälle ein größeres Gefäß vorhanden sein.

Stuhl (Fäzes)

Die Stuhlentleerung ist ein willkürlich steuerbarer Vorgang (➤ Kap. 2.8). Bei unwillkürlichem Stuhlabgang wird von **Stuhlinkontinenz** gesprochen.

Normaler Stuhl ist braun gefärbt (Abbauprodukt des Bilirubins) und geformt. Fäzes kann flüssig, z.B. bei **Durchfällen** (Diarrhöe), und in der Farbe verändert sein. Ein chronisch blutendes Geschwür im Bereich des Gastrointestinaltrakts führt neben dem oben genannten „Kaffeesatzerbrechen" dazu, dass der Patient schwarzen Stuhl abführt (**Teerstuhl**). Ursache für schwarzen Stuhl kann in Ausnahmefällen auch die Einnahme von Eisenpräparaten sein. Fragen Sie den Patienten also in der Anamnese immer nach der zurzeit eingenommenen Medikation. Ebenso wie durch den Flüssigkeitsverlust bei Erbrechen kann es durch lang andauernde Durchfälle zu bedrohlichen Kreislaufstörungen bis hin zum hypovolämischen Schock kommen.

Pankreaserkrankungen können zu einem fettartig glänzenden Stuhl (**Steatorrhöe**) führen und Lebererkrankungen den Stuhl entfärben (**acholischer Stuhl**).

Bei Patienten nach Operationen am Darm kann im Bereich des Abdomens ein künstlicher Darmausgang (Anus praeter naturalis), mit einem Kunststoffbeutel bedeckt, beobachtet werden.

Urin

Die Harnentleerung (Miktion) ist ebenfalls willkürlich gesteuert (➤ Kap. 2.9). Bei unwillkürlichem Harnabgang wird von **Urininkontinenz** gesprochen.

Normaler Urin ist gelblich und kann bei großen Mengen entfärben oder bei Lebererkrankungen bierbraun werden. Für länger andauernde Verlegungsfahrten intensivpflichtiger Patienten kann die Beobachtung und Beurteilung der Urinausscheidung wichtig sein. Scheidet der Patient insgesamt wenig Urin aus, so wird der Urin konzentrierter. Er ist damit auch kräftiger gefärbt und riecht intensiver. Durch Eiweißbeimengungen bei Harnwegserkrankungen wird der Urin trübe und schaumig.

Gesichtsausdruck

Der Gesichtsausdruck des Menschen ist ein nonverbales Kommunikationsmittel. Der Gebrauch der mimischen Muskulatur erfolgt oft unbewusst. Der Mensch verleiht mit der Mimik den direkten Gefühlsempfindungen Ausdruck nach außen. Es ist grundsätzlich zwischen physiologischen und pathologischen Veränderungen des Gesichtsausdrucks und der Mimik zu unterscheiden.

Typische **pathologische Veränderungen**, die mit einem Wechsel der Mimik einhergehen, sind:
1. Greisengesicht bei Kleinkindern mit schweren Störungen im Magen-Darm-Trakt
2. Maskengesicht/-ausdruck bei Morbus Parkinson
3. starrer Gesichtsausdruck mit dem so genannten tetanischen Lächeln bei Tetanus
4. verfallenes Aussehen bei auszehrenden Erkrankungen und kurz vor Eintritt des Todes
5. (Voll-)Mondgesicht beim Cushing-Syndrom und bei langer Einnahme von Steroiden (zusätzlich Ausbildung von Stammfettsucht)
6. Kinder mit schweren Erkrankungen und tief liegenden, geränderten (halonierten) Augen
7. herabhängende Mundwinkel bei Ausfall des N. facialis (Apoplektiker)
8. verzerrter und angespannter Ausdruck bei starken Schmerzen.

Mundhöhle

Eine Inspektion der Mundhöhle muss bei schlechten Sichtverhältnissen durch den Einsatz einer Taschenlampe verbessert werden. Eine Blaufärbung des Rachenbereichs oder auch der Sublingualregion kann gerade bei farbigen Patienten die einzige Stelle sein, an der eine **Zyanose** früh zu erkennen ist.

Bei der Beobachtung des Rachenbereichs kann, insbesondere bei verletzten Patienten, ein **Hämatom** der Rachenhinterwand auffallen. Dieses Hämatom ist ein mögliches Anzeichen für das Vorliegen einer Halswirbelsäulen-Fraktur. Da diese während der Erstuntersuchung häufig unentdeckt bleibt, sollte jeder RS/RA spätestens bei der kompletten Notfalluntersuchung auch den Rachenraum inspizieren. Bei unklarer Bewusstlosigkeit kann die Suche nach einem **Zungenbiss** hilfreich und wegweisend für die Diagnose Krampfanfall sein.

Brennen im Mund-Rachen-Bereich sowie verfärbtes Sputum weisen auf die Einnahme toxischer Substanzen hin.

Unspezifische **Rötungen** und weiße **Beläge** im Mund-Rachen-Bereich sind Anzeichen von Entzündungen oder Pilzbefall. Diese können auf einen reduzierten Immunstatus hinweisen.

Bei Säuglingen können **trockene Schleimhäute** auf eine bedrohliche bzw. drohende Dehydratation hinweisen.

Blutungen müssen ernst genommen werden, denn sie stellen eine potenzielle Aspirationsgefahr dar.

Nase/Ohren

Die **Nase** wird auf ihre äußerliche Unversehrtheit überprüft. Dabei sollte auf einen geraden Nasenrücken geachtet werden. Ferner sollte geprüft werden, ob eine freie **Nasenatmung** möglich ist. Sollte dies nicht möglich sein, kann dies ein Zeichen für Schwellungen sein.

Stärkere **Blutungen** aus der Nase bei der hypertensiven Krise können durchaus lebensbedrohlich sein (➢ Kap. 27.1). Besonders gefährdet sind Patienten, die gleichzeitig unter einer Blutungsneigung leiden, z.B. Patienten, die Cumarinderivate (Marcumar®) oder Heparin einnehmen, Patienten mit Erkrankungen des Blutes (Leukämie, Anämie), Lebererkrankungen u.a. Beim Tauchunfall kann das Auftreten von Blutungen aus der Nase ein Anzeichen für die Caisson-Krankheit (➢ Kap. 24.2.3) sein.

Bei Säuglingen ist das „Nasenflügeln", ein hektisches **Aufblähen der Nasenflügel** während der Atmung, Ausdruck einer ausgeprägten Atemnot.

Das **Ohr** wird im Seitenvergleich untersucht. Es werden das äußere Ohr und, soweit einsehbar, der Gehörgang betrachtet. Bei Schädelbasisfrakturen findet man eventuell eine **Rhinoliquorrhöe** (Austritt von Liquor aus der Nase) oder **Otoliquorrhöe** (Austritt von Liquor aus dem Ohr). Das **Battle-Zeichen** ist ein durch die Fraktur der Schädelbasis auftretendes Hämatom in der Region hinter dem Ohr (retroaurikulär). Dieses Hämatom weist, wie auch das **Brillen-** und **Monokelhämatom** (periorbitales Hämatom, ➢ Abb. 6.1), auf eine Schädelbasisfraktur hin. Häufig kommt es beim SHT auch zu einem Verlust der Riechfähigkeit. Dieser Zustand wird als **Anosmie** bezeichnet.

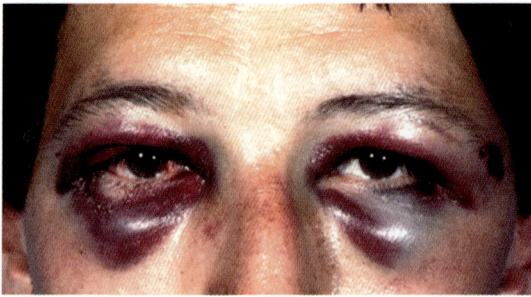

Abb. 6.1 Patient mit Brillenhämatom nach einer zentralen Mittelgesichtsfraktur [M117]

Ein **Hörverlust** kann Anzeichen für das Vorliegen eines Hörsturzes sein. Dieser geht meist mit weiteren vegetativen Symptomen einher (z.B. Schwindel, Übelkeit, Erbrechen u.a.). Eine Hörminderung kann aber auch bei Schädel-Hirn- oder Halswirbelsäulen-Verletzungen auftreten.

Blutungen aus dem Ohr oder der Nase sind bei traumatisierten Patienten meist ein Zeichen für ein Schädel-Hirn-Trauma. Bei Tauchunfällen sind Blutungen aus dem Ohr Anzeichen für ein Zerreißen des Trommelfells durch Druckeinwirkung (➤ Kap. 24.2).

Schmerz

Es gibt zwei unterschiedliche Schmerzqualitäten. Die Wahrnehmung von **Organ-** oder **Eingeweideschmerz (viszeraler Schmerz)** ist dumpf und diffus; eine genaue Lokalisation kann manchmal schwierig sein. Eine besondere Form des Organschmerzes sind krampfartige Kontraktionen der glatten Muskulatur, die Kolik. Diese entsteht z.B. als Gallenkolik oder Harnleiterkolik (➤ Kap. 16.2.1).

Der **Knochenschmerz (somatischer Schmerz)** kann sehr genau dem betroffenen Gebiet (Muskel, Knochen oder Gelenk) zugeordnet werden.

Wenn ein Patient über Schmerzen klagt, ist es für die weitere Abklärung wichtig zu erfragen, seit wann der Schmerz besteht, die Lokalisation, die Art des Schmerzes (stechend, wellenförmig, brennend und krampfartig) und bei welcher Gelegenheit er bemerkt wurde.

Es sollte darüber hinaus erfragt werden, ob und mit welchem Erfolg der Patient schon etwas zur Schmerzlinderung unternommen hat.

Der Schmerz ist eine natürliche Reaktion des Organismus auf einen verletzenden Reiz. Die Wahrnehmung des Schmerzes stellt eine wichtige Schutzeinrichtung des Körpers dar. Fehlt die Fähigkeit, den Schmerz wahrzunehmen, kann es zu erheblichen Schäden im Organismus kommen, da Verletzungen dann nicht bemerkt

werden. Ein Beispiel dafür sind die bei chronisch Alkoholkranken entstehenden Schäden peripherer Nerven (Polyneuropathie), die zu einem vollständigen Verlust der **Schmerzwahrnehmung**, z.B. im Bereich der unteren Extremitäten, führen können. Der Patient kann dann ein Erfrieren oder Verbrennen seiner Füße nicht oder zu spät bemerken.

Schmerz kann aber auch unerträglich werden. Er kann bei chronischen Erkrankungen über Jahre erlebt zu einem „zerfressenden" Schmerz werden, der manchmal zu einer deutlich erhöhten Suizidbereitschaft des Patienten führt.

Bei der Schmerzbeobachtung muss berücksichtigt werden, dass die individuelle Schmerzwahrnehmung unterschiedlich sein kann. Man sollte deshalb die individuelle Situation des Patienten bei der Beurteilung des Schmerzes berücksichtigen.

6.1.2 Die einzelnen Schritte der Patientenuntersuchung

Die Patientenuntersuchung erfolgt mit dem Wissen aus den Informationen bei der Alarmierung sowie aus der Beurteilung der Gesamtsituation und der Lage des Patienten am Notfallort.

Die eigentliche **Patientenuntersuchung** lässt sich in fünf Schritte einteilen:
1. elementarer Basischeck (BAK-Schema)
2. erweiterte Notfalluntersuchung (Kopf bis Fuß)
3. Analyse ausgewählter Vitalparameter
4. Anamnese
5. Dokumentation.

Die Reihenfolge der oben aufgeführten Übersicht muss nicht streng eingehalten werden. Da es vorkommt, dass an Patienten ernste Verletzungen oder Erkrankungsanzeichen übersehen werden, ist es jedoch wichtig, eine **komplette Untersuchung** am Patienten durchzuführen. Es ist andererseits selbstverständlich, dass ein Patient mit Verdacht auf eine starke Blutung im Bauchraum nicht am Notfallort einer länger andauernden Kopf-bis-Fuß-Untersuchung unterzogen wird, sondern nach der Stabilisierung des Kreislaufs rasch in eine geeignete Klinik transportiert wird.

Je häufiger man die Patientenuntersuchung durchführt, desto zügiger und sicherer wird der RS/RA. Einige der einzelnen Phasen lassen sich auch parallel durchführen.

Es sei an dieser Stelle daran erinnert, dass ein traumatisches Geschehen ursächlich aufgrund einer internen Notfallsituation entstanden sein kann und ebenso umgekehrt. So kann ein schwerer Verkehrsunfall aufgrund

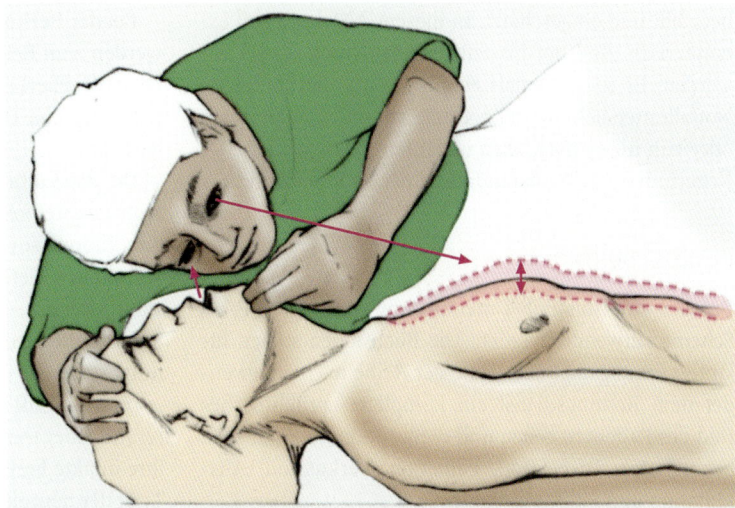

Abb. 6.2 Durchführung der Atemkontrolle [L108]

eines Myokardinfarkts oder einer diabetischen Stoffwechselentgleisung geschehen sein.

Elementarer Basischeck (BAK-Schema)

Der elementare Basischeck dient der Orientierung und der Beurteilung der wesentlichen Vitalparameter. In diesen Abschnitt fallen je nach Patientensituation auch die Handlungsabläufe der kardiopulmonalen Reanimation. Sofort nach Einschätzung der Situation vor Ort und Beurteilung der Gefahrenlage für den Patienten und das Rettungsteam hat es sich in der Praxis bewährt, eine orientierende Untersuchung des Patienten nach dem **BAK-Schema** durchzuführen. Dabei stehen die Buchstaben für die Vitalfunktionen Bewusstsein, Atmung und Kreislauf.

Bewusstsein

Stellen Sie Patientenkontakt durch Ansprechen und Berühren her. Sollte der Patient dann noch nicht reagieren, kneifen Sie den Patienten in die Nasenscheidewand oder im Bereich des Jugulums (Drosselgrube). Bei diesen massiven Maßnahmen ist darauf zu achten, keine zusätzlichen Schäden zu setzen.

Atmung

Bei der Atmungskontrolle (➤ Abb. 6.2) werden die folgenden Fragen geklärt:
- Hebt sich der Thorax?
- Sind Atemgeräusche hörbar?
- Ist ein Atemhauch des Patienten spürbar?

MERKE

Die Schnappatmung ist ein pathologisches Atemmuster, das in der Endphase bestimmter Erkrankungen auftritt und für die Oxygenierung des Organismus nicht ausreichend ist (➤ Kap. 9.2.3 und ➤ Kap. 10.1.4).

Sollte das nicht der Fall sein, sind sofort die Atemwege zu inspizieren, und nach Ausräumung oder Absaugung wird der Kopf überstreckt. Nun entscheidet sich, ob der Patient beatmet werden muss.

Kreislauf

Die Kreislaufkontrolle umfasst primär nur die **Pulspalpation**. Bereits beim Ansprechen des Patienten kann eine Hand des RS/RA am Handgelenk des Patienten den Radialispuls tasten. Ist dieser Puls tastbar, ist der Kreislauf des Patienten soweit erhalten, dass auch die Peripherie durchblutet ist.

Wenn kein Radialispuls tastbar ist, wird der Puls der **A. carotis** getastet. Diese Kontrolle erfolgt **nacheinander** erst auf der einen, dann auf der anderen Seite des Halses. Sollte auch hier kein Puls tastbar und der Patient bewusstlos sein, ist die Indikation zur Reanimation zu stellen (➤ Kap. 10). Zur Kontrolle des Kreislaufs gehört auch die Identifikation lebensbedrohlicher Blutungen, die sofort gestoppt werden müssen, um den Kreislauf erhalten oder wiederherstellen zu können.

Vollständige Notfalluntersuchung (Kopf bis Fuß)

Bei der kompletten Notfalluntersuchung werden wesentliche Vitalparameter und Körperabschnitte näher beurteilt und eingeschätzt. In diesem Abschnitt soll exemplarisch die Kopf-bis-Fuß-Untersuchung dargestellt werden. Es sei nochmals erwähnt, dass die komplette Notfalluntersuchung nicht streng von oben nach unten oder von unten nach oben verlaufen muss. Wichtigstes Kriterium ist die **Vollständigkeit** der Untersuchung.

IPPAF-Schema

Bei der Kopf-bis-Fuß-Untersuchung soll das IPPAF-Schema verwendet werden. Die Buchstaben stehen für Untersuchungsmethoden, die der Reihe nach angewendet dem Rettungsdienst ein komplettes präklinisches Bild des Patienten geben und die weiteren Maßnahmen beeinflussen: Inspektion, Palpation, Perkussion, Auskultation und Funktionskontrolle.

Bei der **Inspektion** (lat. inspectio: Durchsicht, Prüfung) wird der Patient von oben bis unten betrachtet. Einzelne suspekte Areale werden genauer inspiziert. Hierbei können bereits Beobachtungen von Hautfarbe, Atmung, Verletzungen usw. gemacht werden.

Mit der **Palpation** (lat. palpare: tasten) beginnt der RS/RA, den Patienten abzutasten. Es geht hierbei darum, herauszufinden, ob der Patient Schmerzen beim Abtasten angibt.

Bei der **Perkussion** (lat. percutere: schlagen, klopfen) werden zum Beispiel das Abdomen oder der Thorax abgeklopft. Hierbei können ggf. Klangveränderungen auf pathologische Erkrankungen in diesen Bereichen hinweisen.

Die **Auskultation** (lat. auscultare: horchen) wird mit Hilfe des Stethoskops durchgeführt. Es werden ebenfalls der Thorax sowie das Abdomen untersucht. Bei bestimmten Gefäßerkrankungen, wie der Karotisstammstenose, ist es dem Geübten möglich, mit dem Stethoskop Strömungsgeräusche über der A. carotis festzustellen.

Im Abschnitt der **Funktionskontrolle** (lat. functionare: Aufgabe) werden die einzelnen Körperabschnitte auf ihre intakte Funktion hin überprüft. Hierzu zählen auch Teile der neurologischen Untersuchungen, z.B. das Herausstrecken der Zunge beim Schlaganfallpatienten oder das Bewegen der Extremitäten.

Exemplarische Notfalluntersuchung

In der Darstellung werden die möglichen Untersuchungsschritte und die pathologischen Symptome einzelnen Körperabschnitten zugeordnet (➤ Tab. 6.3).

Tab. 6.3 Exemplarische Notfalluntersuchung

Körperregion	Untersuchung	Symptome
Kopf (➤ Abb. 6.3 und ➤ Abb. 6.4)	• Pupillenreaktion und Bulbusstellung der Augen • Nase, Mundhöhle, Ohren • Schädelknochen auf Stabilität prüfen	• Schwellung, Dislokation, Blutung, Wunden • Brillen- oder Monokelhämatom • Hämatome, Instabilität, Knochenreiben (Krepitation)
Hals	Inspektion der Hautbeschaffenheit	• Halsvenenstauung (bei Erhöhung des intrathorakalen Drucks oder Erhöhung des rechtsventrikulären zentralvenösen Drucks) • Schwellung, Blutung, Hämatome, Wunden • Hautemphysem
Schultergürtel und Brustkorb (➤ Abb. 6.5)	• gleichseitige Atembewegungen • Atemfrequenz, -tiefe, -rhythmus • Auskultation • Stabilität des Schultergürtels prüfen	• paradoxe Bewegungen • Einziehungen • schlürfende Sickerblutung • Instabilität, Krepitation, Hämatome, Blutung, Wunden • Atemgeräusche (rasselnd, stridorös, brodelnd, aufgehoben) • Hautemphysem
Abdomen (➤ Abb. 6.6)	• Inspektion der Haut • Auskultation von Darmgeräuschen • Abtasten der vier Quadranten	• Pulsationen (bei bestimmten Formen von Aortenaneurysmen) • Bauchatmung • Gespanntheit, Abwehrspannung • Darmgeräusche verändert: keine, stark, hell klingend, plätschernd • Schwellung, Blutung, Hämatome, Wunden • Austritt von Organen bzw. Organteilen
Becken	Stabilität prüfen	• Krepitation, Instabilität, Schwellung • Blutung, Wunden
Genitalien	Inspektion von Haut und Schleimhaut	• Schwellung, Blutung, Wunden • Kot- oder Urinabgang

Tab. 6.3 Exemplarische Notfalluntersuchung (Forts.)

Körperregion	Untersuchung	Symptome
Extremitäten (➤ Abb. 6.7)	• Inspektion der Hautoberfläche • Prüfen der Stabilität • Funktionskontrolle durch Bewegen • Sensibilität, Motorik • Kapillarfüllung	• Pulse nicht tastbar • Gefühllosigkeit • schlaffe, spastische Lähmung • Instabilität, Krepitation, Schwellung, Hämatome, Blutung, Wunden • Verfärbungen der Haut: Extremität weiß oder livide verfärbt
Rücken und Wirbelsäule (➤ Abb. 6.8)	• vorsichtiges Abtasten des Rückens auf Schmerzen und Instabilitäten • Die Untersuchung des Rückens muss bei Traumapatienten unter Schonung der Wirbelsäule in achsengerechter Drehung erfolgen.	• Schwellungen, Hämatome, Wunden • Blutungen • Stufenbildung • Einstichverletzungen • Paresen

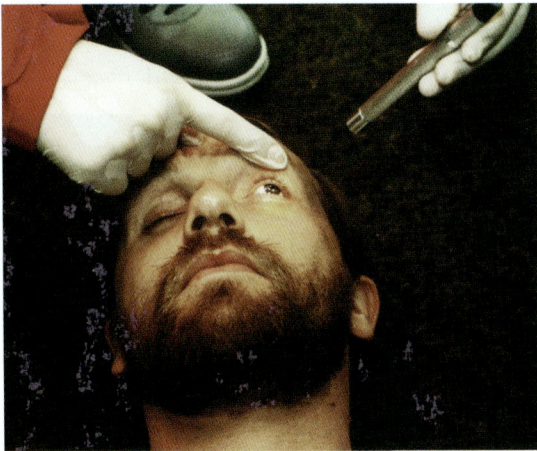

Abb. 6.3 Kontrolle der Pupillenreaktion [M232]

Analyse ausgewählter Vitalparameter

Die Analyse ausgewählter Vitalparameter dient der Vertiefung und Abgrenzung der kompletten Notfalluntersuchung. Bei der Bestimmung der Vitalparameter steht dem RS/RA eine ausreichende Anzahl von technischen Hilfsmitteln zur Verfügung (➤ Tab. 6.4, ➤ Kap. 6.2). Dies können einfache Hilfsmittel wie z.B. Blutdruckmanschette, Stethoskop oder Blutzuckerstix oder technische Geräte wie das EKG, das Pulsoxymeter, das Kapnometer oder das Thermometer sein.

Blutdruckmessung

Der Blutdruck gibt den Druck des strömenden Blutes im Gefäßsystem an. Bei der manuellen Blutdruckmessung wird der Blutdruck innerhalb des Arteriensystems (Arteriendruck) gemessen (➤ Kap. 2.5). Der arterielle Blutdruck hängt von verschiedenen Kreislaufparametern ab.

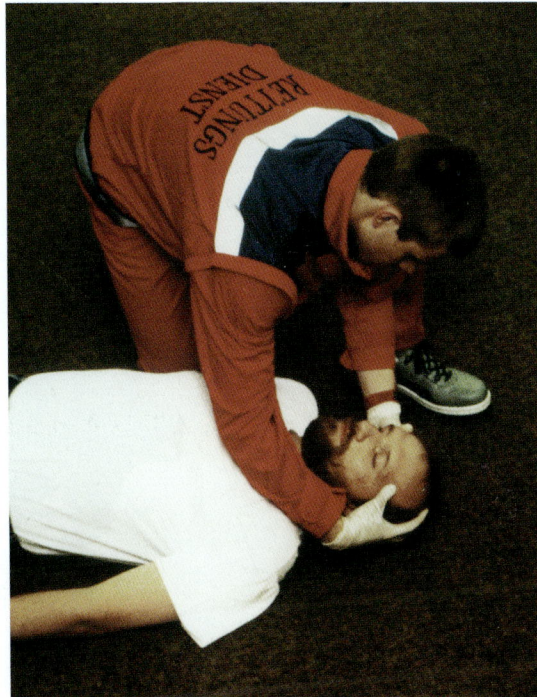

Abb. 6.4 Untersuchung des knöchernen Schädels [M232]

Tab. 6.4 Hilfsmittel zur Analyse bestimmter Vitalparameter

Geräte	Vitalparameter
Blutdruckmanschette	Blutdruck
Glukometer	Blutzucker
EKG	Herzfrequenz/Herzrhythmus
Pulsoxymeter	O_2-Gehalt des Blutes/Herzfrequenz
Kapnometer	CO_2-Gehalt der Ausatemluft
Thermometer	Temperatur

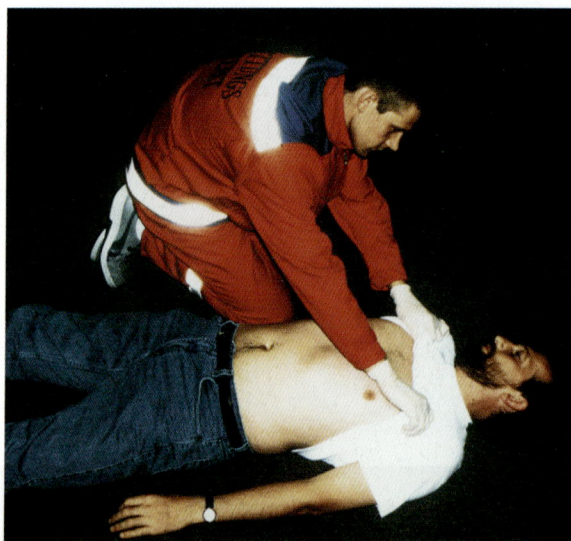

a) Thoraxinspektion

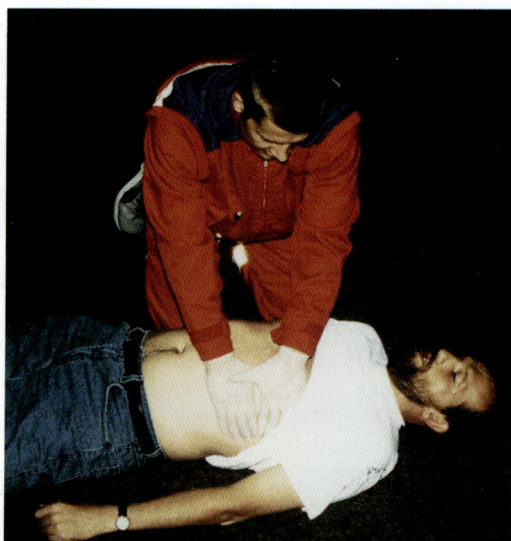

b) Thoraxpalpation

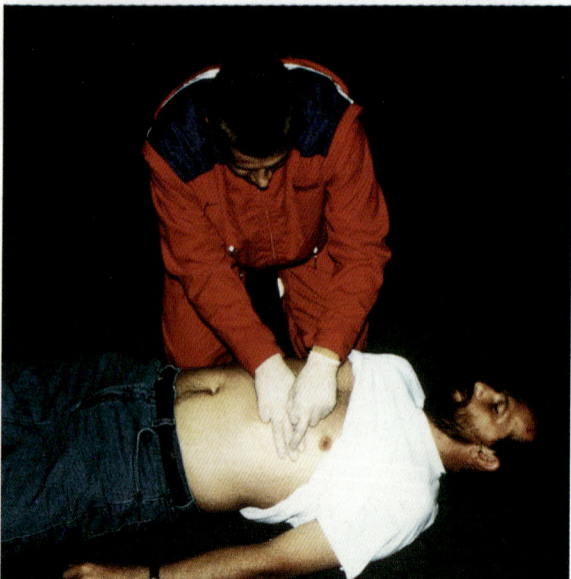

c) Thoraxperkussion

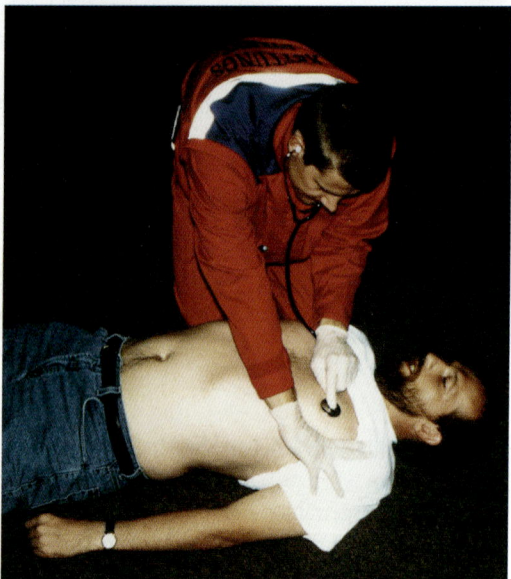

d) Thoraxauskultation

Abb. 6.5 Durchführung der Thoraxuntersuchung [M232]

Der Blutdruck eines Menschen wird bei der Messung durch zwei Zahlen angegeben, z.B. 120/80 mmHg. Der erste Wert ist der **systolische Blutdruckwert**, der den jeweils höchsten Wert des messbaren arteriellen Drucks mit seiner wellenförmigen, durch die Kontraktion des Herzens und die Elastizität der Aorta hervorgerufenen Bewegung in den Gefäßen darstellt. Der zweite Wert wird als **diastolischer Wert** bezeichnet und ist der jeweils niedrigste messbare Wert des Blutdrucks.

Elektrokardiogramm (EKG)

Das EKG ist eine weitere Möglichkeit der Überwachung der Herzfunktion des Patienten. Die Ausrüstung von Rettungswagen mit EKG-Geräten ist heute Standard (Anwendung und Interpretation des EKG ➤ Kap. 6.2.2 und ➤ Kap. 6.4).

Blutzuckerbestimmung

Die Bestimmung des Blutzuckers ist Pflicht bei jedem bewusstseinsgestörten Patienten im Rettungsdienst. Außer-

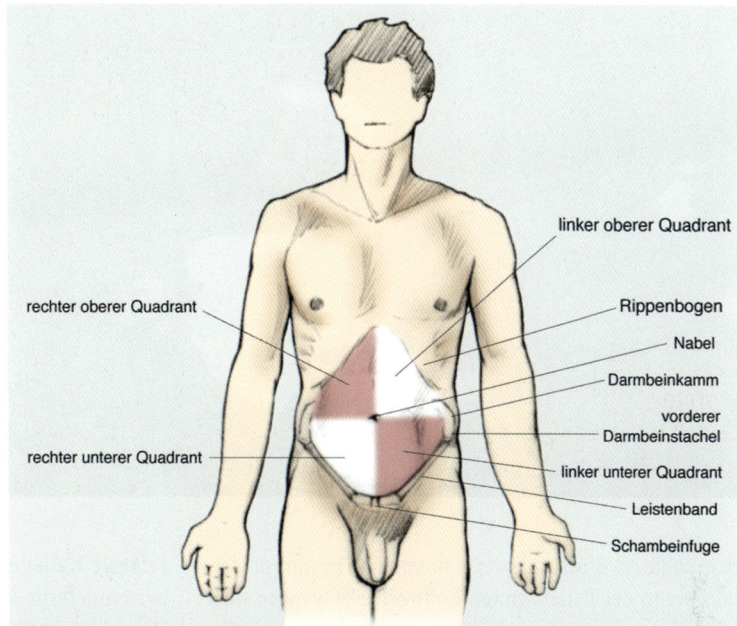

Abb. 6.6 Palpation des Abdomens [L108]

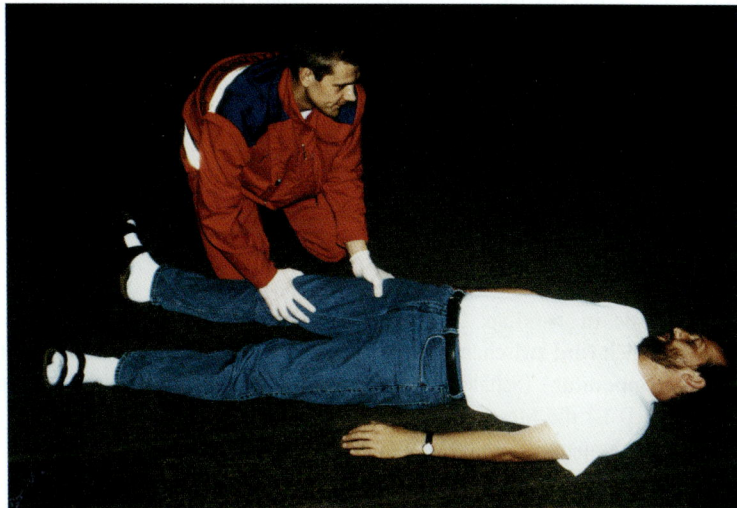

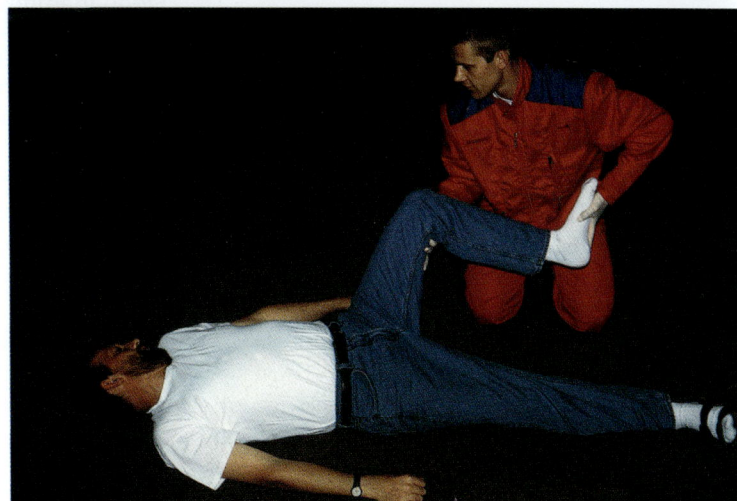

linker oberer Quadrant

rechter oberer Quadrant

Rippenbogen

Nabel

Darmbeinkamm

vorderer Darmbeinstachel

rechter unterer Quadrant

linker unterer Quadrant

Leistenband

Schambeinfuge

Abb. 6.7 Untersuchung der unteren Extremität (oben) mit Funktionskontrolle (unten) [M232]

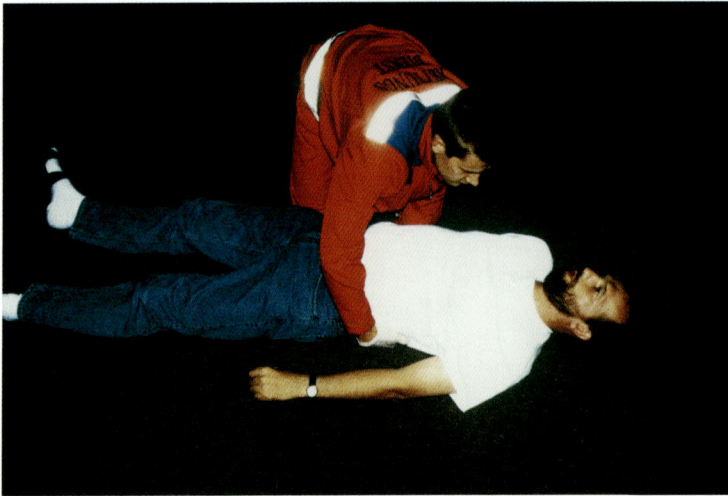

Abb. 6.8 Untersuchung der Lendenwirbelsäule [M232]

dem sollte ein Blutzuckerwert immer dann bestimmt werden, wenn der Patient unter Stoffwechselstörungen oder an anderen Erkrankungen leidet, welche einen Anstieg oder einen Abfall des Blutzuckers mit sich bringen können (Technik der Blutzuckerbestimmung ➤ Kap. 6.2.6).

Pulsoxymetrie und Kapnometrie

(➤ Kap. 6.2.3 und ➤ Kap. 6.2.4)

Temperaturmessung

Über die Physiologie der Regulierung der Körpertemperatur wurde in ➤ Kap. 2.3 eingehend informiert. Grundsätzlich wird zwischen **zentraler** und **peripherer Körpertemperatur** (Schalentemperatur) unterschieden. Im RD ist die Messung der zentralen oder auch Körperkerntemperatur wichtig. Von der Körperkerntemperatur hängt die Funktion der lebenswichtigen Organe entscheidend mit ab. Die Temperatur des gesunden Menschen schwankt zwischen 36,5 und 37,5 °C. Abweichungen davon werden wie folgt bezeichnet:
- **Hypothermie** (Unterkühlung)
  - schwere Unterkühlung: unter 32,0 °C
  - mittelschwere Unterkühlung: 32,0–34,9 °C
  - beginnende Unterkühlung: 35 °C
- **Hyperthermie** (Überwärmung)
  - subfebrile Temperatur: 37,5–37,7 °C
  - leichtes Fieber: 37,8–38,8 °C
  - hohes Fieber: 38,9–39,9 °C
  - sehr hohes Fieber: über 40,0 °C

Thermometer, welche im Rettungsdienst Verwendung finden, sollten auf jeden Fall den Skalenbereich zwischen 26,0 und 42,0 °C abdecken. Es werden auch multifunktionale Monitore eingesetzt, mit denen direkt über zentrale Katheter oder eine Temperatursonde die Körpertemperatur kontinuierlich gemessen werden kann. Diese Messmethoden sind genauer und zeigen schneller Veränderungen der Temperatur an.

Anamnese

Die Anamnese bedeutet das Erfragen der Vorgeschichte des Patienten (griech. anamnesis: Erinnerung). Grundsätzlich lässt sich die Eigenanamnese von der Fremdanamnese unterscheiden.

Bei der Erhebung der Anamnese sollte vom RS/RA auf eine möglichst gezielte **Fragetechnik** geachtet werden, die dem Patienten keine Möglichkeit lässt, seine Beschwerden ungenau darzustellen.

Ein weiterer Faktor ist das **aktive Zuhören**, das Vertrauen zwischen Helfer und Patienten aufbaut.

Eigenanamnese

Bei der Eigenanamnese wird versucht, durch gezieltes Nachfragen einen möglichst objektiven Eindruck der Beschwerden vom Patienten selbst zu erfahren. Dabei sollte der Patient sein Leiden frei schildern. Eine Unterbrechung des spontanen Patientenberichts sollte nur erfolgen, wenn das Gespräch ziellos wird. Die Eigenanamnese teilt sich in Einzelschritte auf. Die Hauptbeschwerden und biographischen Daten umfassen folgende Punkte:
1. Name des Patienten
2. Alter des Patienten
3. Hauptbeschwerden (z.B. Schmerzen, Luftnot)
4. Vorerkrankungen (z.B. Herzleiden, Stoffwechselerkrankungen, zerebrales Anfallsleiden, Hypertonus usw.)

5. Allergien
6. letzte Mahlzeit (wichtig bei Diabetikern)
7. Ereignisse vor dem Notfalleintritt (Schwäche, Angst, Schwindel etc.)
8. Provokation, also welches Ereignis zum Notfall führte (Anstrengung, Aufregung, falsche Medikation usw.)

Die **vegetative Anamnese** umfasst die Erfragung und das Aufnehmen aller vegetativ beeinflussbaren Patientenparameter und wird je nach Dringlichkeit durchgeführt:

1. Schmerz (zur Schmerzanamnese siehe unter Schmerz weiter oben)
2. Körpergewicht: Hat der Patient in den letzten Wochen oder Tagen deutlich an Gewicht zu- oder abgenommen? Eine Gewichtsreduktion von vier Kilogramm und mehr in einer Woche ist ungewöhnlich. Bei solchen Patienten findet man nicht selten ein Krebsleiden. In diesem Zusammenhang muss aber immer auch nach der Einnahme von Appetitzüglern gefragt werden.
3. Appetit: Hat der Patient seit einiger Zeit Heißhunger auf bestimmte Speisen, isst er seit einiger Zeit kaum noch, oder hat er eine regelrechte Aversion gegen bestimmte Speisen?
4. Durst: Die normale Flüssigkeitsaufnahme beträgt zwei Liter am Tag. Bei bestimmten Stoffwechselerkrankungen kann der Bedarf an Flüssigkeit um einige Liter zusätzlich gesteigert werden.
5. Schlaf: Gab es in der letzten Zeit Schlafstörungen? Diese können sich sowohl in Schlaflosigkeit wie auch in vermehrtem Schlaf ausdrücken.
6. Ausscheidungen: Bei den Ausscheidungen ist nach Unregelmäßigkeiten der Ausscheidungen Stuhl und Urin zu fragen. Besonderen Wert sollte man auf das Erfragen von Teerstuhl oder Kaffeesatzerbrechen legen. Einige Patienten wollen dies aufgrund ihres Schamgefühls nicht erzählen. Zu den Ausscheidungen gehört auch das Erfragen von Husten und Auswurf (Sputum). Der Auswurf kann z.B. eitrig sein wie bei einer schweren Lungeninfektion, schaumig-rötlich bei einem Lungenödem/-infarkt oder auch blutig.
7. Drogeneinnahme: Es ist zu erfragen, ob Drogen regelmäßig, in welchen Abständen und wie häufig eingenommen werden, also der Zigaretten- und Alkoholkonsum pro Tag, ebenso Rauschmittel wie Kokain, Haschisch, Heroin usw.
8. Allergien: Man sollte erfragen, ob beim Patienten Überempfindlichkeiten gegen Medikamente, Pflaster usw. bestehen. Das Wissen um Allergien kann vor späteren Zwischenfällen schützen. Insbesondere beim bewusstlosen Patienten müssen auch Angehörige nach Allergien des Patienten befragt werden.

Bei der **Medikamentenanamnese** werden Informationen zum Patienten eingeholt, die im Zusammenhang mit der regelmäßigen oder unregelmäßigen Einnahme von Medikamenten stehen. Dabei können diese Informationen vom Patienten selbst oder aber auch von Dritten eingeholt werden. Es ist darauf zu achten, dass die zurzeit eingenommenen Medikamente unbedingt in der Patientendokumentation vermerkt werden. Weiter sollten die Medikamente selbst zusammen mit dem Patienten in der Klinik übergeben werden. Zur Medikamenteneinnahme werden folgende Fragen an den Patienten gerichtet:

• regelmäßige Medikamenteneinnahme
• Einnahme von Medikamenten (welche und wie viel?) wegen des akuten Krankheitsereignisses
• Wirkung der eingenommenen Medikamente.

Fremdanamnese

Die Fremdanamnese ist die Information zum Patienten durch Dritte. Sie sollte mit Bedacht verwertet werden (z.B. Verschleierung von Kindesmissbrauch). Andererseits kann der Fremdhinweis ein wichtiger und teilweise sogar der einzige richtungweisende Hinweis für die Einschätzung der Notfallerkrankung sein. Gerade bei der Versorgung bewusstloser Patienten ist eine differenzierte Befragung Dritter (Angehörige, Augenzeugen, Hausarzt usw.) wichtig und notwendig:

• Beschwerdeangaben des Patienten vor Eintritt der Bewusstlosigkeit?
• Handlungen des Patienten unmittelbar vor dem Eintritt des Notfallereignisses (z.B. schwere Arbeit)?
• Symptome oder Warnzeichen unmittelbar vor dem Anfall?
• Eintreten der Bewusstlosigkeit plötzlich, allmählich, in Phasen?
• Besteht eine Schwangerschaft oder ein gynäkologisches Leiden?
• Bestehen chronischen Erkrankungen?
• Macht der Patient zurzeit eine Diät?
• Gab es eine deutliche Gewichtsabnahme in den letzten Wochen?
• Besteht Drogen- oder Medikamentenmissbrauch?
• Bestehen psychiatrische Erkrankungen (z.B. Psychosen, Depressionen)?
• Sturz des Patienten bei Eintritt der Bewusstlosigkeit (Begleitverletzungen)?
• Liegen Allergien vor?

Zusätzlich sind beim bewusstlosen Patienten folgende Faktoren unbedingt zu beachten:

• Raumtemperatur

- herumliegende Medikamente, Abschiedsbrief (z.B. Tablettenreste in Gläsern, Toilette, Ausguss)
- Einstichstellen
- Mundgeruch des Patienten (Fötor)
- Prüfen der Umgebungsluft am Einsatzort
- Körperstellung des Patienten an der Einsatzstelle.

Dokumentation

Die Summe aller Beobachtungen und Maßnahmen muss in schriftlicher Form fixiert werden. Hierzu dient die Einsatz- und Patientendokumentation (➤ Kap. 6.5). Sie hilft dem RS/RA, die Vollständigkeit seiner Patientenuntersuchung zu überprüfen, und dient bei der Übergabe als Gedächtnisstütze.

6.2 Monitoring und apparative Diagnostik

Mit der Weiterentwicklung der Notfallmedizin hat die Patientenüberwachung (Monitoring) erheblich an Bedeutung gewonnen. Das Prinzip, den Patient aufzunehmen und sofort in die Klinik zu bringen („scoop and run"), veränderte sich hin zur Erstversorgung und Stabilisierung vor dem Transport des Notfallpatienten („stay and play"). Um die am Notfallort therapeutisch erzielten Erfolge während des Transports zu kontrollieren und mögliche Komplikationen frühzeitig zu registrieren, ist ein Mindestmaß an Monitoring erforderlich.

Mit Hilfe des Monitorings kann sich der begleitende RS/RA einen fortlaufenden orientierenden Überblick über die Vitalparameter (Blutdruck, Herzfrequenz und Herzrhythmus, Sauerstoffsättigung und Bewusstseinslage) des Patienten verschaffen. So kann er rechtzeitig Komplikationen erkennen und weiterführende Maßnahmen einleiten.

> **MERKE**
> Für die Zeitdauer der Patientenüberwachung gilt, dass ein einmal begonnenes Monitoring so lange lückenlos weitergeführt wird, bis eine adäquate Übernahme des Patienten in der Zielklinik sichergestellt ist.

Auf keinen Fall sollte der Patient vor Eintreffen in der Zielklinik vom Monitoring genommen werden, d.h., Pulsoxymetrie, EKG und Blutdruckmanschette werden so lange am Patienten belassen, bis ein **lückenloses Monitoring** in der Zielklinik gewährleistet werden kann.

Bei den gegebenen technischen Möglichkeiten darf nicht vergessen werden, dass auch der bewusste Gebrauch der Sinne Monitoring bedeutet. Die Hand am Puls gibt dem Erfahrenen ohne technische Hilfsmittel bereits Hinweise auf Herzrhythmus, Blutdruck und Temperatur. Die Kenntnis wichtiger physiologischer Vorgänge ist Grundvoraussetzung, da die Technik Fehlmessungen präsentieren oder ganz ausfallen kann. Dies bedeutet auch für den RD, dass die gesamte Messtechnik ständiger Kontrolle und Überprüfung bedarf.

6.2.1 Blutdruckmessung

Nach der Durchführung des Basischecks (➤ Kap. 6.1) bietet sich die Blutdruckmessung als eine der ersten diagnostischen Maßnahmen an (➤ Abb. 6.9). Die Messung ist einfach, schnell und ohne großen Aufwand anzuwenden.

Für **exakte Messungen** kommt das Messprinzip nach Riva Rocci (RR) zur Anwendung. Der über die Maßnahme vorinformierte Patient wird aufgefordert, ruhig zu liegen oder zu sitzen. Der Messarm sollte in Herzhöhe liegen. Die Manschette wird um den Oberarm des Patienten gelegt (Faustregel: Ca. zwei Finger sollen noch knapp zwischen Manschette und Haut passen) und fixiert. Die Blutdruckmanschette wird auf einen Wert **oberhalb des systolischen Blutdrucks** aufgepumpt.

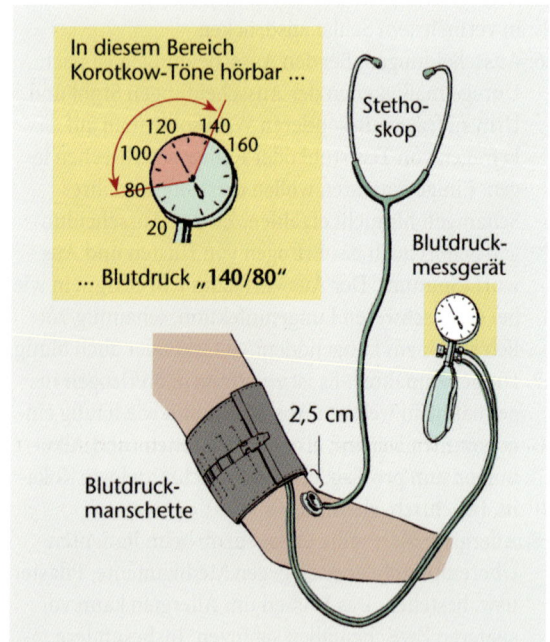

Abb. 6.9 Unblutige, indirekte Blutdruckmessung nach Riva Rocci (RR) [A400]

Dieser Wert wird durch Tasten des Radialispulses während des Aufpumpens der Manschette ermittelt. Wenn der Puls nicht mehr zu tasten ist, wird der Manschettendruck noch um 30 mmHg erhöht. Durch diese Vorgehensweise wird ein zu hoher Manschettendruck bei hypotonen Patienten vermieden und der Bereich größter Aufmerksamkeit bei der sich anschließenden Messung bereits festgelegt. Beim dosierten Ablassen des Manschettendrucks kann der Blutdruck nun auf drei Weisen bestimmt werden: palpatorisch, auskultatorisch und oszillatorisch.

Die **palpatorische Messung** basiert auf dem Prinzip der Gegendruckmessung. Der Druck wird dabei langsam aus der Manschette abgelassen. Eine Hand tastet ständig den Radialispuls. Ist der Druck in der Manschette höher als der arterielle Blutdruck, so wird kein Puls unterhalb der Manschette mit den Fingern tastbar sein (z.B. A. radialis). Wenn der Manschettendruck nachlässt, wird der arterielle Blutdruck größer als der Druck in der Blutdruckmanschette. Beim Wiederkehren des palpierten Radialispulses wird der Druck auf dem Manometer der Manschette abgelesen und gibt näherungsweise den systolischen Blutdruck an. Diese Methode gibt keine Auskunft über den diastolischen oder mittleren arteriellen Blutdruck, hat aber den Vorteil, innerhalb kürzester Zeit einen Wert zu liefern. Während des Transports ist dies die Blutdruckmessung der Wahl, da die Umgebungsgeräusche eine auskultatorische Blutdruckmessung nur bei stehendem RTW zulassen. Bei schwer zugänglichen Patienten, z.B. eingeklemmten Personen, ist dies möglicherweise die einzige Möglichkeit der Blutdruckmessung.

Die **auskultatorische Methode** des Blutdruckmessens (nach Korotkow) besteht darin, dass mittels der Membran eines Stethoskops (Schallempfänger) in der Ellenbeuge drei Finger unterhalb der Manschette gemessen wird. Dabei ist darauf zu achten, dass die Membran möglichst direkt oberhalb der zu auskultierenden A. brachialis liegt. Bei Ablassen des Manschettendrucks unter den systolischen Blutdruck sind mit dem Stethoskop über der A. brachialis in der Ellenbeuge erste pulssynchrone Geräusche zu hören, die den systolischen Wert angeben. Beim weiteren Ablassen verstummen die Geräusche wieder und ergeben den diastolischen Wert. Um die Gefäßgeräusche zu hören, bedarf es gewisser Ruhe am Einsatzort. Jedoch liefert diese Methode die genauesten Werte und lässt das Abschätzen des MAP zu.

MERKE

Bei jedem Notfallpatienten sollte vor dem Transport mindestens ein auskultatorisch ermittelter RR-Wert vorliegen.

Fast alle automatischen Blutdruckmessgeräte arbeiten nach dem **oszillatorischen Prinzip**, bei dem ein in der Manschette eingearbeiteter Drucksensor über der A. brachialis pulssynchrone Druckwellen registriert. Dies bedeutet, dass die Geräte auf Armbewegungen, Muskelkontraktionen und Vibrationen sehr leicht reagieren und deshalb störanfälliger sind. Andererseits sind die Geräte für ein kontinuierliches Monitoring sehr hilfreich und lassen dem Rettungspersonal Zeit für andere Maßnahmen. Aufgrund ihrer Größe eignen sie sich nicht für den Einsatz im Notfallkoffer, sondern befinden sich als stationäre Geräte im RTW.

Bei den bisher beschriebenen Methoden handelt es sich um unblutige, nichtinvasive Verfahren der Blutdruckmessung. Ein invasives Verfahren, das im Wesentlichen bei der Verlegung intensivpflichtiger Patienten Anwendung findet, ist die **blutige arterielle Blutdruckmessung**. Eine z.B. in der A. radialis gelegene flexible Kanüle misst kontinuierlich den Druck und zeigt eine entsprechende Druckkurve auf den dafür ausgerüsteten Monitoren an. Die gemessenen Werte geben dem Geübten schnell einen Überblick über die Kreislaufsituation des Patienten.

Neben dem systolischen und dem diastolischen Blutdruck ist der **mittlere arterielle Druck** (MAP) von Bedeutung. Der MAP ist der entscheidende Parameter, um die Organdurchblutung zu beurteilen. Idealerweise sollte er ca. 60–70 mmHg nicht für längere Zeit unterschreiten.

PRAXISTIPP

Der MAP-Wert kann vor Ort ermittelt werden. Es wird die Druckdifferenz zwischen systolischem und diastolischem Blutdruckwert errechnet, der Wert wird durch drei dividiert. Im nächsten Schritt werden dieser Wert und der diastolische Blutdruckwert addiert. Das Ergebnis ist näherungsweise der mittlere arterielle Blutdruck. Unter beibehaltener Stauung zwischen systolischem und diastolischem Wert kann gleich ein periphervenöser Zugang gelegt werden (➤ Kap. 7).
Bei dem Transport arteriell drucküberwachter Patienten ist unbedingt auf eine sichere Konnektion der Anschlüsse zu achten, da ansonsten arterielle Blutungen drohen. Die arteriellen Anschlüsse müssen deutlich gekennzeichnet sein (rote Beschriftung, roter 3-Wege-Hahn), um versehentliche intraarterielle Injektionen zu vermeiden.

Zu einer **Verlaufsbeobachtung** gehört die **regelmäßige Blutdruckkontrolle**. Das bedeutet für den Transport eine Messung etwa alle drei bis fünf Minuten und die Dokumentation im Transportprotokoll. Es genügt nicht das einfache Palpieren des Pulses am Handgelenk (A. radialis), an der Oberarminnenseite (A. brachialis, Methode der Wahl beim Kind), am Hals (A. carotis, niemals gleichzeitig auf beiden Seiten tasten!) oder in der

Leiste (A. femoralis). Diese Methode gibt nur einen sehr groben Hinweis auf den Blutdruck.

PRAXISTIPP

Wenn der Puls am Handgelenk des Patienten noch palpiert werden kann, beträgt der Blutdruck mindestens 80 mmHg systolisch.

MERKE

Die Blutdruckmanschette sollte während der Versorgung, des Transports bis hin zur Übergabe im Zielkrankenhaus am Notfallpatienten belassen werden. Während des Transports ist der Blutdruck laufend zu kontrollieren.

Es sollte nach Möglichkeit immer am gleichen Arm gemessen werden, da bei einer nicht unerheblichen Anzahl von Patienten die gemessenen Blutdruckwerte am rechten und am linken Arm zum Teil erheblich voneinander abweichen. Der ermittelte Blutdruckwert wird in das Einsatzprotokoll eingetragen. Gerade extrem hohe oder niedrige Blutdruckwerte, deren Messung therapeutische Konsequenzen zur Folge haben, sollten an **beiden Armen** kontrolliert werden.

Um fehlerhafte Werte auszuschließen, sollte die **Manschettenbreite** etwa der Oberarmlänge betragen. Zu breite Manschetten messen den Blutdruck niedriger, zu schmale höher als den tatsächlichen Wert. Aus diesem Grunde sollten bei Bedarf Kinder- und so genannte Oberschenkelmanschetten in erreichbarer Nähe sein.

PRAXISTIPP

Bei adipösen Patienten mit kurzem Oberarm kann sich bei der Messung der Klettverschluss öffnen. Abhilfe kann hierbei eine um die angelegte Manschette gewickelte Mullbinde oder ein Pflasterstreifen bzw. die Anlage der Oberschenkelmanschette schaffen.

Die Blutdruckmessung sollte an dem Arm erfolgen, an dem weder Medikamente kontinuierlich über eine Spritzenpumpe appliziert werden noch sich die Pulsoxymetrie befindet. Gerade das Pulsoxymeter kann durch ständiges Anzeigen niedrigster Werte und Alarmieren für sehr viel Unruhe sorgen, wenn während der Blutdruckmessung die Durchblutung im betroffenen Arm unterbrochen wird. Venenverweilkanülen mit großem Durchmesser sind in der Regel gut rückläufig, so dass nach jeder Messung eine Blutsäule im Infusionsschlauch steht. Diesem Umstand kann durch Verwendung von Rückschlagventilen begegnet werden.

Am Shuntarm dialysepflichtiger Patienten müssen Blutdruckmessungen oder das Legen eines periphervenösen Zugangs vermieden werden, um eine Thrombo-

sierung des Shunts zu vermeiden. Gleiches gilt für Patientinnen nach einer Brustkrebsoperation, da derartige Manipulationen am Arm der betroffenen Seite zu einem zusätzlichen Lymphstau oder Infektionen führen können. Derartige Einschränkungen gelten selbstverständlich nicht bei unmittelbar lebensbedrohlichen Zuständen.

Neben den bereits erwähnten Besonderheiten, die beim Blutdruckmessen zu beachten sind, gibt es noch einige **Fehlerquellen**, die oftmals schnell behoben werden können:

1. Der Blutdruckapparat ist nicht intakt:
   – Das Ventil schließt nicht.
   – Die Manschette hat ein Leck.
   – Das Manometer zeigt nicht an.
   – Die Schlauchverbindungen sind nicht fest verschlossen.
2. Die Manschette wurde nicht um den nackten Oberarm des Patienten gelegt, so dass sich zwischen dem Arm und der Manschette noch Kleidung befindet, die zu einem ungleichmäßigen Manschettendruck führt.
3. Die Manschette sitzt zu locker, und es sind mehr als zwei Finger Spielraum unter der angelegten Manschette.
4. Die Manschette ist nach der letzten Messung nicht ganz entleert worden.
5. Die Verbindungsschläuche zwischen Manschette und Manometer sind verknickt oder verdreht.
6. Der Pumpballon an der Blutdruckmanschette ist verdreht und es ist keine Messung möglich.
7. Der Blutdruck ist schlecht hörbar:
   – Ohrenschmalz versperrt den Ohrstöpseln des Stethoskops die ungehinderte Übertragung.
   – Der Manschettendruck wurde zu schnell abgelassen.

6.2.2 Elektrokardiographie (EKG)

Das EKG zählt zum **Basismonitoring** und sollte bei einem Notfallpatienten möglichst schnell abgeleitet werden. Über die angelegten Elektroden lassen sich Aussagen über die elektrische Aktivität des Herzmuskels machen (➤ Abb. 6.10). Zu bedenken ist, dass im EKG darstellbare Herzaktionen nichts über die tatsächlichen Herzkontraktionen und das damit verbundene Schlagvolumen aussagen. Aus diesem Grunde gehören zur Interpretation eines EKGs immer die aktuellen Kreislaufparameter wie Blutdruck und Puls. Das EKG gibt zusätzlich Informationen über die Qualität (Kammerflimmern, -flattern), Regelmäßigkeit (Arrhythmie), Frequenz (Tachy-, Bradykardie) und den vermutlichen Ursprung der

	Vorhofteil		Kammerteil			
		Kammer-anfangs-schwankung	Kammerendschwankung			
P-Welle	PQ-Strecke	QRS-Komplex	ST-Strecke	T-Welle	U-Welle

Q R S

P-Dauer 0,10		QRS-Dauer 0,10			
PQ-Abstand 0,20		QT-Dauer 0,35			Sek.

EKG-Merkmal	Physiologischer Vorgang
P-Welle	Vorhoferregung
PQ-Strecke	vollständige Erregung der Vorhöfe
PQ-Zeit	Zeit zwischen dem Erregungsbeginn der Vorhöfe und der Kammern
Q-Zacke	Erregung des Kammerseptums
QRS-Komplex	Erregungsausbreitung in den Kammern
ST-Strecke	vollständige Erregung der Kammern
T-Welle	Erregungsrückbildung der Kammern
QT-Zeit	gesamte elektrische Kammeraktion
U-Welle	Erregungsrückbildung in den Kammer-muskeln durch Kalium-Aufnahme; bei Hypokaliämie ausgeprägt

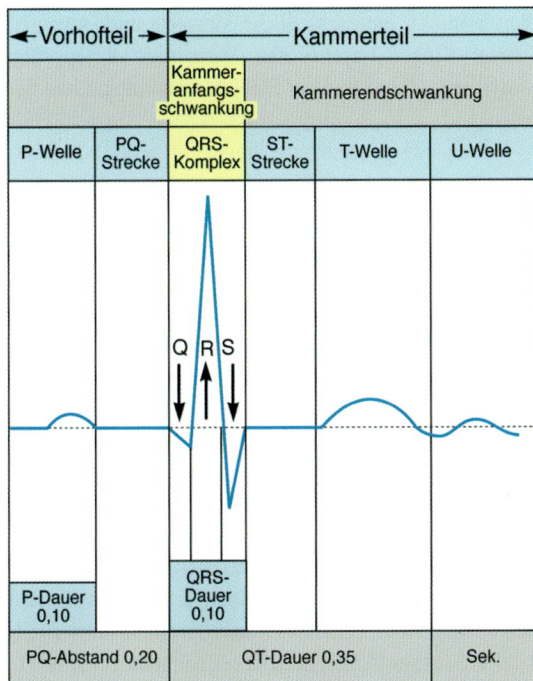

Abb. 6.10 EKG-Abschnitte und physiologisches Korrelat [L106]

Erregungen (Sinus-, Kammerersatz- oder Schrittmacherrhythmus). Idealerweise lassen sich bei guter Qualität der EKG-Ableitungen Aussagen über die Erregungsrückbildung machen. Veränderungen in der Herzaktion können schnell und unerwartet eintreten und mit erheblichen Konsequenzen für das zirkulatorische System und damit zusammenhängend der Perfusion lebenswichtiger Organe verbunden sein. Eine **kontinuierliche** EKG-Überwachung sollte deshalb bei jedem Notfallpatienten zum Standard gehören.

Feinste elektrische Ströme des Erregungsablaufs am Herzmuskel (Myokard) lassen sich an beliebiger Stelle der Körperoberfläche messen. Dazu gehören mindestens eine negative (rote) und eine positive (gelbe) Elektrode.

Die so genannte **Schnellableitung** bei neueren Geräten kann über die Defibrillationspaddles erfolgen, die folgendermaßen platziert werden sollten: ein Paddle (Sternum) rechtsseitig neben dem Brustbein unterhalb des Schlüsselbeins und das andere Paddle (Apex) auf die linke Brustwand (Herzspitze). Durch festes Andrücken der mit ausreichend Elektrodengel versehenen Paddles lassen sich Störfaktoren vermindern. Allerdings sollte einer durchgeführten Schnellableitung möglichst bald ein EKG über Klebeelektroden abgeleitet folgen.

Die Herzachse verläuft von der rechten Schulter in Richtung linke Brustwand. Sind die **Elektroden** (oder Defibrillationspaddles) in dieser Richtung befestigt, ist

auf dem Monitor in der Regel der größte Ausschlag zu sehen. Zumeist sind die Geräte mit einem vierpoligen EKG-Kabel ausgerüstet: rot, gelb, grün und schwarz. Diese vierte Elektrode dient der Erdung.

Bei vorhandenem Wahlschalter für die verschiedenen Ableitungen sind die Elektroden folgendermaßen zu platzieren:
- rot: rechte Schulter
- gelb: linke Schulter
- grün: linke Brustwand
- schwarz: rechte Brustwand.

Viele Rettungsdienstbereiche verwenden 12-polige EKG-Kabel. In diesem Fall ist es mit wenig Aufwand möglich, alle zwölf Ableitungen eines Standard-EKGs, wie es zur Herzinfarkt-Diagnostik verwendet wird, darzustellen (I, II, III, aVR, aVL, aVF, V_1–V_6). Hierzu werden die Elektroden folgendermaßen platziert:
- schwarz: rechte Brustwand
- rot: rechte Schulter
- gelb: linke Schulter
- grün: linke Brustwand
- V_{1-6}: entsprechend der jeweiligen Brustwandableitung auf der vorderen Thoraxseite.

Zur kontinuierlichen Überwachung eignet sich hierbei am besten die Brustwandableitung V_5 (fünfter linker Zwischenrippenraum in Höhe der vorderen Achselfalte), da diese den größten Informationsgehalt über das linke Herz bietet.

6

Wichtige Ereignisse im EKG sollten **dokumentiert** werden. Dazu sind die Geräte mit einem Schreibermodul versehen. Um das EKG eindeutig zuordnen zu können, muss es mit dem Namen des Patienten, seinem Geburtsdatum und dem Zeitpunkt der Aufzeichnung versehen sein.

ACHTUNG

Das voreilige Entfernen der Überwachungsmonitore beim Verbringen des Patienten in den RTW sollte unterbleiben.

Es ist zwar zum Teil erheblich einfacher, einen Herzinfarktpatienten ohne EKG-Monitor die Treppe hinunterzutragen, jedoch ist oft gerade diese Situation für den Patienten mit zusätzlichem Stress und möglichen Blutdruckkrisen und Rhythmusstörungen verbunden.

Der **EKG-Ton** muss grundsätzlich auf eine wahrnehmbare Lautstärke eingestellt sein. Das Lösen von Elektroden auf schweißnasser Haut oder Diskonnektieren des Steckers kann zu hektischem Aktionismus führen. Grundsätzlich sollte man sich vor Einleiten entsprechender Maßnahmen von der korrekten Ableitung des EKGs erneut überzeugen (Amplitude, Ableitungswahl, intaktes und eingestecktes EKG-Kabel, fester Kontakt der Elektroden, Muskelzittern oder Unruhe des Patienten).

6.2.3 Pulsoxymetrie

Die Messung der Sauerstoffsättigung mittels Pulsoxymetrie hat sich aufgrund der einfachen Handhabung und des hohen Informationsgehaltes als Basismonitoring im RD etabliert. Pulsoxymeter sind in verschiedensten Ausführungen erhältlich. Zumeist sind es kleine Geräte, die in jeden Notfallkoffer passen. Oft sind sie in Form optionaler Einschübe in multifunktionale EKG-Monitore integriert. Bei jedem Notfallpatienten sollte das Basismonitoring durch diese einfache und kompakte Messmethode ergänzt werden.

Voraussetzung für die Messung der Sauerstoffsättigung ist ein gut durchbluteter Finger, an den ein Fingerclip mit Lichtquelle und Sensor angeschlossen wird. Das Licht durchströmt mit zwei unterschiedlichen Wellenlängen die Fingerkuppe. Auf der gegenüberliegenden Seite misst der Sensor die nicht absorbierten Lichtanteile. Da das Hämoglobin bei Aufnahme von Sauerstoff seine Farbe von dunkelrot nach hellrot ändert, kann mit dem Sensor die Stärke der Absorption eines Lichtstrahls im Kapillargewebe gemessen und daraus die Sauerstoffsättigung des Blutes berechnet werden. Je nach Messprinzip (Transmission/Reflexion) und Sensor-De-

sign kommen unterschiedliche Messorte und -sensoren infrage: Finger, Nasenrücken, Stirn oder Ohrläppchen sowie Ferse, Hand und der Fuß im neonatologischen Bereich.

Prinzipiell eignen sich die Finger am besten zum Messen. Oft lohnt es sich, bei niedrigen Werten den Messfinger zu wechseln, um keinen falsch niedrigen Wert zu registrieren. Falsch niedrig kann das Pulsoxymeter auch bei leichter Dislokation am Finger oder Blutdruckmessung am gleichen Arm anzeigen. Bei zentralisierten Patienten (Schock) ist es gelegentlich günstiger, einen speziellen Ohrsensor am Ohrläppchen zu befestigen. Bei lackierten Fingernägeln, stark verschmutzten Fingern oder durch Nikotin verfärbten Fingern bei starken Rauchern kann dies die einzige Messmöglichkeit sein.

Mit Hilfe dieses Messverfahrens ist eine Beurteilung der respiratorischen Situation des Patienten möglich geworden. Zu beachten ist dabei, dass die Sauerstoffbindungskurve (➤ Abb. 6.11) einen S-förmigen Verlauf zeigt. Das bedeutet einerseits, dass bei einem stark abfallenden Sauerstoffangebot das Pulsoxymeter noch Werte über 95% anzeigt, danach kommt es aber zu einem steilen, recht schnell erfolgenden Abfall. Andererseits liegt bei einer O_2-Sättigung von 90% der O_2-Partialdruck im Blut bereits weit unterhalb des Normbereichs. Einer O_2-Sättigung von 50% entspricht ein organschädigender O_2-Partialdruck von unter 30 mmHg.

Im Rahmen von Rauchgasinhalationen ist die Anwendung der Pulsoxymetrie zur Messung der Sauer-

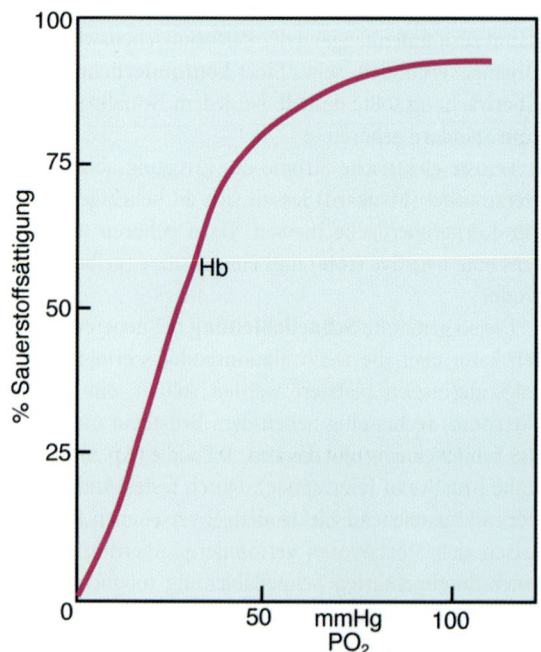

Abb. 6.11 Sauerstoffbindungskurve (Sauerstoffsättigung in %, Sauerstoffpartialdruck im Blut in mmHg) [L108]

stoffsättigung nicht geeignet. In das Blut aufgenommenes Kohlenmonoxid (CO) bindet an das Hämoglobin und führt nicht zur Zyanose – die betroffenen Patienten weisen ein eher rosiges Hautkolorit auf –, obwohl von einem hohen O_2-Bedarf auszugehen ist. Das Pulsoxymeter gibt in diesen Fällen falsch hohe Werte an.

Weitere Messfehler können durch äußere Einflüsse wie Bewegungen, Fehlpositionierung, Minderdurchblutung bei kalten Extremitäten oder Kreislaufstillstand und Lichteinstrahlungen (direktes Sonnenlicht) entstehen.

6.2.4 Kapnometrie

Die Messung des Kohlendioxids (CO_2) in der Ausatemluft ist ein Verfahren, das in der Anästhesie zum Standard gehört und seit der Produktion kleiner, handlicher Beatmungsgeräte in der Notfallmedizin immer häufiger anzutreffen ist. Wesentliche, therapierelevante Informationen liefert dieses Messverfahren immer dann, wenn beim Patienten ein Tubus platziert wurde, obwohl auch die Möglichkeit der Messung beim nicht intubierten Patienten besteht.

CO_2 ist ein Stoffwechselendprodukt, das über die Ausatemluft abgeatmet wird. Da CO_2 in der Magenluft in der Regel nicht vorkommt, kann durch Messung von mindestens zwei bis drei Atemzügen unmittelbar nach erfolgter **Intubation** eine Fehlintubation sicher ausgeschlossen werden. Weitere Informationen liefert dieses Verfahren bei **Reanimationen** über deren Effektivität. In den Zellen produziertes CO_2 gelangt durch suffiziente Herzdruckmassage wieder in die Ausatemluft und wird dort messbar. Steigt unter den Reanimationsmaßnahmen der **exspiratorische CO_2-Wert (etCO$_2$)**, so ist das ein Hinweis auf eine vorhandene Blutzirkulation infolge effektiver Herzdruckmassage oder wieder einsetzender Herzaktionen.

Bei der kontinuierlichen Überwachung beatmeter Patienten liegt die Bedeutung der Kapnometrie in der **Kontrolle einer ausreichenden Belüftung** (Normalwert: 35–45 mmHg). Bei der milden, kontrollierten Hyperventilation, die beispielsweise zur kurzfristigen Hirndrucksenkung eingesetzt wird, sollte ein etCO$_2$ um 35 mmHG angestrebt werden. Da der etCO$_2$ neben der Beatmung jedoch von vielen anderen Faktoren beeinflusst wird, darf er nicht überbewertet, geschweige denn als einziger Parameter der Beatmungssteuerung betrachtet werden.

Bei der Kapnometrie wird das **Nebenstrom-** vom **Hauptstromprinzip** unterschieden. In beiden Fällen wird das Kohlendioxid mittels **Infrarotspektroskopie** bestimmt. Unterschiedlich dabei ist nur der Ort der Messung. Bei der Messung im Hauptstrom wird der Sensor am Tubuskonnektor zwischengeschaltet, wodurch zusätzliches Gewicht am Tubus entsteht. Im Nebenstromprinzip wird über einen separaten dünnen Schlauch am Tubus Exspirationsluft dem Gerät zugeführt und dort gemessen. Oft gelangt Kondenswasser über den Tubus in das feine Schlauchsystem und unterbricht die Messung bei Verfahren im Nebenstromprinzip. Vorbeugend sollte der Abgang des Schlauches am Tubus nach oben gedreht werden. Über einen zwischengeschalteten 3-Wege-Hahn lässt sich mittels einer luftgefüllten Spritze der Schlauch wieder freispülen.

Nur ein absolut dichtes System gewährleistet korrekte Werte. Ein plötzlicher starker Abfall der Messwerte kann neben einer möglichen Lungenembolie auch eine Diskonnektion, Tubusverlegung oder Extubation als Ursache haben.

Eine weitere Messmethode ist die transkutane Messung, die kombiniert mit der Pulsoxymetrie über einen Ohrclip Informationen über den arteriellen CO_2-Gehalt im Blut gibt. Die Kenntnis des CO_2-Gehaltes sowohl arteriell als auch exspiratorisch gibt Hinweise auf weitere lebensbedrohliche Zustände wie beispielsweise schwere Kreislaufinsuffizienz, obstruktive Lungenerkrankungen (COPD) oder Lungenembolie.

6.2.5 Temperaturmessung

Die Temperaturmessung gibt manchmal einen Hinweis auf die Erkrankung. Unklare Krampfgeschehen z.B. können durch einen Fieberkrampf ausgelöst werden. Patienten nach Verbrennung, Ertrinken, Reanimation oder Intoxikation (insbesondere alkoholisierte, bewusstlose Patienten im Freien) und ältere Patienten, die möglicherweise schon über Stunden hilflos in ihrer Wohnung gelegen haben, müssen temperaturüberwacht werden. **Thermometer**, die im RD Verwendung finden, sollten den Skalenbereich zwischen 26,0 und 42,0 °C abdecken (➤ Kap. 3.1.4 und ➤ Kap. 22.1).

Unterschieden wird die **Körperkern-** von der **Körperschalentemperatur** (➤ Kap. 2.3). Vorrangig sollte versucht werden, die für die Organfunktionen wichtigere Kerntemperatur zu messen, die vom Organismus in sehr engen Grenzen konstant gehalten wird (37 °C). Zu messen ist diese mit einer flexiblen **Temperatursonde** aus Kunststoff beim beatmeten Patienten im unteren Nasengang oder in der tiefen Speiseröhre. Die Temperatur kann bei Kompaktgeräten fortlaufend kontrolliert werden.

PRAXISTIPP

Diese Maßnahme kann möglicherweise Nasenbluten auslösen und darf nicht bei Patienten nach Schädel-Hirn-Trauma mit Verdacht auf eine Schädelbasisfraktur durchgeführt werden.

Zur Temperaturmessung mit Temperatursonde oder Digitalthermometer stehen im RD zusätzlich zu den oben genannten mehrere **Methoden** zur Verfügung:

- rektal (misst nur annähernd die Kerntemperatur, da Fäzes als Isolator wirken kann und die Werte abhängig von der Tiefe des Messpunktes im After sind)
- äußerer Gehörgang (sekundenschnelle Messung der Kerntemperatur mit teurem Ohrthermometer)
- Stirnelektrode (annähernd Kerntemperatur)
- axillar (unter der Achsel, Schalentemperatur: Axillar gemessene Werte liegen etwa 1°C unter der Kerntemperatur)
- inguinal (in der Leiste, Schalentemperatur)
- sublingual (unter der Zunge, annähernd Kerntemperatur).

Die Messung der Körperkerntemperatur mit der Temperatursonde erbringt in der Regel die genauesten Werte.

Quecksilberthermometer sollten nicht mehr verwendet werden. Zum einen benötigen sie für die Messung sehr viel länger als Digitalthermometer und stellen zum anderen bei Bruch des Thermometers durch die entstehenden Quecksilberdämpfe eine gesundheitliche Gefahr für die Beteiligten dar.

In der Nähe der Messstelle sollten keine Gegenstände sein, welche die Temperatur verfälschen könnten (zum Beispiel Heizkissen). Bei inguinaler und axillarer Messung muss die Messstelle trocken und frei von Kleidung sein.

6.2.6 Blutzuckerbestimmung

Die Bestimmung des Blutzuckers (BZ) ist Pflicht bei jedem bewusstseinsgestörten Patienten im RD. Außerdem sollte ein Blutzuckerwert immer dann bestimmt werden, wenn der Patient unter Stoffwechselstörungen oder an anderen Erkrankungen, die einen Anstieg oder einen Abfall des BZ bewirken können, erkrankt ist. Die Normalwerte des BZ beim Erwachsenen sind 70–120 mg% bzw. 3,8–6,6 mmol/l (SI-Einheit).

Zur Bestimmung des BZ werden **Reagenzstäbchen** in Verbindung mit einem Testgerät (Glukometer) verwendet. Reagenzstäbchen sind Einmalartikel. Sie bestehen aus einem Plastikstreifen, an dessen Vorderseite sich ein Testfeld für das Blut befindet, und einer Kontaktseite für die Steckverbindung zum Glukometer.

Für die Messung eignet sich sowohl kapilläres Blut aus dem Ohrläppchen oder der Fingerbeere als auch venöses Blut, das beim Legen eines periphervenösen Zugangs zur Verfügung steht. Da es bei dieser Maßnahme zu Blutkontakt kommen kann, sind Handschuhe obligat. Der Patient muss über die Punktion informiert sein.

Für die Entnahme von **Kapillarblut** wird eine geeignete Punktionsstelle, z.B. am Ohr, desinfiziert und mit einer Lanzette oder einer Kanüle kurz angestochen. Die Punktionsstelle sollte nicht mit Alkohol vorbehandelt werden, da dies den Wert verfälschen kann. Der erste herausquellende Bluttropfen wird abgewischt, da er zum Teil noch Desinfektionsmittelreste und bei der Punktion zerstörtes Zellmaterial enthält.

Der nächste Bluttropfen wird auf das Testfeld des Reagenzstäbchens aufgetragen. Der Bluttropfen sollte ausreichend groß und kein Quetschblut mit viel Plasma sein. Sollte kein Blut austreten, muss der Patient noch einmal gestochen werden.

Das **Testfeld** sollte ganz bedeckt sein. Danach wird, je nach Herstellerangaben, eine vorgegebene Zeit (z.B. 30 Sek.) abgewartet, bis das Testgerät den Wert anzeigt. Der ermittelte Wert wird in das Einsatzprotokoll eingetragen.

Im Gegensatz zur kapillären BZ-Bestimmung wird bei der **venösen Blutzuckerbestimmung** mit einer 2-ml-Spritze aus dem Zugang etwas Blut aspiriert, bevor eine Infusionslösung oder Medikamente eingelaufen sind. Alternativ kann die Entnahme eines Bluttropfens aus dem Stahlmandrin der Venenverweilkanüle erfolgen. Dabei ist die Verletzungs- und Infektionsgefahr erhöht, dennoch wird dieses Verfahren in der Praxis durchgeführt. Das weitere Vorgehen erfolgt wie oben beschrieben.

6.3 Wunden

6.3.1 Wundursachen

Eine gesunde, intakte Haut besitzt für den Menschen einen sehr hohen Wert. Verletzungen der Haut führen zu Funktionseinbußen, die zum einen lebensbedrohlich sein können, zum anderen kann, z.B. bei großflächigen Brandwunden, der Heilungsverlauf jahrelanges Leiden bedeuten. Zurückbleibende Narben können den Menschen so entstellen, dass seelische Probleme ihn von nun an begleiten.

Die **Haut** grenzt den Körper gegen die Umwelt ab. Sie schützt vor physikalischen, chemischen und bakteriellen Einwirkungen. Sie dient außerdem als Sinnesorgan, Ausscheidungsorgan, Speicherorgan und nicht zuletzt der Wärmeregulation (➤ Kap. 2.3). Bei einer Schädigung der Haut sind diese Aufgaben gestört. Durch Defekte können Krankheitserreger ungehindert in den Körper eindringen. Lokale Wundinfektionen stören empfindlich den Heilungsverlauf und können zu einer Sepsis (schwere Allgemeininfektion mit Einschwemmung von Erregern in die Blutbahn) führen.

MERKE
Wenn es im Organismus zu Gewebszerstörung oder der Eröffnung von Schleimhäuten und Haut kommt, wird dies als Wunde bezeichnet.

Die Ursachen für die **Entstehung von Wunden** sind mechanische Gewalteinwirkung, Hitze, Kälte, Strahlung oder elektrische Energie. Bei direktem Kontakt mit starken Säuren oder Laugen treten Verätzungen auf. Wunden können offen oder geschlossen sein. Bei der **Beurteilung** von Wunden sind folgende Kriterien zu beachten:

- Wundart
- Lokalisation
- Wundränder
- Wundtiefe
- Art der Blutung
- Kontamination
- Mitverletzungen von Organen
- Heilungsverlauf.

6.3.2 Wundarten

Die Wundarten lassen sich nach ihrer Ursache unterscheiden:

- **Platzwunden** (➤ Abb. 6.12 a) treten nach Einwirkung stumpfer Gewalt an Hautregionen, die direkt dem Knochen aufliegen, auf (z.B. Schienbein, Gesichts- und Hirnschädel). Es entstehen dabei mittelstarke Blutungen und zerfetzte Wundränder. Diese bieten durch Ausbildung kleiner Nischen eine erhöhte Infektionsgefahr. Eine verzögerte Wundheilung ist hier häufig zu beobachten.
- **Schnittwunden** (➤ Abb. 6.12 b [1]) sind stark blutende Hautdefekte mit schwer zu beurteilender Tiefe. Man erkennt glatte, auseinanderklaffende Wundränder. Ein Blutsee verdeckt unter Umständen tiefe, bis auf den Knochen gehende Wunden. Dabei können Strukturen wie Sehnen, Organe, Nerven usw. mitverletzt sein. Durch eine anschließende chirurgische Wundversorgung heilen Schnittwunden in aller Regel folgenlos. Es bleibt allerdings eine Narbe sichtbar. Das Infektionsrisiko ist eher gering.
- **Quetschwunden** (➤ Abb. 6.12 b [2]) entstehen durch mechanische Gewalteinwirkungen, die das Gewebe von zwei Seiten zusammenpressen, ähnlich einer Zange, und somit schädigen. Da die Gewalt von zwei Seiten wirkt, sind größere Gewebedefekte möglich. Diese **sehr schmerzhaften Wunden** bluten äußerlich nicht. In der Tiefe bilden sich Blutergüsse (Hämatome), und das Gewebe ödematisiert. Der Heilungsverlauf ist teilweise langwierig.
- **Risswunden** (➤ Abb. 6.12 b [3]) betreffen überwiegend die Haut, aber auch Organeinrisse, z.B. der Leber, sind möglich. In den großen Wundtaschen, die entstehen, können Krankheitskeime gut gedeihen. Durch die zerfetzten Wundränder tritt die Wundheilung nur verzögert ein.

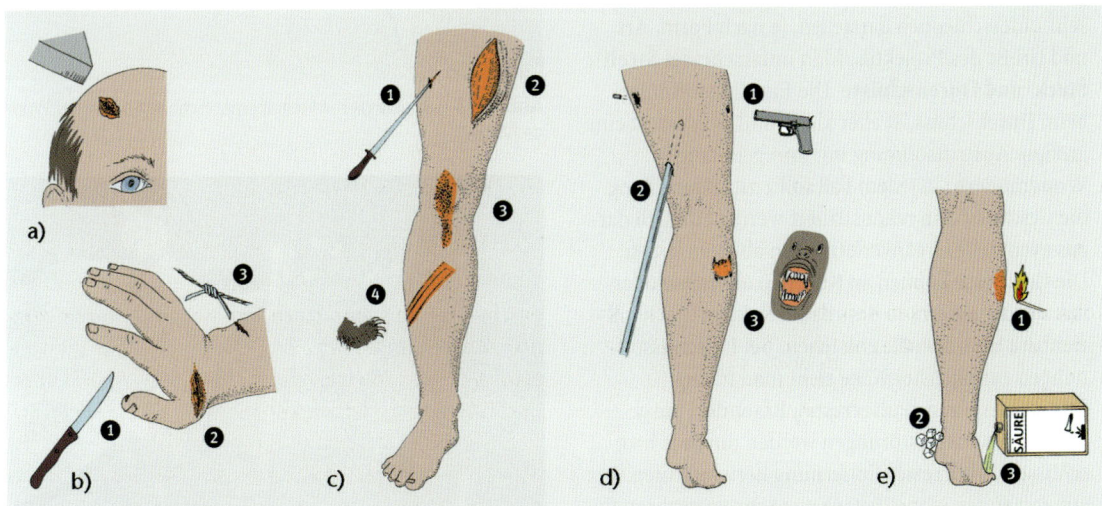

Abb. 6.12 a–e Die verschiedenen Wunden und ihre Nomenklatur. Die genannten Wundarten können auch kombiniert auftreten, etwa als Rissquetschwunde. [A400]

- **Stichwunden** (➤ Abb. 6.12 c [1]; ➤ Abb. 6.13) bieten oft ein harmloses äußeres Erscheinungsbild. In der Tiefe können sich jedoch Schädigungen von Muskulatur, Nerven oder Gefäßen mit inneren Blutungen befinden. Durch das Eindringen von Keimen über den Stichkanal sind Infektionen möglich. Eine endgültige Beurteilung der Wunde und möglicher Organbeteiligung ist bei noch belassenem Stichwerkzeug präklinisch häufig nicht möglich. Beim Eindringen großer Gegenstände (z.B. Hölzer, Eisenstangen o.Ä.) insbesondere in den Rumpf sprechen wir von **Pfählungsverletzungen** (➤ Abb. 6.12 d [2]; ➤ Abb. 6.14).
- Bei traumatischen Ablösungen großer Haut- bzw. Gewebeflächen durch Scherkräfte sprechen wir von **Ablederungen** (Decollement, ➤ Abb. 6.12 c [2]), und, wenn die Kopfhaut betroffen ist, von **Skalpierung** (➤ Abb. 6.15). Sie können durch das Überrollen von Extremitäten durch die Räder eines Fahrzeugs verursacht werden. Bei Ablederungen entstehen große Hämatome. Die Durchblutung kann dabei so stark gestört sein, dass später Nekrosen entstehen.
- **Schürfwunden** (➤ Abb. 6.12 c [3]) sind oberflächliche Verletzungen der Epidermis, die kaum bluten. Die Heilung erfolgt nach einer Schorfbildung ohne zurückbleibende Narben. Das Infektionsrisiko ist bei diesen schmerzhaften Wunden gering.
- **Prellungen** (Kontusionswunden) entstehen durch einseitige Gewalteinwirkung auf Gewebestrukturen. Sie sind daher nicht so tief und ausgedehnt wie Quetschwunden. Durch diese Verletzungsart entstehen Hämatome, Ödeme und Funktionseinschränkungen.
- **Schusswunden** (➤ Abb. 6.12 d [1]) können sich sehr unterschiedlich darstellen, je nach Form, Art und Größe des Projektils. Man unterscheidet **Streif-, Steck- und Durchschüsse**. Die Einschussöffnung beim Durchschuss ist eher klein, und es entsteht eine größere Austrittsöffnung mit unregelmäßigen Wundrändern. In jedem Fall sollte zur Beurteilung die Geschossbahn rekonstruiert werden, da sich daraus eventuelle Organverletzungen ableiten lassen. Die Geschosse können an Knochen abprallen oder ihn zerschmettern, so dass dadurch kaum nachvollziehbare Wundkanäle entstehen. Bei Einschussöffnungen aus nächster Nähe sieht man häufig Schmauchspuren (Pulverreste). Besonders ausgedehnte Gewebszerstörungen werden durch Schrotschüsse aus kürzester Entfernung hervorgerufen. Bei zunehmender Schussdistanz aus Schrotgewehren finden sich viele isolierte Einschüsse (➤ Kap. 36.3).
- **Explosionswunden** sind durch eine Druckwelle verursachte große Hautläsionen, wobei auch tiefere Gewebeschichten zerstört sein können. Umherfliegende Splitter können wie Geschosse in den Körper eindringen. Ein genaue Inspektion nach Entfernen der Kleidung ist hier entscheidend. Bei großen Detonationen sollte man immer auch an Begleitverletzungen wie Trommelfellrupturen oder Lungeneinrisse denken (➤ Kap. 36.4).
- **Bisswunden** (➤ Abb. 6.12 d [3]) stellen sich häufig als Rissquetschwunden dar. Meist handelt es sich um Hundebisse. Sie reichen von leichten Oberhautdefekten bis zu tiefen, ausgedehnten Gewebeschäden. Es ist möglich, dass Teile der Haut und des darunter liegenden Gewebes vollständig herausgebissen werden. Bei Katzen- und Schlangenbissen entstehen durch die dünnen, spitzen Zähne stichwundenartige Verletzungen, die gerade an Händen und Füßen bis in Gelenkhöhlen

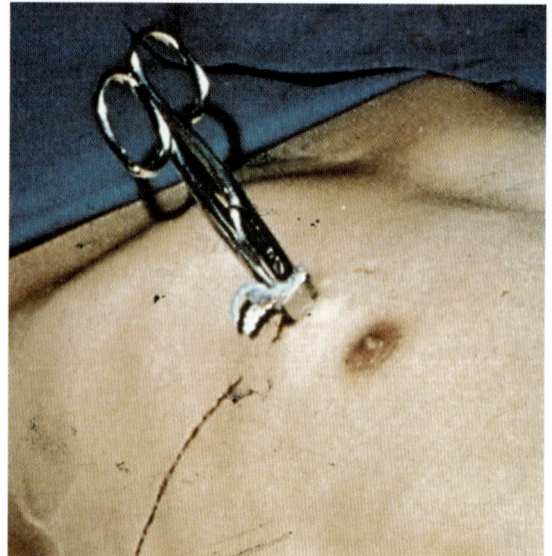

Abb. 6.13 Stichwunde mit Fremdkörper (Schere) noch in der Wunde [W163]

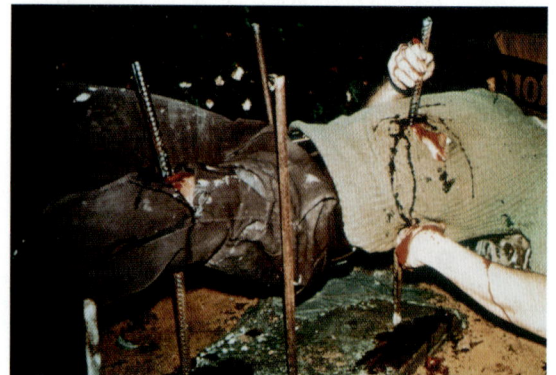

Abb. 6.14 Pfählungsverletzung [W163]

reichen können. Eine große Gefahr bei Bisswunden liegt in der Kontamination durch den bakterienhaltigen Speichel. Eine Besonderheit stellen **Schlangenbisse** dar. Die in Europa beheimateten Giftschlangen wie die Kreuzotter oder einige Viperarten hinterlassen zwei ca. 1 cm auseinanderliegende kleine Stichwunden. Durch die Giftwirkung gibt es rasch lokale Reaktionen wie Schwellung, blauviolette Verfärbungen und Schmerzen. Als allgemeine Symptome können Übelkeit, Schwindel, Erbrechen und eine Hypotonie auftreten. Selten führen diese Vergiftungen zum Tode.

- **Brandwunden** (➤ Abb. 6.12 e [1]) sind durch Hitze oder Strahlen hervorgerufene Hautschädigungen. Das Ausmaß der Schädigung ist abhängig von der Temperatur und der Einwirkungszeit. Ihre Schwere wird nach Tiefe und Fläche der Schädigung beurteilt (➤ Kap. 22.2).
- **Erfrierungen** (➤ Abb. 6.12 e [2]) sind in der heutigen Zeit sehr selten. Wenn Erfrierungen auftreten, so sind im Regelfall nur Regionen betroffen, die vom Körperkern entfernt liegen, z.B. Ohren, Finger, Zehen (➤ Kap. 22.1).
- **Verätzungen** (➤ Abb. 6.12 e [3]) entstehen durch den Kontakt mit aggressiven Chemikalien, die, sobald sie auf die Haut kommen, eine chemische Reaktion mit Freisetzung von Wärme auslösen. Grundsätzlich wird dabei zwischen Säuren und Laugen (➤ Kap. 3.2.1) unterschieden. Erstere führen zu einer Verschorfung, da der Organismus diese zum Teil

abpuffern kann, Letztere schmelzen das Gewebe ein (Kolliquationsnekrosen). Das Ausmaß ist abhängig von der Einwirkdauer, dem pH-Wert, der Konzentration und der Menge des Stoffes (➤ Kap. 21.1).

6.3.3 Blutstillung bei lebensbedrohlichen Blutungen

Das Stillen von lebensbedrohlichen Blutungen gehört zu den vordringlichsten Maßnahmen in der Notfallmedizin (➤ Abb. 6.16). Es hat **Vorrang** vor allen anderen Hilfeleistungen. Blutende Wunden sind häufig durch die Kleidung oder durch die Lagerung des Verletzten verdeckt (z.B. Blutung aus einer Rückenwunde in Rückenlage). Beim Auffinden verletzter Personen muss immer nach Blutungen aus verdeckten Wunden gesucht werden. Eine frühzeitige Kopf-bis-Fuß-Untersuchung bringt Klarheit (➤ Kap. 6.1).

Die ideale Lösung zur Stillung von Blutungen stellt der **Druckverband** dar. Mehr als 90% aller Blutungen lassen sich so stillen. Vor Anlage eines Druckverbands muss eine Fraktur ausgeschlossen werden. Bis zur Durchführung und während des Verbindens sollte die Blutungsquelle möglichst über das Herzniveau gebracht werden. Dadurch lässt die Intensität der Blutung nach. Dabei kann die zur Wunde führende Arterie abgedrückt werden. Diese Maßnahme setzt gute anatomische Kenntnisse über den Verlauf entsprechender Arterien voraus. Besonders effektiv und leicht durchzuführen ist die digitale Kompression an der A. temporalis, A. carotis, A. brachialis, A. femoralis und der A. poplitea. Bereitet das Abdrücken der Arterie Schwierigkeiten, so muss sofort mit sterilen Kompressen direkter Druck auf das Wundgebiet ausgeübt werden. Beim Druckverband werden mit Hilfe

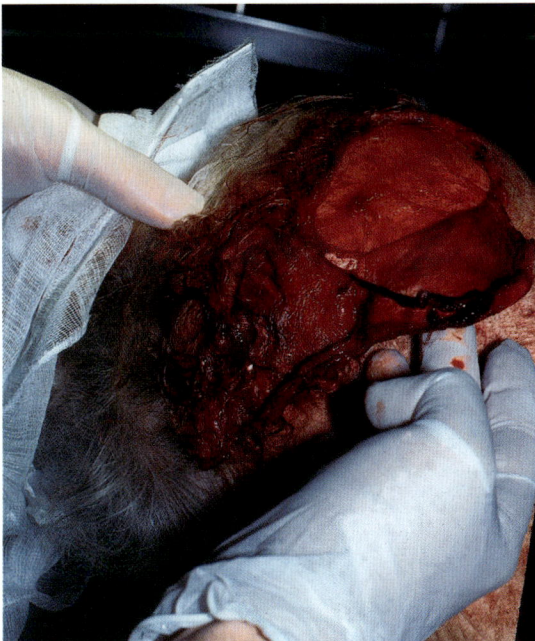

Abb. 6.15 Skalpierungsverletzung bei einer älteren Frau nach Sturz auf einen Heizkörper [K106]

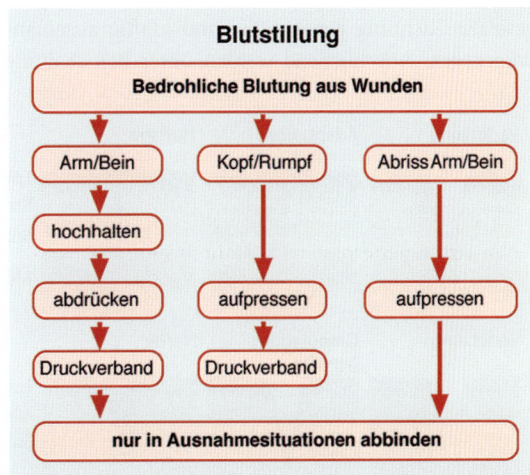

Abb. 6.16 Möglichkeiten der Blutstillung in der Übersicht [L108]

eines Druckpolsters Wundränder und eröffnete Gefäße komprimiert. Damit wird der Blutaustritt zum Stillstand gebracht. Das Druckpolster muss elastisch sein und die Wundränder überdecken (➤ Kap. 8.3). Bei jedem Druckverband ist zu beachten, dass Stauungen unbedingt vermieden werden müssen. Er muss ständig kontrolliert werden. Tropft oder blutet der Verband durch, so ist ein weiteres Druckpolster aufzubringen. Bei einem Druckverband besonders an Kopf oder Rumpf ist unter Umständen trotz mehrerer Druckpolster der Druck nicht ausreichend. Dann muss bis zur chirurgischen Versorgung zusätzlich **manuell komprimiert** werden.

Wenn die bereits beschriebenen Blutstillungsmaßnahmen nicht den gewünschten Erfolg bringen, wird als Ultima Ratio eine **Abbindung** vorgenommen. Weitere Indikationen für eine Abbindung sind:

- großflächige, zerfetzte und stark blutende Wunden
- Amputationsverletzung einer Extremität, wenn die lokale Blutstillung am Stumpf nicht anderweitig gelingt
- Fremdkörper, die in stark blutenden Wunden einen Druckverband unmöglich machen
- offene Frakturen an Arm oder Bein mit gleichzeitiger massiver Blutung.

Eine sehr elegante Lösung ist die Abbindung mittels **Blutdruckmanschette**. Dabei wird an einer Extremität der Manschettendruck ca. 30–40 mmHg über den systolischen Blutdruck gebracht. An der unteren Extremität sind beim Erwachsenen spezielle Blutdruckmanschetten für das Bein erforderlich. Hier muss jedoch der Manschettendruck deutlich über dem am Oberarm gemessenen Blutdruck liegen. Der Erfolg ist am Stillstand der Blutung und an der Pulslosigkeit distal der Abbindungsstelle zu kontrollieren.

Der **Oberarm** kann mittels Dreiecktuch abgebunden werden. Eine Dreiecktuchkrawatte wird als Schlinge um den Oberarm gelegt und die Enden werden in entgegengesetzter Richtung gleichmäßig und kräftig auseinandergezogen. Anschließend werden unter Beibehaltung des Zuges die Dreiecktuchenden um den Arm des Patienten verknotet.

Der **Oberschenkel** kann ebenfalls mit einem Dreiecktuch abgebunden werden. Hierbei wird eine Dreiecktuchkrawatte locker um den Oberschenkel gelegt und verknotet. Zwischen Krawatte und Oberschenkel wird dann ein Knebel geführt, der angehoben und gedreht wird, bis die Blutung zum Stehen kommt. Zum Schluss wird der Knebel mit einer weiteren Dreiecktuchkrawatte befestigt. Zu beachten ist bei dieser Form der Abbindung, dass keine Haut mit eingedreht wird. Zur Vermeidung dieser Komplikation kann man ein noch verpacktes Brandwundenverbandtuch o.Ä. als Polster unterlegen.

> **ACHTUNG**
> Abbindungen dürfen wegen der Gefahr von Nervenläsionen nicht in Gelenkhöhe, sondern nur in der Mitte von Extremitäten angelegt werden.
> Das Material muss weich und wegen der Gefahr von Einschnürungen mindestens 4 cm breit sein. Optimal sind daher Blutdruckmanschetten oder zur Krawatte gelegte Dreiecktücher.
> Der Zeitpunkt der Abbindung muss im Notfallprotokoll unbedingt vermerkt werden.
> Eine Abbindung sollte präklinisch nicht wieder gelöst werden. Folglich besteht höhere Eilbedürftigkeit für einen Transport des Patienten ins Krankenhaus.

6.3.4 Wundheilung

Dauer und Ergebnis der Wundheilung sind vom Zustand der Wunde abhängig. Wunden mit glatten Wundrändern heilen gut, da die Hautschichten eng und in gleicher Höhe anliegen bzw. chirurgisch durch eine Naht aneinander adaptiert werden können. In diesen Fällen wachsen die Schichten nach kurzer Zeit unter Ausbildung einer kleinen Narbe wieder zusammen. In der Chirurgie nennt man diesen Vorgang **primäre Wundheilung** (➤ Abb. 6.17 oben, ➤ Abb. 6.18).

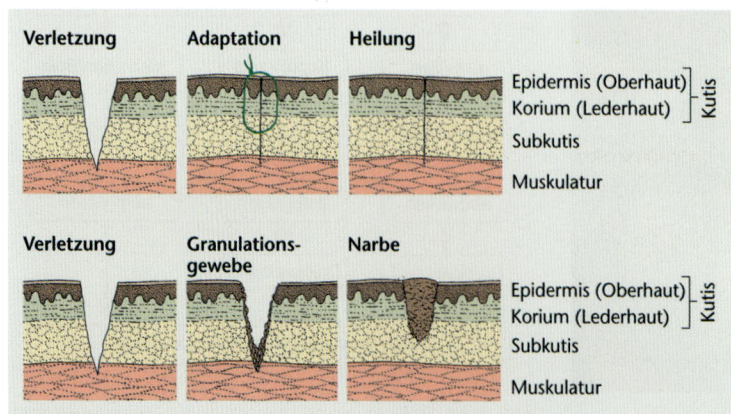

Abb. 6.17 Wundheilung
Oben: Primäre Wundheilung, hier nach einer sofort chirurgisch versorgten Verletzung
Unten: Die sekundäre Wundheilung verläuft schon allein aufgrund der Wundgröße wesentlich langsamer als die primäre. [A400-190]

Komplizierter wird es für den Körper bei großen Riss-quetschwunden. Hier klaffen die Wundränder weit auseinander, und es fehlen eventuell Gewebeteile. Die unregelmäßigen Wundränder mit ihren Buchten und Wundtaschen bieten eingedrungenen Bakterien einen idealen Nährboden. Hier sorgt der Organismus zunächst für eine Aktivierung des Immunsystems, in deren Rahmen es zu einem Abtöten der Erreger kommt. Dieser Vorgang wird als **Entzündung** bezeichnet (➤ Kap. 1.2). Das Gewebe um die Wunde herum ist druckschmerzhaft, überwärmt, geschwollen und gerötet. Abgestorbene Zellen werden aufgelöst, dabei entsteht in den ersten Tagen Wundsekret. Danach bildet sich von außen nach innen Granulationsgewebe und füllt den Wundkrater aus. Vom Rand der Oberhaut wächst neues Deckgewebe über das später stark schrumpfende Granulationsgewebe und schließt die Wunde endgültig ab. Es bleiben große, unregelmäßige Narben zurück (**sekundäre Wundheilung**, ➤ Abb. 6.17 unten, ➤ Abb. 6.19).

6.3.5 Wundversorgung

Bei kleineren Wunden gelingt es dem Organismus, bedingt durch seine intakte Blutgerinnung, die Blutung schnell zu stoppen. Die wesentliche präklinische Versorgung ist in diesen Fällen der **sterile Verband**. Dieser besteht aus einer keimfreien Wundauflage und seiner Befestigung. Die Wahl des Verbandmaterials richtet sich nach der Art und Größe der Wunde (➤ Kap. 8.1). Der Verband und eine anschließende ruhige Lagerung schonen die verletzte Region; dies führt in den meisten Fällen zu einer deutlichen Schmerzlinderung. Außerdem bietet ein guter, solider Wundverband eine ausgezeichnete Infektionsprophylaxe. Der Erstverband verbleibt bis zur endgültigen Beurteilung und Versorgung unter

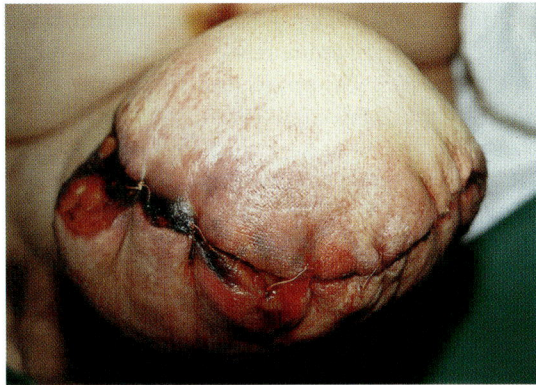

Abb. 6.19 Diese primär verschlossene Wunde, hier der Nahtbereich eines Amputationsstumpfes, zeigt die klassischen Zeichen einer Wundinfektion: Sie ist gerötet und geschwollen. An den Wundrändern sind darüber hinaus Nekrosen sichtbar. [V220]

sterilen Bedingungen in der Klinik auf der Wunde. Jede weiterbehandlungsbedürftige Wunde sollte spätestens nach sechs Stunden in einer Klinik vorgestellt werden. In jedem Fall muss geklärt und sichergestellt werden, ob ein ausreichender **Tetanusschutz** besteht.

MERKE

Grundsätzlich verbietet sich an der Unfallstelle:
- eine eingehende Wundtoilette: Die Gefahr der Keimeinschleppung ist hierbei in aller Regel größer als der vermeintliche Reinigungseffekt.
- die Berührung der Wunde mit den Händen, um z.B. eine genaue Beurteilung durchzuführen,
- das Entfernen von Fremdkörpern aus der Wunde,
- die Desinfektion der Wunde, insbesondere mit gefärbten Desinfektionsmitteln,
- das Zurückverlagern (Reponieren) von Organen (z.B. Darm, Hirn), die aus der Wunde hervortreten. Hier genügt eine lockere sterile Abdeckung.

Fremdkörper müssen bis zur endgültigen Versorgung des Patienten in der Klinik in der Wunde belassen werden. Beim Entfernen können heftige Blutungen einsetzen, die bis dahin durch den Fremdkörper tamponiert worden sind. Weitere Gefahren bei der Beseitigung des Fremdkörpers sind das Abbrechen und Verbleiben eines Restes des Stichwerkzeuges in der Wunde. Es können beim Herausziehen zusätzliche Verletzungen, je nach Art des Fremdkörpers (Widerhakeneffekt), entstehen. Durch das Entfernen des Fremdkörpers kann es zu einer Verschleierung des Stichkanals und damit zu Problemen bei der exakten Beurteilung der Wunde kommen. Folglich muss der Fremdkörper in den anzulegenden Verband mit eingeschlossen werden. Direkt an der Einstichstelle muss steriles Verbandmaterial platziert werden. Als Nächstes sollte viel Polstermaterial (z.B. Mull-

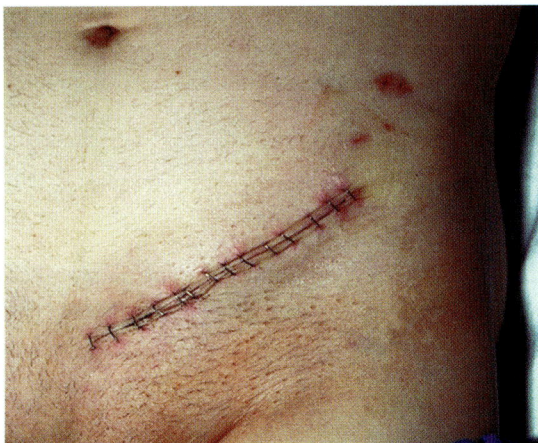

Abb. 6.18 Primäre Wundheilung einer OP-Wunde nach Leistenhernien-OP [X211]

binden) an den Fremdkörper gelegt und befestigt werden, damit der eingedrungene Gegenstand so fixiert wird und weitere Schäden während des Transports vermieden werden. In einigen Fällen ist es vor dem Abtransport erforderlich, den Fremdkörper zu kürzen bzw. ihn aus festen Strukturen, z.B. aus einem Zaun, herauslösen zu lassen (➤ Abb. 6.14).

Werden bei Unfällen Körperteile wie z.B. Ohr, Hand oder große Hautbezirke abgetrennt, so kann die moderne Replantationschirurgie häufig gute Ergebnisse bei der Wiederherstellung erzielen. Voraussetzungen sind jedoch eine optimale Erstversorgung des Patienten und der sachgemäße Umgang mit dem Amputat. Außerdem muss die Logistik für einen raschen Abtransport (bei großen Entfernungen mit einem RTH) in eine geeignete Klinik frühestmöglich von der Leitstelle organisiert werden. Bei **Amputationsverletzungen** sind die Amputate in vorgefertigten Replantatbeuteln sachgerecht zu verwahren und mit in die Klinik zu transportieren. Sie müssen kalt, aber trocken aufbewahrt werden (➤ Kap. 15.7).

> **MERKE**
> Für das Rettungsdienstpersonal besteht eine rechtliche Verpflichtung, nach dem Amputat zu suchen.

6.4 EKG-Interpretation

6.4.1 Bestimmung der Herzfrequenz

Die Industrie mit ihren modernen EKG-Geräten macht es dem RS/RA leicht, die Herzfrequenz zu bestimmen. Er erkennt sie auf einem LCD-Monitor neben oder oberhalb des EKG-Monitors. Die Frequenz lässt sich auch anhand des Diagrammpapiers bei Kenntnis des Papiervorschubs sowie des Abstands zwischen zwei R-Zacken ermitteln (➤ Tab. 6.5).

Durch Anlegen eines **EKG-Lineals** an das Diagrammpapier kann die Herzfrequenz noch leichter bestimmt werden (➤ Abb. 6.20), da auf dem Lineal die Abstände nach Frequenz und Papiervorschub eingetragen sind.

Eine weitere Möglichkeit der Frequenzbestimmung ermöglichen die **EKG-Monitoren**. Oberhalb des Monitors gibt es eine Einteilung, die es ermöglicht, die Frequenz direkt zwischen zwei R-Zacken abzuschätzen. Die Herzfrequenz wird unter normalen, physiologischen Bedingungen vom Sinusknoten als Schrittmacher bestimmt (➤ Kap. 2.5). Andere Bereiche des Herzens können diese Schrittmacherfunktion übernehmen, wenn der Sinusknoten ausfällt. Diese elektrischen Stimulationsbereiche im Herzmuskelgewebe sind aber normalerweise nicht dominant. In den Ventrikeln liegen z.B. ektopische Herde, deren Erregungsfrequenz bei 30–40/Min. liegt, wenn keine höher gelegenen Zentren die Schrittmacherfunktion ausüben. Als ektopische oder ektope Schrittmacherherde werden dagegen Bereiche im Herzmuskelgewebe bezeichnet, die eine elektrische Erregungsbildung an untypischer Stelle verursachen.

Eine Herzfrequenz über 100/Min. (bei normalem Herzrhythmus) wird **Sinustachykardie** genannt, vorausgesetzt, die Erregung erfolgt vom Sinusknoten. Eine Herzfrequenz unter 60/Min. (bei normalem Herzrhythmus) wird **Sinusbradykardie** genannt, vorausgesetzt, die Erregung erfolgt vom Sinusknoten.

6.4.2 Bestimmung des Herzrhythmus

Das EKG ist die genaueste Methode, unregelmäßige Schlagfolgen (Arrhythmien) des Herzens zu erfassen. Voraussetzung hierfür ist die Kenntnis der Elektrophysiologie des Herzens.

Vorhofrhythmen

Die Schrittmacheraktivität beginnt im **Sinusknoten**, und der Impuls breitet sich vom Sinusknoten über beide

Tab. 6.5 Herzfrequenzbestimmung anhand des R-Zacken-Abstands bei 25 mm/Sek. und 50 mm/Sek. Papiervorschub

	25 mm/Sek.	50 mm/Sek.
0,50 cm	300/Min.	600/Min.
1,00 cm	150/Min.	300/Min.
1,25 cm	120/Min.	240/Min.
1,50 cm	100/Min.	200/Min.
2,00 cm	75/Min.	150/Min.
2,50 cm	60/Min.	120/Min.
3,00 cm	50/Min.	100/Min.

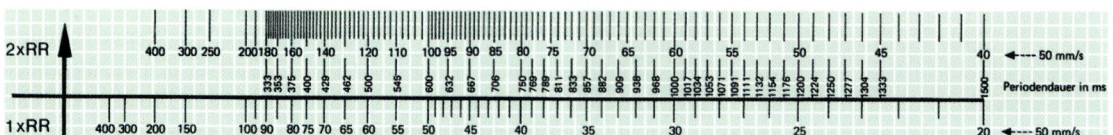

Abb. 6.20 Bestimmung der Herzfrequenz mit einem EKG-Lineal [L108]

Vorhöfe in Form einer Depolarisationswelle aus. Durch den Impuls werden die Vorhöfe zur Kontraktion angeregt. Im EKG ist die Depolarisationswelle als P-Welle zu erkennen. Das Erregungsleitungssystem der Vorhöfe setzt sich aus drei spezialisierten Leitungsbündeln, nach ihren Entdeckern als James-, Wenckebach- und Thorel-Bündel bezeichnet, zusammen. Ist die P-Welle in der Standardableitung negativ, spricht man von einem Vorhofrhythmus. Die PQ-Zeit beträgt dabei weniger als 0,1 Sek. Die P-Welle kann positiv, negativ oder biphasisch sein. Die negative P-Welle kann auch auf einen AV-Knoten-Rhythmus hindeuten.

Supraventrikuläre Extrasystolen (SVES)

Schrittmacherfunktionen können auch andere Teile des Herzens übernehmen, wenn der normale Schrittmacher (Sinusknoten) ausfällt. Übernimmt ein ektopischer Herd (> Abb. 6.21) im Vorhofbereich die Schrittmacherfunktion dauerhaft, so baut er eine Herzfrequenz von ca. 75/Min. auf. Unter pathologischen Bedingungen kann so ein ektopischer Vorhofherd plötzlich eine Frequenz von 150–250/Min. entwickeln. Man spricht vom Vorhofflattern. Es kommt dabei zu einer Verkürzung der PQ-Strecke. Ein frühzeitiger Reizimpuls durch einen ektopischen Vorhofherd, der eine normale Kammeraktion (QRS-Komplex) erzeugt, wird als Vorhofextrasystole oder als supraventrikuläre Extrasystole bezeichnet. Da dieser Reizimpuls nicht aus dem Sinusknoten stammt, unterscheidet sich diese P-Welle von den anderen P-Wellen.

Knotenrhythmen

Da der **AV-Knoten** auch als ektopischer Herd in der Lage ist, Erregungsimpulse zu erzeugen, können durch den AV-Knoten supraventrikuläre Extrasystolen entstehen. Erkennen lassen sich diese Knotenextrasystolen an einem unveränderten QRS-Komplex, der verfrüht auftritt und dem keine P-Welle vorausgeht. Gelegentlich werden von einem solchen ektopischen Knotenherd die Vorhöfe über eine retrograde Erregung depolarisiert.

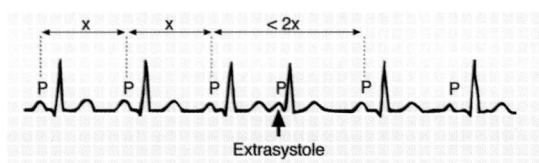

Abb. 6.21 Supraventrikuläre Extrasystole (SVES) [L108]

Die P-Welle kann dabei fehlen bzw. im QRS-Komplex liegen und nicht erkennbar sein. Man definiert dies als **mittleren Knotenrhythmus**. Liegt die P-Welle direkt vor dem QRS-Komplex, so definiert man dies als **oberen Knotenrhythmus**, liegt sie direkt hinter dem QRS-Komplex oder in der ST-Strecke, als **unteren Knotenrhythmus**. Der AV-Knoten kann als ektopischer Schrittmacher sehr hochfrequente Erregungen liefern, so können in pathologischen Situationen Frequenzen von 150–250/Min. auftreten.

Veränderung der QRS-Breite

Ektopische Herde gibt es ebenfalls in der Ventrikelmuskulatur. Da die **ventrikuläre Extrasystole** (VES) nicht über das physiologische Leitungssystem geleitet wird, ist die Leitungsgeschwindigkeit verringert, und der QRS-Komplex wird dadurch breiter. Die Leitungsgeschwindigkeit des Leitungssystems ist zwei- bis viermal schneller als die des Myokards. Bei einer Reizleitungsstörung der beiden Tawara-Schenkel kommt es zu einer sichtbaren Verbreiterung des QRS-Komplexes. Eine Weiterleitungsstörung im AV-Knoten, z.B. AV-Block III. Grades, führt zu veränderten Kammerkomplexen, wenn der Ersatzrhythmus aus der Ventrikelmuskulatur kommt.

6.4.3 Die speziellen Störungen der Erregungsbildung

Sinusbradykardie

Eine Sinusbradykardie ist definiert als Sinusrhythmus mit Frequenzen unter 60/Min. Gewöhnlich treten bei der Sinusbradykardie keine Symptome auf. Sie wird bei Hochleistungssportlern oder im Schlaf gefunden. Häufig ist sie Ausdruck eines erhöhten Vagustonus. Die Sinusbradykardie kann auch bei Beeinträchtigungen der Pressorezeptoren, die im Bereich der Teilungsstelle der A. carotis liegen (Karotissinussyndrom), oder bei Erkrankungen des Sinusknotens (Syndrom des kranken Sinusknotens, sick sinus syndrome) auftreten. Sie tritt gehäuft während einer Behandlung mit Betarezeptorenblockern auf und ist eines der bestimmenden Merkmale von vasovagalen Synkopen.

Sinustachykardie

Von einer Tachykardie spricht man ab einer Frequenz von über 100 Schlägen/Min. Ist der Sinusknoten Schrittmacher der Tachykardie, wird sie als Sinustachykardie bezeichnet.

Vor den QRS-Komplexen können die P-Wellen und PQ-Intervalle identifiziert werden. Die P-Wellen sind identisch mit denen eines normalen Sinusrhythmus. Eine Sinustachykardie tritt auf bei Schock, Fieber, Angst, Hyperthyreose, manifester Herzinsuffizienz und akutem Herzinfarkt. Sie kann durch Parasympatholytika wie Atropin oder durch sympathomimetische Pharmaka wie Katecholamine ausgelöst oder beschleunigt werden.

Sinusarrhythmie

Beim unregelmäßigen Sinusrhythmus besteht eine ständige Veränderung der PP-Intervalle. Die Arrhythmie kann schnell oder langsam sein (Sinusbradyarrhythmie und Sinustachyarrhythmie). Entscheidendes Merkmal ist, dass die Erregungsimpulse vom Sinusknoten ausgehen. Die Unterschiede in der Zykluslänge können von Ein- und Ausatmung abhängen, mit einem Anstieg der Frequenz während der Inspiration und einem Frequenzabfall in der Exspiration (respiratorische Sinusarrhythmie). Es handelt sich dabei nicht um einen pathologischen Befund. Pathologischen Charakter hat die Unregelmäßigkeit der Schlagfolge bei Sauerstoffmangelzuständen des Myokards kombiniert mit weiteren Symptomen (➤ Kap. 14.3).

Wandernder Schrittmacher

Beim wandernden Schrittmacher entsteht eine Arrhythmie durch verschiedene ektopische Herde im Vorhof (➤ Abb. 6.22). Die Schrittmacheraktivität wandert dabei von einem Herd zum nächsten. Die P-Wellen ändern sich in ihrer Form nach Lage des Schrittmachers und die PQ-Intervalle variieren in ihrer Beziehung zum AV-Knoten.

Sinusknoten-Syndrom

Unter dem Sinusknoten-Syndrom versteht man den kranken Sinusknoten mit fehlerhafter Bildung und/oder Fortleitung von Schrittmacherimpulsen aus dem Sinus-

knoten. Es entwickelt sich ein chronischer Zustand mit Episoden oder permanentem Vorhandensein einer Vielzahl von supraventrikulären Arrhythmien zusammen mit sich wiederholenden Anfällen von Bewusstlosigkeit (Synkopen). **Sinusbradykardien** sind meist die ersten Erkennungszeichen eines sich verstärkenden Sinusknoten-Syndroms. Durch entzündliche, degenerative Veränderungen, z.B. Myokarditis, rheumatisches Fieber, oder durch Störungen der Blutversorgung kann die Funktion des Sinusknotens eingeschränkt sein. Als Folge davon entstehen Rhythmusstörungen, wobei die Sinusbradykardie als Leitsymptom zu sehen ist. In den meisten Fällen benötigt der Patient einen implantierten Herzschrittmacher, der den Sinusknoten in seiner Schrittmacheraktivität unterstützt und nötigenfalls ersetzt. Im EKG weisen verschiedene Veränderungen auf eine Sinusknotenerkrankung hin.

Sinuatrialer Block (SA-Block)

Beim sinuatrialen Block setzt der Sinusknoten als Schrittmacher für mindestens einen EKG-Zyklus aus. Die sinuatrialen Blockierungen werden klinisch in drei Grade unterteilt.

1. SA-Block I. Grades: Die Überleitung vom Sinus- zum AV-Knoten ist verlängert.
2. SA-Block II. Grades: Mindestens ein ganzer Zyklus fällt aus, aber danach nimmt der Schrittmacher seine normale Aktivität in gleichem Rhythmus wieder auf.
3. SA-Block III. Grades: Es herrscht vorübergehend Herzstillstand, der länger als ein oder mehrere Zyklen anhält.

Sinusaustrittsblock

Fehlt im EKG nach einer Blockade des Sinusknotens die Vorhoferregung und springt ein Ersatzrhythmus der untergeordneten Schrittmacherzentren ein, so spricht man vom Sinusaustrittsblock. Er kann dem SA-Block III. Grades entsprechen.

Sinusstillstand

Im Schrittmacherzentrum des Sinusknotens werden beim Sinusstillstand keine Reizimpulse mehr gebildet. Nach einer Pause übernimmt ein ektopischer Vorhofherd den Rhythmus in einer anderen Frequenz. Man spricht hier vom SA-Block III. Grades.

Sinusstillstand und Sinusaustrittsblock sind im Wesentlichen nicht zu unterscheiden. In beiden Fällen übernimmt ein untergeordneter Schrittmacher die Reizbildung.

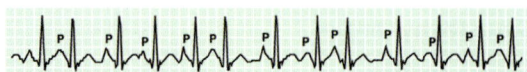

Abb. 6.22 Wandernder Schrittmacher mit unterschiedlich geformten P-Wellen [L108]

Paroxysmale Tachykardie

Die paroxysmale Tachykardie ist ein plötzlicher, anfallsartiger Anstieg der Herzfrequenz auf Werte von 150–250 Schlägen/Min. Auslöser ist ein ektopischer Herd, der spontan anspringt und Reizimpulse in rascher Folge abgibt. Auslöser kann ein Herd im Vorhofbereich oder im AV-Knoten sein. Die P-Wellen sind, da sie aus einem Vorhof- wie auch Knotenherd kommen, deformiert, nicht vorhanden oder einfach aufgrund der hohen Frequenz nicht erkennbar.

Vorhofflattern

Im Gegensatz zum Vorhofflimmern wird das Vorhofflattern (➤ Abb. 6.23) nur durch einen ektopischen Herd verursacht. Dabei kommt es zu einer Bildung von 250–350 Impulsen/Min. mit schnellen Vorhofdepolarisationen, die durch eine in den Vorhöfen kreisende Erregung entstehen können (Reentry-Mechanismus). Da es nur einen Herd betrifft, gleichen sich die P-Wellen. Man spricht in diesem Falle von Flatterwellen, sägezahnartigen Vorhofwellen ohne dazwischen liegende isoelektrische Linie. Eine derartig hohe Frequenz wird nicht auf die Kammern übergeleitet, sondern in einem bestimmten Verhältnis nur jede zweite, dritte oder vierte Erregung; man spricht in diesen Fällen von einer 2:1-, 3:1- und 4:1-Überleitung. Da dieses Verhältnis nicht konstant sein muss, ist die tatsächlich resultierende Frequenz bradykard, tachykard und in den meisten Fällen arrhythmisch. Vorhofflattern tritt bei Erkrankungen auf, die mit Belastungen der Vorhöfe einhergehen (➤ Kap. 14.3).

Vorhofflimmern

Vorhofflimmern ist nach einer Sinustachykardie die häufigste Form einer Tachykardie. Viele ektopische Herde im Vorhof geben Impulse ab, wobei der Vorhof durch keinen Impuls vollständig depolarisiert wird. Nur gelegentlich wird ein Impuls zum AV-Knoten weitergeleitet. Es kann zu Flimmerfrequenzen bis 600/Min. kommen. Im EKG erscheint das Vorhofflimmern als unregelmäßige, kleinwellige Null-Linie ohne P-Wellen vor einem QRS-Komplex. Das Fehlen von P-Wellen bei Vorliegen einer absoluten Arrhythmie ist das diagnostische Hauptkriterium. Ohne diesen Befund sollte die Diagnose Vorhofflimmern nicht gestellt werden. Die resultierende Kammerfrequenz kann hoch oder relativ normal sein. Die hämodynamischen Auswirkungen hängen von der jeweiligen Kammerfrequenz ab, da es bei Vorhofflimmern wie auch bei Vorhofflattern zu einer verringerten Kammerfüllung kommt. Die Möglichkeit der Thrombenbildung mit nachfolgenden Embolien besteht. Vorhofflimmern tritt bei Vorhofbelastungen, entzündlichen und degenerativen Herzerkrankungen auf.

6.4.4 Überleitungsstörungen

Erregungsüberleitungsstörungen stellen in der Regel eine bedrohliche Störung der Herzauswurfleistung dar. Beim **atrioventrikulären Block** (AV-Block) besteht eine Verzögerung oder ein vollständiges Fehlen der Erregungsleitung von den Vorhöfen zu den Kammern. Im EKG stellt sich die Erregungsleitung von den Vorhöfen zu den Kammern als P-Welle bis zum Beginn des QRS-Komplexes dar. Die Einteilung der AV-Blockbilder wird durch die betroffene Leitungsstruktur in mono-, bi- und trifaszikulär vorgenommen. Bei **monofaszikulären AV-Blöcken** ist die Erregungsleitung im AV-Knoten oder im His-Bündel unterbrochen. Bei **bifaszikulären AV-Blöcken** liegt eine Unterbrechung der Erregungsleitung in beiden Tawara-Schenkeln, rechts wie links, vor. Bei **trifaszikulären AV-Blöcken** kommt es zu einer Unterbrechung der Erregungsleitung im rechten Schenkel und in den anterioren und posterioren Faszikeln des linken Schenkels (Rechtsschenkelblock plus linksanteriorer faszikulärer Block plus linksposteriorer faszikulärer Block).

AV-Block I. Grades

Ein AV-Block I. Grades (➤ Abb. 6.24) liegt vor, wenn die Pause zwischen Vorhofdepolarisation und Erregung des AV-Knotens über 0,2 Sek. liegt. Nach jeder Vorhoferregung erfolgt, wenn auch zeitlich verzögert, eine Kammererregung. Ein PQ-Intervall von 0,23 bis 0,25 Sek. ist relativ häufig bei älteren Menschen und bei Sportlern anzutreffen.

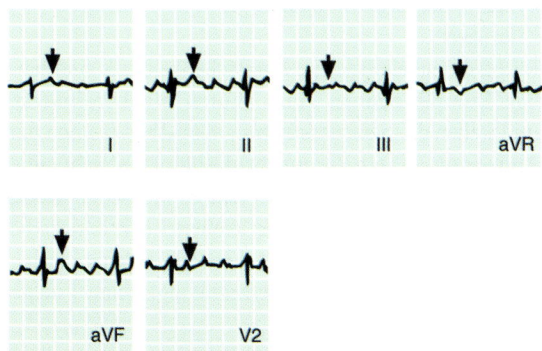

Abb. 6.23 Vorhofflattern mit sägezahnartigen P-Wellen [L108]

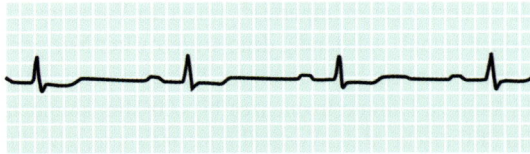

Abb. 6.24 AV-Block I. Grades mit verlängerter PQ-Zeit [L108]

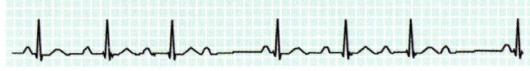

Abb. 6.25 Wenckebach-Periodik mit zunehmender PQ-Zeit [L108]

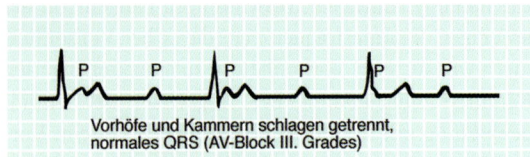

Vorhöfe und Kammern schlagen getrennt, normales QRS (AV-Block III. Grades)

Abb. 6.26 AV-Block III. Grades [L108]

AV-Block II. Grades

Der AV-Block II. Grades wird unterteilt in Typ I und Typ II, wobei der Typ I als Mobitz I oder auch als Wenckebach-Block/-Periodik (➤ Abb. 6.25), der Typ II als Mobitz II bezeichnet wird. Nicht nach jeder Vorhofaktion erfolgt eine Kammeraktion. Bei einem AV-Block II. Grades sind zwei oder mehr Vorhofimpulse nötig, um eine ventrikuläre Antwort hervorzurufen.

- **Mobitz I/Wenckebach-Periodik:** Dieses Blockbild ist charakterisiert durch eine zunehmende Verlängerung des PQ-Intervalls über eine aufeinander folgende Anzahl von P-QRS-Komplexen (drei, selten vier), bis dann auf eine P-Welle kein QRS-Komplex mehr folgt.
- **Mobitz II:** Dieser AV-Block ist gekennzeichnet durch einen intermittierenden Ausfall des QRS-Komplexes nach einer P-Welle, ohne dass sich das PQ-Intervall vorher verändert hat, wobei zwischen normalen und höhergradigen AV-Blöcken II. Grades unterschieden wird. Der Unterschied liegt in der Blockbildung, die im Normalfall 3:2, 4:3 oder 5:4 betragen kann. Beim höhergradigen AV-Block II. Grades beträgt die Überleitungsstörung 2:1, 3:1 oder 4:1. Der Zähler in diesem Verhältnis bezieht sich auf die Anzahl der aufgezeichneten P-Wellen, der Nenner auf die QRS-Komplexe.

AV-Block III. Grades

Den AV-Block III. Grades (➤ Abb. 6.26), auch als kompletter AV-Block bezeichnet, kennzeichnet ein vollständiges Fehlen der AV-Erregungsleitung. Der Sinusknoten erregt mit unveränderter Frequenz die Vorhöfe, während die Kammererregung durch ektope Schrittmacher

niedriger Frequenz übernommen worden ist. Diese Schrittmacher liegen beim proximalen AV-Block im AV-Knoten selbst, beim distalen AV-Block in den Schenkeln und den Purkinje-Fasern.

Vorhof und Kammer schlagen im jeweiligen Schrittmachereigenrhythmus. Sie sind elektrisch voneinander getrennt. Im EKG können sich die Komplexe überlagern. Bei normal aussehenden QRS-Komplexen spricht man von einem **idionodalen Rhythmus**, da der Schrittmacher im AV-Knoten liegt. Sehen die Kammerkomplexe verbreitert und bizarr verformt aus, liegt der Schrittmacher in den Kammern. Diesen Rhythmus nennt man **idioventrikulär**. Aufgrund der Instabilität dieser Schrittmacher kann es zu Phasen von Kammerstillstand oder gelegentlich zu Torsade-de-pointes-Tachykardien kommen.

Schenkelblöcke

In der Regel breitet sich die Erregung gleichzeitig über beide Ventrikel aus, bei einem Schenkelblock aber ist die Erregungsleitung im linken oder rechten Tawara-Schenkel aufgehoben oder so langsam, dass das entsprechende Ventrikelareal über den Schenkel der anderen Seite erregt werden muss. Blockiert ein Schenkel des His-Bündels, dann werden die elektrischen Impulse verzögert auf die betreffende Seite übergeleitet. Dadurch wird ein Ventrikel nach dem anderen erregt, und dies ist im EKG durch zwei zusammenhängende QRS-Komplexe in Phasenverschiebung zu erkennen. Da beide Ventrikel nicht gleichzeitig depolarisiert werden, verbreitert sich der QRS-Komplex. Dabei treten zwei **R-Zacken** auf, die mit R und R' bezeichnet werden.

- **Rechtsschenkelblock (RSB):** Bei einem Rechtsschenkelblock wird zuerst der linke Ventrikel erregt. Dabei ist die R'-Zacke ein Zeichen der verzögerten Aktivität des rechten Ventrikels.
- **Linksschenkelblock (LSB):** Bei einem Linksschenkelblock wird zuerst der rechte Ventrikel erregt. Die Erregung des linken Ventrikels ist verzögert, so dass zuerst der rechte und dann der linke Ventrikel depolarisiert.

Rechtsschenkelblock und Linksschenkelblock sind häufige **Komplikationen eines akuten Myokardinfarkts** und stellen dann ein ernstes prognostisches Zeichen dar. Andererseits ist ein Rechtsschenkelblock ein nicht ungewöhnlicher Befund bei einem älteren Menschen. Daher stellt der bloße Befund eines Rechtsschenkelblocks bei sonst gesunden Patienten (ohne zusätzliche Zeichen oder Symptome einer Herzerkrankung) keine Vitalgefährdung dar.

6.4.5 Die ventrikulären Rhythmusstörungen

Kammerextrasystolen werden durch einen oder mehrere ektopische Herde in einem oder in beiden Ventrikeln ausgelöst, wobei der Reizimpuls überall im Ventrikel entstehen kann.

Die **monotope ventrikuläre Extrasystole** (➤ Abb. 6.27) entsteht durch einen ektopischen Herd. Wie alle Extrasystolen erscheint die ventrikuläre Extrasystole verfrüht im EKG-Zyklus, noch ehe eine P-Welle zu erwarten ist. Häufig gehen die im EKG erkennbaren ventrikulären Extrasystolen mit einer Kontraktion der Kammer einher, deshalb ist meist ein entsprechender peripherer Puls fühlbar. Sind in derselben Ableitung die einzelnen Kammerextrasystolen untereinander gleich, kann man annehmen, dass sie aus dem gleichen Herd stammen. Da die ventrikuläre Extrasystole nicht über das physiologische Leitungssystem geleitet wird, ist die Leitungsgeschwindigkeit geringer. Dies wird am verbreiterten QRS-Komplex erkannt. Nach einer ventrikulären Extrasystole folgt eine längere kompensatorische Pause, in der keine elektrische Aktivität des Herzens messbar ist. Sind die Kammerextrasystolen fest mit einem, zwei oder mehreren Normalschlägen gekoppelt und treten sie in gleichmäßigen Abständen auf, spricht man von einem **Bigeminus**, einem **Trigeminus** oder einem **Quadrigeminus**. In der Literatur wird als Trigeminus oder Quadrigeminus vereinzelt auch eine Folge von zwei oder drei aufeinander folgenden Extrasystolen bezeichnet.

Tritt eine ventrikuläre Extrasystole auf, muss keine organische Herzerkrankung vorliegen. Es können in einem einzelnen ektopischen Herd hintereinander mehrere Kammerextrasystolen entstehen. Häufig ist dies jedoch ein Zeichen, dass die koronare Blut- und/oder Sauerstoffversorgung eingeschränkt ist.

ACHTUNG

Mehr als sechs Kammerextrasystolen in der Minute sind pathologisch.

Von einem einzelnen ektopischen Herd kann eine einzelne Extrasystole wie auch eine Serie von Extrasystolen ausgehen:

- **Couplet:** Wenn zwei ventrikuläre Extrasystolen aus dem gleichen Herd aufeinander folgen, nennt man dies ein Couplet.
- **Triplet:** Drei rasch aufeinander folgende Kammerextrasystolen werden als Triplet bezeichnet.
- **Salvenartige ventrikuläre Extrasystolen:** Ab vier ventrikulären Extrasystolen (VES) spricht man von einer Salve. In der Lown-Klassifikation (s. dort) wird eine Salve den bedrohlichen Arrhythmien zugeordnet.
- **R-auf-T-Phänomen** (➤ Abb. 6.28): Fällt eine VES mit einer vorausgehenden T-Welle zusammen, so kann es in dieser sog. vulnerablen Phase zu sehr bedrohlichen Rhythmusstörungen kommen. In der vulnerablen Phase ist das Myokard besonders leicht erregbar, deshalb kann eine VES zum Zeitpunkt der T-Welle einen anderen ektopischen Kammerherd zu Serien von Extrasystolen veranlassen, mit der Folge einer paroxysmalen Kammertachykardie oder Kammerflattern.
- **Polytope ventrikuläre Extrasystolen:** Sehen die monotopen ventrikulären Extrasystolen, da sie aus demselben Herd stammen, im EKG-Bild immer gleich aus, stellen sich die polytopen ventrikulären Extrasystolen (➤ Abb. 6.29) im EKG-Bild dagegen sehr unterschiedlich dar. Polytope ventrikuläre Extrasystolen stammen aus verschiedenen Kammerherden. Wenn zahlreiche polytope VES auftreten, muss der Patient einer sofortigen Behandlung zugeführt werden. Führt schon ein einzelner ektopischer Herd in der Kammer durch eine Serie von Extrasystolen zu gefährlichen Arrhythmien wie z.B. Kammertachykardie, so kann es durch zahlreiche polytope VES zu lebensgefährdenden bzw. tödlichen Arrhythmien wie Kammerflimmern kommen.
- **Kammertachykardie:** Die paroxysmale Kammertachykardie wird durch einen ektopischen Schrittmacher in einem der Ventrikel ausgelöst. Wenn man die Kammertachykardie näher betrachtet, so sind einzelne ventrikuläre Extrasystolen in einer Herzfrequenz

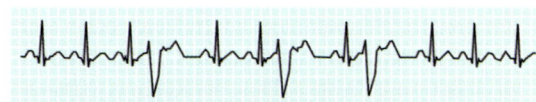

Abb. 6.28 R-auf-T-Phänomen [L108]

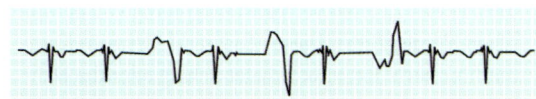

Abb. 6.29 Polytope VES [L108]

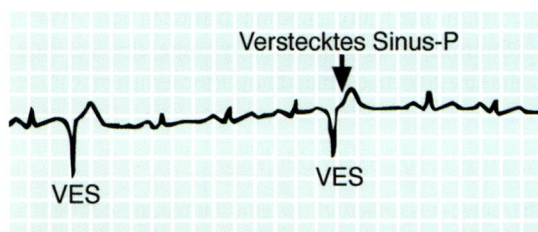

Abb. 6.27 Ventrikuläre Extrasystolen (VES) [L108]

von 150–250 Schlägen/Min. erkennbar. Obwohl die Vorhöfe weiterhin in ihrem eigenen Rhythmus depolarisiert werden, sind normalerweise keine P-Wellen zu unterscheiden. Tritt eine paroxysmale ventrikuläre Tachykardie salvenförmig auf, so deutet das auf eine Erkrankung der Koronararterien hin. Ab einer Frequenz von 180 Schlägen/Min. wird mittels Elektroschock oder medikamentös eine Beeinflussung (Kardioversion) versucht.

- **Torsade de pointes:** Hierbei handelt es sich um eine hochfrequente Kammertachykardie, die spontan zu einem Sinusrhythmus zurückkehrt. Die Rotation der QRS-Amplituden um ihre Achse wird als Spitzenumkehr oder Torsade de pointes bezeichnet. Es kann auf solch eine Torsade de pointes auch ein lebensbedrohliches Kammerflimmern folgen.
- **Capture beats:** Während einer ventrikulären Tachykardie kann ein supraventrikulärer Erregungsimpuls, der durch den AV-Knoten geleitet wird, die Kammern unter bestimmten zeitlichen Bedingungen (relative Refraktärzeit) erregbar vorfinden. Dieser eingefangene Schlag zeigt neben einer P-Welle den typischen QRS-Komplex. Der Nachweis von Capture beats ist ein Beweis, dass der Ursprung der Tachykardie mit verbreitertem QRS-Komplex aus dem Kammermyokard stammt.
- **Reentry-Mechanismus:** Treten tachykarde Herzrhythmusstörungen auf, werden sie durch fokale Herde oder kreisende Erregungen verursacht. Man bezeichnet dies als Reentry- bzw. als Wiedereintrittsmechanismus. Bei paroxysmalen supraventrikulären Tachykardien liegt der Reentry-Kreislauf im AV-Knoten. Bei ventrikulären Tachykardien liegt eine Schädigung im Purkinje-System vor. Plötzlicher Beginn und plötzliches Ende ist ein charakteristisches Merkmal für die kreisende Erregung.
- **Kammerflattern** (➤ Abb. 6.30): Durch einen einzelnen ektopischen Kammerherd werden 200–300 Impulse/Min. gegeben. Im EKG stellt sich dies als eine fast sinusförmige Kurve dar. Durch den charakteristischen Verlauf der EKG-Kurve ist die Diagnose schnell zu stellen. Das Kammerflattern ist lebensbedrohend. Die Herzkammern kontrahieren dabei sehr schnell. Aufgrund der Viskosität des Blutes kommt es zu einer verminderten Füllung der Kammern. Dabei werden die Koronargefäße vermindert durchblutet, und somit entsteht ein Sauerstoffmangel im Herzmuskel, der zu einer vermehrten Bildung von ektopischen Herden führt. Dieser Zustand führt zum Kammerflimmern. Ein präkordialer Schlag oder die Defibrillation können angezeigt sein, ansonsten ist die Reanimation die indizierte Maßnahme (➤ Kap. 10).

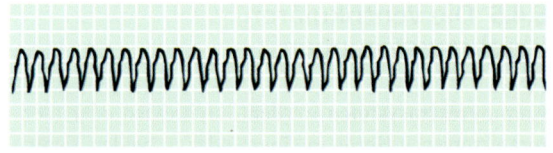

Abb. 6.30 Kammerflattern [L108]

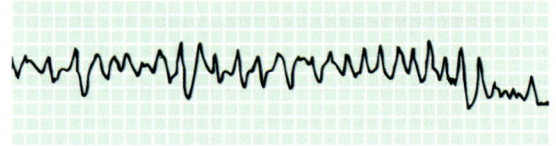

Abb. 6.31 Kammerflimmern [L108]

- **Kammerflimmern:** Durch die Reizimpulse aus vielen ektopischen Herden wird Kammerflimmern (➤ Abb. 6.31) verursacht. Es kommt zu keiner geordneten Kontraktion der Herzkammern mehr, da die ektopischen Herde nur jeweils einen kleinen Teil des Myokards depolarisieren. Das EKG-Bild erscheint chaotisch. Funktionell steht das Herz still. Das Kammerflimmern ist gleichbedeutend mit einem Kreislaufstillstand. Nur bei sehr groben Flimmeraktionen zeigt sich vielleicht eine Wirkung des präkordialen Schlags, ansonsten ist das Mittel der Wahl die Defibrillation. Je nach Amplitudenhöhe werden verschiedene Stufen des Kammerflimmerns unterschieden: sehr grob, grob, mittel, fein und sehr fein (➤ Kap. 10).
- **WPW-Syndrom:** Bei manchen Patienten wird der Leitungsimpuls des Sinusknotens umgeleitet. Dabei wird die Erregungsverzögerung im AV-Knoten durch akzessorische Bahnen kurzgeschlossen. Das WPW-Syndrom (Wolff-Parkinson-White-Syndrom) zeigt eine vorzeitige Depolarisation (Präexzitation) der Ventrikel bzw. des interventrikulären Septums. Die Präexzitation erfolgt beim WPW-Syndrom über das Kent-Bündel. Somit verkürzt sich die Depolarisation, da sie nicht durch den AV-Knoten verzögert wird. Im EKG-Bild zeigt sich eine Verkürzung der PQ-Zeit. Mündet das Kent-Bündel nicht in das interventrikuläre Septum, sondern in eine der Kammern ein, sind die QRS-Komplexe schenkelblockartig breit deformiert; auch hier liegt eine Verkürzung der PQ-Zeit vor. Eine der typischen Komplikationen des WPW-Syndroms ist die Kammertachykardie, eine Situation, die eine sofortige Behandlung erforderlich macht.

Lown-Klassifikation der VES

Die Lown-Klassifikation ist eine Einteilung der ventrikulären Extrasystolen, die von Lown und Wolff 1971 erarbeitet wurde:

- Klasse 0: keine ventrikulären Extrasystolen
- Klasse I: weniger als 30 ventrikuläre Extrasystolen in der Stunde
- Klasse II: mehr als 30 ventrikuläre Extrasystolen in der Stunde
- Klasse IIIa: multifokale (polytope) ventrikuläre Extrasystolen
- Klasse IIIb: Bigeminus
- Klasse IVa: Couplet
- Klasse IVb: Salven
- Klasse V: R-auf-T-Phänomen.

Je kleiner die Zahl der Lown-Klassifizierung ist, desto häufiger kann die Form der VES auch bei Patienten ohne nachweisbare Herzerkrankung beobachtet werden. Die niedrigen Klassifikationen können nur im Langzeit-EKG und belastungsabhängig beurteilt werden.

6.5 Dokumentation im Rettungsdienst

6.5.1 Das Einsatzprotokoll

Die rettungsdienstliche Arbeit wird in dokumentarischer Form durch Niederlegung von Patientendaten und Befunden im Einsatzprotokoll festgehalten. In allen Bereichen des RDes werden zumindest die zur Abrechnung notwendigen Patientendaten dokumentiert. Genauso selbstverständlich ist ein professionelles Einsatzprotokoll, das die medizinischen und rettungstaktischen Aspekte der Versorgung festhält. Es stellt eine Art der standardisierten, formalen Kommunikation innerhalb des RDes dar (➤ Abb. 6.32 und ➤ Abb. 6.33).

Die Dokumentation erleichtert die Berücksichtigung patientenorientierter Aspekte. Das Rettungsteam ist durch das lückenlose Führen des Einsatzprotokolls und Festhalten der Maßnahmen und des Monitorings rechtlich abgesichert. Bei Veränderungen und Qualitätskontrollen kommt der Dokumentation eine Systemanalysefunktion zu, mit der Qualitätssicherung und -verbesserung, Wissenschaft und Forschung, Aus- und Weiterbildung sowie wirtschaftliche Kosten- und Effizienzanalysen gefördert werden. Außerdem schließt sie berufspolitische und administrative Aspekte mit ein.

Formale Kommunikation

Das Einsatzprotokoll ist ein Mittel der formalen und größtenteils standardisierten Kommunikation zwischen RD und weiterbehandelnder Einrichtung. Ein Patient wird im Verlauf seiner Erkrankung von verschiedenen Personen und Einrichtungen betreut. In diesem Zusammenhang dient die Dokumentation dazu, Informationen für die dem RD nachfolgenden Personen und Institutionen festzuhalten und an diese weiterzuleiten.

In der präklinischen Versorgung hat das schriftliche Festhalten von Fakten einen besonders hohen Stellenwert. Das Klinikpersonal hat den Patienten üblicherweise nicht selbst vorgefunden und ist auf jeden Hinweis, der ihm die korrekte Einschätzung des Patientenzustands und der angemessenen Therapie ermöglicht, angewiesen. Das Einsatzprotokoll wird somit zum Ausgangspunkt für die weitere definitive Versorgung in der Klinik.

Patientenorientierte Aspekte

Jeder Patient hat nicht nur Anspruch auf korrekte und fachkundige Betreuung, sondern auch auf eine sorgfältige Dokumentation. Bleiben wichtige Fakten unerwähnt, könnte der Patient einer unangemessenen, möglicherweise sogar falschen weiteren Versorgung ausgesetzt werden. Das Einsatzprotokoll dient somit auch dem Schutz des Patienten.

Rechtliche Gründe

Eine rechtliche Verpflichtung für den RS/RA, über jeden Einsatz ein Protokoll zu schreiben, besteht derzeit noch nicht in allen Bundesländern. Das Rettungsdienstgesetz des Landes Niedersachsen verpflichtet beispielsweise dazu, über jeden Einsatz einen Bericht und über jede Patientenübergabe ein Protokoll anzufertigen.

Wird der RS/RA im Rahmen einer Notkompetenz-Situation tätig, ist eine Dokumentation aus juristischer Sicht auf jeden Fall Pflicht. Weiterhin steht dem Patienten gemäß § 810 BGB ein Einsichtsrecht in die Krankenunterlagen zu. Nach diesem Gesetz kann derjenige, der ein rechtliches Interesse hat, eine im fremden Besitz befindliche Urkunde einzusehen, von dem Besitzer die Erlaubnis der Einsicht verlangen, wenn die Urkunde in seinem Interesse errichtet worden ist.

Nicht zuletzt dient die schriftliche Einsatzdokumentation auch dem RS/RA und stellt eine Form der rechtlichen Absicherung dar. Wer erinnert sich beispielsweise zwei Jahre nach einem Ereignis, unter welchen Umständen er einen Patienten vorgefunden und gerettet hat und ob er z.B. die Halswirbelsäule mit einer Immobilisationskrause versorgt hat? Ein detailliert geführtes Einsatzprotokoll hilft, die Erinnerung wachzurufen und viele Fragen zu beantworten.

AOK	LKK	BKK	IKK	VdAK	AEV	Knappschaft	UV

Name, Vorname des Versicherten

geb. am

Kassen-Nr. | Versicherten-Nr. | Status

Vertragsarzt-Nr. | VK gültig bis | Datum

Transportmittel: - Hinweise siehe Rückseite -

☐ Taxi Mietwagen ☐ Krankentransport-wagen ☐ Rettungs-wagen ☐ Notarzt-wagen

☐ andere

von	nach			ja	nein
☐	☐	Wohnung	fachliche Betreuung erforderlich	☐	☐
☐	☐	Arztpraxis	Wartezeit	☐	☐
☐	☐	Krankenhaus	Sammeltransport	☐	☐
		andere Transportwege	Befreiungsbescheid lag vor	☐	☐
☐	☐				

Geschlecht: ☐ m ☐ w

Geb.-Jahr des Pat.

Datum

Einsatz-Nr.

Fahrzeug

Fahrer

Einsatzort

Transportziel

Eingang Notruf

Alarm

Ausgerückt

Ankunft beim Patienten

Abfahrt

Übergabe

Einsatzbereit

Ende

km Anfang | km Ende | km Gesamt

Sondersignal: ☐ zum Einsatzort ☐ Patientenfahrt

BEMERKUNGEN

Verlauf

Puls ● | RR | HDM | Defibrillation | In/Extubation | Transport T | ○ Spontanatmung ◎ assistierte Beatmung ● kontrollierte Beatmung

220, 200, 180, 160, 140, 120, 100, 80, 60, 40 SpO2/Temp.

Uhrzeit — 15 30 45 — 15 30 45 — 15 30

Druckhaus Engel · Auf der Wasch 5 · 23611 Bad Schwartau
Tel.: 04 51 / 2 80 99-0 · Fax.: 04 51 / 2 80 99 50
e-mail: DruckhausEngel@t-online.de

01/01

RETTUNGSDIENSTPROTOKOLL ©
gem. Empfehlung der DIVI IX/93 · Version 1.0 · Art.-Nr. 10 20

NOTFALLSITUATION

EINSATZART

☐ Krankentransport	☐ paralleler Notarztalarm	☐ sonstiger Notfall
☐ Notfalltransport	☐ Versorgung ohne Trsprt.	☐ Verkehrsunfall
☐ Verlegung	☐ Bereitstellung	☐ Arbeitsunfall
☐ Fehlfahrt	☐ Inkubatortransport	☐ sonstiger Unfall

ERSTBEFUND

BEWUSSTSEINSLAGE
☐ orientiert
☐ getrübt
☐ bewußtlos

PUPILLENFUNKTION

links		rechts
☐	eng	☐
☐	mittel	☐
☐	weit	☐
☐	entrundet	☐
☐	Lichtreaktion	☐

SCHMERZEN
☐ keine
☐ mittelstarke
☐ starke

KREISLAUF
☐ Schock
☐ Kreislaufstillstand
☐ Puls regelmäßig
☐ Puls unregelmäßig

EKG
☐ Sinusrhythmus
☐ Rhythmusstörung
☐ Kammerflimmern
☐ Asystolie

ATMUNG
☐ spontan/frei
☐ Atemnot
☐ Hyperventilation
☐ Atemstillstand

MESSWERTE ☐ keine
RR syst
RR diast
Puls
AF
SpO_2
BZ

ERKRANKUNG ☐ keine

☐ Atmung	☐ Intoxikation	☐ Pädiatrie
☐ Kreislauf	☐ Hypothermie	☐ Neurologie
☐ Abdomen	☐ Gynäkologie	☐ Psychiatrie
☐ Stoffwechsel	☐ Geburtshilfe	☐ sonstige

VERLETZUNG ☐ keine

LOKALISATION

☐ Prellung/Fraktur		
☐ Wunde	☐ Kopf	☐ Becken
☐ Verbrennung	☐ Hals	☐ Wirbelsäule
☐ Elektrounfall	☐ Thorax	☐ Arme
☐ sonstige	☐ Abdomen	☐ Beine

MASSNAHMEN RettAss/RS ☐ keine

☐ stabile Seitenlage	☐ Extremitätenschienung	☐ Sauerstoffgabe
☐ Oberkörperhochlage	☐ Wundversorgung	☐ Intubation
☐ Flachlagerung	☐ EKG-Monitoring	☐ Beatmung
☐ Schocklagerung	☐ venöser Zugang	☐ Herzdruckmassage
☐ Vakuummatratze	☐ Infusion	☐ Erstdefibrillation
☐ HWS-Stützkragen	☐ Atemwege freimachen	☐ sonstige
☐ Medikamente:		

ERSTHELFERMASSNAHMEN
☐ suffizient ☐ insuffizient ☐ keine

ERGEBNIS/ÜBERGABE:

☐ Zustand verbessert	☐ Notarzt nachgefordert	☐ Tod am Notfallort
☐ Zustand unverändert	☐ Notarzt abbestellt	☐ Tod während Trsp.
☐ Zust. verschlechtert	☐ Patient lehnt Trsp. ab	

VERLAUFSBESCHREIBUNG

Unterschrift RettAss/RS

Für die Krankenakte

Abb. 6.32 Wichtiger Aspekt rettungsdienstlicher Tätigkeit – die Dokumentation [E254]

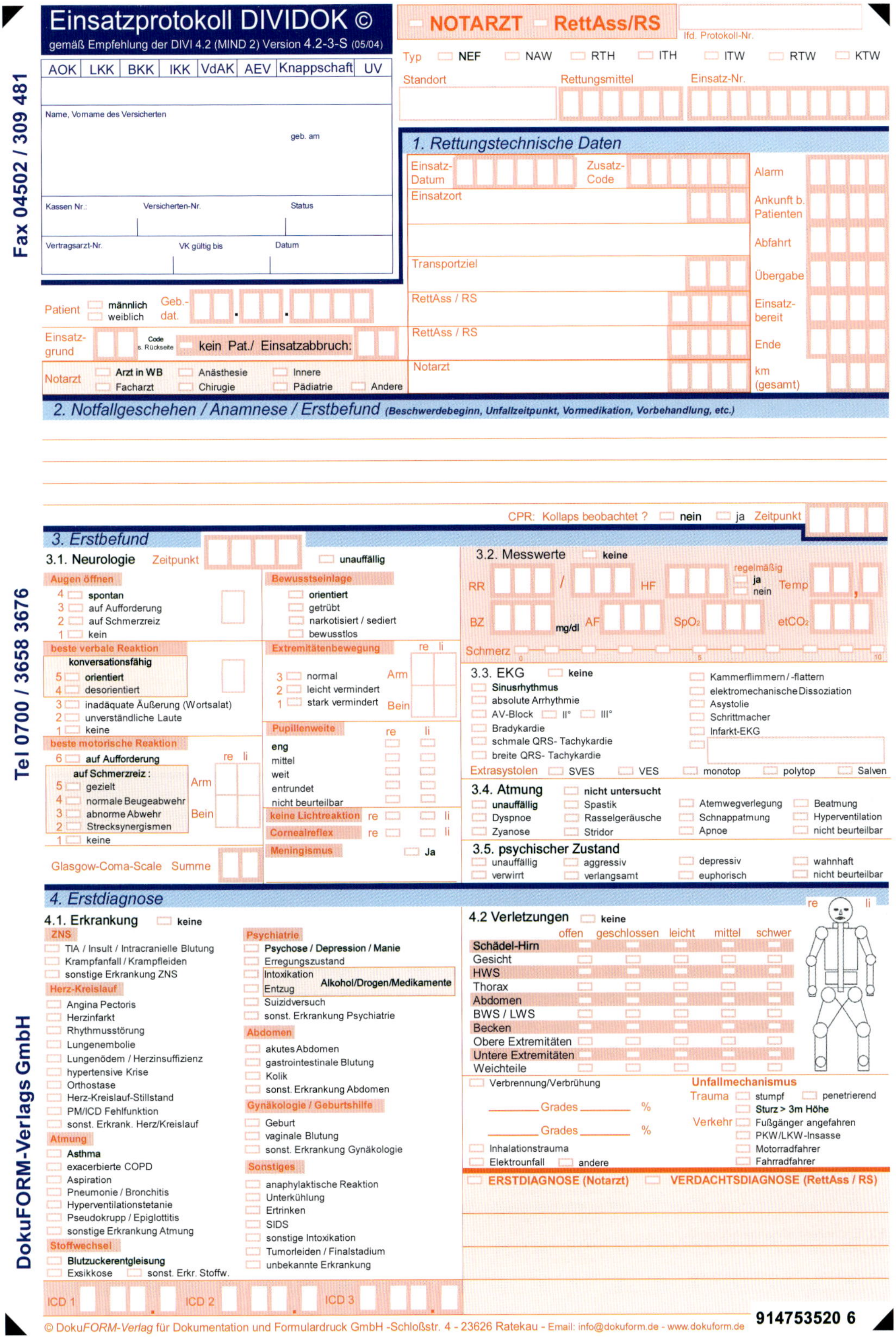

Fax 04502 / 309 481

Einsatzprotokoll DIVIDOK ©
gemäß Empfehlung der DIVI 4.2 (MIND 2) Version 4.2-3-S (05/04)

AOK	LKK	BKK	IKK	VdAK	AEV	Knappschaft	UV

Name, Vorname des Versicherten

geb. am

Kassen Nr.:   Versicherten-Nr.   Status

Vertragsarzt-Nr.   VK gültig bis   Datum

Patient ☐ männlich ☐ weiblich   Geb.-dat.

Einsatz-grund   Code s. Rückseite   kein Pat./ Einsatzabbruch:

Notarzt ☐ Arzt in WB ☐ Facharzt ☐ Anästhesie ☐ Chirurgie ☐ Innere ☐ Pädiatrie ☐ Andere

☐ NOTARZT ☐ RettAss/RS   lfd. Protokoll-Nr.

Typ ☐ NEF ☐ NAW ☐ RTH ☐ ITH ☐ ITW ☐ RTW ☐ KTW

Standort   Rettungsmittel   Einsatz-Nr.

1. Rettungstechnische Daten

Einsatz-Datum	Zusatz-Code	Alarm
Einsatzort		Ankunft b. Patienten
		Abfahrt
Transportziel		Übergabe
RettAss / RS		Einsatz-bereit
RettAss / RS		Ende
Notarzt		km (gesamt)

2. Notfallgeschehen / Anamnese / Erstbefund (Beschwerdebeginn, Unfallzeitpunkt, Vormedikation, Vorbehandlung, etc.)

CPR: Kollaps beobachtet ? ☐ nein ☐ ja Zeitpunkt

3. Erstbefund

3.1. Neurologie Zeitpunkt ☐ unauffällig

Augen öffnen
- 4 ☐ spontan
- 3 ☐ auf Aufforderung
- 2 ☐ auf Schmerzreiz
- 1 ☐ kein

beste verbale Reaktion konversationsfähig
- 5 ☐ orientiert
- 4 ☐ desorientiert
- 3 ☐ inadäquate Äußerung (Wortsalat)
- 2 ☐ unverständliche Laute
- 1 ☐ keine

beste motorische Reaktion
- 6 ☐ auf Aufforderung   re li
- 5 ☐ auf Schmerzreiz gezielt   Arm
- 4 ☐ normale Beugeabwehr
- 3 ☐ abnorme Abwehr   Bein
- 2 ☐ Strecksynergismen
- 1 ☐ keine

Glasgow-Coma-Scale Summe

Bewusstseinlage
- ☐ orientiert
- ☐ getrübt
- ☐ narkotisiert / sediert
- ☐ bewusstlos

Extremitätenbewegung   re li
- 3 ☐ normal   Arm
- 2 ☐ leicht vermindert
- 1 ☐ stark vermindert   Bein

Pupillenweite   re li
- eng ☐ ☐
- mittel
- weit
- entrundet
- nicht beurteilbar

keine Lichtreaktion re ☐ li ☐
Cornealreflex re ☐ li ☐
Meningismus ☐ Ja

3.2. Messwerte ☐ keine

RR / HF   regelmäßig ☐ ja ☐ nein   Temp ,

BZ mg/dl AF SpO₂ etCO₂

Schmerz 0 5 10

3.3. EKG ☐ keine
- ☐ Sinusrhythmus
- ☐ absolute Arrhythmie
- ☐ AV-Block ☐ II° ☐ III°
- ☐ Bradykardie
- ☐ schmale QRS- Tachykardie
- ☐ breite QRS- Tachykardie

Extrasystolen ☐ SVES ☐ VES

- ☐ Kammerflimmern / -flattern
- ☐ elektromechanische Dissoziation
- ☐ Asystolie
- ☐ Schrittmacher
- ☐ Infarkt-EKG

☐ monotop ☐ polytop ☐ Salven

3.4. Atmung ☐ nicht untersucht
- ☐ unauffällig ☐ Spastik ☐ Atemwegverlegung ☐ Beatmung
- ☐ Dyspnoe ☐ Rasselgeräusche ☐ Schnappatmung ☐ Hyperventilation
- ☐ Zyanose ☐ Stridor ☐ Apnoe ☐ nicht beurteilbar

3.5. psychischer Zustand
- ☐ unauffällig ☐ aggressiv ☐ depressiv ☐ wahnhaft
- ☐ verwirrt ☐ verlangsamt ☐ euphorisch ☐ nicht beurteilbar

4. Erstdiagnose

4.1. Erkrankung ☐ keine

ZNS
- ☐ TIA / Insult / Intracranielle Blutung
- ☐ Krampfanfall / Krampfleiden
- ☐ sonstige Erkrankung ZNS

Herz-Kreislauf
- ☐ Angina Pectoris
- ☐ Herzinfarkt
- ☐ Rhythmusstörung
- ☐ Lungenembolie
- ☐ Lungenödem / Herzinsuffizienz
- ☐ hypertensive Krise
- ☐ Orthostase
- ☐ Herz-Kreislauf-Stillstand
- ☐ PM/ICD Fehlfunktion
- ☐ sonst. Erkrank. Herz/Kreislauf

Atmung
- ☐ Asthma
- ☐ exacerbierte COPD
- ☐ Aspiration
- ☐ Pneumonie / Bronchitis
- ☐ Hyperventilationstetanie
- ☐ Pseudokrupp / Epiglottitis
- ☐ sonstige Erkrankung Atmung

Stoffwechsel
- ☐ Blutzuckerentgleisung
- ☐ Exsikkose ☐ sonst. Erkr. Stoffw.

Psychiatrie
- ☐ Psychose / Depression / Manie
- ☐ Erregungszustand
- ☐ Intoxikation   Alkohol/Drogen/Medikamente
- ☐ Entzug
- ☐ Suizidversuch
- ☐ sonst. Erkrankung Psychiatrie

Abdomen
- ☐ akutes Abdomen
- ☐ gastrointestinale Blutung
- ☐ Kolik
- ☐ sonst. Erkrankung Abdomen

Gynäkologie / Geburtshilfe
- ☐ Geburt
- ☐ vaginale Blutung
- ☐ sonst. Erkrankung Gynäkologie

Sonstiges
- ☐ anaphylaktische Reaktion
- ☐ Unterkühlung
- ☐ Ertrinken
- ☐ SIDS
- ☐ sonstige Intoxikation
- ☐ Tumorleiden / Finalstadium
- ☐ unbekannte Erkrankung

4.2 Verletzungen ☐ keine

	offen	geschlossen	leicht	mittel	schwer
Schädel-Hirn					
Gesicht					
HWS					
Thorax					
Abdomen					
BWS / LWS					
Becken					
Obere Extremitäten					
Untere Extremitäten					
Weichteile					

re li

☐ Verbrennung/Verbrühung
_____ Grades _____ %
_____ Grades _____ %
☐ Inhalationstrauma
☐ Elektrounfall ☐ andere

Unfallmechanismus
Trauma ☐ stumpf ☐ penetrierend
☐ Sturz > 3m Höhe
Verkehr ☐ Fußgänger angefahren
☐ PKW/LKW-Insasse
☐ Motorradfahrer
☐ Fahrradfahrer

☐ ERSTDIAGNOSE (Notarzt) ☐ VERDACHTSDIAGNOSE (RettAss / RS)

ICD 1   ICD 2   ICD 3

Tel 0700 / 3658 3676

DokuFORM-Verlags GmbH

© DokuFORM-Verlag für Dokumentation und Formulardruck GmbH -Schloßstr. 4 - 23626 Ratekau - Email: info@dokuform.de - www.dokuform.de

914753520 6

Abb. 6.33 Kombiniertes Einsatzprotokoll für Notarzt und Rettungsdienst [E254]

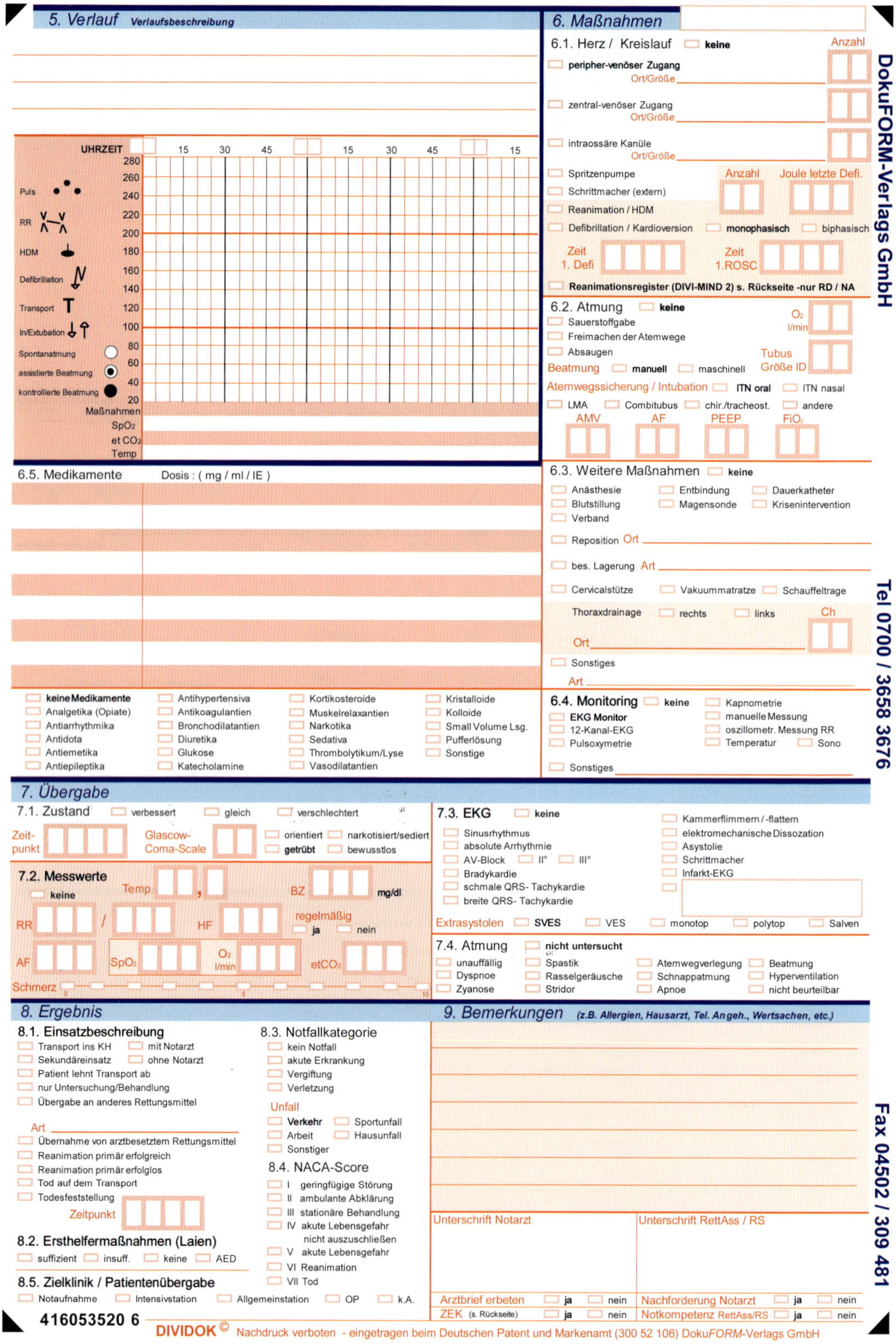

5. Verlauf   Verlaufsbeschreibung

UHRZEIT   15 30 45   15 30 45   15

Puls
RR
HDM
Defibrillation
Transport
In/Extubation
Spontanatmung
assistierte Beatmung
kontrollierte Beatmung
Maßnahmen
SpO₂
et CO₂
Temp

(Werteachse: 20, 40, 60, 80, 100, 120, 140, 160, 180, 200, 220, 240, 260, 280)

6. Maßnahmen

6.1. Herz / Kreislauf   ☐ keine   Anzahl

- ☐ peripher-venöser Zugang   Ort/Größe
- ☐ zentral-venöser Zugang   Ort/Größe
- ☐ intraossäre Kanüle   Ort/Größe
- ☐ Spritzenpumpe   Anzahl   Joule letzte Defi.
- ☐ Schrittmacher (extern)
- ☐ Reanimation / HDM
- ☐ Defibrillation / Kardioversion   monophasisch   ☐ biphasisch

Zeit 1. Defi   Zeit 1.ROSC

Reanimationsregister (DIVI-MIND 2) s. Rückseite -nur RD / NA

6.2. Atmung   ☐ keine   O₂ l/min

- ☐ Sauerstoffgabe
- ☐ Freimachen der Atemwege
- ☐ Absaugen   Tubus Größe ID

Beatmung   ☐ manuell   ☐ maschinell

Atemwegssicherung / Intubation   ☐ ITN oral   ☐ ITN nasal

☐ LMA   ☐ Combitubus   ☐ chir./tracheost.   ☐ andere

AMV   AF   PEEP   FiO₂

6.5. Medikamente   Dosis : (mg / ml / IE)

6.3. Weitere Maßnahmen   ☐ keine

- ☐ Anästhesie   ☐ Entbindung   ☐ Dauerkatheter
- ☐ Blutstillung   ☐ Magensonde   ☐ Krisenintervention
- ☐ Verband
- ☐ Reposition   Ort
- ☐ bes. Lagerung   Art
- ☐ Cervicalstütze   ☐ Vakuummatratze   ☐ Schaufeltrage
- ☐ Thoraxdrainage   ☐ rechts   ☐ links   Ch
- Ort
- ☐ Sonstiges
- Art

keine Medikamente	Antihypertensiva	Kortikosteroide	Kristalloide
Analgetika (Opiate)	Antikoagulantien	Muskelrelaxantien	Kolloide
Antiarrhythmika	Bronchodilatantien	Narkotika	Small Volume Lsg.
Antidota	Diuretika	Sedativa	Pufferlösung
Antiemetika	Glukose	Thrombolytikum/Lyse	Sonstige
Antiepileptika	Katecholamine	Vasodilatantien	

6.4. Monitoring   ☐ keine

- ☐ EKG Monitor   ☐ Kapnometrie
- ☐ 12-Kanal-EKG   ☐ manuelle Messung
- ☐ Pulsoxymetrie   ☐ oszillometr. Messung RR
- ☐ Temperatur   ☐ Sono
- ☐ Sonstiges

7. Übergabe

7.1. Zustand   ☐ verbessert   ☐ gleich   ☐ verschlechtert

Zeitpunkt

Glascow-Coma-Scale   ☐ orientiert   ☐ narkotisiert/sediert   ☐ getrübt   ☐ bewusstlos

7.2. Messwerte   ☐ keine

Temp.   BZ   mg/dl

RR   /   HF   regelmäßig   ☐ ja   ☐ nein

AF   SpO₂   O₂ l/min   etCO₂

Schmerz   0 ... 5 ... 10

7.3. EKG   ☐ keine

- ☐ Sinusrhythmus   ☐ Kammerflimmern / -flattern
- ☐ absolute Arrhythmie   ☐ elektromechanische Dissoziation
- ☐ AV-Block   ☐ II°   ☐ III°   ☐ Asystolie
- ☐ Bradykardie   ☐ Schrittmacher
- ☐ schmale QRS- Tachykardie   ☐ Infarkt-EKG
- ☐ breite QRS- Tachykardie

Extrasystolen   ☐ SVES   ☐ VES   ☐ monotop   ☐ polytop   ☐ Salven

7.4. Atmung   ☐ nicht untersucht

- ☐ unauffällig   ☐ Spastik   ☐ Atemwegverlegung   ☐ Beatmung
- ☐ Dyspnoe   ☐ Rasselgeräusche   ☐ Schnappatmung   ☐ Hyperventilation
- ☐ Zyanose   ☐ Stridor   ☐ Apnoe   ☐ nicht beurteilbar

8. Ergebnis

8.1. Einsatzbeschreibung

- ☐ Transport ins KH   ☐ mit Notarzt
- ☐ Sekundäreinsatz   ☐ ohne Notarzt
- ☐ Patient lehnt Transport ab
- ☐ nur Untersuchung/Behandlung
- ☐ Übergabe an anderes Rettungsmittel

Art

- ☐ Übernahme von arztbesetztem Rettungsmittel
- ☐ Reanimation primär erfolgreich
- ☐ Reanimation primär erfolglos
- ☐ Tod auf dem Transport
- ☐ Todesfeststellung   Zeitpunkt

8.2. Ersthelfermaßnahmen (Laien)

☐ suffizient   ☐ insuff.   ☐ keine   ☐ AED

8.5. Zielklinik / Patientenübergabe

☐ Notaufnahme   ☐ Intensivstation   ☐ Allgemeinstation   ☐ OP   ☐ k.A.

8.3. Notfallkategorie

- ☐ kein Notfall
- ☐ akute Erkrankung
- ☐ Vergiftung
- ☐ Verletzung

Unfall

- ☐ Verkehr   ☐ Sportunfall
- ☐ Arbeit   ☐ Hausunfall
- ☐ Sonstiger

8.4. NACA-Score

- I   geringfügige Störung
- II   ambulante Abklärung
- III   stationäre Behandlung
- IV   akute Lebensgefahr nicht auszuschließen
- V   akute Lebensgefahr
- VI   Reanimation
- VII   Tod

9. Bemerkungen   (z.B. Allergien, Hausarzt, Tel. Angeh., Wertsachen, etc.)

Unterschrift Notarzt   Unterschrift RettAss / RS

Arztbrief erbeten   ☐ ja   ☐ nein   Nachforderung Notarzt   ☐ ja   ☐ nein

ZEK   (s. Rückseite)   ☐ ja   ☐ nein   Notkompetenz RettAss/RS   ☐ ja   ☐ nein

416053520 6

DokuFORM-Verlags GmbH   Tel 0700 / 3658 3676   Fax 04502 / 309 481

Abb. 6.33 Kombiniertes Einsatzprotokoll für Notarzt und Rettungsdienst (Forts.) [E254]

Systemanalysefunktion

Eine grundsätzliche Voraussetzung für die Analyse eines Rettungssystems aus verschiedenen Gesichtspunkten (Überlebensraten, Eintreffzeiten, Art und Anzahl der Notfallpatienten oder Wirtschaftlichkeit) ist die Einsatzdokumentation. Da das Einsatzprotokoll selbstverständlich nicht alle Aspekte einer Versorgung innerhalb eines Rettungssystems abdecken kann, muss für einzelne Fragestellungen gegebenenfalls eine spezielle Zusatzdokumentation verwendet werden.

Qualitätssicherung und Qualitätsverbesserung

In vielen Arbeitsbereichen werden Qualitätsstandards als Kriterien zur Überprüfbarkeit sachgerechter Arbeit definiert. Ziel dieser Maßnahmen ist es, einen gleich bleibend hohen Standard der Patientenversorgung zu halten und durch fortwährende Datensammlung und Datenauswertung die Versorgung der Patienten zu verbessern.

Im Bereich des RD sind die als Qualitätssicherung und Qualitätsverbesserung bezeichneten Methoden ein bisher noch in der Entwicklung befindliches Konzept. Die konsequente Sammlung und Analyse von Daten ist die Voraussetzung für Qualitätssicherung und Veränderungen in der direkten Patientenversorgung oder des Rettungssystems.

Wissenschaft und Forschung

Die Medizin als Wissenschaft, die den RD am stärksten prägt, ist ständig in der Weiterentwicklung begriffen. Neue Geräte, Medikamente und Behandlungsmethoden werden entwickelt, die auch Handlungsabläufe der präklinischen Notfallversorgung beeinflussen. Bei der Erprobung von möglichen Neuerungen in Form von Studien kommt der schriftlichen Dokumentation und der Datensammlung durch den RS/RA ein grundlegender Stellenwert zu.

Aus- und Weiterbildung

Die durch Datensammlung und -analyse entwickelten Veränderungen fließen in die Aus- und Weiterbildung von RS/RA ein.

Kosten- und Effizienzanalyse

Durch die Begrenzung und Reduzierung von finanzieller Unterstützung für den Ausbau und Erhalt des Rettungswesens gewinnt die Einsatzdokumentation auch an Stellenwert für die Kosten- und Effizienzanalyse. Es sollte im eigenen Interesse des RD liegen, Institutionen und Bevölkerung den finanziellen Vorteil eines professionellen Rettungssystems zu demonstrieren.

Berufspolitische Gründe

Es ist Merkmal einer Profession, die eigene Arbeit überprüfbar zu machen (➤ Kap. 39.2). Die schriftliche Einsatzdokumentation zeigt Patienten und Ärzten, dass im RD professionelle Arbeit geleistet wird.

Das Einsatzprotokoll ist mithin ein Beweis professioneller Zuverlässigkeit von RS/RA und ein ebenso selbstverständlicher Teil der Arbeit wie das perfekte Beherrschen einer Reanimation.

Administration

Die Einsatzdokumentation hat auch für die Verwaltung einen bedeutenden Stellenwert. Sie ist Grundlage für die Abrechnung einer Dienstleistung.

6.5.2 Allgemeines zu Daten

Eng mit dem Begriff Dokumentation verbunden ist der Begriff Daten. Im streng wissenschaftlichen Sinne sind Daten nicht interpretierte Elemente, z.B. Patientenname, elektrische Aktivitäten des Herzens, Blutdruck oder ein Symptom.

Daten lassen sich in zwei Bereiche, in objektive und subjektive Daten, kategorisieren. Alle Daten, die mit den fünf Sinnen (Sehen, Hören, Riechen, Schmecken, Tasten) des Untersuchers gesammelt werden, sind **objektive Daten**. Sie können auch von einer anderen Person bei demselben Patienten auf ihre Richtigkeit hin überprüft werden, sind also offenkundig (z.B. Blutdruck, feuchte Haut, Temperatur, EKG). **Subjektive Daten** sind jene Daten, die nur von der betroffenen Person selbst angegeben werden können. Dabei handelt es sich um Zustands- und Beschwerdebilder, die von einer anderen Person nicht wahrgenommen werden können und deshalb auch nicht auf ihren Wahrheitsgehalt hin überprüfbar sind (z.B. Frösteln, Schmerzen, Übelkeit).

Erhebung von Daten

Im Wesentlichen gibt es drei Methoden der Datensammlung: Beobachtung, Befragung und Untersuchung.

Beobachtung ist die vorsätzliche, bewusste Verwendung der fünf Sinne, um Daten zu sammeln. Der RS/RA stellt sich Fragen wie:

- In welchen Räumlichkeiten findet der Notfall statt (Wohnung, Altenheim, Baustelle)?
- Was ist passiert?
- Was sind die körperlichen und emotionalen Reaktionen des Patienten auf seinen Zustand?
- Was ist auffällig an der Notfallstelle?
- Wie ist die unmittelbare Umgebung des Patienten (Blutflecken am Boden, hektische Angehörige, umfangreiche Medikamentenschachtel neben dem Bett)?

Eine **Befragung** ist die geplante und strukturierte Kommunikation, um bestimmte, für die weitere Untersuchung und Therapie relevante Informationen festzuhalten. Dabei ist auch die Fragetechnik zu beachten. Fragen sollten ruhig, sachlich und in einer für den Patienten verständlichen Ausdrucksweise gestellt werden. Fragen, die nur mit „Ja" oder „Nein" beantwortet werden können, sind zu vermeiden. Besser sind Fragen, bei denen der Patient eine Möglichkeit der Schilderung hat (➤ Kap. 6.1).

Die **Untersuchung** dient der Ermittlung des Patientenzustands mittels Inspektion, Palpation, Perkussion, Auskultation und Funktionsprüfung (➤ Kap. 6.1).

6.5.3 Grundprinzipien der Einsatzdokumentation

Das korrekte Einsatzprotokoll

Der RS/RA schreibt, einem gewissenhaften Reporter ähnlich, einen Bericht über die Fakten: Was ist wann und wo passiert, wie ist es passiert, warum ist es passiert und wer war noch dabei? Die Antworten auf diese Fragen werden genau, leserlich und verständlich wiedergegeben. Notfallsituation und Patientenversorgung werden umfassend und genau geschildert, aber freigehalten von unwesentlicher oder überflüssiger Information. Der Bericht muss objektiv sein und sich an Fakten halten. Die eigene Meinung ist subjektiv und gehört nicht in das Protokoll. Das Festhalten von Meinungen kann am besten vermieden werden, wenn man Beobachtungen (objektive Daten) festhält. Der Kommentar „Patient riecht nach Alkohol" ist besser als die Aussage „Patient ist betrunken". Der Inhalt des ersten Satzes ist nachprüfbar,

der des zweiten ist präklinisch nicht zu beweisen. Vor allem bietet die faktische Beschreibung dem Leser der Einsatzdokumentation die Möglichkeit, auch andere Ursachen des Patientenverhaltens oder -zustands zu finden, also auch eine andere Einschätzung vorzunehmen.

Das „HAUBT"-Format

Eine zweckmäßige Gliederung ist das „HAUBT"-Format, das die wichtigsten Kriterien im Einsatzbericht abkürzt:

- **H**auptbeschwerde
- **A**namnese
- **U**ntersuchung
- **B**ehandlung
- **T**ransport.

Hauptbeschwerde

Die Hauptbeschwerde beantwortet zumeist die Frage, warum der RD alarmiert wurde. Am sinnvollsten ist es, den Patienten zu zitieren. Sollte dieser bewusstlos sein, ist die Bewusstlosigkeit die Hauptbeschwerde. Bei Unfällen wird beispielsweise geschrieben: „Verkehrsunfall: Patient klagt über Kopf- und Nackenschmerzen."

Anamnese

Dieser Abschnitt beinhaltet die Entwicklungsgeschichte der derzeitigen Erkrankung oder Verletzung sowie die sachdienliche medizinische Vorgeschichte, Medikation, Allergien und Maßnahmen vor Eintreffen des RTW usw. (➤ Kap. 6.1).

Untersuchung

Dieser Abschnitt dokumentiert alle Befunde und Resultate, die sich aus der systematischen Kopf-bis-Fuß-Untersuchung ergeben. Diese Informationen sollten ausschließlich klare und objektive Befunde beinhalten. Sollten bei Befunden Zweifel bestehen, sind diese als solche zu kennzeichnen und mit einem Fragezeichen zu versehen. Dokumentiert werden auch wichtige negative Befunde wie z.B. „kein Vorliegen einer Pupillendifferenz" beim Patienten nach Schädel-Hirn-Trauma (➤ Kap. 6.1).

Behandlung

Die Versorgung und die Reaktion des Patienten auf die Behandlung werden in diesem Abschnitt aufgenommen. Medikation, Sauerstoffgabe und jede andere Art der Patientenversorgung werden schriftlich festgehalten. Beispielsweise werden auch Beatmungsgeräusche nach der Intubation dokumentiert. Maßnahmen, die auf ärztliche Anweisung hin durchgeführt wurden, müssen an dieser Stelle als solche vermerkt werden.

Transport

Der Bereich Transport dokumentiert, wie der Patient auf die Trage verbracht und gelagert wurde und ob er gegebenenfalls mit Sondersignal ins Krankenhaus transportiert werden musste. Gab es während des Transports Veränderungen des Patientenzustands, wurde eine Begleitperson mitgenommen?

Praktische Tipps zum Einsatzprotokoll

Das Protokoll ist zeitgerecht zu verfassen (spätestens bei Übergabe des Patienten im Krankenhaus).

Allgemein gebräuchliche Symbole und Abkürzungen dürfen verwendet werden. Medizinische Fachausdrücke sollten nur dann gebraucht werden, wenn man sie korrekt anwenden und schreiben kann. Ein ungenaues, schlampig ausgefülltes Einsatzprotokoll wird Rückschlüsse auf die präklinische Versorgungsqualität provozieren.

Zeitlücken beim Verlaufsprotokoll sind zu vermeiden. Es sollte beachtet werden, dass nach Abgabe der Durchschläge keine Veränderungen mehr am Protokoll angebracht werden. Sollten Korrekturen notwendig sein, sind die Angaben durchzustreichen und mit den eigenen Initialen zu dokumentieren. Das Durchgestrichene soll lesbar bleiben, um nicht den Eindruck zu erwecken, dass Fakten ausgelöscht oder getilgt werden sollten. Sollten Nachträge notwendig sein, müssen diese mit Datum und Initialen ebenfalls gekennzeichnet sein.

Einträge dürfen nur von autorisierten Personen gemacht werden. Wenn mehrere Personen in Teamarbeit Einträge oder Notizen am Protokoll vorgenommen haben, müssen alle diese Personen dieses auch unterschreiben.

6.6 Besondere Patientengruppen im Rettungsdienst

6.6.1 Alte Menschen

Die Bevölkerungsentwicklung und langfristige Prognosen zeigen, dass in der Bevölkerung eine Tendenz zur **Überalterung** zu beobachten ist. Mit dem Jahr 2000 sank der Anteil der Männer und Frauen zwischen 25 und 40 Jahren auf unter 20% der Gesamtbevölkerung. Der Bevölkerungsanteil der über 65-Jährigen steigt kontinuierlich an. Bedingt durch die im Alter zunehmende Krankheitshäufigkeit (Morbidität), ist schon heute im RD mit einem hohen Anteil an geriatrischen Patienten zu rechnen.

Ältere Menschen sind keine einheitliche Gruppe. Danach muss sich auch der Umgang mit dem älteren Menschen als Patienten richten. Im Wesentlichen sind die folgenden Faktoren für die Einordnung des alten Menschen in der Gesellschaft von Bedeutung:

- Lebensalter
- persönliche Lebenssituation (z.B. Familie oder Heim)
- Einstellung (z.B. aufgeschlossen oder verschlossen)
- Lebensziele (integriert in der Gesellschaft oder Vereinsamung)
- Morbidität (gesund oder krank).

Mit zunehmendem Alter werden die Menschen mit spezifischen Daseinsproblemen konfrontiert, indem sich ihre persönliche Situation (z.B. Pflegebedürftigkeit, Isolation, Einsamkeit) oder ihr soziales Umfeld (z.B. fehlende Angehörige oder Verwitwung) verändern. Daraus ergeben sich automatisch die rettungsdienstspezifischen Besonderheiten im Umgang mit geriatrischen Patienten. Ängste sollten vom RS/RA wahrgenommen werden. Manche ältere Menschen assoziieren das Krankenhaus z.B. mit dem Begriff „Sterbehaus", sehen es als Vorstufe zum Altenheim und haben Angst, die Selbstständigkeit zu verlieren. Die Arbeitsabläufe im RD sind ihnen fremd, und es besteht die Gefahr, dass der Kontakt mit dem Personal als bedrohlich empfunden wird. Daher gilt besonders, dass dem Patienten Achtung gegenüber seiner Person entgegengebracht wird. Es leiten sich alle weiteren **Verhaltensmaßnahmen** direkt ab:

- Nehmen Sie den Patienten in seinen Ängsten und Befürchtungen ernst.
- Sprechen Sie den Patienten mit Namen an. Der RS/RA ist nicht der Enkel des älteren Patienten, daher unterbleibt die Anrede „Opa" bzw. „Oma".
- Denken Sie an schwerhörige ältere Patienten.
- Brille, Hörgerät, Zahnprothese und Gehstock entscheiden über die Selbstständigkeit des Patienten und müssen vom RD mit in die Klinik genommen werden.
- Menschliche Zuneigung nimmt dem Patienten die Angst.
- Erklären Sie dem Patienten langsam und verständlich, was um ihn herum vorgeht.
- Haben Sie Verständnis, wenn Sie Dinge oder Maßnahmen öfter erklären müssen.

- Halten Sie Blickkontakt; nur so merkt der Patient, dass er für Sie wichtig ist.
- Sprechen Sie über Alltägliches aus seiner oder ihrer Lebenssituation, dann wird auch der Patient von sich erzählen.

6.6.2 Behinderte

Der RS/RA begegnet dem körperlich oder geistig behinderten Patienten professionell und unvoreingenommen. Eine behinderte Person wird ihre Selbstständigkeit genauso erhalten wollen wie eine nichtbehinderte Person. Dies geschieht oft auf eine dem Rettungspersonal nicht bekannte Weise. Daher stehen das Gespräch und der Informationsaustausch am Anfang des Patientenkontaktes, denn der Patient selbst kann meistens die besten Hinweise im Umgang mit seiner Behinderung geben.

Geistige Behinderung

Die geistige Behinderung stellt sich hauptsächlich so dar, dass die betroffene Person mental nicht in der Lage ist, die Leistung zu erbringen, die man ihrem Alter gemäß erwartet. Sprache und Vorgehensweise des Helfenden sind möglichst dem Entwicklungsstand des Patienten anzupassen. Es ist hier von besonderem Nutzen, eine Bezugsperson aus dem persönlichen Umfeld mit einzubeziehen, da diese den adäquaten sprachlichen Umgang mit dem Patienten gewöhnt ist. Der RS/RA, der für viele Erkrankte eine helfende Bezugsperson darstellt, wird vom geistig Behinderten oft nicht als solche anerkannt, was zu Abwehrreaktionen führen kann. Auch aus diesem Grund empfiehlt sich die Mitnahme der vom Behinderten gewählten Vertrauensperson für den Transport.

Blinde Patienten

Eine blinde Person hat in der gewohnten Umgebung weit weniger Probleme als das Rettungsdienstpersonal. Gestehen Sie Ihrem Patienten jedoch die gleichen Gefühle oder Ängste zu, die Sie haben, wenn man Sie mit verbundenen Augen in eine ungewohnte Umgebung führt. Im Notfall sind dies für den Blinden das Transportmittel und das Krankenhaus. Jede Tätigkeit des Rettungsdienstpersonals in unmittelbarer Umgebung des blinden Patienten muss erklärt bzw. kommentiert werden. Nur so kann eine betroffene Person zu den Helfern Vertrauen fassen und somit auch die angebotene Hilfe annehmen. Bei Bedarf vermittelt ein ständiger Körperkontakt (z.B. Anbieten eines Arms) dem blinden Patienten den jeweiligen Aufenthaltsort des RS/RA.

In der Umgebung von Blinden findet man gelegentlich Blindenhunde vor. Diese Tiere haben neben ihrer Leitfunktion auch einen Schutzinstinkt. Daher ist es nicht ratsam, Patient und Hund voneinander zu trennen. Wenn möglich, ist der Hund beim Transport mitzunehmen.

Taube/stumme Patienten

Diese Patienten orientieren sich hauptsächlich mit ihren Augen. Das bedeutet für den RS/RA, dass er sich ständig im Gesichtsfeld des Patienten aufhalten sollte, um ihn nicht zu verängstigen oder zu irritieren. Weiterhin ist auf eine langsame und deutliche Lippenbewegung beim Sprechen zu achten. Nur so kann die betroffene Person von Ihren Lippen ablesen, was Sie ihr mitteilen möchten. Sinnvoll ist die Begleitung des Patienten durch einen Angehörigen oder eine Bezugsperson, die der Gebärdensprache mächtig ist. Dies führt deutlich zu einer Verbesserung der Verständigung.

6.6.3 Nicht Deutsch sprechende Patienten

Die **Sprachbarriere** kann am besten überwunden werden, indem man seine eigene deutliche Aussprache möglichst durch Zeichensprache unterstützt. Gebrochenes Deutsch ist grundsätzlich zu unterlassen. Möglichst sollte eine Person hinzugezogen werden, die sowohl der Sprache des Patienten als auch der deutschen Sprache mächtig ist und vor Ort dolmetschen kann. Schon aus Höflichkeit sind ausländische Betroffene immer mit „Sie" anzusprechen, auch wenn der Patient im Rahmen seiner Deutschkenntnisse den RS/RA mit „Du" ansprechen sollte.

Neben der großen Schwierigkeit der sprachlichen Verständigung spielen auch **kulturelle Unterschiede** bei der Betreuung dieser Patienten eine entscheidende Rolle. So darf z.B. einer Patientin aus dem islamischen Kulturkreis das Kopftuch nicht ohne ausdrückliche Erlaubnis abgenommen werden. Kulturelle und religiöse Bräuche dürfen nicht verletzt werden. So kann es von Vorteil sein, wenn bei der medizinischen Versorgung von Familienangehörigen das Familienoberhaupt hinzugezogen wird. Eine uns geläufige Handlung kann den Gebräuchen des Betroffenen widersprechen, wobei es zu Behandlungsverzögerungen kommen kann, weil ein Familienangehöriger den RS/RA an seiner Tätigkeit zu hindern versucht. Gerade beim Umgang mit Frauen aus anderen Kulturkreisen gibt es möglicherweise das Problem, dass der männliche RS/RA zur Notfallversorgung Körperstellen berühren muss, die ein fremder Mann nicht berühren darf, z.B. beim Anlegen der EKG-Klebeelektroden. Ohne ausdrückliche Erlaubnis durch Familienangehörige kann ein solcher Vorgang zum Streitfall werden. Hier sind gemischte Besatzungen im RD von Vorteil. Die Kollegin kann sich um die Patientin kümmern, während der Kollege die Assistenz übernimmt. Es ist auch daran zu denken, dass in islamischen Kreisen beim Betreten von verschiedenen Räumlichkeiten, z.B. Moscheen, die Schuhe ausgezogen werden. Sollte man dazu ebenfalls aufgefordert werden, kostet das Ausziehen der Schuhe nur wenig Zeit, während eine Debatte darüber meist länger dauert. Mit Höflichkeit oder Nachgeben kommt man oftmals schneller zum Erfolg.

6.6.4 Wohnsitzlose

Gerade in Großstädten gibt es Plätze, an denen sich Einzelne oder Gruppen von Mitmenschen ohne festen Wohnsitz aufhalten. Häufig wird der RD an solche Orte gerufen. Eine Notfallmeldung in den meisten Fällen lautet: „Bewusstlose Person/Hilflose Person". Es kommt vor, dass das Rettungsdienstpersonal am Notfallort eintrifft, der Patient aber weg ist oder die Mitfahrt verweigert.

Der RS/RA ist verpflichtet, diesen Patienten wie allen anderen Patienten gegenüberzutreten und Hilfe zu leisten bzw. anzubieten, unabhängig von der Erscheinung (z.B. zerrissene, verschmutzte Kleidung oder Geruch) des zu Betreuenden.

6.6.5 Alkoholiker, Betrunkene

Über Folgen, die aus dem Alkoholgenuss heraus entstehen (z.B. Verkehrsunfälle und Streitigkeiten), wird fast täglich in den Medien berichtet. Neben dem Genuss von Alkohol in gesellschaftlichem Rahmen, der sich in Stimmungsveränderungen äußert, kommt es häufig zur Suchterkrankung durch regelmäßigen Alkoholkonsum. Die Betroffenen wollen oder können ihr Suchtverhalten als solches nicht erkennen oder versuchen, es zu leugnen. Nicht selten gelingt es ihnen, die Tatsache über Jahre hinaus ihrem Umfeld gegenüber zu verheimlichen. Nach Genuss von Alkohol schlägt die Stimmung oft in Gereiztheit bzw. Aggressivität um, was zu Streitigkeiten oder sogar tätlichen Auseinandersetzungen führen kann.

Der RS/RA hat in solchen Situationen meist gegen die Uneinsichtigkeit eines Alkoholisierten anzukämpfen. Den Patienten zu überzeugen, dass es für ihn am besten ist, sich in der Klinik einer Untersuchung zu unterziehen, kann ein sehr langwieriges und mühsames Unterfangen sein. Im Falle einer vorangegangenen Schlägerei ist es nicht auszuschließen, dass der zu Betreuende im Rettungsdienstpersonal einen potenziellen Gegner zu erkennen glaubt und sein Angriffsverhalten fortführt. Zum Eigenschutz kann es deshalb notwendig sein, die Polizei hinzuzuziehen.

Außer den stimmungsabhängigen Momenten sind aber auch körperliche und geistige Beeinträchtigungen sowie Sprach- und Bewegungsstörungen eine mögliche Folge (➤ Kap. 21.4).

Wiederholungsfragen

1. Aus welchen beiden Teilen setzt sich die Notfalluntersuchung zusammen (➤ Kap. 6.1)?
2. Was versteht man unter Patientenbeobachtung (➤ Kap. 6.1)?
3. Welche wesentlichen Punkte charakterisieren patientenzentriertes Handeln (➤ Kap. 6.1)?
4. Wie lässt sich im RD die Bewusstseinslage klassifizieren (➤ Kap. 6.1.1)?
5. Welche Punkte sollten bei der Untersuchung der Atmung beachtet werden (➤ Kap. 6.1.1)?
6. Worauf wird bei der Palpation des Pulses geachtet (➤ Kap. 6.1.1)?
7. Was lässt sich mit der Nagelbettprobe feststellen (➤ Kap. 6.1.1)?
8. Welche Merkmale lassen sich an der Haut erkennen (➤ Kap. 6.1.1)?
9. Was ist die wichtigste Eigenschaft einer Notfalluntersuchung (➤ Kap. 6.1.2)?
10. Was bedeutet das BAK-Schema (➤ Kap. 6.1.2)?
11. Nennen Sie einige Parameter, die zusätzlich zur Patientenuntersuchung erhoben werden können (➤ Kap. 6.1.2, ➤ Tab. 6.4).
12. Was lässt sich mit einer Anamnese erfragen (➤ Kap. 6.1.2)?
13. Wann wird im RD das Monitoring beendet (➤ Kap. 6.2)?
14. Welche Möglichkeiten der Blutdruckmessung gibt es (➤ Kap. 6.2.1)?
15. Wie hoch ist der Blutdruck eines Patienten mindestens, bei dem der Radialispuls tastbar ist (➤ Kap. 6.2.1)?

16. Welche Fehlerquellen können bei der Blutdruck-messung auftreten (➤ Kap. 6.2.1)?

17. Welche Aussagen lassen sich mit dem EKG treffen (➤ Kap. 6.2.2)?

18. Was sind normale Werte für die Pulsoxymetrie (➤ Kap. 6.2.3)?

19. Was lässt sich mit der Kapnometrie messen (➤ Kap. 6.2.4)?

20. Bei welchen Patienten sollte eine Temperaturmes-sung erfolgen (➤ Kap. 6.2.5)?

21. Welche Möglichkeiten der Blutzuckermessung existieren (➤ Kap. 6.2.6)?

22. Nach welchen Kriterien werden Wunden beurteilt (➤ Kap. 6.3.1)?

23. Welche Wundarten werden unterschieden (➤ Kap. 6.3.2)?

24. Welche Problematik kennzeichnet Stichverletzun-gen (➤ Kap. 6.3.2)?

25. Wie wird der optimale Verband zur Versorgung von blutenden Verletzungen bezeichnet (➤ Kap. 6.3.3)?

26. Was ist eine Ablederung (➤ Kap. 6.3.2)?

27. Welche zwei Formen der Wundheilung werden unterschieden (➤ Kap. 6.3.4)?

28. Wie werden Sinusbradykardie und Sinustachykar-die definiert (➤ Kap. 6.4.1 und ➤ Kap. 6.4.3)?

29. Wie lassen sich Vorhofflattern und Vorhofflim-mern im EKG erkennen (➤ Kap. 6.4.3)?

30. Welche AV-Blöcke können differenziert werden (➤ Kap. 6.4.4)?

31. Welche Möglichkeiten der Kardioversion gibt es (➤ Kap. 6.4.5)?

32. Welche Gründe gibt es für das Führen eines Ein-satzprotokolls (➤ Kap. 6.5.1)?

33. Warum hat die Dokumentation im RD auch einen rechtlichen Aspekt (➤ Kap. 6.5.1)?

34. Was bedeutet bei der Dokumentation die Verwendung des HAUBT-Formats (➤ Kap. 6.5.3)?

35. Welche besonderen Patientengruppen können Sie nennen (➤ Kap. 6.6)?

36. Was ist generell beim Einsatz mit alten Menschen zu beachten (➤ Kap. 6.6.1)?

37. Warum erleben einige Patienten den RD als Bedrohung (➤ Kap. 6.6)?

6

Jürgen Luxem, Matthias Eberhard

Venöser Zugang und Punktionstechnik

7

Lernzielübersicht

7.1 Die Venenverweilkanüle

- Die Venenverweilkanüle besteht aus der Kunststoffkanüle mit Mandrin, einer Zuspritzpforte, einer Boden- und einer Griffplatte.
- Kleine Gaugezahlen bedeuten große Durchmesser und Durchflussraten und umgekehrt.
- Indikationen für eine Venenverweilkanüle sind Blutentnahme, Infusion, Injektion sowie das Offenhalten einer Vene für den Bedarfsfall.

7.2 Wahl der Punktionsstelle

- Für die Punktion sollten nur oberflächliche Venen der oberen Extremität verwandt werden.
- Vor der Gabe von Medikamenten müssen die sichere Lage und Funktion der Verweilkanüle überprüft werden.
- Die Punktion der V. jugularis externa sollte dem Notarzt vorbehalten bleiben.

7.3 Vorgehen bei der Venenpunktion

- Ein einwilligungsfähiger Patient sollte über die Maßnahme der Venenpunktion unterrichtet werden und seine Zustimmung geben.
- Bei der korrekten Venenstauung ist der Radialispuls noch tastbar.
- Vor der Punktion wird die Punktionsstelle desinfiziert.
- Der Punktionswinkel beträgt 30–40°.

7.4 Komplikationen bei der Venenpunktion

- Nach einer Venenperforation bleibt die Verweilkanüle liegen, bis ein neuer Zugang oberhalb der Fehllage gelegt ist.
- Weitere Gefahren der Punktion sind paravenöse oder intraarterielle Lage, Luftembolie und Thrombophlebitis.

7.1 Die Venenverweilkanüle

Der prinzipielle Aufbau der für den RD geeigneten Verweilkanülen (➤ Abb. 7.1 und ➤ Abb. 7.2) ist bei zahlreichen Marken gleich. Das Innenteil der Kanüle besteht aus einer Stahlpunktionsnadel mit angeschliffener Spitze (**Mandrin**). Die Qualität des Anschliffs ist entscheidend dafür, wie gut die Kanüle bei der Punktion durch die Haut dringt. Über die Stahlpunktionsnadel ist die eigentliche **Verweilkanüle aus Kunststoff** aufgezogen. Diese muss mit einer **Zuspritzpforte** ausgestattet sein, um auch bei angeschlossenem Infusionsteil hygienisch einwandfreie Injektionen durchführen zu können. Die Verweilkanüle sollte mit einer ausreichend großen **Griffplatte** für den Daumen der Punktionshand und einer **Bodenplatte** versehen sein, um eine einwandfreie Führung bei der Punktion und eine anschließende Fixierung der Verweilkanüle zu ermöglichen. Die Verweilkanüle ist an ihrem stumpfen Ende verschlossen, so dass nach der Venenpunktion kein Blut austreten kann.

Unterschiedliche **Größen** sind farblich gekennzeichnet (➤ Abb. 7.3). Entscheidend für die Geschwindigkeit der Volumengabe ist der Innendurchmesser, der die Durchflussrate in ml/Min. bestimmt. Daher sollten im RD überwiegend Venenverweilkanülen mit einem großen Innendurchmesser Verwendung finden, um kurzfristig mehr Flüssigkeit infundieren zu können, wie z.B. Plasmaexpander.

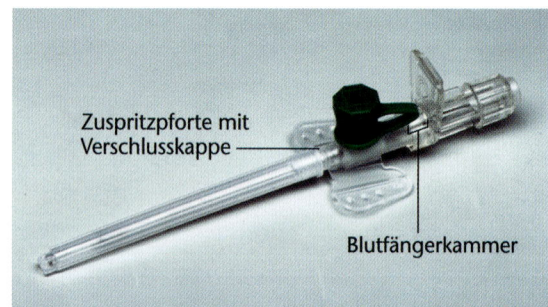

Abb. 7.1 Venenverweilkanüle in zusammengesetztem Zustand [K183]

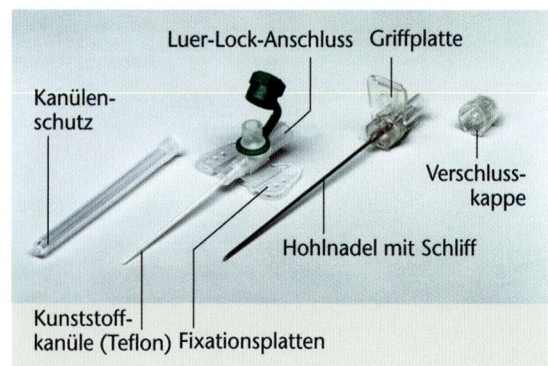

Abb. 7.2 Venenverweilkanüle, zerlegt in ihre Einzelteile [K183]

Das Einbringen einer Verweilkanüle aus Kunststoff in die Vene bietet eine jederzeit verfügbare Verbindung zur Beeinflussung des Kreislaufs. Sie ermöglicht die sichere und

Farbkodierung von Verweilkanülen							
Größenangabe [Gauge]	24 G	22 G	20 G	18 G	17 G	16 G	14 G
Farbe	Gelb	Blau	Rosa	Grün	Weiß	Grau	Orange-braun
Außendurchmesser [mm]	0,7	0,9	1,1	1,3	1,5	1,7	2,1
Innendurchmesser [mm]	0,4	0,6	0,8	1,0	1,1	1,3	1,7
Durchfluss [ml/min]	22	35	60	95	125	195	330
Strichlänge [mm]	19	25	33	33/45	45	50	50
Verwendung	Kinder						
		Erwachsene					
		Dünne Venen		Infusionen, Transfusion		Notfälle, Schnellinfusionen	

Abb. 7.3 Größe und Durchflussrate verschiedener Venenverweilkanülen (die Durchflussrate gilt für NaCl 0,9%). Bei der Transfusion von Blut ist die Durchflussrate etwa ⅓ niedriger. Bei Notfällen mit hohem Infusions-/Transfusionsbedarf wird die größtmögliche Kanüle gewählt. Größenbezeichnungen und Farbkodierung gemäß ISO-Standard (**I**nternational **O**rganisation for **S**tandardization). [A400]

schnelle **Zufuhr von Medikamenten und Infusionslösungen**. **Indikationen** für einen periphervenösen Zugang sind die Vorsorge (Offenhalten einer Vene), die diagnostische Blutentnahme, die intravenöse Infusion und Injektion.

7.2 Wahl der Punktionsstelle

Grundsätzlich sollen Verweilkanülen nur in **oberflächliche Venen** der oberen Extremität (Handrücken, Unterarm und Ellenbeuge) angelegt werden. Nur in absoluten Ausnahmefällen werden Venen im Bereich der unteren Extremität oder am Hals punktiert (V. jugularis externa). Der venöse Zugang muss einfach und schnell zugänglich sein. Die sichere **Lage und Funktion** muss vor Gabe von Medikamenten geprüft werden (z.B. durch problemloses Einlaufen einer Infusionslösung oder Gabe eines Bolus Kochsalzlösung).

Grundsätzlich ist zu überlegen, welche Vene zu welchem **Zweck** punktiert wird:

- Ist nur die **Injektion von Medikamenten** oder die vorsorgliche Sicherung einer Vene beabsichtigt, so ist es ausreichend, eine möglichst herzferne (distale) Vene zu punktieren. Wird die Vene bei der Punktion durchstochen, kann ein weiterer Punktionsversuch proximal der ersten Punktionsstelle in derselben Vene erfolgen. Die sinnvolle Reihenfolge bei Punktionsversuchen im RD ist: Handrücken, Unterarm, Ellenbeuge.
- Ist jedoch eine intravenöse Therapie zur **Volumen- oder Flüssigkeitssubstitution** erforderlich, so sind kaliberstärkere Venen mit größeren Verweilkanülen zu punktieren (z.B. V. cephalica oder V. mediana cubiti in der Ellenbeuge, ➤ Abb. 7.5).

Sehr oft stellt sich in der Praxis jedoch überhaupt nicht die Frage, welche Vene man punktieren will, sondern vielmehr, welche Vene noch punktiert werden kann. In diesen Fällen geht es nur darum, zunächst überhaupt eine punktierbare Vene zu finden. Nachdem alle Punktionsversuche an der **oberen Extremität** gescheitert oder dort durch Verletzung beider Arme keine Venen zu finden sind, ist ein Punktionsversuch der Beinvenen angezeigt. Sie sind jedoch weniger geeignet, da sie einer erhöhten Thrombosegefahr unterliegen. Ist eine **Beinvenenpunktion** nicht zu umgehen, eignen sich nur die Gefäße im Bereich des Fußrückens oder des Sprunggelenks. Hier ist die Punktion jedoch insbesondere deshalb erschwert, weil die Gefäße über ein oder mehrere Gelenke verlaufen.

Die **Punktion der V. jugularis externa** muss dem Arzt vorbehalten bleiben, da durch die enge räumliche Nähe der Blutgefäße und Nerven am Hals die Verletzungsgefahr sehr groß ist. Die Vv. jugulares externae sind jedoch besonders im kardiogenen Schock und bei Erhöhung der Vorlast am Herzen gut gefüllt, in diesen Fällen lassen sich an den oben genannten Punktionsstellen keine Venen mehr darstellen.

7.3 Vorgehen bei der Venenpunktion

Der Arm des Patienten wird auf einer flachen Unterlage unterhalb der Herzebene mit leicht nach unten geneigter Hand gelagert. Vor der eigentlichen Punktion ist der Patient über die Maßnahme aufzuklären und sollte sein Einverständnis zu dieser Maßnahme geben. Damit die Durchführung zügig erfolgen kann, ist das Material vorher bereitzulegen. Bewährt hat sich die Bereitstellung von **Punktionssets** (➤ Abb. 7.4), bei denen sich in einer Nierenschale das gesamte Material für die Punktion befindet. Eine anschlussfertige Infusionslösung wird ebenfalls vorbereitet.

Für die Punktion (➤ Abb. 7.5) wird eine geeignete **Punktionsstelle** bei gestauten Venenverhältnissen ausgewählt; diese sollte gut zu tasten sein und sich nicht unmittelbar am Gelenk befinden, da durch häufiges Bewegen die Venenwand perforiert werden kann.

Für die **Venenstauung** eignen sich Stauschläuche, Staubinden oder Blutdruckmanschetten. Der Staudruck darf nur den venösen Rückstrom unterbrechen, um die Venen gut zu füllen. Wird er zu hoch gewählt, ist die Extremität abgebunden und der arterielle Zustrom unterbrochen. Der richtige Staudruck ist gewählt, wenn der Radialispuls noch getastet werden kann. Bei der Stauung mittels einer Blutdruckmanschette wird diese auf einen

Wert knapp unterhalb des diastolischen Wertes aufgepumpt. Da der Druck in peripheren venösen Gefäßen erheblich unter dem des diastolischen Druckes liegt, lässt sich der venöse Rückstrom bereits unterhalb des diastolischen Wertes stoppen. Liegen schlechte Venenverhältnisse vor, kann der Patient zur Verbesserung der Venenfüllung mehrmals die Hand zur Faust ballen, um den venösen Rückstrom zu verbessern. Sollte dies nicht möglich sein, lässt sich auch durch leichtes Beklopfen der Venen die Venenfüllung verbessern. Die Punktionsstelle wird mit **Desinfektionsspray** besprüht, dabei ist die vorgeschriebene Einwirkungszeit zu beachten (je nach Hersteller ca. 15–30 Sek.). Danach wird erneut eine Blutstauung oberhalb der Punktionsebene auf Höhe des Oberarms durchgeführt.

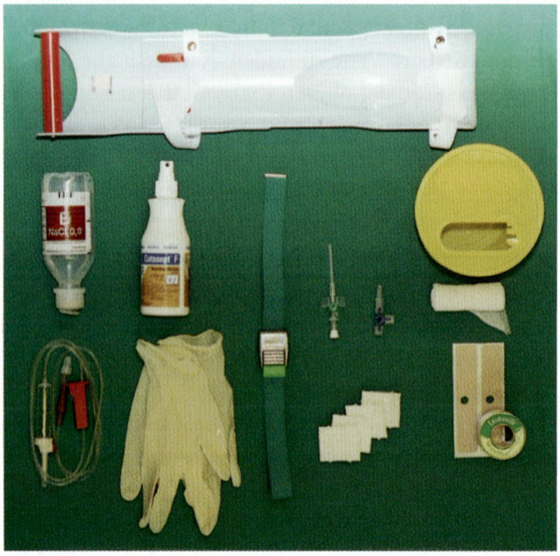

Zur **Venenpunktion** (➤ Abb. 7.6) wird die Kanüle mit dem Daumen an der Griffplatte und dem Zeigefinger an der Zuspritzporte festgehalten. Dieser Griff wird durch den Mittelfinger im Bereich der Bodenplatte unterstützt. Die Haut wird anschließend über der Einstichstelle leicht angespannt und die Vene in einem gezielten Winkel von 30–40° zur Haut punktiert. Ist die Verweilkanüle richtig platziert, wird ein Tropfen Blut am verschlossenen, stumpfen Ende des Stahlmandrins sichtbar. Die Stahlpunktionsnadel wird ein kurzes Stück zurückgezogen und die Plastikkanüle gleichzeitig in die Vene vorgeschoben. Die Verweilkanüle wird anschließend mit Pflasterstreifen oder einem Verweilkanülenpflaster **fixiert**. Nachdem die Stauung gelöst ist, wird mit einem Finger das punktierte Gefäß oberhalb der Kanülenspitze komprimiert und die Punktionsnadel entfernt. Abschließend wird die Venenverweilkanüle mit einem Verschlussstopfen oder Mandrin verschlossen, ggf. wird eine Infusion angeschlossen oder Blut abgenommen.

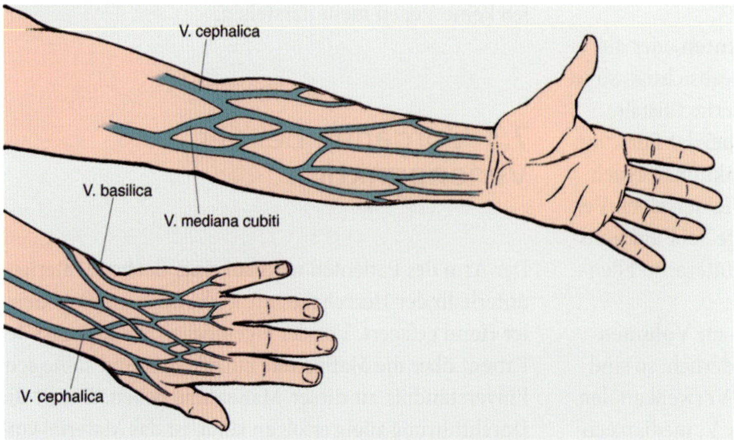

Abb. 7.4 Set für das Legen eines peripheren venösen Zugangs, hier mit gerichteter Infusion [M232]

Abb. 7.5 Punktionsstellen zur Venenkanülierung an Hand und Unterarm [L108]

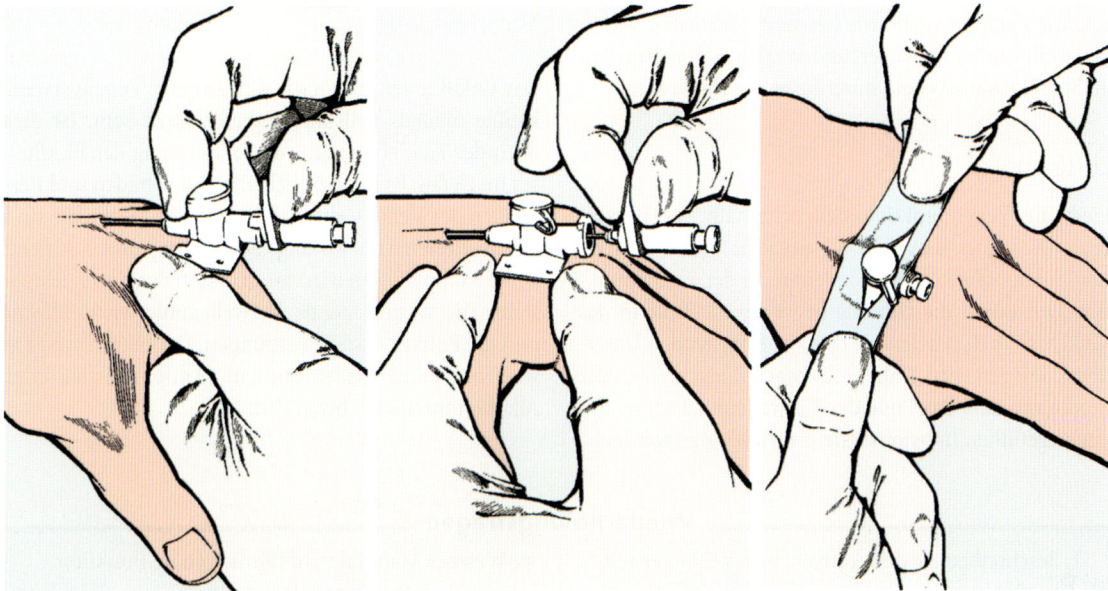

Abb. 7.6 Technik der Venenkanülierung [L108]
Links: Fixieren der Vene durch Zug an der Haut in Längsrichtung, danach Punktion der Vene von der Seite
Mitte: Vorschieben der Kunststoffkanüle in die Vene und Zurückziehen der Stahlkanüle
Rechts: Fixieren der Kunststoffkanüle mit einem Schlitzpflaster

7.4 Komplikationen bei der Venenpunktion

Verletzung der Gefäßwand und Hämatombildung

Bei einer schwierigen Venenpunktion ist mehrfaches Vorschieben und Zurückziehen des Punktionsbestecks nicht zu vermeiden. Dabei ist darauf zu achten, dass der Mandrin nicht zurückgezogen und wieder vorgeschoben wird, um ein Abknicken bzw. Abscheren der Verweilkanülenspitze zu vermeiden. Sehr schnell ist die gegenüberliegende Venenwand durchstochen und es kommt zur Ausbildung eines Hämatoms im Bereich der Punktionsstelle. In solchen Fällen ist die Punktionsnadel zu entfernen, aber die Verweilkanüle in der Fehlposition zu belassen. Hierdurch werden ein unkontrollierter Blutaustritt durch das Gefäßleck und eine Größenzunahme des Hämatoms vermieden. Danach kann ein neuer intravenöser Zugang oberhalb der Fehllage gelegt werden. Anschließend wird die fehlliegende Kanüle entfernt und über der Fehlpunktionsstelle ein Kompressionsverband angebracht, um weiteren Blutaustritt zu verhindern.

Paravenöse Kanülenlage

Die Venenwand wird ohne Hämatombildung durchstochen und die Kanülenspitze irrtümlich im umliegenden Gewebe platziert (paravenöse Lage). Die angeschlossene Infusion wird in das Bindegewebe einlaufen und zu einer zunehmenden Schwellung durch die Infusionslösung führen. Die Infusion muss in diesem Fall sofort unterbrochen werden. Dann kann oberhalb der Fehllage ein erneuter venöser Punktionsversuch erfolgen. Nachdem die neue Verweilkanüle sicher platziert ist, kann anschließend die paravenös liegende Kanüle entfernt und die Fehlpunktionsstelle mit einem Kompressionsverband verbunden werden. Die paravenöse Infusion wird dokumentiert, um in der Klinik eine adäquate Behandlung dieser Komplikation zu ermöglichen.

Intraarterielle Punktion

Durch die Punktion einer Arterie wird pulssynchron Blut aus der Verweilkanüle spritzen. Spätestens nach Anschluss einer Infusion steigt Blut in pulsierendem Rhythmus im Infusionssystem auf, da der Blutdruck im Gefäßsystem höher ist als im Infusionssystem. Bei intraarterieller Infusion muss das weitere Einlaufen von Infusionslösungen sofort beendet werden, da es zu Schäden im nachfolgenden Kapillargebiet kommen kann, insbesondere dann, wenn auch noch Medikamente injiziert werden. Die fehlliegende Verweilkanüle wird gezogen und die Punktionsstelle wie bei einer arteriellen Verletzung mit einem Druckverband versehen. Das mit Blut gefüllte Infusionssystem muss ausgetauscht werden.

Luftembolie

Liegt die Venenpunktionsstelle oberhalb des Herzniveaus (V. jugularis externa, V. subclavia), kann es zu einer Luftembolie kommen, indem nach der Venenpunktion Luft durch die Öffnung der Verweilkanüle in das Gefäßsystem durch den im Thorax herrschenden Unterdruck gesogen wird. Daher muss nach Zurückziehen der Punktionsnadel das Ende der Verweilkanüle sofort mit einem gefüllten Infusionssystem verschlossen werden.

Thrombophlebitis

Das Gefäßlumen darf nach Anlage einer Venenverweilkanüle niemals vollständig verschlossen sein. Ist dies doch der Fall, kommt es zur Behinderung des Blutflusses im Gefäß. Es können sich Thromben bilden und Reizungen der Venenwand auftreten. Erste Merkmale sind das Auftreten von Rötung, Schwellung und Schmerz. Diese Komplikation wird meist erst in der Klinik festgestellt. Die verursachende Verweilkanüle wird entfernt und die Punktionsstelle verbunden. Der betroffene Arm wird mit einem Salbenverband (Antiphlogistika oder Alkoholumschläge) behandelt.

Wiederholungsfragen

1. Beschreiben Sie den Aufbau einer Venenverweilkanüle (➤ Kap. 7.1).
2. Welche Größen kommen im RD zum Einsatz (➤ Kap. 7.1, ➤ Abb. 7.3)?
3. Nennen Sie Indikationen für den Einsatz von Venenverweilkanülen (➤ Kap. 7.1).
4. Welche Venen können vom RA/RS zur Punktion genutzt werden, was sind mögliche Ausweichstellen (➤ Kap. 7.2)?
5. Gibt es eine sinnvolle Reihenfolge für die zu punktierenden Venen (➤ Kap. 7.2)?
6. Welches Material wird für die venöse Punktion zum Anlegen einer Infusion benötigt (➤ Kap. 7.3, ➤ Abb. 7.4)?
7. Wie wird die Venenstauung durchgeführt (➤ Kap. 7.3)?
8. Was ist bei der Hautdesinfektion zu beachten (➤ Kap. 7.3)?
9. Welche Komplikationen der Venenpunktion sollten bekannt sein (➤ Kap. 7.4)?
10. Wie unterscheiden sich Hämatombildung und paravenöse Kanülenlage (➤ Kap. 7.4)?

8.1 Verbandstoffarten

Die Wundversorgung trägt den wesentlichsten Teil zur **Blutstillung, Infektionsprophylaxe** und **Schmerzlinderung** bei (➤ Kap. 6.3). Das beste Mittel der Wundversorgung ist der Verband. Dies bedeutet das Abdecken einer Wunde mit einem ausreichend großen, sterilen Verbandstoff und die Fixierung mit einem geeigneten Material. Verbandstoffe, die im präklinischen Bereich Anwendung finden, sind aus Naturprodukten wie Leinen, Baumwolle oder alternativ aus synthetischen Materialien (Polyamid, Polyurethan) hergestellt. Jeder **Verband** setzt sich aus folgenden drei Teilen zusammen:
1. sterile Wundauflage
2. Polstermaterial
3. Fixiermaterial.
Verbandstoffe kommen aufgrund ihrer individuellen Eigenschaften nur bei bestimmten Verletzungen zur Anwendung. Grundsätzlich gilt für die Wahl des Verbandstoffes, dass er zweckmäßig sein muss und für die vorliegende Wunde sinnvoll ist. Bei den Verbänden gibt es nicht nur einen einzig richtigen Weg, sondern es sind häufig mehrere Verbände möglich, so dass Geschick und Erfahrung den RS/RA bei der Wahl des Verbandes leiten.

Kriterien für die **Wahl des Verbandes** sind folgende Punkte:
- Die Wunde muss nach Anlegen des Verbandes sicher abgedeckt sein.
- Der Verband sollte fest sitzen und nicht verrutschen.
- Das technische Geschick muss neben der Effizienz eine schnelle Anlage ermöglichen.

Kompressen

Kompressen werden steril, in unterschiedlichen Größen, einzeln oder in verschiedenen Stückzahlen verpackt angeboten. Sie sind besonders anschmiegsam, sehr saugfähig und eignen sich auch als Polstermaterial, z.B. bei Fremdkörpern in Wunden. Durch die Luftpermeabilität kommt es zu einem raschen Trocknen der Wunde. Eine sterile Wundkompresse findet bei stark nässenden Wunden und kleineren Verletzungen ihre Anwendung. Kompressen, die einseitig mit Aluminium bedampft sind, sog. Metalline-Kompressen, sollten bei großflächigen und infektionsgefährdeten Verletzungen (Verbrennungen, Verbrühungen) angewendet werden. Sterile Verbandkompressen eignen sich zur Versorgung jeder Wundart.

Elastische Binden

Rettungsdienstlich relevante Binden sind elastische Binden, die aufgrund ihrer Webart und durch die Verwendung von Kreppzwirnen in der Herstellung ihre Elastizität in der Längsrichtung erhalten. Sie bestehen aus reiner, ungebleichter Baumwolle und werden in verschiedenen Größen angeboten. Die Anlage von Verbänden mit elastischen Binden muss sehr sorgfältig erfolgen, da die Wicklungen verrutschen und zu Stauungen führen können. Sie eignen sich gut als Kompressions- oder Stützverband (z.B. bei Prellungen).

Verbandpäckchen

Unter einem Verbandpäckchen ist eine sterile Mullbinde mit aufgenähter Kompresse zu verstehen, welche aus einem Wattevlies mit allseitiger Mullumhüllung besteht. Verbandpäckchen werden in verschiedenen Größen angeboten. Sie gehören zu den am häufigsten gewählten

Verbandstoffarten. Eine besondere Indikation ist ihre Anwendung bei Druckverbänden.

Brandwundentuch

Bei Verbrennungen, Verbrühungen, großflächigen oder offenen Verletzungen (offenes Bauch- und Thoraxtrauma) ist das **Brandwundentuch** das Mittel der Wahl. Hergestellt wird es aus Zellwollgewebe in einer Leinwandbindung. In der Regel sind diese Tücher in ihrer Verpackung fünffach oder sechsfach gefaltet. Aufgrund ihrer Sterilität sind zum Entfalten des Tuches an zwei Enden einer Breitseite farbige Schlaufen angenäht, um zu verhindern, dass das Tuch mit den Fingern berührt wird, und die eine Fixierung erleichtern.

Brandwundentücher sind in ihrer Herstellung den **Brandwundenverbandpäckchen** ähnlich. Unterschiedlich hierbei ist die kleinere Wundauflage, welche zur besseren Fixierung auf einer Seite eine Mullbinde aufgenäht hat und auf der gegenüberliegenden Seite aufgesteppt ist. Die Mullbinde an der aufgesteppten Seite ist mit einem Farbstoff gefärbt. Diese Färbung ist beim Öffnen entscheidend. Die Wundauflage ist in ihrer Verpackung so gefaltet, dass die gefärbte Bindenseite auf der aufgesteppten Bindenseite aufliegt. Hierbei sind die beiden Bindenenden eingeschlagen. Ein leicht durchreißbarer Faden stabilisiert das Material. Wird nun das Brandwundenverbandpäckchen sachgerecht geöffnet und nur an seiner Färbung angefasst, so kann die sterile Wundauflage mit den Händen nicht berührt werden. Das Brandwundenverbandpäckchen eignet sich gut für kleinere Verletzungen durch Verbrennung oder Verbrühung. Aber auch bei Schürfwunden und anderen nässenden Wunden kann das Brandwundenverbandpäckchen sinnvoll eingesetzt werden.

Schlauchmull

Schlauchmull ist ein schlauchförmiger Verbandstoff, der sehr hautsympathisch ist und aus Garnen mit Baumwollanteilen besteht. Da dieses Verbandmaterial rund gestrickt wird, kann es bei Dehnung in der Breite um das Vierfache vergrößert und bei Ziehen in der Längsrichtung wieder in seine Ursprungsgröße zurückgebracht werden. Aufgrund dieser Eigenschaft bleibt ein Schlauchverband immer rutschfest und legt sich ohne die Gefahr einer Einschnürung fest an. Aber auch über konisch geformte Körperpartien lässt sich ein Schlauchverband mühelos und optimal anlegen. Das Anlegen des Schlauchverbandes erfordert wesentlich weniger Zeitaufwand als ein Verband in herkömmlicher Bindentechnik. Schlauchmull ist in verschiedenen Größen und Weiten erhältlich und eignet sich für fast alle Verbände.

Dreiecktuch

Dreiecktücher bestehen aus 100% Viskose. Sie werden im RD zur Immobilisierung und Stabilisierung von Gliedmaßen eingesetzt. Zur Fixierung von Wundauflagen im Kopfbereich oder am Ellenbogen ist das Dreiecktuch das Mittel der Wahl. Gerade diese Vielseitigkeit und die leichte Anwendung sind überzeugende Merkmale dieses Verbandstoffs. Die lange Seite des Tuches wird als Basis bezeichnet. Rechts und links der Basis verlaufen die Seiten zur Spitze des Tuches.

Eine **Dreiecktuchkrawatte** wird zur Fixierung von anderen Verbandstoffen oder als eigenes Verbandmittel angewandt. Zum Herstellen einer Dreiecktuchkrawatte muss das Dreiecktuch auf eine ebene Fläche gelegt werden. Etwa drei Finger breit wird die Spitze an die Basis angelegt. Unter weiterer Beachtung dieses Abstands die Basis zweimal über die Spitze falten. Ebenso wird auf der gegenüberliegenden Seite gefaltet, bis eine Krawatte hergestellt ist.

Wundschnellverband

Wundschnellverbände sind besser unter dem Begriff **Pflaster** bekannt und finden bei kleinen, nicht stark blutenden Wunden (kleinere Schürfwunden) ihre Anwendung. Unter dem eigentlichen Pflaster werden jedoch Rollen mit klebendem Fixiermaterial verstanden, die zur Wundabdeckung nicht geeignet sind und keinesfalls verwendet werden dürfen, da sie weder steril noch durch ihre klebende Oberfläche wundgeeignet sind. Wundschnellverbände sind eine Kombination aus einer Wundabdeckung (Wundauflage) und einem Heftpflaster. Der Trägerstoff der Klebmasse besteht meist aus starrem oder elastischem Textilgewebe, aber auch aus Synthesefaservliesstoffen. Die Wundauflage wird aus antiseptisch imprägniertem Verbandmull oder ähnlich wundfreundlichen Abdeckungen (Zellwollgewebe, Metalline-Kompressenstreifen) hergestellt und durch eine abziehbare Folie geschützt. Durch die Luftpermeabilität wird eine Heilung der Wunde gefördert.

8.2 Verbandtechnik unterschiedlicher Verbände

8.2.1 Kopfverband

Verletzungen im Kopfbereich (z.B. Schürfwunden, Platzwunden, Risswunden usw.) lassen sich mit einer Binde, einem Verbandpäckchen, aber auch mit Dreiecktuch und Schlauchmull gut versorgen.

Kopfverband mit Binde bzw. Verbandpäckchen

Beginnend mit einer manuell aufgedrückten Mullkompresse auf der Wunde, wird diese mit anschließendem Kreisgang um die Stirn fixiert. Nach dem Befestigungsgang wird die Binde über den Nacken, dann unter das Kinn geführt und von dort aus an der Wange hoch über die Kopfmitte und an der anderen Wange wieder nach unten. Danach wird die Binde wieder unter dem Kinn, am Nacken entlang nach oben über die Stirn geführt. Dieser Bindengang sollte so oft wiederholt werden, bis die Binde ganz ausgerollt ist. Beim korrekten Anlegen des Verbands wird am Hinterkopf ein Bindenkreuz gebildet.

Kopfverband mit Dreiecktuch

Die Abdeckung der Wunde erfolgt wieder mit einer manuell aufgedrückten Mullkompresse. Das Dreiecktuch wird auf dem Kopf so ausgebreitet, dass die Basis tief im Nacken liegt und die Spitze über das Gesicht fällt. Die Basis mit ihren beiden Enden unter straffem Zug unterhalb der Ohren vorbeiführen. Hierbei ist zu beachten, dass die Spitze ebenfalls unter Zug gehalten wird. Dabei kann der Patient, sofern er dazu in der Lage ist, den RS/RA unterstützen. Die beiden Enden auf der Stirn verknoten und mit der Spitze in die entstehende Tasche einschlagen, welche sich auf der Stirn gebildet hat.

Kopfverband mit Schlauchmull

Der Schlauchmull ist in einer Größe des zweifachen Kopfumfangs abzuschneiden und zu zwei Dritteln zu raffen. Diese zwei Drittel des Schlauchmulls werden stark gedehnt über den Kopf bis zur Stirn gezogen. Das restliche Drittel des Schlauchmulls wird bis zur Kopfoberfläche hin ebenfalls gerafft und zweimal um die eigene Achse gedreht. Anschließend wird das erste Drittel so über die zwei Drittel am Kopf gezogen, dass es ebenfalls auf der Stirn anliegt. Nun wird das erste Drittel in Höhe der Nasenwurzel eingeschnitten, um den Kopfverband optimal unterhalb des Kinns fixieren zu können. Zuvor werden in Höhe der beiden Ohrläppchen kleine Löcher eingeschnitten und die Enden des unteren Drittels durch diese Schnittöffnungen gezogen, welche dann zur endgültigen Fixierung verknotet werden. Abschließend wird noch das obere Drittel des Schlauchmulls nach oben eingeschlagen.

8.2.2 Schulterverband

Schulterverband mit Dreiecktuch

Beginnend mit einer sterilen Kompresse auf der Wunde, wird ein offenes Dreiecktuch so angelegt, dass die Spitze am Hals liegt und die Basis zur Schulter weist. Die beiden Enden werden so hoch wie möglich um den Oberarm geschlungen und miteinander verknotet. Es ist zu beachten, dass der Knoten nicht auf der Wunde liegt und drückt. Dann wird ein zweites Dreiecktuch zu einer Krawatte gefaltet und über die Schulter gelegt. Wichtig ist, dass ca. zwei Drittel der Krawatte über dem Rücken liegen und ein Drittel ventral. Die Spitze des offenen Dreiecktuchs, welche halswärts liegt, ist in die Krawattentasche des zweiten Dreiecktuchs einzulegen und die gesamte Krawatte umzuschlagen, bis das offene Dreiecktuch fest an der Schulter anliegt. Zur Fixierung werden die beiden Enden der Krawatte um den Thorax zur gegenüberliegenden Seite geführt und seitlich an der Achselhöhle miteinander verknotet. Dieser Knoten sollte zusätzlich unterpolstert werden.

Schulterverband mit Binde

Die Binde sollte hoch am Oberarm angesetzt werden. Der Bindengang führt nach Fixierung der sterilen Kompresse zur verletzten Schulter und über den Rücken oder Thorax zur gegenüberliegenden Seite, durch die Achselhöhle hindurch und wieder zurück zur verletzten Schulter. Hier wird die Binde überkreuzend über die Kompresse zum Oberarm geführt, wobei so lange Achtergänge angewandt werden, bis die Kompresse völlig bedeckt ist. Zur Fixierung des Verbandes sollten Pflasterstreifen verwendet werden.

Schulterverband mit Schlauchmull

Es werden gut zwei Schulterbreiten abgeschnitten und eine Hälfte des Schlauches aufgerollt. Der aufgerollte Schlauch wird viermal durchgeschnitten, um vier Bänder zu erhalten. Den abgeschnittenen Schlauchmull soll man mit den Bändern voraus über die Hand zur Achselhöhle ziehen und die oberen Bänder ohne großen Zug vor der gegenüberliegenden Achselhöhle verknoten. Die unteren Bänder werden kräftig auseinandergezogen, mit den oberen Bändern verknüpft und ebenfalls verknotet. Abschließend den Verband am Arm tief einschneiden und die entstandenen Enden um den Arm führen und miteinander verknoten.

8.2.3 Arm- und Handverband

Verband des ganzen Arms

Bei diesem Verband sollte der Patient den Arm ausstrecken. Das Dreiecktuch wird so über den Arm gelegt, dass die Spitze am Handgelenk und ein Ende auf der Schulter liegt. Die Spitze am Handgelenk mit einer Hand fassen und das herunterhängende Ende gestrafft über die Spitze und Wundauflage mehrmals in Richtung Schulter um den Arm schlingen. Abschließend werden beide Enden miteinander verknotet.

Ellenbogenverband mit Dreiecktuch

Das Dreiecktuch wird auf den ausgestreckten Arm von außen her, mit der Spitze zum Handgelenk, aufgelegt. Das andere Dreiecktuchende sollte festgehalten werden, damit es nicht verrutschen kann. Das herunterhängende Ende mehrmals über die Spitze und Kompresse um den Arm wickeln und den Verband am Oberarm beenden, dabei werden die beiden Enden des Dreiecktuchs miteinander verknotet.

Ellenbogenverband mit Binde/ Verbandpäckchen

Bei der Verwendung von Binden sollte zuerst mit zwei bis drei Fixiergängen am Unterarm begonnen werden, während bei der Anwendung von einem Verbandpäckchen die eingenähte Kompresse direkt auf die Wunde aufgelegt und dort mit den Bindengängen begonnen wird. Dabei sollte die Binde über die Kompresse zum Oberarm geführt werden. Es sollte darauf geachtet werden, dass das Ellenbogengelenk beim Verbinden leicht gebeugt ist. Nach diesem Bindengang wird die Binde über die Ellenbeuge zurück zum Unterarm gewickelt. Diesen Bindengang bis zur völligen Bedeckung der Kompresse wiederholen. Die Fixierung erfolgt mit Pflasterstreifen.

Handverband mit Dreiecktuch

Die verletzte Hand nach steriler Wundabdeckung mit den Fingerspitzen in Richtung Dreiecktuchspitze auf das ausgebreitete Dreiecktuch legen. Die Dreiecktuchspitze über die Wundabdeckung auf den Handrücken legen. Unter einem straffen Zug die beiden Dreiecktuchenden mit der Basis um das Handgelenk wickeln und auf der Oberseite des Arms verknoten.

Handverband mit Binde

Zwei- bis dreimaliger Bindengang um das Handgelenk zur Fixierung der Binde. Den Bindenkopf über die Wundabdeckung zu den Fingergrundgelenken hin, ein- bis zweimal um diese herum und über den Handrücken zurück zum Handgelenk führen. Ständige Wiederholung dieses Bindengangs bis zur völligen Abdeckung der Kompresse. Abschließend erfolgt die Fixierung mittels Pflasterstreifen.

Handverband mit Schlauchmull

Schlauchmull in vierfacher Handlänge abschneiden und nach Abdecken der Wunde mit einer geeigneten Wundauflage über die Hand zum Handgelenk ziehen. Der Daumen sollte durch einen Einschnitt in den Verbandschlauch freigehalten werden. Den Rest des Verbandschlauchs raffen und zweimal um seine Achse drehen. Diesen gerafften Teil vorsichtig bis zum Daumenansatz stülpen. Der dadurch entstandene Wulst wird durchgeschnitten. Die beiden resultierenden Enden werden auseinandergezogen, über dem Handgelenk gekreuzt und verknotet.

Fingerverband mit Verbandpäckchen

Mit der sterilen Wundauflage die Wunde bedecken und danach den Bindenkopf zwei- bis dreimal um diese Wundabdeckung über den Handrücken zum Handgelenk führen. Das Handgelenk wird umwickelt und der Bindengang über den Handrücken zurück zur Fingerkuppe geführt. Dieser Bindengang wird wiederholt, bis die Verletzung vollständig abgedeckt ist. Die Fixierung erfolgt mit Pflasterstreifen am Handgelenk.

Fingerverband mit Schlauchmull

Schlauchmull wird in fünffacher Fingerlänge abgeschnitten und bis auf eine Fingerlänge gerafft. Das offene Schlauchstück über den Finger mit der Wundabdeckung ziehen, wobei anschließend der geraffte Teil an der Fingerkuppe zweimal um die eigene Achse gedreht wird. Diesen gerafften Teil vorsichtig gedehnt über den Finger ziehen, den sich daraus bildenden Wulst an der Innenseite aufschneiden und über das Handgelenk weiterführen. Hierbei muss der Verbandschlauch eingeschnitten werden, um ihn am Handgelenk mit zwei Enden verknoten zu können.

8

Fingerverband mit Wundschnellverband (Fingerkuppenverband)

Ein ausreichend langes Pflasterstück abschneiden (ca. 8–10 cm) und beiderseits der Mitte der Klebestreifen das Pflaster keilförmig einschneiden, ohne das Wundvlies zu beschädigen. Die Schutzfolien nacheinander abziehen und, ohne das Mullkissen zu berühren, eine Hälfte um den verletzten Finger kleben. Die überstehende Pflasterhälfte wird an den beiden oberen Enden angefasst und um die verletzte Fingerkuppe geklebt.

8.2.4 Bein- und Fußverband

Knieverband mit Dreiecktuch

Das verletzte Knie leicht beugen und die Wunde steril abdecken. Wenn möglich, sollte dieser Verband am sitzenden Patienten durchgeführt werden. Hierbei wird das Dreiecktuch so angelegt, dass die Spitze auf dem Oberschenkel liegt, die Basis handbreit unterhalb des Knies und dort einmal umgeschlagen wird. Die beiden Enden kurz fassen und unter einem straffen Zug unter den Kniekehlen kreuzen, wobei die Wundabdeckung gleichzeitig fixiert wird. Die beiden Enden werden danach oberhalb des Kniegelenks verknotet und die Spitze eingeschlagen.

Knieverband mit Binde

Dieser Verband wird von der Technik gleich angelegt wie der Ellenbogenverband. Die Befestigungsgänge beginnen hierbei am Oberschenkel, und die Binde wird mittels Achtergänge über die Kniekehle zum Unterschenkel geführt und dann wieder über die Kniekehle zurück zum Oberschenkel. Nachdem die Wunde völlig abgedeckt ist, kann die Binde fixiert werden.

Fußverband mit Dreiecktuch

Den verletzten Fuß so auf das ausgebreitete Dreiecktuch stellen, dass die Zehen zur Spitze zeigen. Die Spitze über die Wundabdeckung zum Schienbein zurücklegen, die beiden Enden der Basis dicht am Fuß fassen und unter straffem Zug über dem Fußrücken kreuzen, um das Fußgelenk wickeln, vorne verknoten.

Fußverband mit Binde

Dieser Verband ähnelt dem Handverband. Begonnen wird am Fußgelenk. Der Bindenkopf wird über die Wundabdeckung um den Fuß wieder zurück zum Fuß-gelenk geführt. Auch hier werden Achtergänge zur besseren Stabilisierung des Verbandes angewandt. Der Bindengang wird bis zur vollständigen Abdeckung der Wundauflage durchgeführt.

Fußverband mit Schlauchmull

Schlauchmull in der vierfachen Länge des Fußes abschneiden und über den Fuß bis oberhalb des Knöchels ziehen. Den Rest des Verbandschlauchs raffen, unterhalb der Zehen zweimal um die Achse drehen und ebenfalls über den Fuß ziehen. Den sich dort bildenden Rand einschneiden, beide entstehenden Enden auseinanderziehen, kreuzen und verknoten.

Fersenverband mit Dreiecktuch

Das Dreiecktuch an der Basis ca. drei Finger breit nach außen umschlagen. Den Fuß mit der verletzten Ferse auf das Dreiecktuch stellen. Die Ferse zeigt dabei zur Spitze, und die Basis liegt hinter dem Fußballen. Die Spitze über die Ferse zur Wade hochschlagen. Die beiden Enden über dem Fußrücken kreuzen, um das Fußgelenk wickeln und miteinander verknoten.

Unterschenkelverband mit Dreiecktuch

Dieser Verband wird ähnlich dem Armverband durchgeführt. Das Dreiecktuch auf das gestreckte Bein legen, die Spitze liegt dabei am Fußgelenk und ein Ende auf dem Oberschenkel. Die Spitze wird am Fußgelenk mit der Hand festgehalten und das herunterhängende Ende straff über die Spitze und Wundauflage mehrmals in Richtung Oberschenkel um das Bein geschlungen. Das andere Ende wird danach in entgegengesetzter Richtung gewickelt, und beide Enden werden miteinander verknotet.

8.3 Druckverband

Das effizienteste Mittel, eine lebensbedrohliche Blutung zu stillen, ist das Anlegen eines Druckverbands (➤ Abb. 8.1). Dieser hat den Vorteil, dass die Blutzufuhr zur verletzten Körperpartie wesentlich eingeschränkt wird, aber die Perfusion der gesunden Umgebung gewährleistet bleibt.

ACHTUNG
Der Druckverband sollte auf jeden Fall erst in der Klinik geöffnet werden.

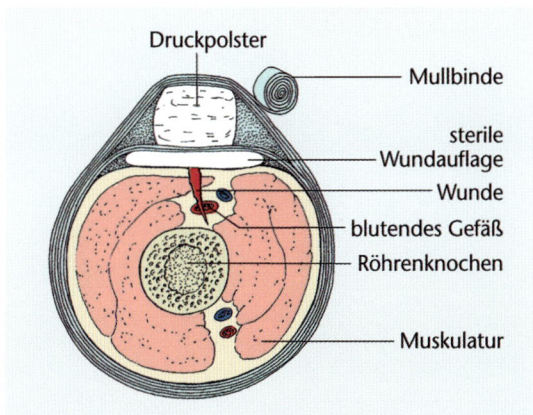

Abb. 8.1 Technik des Druckverbandes [A400-190]

Druckverband mit Verbandpäckchen

Vor Anlage des Druckverbands sollte die betroffene Körperregion, sofern es sich um eine Extremität handelt, hochgelagert und ein Abdrücken der zuführenden Arterie durchgeführt werden. Diese Maßnahme gilt auch bei Verwendung eines Dreiecktuchs. Die Wundauflage des Verbandpäckchens wird unter sterilen Bedingungen auf die Wunde gelegt und mit zwei bis drei Bindengängen fixiert. Über die Wundauflage wird ein Druckpolster, z.B. ein weiteres, noch verpacktes Verbandpäckchen, gelegt und ebenfalls mit mehreren Kreisgängen straff fixiert. Um einen adäquaten Druck auf die Wunde erzeugen zu können, sollten sich alle Bindengänge genau überdecken. Mit einer direkten Verknotung auf der Wunde wird der Druckverband beendet.

Druckverband mit Dreiecktuch

Das Abdecken der Wunde erfolgt mit einer sterilen Kompresse. Das Dreiecktuch wird zu einer Krawatte gefaltet und so auf die Kompresse gelegt, dass ein langes (ca. ⅔)

und ein kurzes (ca. ⅓) Ende entsteht. Das Druckpolster wird direkt auf der Kompresse platziert und mit dem langen Ende des Dreiecktuchs fixiert. Abschließend werden beide Enden des Tuchs direkt auf der Wunde verknotet.

8.4 Burn-Pac®

Burn-Pac® ist ein Kompaktset zur Primärversorgung von lokalen **Verbrennungsverletzungen**, Verätzungen und Verbrühungen. Dieses Kompaktset ist als Tasche erhältlich und beinhaltet mehrere sterile Wundversorgungstücher in verschiedenen Größen, die aus einem speziell für Verbrennungsverletzungen hergestellten Material angefertigt sind, mit der Wunde nicht verkleben und mit beiden Seiten auf die Wunde gelegt werden können. Ebenso befinden sich in diesem Set eine sterile Abdeckmaske für den Gesichtsbereich, eine 0,9%ige Kochsalzlösung sowie mehrere Mullbinden und Klebepflaster zur Fixierung der Wundversorgungstücher.

Primär ist es notwendig, die Ausdehnung der Verletzung festzustellen. Entsprechend der betroffenen Fläche wird ein Wundversorgungselement aus dem Burn-Pac® entnommen. Zuerst wird nur die sterile Verpackung des Wundversorgungselements am oberen Rand aufgerissen. Das Tuch selbst verbleibt noch im Beutel. Danach wird die Flasche mit der sterilen Kochsalzlösung geöffnet und der Beutel mit dem Wundversorgungselement bis zur Hälfte gefüllt. Das feuchte Element muss vorsichtig aus dem Beutel entnommen werden. Anschließend wird es auf die verletzte Fläche gelegt und mittels Mullbinde oder Pflaster fixiert. Während des Transports sollten die applizierten Wundversorgungselemente ständig mit Kochsalzlösung oder alternativ mit Vollelektrolytlösung angefeuchtet werden, um die Verbrennungswunden zu kühlen (➤ Kap. 22.2).

─── **Wiederholungsfragen** ───

1. Zählen Sie im RD eingesetzte Verbandstoffe auf (➤ Kap. 8.1).
2. Aus welchen drei Teilen setzt sich ein Verband zusammen (➤ Kap. 8.1)?
3. Welche Indikationen bestehen für die Anlage eines Verbandes (➤ Kap. 8.8.1)?
4. Mit welchen Materialien lässt sich ein Kopfverband herstellen (➤ Kap. 8.2.1)?
5. Wie lässt sich ein Hand- oder Fußverband mit einem Dreiecktuch anlegen (➤ Kap. 8.2.3 und ➤ Kap. 8.2.4)?
6. Womit lässt sich ein Druckverband anlegen (➤ Kap. 8.3)?
7. Erklären Sie die Wirkungsweise eines Druckverbandes (➤ Kap. 8.3).
8. Welche Indikationen gibt es für den Einsatz der Spezialfolie Burn-Pac® und was ist die besondere Wirkungsweise der Folie (➤ Kap. 8.4)?

Heinz Tholema, Matthias Klausmeier, Jürgen Luxem, Heribert Pizala,
Heinrich Horst Hellweg, Matthias Eberhard, Dietmar Kühn

Störungen der Vitalfunktionen

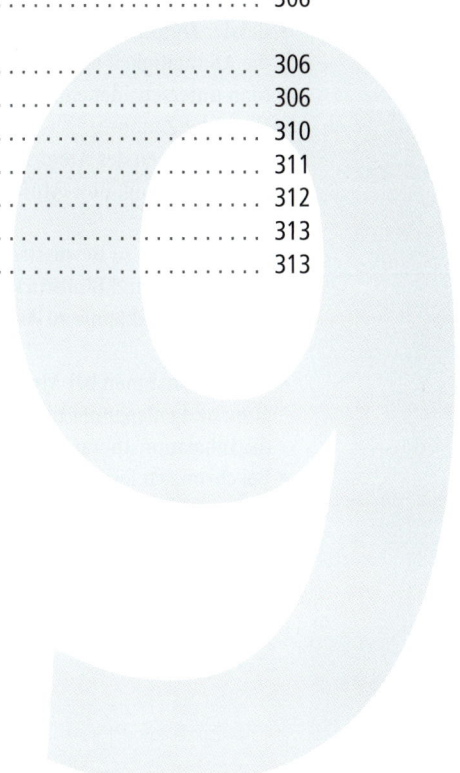

━━━━━━━━━━━━━━━ **Lernzielübersicht** ━━━━━━━━━━━━━━━

9.1 Störung der Vitalfunktion Bewusstsein

- Zu den qualitativen Bewusstseinsstörungen gehören Wahrnehmungsstörungen und Störungen der Merk- und Denkfähigkeit.
- Quantitative Bewusstseinsstörungen sind Einschränkungen der Vigilanz. Man unterscheidet Benommenheit, Somnolenz, Sopor und Koma.
- Die Bewusstseinslage lässt sich mit der Glasgow Coma Scale objektivieren.
- Primäre und sekundäre Hirnerkrankungen können für die Veränderung des Bewusstseins verantwortlich sein.
- Sekundäre Ursachen sind O_2-Mangel, körpereigene oder exogene Gifte, metabole oder endokrine Störungen.
- O_2-Mangel kann durch Atemwegs- oder Herzerkrankungen bedingt sein.
- Jede Form von Bewusstseinstrübung birgt die Gefahr der Aspiration in sich.
- Bei bewusstlosen, spontan atmenden Patienten wird die stabile Seitenlage durchgeführt.

9.2 Störung der Vitalfunktion Atmung

- Die Minderleistung einer bestehenden Eigenatmung wird als Ateminsuffizienz bezeichnet.
- Bei der Orthopnoe ist die Atmung nur in aufrechter Lage und unter Einsatz der Atemhilfsmuskulatur möglich.
- Bei der Dyspnoe wirkt der Patient angestrengt und die Atemtätigkeit ist sichtbar erschwert.
- Man unterscheidet eine zentrale und eine periphere Form der Zyanose.
- Sonderformen des Atemrhythmus sind Cheyne-Stokes-Atmung, Biot-Atmung und Kußmaul-Atmung.
- Hypoxie führt zu Bewusstseinsstörung, Tachypnoe, Tachykardie und Blutdruckanstieg sowie bei gleichzeitiger Hyperkapnie zu Azidose und Atemstillstand.
- Basismaßnahmen bei Ateminsuffizienz sind Beruhigung und entspannte Lagerung des Patienten sowie die Inhalationstherapie mit Sauerstoff.
- Bei chronisch Lungenkranken sollte die Sauerstoffgabe vorsichtig erfolgen.
- Unvorsichtige Sauerstoffgabe kann zu Atemstillstand führen.
- Bei Sauerstoffbrillen ist ein Flow von 4 l pro Minute sinnvoll.

- Einfache Gesichtsmasken benötigen einen Flow von 6–8 l pro Minute.
- Die Teil-Rückatem-Maske und Nicht-Rückatem-Maske besitzen ein Sauerstoffreservoirs.
- Die Venturi-Maske hat eine Sauerstoffbegrenzung durch Adapter.
- Gefahren der Sauerstofftherapie sind Atemstillstand, Netzhautvernarbung (Retinopathie beim Säugling) und Explosionen.
- Durch den Esmarch-Handgriff lassen sich die Atemwege öffnen.
- Magill-Zange, Suction booster und Absaugpumpen sind Hilfsmittel beim Freimachen der Atemwege.
- Guedel- und Wendl-Tubus erleichtern die Atmung bei bewusstseinsgestörten Patienten, sie verhindern jedoch nicht die Aspiration.
- Die Beatmung im RD lässt sich assistierend oder kontrolliert durchführen.
- Für die manuelle Beatmung wird ein Beutel-Masken-System eingesetzt.
- Zu hohe Beatmungsdrücke können zu Magenüberblähung, Regurgitation und Aspiration sowie bei kleinen Kindern zu Pneumothorax führen.
- Eine erfolgreiche Beatmung erkennt man an Bewegungen des Brustkorbs und rosiger Haut.
- Die Intubation dient der Sicherung der Atemwege, der Absaugung und der Medikamentengabe.
- Zur Koniotomie wird der Conus elasticus zwischen Schild- und Ringknorpel eröffnet, um eine direkte Verbindung zu den unteren Atemwegen zu erhalten, wenn die oberen Atemwege nicht freigemacht werden können.
- Die Trachealkanüle bei Tracheostoma kann mit einem Tuch, nicht aber mit Zellstoff gereinigt werden. Ein Absaugkatheter sollte nicht weiter als 7–12 cm vorgeschoben werden. Zur Beutelbeatmung eignet sich eine Kinderbeatmungsmaske.

9.3 Störung der Vitalfunktion Herz-Kreislauf

- Folgende Symptome sind bei Vorliegen einer Störung des Herz-Kreislauf-Systems zu beachten: Schmerzen, Dyspnoe, Hautfarbe, Schockzeichen, Rhythmusstörungen.
- Bei Herz-Kreislauf-Stillstand muss sofort reanimiert werden. In allen anderen Fällen stehen Beruhigung, Lagerung, Monitoring und Sauerstoffgabe im Vordergrund.

9.4 Störung von Wasser-, Elektrolythaushalt und Säure-Basen-Haushalt

- Hyperhydratation ist eine Störung mit erhöhtem Wassergehalt, Dehydratation eine Störung mit vermindertem Wassergehalt des Organismus.
- Die Störungen können isoton, hyperton oder hypoton sein.
- Der normale Blut-pH-Wert beträgt 7,37–7,43.
- Abweichungen vom pH-Wert unter 7,37 nennt man Azidose, über 7,43 Alkalose.

9.5 Schock

- Der Schock ist eine akute Kreislaufinsuffizienz mit einem Missverhältnis von Blutvolumen und Perfusion, die in eine Hypoxie mündet.

- Man unterscheidet die Schockformen hypovolämischer, kardiogener, anaphylaktischer, septisch-toxischer und neurogener Schock.
- Man unterscheidet das kompensierte, dekompensierte und irreversible Schockstadium.
- Schockzeichen sind anfangs Zeichen der Zentralisation: Blässe und Kaltschweißigkeit, Tachykardie, Durst und Oligurie, Unruhe und Verwirrtheit. Im fortgeschrittenen Stadium sieht man Zeichen von Organversagen: Kreislaufversagen, Anurie, Koma.

9.1 Störung der Vitalfunktion Bewusstsein

Die Vitalfunktion Bewusstsein steht im Mittelpunkt der Tätigkeit im RD. Störungen des Bewusstseins können Ursache oder Folge von lebensbedrohlichen Zuständen sein. Das Phänomen der Bewusstlosigkeit zu erklären, ist dabei nicht einfach, da es keine anatomischen Strukturen bzw. physiologischen Vorgänge gibt, welche die Bewusstlosigkeit definieren. Es ist jedoch möglich zu sagen, dass ein Mensch, der die Kriterien des Bewusstseins nicht erfüllt, bewusstlos ist. Ein Patient ist bei Bewusstsein, wenn er zu seiner eigenen Person und Situation, zu Ort und Zeit voll orientiert ist und seine Denkabläufe formal-logischen Gesetzen folgen.

9.1.1 Formen des gestörten Bewusstseins

Man unterscheidet zwei Formen der Bewusstseinsstörung:

1. **Qualitative Bewusstseinsstörungen** sind Störungen der Bewusstseinsinhalte wie Wahrnehmungsstörungen (Halluzinationen) oder Störungen der Merk- und Denkfähigkeit.
2. **Quantitative Bewusstseinsstörungen** sind Störungen der Wachheit (Vigilanz). In der klassischen Vigilanzeinteilung werden diese Störungen untergliedert in:
   - **Benommenheit:** Die Reaktionen sind verlangsamt und können unpräzise sein.

   - **Somnolenz:** Der Patient ist erweckbar. Einfache Aufforderungen werden noch befolgt.
   - **Sopor:** Der Patient ist nur noch durch starke Schmerzreize kurzfristig erweckbar.
   - **Koma:** Der Patient ist auch durch starke Schmerzreize nicht mehr erweckbar.

Diese klassische Einteilung der Vigilanz ist sehr subjektiv, d.h., ein Bewusstseinsbefund ist im Rahmen einer Verlaufsbeobachtung des Kranken nicht beliebig nachvollziehbar.

9.1.2 Glasgow Coma Scale (GCS)

Die Objektivierung des Bewusstseinszustands ist jedoch mittels einer Skalierung, z.B. der im RD gebräuchlichen Glasgow Coma Scale, möglich. Die GCS basiert auf einem Punktesystem, in dem je nach Schwere der Bewusstseinsstörung des Patienten drei (Koma) bis 15 Punkte (Bewusstseinsklarheit) vergeben werden (➤ Tab. 9.1).

Bei der erweiterten GCS werden weitere Parameter bewertet. Die Befunde werden jeweils für die linke und die rechte Körperseite erhoben (➤ Tab. 9.2).

9.1.3 Bewusstlosigkeit und ihre Ursachen

Viele Erkrankungen aus den unterschiedlichsten Fachgebieten können Ursache einer Bewusstseinsstörung sein, die in der Folge je nach Schwere lebensbedrohlich wird.

9

Tab. 9.1 Glasgow Coma Scale

Augen öffnen	
spontan	4 Punkte
auf Ansprache	3 Punkte
auf Schmerzreiz	2 Punkte
überhaupt nicht	1 Punkt
Worte	
spricht orientiert (Kind: verständlich)	5 Punkte
verwirrt	4 Punkte
Stammeln	3 Punkte
unverständliche Laute (Kind: nur schreien)	2 Punkte
keine	1 Punkt
Bewegungen	
befolgt Anweisungen	6 Punkte
gezielte Reaktion auf Schmerzreiz	5 Punkte
ungezielte Reaktion auf Schmerzreiz	4 Punkte
Beugekrämpfe	3 Punkte
Streckkrämpfe	2 Punkte
keine Bewegungen, schlaffer Muskeltonus	1 Punkt
Beurteilung der Gesamtpunktzahl	
keine spezifischen Maßnahmen erforderlich	15–14 Punkte
engmaschige Überwachung	13–12 Punkte
Seitenlage, engmaschige Überwachung, Notarztruf	11–9 Punkte
zusätzlich Vorbereitung von Intubation, Reanimationsbereitschaft und Transport nur mit Arztbegleitung	8–3 Punkte

Tab. 9.2 Die erweiterte GCS

Untersuchung	Resultat
Extremitätenbewegungen	• normal • leicht vermindert • stark vermindert
Pupillenweite	• eng • mittel • weit • entrundet
Kornealreflex: Die Berührung der Augenhornhaut führt zum reflektorischen Lidschluss. (Dieser Reflex fällt beim komatösen Patienten als letzter aus.)	• ja • nein
Lichtreaktion	• ja • nein
Meningismus: Beim Beugen des Kopfes auf die Brust werden durch Reizung der Hirnhäute die Beine automatisch angezogen.	• ja • nein

Die **primäre Hirnerkrankung** als Ursache der Bewusstlosigkeit kann durch folgende Krankheitsbilder bedingt sein:

- gefäßbedingte Erkrankungen
- entzündliche Erkrankungen
- Hirntumoren
- Traumen
- Epilepsie
- degenerative Erkrankungen.

Die **sekundäre Hirnerkrankung** wird hervorgerufen durch:

- O_2-Mangel
- exogene Intoxikation (z.B. Alkohol-, Medikamenten- und/oder Drogenmissbrauch)
- endogene Intoxikation
- metabolische Störungen (z.B. Hypoglykämie)
- endokrine Störungen (z.B. Diabetes mellitus).

Neben der Beherrschung der Erkrankungsfolge (der Grade der Bewusstseinstrübung) muss die Suche nach der Ursache (Diagnostik) im Vordergrund stehen. Das Kernstück der **Diagnostik** ist die **Anamnese**. Die Notfalldiagnostik muss demnach so ausgerichtet sein, möglichst alle Ursachen zu erfassen. Die Erstellung der Anamnese eines Notfallpatienten zielt darauf ab, so viele medizinische Daten über den Patienten zu sammeln, wie es während des Kontakts mit dem Notfallpatienten möglich ist. Dabei können auch Personen des persönlichen Umfelds des Patienten behilflich sein. Gerade bei bewusstseinsgestörten Patienten ist die **Fremdanamnese** häufig die einzige Möglichkeit, weitere Informationen über den Patienten zu erhalten und so die **Notfalluntersuchung** zu komplettieren (➤ Kap. 6.1). Es muss zielgerichtet nach Vorerkrankungen, welche die Bewusstseinstrübung erklären, gefragt werden, die zu dokumentieren sind.

Im Anschluss an die Anamnese (noch besser allerdings parallel durch den zweiten RA) muss die Notfalluntersuchung erfolgen (➤ Kap. 6.1). Hierbei ist grundsätzlich nach respiratorischen oder kardialen Ursachen der Bewusstlosigkeit zu forschen.

Respiratorische Ursachen von Bewusstlosigkeit:
- Verlegung der Atemwege
- Lungenödem
- Lungenembolie
- Thoraxtraumen
- allergische Erkrankungen
- obstruktive oder restriktive Lungenerkrankungen.

Kardiale Ursachen von Bewusstlosigkeit:
- Myokardinfarkt
- Herzrhythmusstörungen
- kardiogener Schock.

9.1.4 Vorgehensweise bei unklarer Bewusstlosigkeit

Überprüfung der Vitalfunktionen

BAK-Schema (➤ Kap. 6.1)

Durchführung lebensrettender Sofortmaßnahmen

An erster Stelle steht die **stabile Seitenlage** als lebensrettende Sofortmaßnahme bei bewusstlosen und spontan atmenden Patienten. Diese Maßnahme lässt sich auf verschiedene Weise durchführen. In der klassischen Variante (➤ Abb. 9.1 a) tritt der RS/RA seitlich an den bewusstlosen Patienten heran und kniet sich neben diesen hin, dann legt er den ihm zugewandten Arm an den Patientenkörper eng an. Der Patient wird auf derselben Seite in der Hüfte leicht angehoben und der gestreckte Arm dann möglichst weit unter das Gesäß geschoben. Das dem RS/RA zugewandte Bein wird anschließend in Knie- und Hüftgelenk gebeugt, so dass der Fuß möglichst nahe an das Gesäß herangesetzt wird. Der andere Arm des Patienten wird gebeugt und die Hand auf die zum RS/RA zeigende Schulter gelegt. Vor der Drehung des Patienten muss geklärt sein, dass sich weder Ohrringe, Kette, Hörgerät oder Brille am Patienten befinden, die diesen bei der Drehung verletzen könnten. Nun fasst der RS/RA die Schulter und Hüfte der gegenüberliegen-

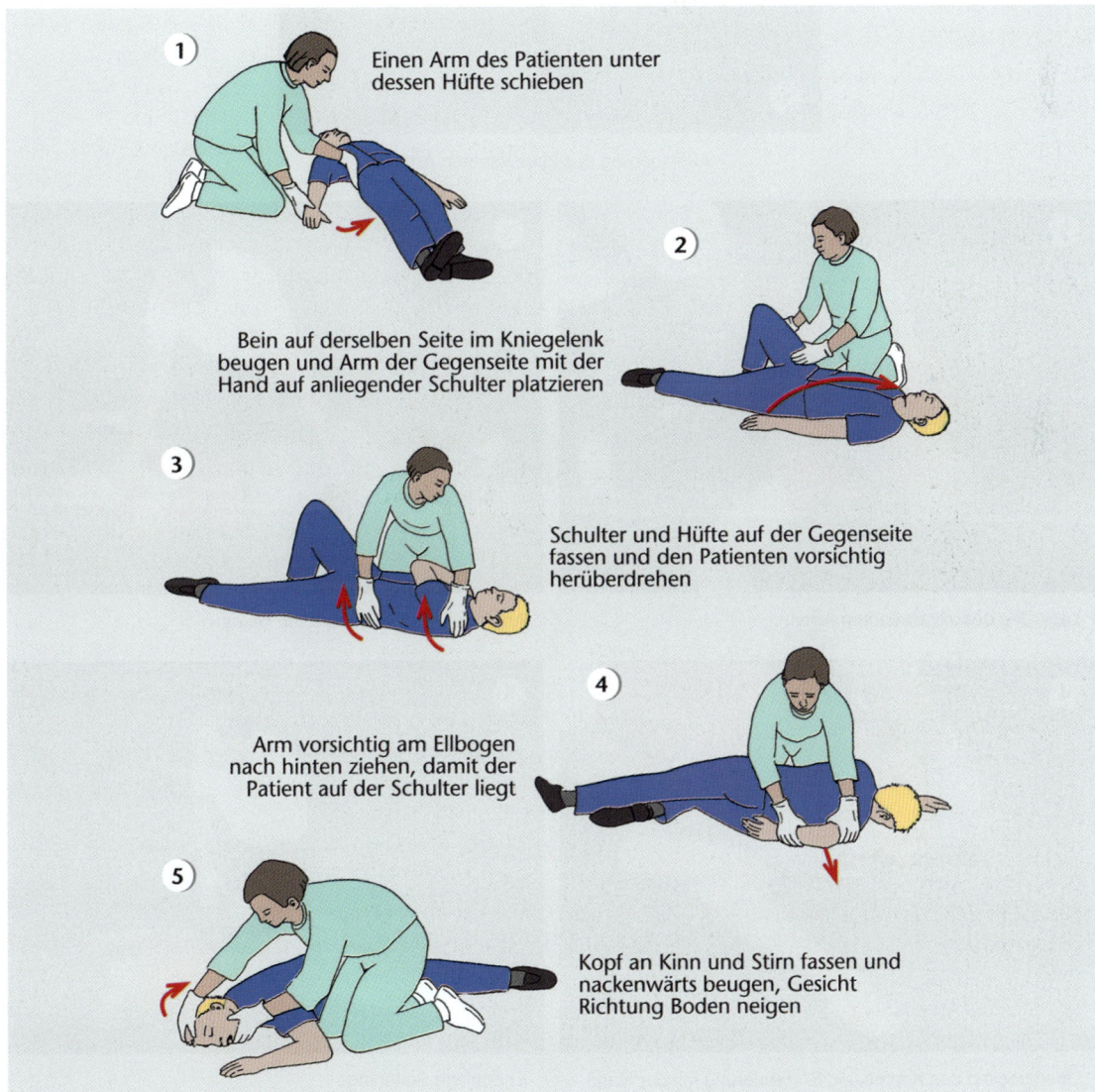

1 Einen Arm des Patienten unter dessen Hüfte schieben

2

Bein auf derselben Seite im Kniegelenk beugen und Arm der Gegenseite mit der Hand auf anliegender Schulter platzieren

3

Schulter und Hüfte auf der Gegenseite fassen und den Patienten vorsichtig herüberdrehen

Arm vorsichtig am Ellbogen nach hinten ziehen, damit der Patient auf der Schulter liegt

4

5

Kopf an Kinn und Stirn fassen und nackenwärts beugen, Gesicht Richtung Boden neigen

Abb. 9.1a Stabile Seitenlage: klassische Variante [L157]

den Körperseite und dreht den Bewusstlosen zügig mit ständigem Blick auf den Kopf des Patienten zu sich herüber. Bei dieser Maßnahme kann der Kopf leicht unterpolstert werden, damit er vor Verletzungen geschützt wird. Der unten liegende Arm wird auf der Patientenrückseite leicht angewinkelt und verleiht der Seitenlage damit Stabilität. Der Kopf des Patienten wird leicht überstreckt. Danach kann der oben liegende Arm im Ellenbogengelenk gebeugt werden, so dass das Kinn auf der Handoberseite liegt und der Mund durch diese Lage geöffnet wird. Bei der seit einigen Jahren eingeführten vereinfachten Form lässt sich die Seitenlage leichter her-

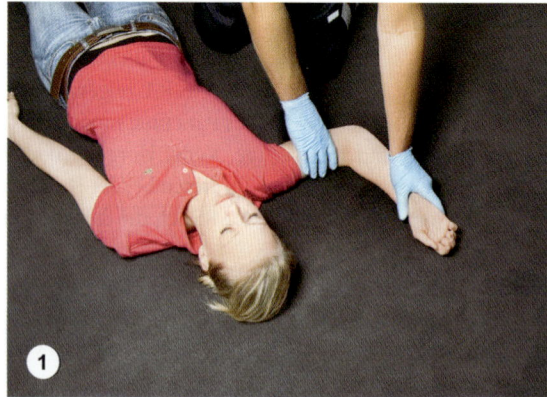

Auslagerung des zugewandten Arms

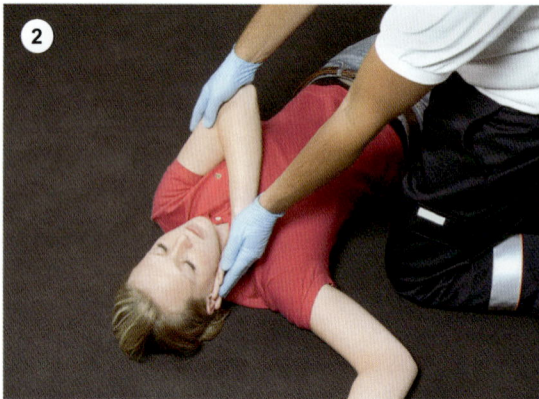

Lagerung des abgewandten Arms

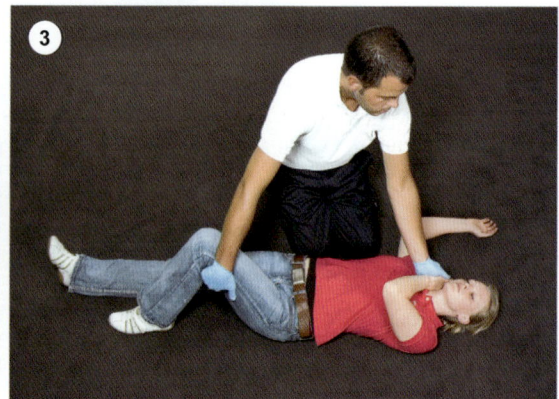

Anwinkeln des abgewandten Beins

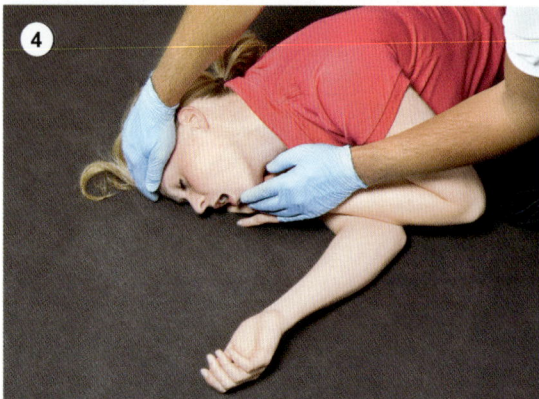

Überstrecken des Kopfes und Stabilisierung mit der Hand

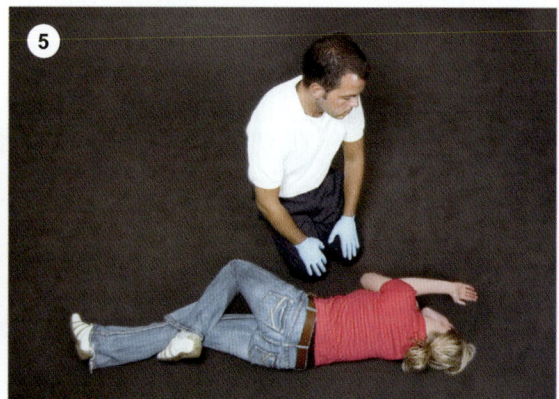

Endgültige Seitenlage

Abb. 9.1b Stabile Seitenlage: vereinfachte Variante [J747]

stellen, der notwendige Kraftaufwand ist geringer und eine erneute Drehung in Rückenlage ist leichter wieder herstellbar. Der dem RS/RA zugewandte Arm des Patienten wird zum Kopf überstreckt und abgewinkelt gelagert. Der abgewandte Arm des Patienten wird angewinkelt am Kopf gehalten und der Patient durch Drehung in die Seitenlage gebracht. Nach erfolgter Drehung wird das oben liegende Bein angewinkelt gelagert, der Kopf leicht überstreckt und der obenliegende Arm am Kinn gelagert (➤ Abb. 9.1 b).

Weitere Diagnostik und Therapie

Nachdem der Patient stabil gelagert wurde und keine akute Gefahr für die Atemfunktion besteht, wird der Notarzt gerufen und werden weitere Patientendaten erhoben. Die begonnene Notfalluntersuchung von Kopf bis Fuß wird ergänzt. Folgende Untersuchungen sollten sich ebenfalls anschließen:
- Blutzuckerkontrolle
- Blutdruckkontrolle
- EKG-Ableitung
- Pulsoxymetrie
- Patientenbeobachtung und ständige Verlaufskontrolle der Bewusstlosigkeit bis zur Übergabe des Patienten an die Klinik.

9.2 Störung der Vitalfunktion Atmung

9.2.1 Ateminsuffizienz

Jede Minderleistung einer bestehenden Eigenatmung wird als Ateminsuffizienz (respiratorische Insuffizienz) bezeichnet. Die Aufnahme von Sauerstoff über die Lungen ins Blut ist dabei unterschiedlich stark beeinträchtigt.

Symptome der Ateminsuffizienz

Ist der Patient ansprechbar, wird er vom RD in einer sitzenden Position mit nach vorne gestütztem Oberkörper vorgefunden. In dieser Position kann die Atemhilfsmuskulatur die Atemfunktion unterstützen (**Orthopnoe**). Aus diesem Grund wird sich der Patient auch gegen den Versuch zur Wehr setzen, ihn flach zu lagern. Der Patient wirkt angestrengt und die Atemtätigkeit ist erschwert (**Dyspnoe**). Es fällt auf, dass Patienten mit schwerer

Ateminsuffizienz nur abgehackt sprechen können, da die Luftnot ihnen nicht die Möglichkeit gibt, länger zu sprechen. Dieses Symptom wird als Sprechdyspnoe bezeichnet. Der Patient mit schwerer Atemnot befindet sich in einer existenziell bedrohlichen Stresssituation. Er reagiert darauf mit Panik. Der sonst unwillkürlich ablaufende Atemvorgang wird zu einem energiezehrenden Geschehen.

Zyanose

Häufig tritt eine Zyanose der Haut auf, die insbesondere an gut durchbluteten Körperstellen wie der Mundschleimhaut, den Lippen oder dem Nagelbett zu erkennen ist. Gering oxygeniertes Blut färbt sich dunkel und bedingt so die Veränderung der Hautfarbe. Eine **zentrale Zyanose** tritt ein, wenn die Menge des reduzierten Hämoglobins 50 g/l überschreitet. Sie ist immer nur ein Hinweis auf einen Sauerstoffmangel; ein erhöhter Kohlendioxidanfall im Blut lässt sich am Aussehen des Patienten nicht beurteilen. Tritt die Zyanose generalisiert, d.h. am ganzen Körper auf, ist der Patient akut vital gefährdet. Schlechte Lichtverhältnisse, die Hautpigmentierung, aber auch Vergiftungen, eine Anämie und Schockzustände erschweren das Erkennen einer zentralen Zyanose. Kommt es zu einer verminderten Durchblutung der Peripherie, weil sich z.B. durch einen Kältereiz die Gefäße zusammengezogen haben, durchströmt eine verringerte Zahl roter Blutkörperchen das Gewebe. Um die Versorgung der Zellen aufrechtzuerhalten, muss durch sie vermehrt Sauerstoff abgegeben werden. Die so entstandene Zyanose stellt keine vitale Bedrohung für den Patienten dar und wird als **periphere Zyanose** bezeichnet. Im Einzelfall kann es jedoch zu Überlagerungen von zentraler und peripherer Zyanose kommen, die eine Unterscheidung unmöglich macht. Hier gilt der Grundsatz, im Zweifelsfall immer von einer Notfallsituation auszugehen und die notwendigen Maßnahmen einzuleiten.

Atemnebengeräusche

Atemnebengeräusche sind oft Begleitsymptome einer Ateminsuffizienz. Normalerweise kann man Atemgeräusche schon aus einer Entfernung von wenigen Zentimetern vom Mund des Patienten nicht mehr wahrnehmen. Bei einer Ateminsuffizienz können sie so laut werden, dass sie schon im Nebenzimmer hörbar sind. Nicht selten kommt es bei einer Ateminsuffizienz zu atemabhängigen Schmerzen. Sie treten bei Erkrankungen (Pneumonie, Tuberkulose, Pleuritis), aber auch bei Verletzungen (Pneumothorax, Rippenfrakturen) auf.

9

Atemfrequenz

Unter der Atemfrequenz versteht man die Anzahl der Atemzüge pro Minute. Eine beschleunigte Atemfrequenz wird als **Tachypnoe** bezeichnet. Eine stark verlangsamte Atmung nennt man **Bradypnoe** (➤ Kap. 6.1).

Atemrhythmus

Die Regelmäßigkeit der Atmung wird als Atemrhythmus bezeichnet. Ist sie unregelmäßig, muss dies immer als ein Zeichen einer schweren Erkrankung gewertet werden (➤ Abb. 9.2).

Die **Kußmaul-Atmung** ist durch tiefe, regelmäßige Atemzüge gekennzeichnet, die entweder beschleunigt oder verlangsamt bzw. normofrequent sind. Sie entsteht als Antwort des Atemzentrums auf eine stoffwechselbedingte Übersäuerung des Blutes (metabolische Azidose) und wird deshalb auch als **Azidoseatmung** bezeichnet. Sie tritt beim diabetischen Koma, beim urämischen Koma oder beim Leberkoma auf. Eine tiefe, beschleunigte Atmung kann natürlich auch andere Ursachen haben, ohne dass man von einer Kußmaul-Atmung spricht. Beispiele dafür sind die Atmung bei körperlicher Anstrengung oder Angst.

Bei der **Biot-Atmung** ist die Atmung regelmäßig. Sie wird immer wieder durch kurze Atemstillstände unterbrochen. Ursache ist eine geringe oder verminderte Ansprechbarkeit des Atemzentrums auf Kohlendioxid im Blut. Die Atmung wird über den Sauerstoffgehalt des Blutes reguliert. Dies kommt bei Hirnschädigungen vor, die z.B. durch erhöhten Hirndruck, Tumoren oder Meningitis verursacht wurden.

Bei der **Cheyne-Stokes-Atmung** sind flache Atemzüge charakteristisch, die allmählich in immer schnellere und tiefere übergehen, dann wieder abflachen und schließlich in eine Atempause einmünden. Dieser Atemtyp tritt bei einer Schädigung des Gehirns, präfinal, bei einer medikamentös bedingten Atemdepression und bei einer Urämie auf. Bei Kindern oder älteren Menschen ist die Entstehung einer Cheyne-Stokes-Atmung während des Schlafes möglich, ohne dass dies krankhafte Ursachen hat.

Die **Hyperventilationstetanie** ist gekennzeichnet durch eine übermäßige Steigerung der Atemtätigkeit. Dabei wird vermehrt Kohlendioxid abgeatmet, und es entsteht eine respiratorische Alkalose. Es kommt zu einem verringerten Kohlensäuregehalt des Blutes (Hypokapnie). Der Körper reagiert darauf mit Muskelkrämpfen, insbesondere im Bereich der Gliedmaßen (Pfötchenstellung der Hände), und mit einem Krampf der Lippenmuskulatur. Bei diesen Patienten liegt keine Ateminsuffizienz vor, da sie genügend Sauerstoff erhalten und auch im Blut transportieren. Diese Form der gestörten Atmung tritt häufig in psychischen Anspannungssituationen (psychogen bedingt) auf.

Atemzugvolumen/Atemminutenvolumen

Als Atemzugvolumen wird die Menge Luft (in ml) bezeichnet, die mit einem Atemzug eingeatmet werden kann (➤ Kap. 2.4). Beim Erwachsenen in Ruhe sind dies normalerweise 500–800 ml. Eine Steigerung auf 2–3 l ist möglich. Bei Neugeborenen beträgt das Atemzugvolumen 15–30 ml. Das Atemminutenvolumen errechnet sich aus dem Produkt von Atemzugvolumen und Atemfrequenz pro Minute. Bei Erwachsenen in Ruhe beläuft es sich auf 3–6 l.

Gefahren der Ateminsuffizienz

Die respiratorische Insuffizienz führt zu einem Sauerstoffmangel im Blut (**Hypoxämie**). Das Hämoglobin der roten Blutkörperchen ist nicht ausreichend mit Sauerstoff gesättigt, es tritt eine Zyanose auf. Der Sauerstoffmangel im Blut führt zu einem nachfolgenden Sauerstoffdefizit im Gewebe (**Hypoxie**). Dadurch werden die Organe mit Sauerstoff minderversorgt, was Auswirkungen auf folgende Organe und Organfunktionen hat:
- zentrales Nervensystem: Sehstörungen, Desorientierung, Verwirrung, Bewusstseinsstörungen
- Atmung: Anstieg der Atemfrequenz
- Herz-Kreislauf: Tachykardie, Anstieg des Blutdrucks, größeres Herzzeitvolumen.

Häufig kommt es im Laufe einer schweren Atemstörung auch zu einer Kohlendioxidüberladung des Blutes (**Hyperkapnie**). Sie entsteht bei einer ungenügenden Abatmung von Kohlendioxid (**respiratorische Azidose**).

Bezeichnung	Atemmuster
Normale Ruheatmung	
Kußmaul-Atmung	
Cheyne-Stokes-Atmung	
Biot-Atmung	

Abb. 9.2 Pathologische Atemmuster [A400]

Mögliche Folgen einer vermehrten Anhäufung saurer Valenzen im Blut können eine vertiefte Atmung, ein Frequenz- und Blutdruckanstieg, Schweißausbrüche, Verwirrtheitszustände und Bewusstseinstrübungen (CO_2-Narkose) sein. Hypoxie und Hyperkapnie können schließlich in die Atemdepression bis zum Atemstillstand (**Apnoe**) einmünden.

Untersuchungsgang bei Ateminsuffizienz

Anders als in Arztpraxis oder Klinik hat es der RD fast immer mit Patienten zu tun, deren Krankheitsgeschichte dem Personal vor Ort weitestgehend unbekannt ist. Bei der orientierenden Erstuntersuchung geben Beschwerden, die für den Patienten im Vordergrund stehen, oft wichtige Hinweise (➤ Kap. 6.1). Eine weiterreichende Notfalltherapie erfordert eine eingehende Untersuchung des Patienten sowie die Ermittlung der Krankenvorgeschichte.

Die **Auskultation** der Lungenflügel soll Informationen über die Belüftung der Lunge geben. So können Hinweise auf eine Verlegung der Atemwege (Obstruktion) gefunden werden, die z.B. durch Schwellung der Bronchialschleimhäute oder eine Verkrampfung der kleinen Bronchien (Bronchospasmus) entstehen kann. Auch der Kollaps eines Lungenflügels (Atelektase) lässt sich so feststellen. Insbesondere bei Atemnot nach einem Unfallgeschehen sind die **Inspektion** und das **Betasten** des Brustkorbs nach Entfernen der Kleidung von großer Bedeutung. Ein direkter **Seitenvergleich** zwischen den beiden Lungenhälften macht einseitige Ventilationsstörungen deutlich. Nicht seitengleiche Atembewegungen des Thorax sowie tastbare Instabilitäten der knöchernen Brustkorbwand sind ein Indiz für eine schwere Störung der Atemmechanik (z.B. paradoxe Atmung bei Rippenserienfraktur, ➤ Kap. 15.3). Prellmarken und kleine Einblutungen unter der Haut sind ein sichtbarer Hinweis auf Verletzungen in der Tiefe. Eine Prellung der Lunge oder des Herzens mit der Gefahr von Rhythmusstörungen kann die Folge sein.

Basismaßnahmen

Sobald eine Beeinträchtigung der Atmung im Sinne einer Ateminsuffizienz erkannt ist, muss mit den Basismaßnahmen begonnen werden. Eine der ersten Maßnahmen, sofern der Patient dies selbst noch nicht automatisch durchgeführt hat, ist die **Oberkörperhochlagerung**, die dem Patienten den Einsatz der Atemhilfsmuskulatur gestattet. Die Lagerung des Patienten sollte möglichst bequem sein, damit durch den Einsatz von zu vielen Haltemuskeln nicht noch zusätzlich Sauerstoff verbraucht wird. Einschnürende Kleidungsstücke werden geöffnet oder entfernt, die Belüftung des Zimmers nötigenfalls verbessert und das Umfeld des Patienten beruhigt. Gleichzeitig muss die psychische Betreuung einsetzen. Die berechtigte Angst des Patienten führt zu einem erhöhten Sauerstoffbedarf und damit zu einer Verschlechterung der Gesamtsituation. Der Patient wird aufgefordert, möglichst wenig zu sprechen. Es kann auch hilfreich sein, mit dem Patienten mitzuatmen, um einen ruhigeren Atemrhythmus zu erreichen. Die **Inhalationstherapie** mit Gabe von Sauerstoff über Sauerstoffmaske, Nasenbrille oder Sauerstoffkatheter schließt sich an.

> **MERKE**
>
> Die Inhalationstherapie bei chronischen Lungenerkrankungen muss vorsichtig durchgeführt werden, da das Atemzentrum nicht mehr durch Kohlendioxid, sondern durch Sauerstoff getriggert wird.
> Bei einem großen Sauerstoffangebot kann der Atemreiz ausfallen und der Patient wird dann beatmungspflichtig.

Eine umfassende, kontinuierliche **Überwachung** des Patienten mit schriftlicher Dokumentation der vitalen Parameter ist auch hier unerlässlich. Der Schwerpunkt wird auf die mit der Atmung korrelierten Parameter (Atemfrequenz, Atemrhythmus, Atemtiefe, Zyanosezeichen und Pulsoxymetrie) gelegt.

Erweiterte Maßnahmen

Zu den erweiterten Maßnahmen bei der Therapie einer Ateminsuffizienz gehören insbesondere eine der speziellen Grunderkrankung des Patienten entsprechende **Medikamentengabe** sowie das Legen eines **periphervenösen Zugangs**. Bei einer weiteren Verschlechterung des Zustands muss eine **Intubation** des Patienten möglich sein (➤ Kap. 11.1). Es sollte daher für diesen Fall das nötige Material bereitgelegt werden.

Inhalationstherapie im Rettungsdienst

Durch die Inhalationstherapie wird die Sauerstoffversorgung des Patienten verbessert, indem der Sauerstoffanteil der Einatemluft erhöht wird. Die Inhalationstherapie setzt eine ausreichende Eigenatmung voraus. Atemfrequenz und Atemtiefe müssen daher genau beobachtet werden.

9

Es gibt verschiedene Möglichkeiten, eine Inhalationstherapie durchzuführen.

Sauerstoffkatheter

Diese Möglichkeit der Sauerstoffgabe ist im Rettungsdienst weit verbreitet. Die **Sauerstoffkatheter** bestehen aus weichem Kunststoffmaterial. Sie haben an ihrem einen Ende eine zentrale Öffnung und seitliche Durchbrüche zum Austritt des Sauerstoffs. Die Katheter werden über ein Nasenloch parallel zum Nasenboden eingeführt, wobei die Spitze des Katheters bis in den Rachenraum vorgeschoben wird. So lässt sich die zu verabreichende Menge Sauerstoff genau dosieren. Es kommt kaum zu Sauerstoffverlusten. Nachteilig ist, dass die Anfeuchtungsfunktion der Nase nicht genutzt wird. Bei unsachgemäßem Einführen können Verletzungen der Nasenschleimhäute entstehen. Wird der Katheter zu tief vorgeschoben, kann es zu einer Fehllage in die Speiseröhre hinein kommen. Dies führt zu einer Überblähung des Magens mit Aspirationsgefahr bei bewusstlosen oder bewusstseinsgetrübten Patienten.

Sauerstoffbrillen

Über eine Sauerstoffbrille (➤ Abb. 9.3) erhält der Patient Sauerstoff über zwei kurze Kunststoffstutzen, die in die Nasenlöcher eingeführt werden. Die beiden Schlauchenden, die die Verbindung zur Sauerstoffflasche herstellen, werden dabei ähnlich einer Brille um die Ohren des Patienten gelegt und in Höhe des Brustkorbs miteinander verbunden. Wenn 4 l Sauerstoff in der Minute das System durchströmen (Sauerstoff-Flow von 4 l), erhält der Patient 36% Sauerstoff in der Einatemluft. Gegenüber dem normalen Anteil von knapp 21% ist dies eine deutliche Steigerung. Generell bewirkt jeder Liter Sauerstoff mehr, um den sich der Flow erhöht, eine Erhöhung der Sauerstoffkonzentration um etwa 4% (➤ Tab. 9.3). Bei einem Flow von 5 l/Min. und darüber kommt es zu einer raschen Austrocknung der Nasenschleimhäute. Ein Flow über 6 l/Min. ergibt keine weitere sinnvolle Erhöhung der O_2-Konzentration, wird jedoch vom Patienten als sehr unangenehm empfunden. Patienten, die an einer chronisch obstruktiven Atemwegserkrankung leiden (chronische Bronchitis, Asthma bronchiale), dürfen über die Sauerstoffbrille keinen höheren Flow als 2–4 l/Min. erhalten. Die Sauerstoffbrille eignet sich insbesondere in den Fällen, in denen der Patient ängstlich auf den Einsatz von Sauerstoffmasken reagiert. Der Einsatz ist nicht effektiv, wenn es zu Verletzungen an der Nase gekommen ist oder aus anderen Gründen (Erkältung, Polypen) die Nasenwege nicht frei sind.

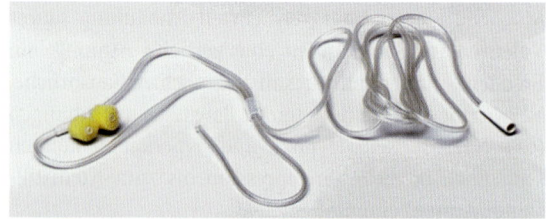

Abb. 9.3 Sauerstoffbrille [K183]

Tab. 9.3 Gegenüberstellung von Sauerstoff-Flow und Sauerstoffkonzentration

Sauerstoff-Flow	Sauerstoffkonzentration
1 l/Min.	24% O_2
2 l/Min.	28% O_2
3 l/Min.	32% O_2
4 l/Min.	36% O_2
5 l/Min.	40% O_2
6 l/Min.	44% O_2

Sauerstoffmasken mit und ohne Reservoir

Die Sauerstoffmasken (➤ Abb. 9.4) bestehen aus durchsichtigem, weichem Kunststoffmaterial. Sie werden über Mund und Nase des Patienten gesetzt und mit einem elastischen Band am Hinterkopf fixiert. Es gibt verschiedene Typen von Sauerstoffmasken: die einfache Maske, die Teil-Rückatem-Maske, die Nicht-Rückatem-Maske und die Venturi-Maske. Die einfache Gesichtsmaske ist mit kleinen seitlichen Löchern versehen, über die die Ausatemluft des Patienten entweichen und zugleich Umgebungsluft einströmen kann. Sie wird mit einem Flow von 6–8 l/Min. betrieben. Auf diese Weise werden Sauerstoffkonzentrationen von 45–60% erzielt. Sie darf niemals mit einem Flow unter 6 l/Min. betrieben werden, da sich sonst Kohlendioxid aus der Atemluft des Patienten unter der Maske ansammeln kann.

MERKE

Bei einem Flow von 1 l/Min. erhält der Patient weniger Sauerstoff, als sich in der normalen Umgebungsluft befindet.

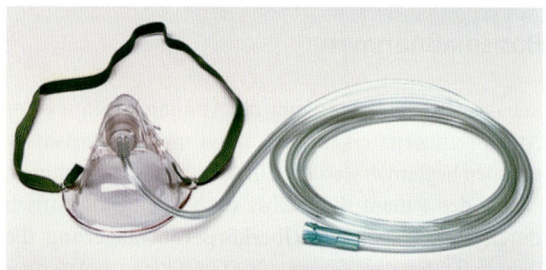

Abb. 9.4 Einfache Sauerstoff-Gesichtsmaske [K183]

Eine **Teil-Rückatem-Maske** besitzt zusätzlich einen Sauerstoff-Reservoirbeutel. Zum effektiven Einsatz muss die Maske eng am Gesicht des Patienten anliegen. Vor Anlegen der Maske muss darauf geachtet werden, dass das Reservoir zunächst mit Sauerstoff gefüllt ist. Der Beutel sollte sich nicht weiter als auf ein Drittel seiner Größe zusammenziehen, wenn der Patient einatmet. Ein Teil der Ausatemluft gelangt in den Reservoirbeutel und vermischt sich dort mit dem Sauerstoff. Der Rest entweicht durch die seitlichen Öffnungen der Maske. Bei einem Flow von 6–10 l/Min. werden Sauerstoffkonzentrationen von 45–60% erreicht.

Mit der **Nicht-Rückatem-Maske** lassen sich die höchsten Sauerstoffkonzentrationen erzielen. Notwendig ist allerdings, dass die Maske fest am Gesicht des Patienten anliegt. Auch diesmal muss der Reservoirbeutel mit Sauerstoff gefüllt sein, bevor die Maske aufgesetzt wird. Ein ausreichender Flow verhindert, dass sich das Reservoir selbst bei maximaler Inspiration des Patienten um mehr als ein Drittel seiner Größe zusammenzieht. Die Ausatemluft entweicht über 3-Wege-Ventile vollständig aus dem System und gelangt auch nicht teilweise in das Reservoir. Das Gerät benötigt einen Flow von mindestens 8 l/Min. Je nach Hersteller ist der Betrieb mit maximal 12–15 l/Min. möglich. So werden Sauerstoffkonzentrationen von 80–95% erreicht. Die Nicht-Rückatem-Maske ist für Patienten, die an einer chronisch obstruktiven Lungenerkrankung leiden, aufgrund der hohen Sauerstoffkonzentrationen mit Gefahren verbunden und daher nicht geeignet.

Für Fälle, in denen niedrige Sauerstoffkonzentrationen gewünscht sind (24–40%), wurden die **Venturi-Masken** entwickelt. Es sind verschiedene, farblich gekennzeichnete Adapter erhältlich, die einen Flow von 3, 4 und 6 l/Min. gewährleisten. Sie regulieren die Zufuhr von Umgebungsluft, so dass keine höheren Sauerstoffwerte erzielt werden können als auf den Adaptern angegeben. Wenn ein 4-Liter-Adapter vorgeschaltet ist, jedoch ein Flow von 8 l O_2/Min. eingestellt wurde, vermischt sich genau so viel Umgebungsluft mit dem Sauerstoff aus der Druckflasche, dass der Patient am Ende nicht mehr als 4 l/Min. erhält. Aufgrund ihrer Konstruktionsmerkmale ist die Venturi-Maske besonders für die Inhalationstherapie von Patienten mit einer chronisch obstruktiven Lungenerkrankung geeignet.

Anfeuchten der Inspirationsluft

Ein hoher Flow führt nach einiger Zeit zur Austrocknung der Nasenschleimhäute. Um dies zu vermeiden, können während der Inhalationstherapie Atemluftbefeuchter eingesetzt werden. Der Sauerstoff aus der Druckflasche wird dabei durch steriles Wasser geleitet, angefeuchtet und gelangt dann zum Patienten. Der Einsatz eines Befeuchters ist während der meist kurzen innerstädtischen Transportwege nicht notwendig. Bei länger dauernden Einsätzen über Land oder bei Verlegungen, die länger als 25 Minuten dauern, ist ein Befeuchter jedoch sinnvoll. Probleme bereitet der hygienische Aspekt der Nutzung dieser Geräte. Sie müssen stets mit frischem sterilem Wasser gefüllt sein und absolut sauber gehalten werden. Ansonsten ist das feuchte Medium schnell Nährboden für Algen, gefährliche Bakterien und Pilze. Der Gebrauch von sterilen Einmalartikeln kann die Gefahr verringern.

Gefahren der Sauerstofftherapie

Eine Sauerstofftherapie ist nicht ungefährlich. So entstehen allgemeine Gefahren, die mit dem verwendeten Gas und den hohen Drücken zusammenhängen, mit denen das Gas in der Druckflasche komprimiert wird.

Im Rahmen der präklinischen Sauerstofftherapie gibt es nur wenige Beschränkungen für den Einsatz des Atemgases. Dennoch können auch hier große Risiken für den Patienten entstehen. Bei Patienten mit einer chronisch obstruktiven Lungenerkrankung (chronische Bronchitis, Asthma bronchiale, Lungenemphysem) kann eine hohe Sauerstoffkonzentration einen **Atemstillstand** verursachen. Die Atmung wird normalerweise hauptsächlich durch den Kohlendioxidgehalt im Blut gesteuert. Liegen aufgrund einer bestehenden Lungenerkrankung ständig erhöhte Kohlendioxidwerte im Blut vor, schaltet das Atemzentrum auf eine Sauerstoffsteuerung um. Mit einer hohen Sauerstoffgabe wird der Atemreiz genommen. Um die Gefahr eines sauerstoffbedingten Atemstillstands zu vermeiden, sollte der Patient unter der Sauerstofftherapie genau beobachtet werden. Bei diesen Patienten ist eine Sauerstoffkonzentration über 24% zu vermeiden. Die Gabe von 4 l O_2/Min. sollte nicht überschritten werden.

Hohe Sauerstoffkonzentrationen über einen längeren Zeitraum führen bei kleinen Kindern und hier insbesondere bei Neugeborenen und Säuglingen zur **Vernarbung der Netzhaut (Retinopathie)**.

In hohen Konzentrationen über längere Zeit verabreicht, wirkt Sauerstoff giftig (**toxisch**). Es kommt zu schweren Schädigungen des Lungengewebes. Zugleich tritt ein Kollaps der Lungenbläschen auf. Die Alveolen reagieren auf den Sauerstoff ähnlich wie die Pupillen auf das Licht. Bei niedrigen Sauerstoffwerten weiten sie sich, bei hohen ziehen sie sich zusammen. Der Kollaps kann so massiv sein, dass große Areale der Lunge betroffen sind und für die Belüftung ausfallen. In schweren Fällen ist dieser Zustand nicht rückbildungsfähig. Diese

Gefahren sind ausschließlich in der Langzeittherapie innerhalb der Klinik möglich, im außerklinischen Bereich (Prähospitalphase) treten die Probleme nicht auf.

ACHTUNG

Die Gefahren in der Anwendung einer Sauerstofftherapie müssen bekannt sein. Bei Beachtung aller genannten Gefahren darf es niemals dazu kommen, dass ein Patient, der Sauerstoff benötigt, keinen erhält!

9.2.2 Bewusstlosigkeit und Atemstörungen

Gleich welcher Ursache, stellt die Bewusstlosigkeit immer eine akute Gefahr für die vitale Funktion Atmung dar. Die Muskulatur des bewusstlosen Patienten ist im Gegensatz zu der beim Schlafenden vollkommen erschlafft. Dadurch kann die muskulöse Zunge tief in den Rachenraum gleiten und so zu einem mechanischen Atemwegshindernis führen. Teilverlegungen des Rachenraums durch die Zunge erkennt man an schnarchenden Atemgeräuschen.

MERKE

Die zurückgesunkene Zunge ist der häufigste Grund für eine Atemwegsverlegung bei Bewusstlosen.

Normalerweise sorgen **Atemschutzreflexe** für die Freihaltung der Atemwege. Über den Hustenreflex werden Fremdkörper in den unteren Atemwegen durch Aufbau eines kräftigen Luftstroms nach außen befördert. Der Niesreflex sorgt auf gleiche Weise für einen freien Nasenweg. Der Schluckreflex führt dazu, dass Fremdkörper, die sich im Rachenraum befinden, durch den Schluckvorgang in die Speiseröhre gedrückt werden. Dabei verschließt der Kehldeckel den Kehlkopf, wodurch die unteren Atemwege geschützt sind.

Der Ausfall der Schutzreflexe bei Bewusstlosen bedeutet eine Bedrohung des Patienten durch **Aspiration** (Anatmung von fremden Stoffen in die Lunge). Fremdkörper können ungehindert in die unteren Luftwege gelangen und dort zu Teil- oder Totalverlegungen führen. Insbesondere bei der Aspiration von Mageninhalt nach Erbrechen entwickeln sich aufgrund des niedrigen pH-Werts (Salzsäure im Magensaft) schwere Lungenentzündungen (Aspirationspneumonien).

MERKE

Eine Aspirationsgefahr besteht nicht nur bei tief bewusstlosen Patienten. Jede Form der Bewusstseinseintrübung birgt die Möglichkeit der Aspiration in sich.

Maßnahmen zum Freimachen der Atemwege

Ist die Bewusstlosigkeit bei einem Patienten festgestellt, müssen weitere Untersuchungen die Frage klären, ob akute Gefährdungen für die vitale Funktion Atmung bereits vorliegen. Es können sich aufgrund der ausgefallenen Schutzreflexe Fremdkörper im Mund-Rachen-Raum befinden und zur Aspiration führen. Der Zungengrund kann die Atemwege verlegen. Um Fremdkörper erkennen zu können, muss gleich nach dem Feststellen der Bewusstlosigkeit (BAK-Schema, ➤ Kap. 6.1) eine **Mund-Rachen-Inspektion** erfolgen. Dabei kniet der Untersucher seitlich neben dem Kopf des Patienten. Der Mund wird mit dem **Kreuzgriff** geöffnet, bei dem der Daumen auf die untere und der Zeigefinger auf die obere Zahnreihe gelegt wird. Wenn der Rachenraum unauffällig ist, wird der Kopf überstreckt. Dies führt zu einem Anheben des Zungengrunds, und die Atmung wird erneut kontrolliert. Ist keine Atmung feststellbar, liegt ein Atemstillstand vor, und der Patient muss unverzüglich beatmet werden.

Esmarch-Handgriff

Bei einer Bewusstlosigkeit nach einem Unfallgeschehen ist es nicht empfehlenswert, den Zungengrund durch Überstrecken des Kopfes anzuheben, da immer an eine mögliche Mitverletzung der Halswirbelsäule gedacht werden sollte. In diesen Fällen werden die Atemwege durch den Esmarch-Handgriff (➤ Abb. 9.5) freigemacht. Dabei kniet der RS/RA am Kopfende des Patienten. Mit beiden Händen hält er den Kopf in Mittellage, die Ellenbogen sind dabei aufgestützt. Durch Druck auf die Kieferwinkel wird der Unterkiefer angehoben, so dass die untere Zahnreihe über der oberen liegt.

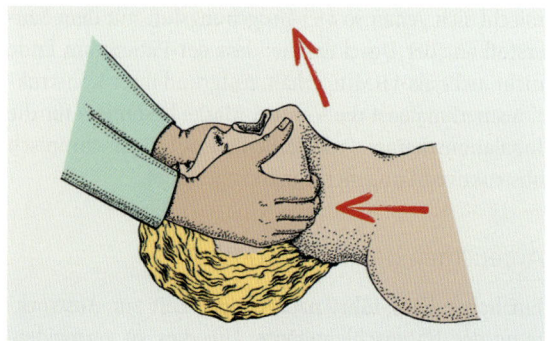

Abb. 9.5 Esmarch-Handgriff [L190]

Manuelle Ausräumung

Relativ selten kommt es bei Bewusstlosen zu einer Verlegung der Atemwege durch flüssige (Blut, Schleim, Erbrochenes) oder feste Bestandteile (Zahnprothesen, unzerkaute Nahrung). Sind nach der Mund-Rachen-Inspektion fremde Stoffe im Mund-Rachen-Raum erkannt worden, müssen sie rasch entfernt werden. Der Patient wird seitwärts gedreht, so dass der Kopf den tiefsten Punkt bildet. Mit dem Kreuzgriff wird der Mund geöffnet und mit zwei Fingern der anderen Hand die Mundhöhle manuell gereinigt. Aufgrund der Lage des Kopfes können flüssige Fremdkörper nahezu von selbst abfließen. Auch zum Freimachen der Atemwege stehen dem RD Hilfsmittel zur Verfügung. Es muss jedoch immer eine kurze Vorbereitungszeit bis zur Einsatzbereitschaft dieser technischen Hilfen eingeplant werden. Einfache Basismaßnahmen wie die oben beschriebene manuelle Ausräumung dürfen daher keineswegs vernachlässigt werden.

Absaugpumpen

Mit Absaugpumpen lässt sich ein Unterdruck erzeugen, mit dessen Hilfe Sekret aus den Luftwegen rasch entfernt werden kann. Je nach Betriebsart werden Hand- und Fußabsaugpumpen von sauerstoff- bzw. elektrisch betriebenen Geräten unterschieden. An die Absauggeräte wird ein Absaugkatheter angeschlossen. Es handelt sich dabei um steril verpackte Einmalartikel, die mit verschiedenen Durchmessern angeboten werden. Die **Katheter** bestehen aus durchsichtigem Kunststoff, wodurch das abgesaugte Material sofort auf Farbe und Konsistenz beurteilt werden kann. An der Spitze befinden sich mehrere Öffnungen. Dadurch wird ein Festsaugen mit möglicher Schleimhautverletzung verhindert. Zwischen Absaugpumpe und Katheter wird als Verbindungsstück ein **Absaugunterbrecher** (Fingertip) eingefügt. Er besitzt eine seitliche Öffnung, über die man mit dem Finger den Sog unterbrechen kann. So bietet der Absaugunterbrecher die Möglichkeit, den Katheter ohne Sog einzuführen, und zugleich einen zusätzlichen Schutz vor dem Festsaugen des Katheters.

Sowohl der obere als auch der untere Luftweg können abgesaugt werden. Beim Absaugen der oberen Luftwege ist es nicht erforderlich, auf absolute Sterilität des Katheters zu achten. Er kann mehrfach bei demselben Patienten benutzt werden. Grundsätzlich wird zunächst oral abgesaugt, anschließend kann, falls erforderlich, der Nasenweg gereinigt werden (nasales Absaugen). Bevor abgesaugt wird, muss die Einführungslänge des Katheters bestimmt werden, damit es nicht zu unkontrollierten Manipulationen im Bereich des Kehlkopfes kommt.

Auch ein versehentliches Absaugen der unteren Luftwege wird so verhindert. Die richtige Katheterlänge wird ermittelt, indem die Strecke von Nasenspitze/Mundwinkel zu Ohrläppchen abgemessen wird.

Gefahren beim Absaugen der oberen Luftwege sind das Auslösen eines Laryngospasmus, eine Provokation von Würgen und Erbrechen sowie eine reflektorische Hirndrucksteigerung und die Verletzung der Nasenschleimhäute mit anschließender Blutung.

Suction booster/Magill-Zange

Mit Hilfe des **Suction booster** lassen sich auch größere Fremdstoffe absaugen. Er besteht aus einem Auffanggefäß mit direkt angeschlossenem Absaugkatheter und wird an eine Absaugeinheit angeschlossen. Aufgrund der Dicke des hierbei eingesetzten Katheters (Durchmesser 10 mm) benötigt man weniger Zeit für den Absaugvorgang. Der Suction booster eignet sich ausschließlich für das Freimachen des Mund-Rachen-Raums. Die Absaughilfe kann auch zur Verhinderung von Aspiration während der Notintubation verwendet werden. Sollten sich größere Fremdkörper im unteren Rachenraum befinden und dort festgesetzt haben, ist eine Entfernung selbst unter Anwendung des Suction booster nicht immer möglich. Auch die manuelle Ausräumung kann diesen Bereich nicht mehr erfassen. Durch Einführung eines Laryngoskops wird es möglich, den Fremdkörper wieder sichtbar zu machen.

Unter Verwendung einer **Magill-Zange**, die so gebogen ist, dass sie den anatomischen Verhältnissen im Rachenraum gerecht wird, kann es gelingen, den Fremdkörper zu fassen und zu entfernen.

Maßnahmen zum Freihalten der Atemwege

Sind die Atemwege frei und atmet der Patient ausreichend, muss die Atmung dauerhaft gesichert werden. Dies wird durch Lagerung in der **stabilen Seitenlage** erreicht (➤ Kap. 9.1). Dabei bildet der Kopf des Patienten den tiefsten Punkt, so dass Erbrochenes leicht abfließen kann. Zudem wird die Überstreckung des Kopfes gewährleistet.

MERKE
Die einzige Alternative zur stabilen Seitenlage ist die endotracheale Intubation.

Nur die stabile Seitenlage verhindert sicher eine Verlegung der Atemwege und bietet einen ausreichenden Aspirationsschutz für bewusstseinsgetrübte Patienten mit erhaltener, ausreichender Spontanatmung. Auch der Einsatz von Hilfsmitteln (Guedel-Tubus, Wendl-Tubus) bietet nicht annähernd die Sicherheit, die durch eine korrekte Seitenlagerung erreicht werden kann. Deswegen sind diese lediglich als Ergänzung zu verstehen. Die stabile Seitenlage muss bei allen bewusstseinsgetrübten oder bewusstlosen Patienten zur Anwendung kommen. Die einzige Ausnahme sind bewusstlose Patienten mit vermuteter Rückenmarksschädigung, wenn dies eindeutig aus der Notfallsituation abgeleitet werden kann. Kommt hier eine Intubation nicht infrage, müssen Alternativen in Betracht gezogen werden.

Herstellen der stabilen Seitenlage im RTW

Mitunter wird es notwendig, einen Patienten, der während des Transports zur Klinik eintrübt, in stabiler Seitenlage zu lagern. In der Regel liegt der Patient zunächst in Rückenlage. Die übliche Vorgehensweise ist auf der Trage nicht möglich, weil die Verlagerung des Patienten ein Herunterfallen verursachen könnte. Daher ist ein alternatives Vorgehen erforderlich. Für dieses Manöver im RTW sind zwei Personen nötig. Ein RS/RA dreht den Kopf und Oberkörper, der andere das Becken. Gleichzeitig wird der Patient auf Kommando des RS/RA gedreht, der am Kopf arbeitet. Die Wirkweise der stabilen Seitenlage lässt sich unterstützen, indem die Trage im Fahrzeug in eine leichte Kopftieflage gebracht wird. Das dadurch entstehende Gefälle in der Trachea schützt zusätzlich vor Aspiration. Bei Patienten mit einem Schädel-Hirn-Trauma ist die Kopftieflage zu vermeiden, da sie zur Erhöhung des Hirndrucks beiträgt.

Hilfsmittel zum Freihalten der Atemwege

Im RD gibt es über die Durchführung von Basismaßnahmen hinaus verschiedene Hilfsmittel, um die Atemwege freizuhalten. Richtig eingesetzt, führen sie zu einer Effektivitätssteigerung der getroffenen Maßnahmen. Allerdings verleitet ihr Einsatz auch zu falschen Sicherheiten. Eine korrekte Ausführung der Basismaßnahmen und ein laufendes, lückenloses Monitoring des Patienten sind unabdingbar.

Der **Guedel-Tubus** (Mund-Rachen-Tubus, ➤ Abb. 9.6) besitzt eine Biegung, die dem anatomischen Verlauf der Zunge nachempfunden ist. In seinem oberen Ende ist eine Einlage aus festem Material eingearbeitet, die als Beißschutz dient. Eine Abschlussplatte liegt nach Einführung den Lippen an. Die Biegung des Guedel-Tubus verhindert ein Zurücksinken des Zungengrunds. Vor der Anwendung eines Guedel-Tubus (➤ Abb. 9.7) muss aus den vorhandenen Größen die für den Patien-

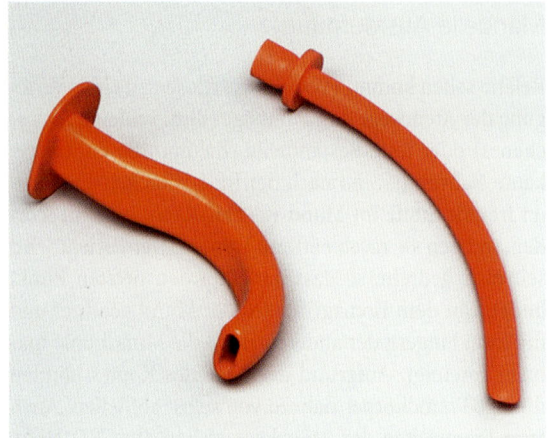

Abb. 9.6 Pharyngeale Tuben
Links: Guedel-Tubus
Rechts: Wendl-Tubus [K183]

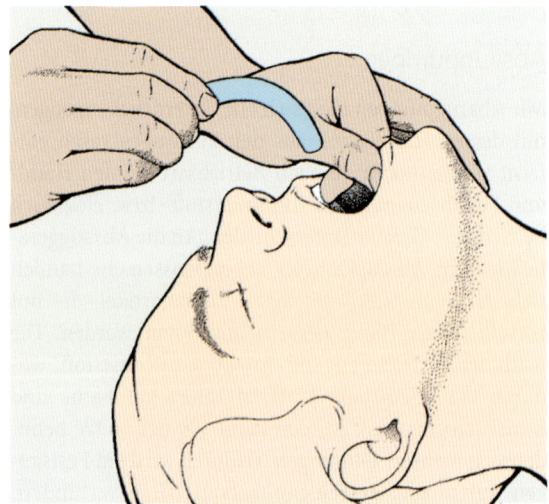

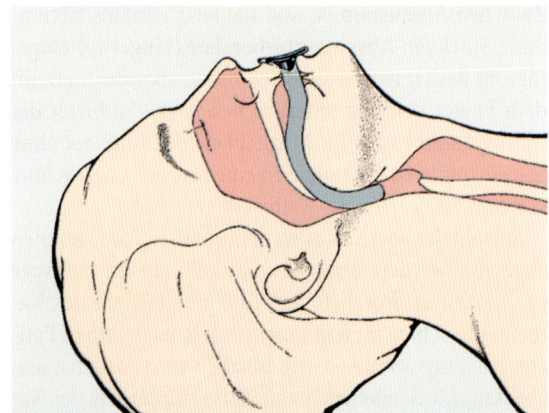

Abb. 9.7 Freihalten der Atemwege durch oropharyngeale Tuben (Guedel-Tubus) [L108]
Oben: Manöver der gekreuzten Finger und Einführen des Tubus
Unten: korrekte Lage des Tubus oberhalb des Kehlkopfeingangs

ten passende ausgewählt werden. Ähnlich wie bei der Bestimmung der Absaugkatheterlänge wird die Größe gewählt, die dem Abstand Mundwinkel-Ohrläppchen entspricht. Zur Platzierung wird der Tubus entgegen seiner anatomischen Form mit der Öffnung nach oben am harten Gaumen entlang geführt, bei Erreichen des Zäpfchens um 180° gedreht und liegt dann mit seiner Öffnung direkt vor dem Kehlkopfeingang, ohne diesen in seiner Funktion für die Atmung zu behindern. Sollte der Patient beatmungspflichtig werden, lässt sich durch den eingelegten Tubus eine Beatmung mit Beatmungsbeutel und Maske leichter durchführen.

Bei der Durchführung dieser Maßnahmen gilt es, einige Gefahren zu beachten. Bei Einlage eines zu kleinen Tubus kann die Zunge den Atemweg verlegen. Wird ein zu großer Tubus benutzt, kommt es zum Verschluss des Kehlkopfes, da die Epiglottis durch die Tubusspitze nach unten gedrückt wird. Bei nicht ausreichend tief Bewusstlosen löst das Einlegen des Tubus Abwehrreflexe (Würgen, Husten) und unter Umständen Erbrechen mit Aspiration aus. Es besteht die Gefahr der Hirndruckerhöhung beim Auslösen von Abwehrreflexen. Die Aspirationsgefahr ist durch das Einlegen eines Guedel-Tubus nicht beseitigt.

Der **Wendl-Tubus** (Nasen-Rachen-Tubus, ➤ Abb. 9.6) besteht aus Weichgummi. Er hat eine leicht gebogene Form mit abgeschrägter Tubusspitze. Er wird über die Nase eingeführt und über eine verschiebbare Scheibe am Naseneingang fixiert. Die Größe wird so gewählt, dass ein Vorschieben durch eines der beiden Nasenlöcher noch möglich ist. Die Regel, die Kleinfingerdicke als mögliche Tubusgröße zu verwenden, sollte nicht zu starr Beachtung finden. Das Einführen (➤ Abb. 9.8) kann durch anästhesierendes Gleitgel verbessert werden. Der Tubus wird am Nasenboden entlang geschoben, so dass die abgeschrägte Spitze vor der Einführung zur Seite zeigt, bis die vorher abgemessene Länge von Nasenspitze bis Ohrläppchen erreicht ist, und dann um 90° gedreht und fixiert. Die Tubusspitze ist somit vor dem Kehlkopf platziert. Der Wendl-Tubus wird leichter toleriert als der Guedel-Tubus und das orale Absaugen ist nach wie vor möglich.

Als mögliche Gefahr sollte beachtet werden, dass es bei Einführen mit grober Gewalt zur Verletzung der Nasenschleimhäute mit anschließenden Blutungen kommen kann. Gelangt der Wendl-Tubus bei zu tiefem Einführen in die Stimmritze, kann reflektorisch ein Laryngospasmus ausgelöst werden. Eine Hirndrucksteigerung bei nicht tief Bewusstlosen ist möglich. Die Aspirationsgefahr durch Einlegen eines Wendl-Tubus ist nicht beseitigt.

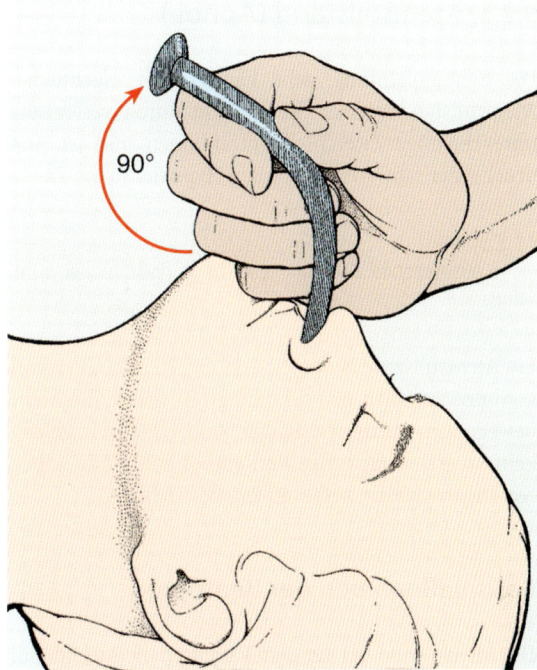

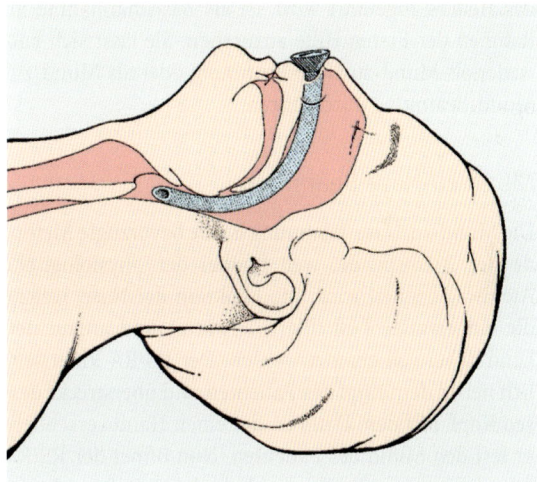

Abb. 9.8 Einführen eines nasopharyngealen Tubus (Wendl-Tubus) beim Bewusstlosen zum Freimachen der Atemwege [L108] Oben: Vorschieben des Tubus durch den unteren Nasengang Unten: korrekte Lage des Tubus oberhalb des Kehlkopfeingangs

MERKE

Sowohl Guedel- als auch Wendl-Tubus verhindern zwar bei regelrechter Anwendung das Zurücksinken des Zungengrundes, beide Hilfsmittel gewähren jedoch keinen Schutz vor Aspiration. Immer sollte der Patient daher zusätzlich in der stabilen Seitenlage gelagert werden.

Eine besonders effektive Maßnahme zum Freihalten des Atemwegs ist das Einführen eines Tubus in die Trachea (endotracheale Intubation). Nur dieses Verfahren bietet einen absoluten Aspirationsschutz (➤ Kap. 11.1).

9.2.3 Atemstillstand (Apnoe)

Die Schnappatmung geht häufig dem eigentlichen Atemstillstand voraus. Sie entsteht durch vereinzelte, unregelmäßige Zwerchfellkontraktionen und ist Ausdruck einer schweren zerebralen Hypoxie.

> **MERKE**
> Eine ausreichende Belüftung der Lunge findet dabei nicht statt.

Ein Atemstillstand bedeutet, dass die Atemtätigkeit vollkommen zum Erliegen gekommen ist und keine Atembewegungen mehr feststellbar sind. Dadurch gelangt kein Sauerstoff mehr ins Blut, und es kommt zu schweren Organschäden, insbesondere des Gehirns.

Basismaßnahmen der Beatmung

Die Atemspende, bei der dem Patienten die Ausatemluft des Helfers zugeführt wird, ist als Basismaßnahme im Rahmen der Ersten Hilfe anzusehen. Sie lässt sich entweder als Mund-zu-Nase-Beatmung oder als Mund-zu-Mund-Beatmung durchführen.

Mund-zu-Nase-Beatmung

Die Mund-zu-Nase-Beatmung ist die bevorzugte Methode der Atemspende, weil hierbei der physiologische Atemweg genutzt wird. Die Funktion der Nase, welche die eingeatmete Luft filtert, anwärmt und anfeuchtet, kann dabei voll genutzt werden. Der RS/RA kniet seitlich neben dem Kopf des Patienten und überstreckt dessen Kopf. Mit dem Daumen der einen Hand verschließt er fest den Mund des Patienten. Nun öffnet der RS/RA seinen eigenen Mund weit, holt dabei Luft und umschließt mit seinen Lippen die Nase des Patienten. Auf diese Weise werden langsame Beatmungen durchgeführt, deren jeweilige Inspirationsdauer 1–1,5 Sek. betragen soll. Zwischen jeder Beatmung wendet der RS/RA seinen Kopf zur Seite und kann so das Senken des Brustkorbs beobachten. Darüber lässt sich laufend die Effektivität der Atemspende prüfen. Zugleich verhindert die Seitwärtsdrehung des Kopfes, dass die Ausatemluft des Patienten immer wieder eingeatmet wird. Der Sauerstoffanteil würde sich dadurch immer weiter verringern und die Effektivität der Beatmung infrage stellen. Die passiv erfolgende Exspiration des Patienten wird vor einer neuen Atemspende abgewartet. Die Frequenz der Beatmung beträgt beim Erwachsenen 12–18/Min.

Mund-zu-Mund-Beatmung

Wieder kniet der Helfer seitlich neben dem Kopf des Patienten und überstreckt diesen. Mit den Fingern der einen Hand verschließt er die Nase, mit der anderen Hand öffnet er den Mund des Patienten einen Spaltbreit. Mit seinem weit geöffneten Mund umschließt der Helfer nun den Mund des Patienten und führt langsame Beatmungen durch. Auch bei dieser Methode muss der Kopf nach jeder Inspiration seitwärts gedreht werden, um wieder Luft zu holen und Thoraxbewegungen beobachten zu können. Wird die Nase bei diesem Verfahren nicht richtig verschlossen, entweicht die Luft über den Nasengang. Eine mangelnde Abdichtung bei der Atemspende ist an Nebengeräuschen sofort hörbar. Ein häufiges Problem, gerade bei einer länger durchgeführten Beatmung, ist die allmähliche Verlegung der Atemwege, weil die Überstreckung nicht gehalten wird. Sollte es unter der Atemspende spürbar schwerer werden, einen Patienten zu beatmen, muss die Überstreckung überprüft werden. Ergeben sich keine Hinweise auf eine mangelhafte Überstreckung, muss auch an eine Atemwegsverlegung durch Fremdkörper gedacht werden. Eine Mund-Rachen-Inspektion, evtl. eine Reinigung der Mundhöhle, kann nochmals erforderlich werden.

9.2.4 Beatmung im Rettungsdienst

Grundsätzlich werden zwei Formen für eine Beatmungstherapie im RD voneinander unterschieden, die assistierte Beatmung und die kontrollierte Beatmung.

Bei der **assistierten Beatmung** weist der Patient eine Eigenatmung auf, die aber ungenügend ist. Die Sauerstoffversorgung des Körpers ist dadurch hochgradig gefährdet. Eine Inhalationstherapie zu diesem Zeitpunkt würde aufgrund des geringen Atemminutenvolumens das Blut des Patienten nicht genügend oxygenieren. Bei der assistierten Beatmung wird die Spontanatmung berücksichtigt, jedoch so ergänzt, dass die Aufrechterhaltung der Sauerstoffversorgung gelingt. Dies geschieht entweder, indem der Patient zwischen zwei eigenen Atemzügen beatmet wird, oder indem die Atemzüge künstlich vertieft werden.

Bei der **kontrollierten Beatmung** atmet der Patient nicht mehr selbst. Inspiration und Exspiration werden von außen festgelegt.

Im RD stehen verschiedene Möglichkeiten der Beatmung zur Verfügung, manuelle Beatmungsgeräte (Beatmungsbeutel) und maschinelle Beatmungsverfahren (➤ Kap. 11.3)

Beutel-Masken-Beatmung (BMB)

Ohne Zusatzeinrichtungen ist der Beatmungsbeutel für eine Beatmung mit Raumluft (21% Sauerstoff) eingerichtet. Die leichten, kleinen und preisgünstigen Beatmungsgeräte sind als Basisausstattung aller Rettungsmittel nicht mehr wegzudenken. Sie können nur mit Raumluft und Muskelkraft völlig unabhängig von einer Druckgasquelle oder Stromversorgung betrieben werden. Handbeatmungsbeutel sind aus einem Material gefertigt, das sich nach dem Zusammendrücken ausreichend rasch wieder zum ursprünglichen Volumen ausdehnt (selbstentfaltender Handbeatmungsbeutel). Umgebungsluft wird über das Beuteleinlassventil angesaugt, das während der Beatmung schließt. Beatmet wird über ein unmittelbar am Beatmungsbeutel angeschlossenes Nicht-Rückatem-Ventil (➤ Abb. 9.9); die Ausatmung erfolgt in die Umgebungsluft.

Wird die Verbindung zwischen Patienten und Beatmungsbeutel durch einen Faltenschlauch verlängert, so muss unbedingt darauf geachtet werden, dass das Nicht-Rückatem-Ventil direkt via Filter an Tubus oder Maske angebracht wird. Bei atembeutelnahem Sitz des Nicht-Rückatem-Ventils kann es durch den Faltenschlauch zu einer wesentlichen Totraumerhöhung mit Pendelluftbeatmung und folgender Hypoxie und Hyperkapnie kommen.

Erwachsenen-Handbeatmungsbeutel

Erwachsenen-Handbeatmungsbeutel sind für Erwachsene und Kinder ab drei Jahren bzw. über 15 kg KG geeignet. Sie sollten mit nur einer Hand betätigt werden, wobei das Auspressen des Beutels durch Abstützen an einem Widerlager (z.B. Oberschenkel) unterstützt werden kann. Beim Ausdrücken mit zwei Händen besteht die Gefahr, dass ein zu hoher Atemwegsdruck mit möglichen Folgeschäden an der Lunge bewirkt wird. Nach dem Ausdrücken des Beatmungsbeutels wird sofort losgelassen und die Hand etwas abgehoben, um ein ungehindertes Selbstfüllen des Beutels zu gewährleisten. Die Beatmung erfolgt meist mit einer Frequenz von 12–14 pro Minute; mit einer Hand sind Atemzüge von 500–700 ml leicht erreichbar. Die Beatmungsbeutel werden mit Beatmungsmasken betrieben. Mit ihrer Hilfe lassen sich Mund und Nase des Patienten während der Beatmung gut abschließen, so dass keine Luft entweichen kann. Da sie in der Regel durchsichtig sind, kann plötzlich auftretendes Erbrechen unter der Beatmung rasch erkannt werden.

Baby-Beatmungsbeutel

Kleinere Kinder und vor allem Säuglinge und Neugeborene brauchen nur sehr kleine Atemzugvolumina.

> **MERKE**
> Durch unsachgemäße Beutelbeatmung des Neugeborenen mit zu hohen Drücken kann ein Pneumothorax entstehen.

Ideal für Neugeborene, Säuglinge und Kinder unter drei Jahren ist die Beatmung mit einem eigenen kleinen Baby-Beatmungsbeutel. Die Sauerstoffanreicherung erfolgt über einen Reservoirschlauch, der am Beuteleinlassventil aufgesetzt und vom zugeführten Sauerstoff durchströmt wird. Weil das Volumen des angesetzten Reservoirschlauchs größer ist als der Inhalt des Beatmungsbeutels, füllt sich dieser mit reinem Sauerstoff. Es gibt auch Beatmungsbeutel, die durch eine besondere Formgebung einen Erwachsenen- und einen Kinderbeatmungsgriff ermöglichen.

Die kleineren Volumina können auch mit guten Erwachsenenbeatmungsbeuteln improvisiert werden. Der Beutel wird dabei exzentrisch angefasst und nur sehr vorsichtig mit zwei oder drei Fingern und Daumen eingedrückt. Entscheidend dafür, ob eine kleinvolumige Beatmung gelingt, ist das empfindliche Ansprechverhalten des Nicht-Rückatem-Ventils, das auch bei dem geringen Atemflow eines kleinen Atemzugvolumens gegen den Ausatemteil hin abdichten muss. Vorsicht ist bei der Sauerstoffgabe mit zu hohem Sauerstoff-Flow geboten, denn es kann bei manchen Patientenventilen zu Ventilblockieren, unkontrollierbarem Druckanstieg und schweren Komplikationen kommen. Die Sauerstoffgabe

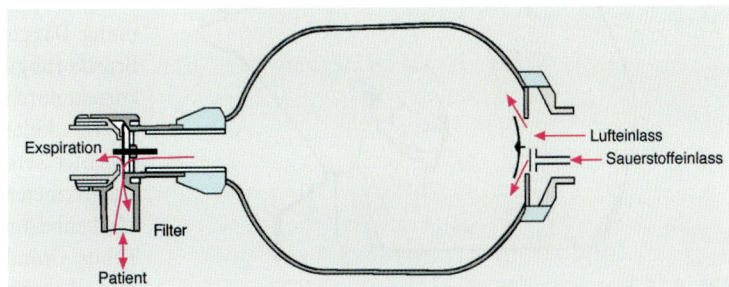

Abb. 9.9 Funktion des Nicht-Rückatem-Ventils in Inspiration und Exspiration (Pfeile geben die Richtung von Luft und Sauerstoff an) [L108]

Exspiration   Lufteinlass
Sauerstoffeinlass
Filter
Patient

ist nur mit offenen Reservoirsystemen, die einen unkontrollierten Druckaufbau nicht zulassen, erlaubt.

Durchführung der Beutel-Masken-Beatmung

(➤ Abb. 9.10)
Ein RS/RA befindet sich am Kopfende des Patienten. Eine Hand liegt auf der Stirn-Haar-Grenze, vier Finger der anderen Hand werden unter das Kinn gelegt. Danach wird der Kopf des Patienten überstreckt, die Atemwege sind nun frei. Während die Überstreckung mit den Fingern unter dem Kinn gehalten wird, ergreift die andere Hand den Beatmungsbeutel in der Ventilebene. Die Maske wird über Nase und Mund aufgesetzt, so dass sie

nach allen Seiten hin abdichtet. Während die Überstreckung mit drei Fingern gehalten wird, formen Daumen und Zeigefinger den C-Griff. Mit ihm wird die Maske fest auf das Gesicht des Patienten gedrückt. Einmal alle fünf Sekunden wird nun der Beatmungsbeutel zusammengedrückt, dabei kann der Oberschenkel als Widerlager dienen. Der RS/RA muss auf einen dichten Maskensitz bei der Beatmung achten.

> **MERKE**
> Eine effektive Maskenbeatmung setzt regelmäßiges Üben voraus. Dies kann in den regelmäßigen Klinikpraktika durchgeführt werden.

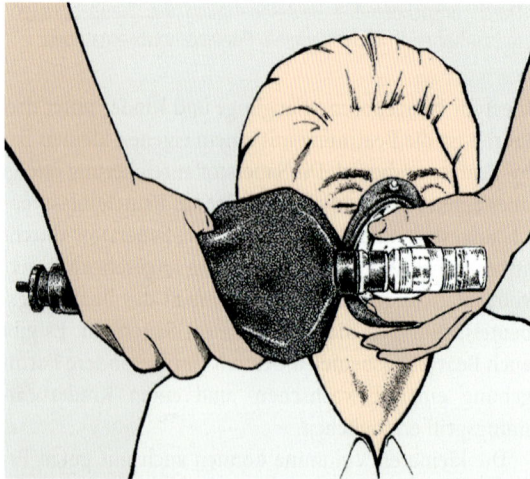

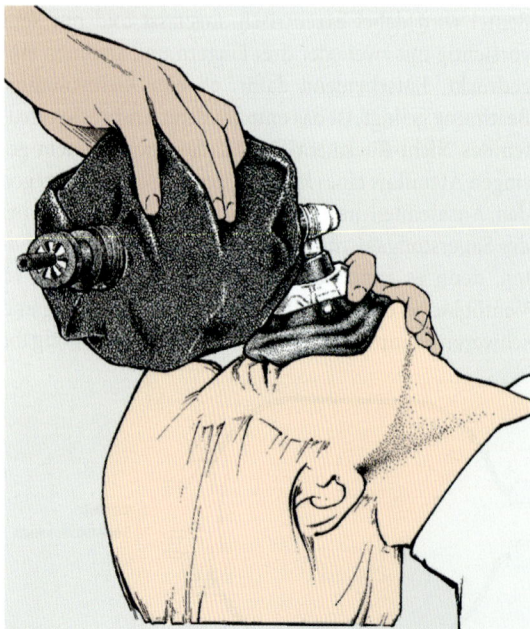

Probleme bei der Anwendung

- Verwendung von zu großen oder zu kleinen Masken: Die Spitze der Maske muss dem Nasenrücken aufliegen, die Basis liegt in der Vertiefung zwischen der Unterlippe und dem Kinn (Kinn-Lippen-Rinne).
- Durchführung der Beatmung von der Seite: Eine Maskenbeatmung lässt sich nur fachgerecht gestalten, wenn sie vom Kopfende des Patienten aus durchgeführt wird. Ansonsten wird es nicht gelingen, den Kopf zu überstrecken und zugleich eine ausreichende Abdichtung der Maske zu gewährleisten.
- Ungenügende Gerätefunktion durch falschen Zusammenbau des Beatmungsbeutels: Gerade nach der Desinfektion eines Beatmungsbeutels kommt es immer wieder vor, dass die Geräte falsch zusammengesetzt werden und nicht funktionieren. Es obliegt der Verantwortung des RS/RA, die Gebrauchsanweisung der medizinischen Geräte zu beachten und vor Gebrauch deren einwandfreie Funktion zu prüfen.
- Mangelnde Überstreckung des Kopfes während der Beatmung: Muss die Maskenbeatmung über längere Zeit durchgeführt werden, wird die Überstreckung des Kopfes vernachlässigt. Darum ist ständig darauf zu achten, dass Mittel-, Ring- und kleiner Finger den Unterkiefer anheben, während Zeigefinger und Daumen über den C-Griff die Abdichtung der Maske gewährleisten.
- Mangelnde Kontrolle der Effektivität einer Beatmung: Das gleichmäßige Heben und Senken des Brustkorbs gibt einen wichtigen Hinweis auf eine korrekt durchgeführte Beatmung. Veränderungen des Hautkolorits (z.B. zyanotisch, rosig) müssen beobachtet werden. Überwachungsgeräte (Kapnometer, Pulsoxymeter) müssen genutzt werden.
- Maskenbeatmung ohne vorheriges Einlegen eines Tubus: Grundsätzlich lässt sich ein Patient auch ohne die Sicherung durch einen Guedel- oder Wendl-Tu-

Abb. 9.10 Beatmung mit Beutel und Atemmaske [L108]

bus beatmen. Bei manchen Patienten sind die anatomischen Verhältnisse im Rachenraum jedoch derart gestaltet, dass ohne einen Tubus kein ausreichender Beatmungserfolg gesichert werden kann.

Gefahren und Nachteile der Beutel-Masken-Beatmung

Die größte Gefahr stellt die **Überblähung des Magens** durch zu hohe Beatmungsdrücke dar (➤ Abb. 9.11). Der geblähte, mit Luft gefüllte Magen bewirkt durch Verdrängung einen Zwerchfellhochstand. Dadurch kann sich die Lunge nicht mehr ungehindert ausdehnen, ihre Funktion ist eingeschränkt.

Schon bei Beatmungsdrücken von 20 mbar öffnet sich die Speiseröhre, so dass Luft in den Magen gelangen kann. Der M. sphincter pylori am Magenausgang hält dem Druck im Magen länger stand als die Speiseröhre. Bevor die Luft im Magen über den Darm entweichen kann, nimmt sie den Weg zurück über den Ösophagus (Regurgitation). Dabei wird Mageninhalt mitgerissen, der aspiriert werden kann. Diese Form der Aspiration ist besonders gefürchtet, da Magensaft Salzsäure enthält, die schwere Verätzungen der Tracheal- und Bronchialschleimhäute bewirkt. Gefährliche Aspirationspneumonien sind die Folge. So sind die größten Nachteile einer BMB, dass kein Aspirationsschutz besteht, die Atemwege bei mangelnder Überstreckung verlegt werden können und das Vorschalten einer Beatmungsmaske den respiratorischen Totraum um das Volumen der Maske vergrößert.

Vorteile der Beutel-Masken-Beatmung

Zu den Vorteilen müssen der verbesserte **Infektionsschutz** gegenüber einer Mund-zu-Mund- oder Mund-zu-Nase-Beatmung für das Personal und die Möglich-

keit gewertet werden, mit **höheren Sauerstoffkonzentrationen** beatmen zu können. Der Beatmungsbeutel ist keine Maschine, deren Regler auf eine optimale Beatmungstherapie eingestellt werden können. Nirgendwo lassen sich konkrete Messdaten erheben. Die Beutelbeatmung ist eine professionelle praktische Maßnahme. Dies hat den Vorteil, dass der Anwender einen direkten Kontakt zum Patienten hat und Veränderungen unmittelbar beurteilen kann, z.B. einen sich verändernden Beatmungsdruck.

Der **Erfolg einer Beutelbeatmung** lässt sich leicht an drei Merkmalen feststellen:
1. Der Brustkorb des Patienten hebt und senkt sich unter der Beatmung gleichmäßig.
2. Die Hautfarbe des Patienten verändert sich, er wird rosig.
3. Es sind keine Geräusche zu hören, die auf eine mangelnde Abdichtung der Maske schließen lassen.

Effektivität der Beutel-Masken-Beatmung

Der **Beatmungsdruck** muss groß genug sein, dass er die natürlichen Widerstände in der Lunge auch überwinden kann. Bei Erwachsenen reichen hierzu bereits 15–20 mbar. Der aufkommende Stress und der Wunsch, dem Patienten viel Luft zuzuführen, führt häufig zu einer Beatmung mit sehr hohen Drücken, so dass der Magen überbläht werden könnte. Aber auch das Lungengewebe kann geschädigt werden; Zerreißungen der feinsten Strukturen, von Alveolen oder Bronchiolen, gerade bei Kindern, sind möglich. Für alle Beatmungsgeräte gilt, dass maximal ein Druck von 60–70 mbar aufgebaut wird. Höhere Drücke können Lungenverletzungen verursachen. Diese Sicherheitseinrichtung ist bei Handbeatmungsbeuteln entweder dadurch gegeben, dass sich das Beutelmaterial von einem Druck über 60 mbar an

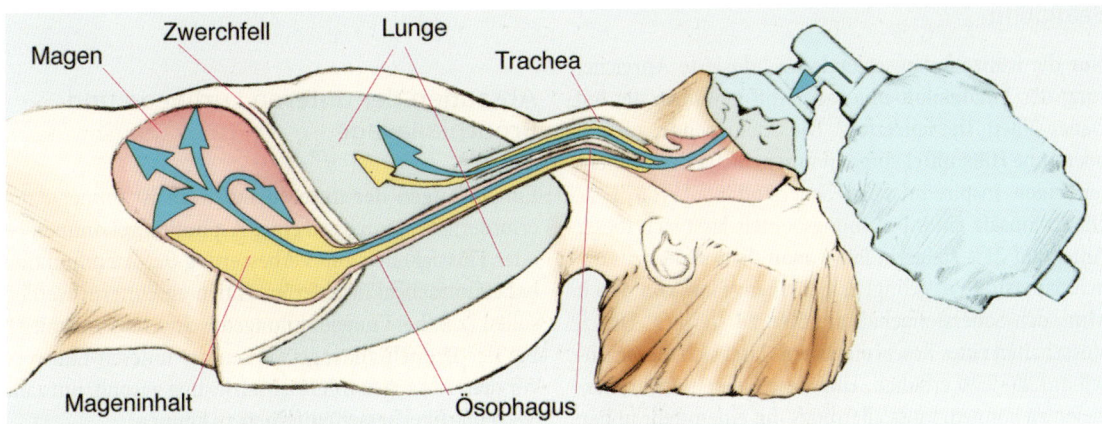

Abb. 9.11 Gefahr der Magenüberblähung bei beatmeten, nicht intubierten Patienten (blaue Pfeile geben den Weg der Luft an, gelbe Pfeile regurgierten Mageninhalt) [L108]

aufdehnt und somit keinen höheren Druck aufbauen kann, oder dadurch, dass sich bei einem vorgegebenen Grenzdruck ein Sicherheitsventil öffnet. Manche Beutel bieten als Option auch eine **Druckbegrenzung** auf 20 mbar, und es wird empfohlen, diese Druckbegrenzung bei der Maskenbeatmung anzuwenden.

Ein Erwachsener kann mit einem Atemzug 500–1.200 ml Luft einatmen. Die Beatmungsbeutel sind dafür eingerichtet und liefern entsprechende **Beatmungsvolumina**. Diese müssen natürlich der Größe des Patienten angemessen sein. Ein kleiner Erwachsener benötigt geringere Volumina als ein 2,10 m großer, athletischer Sportler. Auch muss bedacht werden, dass der respiratorische Totraum (beim Erwachsenen 150 ml) das Beatmungsvolumen verringert, da die Luft im luftleitenden System nicht am Gasaustausch teilnimmt. Die Beobachtung der Thoraxbewegungen gibt Aufschluss über das richtig gewählte Beatmungsvolumen.

Ausreichende Volumina führen bei einer zu gering gewählten **Beatmungsfrequenz** zu einer ungenügenden Belüftung der Lunge (Hypoventilation). Im Ruhezustand atmet ein Erwachsener ca. 12- bis 18-mal in der Minute. Findet eine Beatmung alle fünf Sekunden statt, wird diese Normoventilation erreicht. Höhere Beatmungsfrequenzen, gleich bleibende Atemzugvolumina vorausgesetzt, ergeben eine **Hyperventilation**. Sie kann erwünscht sein, wenn die Beatmung, z.B. zur Rettung eines Unfallopfers, kurz unterbrochen werden muss. In der Praxis werden Notfallpatienten nicht selten versehentlich mit zu hohen Beatmungsfrequenzen beatmet, was in der Hektik bzw. in der Unerfahrenheit begründet sein mag. Oft nehmen dabei die Beatmungsvolumina ab, weil die völlige Entfaltung des Beutels nicht abgewartet wird. **Hypoventilation** ist die Folge.

Sauerstoffgabe bei der Beutel-Masken-Beatmung

Nur die frühzeitig einsetzende hochdosierte Anreicherung der Einatemluft mit Sauerstoff gewährleistet auf Dauer einen Therapieerfolg. Die Atemspende, ob mit oder ohne Hilfsmittel vorgenommen, bietet dem Patienten einen inspiratorischen Sauerstoffanteil von 17%. Durch Einsatz eines Beatmungsbeutels lässt sich dieser Anteil auf 21% steigern. Führt man dem Beutel zusätzlich Sauerstoff zu, gelingt es bei einem Flow von 4–6 l/Min., den Sauerstoffgehalt auf 50% zu steigern. Durch Vorschalten eines Reservoirsystems lässt sich dieser Anteil auf 80–95% erhöhen. Um diese Sauerstoffwerte erzielen zu können, muss allerdings mit einem sehr hohen Flow von 12 l/Min. gearbeitet werden. Es ist daher sinnvoll, mit regelbaren Druckminderern zu arbeiten. Für

den beatmungspflichtigen Notfallpatienten ist insbesondere in der Frühphase der Therapie immer der höchste Sauerstoffgehalt anzustreben. Das **komplette BMB-System** besteht aus Beatmungsbeutel, Filter mit Maske und O_2-Reservoir, Sauerstoffflasche mit Zuführungsschlauch und regelbarem Druckminderer, der bereits auf 12 l/Min. eingestellt ist.

> **MERKE**
> Das komplette BMB-System sollte stets betriebsbereit in jedem Notfallkoffer liegen. Nach Öffnen der O_2-Flasche kann mit der Therapie sofort begonnen werden. Eine Ersatzflasche sollte bei einem derart hohen Flow im Fahrzeug bereitliegen.

Endotracheale Intubation

Unter der endotrachealen Intubation versteht man die Einführung eines blockbaren Beatmungsschlauchs (Tubus) in die Trachea des Patienten (➤ Kap. 11.1). Über den Tubus wird ein direkter Zugangsweg zu den unteren Luftwegen geschaffen und ein kompletter Aspirationsschutz erreicht. Primär dient die Intubation der **Sicherung des Atemwegs**. Sie verhindert eine Überblähung des Magens unter der Beatmung und macht eine Aspiration unmöglich. Sekundär ermöglicht sie ein **Absaugen des Bronchialsystems** bzw. dessen Spülung (Bronchiallavage) nach vorangegangener Aspiration. Zudem können über den Tubus verschiedene **Medikamente** über die Bronchien (endobronchial) appliziert werden. Über die Bronchialschleimhaut gelangen sie ins Blut.

> **MERKE**
> Die Resorption der Medikamente ist möglich, aber teilweise ist die Wirkung schwer vorhersehbar, aus diesem Grund ist dieser Applikationsweg nur noch ein Reserveweg in der Reanimation (➤ Kap. 10).

Absaugen der unteren Luftwege und Bronchiallavage

Ein **Absaugen der unteren Luftwege** ist immer dann erforderlich, wenn es zu einer Aspiration gekommen ist oder Flüssigkeiten zur Verbesserung der Atemfunktion bei endotracheal intubierten Patienten entfernt werden sollen (z.B. bei Lungenblutungen, schwerer Bronchitis). Bei der **Bronchiallavage** werden die unteren Luftwege vor dem Absaugen mit Kochsalzlösung gespült, um zähe Sekretpartikel besser entfernen zu können.

Im Gegensatz zum Absaugen der oberen Luftwege muss beim endobronchialen Absaugen wegen des großen Infektionsrisikos unter **absolut sterilen Bedingungen** vorgegangen werden. Einmal benutzte Katheter dürfen daher nicht wieder verwendet werden. Das Absaugen muss sehr vorsichtig erfolgen, um die empfindlichen Schleimhäute nicht zu verletzen. Auf keinen Fall dürfen starre Absaugkatheter eingesetzt werden. Gerade bei kleineren Tuben muss bedacht werden, dass genügend Platz zwischen Tubuswand und Katheter bleibt, denn anderenfalls kann es zum Kollaps der Alveolen kommen. Aus diesem Grund sollten nur Absaugkatheter von der Größe des **halben Tubusdurchmessers** verwendet werden. Wie bei jedem Absaugverfahren muss auch das endobronchiale Absaugen zügig erfolgen, damit eine ausreichende Sauerstoffversorgung gewährleistet bleibt.

Extubation

Der einmal intubierte Notfallpatient wird präklinisch nahezu nie extubiert. Der Zustand des Patienten in dieser Phase ist instabil. Es wäre vorschnell, die Sicherheit, die eine Intubation bietet, zu diesem Zeitpunkt aufzugeben. Dennoch sollte das Personal im RD mit der Technik der Extubation vertraut sein.

Durch **Absaugen der Mundhöhle** wird verhindert, dass es nach der Extubation zur Aspiration kommen kann. Dazu wird ein großlumiger Katheter benutzt. Wenn er mühelos in die Speiseröhre gleitet, sollte auch der Magen abgesaugt werden. Damit nicht Keime in die Trachea eingeschleppt werden, muss zum **Absaugen der unteren Luftwege** ein steriler Absaugkatheter verwendet werden. Er muss der jeweiligen Tubusgröße entsprechen und leichtgängig eingeführt werden können. Um Sterilität zu gewährleisten, sollte der Katheter erst 20 cm oberhalb der Spitze gehalten werden. Er darf die Oberkante des Konnektors nicht berühren. Ohne Sog wird er nun vorgeschoben, bis beim Patienten ein Hustenreiz auftritt. Unter Absaugen wird der **Tubus entblockt**, so dass Schleim und Speichel, die sich oberhalb der Blockermanschette angesammelt hatten, sofort entfernt werden. Unter kontinuierlichem Sog wird der Tubus langsam zurückgezogen.

Nach der Extubation muss der Atemweg durch Überstreckung weiter freigehalten werden, bis die Atemschutzreflexe des Patienten wieder vollständig funktionieren. Daher kann auch ein nochmaliges Absaugen des Mund-Rachen-Raums notwendig sein. Eine anschließende **Inhalationstherapie** sichert eine genügende Sauerstoffsättigung des Blutes.

Gefahren bei der Extubation sind das Auslösen eines Laryngospasmus, die Aspiration, wenn der Mund-Ra-

chen-Raum zuvor nicht abgesaugt wurde, sowie Herzfrequenz- und/oder Rhythmusstörungen.

> **MERKE**
> Die Extubation muss stets in Intubationsbereitschaft durchgeführt werden.

Koniotomie

Die Koniotomie (> Abb. 9.12) dient der Sicherung des Atemwegs, wenn es zu einer akuten Verlegung des Rachenraums gekommen ist und wenn andere Methoden des Freimachens und Freihaltens der Atemwege versagen. Die **Indikationen** zur Koniotomie sind ödematös geschwollene Schleimhäute (allergische Reaktion, Insektenstich, Epiglottitis bei Kleinkindern), Verlegung der Atemwege durch Blutkoagel (traumatische Gesichts-

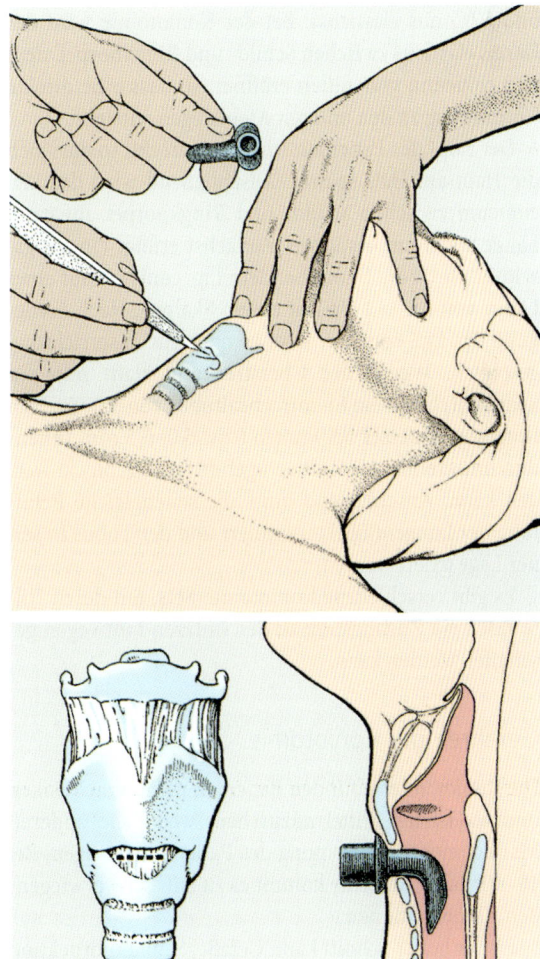

Abb. 9.12 Krikotomie bzw. Koniotomie [L108]
Oben: Inzision der Membrana cricothyroidea
Unten: durch die Inzision vorgeschobene Kanüle in der Trachea

verletzung), Aspiration von Fremdkörpern im Kehlkopfbereich, tumorös bedingte Raumforderungen (entzündlich, neoplastisch) und Unmöglichkeit der Intubation bei anatomischen Anomalien.

Technik der Koniotomie

Nach Überstreckung des Kopfes lässt sich der Kehlkopf bei den meisten Menschen problemlos tasten. Wenn man mit seinem Finger vom Kopf her kommend an ihm entlangfährt, spürt man eine V-förmige Ausbuchtung, die vom Schildknorpel (Cartilago thyroidea) gebildet wird. Gleitet man tiefer hinab, wird eine Lücke ertastet. Sie wird vom unteren Ende des Schildknorpels und vom Ringknorpel (Cartilago cricoidea) umschlossen. Hier befindet sich ein Band, das Lig. conicum (Lig. cricothyreoidea). Dieses Band gehört zu einem aus elastischem Gewebe bestehenden Trichter, der am Oberrand des Ringknorpels beginnt und nach oben hin die Stimmbänder bildet (Conus elasticus). Bei der Koniotomie wird der Conus elasticus zwischen Schild- und Ringknorpel, dem Lig. conicum, von außen eröffnet, so dass eine direkte Verbindung zu den unteren Atemwegen entsteht.

Der Kopf des Patienten wird überstreckt, so dass sich die Haut am Hals spannt. Anschließend wird das Lig. conicum zwischen Schild- und Ringknorpel auf einer Länge von 1 cm gespalten. Zunächst erfolgt ein Längsschnitt durch die Haut über dem Lig. conicum auf einer Länge von ca. 1–2 cm mit einem Skalpell. Nach Freilegung des Lig. conicum wird es quer zur Faserrichtung gespalten. Wegen der Überstreckung klafft nun ein Spalt, durch den ein Endotrachealtubus von 5,0–5,5 mm Innendurchmesser bei Frauen bzw. 6,0–6,5 mm Innendurchmesser bei Männern eingeführt und geblockt werden kann. Anschließend muss die seitengleiche Belüftung der Lungenflügel auskultiert und der Tubus in seiner Lage fixiert werden.

Es gibt verschiedene Koniotomie-Sets, mit deren Hilfe rasch ein Zugangsweg zu den unteren Luftwegen geschaffen werden kann.

Gefahren der Koniotomie

Die Koniotomie ist für den Patienten nicht ohne Risiken und als letztes Mittel anzusehen, wenn alle anderen Maßnahmen zur Beatmung des Patienten versagen. Bei 10–40% aller Eingriffe kommt es zu teils schwerwiegenden Komplikationen.

Ein zu hoher Schnitt kann Gefäße, Schildknorpel und Stimmbänder verletzen. Ein Schnitt zu weit seitlich führt zu einer Verletzung des N. laryngeus superior und der großen Halsgefäße. Erfolgt der Schnitt zu weit nach unten, kann eine Verletzung des Ringknorpels und der Schilddrüse mit massiver Blutung resultieren.

Die größte Gefahr besteht in einer nicht erkannten paratrachealen Lage des Tubus bzw. der Punktionskanüle. Der Patient erhält dann keinen Sauerstoff. Daher ist eine Auskultation der Lungenflügel obligat.

Spätkomplikationen sind Änderung der Stimmlage, Fremdkörpergefühl (Globusgefühl), Drucknekrosen an Ring- und Stellknorpel, subglottische Stenosen, Ausbildung eines subglottischen Narbengewebes (subglottische Granulationen) und das persistierende Stoma (das Lig. conicum wächst nicht wieder zu).

Tracheotomie und Laryngektomie

Unter **Tracheotomie** versteht man die Eröffnung des Luftwegs unterhalb des Kehlkopfes. Dieser Eingriff, der auch als Luftröhrenschnitt bezeichnet wird, ist keine Notfallmaßnahme. Vielmehr handelt es sich hierbei um eine geplante chirurgische Intervention. Die Halsöffnung, welche die Verbindung zur Luftröhre darstellt, wird als **Stoma** bezeichnet. Handelt es sich um eine zeitlich begrenzte Therapieform, spricht man von einer **Tracheostomie**. Das Stoma ist rund und hat einen Durchmesser von nur wenigen Millimetern. Häufig befinden sich zwei konzentrisch zulaufende metallene Tubi in dem Stoma.

Nach Entfernung des Kehlkopfes (**Laryngektomie**), z.B. bei Kehlkopfkrebs, wird das Stoma auf Dauer angelegt. Bei der Laryngektomie ist die Öffnung am Hals groß und rund, so dass Teile der Trachea sichtbar werden. Es befinden sich keine Trachealkanülen in der Halsöffnung. Auch wenn die Tracheotomie mit Anlage eines zeitlich begrenzten oder permanenten Stomas nicht zur Notfalltherapie im RD gehört, sind doch Kenntnisse über die speziellen Maßnahmen bei ateminsuffizienten Stomaträgern notwendig.

Bei der **Untersuchung des Stomas** muss auf mögliche Verstopfungen der Trachealkanüle durch verkrusteten Schleim oder Ähnliches geachtet werden. Zur Reinigung sollten die Kanülen in der Trachea belassen werden. Äußerlich kann die Reinigung mit einem sauberen Stofftaschentuch erfolgen. Zellstoff (z.B. Papiertaschentuch) darf nicht benutzt werden, weil Teile davon in die Trachea gelangen können. Danach kann die Trachea mit einem sterilen Absaugkatheter gereinigt werden. Er sollte dabei nicht tiefer als 7–12 cm vorgeschoben werden.

Beutel-zu-Stoma-Beatmung

Ein Stoma-Patient kann auch mit Beutel und Maske beatmet werden. Am besten ist dazu eine kreisrunde Kinderbeatmungsmaske geeignet, da die Abdichtung damit besonders leicht fällt. Wenn sich unter der Beatmung die Brust des Patienten nicht ausreichend hebt und senkt, ist es möglich, dass er nur teilweise über das Stoma atmet. Dann entweicht bei jeder Beatmung Luft über die Nase oder den Mund. In diesem Fall muss während der Ventilation mit den Fingern die Nase zugedrückt und mit der Innenseite der Hand der Mund verschlossen werden.

Intubationsbeatmung

Nach Einführung eines Endotrachealtubus in das Stoma gelingt es, die Atemfunktion ohne große Mühe aufrechtzuerhalten. Wichtig dabei ist, das Blocken nicht zu vergessen. Danach erfolgen die seitengleiche Auskultation von Atemgeräuschen und Fixation des Tubus.

> **PRAXISTIPP**
> Das äußere Tracheostoma ist meistens nicht auf den ersten Blick zu erkennen, da Halsatmer den künstlichen Atemweg mit hohen Hemdkragen und Halstüchern vor Staub- und Kälteeinwirkung schützen müssen.

9.3 Störung der Vitalfunktion Herz-Kreislauf

9.3.1 Symptome

Im Folgenden sind die häufig auftretenden Symptome aufgeführt, die bei Störungen des Herz-Kreislauf-Systems auftreten können. Da sich die Symptome der Erkrankungen oft überschneiden, ist nicht immer sofort klar, ob eine Dyspnoe durch eine Störung der Atmung oder des Herz-Kreislauf-Systems verursacht ist. Beschwerden oder Symptome können einzeln und dezent genauso wie vielfach und stark auftreten, nacheinander wie gleichzeitig. Ein Symptom kann mehrere Ursachen haben, und eine Krankheit kann wiederum mehrere Symptome hervorbringen. Folgende Symptome deuten auf eine Störung im Herz-Kreislauf-System hin.

Schmerzen

Brustschmerzen als Ausdruck von Herzerkrankungen sind ein wichtiges Symptom. Oft werden sie retrosternal (hinter dem Brustbein) angegeben. Charakteristisch kann auch die **Ausstrahlung** vornehmlich in die linke obere Körperregion, z.B. in die linke Schulter und den linken Arm, sein. Die Patienten geben bei Brustschmerzen häufig auch ein **Druckgefühl** auf der Brust und ziehende Schmerzen im Unterkiefer/Halsbereich an. Ältere Menschen oder Patienten mit einer lang existierenden Zuckerkrankheit müssen keine Brustschmerzen angeben, sondern klagen auch bei zugrunde liegendem Herzinfarkt z.B. über Übelkeit, Unwohlsein und ein Druckgefühl im Epigastrium. Das Schmerzempfinden dieser Patienten ist durch die jahrelange Grunderkrankung verändert, so dass ein Herzinfarkt nahezu symptomlos verlaufen kann. Die kardialen Schmerzen können aber auch bei nicht diabetischen Patienten mit Übelkeit und Erbrechen gekoppelt sein. Der Schmerz sollte immer ernst genommen werden, selbst wenn er nicht ausstrahlt oder in Bereiche ausstrahlt, die eher untypisch sind, und das Rettungsdienstteam vermutet, dass nur ein Muskelschmerz vorliegt. Stärkste Schmerzen in einer Extremität können auf einen arteriellen Verschluss hindeuten und müssen durch weitere Befunderhebung abgeklärt werden.

> **ACHTUNG**
> Bis zum Ausschluss wird der Patient so behandelt, als sei ein kardialer Notfall bewiesen, da die sichere Diagnose erst in der Klinik erfolgen kann.

Dyspnoe

Die Dyspnoe ist eine Atemstörung mit subjektiv erlebter Atemnot, dabei ist die Atemtätigkeit deutlich erschwert. Gleichzeitig kann kompensatorisch eine **Tachypnoe** (höhere Atemfrequenz) auftreten. Mit dem Stethoskop lassen sich **pathologische Atemgeräusche** wie Rasselgeräusche oder Brodeln meist am Rücken basal (Lungenbasis) auskultieren, wenn ein Lungenödem aufgetreten ist. Dies ist z.B. bei einer Linksherzinsuffizienz der Fall, da sich eine Stauung vor der linken Herzseite über die V. pulmonalis in der Lunge als Stauung mit nachfolgender Dyspnoe manifestiert. Bei Rechtsherzinsuffizienz zeigt sich ein Stau vor der rechten Herzseite, also z.B. periphervenös, an den unteren Extremitäten als **Knöchelödeme** oder im Halsbereich als **gestaute Halsvenen**.

Hautfarbe

Die Hautfarbe kann bei Herz-Kreislauf-Störungen verändert sein. Bei Patienten mit sehr niedrigen Blutdrücken, wie sie im Schock auftreten können, entfärbt sich die Haut. Die Patienten haben ein **blasses Aussehen**. Im

Rahmen einer Hypertonie wird die Haut sehr gut durchblutet, Hypertoniker haben ein **hochrotes Gesicht** und schwitzen zumeist stark.

Schockzeichen

Die Haut ist bei Patienten mit einem **Schock** meist blassgrau, kalt und schweißig. Die Patienten können unruhig, ängstlich oder apathisch sein. Ihre Handlungen und ihre Ausdrucksweise können unverständlich und sinnlos erscheinen, was darauf hindeutet, dass die Bewusstseinslage verändert ist. Der Puls ist in einer Schocksituation beschleunigt (Tachykardie) und peripher fadenförmig zu palpieren (kaum tastbar). Der Blutdruck ist erniedrigt (Hypotonie).

Rhythmusstörungen

Bei der Pulskontrolle können Rhythmusstörungen auffallen, etwa als **Tachykardie** oder **Bradykardie** mit **Extrasystolen**. Es ist ratsam, den peripheren Puls mit dem zentralen (Stethoskop) zu vergleichen, um so Pulsdefizite festzustellen. Das heißt, dass nicht jeder hörbaren Herzaktion auch ein Auswurf von Blutvolumen folgt. Die Herzrhythmusstörungen sind die häufigste Komplikation nach einem Herzinfarkt, in deren Folge es zu einem Kreislaufstillstand kommen kann.

Wenn bei einem Patienten kein Puls mehr palpiert werden kann, spricht man von einem **Herz-Kreislauf-Stillstand**. Das Herz fällt als Pumpe in seiner zentralen Rolle für den Kreislauf aus und die Versorgung der Organe mit Sauerstoff kommt zum Erliegen.

9.3.2 Maßnahmen bei Störungen der Herz-Kreislauf-Funktion

Der im RD entscheidende Erstkontakt zum Patienten mit Anwendung des BAK-Schemas (➤ Kap. 6.1), der Überprüfung von Bewusstsein, Atmung und Kreislauf, wird auch bei Patienten mit Störungen der Herz-Kreislauf-Funktion durchgeführt. Sollten vitale Funktionen ausgefallen sein oder aber drohen auszufallen, muss zügig gehandelt werden. Bei Vorliegen eines Herz-Kreislauf-Stillstands wird unverzüglich mit der **Reanimation** begonnen (➤ Kap. 10). In allen anderen Fällen schließt sich die Notfalluntersuchung mit eingehender Patientenbeobachtung an. Grundsätzlich dürfen Patienten in einer Notfallsituation nicht allein gelassen werden, da die Abwendung von ihnen Angst auslösen kann und sich

die Symptomatik dann häufig verschlechtert. Angst ist ein Hindernis bei jeder Therapie im RD. Daher ist es notwendig, den Patienten psychisch zu betreuen und ihm ein Gefühl der Sicherheit zu geben. Zu den **Basismaßnahmen** gehören die richtige Lagerung und der Schutz des Patienten vor Wärmeverlust (Decke). Die Lagerung sollte für den Patienten angenehm sein. Bei einer Linksherzinsuffizienz ist es entscheidend, bei beginnender Atemstörung durch ein sich entwickelndes Lungenödem die Atmung durch eine aufrechte Lagerung zu unterstützen. Des Weiteren sind die Vitalfunktionen kontinuierlich zu überprüfen und zu registrieren, wobei die technischen Möglichkeiten ausgeschöpft werden sollten (EKG schreiben). Ein umfangreiches **Monitoring** der Herz-Kreislauf-Funktion ist selbstverständlich, mit regelmäßiger Pulskontrolle, Blutdruckkontrolle und Pulsoxymetrie. Die Werte des Patientenmonitorings und die Befunde der Patientenbeobachtung werden dokumentiert, um im Verlauf die Veränderungen des Zustands des Patienten beurteilen zu können. Da bei Störungen der Herz-Kreislauf-Funktion die Versorgung des Organismus mit Sauerstoff gefährdet ist, muss frühzeitig der Einsatz von **Sauerstoff** über Inhalation erfolgen. Für die Applikation von Sauerstoff existieren unterschiedliche Möglichkeiten (➤ Kap. 9.2). In manchen Fällen, z.B. bei großen Blutverlusten, kann es auch sinnvoll sein, Blutproben mit Sondersignal durch ein zweites Fahrzeug in die Klinik bringen zu lassen, um frühzeitig Blut für eine Transfusion zur Verfügung zu haben. Als **erweiterte Maßnahme** kann die Gabe von Medikamenten vorbereitet werden, die schon bereitgestellt werden können.

9.4 Störung von Wasser-/Elektrolythaushalt und Säure-Basen-Haushalt

9.4.1 Wasser- und Elektrolythaushalt

Der Wassergehalt beträgt beim Mann 60%, bei der Frau 50% (mehr Fettgewebe) und bei Säuglingen 75% des Körpergewichts. Das Körperwasser (➤ Abb. 9.13) verteilt sich zu $2/3$ innerhalb der Zelle (**intrazellulär**) und zu $1/3$ außerhalb der Zelle (**extrazellulär**). Der extrazelluläre Flüssigkeitsanteil umfasst die Flüssigkeit zwischen den Zellen (**interstitiell**) und im Blutkreislauf (**intravasal**).

Die Flüssigkeitsräume unterliegen einem ständigen Austausch an Wasser. Für die unterschiedliche Wasserverteilung ist die Verteilung der osmotisch wirksamen

Substanzen (Ionen) auf die Flüssigkeitsräume die Ursache (➤ Abb. 9.14). In der intrazellulären Flüssigkeit sind vornehmlich Kaliumkationen (K^+) und ionisierte Phosphate (Phosphatester) vorhanden. In der extrazellulären Flüssigkeit überwiegen das Kation Natrium (Na^+) und die Anionen Chlorid (Cl^-) und Bicarbonat (HCO_3^-). Aufgrund des unterschiedlichen Eiweißgehalts ergeben sich nur geringe Ionenverschiebungen zwischen interstitieller und intravasaler Flüssigkeit.

Osmolarität, Osmolalität, osmotischer Druck, onkotischer Druck

Die **Osmolarität** ist die Konzentration aller gelösten Teilchen (Na^+, K^+, Glukose, Harnstoff etc.) in einem Liter Lösungswasser. Die **Osmolalität** hingegen beschreibt die Konzentration aller gelösten Teilchen pro Kilogramm Lösungswasser. Die Konstanterhaltung der Osmolalität im Körper wird als **Isoosmolalität** oder **Isoto-**

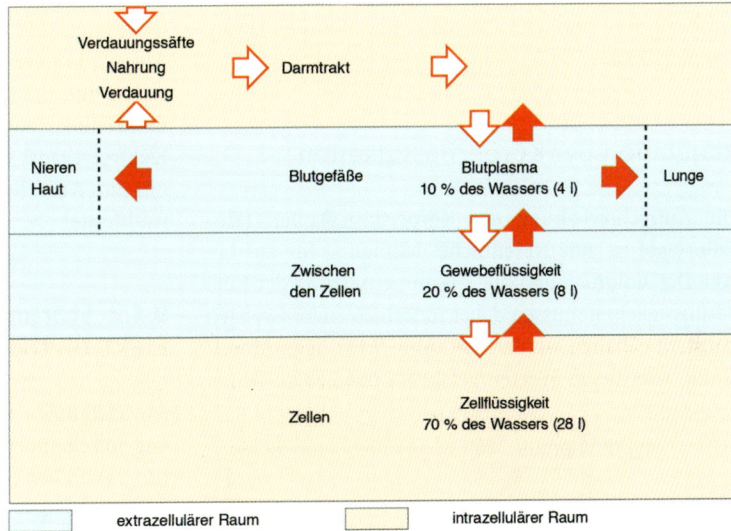

Abb. 9.13 Verteilung und Bewegung des Körperwassers [L108]

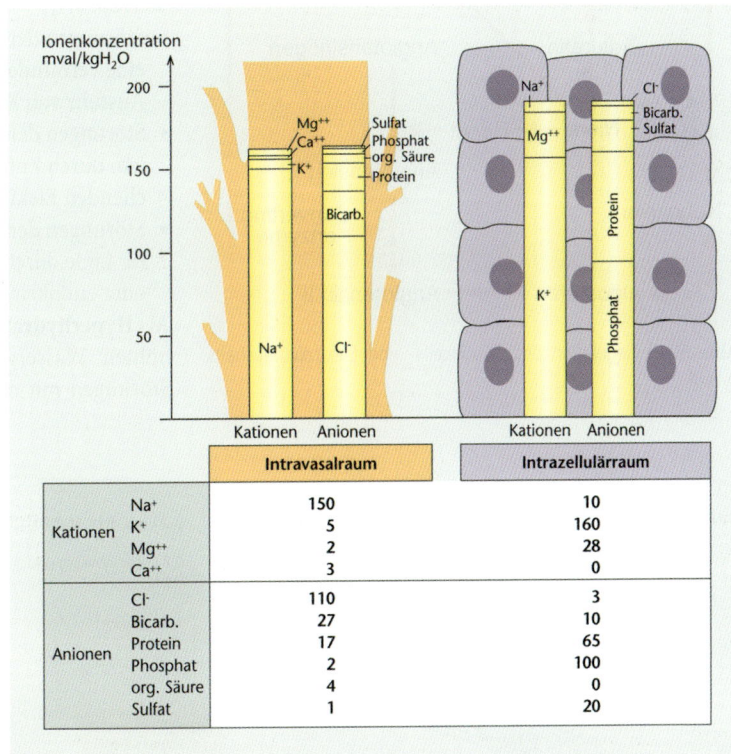

Abb. 9.14 Flüssigkeitsräume und ihre Elekrolytzusammensetzung [L157]

		Intravasalraum	Intrazellulärraum
Kationen	Na⁺	150	10
	K⁺	5	160
	Mg⁺⁺	2	28
	Ca⁺⁺	3	0
Anionen	Cl⁻	110	3
	Bicarb.	27	10
	Protein	17	65
	Phosphat	2	100
	org. Säure	4	0
	Sulfat	1	20

nie bezeichnet und hauptsächlich durch Na$^+$ bestimmt. Der osmotische Druck des Plasmas steigt und fällt mit der Anzahl der in ihm gelösten Teilchen (Normwert der Osmolalität: 280–285 mOsmol/kg H$_2$O).

Ein Sonderfall des osmotischen Drucks ist der **kolloidosmotische (onkotische) Druck**. Er tritt an Zellmembranen (z.B. Blutkapillaren) auf, die für Eiweiße (Kolloide) undurchlässig, aber für Elektrolyte durchlässig sind. Für den Flüssigkeitsaustausch in den Kapillaren ist das Wechselspiel zwischen dem Druck im Zwischenzellraum und dem Plasma von großer Bedeutung (➤ Kap. 2.6).

Regulation der Körperflüssigkeiten

Die Aufrechterhaltung der Körperflüssigkeiten (**Homöostase**) ist eine wesentliche Bedingung für das Leben. Das Volumen und die Zusammensetzung der Körperflüssigkeiten müssen daher innerhalb enger Grenzen konstant gehalten werden (➤ Abb. 9.15). Jede Abweichung von diesen Werten gefährdet das Leben. Durch

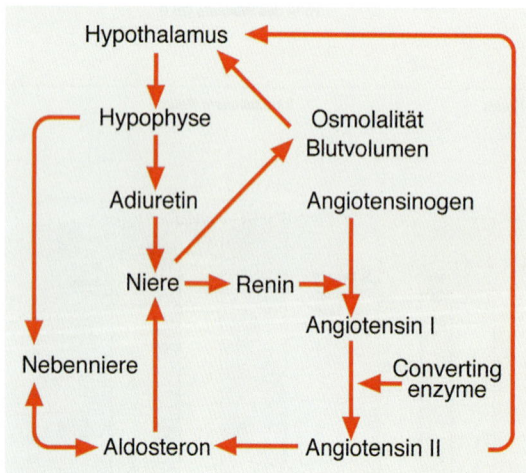

Abb. 9.15 Regulation des Flüssigkeits- und Elektrolythaushalts [L108]

den osmotischen und den kolloidosmotischen Druck wird die Flüssigkeitshomöostase im Organismus geregelt. Die osmotischen Verhältnisse sind für die Wasserverteilung in den Kompartimenten des Organismus verantwortlich. So erfolgt z.B. ein Einstrom von Wasser in die Zelle entweder bei einem Absinken der Osmolalität im extrazellulären Flüssigkeitsraum oder bei einem Anstieg der Osmolalität im intrazellulären Flüssigkeitsraum. Gegensätzliche Veränderungen bewirken einen Wasserausstrom aus der Zelle. Ziel der Regulation ist die Gewährleistung von Isotonie und Isovolämie, d.h. die Aufrechterhaltung der normalen osmotischen Konzentration und die konstante Erhaltung des Volumens im Extrazellularraum. Der physiologische Wasser- und Elektrolythaushalt wird durch die **Aufnahme** (Resorption) und **Ausscheidung** (Niere, Magen-Darm-Trakt) gewährleistet (➤ Abb. 9.16).

9.4.2 Störungen des Wasser- und Elektrolythaushalts

Abweichungen von der Isovolämie und Isotonie sind eng miteinander verknüpft. Es ist von großer Bedeutung, zwischen den Störungen des Flüssigkeitshaushalts und Störungen des Elektrolythaushalts, insbesondere des Natriumhaushalts, zu unterscheiden (➤ Abb. 9.17, ➤ Tab. 9.4):

- Störungen der Flüssigkeitsbilanz werden z.B. durch eine verminderte Flüssigkeitszufuhr bei vermehrter Ausfuhr von Körperflüssigkeit verursacht.
- Störungen der Flüssigkeitsverteilung werden vor allem durch Zufuhr wässriger Lösungen ohne ausreichenden Elektrolytgehalt ausgelöst.
- Störungen der Flüssigkeitsregulation werden in erster Linie durch Erkrankung der renalen, kardialen oder endokrinen Organe verursacht.

Als **Hyperhydratation** werden Störungen mit einem erhöhten Wassergehalt bezeichnet, als **Dehydratation** Störungen mit einem verminderten Wassergehalt. Os-

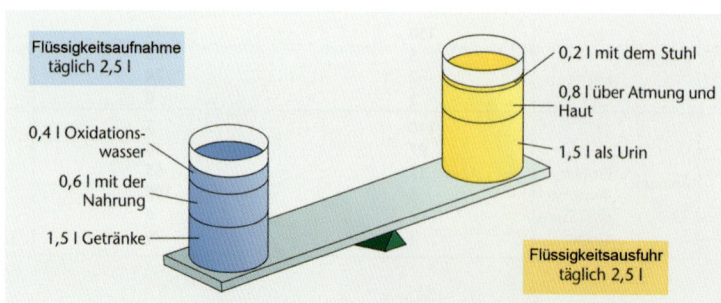

Abb. 9.16 Physiologische Flüssigkeitsaufnahme und -ausfuhr [A400]

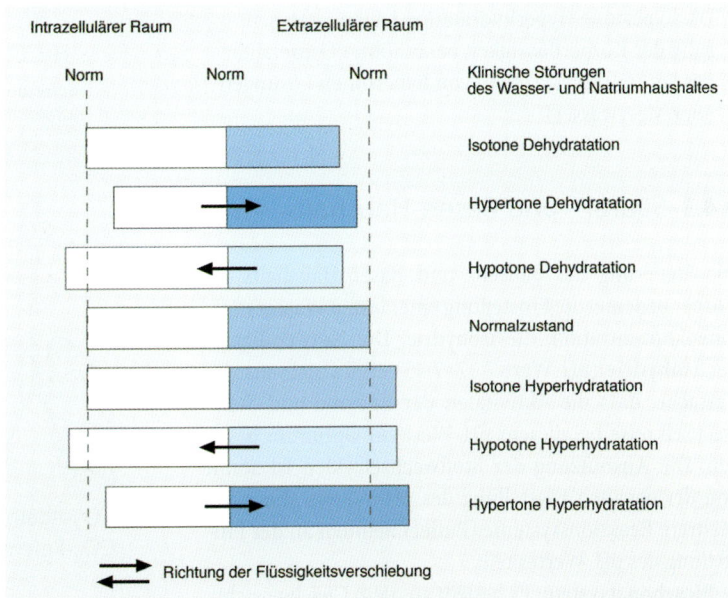

Abb. 9.17 Flüssigkeitsverschiebungen bei verschiedenen Störungen des Natriumhaushalts [L108]

molalitätsstörungen sind von der Natriumkonzentration abhängige Störungen des Flüssigkeitsstatus und werden als isoton, hyperton oder hypoton bezeichnet.

Dehydratation

- Die isotone Dehydratation bezeichnet eine Verminderung der Körperflüssigkeit bei normaler Osmolalität des Serums (z.B. Blut- und Plasmaverluste).
- Die hypertone Dehydratation ist die Verminderung der Körperflüssigkeit bei gleichzeitig erhöhter Osmolalität des Serums (z.B. massive renale Flüssigkeitsverluste beim Diabetes insipidus).

- Die hypotone Dehydratation bezeichnet die Verminderung der Körperflüssigkeit bei erniedrigter Osmolalität des Serums, d.h., der Verlust an Natrium ist größer als der an Wasser.

Hyperhydratation

- Die isotone Hyperhydratation bezeichnet eine Vermehrung der Körperflüssigkeit bei erhaltener normaler Osmolalität des Serums (z.B. Anurie).
- Die hypotone Hyperhydratation ist die Vermehrung der Körperflüssigkeit bei erniedrigter Osmolalität des Serums (Wasserintoxikation, Beinaheertrinken in Süßwasser).

Tab. 9.4 Störungen des Flüssigkeits- und Elektrolythaushalts mit Ursachen und Folgen in der Übersicht

	Ursache	Natriumgehalt im Plasma	Eiweißgehalt	Hämatokrit	Erythrozytenzahl
Hypotone Dehydratation	Natriummangel, zu viel freies Wasser	erniedrigt	erhöht	stark erhöht	erhöht
Hypertone Dehydratation	Verlust von freiem Wasser, Hypovolämie	leicht erhöht	erhöht	leicht erhöht	erhöht
Isotone Dehydratation	Flüssigkeitsmangel • Blutmangel • Plasmamangel	normal normal	normal normal	normal normal	normal normal
Isotone Hyperhydratation	zu viel Volumen u. Natrium	normal	erniedrigt	erniedrigt	erniedrigt
Hypotone Hyperhydratation	zu viel freies Wasser, Volumen	leicht erniedrigt	erniedrigt	leicht erniedrigt	erniedrigt
Hypertone Hyperhydratation	wenig freies Wasser, zu viel Natrium	erhöht	erniedrigt	stark erniedrigt	erniedrigt

- Die hypertone Hyperhydratation ist eine Vermehrung der Körperflüssigkeit bei erhöhter Osmolalität des Serums (z.B. Trinken von hypertonen Lösungen oder Meerwasser).

9.4.3 Säuren- und Basen-Haushalt

Die Steuerung des Säuren- und Basen-Haushalts im Körper bedeutet die Einstellung einer festen Wasserstoffionenkonzentration, die Isohydrie. Die Notwendigkeit der **Isohydrie** (pH-Wert 7,37–7,43) ergibt sich aus der Tatsache, dass die Aktivitäten der Enzyme und Stoffwechselkreise bei diesem pH-Wert ein Optimum besitzen. Die Ausnutzung der Stoffwechselzyklen ist somit von der genauen Einstellung des pH-Wertes abhängig. Mehrere Reaktionssysteme (Puffer) nehmen an der Einstellung des pH-Wertes teil:

- **Bicarbonatsystem:** Es besteht aus dem Gleichgewicht der Konzentrationen von HCO_3^- und CO_2. Die Normalkonzentration von HCO_3^- (Base) liegt im Blut bei 24 mmol/l und wird als Standardbicarbonat bezeichnet. Die Normalkonzentration von CO_2 (Säure) im Blut (pCO_2) liegt bei 1,2 mmol/l. Da Base und Säure beide im Blut gelöst vorliegen, ergibt sich daraus für den normalen pH-Wert ein Verhältnis von 24:1,2 = 20:1.
- **Proteinsystem:** Dies beruht auf der Möglichkeit der Eiweiße, H^+ und OH^- abzugeben bzw. aufzunehmen. Das vorhandene Gleichgewicht saurer und basischer Gruppen in den Eiweißen sowie zwischen Hämoglobin (Hb) und (HbO_2) stellt den pH-Wert ein.

Die Summe der an der Einstellung des pH-Werts beteiligten Moleküle (HCO_3^-, Hb- und Proteinbasen) heißt **Pufferbasen** und beträgt 48 mmol/l. Dieser Wert ist der Bezugswert für die Bestimmung des **Basenüberschusses** (BE). Er hat den Normalwert Null. Vermehrung der Pufferbasen ergeben einen positiven, Abnahme einen negativen BE.

9.4.4 Störungen des Säuren- und Basen-Haushalts

Störungen der Isohydrie, die von den Puffersystemen nicht mehr ausgeglichen werden, können nach der basischen oder nach der sauren Seite erfolgen. Die Abweichung des pH-Werts unter 7,37 wird **Azidose**, die des pH-Werts über 7,43 wird **Alkalose** genannt. Die Verschiebungen erfolgen aufgrund veränderter CO_2-Abgabe mit der Atmung (Hypo- oder Hyperventilation) oder durch vermehrten Anfall von Säuren bzw. Basen aus den Stoffwechselkreisläufen des Körpers. Erstere heißen daher respiratorische Störungen und Letztere metabolische Störungen (Azidose bzw. Alkalose). Alle verändern den pH-Wert des Blutes. Die respiratorischen Störungen verändern zusätzlich den CO_2-Partialdruck (pCO_2) des Blutes, die metabolischen den BE-Wert, da sie Pufferbasen vermehrt in Anspruch nehmen.

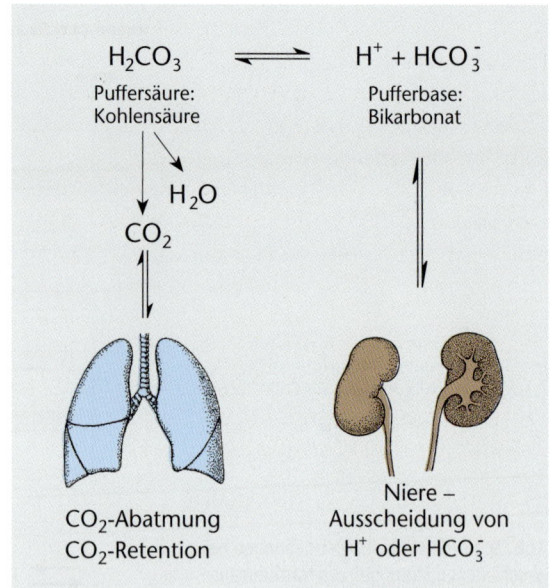

Abb. 9.18 Das Bicarbonat-Puffersystem [L190]

Regulationsmechanismen

Metabolische Störungen werden über die Atmung und respiratorische über die Niere ausgeglichen. Die Kompensation einer metabolischen Azidose verläuft über vermehrte Abgabe von CO_2 über die Atmung (Azidose- oder Kußmaul-Atmung). Die respiratorische Azidose wird kompensiert über die Ausscheidung von H^+-Ionen über die Niere. Die Kompensation einer metabolischen Alkalose erfolgt über eine verminderte, flache Atmung, um vermehrt CO_2 zurückzuhalten. Die respiratorische Alkalose wird kompensiert über die renale Ausscheidung von Bicarbonat (➤ Abb. 9.18).

9.5 Schock

9.5.1 Allgemeine Pathophysiologie des Schocks

Definition: Akute und lebensbedrohliche Störung des Herz-Kreislauf-Systems mit konsekutiver Minderversorgung der Gewebe mit Sauerstoff (Gewebehypoxie). Der Schock kann aufgrund verschiedener Ursachen in fünf Schockformen unterteilt werden (➤ Tab. 9.5).

Der Schock präsentiert sich in der Notfallmedizin als Summe komplexer pathophysiologischer Vorgänge (➤ Abb. 9.19, ➤ Tab. 9.6). Durch die Erkenntnisse aus Forschung und Praxis weiß man, dass Schockzustände durch verschiedene Organstörungen ausgelöst werden (➤ Tab. 9.5).

Der Schock ist eine **akute Kreislaufinsuffizienz**, die durch ein Missverhältnis zwischen Blutgefäßvolumen und Blutgefäßkapazität verursacht wird und in eine Sauerstoffunterversorgung der Körperzellen (**Gewebshypoxie**) einmündet. Abhängig vom auslösenden Mechanismus des Schockgeschehens, wird zwischen absolutem und relativem Missverhältnis mit der Folge einer Hypovolämie unterschieden. Die **absolute Hypovolämie** wird durch den Verlust an zirkulierendem Volumen nach außen oder innen ausgelöst. Bei **relativer Hypovolämie** wird durch Herz- oder Gefäßinsuffizienz Volumen in der Körperperipherie umverteilt. In beiden Fällen wird der venöse Rückstrom zum Herzen vermindert. Der Schock wird in drei Stadien eingeteilt.

Stadium I (kompensiertes Stadium)

Die Auslösung der ersten Schockreaktionen erfolgt durch einen **Volumenverlust** von ca. 500 ml aus dem

Tab. 9.5 Ursachen und Auslöser der einzelnen Schockformen

Schockform	Ursache	Auslöser
hypovolämischer Schock	intravasaler Volumenmangel	Verlust von Wasser, Elektrolyten, Plasma oder Blut nach innen oder außen
kardialer Schock	myokardiales Pumpversagen	intrakardial: • akuter Myokardinfarkt • Herzrhythmusstörungen • dekompensierte Herzinsuffizienz • Herzklappenfehler • Myokarditis • Kardiomyopathie extrakardial: • Lungenarterienembolie • Spannungspneumothorax • Status asthmaticus • Herzbeuteltamponade
anaphylaktischer Schock	Störung der Vasomotorik mit erhöhter Kapillar- und Zellmembranpermeabilität	allergische Reaktion mit Freisetzung von Histamin (Antigen-Antikörper-Reaktion)
septischer Schock	Störung der Mikrozirkulation durch Eröffnung arteriovenöser Shunts, gestörte Zellfunktion und veränderter Metabolismus der Zellen	in den meisten Fällen durch Endotoxine gramnegativer Bakterien
neurogener Schock	Störung bzw. Ausfall der Vasomotorik aufgrund von Störungen des sympathischen Nervensystems	traumatische (Wirbelsäulentrauma) oder pharmakologische (Spinal-, Periduralanästhesie) Blockade des sympathischen Nervensystems

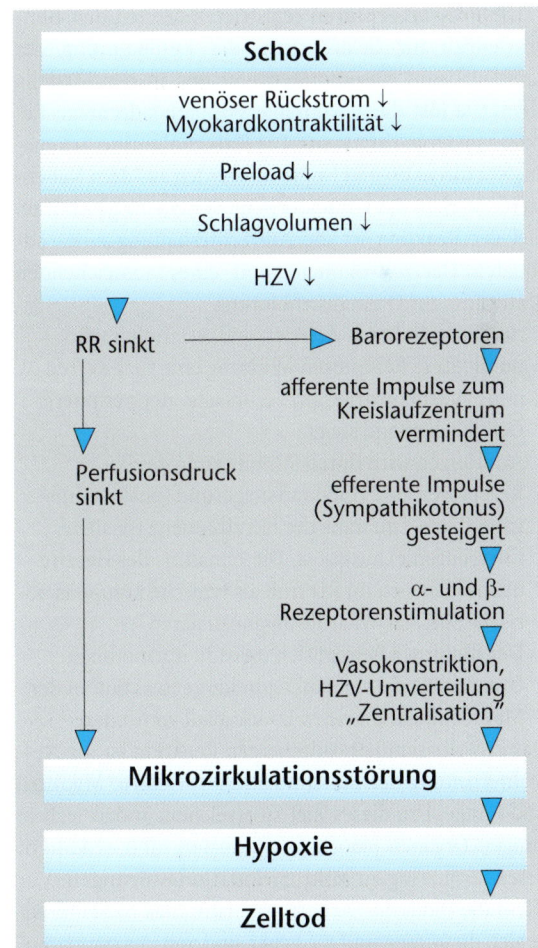

Abb. 9.19 Pathophysiologie des Schocks [A300–157]

Tab. 9.6 Hämodynamik im Schock

	Hypovolämischer Schock	Kardialer Schock	Anaphylaktischer Schock	Septischer Schock	Neurogener Schock
Herzfrequenz	↑	↑ ↓	↑	↑	↑ ↓
Blutdruck	↓	↓	↓	↓	↓
Herzzeitvolumen	↓	↓	↓	↑	↑ ↓
peripherer Gefäßwiderstand	↑	↑	↓	↓	↓

zirkulierenden Volumen oder durch eine Fehlverteilung des Volumens im Gefäßsystem. Da das kardiovaskuläre System noch nicht auf die Volumenveränderung reagiert hat, ist die Schocksymptomatik noch unvollständig.

Erste Reaktion im Kreislauf ist eine **Verminderung des venösen Rückstroms** zum Herzen. Die Vorlast und das enddiastolische Füllungsvolumen der Ventrikel sind reduziert. Direkte Folge ist der Abfall des Schlagvolumens und des Herzzeitvolumens. In dieser unmittelbaren Frühphase des Schocks werden die entscheidenden **Kompensationsmechanismen** initiiert:

Die **Pressorezeptoren** registrieren schnell den Blutdruckabfall im Gefäßsystem; die Enthemmung des Kreislauf- und Vasomotorenzentrums in der Medulla oblongata löst die gewünschte sympathoadrenerge Reaktion im Organismus aus. Die **Katecholamine** Adrenalin, Noradrenalin und Dopamin werden aus dem Nebennierenmark in das zirkulatorische System ausgeschüttet. Ziel der Reaktion ist die Aufrechterhaltung eines adäquaten Herzzeitvolumens und eines ausreichenden Blutdrucks zur Organdurchblutung.

- An den peripheren Arterien und Arteriolen wird durch die α-Rezeptoren-Wirkung eine Gefäßverengung (Vasokonstriktion) verursacht, der periphere Gefäßwiderstand steigt.
- Am Herzen wird durch Stimulierung der $β_1$-Rezeptoren eine Herzkraftsteigerung (positive Inotropie) und Zunahme der Herzfrequenz (positive Chronotropie) ausgelöst. Die Zunahme der Herzfrequenz lässt sich im RD früh als typische kompensatorische Sinustachykardie diagnostizieren.
- Der Blutdruck bewegt sich meist in normotonen Grenzen, da die sympathoadrenerge Reaktion in der Makrozirkulation einen Druckabfall verhindert.

Das Ziel der sympathoadrenergen Reaktion ist die Aufrechterhaltung der Blutzirkulation in Gehirn, Myokard und Lunge. Um dieses Ziel zu erreichen, ändert sich in einigen Organen jedoch die Perfusion, und es kommt bereits frühzeitig zu **Mikrozirkulationsstörungen**. Vor allem die Haut, die Skelettmuskulatur, das Mesenterialgebiet, die Nieren und die Leber sind von der sympatho-adrenergen Reaktion betroffen. Durch Veränderung des Druckgradienten zwischen dem arteriellen und dem venösen Schenkel nimmt die Resorption von Volumen aus dem Interstitium in den Intravasalraum zu. Diese Reaktion ermöglicht zusammen mit der Reaktion des sympathischen Nervensystems, dass Volumendefizite bis zu 20% der Norm durch körpereigene Mechanismen kompensiert werden können. Bei einem Erwachsenen mit einem Gewicht von 70 kg und einem zirkulierenden Blutvolumen von ca. 5,6 Litern (8% des Körpergewichts) kann also maximal ein Verlust bis ca. 1,2 Liter ausgeglichen werden. Die Mikrozirkulationsstörungen in Verbindung mit der beschriebenen Volumenverschiebung verlangen jedoch in jedem Fall eine dem Verlust entsprechende **Volumentherapie**, obwohl viele der Betroffenen zu diesem Zeitpunkt noch nahezu normale Blutdruckverhältnisse bieten.

Stadium II (dekompensiertes Stadium)

Hält der Volumenverlust weiter an, ohne dass eine suffiziente Therapie eingeleitet wurde, wird sich die Situation für den betroffenen Patienten dramatisch verschärfen. Durch kontinuierlichen Druckabfall im arteriellen Gefäßsystem werden deutlich höhere Katecholaminmengen ausgeschüttet. Die sympathoadrenerge Reaktion wird forciert und der Kreislauf beginnt sich zu zentralisieren. Im ausgeprägten Stadium II des Schocks konnten Katecholaminkonzentrationen nachgewiesen werden, die um das 30- bis 50-Fache der Normalwerte erhöht waren. Folge dieser hohen Konzentrationen ist die Fixierung der **Kreislaufzentralisation**, wodurch die betroffenen Organe vollständig von der weiteren Durchblutung und Sauerstoffversorgung abgetrennt werden. Die Arteriolen verfügen über Sphinkter, die ringförmig am Beginn der Arteriolen angeordnet sind. Der ausgeprägt vasokonstriktorische Effekt wird unterstützt durch die Ausschüttung von Mediatoren, z.B. Endothelin. Wird der kritische Verschlussdruck der Arteriolen bei sinkendem Blutdruck unterschritten, wird das betroffene Kapillargebiet vollständig von der weiteren Durchblutung abgetrennt (Ischämie). Im betroffenen Kapillargebiet kommt das Blutvolumen zum Stehen (Stase). Folgende **Mikrozirkulationsstörungen** prägen den Ablauf dieser Phase des Schockgeschehens:

- Minderdurchblutung der Organe
- Ischämie der Kapillargefäße
- Hypoxie im Blut
- Hypoxydose der Zellen
- anaerobe Glykolyse
- metabolische Azidose (Anhäufung von Pyruvat und Laktat).

Die Ischämie der betroffenen Kapillarbereiche erfordert die komplette Umstellung auf die anaerobe Energiegewinnung (Glykolyse), da durch die unterbrochene Durchblutung auch kein Sauerstoff mehr das Kapillargebiet erreicht. Eine intensive Anhäufung von Pyruvat und Laktat ist die unmittelbare Folge und führt rasch zur akuten metabolischen Azidose. Die Azidose zerstört die semipermeable Membran der Kapillar- und Zellwände. Ihre Durchlässigkeit wird erhöht. Die Zunahme des osmotischen Drucks in der Zelle führt zum Volumeneinstrom in den hypertonen Bereich mit der Folge, dass dem Intravasalraum zusätzlich Flüssigkeit entzogen wird.

Stadium III (irreversibler Schock)

Kann die Stase in der Mikrozirkulation nicht rechtzeitig unterbrochen werden, treten weitere Komplikationen auf. Der Entzug des intravasalen Volumens im Kapillargebiet führt zunehmend zur Eindickung des Blutes, die Blutviskosität steigt. Die im Gefäß verbleibenden festen Bestandteile des Blutes verändern sich ebenfalls. Die Erythrozyten verlieren durch den hohen osmotischen Druckgradienten der Zellen ihre Flüssigkeit. Sie verlieren ihre ursprüngliche Form und werden rund. Wie Geldrollen legen sie sich aneinander und blockieren das Kapillargefäß. Dieser Zustand wird als **Sludge-Phänomen** (engl. für Schlamm) bezeichnet. Setzt zu diesem Zeitpunkt die Reperfusion der Kapillare ein, ist es nicht möglich, die verstopften Kapillargefäße wieder zu öffnen.

Gelingt es, die Erythrozyten erneut zum Fließen zu bringen, drohen sie sich als Thrombengebilde in anderen Gefäßen festzusetzen. Die Thrombozyten, die neben Fibrinogen und Kalzium für die Blutgerinnung notwendig sind, werden durch die Stase auch geschädigt. Sie haben die Eigenschaft zu verklumpen, d.h., sie bilden einen Koagel (Thrombozytenaggregation, ➤ Kap. 2.6). Dies äußert sich klinisch durch eine signifikante Abnahme der Thrombozytenzahl (**Thrombozytensturz**). Die Freisetzung der Gerinnungsstoffe führt zum Verbrauch einzelner Gerinnungsfaktoren (Faktor I, II, V, VII und VIII), ohne dass eine Blutgerinnung tatsächlich stattfindet (**Verbrauchskoagulopathie**). Das dritte Stadium ist therapeutisch nicht mehr beherrschbar und wird deshalb als irreversibles Stadium des Schocks bezeichnet. Charakteristisch für die Pathophysiologie in Stadium III sind die folgenden Veränderungen:

- schwere metabolische Azidose
- Ausfall des Zitronensäurezyklus in der Zelle
- extrazellulärer Natriummangel
- Zelltod.

Zu diesem Zeitpunkt können die vitalen Organe Gehirn, Herz und Lunge nicht mehr ausreichend durchblutet werden. **Hypoxie** und **Azidose** sind die Folge. Am **Herzen** wird die elektromechanische Kopplung außer Kraft gesetzt. Die Abnahme der Herzfrequenz und Rhythmusstörungen sind die Folge. Die myokardiale Kontraktilität ist durch Hypoxie und Azidose herabgesetzt; es entwickelt sich ein myokardiales Pumpversagen. Die Ventrikel sind nicht mehr in der Lage, die angebotenen Volumina in die Kreisläufe auszuwerfen. Selbst aggressivste Formen der Infusionstherapie erzielen zu diesem Zeitpunkt keinen Effekt mehr.

Im **arteriellen Gefäßsystem** ist eine generelle Vasodilatation zu verzeichnen, da die Gefäßzellen und Rezeptoren durch Hypoxie und Azidose irreversibel geschädigt sind. Neben der Aktivierung des Gerinnungs-, Fibrinolyse-, Komplement- und Kallikrein-Kinin-Systems kommt es zur Freisetzung zahlreicher Mediatoren. Neben Schäden am Endothel lösen diese eine inflammatorische Reaktion im Organismus aus (systemic inflammatory response syndrome, SIRS).

Typisch für dieses Stadium ist, dass weder am Herzen noch an den Widerstandsgefäßen eine Reaktion auf körpereigene oder injizierte Katecholamine ausgelöst wird. Vor allem die schwere metabolische Azidose macht eine pharmakologische Wirkung der Katecholamine unmöglich, da deren Wirkstoffe in stark saurem Milieu inaktiviert werden.

Symptomatik im Schock

Stadium I

- Unruhe
- Blässe
- Zyanose der Akren (nicht zwingend, z.B. Anämie)
- Lufthunger (Dyspnoe)
- schockspezifische Hyperventilation (Tachypnoe)
- Tachykardie (HF über 100/Min.)
- Blutdruck normal bis erniedrigt (systolisch ca. 100 mmHg)

- Durst
- Patient wach und ansprechbar.

Stadium II

- Unruhe, Angst
- Bewusstseinstrübung (Somnolenz) bis zum Koma
- Kaltschweißigkeit
- massive Tachykardie (über 120/Min.)
- Hypotension (RR systolisch unter 80 mmHg)
- Oligurie (verminderte Urinausscheidung)
- metabolische Azidose.

Stadium III

- Zusammenbruch des kardiozirkulatorischen Systems, Koma
- Blutdruckabfall bzw. fehlender Blutdruck trotz Volumentherapie
- Abnahme der Körperkerntemperatur (Hypothermie)
- Abnahme der Atemfrequenz (Bradypnoe)
- Abnahme der Herzfrequenz (Bradykardie)
- Rhythmusstörungen
- Anurie (trotz Infusionstherapie keine Ausscheidung messbar).

Schockindex

Der Schockindex kann anhand von Frequenz und systolischem Blutdruck ermittelt werden. Dabei wird der Quotient aus Frequenz und systolischem Blutdruck berechnet:

MERKE

$$Schockindex = \frac{Frequenz}{systolischer\ RR}$$

- kompensierter Schock: 1
- dekompensierter Schock: 1,5

Der erhobene Wert ist eine reine Rechengröße, die bei vorliegendem Krankheitsbild einer der genannten Schockformen zusätzlich zu den Symptomen ermittelt werden kann. Auf keinen Fall sollte der Schockindex in irgendeiner Form allein die Therapie des Schock steuern. Die Summe der Symptome und der Verlauf des Schockgeschehens sind maßgebend. Im Rahmen des Schocks kann im Schockindex ein weiteres Hilfsmittel für die Beurteilung der Symptomatik genutzt werden.

9.5.2 Hypovolämischer Schock

Definition: Der hypovolämische Schock ist ein Zustand unzureichender Durchblutung vitaler Organe mit konsekutivem Missverhältnis von Sauerstoff-Angebot und -Verbrauch infolge intravasalen Volumenmangels mit kritisch verminderter kardialer Vorlast (zit. nach IAG Schock der DIVI, aus: Anästhesie und Intensivmedizin, 2005).

Der hypovolämische Schock (➤ Tab. 9.7) ist charakterisiert durch den Volumenverlust. Bekanntester Vertreter dieser Schockform ist der **hämorrhagische Schock** (Blutverlustschock), indem der Betroffene Blutvolumen aus dem zirkulatorischen System verliert. Die Blutung kann dabei nach außen oder nach innen erfolgen. Letztere Form kann präklinisch diagnostische Schwierigkeiten bereiten, vor allem wenn eine hilfreiche Anamnese fehlt und die Symptomatik nicht eindeutig zugeordnet werden kann. Durch den Verlust an zirkulierendem Blutvolumen wird der venöse Rückstrom zum Herzen vermindert. Unmittelbare Folgen sind die Abnahme des Schlagvolumens am Herzen und die Abnahme des Dehnungsdrucks der Widerstandsgefäße, weshalb der Blutdruck abfällt. Die bereits geschilderten Kompensationsmechanismen werden daraufhin in Gang gesetzt. Hauptmechanismus ist dabei die sympathoadrenerge Reaktion. Sie hilft dem betroffenen Organismus jedoch nur dann, einen schweren Schock zu überstehen, wenn der Auslöser des Schocks beseitigt wird. Gelingt es über diesen Kompensationsmechanismus nicht, den Kreislauf zu stabilisieren, wird im weiteren Verlauf der Blutdruck abfallen. Weitere, deutlich höhere Katecholaminausschüttungen forcieren die Gefäßengstellung und die Erhöhung der Herzleistung. Folge

Tab. 9.7 Spezielle Formen des hypovolämischen Schocks (modifiziert nach: H.A. Adams et al.: Empfehlungen der Interdisziplinären Arbeitsgruppe Schock der DIVI. In: Anästhesiologie und Intensivmedizin 64 (2005), S. 111–124)

Form	Charakteristik	Ursachen
hämorrhagischer Schock	akute Blutung ohne Gewebeschäden	- isolierte Messerverletzung - Aneurysmaruptur - Varizenblutung
hypovolämischer Schock ohne Blutung	hohe Flüssigkeitsverluste	- Diabetes insipidus - Cholera - Ileus
traumatisch hämorrhagischer Schock	Blutverlust, verschiedene Verletzungen und Schmerzsymptomatik	Polytrauma
traumatisch hypovolämischer Schock	Volumenverlust, keine Blutung	Verbrennung

der massiven Katecholamindosen im Kreislauf ist die Entstehung der Zentralisation, d.h. die Abtrennung der peripheren Organe und Gewebe von der Durchblutung zugunsten von Gehirn, Herz und Lunge.

Maßnahmen

Für die Therapie des Schocks gilt die Maßgabe eines zeitkritischen Management; dies führte zu dem Ausdruck „golden hour of shock". Es ist im Einzelfall sicher schwierig, diese unbedingt einzuhalten, dennoch gilt für die Schocktherapie eine zügige Therapie vor Ort und ein sofortiger Transport mit Voranmeldung der aufnehmenden Klinik, damit eine rasche Übergabe im Schockraum erfolgen kann.

Maßnahmen des RD:
- Notarzt nachfordern, sollte dies durch die Leitstelle noch nicht erfolgt sein
- sichtbare spritzende Blutung sofort stoppen
- BAK-Schema
- Kopf-Fuß-Komplettuntersuchung
- entscheiden, ob Blutverlust oder Volumenverlust anderer Art vorliegt
- Basisdiagnostik: Frequenz, Blutdruck, EKG, pSO_2, Kapillarbettfüllung, Schockindex
- Sauerstoffgabe großzügig
- periphervenöse Zugänge sichern, dabei Blutabnahme für Labordiagnostik
- intravenöse Gabe einer Elektrolytlösung (Vorsicht bei kardialem Schock!)
- schmerzlindernde Lagerung des Patienten
- Rendezvous mit Notarzt, wenn alle Maßnahmen erfolgt sind.

Maßnahmen des Notarztes:
- permissive Hypotonie
- Volumenmanagement mit verschiedenen Plasmaexpandern
- Druckinfusion
- Small Volume Resuscitation
- Analgesie
- frühe Intubation
- differenzierte Katecholamintherapie
- ggf. Beatmung mit 100% O_2.

9.5.3 Kardialer Schock

Die Begrifflichkeit „kardialer Schock" sollte hier nicht zu Verwirrung führen. Der lange Jahre für diese Schockform genutzte Begriff des „kardiogenen Schocks" wurde verlassen, um zu betonen, dass hier auch primär nicht kardiale Ursachen zu nennen sind (➤ Tab. 9.5).

Definition: Der kardiale Schock ist durch eine primäre kritische Verminderung der kardialen Pumpleistung mit konsekutiver, inadäquater Sauerstoffversorgung der Organe gekennzeichnet. Die Diagnose wird anhand klinischer und hämodynamischer Kriterien gestellt und erfordert den Ausschluss anderer korrigierbarer Faktoren sowie den Nachweis einer kardialen Dysfunktion (zit. nach IAG Schock der DIVI, aus: Anästhesie und Intensivmedizin, 2005).

Der kardiale Schock muss neben dem Kreislaufstillstand als schwerste Komplikation kardiozirkulatorischer Notfälle angesehen werden. Die Auslöser des kardiogenen Schocks beruhen auf **extra- und intrakardialen Ursachen**. Liegen die Gründe hierfür außerhalb des Herzens, führen sie über eine Behinderung der myokardialen Füllung zum Pumpversagen. Intrakardiale Ursachen beeinträchtigen die Förderleistung des Herzens, das Pumpversagen entwickelt sich über eine reduzierte Arbeit des Herzmuskels. Der pathophysiologische Verlauf ist in beiden Fällen durch den verminderten Auswurf des Herzens gekennzeichnet. Die differenzierte Therapie erfordert jedoch in jedem Fall eine exakte Diagnostik.

Störungen des kardialen Systems greifen bei längerem Bestehen zwangsläufig auf das zirkulatorische System über. Sowohl durch Verminderung des venösen Rückstroms zum Herzen als auch durch Verminderung der myokardialen Kontraktilität wird das Herzzeitvolumen reduziert. Auf den Abfall des Herzzeitvolumens und des Blutdrucks reagiert kompensatorisch das Kreislaufzentrum unter Aktivierung des sympathischen Nervensystems, die **sympathoadrenerge Reaktion** wird ausgelöst. Durch die Ausschüttung der Katecholamine Adrenalin, Noradrenalin und Dopamin in das kardiozirkulatorische System wird die Herzleistung erhöht und in der Peripherie eine Vasokonstriktion an den Arterien und Arteriolen ausgelöst. Der Mechanismus der sympathoadrenergen Reaktion führt zu einer Verschlechterung der Situation. Sinnvollerweise wird wie beim hypovolämischen Schock die Peripherie des Patienten enggestellt und gleichzeitig die Herzleistung erhöht, um für die lebenswichtige Durchblutung der Organe ein ausreichendes Herzzeitvolumen aufzubauen. Da jedoch die Ursache des Schockgeschehens am Herzen selbst liegt, führt die Widerstandserhöhung im großen Kreislauf am vorgeschädigten Herzen zu einer weiteren Herabsetzung des Herzzeitvolumens. Der Teufelskreis der Gegenregulation des Körpers wird in Gang gesetzt und führt zu Zentralisation und Mikrozirkulationsstörung.

Als charakteristisches Leitsymptom im kardialen Schock gelten die **gestauten Halsvenen**, die das Unvermögen des Herzens zeigen, das ihm angebotene Blutvolumen weiterzupumpen. Sie grenzen den kardialen vom hypovolämischen Schock ab, bei dem die Halsvenen nicht mehr sichtbar sind. Die kompensatorische Tachykardie ist nicht zwingend vorhanden, zumal das Schocksyndrom auch durch bradykarde Rhythmusstörungen ausgelöst werden kann.

Der **Blutdruck** stellt zur Beurteilung der Hämodynamik eine wichtige Größe dar; gerade im kardialen Schock kann er jedoch die Diagnose erschweren. Nicht selten wird er durch die kompensatorischen Gegenregulationsmechanismen relativ lange konstant gehalten, obwohl bereits deutliche Symptome des Schocks geboten werden. Das gesamte klinische Bild ist deshalb aussagekräftiger als die isolierte Bewertung einzelner Parameter. Bei vielen Patienten ist an den Extremitäten eine scharfe Warm-Kalt-Zone abgrenzbar, die die Schwere der Mikrozirkulationsstörungen verdeutlicht. In diesen Fällen kann der arterielle Blutdruck durchaus noch in normotonen Bereichen liegen.

9.5.4 Anaphylaktischer Schock

Definition: Der anaphylaktische Schock ist eine akute Verteilungsstörung des Blutvolumens, der durch IgE-abhängige und IgE-unabhängige Überempfindlichkeitsreaktionen ausgelöst wird. Beide Reaktionen lassen sich klinisch nicht unterscheiden (zit. nach IAG Schock der DIVI, aus: Anästhesie und Intensivmedizin, 2005).

Der anaphylaktische Schock führt in kürzester Zeit zu akut lebensbedrohlichen Situationen bis hin zum Kreislaufstillstand. Seine rasche Entstehung charakterisiert den dramatischen Verlauf. Der schwere Verlauf des anaphylaktischen Schocks wird durch eine **Antigen-Antikörper-Reaktion** getriggert. Antigene, die in den Organismus eindringen, werden bei einem ersten Kontakt als Fremdkörper klassifiziert. Der Körper bildet Antikörper (Sensibilisierung), die bei einem erneuten Eindringen der Antigene freigesetzt werden und in kürzester Zeit zum Schock führen (Sofortreaktion). Der anaphylaktische Schock wird vor allem durch die schweren Nebenwirkungen der Mediatorsubstanzen auf das kardiozirkulatorische System ausgelöst, die bei der Antigen-Antikörper-Sofortreaktion freigesetzt werden. Folgende Substanzen können als **Antigene** wirken:

- Medikamente: Penicillin
- Nahrungsmittel: Obst, Nüsse, Eiweißprodukte
- Insektengift: Bienen, Hornissen, Wespen.

Übersicht der freigesetzten **Mediatorsubstanzen** und ihre Wirkung:

- Histamin: Vasodilatation und erhöhte Zellpermeabilität mit Flüssigkeitseinwanderung

- Serotonin: Arteriolenkonstriktion (Lunge, Niere) und Arteriolendilatation (Skelettmuskulatur)
- Bradykinin: Vasodilatation der peripheren Arterien und Arteriolen
- SRS-A (slow reacting substance of anaphylaxis, Leukotriene): erhöhte Gefäßpermeabilität, Bronchiolenspasmus, Schleimhautödem
- Prostaglandine: vermehrte Schleimproduktion, Hautreaktionen (Jucken, Quaddeln, Rötung).

Das Hauptaugenmerk bei schweren allergischen Reaktionen gilt dem **Histamin**, das in Verbindung mit anderen Mediatorsubstanzen für die schweren respiratorisch-kardiozirkulatorischen Veränderungen verantwortlich ist. Die anaphylaktische Reaktion ist in verschiedene Schweregrade einzuteilen (➤ Tab. 9.8).

Das klinische Bild des **Schweregrads I** ist durch leichte Allgemeinreaktionen und Hautreaktionen gekennzeichnet. Eine akute Lebensbedrohung besteht zu diesem Zeitpunkt nicht, jedoch muss der weitere Verlauf sorgfältig beobachtet werden. Durch lokale Vasodilatation der Arterien und Arteriolen sowie erhöhte Gefäßpermeabilität entstehen Ödeme und Hautrötungen.

Je nach Lokalisation zeigen sich beim **Schweregrad II und III** auch Veränderungen der Vitalfunktionen.

Dabei kann das **respiratorische System** im Vordergrund stehen, z.B. nach Insektenstich im Rachenraum werden primär dort pathophysiologische Prozesse ausgelöst. Durch Anschwellen der Schleimhäute entwickelt sich ein Schleimhautödem, das die Atemwege verlegen kann und eine respiratorische Insuffizienz verursacht. Im bronchopulmonalen Trakt löst eine Antigen-Antikörper-Reaktion die gleichen pathophysiologischen Veränderungen wie beim Asthma bronchiale aus. Bronchiolenspasmus, Schleimhautödem und Hypersekretion sind die Folge. Dyspnoe und Tachypnoe sind Zeichen der gestörten Ventilation und der sich entwickelnden Hypoxie.

Wird das **zirkulatorische System** betroffen, zeigen sich rasch Zeichen der schweren Kreislaufinsuffizienz. Durch Vasodilatation der peripheren Arterien und Arte-

Tab. 9.8 Schweregrade der systemischen anaphylaktischen Reaktion

Schweregrad	Symptome
I	leichte Allgemeinsymptome, Hauterscheinungen (z.B. Hautrötung)
II	zusätzlich: Kreislaufreaktionen (z.B. Hypotonie, Tachykardie), Übelkeit
III	zusätzlich: Schocksymptomatik, Bronchospasmus
IV	Herz-Kreislauf-Stillstand

riolen wird der periphere Gefäßwiderstand deutlich herabgesetzt. Das zirkulierende Volumen versackt in der Peripherie, der venöse Rückstrom zum Herzen ist reduziert. Abfall des Herzzeitvolumens und Blutdruckabfall sind die Folge. Die kompensatorische sympathoadrenerge Reaktion führt zur Erhöhung der Herzkraft und Herzfrequenz, so dass eine ausgeprägte Tachykardie imponiert. Die periphere vasoaktive Wirkung der körpereigenen Katecholamine fehlt weitestgehend, da die Rezeptoren durch Mediatorsubstanzen (Histamin, Bradykinin) besetzt sind. Zusätzlich verlieren die betroffenen Kapillargebiete Volumen in den interstitiellen Raum, da die Gefäßpermeabilität durch Wirkung der Mediatorsubstanzen erhöht ist. Innerhalb kürzester Zeit entwickelt sich das Bild eines schweren hypovolämischen Schocks. Im Stadium IV kommt es zu einem Herz-Kreislauf-Stillstand.

9.5.5 Septischer Schock

Definition: Der septische Schock ist eine Sepsis-induzierte Verteilungsstörung des zirkulierenden Blutvolumens. Er entsteht infolge einer Infektion pathogener Keime oder deren toxischer Produkte und geht trotz Volumentherapie mit Hypotonie und anderen Organdysfunktionen einher (zit. nach IAG Schock der DIVI, aus: Anästhesie und Intensivmedizin, 2005).

Diese Schockform tritt im RD selten in Erscheinung. Durch Infektionen mit Bakterien oder im Rahmen einer fulminanten Pankreatitis kann sich ein septischer Schock entwickeln. Ursache des septischen Schocks ist die Freisetzung von Endotoxinen (Zerfallsprodukte der Bakterienwand) oder von Exotoxinen (Stoffwechselprodukte der Bakterien). Diese Stoffe nehmen als so genannte vasoaktive Substanzen direkten Einfluss auf das zirkulatorische System. Der septische Schock wird in eine hyperdyname und hypodyname Phase unterteilt.

In der **hyperdynamen Phase** des septischen Schocks wird die klinische Symptomatik durch die akute Sepsis überdeckt. Fieber, heiße, feuchte Haut, evtl. Schüttelfrost und Gliederschmerzen sind typische Zeichen einer ausgeprägten Infektion. Das hyperdyname Stadium des Schocks ist durch das erhöhte Herzzeitvolumen gekennzeichnet. Tachykardie, Hypotension und Hyperventilation sind wie im hypovolämischen Schock vorhanden. Durch das Fieber ist die Haut der Patienten jedoch warm und rosig, obwohl in der Peripherie eine deutliche Zyanose besteht. Klinische Messungen zeigen aber trotz der Zyanose keinen Anhalt für eine Hypoxie, da die arteriovenöse Sauerstoffdifferenz erniedrigt ist. Zwei Gründe werden für die Entstehung dieses Phänomens diskutiert. Möglicherweise wird durch Eröffnung arteriovenöser Shunts sauerstoffreiches Blut an den Kapillaren vorbeigeführt, weshalb in der Mikrozirkulation eine Ausschöpfungszyanose resultiert. Weiterhin können Störungen der Zellfunktion für die Veränderungen verantwortlich sein. In jedem Fall führen die vasoaktiven Substanzen im zirkulatorischen System zu einer Vasodilatation und Erhöhung der Gefäßpermeabilität. Das zirkulierende Volumen versackt in der Peripherie, wodurch der venöse Rückstrom zum Herzen erniedrigt wird. Es manifestieren sich die Zeichen einer relativen Hypovolämie.

Die **hypodyname Phase** des septischen Schocks bietet eine klassische Symptomatik. Durch die fortdauernde Sepsis und die schwere Hypovolämie wird das Herzzeitvolumen drastisch erniedrigt. Eine ausgeprägte sympathoadrenerge Reaktion führt zu Kreislaufzentralisation mit kalter, blasser und zyanotischer Haut. Die Mikrozirkulation bietet die typischen Veränderungen. Im Vordergrund stehen Gewebshypoxie, Azidose und Gerinnungsstörungen bis zur Verbrauchskoagulopathie.

Die Prognose der betroffenen Patienten ist trotz intensiver therapeutischer Bemühungen sehr ernst. Unbehandelt mündet der septische Schock in ein Multiorganversagen.

9.5.6 Neurogener Schock

Definition: Der neurogene Schock beruht auf einer generalisierten und ausgedehnten Vasodilatation infolge einer Störung der sympathischen und parasympathischen Regulation der glatten Gefäßmuskulatur (zit. nach IAG Schock der DIVI, aus: Anästhesie und Intensivmedizin, 2005).

Der **neurogene Schock** stellt im RD ein sehr selten auftretendes Krankheitsbild dar. Er wird vor allem durch eine traumatische Störung des sympathischen Nervensystems ausgelöst. Die Auslöser bieten dabei oftmals eine deutlichere Symptomatik als der neurogene Schock selbst. Der Ausfall des sympathischen Nervensystems verursacht typische Veränderungen der Hämodynamik. Durch fehlende Ausschüttung der Katecholamine aus dem Nebennierenmark unterbleibt die Innervation der Gefäßrezeptoren. Arterien und Arteriolen dilatieren, der periphere Gefäßwiderstand nimmt ab. Folglich versackt das Blutvolumen in der Peripherie. Durch verminderten venösen Rückstrom sinkt das Herzzeitvolumen ab, der Blutdruck fällt. Durch Störung am vegetativen Nervensystem unterbleibt die sympathoadrenerge Gegenregulation. Typischerweise befindet sich der Patient in normofrequentem Zustand, da am Myokard durch Autorhythmie eine konstante Frequenz gehalten wird. Bei fehlendem Hinweis auf eine Hämorrhagie lässt sich der neurogene Schock mit neurologischen Ausfallserscheinungen sicher diagnostizieren.

Durch die gute therapeutische Beherrschbarkeit sind überhastete Rettungsmaßnahmen nicht indiziert. Vielmehr sollte nach Stabilisierung des Patienten besonderer Wert auf die schonende Rettung gelegt werden.

Wiederholungsfragen

1. Wie lassen sich Bewusstseinsstörungen einteilen (➤ Kap. 9.1.1)?
2. Wie kann man Bewusstseinsstörungen objektivieren (➤ Kap. 9.1.2)?
3. Erläutern Sie die Durchführung der stabilen Seitenlage (➤ Kap. 9.1.4).
4. Wie sind die Begriffe „Orthopnoe" und „Dyspnoe" definiert (➤ Kap. 9.2.1)?
5. Welche Zyanoseformen gibt es (➤ Kap. 9.2.1)?
6. Skizzieren Sie die verschiedenen Atemkurvenverläufe (➤ Kap. 9.2.1).
7. Was sind die Basismaßnahmen bei Ateminsuffizienz (➤ Kap. 9.2.1)?
8. Welche Möglichkeiten der Sauerstoffinhalationstherapie gibt es im RD (➤ Kap. 9.2.1)?
9. Erläutern Sie die Gefahren der Sauerstofftherapie (➤ Kap. 9.2.1).
10. Wann wird der Esmarch-Handgriff durchgeführt (➤ Kap. 9.2.2)?
11. Bei welchen Patienten können Guedel- oder Wendl-Tubus zum Einsatz kommen (➤ Kap. 9.2.2)?
12. Aus welchen Teilen setzt sich ein Beutel-Masken-Beatmungssystem zusammen (➤ Kap. 9.2.4)?
13. Nennen Sie Gefahren der Beutel-Masken-Beatmung (➤ Kap. 9.2.4).
14. Nennen Sie mögliche Symptome, die auf eine Störung der Herz-Kreislauf-Funktion hinweisen (➤ Kap. 9.3.1).
15. Was muss beim Symptom „retrosternaler Schmerz" beachtet werden, wenn der Patient langjährig diabeteskrank ist (➤ Kap. 9.3.1)?
16. Welche Mechanismen regulieren den Flüssigkeitshaushalt (➤ Kap. 9.4.1)?
17. Wie unterscheiden sich Hyperhydratation und Dehydratation (➤ Kap. 9.4.2)?
18. Welche Entgleisungen des Säure-Basen-Haushalts gibt es (➤ Kap. 9.4.4)?
19. Definieren Sie den Begriff „Schock" (➤ Kap. 9.5.1).
20. Erläutern Sie die allgemeine Pathophysiologie des Schocks (➤ Kap. 9.5.1).
21. Welche drei Stadien des Schocks gibt es (➤ Kap. 9.5.1)?
22. Welche Schockformen werden unterschieden (➤ Kap. 9.5.1, ➤ Tab. 9.5)?

Dietmar Kühn, Klaus Gerrit Gerdts, Georg Schneider, Martin Schneider, Veronika Brechmann, Sebastian Kötter, Rainer Waldmann, Jens Fricke, Anja Schwarze, Claudia Ecke

Reanimation

Inhalte gemäß ERC-Reanimationsrichtlinien 2010

───── **Lernzielübersicht** ─────

10.1 Basismaßnahmen der Reanimation

- BLS (Basic Life Support) wird bei der Diagnose Herz-Kreislauf-Stillstand eingeleitet.
- Kardiale oder respiratorische Ursachen können einen Kreislaufstillstand auslösen.
- Formen des Kreislaufstillstandes sind pulslose ventrikuläre Tachykardie, Kammerflimmern, Asystolie und pulslose elektrische Aktivität.
- Bei der Reanimation geht man nach dem ABC-Schema vor.
- Bei der Ein-Helfer- und Zwei-Helfer-Methode der externen Herzdruckmassage stehen Thoraxkompression und Ventilation im Verhältnis 30:2.

10.2 Erweiterte Maßnahmen der Reanimation

- ALS (Advanced Life Support) wird nach Eintreffen von Notarzt und Rettungsdienst durchgeführt.
- Zu den erweiterten Maßnahmen zählen endotracheale Intubation, maschinelle Beatmung, Medikamentengabe, venöser Zugang, Elektrotherapie.
- Die elektrische Defibrillation wird bei Kammerflimmern und pulsloser ventrikulärer Tachykardie (pVT) eingesetzt.
- Die Sternumelektrode wird rechts des Brustbeins, die linke an der Herzspitze platziert.
- Bei der Defibrillation darf niemand Kontakt zum Patienten haben.

10.3 Algorithmen der Reanimation

- Standardisierte Behandlungsschemata (Algorithmen) erleichtern die zielgerichtete Therapie.
- Reanimationsmaßnahmen werden international nach ihrer Wirksamkeit klassifiziert.
- Bei Kammerflimmern und pulsloser ventrikulärer Tachykardie steht die Defibrillation im Vordergrund.
- Bei Asystolie stehen die Basismaßnahmen und bei ventrikulärer Bradykardie die medikamentöse Therapie an erster Stelle.
- Bei pulsloser elektrischer Aktivität (PEA) ist die Suche nach dem Auslöser und dessen Therapie entscheidend.

10.4 Reanimation des Neugeborenen

- Neugeborenen-Basismaßnahmen werden bei einer Herzfrequenz unter 100/Min. und Zyanose eingesetzt: Absaugen, Einstufen nach Apgar-Schema, Abnabelung, Beatmung.
- Beatmungsbeutel werden bei Neugeborenenbeatmung nur mit Daumen und Zeigefinger bedient.

- Die Herzdruckmassage wird beim Neugeborenen bei einer Herzfrequenz unter 60/Min. angewendet.
- Bei der Zwei-Finger-Methode drücken Mittel- und Zeigefinger 120-mal pro Minute zwei bis drei Zentimeter tief auf die Brustbeinmitte. Das Verhältnis Thoraxkompression zu Beatmung beträgt 3:1.
- Ein Intubationsversuch darf beim Neugeborenen höchstens 20 Sekunden dauern.
- Man verwendet gerade Laryngoskopspatel und Tubusgröße 3,0 mm, bei Frühgeborenen 2,5 mm.
- Bei Neugeborenen sind erst Blutzuckerwerte unter 40 mg/dl therapiepflichtig.
- Naloxongabe bei Neugeborenen drogenabhängiger Mütter kann zu Krampfanfällen führen.

10.5 Reanimation im Kindesalter

- Beim Öffnen der Atemwege dürfen Weichteilpolster am Zungengrund nicht komprimiert werden.
- Das Atemzugvolumen reicht aus, wenn sich der Brustkorb hebt und senkt.
- Die Beutelbeatmung erfolgt mit Sauerstoffreservoir.
- Die Tubusgröße wird anhand des Nasenlochs oder des Kleinfingergrundglieds des Patienten ermittelt.
- Bei Kleinkindern wird für die Thoraxkompression mit einer Frequenz 100–120-mal pro Minute auf das untere Sternumdrittel gedrückt.
- Thoraxkompression: Beatmung wird in der Zweihelfertechnik im Verhältnis 15:2 durchgeführt.
- Notfallmedikamente sind Sauerstoff und Adrenalin.
- Die Volumengabe wird auf das Körpergewicht abgestimmt: 20 ml pro kg Körpergewicht.
- Wenn für die Defibrillation keine speziellen Paddles für Kinder vorhanden sind, wird eine Elektrode präkordial, eine zwischen den Schulterblättern platziert.

10.6 Herzschrittmacher und Kardioverter im Rettungsdienst

- Bradykarde Rhythmusstörungen können den Einsatz eines Herzschrittmachers notwendig machen.
- Schrittmacher lassen sich in externe und interne, invasive und nichtinvasive einteilen.
- Bevor die Elektroden eines nichtinvasiven Schrittmachers aufgeklebt werden, muss die Haut rasiert und entfettet werden.
- Buchstabenkombinationen codieren die internen Schrittmacher-Typen.
- Bei Defibrillation von Schrittmacherpatienten muss ein Sicherheitsabstand von 10 cm zwischen Paddles und SM-Aggregat eingehalten werden.

10

10.1 Basismaßnahmen der Reanimation (BLS)

10.1.1 Ursachen des Kreislaufstillstands

Basismaßnahmen, die eingeleitet werden, um dem Patienten ein Weiterleben zu ermöglichen, werden als Basic Life Support (BLS, Basismaßnahmen der kardiopulmonalen Reanimation) bezeichnet. Die **Ausgangssituation** für die Reanimation stellt der **klinische Tod** dar, bei dem Bewusstsein, Atmung sowie Kreislauftätigkeit sistieren. Als Wiederbelebungszeit des Gehirns, die Zeit, nach der spätestens eine Reperfusion stattfinden sollte, bevor irreversible Schäden entstehen, werden drei bis fünf Minuten angegeben. In dieser kurzen Zeit müssen die Diagnosestellung und die Einleitung wesentlicher Basismaßnahmen erfolgen. Verschiedene Ursachen können einen Herz-Kreislauf-Stillstand bewirken und die Einleitung einer Reanimation erforderlich machen.

Respiratorische Ursachen

Eine **zentrale Atemdepression** kann durch Medikamente (z.B. Opiate), intrazerebrale Blutungen oder durch ein ausgeprägtes Schädel-Hirn-Trauma verursacht werden. Durch die Wirkung der Medikamente auf vegetative Zentren des Gehirns bzw. die traumatische Schädigung derselben kommt es zum Atemstillstand, dem ohne eine Therapie in kürzester Zeit der Herz-Kreislauf-Stillstand folgt. Ursächlich für eine Atemdepression können beispielsweise auch muskelrelaxierende Medikamente oder schwere Verletzungen im thorakalen Bereich sein, welche normale Atemexkursionen unmöglich machen und auf diesem Wege zu einer Hypoxie (Sauerstoffunterversorgung) des Gehirns führen. Besonders im Rahmen von Unfallgeschehen sind Atemwegsobstruktionen für die Unterbrechung der Sauerstoffzufuhr zum Gehirn und schließlich des gesamten Organismus verantwortlich. Als häufigste Ursache ist in diesem Zusammenhang das Zurücksinken des Zungengrundes bei bewusstlosen Patienten zu nennen (➤ Kap. 9.1 und ➤ Kap. 9.2).

Des Weiteren können Fremdkörper, Erbrochenes oder Schleim den Atemweg mehr oder weniger komplett verlegen bzw. aspiriert werden. Auch Spasmen oder Schwellungen der Luftwege im Rahmen allergischer Reaktionen können schließlich zum Atemstillstand und sekundär zum Kreislaufstillstand führen.

Kardiale Ursachen

Durch die Komplikationen eines meist frischen Myokardinfarkts kann ein Herz-Kreislauf-Stillstand verursacht werden. Vor allem ventrikuläre Rhythmusstörungen durch ein akutes Koronarsyndrom (ACS) sowie ein durch Herzwandruptur verursachter Schock bzw. eine akut auftretende Herzinsuffizienz sind als lebensbedrohliche Situationen zu erkennen. Störungen im normalen Erregungsbildungs- und -leitungssystem führen in manchen Fällen zu einer bedrohlichen Herabsetzung der Herzleistung mit Wirkung auf das gesamte hämodynamische System. Sowohl bradykarde Arrhythmien (z.B. kompletter AV-Block) als auch tachykarde Rhythmusstörungen, wie das Kammerflimmern, können zum klinischen Bild des plötzlichen Herztods führen. Der Tod tritt zu dem entsprechenden Zeitpunkt unerwartet auf, jedoch handelt es sich bei den Betroffenen im Allgemeinen um Patienten mit bekannten kardialen Vorerkrankungen.

Ursächlich für eine Lungenembolie mit kardialen Rhythmusstörungen ist meist eine tiefe Bein- oder Beckenvenenthrombose. Im Verlauf des Geschehens kommt es häufig zur akuten Vorhof- und Ventrikelüberbelastung und zu weiteren schwerwiegenden Komplikationen.

Andere Ursachen

Eine Störung der normalen Herzfunktion ist durch die unterschiedlichsten Einflussfaktoren möglich. Beispiele für häufig auftretende Ursachen sind:

- verschiedene Arten des Schocks
- Elektrizität
- Ertrinkungsunfälle
- Erfrierungen
- Elektrolytentgleisungen
- Störungen im Säure- und Basen-Haushalt
- Vergiftungen.

Da die Art der Grunderkrankung bzw. die direkte Ursache des Herz-Kreislauf-Stillstands wesentlich für die weitere Diagnostik und Therapie des Patienten sein kann, sollten ursächliche Zusammenhänge und wichtige Daten aus der Vorgeschichte des Patienten geklärt werden. Die Basismaßnahmen der Reanimation haben Priorität, daher erfolgt die Informationssuche parallel zur Therapie bzw. nach Stabilisierung des Patienten.

MERKE

Vor Durchführung der Basismaßnahmen auf Eigenschutz achten (Vorsicht: Stromunfall). Die Basismaßnahmen dürfen nicht durch die erweiterte Diagnostik verzögert werden.

10

10.1.2 Formen des Kreislaufstillstands

Da heute bereits im präklinischen Bereich effektive diagnostische Hilfsmittel zur Verfügung stehen, besteht die Möglichkeit, schon früh zwischen verschiedenen Formen des Kreislaufstillstands zu differenzieren. Deshalb sollte frühestmöglich, also nach Einleitung der Basismaßnahmen, eine EKG-Ableitung die dem Kreislaufstillstand zugrunde liegende Rhythmusstörung sichern. Hier ist zu beachten, dass Herzaktionen im EKG-Bild keinen Beweis für einen suffizienten Kreislauf darstellen. Die EKG-Ableitung sollte im Bereich der Notfallmedizin stets durch Tasten der Karotispulse ergänzt werden. Wichtige **EKG-Befunde** bei einem Herz-Kreislauf-Stillstand sind:

- Kammerflimmern (VF)
- pulslose ventrikuläre Tachykardie (pVT)
- Asystolie
- pulslose elektrische Aktivität (PEA, früher: elektromechanische Dissoziation, EMD).

Ein **Kammerflattern** geht meist schnell in das obligat letale **Kammerflimmern** über. Kammerflimmern ist die häufigste Diagnose, die beim Herz-Kreislauf-Stillstand in der frühen Phase durch eine EKG-Ableitung gestellt wird; es betrifft ca. 25% der Fälle. Die einzelnen Herzmuskelfasern kontrahieren völlig unkoordiniert und arrhythmisch, so dass eine Auswurfleistung des Herzens nicht mehr erbracht werden kann. Im EKG sind völlig unkoordinierte Zacken und Wellen geringer Amplitude zu erkennen. Die Frequenz liegt zwischen 250 und 300 Schlägen pro Minute (➤ Kap. 6.4). Wird Kammerflimmern in der EKG-Ableitung diagnostiziert, so stellt die sofortige Defibrillation die Maßnahme der Wahl dar.

Die **Asystolie** ist im EKG als so genannte Null-Linie, eine leicht wellenförmige Grundlinie, erkennbar (➤ Abb. 10.1).

MERKE
Bei einer vollkommen geraden Grundlinie sollte an gelöste Elektroden gedacht werden.

- Diese Form des Herz-Kreislauf-Stillstands stellt nicht selten den Endzustand eines länger bestehenden Kammerflimmerns oder einer pulslosen elektrischen Aktivität dar. Da das Reizleitungssystem des Herzens

keine Impulse mehr aussenden kann, wird die Arbeitsmuskulatur nicht erregt, die Herzkammern sind bewegungslos und haben deshalb kein Auswurfvolumen.
- Bei einem zwar regelmäßigen, jedoch schwachen Herzschlag kann durch die Kammerkontraktion bei der pulslosen elektrischen Aktivität nur ein minimales Volumen ausgeworfen werden. Das Volumen reicht zur Versorgung weder der Herzmuskulatur noch der restlichen Körperorgane aus. Das entsprechende EKG zeigt normal konfigurierte oder deformierte Kammerkomplexe. Da keine suffiziente mechanische Pumpleistung vorliegt, wird die pulslose elektrische Aktivität zu den Formen des Kreislaufstillstands gezählt. Bei den verschiedenen EKG-Befunden unterscheidet sich die Prognose des Patienten mit Herz-Kreislauf-Stillstand eindeutig. So ist das Vorliegen eines Kammerflimmerns günstiger zu werten als die Asystolie oder die pulslose elektrische Aktivität (Langzeitüberlebende bei Kammerflimmern bis 25%, bei Asystolie 2% und bei PEA 0–10%).
- Wesentlichen **Einfluss auf den Reanimationserfolg** haben der Zeitfaktor und die Art der Grunderkrankung des Betroffenen. Bessere Erfolgsaussichten sind bei kälteren Temperaturen und unterkühlten Patienten zu erwarten. Diese Umstände wirken sich möglicherweise günstig auf die Prognose aus.

PRAXISTIPP
Je früher die Wiederbelebungsmaßnahmen begonnen werden und je eher der Reanimationserfolg eintritt, desto besser sind die Chancen für den Patienten.

Eindrucksvolle Ergebnisse nach Herz-Kreislauf-Stillstand wurden bei sofort einsetzender Reanimation durch Laienhelfer erreicht.

10.1.3 Symptomatik des Herz-Kreislauf-Stillstands

Um bei einem Notfallpatienten rasch und gezielt Hilfe leisten zu können, muss die Diagnose Kreislaufstillstand durch Prüfung der Vitalfunktionen unverzüglich gestellt werden. Die Symptome (➤ Tab. 10.1) der akut sistierenden Kreislauftätigkeit treten schon nach kurzer Zeit auf und müssen festgestellt werden. Es ist der Basischeck nach dem BAK-Schema (➤ Kap. 6) durchzuführen:

a. **B**ewusstseinskontrolle
b. **A**tmungskontrolle
c. **K**reislaufkontrolle.

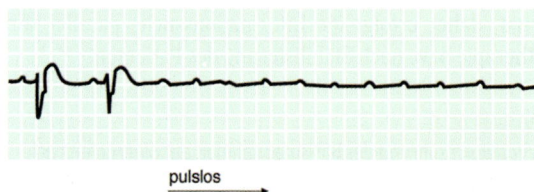

Abb. 10.1 AV-Block III. Grades mit nachfolgender Asystolie [L108]

Tab. 10.1 Zeitliches Auftreten der Symptome beim Kreislaufstillstand

Zeitpunkt/Zeitdauer	Symptome
sofort	Pulslosigkeit
nach 10–20 Sek.	Eintritt der Bewusstlosigkeit
nach 15–30 Sek.	Beginn des Atemstillstands bzw. der Schnappatmung
nach 60–90 Sek.	weite, reaktionslose Pupillen

International wird auch das ABCDE-Schema verwendet:
- A: Airway, Freimachen und Kontrolle des Atemweges
- B: Breathing, Beatmung
- C: Circulation, Kontrolle der Kreislaufs, Thoraxkompression
- D: Drugs, medikamentöse Therapie
- E: Electrotherapy, Defibrillation und Schrittmacher.

Da das **Gehirn** die geringste Ischämietoleranz aller Körperorgane besitzt, können im Rahmen schwerwiegender Vitalfunktionsstörungen auftretende Versorgungsmängel zur akuten zerebralen Gefährdung des Patienten führen. Die Prognose und das Ausmaß bleibender Schäden stehen im engen zeitlichen Zusammenhang mit der Wiederherstellung der zerebralen Infusion. Die Beurteilung der Bewusstseinslage des Patienten stellt somit die Grundlage für die Einschätzung der Gesamtgefährdung und die weitere Therapie dar. Im Rahmen der kardiopulmonalen Reanimation wird durch gezielte Schritte das Vorliegen einer Bewusstseinsstörung geprüft. Reagiert der Patient auf laute Ansprache nicht, so testet man anschließend seine Reaktion auf Berührung und Schütteln an den Schultern. Im Falle des klinischen Todes liegt eine Bewusstlosigkeit vor.

ACHTUNG
Bei erkennbaren Verletzungen im Bereich des Kopfes bzw. der Wirbelsäule sollten unnötige Bewegungen vermieden werden.

Der **Atemstillstand** stellt die schwerste Form der respiratorischen Insuffizienz dar (➤ Kap. 9.2). Der klinische Tod ist mit dem Vorliegen eines Atemstillstands korreliert. Es muss sofort mit Maßnahmen begonnen werden. Im Rahmen akuter kardialer und pulmonaler Insuffizienz bei drohendem Kreislaufstillstand kann es zu terminalen Atemmustern, z.B. der Schnappatmung (➤ Kap. 9.2.3), kommen. Dabei handelt es sich um kurze Kontraktionen der Atemmuskulatur, die nur wenig Luftbewegung in den Atemwegen erzeugen und für eine Oxygenierung **nicht** ausreichen.

MERKE
Die Maßnahmen bei BLS müssen ohne Verzögerung angewendet werden.

Die Feststellung des Atemstillstandes darf 10 Sek. nicht überschreiten.

Zur Diagnose des **Kreislaufstillstands** sollte der Puls an den großen Körperarterien getastet werden (A. carotis und A. femoralis bzw. A. brachialis). Eine plötzliche **Pulslosigkeit** stellt das wichtigste Symptom des Herz-Kreislauf-Stillstands und die Indikation zur kardiopulmonalen Reanimation dar. Die A. carotis verläuft als Ast der Brustaorta jeweils seitlich des Kehlkopfes am Hals. Um die Arterie zu tasten, legt man Zeige- und Mittelfinger auf den Schildknorpel des Patienten und wandert mit den Fingern einige Zentimeter seitlich bis zur Grube zwischen Larynx und seitlichen Halsmuskeln, wo die Druckwelle der Halsschlagader deutlich zu tasten sein sollte.

Ist der Karotispuls tastbar, so darf mit der Herzdruckmassage nicht begonnen werden, da durch die Kompression des Thorax die Auswurfleistung des spontan schlagenden Herzens noch weiter vermindert und das Auftreten von Rhythmusstörungen begünstigt wird.

Das Auffinden und Tasten kann in Einzelfällen schwierig sein. Aus diesem Grund sollte dieses Manöver nicht länger als insgesamt 10 Sekunden dauern, um die wesentlichen Maßnahmen nicht zu verzögern!

Die überarbeiteten Leitlinien zur Reanimation von 2005 sehen die Maßnahme der Palpation des Pulses der Arteria carotis als schwierig zu erlernen für Laienhelfer an, aus diesem Grund wird sie in der Ausbildung der Ersten Hilfe und vergleichbaren Lehrgängen nicht mehr gelehrt. Professionelle Helfer im Rettungsdienst, in Notfall- und Intensivmedizin sind zur Anwendung dieser Maßnahme verpflichtet.

ACHTUNG
- Druckrezeptoren, die in der Karotisarterie lokalisiert sind, können bei Kompression der Arterie erregt werden und eine Bradykardie oder Vagotonie auslösen.
- Eine bereits bestehende Bradykardie kann durch Manipulationen an der Karotisarterie noch weiter gefördert werden.
- Bei der gleichzeitigen Palpation beider Halsschlagadern besteht die Gefahr der Verminderung eines noch vorhandenen Blutstroms zum Gehirn durch die reflektorische Auslösung von Bradykardie oder Asystolie.

Ungefähr 60 bis 90 Sekunden nach Eintritt des Herz-Kreislauf-Stillstands werden die **Pupillen** weit und später entrundet (➤ Tab. 10.1). Die Beeinflussung der Pupillendiagnostik durch unterschiedliche Störfaktoren sollte bei der Überprüfung berücksichtigt werden. Der RS/RA muss

10

beide Pupillen überprüfen, da durch Augenverletzungen oder ein Glasauge schnell falsche Diagnosen gestellt werden können. Wichtig ist auch, dass an die Änderung der Pupillenweite durch Medikamente gedacht wird (z.B. Mydriasis bei Atropin- und Adrenalingabe, Miosis bei Opiatintoxikationen). Die Pupillenverengung im Verlauf der Reanimation ist sicherlich nur ein Hilfsmittel für die Überprüfung der Wirksamkeit angewandter Basismaßnahmen und sollte daher im Rahmen der Vitalzeichenprüfung nicht überbewertet werden.

PRAXISTIPP

Auf keinen Fall ist die Pupillenkontrolle entscheidend für den Beginn einer Reanimation, wohl aber für die Überprüfung ihres Verlaufes!

10.1.4 Reihenfolge der Basismaßnahmen

Wurde bei einem Patienten ein Herz-Kreislauf-Stillstand diagnostiziert, muss mit den Basismaßnahmen der Reanimation unverzüglich begonnen werden. Die einzuleitenden Maßnahmen sind in ➤ Tab. 10.2 zusammengefasst. Der Notarzt ist unverzüglich nachzufordern.

Das ABCDE-Schema steht für folgende in der Reanimation durchzuführende Maßnahmen:

A Atemwege freimachen
• Inspektion von Mund- und Rachenraum
• Entfernen von Fremdkörpern
• gezieltes Absaugen mit Geräten

Tab. 10.2 Basischeck und Basismaßnahmen beim Auffinden einer leblosen Person

Teamleiter	Teampartner
Bewusstseinskontrolle • Patient ansprechen und leicht an den Schultern schütteln • „Patient ist bewusstlos, NA alarmieren!"	Notfallkoffer öffnen Notarzt nachalarmieren • „Ich fordere den NA über Funk nach." oder • „Notarzt ist bereits alarmiert."
Atemkontrolle (max. 10 Sek.) • Atmung überprüfen • Atemwege freimachen • Esmarch-Handgriff • „Patient atmet nicht!"	
Kreislaufkontrolle (max. 10 Sek.) • Puls an Halsseite (A. carotis) prüfen • „Kein Puls tastbar!" • „Herzdruckmassage beginnen!"	„Ich beginne Herzdruckmassage!" (laut mitzählen) 30 Thoraxkompressionen
Beatmung vorbereiten • Sauerstoffflasche öffnen, maximaler Flow • Beatmungsbeutel mit Reservoirbeutel und passender Maske • Sauerstoff an Reservoir anschließen • „Beatmung ist vorbereitet."	30 Thoraxkompressionen • Druckfrequenz 100–120 pro Minute • Drucktiefe 5–6 cm • Druckpunkt Mitte des Brustkorbes
2 effektive Beatmungen (je 1 Sek.) • ggf. Patienten mit dem Rücken auf eine harte Unterlage legen • Guedel-Tubus einlegen • Maske von der Nase zum Kinn hin aufsetzen und im C-Griff halten • Tidalvolumen: halber Beutel (ca. 500 ml) • Beatmungsdruck niedrig halten	30 Thoraxkompressionen (wie oben beschrieben)
2 effektive Beatmungen (je 1 Sek.) • Die Maske bleibt zwischen den einzelnen Beatmungen fest auf dem Patienten. • Thoraxhebungen müssen sichtbar sein.	30 Thoraxkompressionen (wie oben beschrieben)
2 effektive Beatmungen Defibrillator (AED) vorbereiten • Elektroden aufkleben • Elektroden anschließen • Defibrillator einschalten	30 Thoraxkompressionen (wie oben beschrieben)
Rhythmusdiagnostik durchführen, nachdem Defibrillator (AED) angeschlossen ist und weiter entsprechend Algorithmus Kammerflimmern (VF) oder Asystolie.	

- Überstrecken des Kopfes, Esmarch-Handgriff
- Einführen eines oralen oder nasalen Tubus, ggf. supraglottische Atemhilfe Larynxtubus oder Larynxmaske
- Respiratortherapie.

B Beatmung
- Mund-zu-Nase- oder Mund-zu-Mund-Beatmung
- Beutelbeatmung mit Maske, Reservoir und Sauerstoff.

C Circulation
- Herzdruckmassage (Thoraxkompression)
- venöser Zugang

D Drugs (engl. Medikamente)
- Adrenalin, Amiodaron

E Electrotherapy (engl. Elektrotherapie)
- Defibrillation
- Schrittmacher.

Wurde bei der Erstuntersuchung des Patienten ein Atemstillstand festgestellt, so müssen die Atemwege inspiziert und freigemacht werden. Durch die Entfernung von Fremdkörpern aus den Luftwegen wird möglicherweise schon die Ursache für den Atemstillstand behoben. Auch nicht festsitzende Prothesenteile sollten entfernt und in jedem Falle asserviert werden. Bei einer durchzuführenden Beatmung können sie sich lockern und dislozieren, dabei kann es zu einer Verlegung der Atemwege kommen. Das **Freihalten der Atemwege** ist durch das Überstrecken des Kopfes oder mit dem Esmarch-Handgriff (➤ Kap. 9.2.2) möglich. Ein bewusstloser Patient, der eine Spontanatmung aufweist, wird in die stabile Seitenlage gebracht, um eine Aspiration bei möglichem Erbrechen zu vermeiden. Besteht bei dem aufgefundenen Patienten ein Atemstillstand, der nicht durch das Freimachen der Atemwege behoben werden kann, muss eine Beatmung erfolgen. Diese wird in der Notfallmedizin mit einem Beatmungsbeutel und Sauerstoff durchgeführt (➤ Kap. 9.2.4). Der Beatmungsrhythmus liegt beim Erwachsenen bei etwa 10–12 Insufflationen pro Minute. Die Beatmungen werden nach den 30 Thoraxkompressionen interponiert durchgeführt. Sie sollten kurz (je 1 Sekunde), aber effektiv sein. Sobald eine Thoraxbewegung sichtbar wird, ist die Ventilation ausreichend. Dabei liegt das Beatmungsvolumen bei etwa 500 ml für Erwachsene. Entscheidend ist bei einem nicht intubierten Patienten, die Aspiration erfolgreich zu verhindern und die Erfolgsaussichten der Reanimation damit zu steigern. Eine Maßnahme in diese Richtung ist die Anwendung von kleinen Tidalvolumina (6 ml/kg KG).

Konnte bei der Karotispulskontrolle kein Pulsschlag gefühlt werden, muss umgehend mit den Maßnahmen der **kardiopulmonalen Reanimation** begonnen werden. Das vorrangige Ziel der Wiederbelebungsmaßnahmen ist die Wiederherstellung eines Minimalkreislaufs zur Versorgung der Körperorgane, insbesondere des Gehirns, mit oxygeniertem Blut. Untersuchungen des Wirkmechanismus der **externen Thoraxkompression** (Herzdruckmassage, ➤ Abb. 10.2) haben ergeben, dass durch die Kompression eine intrathorakale Drucksteigerung gelingt, wenn sich der RS/RA in einer optimalen Position befindet. Dadurch wird das Blut aus dem Herzen gedrückt und in den großen Gefäßen weitergeschoben. Bei der Thoraxkompression lässt sich ein Minimalkreislauf erzeugen. Dieser ist für die Perfusion vitaler Organe kurzfristig ausreichend. Zu bedenken ist dabei jedoch: Es wird lediglich eine Systole erzeugt, einen diastolischen Blutdruck erzeugt die Thoraxkompression **nicht**!

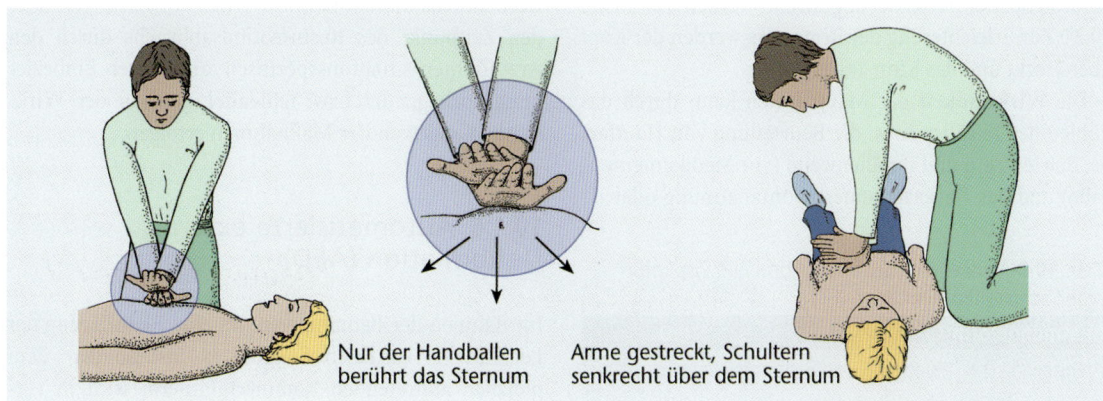

Abb. 10.2 Herzdruckmassage. Der Druckpunkt liegt beim Erwachsenen in der Mitte des Brustkorbs. Den Handballen einer Hand darauf setzen und die Finger dieser Hand nach oben strecken. Den anderen Handballen auf den Handrücken der ersten Hand legen, die Finger dieser Hand ebenfalls strecken. Wie der vergrößerte Ausschnitt zeigt, überträgt nur der Handballen den mit gestreckten Armen ausgeübten Druck, und es kommt zu einer Umverteilung von Blut im Thorax. [A400-190]

Nur der Handballen berührt das Sternum

Arme gestreckt, Schultern senkrecht über dem Sternum

Um den Druck auf den Brustkorb des Patienten ausüben zu können, muss der Patient vor Beginn der Reanimation auf einer **harten Unterlage** in Rückenlage gelagert werden. Falls es notwendig ist, können die Beine des Patienten hochgelagert werden, damit in den Beinen befindliches Blut für die Thoraxkompression genutzt werden kann und die Zirkulation in den Beinen durch eine Erhöhung des peripheren Widerstands vermindert wird. Weiterhin ist es erforderlich, den Oberkörper des Patienten zu entkleiden, um den Druckpunkt für die externe Herzdruckmassage zu suchen und einwandfrei zu markieren. Eine Auswechslung des RS/RA sollte nach 2–4 Minuten oder 2–4 Zyklen erfolgen.

Die Arme sind während der Druckmassage durchgestreckt und befinden sich senkrecht über dem Druckpunkt. Während der Kompression sollte die Drucktiefe bei mind. 50 mm liegen und eine Frequenz von 100–120 Kompressionen pro Minute erreicht werden. Die Durchführung der Reanimation geschieht im Wechsel Thoraxkompression und Beatmung, sie kann von einem RS/RA allein bzw. bei der Zwei-Helfer-Methode von beiden durchgeführt werden.

Das Verhältnis von Kompression zu Ventilation ist für die Ein-Helfer- und Zwei-Helfer-Methode gleich, es beträgt 30:2 (Thoraxkompressionen:Ventilationen). Erst nach erfolgter Intubation erfolgt die Thoraxkompression kontinuierlich ohne Unterbrechung.

Es wird eine Beatmungsbeutel-Masken-Beatmung mit Reservoir und Sauerstoff durchgeführt, die durch den Einsatz eines Guedel- oder Wendl-Tubus erleichtert werden kann. Die Kombination des Beatmungsbeutel-Masken-Systems mit unterschiedlichen Hilfsmitteln und Sauerstoff führt zu verschiedenen Sauerstoffkonzentrationen während der Ventilation. Auf jeden Fall sollte die maximal mögliche Sauerstoffkonzentration bei vorbestehender Hypoxie angestrebt werden (➤ Tab. 10.3). Zur Erleichterung der Beatmung werden der Kopf überstreckt und das Kinn angehoben.

Die **Wirksamkeit** der Maßnahmen kann durch das Fühlen des Karotispulses, die Beurteilung von Hautfarbe, Bewusstsein und Pupillenweite (vor Medikamentengabe) und das Einsetzen einer Spontanatmung oder ei-

nes Spontankreislaufs (ROSC: Return of spontaneous Circulation) kontrolliert werden.

Komplikationen bei der Thoraxkompression sind:
- Frakturen von Rippen und Sternum
- Pneumothorax, Hämatothorax
- Ruptur von Leber und Milz
- Lungenkontusion
- Fettembolie.

MERKE
Eine professionelle Durchführung der Reanimation zeichnet sich durch geringe Komplikationen bzw. Vermeiden von weiteren Schäden aus.

10.1.5 Beginn und Abbruch der Reanimation

Werden beim Auffinden einer leblosen Person durch das Rettungsdienstpersonal Symptome des klinischen Todes festgestellt, so muss mit den Basismaßnahmen der Reanimation begonnen werden, bis ein Arzt an der Einsatzstelle eintrifft. Der Reanimationsversuch darf in einer solchen Situation nur beim Vorliegen sicherer Todeszeichen wie Totenflecken, Totenstarre (Auftreten nach ca. zwei Stunden) oder Fäulniserscheinungen unterlassen werden. Beim Vorliegen von Verletzungen, die nicht mit dem Leben vereinbar sind, müssen keine Wiederbelebungsmaßnahmen versucht werden.

Da am Einsatzort bei einer Wiederbelebung meist Informationen über Vorerkrankungen des Patienten und die Dauer des Herz-Kreislauf-Stillstands sowie apparative Möglichkeiten zur Beurteilung der Hirnfunktion des Patienten fehlen, können keine festen Zeitangaben über die **Mindestdauer** von Reanimationsversuchen gemacht werden. Aus diesem Grund werden Anweisungen über den Zeitpunkt des Reanimationsabbruchs durch den Arzt immer situationsspezifisch und unter Einbeziehung vorliegender bzw. fehlender Zeichen der Wirksamkeit angewandter Maßnahmen erfolgen.

10.1.6 Automatisierte externe Defibrillation (AED)

Im Rahmen der Bemühungen um eine Reduzierung der Letalität bei kardialen Ereignissen, insbesondere dem plötzlich auftretenden Kammerflimmern, wird in verschiedenen Projekten die Ausbildung von Laien an automatisierten externen Defibrillatoren (AED) durchgeführt. Dabei sollen die Laien so ausgebildet werden, dass sie neben den Grundlagen der Ersten Hilfe und Herz-Lungen-

Tab. 10.3 Verwendete Beatmungsform und inspiratorische Sauerstoffkonzentration (FiO_2)

Beatmungsform	FiO_2
Atemspende (z.B. Mund-zu-Mund-Beatmung)	16%
Beatmungsbeutel ohne Sauerstoffanschluss	21%
Beatmungsbeutel mit Reservoir und Sauerstoffanschluss	80–85%
Beatmungsbeutel mit Demand-Ventil	95–100%

Wiederbelegung auch die Bedienung dieser Defibrillatoren beherrschen. In Kombination mit den Basismaßnahmen wird die Reanimation dadurch um ein wesentliches Element bis zum Eintreffen des Rettungsdienstes erweitert. Dabei darf es nicht zu einer Verzögerung der Alarmierung des RD kommen. Es soll eine Verkürzung der Zeitspanne zwischen dem Auftreten von Kammerflimmern und der adäquaten Therapie durch die Defibrillation erfolgen. Neben der medizinischen Qualifizierung der Ersthelfer durch entsprechende Instruktoren ist auch die Einweisung nach dem Medizinproduktegesetz für die jeweils eingesetzten Geräte notwendig.

Sollte bei Eintreffen des Rettungsdienstes bereits mit den Basismaßnahmen begonnen worden und ein AED zum Einsatz gekommen sein, sollte dies dokumentiert werden, die RA/RS sollten sich bei den Helfern für deren Einsatz bedanken und die weitere Therapie dann übernehmen.

Wer in seinem Rettungsdienstbereich ein entsprechendes Projekt initiieren möchte, kann sich unter www.bundesaerztekammer.de weiter informieren.

10.2 Erweiterte Maßnahmen der Reanimation (ALS)

Im Rahmen der Reanimationsmaßnahmen werden Basismaßnahmen (Beatmung und Thoraxkompression) und erweiterte Maßnahmen unterschieden. Entscheidend für den Erfolg ist der jeweils frühzeitige Beginn der Maßnahmen. So zeigen Untersuchungen, dass die Reanimation am erfolgreichsten ist, wenn spätestens nach vier Minuten mit den Basismaßnahmen begonnen wird und die erweiterten Maßnahmen spätestens nach acht Minuten durchgeführt werden. Unter dem Begriff **Advanced Life Support** (ALS) werden folgende Maßnahmen des Rettungsteams zusammengefasst:
- Elektrotherapie
- Gefäßzugänge
- Medikation
- erweiterte Methoden der Beatmung.

Das ABC-Schema wird erweitert:
- **Atemwege:** endotracheale Intubation oder alternative Atemwegshilfen (➤ Kap. 11.1)
- **Beatmung:** Beatmung über den Endotrachealtubus mit einem Notfallrespirator (➤ Kap. 11.3)
- **Circulation:** venöser Zugang (➤ Kap. 7), Volumengabe (➤ Kap. 4.7), intraossärer Zugang.
Die endobronchiale Applikation als mögliche Alternative der Medikamentenapplikation wird nicht mehr empfohlen

- **Drugs:** Adrenalin, Amiodaron, Atropin, Natriumbicarbonat (➤ Kap. 4.6)
- **Elektrotherapie:** elektrische Defibrillation.

Neben diesen Maßnahmen sind eine ausgezeichnete Absprache und ein fortwährendes Training der beschriebenen Maßnahmen und ihrer Durchführung zwingend notwendig. Voraussetzung für die optimale Reanimation ist die Platzierung von RS/RA, Geräten und Notfallausrüstung (➤ Abb. 10.3).

10.2.1 Elektrische Defibrillation

Die elektrische Defibrillation ist die Methode der Wahl bei **Kammerflimmern/Kammerflattern** und **pulsloser ventrikulärer Tachykardie**. Sie ist nach den heutigen Vorstellungen als erste Maßnahme ohne Zeitverzögerung durchzuführen (➤ Kap. 10.3), sobald das Kammerflimmern durch EKG-Ableitung erkannt worden ist. Bei unbeobachteten Ereignissen und länger als 4–5 Minuten vorliegendem Kreislaufstillstand wird mit einem Zyklus der Basismaßnahmen begonnen. Thoraxkompression und Beatmung können zwar einen Minimalkreislauf aufrechterhalten, nicht aber die ablaufenden irreversiblen Veränderungen am Herzmuskel stoppen. Kammerflimmern muss, wie jede andere Form des Kreislaufstillstands, schnellstmöglich behandelt werden, um die Überlebenschancen für den Patienten zu erhöhen.

Unter dem Begriff **Defibrillation** wird die direkte Verabreichung eines Stromstoßes durch den Brustkorb hindurch oder bei eröffnetem Thorax direkt an den Herzmuskel verstanden.

Seit einigen Jahren werden auch biphasische Rechteckimpulse eingesetzt (➤ Abb. 10.4). Die gewählte Energie kann bei gleichbleibender Effizienz deutlich geringer gewählt werden. Die Vorteile sind geringere Hautschäden sowie reduzierter Verlust an Myozyten, da auch die Defibrillation zu Schäden am Myokard führt. Die optimalen Impulsgrößen sind derzeit Gegenstand verschiedener Forschungsansätze. Die gültigen Algorithmen der Reanimation werden dadurch in ihrer Bedeutung nicht berührt.

Ziel ist die Beendigung einer lebensbedrohlichen Arrhythmie, die sich im Notfall-EKG als Kammerflimmern, Kammerflattern oder als pulslose Kammertachykardie zeigt. Betroffen von diesen Rhythmusstörungen sind in der Regel Patienten mit koronarer Herzkrankheit, akutem Herzinfarkt, komplexen Herzrhythmusstörungen, Intoxikationen, Stromunfällen oder auch Störungen im Säure-Basen-Haushalt.

10

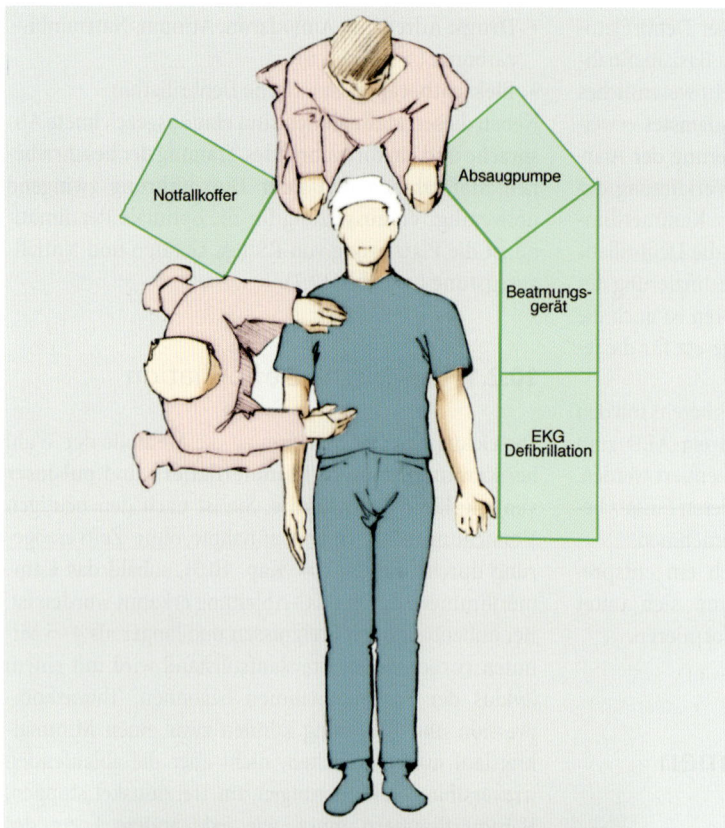

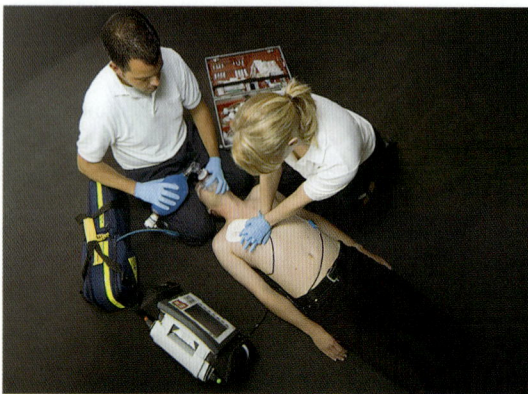

Abb. 10.3 Reanimationsmanagement
[L108, Foto: J747]

Indikation zur Defibrillation

Kammerflimmern stellt das am häufigsten gefundene EKG-Bild bei Patienten mit dem „plötzlichen Herztod" dar. Es gibt während des Herzzyklus eine kurze Zeitspanne, in welcher der Herzmuskel besonders anfällig für Kammerflimmern ist. Diese Phase wird als **vulnerable Phase** bezeichnet und hat eine Dauer von 20–40 Millisekunden. Im EKG entspricht sie annähernd der T-Welle, im Herzzyklus findet während dieser Phase die Repolarisation der Zellen der Kammermuskulatur statt. Wenn ein außerhalb des regulären Reizleitungssystems entstandener Impuls den normalen Herzzyklus in der vulnerablen Phase unterbricht, so wird dies vom organisch gesunden Herz in der Regel toleriert. Beim vorgeschädigten Herzen oder bei akuten Erkrankungen, z.B. dem Herzinfarkt, kann allerdings in der vulnerablen Phase Kammerflimmern ausgelöst werden. Es entstehen ektopische Schrittmacherherde mit einer Vielzahl von Erregungsimpulsen, die jedoch nicht mehr in der Lage sind, ein ausreichendes Schlagvolumen zu erzeugen. Das Herz steht in diesem Augenblick physiologisch gesehen still.

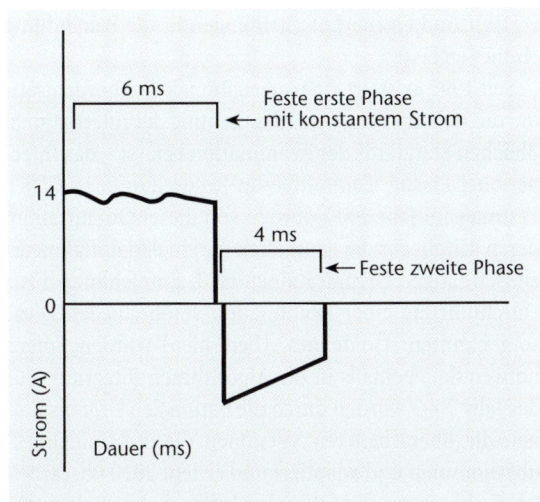

Abb. 10.4 Biphasischer Rechteckimpuls

Ebenso wie das Herz auf einen internen elektrischen Impuls reagiert, kann es auch auf einen von außen gegebenen elektrischen Impuls reagieren. Wird ein genügend starker Strom an den Brustkorb gegeben, so ist bei Kammerflimmern nicht länger das elektrische Chaos vorherrschend, sondern es kommt zu einer **Depolarisation** der Mehrzahl der Herzmuskelzellen. Die Zellen werden in der Folge des Stromstoßes so lange in diesem Zustand gehalten, bis der angelegte Strom unterbrochen wird. Durch die Defibrillation wird dem natürlichen Schrittmacher des Herzens, dem Sinusknoten, die Möglichkeit gegeben, wieder die Kontrolle über einen geregelten Erregungsablauf am Herzmuskel zu übernehmen. Diese Übernahme der regelrechten Schrittmachertätigkeit gelingt nicht bei jeder Defibrillation. Die akut lebensbedrohliche Arrhythmie, das Kammerflimmern, besteht dann weiter, oder es kommt zu einer Asystolie. In einem solchen Zustand muss der Patient weiter mit den Reanimationsmaßnahmen behandelt werden.

Umgang mit dem Defibrillator

Jeder, der mit einem Defibrillator umgeht, muss nach den Bestimmungen des Medizinproduktegesetzes in dieses Gerät eingewiesen sein. Die Abgabe des elektrischen Defibrillationsimpulses erfolgt bei der in der präklinischen Notfallmedizin angewandten externen Defibrillation über zwei großflächige Elektroden. Diese Elektroden werden **Paddles** genannt und sind in unterschiedlichen Größen erhältlich. Jeweils vor Durchführung der Defibrillation werden die Elektrodenflächen mit einem leitfähigen **Kontaktgel** bestrichen. Es befinden sich heute überwiegend vorgefertigte Klebeelektroden im Einsatz, die auf die Haut aufgeklebt werden und dort für den Einsatz auch verbleiben können. Diese Klebeelektroden sind für den Einmalgebrauch bestimmt.

Die gewünschte **Defibrillationsenergie** wird am Energiewahlschalter des Geräts eingestellt und entspricht nach aktuellen Empfehlungen beim Erwachsenen initial 360 J bei dem Einsatz von monophasischen und 150–200 J bei dem Einsatz von biphasischen Geräten. Die eingestellte Energie wird durch Betätigen des Lademechanismus geladen und somit zur Defibrillation bereitgestellt. Sobald die vorgewählte Energiemenge vorhanden ist, wird dies vom Gerät angezeigt. Der Anwender platziert die Paddles am Patienten und muss sich vergewissern, dass kein Anwesender mehr Kontakt zum Patienten hat. Der Warnhinweis „Weg vom Patienten" muss durch den Anwender erfolgen. Nachdem er sich davon überzeugt hat, dass kein Patientenkontakt zu den Anwesenden und zu ihm selbst mehr besteht, erfolgt vor der Durchführung der Defibrillation der **Warnhinweis** „Achtung, Defibrillation", erst danach erfolgt die Abgabe der elektrischen Energie.

M E R K E

Der Anwender des Defibrillators ist für die Sicherheit aller Anwesenden verantwortlich. Klar gesprochene Warnhinweise vor der Defibrillation gehören zu seinen Aufgaben.

Die richtige **Platzierung der Defibrillationselektroden** ist für den Erfolg wichtig. Es stehen zwei Möglichkeiten zur Verfügung. Aufgrund der einfacheren Handhabung wird eine Elektrode unterhalb des rechten Schlüsselbeins und rechts des Brustbeins des Patienten aufgesetzt (**Sternumelektrode**), die andere Elektrode wird an der linken Thoraxhälfte im Bereich der Herzspitze (**Apexelektrode**) aufgesetzt. Diese Platzierung der Elektroden wird auch Anterior-anterior-Position genannt.

Eine zweite Möglichkeit, z.B. auch bei der Säuglingsdefibrillation, ist die Positionierung in der Anterior-posterior-Position. Dabei wird eine Elektrode auf der linken Brustkorbhälfte über dem Herzen platziert, die andere in gleicher Höhe auf der linken Rückenseite. Bei der Durchführung der Defibrillation ist darauf zu achten, dass sich der Herzmuskel richtig in der Strombahn zwischen beiden Elektroden befindet. Ein Großteil des elektrischen Stroms soll bei der elektrischen Defibrillation durch das Herz fließen. Da Luft ein schlechter elektrischer Leiter ist, empfiehlt sich die Defibrillation in Exspirationsstellung des Brustkorbs. Durch den festen Andruck beider Paddles wird ein guter Hautkontakt hergestellt, der die Leitfähigkeit verbessern soll. Nach durchgeführter Defibrillation werden die Maßnahmen der Reanimation fortgeführt und der **Rhythmus** auf dem über Klebeelektroden angeschlossenen EKG-Monitor **kontrolliert**. Besteht weiterhin eine defibrillationspflichtige Rhythmusstörung, erfolgt eine weitere Defibrillation gemäß den Algorithmen der Reanimation, bei verändertem Rhythmus und Zeichen eines einsetzenden Kreislaufs (ROSC) erfolgt eine Pulskontrolle an beiden Karotisarterien. Die weitere Behandlung richtet sich nach den dann am Patienten erhobenen Befunden (➤ Kap. 10.3).

Durchführung der Defibrillation in der Übersicht

- Elektrodengel auf die Elektroden auftragen bzw. die Elektroden aufkleben,
- Defibrillator einschalten,
- gewünschte Energiemenge wählen,
- gewünschte Energiemenge laden,
- Elektroden auf die Brust des Patienten drücken,
- vergewissern, dass kein Kontakt zwischen Anwender und Elektrodengel besteht,
- vergewissern, dass alle Anwesenden keinen Patientenkontakt haben,
- Kommando: „Weg vom Patienten",
- vor Defibrillation Warnung der Anwesenden: „Achtung, Defibrillation",
- Elektroden fest andrücken und Entladung auslösen,
- Fortführung der Reanimation,
- EKG-Monitor beobachten, ggf. Pulskontrolle,
- bei Erfolglosigkeit erneute Defibrillation und Reanimationsmaßnahmen nach Algorithmus fortführen.

10.3 Algorithmen der Reanimation

Bei einem Versagen der Herz-Kreislauf-Funktion ist jeder betroffene Patient auf eine schnelle und zielgerichtete Behandlung angewiesen. Um einen größtmöglichen Erfolg zu erzielen, haben verschiedene Organisationen, z.B. die American Heart Association (AHA) und das European Resuscitation Council (ERC), für unterschiedliche Formen lebensbedrohlicher Herzrhythmusstörungen standardisierte **Behandlungsschemata** (Algorithmen) erarbeitet. Diese Algorithmen sind das Produkt umfassender Erfahrungen und sollen als Therapieempfehlung verstanden werden. Entsprechend den aktuellen Erkenntnissen in der Medizin werden diese Abläufe überprüft und gegebenenfalls aktualisiert. Doch trotz der Vorteile einer einheitlichen und bewährten Vorgehensweise kann es in besonderen Situationen notwendig werden, dass der Anwender den Pfad dieser Schemata

verlässt und eigene Entscheidungen in die Behandlung einfließen lässt

Seit 1992 existiert eine internationale Dachorganisation, die sich um eine Vereinheitlichung der international üblichen Standards der Reanimation befasst – das International Liason Committee on Resuscitation (ILCOR). Erstmals im Jahr 2000 wurden von dieser Organisation, deren Mitglieder die namhaften nationalen notfallmedizinisch tätigen Organisationen sind, Empfehlungen zur Durchführung einer Reanimation verabschiedet. Diese so genannten „Guidelines" (Leitlinien) wurden, sofern notwendig, ebenfalls in die Algorithmen integriert. Für das Jahr 2005 wurden durch die nationalen Organisationen die überarbeiteten Versionen dieser „Guidelines" übernommen und adaptiert und erneut 2010 überarbeitet. Sie können unter folgenden Internet-Adressen nachgelesen werden:
- www.erc.edu
- www.grc-org.de

Ausgangspunkt für die Algorithmen ist der „Universalalgorithmus" für das Auffinden einer leblosen Person (➤ Abb. 10.5).

MERKE

Unterbrechungen der HLW (Herz-Lungen-Wiederbelebung) sollten nur kurzzeitig zur Durchführung erweiterter Maßnahmen (z.B. Defibrillation, Intubation, Schrittmachertherapie) erfolgen.

Diese so genannten „No-Flow"-Phasen (engl. keine Perfusion) gilt es zu vermeiden. Aus diesem Grund sollte eine Intubation nach 20 Sekunden mit Anschluss des Respirators beendet sein.

10.3.1 Klassifizierung von Reanimationsmaßnahmen

Die Leitlinien der Reanimation beruhen auf einem langen Konsensusprozess von etwa 300 Wissenschaftlern aus der gesamten Welt. Um ihre Aussagen zu den Maßnahmen der Reanimation zu begründen, wurde das System der evidenzbasierten Medizin (EBM) genutzt. Dabei werden Maßnahmen nach Evidenzstufen in ihrer Wirksamkeit bewertet (➤ Tab. 10.4).

Eine Zusammenfassung dieser Dokumentation, die als CoSTR bekannt wurde (Consensus on Science with Treatment Recommendations), findet sich ebenfalls unter: www.erc.edu.

Die AHA (American Heart Association) benutzt weiter das vor Jahren etablierte System einer Bewertung von Maßnahmen ohne Angabe der Evidenz (➤ Tab. 10.5).

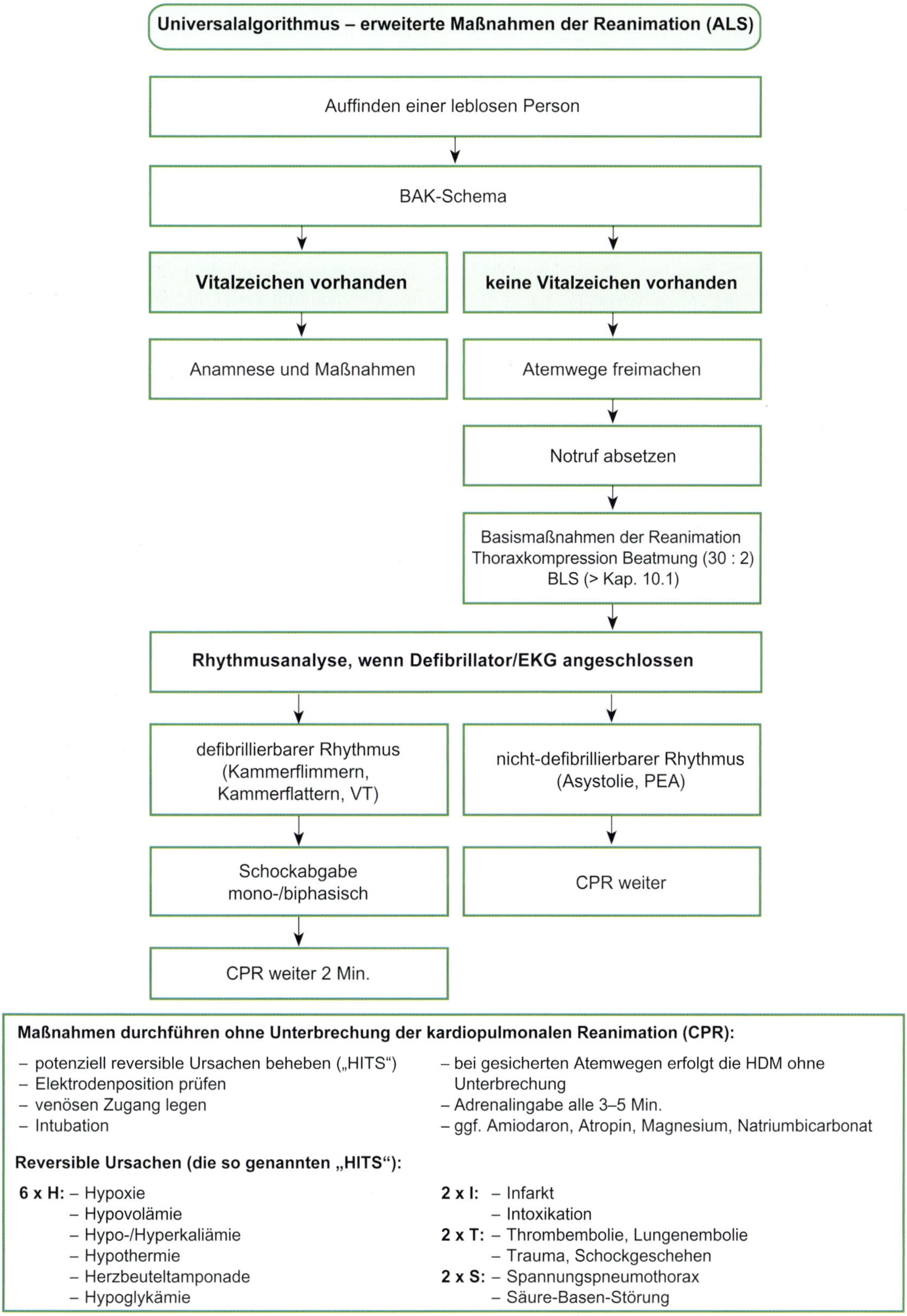

Universalalgorithmus – erweiterte Maßnahmen der Reanimation (ALS)

Auffinden einer leblosen Person

BAK-Schema

| **Vitalzeichen vorhanden** | **keine Vitalzeichen vorhanden** |

Anamnese und Maßnahmen

Atemwege freimachen

Notruf absetzen

Basismaßnahmen der Reanimation
Thoraxkompression Beatmung (30 : 2)
BLS (> Kap. 10.1)

Rhythmusanalyse, wenn Defibrillator/EKG angeschlossen

defibrillierbarer Rhythmus
(Kammerflimmern,
Kammerflattern, VT)

nicht-defibrillierbarer Rhythmus
(Asystolie, PEA)

Schockabgabe
mono-/biphasisch

CPR weiter

CPR weiter 2 Min.

Maßnahmen durchführen ohne Unterbrechung der kardiopulmonalen Reanimation (CPR):

– potenziell reversible Ursachen beheben („HITS")
– Elektrodenposition prüfen
– venösen Zugang legen
– Intubation

– bei gesicherten Atemwegen erfolgt die HDM ohne Unterbrechung
– Adrenalingabe alle 3–5 Min.
– ggf. Amiodaron, Atropin, Magnesium, Natriumbicarbonat

Reversible Ursachen (die so genannten „HITS"):

6 x H: – Hypoxie
 – Hypovolämie
 – Hypo-/Hyperkaliämie
 – Hypothermie
 – Herzbeuteltamponade
 – Hypoglykämie

2 x I: – Infarkt
 – Intoxikation
2 x T: – Thrombembolie, Lungenembolie
 – Trauma, Schockgeschehen
2 x S: – Spannungspneumothorax
 – Säure-Basen-Störung

Abb. 10.5 „Universalalgorithmus" für das Auffinden einer leblosen Person

10

Tab. 10.4 Evidenzstufen

Level 1:	randomisierte, kontrollierte Studie (RCT)
Level 2:	w.o. mit geringeren Effekten
Level 3:	w.o., aber nicht randomisiert
Level 4:	ältere Studien
Level 5:	Falldokumentationen
Level 6:	Tiermodelle
Level 7:	Daten, die auf neue Fragestellungen übertragen wurden
Level 8:	allgemeine Praxis bzw. akzeptierte Meinung

Von Level 1 bis Level 8 erfolgt eine abnehmende Evidenz.

Tab. 10.5 Klassifizierung von Reanimationsmaßnahmen durch die AHA

Grad	Bewertung
I	Die Maßnahme ist indiziert und nachgewiesenermaßen hilfreich.
IIa	Die Maßnahme ist akzeptabel und wahrscheinlich hilfreich.
IIb	Die Maßnahme ist akzeptabel und möglicherweise hilfreich.
Klasse „Indeterminate"	Zum derzeitigen Zeitpunkt nicht beurteilbar, keine Empfehlung möglich.
III	Die Maßnahme ist nicht indiziert und möglicherweise schädlich.

10.3.2 Algorithmen verschiedener Herz-Kreislauf-Stillstände

Kammerflimmern

(➤ Abb. 10.6)
1. Der **präkordiale Faustschlag** ist insbesondere sofort nach Eintreten eines Kreislaufstillstandes indiziert, dies gilt für ein am Monitor beobachtetes Kammerflimmern.
2. Eine **frühestmögliche Defibrillation** verspricht bei Kammerflimmern den größten Erfolg. Bei beobachtetem Kreislaufstillstand und Erreichbarkeit eines Defibrillators/AED innerhalb von fünf Minuten wird sofort defibrilliert. Sollte das Eintreten des Kreislaufstillstandes zeitlich unklar sein, wird zunächst mit dem BLS für zwei Minuten (oder fünf Zyklen) begonnen und erst danach defibrilliert. Aufgrund des gesenkten Hautwiderstands durch die Anwendung von Elektrodengel und einem Anpressdruck von 10 kg erreicht mehr Energie das Herz, und auch eine veränderte Paddleposition kann die Erfolgsaussichten verbessern. Weiterhin wird das Myokard geschont.

3. Die **Intubation** bzw. die Platzierung eines supraglottischen Atemwegs und das Legen eines **venösen Zugangs** müssen zügig durchgeführt werden, um die Basismaßnahmen nicht lange zu unterbrechen (Verkürzung der No-Flow-Zeit, ausreichende Zirkulation!) und die unterstützende medikamentöse Therapie schnell einleiten zu können. Das Legen eines venösen Zugangs kann bis zum nächsten Zyklus verschoben werden. Sofern es nicht gelingt, einen venösen Zugang zu etablieren, ist die Anwendung einer intraossären Kanülierung ausdrücklich empfohlen. Die endobronchiale Gabe von Medikamenten ist, wenn überhaupt zu erwägen, als absoluter Reserveweg anzusehen, da die Resorption der Medikamente unsicher ist. Eine Wiederholung der Medikamentengabe erfolgt alle drei bis fünf Minuten.
4. **Defibrillation:** Es wird nur noch mit Maximalenergie defibrilliert. Die langen Pausen der Erfolgskontrolle entfallen ebenfalls, d.h., unmittelbar nach dem Defibrillationsschock wird sofort weiter reanimiert. Es entfällt die Unterscheidung in feines Flimmern und Asystole – Untersuchungen zeigten, dass ein feines Kammerflimmern (VF) nicht zu defibrillieren ist.
5. Nach der 3. Defibrillation wird 1 mg Adrenalin i.v. oder i.o. appliziert, um die Erfolgsaussicht der Defibrillation zu erhöhen.
- Einzusetzen ist Amiodaron (Cordarex®) 2–5 mg/kg KG, 300 mg Bolus nach der 3. Defibrillation.
- Lidocain (Xylocain® 2%) 1,5 mg/kg KG (max. 3 mg/kg KG), wiederum gefolgt von einer Defibrillation mit 360 Joule nach etwa 30–60 Sek., gilt als Alternative, wenn noch kein Amiodaron gegeben wurde.
- Weiter ist die Gabe von Kalziumchlorid 4 mg/kg KG bei vermuteter Hyperkaliämie in Betracht zu ziehen.
- Einer Hypokaliämie wird mit Kaliumchlorid 10 mval begegnet, evtl. in Kombination mit 1–2 g Magnesiumsulfat über 1–2 Min. i.v., da beide Elektrolytentgleisungen oft zusammen auftreten.
6. **Der Einsatz von Natriumbicarbonat 8,4%** sollte zurückhaltend erfolgen, da eine Blindpufferung mit ggf. nachfolgender Alkalose das Reanimationsergebnis negativ beeinflussen kann.
7. **Reanimation bei einer Körperkerntemperatur unter 30 °C** (➤ Kap. 22)
- zurückhaltender i. v. Medikamenteneinsatz
- Transport unter HLW ins Krankenhaus
- Die präklinische Infusion erwärmter Elektrolytlösungen (40 °C) ist umstritten, kann jedoch in Betracht gezogen werden. Klinisch gibt es verschiedene Möglichkeiten, eine innere Erwärmung einzuleiten. Hierzu zählen neben der Verabreichung erwärmter Infusionslösungen die Beatmung mit feuchtem, erwärm-

Kammerflimmern

Kontrolle der Vitalfunktionen
– lebloser Patient –
(s. Abb. 10.5)

CPR 30 : 2 mind. 2 Min.
bis AED/EKG angeschlossen

Rhythmusanalyse über
Paddles/Pads (Kammerflimmern)

1. Defibrillation: 1×
monophasisch: 360 J
biphasisch: 150–200 J

CPR 30 : 2 (5 Zyklen) i.v. Zugang

Rhythmuskontrolle
über Paddles/Pads/Elektroden

2. Defibrillation: 1×
monophasisch: 360 J
biphasisch: 150–200 J

CPR 30 : 2 (5 Zyklen)

Rhythmuskontrolle über Elektroden

3. Defibrillation: 1×
monophasisch: 360 J
biphasisch: 150–200 J

unmittelbar nach der 3. erfolglosen Defibrillation
Adrenalin 1 mg und Amiodaron 300 mg i.v.
oder i.o. geben

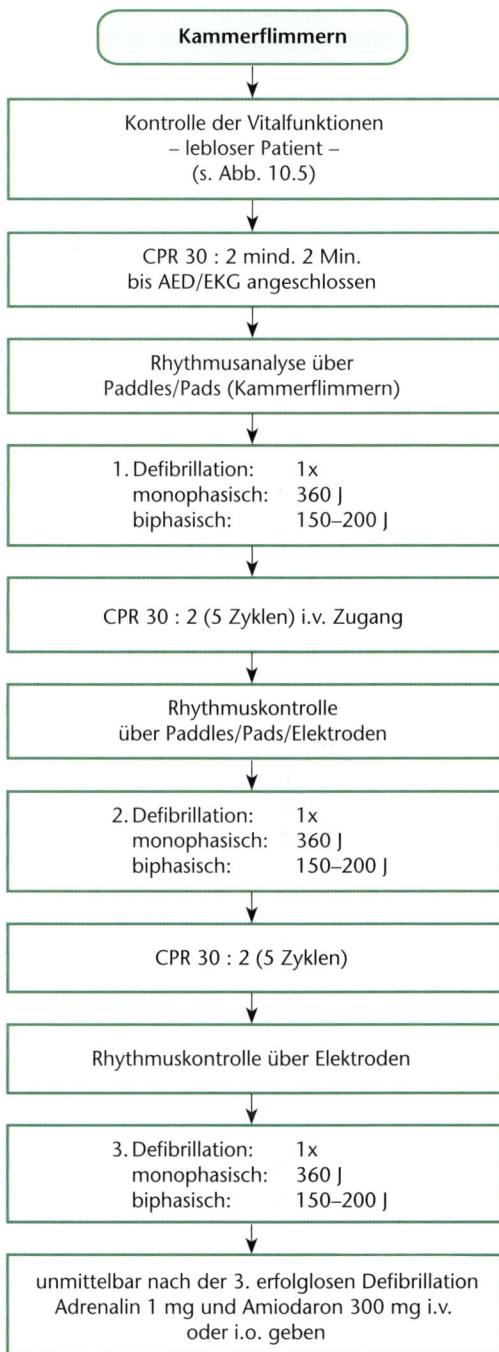

Abb. 10.6 Algorithmus bei Kammerflimmern (nach European Resuscitation [ERC] 2010)

tem Sauerstoff, die Durchführung einer Peritoneallavage, die extrakorporale Erwärmung oder der Einsatz eines Ösophagus-Erwärmungstubus.

Asystolie

(➤ Abb. 10.7)
Die Bestätigung einer Asystolie sollte durch das Abrufen mehrerer Ableitungen erfolgen. Während sich bei begründetem Verdacht auf ein Kammerflimmern eine sofortige **Defibrillation** empfiehlt, können ungerechtfertigte Schocks die Einstellung eines spontanen Herzrhythmus verhindern (erhöhter Parasympathikustonus) und somit die Erfolgsaussichten einer Reanimation verschlechtern.

Nach Etablierung eines Gefäßzugangs (i.v. oder i.o.) ist eine schnellstmögliche **Intubation** immer anzustreben. Dies bietet mehrere Vorteile: Neben der Sicherung der Atemwege (Aspirationsschutz) ermöglicht die PEEP-Beatmung (5 cm H_2O) eine verbesserte Ventilation. Die Applikation von Adrenalin kann notfalls über den Tubus erfolgen (zwei- bis dreifache Dosierung).

Das schnelle Ergründen der möglichen Ursache für einen Herz-Kreislauf-Stillstand ist hinsichtlich der schlechten Prognose von großer Bedeutung. Parallel zu den ersten Maßnahmen sollte deshalb eine **Anamneseerhebung** (Vorerkrankungen, Medikamente) durchgeführt werden.

Für die Gabe von Natriumbicarbonat 8,4% gelten die Empfehlungen wie unter Kammerflimmern.

Da sich die Aussichten einer erfolgreichen Reanimation bei Asystolie schnell verringern, sollte nach etwa 15 Minuten die Einstellung aller Maßnahmen in Erwägung gezogen werden. Ausnahmen stellen junge Menschen und Patienten mit einer Hypothermie dar.

Pulslose elektrische Aktivität PEA

Die pulslose elektrische Aktivität (PEA) ist gekennzeichnet durch eine elektrische Aktivität des Herzens ohne messbare Auswurfleistung. Neben den oben genannten möglichen Ursachen kann sie auch die letzte elektrische Aktivität eines sterbenden Herzens darstellen, z.B. nach einem großen Myokardinfarkt.

Für die Gabe von Natriumbicarbonat 8,4% gelten die Empfehlungen wie unter Kammerflimmern dargestellt.

Ventrikuläre Bradykardie

(➤ Abb. 10.8)
Beim Auftreten einer Bradykardie ist die vorliegende Frequenz zu dokumentieren und die bestehende Kreislaufsituation als stabil oder nicht stabil zu bewerten:
1. Bewusstseinsveränderungen

```
┌─────────────────────────────┐
│          Asystolie          │
└─────────────────────────────┘
              ↓
┌─────────────────────────────┐
│  Kontrolle der Vitalfunktionen │
│     – lebloser Patient –    │
│       (s. Abb. 10.5)        │
└─────────────────────────────┘
              ↓
┌─────────────────────────────┐
│   CPR 30 : 2 mind. 2 Min.   │
│   bis AED/EKG angeschlossen │
└─────────────────────────────┘
              ↓
┌─────────────────────────────┐
│    Rhythmusanalyse über     │
│   Paddles/Pads (Asystolie)  │
└─────────────────────────────┘
              ↓
┌─────────────────────────────┐
│ Asystolie in zweiter EKG-Ableitung │
│   bestätigen (Cross-check)  │
└─────────────────────────────┘
              ↓
┌─────────────────────────────┐
│ CPR 30 : 2 (5 Zyklen) i.v. Zugang │
└─────────────────────────────┘
              ↓
┌─────────────────────────────┐
│     Rhythmuskontrolle       │
│ über Paddles/Pads/Elektroden│
└─────────────────────────────┘
              ↓
┌─────────────────────────────┐
│      Adrenalin 1 mg i.v.    │
└─────────────────────────────┘
              ↓
┌─────────────────────────────┐
│      CPR 30 : 2 (5 Zyklen)  │
└─────────────────────────────┘
              ↓
┌─────────────────────────────┐
│ Rhythmuskontrolle über Elektroden │
└─────────────────────────────┘
              ↓
┌─────────────────────────────┐
│ Weitere Maßnahmen nach Maßgabe des Arztes │
│ (z.B. Adrenalingabe 1 mg alle 3–5 Min.) │
└─────────────────────────────┘
```

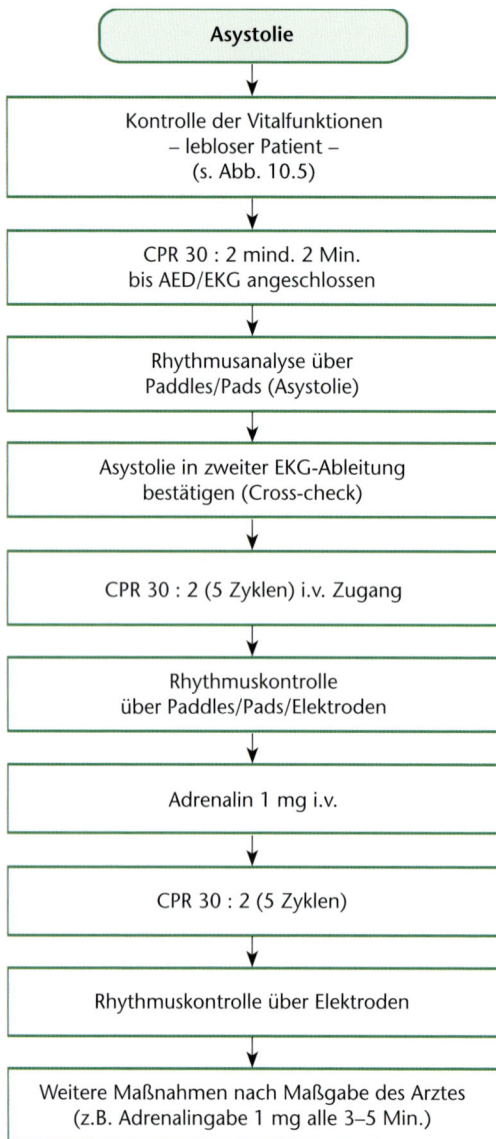

Abb. 10.7 Algorithmus bei Asystolie (nach European Resuscitation [ERC] 2010)

2. Herzfrequenz 40/Min. oder weniger
3. Blutdruck unter 90 mmHg
4. Zeichen der Herzinsuffizienz, z.B. US-Ödeme, rasselnde Atmung.

Die Durchführung der Basismaßnahmen hat bei Patienten mit lebensbedrohlicher Symptomatik keine untergeordnete Bedeutung und diese dürfen nicht unterlassen werden: optimale Lagerung des Patienten und Gabe von Sauerstoff. Bedrohliche Symptome sind Ateminsuffizienz, Dyspnoe, Bewusstseinsstörungen, Kreislaufinsuffizienz, Schock und Infarktsymptomatik. In diesem Fall ist so schnell wie möglich mit dem transkutanen Schritt-

macher (Pacing) zu beginnen, der Priorität vor venösem Zugang und Medikamentengabe hat. Bei denervierten transplantierten Herzen sind sofort ein transkutaner Schrittmacher und/oder Katecholamine einzusetzen. Auf eine Atropingabe ist ebenfalls bei AV-Block II. Grades und neu aufgetretenem AV-Block III. Grades mit verbreiterten QRS-Komplexen zu verzichten (Klasse III).

AV-Blockierungen III. Grades mit ventrikulären Extrasystolen sind nicht mit Lidocain zu behandeln. Gegebenenfalls sind Analgetika und/oder Sedativa einzusetzen, insbesondere bei transkutanem Pacing.

Ventrikuläre Tachykardie

(➤ Abb. 10.9)
Als instabil ist ein Patient einzustufen, wenn die Herzfrequenz über 150/Min. liegt und/oder bedrohliche Zeichen wie Schocksymptome, Atem- oder Herzinsuffizienz, Brustschmerzen, Infarktsymptome oder Bewusstseinseinschränkungen vorliegen. Herzfrequenzen unter 150/Min. bedürfen selten einer sofortigen Kardioversion.

Eine ausreichende Anästhesie zur Kardioversion kann mit einem Sedativum (z.B. Midazolam, Diazepam, einem Barbiturat oder Etomidat) sowie einem Analgetikum (z.B. Morphin oder Fentanyl) erreicht werden. Voraussetzung zur Durchführung einer Kardioversion ist die Sicherstellung einer weiterführenden Therapie bei möglichen Komplikationen. Ein sicherer venöser Zugang ist ebenso obligat wie die Bereitstellung einer Beatmungsmöglichkeit (mit Sauerstoff) und einem Intubationsbesteck.

Bei bedrohlichem Vorhofflimmern und -flattern sowie paroxysmalen supraventrikulären Tachykardien reichen häufig niedrigere Energiestufen aus. Hier sollte man mit 50 Joule beginnen und dann im üblichen Schema fortfahren.
Torsades de pointes können mit Magnesiumsulfat 1–2 g/i.v. über ein bis zwei Minuten behandelt werden.

10.3.3 Maßnahmen in der Postreanimationsphase

In der unmittelbaren Postreanimationsphase gilt es, den Gesamtzustand des Patienten zu beurteilen (ggf. zu stabilisieren) und ihn für den Transport vorzubereiten. Aufgrund des benötigten Equipments kann es notwendig sein, eine Tragehilfe über die Rettungsstelle anzufordern bzw. umstehende Personen oder Nachbarn zur Unterstützung aufzufordern. Eine regelmäßige **Kont-**

```
                    ┌─────────────────────────┐
                    │      Bradykardie        │
                    └─────────────────────────┘
                                │
                                ▼
        ┌───────────────────────────────────────────────┐
        │              Basismaßnahmen                    │
        │        Kontrolle der Vitalfunktionen           │
        │         (engmaschiges Monitoring)              │
        │      Notfalluntersuchung/NA nachfordern        │
        └───────────────────────────────────────────────┘
                                │
                                ▼
        ┌───────────────────────────────────────────────┐
        │       relative oder absolute Bradykardie       │
        │              (HF unter 60/Min.)                │
        └───────────────────────────────────────────────┘
                     │                        │
                     ▼                        ▼
    ┌──────────────────────────┐   ┌──────────────────────────┐
    │ Patient kreislaufinstabil │   │  Patient kreislaufstabil │
    │         F < 40            │   │                          │
    │         RR < 90           │   │                          │
    └──────────────────────────┘   └──────────────────────────┘
                │                               │
                ▼                               ▼
    ┌──────────────────────────┐   ┌──────────────────────────┐
    │ • Atropin 0,5 –1 mg       │   │ bei AV-Block II. Grades  │
    │   (bis 3 mg)              │   │ Typ II oder AV-Block     │
    │ • transkutaner            │   │ III. Grades transkutanen │
    │   Schrittmacher           │   │ Schrittmacher erwägen    │
    │ • alternative Medikamente │   │                          │
    │ • Adrenalin 2 –10 µg/kg   │   │                          │
    │   KG/Min.                 │   │                          │
    └──────────────────────────┘   └──────────────────────────┘
                                                │
                                                ▼
                                    ┌──────────────────────────┐
                                    │   Patientenmonitoring     │
                                    │   + Transport mit RTW     │
                                    └──────────────────────────┘
```

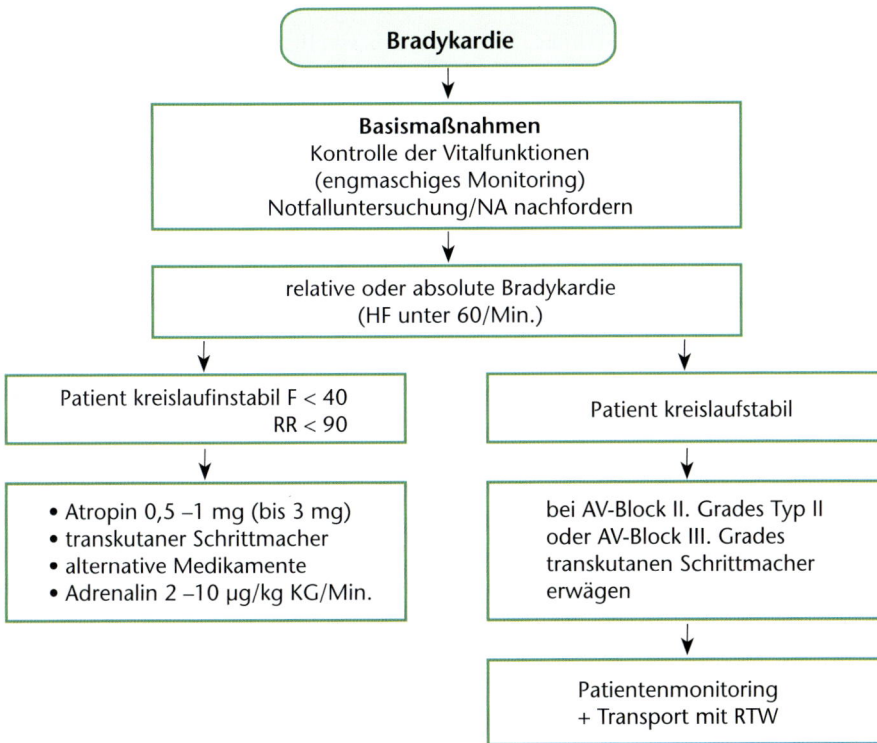

Abb. 10.8 Algorithmus bei Bradykardie

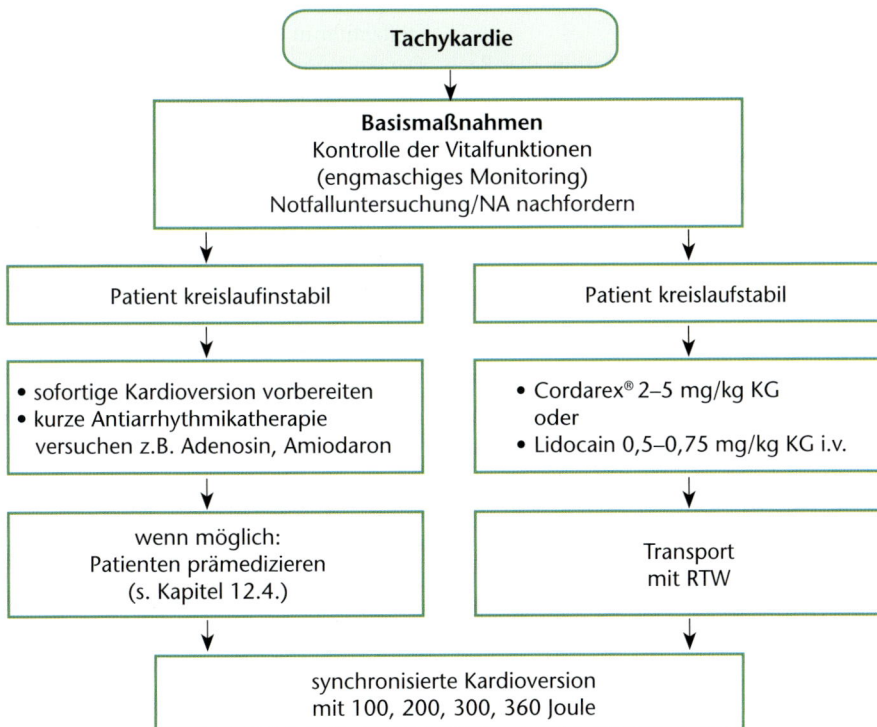

```
                    ┌─────────────────────────┐
                    │      Tachykardie        │
                    └─────────────────────────┘
                                │
                                ▼
        ┌───────────────────────────────────────────────┐
        │              Basismaßnahmen                    │
        │        Kontrolle der Vitalfunktionen           │
        │         (engmaschiges Monitoring)              │
        │      Notfalluntersuchung/NA nachfordern        │
        └───────────────────────────────────────────────┘
                     │                        │
                     ▼                        ▼
    ┌──────────────────────────┐   ┌──────────────────────────┐
    │ Patient kreislaufinstabil │   │  Patient kreislaufstabil │
    └──────────────────────────┘   └──────────────────────────┘
                │                               │
                ▼                               ▼
    ┌──────────────────────────┐   ┌──────────────────────────┐
    │ • sofortige Kardioversion │   │ • Cordarex® 2–5 mg/kg KG │
    │   vorbereiten             │   │   oder                   │
    │ • kurze Antiarrhythmika-  │   │ • Lidocain 0,5–0,75      │
    │   therapie versuchen      │   │   mg/kg KG i.v.          │
    │   z.B. Adenosin, Amiodaron│   │                          │
    └──────────────────────────┘   └──────────────────────────┘
                │                               │
                ▼                               ▼
    ┌──────────────────────────┐   ┌──────────────────────────┐
    │    wenn möglich:          │   │      Transport            │
    │ Patienten prämedizieren   │   │      mit RTW              │
    │   (s. Kapitel 12.4.)      │   │                          │
    └──────────────────────────┘   └──────────────────────────┘
                │                               │
                ▼                               ▼
    ┌───────────────────────────────────────────────────────┐
    │          synchronisierte Kardioversion                 │
    │          mit 100, 200, 300, 360 Joule                  │
    └───────────────────────────────────────────────────────┘
```

Abb. 10.9 Algorithmus bei Tachykardie

10

rolle der Vitalzeichen (periphere und zentrale Pulse, Blutdruck, Atmung) und der Pupillen (Größe, Form, Reaktion auf Licht) gehört ebenso dazu wie die Überwachung des EKG, der Kapnografie, der Sauerstoffsättigung und damit verbunden auch der Hautfarbe. Der Bewusstseinszustand sollte ebenfalls eingeschätzt werden (Glasgow Coma Scale). Neben spontanen Bewegungen oder einem Pressen gegen die kontrollierte Beatmung können plötzliche Herzfrequenz- und Blutdruckanstiege Zeichen (Stressreaktion) für ein Aufklaren des Patienten sein. In diesem Fall ist eine ausreichende Sedierung anzustreben (z.B. mit Midazolam oder Diazepam). Die venösen Zugänge und der Endotrachealtubus sind auf ihre korrekte Lage zu kontrollieren (Ausschluss einer paravenösen Infusion, Auskultation der Lunge) und ausreichend zu sichern. Der Weg zum Rettungsmittel sollte ohne Verlust von Zugang oder Tubus möglich sein. Soweit noch nicht geschehen, empfiehlt sich die Kontrolle des Blutzuckerspiegels. Um eine optimale Oxygenierung zu erreichen, sollte der Patient vor und während des Transports mit einem Sauerstoffanteil von 100% oxygeniert werden (➤ Kap. 11). Der Zielparameter ist eine periphere Sauerstoffsättigung von 92–95%. Besonders nach Kammerflimmern können ventrikuläre Extrasystolen auftreten. Diese werden nur bei Kreislaufinstabilität therapiert. Bei Zeichen eines kardiogenen Schocks ist **Dobutamin** Mittel der Wahl (2–10 µg/kg KG/Min.).

Eine möglichst lückenlose **Dokumentation** aller Befunde, therapeutischen Maßnahmen und Besonderheiten während der präklinischen Betreuung liefert dem weiterbehandelnden Team in der Klinik ein umfassendes Bild und sorgt somit auch für eine optimale Weiterbehandlung des Patienten.

10.4 Reanimation des Neugeborenen

10.4.1 Ursachen für eine Reanimation von Neugeborenen

Reanimationspflichtige Störungen der Vitalfunktionen beim Neugeborenen wird man im Rettungsdiensteinsatz in drei Situationen erwarten müssen:
1. reif zum Termin geborene Kinder mit geburtshilflichen Komplikationen, z.B. einer strangulierenden Nabelschnurumschlingung
2. Frühgeborene mit durch Lungenunreife bedingten Atemstörungen

3. Säuglinge mit schweren angeborenen Fehlbildungen, z.B. von Herz oder Zentralnervensystem.

Die beiden letztgenannten Notfallsituationen erfordern oftmals spezielle Kenntnisse und Fertigkeiten, die von entsprechend spezialisierten Kinderärzten nach mehrjähriger Weiterbildung und intensivmedizinischer Praxis geleistet werden können. Für das Rettungsdienstpersonal bleibt es auch bei diesen Extremfällen bei der Anwendung der unten gegebenen Richtlinien für das Vorgehen bei normalen Neugeborenen.

10.4.2 Vorgehen bei reanimationspflichtigen Neugeborenen

Liegt die Herzfrequenz des Kindes unter 100 Schlägen pro Minute und/oder ist die Atmung fehlend, schwach oder unregelmäßig und/oder ist das Kind zyanotisch, wird nach den **Neugeborenen-Basismaßnahmen** gehandelt.

Das bedeutet, dass man die Nase und Mundhöhle absaugt und das Neugeborene abtrocknet. Danach erfolgt die Einstufung nach dem **Apgar-Schema**, und zuletzt wird das Baby abgenabelt. Hilft dies nicht, wird zur **Beatmung** der Kopf des Kindes geringfügig überstreckt und eine Baby-Beatmungsmaske mit angeschlossenem Baby-Beatmungsbeutel, Reservoir und 100%iger Sauerstoffzufuhr in typischer Weise aufgesetzt (➤ Kap. 9.2). Der Reiz des Maskendrucks auf die sensible Gesichtshaut genügt häufig bei vielen schlaffen, blauen Neugeborenen, um tiefe Atemzüge auszulösen und in wenigen Sekunden eine rosa Hautfarbe und kräftige, normofrequente Herzschläge zu produzieren. Der Beutel wird zur Neugeborenenbeatmung nur mit Daumen und Zeigefinger bedient. Das Atemzugvolumen reicht aus, sobald Thoraxexkursionen beim Kind sichtbar sind. Ist nach einer halben Minute kein Erfolg eingetreten, wird das Kind mit Maske und Beutel beatmet. Der Stress der Situation darf keinesfalls zu kräftigem Drücken auf den Beutel verleiten. Die periphere Sauerstoffsättigung sollte 92–95% betragen, so dass die Sauerstoffzufuhr zielgerichtet eingesetzt werden kann.

> **ACHTUNG**
> Das Atemzugvolumen eines Neugeborenen liegt bei 20–40 ml, die Atemfrequenz bei 40/Min.

Entscheidend ist nun, ob das Neugeborene auf die Maßnahme innerhalb von 15 bis 30 Sekunden reagiert, d.h., ob die Hautfarbe rosig wird, kräftige Spontanatmung einsetzt und die Herzfrequenz auf Werte über 100 ansteigt. Ist dies der Fall, könnte der RS/RA den zugrunde liegenden Sauerstoffmangelzustand überwinden helfen, und die Beatmung kann ausgesetzt werden. Das Kind wird sodann unter genauer Beobachtung und ggf. erneuter Maskenbeatmung in die vorgewarnte Kinderklinik gebracht. Ist der Patient nach 30 Sekunden Maskenbeatmung weiterhin bradykard mit einer Herzfrequenz unter 60, muss mit der Herzdruckmassage begonnen werden.

ACHTUNG

Die Thoraxkompression wird bei Neugeborenen auch dann angewendet, wenn Eigenaktionen des Herzens zwar vorhanden, aber zu langsam sind, um einen adäquaten Kreislauf zu sichern.

Grundsätzlich kann die **Thoraxkompression** bei Neugeborenen nach der **Zweifingermethode** durchgeführt werden (➤ Abb. 10.10). Die **Zweihandmethode** scheint ein größeres Blutvolumen zu fördern als die Zweifingermethode, macht aber gleichzeitige andere Maßnahmen am Baby praktisch unmöglich. Man wird im RD in der Regel die Zweifingermethode anwenden, bei der Mittel- und Zeigefinger einer Hand auf die untere Sternumdrittel aufgesetzt werden (➤ Abb. 10.10) und dieses senkrecht etwa 120-mal pro Minute zwei bis drei Zentimeter tief eingedrückt wird (½ Thoraxdurchmesser). Nach 30 Sekunden Thoraxkompression und fortgeführter interponierter Maskenbeatmung wird die Herzfrequenz erneut kontrolliert. Nicht selten führt die Thoraxkompression bereits zum Einsetzen einer ausreichenden Spontanzirkulation, so dass nach dem initialen Schub weitere Maßnahmen nicht mehr nötig sind oder nur noch assistierend weiterbeatmet werden muss.

Weitergehende Maßnahmen beim Neugeborenen mit Atem- und Herz-Kreislauf-Stillstand (asphyktisch) sollten durch den hierfür besonders **geschulten Kinderarzt** oder einen außergewöhnlich **erfahrenen Notarzt** erfolgen. Die Intubation des reanimationspflichtigen Neu- oder Frühgeborenen, die Venenkatheterisierung, die differenzierte Pharmakotherapie von Neugeborenennotfällen kann nicht von jedem Mediziner und auch nicht von jedem RS/RA in der Praxis so trainiert werden, dass bei solchen extrem seltenen Notfallsituationen wirklich die weiterführenden Fertigkeiten beherrscht werden. Der RD ist im Regelfall gut beraten, die oben aufgeführten Basismaßnahmen wirklich konsequent durchzuführen und das Baby unter Fortsetzung von Wärmeschutz, Maskenbeatmung mit Sauerstoff und Thoraxkompression schnell und mit Notarzt in eine vorinformierte Kinderklinik zu bringen.

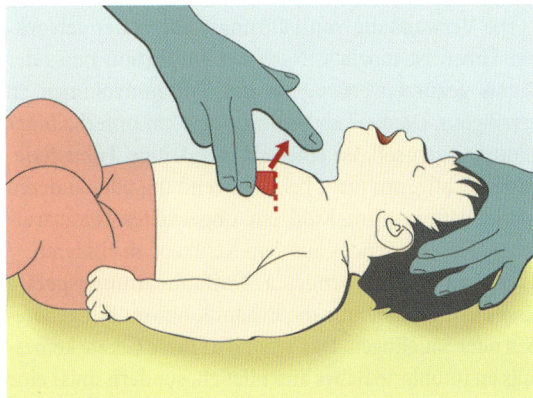

Abb. 10.10 Herzdruckmassage beim Kleinkind. Der Druckpunkt liegt im unteren Sternumdrittel (etwa einen Zentimeter unterhalb einer gedachten Linie zwischen den Mamillen). [L106]

Fühlt sich das Rettungsteam hinreichend sicher in der praktischen Durchführung der weiterführenden Maßnahmen, so wird man nach zwei Minuten erfolgloser Maskenbeatmung die Indikation zur **endotrachealen Intubation oder zum Einsatz alternativer Atemwegshilfen** stellen und diese atraumatisch und schnell platzieren.

MERKE

Ein Intubationsversuch soll nicht länger als 20 Sekunden dauern.

Es empfiehlt sich, zuvor das Baby an den EKG-Monitor anzuschließen, um die Reaktion der Herzfrequenz auf den Intubationsversuch akustisch permanent zu registrieren und gegebenenfalls bei deutlichem Absinken der Herzfrequenz abzubrechen und zur Maskenbeatmung zurückzukehren.

Reife Neugeborene werden mit Tubusgröße 3,0 mm, Frühgeborene mit 2,5 mm intubiert. Besonders geeignet sind **gerade Laryngoskopspatel**. Die Anatomie von Nasen-Rachen-Raum und oberen Atemwegen erleichtert dem Kundigen die Intubation unter Zuhilfenahme der kleinen Magill-Zange, der weniger Geübte wird den orotrachealen Zugang wählen. Bei der Baby-Intubation „schaufelt" man die Epiglottis auf den geraden Spatel auf. Erfahrene drücken mit dem Kleinfinger der Laryngoskophand selbst auf den Kehlkopf, um den Larynxeingang besser darzustellen, anderenfalls kann sanfter externer Druck durch einen zweiten Helfer die Sicht auf die Stimmritze deutlich verbessern. Die Gefahr, den Tubus beim Neugeborenen zu tief im rechten Hauptbronchus zu platzieren, ist groß und kann durch die Verwendung von **spitzenmarkierten Tuben** verringert werden, die nur bis zum Ende der Markierung durch die Stimmritze geschoben werden.

10

Die Verwendung von Führungsstäben oder geblockten Tuben ist möglich. Nach der Intubation muss der Tubus gekürzt werden, um das Totraumvolumen zu verringern. Da die Tubusspitze nur 2 cm unterhalb der Glottis liegen soll, ist eine sehr sorgfältige **Tubusfixierung** wichtig, um nicht bei Kopfwendung oder anderen Manipulationen am Kind ein ungewolltes Herausrutschen des Tubusendes aus dem Kehlkopf zu riskieren.

Die im RD verwendeten **Notfallbeatmungsgeräte** sind nicht geeignet für die Behandlung von Neugeborenen oder Säuglingen. Das Team darf diese Geräte keinesfalls an intubierte Babys anschließen, sondern muss eine vorsichtige Beatmung mit dem Beutel durchführen. An diesen muss ein Sauerstoff-Reservoirschlauch oder -beutel angeschlossen sein, um dem kleinen Notfallpatienten die höchstmögliche Sauerstoffkonzentration anzubieten.

Der **Sauerstoffbedarf** von Neugeborenen ist sehr viel höher als der von Erwachsenen. Das Verhältnis von Beatmung zu Herzmassage wird daher zugunsten der Beatmung verschoben. Der Rhythmus bei Durchführung der Zwei-Helfer-Methode beträgt 3:1.

Erstmaßnahmen-Übersicht bei einem asphyktischen Neugeborenen

(➤ Abb. 10.11)
- 100% Sauerstoff, Maske aufsetzen; wenn kein Erfolg, 5 × beatmen,
- 3:1 Herzdruckmassage und Beatmung; wenn kein Erfolg nach 60 Sek. und wenn Retter sehr erfahren,
- Intubation und Sauerstoffbeatmung; wenn kein Erfolg, nach 60 Sek.
- i. v./i.o. Zugang und Medikamente (Adrenalin, Glukose).

Die Anlage eines stabilen **i.v. Zugangs** erfolgt also erst relativ spät im Verlauf der Reanimation, **nach der Intubation**. Wegen der laufenden Beatmung und Herzdruckmassage wird bevorzugt am Handrücken, in der Ellenbeuge oder am Fuß punktiert. Weitere Punktionsvarianten sind die intraossäre Punktion und der Nabelvenenkatheter. Wie bei allen notfallmäßigen Venenpunktionen im Rahmen einer Reanimationssituation erfolgt eine **Blutzuckerbestimmung** aus dem

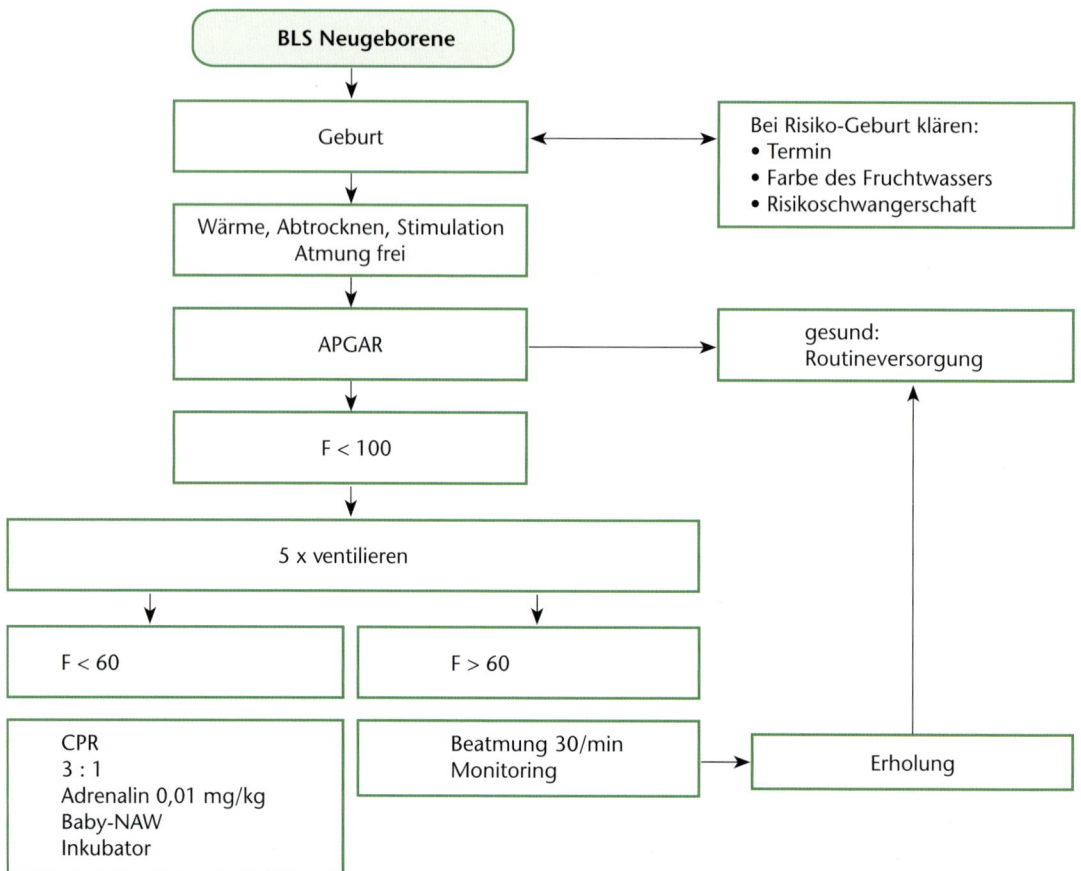

Abb. 10.11 BLS-Algorithmus Neugeborene

>6

ersten zurückfließenden Blutstropfen. Wird eine Medikamentengabe überhaupt erforderlich, so ist entweder eine schnelle Behebung des O_2-Defizits nicht gelungen oder es hat unter der Geburt schon einen schweren Sauerstoffmangel gegeben oder es liegen Erkrankungen, Fehlbildungen oder Komplikationen vor, welche die primäre Reanimation bis hierher erfolglos ließen.

Wichtig ist die Kenntnis der Normalwerte des **Blutzuckers** beim Neugeborenen: Erst unter 40 mg/dl spricht man von einer Hypoglykämie. Bei Werten von über 40 mg/dl, die beim Erwachsenen sehr wohl therapiepflichtig wären, darf im Rahmen der Neugeborenenreanimation keinesfalls unnötig hochprozentige Glukoselösung gegeben werden.

Die **medikamentöse Reanimation** des asphyktischen Neugeborenen beruht auf den gleichen Prinzipien wie beim Erwachsenen: Adrenalin, Volumen. **Adrenalin** ist indiziert, wenn nach 30 Sekunden HLW die Herzfrequenz unter 60 bleibt oder wenn eine Asystolie vorliegt. Die Initialdosis von Adrenalin (Suprarenin®) beträgt 10–30 µg/kg KG der 1:10.000 verdünnten Lösung. Volumen kann unter den Bedingungen des Rettungsdienstes als Vollelektrolytlösung 10 ml/kg KG über zehn Minuten gegeben werden.

Ein Sonderfall ist die **Atemdepression** von Neugeborenen i.v. drogenabhängiger Mütter. Hier wird mit Naloxon (Narcanti®) 0,1 mg/kg KG i.v., i.m., s.c. behandelt. Allerdings kann die Naloxongabe bei solchen Kindern auch einen akuten Drogenentzug mit Krampfanfällen auslösen. Im Zweifelsfall wird man wie bei erwachsenen Drogenkonsumenten mit Atemdepression beatmen und das Kind ohne Opioidantagonisierung in die Klinik transportieren.

10.5 Reanimation im Kindesalter

Grundsätzlich unterscheidet sich das Vorgehen bei der Reanimation im Kindesalter nur wenig von dem bei Erwachsenen. Die Leitlinien wurden soweit wie möglich vereinfacht und angeglichen, weil es in der Praxis immer wieder zu Verzögerungen bei der Anwendung des BLS für Kinder kam. Helfer fühlten sich häufig unsicher in der Umsetzung der notwendigen Maßnahmen bei Kindern. Einige Besonderheiten sind jedoch zu beachten, einige Tipps und Tricks aus der Praxis können hilfreich sein (➤ Abb. 10.12).

Die meisten Kinder mit Kreislauf- und Atemstillstand waren vor dem Eintritt der akuten Schädigung gesund und ohne belastende Vorerkrankungen. Um einen gesun-

den jungen Menschen so entscheidend zu beeinträchtigen, dass Atmung und Herztätigkeit aussetzen, sind schwerste Schädigungen erforderlich, so dass oftmals für den Helfer eine aussichtslose Ausgangslage entsteht.

Säuglinge mit **plötzlichem Kindstod** werden von den Eltern oftmals erst Stunden nach Eintritt des Atemstillstands leblos aufgefunden. Der RD sieht sich dann mit einem Säugling konfrontiert, der schon zum Zeitpunkt der Alarmierung irreversible hypoxische Schäden erlitten hatte. Die Einleitung von Reanimationsmaßnahmen angesichts verzweifelt auf Hilfe hoffender Eltern ist in einer solchen Situation ehrenvoll, aber oftmals von vornherein für den RS/RA erkennbar aussichtslos. Nur wenige Kinder erleiden nach dem ersten Lebensjahr krankheitsbedingt einen Atem- und Kreislaufstillstand.

Das **Versagen vitaler Systeme** im Kindesalter stellt zumeist den erwarteten Endzustand eines absehbar zum Tode führenden unheilbaren Leidens dar, sei es eine Tumorkrankheit oder die finale respiratorische Insuffizienz eines jungen Patienten mit einem Erbleiden wie die Muskeldystrophie. Wenn hier überhaupt von den informierten Angehörigen der RD alarmiert wird, findet er eine aussichtslose Ausgangslage vor.

Ähnliches gilt für die Reanimation von **unfallverletzten Kindern**. Wie bei Erwachsenen gilt auch hier der Lehrsatz, dass der durch Polytraumatisierung, Verbluten oder Schädel-Hirn-Trauma verursachte Kreislaufstillstand zumeist irreversibel ist. Man wird sich angesichts des verletzten Kindes dennoch oftmals zur Einleitung von Wiederbelebungsmaßnahmen bewegen lassen. Die hohe Motivation der Retter ändert jedoch nichts an den tristen Ergebnissen eines solchen Vorgehens. Zum Glück gibt es genug ermutigende Berichte über die erfolgreiche Reanimation von Kindern, bei denen allerdings als Notfallsituation fast ausnahmslos Ertrinkungs- und Unterkühlungsunfälle, Intoxikationen und mechanische Atemwegsverlegungen vorlagen.

10.5.1 Beatmung

Der RS/RA muss wissen, dass die Anatomie des Nasen-Rachen-Raums und des Kehlkopfeingangs bei Kindern einige Besonderheiten aufweist (➤ Kap. 18.2.1). Am Zungengrund gibt es dicke Weichteilpolster, die bei Maßnahmen zum Öffnen der Atemwege nicht komprimiert werden dürfen. Das Überstrecken des Kopfes zum Öffnen der Atemwege hat mit größter Vorsicht und nicht im gleichen Maße wie bei Erwachsenen zu erfolgen. Bei unfallbedingtem Atemstillstand ist an die Möglichkeit einer Halswirbelsäulenverletzung zu denken. Der im Verhältnis zum Körper relativ größere Kopf beim Kind

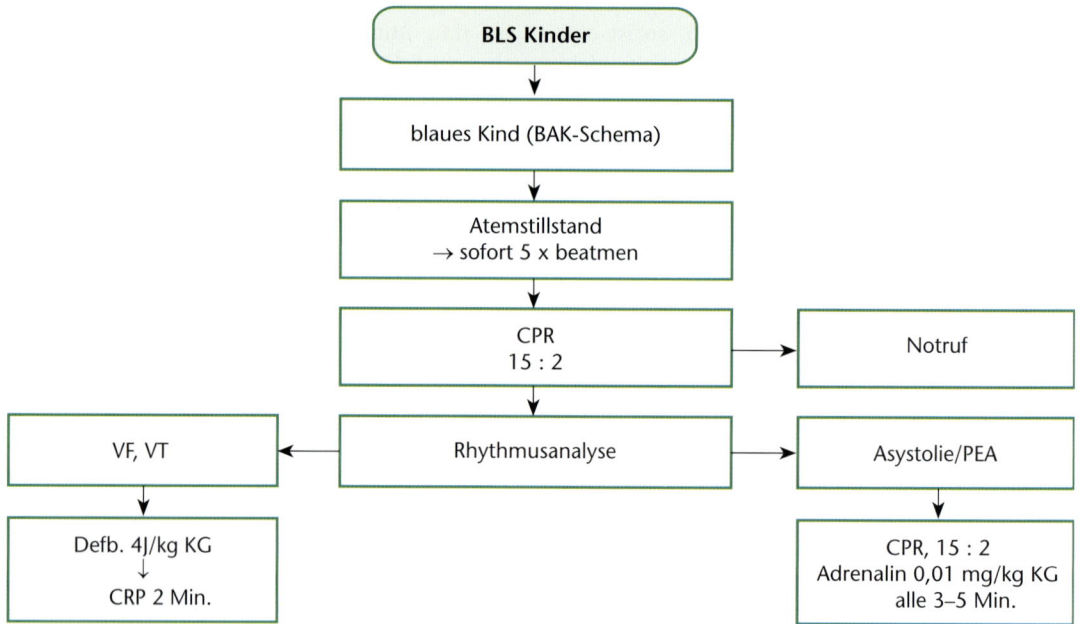

Abb. 10.12 BLS-Algorithmus Kinder

führt nicht selten beim Dezelerationstrauma zu schweren HWS-Traumen mit folgendem Atemstillstand.

Das erforderliche **Atemzugvolumen** bei der Beatmung von Kindern ist für den RS/RA oftmals schwer abzuschätzen. 150 ml/kg KG/Min., verteilt auf 20 bis 40 Atemzüge, mag für die Respiratortherapie in der Klinik eine hilfreiche Formel sein. Entscheidend ist, dass der Brustkorb sich sichtbar hebt und senkt. Bereits dann ist das gelieferte Atemzugvolumen ausreichend. Mit dem Sauerstoffreservoir kann die O_2-**Konzentration** bei der Beutelbeatmung auf nahezu 100% gesteigert werden. Auf diese wichtige Maßnahme darf keinesfalls verzichtet werden. Wer selten kleine Kinder intubiert hat, sollte bis zum Eintreffen des erfahrenen Notarztes mit Maske, Beutel und angeschlossenem Sauerstoffreservoir oxygenieren. Grundsätzlich gilt für die Wahl der richtigen **Tubusgröße** im Kindesalter die Formel:

$$\frac{\text{Lebensalter}}{4} + 4 = \text{Angabe der Tubusgröße in mm}$$

PRAXISTIPP

Ein Tubus, der durch das Nasenloch des kleinen Patienten passt, passt auch durch den Kehlkopf. Der Tubusdurchmesser entspricht dem Durchmesser des Kleinfingergrundglieds.

Von besonderer Bedeutung ist die **Tubusfixierung**. Die Tubusspitze liegt nur wenige Zentimeter von der Stimm-

ritze entfernt. Thoraxkompression, Umlagern, Bremsmanöver des RTW und schlicht Unachtsamkeit am kleinen Patienten erhöhen bei Kindern das Risiko der ungewollten Extubation oder des Herausrutschens des Tubusendes aus dem Kehlkopf. Hier muss vor Transportbeginn unter allen Umständen eine absolut zuverlässige Tubusfixierung herbeigeführt werden.

10.5.2 Herzdruckmassage

Das Fehlen von Pulsen als Indikation zur Thoraxkompression kann im Kindesalter mitunter schwierig feststellbar sein. Der Karotispuls ist auch beim gesunden Baby mit kurzem Hals und Speckfalten oftmals nicht sicher zu tasten und erst ab dem zweiten oder dritten Lebensjahr geeignet. Bei jüngeren Kindern ist die A. brachialis an der Oberarminnenseite oder die A. femoralis in der Leistenbeuge zu palpieren. Beim Kleinkind hilft oftmals auch das Aufsetzen des Zeigefingers auf die Brustwarze, um den Herzspitzenstoß zu fühlen.

Tab. 10.6 Vergleich der HLW Formen im Kindesalter

	Herzdruck-massage	Thoraxkompression : Beatmung
Neugeborenes	120/Min.	3 : 1
Kleinkind	100/Min.	15 : 2

Der **Druckpunkt** liegt bei Kleinkindern auf dem unteren Sternumdrittel. Kinder haben einen höheren relativen Sauerstoffbedarf als Erwachsene. Bei der Reanimation wird nach jeweils 15 Kompressionen zweimal beatmet. Der hierdurch häufiger folgende Wechsel der Helferposition fällt bei den kleinen Patienten leichter (➤ Tab. 10.6).

10.5.3 Medikamente

Das wichtigste Notfallmedikament ist **Sauerstoff**. So früh wie möglich soll bei der Reanimation im Kindesalter mit großen Sauerstoffkonzentrationen beatmet werden, dabei ist die inspiratorische Sauerstoffkonzentration so einzustellen, dass eine periphere Sauerstoffsättigung von 92–95% erreicht wird. Bei allen beatmeten Patienten ist auf die Durchführung der Kapnographie als notwendiges Monitoring zu achten.

Der vorgefundene Herzrhythmus bei Kindern mit Kreislaufstillstand ist leider in der Regel die Asystolie, die elektromechanische Entkopplung oder eine hochgradige Bradykardie. Mittel der Wahl ist hierbei **Adrenalin**, die Dosis beträgt 10 µg/kg KG i.v. oder i.o. Die Standardampulle Adrenalin enthält 1 mg/ml, mithin die übliche 1:10-Verdünnung 10µg/ml, also erhält ein Kind unter Reanimationsbedingungen 0,1 ml dieser Verdünnung je Kilogramm Körpergewicht. Die Adrenalingabe soll alle drei bis fünf Minuten wiederholt werden. Andere Notfallmedikamente spielen bei der kardiopulmonalen Reanimation im Kindesalter praktisch keine Rolle. Bicarbonat, Atropin und andere haben sich nicht bewährt.

Als **Volumenersatz** wird ein initialer Bolus von 10 ml Vollelektrolytlösung je Kilogramm Körpergewicht empfohlen. Diese Infusionslösungen eignen sich in besonderer Weise auch als Träger- und Verdünnungssubstanz für Medikamente.

ACHTUNG
Gerade bei Kindern muss im RD genau auf die zu infundierende Menge geachtet werden. 200 ml sind schon reichlich Flüssigkeit für ein einjähriges Kind unter Reanimationsbedingungen.

10.5.4 Elektrotherapie

Die **Defibrillation** spielt bei der präklinischen Reanimation von Kindern im Gegensatz zum Einsatz bei Erwachsenen praktisch keine Rolle. Pulslos aufgefundene Kinder haben überwiegend eine Asystolie. **Kammerflimmern** ist allenfalls bei seltenen angeborenen Herzfehlern oder Fehlbildungen im Reizleitungssystem, bei Elekt-

rounfällen, Elektrolytentgleisungen oder bei tiefer Unterkühlung, z.B. bei Ertrinkungsunfällen, zu erwarten. Auch nach Sportunfällen mit stumpfem Thoraxtrauma kann Kammerflimmern auftreten. Bei Kindern mit Kammerflimmern werden die bekannten Algorithmen der American Heart Association bzw. des European Resuscitation Council angewandt (➤ Kap. 10.3), mit der Ausnahme, dass sich die zu applizierende Energie nach dem Körpergewicht richtet. Alle Defibrillationen werden mit einer Energie von 4 Joule/kg KG durchgeführt. Für ein 10 kg schweres Kleinkind beträgt also die Maximalenergie 40 Joule. Das korrekte Aufsetzen der Defibrillationselektroden kann Schwierigkeiten bereiten. Wenn keine speziellen Paddles für die Defibrillation von Kindern mitgeführt werden, kann es bei Kleinkindern nötig sein, den Patienten in Seitenlage zu bringen und eine Elektrode präkordial und eine zwischen den Schulterblättern aufzusetzen, um eine maximale Durchströmung des Herzens zu erreichen. Sobald von der Patientengröße her beide Elektroden nebeneinander auf den Brustkorb passen, ist in bekannter Weise zu defibrillieren.

Aussichtslos sind Defibrillationsversuche bei tief **unterkühlten** Kindern, die nach Ertrinkungsunfällen nicht selten mit einer Kerntemperatur unter 28 °C im Kammerflimmern vorgefunden werden. Der sofort nötige Transport unter Reanimationsbedingungen in ein Zentrum zur Wiedererwärmung darf durch sinnlose Defibrillationsversuche vor Ort keinesfalls verzögert werden.

10.5.5 Abbruch von Reanimationsmaßnahmen

Die Entscheidung, eine nicht selten in Gegenwart der Eltern begonnene Reanimation bei Kindern abzubrechen, fällt jedem Helfer schwer. Dennoch, bei länger als 30 Minuten dokumentierter Asystolie beim normothermen Kind ist davon auszugehen, dass ein akzeptables Überleben nicht mehr zu erwarten ist. Es ist falsch, dann die Konfrontation mit den Eltern zu scheuen und das Kind gegen die eigene Überzeugung in die Klinik zu transportieren. Der Transport durch den RD weckt falsche Hoffnungen bei den Eltern und hat zu unterbleiben, wenn nicht eine Hypothermie vorliegt.

Mit dem Tode eines Kindes werden die Eltern selbst zu Notfallpatienten, die Hilfe brauchen. In jedem Falle hat das Rettungsdienstpersonal das verstorbene Kind nach Entfernen von Tubus und Zugängen so herzurichten, dass die Eltern die Möglichkeit zum Abschiednehmen haben. Diese Gelegenheit ist ihnen unbedingt einzuräumen. Die Anwesenheit von Teammitgliedern mag

10

dabei erwünscht sein, wenn nicht, werden die Eltern mit ihrem toten Kind allein gelassen. Oftmals wird der RD schon aus Zeitgründen, aber auch aus Mangel an Kenntnis der familiären Umstände mit dieser Situation überfordert sein. Hier empfiehlt sich die Verständigung eines Notfallseelsorgers, Kriseninterventionsteams und/oder die Kontaktaufnahme mit dem Haus- oder Kinderarzt, der oftmals eher in der Lage ist, den so dringend benötigten Trost für die Eltern zu spenden.

10.6 Herzschrittmacher und Kardioverter im Rettungsdienst

Eine ausreichende Tätigkeit des Herzens ist grundsätzliche Voraussetzung für das menschliche Leben. Dazu muss sowohl die Funktion der Herzmuskulatur selbst als auch die des Erregungsleitungssystems intakt sein. Kommt es hier zu Störungen, die sich beispielsweise in Form **bradykarder Rhythmusstörungen** äußern und medikamentös nicht ausreichend therapierbar sind, kann der Einsatz eines Herzschrittmachers (SM) erforderlich werden. Ebenso kann es bei Patienten mit bereits implantiertem SM zu einem Ausfall oder einer **Fehlfunktion des Geräts** kommen, was ein sofortiges Eingreifen erforderlich macht. Die implantierten Schrittmacheraggregate liegen meist subkutan unterhalb des rechten oder linken Schlüsselbeinknochens. Dort können sie für den Patienten beschwerdefrei meist über Jahre belassen werden (➤ Abb. 10.13).

Soweit kein myokardiales Pumpversagen vorliegt, ist das **Ziel der SM-Therapie**, dass sich die Pulsfrequenz erhöht, die Kreislaufverhältnisse stabilisieren und die Bewusstseinslage bessert.

Die im RD verwandten Schrittmachergeräte unterliegen dem Medizinproduktegesetz, und eine Einweisung in die richtige Handhabung hat, nicht nur aus rechtlichen Gründen, zu erfolgen und muss dokumentiert werden. Wichtig ist die genaue Kenntnis der Reglerfunktionen und Tastenbelegungen, da die angebotenen Geräte Unterschiede aufweisen. Hier muss zu dem jeweils benutzten Gerätetyp die vom Hersteller mitgelieferte Bedienungsanweisung am Gerät durchgearbeitet werden.

10.6.1 Einteilung der Schrittmacher

Die SM werden in interne und externe Schrittmacher unterteilt. Die **internen SM** (permanente SM) sind heute primär der Versorgung in der Klinik vorbehalten. **Externe SM** können invasiv transvenös oder nichtinvasiv transkutan angewandt werden. Externe SM finden präklinisch im RD Verwendung. Beide genannten Schrittmachersysteme bestehen aus einem Pulsgenerator mit einer als Energiequelle dienenden Batterie (Akku). Hinzu kommen ein Patientenkabel mit Elektrode bzw. ein Patientenkabel mit zwei großflächigen Klebeelektroden.

Im RD eingesetzte EKG-Defibrillator-Einheiten haben häufig eine Schrittmacheroption. Die temporären SM-Systeme verfügen in der Regel über eine **Demand-Funktion**, d.h., herzeigene Schläge unterdrücken eine SM-Tätigkeit. Im Gegensatz dazu steht die **festfrequente** (asynchrone) **Stimulation**, die durch den möglichen Einfall in die verletzliche (vulnerable) Phase der Erregungsleitung des Patientenherzens zu unerwünschten Ventrikeltachykardien führen kann.

Für die **Einstellung des externen SM** ist die Ermittlung der Reizschwelle notwendig. Darunter versteht man die Stimulationsspannung in Volt bzw. die Strom-

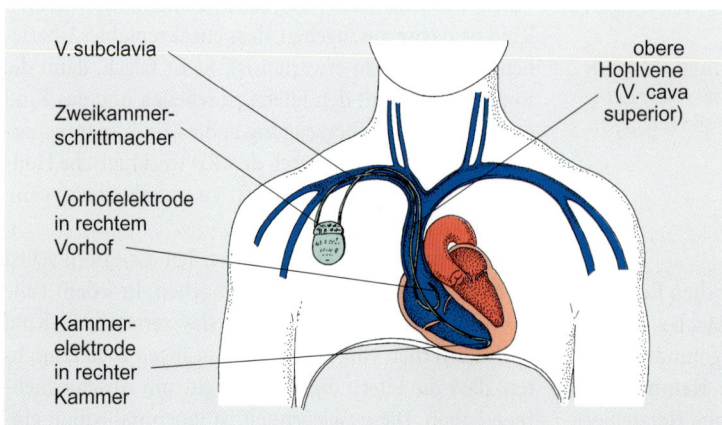

Abb. 10.13 Implantierter Zweikammerschrittmacher mit einer Elektrode im rechten Vorhof und einer Elektrode im rechten Ventrikel. Bei der Defibrillation sollte ein ausreichender Sicherheitsabstand von dem implantierten Herzschrittmacher eingehalten werden (➤ Kap. 10.6.5). [L190]

stärke in mA, die bei vorgegebener Impulsdauer (um 1 ms) gerade noch eine Herzaktion auslösen kann. Die gewählte Stimulationsenergie sollte möglichst niedrig, aber so weit über der Reizschwelle liegen, dass eine lagerungsunabhängige sichere Stimulation gegeben ist. In der Regel beträgt die Stromstärke zur Reizung des Herzmuskels ca. 50–80 mA. Sie ist jedoch von Patient zu Patient verschieden. Bei der Einstellung tastet man sich an diesen Wert heran. Begonnen wird mit etwa 40 mA, gefolgt durch zügiges Hochstellen um jeweils 5 mA, bis auf dem Monitor eine regelmäßige, dem SM-Impuls folgende Kammererregung registriert und eine Pulswelle tastbar wird. Sicherheitshalber wird dieser Wert dann, aufgrund oben dargestellter Gründe, um 20 mA überschritten. Ein Sauerstoffmangel kann zu einer Reizschwellenerhöhung führen.

Als weitere Größe muss dem **Sensing**, d.h. der fehlerfreien Wahrnehmung der Eigensignale des Herzens, Beachtung geschenkt werden. Dieses Erkennen eigener Herzaktionen soll eine Unterdrückung (Inhibierung) der SM-Aktionen herbeiführen. Eine Gefahr besteht hier durch das so genannte Oversensing, dabei ist die Wahrnehmung so empfindlich eingestellt, dass schon Muskelzuckungen die SM-Aktionen unterdrücken, ohne dass tatsächlich eine Herzaktion erfolgte.

Die **Stimulationsfrequenz** ist als dritter wichtiger Wert zu nennen. Sie sollte beim Erwachsenen im physiologischen Bereich zwischen 50 und 70 Schlägen/Min. liegen. Bei hohen Stimulationsfrequenzen ist daran zu denken, dass auch der mittlere Sauerstoffbedarf des Herzmuskels ansteigt. Die Schrittmacher- oder Pacerfrequenz wird am Gerät entsprechend eingestellt.

Die **Kontrolle** der Wirksamkeit des Schrittmachereinsatzes erfolgt über die Palpation des Pulses an der Halsschlagader oder an der Oberschenkelschlagader und über ein EKG-Monitorsystem (➤ Abb. 10.14). Blutdruck und Bewusstseinszustand geben zusätzliche Hinweise. Außerdem wird auf die Farbe und Temperatur der Haut geachtet.

Die nichtinvasive **transkutane Stimulation** arbeitet mit großflächigen Elektroden, die auf den Brustkorb des Patienten geklebt werden. Hier besteht die Möglichkeit des Aufklebens in der so genannten **Anterior-anterior-Position**, d.h. analog zur Paddleplatzierung bei der Defibrillation. Die negative (–) Elektrode wird hier im Bereich der Herzspitze, im fünften ICR links, positioniert. Die positive (+) Elektrode wird auf der rechten vorderen Brustseite unterhalb des Schlüsselbeins in Brustbeinnähe angebracht. Die andere Möglichkeit ist die Aufbringung in **Anterior-posterior-Position**. Die negative (–) Elektrode wird auf der linken vorderen Brustseite in der Mitte zwischen Brustbeinspitze und der linken Brustwarze auf-

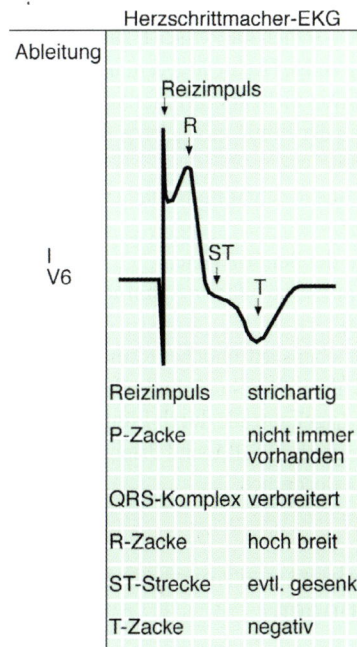

Herzschrittmacher-EKG

Reizimpuls	strichartig
P-Zacke	nicht immer vorhanden
QRS-Komplex	verbreitert
R-Zacke	hoch breit
ST-Strecke	evtl. gesenkt
T-Zacke	negativ

Abb. 10.14 Schrittmacher-EKG [L108]

geklebt, wobei die Elektrodenspitze unterhalb der Brustwarzenlinie liegt. Die positive (+) Elektrode wird auf der hinteren linken Brustseite unterhalb des Schulterblatts und seitlich von der Wirbelsäule angebracht.

PRAXISTIPP

Dem Aufkleben voraus gehen ggf. eine Rasur und das Reinigen und Entfetten der im Durchmesser ungefähr 10 cm großen Hautflächen.

Durch den transthorakalen Stromfluss kommt es auch zu einer unterschiedlich stark ausgeprägten Kontraktion der Brustmuskulatur. Eventuell kann deshalb eine **Sedierung** erforderlich werden. Für eine sichere Stimulation werden 80–100 mA benötigt.

Aufgrund der einfachen und schnellen Handhabung und der nur geringen Belastung für den Patienten liegt mit den externen SM ein System vor, das für seine Anwendung in der präklinischen Notfallmedizin besonders geeignet ist.

Bei den **invasiven Systemen** wird die Sonde über eine große Körpervene, z.B. V. jugularis, V. subclavia oder V. brachialis, in das rechte Herz vorgeschoben und mit dem Schrittmachergenerator verbunden. Für diese Stimulationsart müssen Elektrodenkabel und Punktionszubehör steril verpackt sein. Die elektrischen Impulse werden über die Elektrodenspitze auf die Herzmuskelzellen übergeleitet. Den Vorteilen dieser Stimulation – keine belastenden

10

Muskelkontraktionen und die alleinige Stimulation am Sondenende – stehen im Vergleich zur transkutanen SM-Anwendung einige Nachteile gegenüber:

- Die Punktion nicht komprimierbarer großer Venen schließt in der Klinik möglicherweise eine Thrombolysetherapie aus.
- Die fehlende Sterilität im Notfall erhöht die Infektionsgefahr.
- Fehllagen der Sondenspitze,
- Arterienpunktion oder Pneumothorax bei Gefäßpunktion,
- Auslösen lebensbedrohlicher Kammertachykardie,
- erhöhtes Thrombose- und Embolierisiko,
- fehlende Lagekontrolle durch Röntgenuntersuchung.
- Für Notarzt und RS/RA sind Erfahrungen in der Technik erforderlich.

10.6.2 Schrittmacherpflichtige Erkrankungen

Die folgende Aufzählung ist als Hilfe für die Indikationsstellung beim SM-Einsatz formuliert und gibt einen Überblick über hierfür wichtige Krankheitsbilder. Eine wichtige Stellung bei der Entscheidung zum SM-Einsatz nimmt der Gesamtzustand des Patienten ein, der bei gleichem Krankheitsbild sehr unterschiedlich ausfallen kann. Ebenso entscheidend ist das Ansprechen der Störung auf die medikamentöse Therapie. Der Einsatz des SM ist an das Vorliegen einer unmittelbar bestehenden **vitalen Gefährdung** des Patienten gebunden. Ursächlich kommen für diese Krankheitsbilder z.B. ein akuter Herzinfarkt und Medikamentenüberdosierungen (z.B. Digitalis) infrage.

Schrittmacherindikationen

- Adams-Stokes-Anfall
- absolute Bradyarrhythmie bei Vorhofflimmern mit wiederholten Synkopen
- Bradykardien (z.B. durch Arzneimittelüberdosierung bei Digitalis, Cholinesterasehemmern mit drohendem kardiogenem Schock)
- Asystolie ohne Vorliegen einer elektromechanischen Entkopplung
- Schrittmacherfehlfunktion
- Schrittmacherausfall mit fehlendem ausreichendem Ersatzrhythmus.

Beim Vorliegen besonderer Voraussetzungen kann es im Rahmen der Versorgung eines Patienten mit akutem Herzinfarkt zur Anwendung eines SM-Geräts kommen.

Tab. 10.7 Schrittmacherindikationen bei Herzinfarkt (nach Lüderitz)

Rhythmusstörung	Indikation
Sinusbradykardie HF < 35/Min.	bei Atropinresistenz
SA-Blockierung, Sinusstillstand	bei klinischer (kardialer, zerebraler) Symptomatik
AV-Block II. Grades	bei Vorderwandinfarkt (Typ 1, 2), bei Hinterwandinfarkt (Typ 2, Mobitz)
AV-Block III. Grades	bei Vorderwandinfarkt obligat, Hinterwandinfarkt bei Symptomen bzw. niedriger Kammerfrequenz
AV-Block I. + II. Grades + faszikuläre Blockierung (potenziell trifaszikuläre Blockierung): • RSB (Rechtsschenkelblock) + LAH (linksanteriorer Hemiblock) • RSB (Rechtsschenkelblock) + LPH (linksposteriorer Hemiblock) • wechselnder RSB • LSB (Linksschenkelblock)	grundsätzliche Indikation zumindest temporär, (relative) Indikation besonders bei H-V-Verlängerung > 60 ms (His-Ventrikel-Zeit)
ventrikuläre Tachykardie	bei relativ niedriger Frequenz und medikamentöser Resistenz, antitachykarde Stimulation möglich

➤ Tab. 10.7 stellt die Indikationen dar. Die entsprechenden Kenntnisse in der Auswertung des Notfall-EKGs müssen beherrscht werden (➤ Kap. 6.4).

10.6.3 Schrittmacher-EKG

Charakteristisches Kennzeichen eines SM-EKG sind die auf dem Monitor erkennbaren Impulse des SM-Geräts, so genannte **Spikes** (➤ Abb. 10.14). Sie stellen sich als senkrechte strichförmige Potenziale vor dem jeweils folgenden Kammerkomplex dar.

10.6.4 Schrittmachercodierung

Wichtige Informationen über die Arbeitsweise implantierter SM-Geräte findet das Rettungsteam im SM-Ausweis des Patienten. Die Arbeitsweise implantierter SM wird durch einen Buchstabencode codiert, der im Ausweis eingetragen ist. Bei Notfällen ist der SM-Ausweis mit in die Klinik zu nehmen, da er für den Aufnahmearzt wichtige Informationen enthält. Dieser von der ICHD (Inter Society Commission for Heart Disease Resources) entwickelte international gültige Code wird im Folgenden vorgestellt:

1. Buchstabe: Stimulationsort

A = Atrium (Vorhof)
V = Ventrikel (Kammer)
D = A + V

2. Buchstabe: Wahrnehmungsort der herzeigenen Erregung

A = Atrium
V = Ventrikel
D = A + V

3. Buchstabe: Betriebsart

I = inhibiert
T = Triggerung
D = I + T

4. Buchstabe: Frequenzadaption

P = ein bis zwei Funktionen
0 = nicht programmierbar
R = frequenzvariabel

5. Buchstabe: Stimulierbarkeit

A = Atrium
V = Ventrikel
D = A + V

Beispiele der Schrittmachercodierung

VVI = Kammerschrittmacher
AAI = Vorhofschrittmacher
DDD = Zweikammerschrittmacher
Die vormals als vierter Buchstabe angegebene Programmierbarkeit ist entfallen, da die neuen Geräte über diese Funktion generell verfügen.

10.6.5 Defibrillation bei Herzschrittmacherträgern

Kommt es bei einem SM-Träger zu einer lebensbedrohlichen Rhythmusstörung, z.B. Kammerflimmern, so muss hier die Defibrillation durchgeführt werden. Beachtet werden muss, dass sich der implantierte SM nicht direkt im Stromfluss der Defibrillationspaddles bzw. -elektroden befindet. Ein Sicherheitsabstand von 10 cm zum SM-Aggregat sollte eingehalten werden. Gleiches Vorgehen gilt auch für die Durchführung der elektrischen Kardioversion. In der Klinik muss nach erfolgter Defibrillation/Kardioversion in jedem Fall eine Schrittmacherkontrolle durchgeführt werden. Bei einer Defibrillation mit Anterior-posterior-Position der Elektroden (statt Sternum/Apex) besteht der Vorteil, dass das elektrische Feld im 90°-Winkel zur permanenten SM-Elektrode verläuft.

10.6.6 Implantierter Kardioverter/ Defibrillator (AICD)

In den letzten Jahren wird Hochrisikopatienten mit bösartigen Tachyarrhythmien gehäuft ein automatischer Kardioverter/Defibrillator bei nicht Erfolg versprechender medikamentöser Behandlung implantiert. Zwei unterschiedliche Wege der Elektrodenpositionierung stehen zur Verfügung. Zum einen können nach Durchtrennen des Brustbeins zwei Patchelektroden auf dem Herzmuskel platziert werden. Zum anderen können über die V. cephalica bzw. über die V. subclavia in die Spitze des rechten Ventrikels und in den Bereich der Vorhof-Cava-Grenze zwei Defibrillationselektroden platziert werden sowie eine dritte Flächenelektrode auf der Thoraxfaszie an der seitlichen Thoraxwand auf Höhe der Herzspitze. Die Implantation des Aggregats erfolgt im Bereich der linken Bauchmuskulatur (M. rectus abdominis) unter dem Rippenbogen. Die Implantation erfolgt meist in der Region der Brustmuskulatur, bedingt durch eine Miniaturisierung der Systeme und verbesserte Implantationstechniken.

Bei Fehlfunktion mit fortwährender Impulsabgabe lässt sich dies durch Platzieren eines Magneten auf das AICD-Aggregat unterbrechen.

10

Wiederholungsfragen

1. Was wird unter BLS verstanden (➤ Kap. 10.1.1)?
2. Welche Ursachen für einen Kreislaufstillstand gibt es (➤ Kap. 10.1.1)?
3. Nennen Sie Formen des Kreislaufstillstandes (➤ Kap. 10.1.2).
4. Nach welchem Schema gehen Sie bei einem Kreislaufstillstand vor (➤ Kap. 10.1.3)?
5. Wann werden die Reanimationsmaßnahmen abgebrochen (➤ Kap. 10.1.5)?
6. Welche Maßnahmen zählen zu den erweiterten Maßnahmen der Reanimation (➤ Kap. 10.2)?
7. Erläutern Sie den Ablauf der Defibrillation (➤ Kap. 10.2.1).
8. Was sind Algorithmen (➤ Kap. 10.3)?
9. Wie werden Reanimationsmaßnahmen klassifiziert (➤ Kap. 10.3.1, ➤ Tab. 10.2)?
10. Erläutern Sie die Algorithmen für Kammerflimmern und Asystolie (➤ Kap. 10.3.2).
11. Wodurch kommt es zu reanimationspflichtigen Störungen bei Neugeborenen (➤ Kap. 10.4.1)?
12. Was ist bei der Beatmung von Neugeborenen zu beachten (➤ Kap. 10.4.2)?
13. Wie lässt sich die korrekte Tubusgröße ermitteln (➤ Kap. 10.4.2, ➤ Kap. 10.5.1)?
14. Warum ist die Tubusfixierung im RD immer sorgsam durchzuführen (➤ Kap. 10.5.1)?
15. Wann kommt es im RD zum Einsatz eines Herzschrittmachers (➤ Kap. 10.6)?
16. Welche Herzschrittmacher-Typen lassen sich unterscheiden (➤ Kap. 10.6.1)?
17. Nennen Sie schrittmacherpflichtige Erkrankungen (➤ Kap. 10.6.2).
18. Erläutern Sie die Schrittmachercodierung (➤ Kap. 10.6.4).
19. Was ist ein AICD (➤ Kap. 10.6.6)?

Helmut Krucher, Willy Hammerschmidt

Endotracheale Intubation und Notfallrespiratoren

Lernzielübersicht

11.1 Endotracheale Intubation

- Die endotracheale Intubation ist die Standardmethode zur Sicherung der Atemwege und Durchführung einer optimalen Beatmung
- Als Zugang sind die orotracheale oder nasotracheale Intubation oder die Koniotomie möglich.
- Für die endotracheale Intubation benötigt man einen Tubus mit Cuff, ein Laryngoskop, Cuffspritze, Klemme, Beißkeil und Fixiermaterial für den Tubus.
- Absaugvorrichtung und Beatmungsmöglichkeit müssen bereitstehen.
- Die Tubusgröße und Intubationstiefe können nach Formeln errechnet werden. Als Richtwert für den korrekten Innendurchmesser des Tubus nimmt man bei erwachsenen Frauen 7–8 mm, bei Männern 8–9 mm. Die Markierung „22 cm" sollte in Höhe der Zahnreihe liegen.
- Für die Intubation wird der Kopf des Patienten in der verbesserten Jackson-Position gelagert.
- Der Tubus wird mit Hilfe des Spatels eingeführt und mit Luft geblockt.
- Die korrekte Tubuslage wird durch Probebeatmung, Kapnometrie, Beobachtung von Atembewegungen des Brustkorbs sowie durch Auskultation der Lungenflügel und des Magens überprüft.

11.2 Komplikationen bei der Intubation

- Man unterscheidet traumatische, technische, mechanische und reflektorische Frühkomplikationen der Intubation.
- Verletzungen im Intubationsgebiet können Intubationskomplikationen oder deren Ursache sein.

- Zu den technischen Komplikationen zählen die Fehllage im Ösophagus oder Hauptbronchus sowie Tubusobstruktion, z.B. durch Abknickung.
- Aspiration ist die Hauptursache mechanischer Komplikationen.
- Reflektorisch können Laryngo- oder Bronchospasmus, Atemstillstand, Husten und Erbrechen, Bradykardie und Blutdruckveränderungen sowie unwillkürliche Bewegungen auftreten.
- Kinder und Frauen sind besonders gefährdet.
- Spätkomplikationen können auftreten, wenn der Tubus länger als 48 Stunden liegt.

11.3 Beatmung mit Notfallrespiratoren

- Die Beatmung mit Respiratoren ist eine Überdruckbeatmung.
- Man unterscheidet kontrollierte und assistierte Beatmungsmuster.
- Basisparameter der Beatmung sind Atemfrequenz und Atemminutenvolumen, die für jeden Notfallpatienten individuell eingestellt werden müssen.
- Der Erfolg der Beatmung lässt sich an Brustkorbbewegung und Hautkolorit feststellen.
- Im Notfall wird mit 100–120, bei Kindern 150–200 ml/kg KG Atemminutenvolumen eine leichte Hyperventilation angestrebt.
- PEEP soll der Atelektasenbildung entgegenwirken und wird vom Notarzt angeordnet.
- Die Beatmung von Notfallpatienten erfordert eine sorgfältige Beobachtung von Patient und Beatmungsgerät.
- In toxischer Atmosphäre muss die Zumischung von Umgebungsluft verhindert werden.

11.1 Endotracheale Intubation

Das Einbringen eines Tubus (Beatmungsschlauch) in die Luftröhre ist die Standardmethode zur **Sicherung der Atemwege** und zur **optimalen Durchführung der Beatmung** (➤ Abb. 11.1). Nach endotrachealer Intubation sind die Atemwege vor Obstruktion und Aspiration geschützt. Zudem ist das tiefe Absaugen von Sekret, Erbrochenem und Blut möglich (➤ Kap. 9.2), einige Medikamente können endobronchial verabreicht werden (➤ Kap. 4).

Über den liegenden Tubus ist eine exakt gesteuerte Beatmung mit genauer Druck- und Volumenkontrolle

möglich. In der Notfallmedizin ergibt sich die **Indikation zur Intubation** vor allem zur Sicherstellung der Atmung bei respiratorischer Insuffizienz oder bei Ausfall der Schutzreflexe und Aspirationsgefahr. Jede präklinische Narkose hat die Atemwege durch Intubation zu sichern. Außer beim tief bewusstlosen oder klinisch toten Patienten muss wegen der bestehenden Abwehrreflexe die Intubation meist durch Medikamentengabe (➤ Kap. 12) ermöglicht werden. Diese Maßnahme ist dem Notarzt vorbehalten, der dann die Sicherung der Atemwege und die Beatmung auch unter schwierigen Verhältnissen garantieren muss.

Durch **nicht erfolgreiche Intubationsversuche** können Erbrechen, Blutungen, Laryngospasmus oder

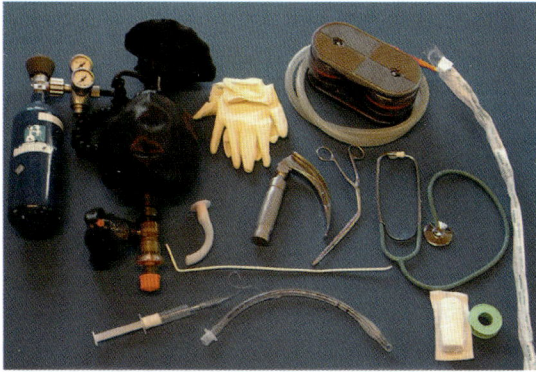

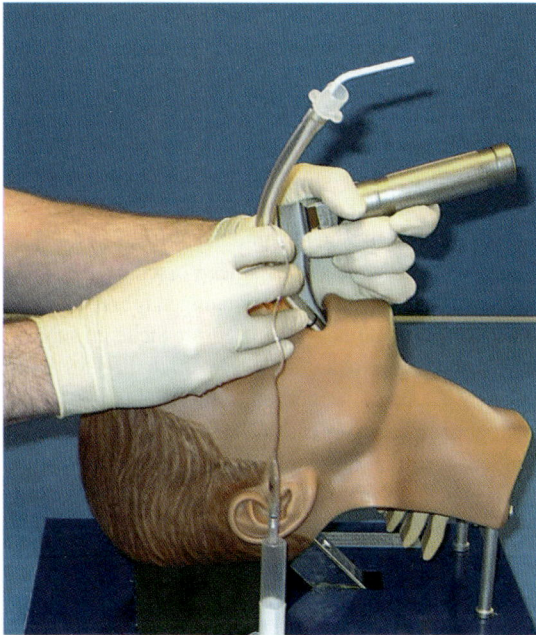

Abb. 11.1 Durchführung der endotrachealen Intubation [K105]
Oben: Das Material muss vor Beginn der Intubation vollständig sein.
Unten: Lagerung des Kopfes und Einführen des Spatels. Wenn der
Kehlkopf sicher eingestellt ist und die Stimmritze sichtbar wird, kann
der Tubus vorsichtig unter Sicht vorgeschoben werden.

Schwellungen ausgelöst werden und anstatt der beabsichtigten Verbesserung eine Verschlechterung der Oxygenierung bewirken.

Das **Erlernen der Intubation** soll durch Üben unter Anleitung eines erfahrenen Anästhesisten erfolgen, wobei die Technik nach Vorübungen an einem Intubationsphantom vorerst unter Nichtnotfallbedingungen erfolgt. Später kann im Klinikpraktikum und unter Notfallbedingungen oder unter erschwerten Bedingungen, z.B. bei Blutansammlung im Rachenraum, die Intubation durchgeführt werden.

Die Anwendung der **Intubation im Rahmen der Notkompetenz** bei Reanimation oder Erstickungsgefahr setzt in jedem Falle das sorgfältige Erlernen der

Technik sowie des Weiteren die Kenntnis und Maßnahmen bei Störungen und Komplikationen voraus.

Intubationsverfahren

Der Tubus kann über drei Wege in die Trachea eingebracht werden. Der Weg durch Mundöffnung und Kehlkopf ist als **orotracheale Intubation** das Standardverfahren insbesondere auch bei der Notintubation. Alternativ kann der Kehlkopfeingang über den nasalen Weg erreicht werden (**nasotracheale Intubation**), oder der Luftröhrenzugang wird chirurgisch durch **Eröffnen der Trachea** (Tracheotomie, Koniotomie) geschaffen (➤ Kap. 9.2).

11.1.1 Material für die endotracheale Intubation

Endotrachealtubus

Der Standardtubus (Magill-Tubus, ➤ Abb. 11.2) ist ein gebogener, formstabiler Schlauch aus Kunststoff mit abgerundeter und abgeschrägter Spitze. Am anderen Ende sitzt ein Normkonnektor, der unabhängig von der Tubusstärke den Anschluss an alle gebräuchlichen Beatmungsbeutel, Notfallrespiratoren, Narkosegeräte oder Intensivrespiratoren ermöglicht. Für spezielle Anwendungen gibt es verschiedenartig geformte Tuben und ebenfalls die sehr flexiblen Spiraltuben mit eingearbeiteter Metallspirale zur Wandverstärkung, die nur unter Verwendung eines Führungsstabs eingeführt werden können, aber den Vorteil bieten, dass sie nicht abknicken können.

Blockmanschette (Cuff)

Knapp oberhalb der in der Trachea liegenden Spitze befindet sich ein Ballon (Cuff), in den durch einen in der Tubuswand verlaufenden Kanal Luft mit einer Spritze injiziert werden kann. Der Cuff entfaltet sich und verschließt so die Trachea. Ein kleiner Kontrollballon im Zuführungskanal dient der Überprüfung der Füllung des Cuffs. Der Verschluss des Cuffsystems erfolgt durch ein am Spritzenkonus eingebautes Ventil, das durch Aufsetzen der Luftspritze (Cuffspritze) geöffnet und durch Abziehen der Spritze geschlossen wird. Der Kontrollballon ist meist in dieses Ventilteil integriert (➤ Abb. 11.2).

Der Cuff soll einen **luftdichten Abschluss zwischen Tubus und Trachealwand** herstellen, so die Überdruckbeatmung ermöglichen und die Aspiration von Magen-

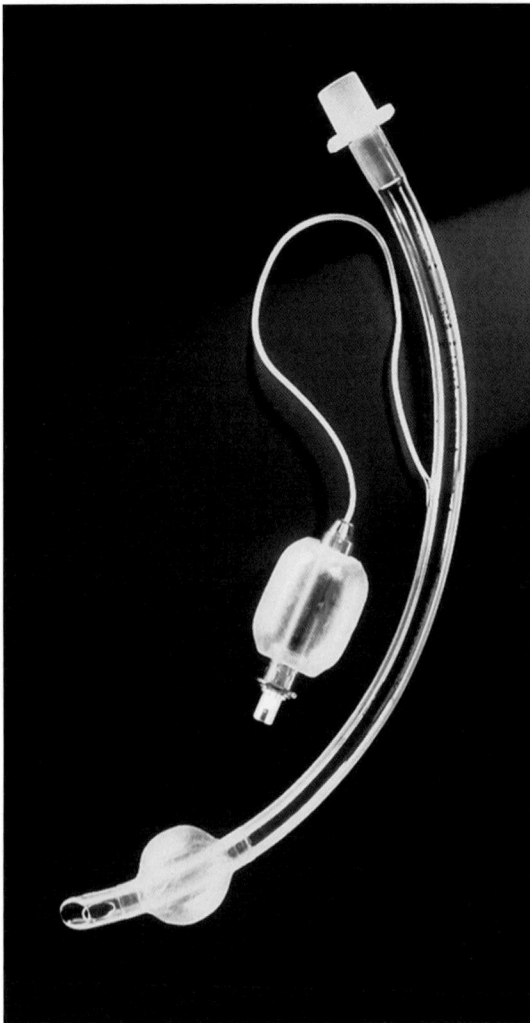

Abb. 11.2 Magill-Tubus [V210-1]

saft, Blut usw. verhindern. Zu starkes Aufblasen des Cuffs (hoher Cuffdruck) schädigt die Trachealschleimhaut. Grundsätzlich sollte der **Cuffdruck** gerade so hoch sein, dass die Aspiration verhindert wird und ein Beatmungsgerät ohne Entweichen von Atemluft angeschlossen werden kann. Form und Dicke der Cuffs variieren je nach Verwendungszweck des Tubus; im Notfallbereich sind Tuben mit dickwandigem, weniger leicht verletzlichem Cuff vorzuziehen. Die dünnwandigen Cuffs von Tuben zur Langzeitintubation können mit niedrigerem Druck gefüllt werden, was schonender für die Trachealwand ist. Die Kontrolle des Cuffdrucks kann mit einem Cuffdruckmesser durchgeführt werden.

Überprüfen des Trachealtubus

Unter Wahrung der Sterilität wird der Cuff vor der Intubation aufgeblasen und dabei der Luftzuführungs-schlauch auf Durchgängigkeit, der Ballon auf Füllung und Dichtigkeit geprüft (**Probeblockung**).

Tubusgröße

Die Dickenangabe des Trachealtubus erfolgt als Innendurchmesser (ID) in Millimeter, gelegentlich werden auch Charrière als Maß für den Außendurchmesser angegeben. Für den Atemwegswiderstand spielt der Innendurchmesser des Trachealtubus (neben seiner Länge) eine entscheidende Rolle. Zu große Tuben schädigen Larynx und Trachea, zu kleine Tuben erhöhen den Widerstand gegen die Strömung der Atemluft. Um den Widerstand so gering wie möglich zu halten, sollte der größtmögliche Tubus gewählt werden, der sich leicht in die Trachea vorschieben lässt.

Beim **Erwachsenen** ist die engste Stelle des Intubationswegs die Stimmbandebene, so dass der Kehlkopfeingang die Tubusgröße limitiert. Es empfiehlt sich, immer auch den nächstkleineren und nächstgrößeren Tubus bereitzulegen, da ein gewaltsames Vorschieben eines zu großen Tubus zu Kehlkopfverletzungen führt.

Beim **Kind** befindet sich die engste Stelle im subglottischen Bereich, wo die Atemwege durch direktes Anliegen des Tubus ohne Blocken an der Kehlkopfschleimhaut abgedichtet werden. Diese Tatsache erfordert eine besonders sorgfältige Größenwahl des Tubus.

Die Tubendurchmesser eines Satzes von Endotrachealtuben nehmen um jeweils 0,5 mm zu. Die Tubusgröße wird vor allem nach dem Alter und der Größe des Patienten gewählt (➤ Tab. 11.1). Die Tubusgröße ist auch abschätzbar; das Ergebnis stellt jedoch lediglich einen Richtwert dar:

$$\frac{\text{Lebensalter}}{4} + 4 = \begin{array}{l}\text{Angabe der Tubusgröße}\\ \text{(Innendurchmesser) in mm}\end{array}$$

Tubuslänge

An einer Zentimeter-Längsgraduierung des Tubus kann die Intubationstiefe abgelesen werden. Für die richtige Intubationstiefe gibt es altersabhängige Richtwerte, z.B. die Rechenregel für Kinder:

$$\frac{\text{Alter}}{2} + 12 = \text{Intubationstiefe in cm}$$

Die meisten Einmaltuben haben zur Kontrolle der Intubationstiefe einen schwarzen Ring oberhalb des Cuffballons oder bei Kindertuben eine schwarz gefärbte Spitze. Bevorzugt sollte der Tubus unter Sicht und

Tab. 11.1 Richtwerte für die altersabhängigen Tuben-durchmesser

Alter	Innendurchmesser
Kinder	
Frühgeborene (über 1.500 g)	2,5 mm
Neugeborene	3,0 mm
6 Monate	3,5 mm
1 Jahr	4,0 mm
2 Jahre	4,5 mm
4 Jahre	5,0 mm
6 Jahre	5,5 mm
8 Jahre	6,0 mm
10 Jahre	6,5 mm
12 Jahre	7,0 mm
Erwachsene	
Frauen	7–8 mm
Männer	8–9 mm

Beachtung der Tubusmarkierung vorgeschoben werden. Die Längenangabe bezieht sich auf den Abstand der Tubusspitze von der Zahnreihe (beim zahnlosen Patienten versagt dieses Hilfsmittel). Oft wird zu tief intubiert.

PRAXISTIPP
Als Faustregel sollte beim Erwachsenen die Markierung „22 cm" in Höhe der Zahnreihe liegen.

MERKE
Die Tuben aller Größen sind deutlich länger als die notwendige orale Intubationstiefe; ein komplettes Vorschieben bedeutet eine tiefe endobronchiale Intubation mit einseitiger Ventilation.

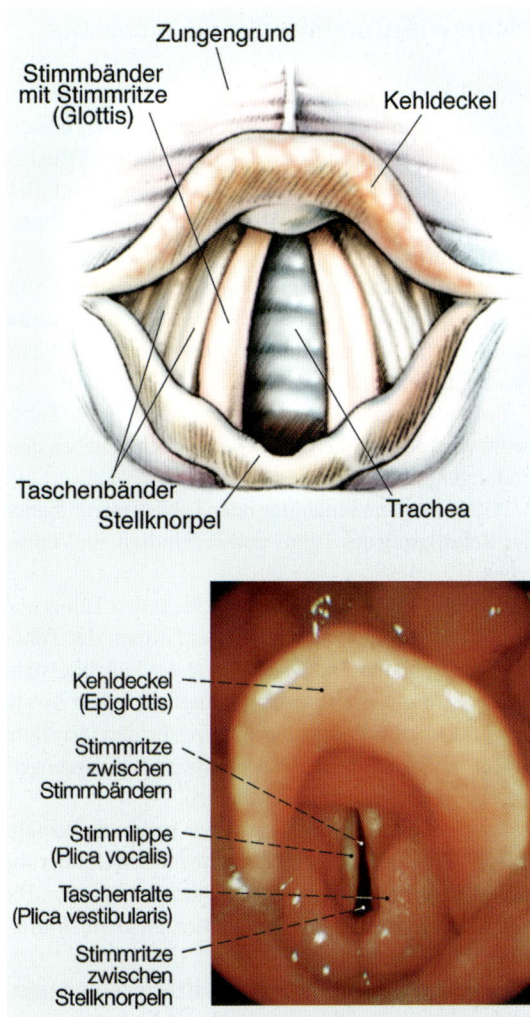

Abb. 11.3 Der Kehlkopf in Außen- und Innenansichten
Oben: Kehlkopfspiegelbild der bei Einatmung geöffneten Stimmritze [L108]
Unten: Spiegelbild des Kehlkopfs bei Flüstersprache: Stimmritze zwischen den Stellknorpeln geöffnet [S005]

Laryngoskop

Das Laryngoskop dient zum Abdrängen der Weichteile des Mundbodens, um den Intubationsweg freizumachen, und zur sichtbaren Einstellung des Kehlkopfeingangs (➤ Abb. 11.3). Es besteht aus einem Griff mit Batteriefach und dem daran rechtwinklig aufgesteckten Laryngoskopspatel. Am meisten verbreitet und für unkomplizierte Intubationen am einfachsten zu verwenden sind die **gebogenen Spatel** nach Macintosh. Die **geraden Spatel** nach Miller/Foregger sind weniger gebräuchlich, können jedoch bei schwierigen anatomischen Verhältnissen hilfreich sein. Ein kompletter Satz von Laryngoskopspateln beinhaltet **verschiedene Größen**, die das Spektrum vom Neugeborenen bis zum gro-

ßen Erwachsenen abdecken. In der Nähe der Spatelspitze liegt eine **Lichtquelle** zum Ausleuchten des Intubationswegs. Die klassischen Laryngoskope tragen an dieser Stelle eine kleine Glühbirne, die durch Aufklappen des Laryngoskops Energie von der Batterie erhält. Bei den neuen Kaltlicht-Laryngoskopen sitzt die Glühbirne im Batteriegriff, das Licht wird durch einen Kaltlichtleiter zur Spatelspitze gebracht.

MERKE
Vor dem Einsatz des Laryngoskops sind die Lichtquelle (flackerfreies Licht von ausreichender Helligkeit) und der feste Sitz der Glühbirne zu überprüfen.

11

Weitere Instrumente für die Intubation

Neben Laryngoskop und Trachealtubus müssen weitere Instrumente und Hilfsmittel bereitliegen. Alle Teile des Intubationsbestecks müssen auf ihre Funktionsfähigkeit überprüft werden. Für die Notintubation sind mindestens Laryngoskop, Tubus, Absaugpumpe und Cuffspritze herzurichten.

Als **Cuffspritze** dient eine 10-ml-Einmalspritze zum Blocken des Ballons mit Luft. Eventuell ist eine **Klemme** zum Abklemmen des Luftzuführungsschlauchs am Trachealtubus notwendig.

Um zu verhindern, dass der Patient auf den Tubus beißt, wird ein **Beißkeil** oder **Guedel-Tubus** neben dem Endotrachealtubus platziert.

Pflasterstreifen, Mullbinde oder Tubusfixateur dienen der **Befestigung** des Tubus und verhindern ein Verrutschen.

Der **Führungsstab** (Mandrin) schient den Tubus und ermöglicht ein intubationsgerechtes Formen des Tubus vor der Intubation. Das weiche Ende des Führungsstabs liegt in der Nähe der Tubusspitze, darf aber nicht daraus hervorragen, um Verletzungen zu vermeiden. Am Konnektor wird der Führungsstab rechtwinkelig abgebogen, um ein Tieferrutschen zu verhindern.

Durch die besondere Form der **Intubationszange** (Magill-Zange) kann der Tubus ohne Sichtbehinderung gefasst und zum Kehlkopfeingang dirigiert werden. Die Magill-Zange ist auch ein gutes Instrument zur Entfernung von Fremdkörpern.

Des Weiteren müssen eine einsatzbereite und überprüfte **Absaugvorrichtung mit Absaugkathetern** sowie eine **Beatmungsmöglichkeit mit Sauerstoffzufuhr** bereitstehen.

Vor der Intubation müssen ein sicherer **venöser Zugang** gelegt und die erforderlichen **Medikamente** vorbereitet werden (➤ Kap. 12).

11.1.2 Durchführung der Intubation

Lagerung des Patienten

Wichtig für die erfolgreiche Intubation ist die richtige Lagerung des Patienten. In Rückenlage wird der Kopf 5–10 cm erhöht gelagert und sanft nach hinten überstreckt (Schnüffelposition bzw. verbesserte Jackson-Position, ➤ Abb. 11.4). Während diese Lagerung in der Klinik oder im Notarztwagen mit einem dafür bereitstehenden Polster leicht möglich ist, muss sie bei einer Intubation an anderen Notfallorten z.B. durch Unterschieben einer Decke, von Kleidungsstücken oder die den Kopf unterstützende Hand eines Helfers erreicht werden. Ziel der Lagerung ist es, die Achsen der Atemwege (Mundhöhle – Rachen – Kehlkopf/Trachea) für die Intubation optimal einzustellen. So werden der ungehinderte Blick auf den Kehlkopfeingang und das freie Vorschieben des Tubus möglich. Wird der Kopf stark überstreckt, aber nicht korrekt angehoben, bleibt eine S-Kurve vor dem Kehlkopf, die das Einbringen des Tubus entscheidend erschweren kann.

ACHTUNG

Sehr viele Schwierigkeiten oder sogar Intubationsunvermögen beruhen auf einer falschen Lagerung des Kopfes.

Vorsicht ist geboten bei Verdacht auf Verletzung der Halswirbelsäule; der Kopf soll in diesem Fall weder überstreckt noch angehoben werden. Er wird dann von einem Helfer unter leichtem Längszug stabilisiert.

Vor Beginn der Intubation ist die Mundhöhle zu inspizieren, und eventuell vorhandene Zahnprothesen sind zu entfernen.

Präoxygenieren und Narkoseeinleitung

Während der gesamten Vorbereitung soll der Patient durch Sauerstoffgabe präoxygeniert werden. Dadurch wird Stickstoff aus den Alveolen ausgewaschen und die Gefahr der Hypoxie während der Intubation verringert. Im Fall der erschwerten Intubation wird eine verlängerte Zeitspanne für die Intubationsversuche erreicht, bevor Hypoxie eintritt. Gegebenenfalls werden jetzt die Medikamente zur Narkoseeinleitung verabreicht (➤ Kap. 12).

Einführen des Laryngoskops

Mit dem Laryngoskop werden Zungengrund und Epiglottis angehoben und so die freie Sicht auf die Stimmbänder geschaffen (direkte Laryngoskopie). Das Laryngoskop wird in der linken Hand gehalten und vom rechten Mundwinkel her so eingeführt, dass die Zunge nach links abgedrängt wird. Der Mund wird mit der rechten Hand geöffnet (Kreuzgriff), dabei dürfen die Lippen nicht gequetscht werden. Dann tastet man sich mit der Spatelspitze, die jetzt in der Mittelebene geführt wird, tiefer, bis als Leitstruktur die Epiglottis sichtbar wird. Die Spitze des **gebogenen Spatels** wird zwischen Zungengrund und Epiglottis eingelegt, diese bleibt sichtbar (➤ Abb. 11.4). Danach werden unter leichter Betonung der Spatelspitze mittels Längszug am Laryngoskopgriff Zungengrund und Unterkiefer nach vorne abgedrängt.

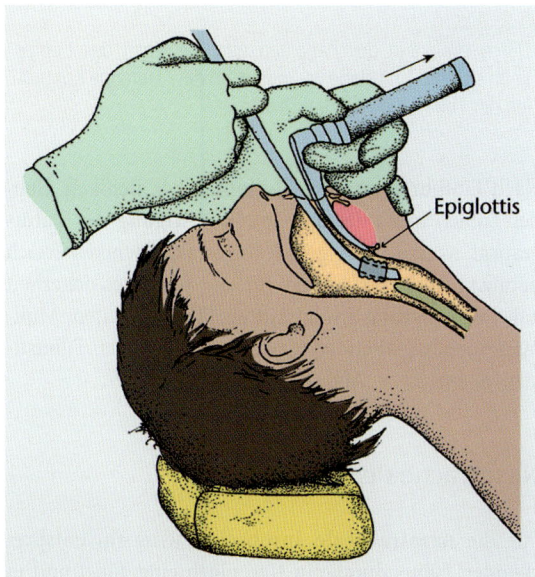

Abb. 11.4 Intubation: Durch Zug in Richtung des Laryngoskop-Handgriffs richtet sich die Epiglottis auf, Stimmbänder und Trachea werden einsehbar. Die Spitze des Spatels liegt in der Vallecula. [A400-157]

Dadurch richtet sich die Epiglottis auf, und der Blick auf die Kehlkopfeingangsebene wird frei. Ziel des Spateldrucks ist das Wegdrücken des Mundbodens.

Unbedingt zu **vermeiden** ist ein Hebeln mit dem Laryngoskop. Darunter werden kippende Bewegungen am Laryngoskopgriff mit den Zähnen des Oberkiefers als Drehpunkt verstanden. Das gefährdet nicht nur die Zähne (Abbrechen und Ausbrechen von Zähnen), eine so gewonnene Einsicht auf den Kehlkopf garantiert noch nicht ein problemloses Einführen des Tubus.

Bei der Verwendung des **geraden Spatels (Miller-Spatel)** wird die Epiglottis mit aufgeladen, d.h., die Lichtquelle an der Spatelspitze beleuchtet den Intubationsweg und den Kehlkopfeingang. Befindet sich Blut im Rachen, verschlechtert sich die Erkennbarkeit von Strukturen deutlich. Fällt Licht über die Schulter des Intubierenden, z.B. Sonnenlicht oder Scheinwerferlicht, so wird das schwache Licht des Laryngoskops überstrahlt, was die Einsehbarkeit des Kehlkopfeingangs verschlechtert.

PRAXISTIPP

Störend einfallendes Sonnen- oder Scheinwerferlicht kann von einem Helfer abgeschirmt werden, z.B. durch Vorhalten einer Jacke.

Sellik-Handgriff

Durch von außen am Hals ausgeübten Druck auf den Kehlkopf tritt dieser höher, so dass die Einstellung der Stimmritze erleichtert ist. Außerdem wird durch Druck des Ringknorpels die Speiseröhre abgedichtet und eine Regurgitation verhindert. Bei aktivem Erbrechen muss der Druck sofort beendet werden, da es sonst zur Ruptur der Speiseröhre kommen kann.

MERKE

Dieser Griff muss sicher beherrscht werden, da durch unsachgemäße Anwendung Schäden gesetzt werden können.

Einführen des Tubus

Nach Einstellung des Kehlkopfeingangs mit dem Laryngoskop wird der Tubus vom rechten Mundwinkel her eingeführt. Dabei wird seine Krümmung ausgenutzt, um den Kehlkopfeingang zu erreichen. Die Passage durch den Kehlkopf wird durch leichte Drehbewegungen unterstützt. Die Abschrägung der Tubusspitze hilft, den Eintrittswinkel in die Trachea zu überwinden. Der Tubus wird so weit eingeführt, dass die Ringmarkierung in Stimmbandhöhe liegt; der Cuff ist dann optimal in der Trachea platziert.

Blockung des Tubus

Der Cuff wird mit der bereitgehaltenen Blockerspritze aufgeblasen, was bei der Notfallintubation zur Aspirationsvermeidung rasch zu erfolgen hat. Meist werden dafür 5–8 ml Luft benötigt. Der Cuff wird gerade so weit geblockt, dass unter Überdruckbeatmung keine Luft mehr neben dem Tubus aus der Trachea entweichen kann, d.h., bis das vorher vorhandene Strömungsgeräusch bei Beatmung verschwindet.

Überprüfung der korrekten Lage des Tubus

Die Tubusspitze soll beim Erwachsenen ca. 3 cm oberhalb der Bifurkation liegen, so dass eine gleichmäßige Belüftung beider Lungen gewährleistet ist (➤ Abb. 11.5). Durch **Probebeatmung** mit einem Beatmungsbeutel werden die korrekte Lage des Tubus in der Trachea sowie die korrekte Intubationstiefe kontrolliert. Das sicherste Zeichen der korrekten Intubation ist das beobachtete Verschwinden des Tubus und die **sichtbare Tubuslage** zwischen den Stimmbändern.

Eine weitere Methode ist die Beobachtung des CO_2-Ausstroms bei der Exspiration mittels **Kapnometrie**, weil erhöhte CO_2-Konzentrationen über mehrere Atemzüge nur aus der Lunge kommen können.

11

Von den **klinischen Zeichen** ist das beobachtbare und tastbare Heben und Senken des Brustkorbs im infraklavikulären Feld am verlässlichsten.

Die **Auskultation** ist beidseits infraklavikulär und seitlich an der Lungenbasis sowie über dem Magen durchzuführen (5-Punkt-Auskultation). Sie kann trügerische Ergebnisse liefern, weil manchmal auch bei ösophagealer Fehlintubation atemsynchrone Geräusche über der Lunge hörbar sind, die besonders unter den schwierigen akustischen Bedingungen des Rettungseinsatzes fehlgedeutet werden können. Die Auskultation eines gurgelnden Geräusches über dem Magen ist dagegen ein sicheres Zeichen der Ösophagusfehlintubation.

Die **zu oberflächliche Intubation** mit Aufblasen des Cuffs im Kehlkopfbereich sollte durch das beobachtete Einführen des Tubus vermieden werden. Sie führt zu Undichtigkeit, Aspirationsgefahr und Kehlkopfschäden. Bei der **zu tiefen Intubation** wird ein Hauptbronchus und damit ein Lungenflügel nicht oder minderbelüftet. Am häufigsten erfolgt die tiefe Intubation nach rechts wegen des steilen Winkels des rechten Hauptbronchus (> Kap. 2.4). Die zu tiefe, einseitig endobronchiale Intubation führt zu verminderter Thoraxexkursion und abgeschwächtem Atemgeräusch an der gegenüberliegenden Seite (meist der linken). Sie ist der häufigste Fehler der Notfallintubation und kann eine erhebliche Hypoxie auslösen. Nach Lagekorrektur durch Zurückziehen des Tubus sollte eine seitengleiche Ventilation festgestellt werden können, wenn nicht andere Ursachen für eine Seitendifferenz vorliegen.

MERKE

Durch Umlagern des Patienten oder Bewegen des Kopfes kann sich die Tubuslage verändern, so dass laufende Kontrollen der Tubuslage erforderlich sind.

Nach Einführen eines Beißschutzes (z.B. Beißkeil, Guedel-Tubus) muss für eine gute **Befestigung des Tubus** gesorgt werden, was gerade im präklinischen Bereich herausragende Bedeutung für die Patientensicherheit hat. Die Fixierung erfolgt mittels Pflasterstreifen, Mullbinden, selbsthaftenden Binden oder speziellen Tubusfixiersystemen (> Abb. 11.6).

Nasotracheale Intubation

Für die **nasotracheale Intubation** wird ein entsprechender Tubus durch ein Nasenloch eingeführt und in den Rachen vorgeschoben. Dabei können auch bei vorsichtigem Vorgehen Blutungen der Nasenschleimhäute ausgelöst werden. Außerdem besteht die Gefahr, die Schleimhaut an der Rachenhinterwand zu verletzen.

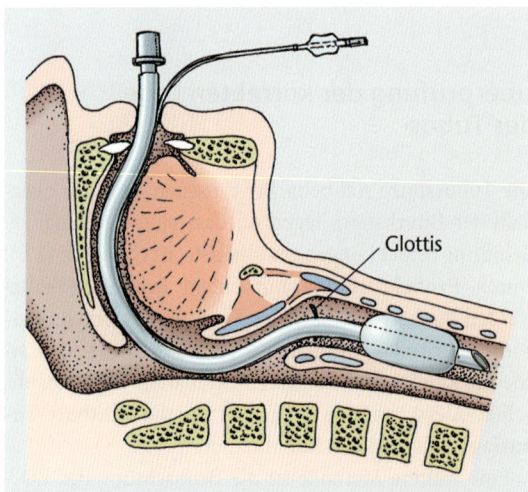

Abb. 11.5 Korrekte Lage eines Endotrachealtubus nach oraler Intubation. Der geblockte Cuff befindet sich unterhalb der Glottis (Stimmlippe). [A400-190]

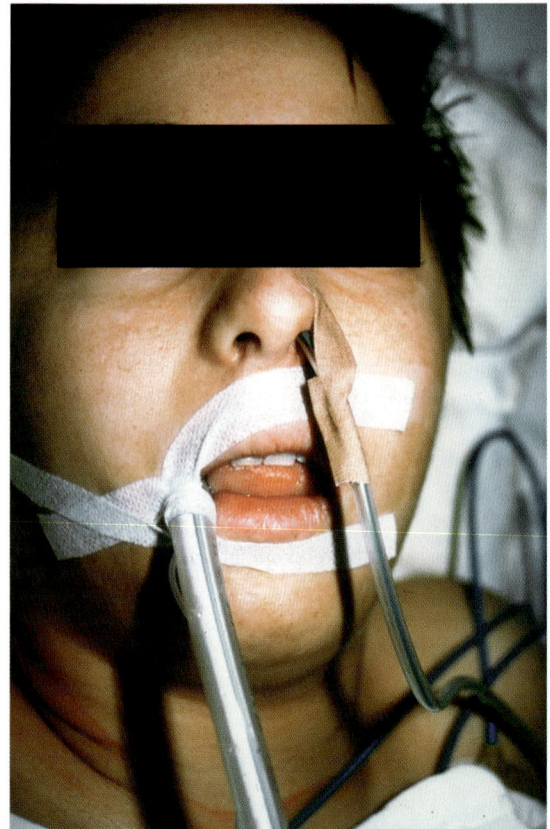

Abb. 11.6 Mit Pflasterstreifen fixierter oraler Tubus, nasal liegt eine Magensonde. [M161]

Um diese Schäden zu minimieren, kann der Tubus mit anästhesierendem Gleitgel bestrichen werden. Die Laryngoskopie erfolgt dann wie oben beschrieben. Die Tubusspitze wird vor den Kehlkopfeingang geführt, direkt oder mit Hilfe der Magill-Zange gefasst und unter Sicht in die Trachea vorgeschoben. Bei der blind-nasalen Intubation wird der Tubus unter Orientierung am Atemstrom des Patienten vorgeschoben und so in der Trachea platziert.

11.1.3 Ösophageale Fehlintubation

Die Fehllage des Tubus in der Speiseröhre ist an dem Fehlen der Atemexkursion, dem Fehlen eines regulären Atemgeräusches, dem auskultierbaren Luftgeräusch über dem Magen und später durch fehlende Verbesserung bzw. Verschlechterung der Oxygenierung erkennbar. Beim gut präoxygenierten Patienten kommt es erst nach fünf bis zehn Minuten zum Auftreten der Hypoxiezeichen. Wenn Zweifel über die Tubuslage bestehen, darf über diesen Tubus nicht weiter beatmet werden. Durch sofortige nochmalige Laryngoskopie versucht man, die Verhältnisse zu klären und Fehler zu korrigieren. Gelingt das nicht in kurzer Zeit, ist der fehlliegende Tubus zu entfernen und der Patient vor neuerlichen Intubationsversuchen mit Maskenbeatmung zu oxygenieren.

Der im Ösophagus belassene Tubus bietet einen relativen Schutz vor Aspiration; insbesondere flüssiges Erbrechen wird nach außen abgeleitet, und die Mundhöhle ist leichter freizusaugen.

Manchmal ergeben sich Zweifel trotz korrekter Tubuslage durch Bronchospasmus, geknickten Tubus oder Fehlbedienung des Beatmungsgeräts. Es muss sowohl vor verfrühtem Entfernen des Tubus als auch vor zu langem Hinauszögern der Maskenbeatmung gewarnt werden.

Erbrechen beim Intubationsversuch

Kommt es während der Laryngoskopie oder des Intubationsversuchs zum Erbrechen, wird der Tubus möglichst rasch platziert und geblockt. Liegt er in der Trachea, ist die Situation entspannter, und nach endotrachealer Absaugung kann beatmet werden. Liegt er im Ösophagus, so ist dieser abgedichtet, und vor allem flüssiges Erbrechen wird durch den Tubus nach außen abgeleitet. Dadurch lässt sich die Mundhöhle rasch freisaugen und ein zweiter Tubus in der Trachea platziert. Es sollte eine sofortige Kopftieflagerung durchge-

führt werden, was im RTW durch Knopfdruck der Tragentischmechanik, im Freien durch Hochheben der Trage am Fußende geschieht. Dann kann das Erbrochene der Schwerkraft folgend nicht in die Lunge eindringen.

11.1.4 Intubation von Kindern

Bei Neugeborenen und Kleinkindern ergeben sich wegen der anatomischen Unterschiede einige Besonderheiten. Besonders bei Neugeborenen und Säuglingen mit ihrem großen Kopf und großer Zunge, kurzem Hals und hoch stehendem Larynx (➤ Abb. 18.2) lassen sich die Achsen zur Intubation schlechter einstellen. Die U-förmige Epiglottis ist schwerer aufzurichten, es empfiehlt sich die Verwendung des **geraden Spatels** (**Miller-Spatel**, ➤ Abb. 18.1). Die **Tubusgröße** richtet sich nach der engsten Stelle des Kehlkopfs, dem Ringknorpel. Bis zum achten Lebensjahr werden Tuben ohne Blockmanschette verwendet, oder diese wird nicht aufgeblasen, um die empfindliche Schleimhaut nicht zu schädigen.

Besonders sorgfältig muss die Intubationstiefe überprüft und auf seitengleiche Ventilation geachtet werden, da beim Kind die Gefahr einer einseitigen Intubation sowohl des rechten als auch des linken Hauptbronchus und damit einer Hypoxie groß ist.

11.1.5 Erschwerte Intubation unter Notfallbedingungen

Schwierig ist die Intubation, wenn sie nicht auf Anhieb mit dem üblichen Instrumentarium möglich ist. Unter Notfallbedingungen dürften 1% der Intubationen als schwierig zu bezeichnen sein (➤ Kap. 11.2).

Bei der Beurteilung des Patienten steht kein spezifisches Zeichen zur Verfügung, mit dem schwierige Intubationsverhältnisse sicher erkannt werden können. Wenn es die Zeit erlaubt, in jedem Fall aber vor der Narkoseeinleitung, sollten zumindest die Mundöffnung, der Zahnstatus und die Beweglichkeit der Halswirbelsäule beurteilt werden. Mit der Ursache der Atemnot verbundene Intubationshindernisse müssen kritisch gesehen werden. Falls zu erwarten ist, dass die Intubation nicht erfolgreich durchgeführt werden kann, sollte unter Abwägung der zu erwartenden Komplikationen und des Zeitverlustes der sofortige Transport in die Klinik unter Maskenbeatmung erwogen werden. Dort stehen dem Anästhesisten weitere Hilfsmittel, spezielle Intubationsverfahren und vor allem das Intubationsbronchoskop zur Verfügung.

Vorgehen bei erschwerter Intubation

Die Glottis ist bei 99% aller Intubationen zumindest größtenteils sichtbar. Ist dies nicht der Fall, kann versucht werden, die Trachea blind zu finden, was bei fehlendem Atemstrom besonders schwierig ist, oder es gelingt das Vorschieben des Führungsdrahts entlang der Epiglottis und über diesen die Intubation. Bei Verlegung oder Einengung des Kehlkopfeingangs kann die Intubation mit einem dünneren Tubus gelingen.

Vorgehen bei erwartet schwieriger Intubation

- Hinweiszeichen beachten
- strenge Indikationsstellung, z.B. bei Epiglottitis
- keine Muskelrelaxanzien verwenden
- Maskenbeatmung und Absaugmöglichkeit sicherstellen
- ausreichend über Maske präoxygenieren.

Vorgehen bei unerwartet schwieriger Intubation

- Nicht in Panik verfallen, sondern Sauerstoffversorgung durch Maskenbeatmung sicherstellen.
- Vor einem zweiten Intubationsversuch die optimale Lagerung des Kopfes in verbesserter Jackson-Position sicherstellen und Krikoiddruck nicht vergessen.

MERKE

Das Ziel ist nicht die Intubation um jeden Preis, sondern die Oxygenierung des Patienten.

Die Intubationsversuche dürfen nicht zu lange ausgedehnt werden, und zwischenzeitlich ist durch Maskenbeatmung zu oxygenieren. Anzustreben ist in dieser Situation die Beurteilung der Sauerstoffsättigung mittels Pulsoxymeter. Ist die Maskenbeatmung schwierig oder nicht möglich, muss sie unter Zuhilfenahme von oro- oder nasopharyngealen Tuben optimiert werden (➤ Kap. 9.2). Bei nicht möglicher Maskenbeatmung kann eventuell mit der Larynxmaske eine Ventilation erfolgen. Wenn die Intubation nicht gelingt, eine Maskenbeatmung aber möglich ist oder die Spontanatmung wieder einsetzt, wird der Patient ohne Tubus in die Klinik transportiert.

Als Aspirationsschutz sind Seitenlage und Kopftieflage zu überlegen. Kann der Patient nach Narkoseeinleitung oder bei lokaler Verlegung der Atemwege weder intubiert noch über Maske beatmet werden und atmet er auch nicht spontan, muss die Oxygenierung und Ventilation durch einen Zugang zu den Atemwegen unterhalb des Kehlkopfs gesichert werden (Koniotomie, ➤ Kap. 9.2).

11.2 Komplikationen bei der Intubation

Die endotracheale Intubation hat sich in den letzten Jahrzehnten als Standardmethode in der Notfallmedizin sowie in der Anästhesiologie und Intensivmedizin etabliert. Wie viele andere wichtige Methoden in der Medizin ist auch die endotracheale Intubation mit Risiken, Problemen und Gefahren behaftet. Diese Punkte genauer zu beleuchten, ist wichtig, da einerseits der Rettungseinsatz nicht immer von erfahrenen Notfallmedizinern begleitet und andererseits die Durchführung der Intubation nicht nur vom Notarzt gefordert wird. In diesem Kapitel werden Probleme sowohl der oralen als auch der nasalen Intubation betrachtet.

11.2.1 Probleme durch die Gabe von Medikamenten zur Intubation

In bestimmten Notfallsituationen, z.B. beim Atemstillstand und während einer Reanimation, ist die Gabe von Arzneimitteln zur Vornahme der Intubation nicht notwendig und führt nur zu unnötigem Zeitverlust. Allgemein gilt bei der Sedierung bzw. der Narkose zur Intubation, dass die Medikamentengabe abhängig von der Erfahrung und vom Kenntnisstand des Intubateurs ist und nur diejenigen Medikamente geeignet sind, mit denen der Intubateur die meiste Erfahrung hat. Je unerfahrener der Intubateur ist, desto mehr Zurückhaltung ist bei Sedierung bzw. Narkose geboten.

Kritisch ist die Anwendung von **Muskelrelaxanzien** bei der Durchführung der Intubation, da hierdurch größere Probleme für den Notfallpatienten entstehen können. Die Gabe von Muskelrelaxanzien beim bis dahin spontan atmenden Patienten führt zu einem Verlust des Muskeltonus und unter Umständen zu Ateminsuffizienz, Obstruktion der Atemwege und schwieriger Maskenbeatmung, z.B. durch Zurückfallen der Zunge. Deshalb muss vor jeder Gabe von Muskelrelaxanzien überprüft werden, ob der Patient mit Maske und Beatmungsbeutel ausreichend beatmet werden kann.

MERKE

Ohne erfolgreichen Beatmungsversuch mit der Beatmungsmaske dürfen keine Muskelrelaxanzien gegeben werden.

Außerdem dürfen Muskelrelaxanzien bei ansprechbaren Patienten erst nach adäquater Sedierung appliziert werden, um zu vermeiden, dass der Patient die Muskelerschlaffung und den dadurch verursachten Atemstillstand wach und als schweres seelisches Trauma miterlebt.

11.2.2 Die Intubation unter Notfallbedingungen

Bei der **Intubation in der Klinik** kann der Intubateur von folgender Situation ausgehen: Der Patient und seine medizinischen Probleme sind in der Regel nach der Prämedikationsvisite zur Narkosevorbereitung bekannt. Der Patient ist nüchtern, d.h., er hat seit mindestens sechs Stunden nicht gegessen, getrunken oder geraucht. Zur Intubation erhält er eine schonende Narkose und ist relaxiert. Im Operationssaal stehen alle Hilfsmittel (Absaugeinheit, Narkosegerät, Pulsoxymetrie, Kapnometrie, EKG-Monitoring, Bronchoskop) bereit.

Im **Notfall außerhalb der Klinik** liegen häufig durch den Notfall erschwerte Intubationsbedingungen vor: Der Patient ist unbekannt und nicht nüchtern.

MERKE

Ein Notfallpatient ist immer als nicht nüchtern anzusehen.

Aufgrund der notfallbedingten Stressreaktion des menschlichen Organismus sistiert die normale Tätigkeit des Magen-Darm-Trakts mit einer erhöhten Gefahr der Aspiration. Zudem ist der Patient vital gefährdet und teilweise noch wach. Bei der Intubation liegen zum Teil erschwerte äußere Bedingungen (Straße, Nacht, Regen, Zuschauer, enge Wohnung oder Treppenhaus, mangelhaftes Equipment, fehlende Assistenz) vor.

Ist die Intubation nur erschwert durchführbar oder besitzt keiner der Beteiligten ausreichende Kenntnisse und Erfahrungen in der Intubationstechnik, so ist die Beatmung mit Beatmungsbeutel und Maske bzw. die Mund-zu-Nase- oder Mund-zu-Mund-Beatmung fortzuführen. Lang dauernde vergebliche Intubationsversuche bewirken, dass dem Patienten entscheidende Minuten für die Beatmung fehlen. Mit jedem Intubationsversuch steigt die Wahrscheinlichkeit einer Verletzung bzw. Schädigung des Patienten.

11.2.3 Komplikationen bei der Durchführung der endotrachealen Intubation

Bei den Komplikationen der endotrachealen Intubation unterscheidet man Frühkomplikationen, die bei kürzer dauernden Tubusliegezeiten (bis etwa 48 Stunden) auf-

treten, und Spätkomplikationen, die bei Tubusliegezeiten über 48 Stunden auftreten. Da im RD nicht nur Primäreinsätze stattfinden, sondern auch Verlegungsfahrten bzw. Sekundärtransporte, sind auch die Spätkomplikationen für den RD relevant.

Frühkomplikationen

Traumatische Komplikationen

* **Verletzungen der Lippen durch das Laryngoskop:** Diese Verletzungen entstehen häufig dadurch, dass die Schleimhaut der Lippen bei der Intubation zwischen dem Spatel des Laryngoskops und den Zähnen eingequetscht wird.
* **Verletzungen der Zähne:** Solche Verletzungen entstehen durch Hebeln mit dem Laryngoskop. Beim Einführen des Laryngoskopspatels zur Einstellung des Kehlkopfes sind besonders die oberen Schneidezähne gefährdet, hauptsächlich bei ungünstigen anatomischen Verhältnissen oder falscher Lagerung des Kopfes. Abgebrochene Zähne sind sofort zu entfernen, um eine Aspiration zu vermeiden. Bei Säuglingen kann durch eine Verletzung der Zahnleiste die spätere Zahnentwicklung massiv beeinträchtigt werden. Deshalb ist hier die Intubation besonders schonend durchzuführen.
* **Verletzungen der Zunge und des Zungengrundes:** Sie führen häufig zu starken Blutungen, z.B. durch Einrisse des lymphatischen Gewebes am Zungengrund oder durch Verletzungen in der Tonsillennische mit Sichtbehinderung bei der Intubation und Gefahr einer Aspiration.
* **Verletzungen im Bereich des Rachens:** Es finden sich hauptsächlich Schleimhautverletzungen und Blutungen.
* **Retropharyngeale Dissektion:** Darunter versteht man ein Durchstoßen bzw. Durchbohren der Rachenhinterwand durch den Tubus, was zu einem massiven Infekt an der Vorderseite der Halswirbelsäule und der dortigen Bindegewebe führen kann.
* **Intubation des Sinus piriformis:** Der Sinus piriformis liegt dorsolateral der Stimmritze. Durch Fehlintubation in den Sinus kann es zu einem Hautemphysem, zum Pneumothorax und zur Entstehung einer Mediastinitis kommen.
* **Verletzungen des Kehlkopfes:** Es kann von Mikroverletzungen bis hin zur Perforation des Kehlkopfes mit nachfolgendem Hautemphysem und massiven Infekten kommen.
* **Verletzungen der Luftröhre:** Von Mikroverletzungen bis hin zur Trachealperforation durch den Tubus

oder den Mandrin sind verschiedene Verletzungen möglich. Bei Verwendung eines Führungsstabs ist mit größter Sorgfalt vorzugehen, um Perforationen zu vermeiden. Es sollte ein weicher, kunststoffummantelter Mandrin Verwendung finden.

- **Verletzungen des Rückenmarks bei Halswirbelsäulenfrakturen:** Es besteht die Gefahr der Querschnittslähmung. Vorsichtiges und gefühlvolles Vorgehen ist bei der Intubation notwendig.

Technische Komplikationen

Technische Komplikationen während der Intubation sind im präklinischen Bereich relativ häufig.

- **Unmöglichkeit der Intubation:** Diese relativ seltene Komplikation hat zwei Hauptursachen: zum einen anatomische Schwierigkeiten, zum anderen die Auswahl eines zu großen Tubus. Beim Erwachsenen ist der Stimmritzenbereich die engste Stelle im Kehlkopf, beim Kind liegt die engste Stelle subglottisch im Ringknorpelbereich. Beim Einführen eines zu dicken Tubus kann dieser entweder nicht passieren oder es kommt zu einer Luxation der Aryknorpel mit späteren Störungen der Stimmgebung. Wird bei der Intubation beim Vorschieben des Tubus ein Widerstand bemerkt, muss ein kleinerer Tubus verwendet werden.
- Bei einer **Leckage** ist keine Abdichtung zwischen Tubus und Trachea erreichbar. Als Ursachen sind ein zu kleiner Tubus, ein nicht blockbarer Tubus, eine kaputte oder zu wenig geblockte Blockermanschette, ein versehentlich entblockter Tubus, ein Lösen der Blockerklemme bei offenem Verschlussstopfen oder auch ein Ventildefekt bei Tuben mit Blockerventil denkbar.
- **Obstruktion des Tubus:** Eine Verlegung des Tubuslumens, z.B. durch Blut, Schleim, Erbrochenes, Fremdkörper, aber auch ein Abknicken des Tubus können Ursache für eine Obstruktion sein.
- **Intubation des Ösophagus:** Diese akut lebensbedrohliche Komplikation muss sofort erkannt werden, denn sonst droht innerhalb weniger Minuten der Tod des Patienten durch Sauerstoffmangel oder ein hypoxischer Hirnschaden mit Dauerbehinderung.
- **Intubation eines Hauptbronchus:** Wird durch zu weites Vorschieben des Tubus ein Hauptbronchus intubiert, so ist in der Regel der rechte Hauptbronchus betroffen, weil er steiler verläuft und eine größere Weite als der linke Hauptbronchus hat. Anzeichen für eine Intubation eines Hauptbronchus sind asymmetrische Thoraxbewegungen und fehlendes Atemgeräusch auf der nicht belüfteten Seite. Die Auskultation ist nach der Intubation unbedingt notwendig, um eine lebensbedrohliche Hypoxie zu vermeiden.

Die Hypoxie durch Sauerstoffmangel droht deshalb, weil nur eine Lunge belüftet ist und es meist zur Atelektase der anderen Lunge kommt. Wird die Intubation eines Hauptbronchus festgestellt, so muss der Tubus bis zur korrekten Lage zurückgezogen werden. Beim Zurückziehen ist der Tubus unbedingt zu entblocken, um Schleimhautschäden zu vermeiden.

- **Nicht entfernbarer Mandrin:** Entweder wurde ein zu großer Mandrin in den Tubus eingeführt oder Tubus bzw. Mandrin haben Materialfehler. Lässt sich der Mandrin nicht entfernen, ist rasch ein neuer Tubus einzuführen.

Mechanische Komplikationen

Mechanische Komplikationen während der endotrachealen Intubation treten immer wieder auf. Ihre Hauptursache liegt in der **Aspiration**. Aspiriert werden können unter anderem Schleim, Mageninhalt, Erbrochenes, Blut oder Fremdkörper (Gebissteile). Als Therapie vor Ort ist ein Freimachen der Atemwege und Absaugen notwendig. Unter klinischen Bedingungen wird häufig anschließend eine Bronchoskopie durchgeführt.

Reflektorische Komplikationen

Während man früher den reflektorischen Komplikationen während der Intubation relativ wenig Interesse widmete, zeigen Untersuchungen aus den letzten Jahren, dass **reflektorische Frühkomplikationen** häufiger als angenommen auftreten. Zu den reflektorischen Frühkomplikationen gehören außer dem Laryngospasmus auch der Bronchospasmus, Herzrhythmusstörungen (Auftreten einer Bradykardie), Blutdruckveränderungen und Abwehrbewegungen vonseiten des Patienten.

Die reflektorischen Komplikationen durch **Reizung des N. vagus** sind der Atemstillstand, der Laryngospasmus, der Bronchospasmus, eine Bradykardie und ein Blutdruckabfall. Die Komplikationen durch **Erregung des Sympathikus** sind eine Tachykardie und ein Blutdruckanstieg. Durch **gesteigerte Rückenmarksreflexe** können als Komplikationen Erbrechen, Husten und Bewegungen von Rumpf und Extremitäten auftreten.

Ursachen für Frühkomplikationen auf Patientenseite

Anatomische Probleme

Die Darstellung der anatomischen Probleme erfolgt an einigen ausgesuchten, besonders häufigen Beispielen.

- **Patienten mit einem kurzen, dicken Hals** sind zudem häufig noch adipös oder sehr muskulös, sie bereiten bei der Intubation große Probleme. Die Mundöffnung kann infolge der Fettsucht an Hals und Brustkorb erschwert sein, und die Einstellung des Kehlkopfes mit dem Laryngoskop ist problematisch.
- Bei **Patienten mit einem kleinen Unterkiefer** (Mikrogenie) gibt es ebenfalls oft Schwierigkeiten mit der optimalen Öffnung des Mundes. Durch Sedierung und Narkose kommt es teilweise zur Zurückverlagerung der Zunge und dadurch zur Verlegung der oberen Luftwege. Bei der Pierre-Robin-Anomalie findet sich ein kleiner Unterkiefer, der zurückverlagert ist (Retrogenie). Zudem haben die Kinder oft eine mediale Gaumenspalte und eine Glossoptose, d.h., die Zunge verlagert sich nach dorsal und kranial.
- **Vorstehende lange Schneidezähne** (Protrusion) können die Mundöffnung behindern und erschweren das Einstellen des Kehlkopfes.
- **Knochenfehlbildungen im Bereich des Ober- und Unterkiefers:** Bei der Kiefersperre oder Kieferklemme unterscheidet man zwischen einer totalen Kiefersperre, welche die Intubation auf herkömmliche Weise unmöglich macht, und einer teilweisen (partiellen) Kiefersperre, bei der die Intubation evtl. möglich ist. Die Kiefersperre, hervorgerufen durch mangelnde Beweglichkeit im Kiefergelenk, kann bei Schmerzen, Narben, Gelenkversteifung, Raumforderungen, Fehlbildungen und beim Tetanus auftreten. Die Kiefersperre kann zwar evtl. durch Analgesie, Narkose und Relaxation gemindert werden, aber es ist Vorsicht geboten und große Erfahrung notwendig, da es beim narkotisierten und relaxierten Patienten aufgrund der Unmöglichkeit einer Intubation zu Komplikationen kommen kann.
- Durch **Tumoren im Mund- und Gesichtsbereich** sind oft das Einführen des Laryngoskops und das Einstellen des Kehlkopfes stark erschwert oder unmöglich.
- **Einengungen der Luftröhre** (Trachealstenosen) können unmittelbar unterhalb des Kehlkopfes oder tiefer liegen. Eine solche Einengung kann Folge einer früheren Langzeitbeatmung, aber auch durch Tumoren oder Gefäßfehlbildungen hervorgerufen sein. Problematisch sind Trachealstenosen deshalb, weil das Vorschieben eines Tubus nicht oder nur schwer möglich ist und Verletzungs- und Perforationsgefahr der Trachea besteht.
- Durch **Morbus Bechterew** (Spondylitis ankylosans), einer Erkrankung der Wirbelsäule, kann die Beweglichkeit der Halswirbelsäule so stark eingeschränkt sein, dass eine Intubation mit herkömmlichen Mitteln nicht mehr möglich ist.

- Durch massive **Vergrößerung der Schilddrüse** (große Struma) kommt es oft zur Verdrängung und Einengung des Kehlkopfes und der Luftröhre mit dem Problem der stark erschwerten oder unmöglichen Intubation.
- Bei der **Akromegalie** handelt es sich um ein Krankheitsbild mit Vergrößerung und Vorspringen von Unterkiefer, Nase und Extremitäten sowie mit Vergrößerung von Lippen, Zunge und Kehlkopf. Bei der Intubation sind das Einstellen des Kehlkopfes und das Einführen des Tubus erschwert bis unmöglich.
- **Raumforderungen im Halsbereich** entstehen u.a. durch Allergien, Entzündungen, Blutungen mit Hämatombildung und Tumoren. In Abhängigkeit vom Ausmaß der Raumforderung kommt es zur Einengung der Luftwege, zur Atemnot mit Stridor und evtl. zur Obstruktion (Atemwegsverlegung).

Bestimmte Erkrankungsbilder und Verletzungsmuster

Bestimmte Erkrankungsbilder bzw. Verletzungsmuster müssen bei einer Intubation besonders beachtet werden:
- Beim Vorliegen von **Frakturen und Luxationen der Halswirbelsäule** kann es während der Intubation, falls diese nicht extrem vorsichtig durchgeführt wird, zu einer Schädigung des Rückenmarks und damit zu einer hohen Querschnittslähmung kommen.
- Bei **Frakturen des Unterkiefers mit einem großen Mundbodenhämatom** kann der Mundboden stark aufschwellen. Dadurch können das Öffnen des Mundes, das Einführen des Laryngoskops und das Einstellen des Kehlkopfes erschwert bis unmöglich sein.
- **Frakturen des Oberkiefers** (Maxillafrakturen) und **Entzündungen im Bereich des Kehlkopfes** können die Intubation mechanisch behindern.
- Vor allem beim Kleinkind können Erkrankungen wie eine **Epiglottitis** oder ein **Krupp-Syndrom** zu hochgradiger Atemnot führen (➤ Kap. 18). Die Intubation ist in solchen Fällen sehr schwierig und sollte nur besonders Erfahrenen vorbehalten bleiben.
- **Kehlkopfödeme** führen je nach Ausmaß zu Störungen der Atmung. Oft sind die Stimmbänder und die übrigen anatomischen Strukturen stark aufgetrieben. Die Intubation ist stark erschwert. Der Eingang in den Kehlkopf ist mitunter nicht erkennbar.

Patienten mit massiven phlegmonösen Entzündungsprozessen im Bereich des Mundbodens (**Mundbodenphlegmone**) haben oft eine pathologisch vergrößerte Zunge. Weiterhin bestehen Probleme beim Öffnen des Mundes. Aufgrund der massiven Schwellung des Mundbodens, die sich oft auf die angrenzenden anatomischen

11

Strukturen erstreckt, sind oft das Vorschieben des Spatels und die Einstellung des Kehlkopfes nur unter großen Schwierigkeiten möglich.

Patienten **nach großen kieferchirurgischen und HNO-ärztlichen Eingriffen**, meist wegen eines Tumors, zeigen oft völlig abnorme anatomische Verhältnisse und bereiten daher oft Intubationsprobleme.

Ursachen für Frühkomplikationen auf der Seite des Intubierenden

Wer ungenügende Kenntnisse und unzureichendes theoretisches Wissen über die Intubation besitzt, gefährdet den Notfallpatienten, falls er die Intubation dennoch versucht. Er ist auch juristisch für sein Tun verantwortlich. Nur wer über ausreichende Erfahrung in Routinesituationen verfügt, kann in Extremsituationen eine schwierige Intubation durchführen.

Materialprobleme

Auch Materialprobleme können ursächlich für Frühkomplikationen bei der Durchführung der endotrachealen Intubation sein.

Defekte am Laryngoskop kommen leider relativ häufig vor und sind bei gewissenhaftem Vorgehen vermeidbar. Hierzu zählen leere Batterien bzw. entleerter Akku, defekte Lichtquellen (im Spatel oder bei Glasfiberoptik im Handgriff), Kontaktprobleme zwischen Handgriff und Spatel.

Probleme mit dem **Führungsmandrin** beziehen sich auf die Verletzungsgefahr durch Metallführungsstäbe. In der Regel sollten nur noch Kunststoffführungsstäbe verwendet werden.

Materialprobleme an den Endotrachealtuben können durch die Innenschichtablösung von Spiraltuben (Woodbridge-Tuben) und durch Defekte am Cuff hervorgerufen werden.

Allgemeine Risikofaktoren

Nicht übersehen werden dürfen außerdem allgemeine Faktoren, die das Auftreten von Komplikationen bei der Durchführung der endotrachealen Intubation begünstigen:

Alter des Patienten

Kinder sind besonders gefährdet. Deshalb sollten hier nie zu große Tuben verwendet werden. Kinder bis zum achten Lebensjahr sind mit Tuben ohne Cuff zu intubieren. Während ein 1–2 mm großes Ödem im Bereich der Stimmbänder bei Erwachsenen ohne klinische Folgen bleibt, kann ein Ödem dieser Größe bei Kleinkindern lebensbedrohlich werden.

Geschlecht des Patienten

Bei Frauen treten Komplikationen häufiger auf, weil die Luftwege enger und die Schleimhäute dünner sind. Deshalb sind bei Frauen eher kleinere Endotrachealtuben als bei Männern auszuwählen.

Körperlicher Zustand des Patienten

Hier ist besonders an die oben erwähnten anatomischen Probleme, Krankheitsbilder und Verletzungsmuster zu denken.

Intubationsdauer

Komplikationen treten umso häufiger auf, je länger die Intubation dauert.

Infektion der Atemwege

Bei bestehenden Infektionen der Atemwege kann es zu Komplikationen kommen.

Cuffdruck

Je höher der Manschettendruck ist, desto eher werden Schleimhaut und Knorpel geschädigt. Durch den Druck, den die Tubusmanschette ausübt, kommt es zu einer Verminderung der Durchblutung darunter liegenden Gewebes. So können sich Nekrosen, Erosionen und Ulzera ausbilden.

Stimmbandbewegungen

Stimmbandbewegungen können bei Atemversuchen und Sprechversuchen des intubierten Patienten vorkommen. Es drohen Schädigungen der Stimmbänder. Durch situationsadaptierte Sedierung sollten solche Stimmbandbewegungen vermeidbar sein.

Tubusbewegungen

Tubusbewegungen können zu Schäden am Kehlkopf führen. Sie entstehen aktiv durch Kopfbewegungen des Patienten oder durch die Funktion des Beatmungsgeräts. Passiv können Tubusbewegungen durch Zug am Tubus infolge Unachtsamkeit ausgelöst werden.

Spätkomplikationen

Von Spätkomplikationen der endotrachealen Intubation spricht man, wenn der Tubus über 48 Stunden liegt. Da Patienten bei Verlegungen und Sekundärtransporten häufig schon längere Zeit intubiert sind und beatmet werden und auch bei Primäreinsätzen Patienten mit Folgen einer früheren Langzeitintubation zu versorgen sind, ist es zwingend notwendig, auch über den Bereich der Spätkomplikationen Kenntnisse zu haben. Spätkomplikationen treten während der Tubusliegezeit, kurz nach der Extubation oder erst nach Wochen, manchmal sogar erst Jahre nach der Extubation auf.

Bei **Läsionen und Verletzungen im Bereich von Mund, Nase und Rachen** können Entzündungen, Strikturen (Verengungen) in der Nase und Lähmungen der Zunge auftreten. Weiterhin kann eine Kieferhöhlenentzündung (Sinusitis maxillaris) dadurch entstehen, dass der Ausführungsgang der Kieferhöhle, der unter einer Nasenmuschel in die Nase mündet, durch den nasal eingeführten Tubus verlegt wird. Eventuell ist in diesem Fall eine Intubation durch die andere Nasenseite notwendig. Außerdem können durch den Tubus oder dessen Befestigungsmittel Ulzera an den Lippen, der Nase, am Mund und im Rachen entstehen.

Eine **Mittelohrentzündung** (Otitis media) kann als Spätkomplikation auftreten, wenn der Abfluss des Sekrets aus dem Mittelohr durch die Tuba auditiva Eustachii in den Rachenraum blockiert ist.

Falls eine Liquorfistel oder ein Schädel-Hirn-Trauma mit Läsionen im Bereich der Schädelbasis vorlag und durch die Intubation weitere Läsionen gesetzt wurden, besteht die Gefahr einer **aufsteigenden Infektion**. Es können sich eine Hirnhautentzündung (Meningitis), eine Gehirnentzündung (Enzephalitis) und ein Hirnabszess entwickeln. Um solche Komplikationen zu vermeiden, sollte die nasale Intubation bei Patienten mit Schädel-Hirn-Verletzungen keinesfalls eingesetzt werden.

Bei **Läsionen und Verletzungen im Bereich des Larynx** können verschiedene Krankheitsbilder wie Kehlkopfentzündungen (Laryngitis), Geschwüre am Kehlkopf, Granulome im Kehlkopfbereich, Polypen, Verwachsungen und Verklebungen der Stimmbänder, Stimmbandlähmungen, Sprachstörungen bis hin zur Sprachlosigkeit (Dysphonie, Aphonie), Kehlkopfödeme oder funktionelle Störungen beim Schluckakt auftreten.

Durch die Ausbildung von **Membranen im Bereich des Kehlkopfes und der Luftröhre** (laryngotracheale Membranen) kommt es zu Störungen bei der Atmung und beim Sprechen. Häufig ist eine operative Therapie notwendig.

Zu den **Läsionen im Bereich der Luftröhre** zählen die Luftröhrenerweichung, die Ösophagotrachealfistel (pathologische Verbindung zwischen Speiseröhre und Luftröhre), Arrosionsblutungen (durch Arrosion oder Trachealstenose entstehende Blutungen). **Trachealstenosen** sind schwerwiegende Komplikationen nach Langzeitintubationen. Sie entstehen durch narbige Abheilung von Geschwüren der Luftröhre und treten bevorzugt im Bereich der Tubusmanschette oder der Tubusspitze auf. In komplizierten Fällen wird die Luftröhre weich und kollabiert während des Atemzyklus. Typische Symptome, die auf eine Trachealstenose hindeuten, sind trockener Husten, die Unfähigkeit, Schleim abzuhusten, Luftnot und Stridor, ein Spätsymptom, bei dem der innere Durchmesser der Luftröhre kleiner als 5 mm sein muss. All diese Symptome können entweder kurz nach der Extubation oder auch nach einer Latenzzeit von bis zu mehreren Monaten auftreten. Die Therapie einer Trachealstenose ist in der Regel ein operativer Eingriff. Komplikationen wie Trachealstenosen können meist durch geeignetes Tubusmaterial (große Niederdruckmanschetten) bei langzeitintubierten Patienten vermieden werden.

Häufig bieten Patienten im Rahmen der Spätkomplikationen außer Schmerzen und Heiserkeit keine weiteren klinischen Zeichen. In Anbetracht der großen Gefahr von Spätkomplikationen ist es unbedingt notwendig, bei **langzeitintubierten Patienten** prophylaktisch folgende Grundsätze zu beachten:

- Eine möglichst kurze Intubationsdauer ist anzustreben.
- Es sollten Kunststofftuben mit großen Niederdruckmanschetten verwendet werden.
- Der Kopf des langzeitintubierten Patienten sollte leicht erhöht und leicht gebeugt gelagert werden.
- Die Kopfbewegungen des intubierten Patienten sind auf ein Minimum zu beschränken.

11.3 Beatmung mit Notfallrespiratoren

Die normale Spontanatmung beruht darauf, dass die Lunge durch den Unterdruck des Pleuraspalts während der Inspiration entfaltet wird. Durch Aktivität des Zwerchfells und der Inspirationsmuskeln, welche die Rippen heben, entsteht ein Unterdruck in der Lunge gegenüber der Außenatmosphäre (➤ Kap. 2.4). Wenn die Spannung der Inspirationsmuskulatur nachlässt, wird durch elastische Rückstellkräfte das ursprüngliche Lungenvolumen wiederhergestellt und durch den dabei entstehenden Überdruck die Ausatemluft aus der Lunge

11

ausgetrieben (Exspiration). Die künstliche Beatmung ist eine Überdruckbeatmung, welche die inspiratorischen Druckverhältnisse umkehrt. An den Atemwegen wird ein äußerer Überdruck angelegt; dem Druckgefälle entsprechend strömt Atemgas in die Lunge des Patienten ein. Dabei werden Lunge und Thorax mit ihren elastischen Rückstellkräften gedehnt. In der Exspiration wird ebenso wie bei der Spontanatmung die Ausatemluft passiv aus den Lungen ausgetrieben.

11.3.1 Indikation zur Beatmung

Durch großzügigen Einsatz einer **prophylaktischen Frühbeatmung** versucht man heute, die schwerwiegenden Folgen von Hypoxie und Schock durch respiratorische Insuffizienz im frühen Behandlungsverlauf des Notfallpatienten zu verhindern. Mit der Beatmung ist ein vollwertiger Ersatz der Vitalfunktion Atmung auch über längere Zeit möglich. Wichtig ist nur, dass früh genug mit der Beatmung begonnen wird.

Im Rahmen von Intensivüberstellungen ergibt sich zunehmend auch die Notwendigkeit, Patienten mit deutlich eingeschränkter Lungenfunktion, z.B. bei ARDS (acute respiratory distress syndrome, Lungenversagen), mit differenzierten Beatmungsmustern zu beatmen.

11.3.2 Funktion der Gerätebeatmung

Voraussetzung zur längerfristigen Beatmung mit einem Beatmungsgerät ist die Intubation (➤ Kap. 11.1). Eine länger dauernde Beatmung über Maske sollte wegen der damit verbundenen Gefahren (Magenüberblähung, Regurgitation und Aspiration) vermieden werden (➤ Kap. 9.2). Wenn die Indikation zur Beatmung gestellt ist, sollte immer gleichzeitig die Sicherung der Atemwege durch Intubation angestrebt werden. Die Verbindung zwischen Beatmungsgerät und Patient wird durch einen Beatmungsschlauch hergestellt. Über diesen appliziert das Beatmungsgerät das Atemzugvolumen in die Atemwege und die Lunge des Patienten ein. Dabei sind Strömungswiderstände (Resistance) und Dehnungswiderstände von Lunge und Thorax (Compliance) zu überwinden (➤ Kap. 2.4); in Beatmungssystem und Lunge wird ein Überdruck aufgebaut. Die Ausatmung erfolgt passiv durch die elastischen Rückstellkräfte von Lunge und Thorax. Würde jetzt die Ausatemluft über den Verbindungsschlauch zum Beatmungsgerät zurückkehren, käme es zu einer wesentlichen Vergrößerung des Totraums und zum Hin- und Herpendeln von

sauerstoffarmer und kohlendioxidreicher Luft. Es ist daher wichtig, dass Inspirations- und Exspirationsteil des Beatmungssystems möglichst patientennah, also unmittelbar am Tubus, getrennt werden. Bei den Notfallrespiratoren und Handbeatmungsbeuteln wird das durch ein Nicht-Rückatem-Ventil erreicht (➤ Kap. 9.2).

11.3.3 Formen der Beatmung

Die **kontrollierte** (mandatorische) Ventilation ist eine Beatmungsform, bei der das eingestellte Atemzugvolumen in einem vorgegebenen Muster vom Beatmungsgerät abgegeben wird. An spontane Atemzüge des Patienten erfolgt keine Anpassung; falls noch vorhanden, werden sie durch Relaxierung oder Sedierung unterdrückt.

Bei der **assistierten** (synchronisiert mandatorischen) Ventilation bestimmt der Patient die Beatmungsfrequenz. Das Beatmungsgerät erkennt den Unterdruck der beginnenden Einatmung (Trigger) und beatmet daraufhin mit dem eingestellten Atemzugvolumen. Eingesetzt wird diese Beatmungsform bei unzureichender Spontanatmung im Sinne einer Vertiefung der Eigenatmung; dabei wird dem Patienten Atemarbeit abgenommen.

Bei der **Spontanatmung** bestimmt der Patient Atemfrequenz und Atemzugvolumen selbst. Moderne (Intensiv-)Respiratoren beherrschen Spontanatemformen, bei denen die Eigenatmung des Patienten mit einer maschinellen Druck- oder Flow-Unterstützung vertieft wird.

11.3.4 Respiratoren

Notfallrespiratoren

Notfallrespiratoren sind kompakte und tragbare Beatmungsgeräte. Für den außerklinischen Einsatz müssen sie klein und leicht sein, übersichtlich in der Bedienung, sicher in Handhabung und Funktion. Notfallrespiratoren werden mit Druckgas betrieben, meist wird als **Betriebsmittel** Sauerstoff verwendet. Dieser dient nicht nur als Atemgas, sondern auch zum Antrieb des Beatmungsgeräts. Auch die Steuerung des Notfallrespirators erfolgt über das Betriebsgas (pneumatische Steuerung). Bei sehr niedrigem Flaschenrestdruck (unter 40 bar) ist die Abgabe des notwendigen Flows nicht mehr sichergestellt und es kann zu Abweichungen vom eingestellten Beatmungsvolumen kommen. Die Geräte benötigen meist einen Antriebsdruck von 2–6 bar. Ein Frischgasflow von 60 l/Min. muss möglich sein. Schließ- oder Dosierventile der Druckgasflasche müssen vollständig geöffnet sein. Als **Gasquelle** dient entweder eine Sauerstoffflasche mit einem Reduzierventil, oder es ist die Entnahme aus einem stationären Sauerstoffsystem über Wandanschluss möglich. Meist ist am Tragegestell des Notfallrespirators eine zwei oder drei Liter fassende Sauerstoffflasche angebracht. Der Betrieb kann auch aus den größeren Sauerstoffflaschen des Rettungswagens erfolgen.

Notfallrespiratoren sind **zeitgesteuerte volumenkonstante Beatmungsgeräte**; sie arbeiten nach dem Prinzip des Flow-Zerhackers. Dabei gibt ein Ventil rhythmisch einen konstanten Gasflow ab. Bestimmt durch Strömungswiderstände und Lungendehnbarkeit, baut sich dabei der Beatmungsdruck auf. Dieser wird am Beatmungsdruckmesser des Notfallrespirators in Millibar (mbar) angezeigt. Der Beatmungsdruck wird durch eine geräteseitige Druckbegrenzung limitiert. Manche Geräte haben nur ein Sicherheitsventil gegenüber zu hohen Beatmungsdrücken (50 mbar), bei anderen Geräten lässt sich der maximale Beatmungsdruck variabel einstellen. Wird das eingestellte Drucklimit, z.B. bei Obstruktion der Atemwege, überschritten, öffnet sich ein Ventil und lässt das überschüssige Atemgas entweichen. Am Beatmungsdruckmesser wird das eingestellte Drucklimit bei jedem Atemzug erreicht. Der Patient erhält dann nicht das eingestellte Atemzugvolumen, sondern weniger. Das tatsächliche Atemvolumen müsste mit einem Respirometer gemessen werden.

Bei der Beatmung intubierter Patienten ist die **Druckbegrenzung** auf 40–60 mbar einzustellen. Mit niedrigem Beatmungsdrucklimit (25 mbar) sollte sich auch eine Maskenbeatmung mit Beatmungsgerät ermöglichen lassen.

Vorteile und Gefahren einer **Maskenbeatmung mit Beatmungsgerät** werden kontrovers diskutiert. Bei präklinischer Maskenbeatmung ist der Beatmungsbeutel zu bevorzugen.

Notfallrespiratoren ermöglichen eine kontrollierte Beatmung. Eingestellt werden das **Atemminutenvolumen** in Litern und die **Beatmungsfrequenz** pro Minute. Das Gerät unterteilt das Soll-Atemminutenvolumen je nach eingestellter Frequenz in einzelne Atemzugvolumina.

Außerdem ist der **inspiratorische Sauerstoffgehalt** einstellbar, meist als 50%, 100% Sauerstoff oder Airmix und No-Airmix bezeichnet. In Airmix-Stellung saugt der strömende Sauerstoff Umgebungsluft mit an (Venturi-Prinzip); die Volumenbeimischung beträgt etwa 50%. Durch den Sauerstoffgehalt der Umgebungsluft ergibt sich so eine inspiratorische Sauerstoffkonzentration von 60% (FiO_2 0,6). Auch der Gasverbrauch hängt von dieser Einstellung ab. Wird mit 100% Sauerstoff (No-Airmix) beatmet, so muss das gesamte Beatmungsgas der Sauerstoffflasche entnommen werden. Zusätzlich

sind 10% des Atemminutenvolumens als geräteseitiger Bedarf (Steuerung) zu kalkulieren. In der Airmix-Stellung beträgt der Druckgasverbrauch etwa 60% des verabreichten Atemminutenvolumens.

MERKE

Zusammenbau, Funktionsprüfung und Reinigung der Geräte haben genau nach den Angaben der Betriebsanleitung zu erfolgen. Die im RD verwendeten Geräte müssen regelmäßig fachkundig gewartet und überprüft werden, sie unterliegen dem Medizinproduktegesetz.

Häufig im RD anzutreffende Notfallrespiratoren sind Oxylog® (➤ Abb. 11.7) und Medumat®. Der **Oxylog® 2000** ist ein mikroprozessorgesteuertes Transportbeatmungsgerät, das neben der variablen Einstellung mehrerer Beatmungsparameter auch ein Beatmungsmonitoring mit Alarmgebung integriert hat.

Der **Medumat Elektronik®** ermöglicht nicht nur eine kontrollierte, sondern auch eine assistierte Beatmung. Dabei steuert der Patient die Frequenz der maschinellen Beatmung durch seine Spontanatmung. Das Gerät erkennt den Atembeginn des Patienten und setzt dann das eingestellte Atemzugvolumen frei. Die Triggerempfindlichkeit kann eingestellt werden; damit ist das richtige Unterdruckerkennen der spontanen Einatembewegung auch unter Anwendung von PEEP (positive endexspiratory pressure) möglich. Der Trigger ist 2 mbar unter PEEP-Niveau einzustellen. Wird die Eigenatmungsfrequenz des Patienten zu klein, wird automatisch ein Sicherheitsatemminutenvolumen verabreicht, und es wird kontrolliert mit der eingestellten Atemfrequenz beatmet. Außerdem kann an diesem Gerät das Verhältnis von Inspiration zu Exspiration von 1:1 bis 1:3 variiert werden. So ist ein größerer Beatmungsfrequenz- und Volumenbereich als mit rein pneumatisch gesteuerten

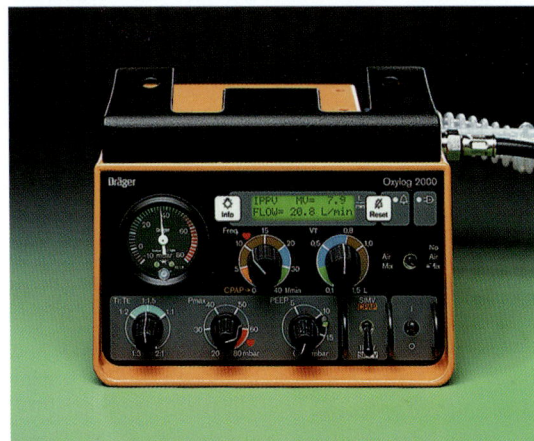

Abb. 11.7 Oxylog® 2000 [V162]

Geräten möglich. Diese komplexe Gerätesteuerung kann nur elektronisch erfolgen, so dass der Betrieb an Fahrzeugbordnetz oder Akku notwendig wird. Das Atemzugvolumen bei assistierter Beatmung errechnet der Medumat Elektronik® aus eingestelltem Atemminutenvolumen und Frequenz. Aus Atemzugvolumen und tatsächlicher Atemfrequenz des Patienten ergibt sich dann ein wirkliches Atemminutenvolumen, das auch über dem eingestellten Wert liegen kann. Das Geräte-Atemzugvolumen kann über die Einstellung von Atemfrequenz oder Atemminutenvolumen variiert werden. Zur Verkleinerung des Atemzugvolumens sollte dabei zuerst die Einstellung für die Frequenz erhöht, dann erst die Einstellung für das Atemminutenvolumen verringert werden.

Intensivrespiratoren

Intensivrespiratoren ermöglichen eine differenzierte Einstellung der Beatmungsform und damit eine individuell angepasste Beeinflussung der Druck-Zeit- und Flow-Zeit-Kurven. So ist es bei kritischer Lungenfunktion möglich, die Sauerstoffversorgung zu verbessern. Bei diesen Respiratoren wird nicht nur das Atemminutenvolumen (meist über Einstellung von Atemzugvolumen und Atemfrequenz) bestimmt, sondern es kann auch der Beatmungsflow beeinflusst werden, maximale Beatmungsdrücke und PEEP sind einstellbar. Außerdem können unterschiedliche Verhältnisse von Inspiration zu Exspiration bis hin zur Inverse-Ratio-Beatmung eingestellt werden, bei der die Inspirationszeit länger als die Exspirationszeit ist. An Intensivrespiratoren können alle Formen der kontrollierten oder assistierten Spontanatmung eingestellt werden.

Intensivrespiratoren finden zunehmend in Transporteinrichtungen für Intensivpatienten ihren Einsatz, so in Intensivtransporthubschraubern oder Intensivüberstellungs-Notarztwagen. Das Problem im außerklinischen Einsatz ist dabei, dass diese Geräte von einer 220-Volt-Stromversorgung abhängig sind und außerdem durch ihre Betriebsart einen sehr hohen Gasverbrauch haben.

Babylog®

Für Früh- und Neugeborene stehen eigens konstruierte Beatmungsgeräte zur Verfügung, ein Beispiel dafür ist der Babylog®. An mobilen Transportinkubatoren sind meist solche Beatmungsgeräte integriert. Sie ermöglichen eine zeitgesteuerte kontrollierte Beatmung (IPPV) mit PEEP oder eine Spontanatmung mit CPAP (continuous positive airway pressure). Einzustellen sind die Beatmungsfrequenz und der Inspirationsdruck, Beatmungsform, PEEP, Verhältnis von Inspiration zu Exspiration und Sauerstoffkonzentration. Das Gerät gibt über einen Flow-Zerhacker einen konstanten Inspirationsflow von 8 l/Min. ab. Das Atemzugvolumen wird durch geeignete Wahl des Inspirationsdrucks verändert.

CPAP ist eine Spontanatemform, bei der ein Atemgasflow kontinuierlich angeboten wird und ständig ein Überdruck in den Atemwegen (wie beim PEEP) gehalten wird. CPAP oder PEEP werden durch Ansteuerung des Ausatemventils beeinflusst, welches im Gerät eingebaut ist. Daher führen zwei Beatmungsschläuche zum Kind und sind dort über ein Y-Stück mit dem Tubus verbunden. Das Atemgas gelangt über den Inspirationsschenkel zum Kind und über den Exspirationsschenkel zum Gerät zurück. Bei kontrollierter Beatmung ist während der Inspiration das Exspirationsventil geschlossen.

Kreissystem

Ein Kreissystem ist elementarer Bestandteil vieler Narkosegeräte und auch in einigen NAW zu finden. Es ist ein System mit geplanter Rückatmung. Der Anschluss an Beatmungsmaske oder Endotrachealtubus erfolgt über ein Y-Stück, das durch einen Inspirations- und einen Exspirationsfaltenschlauch mit dem Kreissystem verbunden ist. Zwei Einwegventile steuern den Gasstrom so, dass Inspirations- und Exspirationsschenkel getrennt durchströmt werden. Vor dem Inspirationsventil entfernt ein Kohlendioxidabsorber überschüssiges CO_2. Nach dem Exspirationsventil können ein Volumeter und ein Beatmungsdruckmesser eingebaut sein. Dazwischen liegen die Frischgaszufuhr und der Anschluss des Beatmungsbeutels. Überschüssiges Atemgas entweicht über das Überdruckventil, das von 0 bis 40 mbar einstellbar ist. Unter Spontanatmung dient der Atembeutel als Atemgasreservoir, bei Beatmung wird er von Hand zusammengedrückt und so der Beatmungsüberdruck erzeugt. Die Frischgaszufuhr wird von einem Gasmischer gespeist, wo Sauerstoff, Druckluft und Lachgas (Narkosegas) in Liter pro Minute dosiert werden.

11.3.5 Parameter der Beatmung

An den Notfallrespiratoren können als Basisparameter der Beatmung das **Atemminutenvolumen** sowie die **Atemfrequenz** eingestellt werden. Beim gesunden und ruhenden Menschen kann von einem Atemminutenvolumen von 60–80 ml/kg KG ausgegangen werden, für die Beatmung wird meist ein Atemminutenvolumen von 80–100 ml/kg KG vorgeschlagen, also eine leichte Hyperventilation angestrebt .

Einerseits entspricht der höhere Bereich dem erhöhten Bedarf verschiedener Notfallsituationen, z.B. Beatmung nach Kreislaufstillstand oder in der Gewebsazidose des Schocks, wo vermehrt saure Valenzen abgeatmet werden müssen. Andererseits ist aber mit 150 ml/kg KG oft bereits eine deutliche Hyperventilation zu beobachten.

Bei Übernahme eines stabilen Patienten können die Einstellungen des Intensivrespirators übernommen werden. Die Beatmungsfrequenz kann beim Erwachsenen auf zwölf Hübe pro Minute eingestellt werden. Sie sollte in jedem Fall so gewählt werden, dass Atemzugvolumina von 1 l vermieden werden. Aus dem eingestellten Atemminutenvolumen, geteilt durch die Atemfrequenz, ergibt sich das Atemzugvolumen.

MERKE
Der Erfolg der Beatmung lässt sich klinisch an den Bewegungen des Brustkorbs beurteilen, und das Hautkolorit sollte rosig werden.

Kinder werden in der für ihr Alter typischen Atemfrequenz beatmet. Bei Säuglingen und Kleinkindern kalkuliert man 10 ml/kg KG Atemminutenvolumen. Ab welchem Alter oder Körpergewicht maschinell beatmet werden darf, ist der Betriebsanleitung des verwendeten Geräts zu entnehmen. Aufgrund der Leckage (neben dem Tubus abströmendes Atemgas) des ungeblockten Kindertubus ist jedoch aus dem eingestellten Respiratorvolumen nicht auf das tatsächliche Inspirationsvolumen am Kind zu schließen. Die Respiratoreinstellung muss beim kleinen Kind immer klinisch anhand der Thoraxexkursionen getroffen werden. Auch eine Exspirationsvolumenmessung mit Erwachsenen-Geräten, z.B. einem Respirometer an der Abgasöffnung des Nicht-Rückatem-Ventils, ist schlecht verwertbar, da diese Respirometer bei sehr kleinen Volumina nur ungenau messen.

11.3.6 Auswirkungen der Beatmung

Lunge

Unter Beatmung füllen sich nicht alle Lungenteile gleich gut und gleich schnell mit Inspirationsluft, es entsteht ein Nebeneinander von unterschiedlich geblähten und ventilierten Lungenpartien. Dies gilt vor allem bei vorgeschädigter Lunge, beispielsweise bei Lungenkontusion. Modellhaft kann man sich mehrere **Kompartimente** der Lunge vorstellen, die durch unterschiedliche Dehnbarkeit und unterschiedliche bronchiale Strömungswiderstände verschieden rasch mit dem ihnen zustehenden Luftvolumen gefüllt werden; man unterscheidet langsame und schnelle Kompartimente. Die schnellen Kompartimente erreichen bald nach Beginn der Beatmung ihre Füllung. Danach kommt es zum lungeninternen Überströmen einer Pendelluft von den schnelleren zu den langsamen Kompartimenten. Am Ende der Inspiration sollte es zum Druckausgleich zwischen Atemwegen und Alveolen gekommen sein. Wenn bei der Ausatmung ein kritisches Lungenrestvolumen unterschritten wird, kann es zum Alveolarkollaps kommen. Normalerweise liegt dieses Verschlussvolumen unter der funktionellen Residualkapazität der Atemruhelage. Bei geschädigter Lunge kann das Verschlussvolumen in einzelnen Lungenbezirken schon am Ende einer normalen Ausatmung erreicht werden. Werden dabei durch Bronchiolenkollaps Alveolargebiete von der vollständigen Ausatmung abgeschnitten, spricht man von Air trapping. Lungenareale, die inspiratorisch nicht mehr geöffnet werden, bezeichnet man als Atelektase. Als Folge der pathologischen Vorgänge kommt es zu einer ungleichmäßigen Be- und Entlüftung von Alveolargebieten und zur Atelektasenbildung, was die venöse Shuntfraktion erhöhen und damit die Sauerstoffsättigung des arteriellen Blutes vermindern kann. Durch Einsatz differenzierter Beatmungsformen und eines geeignet hohen PEEP kann dem entgegengewirkt werden. Bei richtig gewähltem Beatmungsmuster wird ein Mittelweg zwischen der Eröffnung minderbelüfteter und der Überdehnung gesunder Lungenareale gefunden.

Kreislauf

Überdruckbeatmung bewirkt eine Verminderung des venösen Rückstroms zum Herzen, eine Reduktion des Schlagvolumens und eine Kreislaufdepression. Eine Hyperventilation führt durch den damit verbundenen Kohlendioxidabfall zu peripherer Vasodilatation und fördert so den Blutdruckabfall.

Gehirn

Die Druckerhöhung im Thorax führt zu einem verschlechterten venösen Abstrom aus dem Gehirn, was zu einer Hirndruckerhöhung beitragen kann. Durch den Kohlendioxidabfall bei Hyperventilation werden die Gehirngefäße enggestellt, die zerebrale Durchblutung wird vermindert und das intrakranielle Blutvolumen nimmt ab. Insgesamt kann so eine kurzfristige Hirndrucksenkung bewirkt werden.

11

11.3.7 Positiv endexspiratorischer Druck (PEEP)

Bei einer CPPV-Beatmung (continuous positive pressure ventilation) bleibt am Ende der Ausatmung (endexspiratorisch) ein Restdruck in den Atemwegen erhalten (PEEP). Die Atemmittellage verschiebt sich zugunsten einer größeren funktionellen Residualkapazität. PEEP kann einen Alveolarkollaps verhindern, die Wiedereröffnung der von der Ventilation abgeschlossenen Lungenbezirke (Atelektasen) erleichtern und damit zu einer verbesserten Oxygenierung beitragen. Nachteil ist, dass der venöse Rückfluss stärker als bei Überdruckbeatmung ohne PEEP behindert wird. Bei kreislaufinstabilen Patienten kann die Kreislaufdepression gefördert werden. Der gegenteilige Effekt kann eintreten, wenn bei Myokardinsuffizienz ein dilatierter Ventrikel durch Vorlastsenkung und Tonisierung des Herzens von außen einen verbesserten Auswurf erreicht. Im RD wird meist ein PEEP von +5 cm H_2O eingestellt. Ein PEEP von +10 cm H_2O sollte nicht überschritten werden. Indikationen für die PEEP-Anwendung sieht man bei Polytrauma, bei schwerer Lungenschädigung, bei Lungenödem, nach Reanimation und nach Beinaheertrinken.

MERKE

Die Anwendung eines PEEP ist eine Notarztindikation, weil der mögliche Vorteil der verbesserten Oxygenierung gegen relevante Nachteile abgewogen werden muss.

Beim Schädel-Hirn-Trauma kann durch den verminderten venösen Rückstrom unter PEEP ein Hirndruckanstieg begünstigt werden. Allerdings spielt die ausreichende Oxygenierung gerade beim Schädel-Hirn-Trauma eine herausragende Rolle, es sollte ein paO_2 über 100 mmHg angestrebt werden. Lässt sich beim Polytrauma unter Einsatz von milden PEEP-Werten die Oxygenierung verbessern, so überwiegt das den Nachteil des behinderten venösen Rückstroms.

11.3.8 Atemzeitverhältnis

Als physiologisches Verhältnis von Inspiration zu Exspiration wird 1:1,7 angegeben. Bei einer Atemfrequenz von 12/Min. dauert jeder Atemzyklus 5 Sek., die Inspiration 1,9 Sek. und die Exspiration 3,1 Sek. Das Verhältnis zwischen Inspiration und Exspiration ist bei den Notfallrespiratoren mit 1:1,5 (Oxylog®) oder 1:1,7 (Medumat®) fix vorgegeben. Eine Verlängerung der Inspiration kann eine pulmonale Verteilungsstörung günstig beeinflussen und damit die Oxygenierung bei geschädigter Lunge verbessern. Wird in der gleichzeitig verkürzten Exspiration eine vollständige Abatmung aus einzelnen Lungenarealen verhindert, so baut sich dort ein endogener PEEP auf. Solche Einstellungen sind mit Intensivrespiratoren möglich.

11.3.9 Überwachung der Beatmung

Zur Überwachung während einer Beatmung werden geräteseitige Parameter wie Volumina und Drücke und die Zusammensetzung der Atemgase sowie patientenseitige Parameter wie Angaben über die Sauerstoffsättigung oder Kohlendioxidabgabe verwendet.

Monitoring des Beatmungssystems

Zur **Überwachung des Volumens**, mit dem der Patient tatsächlich beatmet wird, dient das Ausatemvolumen, das durch ein Respirometer am Nicht-Rückatem-Ventil gemessen werden kann. Aus schon besprochenen Gründen (Leckage, Druckbegrenzung) muss das am Beatmungsgerät eingestellte Volumen nicht mit dem tatsächlichen Beatmungsvolumen übereinstimmen.

Atemdruckmonitoren haben den Druckabnehmer zur **Messung der Beatmungsdrücke** möglichst patientennah, also in Tubusnähe. Mit dem Druckmonitoring sind zwei wichtige Alarme verbunden, der Stenose- und der Diskonnektionsalarm. **Stenosealarm** wird gegeben, wenn der Beatmungsdruck einen eingestellten Spitzenwert (obere Alarmgrenze) überschreitet, der maximale Beatmungsdruck spricht für Strömungswiderstände in Atemschläuchen, Tubus oder Luftwegen des Patienten. **Diskonnektionsalarm** wird gegeben, wenn der Beatmungsdruck ständig unter der unteren Alarmgrenze bleibt. Typische Ursache dieses Alarms ist eine Lösung der Beatmungsschläuche vom Gerät oder vom Tubus. Druckmonitoren überwachen das regelmäßige Über- und Unterschreiten der unteren Alarmgrenze. Sie können daher auch die Atemfrequenz anzeigen, dabei wird die Frequenz der unteren Grenzwertpassagen des Beatmungsdrucks gezählt. Die Notfallrespiratoren haben als Monitoring lediglich eine Beatmungsdruckanzeige, die den Gerätedruck darstellt. Bei Modellen neuerer Bauart sind auch Stenose- und Diskonnektionsalarm integriert.

MERKE

Wichtigstes Monitoring ist die Beobachtung der beatmungsbedingten Brustkorbbewegungen. Der Beatmungsdruck soll langsam ansteigen und erreicht meist Werte zwischen 20 und 30 mbar.

Zu hohe Beatmungsdrücke können durch zu hohe AMV-Einstellung verursacht werden. Hohe Beatmungsdrücke (50–70 mbar) in Verbindung mit einem schnarrenden Geräusch (Sicherheitsventil) sprechen für verlegte Atemwege oder einen geknickten Tubus. Zu niedrige Beatmungsdrücke können durch zu niedrige AMV-Einstellung verursacht sein. Außerdem sind der feste und dichte Sitz der Schlauchanschlüsse und die Funktion des Beatmungsventils zu überprüfen.

Monitoring des Patienten

Als patientenseitiges Monitoring hat sich die **Pulsoxymetrie** zur Beurteilung des Oxygenierungsgrads auch im RD durchgesetzt (➤ Kap. 6.2). Es wird die Sauerstoffsättigung (SaO_2) gemessen. Damit können die aktuelle Sauerstoffversorgung und die Besserung unter Beatmung beurteilt werden (➤ Kap. 9.2). Genaue Angaben über den Sauerstoffstatus könnte man durch Bestimmung des Sauerstoffpartialdrucks einer arteriellen Blutprobe (paO_2) erlangen. Die für den RD geeigneten Geräte befinden sich in Entwicklung.

In der Klinik hat sich zur Beatmungsüberwachung die **Messung des Kohlendioxidpartialdrucks** (pCO_2) der Ausatemluft bewährt. Als Wert wird das endexspiratorische Kohlendioxid angegeben, das etwa dem alveolären Kohlendioxid entspricht. Bei ausgeglichenem Ventilations-Perfusions-Verhältnis entspricht dieser endexspiratorische pCO_2 dem arteriellen pCO_2. Wird der Ausatemluft CO_2-armes Gas aus minderdurchbluteten Lungenabschnitten beigemischt, so ist der endexspiratorische Partialdruck niedriger als der arterielle CO_2-Partialdruck. Für den präklinischen Bereich stehen erste Geräte als Kombinationsmonitore zur Verfügung.

Die beiden Parameter endexspiratorisches Kohlendioxid und Sauerstoffsättigung beeinflussen wesentlich die Einstellung des Beatmungsgeräts. Die CO_2-Abgabe hängt vor allem vom ventilierten Volumen ab, der erwünschte arterielle oder endexspiratorische CO_2-Partialdruck wird über das Atemminutenvolumen gesteuert. In der präklinischen Beatmung wird vor allem bei Verdacht auf Schädel-Hirn-Trauma eine milde Hyperventilation mit einem pCO_2 von 30 mmHg angestrebt. Die Sauerstoffsättigung beurteilt die Qualität des Sauerstoffübertritts ins Blut. Die dafür entscheidende Diffusion wird weniger über die verabreichten Atemvolumina als über eine gleichmäßige Gasverteilung über die Lunge und gleichmäßige Perfusion erreicht. Zur Verbesserung der Sauerstoffversorgung werden die Atemparameter inspiratorische Sauerstoffkonzentration, PEEP und Verhältnis von Inspiration zu Exspiration situationsgerecht angepasst.

11.3.10 Beatmung in toxischer Atmosphäre

Bei Beatmung in toxischer Atmosphäre ist die Zumischung von Umgebungsluft zu verhindern. Bei Beatmungsbeuteln sind Schutzmaskenfilter oder dichte Reservoirsysteme zu verwenden. Beatmungsgeräte müssen ohne Zumischung von Umgebungsluft in der Stellung No-Airmix oder 100% Sauerstoff betrieben werden. Bei Feuerwehreinsätzen zur Menschenrettung werden gelegentlich auch nur druckluftbetriebene Notfallrespiratoren eingesetzt, wobei genauso mit No-Airmix oder 100% O_2 das Ansaugen von Umgebungsluft verhindert werden muss. Bei Einsetzen einer Spontanatmung kann toxische Umgebungsluft durch den Exspirationsschenkel des Nicht-Rückatem-Ventils rückgeatmet werden, als Zusatzausstattung ist ein Rückschlagventilaufsatz erhältlich. Die Herstellerhinweise des verwendeten Patientenventils, Beatmungsbeutels oder Notfallrespirators sind zu beachten.

Wiederholungsfragen

1. Welche Vorteile hat die endotracheale Intubation (➤ Kap. 11.1)?
2. Beschreiben Sie das für die endotracheale Intubation benötigte Material (➤ Kap. 11.1.1).
3. Wie wird die Lagerung des Kopfes für die endotracheale Intubation bezeichnet (➤ Kap. 11.1.2)?
4. Wo wird nach erfolgter Intubation auskultiert (➤ Kap. 11.1.2)?
5. Welche Bedeutung hat der Sellik-Handgriff (➤ Kap. 11.1.2)?
6. Welche Möglichkeiten der Oxygenierung bestehen bei unerwartet schwieriger Intubation (➤ Kap. 11.1.5)?
7. Was ist vor der Gabe von Muskelrelaxanzien zu beachten (➤ Kap. 11.2.1)?
8. Wie werden die Komplikationen der endotrachealen Intubation eingeteilt (➤ Kap. 11.2.3)?
9. Nennen Sie reflektorische Komplikationen (➤ Kap. 11.2.3).
10. Wie unterscheiden sich Spontanatmung und maschinelle Beatmung (➤ Kap. 11.3, ➤ Kap. 11.3.5)?
11. Welche Parameter sind am Beatmungsgerät für jeden Notfallpatienten einzustellen (➤ Kap. 11.3.5)?

12

Helmut Krucher

Anästhesie im Rettungsdienst

Lernzielübersicht

12.1 Allgemein- und Regionalanästhesie

- Die Narkose schaltet Bewusstsein, Schmerzwahrnehmung und Abwehrreaktion des gesamten Organismus aus.
- Bei der Regionalanästhesie bleibt das Bewusstsein erhalten und nur bestimmte Körperabschnitte sind empfindungslos.

12.2 Narkosemedikamente (Anästhetika)

- Narkosemittel dienen der Bewusstseinsausschaltung, Analgesie und Relaxation.
- Propofol und Etomidat wirken nur hypnotisch.
- Barbiturate wirken hypnotisch, antikonvulsiv und senken den Hirndruck.
- Ketamin wirkt sowohl hypnotisch als auch analgetisch und erhöht den Hirndruck.
- Muskelrelaxanzien verursachen eine reversible Lähmung der Skelettmuskulatur.
- Es gibt depolarisierende und nichtdepolarisierende Muskelrelaxanzien.
- Muskelrelaxanzien dürfen nur eingesetzt werden, wenn eine Beatmung sichergestellt ist.

12.3 Die klinische Narkose

- Viele Grundsätze der klinischen Narkose gelten auch für den präklinischen Bereich.
- Für die Einleitung einer Narkose wird ein periphervenöser Zugang benötigt.
- Während der Narkose werden als Basismonitoring Blutdruck, Puls, EKG, Sauerstoffsättigung und Stundenharnmenge überwacht und die Funktion des Beatmungsgeräts laufend überprüft.
- Die Narkose lässt sich in die Abschnitte Präoxygenierung, Einleitung, Erhaltung, Ausleitung unterteilen.

12.4 Die präklinische Narkose

- Die präklinische Narkose ist eine Risikonarkose.
- Indikationen für eine präklinische Narkose sind wie bei der Intubation die Sicherung der Atemwege und respiratorische Insuffizienz sowie Hirnschäden, Schock und Analgesie.

12.1 Allgemein- und Regionalanästhesie

Viele diagnostische und therapeutische Behandlungen verursachen Schmerzen und sind nur unter adäquater Ausschaltung der Schmerzwahrnehmung und der Schmerzabwehr möglich. Damit beschäftigt sich das Fachgebiet der **Anästhesiologie**. Die **Allgemeinanästhesie** (Narkose) schaltet Bewusstsein, Schmerzempfinden und Abwehrreaktionen im ganzen Körper aus; der Patient befindet sich dabei in einem schlafähnlichen Zustand. In tiefer Narkose können chirurgische Manipulationen ohne Abwehr des Patienten vorgenommen werden (chirurgische Toleranz). Die **Regionalanästhesie** (örtliche Betäubung), z.B. als rückenmarksnahe Spinal- und Epiduralanästhesie oder als Plexusanästhesie (z.B. Plexus axillaris für Operationen am Unterarm), schaltet den Schmerz im Körperabschnitt des Operationsgebiets aus; das Bewusstsein bleibt dabei erhalten.

12.2 Narkosemedikamente (Anästhetika)

Je nachdem, welche Narkosewirkung erwünscht ist, werden unterschiedliche Medikamente eingesetzt und kombiniert.

Zur Durchführung von Allgemein- oder Regionalanästhesie benötigt der Anästhesist verschiedene Medikamente. Diese werden als Anästhetika bezeichnet und umfassen verschiedene Substanzgruppen.

12.2.1 Wirkungen der Anästhetika

In der Narkose werden folgende Körperfunktionen situationsgerecht durch gezielte Auswahl verschiedener Medikamente und deren Wechselwirkungen beeinflusst:

Bewusstseinsausschaltung
Durch Sedativa oder Hypnotika wird dosisabhängig eine Gleichgültigkeit der jeweiligen Situation gegenüber oder aber ein der Bewusstlosigkeit ähnlicher Schlafzustand erzeugt. Das soll nicht nur das Erleben der Situation, sondern auch die Erinnerung an die Situation verhindern (Amnesie).

Die Wirkung von leichter Sedierung bis hin zum tiefen Koma ist mehr ein quantitatives als ein qualitatives Merkmal der Hypnotika und Sedativa, hängt also von der Dosierung ab. Mit diesen Medikamenten allein ist auch in hoher Dosierung keine chirurgische Toleranz erreichbar, weil sie nicht analgetisch wirken.

Analgesie
Die Schmerzbekämpfung durch Analgetika verfolgt nicht nur das Ziel, die Wahrnehmung von Schmerz zu verhindern; sie soll auch die negativen vegetativen Folgen der Schmerzstimulation unterbinden. Die potentesten Analgetika sind die Opioide (➤ Kap. 4.6.1).

Relaxation
Medikamente, die eine Erschlaffung der willkürlich innervierten Skelettmuskulatur bewirken, sollen Intubation und Beatmung ermöglichen sowie Abwehrreflexe verhindern.

12.2.2 Medikamente

Propofol (Disoprivan®, Diprivan® in Österreich, Ansiven® in der Schweiz)

Propofol ist ein Hypnotikum mit schnellem Wirkungseintritt und kurzer Wirkungsdauer, allerdings fehlt ihm eine analgetische Komponente. Das Präparat liegt als isotone Öl-Wasser-Emulsion vor, die nicht mit anderen Lösungen vermischt werden darf. Propofol zeigt eine hohe Proteinbindung im Plasma und verteilt sich sehr rasch auf die gut durchbluteten Gewebe. Die Elimination erfolgt durch rasche Umwandlung in einen inaktiven Metaboliten.

Dosierungsempfehlung
Für die Narkoseeinleitung sind meist 1,5–2,5 mg/kg KG notwendig, allerdings ist immer individuell zu dosieren und bei Notfallpatienten oftmals eine Dosisreduktion notwendig. Zur Narkoseaufrechterhaltung wird eine mittlere Dosierung von 0,1–0,2 mg/kg KG/Min. angegeben, die jedoch individuell stark schwanken kann. Zur Narkosedurchführung müssen zusätzlich Analgetika verabreicht werden. Am Injektionsort können Schmerzen auftreten, besonders wenn in sehr periphere, kleine Venen (Handrücken) injiziert wird.

Wirkung
Die Wirkungen im ZNS bestehen darin, dass Propofol den zerebralen Sauerstoffverbrauch und die Hirndurchblutung senkt und den zerebralen Gefäßwiderstand steigert. Ein erhöhter Hirndruck wird gesenkt, allerdings ist eine Reduktion des zerebralen Perfusionsdrucks möglich.

Nach einer Narkoseeinleitung mit Propofol kann es zu längerdauernden Apnoephasen kommen. Propofol hat keine bronchokonstriktorischen Effekte. Es dämpft den Muskeltonus und die Reflexe der oberen Atemwege, meist ist eine abwehrlose Laryngoskopie, manchmal sogar die Intubation ohne Relaxation möglich.

Hämodynamisch führt Propofol zu einem Kontraktilitätsverlust des Herzens und peripherer Vasodilatation und damit zum Blutdruckabfall. In Einzelfällen kann es zu behandlungsbedürftigen Bradykardien kommen, die durch Atropin gut beherrschbar sind.

Kontraindikation
Kontraindiziert ist Propofol beim Low Cardiac Output Syndrome und im hypovolämischen Schock. Vorsicht ist geboten bei manifester koronarer Herzerkrankung, Synkope bei Karotisstenose, zerebraler Durchblutungsstörung, Hypovolämie und Hypertonie.

Etomidat (Hypnomidate®, Etomidat®-Lipuro)

Etomidat ist ein Hypnotikum ohne analgetische Komponente mit extrem kurzer Wirkungsdauer. Bezeichnend sind die große therapeutische Breite und die geringen respiratorischen und kardiovaskulären Nebenwirkungen. Eine chirurgische Toleranz ist auch unter hohen Dosen nicht erreichbar; auch wird die Reflexreaktion bei der endotrachealen Intubation nicht ausreichend gedämpft. Zur Narkose müssen zusätzlich Analgetika gegeben werden. Etomidat wird nach der Injektion rasch in die gut durchbluteten Gewebe aufgenommen, die maximale Konzentration im Gehirn wird nach einer Minute erreicht. Die Elimination erfolgt durch rasche Metabolisierung in der Leber.

Dosierungsempfehlung
Die übliche Einleitungsdosierung beträgt 0,3 mg/kg KG, bei Kindern 0,2 mg/kg KG, die rasch injiziert werden. Die Wirkdauer beträgt 3–4 Min., und zur Wirkungsverlängerung können Dosen von 0,1 mg/kg KG nachinjiziert werden. Bei der intravasalen Injektion kann es zu Schmerzen an der Injektionsstelle kommen, daher ist die Applikation in große Venen zu bevorzugen.

Wirkung
Etomidat wirkt vornehmlich über eine Hemmung der Formatio reticularis im Hirnstamm (➤ Kap. 2.11). Gelegentlich beobachtete Muskelzuckungen (Myoklonien) entstehen auf spinaler Ebene, eine krampfauslösende

Wirkung konnte nicht nachgewiesen werden. Über eine Reduktion der Hirndurchblutung wird der Hirndruck gesenkt, es kommt zu einer globalen Abnahme des Hirnmetabolismus mit Vasokonstriktion der Hirngefäße.

Nach einer Einleitungsdosis Etomidat kommt es zu einer geringen Abnahme des Atemminutenvolumens bei gleichzeitigem Atemfrequenzanstieg. Gelegentlich kommt es zu einer kurzdauernden Apnoe. Etomidat beeinflusst den Bronchomotorentonus nicht, führt zu keiner Histaminausschüttung und ist daher auch zur Narkose beim Asthmatiker geeignet.

Etomidat zeichnet sich durch äußerst geringe Einflüsse auf das kardiozirkulatorische System aus. Es führt zu einer myokardialen Mehrdurchblutung und eignet sich auch zur Durchführung von Anästhesien bei kardiozirkulatorisch vorgeschädigten Patienten.

Etomidat hemmt reversibel die Nebennierenfunktion und kann so zu einer verminderten Stresstoleranz führen.

Kontraindikation

Kontraindiziert ist Etomidat bei einer bekannten Allergie auf die Substanz. Bei manifester Nebenniereninsuffizienz sollte es mit Zurückhaltung eingesetzt werden.

Barbiturate (Thiopental: Trapanal®, Pentothal®, Thiopental® in Österreich; Methohexital: Brevimytal®, Brietal® in Österreich)

Barbiturate sind Derivate der Barbitursäure. Zur Narkoseeinleitung sind Thiopental und Methohexital geeignet. Sie haben keine analgetische Wirkung. Barbiturate haben eine hohe Eiweißbindung und werden aufgrund ihrer Fettlöslichkeit (Lipophilie) nach der Injektion rasch ins Gehirn aufgenommen. Danach kommt es zu Umverteilungsvorgängen zuerst in die Muskulatur, dann ins Fettgewebe. Die kurze Wirkdauer ist nicht durch Abbau, sondern durch diese Umverteilung bedingt. Dadurch kann es bei wiederholter Gabe zur Anhäufung und Wirkungsverlängerung kommen. Die Umverteilung ist auch von der Organdurchblutung abhängig. Der Abbau der Barbiturate erfolgt in der Leber.

Dosierungsempfehlung

Für die Barbiturate kann gerade in der Notfallmedizin keine durchschnittlich erforderliche Dosis angegeben werden. Allgemein liegt die Dosierung bei 2–5 mg/kg KG beim Thiopental und bei 1–2 mg/kg KG beim Methohexital. Barbiturate müssen streng nach Wirkung dosiert werden. Wichtige Einflussgrößen sind die Injektionsgeschwindigkeit und das Herzzeitvolumen. Gerade im Schock ist wegen der verminderten Organperfusion die Umverteilungsphase schlecht kalkulierbar. Bei Notfallnarkosen ist meistens eine Dosisreduktion angezeigt, ansonsten kann es zu dramatischen Kreislaufzusammenbrüchen, im Extremfall zum Kreislaufstillstand kommen.

Wirkung

Im ZNS wird die synaptische Impulsübertragung gehemmt. Barbiturate wirken krampfhemmend (antikonvulsiv). Der reduzierte Hirnstoffwechsel ergibt einen verminderten zerebralen Sauerstoffverbrauch, außerdem wird der Hirndruck gesenkt, weil der zerebrale Gefäßwiderstand erhöht und das intrakranielle Volumen vermindert wird. Barbiturate werden daher zur Vermeidung und Behandlung eines Hirnödems eingesetzt. Unter hoher Dosierung kann es zum Null-Linien-EEG kommen.

Barbiturate dämpfen das Atemzentrum. Während der Einleitung kommt es typischerweise zu zwei bis drei tiefen Atemzügen, danach zu einer Apnoe. Unter oberflächlicher Anästhesie prädisponieren Barbiturate zu Broncho- und Laryngospasmus. Begünstigt wird das durch Schleim in den Atemwegen, die Manipulation bei der Intubation oder eine Atemwegsverlegung durch die zurückgefallene Zunge. Eine relative Überdosierung kann Schluckauf (Singultus) auslösen. Beim Asthmatiker kann ein schwerer Bronchospasmus ausgelöst werden.

Am Herzen führen Barbiturate zu einer direkt kontraktionsschwächenden (negativ inotropen) Wirkung. Außerdem kommt es zu einer Volumensequestration im Niederdrucksystem, das venöse Pooling führt zu einer Abnahme des venösen Rückstroms zum Herzen. Gerade bei Patienten mit Hypertonie oder Hypovolämie kommt es dadurch zu erheblichen Blutdruckabfällen. Erhöhter Sauerstoffverbrauch des Herzmuskels bei gleichzeitiger Herzfrequenzzunahme und eingeschränkter Koronarreserve mahnen zum vorsichtigen Einsatz der Substanzen. Eine versehentlich paravenöse Injektion kann zu Gewebsnekrosen führen.

Eine versehentlich intraarterielle Injektion (z.B. in der Ellenbeuge) führt zu Gefäßspasmus und heftigem Schmerz. In der Folge drohen Nekrose und notwendige Amputation der betroffenen Extremität. Notfallmaßnahmen nach intraarterieller Injektion sind das Belassen der Kanüle, die sofortige Verdünnung durch Nachinjektion von reichlich Kochsalzlösung, die Nachinjektion von Lidocain zur Beseitigung des arteriellen Vasospasmus und in der Klinik Heparinisierung und Sympathikusblockade der betroffenen Extremität.

Kontraindikation

Absolute Kontraindikationen bestehen bei akuter intermittierender Porphyrie und Allergie gegen Barbiturate. Nicht verwendet werden sie bei schwerer Hypovolämie oder Schock, dekompensierter Herzinsuffizienz, Mitralklappenstenose, akutem Herzinfarkt, Herztamponade, Erkrankungen mit Bronchospasmus (Asthma bronchiale) und drohendem Leberkoma.

Ketamin (Ketanest®, Ketanest-S®, Ketalar® in Österreich)

Ketamin ist ein intravenös und intramuskulär verabreichbares Anästhetikum, das aufgrund seiner analgetischen und amnestischen Eigenschaften auch als Mononarkotikum eingesetzt werden kann. Im Gegensatz zu anderen intravenös zu verabreichenden Hypnotika stimuliert Ketamin das kardiovaskuläre System. Die Ketamin-Anästhesie wird als „dissoziative Anästhesie" bezeichnet, denn der Patient erscheint von seiner Umgebung abgekoppelt, ohne dass ein Schlafzustand eintritt. Es bestehen dabei eine ausgeprägte Analgesie und Amnesie.

Dosierungsempfehlung

Nach Applikation der Einleitungsdosis tritt rasch Bewusstlosigkeit ein. Die Erholungsphase nach einer Einzeldosis beträgt etwa 10–15 Min. Die kurze Wirkdauer beruht auf einer raschen Umverteilung vom Gehirn in andere Gewebe. Bei repetitiven Dosen oder kontinuierlicher Applikation ist daher die Gefahr einer Kumulation zu berücksichtigen. Zur intravenösen Narkoseeinleitung werden 1–2 mg/kg KG empfohlen, bei Nachinjektion die Hälfte der Initialdosis. Bei Risikopatienten sollte mit 0,5 mg/kg KG begonnen und nach Wirkung dosiert werden. Zur intramuskulären Applikation werden Dosen von 3–8 mg/kg KG angegeben, bei Kindern ist dabei aufgrund der rascheren Resorption vom Injektionsort der untere angegebene Bereich zu wählen. Sinnvoll sind immer die Prämedikation mit einem Vagolytikum (Atropin) wegen der ausgelösten Speichelsekretion sowie die Gabe eines Benzodiazepins, welches unerwünschte psychische Reaktionen und auch überschießende Kreislaufreaktionen dämpfen kann.

Besondere Aufmerksamkeit erfordert es im RD, wenn neben dem bekannten Ketamin auch das chemisch aufgereinigte Ketamin-S verwendet wird. Dies ist in seiner Wirkstärke ungefähr doppelt so potent wie das bisher eingesetzte Ketamin! Die o.g. Dosierungsanweisungen müssen dann ungefähr halbiert werden. Zu beachten ist auch die im Vergleich zu Ketamin geänderte Konzentration der Ketamin-S-Ampullen.

Wirkung

Nach Gabe von Ketamin bei Patienten mit Schädel-Hirn-Trauma wurden deutliche Hirndruckanstiege beobachtet, die vor allem auf einen hypoventilationsbedingten Anstieg des pCO_2 und damit einer Steigerung der Hirndurchblutung zurückzuführen sind. Ketamin sollte daher bei erhöhtem Hirndruck nicht verwendet werden, und beim Schädel-Hirn-Trauma muss eine ausreichende Beatmung sichergestellt werden. Ketamin kann zu einer Erhöhung des Skelettmuskeltonus bis hin zur Muskelstarre und Kieferklemme führen, welche jedoch durch Muskelrelaxanzien zu lösen ist. Oft kommt es zu Traumerlebnissen mit unangenehmem, u.U. albtraumähnlichem Charakter. Selten führt es zu motorischer Unruhe, die durch Begleitmedikation nicht beeinflussbar ist und den Umstieg auf ein anderes Anästhesieverfahren notwendig macht. In der Aufwachphase kann es zu einer vorübergehenden Desorientierung kommen. In dieser Phase sollte der Patient möglichst nicht angesprochen oder berührt werden.

Ketamin verursacht charakteristische Veränderungen des Atemrhythmus. Phasen vertiefter Atemzüge, zum Teil mit seufzerartigen Inspirationen, können von Apnoephasen abgelöst werden. Bei normaler Injektionsgeschwindigkeit kommt es zu keiner wesentlichen Atemdepression, nach schneller Bolusinjektion oder bei geriatrischen Patienten ist jedoch mit einem Abfall des paO_2 und Anstieg des pCO_2 zu rechnen. Ketamin beeinflusst einen Bronchospasmus positiv, wahrscheinlich über einen sympathomimetischen Effekt an der glatten Bronchialmuskulatur, und ist daher zur Narkose beim Asthmatiker geeignet. Der Muskeltonus der oberen Atemwege bleibt unter Ketamin erhalten, genauso die laryngealen und pharyngealen Schutzreflexe, dennoch besteht kein sicherer Schutz gegen eine Aspiration. Die endotracheale Intubation ist auch unter Ketamin zu empfehlen. Anders als alle anderen intravenösen Anästhetika bewirkt Ketamin eine Stimulation des kardiovaskulären Systems. Herzfrequenz und arterieller Blutdruck, aber auch Pulmonalisdrücke und Rechtsherzbelastung steigen, vermutlich durch zentralnervöse Stimulation, an. Es kommt zu einem Sauerstoffmehrbedarf des Myokards mit Zunahme der Koronardurchblutung. Bei Patienten mit koronarer Herzerkrankung, reduzierter rechtsventrikulärer Reserve und fixiertem Hypertonus besteht daher eine relative Kontraindikation. Zur Analgesie beim Herzinfarkt ist Ketamin nicht geeignet. Im hämorrhagischen und septischen Schock führt Ketamin zum Blutdruckanstieg und damit zu verbesserter Organdurchblutung und ist daher zur Narkoseeinleitung im Schock gut geeignet.

In niedriger Dosierung von 0,25–0,5 mg/kg KG i.v. bewirkt Ketamin eine Analgesie ohne narkotische Wirkung. Sehr gut beeinflusst werden die Schmerzen nach Extremitätenverletzungen, Knochenbrüchen und Verbrennungen, weniger gut die viszeralen Schmerzen bei akutem Abdomen oder Koliken.

Kontraindikation

Kontraindiziert ist Ketamin, vor allem als Monosubstanz, bei allen Patienten, bei denen Blutdruck- und Herzfrequenzanstieg eine erhebliche Gefährdung bedeuten: koronare Herzerkrankung, reduzierte rechtsventrikuläre Reserve, Hypertonie, manifeste Herzinsuffizienz, Aorten- und Mitralstenose, thorakale und abdominale Aneurysmen, Phäochromozytom, pathologische intrakranielle Prozesse, nicht eingestellte Hyperthyreose, Eklampsie, manifester Hirndruck. Ketamin erhöht den Augeninnendruck und darf bei perforierenden Augenverletzungen und Glaukom nicht gegeben werden.

Muskelrelaxanzien

Muskelrelaxanzien sind Substanzen, die eine reversible Lähmung der Skelettmuskulatur verursachen (➤ Tab. 12.1). Wirkort ist dort, wo der Impuls des motorischen Nervs an den Muskel weitergegeben werden soll, also an der neuromuskulären Übertragung der motorischen Endplatte (➤ Kap. 2.11).

Die **nichtdepolarisierenden Muskelrelaxanzien** (ndMR) besetzen die Acetylcholinrezeptoren, ohne eine Muskelkontraktion auszulösen, und blockieren so den Wirkort des Acetylcholins (kompetitive Hemmung). Die verschiedenen Präparate unterscheiden sich im Wesentlichen durch unterschiedliche Zeit bis zum Wirkungseintritt (Anschlagzeit), Wirkdauer und die unterschiedlich ausgeprägte Kreislaufdepression.

Die neuromuskuläre Blockade der nichtdepolarisierenden Muskelrelaxanzien lässt sich durch Gabe von Cholinesterasehemmern wie Neostigmin (Prostigmin®) aufheben. Diese Substanzen hemmen die Cholinesterase und damit den Abbau des Acetylcholins an der motorischen Endplatte, wodurch mehr Acetylcholin zur Übertragung des Nervenimpulses zur Verfügung steht und die Moleküle des ndMR aus ihrer Bindung vom Rezeptor verdrängt werden. Cholinesterasehemmer werden mit Atropin gemeinsam verabreicht, um Bradykardien zu vermeiden.

Die **depolarisierenden Muskelrelaxanzien** (dMR) bewirken nach Bindung an den Rezeptor eine anhaltende Depolarisation. Der Wirkeintritt des Muskelrelaxans kündigt sich etwa 30 Sekunden nach der Injektion durch

Muskelkontraktionen an, aus diesem Grund wird ein nichtdepolarisierendes Muskelrelaxans in geringer Dosis vorgegeben (Präkurarisierung). Nach Eintritt der Vollwirkung kann keine Reaktion der Muskulatur auf eintreffende Nervenimpulse mehr stattfinden. Der typische Vertreter dieser Gruppe ist das Succinylcholin (Suxamethonium; Pantolax®, Succinyl®, Lysthenon® in Österreich), das nach wie vor das Muskelrelaxans mit der kürzesten Zeit bis zum Wirkungseintritt (40–60 Sek.) und Wirkdauer (4–6 Min.) ist. Dosiert wird mit 1–1,5 mg/kg KG.

> **MERKE**
>
> Muskelrelaxanzien lähmen auch die Atemmuskulatur und bewirken damit eine periphere Atemlähmung. Sie dürfen daher nur dann verwendet werden, wenn mit Sicherheit eine korrekte Beatmung durchgeführt werden kann. Die Muskelrelaxation zur Intubation muss dem geübten Notarzt vorbehalten bleiben.

Benzodiazepine

Benzodiazepine haben die charakteristische Wirkung der Anxiolyse und Sedierung; in höherer Dosierung wirken sie schlaferzwingend, antikonvulsiv und muskelrelaxierend. Selbst in hoher Dosierung tritt keine chirurgische Anästhesie ein. Von den ca. 30 verschiedenen Präparaten eignen sich für den RD vor allem Diazepam

Tab. 12.1 Gebräuchliche Muskelrelaxanzien

Präparat	Wirkung
Nichtdepolarisierende Muskelrelaxanzien (ndMR)	
Rocuronium (Esmeron®)	mittellang wirksam, rascher Wirkeintritt, kreislaufneutral
Vecuronium (Norcuron®)	mittellang wirksam, kreislaufneutral, Trockensubstanz muss aufgelöst werden
Atracurium (Tracrium®)	mittellang wirksam, spontaner Zerfall bei Körpertemperatur, Wirkungsverlust bei Raumtemperaturlagerung
Cis-Atracurium (Nimbex®)	mittellang wirksam, kein organgebundener Abbau, kaum Histaminfreisetzung
Alcuronium (Alloferin®)	mittellang wirksam, Blutdruckabfälle möglich
Pancuronium (Pancuronium®, Pavulon® in Österreich)	langwirksam (abwägender Einsatz)
Depolarisierende Muskelrelaxanzien	
Succinylcholin (Lysthenon®, Pantolax®)	kurz wirksam, Wirkeintritt mit Muskelkontraktionen

(Valium®) und Midazolam (Dormicum®) zur intravenösen Injektion. Bei gleichzeitiger Verwendung anderer zentral dämpfender Pharmaka, z.B. Opioiden, kommt es zu einer Wirkungspotenzierung mit lang anhaltender und ausgeprägter Atemdepression (➤ Kap. 4.6).

Benzodiazepinantagonisten (Flumazenil: Anexate®)

Benzodiazepinantagonisten heben die zentral dämpfende Wirkung der Benzodiazepine auf, indem sie diese von ihrem Rezeptor verdrängen (kompetitive Hemmung). Zu bedenken ist die im Vergleich zu den Benzodiazepinen wesentlich kürzere Halbwertszeit, wodurch es zum Wiedereinschlafen oder zu neuerlicher Bewusstlosigkeit kommen kann.

Analgetika (Opioid-Analgetika)

An Opiatrezeptoren wirkende Analgetika vom Typ des Morphiums werden in der klinischen Anästhesie teilweise in hoher Dosierung als wesentliche Substanzen der anästhesiologischen Schmerzausschaltung verwendet. Gebräuchlich sind das Fentanyl (Fentanyl-Janssen®), im anästhesiologischen Bereich auch Alfentanil (Rapifen®) und Sufentanil (Sufentanil®, Sufenta® in Österreich, ➤ Kap. 4.6). Den für die Allgemeinanästhesie verwendeten Opioiden gemeinsam ist eine ausgezeichnete analgetische Wirkung von unterschiedlicher Wirkdauer bei dosisabhängiger Beeinflussung des Herz-Kreislauf-Systems.

ACHTUNG
Schon in normaler analgetischer Dosis kommt es zu einer ausgeprägten zentralen Atemdepression, weshalb die Beatmung sicherzustellen ist.

12.3 Die klinische Narkose

Die Beschreibung der klinischen Narkose dient dem Verständnis der Vorgänge beim Anästhesiepraktikum. Die präklinische Narkose ist ein Sonderfall der Narkose mit eingeschränkten Mitteln und unter schwierigen Umständen. Viele der Grundsätze der Narkose, die für die Klinik angeführt werden, gelten auch für den präklinischen Bereich.

12.3.1 Vorbereitung der Anästhesie

Nach der Ankunft im Operationssaal stellt der Anästhesist zuerst die Identität des Patienten fest. Weitere Fragen gelten der Nüchternheit, dem Operationsgebiet und der zu operierenden Seite. Außerdem wird sich der durchführende Anästhesist nochmals ein Bild über die anatomischen Gegebenheiten der oberen Luftwege machen, um Schwierigkeiten bei der Beatmung oder Intubation frühzeitig zu erkennen. Die Vollständigkeit der Krankengeschichte und das Vorliegen aller für den jeweiligen Eingriff wichtigen Informationen werden überprüft.

In aller Regel wird noch vor der Einleitung der Narkose ein sicherer **venöser Zugang** geschaffen, für den sich z.B. die Venen des ausgelagerten Unterarms anbieten. Der Zugang ist entsprechend zu fixieren und durch Anlegen einer langsam tropfenden Infusion offen zu halten. Falls ein einfacher periphervenöser Zugang nicht geschaffen werden kann, stehen alternativ die V. jugularis externa, die V. femoralis oder die primäre Anlage eines Hohlvenenkatheters über die V. jugularis interna oder die V. subclavia zur Verfügung. Abhängig von der geplanten Operation sind oft auch besonders großlumige Venenzugänge bei zu erwartendem hohem Blutverlust oder besondere zentrale Venenkatheter (Pulmonaliskatheter) zu legen.

12.3.2 Monitoring der Anästhesie

Basismonitoring

Das patientenseitige Basismonitoring wird noch vor Einleitung der Narkose angelegt:

- **Blutdruckmanschette** zur unblutigen Messung,
- **EKG-Brustwand-Monitorableitung** zur Überwachung der Herzfrequenz und Erkennung von Rhythmusstörungen; Spezialableitungen zur Beurteilung der Myokarddurchblutung über die linksventrikuläre ST-Strecke sind möglich (rechte Schulterblattspitze – linke Herzspitze),
- **Pulsoxymetriesensor** zur Messung der peripheren Sauerstoffsättigung,
- Monitoring der Nierenfunktion (**Stundenharnmenge**): Bei länger dauernden Operationen muss ein Blasendauerkatheter gelegt werden, um die Harnableitung sicherzustellen und die ausgeschiedene Harnmenge zu beobachten.
- Die **Hand am Puls** kann bei Störung oder Ausfall des technischen Monitorings wertvolle Information über den Zustand des Patienten geben.

Erweitertes Monitoring

Die Schwere oder Besonderheiten des Eingriffs oder der Zustand des Patienten können weitergehende Maßnahmen erfordern:

- Mit dem **Stethoskop** wird die Qualität der Herztöne, insbesondere bei Kindernarkosen, überwacht (präkordiales oder Ösophagusstethoskop).
- Die Körpertemperatur kann mit in den Ösophagus oder rektal eingebrachter **Thermometersonde** überwacht werden.
- Über geeignete zentrale Venenkatheter können der zentralvenöse Druck (**ZVD**) oder die Messwerte eines Pulmonaliskatheters gemessen werden.
- Ein **arterieller Zugang** dient der invasiven (blutigen) und ununterbrochenen Blutdruckmessung sowie der einfachen Entnahme von arteriellem Blut zur Blutgasanalyse und zu anderen Laboruntersuchungen.
- Bei der **Relaxometrie** wird durch Elektroden am Unterarm die Daumenmuskulatur zur Kontraktion gebracht. Durch die Art und Stärke der ausgelösten Zuckungen kann auf den Erschlaffungszustand der Muskulatur und die Wirkung des Muskelrelaxans rückgeschlossen werden.
- Spezialverfahren sind die Registrierung von evozierten Potenzialen mittels **EEG** zur Beurteilung von Narkosetiefe und Hirndurchblutung und die **Ösophagusechokardiographie** zur Beurteilung der Myokardfunktion und -leistung.
- Für **Laborkontrollen** müssen kurzfristig Blutgasanalysen, Blutzucker, Hämatokrit, Blutbild, Gerinnungsparameter und Serumosmolarität verfügbar sein.

Überwachung der Narkose

Während der Narkose werden nicht nur die **Körperfunktionen** des Patienten, sondern auch die **Funktion des Beatmungsgeräts** laufend überprüft. Direkt am Tubus wird die Atemgaszusammensetzung gemessen. Durch ein Zwischenstück wird laufend eine geringe Atemgasmenge entnommen, oder der Sensor wird an dieser Stelle in den Atemstrom gebracht. Gemessen wird in erster Linie das ausgeatmete CO_2 und als endexspiratorisches CO_2 angezeigt. Das dient der Beurteilung der Beatmung, aber auch zur Kontrolle der Tubuslage (nur aus der Lunge strömt CO_2 zurück). Zur Absicherung der Sauerstoffzufuhr im Narkosegas wird die inspiratorische Sauerstoffkonzentration (FiO_2) gemessen und durch entsprechende Alarme überwacht. Weitere Beatmungsparameter werden als Beatmungsdrücke und Atemzugvolumina gemessen. An den Beatmungsdruck sind die wichtigen Alarme, nämlich der Stenosealarm (Überschreiten eines Maximums) und der Diskonnektionsalarm (Atemdruck steigt nicht rhythmisch über die untere Alarmgrenze), gebunden.

12.3.3 Durchführung der klinischen Narkose

Durch **Präoxygenierung** mittels Zufuhr von reinem Sauerstoff über eine dicht sitzende Maske über mindestens 1,5 Min. wird eine Sauerstoffreserve in der Lunge aufgebaut, die das Risiko einer Hypoxie während der Narkoseeinleitung vermindern soll. Im Volumen der funktionellen Residualkapazität (> Kap. 2.4) befinden sich unter Raumluftatmung etwa 400 ml, nach Präoxygenierung (90% O_2-Gehalt) etwa 2.250 ml Sauerstoff. Setzt man einen Sauerstoffverbrauch von 250 ml/Min. an, so tritt im ersten Fall bei einer nur kurzzeitigen Verzögerung der Beatmung rasch Hypoxie ein, während nach Präoxygenierung auch eine über vierminütige Apnoe nicht zur Hypoxie führt.

ACHTUNG

Dieser Sauerstoffspeicher in der Lunge bewirkt bei nicht erkannter Fehlintubation, dass Zeichen der Hypoxie erst nach fünf bis zehn Minuten erkennbar werden.

Die **Anästhesieeinleitung** erfolgt dann durch intravenöse Gabe eines kurzwirksamen Narkotikums, das rasch zur Ausschaltung des Bewusstseins und Dämpfung vegetativer Reflexe führt. Alternativ kann bei Kindern und Säuglingen die Narkoseeinleitung auch durch Beimischen eines Inhalationsanästhetikums über eine Beatmungsmaske als Maskeneinleitung erfolgen. Mit dem Verlust des Bewusstseins kommt es zur Atemdepression und zum Verlust der Schutzreflexe und des Muskeltonus im Rachen- und Kehlkopfbereich. Zusätzlich führen während der Narkose Opioid-Analgetika zur zentralen Atemdepression und Muskelrelaxanzien zur Lähmung der Atemmuskulatur. Elementarer Teil der Funktion des Anästhesisten bei jeder Narkose ist somit die Aufrechterhaltung der Oxygenation des Patienten, was er durch Freihalten der Atemwege und künstlichen Ersatz der Atmung sicherstellen muss. Das geschieht entweder durch Beatmung über eine Beatmungsmaske als **Maskennarkose** oder nach Intubation durch Beatmen über den Tubus als **Intubationsnarkose** (> Kap. 11.1).

Bei geplanter Intubation wird schon in der Einleitungsphase, nachdem man sich davon überzeugt hat, dass der Patient mit Maske beatmet werden kann, ein

Muskelrelaxans gegeben, damit die Intubation am vollständig erschlafften Patienten ohne Abwehr möglich ist. Außer der Atemfunktion, die vollständig künstlich zu ersetzen ist, werden beim gesunden Patienten und bei richtiger Dosierung der Anästhetika andere Körperfunktionen nicht wesentlich betroffen. Wegen möglicher Kreislaufdepression muss der Patient engmaschig überwacht werden. Die Aufrechterhaltung der Anästhesie und Steuerung der Narkosetiefe erfolgt durch gezielte Beeinflussung von Bewusstsein, Schmerzempfinden und Muskeltonus mittels der oben besprochenen Medikamente. In dieser **Erhaltungsphase der Anästhesie**, während der der operative Eingriff stattfindet, sorgt der Anästhesist neben der Beatmung und Narkosetiefe vor allem für die Stabilisierung des Kreislaufs und die Organdurchblutung, die Infusionsbehandlung, den Blutersatz bei größeren Blutverlusten und die Erhaltung der Körpertemperatur. Die **Anästhesieausleitung** hat das zeitgerechte Wiederherstellen einer ausreichenden Spontanatmung und das Wiedererlangen der Schutzreflexe der Atemwege sowie die Beendigung der Bewusstlosigkeit zum Ziel. Der Zeitpunkt der Extubation (Entfernen des Tubus nach Absaugen von Sekret des Rachenraums) ist sorgfältig zu wählen, denn in dieser Phase drohen Laryngospasmus und Aspiration.

Da ein Aspirationszwischenfall bei nicht leerem Magen zu bedrohlichen Folgeschäden führen kann, müssen Patienten für Operation und Narkose nüchtern sein, d.h., sie dürfen in den sechs bis acht Stunden vor der Narkose nichts mehr essen und trinken, auch sollte nicht mehr geraucht werden. Für geplante Operationen am Vormittag ist ab Mitternacht Flüssigkeits- und Nahrungskarenz einzuhalten. Ein Abgehen vom **Nüchternheitsgebot** ist nur in Notfällen erlaubt, wenn der Eingriff aus wichtiger medizinischer Indikation für den Patienten dringlich durchzuführen ist. Dieses Vorgehen ist mit erhöhtem Risiko behaftet, weil es durch Erbrechen oder Regurgitation zur Aspiration während der Narkoseeinleitung kommen kann. Um die Zeit vom Bewusstseinsverlust bis zur Intubation kurz zu halten, wird nach ausreichender Präoxygenierung eine Blitzeinleitung (Crash-Intubation) durchgeführt, bei der frühzeitig ein Muskelrelaxans gegeben wird. Dieses Vorgehen wiederum beinhaltet das Risiko der nicht möglichen Atemwegskontrolle am relaxierten Patienten, wenn ein Intubationshindernis vorliegt.

12.4 Präklinische Narkose im Rettungsdienst

Im RD ergibt sich die Indikation zur Narkose fast immer aus der Indikation zur Intubation als Voraussetzung der Beatmung, weil es außer am leblosen, völlig reflexlosen Reanimationspatienten einer Dämpfung der Abwehrreflexe bedarf. Dies ist offensichtlich beim noch wachen oder nur bewusstseinsgetrübten Patienten, aber auch ein scheinbar tief Bewusstloser kann auf den Intubationsreiz mit Abwehrbewegungen, Kiefersperre, vor allem aber mit Laryngospasmus und Erbrechen reagieren. Wird die Narkose zur Ausschaltung von Schmerzen eingeleitet, was heute als tragende Säule der traumatischen Schockbekämpfung gesehen wird, muss sie als Intubationsnarkose durchgeführt werden, weil der Notfallpatient prinzipiell als nicht nüchtern und daher als aspirationsgefährdet gilt. Obwohl die Prinzipien der klinischen Narkose anzuwenden sind, findet die Narkose im RD unter anderen Rahmenbedingungen statt, die gelegentlich dazu zwingen, gewohnte klinische Arbeitsweisen zu verlassen und trotzdem eine größtmögliche Sicherheit zu erzielen. Die präklinische Narkose ist eine **Risikonarkose** am Notfallpatienten, die durch folgende Punkte gekennzeichnet ist:

- Der Patient ist unbekannt, nicht voruntersucht und nicht nüchtern.
- Es liegt eine Störung oder der Ausfall von Vitalfunktionen vor.
- Nicht alle Teile der klinischen Ausrüstung, insbesondere auf Monitoringseite und solche zur Bewältigung seltener Ereignisse, stehen zur Verfügung.
- Widrige äußere Bedingungen wie Witterung und Lichtverhältnisse, die Lage und erschwerte Zugänglichkeit des Patienten sowie eingeschränkte Möglichkeiten zur korrekten Lagerung erschweren die Intubation oder Maskenbeatmung (➤ Abb. 12.1).
- Nicht immer besteht das Team aus einem Notarzt, der zugleich klinisch tätiger Anästhesiologe, und einem RS/RA, der zugleich ausgebildete Anästhesiepflegekraft ist.

12.4.1 Indikation zur präklinischen Narkose und Beatmung

In der Notfallversorgung bedingen sich Narkose und Intubation wechselseitig. Die Indikationen zur Intubation entsprechen den Indikationen zur präklinischen Narkose mit Beatmung des intubierten Patienten.

12

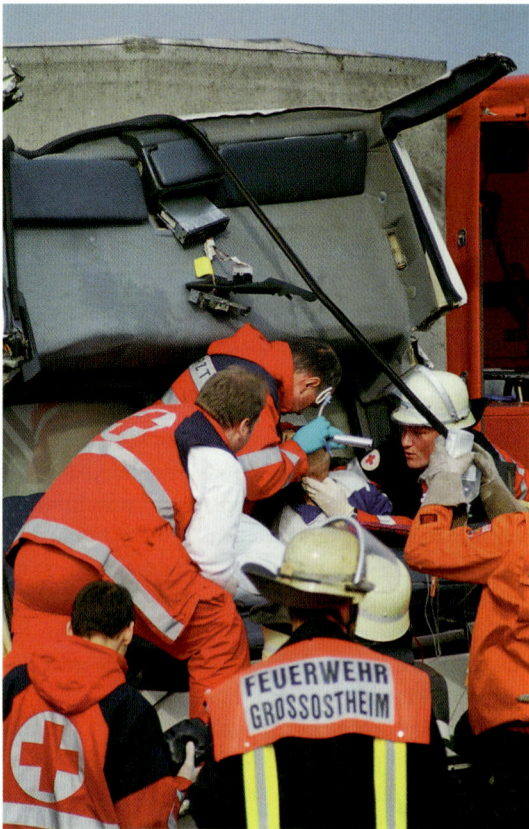

Abb. 12.1 Intubation unter erschwerten Bedingungen [O414]

Mechanische Sicherung der Atemwege

- Bewusstloser Patient mit Verlust der Schutzreflexe, z.B. bei Intoxikationen, Insult, intrazerebraler Blutung, gastrointestinaler Blutung mit Bewusstseinstrübung
- ausgedehntes Trauma des Gesichtsschädels und Blutung, traumatische Einengung des Luftweges
- progredientes Ödem der Luftwege, z.B. bei Verbrennung des Gesichts und der Atemwege, Verätzung, Anaphylaxie, Insektenstich
- andere Atembehinderung im Kehlkopf-Rachen-Bereich, z.B. Patient mit Stridor, Tumor, Entzündung (relative Indikation).

PRAXISTIPP

Beim Patienten mit Stridor kann ein nicht erfolgreicher erster Intubationsversuch den Zustand durch Blutung und Schwellung verschlechtern und die Chance für weitere Versuche vermindern.

Respiratorische Insuffizienz

- Gestörte Atemmechanik traumatischer oder pulmonaler Ursache mit beginnender muskulärer Erschöpfung
- schweres Lungenödem, z.B. nach Reizgasinhalation und Beinaheertrinken
- schwerster Asthmaanfall zur Abwendung einer letalen Hypoxie, bis die medikamentöse Therapie wirkt
- schwere myokardiale Insuffizienz zur Verbesserung des Sauerstoffangebots und Verringerung von Atemarbeit und Sauerstoffverbrauch.

Frühbeatmung und Narkose

- Schädel-Hirn-Trauma und Polytrauma
- Zerebroprotektion nach gelungener Reanimation
- erhöhter Hirndruck oder Hirnödem
- ausgeprägter Schock und massive Schmerzen
- Narkose im Status epilepticus.

12.4.2 Vorbereitung zur Narkose

Zur Vorbereitung der Narkoseeinleitung sollte der Patient in den RTW verbracht werden, wenn es medizinisch vertretbar und realisierbar ist. Im RTW sind eine optimale Lagerung und Zugänglichkeit des Kopfes in intubationsgerechter Höhe sowie die Möglichkeit der Kopftieflagerung gegeben. Lichtverhältnisse, Witterungsschutz und vollständige Ausrüstung sind weitere Vorteile der Intubation im RTW.

Für eine Narkoseeinleitung mit Intubation müssen mindestens vorbereitet werden:
- möglichst großlumiger, gut fixierter venöser Zugang mit Zuspritzventil und laufender Infusion
- intubationsgerechte Lagerung des Patienten in verbesserter Jackson-Position mit freier Zugänglichkeit zum Kopf
- Entfernen von lockeren Zahnteilen und Prothesen
- Bereitstellung einer Sauerstoffinhalation (mind. 10 l/Min.)
- Beatmungsbeutel mit Sauerstoffreservoir, Beatmungsmasken und Filter
- funktionsbereites Absauggerät mit Absaugkatheter
- überprüftes Intubationsbesteck mit geeigneten Tuben und Führungsstab
- spritzfertig aufgezogene Narkosemedikamente
- Anlage von EKG, Pulsoxymetrie und Blutdruckmanschette
- Bereitstellung des betriebsfertigen Notfallbeatmungsgeräts.

Ein wegen der Besonderheit der Situation abweichendes Vorgehen hat der Notarzt anzuordnen und zu verantworten. Das absolute Minimum des Monitorings ist die Palpation des Pulses während der gesamten Einleitungsphase. Die Assistenz durch den RS/RA besteht darin, dass nach der Bereitstellung der Geräte die Medikamente auf Anordnung verabreicht werden und das Material zur Intubation angereicht wird, eventuell ist der Sellik-Handgriff durchzuführen (➤ Kap. 11.1). Die Kunst der präklinischen Narkose liegt darin, die wenigen wohlbekannten Handgriffe zum exakt richtigen Zeitpunkt in der richtigen Ausprägung und Dosierung zu setzen.

Vorgehen und Wahl der Medikamente

Die Standardnarkose im RD verwendet ausschließlich intravenös verabreichbare Präparate und fällt damit in die Gruppe der **totalen intravenösen Anästhesien** (TIVA) mit kontrollierter Sauerstoff-Luft-Beatmung. In der notfallmedizinischen Literatur und an den einzelnen Notarztstützpunkten wird eine Vielzahl unterschiedlicher Strategien zum Vorgehen der präklinischen Narkoseeinleitung und zur Medikamentenwahl, insbesondere zur Verwendung von Muskelrelaxanzien, beschrieben und vertreten, so dass man sich hier über das in seinem Rettungsdienstbereich übliche oder standardisierte Vorgehen informieren muss.

Es gilt dabei einen Kompromiss zwischen verschiedenen Risiken zu finden.

Bei der **klinischen Narkoseeinleitung** liegt das Hauptaugenmerk auf der sicheren Beherrschung der Atemwege und der Kreislaufstabilität. Dabei wird das Muskelrelaxans erst verabreicht, wenn die Maskenbeatmung erwiesenermaßen möglich ist.

> **MERKE**
> Beim nicht nüchternen Patienten könnte dieses Vorgehen zu Erbrechen und Regurgitation führen.

Bei der **Crash-Intubation** werden durch frühzeitiges Relaxieren rasch gute Intubationsbedingungen geschaffen, was normalerweise die Zeitdauer bis zum Platzieren des Tubus minimiert. Kann dann aber nicht sofort intubiert werden, ist die Oxygenierung des Patienten hochgradig gefährdet. In manchen Bereichen wird die primäre Relaxation am Notfallort nicht durchgeführt, und die Intubation muss nur unter Gabe eines kurzwirksamen Einleitungsnarkotikums versucht werden. Meist gelingt das auch, da insbesondere Patienten im Schock schon nach relativ geringen Mengen eines Hypnotikums apno-

isch und schlaff werden. Bleiben hingegen bei Unterdosierung und oberflächlicher Narkose Abwehrreflexe (Husten, Würgen) bestehen, so ist es besonders schwierig, den Tubus zu platzieren. Das Vorgehen nach Verzicht auf Relaxation eröffnet allerdings die Chance, dass der Patient bei Misslingen der Intubation und Beatmung noch vor Eintreten einer ernsthaften Hypoxie wieder spontan zu atmen beginnt.

Unter **Probelaryngoskopie** versteht man die Laryngoskopie nach Gabe des Einleitungsnarkotikums, um die Intubationsverhältnisse zu klären. Je nach Befund kann dann sofort intubiert werden, oder ein Relaxans wird verabreicht. Dann wird die Zeit bis zum Wirkungseintritt der Muskelerschlaffung eventuell mit vorsichtiger Maskenbeatmung überbrückt.

Von großer Bedeutung ist die **Präoxygenierung** vor der Narkoseeinleitung beim Notfallpatienten. Dem spontan atmenden Patienten wird über eine dicht sitzende Maske reiner Sauerstoff angeboten, während zur Einleitung und Intubation hergerichtet wird.

Bei Apnoe oder Hypoventilation sollte zumindest bis zur Verfügbarkeit von Laryngoskop und Tubus mit Maske und reinem Sauerstoff beatmet werden. Dabei dürfen keine hohen Beatmungsdrücke aufgebaut werden, die zu Magenblähung und Regurgitation führen können. Idealerweise können noch vorhandene Spontanatemzüge assistierend vertieft werden.

Die **Aufrechterhaltung** der präklinisch begonnenen Narkose erfolgt durch adäquate Analgesie und Gabe von Hypnotika (Benzodiazepine oder Wiederholungsgaben des Einleitungsnarkotikums). Zur Erleichterung der Beatmung ist zusätzlich die Relaxation mit nichtdepolarisierenden Muskelrelaxanzien möglich. Oft wird der Fehler begangen, dass zu viel relaxiert und zu wenig anästhesiert wird. Außerdem sollte möglichst rasch ein noch unvollständiges Monitoring ergänzt und die Narkose unter Optimierung des Gasaustausches, der Beatmung, der Kreislaufsituation und der Infusionsbehandlung fortgesetzt werden.

> **MERKE**
> Der Tubus wird gut fixiert und zusätzlich gesichert, die Oxygenierung des Patienten ist allein davon abhängig. Jedes Lagerungsmanöver wird angekündigt, wobei der Notarzt für den Kopf und die Sicherung des Tubus verantwortlich ist.

Mit besonderer Sorgfalt muss der Patient für den Transport gelagert werden, um **Lagerungsschäden** zu vermeiden. Besonders gefährdet ist ein über die Kante der Trage herabhängender und an Metallteilen aufliegender Oberarm (Druckschaden des N. radialis). Auf die Absicherung gegen Sturz von der Trage und vor Auskühlung darf nicht verzichtet werden.

Eine präklinische **Ausleitung** der Narkose ist nicht üblich. Der intubierte Patient sollte nicht spontan atmen und bis zum Eintreffen in der Klinik beatmet werden.

Wie in der klinischen Anästhesie üblich, sollten die Kreislauf- und Oxygenationsparameter in kurzen Abständen **dokumentiert** werden. Es sind die durchgeführten Maßnahmen, Medikamentengaben und Beatmungsparameter zu vermerken.

Wiederholungsfragen

1. Wie unterscheiden sich Narkose und Regionalanästhesie (➤ Kap. 12.1)?
2. Womit befasst sich die Anästhesiologie (➤ Kap. 12.1)?
3. Welche Medikamente gehören zu den Narkotika (➤ Kap. 12.2, ➤ Kap. 12.2.2)?
4. Was ist das Besondere an Ketamin (➤ Kap. 12.2.2)?
5. Was bewirken Muskelrelaxanzien (➤ Kap. 12.2.2)?
6. Nennen Sie Muskelrelaxanzien (➤ Kap. 12.2.2).
7. Welche Vorbereitungen können in der Klinik für die Einleitung einer Narkose getroffen werden (➤ Kap. 12.3.1)?
8. Was besagt das Nüchternheitsgebot (➤ Kap. 12.3.3)?
9. Was versteht man unter dem Basismonitoring der Anästhesie (➤ Kap. 12.3.2)?
10. Welche Phasen der Narkose lassen sich unterscheiden (➤ Kap. 12.3.3)?
11. Welche Indikationen für eine präklinische Narkose kennen Sie (➤ Kap. 12.4.1)?
12. Was ist eine Probelaryngoskopie (➤ Kap. 12.4.2)?

Klaus Püschel, Martin Schneider

Sterben und Tod

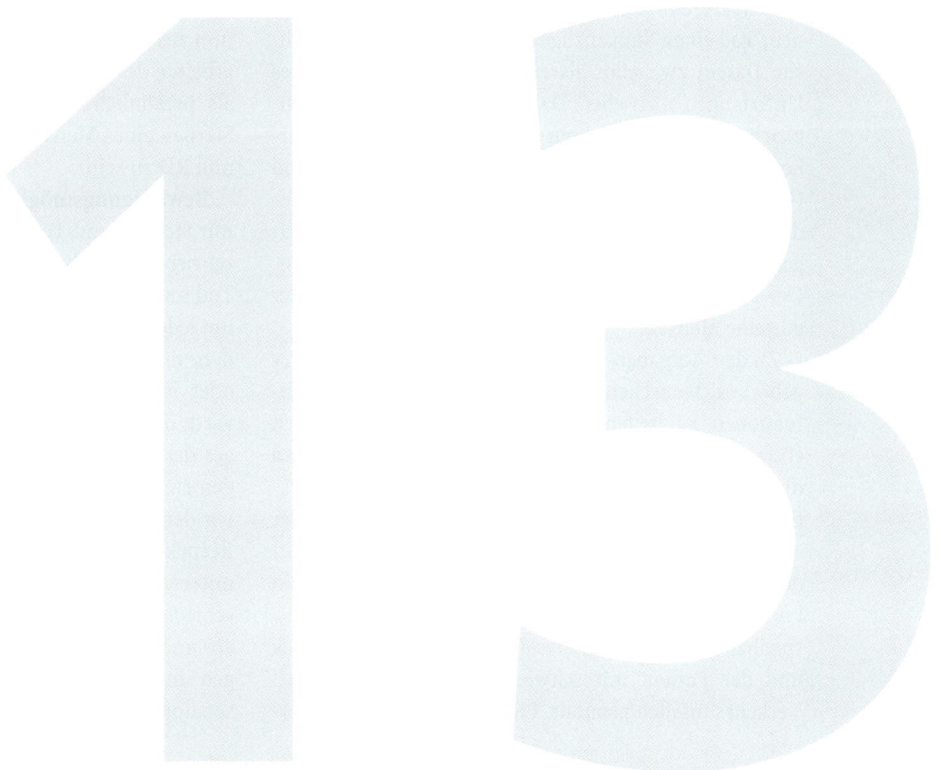

13

13.1 Gedanken über Sterben und Tod

- Die Themen Sterben und Tod waren lange tabuisierte Themen.
- Ein sterbender Patient bedeutet nicht das Versagen des Rettungsdienstes.
- Das Abschlussgespräch nach Beendigung eines Einsatzes kann die Bewältigung traumatischer Erlebnisse erleichtern.

13.2 Todesfeststellung und Leichenschau

- Wenn der Tod durch einen Arzt festgestellt wurde, wird der Körper als Leichnam behandelt.
- An die Todesfeststellung schließt sich die Leichenschau an.
- Man unterscheidet sichere und unsichere Todeszeichen sowie späte Leichenveränderungen.

- Sichere Todeszeichen sind Leichenflecke und -starre, Fäulnis und mit dem Leben unvereinbare Verletzungen.
- Ursachen für Scheintodfälle sind z.B. Vergiftungen und Unterkühlung.
- Sind sichere Todeszeichen nicht erkennbar, muss mit der Reanimation begonnen werden.
- Aus kriminaltechnischen Gründen soll der RD Auffälligkeiten am Leichenfundort registrieren und Ort und Leichnam nicht mehr verändern, als für lebensrettende Maßnahmen erforderlich ist.
- Um die Einsatzbereitschaft des RD wiederherzustellen, kann eine vorläufige Todesbescheinigung ausgestellt werden.

13.1 Gedanken über Sterben und Tod

Mit der Thematik Sterben und Tod, die lange Zeit aus dem öffentlichen Bewusstsein ausgeklammert waren, beschäftigen sich heute wieder viele Menschen. Es wird deutlicher, dass es sich hierbei um eine **Sinnfrage** handelt. Wäre es nicht möglich, dem Sterben und somit dem Tod einen Sinn abzugewinnen, wäre das menschliche Dasein zweifellos als ein im Grunde sinnfremdes Unterfangen anzusehen. Das Leben selbst ist immer zugleich ein Werden und ein Sein, ein Vergehen im Sterben und ein Neuwerden. Nur in dieser Ganzheit und Gleichzeitigkeit hat das menschliche Leben Bestand. Jeder Mensch nähert sich dem Tod auf seine ihm ganz eigene Art und drückt im Sterben seine Einmaligkeit aus. Der Tod ist so einzigartig wie das Leben und somit jeder einzelne Mensch.

Zu den Aufgaben des Rettungs- und Notarztdienstes gehört es, Menschen in akuten, lebensbedrohlichen Situationen zu helfen. Ziele aller rettungsdienstlichen Hilfen sind die Wiederherstellung der Gesundheit und die Vermeidung von Folgeschäden. Ein sterbender Patient ist ein Mensch mit irreversiblem Versagen einer oder mehrerer vitaler Funktionen, bei dem der Eintritt des Todes trotz aller medizinischen Maßnahmen in kurzer Zeit zu erwarten ist. Für den RD seien hier beispielhaft der nicht beherrschbare kardiogene Schock und der Patient mit schwersten Verletzungen nach Verkehrsunfällen genannt. Für das Rettungsdienstpersonal und den Notarzt ist der miterlebte Tod eines Patienten wie auch das Auffinden eines toten Menschen immer eine belastende Situation. Das Sterben eines Menschen ist nicht immer der sanfte, schmerzfreie Tod. Für die Betroffenen wie auch für die Begleitenden kann der Tod gewaltsam und voller Leiden sein. Geringes Lebensalter, wie beispielsweise beim plötzlichen Kindstod, der Unfalltod einer jungen Mutter oder auch die Selbsttötung eines Menschen erschweren die Situation zusätzlich. Häufig wird der Tod aus Sicht der Mitarbeiter des RD als **Niederlage** erlebt, teilweise sogar als persönliches Versagen bewertet. Oft scheint das Sterben eines Menschen ein Kampf zwischen Patienten und RD zu sein.

Bewältigungsmöglichkeiten von Einsatzerlebnissen mit Sterben und Tod werden häufig diskutiert und beschrieben. Es geht nicht um den Widerstand gegen den Tod und nicht um seine Bewältigung, sondern vielmehr um jeden einzelnen Mitarbeiter. Für den Außenstehenden, und das ist in der Regel das Personal vom RTW oder NAW, geht es um das, was Empathie genannt wird: das engagierte Mitfühlen und Mitgehen des Weges des Patienten, der leidet und sich ängstigt, ehrlich gemeinter Respekt vor dem zu Ende gehenden Leben, vor der Trauer und Betroffenheit der Angehörigen, um Respekt und ehrlich mitfühlendes Verhalten vor der unterschiedlichen Art und Weise, wie Menschen verschiedener Kulturen und mit unterschiedlicher Familien- und Lebensgeschichte mit dem Tod eines Angehörigen umgehen. An erster Stelle sollte die Auseinandersetzung mit dem eigenen Leben und dem eigenen Tod stehen. Die Frage ist dabei, was ich für mich selbst akzeptiere. Wie kann oder soll mein Leben enden? Wie mache ich mich mit dem Gedanken vertraut, ebenfalls sterben zu müssen? Damit wird erreicht, dass das Sterben und der Tod nicht mehr außerhalb des eigenen Lebens gesehen werden, sondern als Bestandteil des eigenen Seins und als Teil des Lebens der im RD betreuten Menschen. Das Vertrautmachen mit dem eigenen Tod gelingt am besten dadurch, dass man einen anderen Menschen in seinem Sterben begleitet und den Tod dieses Menschen bewusst miterlebt. Dadurch entsteht die Möglichkeit zu erkennen, dass der Tod nicht nur schrecklich ist, sondern dass auch Hingabe, Barmherzigkeit und verlässliche Liebe auf dem Weg von Sterben und Tod zu finden sind.

Sehr wichtig ist das gemeinsame **Gespräch aller am Einsatz beteiligten Mitarbeiter** nach einem solchen Erlebnis. Sie müssen ihre Gedanken und Gefühle nach einer Konfrontation mit dem Sterben und dem Tod austauschen. Das Gespräch und die Diskussion der Beteiligten ist wichtig und hilfreich für die Verarbeitung des Erlebten und für das Bewusstwerden, dass das Sterben und der Tod jeden von uns jederzeit treffen kann. Ähnlich wie beispielsweise Massenunfälle und Katastropheneinsätze aufgearbeitet werden müssen, bedarf es auch bei belastenden Todesgeschehen einer qualifizierten Hilfestellung. In der Regel kann dies durch einen speziell geschulten Mitarbeiter des Rettungsdienstbereichs geleistet werden. Auch sollte im Rahmen des eigenen Umgangs mit belastenden Todessituationen ein speziell für Krisensituationen ausgebildeter Mitarbeiter nach dem Einsatz zur Verfügung stehen, so dass Belastungen dieser Art nicht mit nach Hause genommen werden, ohne dass sie besprochen wurden. Häufig hat sich der Beistand eines Priesters sowohl für Angehörige als auch im Anschluss an den Einsatz für das Rettungsdienstpersonal bewährt.

13.2 Todesfeststellung und Leichenschau

13.2.1 Sichere und unsichere Todeszeichen

Der Stillstand von Atmung und Kreislauf wird als klinischer Tod bezeichnet. Hierbei sind die Pupillen meist weit und lichtstarr, die Muskeln sind schlaff, Reflexe (insbesondere auch Schmerzreflexe) fehlen, der Patient ist pulslos, hat keinen messbaren Blutdruck und die Atmung steht still. Innerhalb der Wiederbelebungszeit des Gehirns (in der Regel 5 bis 10 Minuten) kann eine Reanimation unter Umständen noch gelingen. Andere Organe und Gewebe des Körpers sterben unterschiedlich schnell – gestaffelt – in Stunden (innere Organe) bis Tagen (Bindegewebe) ab. Als intermediäres Leben (auch: Supravitalphase) bezeichnet man den Zeitraum zwischen Individualtod (Hirntod) und Absterben der letzten Zelle. Endpunkt ist der biologische Tod.

Die Todesfeststellung ist primär eine ärztliche Aufgabe. Die **Leichenschau** ist in den Bestattungsgesetzen der einzelnen Bundesländer geregelt. Diesbezüglich neuere Gesetze wurden gerade in den letzten Jahren in mehreren Bundesländern verabschiedet bzw. sind derzeit in Arbeit. Die diversen Gesetze unterscheiden sich in einigen Details, wesentliche Aspekte haben sie gemeinsam: Erst wenn von einem Arzt der Tod festgestellt worden ist, darf der Körper als Leichnam behandelt werden. Zur Leichenschau sind die niedergelassenen Ärzte und die während des ärztlichen Notfallbereitschaftsdienstes tätigen Ärzte verpflichtet. Bei Sterbefällen in Krankenhäusern sind die dort arbeitenden Ärzte zuständig. Die Leichenschau hat sorgfältig am vollständig entkleideten Körper zu erfolgen.

Die Diskussion über die Situation im RD wird zum Teil noch kontrovers geführt. Teilweise wird die Ansicht vertreten, dass sich der Notarzt grundsätzlich nicht der Leichenschau entziehen darf. Andererseits muss natürlich sichergestellt werden, dass die Einsatzbereitschaft des Rettungsteams möglichst schnell wiederhergestellt wird, um eventuell an anderer Stelle Leben zu retten. Aus diesem Grund ist im Bremer Gesetz über das Leichenwesen auch eindeutig festgelegt (§ 5, Abs. 3), dass Ärzte, die sich im RD befinden, nicht zur Leichenschau verpflichtet sind. Sie können sich auf die Feststellung und Dokumentation des Todes (vorläufige Todesbescheinigung) beschränken. Dieses Verfahren wird in Hamburg aufgrund einer behördeninternen Dienstanweisung seit 1984 praktiziert und hat sich seitdem sehr bewährt. Natürlich muss auch der RS/RA die sicheren Zeichen des Todes kennen und zweifelsfrei beurteilen können. Dies setzt die erforderliche Erfahrung und praktische Anschauung voraus. Da der RD in vielen Fällen vor dem Arzt bei einem vermutlichen Leichnam eintrifft, muss er sofort entscheiden können, ob Rettungsmaßnahmen hier zu spät kommen, weil der Patient bereits vor einiger Zeit verstorben ist und sichere Zeichen des Todes erkennbar sind. Sehr kritisch ist zu unterscheiden zwischen den sicheren und den unsicheren Zeichen des Todes (➤ Fallbeispiel 13.1).

13

FALLBEISPIEL 13.1

Unter dem Begriff des „Lazarus-Phänomens" finden sich in der Literatur Berichte über Wiedereinsetzen von Atmung und Zirkulation, nachdem es zuvor durch notfallmedizinische Maßnahmen nicht gelungen war, einen eingetretenen Herz-Kreislauf-Stillstand zu beheben. Es existieren inzwischen mehr als zwei Dutzend solcher Schilderungen. Im Institut für Rechtsmedizin des Universitätsklinikums Hamburg-Eppendorf haben wir den folgenden Fall dokumentiert: Eine 83-jährige Frau bricht an einer Bushaltestelle zusammen. Anwesende Passanten beginnen Wiederbelebungsmaßnahmen und alarmieren den Rettungsdienst. Schon sechs Minuten später erhebt der Notarzt als Erstbefund: Glasgow Coma Scale 3 Punkte, kein messbarer Blutdruck, keine Atmung, kein Puls. Als Maßnahmen verzeichnet das Notarzteinsatzprotokoll: Herzdruckmassage, Defibrillation (über 10 Minuten; zuletzt mit 360 Joule), venöser Zugang, Sauerstoffgabe, Intubation, Beatmung, 1 mg Adrenalin i.v., Ringer-Laktat-Infusion. Als Reaktion auf die Defibrillation elektrische Herzaktivität jeweils nur für Sekunden. Im EKG-Monitoring angeblich (nicht dokumentiert) Asystolie. Abbruch der Reanimation nach 17 Minuten, Todesfeststellung.

Der Rettungsarzt füllt die in Hamburg gültige „Vorläufige Bescheinigung des Todes" aus und entfernt sich vom Einsatzort. Der RTW befördert den – vermeintlichen – Leichnam in das nahe gelegene Institut für Rechtsmedizin; beim Eintreffen dort sind 33 Minuten seit der Todesfeststellung vergangen. Im Fahrstuhl zur Verstorbenenhalle bemerken die beiden Rettungsassistenten Atembewegungen bei der angeblich Verstorbenen. Mit Hilfe der sofort herbeigeholten Gerätschaften aus dem RTW erfolgen sogleich Rettungsmaßnahmen (mit Unterstützung eines ebenfalls herbeieilenden Rechtsmediziners). Der an die noch klebenden Defibrillationselektroden angeschlossene Monitor zeigt eindeutig Herzaktionen. Der Puls ist jetzt an Hals und Handgelenk sicher tastbar. Die alarmierten Notärzte der Anästhesieabteilung des Klinikums treffen sieben Minuten nach Beginn der Rettungsmaßnahmen in der Verstorbenenhalle des Instituts für Rechtsmedizin ein und übernehmen die Behandlung. Die Patientin wird mit einem Blutdruck von 130/80 mmHg transportfähig gemacht und auf eine Intensivstation verbracht. Dort werden folgende Befunde erhoben: AV-Block 3. Grades, Zustand nach Hinterwandinfarkt. Kreislauf stabil bei spontaner Atmung, tiefes Koma. 6½ Stunden später werden die Kreislaufverhältnisse zunehmend instabil, schließlich tritt der Tod ein. Die gerichtliche Obduktion ergibt als Todesursache einen rezidivierten Hinterwandinfarkt.

Dieser Fall macht deutlich, dass es eindeutiger, praktikabler Richtlinien für die Feststellung des Todes im Rettungsdienst bedarf. Für die Praxis ist festzuhalten, dass jeder Abbruch einer Notfallmaßnahme aufgrund ausbleibender Herzaktion unbedingt durch eine EKG-Ableitung als Dokument festgehalten werden muss. Für den Rettungsdienst in Hamburg wurde daher die Richtlinie erlassen, nach Abbruch der Maßnahmen noch eine 10-minütige Null-Linie im EKG zu dokumentieren. Darüber hinaus hat sich gezeigt, dass die seit über 20 Jahren in Hamburg betriebene Praxis „Vorläufiger Bescheinigungen des Todes" im Rettungsdienst in Kombination mit einer zeit-

nahen Leichenschau durch einen Rechtsmediziner eine sinnvolle Ergänzung zum hergebrachten Notarztwesen ist.
(Quelle: Püschel K., Lach H., Wirtz S., Möcke H.: Notfall Rettungsmed 8 [2005], 528–532)

Eindeutig sind **Leichenflecke, Leichenstarre** und **Fäulnis** sowie das Vorliegen schwerster, **nicht mit dem Leben vereinbarer Verletzungen** wie z.B. Abtrennung des Kopfes. Unproblematisch ist die Todesfeststellung beim Vorliegen von Fäulnisveränderungen. Man muss allerdings die Frühveränderungen (beginnende Grünfäulnis der Haut am Unterbauch, so genanntes Durchschlagen der Venennetze) gut kennen und sich nicht dadurch täuschen lassen, dass bei manifester Fäulnis die Leichenstarre bereits wieder gelöst ist.

Zu den so genannten **späten Leichenveränderungen** zählen z.B. auch Madenbefall, Tierfraß, Mumifizierung und Skelettierung.

Schwierig kann die Feststellung von **Totenflecken** und Totenstarre unter den Bedingungen sein, die im RD normalerweise herrschen. Da bis zur Entstehung der ersten Leichenflecke eine bestimmte Zeit verstreicht (zumeist 20 bis 30 Minuten), ist man im RD häufig zu frühzeitig vor Ort, so dass keine sicheren Todeszeichen ausgebildet sind, weil der Tod des Patienten unmittelbar zuvor eingetreten ist. Natürlich sind auch keine Leichenflecke feststellbar, wenn der Tod nach erfolglosen Reanimationsmaßnahmen festgestellt werden muss. Die Leichenflecke sind erfahrungsgemäß zuerst im seitlichen hinteren Nackenbereich erkennbar, wenn man dazu den Kopf und die Schulterpartie leicht zur Seite dreht. Die Beurteilung kann durch die äußeren Umstände erschwert sein. So treten z.B. beim Verblutungstod besonders spärliche Leichenflecke auf, bei Kohlenmonoxidvergiftungen sind die Leichenflecke wegen ihrer rosigen Farbe zunächst schwer erkennbar. Insbesondere spielt die Beleuchtung bei der Beurteilung eine erhebliche Rolle.

Da die **Leichenstarre** zumeist erst zwei bis drei Stunden nach den Tod eintritt (normalerweise zuerst im Kiefergelenk), kann man sie im RD häufig nicht als sicheres Todeszeichen heranziehen.

Unverzichtbar ist es, beim leisesten Zweifel über den Tod eines Patienten noch **Rettungsmaßnahmen** zu versuchen. Sind sichere Todeszeichen nicht eindeutig feststellbar, muss die Reanimation sofort begonnen werden. Über den eventuellen Abbruch einer erfolglosen Reanimation hat der hinzukommende Arzt zu entscheiden. Man sollte nicht zu starre Grenzen für die Dauer von durchzuführenden Reanimationsmaßnahmen festlegen. Nach allgemeiner Auffassung erscheint eine Richtzeit von ca. 20 bis 30 Minuten gerechtfertigt. Eine Ausnahme wird es z.B. dann geben, wenn ein Ertrinkungsfall im Eiswasser vorgelegen hat. Auf keinen Fall darf man sich bei der Todesfeststellung bzw. beim Verzicht auf Reanimationsmaßnahmen von den so genannten unsicheren Todeszeichen leiten lassen. Der Scheintod (lat. Vita minima) ist zwar ein ausgesprochen seltenes Phänomen, wäre andererseits aber eine sehr verhängnisvolle Fehldiagnose.

Unsichere Todeszeichen nennt man solche, die weder insgesamt, geschweige denn einzeln für sich die Todesfeststellung erlauben, weil sie schon vor dem endgültigen Herzstillstand in Erscheinung treten können (➤ Fallbeispiel 13.2). Zu nennen sind hier insbesondere Blässe der Haut, Abkühlung des Körpers (besonders der Extremitäten), Reflexlosigkeit, keine erkennbare Atmung, kein tastbarer Puls (besonders am Handgelenk), kein tastbarer Herzschlag bzw. auch beim Abhorchen keine wahrnehmbaren Herztöne.

FALLBEISPIEL 13.2
Scheintod im Rettungsdienst

Die 52-jährige Wohnungsinhaberin war nicht auf ihrer Arbeitsstelle erschienen – sie arbeitete als Krankenschwester. Bei Eintreffen von zwei Polizeibeamten zeigte sich keine Reaktion auf Klingeln und Klopfen. Daraufhin wurden ein RTW sowie die Feuerwehr angefordert und die Wohnungstür geöffnet. Als die Rettungssanitäter die Wohnung betraten, bot sich ihnen folgendes Bild: In der Einzimmerwohnung lag neben einem Schrankbett die lediglich mit einem Nachthemd bekleidete Frau in Rückenlage, die Haut an den freiliegenden Extremitäten war weiß-bläulich marmoriert, der Körper kalt und fest („*wie bei einer älteren Leiche*" – Zitat). Pupillen beidseits weit, entrundet und lichtstarr. Mund geöffnet, am Mundwinkel angetrocknetes grünliches Sekret, keinerlei Atembewegungen feststellbar, Karotispuls nicht tastbar. Beide Rettungsassistenten vermerkten in ihrem Beförderungsbericht den Tod der Frau. Ein Notarztwagen wurde nicht nachgefordert, sondern der Abtransport des Leichnams in das Institut für Rechtsmedizin veranlasst. Während der Gesamtaufenthaltsdauer der Rettungssanitäter von sieben Minuten zeigte sich zu keinem Zeitpunkt eine Veränderung des initial erhobenen Untersuchungsbefundes.
Von den Polizeibeamten wurde auf dem Wohnzimmertisch ein Abschiedsbrief gesichert. Auf dem Bett stand eine halbleere Flasche Wick MediNait®, im Bettschrank befanden sich einige nicht näher bezeichnete Tablettenschachteln. Die Polizeibeamten gingen von einem Suizid aus.
Schon kurz darauf trafen die Mitarbeiter des Bestattungsunternehmens ein. Vor dem Verbringen des (vermutlichen) Leichnams in den Transportsarg wurden von diesen auf einmal deutlich Schluckbewegungen am Kehlkopf bemerkt. Die Frau wurde sofort in eine stabile Seitenlage verbracht, wobei sich aus Mund und Nase etwas Sekret entleerte sowie Schnarchgeräusche hörbar und Bewegungen des Brustkorbs sichtbar waren. Der nunmehr schnellstmöglich hinzugerufene

Notarzt war mit seinen Reanimationsbemühungen erfolgreich. Auch die Besatzung des erstversorgenden RTW traf erneut ein und unterstützte die notärztlichen Maßnahmen. Im Krankenhaus erholte sich die Frau sehr rasch.
(Quelle: Der Notarzt 23 [2007], 10–14)

Tab. 13.1 A – E – I – O – U-Merkregel über mögliche Scheintod-Problemfälle

A	Anämie, Anoxie, Alkohol
E	Epilepsie, Elektrizität
I	Injury (insbes. SHT)
O	Opium, Betäubungsmittel, Schlafmittel
U	Unterkühlung, Urämie

Mögliche **Ursachen für Scheintodfälle** (➤ Tab. 13.1) sind Vergiftungen (z.B. Schlafmittelvergiftungen) mit tiefem Koma sowie schwere Stoffwechselentgleisungen (z.B. Urämie, Coma diabeticum), insbesondere dann, wenn eine Unterkühlung hinzukommt. Der Körper fühlt sich unter Umständen kalt und relativ steif an. Atmung und Puls können sehr flach und dadurch nicht oder kaum wahrnehmbar sein. Derartige Fehleinschätzungen müssen wegen der fatalen Folgen unbedingt vermieden werden.

13.2.2 Leichenschau

Es hat sich eingebürgert, auf die Leichenschau durch den Arzt vor Ort zu verzichten, wenn der eingetretene Tod offensichtlich ist und ein Abtransport des Leichnams geboten erscheint (z.B. stark verstümmelte Leichen oder eventuell auch bei Leichen mit bereits weit fortgeschrittenen Fäulnisveränderungen). Im Hamburger Bestattungsgesetz ist ausdrücklich vorgesehen, dass diesbezüglich besonders erfahrene Personen (auch Mitarbeiter des RD) in Ausnahmefällen den Tod eines Menschen feststellen dürfen, so dass ein Abtransport des Leichnams erfolgen kann. Dies entbindet jedoch nicht von der Notwendigkeit einer nachfolgenden Leichenschau an einem anderen Ort (z.B. in der Leichenhalle eines Friedhofs oder in einem rechtsmedizinischen oder pathologischen Institut). Auch wenn bereits aus der Einsatzmeldung hervorgeht, dass es sich vermutlich um eine Leichensache handelt, sollte beim Einsatz keine Zeit verloren werden, denn die erste und wichtigste Aufgabe für den RD am Notfallort ist es festzustellen, ob tatsächlich keine Hilfe mehr möglich ist. Natürlich darf die von einem Laien ausgelöste Meldung eines Todesfalls solange nicht als verbindlich angesehen werden, bis ein Fachmann dies bestätigt hat. Es ist schon vorgekommen, dass auch gegen Mitarbeiter des RD wegen des Vorwurfs der unterlassenen Hilfeleistung ermittelt wurde, weil angeblich vorschnell vom Tod des Patienten ausgegangen wurde und Rettungsmaßnahmen gar nicht eingeleitet bzw. abgebrochen wurden (➤ Fallbeispiel 13.1 und ➤ Fallbeispiel 13.2). Der Erwartungsdruck in der Bevölkerung bezüglich eines sehr schnellen und erfolgreichen Rettungseinsatzes ist meistens sehr hoch.

Andererseits muss auch bei der Bergung, Untersuchung und ggf. Reanimation von fraglich Toten vorsichtig und unter Beachtung des Eigenschutzes agiert werden (betr. z.B. Gasvergiftungen, Bombenalarm, Stromquellen oder Nadelstichverletzungen bzw. hygienische Aspekte; ➤ Fallbeispiel 13.3).

FALLBEISPIEL 13.3

In einer Biogasanlage in Norddeutschland kam es zu einem tragischen Unglücksfall mit vier Todesopfern und zahlreichen Verletzten. Zwei Arbeiter der Anlage waren mit dem Entladen eines Tanklastzuges mit gehäckseltem Schweinedarm beschäftigt. Der Inhalt des Tankwagens wurde durch eine Rohrleitung in eine unterirdische Grube gepumpt. Hierdurch wurde der Flüssigkeitsspiegel der Grube aufgewühlt und angehoben, wodurch die darüber befindlichen Gase, u.a. hohe Konzentrationen an Schwefelwasserstoff, nach oben in die Werkshalle gedrückt wurden.

Die beiden Arbeiter brachen an der Grube kurz nacheinander handlungsunfähig zusammen. Eine weitere Mitarbeiterin der Biogasanlage eilte in helfender Absicht hinzu und kollabierte ebenfalls. Der Fahrer des Tanklastzuges erkannte die kritische Situation, eilte zunächst in den Aufenthaltsraum zu einem weiteren Lkw-Fahrer und forderte diesen auf, Rettungskräfte zu verständigen. Anschließend lief der Mann zurück zu den Verunfallten und kollabierte ebenso in der Werkshalle. Der zweite Lkw-Fahrer begab sich umgehend ins Freie, wo er auch bewusstlos zusammenbrach. Die Feuerwehr konnte die vier Personen unter Vollatemschutz aus der Werkshalle bergen. Während bei den beiden Arbeitern nur noch der Tod festgestellt werden konnte, gelang es zunächst, die beiden Ersthelfer zu reanimieren. Diese verstarben jedoch ca. 18 Stunden nach dem Unglück auf der Intensivstation eines nahe gelegenen Krankenhauses. Der außerhalb des direkten Gefahrenbereiches aufgefundene Fahrer wurde intensivmedizinisch behandelt und konnte nach wenigen Tagen aus dem Krankenhaus entlassen werden. Zahlreiche eingesetzte professionelle Hilfskräfte (Feuerwehrleute, RD-Personal und Notärzte) klagten über Reizung der Schleimhäute und Atembeschwerden. Schwefelwasserstoff (H_2S) ist das gefährlichste Gas, das bei der Verrottung von organischem Material entsteht. H_2S ist ein farbloses, hoch toxisches, explosives und umweltgefährdendes Gas. Aufgrund seines spezifischen Gewichtes sammelt es sich in Gruben an und wird durch Bewegung der Flüssigkeiten bzw. der Gaswolken in den Gruben aufgewirbelt. H_2S wirkt als extrem starkes Zellgift für die Atmungskette ähnlich wie Zyanide durch eine Hemmung des Enzymkomplexes Cytochromoxidase. In verhältnismäßig niedrigen Konzentrationen (unter 150 ppm) hat H_2S den typischen Geruch von faulen Eiern. In höherer Konzentration ist es infolge Lähmung der Riechnerven geruchlos. Die eigentlich gefährlichen Konzentrationen werden somit nicht über den Geruchssinn als Gefahr erkannt. Konzentrationen über 300 ppm führen zu Reizungen der Augen und Atemwege sowie zu Übelkeit, Erbrechen, Kopfschmerzen und Bewusstseinsstörungen. Bei noch höheren Konzentrationen (über 1.000 ppm) kommt es innerhalb von Sekunden bis wenigen Minuten zum Bewusstseinsverlust, dann zu Krämpfen und schließlich zum Todeseintritt durch Atemlähmung. Konzentrationen, die Bewusstseinsverlust und Handlungsunfähigkeit bewirken, können bereits nach wenigen Atemzügen erreicht sein. Die perakute Wirkung des Schwefelwasserstoffs wurde mit einem Blitzschlag verglichen: *„Death may come on like a stroke of lightning."* – Diese biochemischen und physikalischen Eigenschaften führen dazu, dass die Gefahren von Ersthelfern, aber auch von später eintreffenden professionellen Einsatzkräften häufig unterschätzt werden. Zu bedenken ist, dass auch noch Gefahren von den geborgenen Opfern ausgehen. So entwickelten in unserem Fall sowohl die Einsatzkräfte, die sich um die Toten und Verletzten außerhalb des Gefahrenbereiches kümmerten, als auch die Obduzenten leichte Intoxikationssymptome. In Bezug auf die Bergung und Untersuchung muss daher der Eigenschutz höchste Priorität haben.

(Quelle: Oesterhelweg L., Schröer J., Schulz F., Püschel K.: Rettungsdienst 29 [2006], 494–497)

Im Rahmen der Leichenschau muss der Arzt sodann die **amtliche Todesbescheinigung** ausfüllen. An diesem Verfahren ist immer wieder Kritik geäußert worden. Hinzuweisen ist darauf, dass die ärztliche Leichenschau häufig nicht ausreichend sorgfältig geschieht, z.B. ohne vollständige Entkleidung, ohne Untersuchung des gesamten Körpers sowie unter unzureichenden äußeren Bedingungen wie beengtem Raum oder unzureichenden Lichtverhältnissen. Die Konsequenz ist, dass die vermuteten und in der Todesbescheinigung eingetragenen Todesursachen nicht zutreffen. Nachfolgende Sektionen zeigen eine Fehldiagnosenrate von ca. 50%. Gelegentlich wird sogar die Identität des Toten nicht ausreichend überprüft. Kritisiert wird auch, dass eventuelle ärztliche Behandlungsfehler nicht erkannt, Berufserkrankungen nicht gemeldet und verdeckte Tötungsdelikte bzw. sonstige äußere Schadensursachen übersehen werden, z.B. Stromtod, suizidale oder homizidale Vergiftung, Drogentod, Gasvergiftung, Ersticken usw. Der RS/RA kann mit seiner Arbeit in Teilbereichen durchaus zu einer Verbesserung des Systems der Leichenschau und der Todesfeststellung beitragen.

MERKE

Man muss sich bewusst machen, dass nach der Todesfeststellung bzw. nach Abbruch der erfolglosen Reanimationsbemühungen gerade die Leichenschau einen sehr wichtigen letzten Dienst an diesem toten Menschen darstellt.

Für die Hinterbliebenen oder andere Beteiligte können sich hieraus wichtige Konsequenzen ableiten, z.B. Erkennen äußerer Schadensursachen, von Berufskrankheiten, Aufdecken von Tötungsdelikten, Fälligkeit von Versicherungsleistungen usw.

Auffälligkeiten am Leichenfundort sind zu registrieren, besonders wenn der RD zuerst vor Ort ist. Zu nennen sind hier besonders Giftbehältnisse, Tabletten oder entsprechendes Verpackungsmaterial (z.B. im Mülleimer), Alkoholika, offene Strom führende Leitungen oder Geräte, Gasquellen (z.B. Boiler, Ofen), eventuelle Tatwerkzeuge, Fixer-Utensilien, Blutspuren sowie sonstige Auffälligkeiten jeder Art (➤ Abb. 13.1). Erbrochenes sollte zum Nachweis einer Vergiftung asserviert werden. Wurde bei der Ersthilfe z.B. ein größerer Speisebrocken (Bolus) aus dem Rachen entfernt, so ist dies zu dokumentieren, da ansonsten die genaue Todesursache (Bolustod) nicht festgestellt werden kann. Kleidungsstücke mit relevanten Spuren (z.B. Einschüsse, ➤ Abb. 13.2, Perforationen, Blut, auffällige Anhaftungen) sollten niemals achtlos beiseite geworfen werden, sondern sind für die eventuellen kriminaltechnischen Untersuchungen aufzubewahren. Entscheidende Fragen sind, ob ein Autofahrer angeschnallt war, bevor er vom Ersthelfer aus dem Fahrzeug geholt wurde, ob er auf dem Fahrersitz saß oder eine andere Sitzposition hatte, ob er als Motorradfahrer einen Helm aufhatte, wie der Körper am Auffindungsort bedeckt und der Raum beheizt/belüftet war (wichtig zur Rekonstruktion der Todeszeit). Jedenfalls kann der RS/RA eine Reihe von Beobachtungen treffen sowie Spuren sichern bzw. auch vernichten, die bei einer eventuell notwendigen Rekonstruktion von richtungweisender Bedeutung sind.

MERKE

Ein wichtiges Prinzip ist es, an einem Auffindungsort sowie am betreffenden Körper zunächst nicht mehr zu verändern, als für die lebensrettenden Maßnahmen bzw. die Todesfeststellung notwendig ist.

Steht der Tod fest, dann muss insbesondere bei jedem Verdacht einer Gewalteinwirkung von fremder Hand alles für die Spurensicherung der Polizei unverändert belassen werden. Die im Rahmen des Einsatzes durchgeführten Maßnahmen am Leichnam und in der Umgebung sind sorgfältig zu dokumentieren (➤ Tab. 13.2).

Dass andererseits jegliche eventuell notwendige lebensrettende Maßnahme zunächst ohne Rücksicht auf eine vielleicht nötige Spurensicherung durchgeführt werden muss, bedarf keiner weiteren Erläuterung. Insgesamt soll auch bei den Einsätzen, bei denen Hilfe zu spät kommt bzw. erfolglos bleibt, die abschließende Un-

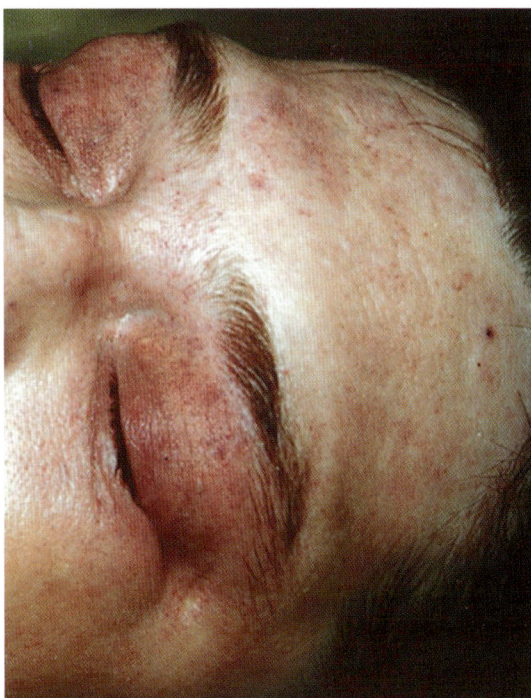

Abb. 13.1 Auf Auffälligkeiten bei aufgefundenen Leichen ist zu achten. Auf den ersten Blick leicht zu übersehen sind diese Einblutungen (Petechien oder Flohstichblutungen) in den Augenlidern. Sie sind als Ausdruck des Erstickungstodes infolge Erwürgen zu werten. [M235]

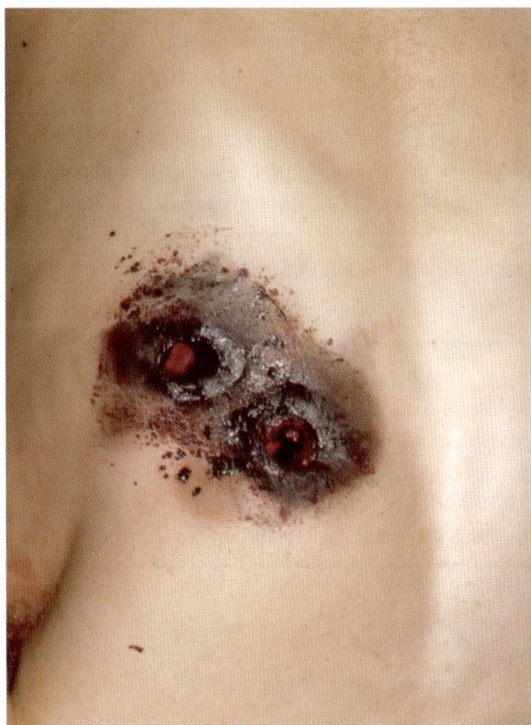

Abb. 13.2 Zweifache Schussverletzung im linken Brustbereich. Umgebende Beschmauchung. So genannte Stanzmarke durch die Waffenmündung. Nahezu aufgesetzter Schuss. [M232]

Tab. 13.2 Checkliste Leichenuntersuchung (muss im Einzelfall in Kooperation mit dem Arzt abgestimmt werden, der gesetzlich für die Todesfeststellung und offizielle Leichenschau zuständig ist)

- Ruhe bewahren. Die sorgfältige Durchführung der Leichenschau ist zeitaufwändig.
- Keine Leichenuntersuchung vor Zuschauern (Patienten in RTW verbringen).
- Angehörigen erklären, dass die Leichenschau keine Schikane oder Störung der Totenruhe ist, sondern eine sinnvolle und generell vorgeschriebene Untersuchung.
- Für ausreichende Beleuchtung sorgen (starke Taschenlampe bereithalten), ggf. Überführung in eine Leichenhalle zur weiteren Untersuchung.
- Nur vollständig entkleidete Verstorbene untersuchen, ggf. (z.B. bei Leichenstarre) eng sitzende Kleidung aufschneiden, eventuell Helfer hinzuziehen.
- Körper von allen Seiten und im Bereich aller Körperöffnungen gründlich inspizieren.
- Hinweise auf Gewalteinwirkungen oder Vergiftungen gezielt überprüfen: z.B. bzgl. Tod durch Ersticken (Strangmarke am Hals, Würgemale, feine punktförmige Blutungen in den Augenbindehäuten, auf den Augenlidern oder in der Mundschleimhaut), für die Einwirkung spitzer oder scharfer Gewalt (Pflaster oder Verbände entfernen), ein SHT (Schädel abtasten) oder eine Vergiftung (Nadeleinstichstellen als Hinweis auf Drogenkonsum, Alkoholgeruch, sonstige auffällige Gerüche, Warnfarbe von Pflanzenschutzmitteln, Tablettenreste im Mund oder in Erbrochenem).
- Prüfung der Leichenflecke (Farbe, Ausdehnung, Wegdrückbarkeit), der Leichenstarre sowie tiefe rektale Körpertemperaturmessung (wichtig zur Bestimmung des Todeszeitpunktes, geeignetes Thermometer bereithalten).
- Orientierende Untersuchung im Bereich des Leichenfundortes (z.B. im Hinblick auf Spuren, Tatwerkzeuge, Giftbehältnisse, Tabletten).
- Befunde zur Auffindungssituation, Bergung, Untersuchung des Leichnams schriftlich mit Zeitpunkt der Beobachtung dokumentieren.

tersuchung des Toten durch den Arzt mit der gleichen Verantwortung und Sorgfalt durchgeführt werden wie die Rettungsmaßnahmen selbst. Die Bedeutung der Leichenschau für die Feststellung der Todesursache, insbesondere von äußeren Schadensursachen, ist für die Hinterbliebenen, für die Rechtssicherheit, letztlich auch als Qualitätskontrolle für das Rettungswesen von gewichtiger Bedeutung.

Andererseits gilt es im RD, möglichst schnell die **Einsatzbereitschaft wiederherzustellen**, um an anderer Stelle zu helfen und dort eventuell noch Leben zu retten. In derartigen Fällen geht selbstverständlich die Hilfe für die Lebenden vor. Das Rettungsteam kann sich nach der Feststellung des Todes unverzüglich zu einem neuen Einsatzort begeben. In Hamburg wird bereits seit zwei Jahrzehnten mit Erfolg ein zweistufiges System der Lei-

chenschau für die besondere Situation des Arztes im RD praktiziert. Nach der Todesfeststellung, entweder aufgrund sicherer Todeszeichen oder nach einer erfolglosen Reanimation, kann eine **vorläufige Bescheinigung des Todes** ausgestellt werden. Der für eine sorgfältige Leichenschau und Dokumentation erforderliche erhebliche Zeitaufwand für die gesetzlich vorgeschriebene Leichenschau und das Ausfüllen der amtlichen Todesbescheinigung wird hiermit den Ärzten im Institut für Rechtsmedizin übertragen. Dort wird die definitive Leichenschau unter optimalen äußeren Bedingungen ausgeführt. Mit vorläufigen Todesbescheinigungen wird seit Anfang 1993 auch im Bundesland Bremen und zahlreichen weiteren Städten ebenfalls mit positiver Resonanz gearbeitet. Außerhalb der großen Städte dürfte dieses System allerdings schwerer zu realisieren sein.

Wiederholungsfragen

1. Warum befasst sich der Rettungsdienst auch mit Sterben und Tod (➤ Kap. 13.1)?
2. Bedeutet das Sterben eines Patienten die Niederlage des Rettungsdienstes (➤ Kap. 13.1)?
3. Wie können traumatische Erfahrungen im Rettungsdienst bearbeitet werden (➤ Kap. 13.1)?
4. Wie werden die Todeszeichen eingeteilt (➤ Kap. 13.2.1)?
5. Was sind sichere Todeszeichen (➤ Kap. 13.2.1)?
6. Wer stellt den Tod fest (➤ Kap. 13.2)?

C

Spezielle Notfallmedizin

14

Jürgen Luxem, Dietmar Kühn, Martin Schneider, Jürgen Aechter, Heinz Tholema

Internistische Notfälle

14

14.1 Krankheiten des Herz-Kreislauf-Systems

- Herzinsuffizienz ist die Unfähigkeit des Herzmuskels, das vom Organismus benötigte Blutvolumen zu fördern.
- Es wird zwischen Links- und Rechtsherzinsuffizienz unterschieden. Bei der Linksherzinsuffizienz kommt es zum Blutrückstau in die Lungenstrombahn mit Dyspnoe und Zyanose. Bei der Rechtsherzinsuffizienz findet der Blutrückstau im venösen System vor dem Herzen z.B. mit Wassereinlagerung in den Beinen statt.
- Funktionell unterscheidet man außerdem zwischen Rückwärts- und Vorwärtsversagen des Herzens. Beim Rückwärtsversagen steht der Blutstau in der Lungenstrombahn und den venösen Stromgebieten (vorgeschaltete Gefäße) im Vordergrund. Bei Vorwärtsversagen dagegen kann das Herz keinen ausreichenden Blutdruck im arteriellen Gefäßsystem (nachgeschaltete Gefäße) aufbauen.
- Entzündliche Herzerkrankungen treten meist als Entzündungen aller Herzschichten (Perikard, Myokard, Endokard) auf.
- Die Mitralklappenstenose führt durch Ausflussbehinderung zu einer Druckbelastung des linken Vorhofs.
- Die Aortenklappenstenose führt durch Ausflussbehinderung zu einer Druckbelastung des linken Ventrikels.
- Die Mitralklappeninsuffizienz führt durch Schließunfähigkeit zu einer Volumenbelastung des linken Vorhofs und Ventrikels.
- Die Aortenklappeninsuffizienz führt durch Schließunfähigkeit zu einer Volumenbelastung des linken Ventrikels.

14.2 Krankheiten des Atmungssystems

- Asthma und COPD haben auf den ersten Blick zwar sehr ähnliche Symptome, sind aber unterschiedliche Erkrankungen.
- Das Asthma beginnt in der Kindheit und Jugend, die COPD entwickelt sich im höheren Lebensalter.
- Die Atemnot beim Asthma tritt anfallsartig auf, bei COPD unter Belastung.
- Zigarettenrauchen ist als Ursache des Asthmas bisher nicht belegt, gilt aber als Hauptursache der COPD.
- Asthma bronchiale wird durch die Trias Spasmus der Bronchialmuskulatur, Ödem der Bronchialschleimhaut und übermäßige Absonderung eines zähen Bronchialschleimes bedingt.

- Die Atemluft kann nur unter großer Anstrengung ausgeatmet werden (Obstruktion). Die Atemnot wird im Anfall mit jeder Ausatembewegung verstärkt.
- Durch massive Verlegung der Bronchien mit zähem Schleim kann das Atemgeräusch kaum mehr wahrnehmbar sein (silent lung).

14.3 Kardiozirkulatorische Notfälle

- Der Angina-pectoris-Anfall wird durch ein Verkrampfen (Spasmus) oder einen kurzzeitigen, reversiblen Verschluss eines Herzkranzgefäßes hervorgerufen.
- Auslöser des Angina-pectoris-Anfalls sind Situationen, in denen der erhöhte Sauerstoffverbrauch des Herzmuskels in einem Missverhältnis zum Sauerstoffangebot steht, z.B. psychische Belastung oder körperliche Arbeit.
- Brustschmerz ist das Hauptsymptom der Angina pectoris und vermindert sich durch Gabe von Nitrolingual®-Spray. Bei fortbestehendem Brustschmerz kann ein Myokardinfarkt vorliegen.
- Beim Myokardinfarkt sind eine oder mehrere Herzkranzarterien verschlossen und das nachgeschaltete Versorgungsgebiet im Herzmuskel stirbt ab.
- Behandlungsschwerpunkte des Myokardinfarktes sind Analgesie, Anxiolyse, Antikoagulation und antiarrhythmische Therapie.
- Als Lungenödem bezeichnet man das Heraustreten von Flüssigkeit aus der Lungenstrombahn ins Interstitium oder in die Alveolen. In den Alveolen mischt sich die Flüssigkeit mit der Atemluft und bildet einen bläschenreichen Schaum, der den Gasaustausch behindert.
- Die Therapie des Lungenödems zielt auf die Entlastung des Herzens durch Verminderung des venösen Rückstroms (unblutiger Aderlass) und des zirkulierenden Blutvolumens (forcierte Diurese) bei gleichzeitiger Beseitigung der Hypoxie (Sauerstoffgabe).
- Der hypertensive Notfall ist gekennzeichnet durch einen für den Patienten ungewöhnlich hohen Blutdruck mit dadurch bedingten Störungen einzelner oder mehrerer Organe. Entscheidend ist dabei nicht der absolute Blutdruckwert, sondern vielmehr die Schnelligkeit und das Ausmaß des Blutdruckanstiegs.
- Eine **Synkope**, auch als Kreislaufkollaps (Orthostase oder Ohnmacht) bezeichnet, ist ein plötzlich einsetzender, aber flüchtiger Bewusstseinsverlust. Entsprechend ihrer Ursache werden die Krankheitsbilder in neural vermittelte oder kreislaufbedingte Synkopen unterteilt.

14.4 Arterielle und venöse Gefäßerkrankungen

- Arteriosklerose ist ein Sammelbegriff für primär nichtentzündliche Arterienerkrankungen, die zu einer Verdickung und Verhärtung der Gefäßwand führen.
- Unter einer Embolie versteht man die Verschleppung körpereigener oder -fremder Substanzen (Fett, Luft) im Blutkreislauf.
- Eine Thrombose ist eine Blutpfropfbildung an einem vorgeschädigten Blutgefäß.
- Embolie und Thrombose führen beide zu einer Verstopfung des Blutgefäßes.
- Die Lungenembolie ist eine akute oder rezidivierende Verlegung der Lungenstrombahn. Durch den gestörten Gasaustausch in dem nicht durchbluteten Lungenbereich kommt es zu einer funktionellen Totraumvergrößerung und Hypoxie.
- Ein Aneurysma ist eine Arterienwandaussackung, die sich nach einem Einriss der Arterienwand in der Intima und in Teilen der Media bildet. Durch die Risse dringt Blut zwischen die Wandschichten und spaltet sie weiter auf. Aneurysmen stehen unter arteriellem Druck und können reißen.

14.5 Endokrinologische Notfälle

- Diabetes mellitus ist durch eine dauerhafte Erhöhung der Blutzuckerkonzentration gekennzeichnet.
- Der Typ-1-Diabetes ist eine Autoimmunkrankheit gegen körpereigene, insulinproduzierende Zellen. Es kommt zum Ausfall der Insulinproduktion im Körper (absoluter Mangel).

- Der Typ-2-Diabetes ist durch eine mangelnde Empfindlichkeit der zellulären Rezeptoren für Insulin gekennzeichnet (relativer Mangel).
- Während einer Hyperglykämie kommt es bei fehlendem Insulin (Typ 1) zu einer verstärkten Freisetzung von Fetten im Blut (verstärkte Lipolyse), welche unkontrolliert zu Ketonkörpern verstoffwechselt werden (ketoazidotisches Koma).
- Ist eine noch minimale Insulinaufnahme an der Zelle gewährleistet (Typ 2), wird die Lipolyse gehemmt. Allerdings führen die hohen Glukosekonzentrationen im Blut zu einer Glukosurie mit großen Verlusten von Wasser und Elektrolyten (osmotische Diurese) und über die Verschiebung des Säure-Basen- und Wasser-Elektrolyt-Haushaltes zum hyperosmolaren Koma.
- Der hypoglykämische Schock ist Ausdruck einer zu niedrigen Glukosekonzentration im Blut. Die Symptome sind nicht abhängig von der absoluten Höhe des Blutzuckerwertes, sondern von der Schnelligkeit des Blutzuckerabfalles.
- Die Addison-Krise ist die häufigste Erstmanifestation einer Nebennierenrindeninsuffizienz. Therapie der Wahl ist die Gabe von Glukokortikoiden.
- Die thyreotoxische Krise entwickelt sich bei bestehender Schilddrüsenüberfunktion oft aus einer zusätzlichen Jodaufnahme (z.B. Röntgenkontrastmittel, Medikamente). Der Sympathikotonus dieser Patienten ist extrem erhöht.

14.1 Krankheiten des Herz-Kreislauf-Systems

14.1.1 Herzinsuffizienz

Als Herzinsuffizienz wird die Unfähigkeit des Herzmuskels bezeichnet, das vom Organismus benötigte Blutvolumen zur Sauerstoffversorgung zu befördern. **Pathophysiologisch** liegen der Herzinsuffizienz eine verminderte Pumpfunktion (**systolische Herzinsuffizienz**) oder eine gestörte Füllung der Herzinnenräume bei erhaltener normaler oder gesteigerter Pumpfunktion (**diastolische Herzinsuffizienz**) zugrunde. **Funktionell** wird dabei zwischen Rückwärts- oder Vorwärtsversagen unterschieden. Beim **Rückwärtsversagen** steht ein Blutrückstau in den vorgeschalteten Gefäßabschnitten, d.h.

in der Lungenstrombahn und den venösen Stromgebieten, im Vordergrund. Das **Vorwärtsversagen** dagegen ist durch die Unfähigkeit des Herzens gekennzeichnet, einen ausreichenden Blutdruck im arteriellen System aufzubauen.

Klinisch wird zwischen einer Leistungsschwäche des linken Herzens (**Linksherzinsuffizienz**) und einer des rechten Herzens (**Rechtsherzinsuffizienz**) unterschieden.

Die Ursachen der Herzinsuffizienz reichen von der koronaren Herzkrankheit (KHK) und dem Bluthochdruck (arterielle Hypertonie) über Herzklappenfehler bis zu Herzrhythmusstörungen sowie Füllungs- und Kontraktionsbehinderungen (Embolie, Perikarderguss).

Die Herzinsuffizienz kann **akut** entstehen (Myokardinfarkt, ➤ Kap. 14.3.1) oder **chronisch** verlaufen (KHK, ➤ Kap. 14.1.4). Die chronisch verlaufende Herzinsuffizienz entsteht meist in Folge verschiedener Herz- oder

14

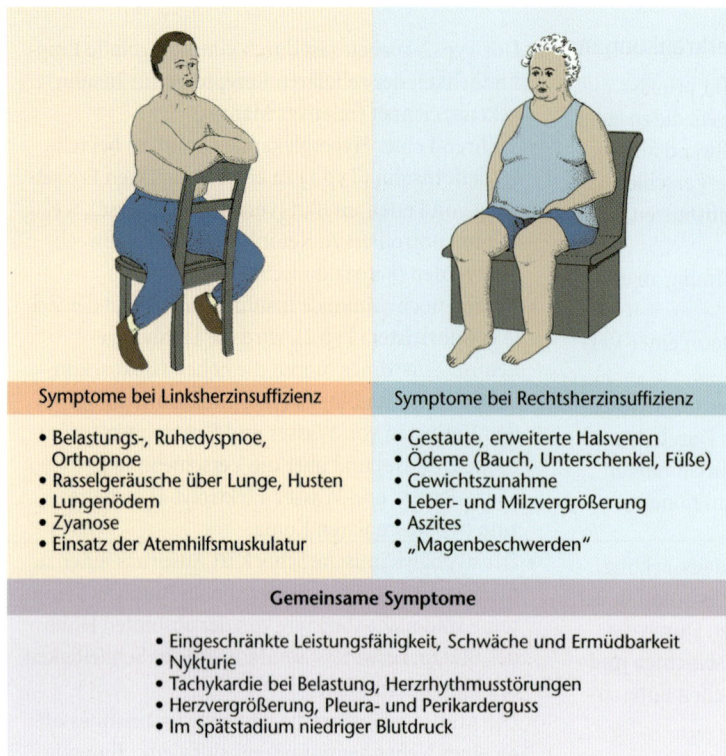

Symptome bei Linksherzinsuffizienz

- Belastungs-, Ruhedyspnoe, Orthopnoe
- Rasselgeräusche über Lunge, Husten
- Lungenödem
- Zyanose
- Einsatz der Atemhilfsmuskulatur

Symptome bei Rechtsherzinsuffizienz

- Gestaute, erweiterte Halsvenen
- Ödeme (Bauch, Unterschenkel, Füße)
- Gewichtszunahme
- Leber- und Milzvergrößerung
- Aszites
- „Magenbeschwerden"

Gemeinsame Symptome

- Eingeschränkte Leistungsfähigkeit, Schwäche und Ermüdbarkeit
- Nykturie
- Tachykardie bei Belastung, Herzrhythmusstörungen
- Herzvergrößerung, Pleura- und Perikarderguss
- Im Spätstadium niedriger Blutdruck

Abb. 14.1 Symptome der Herzinsuffizienz [A400]

Lungenerkrankungen und ist die am häufigsten anzutreffende Vorerkrankung im Rettungsdienst. Patienten mit chronischer Herzinsuffizienz können unter Einnahme von Medikamenten ein weitgehend normales Leben, oft mit nur geringen Einschränkungen, führen (**kompensierte Herzinsuffizienz**), da sich durch die Medikation ein Gleichgewicht zwischen Belastung und Belastbarkeit des Herzens einstellt. Wird dieses Gleichgewicht aber gestört, kann eine Herzinsuffizienz **dekompensieren**. Die akute Herzinsuffizienz dagegen entsteht im Rahmen eines plötzlichen Krankheitsereignisses (Myokardinfarkt oder Lungenembolie, ➤ Kap. 14.4.4) und ist aufgrund der erheblichen Leistungsschwäche des Herzens lebensgefährlich.

Symptome

Die Symptome (➤ Abb. 14.1) sind abhängig davon, ob eine Insuffizienz des rechten oder linken Herzens vorherrscht. Bei der **Linksherzinsuffizienz** kommt es durch den Blutrückstau in die Lungenstrombahn (Rückwärtsversagen) zu Dyspnoe bei Belastung und in Ruhe, Orthopnoe, peripherer Zyanose, Kaltschweißigkeit, Blutdruckabfall und Tachykardie. Über den unteren Lungenabschnitten ist bei der Auskultation feinblasiges Rasseln zu hören. Teilweise bemerken die Patienten Blutspuren im Auswurf (Sputum). Als Symptome des Vorwärtsversagens treten Schwindel, Synkopen und zerebrale Leistungsstörungen auf.

Bei der **Rechtsherzinsuffizienz** kommt es zum Blutrückstau im venösen System vor dem Herzen mit Einflussstauung der Jugularvenen, Wassereinlagerung in den Beinen (Knöchel- und Unterschenkelödeme) und Gewichtszunahme (➤ Abb. 14.2).

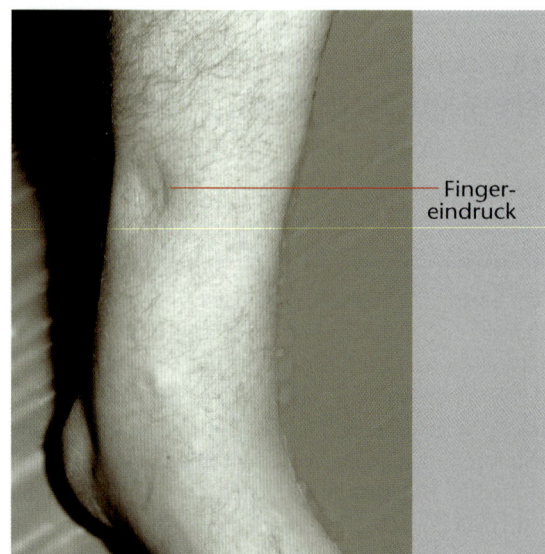

Finger-
eindruck

Abb. 14.2 Knöchelödeme bei Herzinsuffizienz [T127]

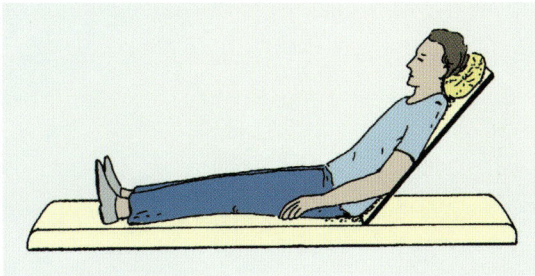

Abb. 14.3 Oberkörperhochlagerung bei Herzinsuffizienz [A400]

Sind beide Herzhälften betroffen, wird dies als **Globalinsuffizienz** bezeichnet. Allen Formen der Herzinsuffizienz ist die Verminderung der körperlichen Leistungsfähigkeit gemeinsam (➤ Abb. 14.1).

Therapie

Ziel jeder therapeutischen Bemühung im Notfall ist die Behandlung der die Herzinsuffizienz auslösenden Ursache. So ist ein akut erhöhter Blutdruck in erster Linie zu senken und beim akuten Koronarsyndrom auf eine Revaskularisierung des Herzmuskels hinzuarbeiten. Da die medikamentöse Therapie der Herzinsuffizienz symptombezogen durchgeführt wird, ist die Therapie nicht zuletzt abhängig vom Ausmaß der Herzinsuffizienz.

Zur Behandlung der chronischen kompensierten Herzinsuffizienz werden vom behandelnden Arzt bei leichten bis mittleren Fällen vor allem **Diuretika** (Lasix®), **ACE-Hemmer** (Xanef®, Loprin®) und **Digitalispräparate** (Novodigal®) verschrieben.

Zur Behandlung der akut dekompensierten Herzinsuffizienz – meist liegt eine linksventrikuläre Funktionsstörung vor – sind jedoch weitergehende Maßnahmen erforderlich. Neben der Kontrolle und Sicherung der Vitalfunktionen wird auf die Lagerung des Patienten besonderen Wert gelegt. Der Patient ist während der Behandlung und des Transports, solange er nicht bewusstseinsgetrübt ist, mit erhöhtem Oberkörper (➤ Abb. 14.3) und nach Möglichkeit mit herabhängenden Beinen zu lagern, wodurch der venöse Rückfluss zum Herzen vermindert wird. Zusätzlich wird hoch dosiert Sauerstoff (mindestens 8 bis 10 Liter/Min.) über eine Sauerstoffmaske verabreicht und ein **unblutiger Aderlass** durchgeführt.

PRAXISTIPP

Zur Durchführung eines unblutigen Aderlasses legt man an allen vier Extremitäten Blutdruckmanschetten an, von denen jeweils drei auf Werte zwischen dem diastolischen und systolischen Druck aufgepumpt werden. Die vierte Druckmanschette bleibt drucklos. Dadurch wird der venöse Rückstrom zum

Herzen reduziert und die Vorlast des Herzens gesenkt. Damit es nicht zum Auftreten von Thrombosen kommt, muss spätestens alle 20 Minuten der Druck abgelassen und nach einer kurzen Pause eine andere Extremität freigegeben werden.

Die **medikamentöse Therapie** bleibt dem Notarzt vorbehalten. Er wird versuchen, das Herz mit Nitroglyzerin oder Diuretika zu entlasten. Während Nitroglyzerin das Herz dadurch entlastet, dass Blut im venösen Kapazitätssystem gesammelt wird, führen Diuretika durch eine vermehrte Urinproduktion zu einer Abnahme des Blutvolumens (➤ Kap. 4). Da beide Maßnahmen zu einem Abfall des arteriellen Blutdrucks führen, dürfen sie nur bei ausreichendem Blutdruck angewendet werden. Bei arteriellen Blutdrücken unter 90 mmHg müssen Katecholamine (Dopamin und/oder Dobutrex®) eingesetzt werden (➤ Kap. 9.5).

SCHLAGWORT

Herzinsuffizienz

Ursachen
- KHK, akutes Koronarsyndrom, abgelaufener Herzinfarkt
- entzündliche Herzerkrankungen und ihre Komplikationen
- Lungenerkrankungen (Asthma bronchiale)
- Volumenbelastung (Vorlast erhöht): Überdosierung mit Infusionen oder eine zu hohe Trinkmenge bei bestehender Herzinsuffizienz (betrifft vor allem alte Menschen) und Herzklappeninsuffizienz
- Druckbelastung (Nachlast erhöht): Hypertonie, Lungenembolie
- Herzbeuteltamponade
- Herzrhythmusstörungen mit hämodynamischer Auswirkung (z.B. ventrikuläre Tachykardie)

Symptome
Die Symptome sind abhängig von der betroffenen Herzhälfte:
- Linksherzinsuffizienz:
  – Vorwärtsversagen: Leistungsminderung, Schwindel, Synkopen, zerebrale Leistungsstörungen
  – Rückwärtsversagen: Dyspnoe bei Belastung und in Ruhe, Orthopnoe, Zyanose, Rasselgeräusche, Husten, rötlich gefärbter schaumiger Auswurf (Sputum), Kaltschweißigkeit, Blutdruckabfall, Tachykardie.
- Rechtsherzinsuffizienz:
  – gestaute Halsvenen
  – Knöchel- und Unterschenkelödeme
  – Gewichtszunahme
  – Leber- und Milzvergrößerung
  – Aszites

Maßnahmen
Monitoring
- RR, Puls, 12-Kanal-EKG, SaO$_2$
- Auskultation Lunge (Rasselgeräusche?)
- Inspektion Hautkolorit (Zyanose?)

14

Basismaßnahmen und Lagerung
- O$_2$-Gabe über Maske oder Nasensonde 8–10 Liter/Min.
- keine aktiven Bewegungen des Patienten zulassen (z.B. zum RTW gehen); Umlagerung z.B. mit Tragetuch
- Oberkörperhochlagerung (30–70° Drehpunkt Hüfte), Beine herabhängen (halbsitzend)
- Freimachen und Freihalten der Atemwege (ggf. absaugen)

Erweiterte Maßnahmen
- i.v. Zugang und Laborblutentnahme
- unblutiger Aderlass zur mechanischen Vorlastsenkung
- bei Atemerschöpfung Intubation und Beatmung mit PEEP

Medikamente und Dosierungsempfehlungen
- zur Vorlastsenkung: Nitroglyzerin initial 2 Hübe (je 0,4 mg) s.l. wenn RR$_{systol.}$ > 100 mmHg bzw. Nitro-Perfusor entsprechend RR
- Diuretika: Furosemid (Lasix®) 20–80 mg i.v.
- Sedativa: Midazolam (Dormicum®) 2–3 mg i.v.
- Analgetika: Morphium 5–10 mg i.v.

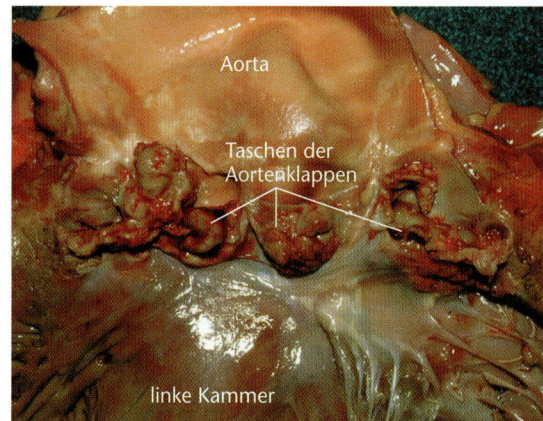

Abb. 14.4 Endokarditis. Befall der Aortenklapppe mit ulzerativen (geschwürigen) Veränderungen am aufgeschnittenen Herzen [T173]

14.1.2 Entzündliche Herzerkrankungen

Entzündliche Herzerkrankungen treten meist als Entzündungen aller Schichten des Herzens auf (Pankarditis): Sie betreffen das Perikard (Herzbeutel), das Myokard (Herzmuskel) und das Endokard (Herzinnenhaut). Je nachdem, welche der Strukturen in erster Linie betroffen ist, werden Perikarditis, Myokarditis und Endokarditis unterschieden.

Endokarditis

Die Endokarditis (➤ Abb. 14.4) bezeichnet die Entzündung der Herzinnenhaut und der Herzklappen, die als eine dünne Auswachsung des Endokards mit erheblicher mechanischer Belastung besonders empfindlich sind. Die wesentliche Bedeutung der Endokarditis liegt darin, dass sie durch Befall der Herzklappen zur Ausbildung von **Herzklappenfehlern** (➤ Kap. 14.1.3) führen kann. Die Entzündungsfolgen können an den Herzklappen bewirken, dass diese ihre Fähigkeit, sich zu verschließen (Herzklappeninsuffizienz), verlieren oder aber durch narbige Prozesse schrumpfen und verengen (Herzklappenstenose).

Es wird zwischen der bakteriellen und der abakteriellen Endokarditis unterschieden. Die **abakterielle Endokarditis** tritt häufig beim rheumatischen Fieber auf. Im Anschluss an einen nicht ausreichend mit Antibiotika behandelten Infekt mit Streptokokken (z.B. Scharlach) bilden sich durch eine Antigen-Antikörper-Reaktion Immunkomplexe. Diese lagern sich am Schließungsrand einer Herzklappe ab und beeinträchtigen deren Funktion. Die **bakterielle Endokarditis** ist hingegen durch eine direkte Besiedlung der Herzklappe mit dem Krankheitserreger (Staphylokokken, Streptokokken oder Enterokokken) gekennzeichnet. Ursächlich muss eine Eintrittspforte der Bakterien vorhanden sein, z.B. eine Nierenbeckenentzündung oder eine Zahnextraktion, über die akut oder schleichend (subakut) die Besiedlung der Herzklappe erfolgt. Die **subakute Form** wird auch als Endokarditis lenta bezeichnet. Sie wird meist durch Streptokokken hervorgerufen. Befallen werden in erster Linie vorgeschädigte Herzklappen.

Symptome

Die häufigsten Symptome sind anfangs hohes Fieber (> 38 °C), gefolgt von schubweisem Auftreten erhöhter Temperatur, Herzbeschwerden, Herzinsuffizienz, Zyanose und Anämie. Sehr häufig (70%) kommt es zu arteriellen Embolien durch kleine gelöste Thromben der Herzklappe, wobei besonders die Hirnembolien gefürchtet sind, da die Thromben infiziert sind und Entzündungen des Gehirns und der Hirnhäute auslösen können. Die akute bakterielle Endokarditis wird durch Krankheitserreger mit hoher Virulenz im Rahmen einer Sepsis auftreten. Es kommt zu warzenartigen Auflagerungen und Geschwüren an den Herzklappen. Meist leiden die Patienten unter einer bestehenden Abwehrschwäche (z.B. Diabetes mellitus oder Tumoren). Häufig sind Bewusstseinsstörungen, fast regelmäßig treten arterielle Embolien auf, die Hirn, Milz und Nieren betreffen können.

ACHTUNG
Patienten mit dem Verdacht auf eine akute bakterielle Endokarditis müssen schnellstmöglich in ein gut ausgerüstetes Krankenhaus mit der Möglichkeit zur Intensivüberwachung transportiert werden.

Therapie

Die präklinische Therapie entspricht der des akuten Koronarsyndroms (➤ Kap. 14.3.1) und der akuten Herzinsuffizienz (➤ Kap. 14.1.1). Sie umfasst neben den dort erwähnten symptomatischen Maßnahmen die Kontrolle und Stabilisierung der Vitalfunktionen, Sauerstoffgabe, Schmerzbekämpfung und den raschen Transport ins Krankenhaus.

Myokarditis

Die Myokarditis ist eine überwiegend durch Viren (z.B. Coxsackie-Virus, Zytomegalie-Virus) oder Bakterien (Diphtherie, Scharlach) hervorgerufene Infektion des Herzmuskels.

Symptome

Die Myokarditis führt meist zu Herzrhythmusstörungen und in schweren Fällen zu Herzerweiterung und Herzinsuffizienz mit zunehmender Luftnot. Die weiteren Symptome sind unspezifisch und weisen eher auf einen grippalen Infekt mit Fieber, Halsschmerzen und Bronchitis. Im EKG finden sich Veränderungen wie Tachykardie, AV-Blöcke, Extrasystolie, Schenkelblockbilder und ST-Streckenveränderungen, die wie beim akuten Herzinfarkt aussehen können. Die Patienten mit Myokarditis sind vornehmlich durch Herzrhythmusstörungen gefährdet, die zum plötzlichen Herztod durch Kammerflimmern führen können.

Therapie

Die Therapie besteht neben körperlicher Schonung, evtl. sogar strenger Bettruhe – wegen der Gefahr der akuten Herzdekompensation unter Belastung –, in der Gabe von Antibiotika bei bakteriellen Infekten und Herzglykosiden bei Herzinsuffizienz.

Perikarditis

Die Perikarditis ist eine Entzündung des Herzbeutels, die mit oder ohne Perikarderguss auftreten kann. Ursache sind Infektionen mit Viren (Coxsackie) oder Bakterien (Streptokokken), aber auch im Rahmen eines Nierenversagens auftretende toxische Substanzen kommen als Ursache in Frage. Die Perikarditis kann auch in der Folge eines Herzinfarkts auftreten.

Bildet sich im Rahmen der Herzbeutelentzündung kein Perikarderguss aus, so wird die Entzündung Perikarditis sicca genannt, im Gegensatz zur Perikarditis exsudativa, bei der sich mehrere 100 ml Flüssigkeit im Herzbeutel ansammeln können.

Symptome

Die Symptome sind Beklemmungsgefühle, oft atemabhängige Schmerzen, Angst, Luftnot und Tachykardie. Bei der Auskultation fällt anfangs noch das Perikardreiben auf, welches z.T. sehr leise, lokomotivenartige Geräusche verursacht. Tritt zusätzlich ein Perikarderguss auf, ist das Reiben nicht mehr zu hören. Nimmt der Erguss an Menge zu, wird dieser zu einer Behinderung der diastolischen Füllung des Herzens und somit zu einer Herzinsuffizienz führen. Die Füllungsbehinderung in der Diastole führt zu einem Blutrückstau in den vorgeschalteten Gefäßabschnitten, d.h. in der Lungenstrombahn und den venösen Stromgebieten. Die Einflussstauung vor dem Herzen wird durch dicke, gestaute Halsvenen sichtbar. Knöchel- und Unterschenkelödeme sowie Aszites können hinzutreten. Im EKG sind gelegentlich Bilder wie bei einem ST-Hebungsinfakt (STEMI, ➤ Abb. 14.15) zu erkennen, so dass zwischen einem Herzinfarkt und einer Perikarditis im EKG nicht gut zu unterscheiden ist.

Therapie

Die medikamentöse Therapie der Perikarditis besteht in der symptomatischen Therapie des Thoraxschmerzes und einer auftretenden Herzinsuffizienz (➤ Kap. 14.1.1). In der Klinik steht die Therapie der Grunderkrankung im Vordergrund. Je nach Ursache erfolgt sie antibiotisch oder antiphlogistisch durch nichtsteroidale Antiphlogistika wie Diclofenac. Da Perikardergüsse zu einer lebensbedrohlichen **Herzbeuteltamponade** führen können, sollte in jedem Fall ein rascher und schonender Transport ins Krankenhaus erfolgen, denn nur dort kann eine entlastende **Perikardpunktion** unter echokardiographischer Kontrolle durchgeführt werden. Während des Transports kann dem Patienten Sauerstoff angeboten werden.

14.1.3 Herzklappenfehler

Zwei Drittel aller Herzklappenfehler betreffen die Mitralklappe. In mehr als der Hälfte der Fälle liegt eine Stenose vor, in fast einem Drittel ein kombiniertes Vitium.

Mitralklappenstenose (Mitralstenose)

Die Mitralstenose (Verengung der Mitralklappe) führt durch die Ausflussbehinderung zu einer schlechten Füllung der linken Herzkammer und zu einer Drucksteigerung im linken Vorhof. Es kommt durch die zunehmende Dehnung des Vorhofs zu einer Gefügestörung der Wandschichten und zu einer Vergrößerung des linken Vorhofes. Dies führt zu Störungen der elektromechanischen Erregungsabläufe. Schließlich können sich kreisende Erregungen im Vorhof ausbilden (Vorhofflimmern). Durch die turbulenten Strömungsverhältnisse im linken Vorhof kommt es zur Ausbildung von Thromben, die arterielle Embolien auslösen können. Die Drucksteigerung im linken Vorhof erhöht das Volumen und damit den Druck im Lungenkreislauf und führt bis zum Lungenödem. Schließlich kann sich das Blut über die Lungenstrombahn und das rechte Herz bis in das venöse System zurückstauen, mit der Folge der Erhöhung des Venendrucks und Leberschwellung, roten Wangen (Mitralbäckchen) und Ödemen.

Symptome

Leitsymptome der Mitralstenose sind Atemnot mit Lungenstauung bis zum Lungenödem (➤ Kap. 14.3.2) und eine absolute Arrhythmie bei Vorhofflimmern.

Therapie

Die Therapie ist konservativ und beschränkt sich auf die Behandlung der Herzinsuffizienz (➤ Kap. 14.1.1) und evtl. des Vorhofflimmerns (➤ Kap. 6.4.3). Durch eine Antikoagulantien-Dauertherapie lässt sich das Embolierisiko erheblich reduzieren. Digitalispräparate sind nur bei Tachyarrhythmia absoluta infolge Vorhofflimmerns indiziert. Langfristig betrachtet liefert nur eine Operation der Herzklappe günstigste Therapieergebnisse.

Mitralklappeninsuffizienz (Mitralinsuffizienz)

Die Herzbelastung durch eine Mitralinsuffizienz (Schlussunfähigkeit der Mitralklappe) ist nicht ganz so ausgeprägt wie bei der Mitralstenose. Die Mitralinsuffizienz tritt meist kombiniert mit einer Mitralstenose, selten in isolierter Form auf. Die Herzbelastung verläuft deutlich langsamer, da die Volumenbelastung durch Pendelblut (➤ Abb. 14.5) des linken Vorhofs und der linken Herzkammer besser verkraftet wird als die Druckbelastung, die in diesem Fall im Vorhof erst bei Insuffizienz der linken Herzkammer auftritt.

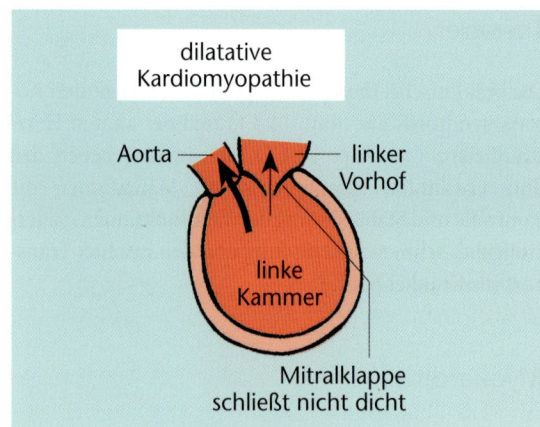

Abb. 14.5 Volumenbelastung des linken Herzens durch Pendelblut (dilatative Kardiomyopathie) [A400]

Symptome

Als Krankheitssymptome können über viele Jahre lediglich eine Belastungsdyspnoe und eine rasche Ermüdbarkeit bestehen. Es tritt nicht selten ein Vorhofflimmern mit absoluter Arrhythmie auf. Eine koronare Herzerkrankung (➤ Kap. 14.1.4), ein hoher Blutdruck (➤ Kap. 14.3.3) und Arteriosklerose (➤ Kap. 14.4.1) sind bei fast allen Patienten mit einer chronischen Mitralinsuffizienz vorhanden. Alle Symptome der Herzinsuffizienz können auftreten. Die Leitsymptome einer akuten Mitralinsuffizienz, einem dramatischen Krankheitsbild, das mit einem Lungenödem einhergeht, sind Atemnot mit blasser Zyanose, supraventrikuläre Herzrhythmusstörungen mit flachem Puls und Rasselgeräusche über den Lungenfeldern als Ausdruck der Linksherzinsuffizienz.

Therapie

Die Therapie ist auch hier zunächst konservativ und beschränkt sich auf die Behandlung der Komplikationen wie Herzinsuffizienz oder Vorhofflimmern durch Gabe von Diuretika, ACE-Hemmern und Digitalis. Im Falle einer akuten Mitralinsuffizienz zielt die Therapie auf die Behandlung der akuten Linksherzinsuffizienz. Diese Therapiemaßnahmen sind im ➤ Kap. 14.3.2 (Lungenödem) nachzulesen.

Aortenklappeninsuffizienz

Die Aortenklappeninsuffizienz (Schlussunfähigkeit der Aortenklappe) als erworbener Herzfehler tritt meist als Folge eines rheumatischen Fiebers auf, seltener nach bakterieller Endokarditis. Sie führt durch das Pendelvolumen zu einer Volumenbelastung des linken Ventrikels.

Symptome

Auffällig sind ein großes Schlagvolumen und eine ungewöhnlich große Blutdruckamplitude (z.B. RR 150/30) mit kräftigem Puls (schleudernde Arterienpulse). Im EKG sind Zeichen der Linksherzhypertrophie und gelegentlich ein Linksschenkelblock zu finden. Die große Blutdruckamplitude kann auch zu einem positiven Kapillarpuls (dabei führt ein leichter Druck auf einen Fingernagel zu pulssynchroner Rötung und Aufhellung des Nagelbetts) oder seltener zu pulssynchronem Kopfnicken führen. Oft sind bereits bei der Betrachtung des Patienten an Hals, Leisten, Ellenbeugen und an den Handgelenken „hüpfende" Pulse mit bloßem Auge zu erkennen.

Therapie

Patienten mit Aortenklappeninsuffizienz können oft lange (20 bis 30 Jahre) leistungsfähig bleiben. Relativ spät, aber evtl. sehr plötzlich kommt es dann zur Herzinsuffizienz. Danach allerdings ist nur noch mit einer mittleren Überlebenszeit von etwa zwei Jahren zu rechnen. Die Behandlung der Aortenklappeninsuffizienz beschränkt sich auf die Behandlung der Herzinsuffizienz mit Diuretika, Digitalis und ACE-Hemmern.

Aortenklappenstenose

Die Aortenklappenstenose (Verengung der Aortenklappe, ➤ Abb. 14.6) führt zu einer Druckbelastung des linken Ventrikels. In fast der Hälfte aller Krankheitsfälle besteht gleichzeitig eine Mitralstenose und in vielen Fällen kommt es zu ausgedehnten Verkalkungen der verengten Aortenklappe.

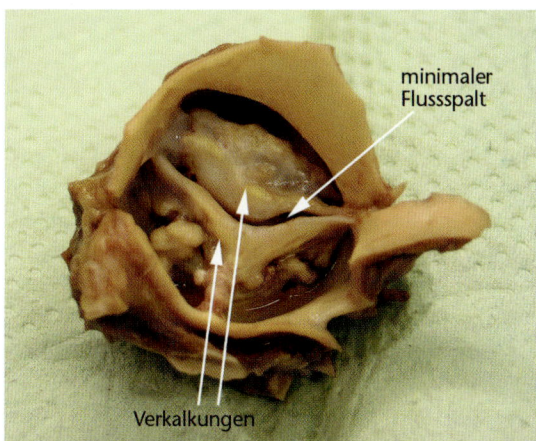

Abb. 14.6 Aortenklappenstenose [T357]

Symptome

Die Patienten sind meist blass und wenig belastbar, der Puls ist schwach. Die Aortenstenose verursacht ein raues Austreibungsgeräusch, das durch Auskultation zu hören ist. Durch den sehr hohen Druck in der linken Herzkammer werden die endokardnahen Schichten der Herzmuskulatur schlechter durchblutet. Es kann dadurch zu Ohnmachtsanfällen unter Belastung sowie zu Angina pectoris und Herzrhythmusstörungen kommen. Luftnot tritt meist erst spät auf, wenn es zur Linksherzinsuffizienz gekommen ist und die Mitralklappe den Rückstau in den Lungenkreislauf nicht mehr verhindern kann. Die Prognose ist deutlich schlechter als bei der Aortenklappeninsuffizienz, denn insbesondere nach körperlicher Anstrengung besteht die Gefahr von Synkopen durch die mangelnde Hirndurchblutung oder eines Myokardinfarkts durch die Minderdurchblutung der Herzkranzgefäße.

Therapie

Die Therapie erfolgt symptomatisch analog den Behandlungsvorgaben der Herzinsuffizienz (➤ Kap. 14.1.1), jedoch sind im Rahmen der medikamentösen Behandlung der Aortenstenose ACE-Hemmer kontraindiziert und Digitalis nur bei Vorhofflimmern indiziert. Solange keine Myokardischämie nachzuweisen ist (ST-Veränderungen im EKG), besteht kein Therapie-, wohl aber ein Beobachtungsbedarf. Die Therapie der Myokardischämie wird in ➤ Kap. 14.3.1 ausführlich behandelt.

14.1.4 Koronare Herzkrankheit (KHK)

Mit dem Begriff der koronaren Herzkrankheit wird die dauerhafte Verengung der Herzkranzgefäße beschrieben, die zu einer chronischen Unterversorgung des Herzmuskels mit Blut und Sauerstoff führt. In der Folge bewirkt diese Unterversorgung ein Missverhältnis zwischen Sauerstoffangebot und -bedarf am Herzen. Der fehlende Sauerstoff macht sich meist unter Belastung (z.B. körperliche Arbeit) bemerkbar. Nach einer kurzen Ruhephase klingen die Beschwerden schnell wieder ab. Das akute klinische Bild der KHK wird auch als **akutes Koronarsyndrom** bezeichnet. Eine koronare Herzkrankheit kann lange symptomlos verlaufen, während im Belastungs-EKG möglicherweise bereits Zeichen einer Durchblutungsstörung nachweisbar sind.

Typische **Notfälle**, die sich aus einer zuvor bestehenden KHK entwickeln können, sind zum Beispiel:
- akutes Koronarsyndrom (➤ Kap. 14.3.1)
- kardiales Lungenödem (➤ Kap. 14.3.2)
- hypertensive Krise (➤ Kap. 14.3.3).

14.2 Krankheiten des Atmungssystems

14.2.1 Pneumonie

Eine Pneumonie (Lungenentzündung; ➤ Abb. 14.7 und ➤ Abb. 14.8) ist eine akute oder chronische Entzündung des Lungengewebes. Die Entzündungsreaktionen können durch Bakterien oder Viren, physikalische (z.B. Strahlen) oder chemische (z.B. Magensaftaspiration) Stoffe hervorgerufen werden. Bakterielle oder virale Pneumonien sind meist ansteckend (infektiös). Abwehrgeschwächte Patienten (z.B. bei Tumorerkrankungen) und alte Menschen (> 60 Jahre) unterliegen einem erhöhten Erkrankungsrisiko.

Symptome

Die Symptome sind abhängig vom Erregertyp und begünstigenden Faktoren, z.B. dem Ausmaß des entzündeten Lungengewebes, sowie von der Abwehrlage des Patienten. Die bakterielle Pneumonie beginnt häufig mit Schüttelfrost, gefolgt von hohem Fieber und Husten mit zähem Auswurf. So ist die Pneumokokkenpneumonie durch einen schnellen und steilen Fieberschub gekennzeichnet. Die Betroffenen machen einen sehr kranken Eindruck.

Die virale Pneumonie dagegen beginnt meist schleichender als die bakterielle Lungenentzündung. Schüttelfrost kommt kaum vor. Das Fieber steigt nur langsam an und erreicht selten Temperaturen über 38,5 °C. Der Husten ist lang anhaltend und quälend, es wird aber meist kein Auswurf produziert, und die Patienten leiden selten unter akuter Atemnot.

Lebensbedrohliche Komplikationen treten vor allem bei bakteriell verursachten Pneumonien auf. Eine der schlimmsten Komplikationen ist neben der Sepsis die respiratorische Insuffizienz, die einen schweren Sauerstoffmangel im gesamten Körper bewirkt. Überfluten die Krankheitserreger den Organismus des Patienten (Sepsis), kommt es an vielen Stellen im Körper zu weiteren Entzündungsreaktionen, die in der Folge zu Schock und Tod führen können

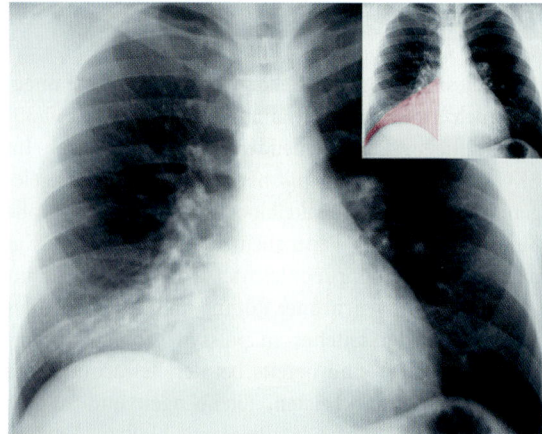

Abb. 14.7 Lobulärpneumonie in der p.a. Aufnahme. Der Röntgenbefund wird als Verschattung bezeichnet, erscheint aber im Röntgenbild als helle Fläche, da es sich um einen Röntgennegativfilm handelt. [T197]

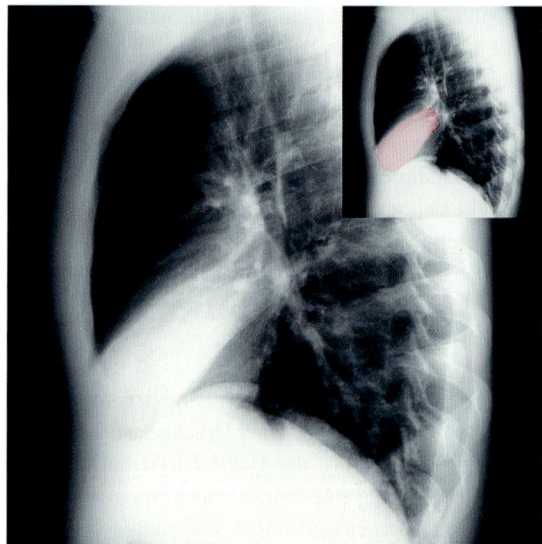

Abb. 14.8 Lobulärpneumonie in der seitlichen Aufnahme. Zusammen mit der p.a. Aufnahme lässt sich die Pneumonie dem Mittellappen zuordnen. [T197]

Therapie

Die Basismaßnahmen orientieren sich an den Vitalfunktionen und umfassen die Lagerung mit erhöhtem Oberkörper und die Sauerstoffgabe über eine Insufflationsmaske. Zur Überwachung werden EKG-Monitor und Pulsoxymeter angeschlossen. Der Blutdruck wird regelmäßig gemessen. In Abhängigkeit von kardialen Vorerkrankungen und der Blutdrucksituation erhält der Patient zum Ausgleich des Wasser-Elektrolyt-Haushaltes über einen periphervenösen Zugang kristalloide Infusionen (Vollelektrolytlösung). Zur Schmerzbekämpfung und Fiebersenkung kann durch den hinzugezogenen

Notarzt Metamizol (Novalgin®) verabreicht werden. Bei Atemerschöpfung, Hypoxie und Bewusstseinstrübung müssen Intubation und Beatmung erwogen werden. Dabei sind aber das Patientenalter, Vorerkrankungen und die Prognose zu berücksichtigen.

14.2.2 Chronisch obstruktive Lungenerkrankungen (COPD)

Die Bezeichnung COPD (chronic obstructive pulmonary disease) ist ein Sammelbegriff für chronisch obstruktive und fortschreitende Lungenerkrankungen, die durch Husten, vermehrten Auswurf von zähem, glasigem Schleim und Atemnot unter körperlicher Belastung gekennzeichnet sind. Dabei sind die Atemwege verengt. Diese Enge lässt sich mit Medikamenten nicht mehr vollständig zurückbilden. Unter dem Begriff COPD werden zwei Krankheitsbilder zusammengefasst:

• die chronische Bronchitis und
• das Lungenemphysem.

Die **chronische Bronchitis** ist eine dauerhafte Entzündung, die von der Weltgesundheitsorganisation (WHO) als chronischer Husten mit und ohne Auswurf definiert wird, der an den meisten Tagen eines Jahres, mindestens aber je drei Monate lang in zwei aufeinanderfolgenden Jahren auftritt.

Das **Lungenemphysem** (> Abb. 14.9a) ist eine nicht rückbildungsfähige (irreversible) Überblähung der Lunge, die zu einer Einschränkung der wichtigsten Lungenfunktionen führt – der Versorgung des Körpers mit Sauerstoff und der Abgabe von Kohlendioxid aus dem Körper in die Umgebungsluft. Zusätzlich zur Überblähung der Lunge kommt es beim Lungenemphysem zu einer Zerstörung von Lungenstrukturen in den Lungenbläschen.

Die **COPD** ist die häufigste Atemwegserkrankung. Sie entwickelt sich infolge einer jahrelangen Belastung der Lunge bzw. Bronchialschleimhaut durch eingeatmete schädliche Stoffe (z.B. Schwefeldioxid). Die Bezeichnung COPD wurde gewählt, um die chronisch obstruktive Bronchitis und das Lungenemphysem vom Asthma bronchiale (> Kap. 14.2.3) abzugrenzen. Asthma und COPD haben auf den ersten Blick zwar sehr ähnliche Symptome, sind aber zwei ganz verschiedene Krankheiten. Erste Unterschiede zeigen sich schon bei der Ursache: Zigarettenrauchen ist als Ursache des Asthmas bisher nicht belegt, gilt aber als Hauptursache der COPD. Das Asthma beginnt in der Kindheit und Jugend, die COPD entwickelt sich im höheren Lebensalter. Die Atemnot beim Asthma tritt anfallsartig auf, bei COPD unter Belastung. Der Verlauf der Atemwegsenge und auch der Erkrankung ist beim Asthma wechselhaft und episodisch, bei der COPD ist es eine dauerhafte Beeinträchtigung, die von Jahr zu Jahr immer stärker wird. Die Enge der Atem-

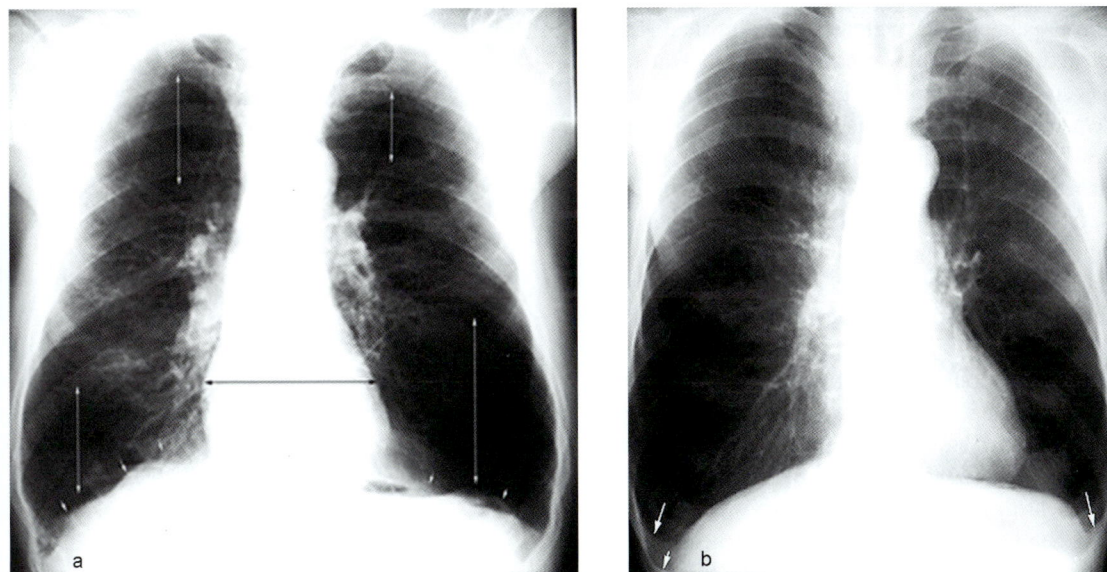

Abb. 14.9 Röntgenbefunde bei Emphysem und Asthma im Vergleich [S008-2]
a) p.a. Thoraxaufnahme eines Patienten mit Lungenemphysem: tief stehende, abgeflachte Zwerchfellhälften (kleine weiße Pfeile). Wegen der Rarefizierung der Lungengefäße vermehrte Transparenz der Lunge in den Oberfeldern sowie basal beidseits (weiße ↔). Schlanker, median gelegener Kardiomediastinalschatten („Tropfenherz": schwarzer ↔).
b) p.a. Thoraxaufnahme eines anderen Patienten mit Asthma bronchiale: durch die Hyperinflation nach unten gedrücktes, flachbogiges Zwerchfell mit nach kaudal gewölbten Ansatzstellen des Zwerchfells (→). Alle Lungenbereiche sind wegen der eng gestellten peripheren Lungengefäße dunkler. Die Mediastinalkonturen sind unauffällig.

wege lässt sich beim Asthma in der Regel gut zurückbilden, bei der COPD kaum. Asthmatiker sprechen bei der Langzeitbehandlung, im Gegensatz zum Großteil der COPD-Patienten, gut auf inhalierbares Kortison an.

Symptome und Krankheitsfolgen (Cor pulmonale)

Typische Symptome einer COPD sind ein überwiegend morgens auftretender, produktiver Husten mit Auswurf von Sputum (Raucherhusten) und zu Beginn der Erkrankung eine belastungsabhängige Dyspnoe, die sich im weiteren Krankheitsverlauf in eine Ruhedyspnoe weiterentwickelt. Die Sauerstoffunterversorgung des Körpers ist mit zunehmendem Krankheitsverlauf an einer Lippen- und Fingerzyanose (Akrozyanose) zu erkennen.

Der erhöhte Strömungswiderstand in den tiefen Atemwegen verursacht die Sauerstoffunterversorgung in den zu gering oder nicht ventilierten Alveolen. Der Patient versucht, die Luft unter Kraftanstrengung auszuatmen. Dabei werden die kleinen Bronchien weiter eingeengt. Dadurch kann die Ausatemluft aus den Alveolen nicht oder nur erschwert entweichen und es entsteht eine verlängerte Ausatmung mit typischem Giemen und Brummgeräuschen. So überblähen die Alveolen allmählich. Infolgedessen verengen sich die Kapillaren des Lungenkreislaufs. Folgen sind eine Erhöhung des Gefäßwiderstandes und ein gestörter Blutfluss in der Lunge (pulmonale Hypertonie). Das Blut staut sich bis zur rechten Herzhälfte zurück, die linke Herzhälfte erhält zu wenig oxygeniertes Blut aus der Lunge. Außerdem muss die rechte Herzhälfte gegen einen zunehmenden Widerstand arbeiten. Bei einer über viele Jahre bestehenden COPD entwickelt sich eine chronische Rechtsherzbelastung. Der rechte Ventrikel dehnt (Dilatation) oder vergrößert sich, ohne an Muskelmasse zuzulegen (Hypertrophie). Diese Form der Rechtsherzinsuffizienz wird **Cor pulmonale** ("Lungenherz") genannt.

Bei den an COPD erkrankten Personen verändert sich im Laufe der Zeit aufgrund des erhöhten intrathorakalen Drucks die Anatomie des Brustkorbs. Die Rippen verlaufen dann streng horizontal und der Thorax nimmt die Form eines Fasses (Fassthorax) an. Das Abatmen von Kohlenstoffdioxid aus der Lunge ist durch die Obstruktion gestört, was zu einer chronischen Erhöhung des pCO_2 im Blut (Hyperkapnie) führt. Folge ist eine Umstellung der zentralen **Atemregulation**. Der Körper reagiert stärker auf einen Abfall des Sauerstoffpartialdrucks (pO_2) als auf eine Erhöhung des Kohlenstoffdioxidpartialdrucks (pCO_2). Für die Therapie mit hoch dosiertem Sauerstoff bei akuter Atemnot hat die Umstellung der Atemregulation keine Bedeutung.

Therapie

Die wichtigsten Maßnahmen in der Behandlung der COPD sind das Vermeiden einer Exposition mit den schädlichen Stoffen, zum Beispiel durch Einstellung des Zigarettenrauchens. Die medikamentöse Therapie orientiert sich am Schweregrad der Erkrankung und besteht einerseits in der Vorbeugung (Prophylaxe) auftretender Exazerbationen, zum Beispiel durch die Grippeschutzimpfung und Antibiotikatherapie bei bakteriellen Atemwegsinfekten, und andererseits in einer medikamentösen Langzeittherapie durch inhalative β_2-Sympathomimetika und Kortisonpräparate (z.B. Solu-Decortin® H). Ergänzend werden zur Verbesserung des Abhustens des zähen Schleimes schleimlösende Präparate (Mukolytika, z.B. NAC®) verordnet.

SCHLAGWORT
COPD
Ursachen
- jahrelange Belastung der Lunge bzw. Bronchialschleimhaut durch eingeatmete Schadstoffe

Symptome
- produktiver Husten (überwiegend morgens, "Raucherhusten")
- Belastungsdyspnoe, Zyanose an den Lippen und Fingern (Akrozyanose)
- später auch Ruhedyspnoe
- verlängerte Ausatmung mit Giemen und Brummen
- leises Atemgeräusch

Maßnahmen
Monitoring
- RR, Puls, EKG, SaO2
- Auskultation Lunge (Giemen, Brummen)
- Inspektion Hautkolorit (zunehmende Zyanose?)

Basismaßnahmen und Lagerung
- O2-Gabe über Maske oder Nasensonde 2–4 Liter/Min.
- keine aktiven Bewegungen des Patienten zulassen (z.B. zum RTW gehen); Umlagerung z.B. mit Stuhl
- Oberkörperhochlagerung (30–70° Drehpunkt Hüfte) oder Patient sitzend mit nach hinten gestützten Armen (Unterstützung der Atemhilfsmuskulatur)
- Freihalten der Atemwege (ggf. Patient abhusten lassen)

Erweiterte Maßnahmen
- i.v. Zugang und Laborblutentnahme

Medikamente und Dosierungsempfehlungen
- Inhalative β_2-Sympathomimetika (Berotec®) erweitern die Atemwege und werden von den Patienten auch bei akuter Atemnot oft selbst eingenommen.
- Kortisonpräparate (Solu-Decortin®-H) wirken abschwellend und entzündungshemmend an den Schleimhäuten der Atemwege.
- Schleimlösende Präparate, Mukolytika (NAC®), verbessern das Abhusten des zähen Schleims.

MERKE

Die Atemsteuerung ändert sich bei chronischen Lungener-krankungen. Aufgrund der chronisch erhöhten CO_2-Sättigung des Blutes ist nicht mehr der hohe CO_2-Gehalt der Atemreiz, sondern die O_2-Erniedrigung im Blut.

14.2.3 Asthma bronchiale

Das Asthma bronchiale (Bronchialasthma, ➤ Abb. 14.9b) ist eine Krankheit, die durch anfallsweise Episo-den schwerer Atemnot mit Zyanose gekennzeichnet ist. Die schwere Atemnot ist durch eine Trias gekennzeich-net (➤ Abb. 14.10):

1. Spasmus der Bronchialmuskulatur
2. Ödem der Bronchialschleimhaut
3. Hyper- und Dyskrinie, d.h. übermäßige Absonde-rung eines zähen, kaum abzuhustenden Schleimes aus den Drüsen der Bronchialschleimhaut.

Bronchospasmus, Schleimhautschwellung und Hyper-sekretion führen insgesamt zu einer Zunahme des Atemwegswiderstandes und werden als **Bronchialob-struktion** bezeichnet. Diese Hindernisse beeinträchti-gen vorwiegend die Ausatmung (Exspiration).

Einen Asthmaanfall können unterschiedliche Faktoren gemeinsam oder einzeln auslösen. Ausgehend von den auslösenden Faktoren, wird zwischen einem allergischen (extrinsic) und nichtallergischen (intrinsic) Asthma bronchiale unterschieden. Beim **allergischen (extrinsic) Asthma** ist die Reaktion der IgE-Antikörper die alleinige Ursache für die Erkrankung. Ausgelöst durch den Kon-takt mit einem Allergen, reagieren die Mastzellen mit der massenhaften Ausschüttung von Histamin. Die häufigs-ten Auslöser für ein allergisches Asthma bronchiale sind:

- Allergenkontakte (inhalativ, per os, perkutan oder parenteral)
- Medikamente, z.B. Azetylsalizylsäure (Aspirin®)
- Nahrungsmittel, insbesondere Eiweiße und Konser-vierungsmittel
- Insektengifte, z.B. von Bienen und Wespen.

Mit dem Begriff des **nichtallergischen (intrinsic) Asth-mas** werden dagegen alle Formen von Asthma ohne all-ergische Ursache erfasst. Es handelt sich zumeist um Virusinfektionen und unspezifische Reize, z.B. körperli-che Belastungen. Auslöser für das Auftreten eines **nicht-allergischen Asthma bronchiale** sind:

- Atemwegsinfekte
- körperliche Belastung
- Kälteexposition, Rauch, Nebel
- Angst, Stress.

Beide Asthmaformen führen entweder zu einer nicht in-fektiös bedingten Reizung (extrinsic Asthma) oder infek-

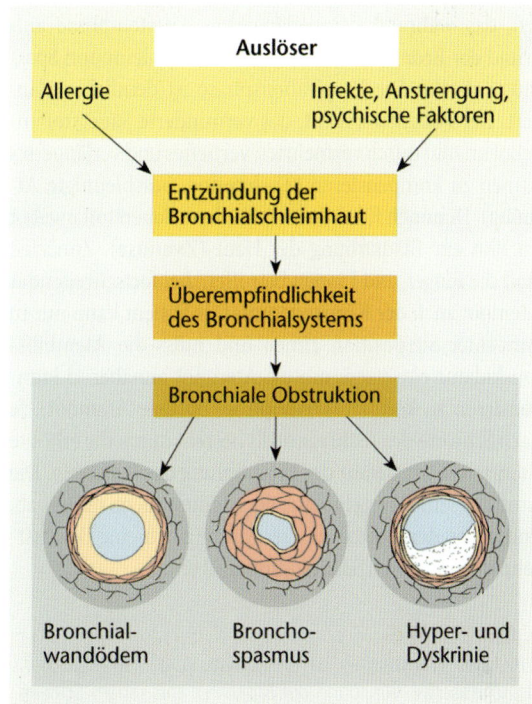

Abb. 14.10 Pathogenese des Asthma bronchiale. Zum Atemnot-anfall führen: Ödem der Bronchialschleimhaut (Bronchialwand-ödem), Spasmus der Bronchialmuskulatur (Bronchospasmus) sowie übermäßige und zähe Schleimbildung (Hyper- und Dyskrinie). [A400]

tiös bedingten Entzündung (intrinsic Asthma) der Bron-chien. Diese Reizung/Entzündung wiederum setzt ihrer-seits Stoffe frei, die die Reaktion verstärken. Durch An-schwellen der Bronchialschleimhaut und Produktion zähen Schleims kommt es zu Verkrampfungen der Bron-chialmuskulatur, die das Lumen der Atemwege weiter verengen. Dadurch kann die Luft nur unter Anstrengung ein- bzw. ausgeatmet werden. Die Atemnot wird im Asth-maanfall mit jeder Ausatembewegung verstärkt. Wenn der Patient versucht, die Luft unter Kraftanstrengung aus-zuatmen, werden die kleinen Bronchien komprimiert. Dadurch kann die Ausatemluft aus den Alveolen nicht oder nur erschwert entweichen. So überblähen die Alveo-len allmählich. Ein besonders schwerer, lange andauern-der (Stunden) bzw. immer wiederkehrender und/oder auf Medikamente nicht ansprechender Asthmaanfall wird als **Status asthmaticus** bezeichnet.

Symptome

Die anfallsartig auftretende Atemnot gilt als Leitsymptom. Sie verschlimmert sich besonders durch **Hustenattacken**, durch die der Patient versucht, den zähen Schleim abzu-werfen, sowie **Unruhe** und **Angst**. Bei der Ausatmung des Patienten ist ein deutliches **Giemen** und **Brummen** zu hören, das während der verlängerten Ausatemphase aufgrund der Bronchialobstruktion durch Schleim und Spasmus entsteht. Die Exspirationsphase ist deutlich verlängert. Der Patient versucht, das verminderte Sauerstoffangebot im Blut durch vermehrtes, vertieftes und verlängertes Atmen zu kompensieren (**Tachypnoe**, beschleunigte Atmung). Dennoch führt das verminderte Sauerstoffangebot im Blut zur Blaufärbung der Haut (**Zyanose**). Zunächst sind die Finger und Lippen betroffen, bei fortschreitender Atemnot auch der Körperstamm. Der Patient kann nur in aufrechter Sitzposition atmen und muss die Atemhilfsmuskulatur einsetzen, um die Atemnot annähernd kompensieren zu können (**Orthopnoe**, höchste Atemnot). Je nach Schwere des Asthmaanfalls besteht durch die erhöhte Atemarbeit die Gefahr der Erschöpfung des Patienten. Die Atmung wird unregelmäßig, die Atemfrequenz nimmt ab, und neben der sichtbaren Erschöpfung tritt eine Bewusstseinsstörung durch Sauerstoffmangel ein.

ACHTUNG

Höchstes Warnzeichen ist die „silent lung" (stille Lunge). Durch massive Verlegung der Bronchien mit zähem Schleim sind die Atemgeräusche kaum mehr wahrnehmbar.

Therapie

Zu den **Basismaßnahmen** gehört das kontinuierliche Monitoring von EKG, Blutdruck und Pulsoxymetrie. Der Patient wird beruhigt, aufrecht im Sitzen gelagert, und ihm wird das Aufstützen der Arme ermöglicht. Der Einsatz der Lippenbremse – Ausatmen über die zusammengepressten Lippen – durch den Patienten verbessert die Atemnot. Gleichzeitig erhält er Sauerstoff über eine Insufflationsmaske. Die Dosierung ist abhängig von der Sauerstoffsättigung. Die Notarztalarmierung muss so schnell wie möglich erfolgen (➤ Abb. 14.11).

Die **erweiterten Maßnahmen** beginnen mit der Anlage eines venösen Zuganges und der Einleitung der medikamentösen Therapie. Die **medikamentöse Therapie** richtet sich nach dem klinischen Bild und der Schwere der Atemwegsobstruktion. Dabei gilt, je schwerer der Anfall, umso geringer die Wirkung der inhalativen Therapie (Aerosolspray). Mittel der Wahl sind β_2-Sympathomimetika (Berotec®, Bricanyl® oder Salbutamol) inhalativ und/oder systemisch, Theophyllin (Euphyllin®) und Kortison hoch dosiert. Die β_2-Sympathomimetika und das Theophyllin sollen den Bronchialkrampf durchbrechen. Kortison führt zu einem Abschwellen der Bronchialschleimhaut. Die Gabe von Elektrolytlösungen dient der Verflüssigung des zähen Sekrets, damit besser abgehustet werden kann (➤ Abb. 14.11).

Bei therapieresistentem Status asthmaticus kann zusätzlich der Einsatz eines Salbutamol-Verneblers erfolgen. Dabei wird über eine Insufflationsmaske, die an eine Wasserfalle mit 5 mg Salbutamol und destilliertem Wasser angeschlossen ist, unter Zugabe von 6 Litern Sauerstoff pro Minute das vernebelte Medikament inhaliert.

Droht der Patient in eine CO_2-Narkose zu geraten, wird sich der Notarzt zur Narkose mit Intubation und Beatmung entscheiden. Als Narkotikum eignet sich hier wegen seiner bronchodilatatorischen Eigenschaft besonders Ketamin (Ketanest S®).

SCHLAGWORT

Asthma bronchiale

Ursachen
- **allergisches (extrinsic) Asthma**
  – Allergenkontakte (inhalativ, per os, perkutan oder parenteral)
  – Medikamente, z.B. Azetylsalizylsäure (ASS)
  – Nahrungsmittel, insbesondere Eiweiße und Konservierungsmittel
  – Insektengifte, z.B. von Bienen und Wespen
- **nichtallergisches (intrinsic) Asthma**
  – Atemwegsinfekte
  – körperliche Belastung
  – Kälteexposition, Rauch, Nebel
  – Angst, Stress

Symptome
- Orthopnoe (höchste Atemnot)
- Tachypnoe (beschleunigte Atmung)
- Hustenattacken
- Giemen, Brummen
- Unruhe, Angst
- Zyanose

Maßnahmen
Monitoring
- RR, Puls, EKG, SaO2
- Auskultation Lunge (Giemen, Brummen)
- Inspektion Hautkolorit (zunehmende Zyanose?)
- Inspektion Atembewegungen (zunehmende Erschöpfung?)

Basismaßnahmen und Lagerung
- O_2-Gabe über Maske oder Nasensonde 4–6 Liter/Min.
- keine aktiven Bewegungen des Patienten zulassen (z.B. zum RTW gehen); Umlagerung z.B. mit Stuhl
- Oberkörperhochlagerung (30–70° Drehpunkt Hüfte) oder Patient sitzend mit nach hinten gestützten Armen (Unterstützung der Atemhilfsmuskulatur)
- Freihalten der Atemwege (ggf. Patient abhusten lassen)

Erweiterte Maßnahmen
- i.v. Zugang und Laborblutentnahme
- bei Atemerschöpfung Intubation und Beatmung mit PEEP

Medikamente und Dosierungsempfehlungen
- inhalative β_2-Sympathomimetika (Berotec® 2 Hübe)
- Theophyllin: 2–5 mg/kg KG i.v.
- Kortison (Solu-Decortin®-H) 250 mg i.v.

14

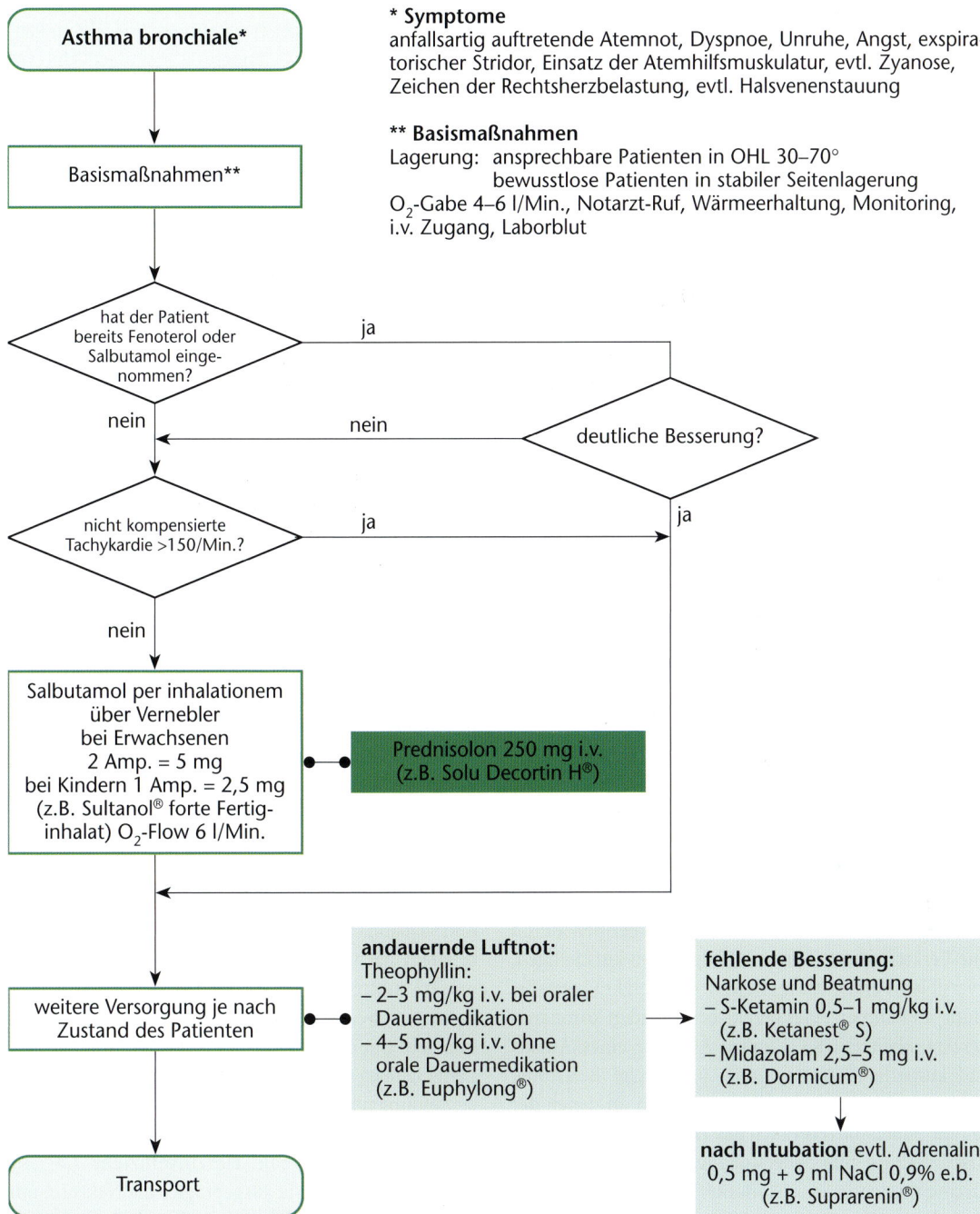

Asthma bronchiale*

Basismaßnahmen**

hat der Patient bereits Fenoterol oder Salbutamol eingenommen?

ja

nein

nein

deutliche Besserung?

ja

nicht kompensierte Tachykardie >150/Min.?

ja

ja

nein

Salbutamol per inhalationem über Vernebler bei Erwachsenen 2 Amp. = 5 mg bei Kindern 1 Amp. = 2,5 mg (z.B. Sultanol® forte Fertiginhalat) O_2-Flow 6 l/Min.

Prednisolon 250 mg i.v. (z.B. Solu Decortin H®)

weitere Versorgung je nach Zustand des Patienten

andauernde Luftnot:
Theophyllin:
– 2–3 mg/kg i.v. bei oraler Dauermedikation
– 4–5 mg/kg i.v. ohne orale Dauermedikation (z.B. Euphylong®)

fehlende Besserung:
Narkose und Beatmung
– S-Ketamin 0,5–1 mg/kg i.v. (z.B. Ketanest® S)
– Midazolam 2,5–5 mg i.v. (z.B. Dormicum®)

nach Intubation evtl. Adrenalin 0,5 mg + 9 ml NaCl 0,9% e.b. (z.B. Suprarenin®)

Transport

* Symptome
anfallsartig auftretende Atemnot, Dyspnoe, Unruhe, Angst, exspiratorischer Stridor, Einsatz der Atemhilfsmuskulatur, evtl. Zyanose, Zeichen der Rechtsherzbelastung, evtl. Halsvenenstauung

** Basismaßnahmen
Lagerung: ansprechbare Patienten in OHL 30–70°
  bewusstlose Patienten in stabiler Seitenlagerung
O_2-Gabe 4–6 l/Min., Notarzt-Ruf, Wärmeerhaltung, Monitoring, i.v. Zugang, Laborblut

Abb. 14.11 Algorithmus „Asthma bronchiale" (modifiziert nach O. Peters, K. Runggaldier: Algorithmen für den Rettungsdienst, 3. Aufl., Elsevier GmbH, Urban & Fischer, 2006)

- Terbutalin (Bricanyl®) 0,25 mg s.c.
- Sedierung: Midazolam (Dormicum®) 5 mg i.v.
- Flüssigkeitszufuhr i.v. (zur Sekretverflüssigung)
- Salbutamol-Vernebler
- wenn Narkose erforderlich, dann Narkoseeinleitung mit Ketamin (0,5–1 mg Ketanest® S pro kg KG langsam i.v.) und Dormicum® 2–5 mg i.v.

14.3 Kardiozirkulatorische Notfälle

Den kardiozirkulatorischen Notfällen gemeinsam sind die Symptome Brustschmerz, Luftnot (Dyspnoe), Herzrhythmusstörungen und Bewusstseinsstörungen, die im Einzelfall unterschiedlich stark ausgeprägt sein können.

Therapeutisches Handeln in kurzer Zeit ist gefordert, da so zum einen die akute Vitalgefährdung vom Patienten abgewendet und zum anderen Sekundärkomplikationen und Folgeschäden minimiert werden können. Herzrhythmusstörungen z.B. können zur Beeinträchtigung der Herzfunktion, ein Lungenödem zur Beeinträchtigung der Atemfunktion bis hin zu Schock und Bewusstlosigkeit führen.

14.3.1 Akutes Koronarsyndrom

Die Krankheitsbilder Angina pectoris und akuter Myokardinfarkt lassen sich präklinisch nur schwer unterscheiden, so dass eine sichere Differenzierung nicht immer möglich ist. Aus diesem Grund wird präklinisch für die instabile Angina pectoris, den ST-Strecken-Hebungsinfarkt (STEMI) und den Myokardinfarkt ohne ST-Hebung (NSTEMI) so lange der Sammelbegriff **akutes Koronarsyndrom** verwendet, bis eine endgültige und sichere Diagnose gestellt werden kann. Das akute Koronarsyndrom entwickelt sich zumeist plötzlich im Rahmen einer bereits bestehenden koronaren Herzkrankheit (KHK).

> **MERKE**
> Leitsymptom des akuten Koronarsyndroms ist der akute Thoraxschmerz.

Angina pectoris

Der Angina-pectoris-Anfall wird hervorgerufen durch eine Verkrampfung (Spasmus) oder einen kurzzeitigen, reversiblen **Verschluss** im Bereich der Herzkranzgefäße, häufig im Rahmen einer bereits bestehenden koronaren Herzkrankheit (KHK). Häufige Auslöser eines Anfalls sind körperliche Anstrengung, psychische Belastung, schwere Mahlzeiten oder Kälteexposition, in denen der erhöhte Sauerstoffverbrauch des Herzmuskels in einem Missverhältnis zum Sauerstoffangebot steht. Die hierdurch eintretende Sauerstoffunterversorgung im nachgeschalteten Versorgungsgebiet des Herzmuskels erzeugt den Brustschmerz (Ischämieschmerz).

Es werden folgende Formen der Angina pectoris unterschieden:

1. **stabile Angina pectoris:** wiederkehrende Beschwerden bei bestimmten Belastungen
2. **instabile Angina pectoris:** erstmaliger Angina-pectoris-Anfall, jede Änderung eines vormals stabilen Verlaufs bei nunmehr geringerer Belastung oder länger andauernder Anfall ohne Infarktnachweis

3. **Prinzmetal-Angina** (vasospastische Variante): in Ruhe und ohne äußere Provokation mit ST-Hebungen im EKG. Die EKG-Veränderungen sind jedoch reversibel und die körperliche Leistungsfähigkeit ist gut.

Akuter Myokardinfarkt

Beim akuten Myokardinfarkt (Herzinfarkt) sind eine oder mehrere Herzkranzarterien verschlossen und das Versorgungsgebiet im Herzmuskel bereits abgestorben (Herzmuskelnekrose) (➤ Abb. 14.12a und ➤ Abb. 14.12b). Eine solche Nekrose bildet sich bereits 15–30 Minuten nach Verschluss des Herzkranzgefäßes aus und ist irreversibel. In über 90% der Fälle wird der Verschluss der Koronararterie durch ein thrombotisches Geschehen verursacht. Häufig gehen dem Herzinfarkt kardiale Ereignisse in den letzten Tagen oder Wochen voraus (gehäufte Angina pectoris), die im Rahmen einer bereits vorher bestehenden Verengung der Herzkranzgefäße aufgetreten sind. Unbehandelt ist die Sterblichkeit beim Herzinfarkt hoch. Ein großer Anteil der Patienten verstirbt bereits vor Eintreffen des Rettungsdienstes oder vor Erreichen des Krankenhauses (50% in den ersten 15 Minuten) an den im Rahmen des Herzinfarkts plötzlich auftretenden Komplikationen. Die Komplikationen sind:

- Herzrhythmusstörungen (90%)
- Lungenödem (20%)
- kardiogener Schock (10%)
- Embolien (5%)
- Myokardruptur (selten).

Alle Komplikationen können nebeneinander auftreten und sich abhängig voneinander entwickeln. Insbesondere wenn nach einem Herzinfarkt Blutungen im Herzmuskel auftreten, sinken die Überlebenschancen des Patienten (➤ Abb. 14.12 b). Etwa jede fünfte Komplikation geht mit einem **Linksherzversagen** und kardialem Lungenödem (➤ Kap. 14.3.2) einher. Durch die Narbenbildung an Teilen des Herzmuskels und dem damit verbundenen Funktionsverlust verliert das Herz an Pumpleistung, und eine **Herzinsuffizienz** (➤ Kap. 14.1.1) ist die Folge. Je ausgeprägter die Nekrose, umso größer ist der Leistungsverlust des Herzens, der zum kardiogenen Schock führen kann. Der **kardiogene Schock** ist die bedrohlichste Form einer akuten und dekompensierten Herzinsuffizienz und endet unbehandelt mit Pumpversagen und Tod.

Symptome

Leitsymptom beim akuten Koronarsyndrom ist der **Thoraxschmerz**, der häufig mit einem retrosternalen

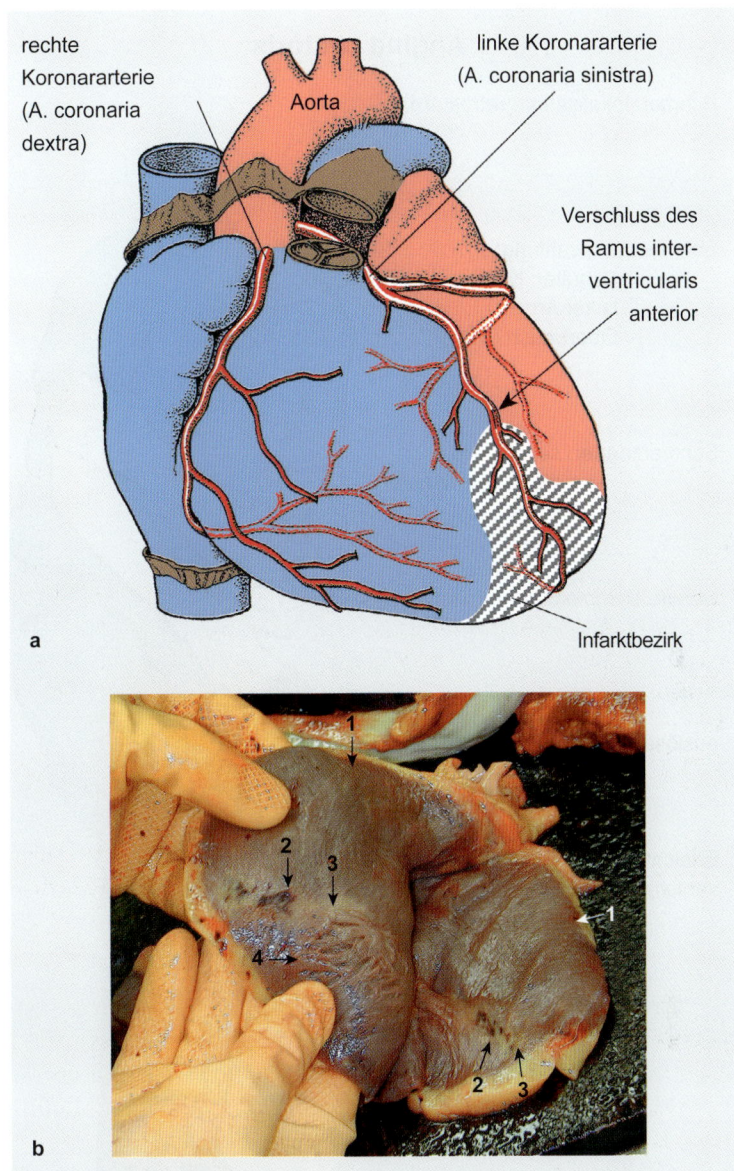

rechte
Koronararterie
(A. coronaria
dextra)

Aorta

linke Koronararterie
(A. coronaria sinistra)

Verschluss des
Ramus inter-
ventricularis
anterior

Infarktbezirk

a

b

Abb. 14.12 a: Herzinfarkt. Durch Verschluss einer Koronararterie stirbt das von dieser Arterie (hier: RIVA) versorgte Herzmuskelgewebe ab. [A400-190]
b: Transversalschnitt durch Infarktgebiet nach RIVA-Verschluss; 1: linke Herzkammer (Transversalebene), 2: Herzmuskeleinblutung (rote Flecken), 3: Herzmuskelnekrose (blassgelbe Flecken), 4: Herztrabekel [M235]

Druck („Eisenplatte auf dem Brustkorb") und Beklemmungsgefühl („Ring um den Brustkorb") verbunden ist. Die Schmerzen sind nicht genau lokalisierbar, sie treten ohne scharfe Begrenzung im gesamten Brustraum auf und können in verschiedene herznahe Körperregionen ausstrahlen (➤ Abb. 14.13 und ➤ Abb. 14.14): Schmerzausstrahlungen in die linke Schulter, Achsel oder den linken Arm, seltener in Hals, Unterkiefer oder Oberbauch werden angegeben. Der Patient vermeidet während des Anfalls Bewegung und körperliche Anstrengung. Die Schmerzen bei Angina-pectoris-Anfällen (Ischämieschmerz) sind meist nur von kurzer Dauer (< 20 Minuten) und lassen nach der Gabe von Nit-

rospray nach (nitrosensibel). Beim Myokardinfarkt halten die Schmerzen länger an (> 20 Minuten) und verändern sich nach der Gabe von Nitrospray kaum oder gar nicht (nitroresistent). Etwa ein Drittel aller Herzinfarkte verläuft sogar „stumm" ab, d.h. ohne Thoraxschmerz. Besonders häufig kommt dies bei Diabetikern und älteren Patienten vor, da bei ihnen die Schmerzwahrnehmung krankheits- oder altersbedingt eingeschränkt sein kann (➤ Kap. 14.5.1).

MERKE
Diabetiker erleiden oftmals Herzinfarkte ohne typische Schmerzsymptome.

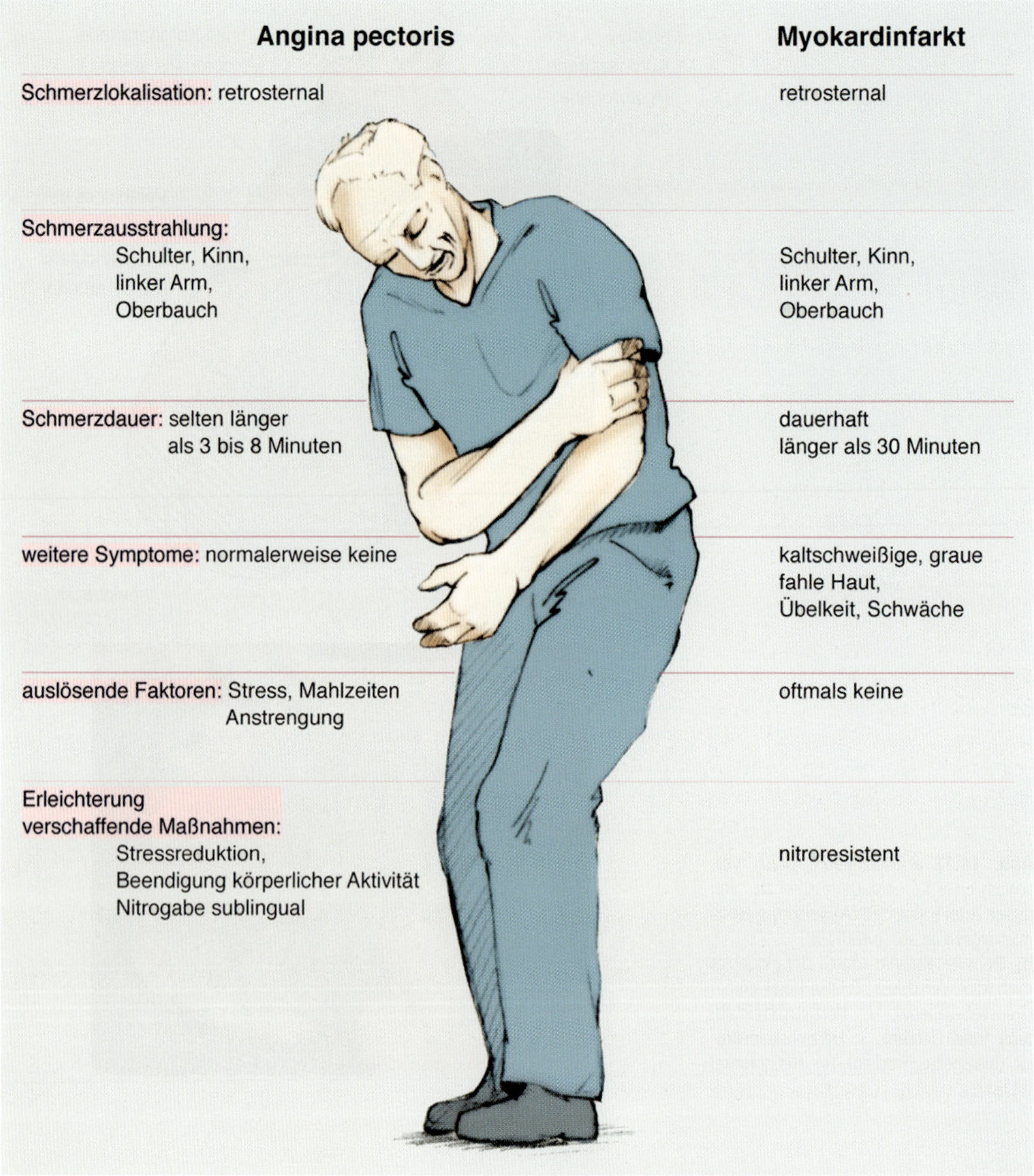

Angina pectoris	Myokardinfarkt
Schmerzlokalisation: retrosternal	retrosternal
Schmerzausstrahlung: Schulter, Kinn, linker Arm, Oberbauch	Schulter, Kinn, linker Arm, Oberbauch
Schmerzdauer: selten länger als 3 bis 8 Minuten	dauerhaft länger als 30 Minuten
weitere Symptome: normalerweise keine	kaltschweißige, graue fahle Haut, Übelkeit, Schwäche
auslösende Faktoren: Stress, Mahlzeiten Anstrengung	oftmals keine
Erleichterung verschaffende Maßnahmen: Stressreduktion, Beendigung körperlicher Aktivität Nitrogabe sublingual	nitroresistent

Abb. 14.13 Patient mit Schmerzausstrahlung [L108]

Weitere **unspezifische Symptome** des akuten Koronarsyndroms sind:

- vegetative Begleitsymptome wie Übelkeit, Erbrechen, kaltschweißige Haut, Mundtrockenheit, fahle Blässe
- Dyspnoe
- Todesangst, Vernichtungsgefühl durch Sympathikus-Stimulation
- Tachykardie und Hypotonie (selten Bradykardie oder Blutdruckanstieg).

Die vegetativen Begleitsymptome sind beim Myokardinfarkt oft stärker ausgeprägt als bei einem Angina-pectoris-Anfall.

Die sichere Diagnostik eines Herzinfarktes kann erst im Krankenhaus nach Ausschöpfung aller diagnostischer Maßnahmen (infarkttypischer Enzymverlauf, 12-Kanal-EKG unter vergleichbaren Bedingungen) gestellt werden. Im präklinischen Notfall ist eine Diagnose nur eingeschränkt zu stellen, da die Diagnosemöglichkeit stark von der Art des EKGs und der Anzahl der

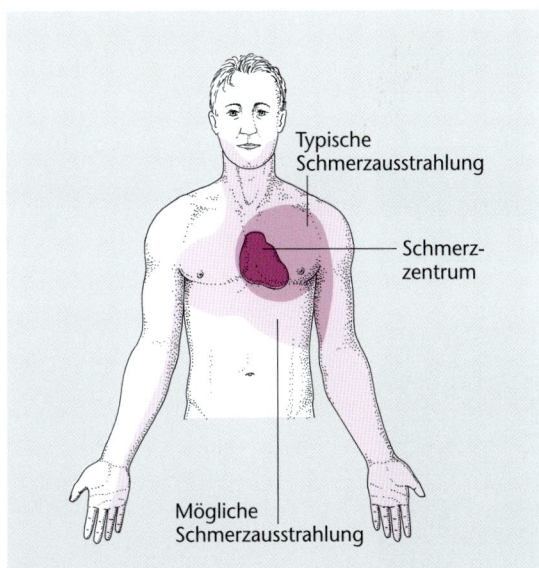

Abb. 14.14 Charakteristische Schmerzausbreitung beim akuten Koronarsyndrom [A400-190]

möglichen Ableitungskanäle abhängig ist. Je mehr Ableitungen im EKG betrachtet werden können, desto höher ist die Wahrscheinlichkeit, einen Herzinfarkt bereits präklinisch mit hinreichender Sicherheit diagnostizieren zu können (➤ Abb. 14.15). Aus diesem Grunde sollten alle arztbesetzten Rettungsmittel mit einem 12-Kanal-EKG bestückt sein. Das **12-Kanal-EKG** erlaubt die sichere Diagnose eines ST-Strecken-Hebungsinfarktes (**STEMI**), wenn die ST-Streckenhebung in zwei anatomisch benachbarten Extremitätenableitungen ≥ 0,1 mV oder in zwei anatomisch benachbarten Brustwandableitungen mindestens ≥ 0,2 mV Abstand zur isoelektrischen Linie aufweisen (➤ Abb. 14.15, siehe dort II, III, V_3, V_4). Auch ein neu aufgetretener Linksschenkelblock bei herzinfarkttypischen Symptomen weist auf einen STEMI hin.

MERKE

Bei der Verdachtsdiagnose Herzinfarkt ist differentialdiagnostisch auch an eine Lungenembolie oder ein thorakales Aortenaneurysma zu denken.

Therapie

Alle präklinischen Maßnahmen zielen beim akuten Koronarsyndrom auf die Verbesserung des Sauerstoffangebots (O_2-Gabe über eine Sonde) und die Verminderung des Sauerstoffbedarfs (Vermeidung jeder Belastung, medikamentöse Therapie, z.B. Nitroverbindungen). Sie haben sich auf wenige, aber effektive Maßnahmen zu beschränken. Von besonderer Bedeutung ist hier die Dau-

er des Zeitintervalls zwischen Schmerzbeginn und dem Beginn der Maßnahmen, um die Ausbildung einer Herzmuskelnekrose zu verhindern.

Die **Basismaßnahmen** (➤ Abb. 14.25) haben sich an den Vitalfunktionen zu orientieren. Ist der Patient bei Bewusstsein, ist er mit erhöhtem Oberkörper zu lagern, beengende Kleidungsstücke sind zu öffnen. Jede Anstrengung (z.B. Treppensteigen) ist zu vermeiden. Dem Patienten ist über eine O_2-Sonde Sauerstoff (mindestens 4–6 l/Min.) zu verabreichen. Über Monitoring ist der Patient zu überwachen. Das **Standardmonitoring** beim Myokardinfarkt umfasst:

- Pulsoxymetrie (Sauerstoffgabe ausreichend?)
- EKG-Kontrolle (Extrasystolen, ST-Hebungen?)
- Blutdruck messen (Schock?)
- Puls fühlen (Arrhythmie?).

Es gilt, Ruhe auszustrahlen und auf den Patienten zu übertragen.

Bereits zu den **erweiterten Maßnahmen** gehören die Gabe von zwei Hüben Nitro®-Spray, aber nur, wenn der systolische Blutdruck über 100 mmHg beträgt, sowie die Anlage eines venösen Zugangs am Patienten. Die weiteren pharmakologischen Maßnahmen beim Myokardinfarkt umfassen die Behandlungsschwerpunkte Analgesie und Anxiolyse (Schmerz- und Angstbefreiung), die Thrombozytenaggregationshemmung und die Antikoagulation (teilweise Hemmung der Blutplättchenfunktion und Blutgerinnung) sowie die antiarrhythmische Therapie (Behandlung zur Behebung von Herzrhythmusstörungen).

Die Gabe von **Opiaten** (Morphium) zur Schmerzbekämpfung führt zusätzlich zu einer Dämpfung der sympathikoadrenergen Aktivität, die zu einer gewünschten Myokardentlastung durch Verminderung des peripheren Gefäßwiderstandes führt. Als mögliche Nebenwirkungen können neben einem anfänglichen Blutdruckabfall durch Erweiterung vorwiegend der venösen Kapazitätsgefäße vor allem vegetative (zentralnervöse) Erscheinungen wie Übelkeit, Erbrechen, Schwindel und Ermüdung auftreten.

Pentazocin (Fortral®) sollte bei akuten Herz-Kreislauf-Erkrankungen nicht zur Anwendung kommen, da es zu einer Druck- und Widerstandserhöhung im großen und kleinen Kreislauf führt. Wegen möglicher Zunahme von Puls und Blutdruck und damit auch des myokardialen Sauerstoffbedarfs sollte auch auf Ketamin (Ketanest®) verzichtet werden.

Zur **Sedierung** kann neben Midazolam (Dormicum®) auch Diazepam (Valium®) gegeben werden. Bei älteren Patienten sollte dabei allerdings berücksichtigt werden, dass die Wirkdauer von Diazepam gerade bei dieser Patientengruppe deutlich verlängert sein kann.

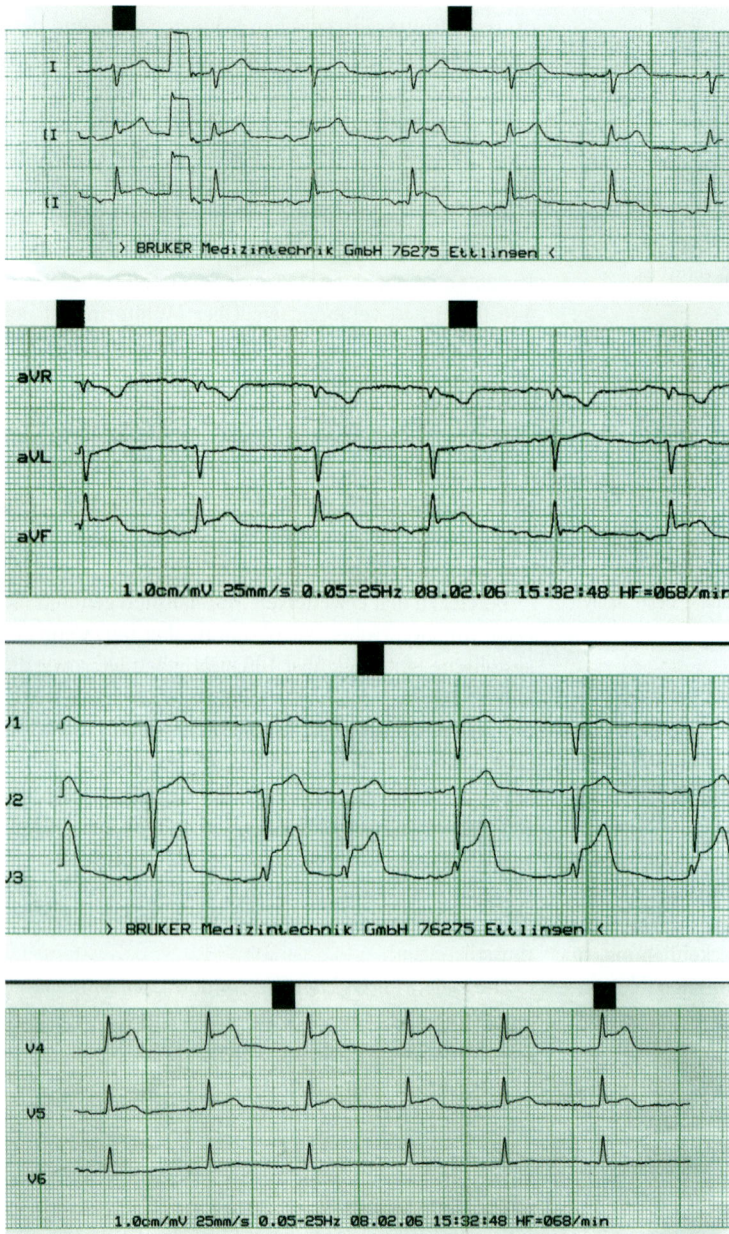

Abb. 14.15 EKG eines Myokardinfarktes (ST-Hebung in II, III, aVF, V_2–V_5) [M235]

Die Gabe von Azetylsalizylsäure (ASS) und Heparin hat sich in den letzten Jahren durchgesetzt, nachdem der positive Einfluss dieser Substanzen nachgewiesen werden konnte. Bei gesichertem STEMI hat sich in den letzten Jahren zusätzlich die frühzeitige Gabe von Clopidogrel (Plavix® oder Iskover®) im Rahmen der Akuttherapie bewährt. Durch eine Verminderung der Zusammenlagerung von Blutplättchen (**Thrombozytenaggregation**) durch ASS und Clopidogrel sowie der blutgerinnungshemmenden Wirkung von Heparin verbessern sich die Fließeigenschaften des Blutes in den zum Teil bereits vorgeschädigten Blutgefäßen. Der therapeutische Effekt

(Senkung von Letalität, der Reinfarkt- und Erstinfarktgefahr) ist dabei offenbar umso deutlicher, je früher mit der Behandlung begonnen wird.

Eine generelle **Arrhythmieprophylaxe** wird heute nicht mehr durchgeführt. Große klinische Studien konnten einen ausreichenden Nutzen dieser Maßnahme nicht belegen. Die antiarrhythmische Therapie muss immer spezifisch auf die Rhythmusstörung abgestimmt werden.

Die Gabe von β-**Blockern** (Beloc®) hat sich als positiv für den Therapieerfolg erwiesen. Dieser Effekt wird mit antiarrhythmischen, antifibrillatorischen und antiischämischen Eigenschaften der β-Blocker erklärt. Die Kontraindikationen dieser Therapie sind jedoch zu beachten (Bradykardie, AV-Block, $RR_{syst.} \leq 100$, Asthma, COPD).

ACHTUNG

Intramuskuläre Injektionen sind bei Verdacht auf Herzinfarkt strikt zu vermeiden, da neben einer Verfälschung der infarktspezifischen Enzyme auch erhebliche Blutungen bei einer anschließend durchgeführten Lysetherapie auftreten können.

Initial-stadium	Beträchtliche T-Überhöhung *(Erstickungs-T)*; meist bei Klinikeinweisung nicht mehr nachweisbar	
Stadium I (frisches Stadium)	ST-Hebung mit Abgang aus dem absteigenden QRS-Schenkel, evtl. in den gegenüberliegenden Ableitungen spiegelbildliche Senkung	
Zwischen-stadium	ST-Hebung, Auftreten pathologisch tiefer Q-Zacken, evtl. R-Verlust, terminal spitznegative T-Welle. ST-Hebung > 6 Wo.: an Aneurysma denken!	
Stadium II (Folge-stadium)	Rückbildung der ST-Hebung, T-Welle wird tiefer, spitzer, evtl. Aufbau einer kleinen R-Zacke, pathologische Q-Zacke persistiert. *(Pardée-Q)*	
Stadium III (End-stadium)	Pathologische Q-Zacke, ST-Hebung nicht mehr nachweisbar, T-Welle positiv, R-Zacke nimmt wieder an Höhe zu.	

Abb. 14.16 EKG-Stadien des transmuralen Infarktes (Q-wave-Infarkt, **ST-E**levating **M**yocardial **I**nfarction = STEMI) [A300]

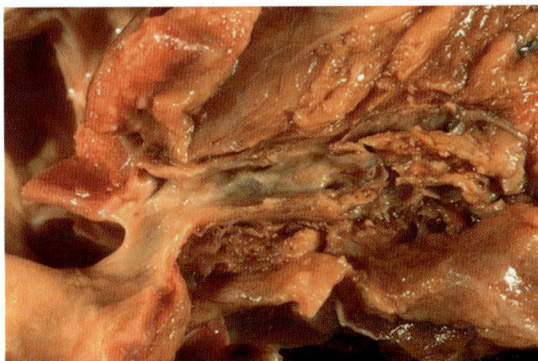

Abb. 14.17 Arteriosklerose eines Herzens [J770]

Neben den genannten Maßnahmen haben sich in den letzten Jahren weitergehende, teils invasive Maßnahmen zur präklinischen und/oder klinischen Therapie etabliert. Zu nennen sind hier die

- Lysetherapie und
- Koronarintervention (PCI oder Notfall-PTCA),

von denen die Lysetherapie auch im Notarztwagen eingesetzt werden kann.

Lysetherapie

Die Wirksamkeit der präklinischen Lysetherapie mit Fibrinolytika (➤ Abb. 14.18) beim akuten Myokardinfarkt mit infarkttypischen ST-Hebungen von mindestens 0,1 mV in zwei Extremitäten- bzw. 0,2 mV in zwei benachbarten Brustwandableitungen bzw. **neu aufgetretenem** Linksschenkelblock ist durch zahlreiche Studien belegt. Der Nutzen des frühen Behandlungsbeginns für die Prognose des Infarktpatienten ist ebenfalls belegt. Durch eine bereits präklinisch eingeleitete Lysetherapie kann für den Patienten ein Zeitgewinn von 40–90 Minuten erreicht werden, in denen das minderversorgte Herzmuskelgewebe bereits wieder durchblutet wird (➤ Abb. 14.19 und ➤ Abb. 14.20). Generell ist die präklinische Lysetherapie nach heutigem Wissensstand nicht mit einer höheren Komplikationsrate als die innerklinische Lysetherapie behaftet, wenn sie an sehr präzise und hohe Auflagen (s.u.) gebunden ist. So scheint sie aber gegenüber der Koronarintervention nur dann einen Vorteil zu besitzen, wenn die Notfall-PTCA nicht innerhalb von 90 Minuten (ab Schmerzbeginn/Notruf, so genannte „call-to-balloon time") zu gewährleisten ist. Voraussetzungen für die Einleitung einer Lysetherapie sind:

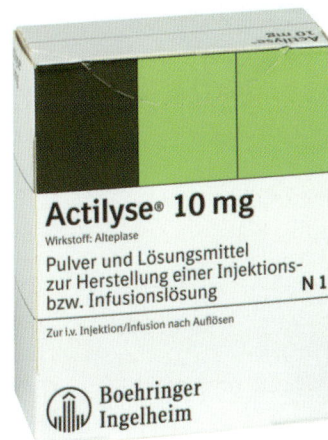

Abb. 14.18 Medikament zur Lysetherapie [U234]

- STEMI < 6 Stunden
- Katheterintervention nicht innerhalb von 90 Minuten nach Schmerzbeginn möglich
- keine Kontraindikationen.

Liegen die genannten Kriterien **nicht** vor, ist eine Lysetherapie nicht indiziert. Ebenfalls nicht indiziert ist die Lyse bei Vorliegen von Kontraindikationen, die eine Durchführung der Lyse unmöglich machen. Die Kontraindikationen sind der ➤ Tab. 14.1 zu entnehmen.

Die präklinische Lysetherapie ist als therapeutische Option für den Notarzt zu verstehen und stellt einen Rettungsversuch des Patienten dar, wenn eine andere

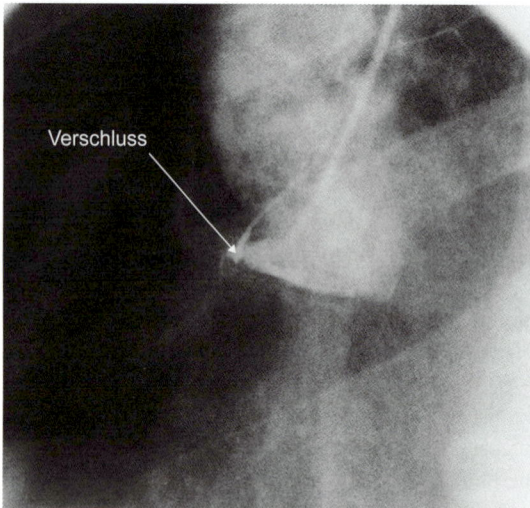

Abb. 14.19 Koronarangiographie vor Lyse des verschlossenen Koronargefäßes [K106]

Tab. 14.1 Indikationsbeschränkungen zur Lysetherapie beim Myokardinfarkt (zit. und modifiziert nach: Europäische Gesellschaft für Kardiologie, ESC 1996)

Absolute Kontraindikationen	• Operation oder Trauma innerhalb der letzten 3 Wochen • Apoplex innerhalb der letzten 2–3 Wochen • Magen-Darm-Blutung innerhalb der letzten 4 Wochen • bekannte Blutungsneigung (hämorrhagische Diathese) • Hinweis auf Aortenaneurysma
Relative Kontraindikationen	• blutverdünnende Therapie (Marcumar/Heparin) • TIA: in den letzten 6 Monaten intramuskuläre (i.m.) Injektion • nicht komprimierbare Gefäßpunktion • therapieresistente Hypertonie • Schwangerschaft

Therapie nicht zur Abwendung der Bedrohung führt. Neben der Therapie des ST-Strecken-Hebungsinfarkts (STEMI) gemäß den aktuellen Leitlinien umfasst die Indikation zur präklinischen Lysetherapie auch die fulminante Lungenembolie (➤ Kap. 14.4.4).

MERKE

Es ist zu bedenken, dass auftretende Komplikationen in der Klinik besser beherrscht werden können als im NAW oder RTW.

MERKE

Die präklinische Lysetherapie scheint gegenüber der Notfall-Koronarintervention nur dann einen Vorteil zu besitzen, wenn die Notfall-Koronarintervention nicht innerhalb von 90 Minuten (ab Schmerzbeginn) zu gewährleisten ist.

SCHLAGWORT
Akutes Koronarsyndrom

Ursachen
- KHK, arteriosklerotische Veränderungen der Herzkranzarterien führen zu:
  - Verkrampfung (Spasmus) oder kurzzeitigem, reversiblem Verschluss einer Herzkranzarterie ohne Herzmuskelnekrose (Angina pectoris) oder
  - Verschluss einer oder mehrerer Herzkranzarterien mit Herzmuskelnekrose (Myokardinfarkt)

Symptome
- Thoraxschmerz mit Ausstrahlung in verschiedene Körperregionen
- vegetative Begleitsymptome wie Übelkeit, Erbrechen, kaltschweißige Haut, Mundtrockenheit, fahle Blässe
- Dyspnoe

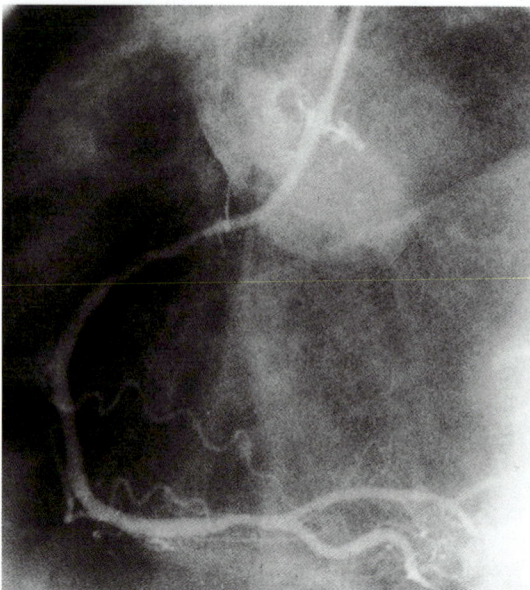

Abb. 14.20 Koronarangiographie nach Lyse mit nachfolgender Revaskularisierung des Koronargefäßes [K106]

- Todesangst, Vernichtungsgefühl durch Sympathikus-Stimulation
- Tachykardie und Hypotonie (selten Bradykardie oder Blutdruckanstieg)

Maßnahmen
Monitoring
- RR, Puls, 12-Kanal-EKG, SaO$_2$
- Auskultation Lunge (Giemen, Brummen)
- Inspektion Hautkolorit (Zyanose, kaltschweißig, fahle Blässe)

Basismaßnahmen und Lagerung
- O$_2$-Gabe über Maske oder Nasensonde 4–6 Liter/Min.
- keine aktiven Bewegungen des Patienten zulassen (z.B. zum RTW gehen); Umlagerung z.B. mit Tragetuch
- Oberkörperhochlagerung (30–70° Drehpunkt Hüfte)
- beengende Kleidungsstücke werden geöffnet
- Freimachen und Freihalten der Atemwege (ggf. Patient absaugen)

Erweiterte Maßnahmen
- i.v. Zugang und Laborblutentnahme
- bei Atemerschöpfung Intubation und Beatmung

Medikamente und Dosierungsempfehlungen
- Nitroglyzerin-Spray bei RR$_{systol.}$ > 100 mmHg 2 Hübe (je 0,4 mg) s.l. alle 5 Minuten zur Vorlastsenkung
- Analgesie: Morphium 2–10 mg i.v.
- Antiemetika: Metoclopramid (MCP) 10 mg i.v.
- Sedierung: Midazolam (Dormicum®) 1–5 mg i.v.
- Thrombozytenaggregationshemmer: Azetylsalizylsäure (ASS, Aspirin®) 300–500 mg i.v. und Clopidogrel 600 mg p.o.

- Antikoagulantien: Heparin 5.000 I.E. i.v.
- Diuretikagabe bei Zeichen der Linksherzinsuffizienz: Furosemid (Lasix®) 20–80 mg i.v.
- β-Blocker: Metoprolol (Beloc®) 5 mg i.v.
- Antihypertensiva: Urapidil (Ebrantil®) 25–50 mg i.v.
- Antiarrhythmika je nach HRST: Verapamil (Isoptin®) 2–5 mg i.v., Atropin 0,5–3 mg i.v., Amiodaron (Cordarex®) 150–300 mg i.v.
- Narkose: Etomidat (Hypnomodate®) 20 mg i.v., Midazolam (Dormicum®) 5 mg i.v. und Fentanyl 0,1–0,3 mg i.v.
- Lyse abhängig vom Patientengewicht: z.B. Tenecteplase (Metalyse® 1.000 I.E. pro 10 kg) bei KG 70 kg = 7.000 I.E. als Bolus (5 Sek.)

Primäre Koronarintervention (PCI oder Notfall-PTCA)

Die umgehend durchgeführte (< 90 Minuten), invasive Sofortintervention mittels eines Herzkatheters zur Öffnung und Reperfusion des verschlossenen Herzkranzgefäßes ist die zu bevorzugende Therapie des ST-Strecken-Hebungsinfarktes. Im Rahmen dieser Methode wird über die Leistenarterie ein steriler Katheter zum Herzen vorgeschoben, um eine mechanische Öffnung (Rekanalisation) des Gefäßes mit anschließender Ballondilatation und Stentimplantation zu betreiben (➤ Abb. 14.21,

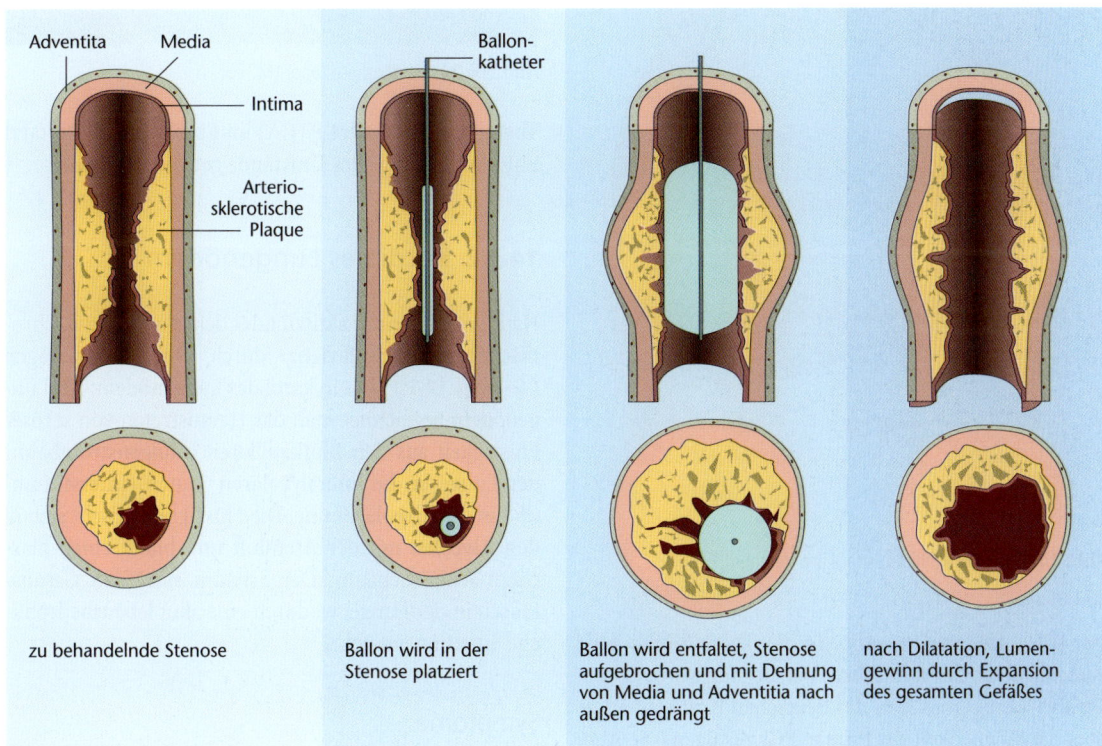

Abb. 14.21 Durchführung der PTCA (**p**erkutane **t**ransluminale **C**oronar**a**ngioplastie) [A400-115]

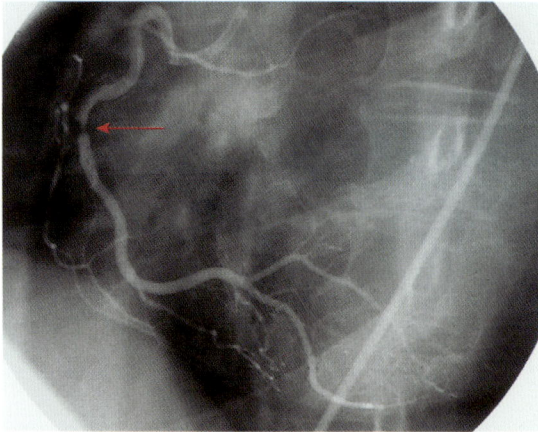

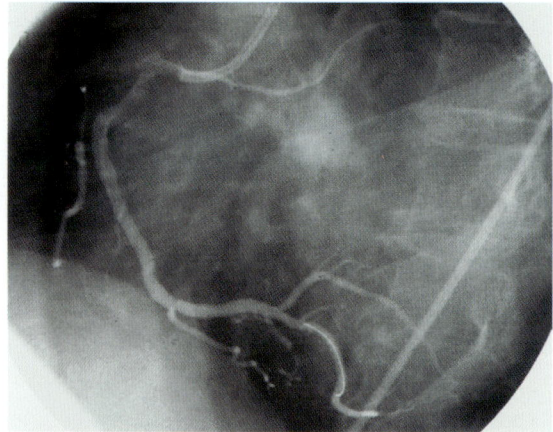

Abb. 14.22 Koronarangiographie vor (links) und nach (rechts) PTCA des verschlossenen Koronargefäßes und Implantation eines Stents [M183]

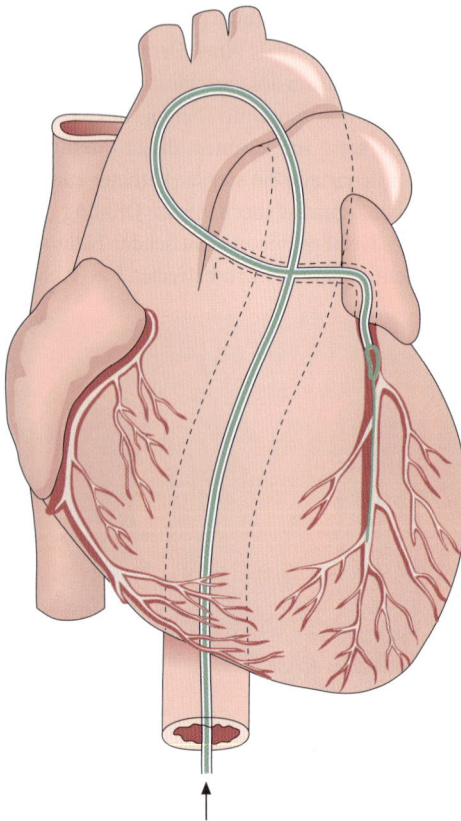

Abb. 14.23 Ballonkatheterverlauf am Herzen [L157]

Abb. 14.24 Herzkatheterlabor [M235]

Therapie (Lyse contra PTCA) im Einzelfall vom Notarzt unter Abwägung aller Umstände getroffen werden.

14.3.2 Kardiales Lungenödem

Häufige Folge einer akuten oder dekompensierten chronischen Herzinsuffizienz durch Rückwärtsversagen (➤ Kap. 14.1.1) ist ein kardiales Lungenödem. Als Lungenödem bezeichnet man das Heraustreten von seröser Flüssigkeit aus den Blutkapillaren (Lungenstrombahn) der Lunge in die interalveolären Septen (Interstitium) und in die Alveolarräume. Die Flüssigkeit mischt sich in den Alveolen mit der Atemluft und bildet einen bläschenreichen Schaum. Der Schaum stört den Gasaustausch in der Lunge, wodurch eine akut lebensbedrohliche Situation entsteht.

Symptome

Die Symptomatik lässt sich mühelos aus der Vorbemerkung ableiten. Die Patienten klagen über Dyspnoe und

➤ Abb. 14.22 und ➤ Abb. 14.23). Diese Methode ist ausschließlich der klinischen Versorgung vorbehalten. Da aber weniger als 50% der deutschen Krankenhäuser über die Möglichkeit zur Primär-PCI verfügen (➤ Abb. 14.24) und sie daher nicht flächendeckend in Deutschland verfügbar ist, muss die Entscheidung zur optimalen

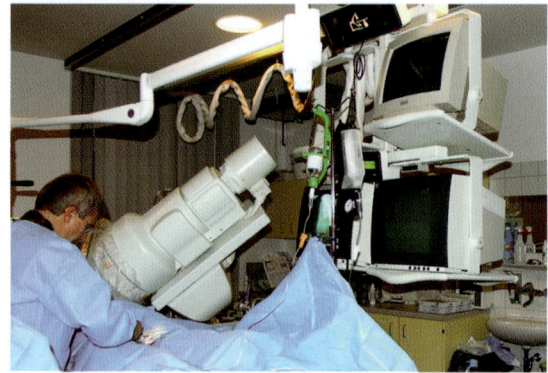

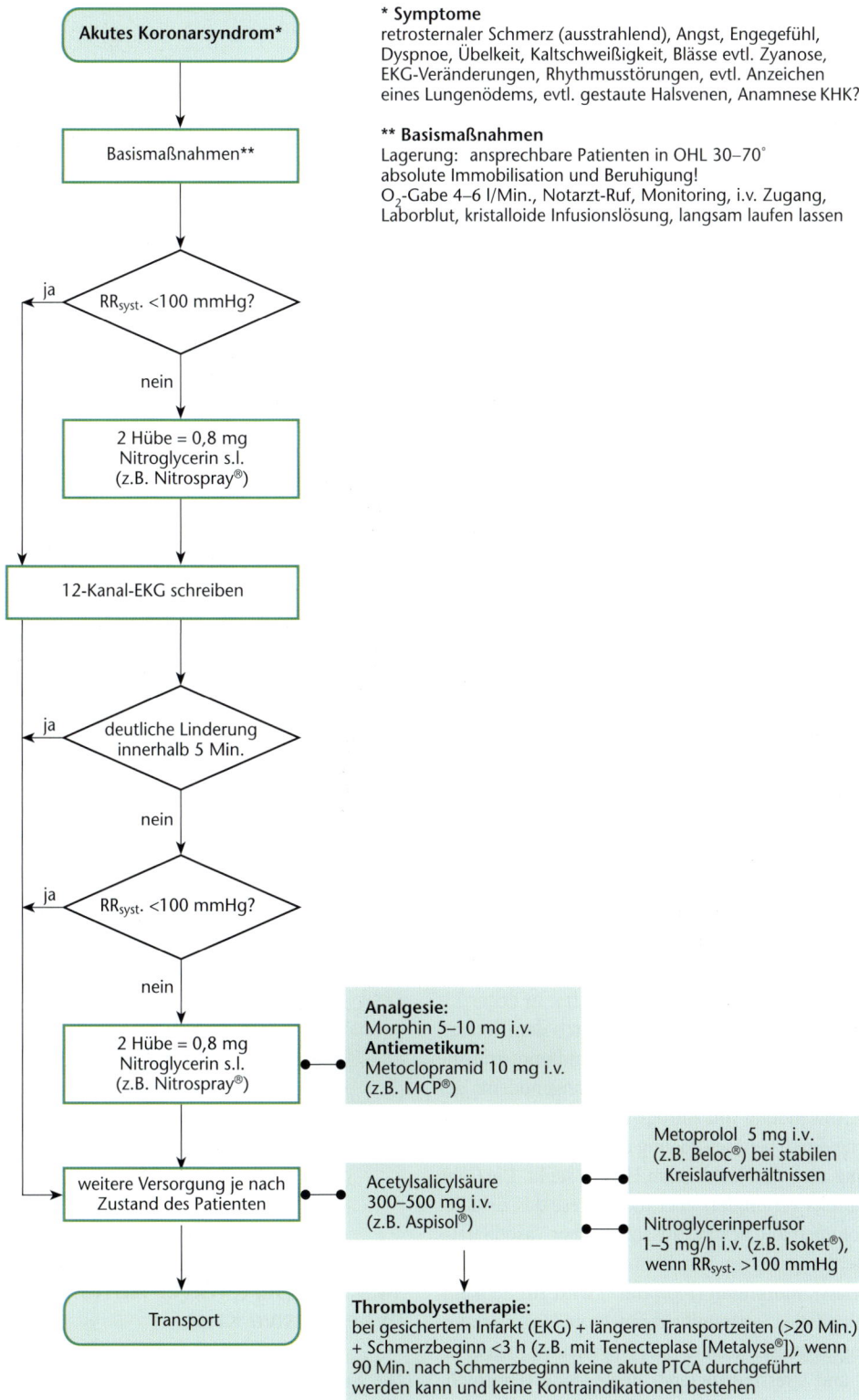

14

Akutes Koronarsyndrom*

Basismaßnahmen**

$RR_{syst.}$ <100 mmHg? — ja

nein

2 Hübe = 0,8 mg
Nitroglycerin s.l.
(z.B. Nitrospray®)

12-Kanal-EKG schreiben

deutliche Linderung
innerhalb 5 Min. — ja

nein

$RR_{syst.}$ <100 mmHg? — ja

nein

2 Hübe = 0,8 mg
Nitroglycerin s.l.
(z.B. Nitrospray®)

weitere Versorgung je nach
Zustand des Patienten

Transport

* Symptome
retrosternaler Schmerz (ausstrahlend), Angst, Engegefühl,
Dyspnoe, Übelkeit, Kaltschweißigkeit, Blässe evtl. Zyanose,
EKG-Veränderungen, Rhythmusstörungen, evtl. Anzeichen
eines Lungenödems, evtl. gestaute Halsvenen, Anamnese KHK?

** Basismaßnahmen
Lagerung: ansprechbare Patienten in OHL 30–70°
absolute Immobilisation und Beruhigung!
O_2-Gabe 4–6 l/Min., Notarzt-Ruf, Monitoring, i.v. Zugang,
Laborblut, kristalloide Infusionslösung, langsam laufen lassen

Analgesie:
Morphin 5–10 mg i.v.
Antiemetikum:
Metoclopramid 10 mg i.v.
(z.B. MCP®)

Metoprolol 5 mg i.v.
(z.B. Beloc®) bei stabilen
Kreislaufverhältnissen

Acetylsalicylsäure
300–500 mg i.v.
(z.B. Aspisol®)

Nitroglycerinperfusor
1–5 mg/h i.v. (z.B. Isoket®),
wenn $RR_{syst.}$ >100 mmHg

Thrombolysetherapie:
bei gesichertem Infarkt (EKG) + längeren Transportzeiten (>20 Min.)
+ Schmerzbeginn <3 h (z.B. mit Tenecteplase [Metalyse®]), wenn
90 Min. nach Schmerzbeginn keine akute PTCA durchgeführt
werden kann und keine Kontraindikationen bestehen

Abb. 14.25 Algorithmus „Akutes Koronarsyndrom" (modifiziert nach O. Peters, K. Runggaldier: Algorithmen für den Rettungsdienst, 3. Aufl., Elsevier GmbH, Urban & Fischer, 2006).

die Atemfrequenz ist meist beschleunigt (Tachypnoe). Trotz Einsatz der Atemhilfsmuskulatur (Orthopnoe) und schneller Atmung ist eine Zyanose zu beobachten. Im EKG können gelegentlich Herzrhythmusstörungen als Ausdruck der Hypoxie beobachtet werden. Der Blutdruck ist initial häufig erhöht (Hypertonie). Mit zunehmender Ödembildung in der Lunge nimmt die Atemnot zu. Es kommt zu einer Tachykardie mit flachem Puls, blasser Zyanose und klassischerweise zu hörenden Rasselgeräuschen (Brodeln) über den Lungenfeldern, die oft schon aus der Entfernung hörbar sind. Der Notfallpatient im Lungenödem wirkt unruhig und ängstlich bis hin zur Todesangst. Oft können die Symptome durch Oberkörperhochlagerung und Tieflagerung der Beine kurzzeitig gemildert werden.

Therapie

Die Behandlungsstrategie dient der Entlastung des Herzens und der Herzkraftsteigerung durch Beseitigung der Hypoxie, Verminderung des venösen Rückflusses (Vorlastsenkung) und Verminderung des zirkulierenden Blutvolumens.

Umgehend zu treffende **Basismaßnahmen** des Rettungsdienstes sind neben dem Freimachen und Freihalten der Atemwege (z.B. Absaugen des Schaumes) die Gabe von Sauerstoff über Maske oder Nasensonde. Durch Hochlagerung des Oberkörpers, Herabhängen der Beine und Durchführung eines unblutigen Aderlasses (➤ Kap. 14.1) lässt sich der venöse Rückstrom zum Herzen vermindern. Die Verminderung des zirkulierenden Volumens ist nur auf indirektem Wege durch Applikation von Furosemid (Lasix®) durch den Notarzt zu erreichen.

Die **erweiterten Maßnahmen** umfassen in erster Linie die medikamentöse Behandlung durch den Notarzt, die sich an der oben genannten Behandlungsstrategie orientiert. Zur Standardtherapie des Lungenödems gehört die Anwendung von Nitroglyzerin, das in niedriger Dosierung durch venöses Pooling die Vorlast, in höherer Dosierung auch die Nachlast am Herzen senkt. Die Gabe von Diuretika vermindert über die Diurese das zirkulierende Volumen und bewirkt zusätzlich über Vasodilatation die Senkung des venösen Blutangebots vor dem Herzen (Vorlast). Morphium (Morphin®) wird zur Senkung des myokardialen Sauerstoffverbrauchs und Schmerztherapie eingesetzt. Midazolam (z.B. Dormicum®) wirkt sedierend und stressreduzierend. Begleitende Herzrhythmusstörungen und Hypertonie werden kausal behandelt. Reichen zur Verbesserung der Herzfunktion die genannten Medikamente nicht aus, so müssen Katecholamine (Dopamin, Dobutrex®) eingesetzt werden.

SCHLAGWORT
Lungenödem

Ursachen
- dekompensierte Linksherzinsuffizienz
  - kardiale Ursache: KHK, akutes Koronarsyndrom, entzündliche Herzerkrankung, Herzrhythmusstörung, Mitralklappeninsuffizienz
  - extrakardiale Ursache: Überdosierung mit Infusionen oder zu hohe Trinkmenge bei bestehender Herzinsuffizienz, hypertensive Krise, Drogennotfälle

Symptome
- erst Dyspnoe in Ruhe und bei Belastung, später Tachypnoe, Orthopnoe
- anfangs Hypertonie, später Blutdruckabfall
- Zyanose und Rasselgeräusche über der Lunge mit teils rötlich gefärbtem, schaumigem Auswurf (Sputum)
- Todesangst
- Tachykardie, Herzrhythmusstörungen

Maßnahmen
Monitoring
- RR, Puls, 12-Kanal-EKG, SaO_2
- Inspektion Hautkolorit (Zyanose, Kaltschweiß)

Basismaßnahmen und Lagerung
- O_2-Gabe über Maske oder Nasensonde 8–10 Liter/Min.
- keine aktiven Bewegungen des Patienten zulassen (z.B. zum RTW gehen); Umlagerung z.B. mit Tragetuch
- Oberkörperhochlagerung (30–70° Drehpunkt Hüfte), Arme und Beine herabhängen lassen (halbsitzend)
- Freimachen und Freihalten der Atemwege (ggf. absaugen)

Erweiterte Maßnahmen
- i.v. Zugang und Laborblutentnahme
- unblutiger Aderlass zur mechanischen Vorlastsenkung
- bei Atemerschöpfung Intubation und Beatmung mit PEEP

Medikamente und Dosierungsempfehlungen
- zur Vorlastsenkung: Nitroglyzerin initial 2 Hübe (je 0,4 mg) s.l. wenn $RR_{systol.}$ > 100 mmHg bzw. Nitro-Perfusor entsprechend RR
- Diuretika: Furosemid (Lasix®) 20–80 mg i.v.
- Sedativa: Midazolam (Dormicum®) 2–3 mg i.v.
- Analgetika: Morphium 5–10 mg i.v.
- Verapamil (Isoptin®) 5 mg bei supraventrikulärer Tachykardie
- Amiodaron (Cordarex®) 150–300 mg bei ventrikulärer Tachykardie
- Dopamin/Dobutamin (Dopamin/Dobutrex®) 5–10 µg/kg KG/Min. über Perfusor

14.3.3 Hypertensiver Notfall und hypertensive Krise

Die **Europäische Gesellschaft für Hypertonie (European Society of Hypertension, ESH)** nimmt eine Einteilung der Hypertonie nach der Höhe des Blutdruckwerts vor. Von einer arteriellen Hypertonie (Bluthochdruck) ist nach der ESH dann auszugehen, wenn drei

Messungen an drei verschiedenen Tagen erhöhte Blutdruckwerte über 140/90 mmHg ergeben.

Der **hypertensive Notfall** ist durch einen für den Patienten ungewöhnlich hohen Blutdruck mit diastolischen Blutdruckwerten > 120 mmHg und/oder Blutdruckwerten > 180/120 mmHg **mit** dadurch bedingten **Störungen** einzelner oder mehrerer Organe gekennzeichnet. Entscheidend ist dabei nicht die absolute Blutdruckhöhe (z.B. systolisch 250 mmHg), sondern vielmehr die Schnelligkeit und das Ausmaß des Blutdruckanstiegs. Vor der Abklärung einer organischen Ursache des hypertensiven Notfalls (Herz, Niere, Gefäßsystem) ist der Ausschluss reaktiver Ursachen wie Alkohol- oder Drogenentzug, Harnverhalt, Reaktion auf Schmerzen oder eigenmächtiges Absetzen einer Regelmedikation vorzunehmen.

Dagegen ist die **hypertensive Krise** (hypertone Krise) gekennzeichnet durch einen für den Patienten ungewöhnlich hohen Blutdruck **ohne** dadurch bedingte **Störungen** einzelner oder mehrerer Organsysteme. Die Blutdruckerhöhung ist gekennzeichnet durch Blutdruckwerte systolisch > 160 mmHg und/oder diastolisch > 100 mmHg.

Symptome

Die häufigsten Symptome des **hypertensiven Notfalls** sind neurologische Ausfallerscheinungen durch Beeinträchtigung der Hirnfunktionen, wodurch es zu Übelkeit, Erbrechen, Sehstörungen, Somnolenz bis zum Koma, Lähmungserscheinungen oder Krampfanfällen kommen kann. Eine stark verminderte oder aufgehobene Urinproduktion deutet auf eine Nierenschädigung hin. Angina pectoris, Dyspnoe, Lungenödem oder Herzrhythmusstörungen sind Ausdruck einer kardialen Funktionsbeeinträchtigung. Der hypertensive Notfall stellt eine für den Patienten akut lebensbedrohliche Situation dar, die durch hinzutretende kardiale Komplikationen (z.B. Linksherzinsuffizienz) und/oder zerebrale Komplikationen (z.B. Versagen der Autoregulation der Hirndurchblutung mit Hirnödem und/oder Hirnblutung) in ihrer Gefährdung noch gesteigert werden kann.

Die Symptome der **hypertensiven Krise** bleiben dagegen auf Kopfschmerzen, Epistaxis und eine Agitiertheit (Unruhe des Patienten mit gesteigertem Bewegungsdrang) beschränkt.

Therapie

Der Bluthochdruck wird durch Blutdruckmessung diagnostiziert. Therapeutisch ist die Senkung des Blutdrucks das Ziel. Als Richtlinie kann gelten, dass der systolische Blutdruck um 30 bis 60 mmHg und der diastolische Blutdruck auf Werte unter 110 mmHg gesenkt werden sollte. Gerade beim älteren Patienten muss eine abrupte Blutdrucksenkung vermieden werden, da die Autoregulationsmechanismen bei einer schnell herbeigeführten Hypotonie eingeschränkt sind. Die dann auftretende Minderdurchblutung gefährdet Herz- und Hirngewebe.

Die **Basismaßnahmen** umfassen die Kontrolle der Vitalfunktionen und das Standardmonitoring EKG, kontinuierliche Blutdruckmessung an beiden Armen, um eine Seitendifferenz diagnostizieren zu können, und die Pulsoxymetrie. Der Patient wird mit erhöhtem Oberkörper gelagert und erhält mindestens 4–6 Liter/Min. Sauerstoff. Die **erweiterten Maßnahmen** umfassen die Anlage eines venösen Zugangs, die Laborblutentnahme und die Applikation blutdrucksenkender Medikamente durch den Notarzt. Zur Blutdrucksenkung werden initial 1–2 Kps. Adalat® zu 10 mg oder 2 Hübe Nitroglyzerin-Spray jeweils sublingual verabreicht. Alternativ wird der Blutdruck durch intravenöse Medikamentengabe gesenkt. Zur Blutdrucksenkung steht z.B. Urapidil (z.B. Ebrantil®) zur Verfügung.

> **PRAXISTIPP**
>
> Die Gabe von Clonidin (Catapresan®) zur Beendigung einer Bluthochdruckkrise wird unterschiedlich diskutiert. Zu beachten ist, dass nach Clonidingabe aufgrund seiner zentralen Wirkung ein initialer Blutdruckanstieg eintreten kann. Dies erhöht im Einzelfall die Komplikationsrate (z.B. hypertone Hirnblutung). Daher ist Catapresan® nur verdünnt und in minimalsten Dosen einzusetzen.

> **SCHLAGWORT**
> **Hypertensiver Notfall**
>
> **Ursachen**
> - **organische Ursachen**
>   - Nierenerkrankungen
>   - Schilddrüsenerkrankungen
>   - Herz-Kreislauf-Erkrankungen (Arteriosklerose, Herzinsuffizienz)
> - **reaktive Ursachen**
>   - Alkohol- oder Drogenentzug
>   - Harnverhalt
>   - Reaktion auf Schmerzen
>   - eigenmächtiges Absetzen einer Regelmedikation
>
> **Symptome**
> - hochroter Kopf
> - Kopfschmerzen, Schwindel, Sehstörungen
> - Übelkeit, Erbrechen
> - Angst
> - Bewusstseinsstörungen bis zu zerebralen Krämpfen
>
> **Maßnahmen**
> **Monitoring**
> - RR, Puls, 12-Kanal-EKG, SaO$_2$

Basismaßnahmen und Lagerung
- O$_2$-Gabe über Maske oder Nasensonde 4–6 Liter/Min.
- Oberkörperhochlagerung (30° Drehpunkt Hüfte)

Erweiterte Maßnahmen
- i.v. Zugang und Laborblutentnahme

Medikamente und Dosierungsempfehlungen
- Nitroglyzerin 2 Hübe (je 0,4 mg) s.l.
- 1–2 Kps. Adalat® zu 10 mg s. l.
- Urapidil i.v. (z.B. Ebrantil® 25–50 mg)

14.3.4 Synkope

Eine **Synkope**, auch als Kreislaufkollaps (Orthostase oder **Ohnmacht**) bezeichnet, ist ein plötzlich einsetzender, aber flüchtiger Bewusstseinsverlust, der mit dem Verlust der Haltungskontrolle einhergeht. Entsprechend ihrer Ursache werden die Krankheitsbilder in neural vermittelte (vasovagale) oder kreislaufbedingte (orthostatische) Synkopen unterteilt.

Auslöser der **vasovagalen Synkope** sind Aufregung, Schreck oder Stress, wodurch ein **Vagusreiz** (Parasympathikusaktivierung) ausgelöst wird. Die Herzfrequenz nimmt ab und die Blutgefäße erweitern sich, worauf der Blutdruck urplötzlich absinkt.

Dagegen wird die **orthostatische Synkope** durch einen schnellen Wechsel von einer liegenden, sitzenden oder knienden in eine aufrechte Position ausgelöst, wenn sich das Blut in die tiefer hängenden Körperpartien verlagert und die Gegenregulation des vegetativen Nervensystem nicht ausreichend gegensteuert. In diesem Falle kann bis zu einem Viertel des Blutvolumens im Venensystem der unteren Körperhälfte versacken (**venöses Pooling**).

In der Folge führt dieser Mechanismus bei beiden Formen der Synkope zu einer kurzzeitigen **Bewusstlosigkeit** des Patienten durch eine vorübergehende Minderdurchblutung des Gehirns. Ist in horizontaler Lage die Perfusion wiederhergestellt, kommen die Betroffenen wieder zu Bewusstsein.

Symptome

Gemeinsame Symptome sind Blutdruckabfall und kurzzeitiger Bewusstseinsverlust. Die Patienten beschreiben ein Schwindelgefühl, „Schwarzwerden" vor den Augen und „weiche Knie". Bei den betroffenen Personen können Hautblässe und Kaltschweißigkeit beobachtet werden. Die Herzfrequenz variiert je nach Zeitpunkt der Messung, während der Synkope eher bradykard, danach reflektorisch eine Tachykardie.

Therapie

Der Blutdruckabfall wird durch Blutdruckmessung und eine Reduzierung der Herzfrequenz durch Tasten des Pulses diagnostiziert. Die **Basismaßnahmen** werden durch ein kontinuierliches **Monitoring** mit EKG, Blutdruckmessung und Pulsoxymetrie unterstützt. Ist der Patient bewusstlos oder kreislaufinstabil, müssen der Notarzt – soweit noch nicht geschehen – nachgefordert und die Atemwege freigemacht und freigehalten werden. Eine stabile Seitenlage ist bei Bewusstlosigkeit selbstverständlich durchzuführen. Bei ansprechbaren Personen werden die Beine hochgelagert (**Schocklage**). Der Patient erhält etwa 4 Liter Sauerstoff pro Minute. Um eine Hypoglykämie sicher ausschließen zu können, muss eine Blutzuckermessung erfolgen.

Die **erweiterten Maßnahmen** umfassen die Anlage eines venösen Zugangs, die Laborblutentnahme und die Applikation Herzfrequenz steigender Medikamente durch den Notarzt. Bei Vorliegen einer Bradykardie wird ein Parasympatholytikum (Atropin®, ➤ Kap. 4.6.6) zur Steigerung der Herzfrequenz verabreicht. Im Falle einer orthostatischen Dysregulation mit Hypotonie ist die zügige Infusion von kristalloiden Lösungen (➤ Kap. 4.7.2) das Mittel der Wahl. Nur in seltenen Fällen müssen Katecholamine zur Kreislaufstabilisierung eingesetzt werden.

14.4 Arterielle und venöse Gefäßerkrankungen

Unter einem arteriellen Gefäßverschluss wird eine plötzlich einsetzende schwere Durchblutungsstörung durch eine Embolie (70–90%) oder einen Thrombus (10–30%) verstanden.

Unter einer **Embolie** wird die Verschleppung körpereigener oder -fremder Substanzen (Blutgerinnsel, Gewebefetzen, Fett oder Gas) verstanden. Emboliequellen sind das Herz (Zustand nach Infarkt, Herzklappenfehler, Vorhofflimmern) und die großen Arterien (z.B. Aortenaneurysma). Der Entstehungsort der **Emboli** (Singular: **Embolus**) ist nie der Verschlussort, d.h., von den Emboliequellen im Herzen und den großen Blutgefäßen fließt der Embolus bis zu einem entfernt gelegenen Ort im Körper, an dem er seine Verschlusswirkung entfaltet.

Eine **Thrombose** ist eine Blutpropfbildung am vorgeschädigten Gefäß. Thrombosen entstehen durch Gefäßwandveränderungen, Gefäßkompression, Gefäßeinengung, Gefäßverletzung und Gefäßkrämpfe. Thromben haben immer Kontakt zur Gefäßwand. Ihr Entstehungsort ist gleichzeitig immer auch der Verschlussort. Typischerweise treten Thrombosen an den großen Bein- und Beckenvenen auf.

Beides, sowohl Thrombose als auch Embolie, führt zu einer Verstopfung des Blutgefäßes. Eine verlässliche Unterscheidung zwischen arterieller Embolie und Thrombose ist außerklinisch nicht sicher möglich und für die präklinische Notfalltherapie auch nicht zwingend erforderlich.

MERKE
Sowohl Embolien als auch Thrombosen führen zu einer Verstopfung der Blutgefäße.

14.4.1 Arteriosklerose

Der Begriff der Arteriosklerose wird umgangssprachlich mit dem Begriff der Arterienverkalkung gleichgesetzt. Dies ist nicht korrekt, denn die Bezeichnung Arteriosklerose ist ein Sammelbegriff für primär nichtentzündliche Arterienerkrankungen. Ein Gewebeumbau dieser Gefäße führt hierbei zu einer Verdickung und Verhärtung der Gefäßwand (➤ Abb. 14.26). Der hieraus resultierende Elastizitätsverlust der Gefäße führt zu einer Minderdurchblutung und zu Sauerstoffmangel in den betroffenen Geweben. Mögliche Folgeerkrankungen sind die arterielle Hypertonie (➤ Kap. 14.3.3), der Herzinfarkt (➤ Kap. 14.3.1), der Mesenterialgefäßverschluss (➤ Kap. 14.3.6) und der Schlaganfall (➤ Kap. 17.4).

Bestimmte **Risikofaktoren** begünstigen das Auftreten einer Arteriosklerose:

- erhöhte Blutfettwerte (vor allem Cholesterin und Triglyzeride)
- arterielle Hypertonie (Bluthochdruck)
- Diabetes mellitus
- Bewegungsmangel
- Zigarettenkonsum (Nikotin)
- genetische Faktoren.

14.4.2 Arterieller Gefäßverschluss

Der akute Verschluss einer Extremitätenarterie stellt die häufigste angiologische Notfallsituation dar (➤ Abb. 14.27). Als Ursache kommen überwiegend Embolien durch verschlepptes Material aus der linken Herzhälfte (90%), aber auch lokale Thrombosen im Bereich eines arteriosklerotischen Plaques in Frage. In zahlreichen Fällen wird der periphere Gefäßverschluss jedoch nicht als solcher erkannt. Durch die starke Verminderung oder gar völlig fehlende Gewebeperfusion (komplette oder inkomplette Ischämie) kommt es nach einer bestimmten Zeitspanne zum Zelltod in den dem Verschluss nachgeschalteten Körperregionen (➤ Abb. 14.28). Bei kompletter Ischämie beträgt die Ischämietoleranz des Gewebes etwa sechs bis acht Stunden. Je zentraler der Verschluss lokalisiert und je mehr Muskelmasse betroffen ist, desto schwerwiegender sind die Auswirkungen der Unterbrechung des Blutstroms (➤ Abb. 14.29). Es ist bei diesem Notfallbild daher besonders wichtig, den Patienten frühzeitig in einer geeigneten Klinik zu einer sicheren Diagnosestellung und Therapie vorzustellen.

Symptome

Die klinischen Symptome wurden bereits 1954 von Pratt in den sechs „Ps" zusammengefasst:
1. **P**ain: Schmerz
2. **P**allor: Blässe
3. **P**aralysis: Bewegungsunfähigkeit
4. **P**ulselessness: Pulslosigkeit
5. **P**aresthesia: Taubheit
6. **P**rostration: schweres Krankheitsgefühl

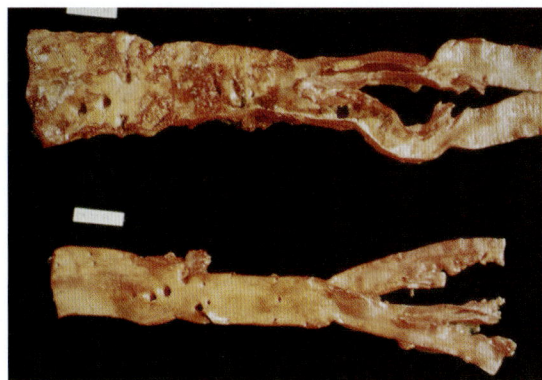

Abb. 14.26 Arteriosklerose [K107]
oben: Verdickung und Verhärtung der Gefäßwand (Bauchaorta)
unten: normales Gefäß (Bauchaorta)

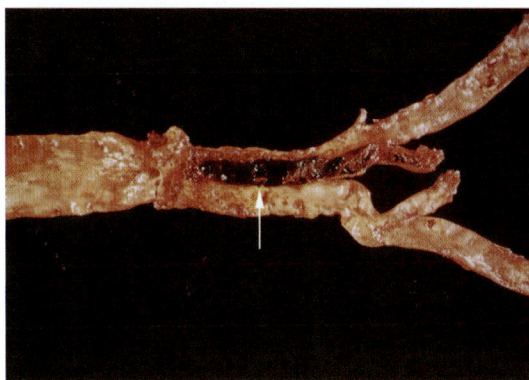

Abb. 14.27 Arterieller Gefäßverschluss, Pfeil = Gefäßthrombus [K107]

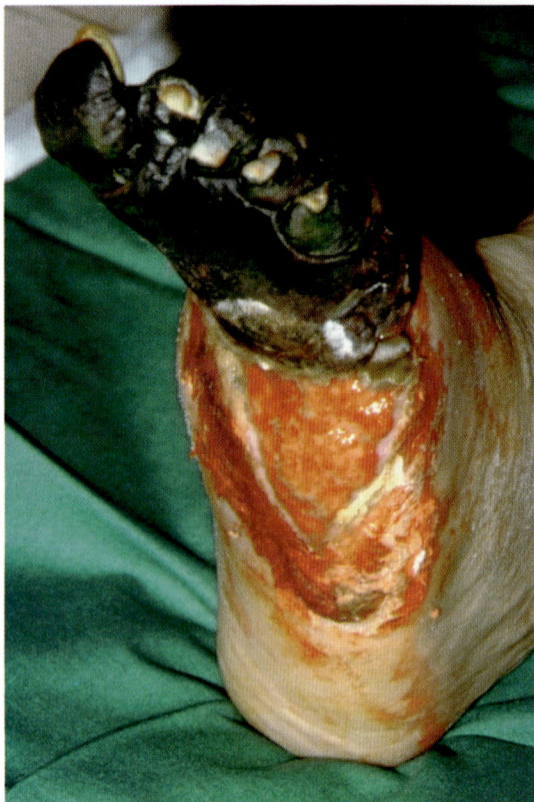

Abb. 14.28 Gangrän des gesamten Vorfußes bei Arterienverschluss [T195]

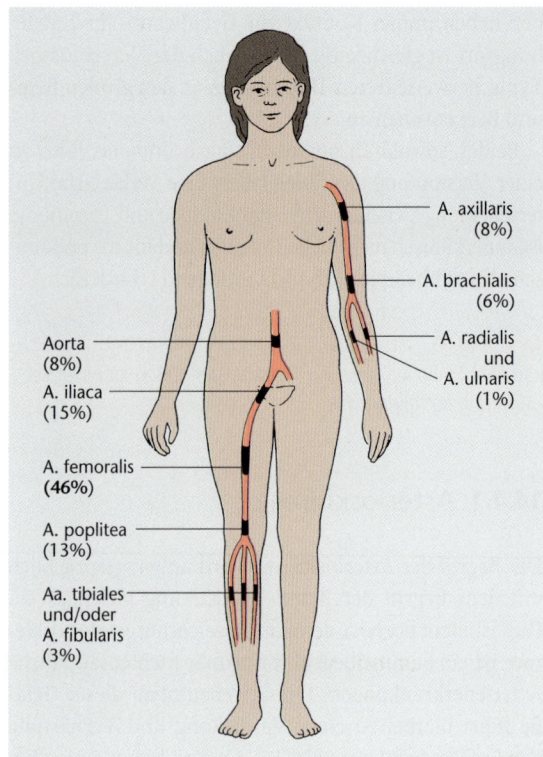

Abb. 14.29 Lokalisation und Häufigkeit embolischer Arterienverschlüsse [L157]

Die Symptome sind nur bei kompletter Ischämie vollständig vorhanden. Etwa ab einer Handbreit unterhalb des Verschlusses ist die Haut kalt, zunächst blass, später zyanotisch bis rötlich marmoriert.

Therapie

Als **Basismaßnahme** wird die betroffene Extremität tief gelagert, um den Perfusionsdruck an der Verschlussstelle und über benachbarte Arterien (Umgehungskreisläufe) zu erhöhen. Außerdem sollte die betroffene Gliedmaße mit einem lockeren, schützenden Watteverband versehen werden. Auf keinen Fall darf ein zu enger Verband angelegt werden (Minderperfusion). Der Oberkörper des Patienten wird aufrecht gelagert. Die Basisparameter (Blutdruck, Herzfrequenz, SaO_2, EKG) werden erhoben und regelmäßig kontrolliert.

Zu den **erweiterten Maßnahmen** gehören nach Anlage eines venösen Zugangs die ausreichende intravenöse Schmerzbekämpfung, die Volumenzufuhr bei Schockzeichen und die Blutgerinnungshemmung. Im Krankenhaus erfolgt nach sicherer Diagnosestellung durch radiologische Untersuchungstechniken (z.B. Angiographie) die definitive Versorgung des Patienten. Diese kann aus einer Gefäßoperation oder einer fibrinolytischen Therapie (lokal oder systemisch) bestehen.

MERKE

Im Interesse des Patienten sollten bei dem Verdacht auf einen arteriellen oder venösen Gefäßverschluss intramuskuläre Injektionen unbedingt vermieden werden.

Sie stellen im Einzelfall eine absolute Kontraindikation für die fibrinolytische Therapie des Verschlusses dar, weil es zu erheblichen Blutungen in das Injektionsgebiet kommen kann. Die Möglichkeit einer Lysetherapie und damit unter Umständen der Erhalt einer Extremität sollte dem Patienten nicht durch Unachtsamkeit genommen werden.

14.4.3 Venöser Gefäßverschluss

Venenthrombosen (Phlebothrombosen) finden sich neben den Gefäßen der oberen Extremitäten vor allem im Bereich der tiefen Bein- und Beckenvenen (➤ Abb. 14.30). Das pathogenetische Geschehen der Thrombosebildung wurde erstmals 1856 von Rudolf Virchow beschrieben und als **Virchow-Trias** bezeichnet:

1. Veränderungen der Blutströmung, insbesondere Verlangsamung
2. Veränderungen der Gefäßwand (z.B. Ablagerungen durch Alterungsvorgänge oder nach Verletzungen, Varizenbildung)
3. Veränderungen der Bluteigenschaften (z.B. veränderte Blutgerinnung).

Die Entstehung einer Venenthrombose wird durch Bettlägerigkeit, langes und beengtes Sitzen auf Flugreisen, Infektionen oder Trauma sowie der Einahme der „Pille" zur Schwangerschaftsverhütung begünstigt. Die Schwere des Krankheitsbildes ist dabei abhängig von der Entstehungsgeschwindigkeit der Blutgerinnsel und deren Lokalisation. Weiterhin wird es beeinflusst von der Höhe des arteriellen Einstroms in die betroffene Extremität und der Ausbildung von Kollateralgefäßen (Umgehungskreislauf).

Symptome

Die Venenthrombose wird durch folgende Symptome gekennzeichnet: Unterhalb des venösen Verschlusses ist die Extremität geschwollen und druckschmerzhaft. Die Haut ist livide verfärbt und warm. Bei der Beckenvenenthrombose reicht das Ödem bis in die Leiste hinein. Manchmal ist ein verhärteter (thrombosierter) Venenstrang tastbar.

Therapie

Als erste **Basismaßnahme** ist die strikte Immobilisierung des Patienten mit Horizontallagerung der betroffenen Extremität durchzuführen. Jede Manipulation an der Extremität muss langsam und vorsichtig durchgeführt werden, um eine Mobilisation des Thrombus zu verhindern (Gefahr einer Lungenembolie). Ein EKG wird zur Überwachung angelegt und Herzfrequenz, Sauerstoffsättigung sowie Blutdruck werden regelmäßig überprüft. Zu den **erweiterten Maßnahmen** gehören die Anlage eines venösen Zugangs an der nicht betroffenen Extremität, die intravenöse Schmerzbekämpfung und Heparinisierung des Patienten durch den hinzugezogenen Notarzt.

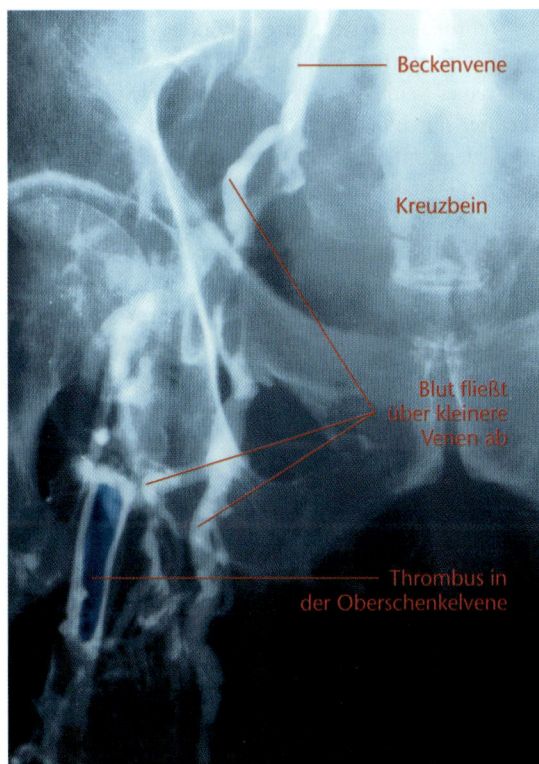

Beckenvene

Kreuzbein

Blut fließt über kleinere Venen ab

Thrombus in der Oberschenkelvene

Abb. 14.30 Venenthrombose der rechten Becken- (V. iliaca) und Oberschenkelvene (V. femoralis). Bei der dargestellten Venenthrombose fließt Kontrastmittel (und damit das Blut) aus dem Bein über Umwege (kollaterale Venen) in die Beckenvene (V. iliaca) ab. Die Konturen der Oberschenkelvene (V. femoralis) sind gerade noch erkennbar. Da ihr Lumen fast völlig mit dem Thrombus gefüllt ist, fließt kaum Kontrastmittel durch die Vene. [T170]

SCHLAGWORT

Akuter Gefäßverschluss

Ursachen
- **Embolie**
  - Verschleppung körpereigener oder fremder Substanz
  - Entstehungsort nie Verschlussort
  - Emboliequellen im Herz oder den großen Blutgefäßen
- **Thrombose**
  - Blutpfropfbildung an vorgeschädigtem Blutgefäß
  - Entstehungsort gleich Verschlussort
  - Entstehungsort große Bein- und Beckenvenen

Symptome
- **arterieller Gefäßverschluss**
  - die sechs Ps (**P**ain: Schmerz, **P**allor: Blässe, **P**aralysis: Bewegungsunfähigkeit, **P**ulselessness: Pulslosigkeit, **P**aresthesia: Taubheit und **P**rostration: schweres Krankheitsgefühl)
  - unterhalb des Gefäßverschlusses ist Extremität kalt und nicht geschwollen
- **venöser Gefäßverschluss**
  - Unterhalb des Gefäßverschlusses ist die Extremität geschwollen (Ödem), druckschmerzhaft; die Haut ist livide verfärbt und warm.
  - Bei der Beckenvenenthrombose reicht das Ödem bis in die Leiste.

Maßnahmen
Monitoring
- RR, Puls, EKG, SaO₂

Basismaßnahmen und Lagerung
- **arterieller Gefäßverschluss**
  - O₂-Gabe über Maske oder Nasensonde 2–4 Liter/Min.
  - betroffene Gliedmaße tief lagern
  - betroffene Gliedmaße mit Watte unterpolstern

14

- **venöser Gefäßverschluss**
  - strikte Immobilisation des Patienten
  - O$_2$-Gabe über Maske oder Nasensonde 2–4 Liter/Min.
  - betroffene Gliedmaße horizontal lagern

Erweiterte Maßnahmen
- i.v. Zugang und Laborblutentnahme
- Volumenzufuhr bei Schockzeichen, Kreislaufstabilisierung

Medikamente und Dosierungsempfehlungen
- Analgesie: Morphium 5–10 mg i.v.
- Heparinisierung: 5.000–10.000 I.E. Liquemin® i.v.
- Volumentherapie: kristalloide (Vollelektrolytlösung) und kolloide (z.B. HAES steril®) Infusionen bis zur Kreislaufstabilisierung

14.4.4 Lungenembolie

Die Lungenembolie ist die akute oder rezidivierende Verlegung der Lungenstrombahn (A. pulmonalis und ihre Äste) durch Blutgerinnsel aus dem venösen System, meist aus den tiefen Bein- und Beckenvenen. Die plötzliche Verlegung eines Gefäßlumens der Lungenarterien (Aa. pulmonales) – sie führen sauerstoffarmes Blut aus der rechten Herzkammer zur Lunge – führt zu einem Rückstau von Blut im Bereich vor dem Verschluss. Zunächst versucht das rechte Herz, diese Volumenbelastung durch kurzfristige Steigerung von Herzkraft und Schlagvolumen auszugleichen. Aufgrund des Verschlusses sind hier enge Grenzen gestellt; es entwickeln sich ein Bluthochdruck im vom rechten Herzen ausgehenden Lungenkreislauf und eine akute Rechtsherzinsuffizienz. Der verminderte Blutstrom zum linken Herzen führt zur Hypotonie mit unterschiedlich stark ausgeprägter Schocksymptomatik im arteriellen System. Durch den gestörten Gasaustausch in dem unterversorgten Lungenbereich kommt es zur funktionellen Totraumvergrößerung und zur allgemeinen Hypoxie. Untersuchungen haben ergeben, dass das zum Verschluss bzw. zur Verlegung der Lungenstrombahn führende Material häufig aus den venösen Gefäßen der unteren Extremitäten und des Beckens stammt. Besonders gefährdet sind bettlägerige Patienten, Schwangere und Patienten unter Diuretikabehandlung im Rahmen einer Herzinsuffizienz.

Symptome

Nicht immer jedoch gehen thrombotische Gefäßveränderungen mit Symptomen einher. Vier von fünf tiefen Beinvenenthrombosen treten zum Beispiel ohne Beschwerden auf und werden deshalb nicht rechtzeitig erkannt und behandelt. In Abhängigkeit von der Größe des betroffenen Gebiets sind die Symptome der Lungenembolie Dyspnoe, Zyanose, heftiger Thorax- oder Flan-

kenschmerz, Husten (teils mit blutigem Auswurf), Tachykardie, Schweißausbruch, Angst, Unruhe und Hypotonie in unterschiedlich starker Ausprägung. Gestaute Halsvenen gelten als Zeichen der Rechtsherzbelastung und in ausgeprägter Form treten zusätzlich Kreislaufzentralisierung und Blutdruckabfall bis hin zum Herz-Kreislauf-Stillstand auf.

Differentialdiagnostisch muss bei der Untersuchung an einen akuten Myokardinfarkt, einen Spontanpneumothorax oder eine Pneumonie gedacht werden. Letzte Sicherheit kann erst nach Ausschöpfung radiologischer Untersuchungsmethoden im Krankenhaus erreicht werden (z.B. Röntgenaufnahme der Brustorgane, Angiographie der Lungengefäße und Lungenperfusionsszintigraphie, ➤ Abb. 14.31, ➤ Abb. 14.32 und ➤ Abb. 14.33).

Therapie

Als **Basismaßnahmen** sind bei Verdacht auf Lungenembolie die Sauerstoffgabe über O$_2$-Sonde, die Lagerung des Patienten mit erhöhtem Oberkörper, engmaschiges Monitoring (EKG, Blutdruck, Puls, Pulsoxymetrie) und der sofortige Notarztruf durchzuführen.

Die **erweiterten Maßnahmen** umfassen die Sicherung eines venösen Zugangs und die medikamentöse Therapie durch den Notarzt. Aufgrund der Rechtsherzinsuffizienz mit Schock erfolgt die vorsichtige Volumengabe mit kristalloiden Infusionslösungen. Der Blutdruck muss schon deshalb angehoben werden, um die Durchblutung der rechten Herzkranzarterie zu verbessern und die Ischämie des rechten Ventrikels zu beseitigen. Erst anschließend können Katecholamine, vornehmlich Noradrenalin (Arterenol®), eingesetzt werden. Falls Noradrenalin nicht zur Verfügung steht, kann auch Adrenalin (Suprarenin®) verwendet werden. Mit diesen Medika-

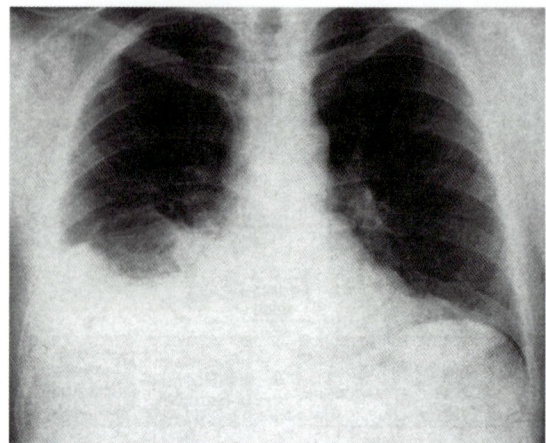

Abb. 14.31 Im Röntgenbild des Thorax ist die Folge einer Lungenembolie im rechten Unterlappen (Dysatelektase) zu sehen. [S123]

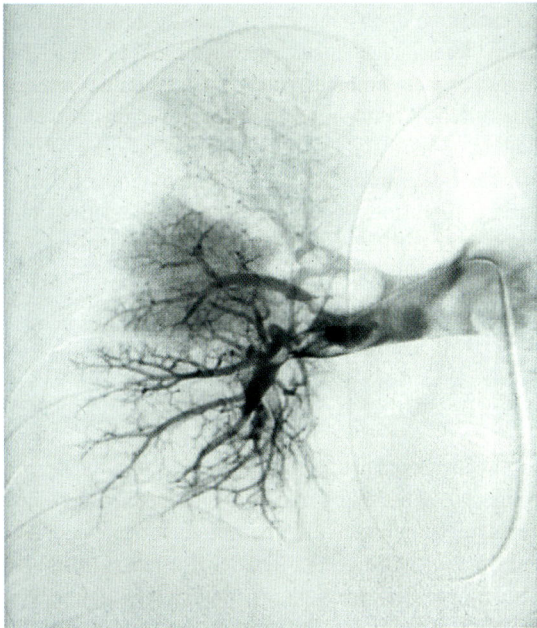

Abb. 14.32 Pulmonalisangiogramm bei schwerer Lungenembolie. Dieser Patient erlitt 12 Tage nach einer Resektion des Magens einen thrombotischen Teilverschluss des rechten Hauptstammes der A. pulmonalis. [M104]

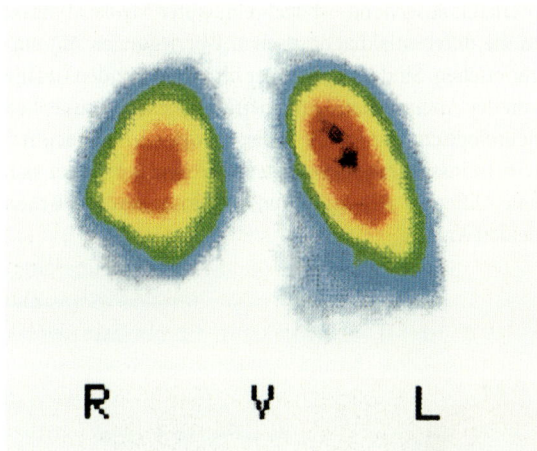

Abb. 14.33 Im Lungenszintigramm (gleicher Patient wie in ➤ Abb. 14.31) ist bei gestörtem Gasaustausch ebenfalls die Lungenembolie im rechten Unterlappen zu sehen (rot ist die stärkste Aktivitätsanreicherung, blau die geringste). [S123]

menten kann auch Dobutamin (Dobutrex®) kombiniert werden. Auf Dopamin sollte verzichtet werden, da es die ohnehin vorhandene Tachykardie noch verstärkt. Zur Schmerzbekämpfung und zur Senkung des Sauerstoffbedarfs am Herzen wird Morphin sowie zur Sedierung und Anxiolyse Midazolam (Dormicum®) eingesetzt. Um eine weitere Embolisierung zu verhindern, wird Heparin (z.B. Liquemin®) gegeben.

SCHLAGWORT

Lungenembolie

Ursachen
- Einschwemmung eines Thrombus meist aus den tiefen Bein- und Beckenvenen in die Lungenstrombahn

Symptome
- Atemnot (Dyspnoe, Tachypnoe, Orthopnoe, SaO_2)
- Zyanose, Kaltschweiß
- Husten (zum Teil mit blutigem Auswurf)
- Thoraxschmerz
- Tachykardie
- gestaute Halsvenen als Zeichen der Rechtsherzbelastung (obere Einflussstauung)
- kardiogener Schock
- Bewusstseinsverlust bis Herz-Kreislauf-Stillstand

Maßnahmen
Monitoring
- RR, Puls, 12-Kanal-EKG, SaO_2
- Inspektion Hautkolorit (Zyanose, Kaltschweiß)

Basismaßnahmen und Lagerung
- O_2-Gabe über Maske oder Nasensonde 8–12 Liter/Min
- Oberkörperhochlagerung (30–70° Drehpunkt Hüfte)
- Freimachen und Freihalten der Atemwege (ggf. absaugen)

Erweiterte Maßnahmen
- i.v. Zugang und Laborblutentnahme
- Volumenzufuhr bei Schockzeichen, Kreislaufstabilisierung

Medikamente und Dosierungsempfehlungen
- Analgesie: Morphium 5–10 mg i.v.
- Sedierung: Midazolam 3–5 mg i.v.
- Antikoagulation: Heparin 10.000–20.000 I.E. i.v.
- Infusionstherapie: z.B. Vollelektrolytlösung i.v.
- Katecholamine: Noradrenalin i.v. (ggf. Adrenalin), Dobutamin i.v. über Spritzenpumpe (Perfusor oder Injektomat)

14.4.5 Aortenaneurysma

Die Aneurysmen der arteriellen Blutgefäße gehören zu den eher seltenen Notfallbildern. Präzise Kenntnisse ihrer Symptomatik sind für das Rettungsfachpersonal und den Arzt im Notfalleinsatz jedoch wichtig, da gerade diese Erkrankung schnell zu einer akut lebensbedrohlichen Situation für den Patienten werden kann.

Ein **Aneurysma dissecans** (sog. Wühlblutung) entsteht immer dann, wenn es zu einem Einriss (Ruptur) der Arterienwand im Bereich der Intima und in Teilen der Media kommt. Der Blutstrom folgt in diesem Fall nicht mehr ausschließlich dem originären Gefäßlumen, das Blut wühlt sich zusätzlich in die Wandschichten der Media hinein und spaltet diese längsförmig weiter auf. Es entsteht sozusagen ein zusätzliches, falsches Lumen. Sowohl im Brustraum als auch im Bauchraum kommt es im Bereich der Hauptschlagader des Körpers, der Aorta, zur Ausbildung von Aneurysmen. Es wird daher zwischen thorakalen (Brustraum) und abdominellen (Bauchraum)

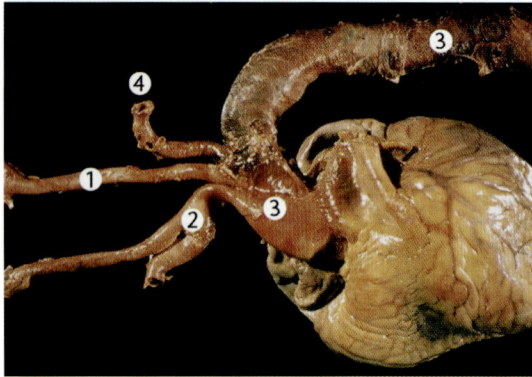

Abb. 14.34 Thorakales Aneurysma. 1 = A. carotis com. sin., 2 = Truncus brachiocephalicus, 3 = Aorta, 4 = A. subclavia sin. [K107]

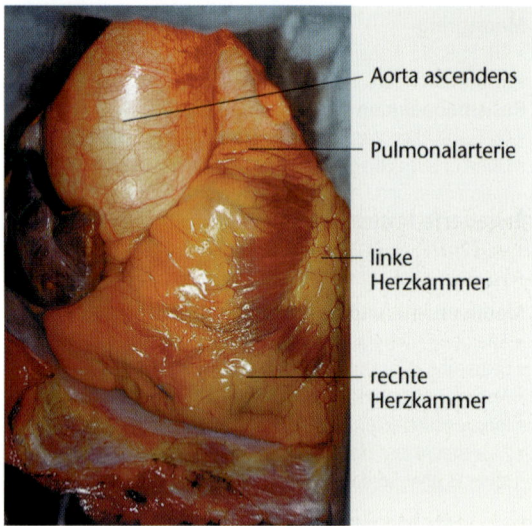

— Aorta ascendens

— Pulmonalarterie

— linke Herzkammer

— rechte Herzkammer

Abb. 14.35 Thorakales Aneurysma der Aorta ascendens (intraoperativer Befund) [M162]

Aneurysmen unterschieden. Während jedoch im thorakalen Bereich das Aneurysma dissecans die Regel ist, herrscht im abdominellen Bereich der Aorta das arteriosklerotische Aneurysma (**Aneurysma verum**) vor. Hier kommt es durch die Arteriosklerose zu einer Wandschwäche der Aorta, die zu zerreißen droht oder frei rupturiert. Thorakale Aortenaneurysmen sind relativ selten, die meisten Aortenaneurysmen betreffen die Bauchaorta.

Thorakales Aortenaneurysma (TAA)

Symptome

In Abhängigkeit von der Anzahl und Lokalisation der betroffenen Gefäße zeigt sich eine unterschiedlich stark ausgeprägte Symptomatik. Häufig, vor allem bei einem Aneurysma im aufsteigenden Teil der Brustaorta (Aorta ascendens, ➤ Abb. 14.34 bis ➤ Abb. 14.37), kommt es zu plötzlich auftretenden, massiven retrosternalen Schmerzen, die ins Genick, in den Rücken (Schulterblätter) und die Beine ausstrahlen. Schmerzcharakter und Ausstrahlung werden von den betroffenen Patienten mit den Beschwerden bei Angina pectoris verglichen. Von der Symptomatik ausgehend, ist auch ein akuter Myokardinfarkt in die differentialdiagnostischen Überlegungen mit einzubeziehen. Sind auch Teile der hirnversorgenden Gefäße von der Aneurysmabildung betroffen, können zusätzlich neurologische Symptome (beispielsweise Schwindel, Bewusstseinsstörungen) auftreten. Gelegentlich findet sich eine Differenz der Puls- und Blutdruckwerte zwischen beiden Armen.

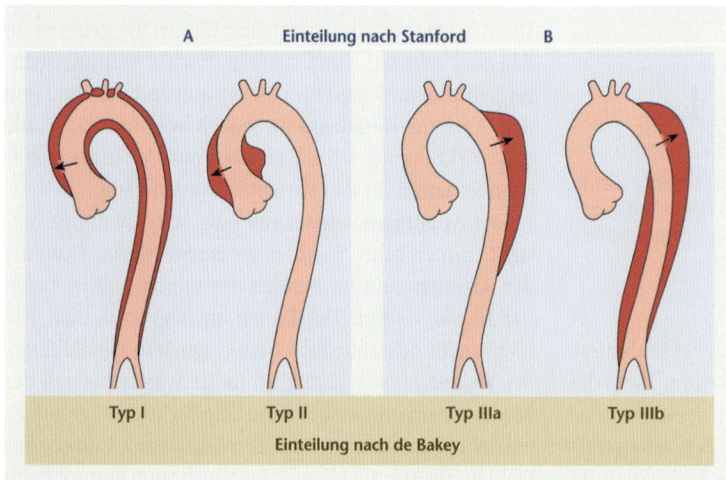

Abb. 14.36 Schematische Darstellung des thorakalen Aortenaneurysmas nach de Bakey [L157]

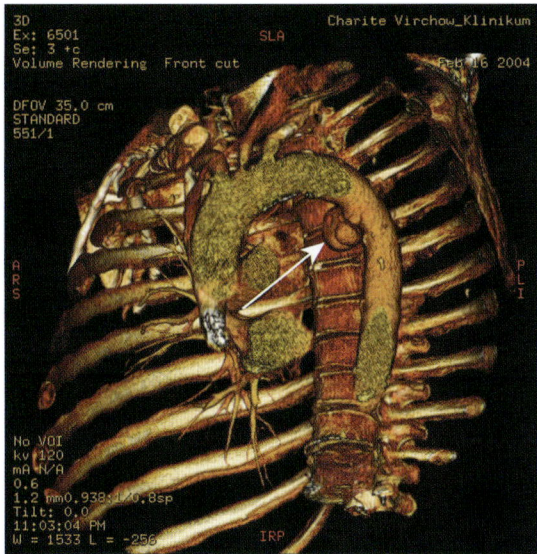

Abb. 14.37 Mehrzeilen-CT-Aufnahme eines thorakalen Aorten-aneurysmas [R195]

Therapie

Die **Basismaßnahmen** umfassen die korrekte Lagerung des Patienten, wobei der Oberkörper leicht erhöht gelagert werden soll. Neben dem Notarztruf sind engmaschige Kontrollen der Vitalfunktionen (EKG-Monitoring, Pulsoxymetrie, Blutdruck, Puls) durchzuführen.

Die **erweiterten Maßnahmen** beinhalten die Anlage mindestens eines venösen Zuganges zur Infusionstherapie und Schmerzbekämpfung. Infusionsart und -menge sind abhängig von der Kreislaufsituation des Patienten. Ziel der Therapie muss die Normalisierung des Blutdrucks und die Analgesie des Thoraxschmerzes sein. Der Patient ist zügig unter Voranmeldung in ein geeignetes Krankenhaus mit Thoraxchirurgie zu transportieren. Die definitive Diagnose kann in aller Regel erst im Kran-

kenhaus nach Durchführung gezielter radiologischer Diagnostik (z.B. Röntgenthoraxaufnahme, Ultraschall oder Computertomographie) gestellt werden.

Bauchaortenaneurysma (BAA)

Symptome

Ein Aneurysma der Bauchaorta (➤ Abb. 14.38, ➤ Abb. 14.39 und ➤ Abb. 14.40) verursacht meistens nur uncharakteristische Symptome. Plötzlich auftretender Zerreißungsschmerz mit dann folgender Symptomatik eines Volumenmangelschocks ist eher selten. Häufiger werden vom Patienten unspezifische abdominelle oder **ischialgieähnliche Beschwerden** (Schmerzen im Bereich der Lendenwirbelsäule, teilweise in das Gesäß und die Beine ausstrahlend) angegeben. Unter Umständen ist ein pulsierender Tumor im Bauchraum als Hinweis für die Aussackung der Aorta zu tasten.

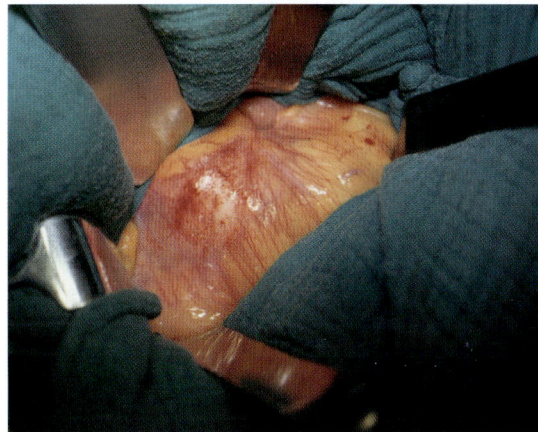

Abb. 14.39 Bauchaortenaneurysma intraop. [J770]

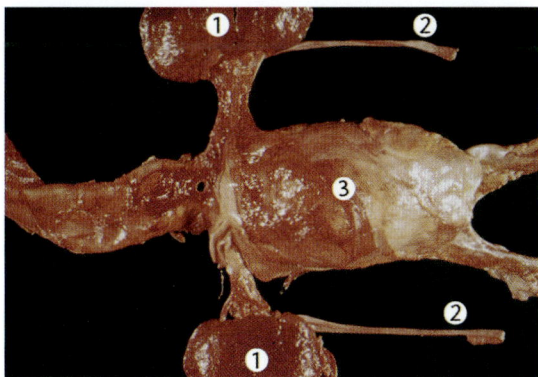

Abb. 14.38 Bauchaortenaneurysma. 1 = Nieren, 2 = Harnleiter, 3 = Bauchaortenaneurysma [K107]

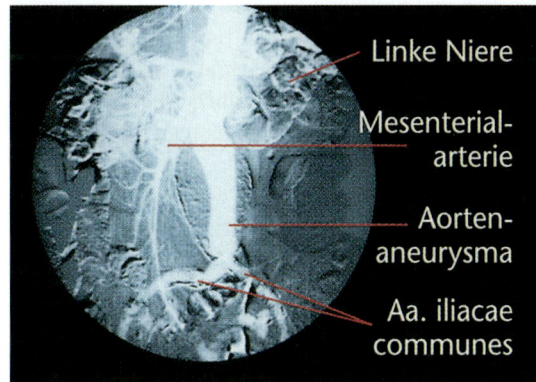

Abb. 14.40 Bauchaortenaneurysma in der digitalen Subtraktionsangiographie (DSA). Die gesamte Bauchaorta ist bis zur Gabelung in die Aa. iliacae communes (dort als Einschnürung zu sehen) etwa auf das Doppelte erweitert. [T170]

Vor groben Manipulationen durch Ungeübte sei allerdings ausdrücklich gewarnt. **Fehlende oder abgeschwächte Leistenpulse** können ebenso wie auffällige Strömungsgeräusche als weiterer unterstützender Hinweis gewertet werden. Die Abgrenzung gegenüber arteriellen Gefäßverschlüssen kann präklinisch problematisch sein. So kann es beispielsweise Stunden oder Tage nach Ruptur eines Aneurysmas zu einem Ischämiesyndrom der unteren Extremitäten kommen. Ein symptom- und komplikationsloses Leben ist für viele Menschen mit einem Aneurysma ein Leben lang möglich. Erst die Ruptur oder die Ausweitung einer vorbestehenden Aussackung ist ursächlich für das akute Notfallgeschehen.

Therapie

Die **Basismaßnahmen** umfassen die korrekte Lagerung des Patienten: Schocklage bei Schocksymptomatik, Oberkörper erhöht bei Brustschmerz, bei Bauchschmerzen mit Knierolle und stabile Seitenlage bei Bewusstlosigkeit. Neben dem Notarztruf ist eine engmaschige Kontrolle der Vitalfunktionen (EKG-Monitoring, Pulsoxymetrie, Blutdruck, Puls) durchzuführen.

Die **erweiterten Maßnahmen** beinhalten die Anlage mehrerer großlumiger venöser Zugänge zur Infusionstherapie. Infusionsart und -menge sind abhängig von der Kreislaufsituation des Patienten. Ziel der Therapie muss die Normalisierung des Blutdrucks sein. Dabei ist eine massive Volumenauffüllung problematisch, da dadurch eine weitere Blutung provoziert werden kann. Die Normalisierung umfasst andererseits die Senkung hypertoner Blutdruckwerte. Der Patient ist zügig unter Voranmeldung in ein geeignetes Krankenhaus mit Gefäßchirurgie zu transportieren.

Im Gegensatz zum thorakalen Aneurysma, bei dem Intubation und Beatmung durchaus sinnvoll sein können, sind beim gedeckt oder frei rupturierenden Bauchaortenaneurysma die Intubation und Relaxierung kontraindiziert. Sie würden zu einer Aufhebung der Bauch- und Rückenschmerzen des Patienten führen. Aber gerade die reflektorische Anspannung der Bauchdeckenmuskulatur verhindert über den Anstieg des intraabdominellen Drucks die freie Ruptur des gedeckt rupturierten Bauchaortenaneurysmas in die Bauchhöhle.

Die definitive Diagnose kann in aller Regel erst im Krankenhaus nach Durchführung gezielter radiologischer Diagnostik (z.B. Ultraschall, Angiographie und/oder Computertomographie) gestellt werden. Eine sofortige operative Versorgung rupturierter Aneurysmen ist notwendig.

Die Letalität ist nach einer Ruptur sehr hoch. Komplikationen können in Form von hinzutretenden arteriellen Embolien oder Thrombosen die Patientensituation zusätzlich verschlechtern.

SCHLAGWORT
Aortenaneurysma

Ursachen
- **thorakales Aortenaneurysma (TAA)**
  - Wühlblutung (Aneurysma dissecans). Einriss der Arterienwand im Bereich der Intima und in Teilen der Media führt zur Längsspaltung der Gefäßwand
  - Hypertonus
  - angeborene Bindegewebsschwäche (z.B. Marfan-Syndrom)
- **Bauchaortenaneurysma (BAA)**
  - sack- oder spindelförmige Wandschwäche der Aorta (Aneurysma verum); alle drei Gefäßwandschichten betroffen
  - Arteriosklerose (erworben)

Symptome
- **thorakales Aortenaneurysma (TAA)**
  - Thoraxschmerz mit Schmerzausstrahlung in den Nacken oder Rücken (Schulterblätter)
  - sind Teile der hirnversorgenden Gefäße von der Aneurysmabildung betroffen, zusätzlich neurologische Symptome (z.B. Schwindel, Bewusstseinsstörungen)
- **Bauchaortenaneurysma (BAA)**
  - unspezifische abdominelle oder ischialgieähnliche Beschwerden (Rückenschmerzen, teilweise in das Gesäß und die Beine ausstrahlend)
  - fehlende oder abgeschwächte Leistenpulse
  - Zerreißungsschmerz mit Volumenmangelschock (selten)

Maßnahmen
Monitoring
- RR, Puls, 12-Kanal-EKG, SaO$_2$

Basismaßnahmen und Lagerung
- **thorakales Aortenaneurysma (TAA)**
  - O$_2$-Gabe über Maske oder Nasensonde 2–6 Liter/Min.
  - Oberkörperhochlagerung (30° Drehpunkt Hüfte)
- **Bauchaortenaneurysma (BAA)**
  - O$_2$-Gabe über Maske oder Nasensonde 2–6 Liter/Min.
  - Schocklage bei Schocksymptomatik
  - Oberkörperhochlagerung (30° Drehpunkt Hüfte) und Knierolle bei Bauchschmerzen
  - stabile Seitenlage bei Bewusstlosigkeit

Erweiterte Maßnahmen
- i.v. Zugang und Laborblutentnahme
- Infusionstherapie und Schmerzbekämpfung

Medikamente und Dosierungsempfehlungen
- **thorakales Aortenaneurysma (TAA)**
  - Infusionstherapie: 500–1.000 ml Vollelektrolytlösung i.v.
  - Volumenersatzmittel bei RR$_{systol.}$ < 80 mmHg HAES 6% 500–1.500 ml i.v.
  - Analgesie: 10 mg Morphin i.v.
  - Blutdrucksenkung bei Hypertonie: Urapidil i.v. (z.B. Ebrantil® 25–50 mg)

- **Bauchaortenaneurysma (BAA)**
  - Infusionstherapie: 500–1.000 ml Vollelektrolytlösung i.v.
  - Volumenersatzmittel bei $RR_{systol.}$ < 80 mmHg HAES 6% 500–1.500 ml i.v., ggf. Small Volume Resuscitation (HyperHAES®) einmalig 125–250 ml i.v. (Blutdruck und Herzfrequenz beachten)
  - nach Möglichkeit keine Schmerzbekämpfung oder Narkoseeinleitung bei Bauchaortenaneurysma (Verlust der Bauchdeckenspannung)

MERKE

Das Bauchaortenaneurysma führt häufig zu Fehldeutungen als Nierenkolik oder Wirbelsäulenaffektion (z.B. Bandscheibenvorfall). Daher muss, insbesondere bei kardiovaskulär Vorerkrankten und bei über 50-jährigen Patienten, bei jedem abdominalen Schmerzereignis oder plötzlich eintretendem Rückenschmerz (Ischialgieschmerz) an ein (gedeckt) rupturiertes Bauchaortenaneurysma gedacht werden.

14.4.6 Akuter Mesenterialgefäßverschluss

Der Verschluss eines Mesenterialgefäßes ist eine akute Gefäßerkrankung, deren Symptome sich als abdominelle Beschwerden (akutes Abdomen) manifestieren. Die Erkrankung tritt vornehmlich im höheren Lebensalter auf und ist mit einer hohen Sterblichkeit verbunden. Dies ist zum Großteil auf die häufig verzögerte Diagnosestellung zurückzuführen. Vier **Ursachen** mit unterschiedlichen Pathomechanismen lassen sich unterscheiden:
1. arterielle Embolie
2. arterielle Thrombose
3. venöse Thrombose
4. Non-occlusive-disease.

Neben der häufigsten Ursache der arteriellen Embolie aufgrund einer vorbestehenden absoluten Arrhythmie führt eine arterielle Thrombose im Rahmen einer vorbestehenden Arteriosklerose zum Gefäßverschluss. Die venöse Thrombose kann sekundär durch mechanische Behinderungen oder intraabdominelle Entzündungen auftreten. Aber auch ein Volumenmangel mit Veränderung der Fließ- und Strömungseigenschaften des Blutes kann über eine deutliche Verlangsamung des Blutflusses (kapilläre Stase) zum langsamen Verschluss der A. mesenterica führen (Non-occlusive-disease). Die im Vordergrund stehenden abdominellen Beschwerden, ein unauffälliger Bauchdeckenbefund und das variable Erkrankungsbild erschweren die Diagnosestellung. Einem kurzzeitigen heftigen Schmerz im Bauchraum folgt ein freies Intervall mit relativer Beschwerdefreiheit („fauler Friede", beginnende Darmwandnekrose) von bis zu zwölf Stunden Dauer. Das freie Intervall mündet dann aufgrund der

Minderdurchblutung (Darmgangrän) in das Vollbild des akuten Abdomens (Peritonitis), paralytischem Ileus (> Kap. 16.2), Schock und Organversagen. Aufgrund der begrenzten Ischämietoleranz des Darms steht der Faktor Zeit während der präklinischen Versorgung im Vordergrund. Durch schnelle Einweisung in eine chirurgische Abteilung kann die Prognose verbessert werden.

Therapie

Eine kausale Therapie ist nur in der Klinik möglich (Embolektomie, Darmteilresektion, Bypassanlage oder Lysetherapie).

Als **Basismaßnahmen** sind neben der Lagerung des Patienten mit Knierolle und angewinkelten Beinen (zur Entspannung der Bauchdecke) die Sauerstoffgabe über O_2-Sonde, ein engmaschiges Monitoring (EKG, Blutdruck, Puls, Pulsoxymetrie) und der sofortige Notarztruf durchzuführen.

Die **erweiterten Maßnahmen** umfassen die Sicherung eines venösen Zugangs und die medikamentöse Therapie durch den Notarzt. Die medikamentöse Therapie zielt auf die Flüssigkeitssubstitution und Analgesie des Patienten. Anschließend muss der Patient zügig in ein geeignetes Krankenhaus transportiert werden.

SCHLAGWORT
Mesenterialgefäßverschluss

Ursachen
- Embolie oder Thrombose der darmversorgenden Arterien (Mesenterialarterien)

Symptome
- kurzzeitiger Zerreißungsschmerz
- unspezifische abdominelle Beschwerden (unauffälliger Bauchdeckenbefund)
- freies Intervall mit relativer Beschwerdefreiheit („fauler Friede")

Maßnahmen
Monitoring
- RR, Puls, EKG, SaO_2

Basismaßnahmen und Lagerung
- O_2-Gabe über Maske oder Nasensonde 4–8 Liter/Min.
- Oberkörperhochlagerung (30° Drehpunkt Hüfte) und Knierolle bei Bauchschmerzen
- stabile Seitenlage bei Bewusstlosigkeit

Erweiterte Maßnahmen
- i.v. Zugang und Laborblutentnahme
- Infusionstherapie und Schmerzbekämpfung

Medikamente und Dosierungsempfehlungen
- Infusionstherapie: 500–1.000 ml Vollelektrolytlösung i.v.
- Volumenersatzmittel bei $RR_{systol.}$ < 80 mmHg HAES 6% 500–1.000 ml i.v.
- Analgesie: 10–20 mg Morphin i.v.
- Spasmolyse: 20 mg N-Butylscopolamin (Buscopan®) i.v.
- Sedierung: 5–10 mg Diazepam (Valium®) i.v.

14

14.5 Endokrinologische Notfälle

14.5.1 Notfälle im Glukosestoffwechsel

Gehirn, Muskulatur und Erythrozyten sind die überwiegenden **Glukoseverbraucher** im Körpergewebe. Während die Muskulatur aber Energie auch durch Fettverbrennung gewinnen kann, ist Glukose für Gehirn und Erythrozyten der einzige Energielieferant. Bei Gesunden wird die Glukosekonzentration zwischen 80 und 120 mg/dl (4,5 bis 6,7 mmol/l) durch das Zusammenspiel von Glukoseverbrauch in den Zellen und Glukosemobilisierung aus der Leber (Umwandlung von Glykogen in Glukose) konstant gehalten.

Insulin

Insulin ist ein für den Menschen lebenswichtiges Hormon, das in der Bauchspeicheldrüse (Pankreas) produziert wird (> Kap. 2.8.6). Es spielt die wichtigste Rolle in der Regulation der Glukosekonzentration im Blut und der Therapie des Diabetes mellitus. Eine der biologischen Wirkungen des Insulins im Organismus ist die rasche Beschleunigung der Glukoseaufnahme in Muskel- und Fettzellen. Der Organismus signalisiert durch Ausschüttung des Insulins einen zu hohen Blutzuckerspiegel. Dieses Signal wird durch Anschalten zuckerverbrauchender Wege, insbesondere in der Leber, beantwortet, z.B. durch die rasche Glukoseaufnahme in die Zelle.

Krankheitsformen des Diabetes mellitus

Die Erkrankung des **Diabetes mellitus** ist eine umfassende **Stoffwechselstörung** des Kohlenhydrat-, Fett- und Eiweißstoffwechsels, die sich durch einen erhöhten Blut- und Urinzuckergehalt manifestiert und durch das Unvermögen des Körpers gekennzeichnet ist, Kohlenhydrate zu verwerten. Die Ursache ist ein absoluter (Diabetes mellitus Typ 1) oder relativer (Diabetes mellitus Typ 2) Insulinmangel im Organismus.

Der Begriff Diabetes mellitus wurde im Altertum geprägt und bedeutet wörtlich übersetzt „honigsüßer Durchfluss". Die Bezeichnung entstand, weil der „honigsüße" Geschmack des Urins im Altertum die einzige Möglichkeit darstellte, die Erkrankung zu erkennen, und damals gleichbedeutend mit dem frühzeitigen Tod des Patienten war. Heutzutage wird im Volksmund der Begriff „Zuckerkrankheit" verwendet.

Tab. 14.2 Einteilung des Diabetes mellitus nach Ursachen (WHO-Klassifikation)

I: Typ-1-Diabetes A: immunologisch bedingt B: idiopathisch	Zerstörung der β-Zellen; absoluter Insulinmangel
II: Typ-2-Diabetes	Insulinresistenz mit nachfolgender Insulinsekretionsstörung; relativer Insulinmangel
III: andere Ursachen	8 verschiedene Untergruppierungen
IV: Gestationsdiabetes	in der Schwangerschaft erstmals aufgetretener Diabetes mellitus mit erhöhter Gefahr für Schwangerschaftskomplikationen

Nach einem Übereinkommen zwischen verschiedenen internationalen diabetologischen Fachgesellschaften und der Weltgesundheitsorganisation (WHO) werden vier Hauptgruppen des Diabetes mellitus unterschieden (> Tab. 14.2). Typ-1- und Typ-2-Diabetes spielen unter allen Formen die zentrale Rolle und sollen nachfolgend näher betrachtet werden.

Typ-1-Diabetes

Dem Typ-1-Diabetes liegt eine Zerstörung der β-Zellen in den Langerhans-Inseln des Pankreas zugrunde. Somit ist das Pankreas nicht mehr in der Lage, Insulin zu produzieren, woraus ein absoluter Insulinmangel resultiert. Die Patienten sind auf von außen zugeführtes Insulin angewiesen, was sich in dem früher gebräuchlichen Begriff „insulinabhängiger Diabetes mellitus" (IDDM = insulin dependent diabetes mellitus) ausdrückt.

Hauptursache für die Entwicklung eines Typ-1-Diabetes ist eine **autoimmunologische Reaktion** des Körpers: Vom Körper produzierte Antikörper richten sich gegen körpereigene Zellen und zerstören diese irreversibel (immunologisch bedingter Diabetes mellitus Typ 1). Als Auslöser für die Autoimmunreaktionen werden aufgrund einer genetischen Verankerung Virusinfektionen (z.B. Mumps, Röteln) und Giftstoffe diskutiert. In der Folge kommt es zu einer Entzündungsreaktion des Inselzellgewebes, die allmählich innerhalb von Wochen bis Jahren zu einer vollständigen Zerstörung der β-Zellen führt. Erst wenn etwa 80% der β-Zellen zerstört sind, kommt es zu klinisch bemerkbaren Krankheitserscheinungen: Je geringer die Anzahl insulinproduzierender β-Zellen, desto geringer ist die verfügbare Insulinmenge, so dass der Blutzuckerspiegel nicht mehr im Normbereich gehalten werden kann. In manchen Fällen entwickelt sich ein insulinpflichtiger Diabetes mellitus, ohne dass Antikörper nachgewiesen werden können (idiopathischer Diabetes mellitus Typ 1).

Grundsätzlich kann ein Typ-1-Diabetes in jedem Lebensalter auftreten. Hauptsächlich entwickelt er sich aber im Kindes- und Jugendalter, was den ebenfalls gebräuchlichen Begriff „**juveniler**" oder „jugendlicher" Diabetes mellitus erklärt. Etwa 10% der Diabetiker leiden an einem Typ-1-Diabetes.

MERKE

Typ-1-Diabetes = absoluter Insulinmangel

Typ-2-Diabetes

Dem Typ-2-Diabetes (➤ Tab. 14.3) liegt eine verminderte Ansprechbarkeit der Insulinrezeptoren in den Geweben für Insulin zugrunde (Insulinresistenz), so dass der Glukoseeinstrom in die Zellen nachhaltig gestört ist und die Blutglukosekonzentration ansteigt. Wie in einem Teufelskreis erhöht sich die endogene Insulinsekretion aus den β-Zellen der Langerhans-Inseln, ohne dass die gesteigerte Sekretion zu einer verbesserten Insulinwirkung an den Zellen führt. Obwohl also ausreichend Insulin produziert werden kann, ist der Blutzuckerspiegel erhöht (relativer Insulinmangel). Der Typ-2-Diabetes ist folglich nicht insulinabhängig (NIDDM = non insulin dependent diabetes mellitus). Insulinresistenz und Insulinsekretionsstörung können aber nach Jahren und Jahrzehnten zu einer vollständigen Erschöpfung der Insulinproduktion führen und damit eine Insulinabhängigkeit auslösen.

Es ist keine eindeutige Ursache für den Typ-2-Diabetes bekannt. Allerdings beeinflussen zwei Faktoren entscheidend die Entwicklung des Typ-2-Diabetes:

- **Überernährung:** Dauerhafte Überernährung bei einem Überangebot an Nahrung und missbräuchlicher Auswahl der Nahrungsmittel steigert erheblich die Insulinsekretion, was zu einer Insulinresistenz an den Rezeptoren führt. 90% der Typ-2-Diabetiker sind übergewichtig.
- **Bewegungsmangel:** Infolge nicht ausreichender Bewegung sinkt die Glukoseaufnahme in die Muskelzellen, so dass die Blutzuckerkonzentration ansteigt. Folgen sind Adipositas (Fettleibigkeit) und Insulinresistenz.

Der Typ-2-Diabetes manifestiert sich in der Regel ab dem 40. Lebensjahr (**Altersdiabetes**). Durch Über- und Fehlernährung, Bewegungsmangel und Adipositas tritt der Typ-2-Diabetes zunehmend aber auch bei jüngeren Patienten und Kindern auf, so dass der Begriff „ernährungsbedingter Diabetes" zutreffender ist. Etwa 90% der Diabetiker leiden an einem Typ-2-Diabetes.

MERKE

Typ-2-Diabetes = relativer Insulinmangel

Langzeittherapie

Die **Langzeittherapie** eines Diabetes mellitus ist wesentlich von der Diabetes-Form abhängig. Eckpfeiler der Diabetestherapie sind:

- regelmäßige Selbstkontrolle der Stoffwechsellage durch häusliche Blutzuckermessungen
- konstanter Lebensstil mit regelmäßigen Mahlzeiten, körperliches Training (z.B. Sportgruppen für Diabetiker) und Reduzierung von Risikofaktoren für kardiovaskuläre Erkrankungen (z.B. Rauchen einstellen)
- Ernährung (Diät halten, Gewichtsreduzierung), vor allem bei Typ-2-Diabetikern
- medikamentöse Therapie.

Das Ziel jeder Diabetestherapie ist die Einstellung der Blutzuckerwerte auf Normalniveau zur Vermeidung akuter Stoffwechselentgleisungen und diabetischer Folgeerkrankungen. Über die Grundlagen der Langzeit-Diabetestherapie informiert ➤ Abb. 14.41.

Begleiterkrankungen des Diabetes mellitus

Vor dem Hintergrund einer vor allem an Blutgefäßen wirksamen Glukosetoxizität gehen mit dem Diabetes mellitus verschiedene Erkrankungen einher, die sich entweder durch den erhöhten Blutzuckerspiegel verschlimmern oder die erst nach langjähriger Diabeteserkrankung entstehen (➤ Abb. 14.42):

Tab. 14.3 Gegenüberstellung von Typ-1- und Typ-2-Diabetes

	Typ-1-Diabetes	**Typ-2-Diabetes**
Körperbau	schlank	adipös
Krankheitsbeginn	oft rasch	langsam
Manifestationsalter	< 40. Lebensjahr	> 40. Lebensjahr
Ätiologie	Zerstörung der β-Zellen	Insulinresistenz
Körpereigenes Insulin	niedrig bis fehlend	normal bis hoch
Stoffwechsellage	labil, hohe Ketoseneigung	stabil
Insulintherapie	erforderlich	nur bei Erschöpfung der Insulinreserven

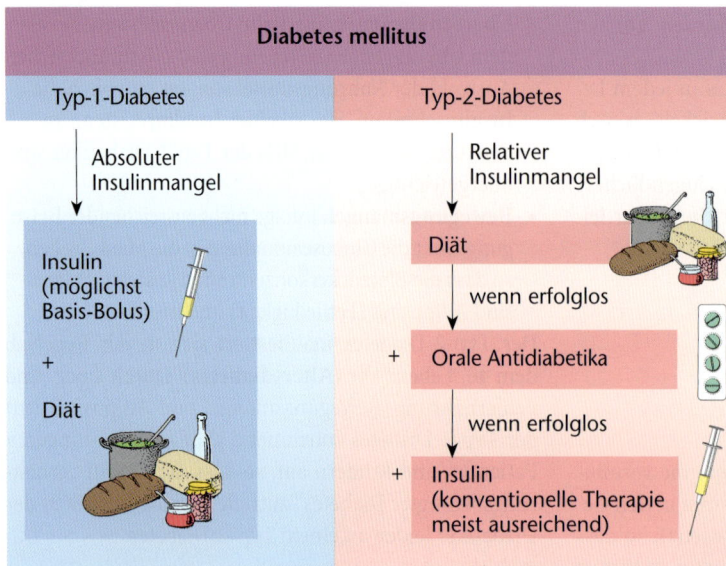

Abb. 14.41 Grundbausteine der Diabetestherapie [L190]

- **Typ-1-Diabetes:** Schäden an Kapillaren (Mikroangiopathien)
- **Typ-2-Diabetes:** Schäden an größeren Blutgefäßen im Sinne einer Arteriosklerose (Makroangiopathien).

Mikroangiopathien sind Schädigungen der Kapillaren. Formen der diabetischen Mikroangiopathie sind:

- **diabetische Retinopathie:** Durchblutungsstörungen an der Netzhaut des Auges mit Sehstörungen (Schleier, Verschwommensehen); häufigste Erblindungsur-

sache bei Erwachsenen über 20 Jahre in den Industrienationen
- **diabetische Nephropathie** (diabetische Glomerulosklerose): Nierenfunktionsstörung mit der Hauptgefahr, eine dialysepflichtige Niereninsuffizienz zu entwickeln
- **diabetische Neuropathie:** Schädigung des Nervensystems mit vielfältigen sensiblen und motorischen Störungen sowohl des somatischen als auch des autonomen Nervensystems; hervorzuheben ist in diesem Zusammenhang, dass bei bestehender diabetischer Neuropathie myokardiale Nekroseschmerzen im Rahmen eines akuten Myokardinfarkts (➤ Kap. 14.3.1) nicht oder nur abgeschwächt wahrgenommen werden („stummer Infarkt"). Aus diesem Grund schließen fehlende Beschwerden beim Diabetiker einen Herzinfarkt nicht aus, wenn die übrigen klinischen Zeichen ansonsten zutreffen.

Die **Makroangiopathie** entwickelt sich auf der Grundlage einer weitreichenden Stoffwechselstörung mit Hypertonie und Adipositas, zu der auch der Typ-2-Diabetes zählt (metabolisches Syndrom, Syndrom X). Der Makroangiopathie liegt eine Arteriosklerose (➤ Kap. 14.4.1) großer und mittlerer Arterien zugrunde. Derartige Veränderungen liegen oftmals bereits vor, bevor erhöhte Blutzuckerwerte im Sinne eines Typ-2-Diabetes festzustellen sind. Formen der diabetischen Makroangiopathie sind:

- koronare Herzkrankheit (➤ Kap. 14.3.1)
- zerebrale Durchblutungsstörungen (➤ Kap. 17.4)
- periphere arterielle Verschlusskrankheit (pAVK)
- diabetischer Fuß.

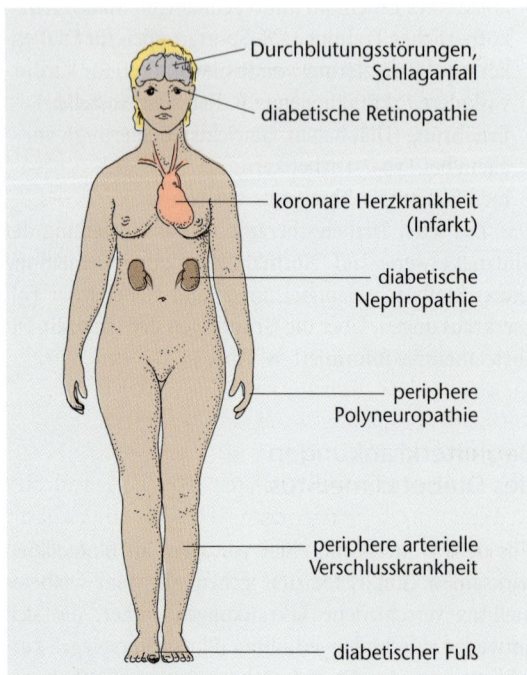

Abb. 14.42 Diabetische Spätschäden [A400-190]

Insbesondere im Krankentransport kommt es nicht selten vor, dass Diabetiker mit teilweise amputierten unteren Gliedmaßen (z.B. Vorderfuß) transportiert werden müssen. Die Amputation steht am Ende einer langen Kette von Komplikationen der Diabetes-Erkrankung.

Der sog. „diabetische Fuß" entsteht durch Schäden an den peripheren Nervenbahnen, insbesondere der Beine, die durch dauerhaft schlechte Blutzuckereinstellung entstehen (diabetische Polyneuropathie). Dadurch werden kleine Verletzungen an den Füßen kaum noch wahrgenommen. In der Folge können sich Geschwüre mit sehr schlechter Heilungstendenz entwickeln.

MERKE

Typ-1-Diabetiker sind ebenfalls von einer Makroangiopathie bedroht, die im Gegensatz zum Typ-2-Diabetes aber nicht frühzeitig entsteht.

Hyperglykämie (Coma diabeticum)

Bei einer akuten Hyperglykämie mit Notfallcharakter unterscheidet man zwischen **zwei Formen des Coma diabeticum** (➤ Tab. 14.4), deren gemeinsames Merkmal ein erheblich erhöhter Blutzuckerspiegel im Blut mit Störungen im Wasser-Elektrolyt-Haushalt ist. Die Hyperglykämie kann ausgelöst werden durch:

- eine Unterbrechung der exogenen **Insulinzufuhr** (z.B. unzureichende oder unterlassene Insulininjektionen) oder
- einen erhöhten **Insulinbedarf**, ohne die Insulinmenge anzupassen (z.B. bei Infekten, Stress, Erbrechen).

Das **ketoazidotische Koma** ist in der Regel das Koma des Typ-1-Diabetikers. Durch das fehlende Insulin wird der Abbau von Fett (Lipolyse) in der Zelle nicht mehr ausreichend gehemmt. Durch die fehlende Hemmung findet ein vermehrter Abbau von Fett in Glyzerin und freie Fett-

säuren statt. Die freigesetzten Fette werden unkontrolliert zu Ketonkörpern verstoffwechselt, was eine Übersäuerung des Körpers zur Folge hat (metabolische Azidose).

MERKE

Die Kußmaul-Atmung mit Azetongeruch besteht nur bei der Ketoazidose.

Das **hyperosmolare Koma** ist das Koma des Typ-2-Diabetikers. Die noch bestehende minimale Insulinaufnahme der Zellen hemmt in ausreichendem Maße die eben beschriebene Freisetzung der intrazellulären Fette und schützt somit vor der Bildung der Ketonkörper. Die Hauptgefahr liegt vielmehr in beträchtlichen Wasser- und Elektrolytverlusten, weil die hohe Glukosekonzentration im Blut zu einer Glukosurie mit großen Verlusten an Wasser und Elektrolyten über die Niere (osmotische Diurese) führt.

Symptome

Das **hyperglykämische Koma** entwickelt sich langsam. Erste Vorzeichen sind gehäuftes Wasserlassen, starker Durst und Gewichtsverlust. Es entwickelt sich ein Volumenmangel mit Exsikkose, der über die Verschiebung des Säure-Basen- und Wasser-Elektrolyt-Haushalts in die Bewusstseinstrübung (Somnolenz bis Koma) einmündet. Beide Formen des Coma diabeticum verlaufen in zwei Phasen und unterscheiden sich in ihrer klinischen Manifestation kaum.

- Die **Frühphase** (Präkoma) ist von der beginnenden Hyperglykämie, Glukosurie mit osmotischer Diurese und Azidose (nur bei der ketoazidotischen Form!) gekennzeichnet. Die Patienten klagen über zunehmende Appetitlosigkeit oder Völlegefühl, ein gesteigertes Durstempfinden und eine Polyurie (Harnflut) mit wasserklarem Urin.
- Die **Spätphase** (Koma) umfasst zusätzlich die Zeichen eines ausgeprägten Volumenmangels, einer intrazellulären Dehydratation (Austrocknung) und Kußmaul-Atmung (nur beim ketoazidotischen Koma!). Die Patienten sind bewusstseinsgetrübt (unruhig, verwirrt bis hin zu Apathie und Bewusstseinsverlust).

Das Ausmaß des intrazellulären Flüssigkeitsverlustes wird beim hyperglykämischen Koma oft unterschätzt. Wegen des verstärkten Flüssigkeitsverlustes aus den Zellen in die Blutgefäße macht sich der Flüssigkeitsverlust, der bis zu 10 l betragen kann, in Form von ausgeprägten Schockzeichen nur selten bemerkbar. Leitsymptom bleibt daher bei hohen Blutzuckerwerten die Bewusstseinsstörung.

Tab. 14.4 Vergleich zwischen ketoazidotischem und hyperosmolarem Koma

	Ketoazidotisches Koma	Hyperosmolares Koma
Blutzucker	< 600 mg/dl (33 mmol/l)	> 600 mg/dl (33 mmol/l)
Letalität	5–20%	40–60%
Insulinmangel	absoluter Insulinmangel	relativer Insulinmangel
metabolische Azidose	• Azetongeruch in der Ausatemluft • Kußmaul-Atmung • Erbrechen	• fehlende Kußmaul-Atmung • fehlender Azetongeruch in der Ausatemluft

Therapie

Die **Basismaßnahmen** umfassen die Kontrolle der Vital-funktionen (EKG-Monitoring, Pulsoxymetrie, Blut-druck, Puls) und die Sicherung eines Blutzuckerwertes durch Teststreifen. Entscheidend ist, ob die komaauslösende Ursache eine Hyperglykämie ist. Wache Patienten werden kreislaufabhängig in Schock- oder Oberkörper-hochlage gelagert. Die Sauerstoffgabe orientiert sich am Patientenzustand (z.B. 4 bis 6 l/Min. über eine Sauer-stoffbrille bei wachen Patienten). Maßnahmen zum Wärmeerhalt und der beruhigende Zuspruch gehören ebenfalls zu den Basismaßnahmen. Sobald es der Patien-tenzustand zulässt, wird die **Anamnese** erhoben (v.a. bekannter Diabetiker, Typ, Diabetiker-Pass, Medikati-on). Die Indikation zur Notarztalarmierung ergibt sich aus dem Bewusstseinszustand des Patienten und dem Volumendefizit. Die **erweiterten Maßnahmen** zielen nach Anlage eines venösen Zugangs auf die Flüssigkeits-substitution. Richtwert bei der Infusionsbehandlung ist etwa ein Liter innerhalb der ersten Stunde. Bei älteren, evtl. herz- und niereninsuffizienten Patienten muss die Volumenbelastung kritisch durch den **Notarzt** abgewo-gen werden. Bei Verlust der Schutzreflexe muss der Pati-ent zum Aspirationsschutz, ggf. nach Narkoseeinleitung, intubiert und beatmet werden. Eine präklinische In-sulintherapie ist ohne genaue Kenntnis der Elektrolyte (Kalium) und der Säure-Basen-Werte (pH, Bicarbonat usw.) kontraindiziert. Durch vorzeitige Insulingabe be-steht die Gefahr einer plötzlichen Hypoglykämie und weiterer Elektrolytverschiebungen (Hypokaliämie).

ACHTUNG
Gefahr des Hirnödems

SCHLAGWORT
Hyperglykämisches Koma

Ursachen
- **ketoazidotisches Koma**
  - Insulin nicht vorhanden
  - Fettstoffwechsel beeinträchtigt (Hemmung der Lipolyse aufgehoben)
  - Anfall von Ketonkörpern mit metabolischer Azidose
- **hyperosmolares Koma**
  - Restsekretion von Insulin vorhanden
  - Fettstoffwechsel nicht beeinträchtigt
  - Glukosurie und osmotische Diurese

Symptome
- Glukosegehalt in Blut und Urin erhöht
- starker Durst und Polyurie
- Appetitlosigkeit und Gewichtsverlust
- intrazelluläre Dehydratation und später Volumenmangel

- Bewusstseinstrübung (Somnolenz bis Koma)
- Kußmaul-Atmung nur bei ketoazidotischem Koma

Maßnahmen
Monitoring
- BZ, RR, Puls, EKG, SaO_2

Basismaßnahmen und Lagerung
- O_2-Gabe über Maske oder Nasensonde 4–6 Liter/Min.
- kreislaufabhängig Schocklagerung oder Oberkörperhoch-lagerung (30° Drehpunkt Hüfte) bei bewusstseinsklarem Patient
- stabile Seitenlage bei Bewusstlosigkeit
- Wärmeerhalt

Erweiterte Maßnahmen
- i.v. Zugang und Laborblutentnahme
- Infusionstherapie
- Insulintherapie in der Klinik

Medikamente und Dosierungsempfehlungen
- Volumensubstitution
  - 1.000 ml Vollelektrolytlösung in der ersten Stunde
  - 500 ml Vollelektrolytlösung in der zweiten Stunde
  - 500 ml Vollelektrolytlösung in der dritten Stunde
- Insulinperfusor in der Klinik: 6–10 I.E. Altinsulin/h (BZ um ca. 100 mg/dl pro Stunde senken)

Hypoglykämie (Zuckerschock)

Die Anzahl schwerer Hypoglykämien (➤ Abb. 14.43) hat in den letzten Jahren als Folge intensivierter Insulin-therapie stark zugenommen und ist mittlerweile der **häufigste stoffwechselbedingte Notfall** im Rettungs-dienst. Definitionsgemäß liegt eine Hypoglykämie bei einem Blutzuckerwert von < 50 mg/dl (2,8 mmol/l) vor. Typ-1-Diabetiker sind jedoch unter Umständen an sehr niedrige BZ-Konzentrationen (20 mg/dl) adaptiert und müssen nicht unbedingt die klaren Zeichen einer Hypo-glykämie aufweisen.

MERKE
Die Symptome einer Hypoglykämie hängen nicht von der ab-soluten Höhe des BZ-Wertes ab, sondern vielmehr von der Schnelligkeit des Blutzuckerabfalls.

Die **Überdosierung** von Insulin oder von oralen Antidi-abetika (z.B. Euglucon®) ist die Hauptursache einer Hy-poglykämie bei Diabetikern. Zum größten Teil erfolgt die Überdosierung unabsichtlich, z.B. durch fehlende Nahrungsaufnahme **ohne** Anpassung der Insulindosis oder gesteigertem Kohlenhydratverbrauch bei körperli-cher Anstrengung oder bei Infekten ohne Anpassung der Insulindosis. Die Verwechslung eines Insulinpräpa-rates oder der fehlerhafte Gebrauch von Pens oder Insu-linpumpen können ebenfall für eine Unterzuckerung verantwortlich sein.

14

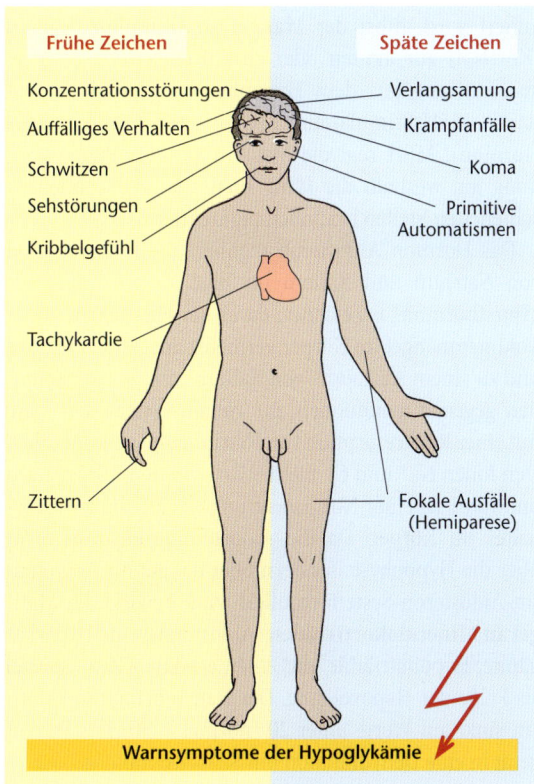

Frühe Zeichen / Späte Zeichen

Konzentrationsstörungen — Verlangsamung
Auffälliges Verhalten — Krampfanfälle
Schwitzen — Koma
Sehstörungen — Primitive Automatismen
Kribbelgefühl

Tachykardie

Zittern — Fokale Ausfälle (Hemiparese)

Warnsymptome der Hypoglykämie

Abb. 14.43 Zeichen der Hypoglykämie [L157]

Symptome

Die Symptome ergeben sich aus den Mechanismen der Gegenregulation und dem Glukosemangel im Gehirn, so dass drei unscharf verlaufende Phasen unterschieden werden können:
- **parasympathische Reaktion:** Heißhunger, Müdigkeit, Schwächegefühl mit Kollapsneigung, Übelkeit und Erbrechen
- **sympathische Reaktion:** Angst, Unruhe, Kaltschweißigkeit, Hautblässe, Tremor, Tachykardie, Mydriasis
- **zentralnervöse Reaktion:** Kopfschmerzen, Schwindel, Koordinationsstörungen, Sehstörungen, Konzentrationsstörungen, Verhaltensauffälligkeiten (Apathie, Euphorie, Verstimmung, Verwirrtheit, Wutausbrüche, Aggression), Halbseitenlähmung, Sprachstörungen, Halluzinationen, primitive Automatismen (Schmatzen, ungezieltes Greifen, Grimassieren), zerebrale Krampfanfälle, Somnolenz, Koma, zentrale Atem- und Kreislaufregulationsstörungen.

ACHTUNG
Die Hypoglykämie ist das Chamäleon der Notfallmedizin. Es können alle neurologischen Störungen wie zerebrale Krampfanfälle, Lähmungen oder psychische Auffälligkeiten vorkommen.

Therapie

Die **Basismaßnahmen** umfassen die Sicherung der Vitalfunktionen, deren Monitoring und die Feststellung der BZ-Konzentration (Teststreifen). Für die Messung der Blutzuckerkonzentration wird ausschließlich Kapillarblut aus der Fingerbeere oder dem Ohrläppchen verwendet. Auf die Blutzuckerbestimmung mit venösem Blut muss verzichtet werden, weil es zu Fehlmessungen mit zu niedrigen BZ-Werten kommen kann. Die Bestimmung der Sauerstoffsättigung sowie die Suche nach Begleitverletzungen infolge Sturz dürfen nicht vernachlässigt werden, um andere Ursachen einer Bewusstseinsstörung oder Folgen der Hypoglykämie nicht zu übersehen. Sind die Patienten noch bei Bewusstsein und kooperativ, kann die Hypoglykämie relativ einfach und schnell beseitigt werden: Um der Gefahr von Hirnschädigungen durch eine länger anhaltende Unterzuckerung zu begegnen, ist dem wachen Patienten so früh wie möglich **Glukose** zuzuführen. Dafür kommen oral gereichte, rasch wirksame Kohlenhydrate, wie Traubenzucker oder Fruchtsäfte, in Frage. Zusätzlich verabreichte, lang wirksame Kohlenhydrate, wie eine Scheibe Brot, verhindern das erneut schnelle Abfallen des Blutzuckerspiegels. Die orale Zuckerzufuhr ist allerdings nur bei wachen und kooperativen Patienten mit ausreichend erhaltenen Schutzreflexen (→ Aspirationsschutz) durchführbar. Bei **Bewusstseinsverlust** wird der Patient in stabiler Seitenlage gelagert und die Atemwege werden freigemacht oder freigehalten. Außerdem erhält er mindestens 4 bis 6 Liter Sauerstoff pro Minute über eine Nasensonde oder Sauerstoffmaske. Bei Unterkühlung sind zusätzlich Maßnahmen gegen einen weiteren Wärmeverlust zu ergreifen (Wärmeerhalt).

Die **erweiterten Maßnahmen** umfassen die Anlage eines venösen Zugangs in einer möglichst großen Vene (Unterarm, Ellenbeuge) und die medikamentöse Therapie durch den Notarzt, der **Glukose** intravenös verabreichen wird. Die Glukosegabe muss streng intravenös erfolgen. Bei versehentlicher paravenöser Applikation drohen ansonsten schwere Gewebenekrosen bis zum Verlust der Extremität.

Die Glukosetherapie führt meistens bereits nach wenigen Sekunden eindrucksvoll zum Verschwinden der Symptome. Eine **Kontrollmessung** soll BZ-Werte zwischen 150 und 200 mg/dl (8,3 bis 11,1 mmol/l) ergeben. Allerdings muss die rasche Umverteilung der Glukose bedacht werden, so dass auch nach intravenöser Glukosesubstitution eine erneute Hypoglykämie auftreten kann. Bleibt der Patient jedoch trotz Ausgleichs der Hypoglykämie bewusstlos, müssen andere Komaursachen erwogen werden (beispielsweise Hirnschädigung infolge einer lange bestehenden Hypoglykämie).

14

SCHLAGWORT

Hypoglykämisches Koma

Ursachen
- Auslassen von Mahlzeiten **ohne** Anpassung der Insulindosis
- fehlerhafter Gebrauch von Pens oder Insulinpumpen
- Verwechslung des Insulinpräparates
- gesteigerter Kohlenhydratverbrauch ohne Insulindosisanpassung (bei ungewohnter körperlicher Anstrengung oder bei Infekten)

Symptome
- Glukosegehalt im Blut erniedrigt
- parasympathische Reaktion: Übelkeit und Erbrechen
- sympathische Reaktion: Unruhe, Kaltschweißigkeit, Tachykardie, Mydriasis
- zentralnervöse Reaktion: Konzentrationsstörungen, Verhaltensauffälligkeiten (Verwirrtheit, Aggression), Halbseitenlähmung, Sprachstörungen, primitive Automatismen (Schmatzen, ungezieltes Greifen, Grimassieren), zerebrale Krampfanfälle, Somnolenz, Koma

Maßnahmen
Monitoring
- BZ, RR, Puls, EKG, SaO_2
Basismaßnahmen und Lagerung
- Freimachen und Freihalten der Atemwege
- O_2-Gabe über Maske oder Nasensonde 4–6 Liter/Min.
- kreislaufabhängig Oberkörperhochlagerung (30° Drehpunkt Hüfte) bei bewusstseinsklarem Patient
- stabile Seitenlage bei Bewusstlosigkeit
- Wärmeerhalt
Erweiterte Maßnahmen
- i.v. Zugang und Laborblutentnahme

Medikamente und Dosierungsempfehlungen
- Glukose 40% (z.B. 40 ml [d.h. 16 g] i.v.), mit NaCl 0,9% nachspülen, evtl. erneute Glukose-Gabe abhängig vom BZ-Wert
- 5- oder 10%ige Glukoselösung 500–1.000 ml i.v.

14.5.2 Addison-Krise

Die Addison-Krise ist die häufigste Erstmanifestation einer Nebennierenrinden-(NNR-)Insuffizienz (➤ Kap. 2.13.4), die unbehandelt tödlich verläuft, da die in der Nebennierenrinde produzierten Steroidhormone (Kortisol und Aldosteron) fehlen. Das Vollbild der Erkrankung entsteht bei einer latenten NNR-Insuffizienz durch den plötzlichen Mehrbedarf an Kortisol. Auslöser ist meist eine nicht angemessene Kortisolsekretion bei einfachen Infektionen, Erbrechen, Diarrhöe oder durch chronische Belastungen. Addison-Krisen bei bereits therapierten Patienten sind zum überwiegenden Teil Folge einer mangelnden Dosisanpassung bei erhöhtem Bedarf oder eigenständiger Dosisreduktion.

Da die Kortisolproduktion über die Ausschüttung des Hormons ACTH der Hirnanhangdrüse (Hypophyse) reguliert wird, führt der **Mangel an Glukokortikoiden** (Kortisol) zur akuten oder chronischen ACTH-Mehrausschüttung aus dem Hypophysenvorderlappen und damit MSH-Stimulation (Melanozyten-stimulierendes Hormon). MSH regt die Melanozyten zur Pigmentbildung an, weshalb die Haut auch an nicht sonnenbeschienenen Stellen bräunlich pigmentiert ist.

Das Hormon Aldosteron reguliert die Konzentration von Natrium und Kalium im Blut. Es wird auch als „Dursthormon" bezeichnet, da es bei Flüssigkeits- oder Volumenmangel im Körper vermehrt ausgeschüttet wird und zu einem Austausch von Kalium- und Wasserstoffionen gegen Natriumionen am Tubulussystem der Niere mit einer Rückresorption von Natrium und Chlorid führt. Den Ionen Na^+ und Cl^- fließt Wasser in den Körper nach und führt zu einer Normalisierung des Flüssigkeitshaushaltes im Körper. Da die Aldosteronproduktion nicht über die Hypophyse, sondern über das Renin-Angiotensin-Aldosteron-System reguliert wird, bewirkt der **Mangel an Mineralokortikoiden** (Aldosteron) eine Hyperkaliämie, Hyponatriämie und einen erhöhten Reninspiegel als Folge der Hypovolämie. Der Natrium/Kalium-Quotient sinkt auf Werte unter 20 (normal ≥ 30) Der Patient gerät in eine Dehydratation mit Schocksymptomatik.

Symptome

Patienten mit NNR-Insuffizienz sind schwach, rasch ermüdbar, leiden unter Hypotonie und neigen zu Kollaps und Schwindel. Die Addison-Krise tritt unerwartet unter Belastung (Fieber, Infekt, Trauma) auf und äußert sich durch abdominelle Beschwerden (Pseudoperitonitis, Bauchschmerzen), Oligurie mit Exsikkose, Hypoglykämie, Blutdruckabfall und Schock. Die Patienten werden delirant und fallen ins Koma.

MERKE

Ein sofortiger Therapiebeginn der Addison-Krise ist lebensrettend.

Therapie

Die **Basismaßnahmen** umfassen neben Schocklagerung, einem umfassenden Monitoring mit BZ-Kontrolle und Sicherung der Vitalfunktionen den umgehenden Notarztruf, da nur die Substitution der im Körper nicht ausreichend gebildeten Hormone Erfolg verspricht.

Die **erweiterten Maßnahmen** umfassen die Laborblutentnahme und Sicherung eines venösen Zuganges zur intravenösen Substitution von Glukokortikoiden und Glukose. Die endgültige Substitution der fehlenden Hormone kann nur in der Klinik erfolgen.

SCHLAGWORT
Addison-Krise

Ursachen
• Nierennebenrindeninsuffizienz mit
  – Mangel an Glukokortikoiden (Kortisol)
  – Mangel an Mineralokortikoiden (Aldosteron)
  – Mangel an Sexualhormonen

Symptome
• allgemeines Schwächegefühl
• rasche Ermüdbarkeit
• bräunliche Verfärbung der Haut, auch an Handflächen und Fußsohlen
• Bauchschmerzen
• Hypotonie
• Exsikkose
• Bewusstseinstrübung bis Koma

Maßnahmen
Monitoring
• BZ, RR, Puls, EKG, SaO₂
Basismaßnahmen und Lagerung
• Freimachen und Freihalten der Atemwege
• O₂-Gabe über Maske oder Nasensonde 4–6 Liter/Min.
• kreislaufabhängig Oberkörperhochlagerung (30° Drehpunkt Hüfte) bei bewusstseinsklarem Patient
• stabile Seitenlage bei Bewusstlosigkeit
• Wärmeerhalt
Erweiterte Maßnahmen
• i.v. Zugang und Laborblutentnahme

Medikamente und Dosierungsempfehlungen
• Infusionstherapie: i.v. (500 ml NaCl 0,9%, **kein Kalium** und 500 ml Glukose 5% initial i.v.)
• 40 ml Glukose 40% i.v.
• 20–40 mg Dexamethason (z.B. Fortecortin® 40 i.v.), 250 mg Prednisolon (Solu-Decortin-H® 250 mg i.v.) oder 100 mg Hydrocortison i.v.

14.5.3 Thyreotoxische Krise

Die thyreotoxische Krise entwickelt sich auf dem Boden einer bestehender Schilddrüsenüberfunktion (➤ Kap. 2.13.2). Wenn diese Schilddrüsenüberfunktion nicht ausreichend therapiert ist oder unbehandelt bleibt, kann sich eine lebensbedrohliche Situation schlagartig entwickeln, wenn plötzlich große Mengen Jod aufgenommen werden. Dies kann vor allem durch die Gabe von jodhaltigen Röntgenkontrastmitteln oder jodhaltiger Arzneimittel, beispielsweise Amiodaron (Cordarex®, ➤ Kap. 4.6.4) der Fall sein.

Symptome

Die Symptome sind Zeichen der gesteigerten Stoffwechsellage im Körper. Der Sympathikotonus ist bei diesen Patienten extrem erhöht und manifestiert sich in hochgradiger Tachykardie, psychomotorischer Unruhe, Fieber bis 41 °C ohne Schüttelfrost und warmer, feuchter Haut. Die Patienten klagen über Übelkeit, Erbrechen und Durchfälle. Nach kurzer Zeit treten Verwirrtheitszustände bis zum Koma auf.

Therapie

Die **Basismaßnahmen** schließen neben einem umfassenden Monitoring die Sauerstoffgabe, die Beruhigung und bei Fieber die Kühlung des Patienten sowie die Sicherung der Vitalfunktionen bis zum Eintreffen des Notarztes ein. Die **erweiterten Maßnahmen** zielen nach Anlage eines venösen Zugangs auf eine symptomorientierte medikamentöse Therapie durch β-Blocker und eventuell Glukokortikoide, da neben einer Exsikkose häufig die relative NNR-Insuffizienz übersehen wird. Die kausale Therapie mit Thyreostatika (Thiamazol, Methimazol) führt zur sofortigen Blockade der Hormonproduktion, erfolgt aber erst auf der Intensivstation.

SCHLAGWORT
Thyreotoxische Krise

Ursachen
• exzessiv hohe Schilddrüsenhormonwerte
• iatrogene Gabe von jodhaltigen Arzneimitteln

Symptome
• Fieber und feuchte, warme Haut mit Flush
• zentralnervöse Symptome: psychomotorische Unruhe, Delirium, Sopor oder Koma
• gastrointestinale Symptome: Übelkeit, Erbrechen und Diarrhöe (Exsikkose)
• kardiale Symptome: Tachykardie, Vorhofflimmern, dekompensierte Herzinsuffizienz

Maßnahmen
Monitoring
• RR, Puls, EKG, SaO₂
Basismaßnahmen und Lagerung
• O₂-Gabe über Maske oder Nasensonde 4–6 Liter/Min.
• Beruhigung und kreislaufabhängige Oberkörperhochlagerung (30° Drehpunkt Hüfte) bei bewusstseinsklarem Patient
• stabile Seitenlage bei Bewusstlosigkeit
• Kühlung
Erweiterte Maßnahmen
• i.v. Zugang und Laborblutentnahme

Medikamente und Dosierungsempfehlungen
• Sedierung: 5–10 mg Diazepam (Valium®) i.v.
• Infusionstherapie: 1.000 ml Vollelektrolytlösung i.v. initial
• Kortison: z.B. 250 mg Solu-Decortin®-H i.v.
• kausale Therapie in der Klinik: Thiamazol 160–200 mg/Tag i.v.

Fallbeispiel

Notfallmeldung

Die Rettungsleitstelle erhält die Meldung: „Mein Mann ist im Badezimmer zusammengebrochen. Er rührt sich nicht mehr." Der Disponent entsendet Rettungswagen und Notarzteinsatzfahrzeug unter dem Einsatzstichwort „leblose Person" zum Notfallort.

Befund am Notfallort

Die Besatzungen finden einen 59-jährigen Mann im Badezimmer sitzend. Der Patient ist zyanotisch, pulslos, mit weiten Pupillen und ohne Eigenatmung. Das Abdomen ist massiv gebläht.

Leitsymptom

Herz- und Atemstillstand.

Erstmaßnahmen

Umgehend wird mit der kardiopulmonalen Wiederbelebung begonnen. Der Patient wird mit einem Tubus ID 9,5 orotracheal intubiert. Das EKG zeigt eine Asystolie. Vor Fixierung des Tubus wird ein venöser Venenzugang in die Vena jugularis externa links (G 14) platziert, über den 3 mg Suprarenin unverdünnt injiziert werden. Es fällt hierbei eine Schwellung der Jugularvenen im Sinne einer oberen Einflussstauung auf. Auf zwischenzeitliches Nachfragen geben die Angehörigen an, dass der Patient in den letzten Tagen über Atemnot, Müdigkeit, Abgeschlagenheit und Schmerzen in den Waden klagte.

Ansonsten sei er immer gesund gewesen und nehme keine Medikamente ein. Das geblähte Abdomen kann auf den Versuch des Sohnes zurückgeführt werden, den Vater in sitzender Position zu beatmen.

Im Rahmen der Reanimation bleiben die Pupillen weit und lichtstarr. Trotz eines Eigenrhythmus mit Herzfrequenzen um 30/Min. lässt sich keine Kreislauffunktion mehr aufbauen. Die Reanimation wird nach 25 Minuten erfolglos abgebrochen.

Verdachtsdiagnose

Herz-Atem-Stillstand nach Lungenembolie.

Klinik

Auf Anraten des Notarztes stimmen die Angehörigen einer Obduktion zu, die am nächsten Tag erfolgt. Im Ergebnis zeigt sich eine hochgradige Arteriosklerose mit Beteiligung der Aorta, Becken- und Koronararterien. Das übrige arterielle Gefäßsystem zeigt nur eine mittel- bis geringgradige Sklerose. Die Untersuchung des Herzens ergibt eine Stenose im Bereich der Koronararterien (RIVA) mit einer ca. 5 Tage alten Myokardinfarktnarbe im Bereich der linken Vorderwandspitze mit einem Durchmesser von ca. 5 cm. Im Bereich der Infarktnarbe findet sich ein 0,5 cm langer Einriss der Herzwand mit einer Herzbeuteltamponade (500 ml frisches Blut im Herzbeutel).

Diagnose

Myokardinfarkt mit Herzwandruptur.

Wiederholungsfragen

1. Erklären Sie den Unterschied zwischen Rechts- und Linksherzinsuffizienz (➤ Kap. 14.1.1).
2. Was ist ein unblutiger Aderlass und was bezweckt er (➤ Kap. 14.1.1)?
3. Beschreiben Sie die vier Herzklappenfehler (➤ Kap. 14.1.3).
4. Was ist eine Bronchialobstruktion (➤ Kap. 14.2)?
5. Worin unterscheiden sich Angina-pectoris-Anfälle vom Myokardinfarkt (➤ Kap. 14.3.1)?
6. Was ist eine Prinzmetal-Angina (➤ Kap. 14.3.1)?
7. Nennen Sie die vier Behandlungsschwerpunkte in der Therapie des Myokardinfarktes (➤ Kap. 14.3.1).

8. Wie entsteht das schaumige Sekret beim Lungenödem (➤ Kap. 14.3.2)?
9. Erklären Sie den Unterschied zwischen Embolie und Thrombose (➤ Kap. 14.4).
10. Nennen Sie die klinischen Symptome des arteriellen Gefäßverschlusses (➤ Kap. 14.4.2).
11. Was ist bei der Lungenembolie gestört (➤ Kap. 14.4.4)?
12. Wie entsteht ein Aortenaneurysma (➤ Kap. 14.4.5)?
13. Erklären Sie den Unterschied zwischen ketoazidotischem und hyperosmolarem Koma im Rahmen einer Hyperglykämie (➤ Kap. 14.5.1).

KAPITEL

15
Jürgen Luxem, Thomas Schlechtriemen, Michael Kremer, Klaus Gerrit Gerdts
Traumatologische Notfälle

15

Lernzielübersicht

15.1 Verletzungen der Kopfregion

- Unterschieden werden die direkte Hirnschädigung durch unmittelbare Gewalteinwirkung auf Hirnstrukturen und die indirekte Hirnschädigung als Folge von Komplikationen der Gewalteinwirkung (Blutung, Ödem).
- Leitsymptom für die Beurteilung eines Schädel-Hirn-Traumas ist der Grad der Bewusstseinsstörung.
- Das Verletzungsbild Schädel-Hirn-Trauma wird in drei Schweregrade unterteilt:
  – SHT 1. Grades (Gehirnerschütterung)
  – SHT 2. Grades (Gehirnprellung)
  – SHT 3. Grades (Gehirnquetschung).
- Blutungen im Gehirn werden nach Lokalisation der Raumforderung unterschieden in epidurale Blutung (zwischen harter Hirnhaut und Schädel), subdurale Blutung (zwischen harter und weicher Hirnhaut) und intrazerebrale Blutung.
- Frakturen des Gesichtsschädels können durch Verlegung der Atemwege infolge Schwellung, Aspiration von Zähnen oder Prothesenteilen zu Atemnot führen.

15.2 Verletzungen des Halses

- Verletzungen der Halsregion sind meist auf stumpfe Gewalteinwirkung (Faustschlag, Aufprall auf Lenkrad) zurückzuführen.
- Gefährdete Strukturen sind vor allem die Aa. carotis, die Jugularvenen und der Kehlkopf.

15.3 Verletzungen des Thorax

- Eine Thoraxverletzung entsteht durch Gewalteinwirkung mit Verletzung des knöchernen Brustkorbs oder der von ihm umgebenen Organe.
- Vom Ausmaß der äußerlich erkennbaren Brustkorbverletzung kann nicht auf die Schwere der inneren Verletzung geschlossen werden.
- Gelangt Luft in den Pleuraspalt, kommt es zum Druckausgleich mit dem Umgebungsluftdruck, und die Lunge fällt in sich zusammen (Pneumothorax). Beim geschlossenen Pneumothorax gelangt Luft über die normalen Atemwege, beim offenen Pneumothorax von außen in den Pleuraspalt (**cave:** Mediastinalflattern).
- Kann beim Pneumothorax in der Ausatemphase die Luft nicht aus dem Pleuraspalt entweichen, führt der ansteigende Druck neben dem Kollaps des betroffenen Lungenflügels zu einer Verdrängung des Herzens und der intrathorakalen Gefäße zur gesunden Lunge hin und presst diese zunehmend zusammen. Der Gasaustausch der gesunden Lunge wird ebenfalls beeinträchtigt (Spannungspneumothorax).
- Eine Blutansammlung im Pleuraspalt wird als Hämatothorax bezeichnet.
- Die Therapie der Brustkorbverletzung zielt auf die Beseitigung von mechanischen Atemstörungen, Störungen des Gasaustausches und der Kardiozirkulation.

15.4 Verletzung des Abdomens

- Ein Abdominaltrauma entsteht durch Gewalteinwirkung auf die Bauchwand mit Verletzung der in der Bauchhöhle liegenden Organe und Hohlorgane.
- Penetrierende Abdominaltraumen mit Eröffnung der Bauchhöhle sind selten.
- Bei Verletzungen des Abdomens können innerhalb kurzer Zeit große Blutmengen in die freie Bauchhöhle fließen.
- Schon der Verdacht auf eine Blutung in die Bauchhöhle gehört zu den wenigen Notfallsituationen, in denen eine Stabilisierung des Patienten nicht vor, sondern während des Transportes in die Klinik durchzuführen ist („scoop and run").
- Isolierte Verletzungen der Bauchorgane sind selten. Sie treten in überwiegendem Maße im Rahmen von Mehrfachverletzungen auf.

15.5 Verletzungen der Wirbelsäule

- Die Wirbelfraktur ist der am häufigsten übersehene Knochenbruch.
- Bei einem Teil der Wirbelsäulenverletzten wird das Rückenmark direkt in Mitleidenschaft gezogen.
- Bei Verdacht auf eine Wirbelsäulenverletzung stehen verschiedene Geräte zur Immobilisierung zur Verfügung (Stifneck®, KED®-System, Vakuummatratze).

15.6 Verletzungen des Bewegungsapparates

- Verletzungen des Bewegungsapparates umfassen Wunden, Verletzungen der Gefäße und Nerven sowie Luxationen und Frakturen.
- Durch Frakturen und Weichteilverletzungen kann es zu umfangreichen Blutungen kommen.
- Neben der Wundversorgung stehen die Blutstillung, Frakturbehandlung (Immobilisation) und Schmerzbekämpfung im Vordergrund der Therapie.

- Offene Wunden werden von grobem Schmutz gesäubert und mit einer sterilen Wundauflage abgedeckt.
- Penetrierende Fremdkörper werden in der Wunde belassen.
- Eine adäquate Schmerzbekämpfung ist nicht nur Voraussetzung notwendiger Therapiemaßnahmen (Reposition), sondern reduziert auch unerwünschte Wirkungen des Schmerzes auf den Organismus (endogene Katecholaminausschüttung).
- Frakturen werden durch Lagerung des Patienten auf einer vorgeformten Vakuummatratze oder durch Anlegen von Schienenmaterial (Pneumoschiene, Kramer-Schiene etc.) ruhig gestellt.

15.7 Amputationsverletzung

- Grundprinzip der Versorgung amputationsverletzter Patienten ist die Sicherung der Vitalfunktionen vor der Versorgung der Amputation („life before limb").
- Die Blutstillung am Stumpf erfolgt durch Druckverbände und nicht durch Abklemmen von Blutgefäßen.
- Das Amputat sollte, wenn möglich, gesichert und in einem Replantatbeutel aufbewahrt werden.
- Patient und Amputat werden gemeinsam transportiert.

15.8 Polytrauma

- Als Polytrauma wird die gleichzeitige Verletzung verschiedener Körperregionen in Verbindung mit der Verletzung eines Organs oder Organsystems bezeichnet, wenn mindestens eine dieser Verletzungen oder deren Kombination lebensgefährlich ist (nach Tscherne).
- Frühzeitige maximale Therapie noch am Unfallort senkt die Letalität.
- Die kausale Therapie eines Polytraumas erfolgt noch am Unfallort und umfasst neben Schocktherapie durch Blutstillung (so weit wie möglich) und Volumentherapie die Sicherstellung der Atmung durch frühzeitige Intubation und Beatmung (Phase 1).
- Im Anschluss an die Stabilisierung der Vitalfunktionen Atmung und Kreislauf erfolgt die Beurteilung der Bewusstseinslage. Sind die Vitalfunktionen Atmung und Kreislauf nicht zu stabilisieren, spielt die sonst entscheidende Beurteilung der Bewusstseinslage keine Rolle mehr (Phase 2).
- Die zeitaufwendige Versorgung von Bagatelltraumen an der Unfallstelle ist zugunsten eines zügigen Transports in eine geeignete Klinik zu unterlassen. Sie ist der späteren Klinikbehandlung zu überlassen (Phase 3).

Unter einem körperlichen Trauma wird die schädigende Einwirkung physikalischer oder chemischer Faktoren von außen auf den menschlichen Körper verstanden. Traumatologische Notfälle umfassen somit das umfangreiche Gebiet der notfallmedizinisch relevanten Verletzungen des Körpers durch äußere Einflüsse (z.B. Verletzungen bei Verkehrs- oder Arbeitsunfällen).

Anlass für 10–15% aller Notfalleinsätze im Rettungsdienst sind traumatologische Notfälle. Häufig liegen bei Unfallverletzten gleichzeitig mehrere Verletzungen unterschiedlichen Schweregrades vor. Es ist daher beim traumatologischen Notfall besonders wichtig, den Patienten nach einem festen Schema zu untersuchen und zu beurteilen. Erst danach sind Therapiemaßnahmen und weitere diagnostische Überlegungen einzuleiten. So werden nicht sofort erkennbare, aber schwerwiegende Verletzungen keinesfalls übersehen (➤ Kap. 6.1).

15.1 Verletzungen der Kopfregion

15.1.1 Schädel-Hirn-Trauma (SHT)

Als Schädel-Hirn-Trauma (SHT) ist jede Verletzung des knöchernen Schädels mit Beteiligung von Hirnhäuten, Hirngefäßen oder Hirnsubstanz definiert (➤ Abb. 15.1, ➤ Abb. 15.2 und ➤ Abb. 15.3). Neben dem Schweregrad der Verletzung (SHT 1.–3. Grades, s.u.) ist für die Beurteilung die anatomisch-pathophysiologische Einteilung von Bedeutung.

Anatomische Unterteilung

Die Schädel-Hirn-Traumata werden in geschlossene und offene Verletzungen unterteilt. Ein **offenes Schädel-Hirn-Trauma** liegt vor, wenn die äußere Hirnhaut (Dura mater) eröffnet und das Eindringen von Krankheitserregern in das Schädelinnere mit schweren Infek-

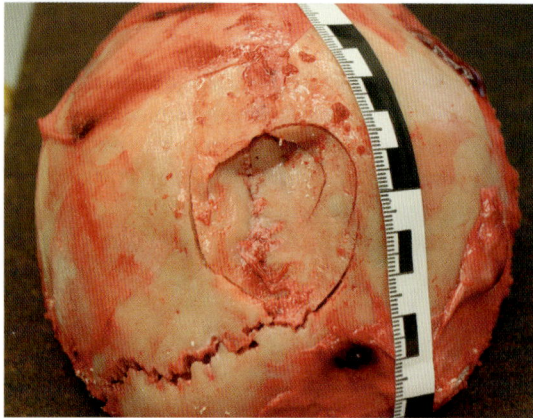

Abb. 15.1 Impressionsfraktur Schädelkalotte außen [M235]

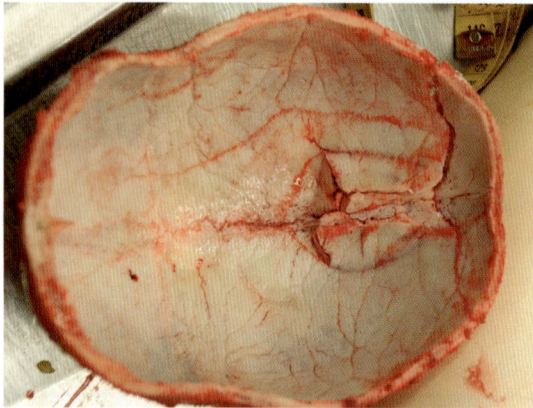

Abb. 15.2 Impressionsfraktur Schädelkalotte innen [M235]

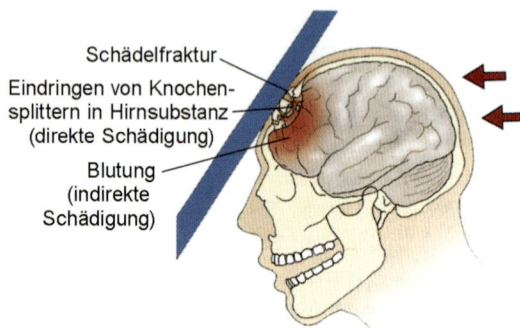

Abb. 15.3 Impressionsfraktur [E308]

tionen begünstigt wird. Beim **geschlossenen Schädel-Hirn-Trauma** ist die Dura mater unverletzt.

Pathophysiologische Unterteilung

Durch Gewalteinwirkung auf den Kopf kann es neben äußerlichen Verletzungen der Kopfhaut und des Schädelknochens zu

- primären (direkten) oder
- sekundären (indirekten) Schädigungen

von Hirnsubstanz, Hirngefäßen- und Hirnhäuten kommen (> Abb. 15.3). Ausschlaggebend für diese Klassifizierung ist der Zeitpunkt der Entstehung des Schädel-Hirn-Schadens durch die Verletzung.

Bei den **primären** (**direkten**) **Hirnschädigungen** werden durch die Gewalteinwirkung Hirnstrukturen unmittelbar verletzt. Sie sind in der Regel irreversibel und durch notfallmedizinische Maßnahmen kaum mehr zu beeinflussen.

Die **sekundären** (**indirekten**) **Hirnschädigungen** dagegen entwickeln sich als Folge der Gewalteinwirkung (z.B. Blutung, Ödem) auf den Kopf und das Gehirn. Die Krankheitsfolgen der Gewalteinwirkung entstehen durch Störung des Bewusstseins und/oder der Kreislauffunktion. Sie lassen sich durch entsprechende Therapiemaßnahmen in ihrem Schweregrad verringern oder gar vermeiden.

Die **Störungen des Bewusstseins** beinhalten die Gefahr einer Verlegung der Atemwege oder einer Störung der Atemregulation, die beide zu einer Sauerstoffunterversorgung (Hypoxie) führen, in deren Folge Nervenzellen im Gehirn untergehen.

Die **Störungen der Kreislauffunktion**, insbesondere durch Blutdruckabfall, führen über eine Minderversorgung des Gehirns mit Blut ebenfalls zu einer Unterversorgung mit Sauerstoff. Hypoxie und Hypotonie führen zu einem Anstieg des Volumens im Schädelinneren mit der Folge, dass der Hirndruck ansteigt und sich ein Hirnödem entwickelt.

Hirnödem

Das Hirnödem entwickelt sich durch einen Sauerstoffmangel der Nervenzellen. Durch das Ödem werden die Hirngefäße komprimiert, was wiederum zu einer Mangeldurchblutung führt. Diese Mangeldurchblutung verursacht jedoch durch Hypoxie ein Hirnödem. Das Hirnödem seinerseits verstärkt den Hirndruck und führt im Verlauf eines Wechselspiels zum vollständigen Verlust der Hirnfunktion. Ein Teufelskreis ist in Gang gesetzt, der zur irreversiblen Schädigung des Gehirns führen kann.

Klinische Unterteilung nach dem Schweregrad

Die Schwere eines Schädel-Hirn-Traumas lässt sich nicht allein vom Ausmaß der äußeren Verletzungen am Schädel ableiten. **Leitsymptom** für die Beurteilung eines

Schädel-Hirn-Traumas ist daher der Grad der Bewusstseinsstörung. Sie wird mit der Glasgow Coma Scale (➤ Kap. 9.1) erfasst. Orientierend kann man davon ausgehen, dass ein Patient, der auf Ansprache die Augen nicht öffnet und keine gezielte Reaktion auf Schmerzreize zeigt, eine höhergradige Bewusstseinsstörung aufweist. Es werden neben der Schädelprellung (Verletzung des Kopfes ohne jegliche Bewusstseinsstörung) drei Schweregrade des Schädel-Hirn-Traumas unterschieden. Die Einteilung der Schweregrade bezieht sich auf die Dauer der Bewusstlosigkeit.

SHT I. Grades

Das wichtigste Symptom der **Gehirnerschütterung** (**Commotio cerebri**) ist die sofort einsetzende Bewusstlosigkeit, die allerdings nur wenige Sekunden oder Minuten anhält. Eine dauerhafte Schädigung der Gehirnsubstanz ist nicht nachweisbar. Hält die primäre Bewusstlosigkeit länger als 15 Minuten an, muss mit dem Vorliegen einer höhergradigen Hirnschädigung gerechnet werden. Nach dem Erwachen sind die Patienten häufig noch für einige Zeit benommen und motorisch verlangsamt.

Für den Zeitraum des gestörten Bewusstseins besteht eine Erinnerungslücke (Amnesie). Häufige Begleitsymptome sind Übelkeit, Erbrechen, Schwindel und Kopfschmerzen. Bei Patienten mit einer Gehirnerschütterung müssen Frakturen des Hirnschädels, des Gesichtsschädels sowie der Halswirbelsäule ausgeschlossen werden. Es muss eine stationäre Aufnahme zur weiteren Beobachtung erfolgen, da die Entwicklung einer intrakraniellen Blutung möglich ist.

Amnesie
Der Erinnerungs- oder Gedächtnisverlust (Amnesie) wird orientierend am Zeitpunkt des Unfallereignisses unterschieden:

Retrograde Amnesie
Die retrograde Amnesie beschreibt einen Gedächtnisverlust für den Zeitraum **vor** dem Unfallereignis und führt zu einem Verlust des rückwirkenden Erinnerungsvermögens. Die Patienten können sich nicht an den Zeitraum vor dem Unfallereignis erinnern und vermögen Erinnerungen oder Zusammenhänge aus dem Bewusstsein nicht zurückzuholen.

Antegrade Amnesie
Die antegrade Amnesie beschreibt einen Gedächtnisverlust für den Zeitraum **nach** dem Unfallereignis und führt zu einem Verlust der vorwärtswirkenden Neubil-

dung von Erinnerung, d.h., das Kurzzeitgedächtnis ist für den Zeitraum nach dem Erwachen aus der Bewusstlosigkeit gestört. Der Patient vergisst neue Ereignisse innerhalb weniger Minuten. Klassischerweise wird der Patient ständig die Frage: „Was ist denn passiert?" wiederholen und die erhaltene Antwort darauf sofort wieder vergessen.

Kongrade Amnesie
Die kongrade Amnesie beschreibt einen Gedächtnisverlust für den Zeitpunkt des eigentlichen Ereignisses ohne Verlust der rückwirkenden Erinnerung oder vorwärtswirkenden Erinnerung.

SHT II. Grades

Bei einer **Gehirnprellung** (**Contusio cerebri**) kommt es zu einer offenen oder auch gedeckten Schädigung der Hirnsubstanz, häufig ausgelöst durch Beschleunigungs- oder Verzögerungseffekte. Auch auf der Gegenseite der Gewalteinwirkung kann das Gehirn aufgrund der Massenträgheit geschädigt werden (Contre-coup-Verletzung). Im Gegensatz zur Gehirnerschütterung hält die primäre Bewusstlosigkeit länger als 15 Minuten an.

SHT III. Grades

Schwere **Gehirnquetschungen** (**Compressio cerebri**) werden durch direkte Verletzungen oder intrakranielle Drucksteigerungen hervorgerufen. Die primäre Bewusstlosigkeit hält teilweise Tage oder Wochen an. Die intrakranielle Drucksteigerung wird durch Hirnödem oder/und Hirnblutungen erzeugt.

Posttraumatische intrakranielle Hämatome

Epiduralhämatom

Das Epiduralhämatom (➤ Abb. 15.4, ➤ Abb. 15.5) (Blutung zwischen Dura mater und Schädel) entsteht in den meisten Fällen durch eine arterielle Blutung aus der A. meningea oder ihrer Gefäßäste, häufig in Verbindung mit einer linearen Fraktur der Schädeldecke in der Temporalregion. Nach einer kurzen anfänglichen Bewusstlosigkeit und einem darauf folgenden symptomfreien Zeitraum (**freies Intervall**) kommt es in den ersten 4–8 Stunden nach dem Ereignis erneut zu einer zunehmenden Eintrübung des Bewusstseins. Dieses freie Intervall kann bei einer initialen Gehirnprellung fehlen. Das epidurale Hämatom führt in der Regel primär nicht zu einer direkten Schädigung der Hirnsubstanz, sondern beeinträchtigt diese erst durch eine sekundär auftretende, raumfordernde Blutung. Das raumfordernde Hämatom führt innerhalb des Schädels zu einem ansteigenden Druck auf die betroffene Hirnhälfte mit Verdrängung der Hirnmasse auf die nicht betroffene Seite. Neben der Bewusstlosigkeit kommt es zur Pupillenerweiterung (➤ Abb. 15.6 C) der betroffenen Seite (ipsilaterale Mydriasis) und zur Halbseitenlähmung der Gegenseite (kontralaterale Hemiparese).

Subduralhämatom

Das Subduralhämatom (Hämatom zwischen harter und weicher Hirnhaut, ➤ Abb. 15.4) entsteht meist durch Verletzung venöser Gefäße (Brückenvenen oder Venen der Hirnoberfläche) vornehmlich in der Frontal- oder Temporalregion. Es kommt wesentlich häufiger als das epidurale Hämatom vor. Die Patienten sind zumeist durch die ausgeprägte Verletzung der Hirnoberfläche sofort bewusstlos und ihr Zustand verschlechtert sich aufgrund der durch die venöse Blutung langsam entstehenden Raumforderung (**latentes Intervall**). Ein freies Intervall wie beim epiduralen Hämatom wird fast nie beobachtet.

Neben der Bewusstlosigkeit kommt es auch hier zur Pupillenerweiterung der betroffenen Seite (ipsilaterale Mydriasis) und zur Halbseitenlähmung der Gegenseite (kontralaterale Hemiparese), allerdings in der Regel bereits in den ersten drei Stunden nach dem Unfallereignis.

Eine Sonderform stellt das **subakute subdurale Hämatom** dar. Es entsteht vornehmlich durch ein Bagatelltrauma bei älteren Menschen oder alkoholkranken Patienten infolge eines Einrisses kleiner venöser Blutgefäße der Hirnrinde, welche langsam in das Schädelinnere einbluten. Liegt keine initiale Gehirnprellung mit Bewusstlosigkeit vor, kann es auch wesentlich länger als 1–2 Tage (Tage bis Wochen) dauern, bis sich Bewusstseinsstörungen zeigen. Oft ist dann der Zusammenhang mit einem Trauma nur noch schwer herstellbar.

Intrazerebrale Blutung

Intrazerebrale Hämatome (➤ Abb. 15.4) entstehen als Kontusionsblutungen durch massive, lokal einwirkende Gewalteinwirkung auf das Gehirn, die zu Gewebezerstörung und Verletzungen von Blutgefäßen in der betroffenen Hirnregion führen (➤ Abb. 15.7). In das geschädigte Hirngewebe tritt Blut aus, wodurch die Verletzung an Umfang zunimmt und sich sehr früh Symptome eines ansteigenden Hirndrucks zeigen. Die weiteren Sym-

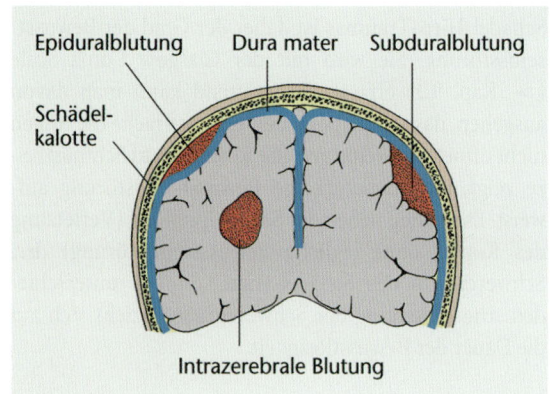

Abb. 15.4 Lokalisation der traumatisch bedingten intrakraniellen Blutungen. Trotz gewisser Unterschiede sind die drei aufgeführten Blutungen allein aufgrund der Klinik nicht zuverlässig voneinander zu unterscheiden. [A300-190]

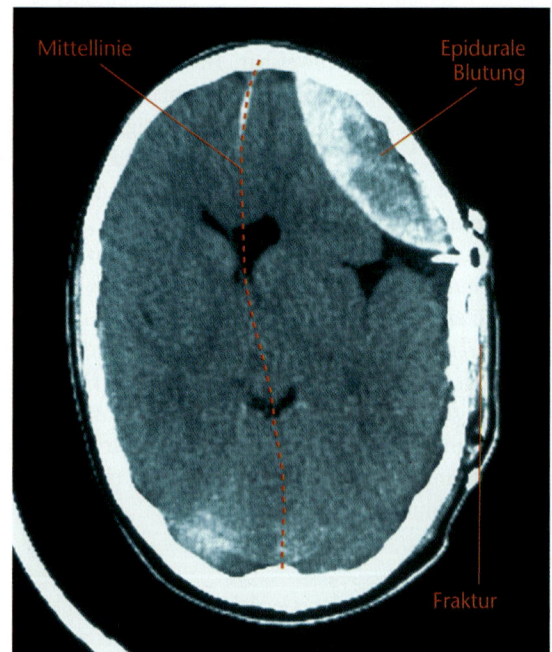

Abb. 15.5 Epidurale Blutung im Schädel-CT. Die Schädelfraktur an der rechten Schläfe hat die Blutung verursacht, welche die rechte Hirnhälfte über die Mittellinie hinaus nach links verdrängt. [T166]

ptome sowie die Ausprägung und Geschwindigkeit des Auftretens der Symptome sind abhängig vom Ort der Blutung. Kommt die Blutung nicht spontan zum Stillstand, besteht die Gefahr der Einblutung in das Ventrikelsystem, was eine tödlich endende Komplikation darstellen kann.

Therapie

Die **Basismaßnahmen** (➤ Abb. 15.8) dienen der Sicherung der Vitalfunktionen Atmung und Kreislauf. Sie ha-

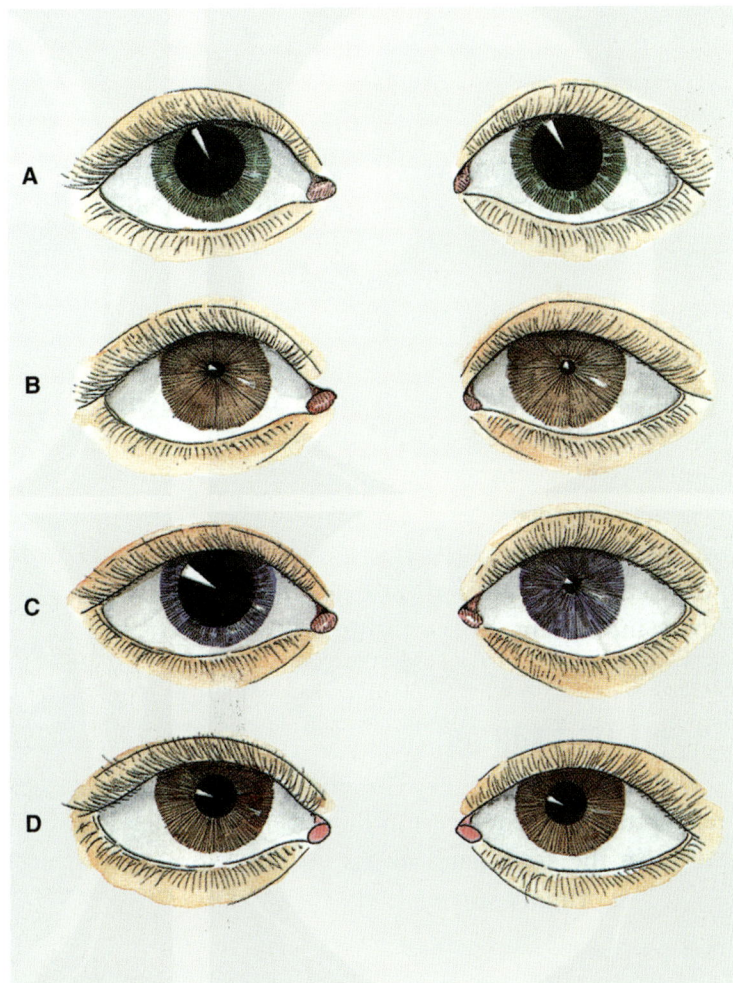

Abb. 15.6 Pupillenstatus [E308]
A: beidseitige Pupillenerweiterung
B: beidseitige Pupillenverengung
C: Pupillendifferenz
D: normale Pupillenweite

ben oberste Priorität in der Behandlung des Schädel-Hirn-Traumas, um sekundäre Hirnschädigungen durch Hypoxie und Hypotonie zu vermeiden.

MERKE
Hypotonie und Hypoxie führen zu einer wesentlichen Verschlechterung der Prognose bei Schädel-Hirn-Verletzungen.

Eine frühzeitige Sauerstoffgabe über O_2-Sonde zielt auf die Vermeidung einer sekundären Schädigung durch die Hypoxie. Das Ziel der Kreislaufbehandlung ist es, einen ausreichenden Perfusionsdruck im Gehirn zu erhalten, um eine ausreichende Durchblutung im Schädelinneren zur Vermeidung eines Hirnödems zu gewährleisten.

Nicht bewusstlose Patienten mit geschlossenen Kopfverletzungen werden in 30°-Oberkörperhochlagerung gelagert. Das Ziel der Oberkörperhochlagerung (Drehpunkt: Hüfte) ist es, einer intrakraniellen Drucksteige-rung bei Hirnödem oder einem Hämatom vorzubeugen. Patienten mit einem offenen Schädel-Hirn-Trauma werden flach gelagert, um die Gefahr einer Luftembolie (➤ Kap. 7.4) durch eröffnete Blutgefäße zu minimieren. Im Falle eines Schocks muss das Sicherstellen der zerebralen Durchblutung gewährleistet sein. Daher ist auch in diesem Falle eine Flachlagerung anzuwenden. Bei bewusstlosen Patienten wird die stabile Seitenlage durchgeführt.

Grundsätzlich ist eine HWS-Immobilisation zur Ruhigstellung eventueller Begleitverletzungen der Halswirbelsäule und zur Vermeidung von unnötigen Bewegungen des Kopfes durchzuführen.

Ein engmaschiges Monitoring (Blutdruck, Puls, EKG und Pulsoxymetrie) ist zu gewährleisten, wobei an dieser Stelle der Bestimmung des Blutzuckers eine besondere Bedeutung zukommt, um eine Unterzuckerung auszuschließen.

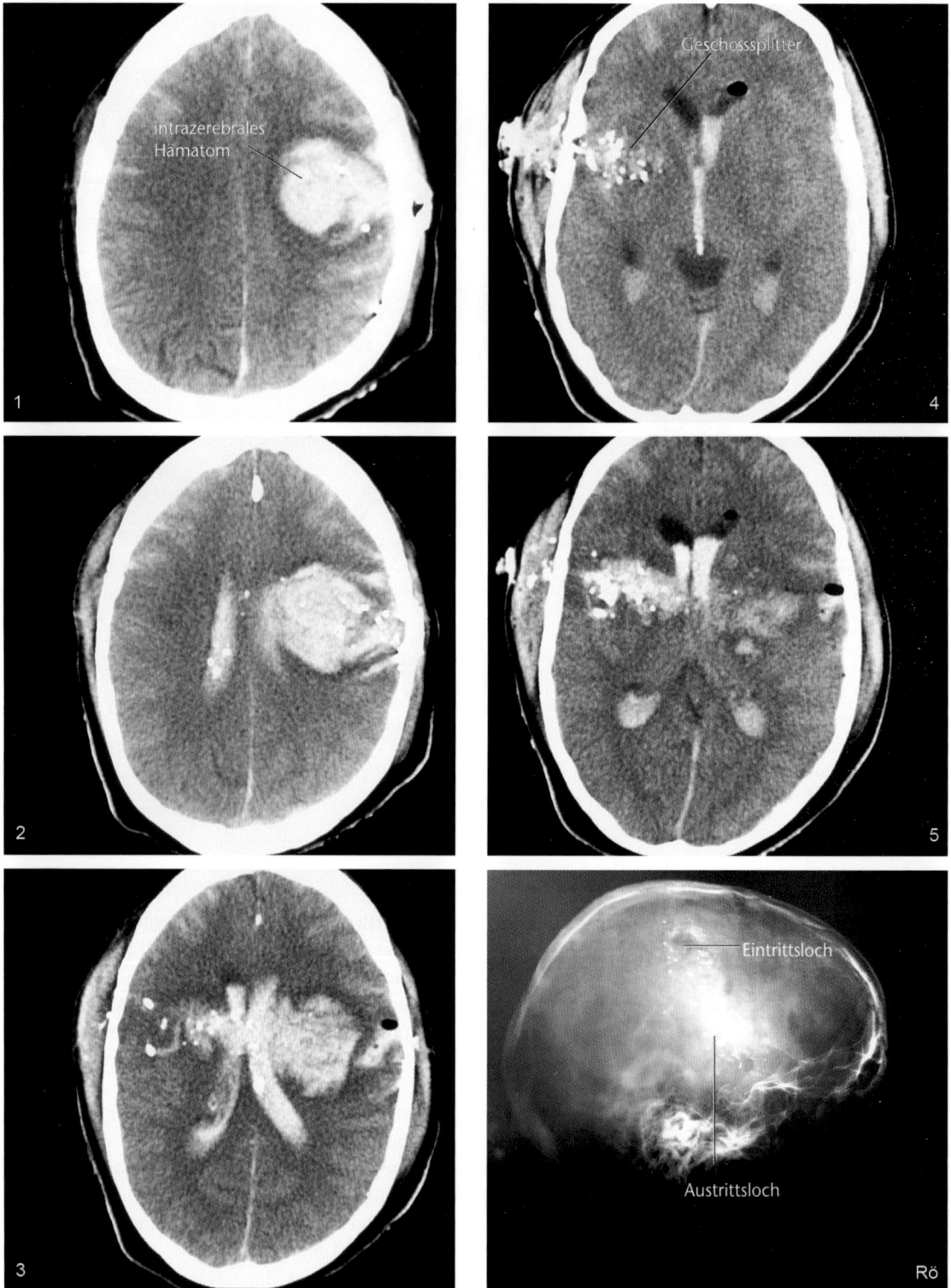

Abb. 15.7 Schussverletzung des Schädels mit Kleinkaliberpistole. Der Geschossweg im Schädel ist in den unterschiedlichen CT-Schichten gut erkennbar. Im konventionellen Röntgenbild (rechts unten) ist das Ein- und Ausschussloch gut erkennbar. [T128]

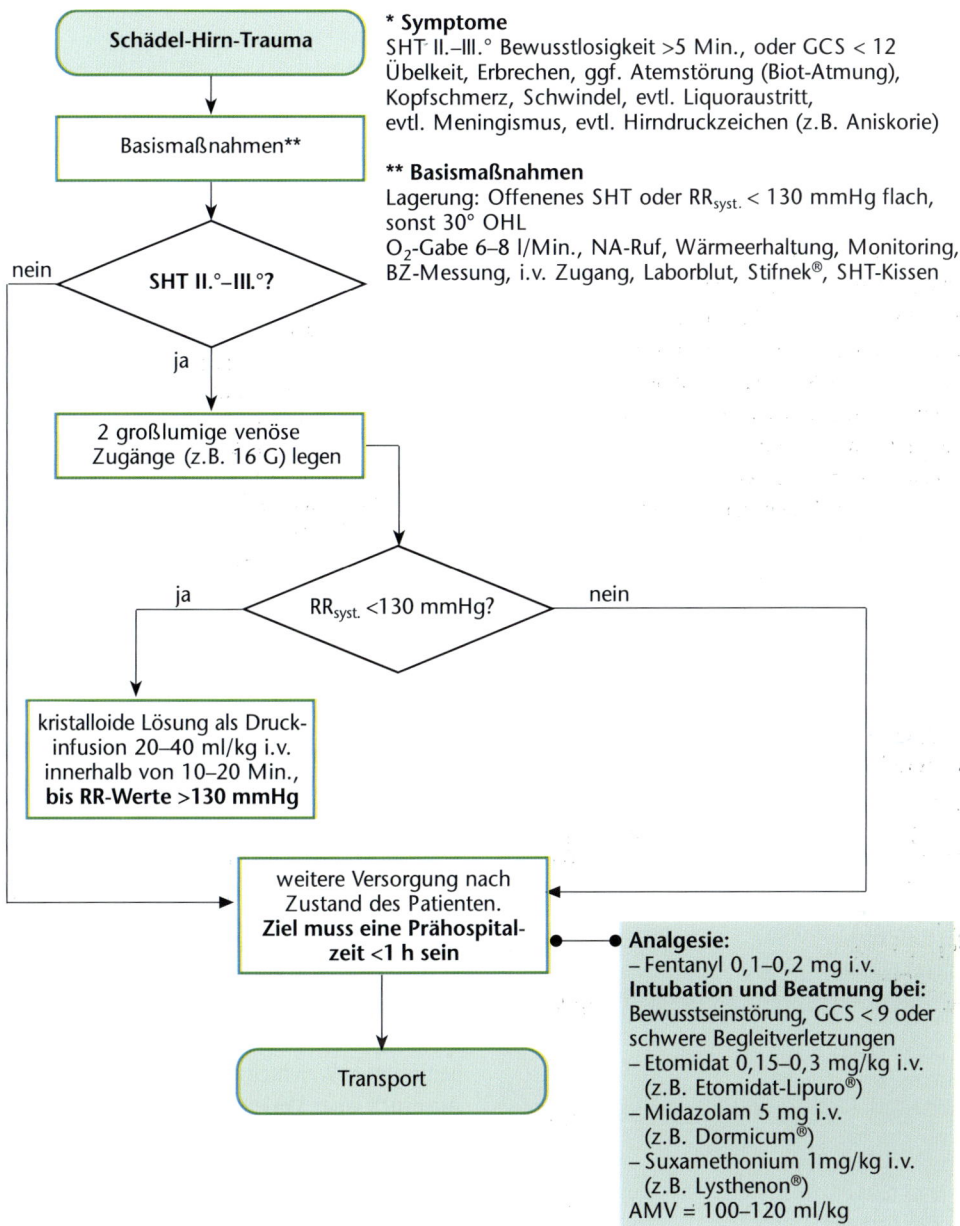

* Symptome
SHT II.–III.° Bewusstlosigkeit >5 Min., oder GCS < 12
Übelkeit, Erbrechen, ggf. Atemstörung (Biot-Atmung),
Kopfschmerz, Schwindel, evtl. Liquoraustritt,
evtl. Meningismus, evtl. Hirndruckzeichen (z.B. Aniskorie)

** Basismaßnahmen
Lagerung: Offenenes SHT oder $RR_{syst.}$ < 130 mmHg flach,
sonst 30° OHL
O_2-Gabe 6–8 l/Min., NA-Ruf, Wärmeerhaltung, Monitoring,
BZ-Messung, i.v. Zugang, Laborblut, Stifnek®, SHT-Kissen

Abb. 15.8 Algorithmus „SHT" (modifiziert nach O. Peters, K. Runggaldier: Algorithmen für den Rettungsdienst, 3. Aufl., Elsevier GmbH, Urban & Fischer, 2006) [R134–3]

ACHTUNG
Die primäre Schocksymptomatik ist selten durch das Schädel-Hirn-Trauma, fast immer jedoch durch einen größeren extrakraniellen Blutverlust verursacht.

Die **erweiterten Maßnahmen** umfassen die Anlage mehrerer venöser Zugänge zur Medikamentengabe und Flüssigkeitszufuhr. Das Sichern der zerebralen Sauerstoffzufuhr bei Bewusstlosigkeit erfolgt durch frühzeitige Intubation und Beatmung, um einen Sauerstoffmangel und eine erhöhte Kohlendioxidkonzentration (Hyperkapnie) im Blut zu vermeiden. Patienten mit Begleitverletzungen, die zu einer Verschlechterung des Zustandes des Patienten führen können (z.B. Gesichtsschädelverletzungen) oder über eine anhaltende Bewusstseinsstörung (GCS < 8) verfügen, sind ebenfalls frühzeitig zu intubieren und zu beatmen. Bei der Intubation ist ein Pressen und Würgen des Patienten durch adäquate Narkoseeinleitung ($\succ$ Kap. 11, $\succ$ Kap. 12) zu verhindern, da dies zu einer weiteren intrakraniellen Druckerhöhung führen würde. Die Gabe von Succinylcholin (Pantolax®) zur Intubation wird kontrovers diskutiert. Einerseits schützt es vor Husten und Pressen durch kurzwirksame Relaxierung, andererseits kann es selbst zu einer intrakraniellen Druckerhöhung führen.

Der Einsatz von Ketamin (Ketanest®) im hämorrhagischen Schock ist zu überdenken, da es auch zu einer intrakraniellen Drucksteigerung kommen kann. Es muss daher dem Notarzt überlassen bleiben, entsprechend der Patientensituation vor Ort die Vor- und Nachteile gegeneinander abzuwägen, sich im Zweifelsfall für den Einsatz von Ketamin oder Succinylcholin zu entscheiden.

SCHLAGWORT

Schädel-Hirn-Trauma (SHT)

Ursachen
• Verletzung des knöchernen Schädels mit Beteiligung von Hirnhäuten, Hirngefäßen oder Hirnsubstanz durch Gewalteinwirkung von außen

Symptome
• **Bewusstseinslage**
  – Erinnerungslücken
  – Bewusstseinsstörung (GCS < 15) bis zur Bewusstlosigkeit
• **Hirndruckzeichen**
  – Kopfschmerzen
  – Schwindel und Gleichgewichtsstörungen (ggf. Krampfanfälle)
  – Übelkeit und Erbrechen
  – Pupillendifferenz (unterschiedlich große Pupillen)
  – Halbseitenlähmungen
• **Begleitverletzungen**
  – sichtbare Verletzungen des Schädels
  – Blutung aus Ohr, Nase, Mund

Maßnahmen
Monitoring
• BZ, RR, Puls, EKG, SaO$_2$
Basismaßnahmen und Lagerung
• Freimachen und Freihalten der Atemwege
• O$_2$-Gabe über Maske oder Nasensonde 6–8 Liter/Min.
• Flachlagerung bei offenem SHT wegen Gefahr der Luftembolie durch eröffnete Gefäße

• bewusstseinsklarer Patient: Lagerung in leichter Oberkörperhochlage (30° Drehpunkt Hüfte) zum Aspirationsschutz und Vermeidung eines weiteren intrakraniellen Druckanstiegs
• bewusstloser Patient: stabile Seitenlage
• Vermeiden von Beugung, Überstreckung oder starker Seitwärtsdrehung des Kopfes durch HWS-Immobilisation
• bei Hypotonie (RR$_{syst}$ < 130) Flachlagerung auf den Rücken
• Wärmeerhalt
Erweiterte Maßnahmen
• mindestens zwei i.v. Zugänge und Laborblutentnahme
• frühzeitige Intubation und Beatmung bei GCS < 8
Medikamente und Dosierungsempfehlungen
• Analgesie: 0,1 mg Fentanyl® i.v., kein ASS
• Sedierung: 2–5 mg Dormicum® i.v.
• keine Osmodiuretika, Diuretika oder Kalziumantagonisten.
Intubation und Beatmung
• Fentanyl® und Dormicum® nach Narkoseeinleitung mit 3–5 mg/kg KG Trapanal® i.v.
• bei Volumenmangelschock: Hypnomidate®
• Infusionstherapie bei RR$_{syst}$ < 130: innerhalb von 20 Minuten 20–40 ml/kg KG Vollelektrolytlösung i.v. bis RR$_{syst}$ wieder > 130 (ca. 1.500–3.000 ml)

15.1.2 Weichteilverletzungen von Gesicht und Schädel

Wunden im Bereich von Gesicht und Schädel (z.B. Kopfplatzwunden, Schnittverletzungen durch Glassplitter) imponieren durch die meist kräftige Blutung, sind jedoch in der Regel harmlos. Es ist jedoch wichtig abzuklären, ob die Verletzung am äußeren Schädel auf eine Beteiligung des Schädelinnern hindeutet. Eine Bewusstseinsstörung darf dabei nicht übersehen werden.

Das Rettungsfachpersonal muss weiterhin untersuchen, ob Blutungen im Bereich von Auge, Nase oder Ohr durch äußere Verletzung hervorgerufen werden (Nasenbeinfraktur, Weichteilverletzung des Ohrs) oder ob sie Ausdruck einer Verletzung im Schädelinnern sind (z.B. Schädelbasisfraktur).

Auf Verletzungen der Schädelbasis deuten insbesondere Blutungen aus einem Ohr oder Liquor-(Blut-)austritt aus der Nase hin. Da Liquor leichter als Blut ist, schwimmt er als Beimengung der Blutung auf und ist von anderen klaren Flüssigkeiten der Nase (z.B. Schleim) zu unterscheiden, indem die Ecke einer Kompresse in das austretende Blut gehalten wird. Der aufschwimmende Liquor ist an dem gelben Rand oberhalb des Blutes zu erkennen (Kompressentest).

Blutergüsse im Bereich der oberen und unteren Augenlider ("blaues Auge") können auf Einblutungen in die Augenhöhle im Rahmen einer Schädelbasisfraktur oder einer Orbitabodenfraktur ("Blow-out"-Fraktur,

Abb. 26.6 a, b) hinweisen. Diese Blutergüsse, die ein Auge oder beide Augen monokel- oder brillenförmig umgeben, zeigen sich als bläulich-schwarze Augenringe (➤ Abb. 15.9 a und b). Die Untersuchung des Patienten umfasst zusätzlich den Augapfel (etwa bei Verletzungen durch Glassplitter) und die Mundregion (kann der Patient den Mund problemlos öffnen und schließen?).

Eine besondere Form der Weichteilverletzungen am Schädel ist die Skalpierungsverletzung (➤ Abb. 6.15). Hierbei wird die feste Bindegewebsplatte, auf der die Kopfhaut aufliegt, mitsamt der Kopfhaut vom knöchernen Schädel abgeschert.

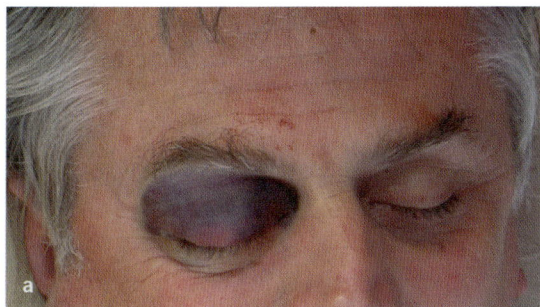

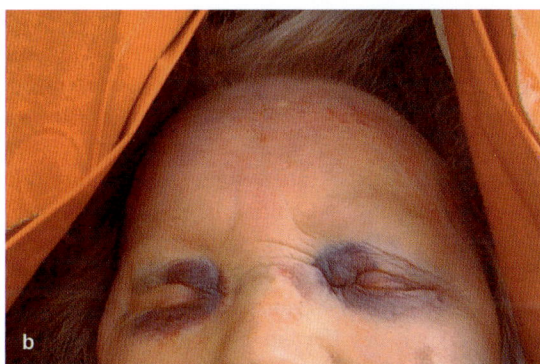

Abb. 15.9
a: Monokelhämatom Schädelbasisfraktur [M235]
b: Brillenhämatom Schädelbasisfraktur [M235]

Therapie

Die **Basismaßnahmen** umfassen die sterile Abdeckung und eventuell Kompression der Wunde zur Blutstillung mit der Hand. Bei Kreislaufschwäche ist die Schocklagerung anzuwenden. Anschließend wird die Wundregion verbunden (➤ Kap. 8).

Erweiterte Maßnahmen umfassen bei Kreislauflabilität die Anlage eines venösen Zugangs mit nachfolgender Infusionstherapie und Schmerzbekämpfung.

15.1.3 Frakturen des Gesichtsschädels

Frakturen der Gesichtsschädelknochen (Nasenbein, Unter- und Oberkiefer, Jochbein) treten im Rahmen von Schädel-Hirn-Traumen oder auch isoliert auf. Sie können durch Verlegung der Atemwege (z.B. Schwellungen der Zunge oder beidseitige Unterkieferfraktur) und/oder Aspiration von Blut, Zähnen, Prothesenteilen oder Knochenfragmenten zu lebensbedrohlichen Zuständen führen.

Therapie

Die **Basismaßnahmen** des Rettungsdienstes zielen auf die Freihaltung der Atmung durch Entfernen von Blut, Prothesenteilen oder Knochenfragmenten aus Mund und Rachen. Anschließend steht die Sicherung der Atemwege im Vordergrund. Dies geschieht bei bewusstseinsklaren Patienten durch Lagerung in sitzender Position mit vorgebeugtem Kopf und bei bewusstlosen Patienten in stabiler Seitenlagerung. Die Sauerstoffgabe über O_2-Sonde gestaltet sich bei Patienten mit verletztem Gesichtsschädel oftmals schwierig. Lockeres Vorhalten der Sauerstoffmaske mit hohem Sauerstoff-Fluss kann die Sauerstoffversorgung des Patienten jedoch verbessern. Die Versorgung von äußeren Wunden geschieht mit sterilem Verband, soweit notwendig.

ACHTUNG
Die Sicherung der Atmung hat absoluten Vorrang.

Die **erweiterten Maßnahmen** umfassen nach Anlage eines venösen Zugangs in erster Linie die medikamentöse Therapie (Analgesie, evtl. Kortikoide) durch den Notarzt. Starke Blutungen der Zunge können durch einen **adrenalingetränkten Tupfer** (Suprarenin® 1:10.000) gemildert bzw. beendet werden. Da Adrenalin dabei in den Kreislauf aufgenommen wird, treten unerwünschte

Nebenwirkungen (Steigerung von Blutdruck und Herzfrequenz) auf. Der Einsatz eines Adrenalintupfers darf nur durch den Notarzt erfolgen.

Aufgrund der starken Schwellung bei Mittelgesichtsfrakturen im Bereich von Mund, Nase und Rachen ist in einigen Fällen die frühzeitige Intubation und Beatmung erforderlich. Ist eine Intubation infolge massiver Weichteilschwellung nicht mehr möglich, bleibt als letzte Möglichkeit zur Freihaltung der Atemwege die Koniotomie (➤ Kap. 9.2.4).

SCHLAGWORT

Verletzungen des Gesichtsschädels

Ursachen
• Verletzung des knöchernen Gesichtsschädels durch Gewalteinwirkung von außen

Symptome
• Kopfschmerzen
• Sehstörungen
• unvollständige Okklusion (Schlussbissstellung der Zähne)
• Übelkeit und Erbrechen
• sichtbare Verletzungen des Schädels
• Blutung aus Mund, Nase oder Ohr (Schädelbasisfraktur)

Maßnahmen
Monitoring
• RR, Puls, EKG, SaO$_2$
• Kompressentest
Basismaßnahmen und Lagerung
• Freimachen und Freihalten der Atemwege
• O$_2$-Gabe über Maske oder Nasensonde 6–8 Liter/Min.
• bewusstseinsklarer Patient: Lagerung in sitzender Position mit vorgebeugtem Kopf
• bewusstloser Patient: stabile Seitenlage
• sterile Abdeckung und eventuell Kompression einer Wunde zur Blutstillung
• Kühlung von Schwellungen
• Vermeiden von Beugung, Überstreckung oder starker Seitwärtsdrehung des Kopfes durch HWS-Immobilisation
Erweiterte Maßnahmen
• i.v. Zugang und Laborblutentnahme

Medikamente und Dosierungsempfehlungen
• Analgesie: 0,1 mg Fentanyl® i.v., kein ASS
• antiödematöse Therapie: z.B. Solu-Decortin® H 250 mg i.v.
• Adrenalintupfer (1 mg Suprarenin® mit 10 ml NaCl 0,9% mischen und Kompresse durchtränken)
Intubation und Beatmung
• ggf. Narkoseeinleitung mit 3–5 mg/kg KG Trapanal®, Fentanyl® und Dormicum® (bei Volumenmangelschock Hypnomidate®), Mundöffnung prüfen!
• Infusionstherapie: z.B. 500 ml Vollelektrolytlösung i.v.

15.2 Verletzungen des Halses

Verletzungen der Halswirbelsäule werden in ➤ Kap. 15.5 besprochen.

15.2.1 Verletzungen der Halsweichteile

Verletzungen der Halsweichteile sind häufig als Folgen eines Selbstmordversuchs (Suizid) oder einer strafbaren Handlung (z.B. Mordversuch) und seltener als Folgen eines Unfalls anzutreffen (➤ Abb. 15.10). Eine vollständige Durchtrennung der A. carotis (Hauptschlagader der Hals- und Kopfregion) führt in der Regel durch massiven Blutverlust innerhalb kurzer Zeit zum Tode. **Arterielle Verletzungen** sind als spritzende Blutungen hellroten Blutes zu erkennen. Ist die Schlagader nur angerissen, kann sich unter Umständen ein pulsierender Bluterguss entwickeln. In diesem Falle nimmt der Halsumfang stetig zu und es kommt durch Kompression der Luftwege zu Atemstörungen. Da die A. carotis mit ihrem Ast A. carotis interna wesentlich zur Blutversorgung des Gehirns beiträgt, kann ihre Verletzung zu einer Unterversorgung bestimmter Hirnbezirke mit Ausfall von Hirnfunktionen (Halbseitenlähmung, Sprachstörungen) führen.

Ein **stumpfes Halstrauma** (z.B. durch einen Faustschlag in die Halsweichteile) kann einen Schaden im Bereich der Gefäßwand der Schlagader hervorrufen. An der geschädigten Wand lagern sich Blutplättchen an, es kommt zu einer Gefäßthrombose mit Auswirkungen auf die Blutversorgung des Gehirns und einem entsprechenden Ausfall von Hirnfunktionen. In den großen herznahen Venen, zu denen auch die V. jugularis als Hauptvene der Hals- und Kopfregion gehört, herrscht durch die Pumpfunktion des Herzens ein Nieder- oder Unter-

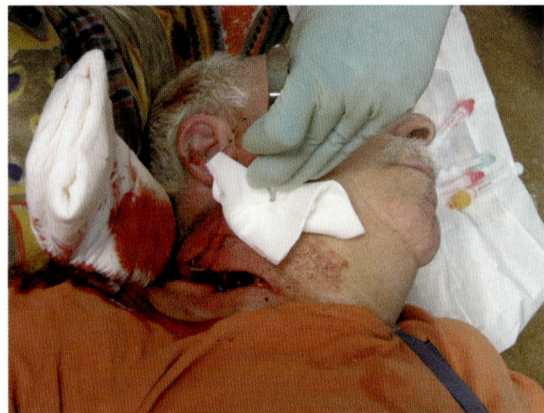

Abb. 15.10 Schnittverletzung am Hals [M235]

druck. Klafft eine verletzte Jugularvene weit auseinander, so kann es neben umfangreichen Blutungen (typischerweise sickernde Blutungen dunkleren Blutes) durch den niedrigen Druck im venösen Gefäßsystem zu einem Ansaugen von Umgebungsluft kommen. In das Gefäßsystem eingedrungene Luft wird mit dem Blutstrom über das rechte Herz in den kleinen Kreislauf weitertransportiert und verlegt dort die kleineren Lungenkapillaren. Dieser Zustand wird als Luftembolie bezeichnet und ist funktionell der Lungenembolie gleichzusetzen (> Kap. 14.4). Je nach Menge der eingedrungenen Luft ist die Luftembolie tödlich.

Symptome

Verletzungen der im Halsbereich verlaufenden Nervenbahnen können ebenfalls schwerwiegende Folgen haben. Ein Abriss des N. vagus (10. Hirnnerv) führt zumeist reflektorisch zum Herzstillstand. Eine Verletzung des N. phrenicus führt zu einer Zwerchfelllähmung mit Atemstörung. Im Alter aber gewinnt die Zwerchfellatmung durch die zunehmende Rigidität des Brustkorbs an Bedeutung. Ein Ausfall der Zwerchfellatmung wiegt somit schwer.

Verletzungen des Plexus brachialis, in dem die den Arm versorgenden Nerven zusammengefasst sind, führen zu motorischen und sensiblen Ausfällen im Bereich des betroffenen Arms.

Therapie

Die **Basismaßnahmen** umfassen Blutstillung und Sicherung der Atemfunktion. Die Blutstillung einer Schlagaderverletzung der Halsregion ist äußerst schwierig. Es kann versucht werden, mit Fingern oder der Hand das offene arterielle Gefäß zu verschließen. Eine definitive Blutstillung ist jedoch nur durch Kompressionsverband des verletzten Gefäßes möglich. Um ein schnelles Verbluten des Patienten zu verhindern, muss eine Unterversorgung des Gehirns mit Blut und Sauerstoff (Hypoxämie) nach Kompressionsmaßnahmen in Kauf genommen werden. Bei venösen Verletzungen muss eine Blutstillung ohne Abdrücken der benachbarten Arterie erreicht werden. Die umgehende Sauerstoffgabe über eine O$_2$-Sonde dient der Aufsättigung des verbleibenden Blutes mit Sauerstoff.

Die **erweiterten Maßnahmen** umfassen die Anlage mehrerer großlumiger venöser Zugänge zur medikamentösen Therapie und Volumensubstitution sowie Schockprophylaxe. Bei Auftreten einer Luftembolie ist eine umgehende Intubation und Überdruckbeatmung mit Einsatz des PEEP-Ventils erforderlich.

15.2.2 Verletzungen des Kehlkopfes

Durch stumpfe Gewalteinwirkung (z.B. Aufprall auf das Lenkrad im Pkw, Schlägereien, Strangulationsverletzung) kann es zum Anschwellen der Kehlkopfweichteile mit Blutung, Hautemphysem (Luftansammlung unter der Haut) oder Frakturen der Kehlkopfknorpel (> Abb. 15.11) kommen.

Symptome

Der Patient klagt über Atemnot und ist vital gefährdet. Scharfe Gewalteinwirkung (Schnitt- und Stichwunden) kann zu einer Eröffnung des Kehlkopfes mit der zusätzlichen Gefahr der Aspiration von Blut führen.

Therapie

Die **Basismaßnahmen** umfassen bei stumpfen Kehlkopfverletzungen abschwellende physikalische Hilfen wie das Auflegen eines Eisbeutels (Eiskrawatte). Sind die Atemwege blutig eröffnet, wird zur Vermeidung einer Aspiration Blut oder Sekret abgesaugt. Die Sauerstoffgabe über eine O$_2$-Sonde ist nach stumpfer oder scharfer Gewalteinwirkung im Bereich der Atemwege Standard. Es ist zu beachten, dass der Sauerstoff bei eröffneten Atemwegen (Trachea, Kehlkopf) nicht über Mund oder Nase, sondern direkt am eröffneten Atemweg verabreicht wird.

Die **erweiterten Maßnahmen** umfassen die Anlage eines venösen Zugangs, die Vorbereitung der Intubation und ggf. der Notkoniotomie oder Nottracheotomie. Die Sicherung der Atmung ist bei Gefahr der Kehlkopfschwellung durch frühzeitige Intubation und Beatmung, bei Einbruch des Kehlkopfgerüstes oder offener Kehlkopfverletzung durch Nottracheotomie zu gewährleisten (> Kap. 9.2.4).

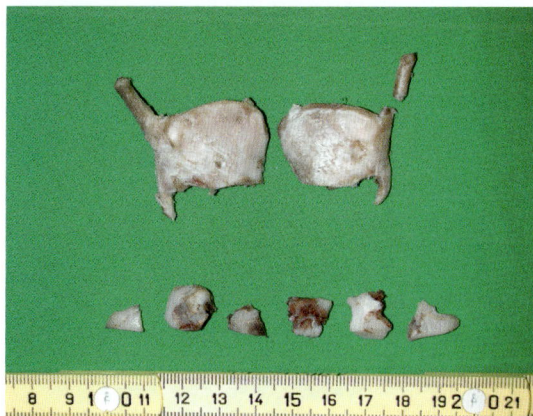

Abb. 15.11 Kehlkopffraktur [M235]

SCHLAGWORT

Verletzungen des Halses

Ursachen
- stumpfe oder spitze Gewalteinwirkung auf die Halsregion durch:
  - Unfall
  - Suizid
  - strafbare Handlung

Symptome
- **arterielle Verletzungen**
  - spritzende Blutungen hellroten Blutes
  - pulsierender Bluterguss
  - Kompression der Luftwege durch Bluterguss und Zunahme des Halsumfangs
  - Ausfall von Hirnfunktionen (Halbseitenlähmung, Sprachstörungen)
- **Nervenverletzungen**
  - N. vagus (10. Hirnnerv) führt reflektorisch zum Herzstillstand
  - N. phrenicus führt zu Zwerchfelllähmung mit Atemstörung
- **Atemwege und Kehlkopf**
  - Atemnot
  - Hautemphysem
  - Weichteilschwellung durch stumpfe Gewalt
  - aufgeschäumtes Blut durch eröffnete Atemwege

Maßnahmen
Monitoring
- RR, Puls, EKG, SaO$_2$

Basismaßnahmen und Lagerung
- Freimachen und Freihalten der Atemwege
- sterile Abdeckung und Kompressionsverband des verletzten Gefäßes zur Blutstillung
- O$_2$-Gabe über Maske oder Nasensonde 6–8 Liter/Min.
- Kühlung durch Eisbeutel (Eiskrawatte)
- bewusstseinsklarer Patient: Lagerung in leichter Oberkörperhochlage (30° Drehpunkt Hüfte) zum Aspirationsschutz
- bewusstloser Patient: stabile Seitenlage
- Vermeiden von Beugung, Überstreckung oder starker Seitwärtsdrehung des Kopfes

Erweiterte Maßnahmen
- i.v. Zugang und Laborblutentnahme
- Intubation und ggf. Notkoniotomie oder Nottracheotomie

Medikamente und Dosierungsempfehlungen
- Analgesie: 10 mg Morphium i.v.
- Sedierung: 2–5 mg Dormicum® i.v.
- Volumentherapie: initial 500–1.500 ml HAES 6% i.v.
- Narkoseeinleitung und Intubation spontanatmend in tiefer Analgosedierung (z.B. Fentanyl®/Dormicum®)
- Notkoniotomie oder Nottracheotomie
- bei massivem Blutverlust Ultima-Ratio-Therapie: Einsatz von Suprarenin® i.v. und Volumengabe

15.3 Verletzungen des Thorax

Ein Thoraxtrauma (Brustkorbverletzung, ➤ Abb. 15.12) entsteht durch Gewalteinwirkung auf den Brustkorb mit Verletzung des knöchernen Thorax oder der von ihm umgebenen inneren Organe. Verletzungen des Brustkorbes werden in **stumpfe (geschlossene)** oder in **perforierte (offene) Thoraxtraumata** unterteilt. Unabhängig, ob eine geschlossene oder offene Verletzung vorliegt, können mehrere Strukturen des Brustkorbes in Mitleidenschaft gezogen sein. Ein typischer Unfallmechanismus, der zu einem stumpfen Thoraxtrauma führt, ist der Aufprall mit dem Brustkorb auf das Lenkrad eines Fahrzeugs (➤ Abb. 36.2). Die typische perforierte Thoraxverletzung ist die Messerstichverletzung des Brustkorbes (➤ Abb. 6.13).

Etwa 10% aller Unfallpatienten weisen ein Thoraxtrauma auf. Alle Brustkorbverletzungen können schnell zu lebensbedrohlicher Beeinträchtigung von Atmung (Hypoxie) und Kreislauf (Hypotonie) führen und sind in der Frühphase mit einer hohen Sterblichkeit belastet. Ein isoliertes Thoraxtrauma überleben 5% der Patienten nicht, in Kombination mit Mehrfachverletzungen beträgt die Letalität 50%.

MERKE

Vom Ausmaß der äußerlich erkennbaren Thoraxverletzungen kann nicht auf die Schwere der inneren Verletzungen geschlossen werden.

Die Leitsymptome der Thoraxverletzung in Kombination oder einzeln sind:
- Schmerz und Atemnot (atemabhängige Schmerzen)
- Prellmarken an der Thoraxwand
- Reibegeräusche
- Ateminsuffizienz mit Atemnot (Dyspnoe)
- Blauverfärbung von Haut und Schleimhäuten (Zyanose)
- Zunahme der Atemfrequenz (Tachypnoe)
- Einsatz der Atemhilfsmuskulatur.

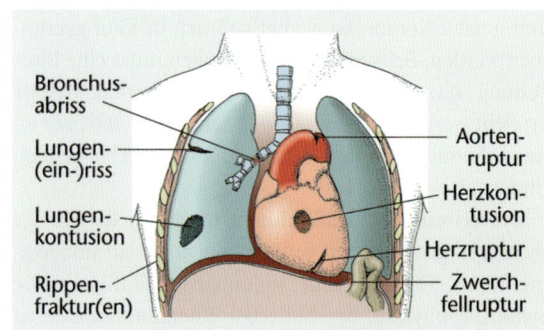

Abb. 15.12 Thoraxverletzungen im Überblick [A300-190]

15.3.1 Verletzungen der Brustwand

Verletzungen der Brustwand führen durch Beeinträchtigung der Funktion des knöchernen Thorax, der Atemhilfsmuskulatur und des Zwerchfells vornehmlich zu einer Störung der Ventilation. Entsprechend dem Verletzungshergang werden Verletzungen der Brustwand in stumpfe (z.B. Prellungen) und perforierende (z.B. Stichwunde) Verletzungen unterteilt. Die Gefahr bei den selten vorkommenden perforierten Brustwandverletzungen ist die Mitverletzung tiefer liegender Organe (z.B. Lunge, Herz). Die stumpfen Brustkorbverletzungen lassen sich wie folgt unterteilen.

Brustkorbprellung (Contusio thoracis)

Durch die Prellung des Brustkorbs werden in der Regel keine morphologischen Veränderungen ausgelöst. Allerdings können elastische Fasern oder Alveolen reißen. Durch eine Minderbelüftung bzw. durch starke Schmerzen im Prellbereich erfolgt eine reaktive Hyperventilation.

Brustkorbquetschung (Compressio thoracis)

Die Quetschung des Brustkorbs entsteht durch länger andauernde Krafteinwirkung. Durch die kontinuierliche Gewalteinwirkung werden Rippen verbogen und der intrathorakale Druck erhöht. Es kommt zur venösen Einflussstauung vor dem rechten Herzen. Ist die Elastizität der Rippen erschöpft, kommt es zur Fraktur.

Frakturen des knöchernen Thorax

Die Rippen und das Brustbein geben dem Brustkorb seine äußere Form und schützen die inneren Organe des Brustraums. Können die Kräfte der Gewalteinwirkung auf den Thorax nicht mehr ausreichend absorbiert werden, kommt es zu Frakturen des knöchernden Thorax. Hier sind vor allem die Frakturen der Rippen zu nennen. Atemabhängige Schmerzen, Prellmarken und bewegungsabhängige Reibegeräusche des Brustkorbs können Hinweise auf eine Rippenfraktur sein.

Am Notfallort ist es wichtig zu beurteilen, ob es durch die Fraktur der Rippe(n) zu einer Instabilität des Brustkorbs (instabiler Thorax) gekommen ist, die potenziell lebensbedrohlich sein kann (> Abb. 15.13). Die Fraktur einer einzelnen Rippe gefährdet den Patienten in aller Regel nicht. Wird allerdings der unterhalb jeder Rippe verlaufende Gefäß- und Nervenstrang verletzt, kann auch die isolierte Verletzung einer Rippe zu erheblichem Blutverlust führen.

> **SCHLAGWORT**
>
> **Rippenfrakturen**
>
> **Ursachen**
> - Gewalteinwirkung auf den Brustkorb mit Bruch der Knochenstruktur einer oder mehrerer Rippen
>
> **Symptome**
> - atemabhängige Schmerzen
> - Prellmarken an der Thoraxwand
> - bewegungsabhängige Reibegeräusche der Brustwand
> - Dyspnoe
> - Zyanose
> - paradoxe Atmung (Rippenserienfraktur)
>
> **Maßnahmen**
> **Monitoring**
> - RR, Puls, EKG, SaO_2
>
> **Basismaßnahmen und Lagerung**
> - Freimachen und Freihalten der Atemwege
> - O_2-Gabe über Maske oder Nasensonde 6–8 Liter/Min.
> - bewusstseinsklarer Patient: Lagerung in leichter Oberkörperhochlage (30° Drehpunkt Hüfte) zur Erleichterung der Atemmechanik
> - bewusstloser Patient: stabile Seitenlage auf verletzte Körperseite (**cave:** Wirbelsäulentrauma)
>
> **Erweiterte Maßnahmen**
> - mindestens zwei i.v. Zugänge und Laborblutentnahme
> - frühzeitige Intubation und Beatmung zur inneren Schienung bei Rippenserienfrakturen

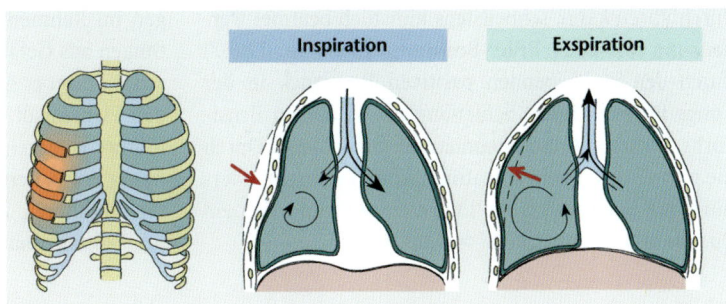

Abb. 15.13 Instabiler Thorax bei Rippenserienfraktur rechts. Bei der Inspiration bewegt sich der instabile Thoraxbereich nach innen, bei der Exspiration nach außen. Diese paradoxe Atmung führt zu Pendelluft (Luft pendelt im verletzten Lungenflügel) und respiratorischer Insuffizienz. [A400-190]

Medikamente und Dosierungsempfehlungen
- Analgesie: 0,1 mg Fentanyl® i.v., kein Aspisol®
- Sedierung: 2–5 mg Dormicum® i.v.

Intubation und Beatmung
- Fentanyl® und Dormicum® nach Narkoseeinleitung mit Hypnomidate®
- Beatmung mit PEEP + 10 cm
- Infusionstherapie: z.B. 500 ml Vollelektrolytlösung i.v.

Rippenserienfraktur

Sind mehr als drei Rippen oder zwei benachbarte Rippen gebrochen, so spricht man von einer Rippenserienfraktur, die weitaus bedrohlicher sein kann, da sie Auswirkungen auf die Atemmechanik hat. Im Rahmen der Atemmechanik beruht die Einatmung auf einem durch Ausdehnung des Brustkorbs und Kontraktion des Zwerchfells entstehenden Unterdruck im Brustraum, wodurch sich die Lungen mit Luft füllen können. Diese Atemmechanik kann jedoch nur aufrechterhalten werden, wenn die Stabilität des Brustkorbes gewährleistet bleibt.

Sind Rippen an mehreren Stellen gebrochen, werden Teile der Thoraxwand während der Einatmung infolge des im Thoraxinnenraum herrschenden Unterdrucks in den Brustkorb hineingezogen und während der Ausatmung aufgrund des dann auftretenden Überdrucks nach außen gedrückt. Die Brustkorbbewegung im Bereich der verletzten Thoraxwand (Atemexkursion) verläuft also entgegengesetzt der bei der normalen Atmung zu erwartenden Bewegung des Brustkorbs. Man bezeichnet dieses Phänomen deshalb als **paradoxe Atmung** mit alveolärer Hypoventilation und daraus resultierender Hypoxämie. Eine Fraktur des Brustbeins mit Unterbrechung der knöchernen Verbindung zum übrigen Brustkorb führt ebenfalls zur paradoxen Atmung.

Therapie

Die Therapie (➤ Kap. 15.3.5) bei unkomplizierten Rippenfrakturen besteht hauptsächlich in der Schmerzbekämpfung. Bei Rippenserienfrakturen allerdings muss der Patient, wenn er keine ausreichende Atemtätigkeit durchführen kann, schnellstens künstlich beatmet werden, um mit einer PEEP-Beatmung (➤ Kap. 11.3.7) durch den verbleibenden positiven Restdruck in der Lunge für eine innere Schienung des instabilen Brustkorbs zu sorgen (innerpneumatische Schienung). Durch die notwendigen hohen Beatmungsdrücke besteht allerdings die Gefahr, dass die Lunge einreißt und sich ein Pneumothorax entwickelt (➤ Kap. 15.3.2).

15.3.2 Verletzungen der Pleura

Das **Lungenfell** liegt außen direkt dem Lungengewebe auf und grenzt die Lunge ab. An der Lungenspitze und an der Lungenbasis schlägt das Lungenfell um und bildet das **Rippenfell**. Lungen- und Rippenfell werden gemeinsam **Brustfell** (**Pleura**) genannt.

Pneumothorax

Im Pleuraspalt herrscht ein Unterdruck. Gelangt Luft in den Pleuraspalt, kommt es hier zum Druckausgleich mit dem Umgebungsluftdruck, und die Lunge fällt aufgrund ihrer Elastizität in sich zusammen (➤ Abb. 15.14). Es wird unterschieden zwischen einem **offenen** und einem **geschlossenen Pneumothorax**.

Beim offenen Pneumothorax gelangt die Luft von außen, beim geschlossenen Pneumothorax über die normalen Atemwege (z.B. Bronchuseinriss) in den Pleuraspalt. Die kollabierte Lunge steht nicht mehr für den Gasaustausch zur Verfügung.

Symptome

Ein einseitiger Pneumothorax ohne Begleitverletzungen und Komplikationen stellt beim Lungengesunden in aller Regel keine lebensbedrohliche Situation dar und kann durch Steigerung der Atemfrequenz gut kompensiert werden. Ältere Patienten mit vorgeschädigten Lungen können dies allerdings nicht. Bei der Untersuchung des Patienten fallen verminderte Atembewegungen sowie ein abgeschwächtes oder fehlendes Atemgeräusch auf der betroffenen Seite auf. Ein Hautemphysem (Luftansammlung unter der Haut) kann beim Betasten des Brustkorbs zu erkennen sein.

Hämatothorax

Eine Blutansammlung im Pleuraspalt wird als Hämatothorax bezeichnet. Er entsteht durch Gefäßverletzungen im Rahmen von Thoraxtraumen, etwa durch Blutungen aus Gefäßen der Thoraxwand bei Rippenfrakturen. Kommt es gleichzeitig zum Einströmen von Luft in den Pleuraspalt, wird dieser Zustand als Hämatopneumothorax bezeichnet. Die Auswirkungen auf die Atmung des Patienten entsprechen den Symptomen eines Pneumothorax. Zusätzlich besteht jedoch die Gefahr eines Volumenmangelschocks.

Spannungspneumothorax

Bei Eröffnungen der Brustwand, bei Lungen- oder Bronchusverletzungen kann Luft während der Einatmung in den Pleuraspalt strömen. Legt sich in der Ausatemphase ein Gewebeteil der Verletzung vor die Öffnungswunde, kann die Luft nicht mehr entweichen (Ventilmechanismus, ➤ Abb. 15.14). Der im Pleuraraum ansteigende

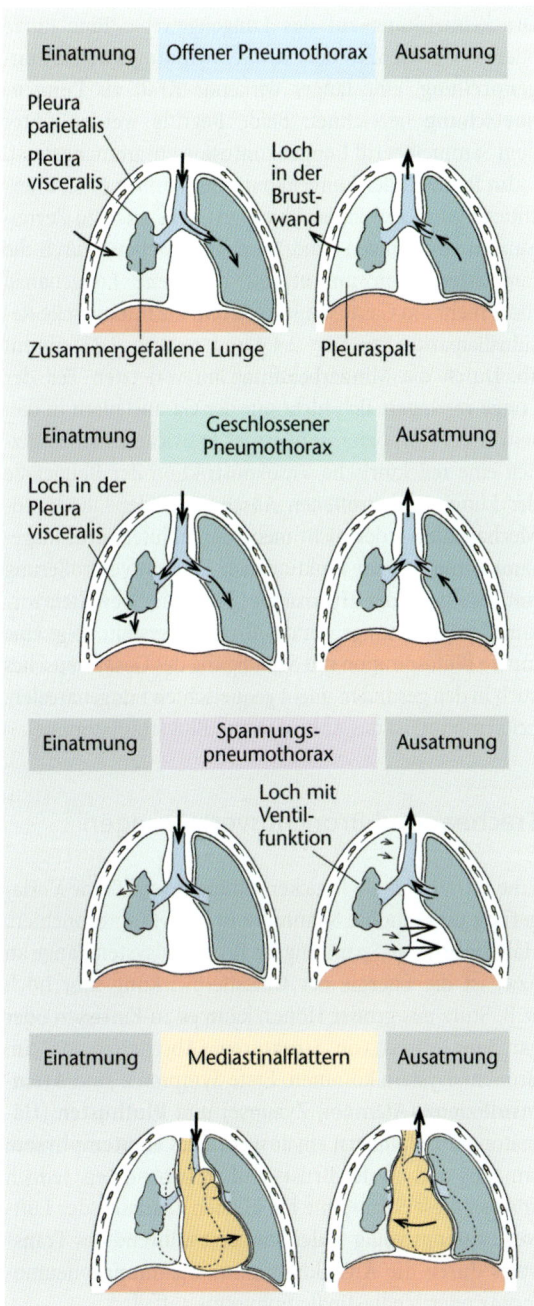

Abb. 15.14 Verschiedene Formen des Pneumothorax (Details siehe Text) [L190]

Druck führt neben dem Kollaps des betroffenen Lungenflügels zu einer Verdrängung des Herzens und der großen intrathorakalen Gefäße zur gesunden Lunge hin. Dadurch wird das Mediastinum zum gesunden Lungenflügel hin verschoben und presst diesen zusammen. Der Gasaustausch der gesunden Lunge wird ebenfalls beeinträchtigt. Ein lebensgefährlicher Zustand entsteht.

Symptome

Der verletzte Patient ringt zunehmend nach Luft (Dyspnoe) und entwickelt eine Zyanose. Durch den intrathorakalen Druckanstieg ist der Blutrückfluss zum rechten Herzen behindert und die äußeren Halsvenen sind gestaut. Gleichzeitig fällt der arterielle Blutdruck ab und die Herzfrequenz steigt an. Das Atemgeräusch der betroffenen Seite ist abgeschwächt bzw. nicht mehr zu hören. Die Atemfrequenz ist gesteigert und der Patient ringt nach Luft.

Ein Spannungspneumothorax kann sich besonders schnell und dramatisch bei intubierten und beatmeten Patienten durch die Überdruckbeatmung entwickeln. Ansteigende und stark erhöhte Atemwegsdrücke sind die Folge und als ein zusätzliches wichtiges Symptom zu werten.

Therapie

Die notwendigen therapeutischen Konsequenzen zielen auf eine schnell wirksame Druckentlastung des Brustkorbes durch Anlage einer Thoraxdrainage (➤ Kap. 15.3.5).

MERKE
Zeigt ein traumatisierter Patient unter Beatmung Zeichen einer oberen Einflussstauung (gestaute Halsvenen) und Kreislaufdekompensation (Blutdruckabfall) bei gleichzeitig zunehmenden Beatmungsdrücken (Anstieg des intrathorakalen Drucks), muss sofort ein Spannungspneumothorax in Betracht gezogen werden.

SCHLAGWORT
Pneumothorax

Ursachen
• Luft im Pleuraspalt durch
  – Pleuraeröffnung nach außen (offener Pneumothorax)
  – Pleuraeröffnung nach innen über die normalen Atemwege (geschlossener Pneumothorax)

Symptome
• Dyspnoe
• Zyanose
• Tachypnoe
• Einsatz der Atemhilfsmuskulatur

Spannungspneumothorax zusätzlich:
- gestaute Halsvenen (Einflussstauung vorm rechten Herzen)
- Hypotonie (kardiale Minderleistung)
- Hautemphysem (Luftansammlung unter der Haut durch den hohen intrathorakalen Druck)

Maßnahmen
Monitoring
- BZ, RR, Puls, EKG, SaO$_2$

Basismaßnahmen und Lagerung
- Freimachen und Freihalten der Atemwege
- O$_2$-Gabe über Maske oder Nasensonde 6–8 Liter/Min.
- Lagerung mit erhöhtem Oberkörper (erleichterte Atmung) auf die verletzte Körperseite
- bewusstloser Patient: stabile Seitenlage auf die verletzte Körperseite (**cave:** Wirbelsäulentrauma)

Erweiterte Maßnahmen
- mindestens zwei i.v. Zugänge und Laborblutentnahme
- Thoraxdrainage (➤ Kap. 15.3.5)

Medikamente und Dosierungsempfehlungen
- Analgesie: 0,1 mg Fentanyl® i.v.
- Sedierung: 2–5 mg Dormicum® i.v.
- Infusionstherapie: z.B. 500 ml Vollelektrolytlösung i.v.

Mediastinalflattern

Das Mediastinalflattern ist eine gefürchtete Komplikation des nach außen offenen Pneumothorax. Während der Einatmungsphase wird das Mediastinum mit Herz und großen Gefäßen zur gesunden Seite verschoben. In der Ausatmungsphase bewegt sich das Mittelfell wegen des dann in der gesunden Lunge herrschenden Überdrucks zur verletzten Seite. Durch die atemabhängigen Druckschwankungen kommt es zu atemabhängigen Pendelbewegungen (➤ Abb. 15.14) des Mediastinums und der darin gelagerten großen Gefäße. Durch diese Pendelbewegung des Mediastinums und des darin gelagerten Herzens werden Zu- und Abstrom von Blut über die großen Gefäße beeinträchtigt und es kommt zu Kreislaufschwankungen. Zusätzlich strömt durch die Pendelbewegung sauerstoffarme Luft aus dem Bronchialsystem der kollabierten Lunge in die gesunde Lunge hinüber. Dadurch erhöht sich die Totraumventilation und es kommt zur Ausbildung einer lebensbedrohlichen Hypoxämie.

15.3.3 Verletzungen der Lunge

Lungenverletzungen entstehen durch direkte Verletzungen des Lungenparenchyms (z.B. Stichverletzung), durch stetige Drucksteigerung im intrathorakalen Raum (z.B. Pneumothorax) oder durch plötzliche Druckstöße (z.B. Aufprall). Das häufigste Verletzungsbild ist die Lungenkontusion.

Lungenkontusion

Blutungen in das Lungenparenchym, Druckerhöhungen durch Spannungs- oder Hämatothorax oder der eigentliche Lungenkollaps beim Pneumothorax führen zu Druckeinwirkung auf das Lungengewebe. Eine kurze oder geringe Gewalt- oder Krafteinwirkung wird als **Lungenprellung**, eine länger wirkende Kraft als **Lungenquetschung** bezeichnet. Beide Begriffe werden unter dem Sammelbegriff Lungenkontusion zusammengefasst.

Im Rahmen der Lungenkontusion kommt es zu interstitiellen und alveolären Blutungen, teils auch zu Zerreißungen von Lungen- und Bronchusgeweben. Durch die Lungenkontusion nimmt das betroffene Lungenareal nicht mehr am Gasaustausch teil und die funktionelle Residualkapazität (➤ Kap. 2.4.4 und ➤ Abb. 2.23) nimmt ab. Durch die Minderbelüftung im verletzten Teil der Lunge verringert sich nicht nur der Gasaustausch in diesem Areal (Hypoxie), sondern es entwickelt sich zusätzlich eine reflektorische Vasokonstriktion der Blutgefäße der Lunge im betroffenen Abschnitt (Euler-Liljestrand-Mechanismus), der nicht mehr durchblutet wird. Insgesamt kommt es zur funktionellen Totraumvergrößerung mit resultierender Hypoxämie. Führt die Gewalteinwirkung zu Einblutungen in das Bronchialsystem, folgt eine innere Blutaspiration mit Schädigung des Gasaustausches auch in den gesunden, nicht gequetschten Lungenarealen. Leitsymptom ist das Abhusten von Blut (Hämatopnoe).

Trachea- und Bronchusverletzungen

Eine intrathorakale Druckerhöhung bewirkt eine Verlagerung und erhöhte Spannung in den Hauptbronchien. Hält die erhöhte Spannung im Bronchialsystem lange an bzw. ist die Energie der Gewalteinwirkung sehr hoch (z.B. Sturz aus großer Höhe), kann es zu Einrissen oder gar zum Abriss von Strukturen (Abschertrauma) im Bronchialsystem kommen. Erste Symptome sind **Ateminsuffizienz** (Atemnot, Zyanose) und **Bluthusten** (Hämatopnoe). Häufig ist ein ausgeprägtes **Hautemphysem** am Hals und an der Brustwand zu beobachten. Jedoch können diese Symptome bei kleinen Einrissen der Luftwege anfangs völlig fehlen und erst während des Transports durch die Ausbildung eines Spannungspneumothorax oder Mediastinalemphysems auffallen.

Mediastinalemphysem

Unter einem Mediastinalemphysem versteht man eine Luftansammlung im Mittelfellraum. Sie kann bei Verletzungen von Trachea, Bronchussystem und Speiseröhre auftreten. Ist die Luftansammlung stark ausgeprägt, wird sie auf das im Mittelfellraum gelegene Herz drücken und dessen Funktion beeinträchtigen (extraperikardiale Herztamponade) oder sich in Richtung Rachen ausbreiten und so die Atemwege verlegen.

15.3.4 Verletzungen des Herzens und der großen Gefäße

Verletzungen des Herzens und der großen Gefäße können durch direkte, penetrierende Verletzungen (z.B. Stichverletzung) oder indirekte, stumpfe Gewalt ausgelöst werden. Im Rahmen stumpfer Thoraxtraumen wird die Herzerschütterung von der Herzprellung unterschieden.

Herzerschütterung (Commotio cordis)

Die Erschütterung des Herzens stört ohne morphologische Veränderung am Herzgewebe kurzzeitig die Funktion des Herzens und kann zu kurzzeitigen Herzrhythmusstörungen führen.

Herzprellung bzw. -quetschung (Contusio et Compressio cordis)

Die Prellung oder Quetschung des Herzens durch Gewalteinwirkung führt im Gegensatz zur Herzerschütte-

rung zu morphologischen Veränderungen am Herzgewebe (z.B. Einblutungen in den Herzmuskel), die später klinisch nachweisbar sind (z.B. Anstieg der Herzenzyme). Durch Zerreißungen kleiner Herzgefäße können Verletzungen des Myokards entstehen, dabei kommt es zu umschriebenen Blutungen mit der Folge einer bindegewebigen Vernarbung. Verletzungen am Endokard führen zu Störungen der Reizleitung am Herzen. Im Rahmen dieser Verletzungen treten Herzrhythmusstörungen auf, die oft noch über einen längeren Zeitraum nachweisbar sind. Durch die Kontusion des Herzens kann es zu Störungen der Erregungsleitung (AV-Blockierungen oder Schenkelblockbilder) oder der Erregungsbildung (z.B. ventrikuläre Extrasystolen) kommen. Das Herz ist von einem schützenden Beutel, dem Perikard, umhüllt. Eine Einblutung in diesen Beutel bedingt eine Beeinträchtigung der Pumpfunktion des Herzens (Herzbeuteltamponade, ➤ Abb. 15.15). Im Extremfall führt die Kompression des Herzens zum kardiogenen Schock (➤ Kap. 9.5.3). Penetrierende Verletzungen, z.B. ein Einriss der Herzwand (Herzruptur) oder der großen herznahen Gefäße (z.B. Aortenruptur, ➤ Abb. 15.16), werden in der Regel nicht überlebt. Die Prognose hängt von der Größe und der Lokalisation der Verletzung sowie den Begleitverletzungen ab.

15.3.5 Therapie der Verletzungen des Thorax

Bei Prellungen des Brustkorbs ist im Allgemeinen keine besondere Therapie erforderlich. Bei Brustkorbquetschungen und allen weiteren genannten Verletzungen des Brustkorbs steht die Ateminsuffizienz im Vordergrund, die unbehandelt zu einem rasch zunehmenden

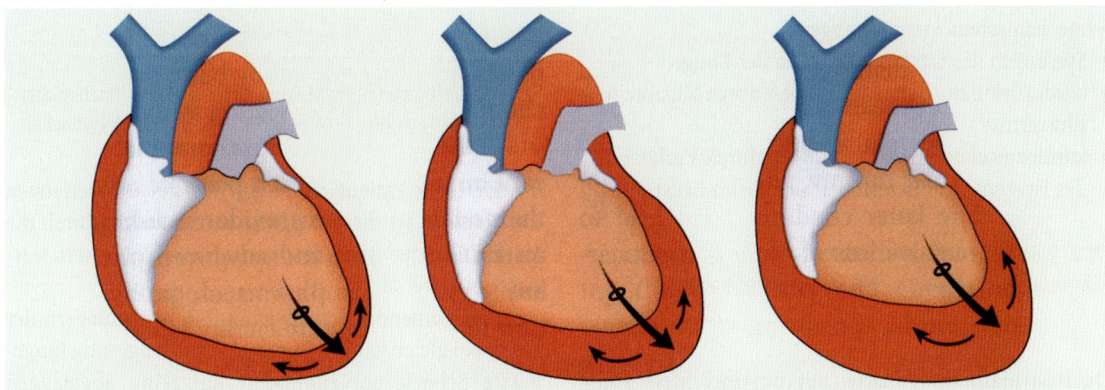

Abb. 15.15 Perikardtamponade. Wenn Blut aus dem Herzlumen in den Herzbeutel (Perikard) fließt, behindert es die Ausdehnung des Ventrikels. Daher kann die Herzkammer sich nicht ausreichend mit Blut füllen, das Schlagvolumen sinkt ab. [E308]

15

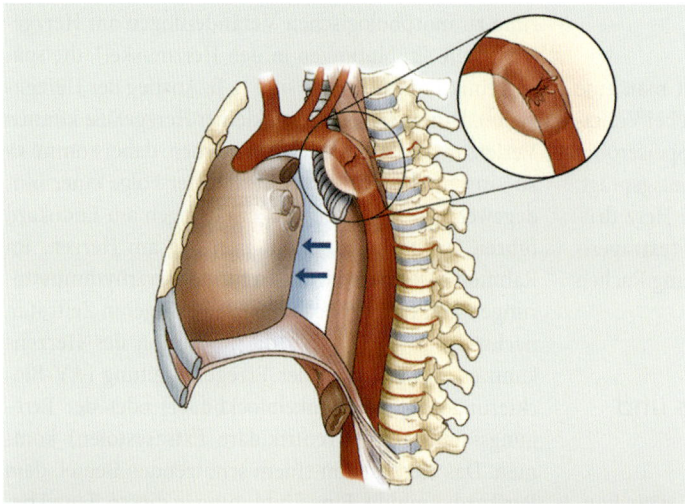

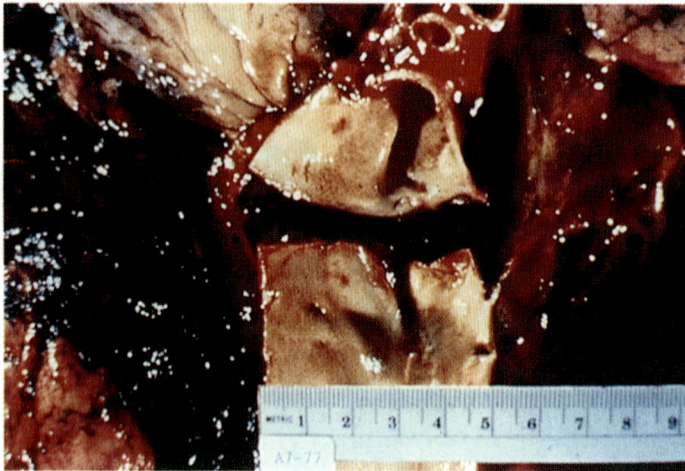

A

B **Abb. 15.16** Traumatische Aortenruptur.
[E308]
A: Die Aorta descendens ist gegen die
Brustwirbelsäule verschieblich. Herz, Aortenbogen und Aorta sind im Mediastinum
frei beweglich und können bei starken Be-
schleunigungs- oder Aufpralltraumen durch
die hohe kinetische Energie zerreißen.
B: Risse am Übergang vom Aortenbogen
zur Aorta descendens.

Sauerstoffdefizit führen kann. Die Sterblichkeit bei
Brustkorbverletzungen lässt sich durch adäquate präklinische Therapie erfolgreich senken.
Die Therapie basiert auf der Beseitigung von
• mechanischen Atemstörungen
• Störungen des Gasaustausches in der Lunge
• kardiozirkulatorischen Störungen durch allgemeinen
  Blutverlust
• kardiozirkulatorischen Störungen durch Verletzung
  des Herzens oder der großen Gefäße im Brustraum.

MERKE
Ein Thoraxtrauma ist immer eine Notarztindikation.

Die **Basismaßnahmen** zielen auf die Aufrechterhaltung
der Vitalfunktionen Atmung und Kreislaufzirkulation.
Der bewusstseinsklare, aber ateminsuffiziente Patient

wird mit erhöhtem Oberkörper (erleichterte Ventilation) gelagert. Die Atemwege müssen freigelegt bzw. freigehalten werden (Entfernen von Blut, Erbrochenem,
Prothesen).

MERKE
Ein Mediastinalemphysem kann sich bis in den Rachen ausdehnen und so unter Umständen die Atemwege verschließen.

Toleriert der Patient eine Lagerung auf der verletzten
Lungenseite, ist diese durchzuführen, da hierdurch die
Ventilation der gesunden Lungenseite verbessert werden kann.
Ein beginnender Schock kann durch Hochlagern der
Beine bei gleichzeitiger Oberkörperhochlagerung (angepasste Schocklage) zumindest kurzzeitig abgefangen
werden. Gleichzeitig wird hierdurch der Perfusionsdruck in der Lunge erhöht. Die Gabe von Sauerstoff über

O$_2$-Sonde ist obligatorisch. Eine Maskenbeatmung darf nur bei schwerer Ateminsuffizienz oder Atemstillstand durchgeführt werden. Die Maskenbeatmung ist eine Überdruckbeatmung und kann als solche bei entsprechender Verletzung sehr schnell zu einem Spannungspneumothorax führen.

Der Patient wird kontinuierlich überwacht (EKG-Monitoring, Pulsoxymetrie, Blutdruck und Pulsfrequenz), um die Auswirkungen des Thoraxtraumas auf Herz- und Kreislauffunktion frühzeitig abschätzen zu können. Abschließend erfolgt das sterile Abdecken von Wunden. Ein luftdichtes Verbinden offener Thoraxverletzungen ist nicht sinnvoll (➤ Abb. 15.17), weil hierdurch ein Pneumothorax nicht verhindert, ein Spannungspneumothorax aber provoziert werden kann, da die Pendelbewegung der Luft durch das Leck in der Thoraxwand bei einem luftdichten Verband verhindert wird. Fremdkörper (etwa bei Stichverletzungen) werden in der Wunde belassen, da sie verletzte Gefäße häufig komprimieren und so den Umfang der Blutung verringern.

Abschließend wird die notwendige Assistenz bei Maßnahmen des Notarztes (z.B. Intubation, Thoraxdrainage) vorbereitet. Die **erweiterten Maßnahmen** umfassen die Anlage eines oder mehrerer venöser Zugänge, die Bekämpfung von Schmerz, weiter bestehender Ateminsuffizienz und Schock über die Volumenzufuhr.

Zwei therapeutische Maßnahmenkomplexe stehen im Vordergrund:

Intubation und Beatmung

Nur bei Verletzungen des Thorax, bei denen mit den oben geschilderten Basismaßnahmen eine ausreichende Atemfunktion garantiert werden kann, wird der Notarzt

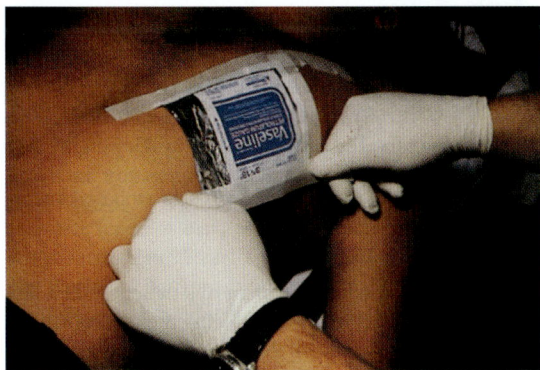

Abb. 15.17 Steriles Abdecken einer offenen Thoraxwunde [E308]

auf Intubation und Beatmung verzichten. Da Thoraxverletzungen jedoch oft im Rahmen von Mehrfachverletzungen (Polytrauma) auftreten, sprechen häufig bereits andere Indikationen für eine frühzeitige Intubation (z.B. SHT, Polytrauma). Intubationsschwierigkeiten sind besonders bei begleitenden Verletzungen im Mund- und Rachenbereich und bei Verletzungen von Trachea oder Bronchien zu erwarten (➤ Kap. 11.2).

Anlage einer Thoraxdrainage

Die kontrollierte Beatmung ist eine Überdruckbeatmung, unter der sich in kurzer Zeit bei brustkorbverletzten Patienten ein lebensbedrohlicher Spannungspneumothorax entwickeln kann. Daher wird der Notarzt beim beatmeten Thoraxverletzten frühzeitig eine Thoraxdrainage anlegen bzw. muss dies jederzeit nachholen können. Unabhängig von der Beatmung muss jeder Patient mit Spannungspneumothorax noch an der Unfallstelle mit einer Thoraxdrainage versorgt werden. Die Anlage einer Thoraxdrainage stellt oft die endgültige Versorgung einer Thoraxverletzung dar. Allerdings drohen dem Patienten bei falscher Technik im weiteren Verlauf ernsthafte Komplikationen (z.B. Punktion von Leber oder Milz).

Die früher häufig propagierte Entlastung eines Spannungs- oder Pneumothorax durch Thoraxpunktion des Patienten mit Kanülen oder eine Venenverweilkanüle ist, wie vielfach gezeigt werden konnte, nicht ausreichend und sollte daher unterbleiben. Die Gründe, die dagegen sprechen, sind zum einen der unzureichende Durchmesser der Kanülen (z.B. unzureichende Entlastung, leichtes Verstopfen durch Blut oder Koagel), zum anderen die Gefahr des unbemerkten Abknickens. Es sollten daher nur großlumige Thoraxdrainagen angelegt werden. Das Legen einer Thoraxdrainage ist bei richtiger Technik und Wissen eine relativ einfache Maßnahme. Daher ist es wichtig, dass nicht nur der Notarzt, sondern auch das Rettungsfachpersonal, das hier im reinen Sinne des Wortes assistiert, mit Technik und Ablauf der Anlage einer Thoraxdrainage vertraut ist. Dies betrifft besonders den sterilen Umgang mit den benötigten Materialien:

Unsterile Materialien

- Hautdesinfektionsmittel
- ggf. Lokalanästhetikum
- Pflaster

Sterile Materialien

- Kompressen
- Handschuhe
- Lochtuch
- Einmalskalpell
- Präparierschere
- Trokarkatheter 28–32 CH
- Nadelhalter
- chirurgische Pinzette
- Naht 2–0 oder 3–0
- große Verbandskompresse.

Für die Anlage einer Thoraxdrainage gibt es zwei mögliche Zugangswege (➤ Abb. 15.18):

Der **Zugang nach Monaldi** im 2. bis 3. Interkostalraum (ICR) der Medioklavikularlinie ist besonders geeignet zur schnellen Entlastung eines Pneumothorax oder Spannungspneumothorax.

Ein Hämatothorax lässt sich dagegen auf diese Weise schlecht drainieren. Beim **Zugang nach Bülau** im 4. bis 5. ICR der mittleren Axillarlinie ist die Entleerung sowohl von Blut als auch von Luft gewährleistet. Auf keinen Fall darf die Bülau-Drainage unterhalb der Mamillarlinie gelegt werden. Hier besteht die Gefahr der Verletzung von Zwerchfell und Bauchorganen bei Zwerchfellhochstand oder nicht erkannter Zwerchfellruptur mit Eintritt von Darmteilen in den Thoraxraum (Enterothorax).

Technik der Anlage einer Thoraxdrainage

(➤ Abb. 15.19)
1. Lagerung des Patienten in Rückenlage mit abduziertem Arm für die Bülau-Drainage, mit angewinkeltem Arm für die Monaldi-Drainage,
2. gründliche Desinfektion der Brustwand,
3. Abdecken der Haut mit einem Lochtuch,
4. ggf. Lokalanästhesie um die Punktionsstelle beim wachen Patienten,
5. 3–5 cm langer querer Hautschnitt mit Skalpell.
6. Durch den Hautschnitt wird durch Spreizen der Schere unter Führung des voraustastenden Fingers ein Tunnel in Richtung Oberrand der nächsthöheren Rippe durch Subkutis und Muskulatur gebildet. Bleibt man am Unterrand der Rippe, besteht die Gefahr der Verletzung der unter der Rippe verlaufenden Nerven und Gefäße.
7. Eröffnung der Pleura mit dem Finger,
8. Einlegen der Drainage unter Führung des Fingers mit zurückgezogenem Trokar,
9. U-Naht für späteres Verschließen des Hautschnitts bei Entfernung des Drains,
10. Hautnaht und Anschluss eines Drainagebeutels, eines Heimlich-Ventils oder eines Sogsystems mit Wasserschloss (Sog 20 cm H_2O).

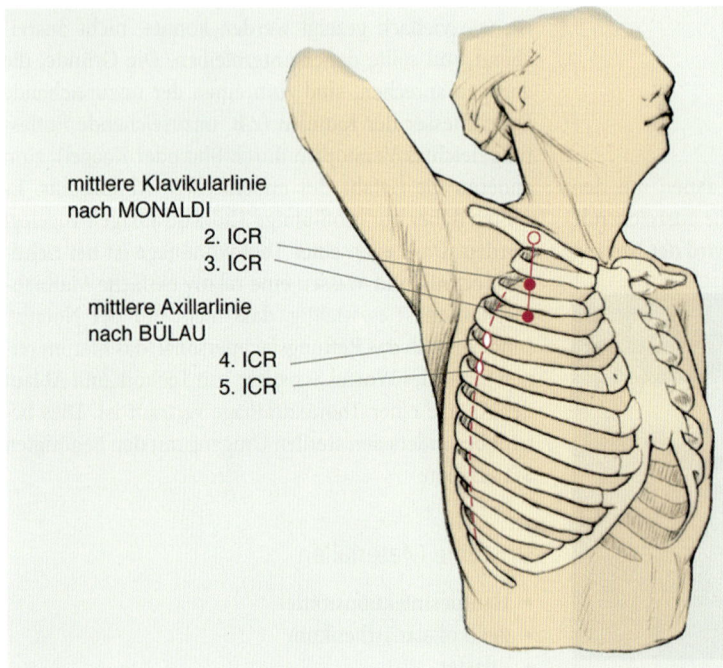

mittlere Klavikularlinie nach MONALDI
2. ICR
3. ICR

mittlere Axillarlinie nach BÜLAU
4. ICR
5. ICR

Abb. 15.18 Knöcherner Thorax mit Punktionsstellen nach Monaldi und Bülau [L108]

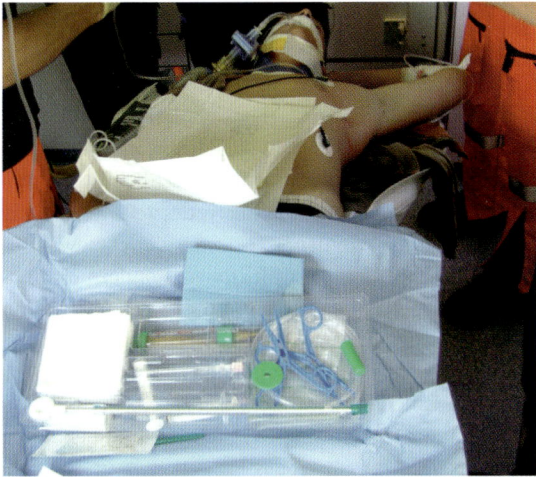

a) Vorbereiten des Punktionsmaterials und Lagerung des Patienten [M234]

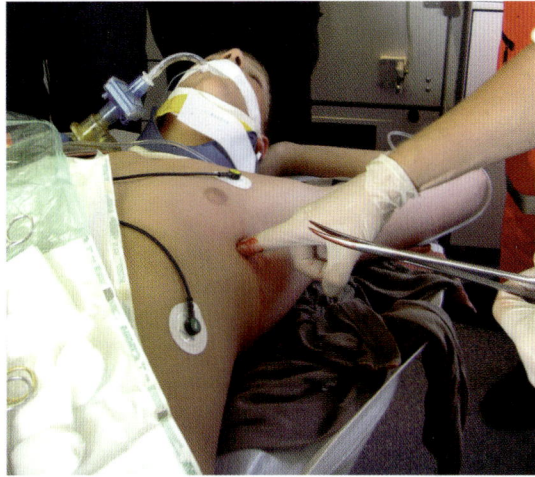

b) Vorbereiten eines subkutanen Tunnels zur Einlage der Thoraxdrainage. [M234]

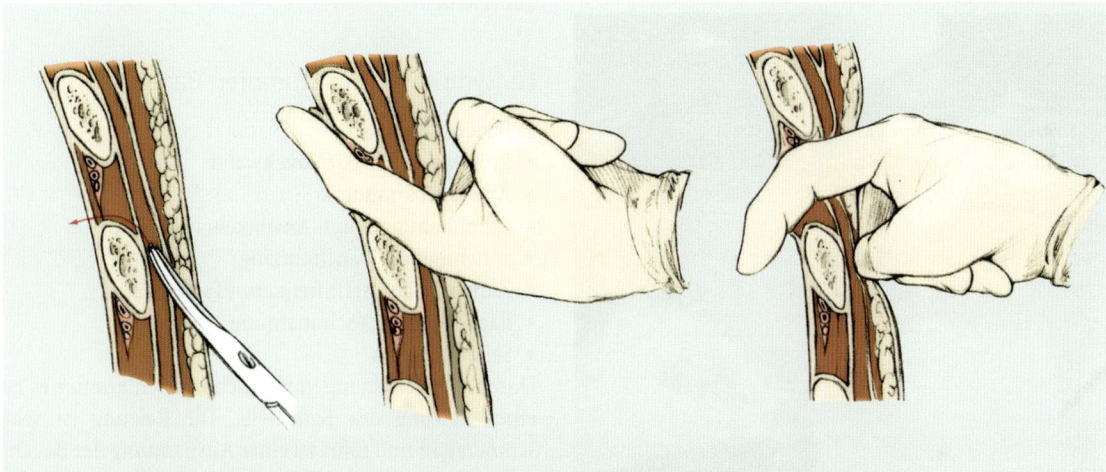

c) Liegt der Tunnel am Unterrand der Rippe, besteht die Gefahr einer Verletzung von Nerven und Gefäßen. Rechte Zeichnung: Prüfung des subkutanen Tunnels oberhalb der Rippe. [L108]

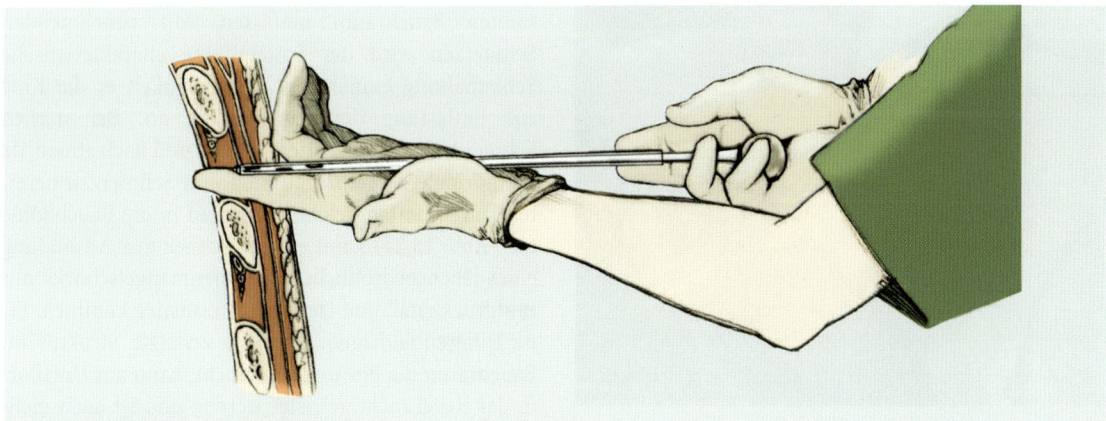

d) Einlegen der Thoraxdrainage

Abb. 15.19 Legen einer Thoraxdrainage

15

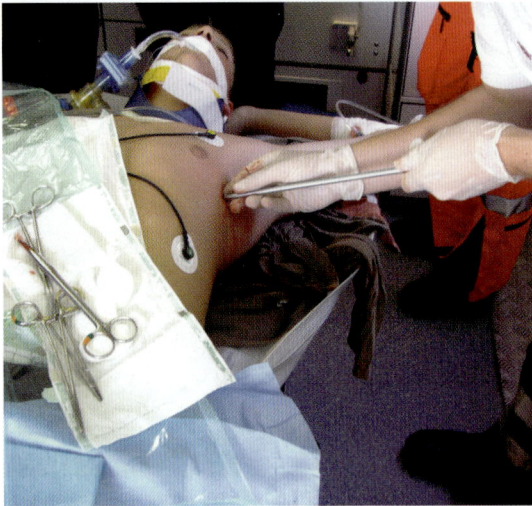

e) Einlegen der Thoraxdrainage [M234]

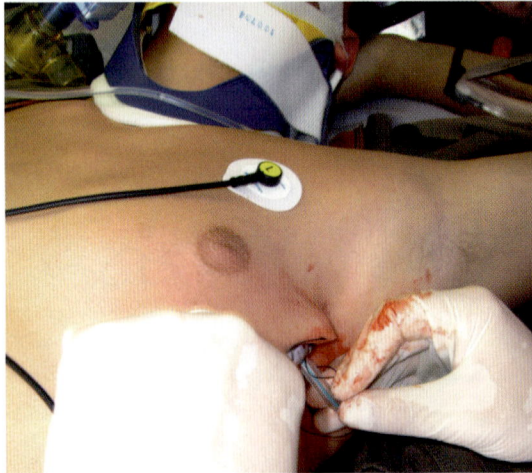

f) Fixierung der Thoraxdrainage mit Nahtmaterial [M234]

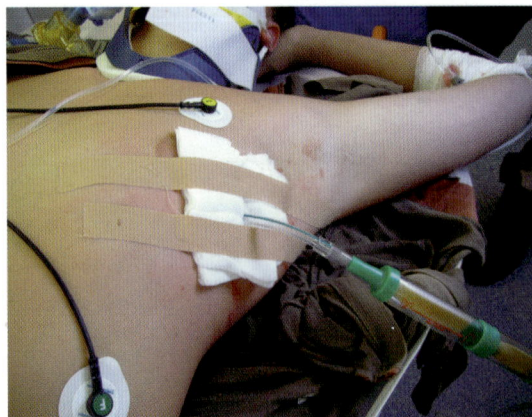

g) Abdecken der fixierten Thoraxdrainage mit einge-
schnittener Mullkompresse [M234]

Abb. 15.19 Legen einer Thoraxdrainage (Forts.)

15.4 Verletzungen des Abdomens

Ein Abdominaltrauma (Bauchverletzung) entsteht durch Gewalteinwirkung auf die Bauchwand mit Verletzung der in der Bauchhöhle liegenden Organe und Hohlorgane. Etwa 12% aller Unfallverletzten weisen ein Bauchtrauma auf. In der Regel treten Verletzungen intraabdomineller Organe nicht isoliert, sondern im Rahmen einer Polytraumatisierung auf. In Kombination mit Mehrfachverletzungen beträgt die Letalität aufgrund der parenchymatösen intraabdominellen Blutung über 50%. Typische Unfallmechanismen, die zu einem stumpfen Bauchtrauma führen, sind Dezelerationstraumen durch schlagartiges Abbremsen des Körpers, z.B. im Rahmen eines Verkehrsunfalls (➤ Kap. 36.1). Penetrierende Bauchtraumen mit Eröffnung der Bauchhöhle sind weitaus seltener.

Leitsymptome des stumpfen Bauchtraumas

- Bauchschmerzen
- Prellmarken an der Bauchwand
- Abwehrspannung
- Schonhaltung durch Anwinkeln der Beine
- zunehmender Bauchumfang
- Zunahme der Atemfrequenz (Tachypnoe)
- flache Atmung (Schonatmung)
- Schockzeichen

Durch die Verletzung von Bauchorganen kommt es zu einer Reizung des Bauchfells. Die Reizung ist sehr schmerzhaft und führt zu einer Anspannung der Bauchdeckenmuskulatur (Abwehrspannung) im betroffenen Bereich. Schmerz und Abwehrspannung können auf bestimmte Bauchregionen beschränkt sein oder den gesamten Bauchraum umfassen. Mit zunehmenden Schmerzen wird der Patient eine charakteristische Schonhaltung einnehmen. Dabei winkelt er die Knie zur Entlastung der Bauchdecken an. Bei starken Schmerzen wird der Patient schnell und flach atmen, da die normale Zwerchfellatmung ihm Schmerzen bereitet. Durch umfangreiche Blutungen in die Bauchhöhle (➤ Abb. 15.21) kann es sehr schnell zur Ausbildung eines lebensbedrohlichen Volumenmangelschocks mit Blutdruckabfall und Herzfrequenzanstieg kommen. Eine Differentialdiagnose, welche verletzte Struktur im Bauchraum die Blutung verursacht, kann am Unfallort in der Regel nicht geleistet werden und ist auch nicht sinnvoll. Allein der Verdacht auf eine Blutung in die Bauchhöhle gehört zu den wenigen Notfallsituationen, in denen eine Stabilisierung des Patienten nicht vor, sondern während des Transports in die Klinik durchge-

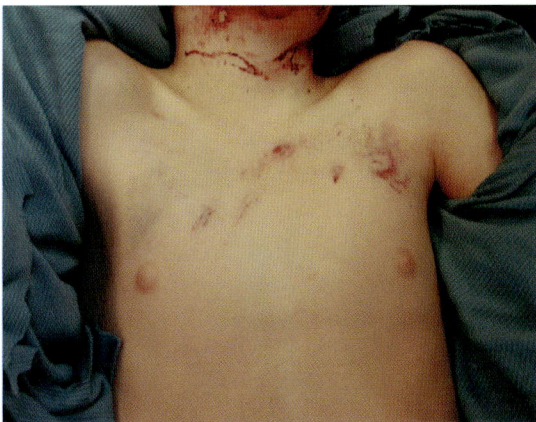

Abb. 15.20 Prellmarken bei einem Thoraxtrauma durch Verkehrsunfall. Auf dem Thorax sind Reifenabdrücke zu erkennen. [M235]

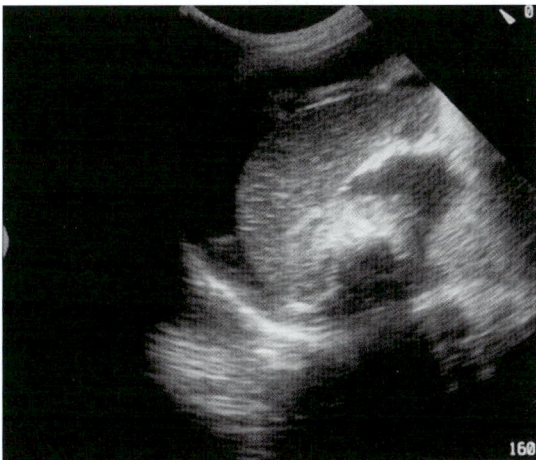

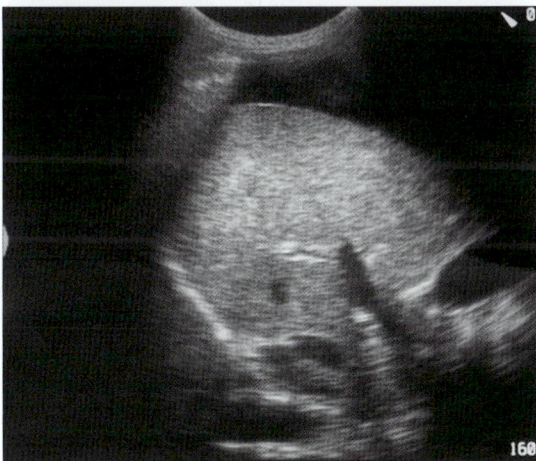

Abb. 15.21 Sonographie
Oben: Freie Flüssigkeit (hier Blut als weiße Fläche) in der Bauchhöhle, Milz von Blut umgeben, aber unverletzt [T225]
Unten: Freie Flüssigkeit (hier Blut als weiße Fläche) in der Bauchhöhle, Leber von Blut umgeben, aber unverletzt [T225]

führt wird, denn eine kausale Therapie der intraabdominellen Blutung ist nur durch eine Operation in der Klinik möglich. Daher ist kein Zeitverlust tolerabel.

15.4.1 Verletzungen der Organe und Hohlorgane des Abdomens

Milzruptur

Die Milzruptur ist die häufigste Organverletzung eines Bauchorgans nach stumpfer Gewalteinwirkung (> Abb. 15.22). In der überwiegenden Zahl der Fälle (70%) tritt die Milzruptur im Rahmen einer Mehrfachverletzung auf. Insbesondere bei einem linksseitigen Thoraxtrauma mit Rippenfrakturen ist die Milz stark gefährdet. In nur 30% der Fälle tritt die Verletzung isoliert auf.

Symptome

Es werden zwei Formen der Milzruptur in Abhängigkeit vom Zeitpunkt des Einreißens der Milzkapsel unterschieden:
• einzeitige Milzruptur
• zweizeitige Milzruptur.
Der Blutverlust bei einer Milzruptur ist mit 1.500–2.000 ml lebensbedrohlich und führt zum hämorrhagischen Schock.

Einzeitige Milzruptur

Die einzeitige Milzruptur führt sofort zu starken Schmerzen und einem anfangs lokalen, später generalisierten Abwehrschmerz, da Milzparenchym und Milzkapsel unmittelbar durch die Verletzung zerreißen. Die lebensbedrohliche Blutung kann unmittelbar in die freie Bauchhöhle gelangen.

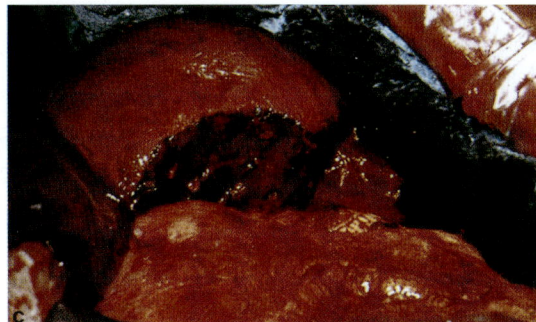

Abb. 15.22 Milzruptur [K109]

15

Zweizeitige Milzruptur

Bei der zweizeitigen Milzruptur bildet sich dagegen durch einen subkapsulären Einriss zuerst ein Hämatom zwischen Milzoberfläche und Milzkapsel. Die Milzkapsel bleibt anfangs unverletzt. Die Blutung im Milzparenchym gelangt nicht in die freie Bauchhöhle, da die Milzkapsel nicht zerreißt und die Blutung scheinbar zum Stillstand kommt. Die bestehende Sickerblutung kann sich über Stunden oder Tage fortsetzen, bis sich der zunehmende Druck auf die Milzkapsel von innen entlädt, diese sekundär zerreißt und sich die Blutung anschließend in die freie Bauchhöhle fortsetzt.

Therapie

Eine umgehende operative Blutstillung in der Klinik ist angezeigt. Zu den einzelnen Therapiemaßnahmen ➤ Kap. 15.4.2.

Leberruptur

Verletzungen der Leber entstehen durch stumpfe Gewalteinwirkung auf die rechte untere Thoraxseite, meist mit Rippenverletzungen, oder auf die rechte Oberbauchregion, bevorzugt im Rahmen einer Mehrfachverletzung. Meistens ist dabei der größere, rechte Leberlappen betroffen. Isolierte Leberverletzungen sind selten. Die geschlossene (subkapsuläre) Leberruptur bleibt anfangs auf das Leberparenchym beschränkt und führt über Oberbauchschmerzen und Abwehrspannung zum langsam beginnenden Schock. Bei Leberverletzungen, die offen und frei bluten, resultiert die Lebensbedrohung unmittelbar aus der umfangreichen Blutung in die Bauchhöhle (bis 4.000 ml Blutverlust) und der Ausbildung des hämorrhagischen Schocks.

Therapie

Nur eine schnellstmögliche operative Blutstillung vermag das Leben des Patienten zu retten. Bei einer frühzeitigen operativen Versorgung liegt die Letalität bei 30%, bei zeitverzögerter operativer Therapie bei 90%. Zu den einzelnen Therapiemaßnahmen ➤ Kap. 15.4.2.

SCHLAGWORT

Milzruptur

Ursachen
- stumpfe oder spitze Gewalteinwirkung auf den linken Oberbauch
- einzeitige Milzruptur
- zweizeitige Milzruptur

Symptome
- Prellmarken an der Bauchwand
- Abwehrspannung und Schmerzen im linken Oberbauch
- Schonhaltung durch Anwinkeln der Beine
- Zunahme der Atemfrequenz (Tachypnoe)
- flache Atmung (Schonatmung)
- Schockzeichen

Maßnahmen
Monitoring
- RR, Puls, EKG, SaO$_2$

Basismaßnahmen und Lagerung
- Freimachen und Freihalten der Atemwege
- Schocklage
- Schockhose (MAST® oder TESS®)
- O$_2$-Gabe über Maske oder Nasensonde 6–8 Liter/Min.
- bewusstseinsklarer Patient: Lagerung in flacher Rückenlage mit Knierolle
- bewusstloser Patient: stabile Seitenlage in Schocklage (angepasste Schocklage)
- offene Wunden nur steril abdecken, Fremdkörper in Wunde belassen
- Wärmeerhalt und Beruhigung des Patienten
- Ess-, Trink- und Rauchverbot des Patienten

Erweiterte Maßnahmen
- mindestens 2 i.v. Zugänge und Laborblutentnahme
- „scoop and run"
- ggf. Intubation und Beatmung (Schocktherapie)

Medikamente und Dosierungsempfehlungen
- Analgesie: 0,1 mg Fentanyl® i.v.
- Sedierung: 2–5 mg Dormicum® i.v.
- Volumentherapie: kristalloide Infusionen (z.B. Vollelektrolytlösung) 500–3.000 ml i.v., kolloidale Infusionen (z.B. HAES-steril 6%) 500–1.500 ml i.v.
- „Small Volume Resuscitation": 250 ml HyperHAES® i.v.
- Narkoseeinleitung und Intubation mit Hypnomidate® (kein Trapanal® wg. RR-Abfall) und Fentanyl®/Dormicum®
- bei massivem Blutverlust Ultima-Ratio-Therapie: Einsatz von Suprarenin® i.v. zur Volumengabe
- Operative Blutstillung nur in der Klinik möglich!

Pankreasverletzungen

Verletzungen der Bauchspeicheldrüse sind eher selten und präklinisch nicht zu diagnostizieren. Sie seien der Vollständigkeit wegen aufgeführt. Die Pankreasverletzung ist eine Abdominalverletzung mit aufgeschobener Dringlichkeit. Die Versorgung kann nur klinisch erfolgen. Die Prellung (Kontusion) oder Quetschung (Kompression) des Pankreas ohne Ruptur erfordert in der Regel keine zielgerichtete Therapie. Parenchymeinrisse oder Rupturen des Pankreas führen jedoch zur Freisetzung von in der Bauchspeicheldrüse produzierten Verdauungsenzymen. Die Pankreasenzyme fließen in die Bauchhöhle ab und führen zu einer Andauung körpereigener Strukturen. Die Letalität liegt in diesen Fällen bei über 30%.

Verletzungen von Magen und Darm

Im Rahmen abdomineller Verletzungen kann es zur Eröffnung (Perforation) von Magen oder Darmabschnitten kommen. Ein voller Magen begünstigt die Perforation. Die Eröffnung des Dünndarms kann direkte Folge der stumpfen Gewalteinwirkung sein oder aber erst nach Tagen als so genannte sekundäre Perforation auftreten, wenn die beim Unfall gequetschte Darmwand teilweise abstirbt (Darmwandnekrose) und anschließend aufbricht. Dickdarmverletzungen sind häufiger Folgen penetrierender Bauchtraumen (z.B. Stichverletzungen). Eine Perforation führt jeweils zum Austritt von Magen- oder Darminhalt in die freie Bauchhöhle mit Ausbildung einer Bauchfellentzündung (Peritonitis). Besonders bei Eröffnung des stark keimbesiedelten Dickdarms kommt es zu einer kotigen Peritonitis.

Mesenterialeinrisse

Dünn- und Dickdarm sind an Mesenterien, die Gefäße und Nerven zum Darm führen und dem Darm Halt geben, aufgehängt. Abdominelle Verletzungen können zu einem Mesenterialeinriss mit Blutungen aus verletzten Darmgefäßen in die freie Bauchhöhle und zur Ausbildung eines hämorrhagischen Schocks führen. Die sekundäre Verletzungsfolge ist die Unterversorgung der abhängigen Darmteile (Darmischämie).

Zwerchfellruptur

Die Zwerchfellruptur als Begleitverletzung im Rahmen von Mehrfachverletzungen ist relativ selten, man findet sie in ca. 3% der Fälle. Durch stumpfe Gewalteinwirkung auf den Bauch kommt es zu Einrissen im Zwerchfell. Durch den Sog der Atmung verlagern sich die Baucheingeweide durch die Öffnung im Zwerchfell in den Brustkorbbereich (Prolaps, ➤ Abb. 15.12). Diese Verletzung kommt gehäuft (90%) auf der linken Körperseite vor, denn das rechte Zwerchfell wird durch die breit anliegende Leber gut geschützt. Durch die Verlagerung der Bauchorgane (Enterothorax) wird die Lunge komprimiert. Der Patient erleidet eine Atemnot mit Zyanose und Dyspnoe. Das klinische Bild ist von einem Hämatopneumothorax nur schwer zu unterscheiden. Hinweise für eine Zwerchfellruptur können Thoraxschmerzen mit Ausstrahlung in die Schulter sein, gelegentlich können Darmgeräusche über dem Thorax auskultiert werden. Es gilt, an diese Verletzung zu denken, denn beim Polytrauma stehen in der Regel andere Verletzungen im Vordergrund.

SCHLAGWORT
Leberruptur

Ursachen
- stumpfe oder spitze Gewalteinwirkung auf den rechten Oberbauch

Symptome
- Prellmarken an der Bauchwand
- Abwehrspannung und Schmerzen im rechten Oberbauch
- Schonhaltung durch Anwinkeln der Beine
- Zunahme der Atemfrequenz (Tachypnoe)
- flache Atmung (Schonatmung)
- Schockzeichen

Maßnahmen
Monitoring
- RR, Puls, EKG, SaO_2

Basismaßnahmen und Lagerung
- Freimachen und Freihalten der Atemwege
- Schocklage
- Schockhose (MAST® oder TESS®)
- O_2-Gabe über Maske oder Nasensonde 6–8 Liter/Min.
- bewusstseinsklarer Patient: Lagerung in flacher Rückenlage mit Knierolle
- bewusstloser Patient: stabile Seitenlage in Schocklage (angepasste Schocklage)
- offene Wunden nur steril abdecken, Fremdkörper in Wunde belassen
- Wärmeerhalt und Beruhigung des Patienten
- Ess-, Trink- und Rauchverbot des Patienten

Erweiterte Maßnahmen
- mindestens 2 i.v. Zugänge und Laborblutentnahme
- „scoop and run"
- ggf. Intubation und Beatmung (Schocktherapie)

Medikamente und Dosierungsempfehlungen
- Analgesie: 0,1 mg Fentanyl® i.v.
- Sedierung: 2–5 mg Dormicum® i.v.
- Volumentherapie: kristalloide Infusionen (z.B. Vollelektrolytlösung) 500–3.000 ml i.v., kolloidale Infusionen (z.B. HAES-steril 6%) 500–1.500 ml i.v.
- „Small Volume Resuscitation": 250 ml HyperHAES® i.v.
- Narkoseeinleitung und Intubation mit Hypnomidate® (kein Trapanal® wg. RR-Abfall) und Fentanyl®/Dormicum®
- bei massivem Blutverlust Ultima-Ratio-Therapie: Einsatz von Suprarenin® i.v. zur Volumengabe
- Operative Blutstillung nur in der Klinik möglich!

15.4.2 Therapie der Verletzungen des Abdomens

Die **Basismaßnahmen** in der Therapie der intraabdominellen Verletzungen umfassen neben der Sicherung der Vitalfunktionen und deren Monitoring (EKG, Pulsoxymetrie, Blutdruck und Puls) die Lagerung des Patienten in Abhängigkeit vom Bewusstseinszustand. Die Maßnahmen müssen zügig und zielgerichtet erfolgen.

Bewusstlose Patienten werden in stabiler Seitenlage mit angehobenem Trageunterteil (angepasste Schocklage, ➤ Abb. 15.23) und bewusstseinsklare Patienten in Rückenlage mit Knierolle und Unterpolsterung des Kopfes gelagert (➤ Abb. 15.24). Über eine Sauerstoffmaske oder eine O$_2$-Sonde wird Sauerstoff verabreicht. Der Kreislauf muss ständig überwacht werden. Bei offenen Bauchverletzungen werden die Wunden nur steril abgedeckt. Fremdkörper werden in der Wunde belassen, da sie verletzte Gefäße komprimieren und dadurch einen Volumenmangelschock verhindern können.

Die **erweiterten Maßnahmen** umfassen die Anlage mehrerer venöser Zugänge zur großzügigen Volumensubstitution und die Abnahme von Kreuzblut, wenn dies ohne Zeitverzögerung bei der Anlage der venösen Zugänge möglich ist.

MERKE
Bei Verletzungen des Abdomens können innerhalb kurzer Zeit große Blutmengen in die freie Bauchhöhle fließen.

Bei drohender oder bereits eingetretener Bewusstlosigkeit oder weiter bestehender Kreislaufinstabilität erfolgt die frühzeitige Intubation und Beatmung, um die durch den Schock drohende Gewebehypoxie zu unterbinden (➤ Kap. 9.5.1).

ACHTUNG
Im Volumenmangelschock kein Trapanal® verabreichen.

Da die endgültige Kreislaufstabilisierung eines Patienten mit intraabdomineller Blutung nur operativ in der Klinik erfolgen kann, ist nach Sicherung der Vitalfunktionen jeder weitere Zeitverlust am Unfallort zu vermeiden. Nach Durchführung oben genannter Maßnahmen

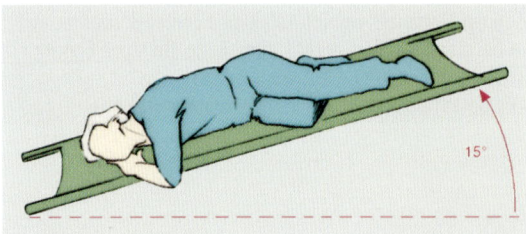

Abb. 15.23 Angepasste Schocklage mit angehobenem Fußteil [L108]

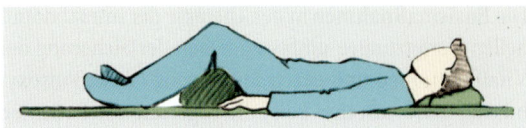

Abb. 15.24 Rückenlage mit Knierolle [L108]

erfolgt der Transport des Patienten in die nächstgelegene Klinik mit chirurgischer Abteilung. Die Zielklinik muss über das Verletzungsbild unbedingt vorab informiert werden. Dadurch soll gewährleistet werden, dass einerseits in der Notaufnahme des Zielkrankenhauses neben dem Chirurgen und dem Anästhesisten auch ein Radiologe mit einem Ultraschallgerät rechtzeitig bereitsteht, um die Verdachtsdiagnose noch im Schockraum zu bestätigen, und andererseits frühzeitig Vorbereitungen für eine Notoperation getroffen werden können. Andere Verletzungen des Patienten, die evtl. spezieller Untersuchungs- und Behandlungsverfahren bedürfen (z.B. CT des Schädels), müssen zurückstehen.

Bei abdominellen Verletzungen mit aufgeschobener Dringlichkeit (d.h. keine intraabdominelle Blutung) muss die Schmerzbekämpfung durch die Gabe von Analgetika sichergestellt werden. Der Schmerz hat durch die Ausschüttung bestimmter Hormone (z.B. Katecholamine) einen negativen Einfluss auf die Gesamtsituation des Patienten. Die Argumentation, dass durch die Gabe von Schmerzmitteln die Untersuchungsmöglichkeiten des Arztes in der Klinik reduziert würden (z.B. könne der Patient die Bauchschmerzen nicht mehr lokalisieren), greift heutzutage nicht mehr. Die neuen apparativen Untersuchungsverfahren, insbesondere die Sonographie und CT-Spiral-Untersuchungen, ermöglichen es, das Abdomen auch beim analgesierten Patienten umfangreich zu beurteilen. Dies entbindet den Notarzt jedoch nicht von seiner Aufgabe, einen genauen Untersuchungsbefund des Abdomens vor der Schmerzmittelgabe zu erheben und zu dokumentieren.

15.5 Verletzungen der Wirbelsäule

Frakturen und Luxationen der Wirbelsäule werden durch direkte oder indirekte Gewalteinwirkung verursacht. Bei einem Teil der Wirbelsäulenverletzungen wird neben Verletzungen der knöchernen Struktur das Rückenmark direkt in Mitleidenschaft gezogen. In vielen Fällen bestehen zusätzliche Verletzungen von Schädel und Hirngewebe oder eine Polytraumatisierung, die eine vordringliche Sicherung der Vitalfunktionen erfordern. Leider ist die Wirbelfraktur der in der Notfallrettung am häufigsten übersehene Knochenbruch. Daher ist eine gezielte körperliche Untersuchung der gesamten Wirbelsäule zumindest durch Inspektion, Abtasten und eine auf Funktionsverlust zielende neurologische Analyse durchzuführen. Das Rettungsfachpersonal muss zusätzlich den Unfallmechanismus beachten und bewerten, da dieser in vielen Fällen bereits Hinweise auf eine Wirbelsäulenfraktur birgt (➤ Kap. 36).

Symptome

Typische Symptome einer Wirbelverletzung werden häufig übersehen oder sind nicht sicher zu erheben. Die **Leitsymptome** der Verletzung der Wirbelsäule sind
- Sensibilitätsstörungen,
- Schmerzen im Wirbelsäulenbereich,
- subjektive motorische Schwächen sowie
- objektivierbare motorische und sensorische Ausfälle.

Häufig treten die Verletzungen der Wirbelsäule bei Auffahrunfällen, Unfällen mit Motorrädern, Abstürzen aus großer Höhe und Badeunfällen auf. Der Verdacht einer Wirbelsäulenverletzung besteht grundsätzlich bei Vorliegen von Sensibilitätsausfall, Sensibilitätsstörung oder motorischen Bewegungseinschränkungen im Bereich von Armen und/oder Beinen (➤ Abb. 15.25, ➤ Tab. 15.1).

Aufgrund des Ausfalls motorischer oder sensibler Funktionen kann anhand des Innervationsmusters eine Höhenlokalisation erfolgen. Bei Patienten ohne neurologische Symptome sind oftmals Frakturbuckel, Prellmarken und Hämatome, Rückenschmerzen und gürtelförmige Schmerzen Hinweise auf einen möglichen Wirbelsäulenschaden. Liegt bereits ein Schaden des Rückenmarks vor, so kommt es unterhalb der Schädigung zu einem Ausfall aller zentral gesteuerten Impulse, zum **spinalen Schock** (➤ Kap. 9.5.6).

Die Schäden betreffen die Motorik, Sensibilität, Reflexe, Gefäß- und Wärmeregulation sowie die Blasen- und Darmfunktion. Das Herz zeigt bei Unterbrechung der Innervation häufig Bradykardien, gelegentlich treten auch Asystolien auf. Bei einem Querschnitt im Bereich des thorakalen Rückenmarks kommt es zur Paraplegie. Ist das Rückenmark des Halses betroffen, so liegt eine Tetraplegie vor. Querschnittslähmungen oberhalb des vierten Halswirbels (C4) bewirken eine Zwerchfelllähmung und damit einen Atemstillstand.

Besonders bei bewusstlosen Patienten im Zusammenhang mit einem Unfallereignis ist eine Wirbelsäulenverletzung grundsätzlich nicht auszuschließen. Da bewusstlose Patienten aber im Rahmen der Notfalluntersuchung keine Angaben zu Symptomen machen können, sind Patienten mit Verletzungen der Wirbelsäule in besonderem Maße der Gefahr einer sekundären Rückenmarksschädigung ausgesetzt. Sie kann durch unzureichende Rettungs-, Lagerungs- und Transportmaßnahmen entstehen und ist oft irreversibel. Bis zu 25% der spinalen neurologischen Folgen sollen im Zusammenhang mit unzureichender Erstversorgung stehen.

> **MERKE**
>
> **„If in doubt, immobilize!"**
> Im Zweifelsfall immer immobilisieren!

Therapie

Aufgrund der schweren Komplikationen einer nicht erkannten oder falsch behandelten Wirbelsäulenverletzung ist eine richtige und sachgerechte Versorgung durch das Rettungsfachpersonal und den Notarzt bei jedem für Verletzungen der Wirbelsäule verdächtigen Unfallmechanismus zu fordern. Hierfür stehen Geräte (Stifneck®, KED®-System, Vakuummatratze und Schaufeltrage) zur Verfügung, die mit einfachen Mitteln bei leichter Handhabung ein ausreichendes Maß an Stabilität vermitteln. Zu den einzelnen Therapiemaßnahmen ➤ Kap. 15.5.3.

15.5.1 Frakturen der Wirbelsäule

Typische Verletzungen der **Halswirbelsäule** sind Kompressions- und Luxationsfrakturen.

Bei der **Kompressionsfraktur** stürzen die Patienten mit den Füßen voraus, dabei werden die Stauchungskräfte auf die Wirbelsäule übertragen. Bei **Luxationsfrakturen** wirken die Kräfte durch Flexion und Hyperflexion (Peitschenhiebmechanismus). Die schlimmste Unfallfolge einer Halswirbelfraktur ist dabei die Durchtrennung des Rückenmarks (➤ Abb. 15.26). Daher ist bereits bei weniger gravierenden Verletzungen (z.B. HWS-Schleudertrauma) die Stabilisierung der Halswirbelsäule zu fordern, um einer Verschlimmerung der Verletzung nicht Vorschub zu leisten.

> **ACHTUNG**
>
> Die sachgerechte Ruhigstellung (Immobilisation) der Halswirbelsäule ist ein absolutes Muss.

Der Bereich der **Brustwirbelsäule** ist bei Wirbelsäulenverletzungen nach der Lendenwirbelsäule am häufigsten betroffen. Eine deutliche Häufung zeigt dabei die Verletzung des thorakolumbalen Übergangs (Th12/L1). Typische Verletzungen der Brust- oder **Lendenwirbelsäule** (➤ Abb. 15.27, ➤ Abb. 15.28) sind Stauchungsfrakturen (Kompressionsfraktur), Drehfrakturen (Torsionsfraktur) durch Drehung eines Teils der Wirbelsäule bei gleichzeitig feststehendem Körper und Scherungsfrakturen bei Einwirkung zweier entgegengesetzter, in paralleler Richtung wirkender Kräfte (Schubfraktur).

15

15

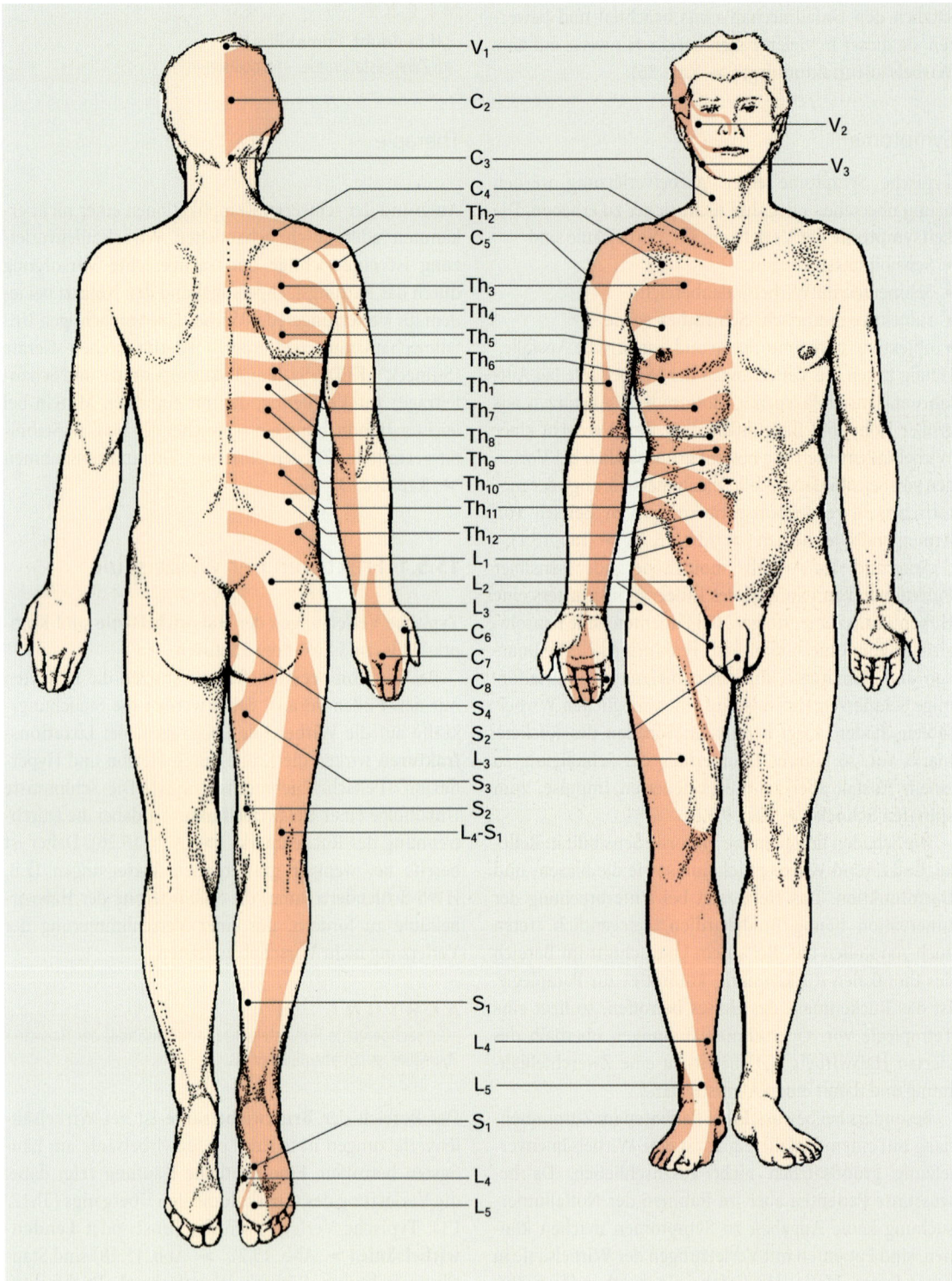

Abb. 15.25 Nervensegmente des Rückenmarks [L108]

Tab. 15.1 Lokalisation der Wirbelsäulenverletzung

Mobilität des Patienten	Betroffenes Segment
Der Patient kann nicht atmen.	C2–C4 (Zwerchfell)
Der Patient kann nicht die Schulter heben.	C3–C6 (Schultergürtel)
Der Patient kann nicht die Arme heben.	C4–C7 (Armmuskulatur)
Der Patient kann nicht die Unterarme heben.	C5–C7 (die Hände bewegen)
Der Patient kann nicht die Hände bewegen.	C6–C7 (Handmuskulatur)
Der Patient kann nicht die Beine bewegen.	unterhalb Th1

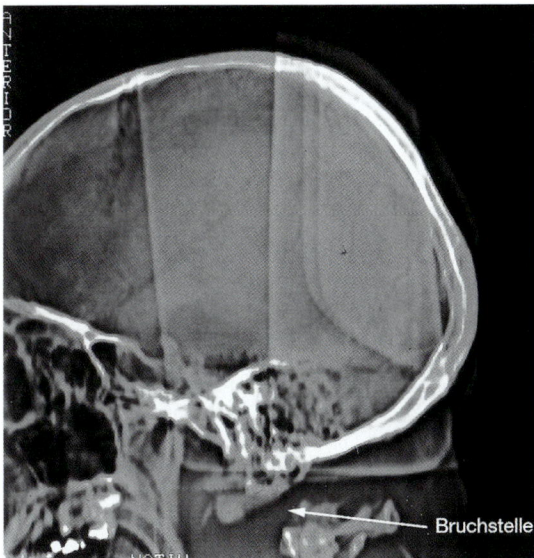

Abb. 15.26 C2-Trauma [M235]

15.5.2 Verletzungen des Rückenmarks

Verletzungen des Rückenmarks werden nach ihrer Schwere unterteilt.

Rückenmarkerschütterung (Commotio spinalis)

Die Erschütterung des Rückenmarks erfolgt durch kurzfristige indirekte Gewalteinwirkung auf die Wirbelsäule und den Spinalkanal. Es kommt zu flüchtigen neurologischen Funktionsstörungen (z.B. kurzzeitige reversible Parästhesien) ohne morphologische Veränderungen. Klinisch ist eine vollständige Wiederherstellung zu erwarten.

Rückenmarksprellung (Contusio spinalis)

Die Prellung des Rückenmarks führt zu unmittelbar nach dem Trauma auftretenden neurologischen Ausfällen, die sich manchmal verzögert und oft nur noch unvollständig zurückbilden. Es finden sich häufig morphologische Veränderungen (z.B. ein spinales Ödem oder kleine Hämorrhagien), die in der Regel zu dauerhaften neurologischen Ausfällen führen.

Rückenmarksquetschung (Compressio spinalis)

Die Quetschung des Rückenmarks erfolgt durch Fragment- oder Segmentverschiebungen im Rahmen von

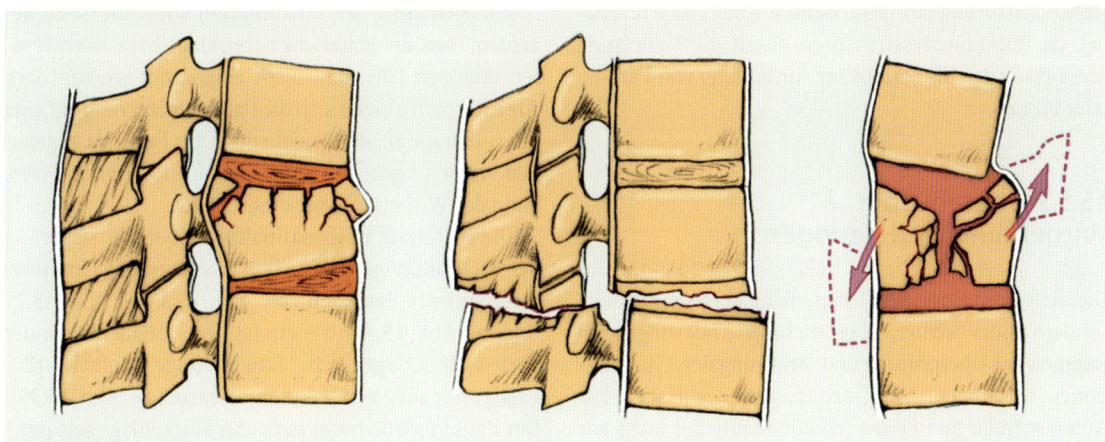

Abb. 15.27 Frakturarten der Wirbelsäule [L108]
Links: Kompressionsfraktur
Mitte: Luxationsfraktur
Rechts: Schubfraktur

15

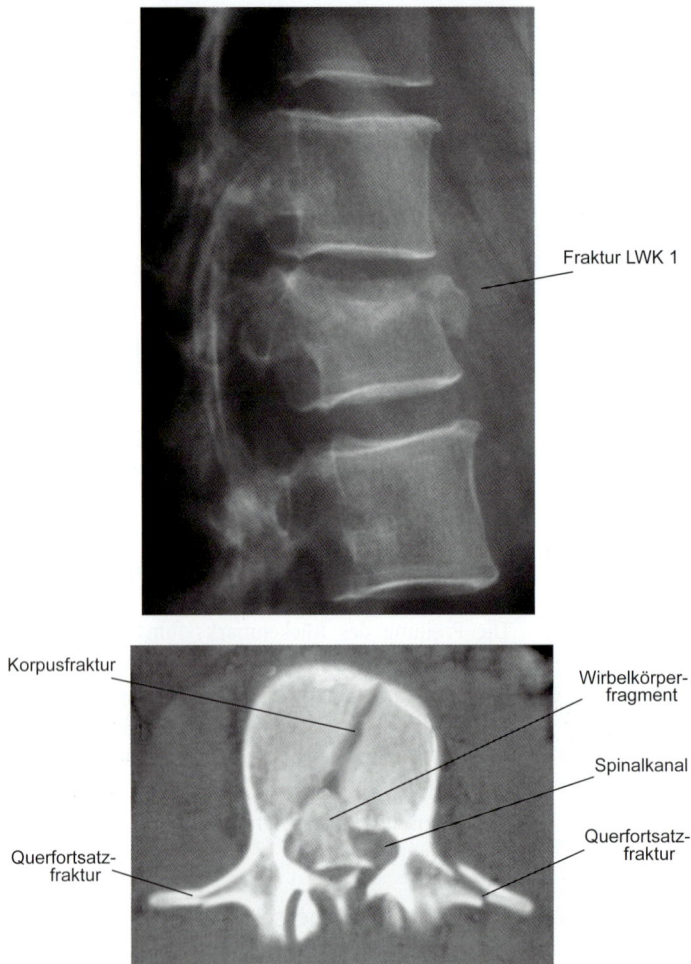

Fraktur LWK 1

Korpusfraktur

Wirbelkörper-
fragment

Spinalkanal

Querfortsatz-
fraktur

Querfortsatz-
fraktur

Abb. 15.28 Fraktur von LWK1. Die Vergrößerung des Röntgenbildes (obere Abb.)
zeigt eine instabile Fraktur von LWK1. Die
Computertomographie beim selben Patienten (untere Abb.) zeigt eine instabile Fraktur des Wirbelkörpers mit Ausbruch eines
großen Fragmentes aus der Wirbelkörper-
hinterkante in den Spinalkanal. Zusätzlich
sind Brüche beider Querfortsätze sichtbar.
[E287]

instabilen Frakturen oder als Folge raumfordernder Prozesse (z.B. epidurale Blutung) im Spinalkanal. Die Funktionsstörung des gequetschten Areals ist irreversibel, da Rückenmarksstrukturen durch die Verletzung zerstört werden. Es kommt zur Ausbildung von Paresen oder Plegien.

15.5.3 Therapie der Wirbelsäulenverletzungen

Das Rettungsfachpersonal darf nicht übereilt handeln, sondern muss wenige, aber wichtige Änderungen im Rahmen der Überprüfung und Sicherung der Vitalfunktionen beachteten. Ein Überstrecken des Halses zur Atemkontrolle und Freihalten der Atemwege muss zur Vermeidung einer weiteren Verletzungsgefahr unterbleiben. Als Alternative für die Atemkontrolle oder das Freimachen der Atemwege gilt der **Esmarch-Handgriff** (**„Trauma-Chinlift"**, ➤ Abb. 9.5). Durch ihn wird der Zungengrund angehoben, ohne dass es zur Überstreckung der Halswirbelsäule kommt.

Zur Sicherung der Vitalfunktion Kreislauf ist zu beachten, dass die klassische Schocklage beim wirbelsäulenverletzten Patienten nicht angewandt werden darf. Als Alternative bietet sich die Patientenlagerung auf eine Schaufeltrage an, die anschließend am Fußende angehoben werden kann, um einen Blutrückfluss ohne Bewegung der Wirbelsäule zu gewährleisten.

Die wichtigste **Basismaßnahme** neben der Sicherung der Vitalfunktionen ist die korrekte Lagerung (Immobilisierung) des Patienten (➤ Tab. 15.2, ➤ Abb. 15.29 und ➤ Abb. 15.30). Sie erfolgt grundsätzlich auf einer harten Unterlage (z.B. Schaufeltrage, Spineboard®, Brett) oder auf einer Vakuummatratze (➤ Abb. 15.30). Der Patient wird immer in flacher Rückenlage gelagert.

Bei bewusstlosen, an der Wirbelsäule verletzten Patienten muss die stabile Seitenlage solange vermieden werden, wie durch Einlage eines Guedel-Tubus und Unterhalten einer Absaugbereitschaft die Gefahr ausge-

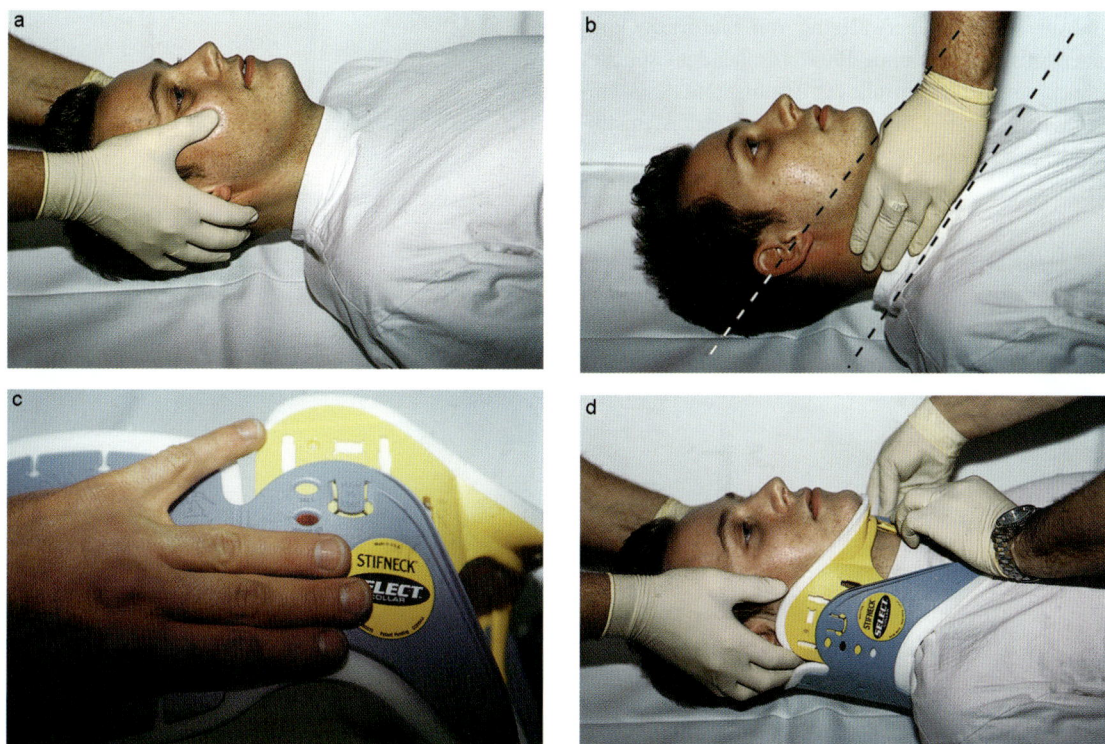

Abb. 15.29 Anlegen eines Stifneck® [M140]
a) Helfer 1 befindet sich hinter dem Patienten und hält die HWS in Neutralposition, hierbei Zug/Extension unbedingt vermeiden.
b) Helfer 2 misst mit den Fingern den Abstand zwischen Trapeziusmuskel und Kinn des Patienten, um den passenden Stifneck® auszuwählen.
c) Helfer 2 vergleicht den am Patienten gemessenen Abstand mit den Markierungen (schwarzer Befestigungspunkt bis zur Schulterstütze) auf dem Stifneck® und wählt den passenden Stifneck® aus.
d) Helfer 2 legt den Stifneck® zunächst brustwärts fest an den Hals an. Unter gleichzeitiger Beibehaltung der HWS-Neutralposition durch Helfer 1 wird die freie Lasche um den Nacken gelegt und anschließend am seitwärts liegenden Klettverschluss straff fixiert.

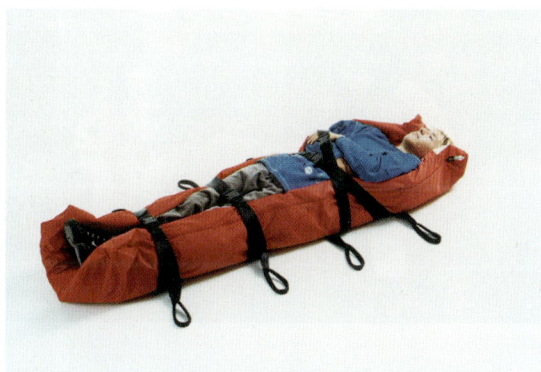

Abb. 15.30 Komplette Immobilisation durch Einsatz der Vakuum-matratze [V187]

Tab. 15.2 Hilfsmittel zur Rettung, Immobilisation und zum Transport wirbelsäulenverletzter Patienten

Verletzungsbereich	Hilfsmittel
Immobilisation der HWS	Stifneck®
Immobilisation der BWS oder LWS	KED®-System
Immobilisation des gesamten Körpers	Vakuummatratze, Spineboard®, Schaufeltrage (eingeschränkt)

MERKE

„Life before limb!"
Sicherung der Vitalfunktionen hat immer Vorrang vor der Ver-meidung von Wirbelverletzungen.

schlossen werden kann, dass der Patient aspiriert. Erst wenn dies nicht möglich ist, darf der Patient auf die Ge-fahr hin, eine Wirbelsäulenverletzung zu verschlim-mern, in die stabile Seitenlage gebracht werden, denn die Sicherung der Vitalfunktion Atmung steht im Vor-dergrund der Maßnahmen und sichert dem Patienten das Überleben.

Besteht der Verdacht auf eine Schädigung der Halswir-belsäule, wird zur Stabilisierung mit zwei Helfern unter Längszug eine Halskrawatte (Stifneck®, ➤ Abb. 15.29) angelegt. Beim Umlagern (➤ Abb. 15.31) muss jede Bewegung der Wirbelsäule, insbesondere ein Abkni-cken, vermieden werden. Weitere Basismaßnahmen sind die ständige Überwachung von Blutdruck, Puls, Sauerstoffsättigung und EKG (drohender spinaler Schock) sowie die Kontrolle der Atmung und des Atemtyps (aufsteigende Lähmung mit Gefahr des Atemstillstands).

ACHTUNG

Die stabile Seitenlagerung ist bei Verletzungen der Wirbelsäule kontraindiziert, es sei denn, andere Möglichkeiten zur Freihaltung der Atemwege (Guedel-Tubus und Absaugbereitschaft, Intubation) stehen für den Patienten nicht zur Verfügung.

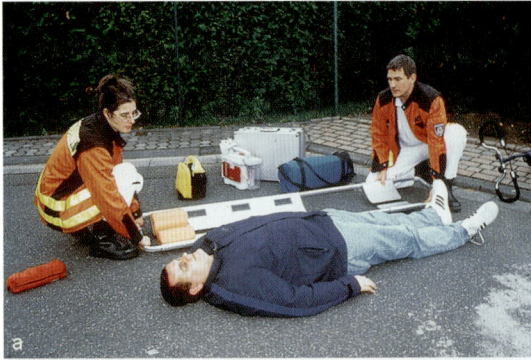

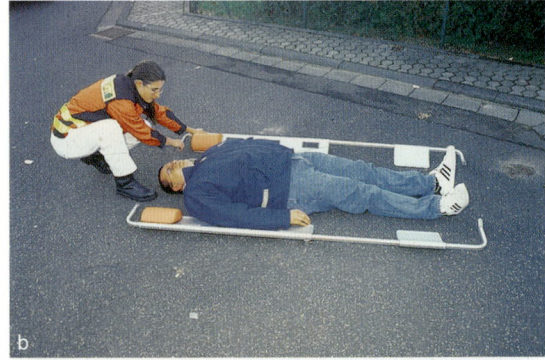

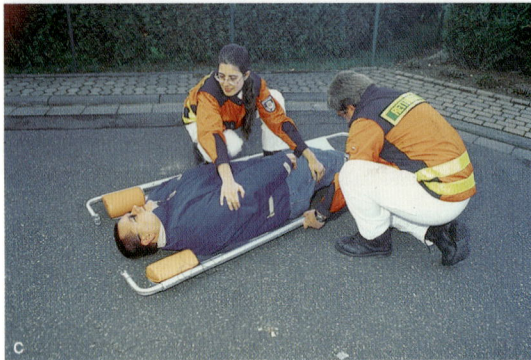

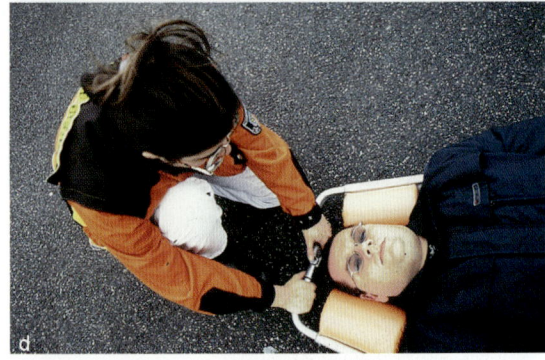

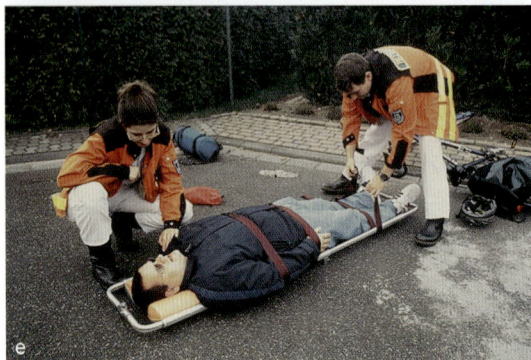

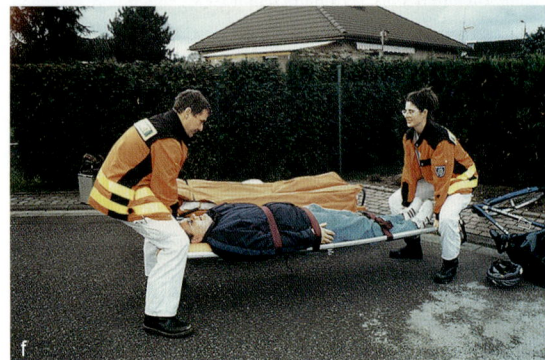

Abb. 15.31 Handhabung der Schaufeltrage [K105]
a) Die Schaufeltrage wird flach neben den Patienten auf den Boden gelegt. Das gepolsterte Teil zeigt kopfwärts. Die Länge wird nunmehr patientengerecht verstellt.
b) Anschließend wird die Arretierung kopf- und fußseitig gelöst und die Schaufelhälfte dicht an den Patienten angelagert.
c) Beide Helfer treten zunächst je an eine Patientenseite und fassen den Körper jeweils an Becken und Unterschenkel sowie im Bereich von Lenden und Schulter. Ein dritter Helfer hält ggf. den Kopf. Der Körper wird nur minimal abgehoben und die Schaufelhälfte schonend bis zum Rand untergeschoben.
d) In derselben Weise auf der Gegenseite vorgehen, anschließend werden die Verriegelungen wieder verschlossen.
e) Ist die Schaufeltrage geschlossen, wird der Patient mit Gurten fixiert.
f) Abschließend wird der Patient auf die Trage umgelagert.

Die **erweiterten Maßnahmen** umfassen die Anlage mehrerer venöser Zugänge, da jederzeit mit dem verzögerten Auftreten des spinalen oder neurogenen Schocks (➤ Kap. 9.5.6) gerechnet werden muss. Besteht eine Kreislaufinstabilität des Patienten am Notfallort, kann oft nicht unterschieden werden, ob es sich um ein hämorrhagisches (z.B. durch Zusatzverletzungen) oder spinales Schockgeschehen handelt. Im Zweifelsfall gilt auch hier die Regel der Traumatologie *„Im Zweifel Volumengabe".*

Aufgrund der Ergebnisse einer amerikanischen Studie zur Versorgung rückenmarksverletzter Patienten (NASCIS II) soll die Gabe von Glukokortikoiden (Prednisolon i.v.) noch an der Unfallstelle erfolgen. Es wird davon ausgegangen, dass der antiödematöse Effekt im Spinalkanal nach der Prednisolongabe umso größer ist, je frühzeitiger er erfolgt (innerhalb von drei Stunden nach dem Trauma). Das Kortison wird mit 30 mg/kg KG sehr hoch dosiert.

Wird eine Intubation und Beatmung aufgrund einer Halswirbel- oder Begleitverletzung notwendig, so darf die Intubation nur unter HWS-Stabilisierung in Neutralposition erfolgen. Ein Überstrecken des Kopfes muss vermieden werden.

SCHLAGWORT

Verletzungen der Wirbelsäule

Ursachen
- stumpfe (selten spitze) Gewalteinwirkung auf Teile der Wirbelsäule durch Unfallmechanismen, denen
  - Kompressions-
  - Luxations-
  - Torsions-
  - Rotations-
  - Flexions- und Hyperflexionsbewegungen zugrunde liegen

Symptome
- Sensibilitätsstörungen
- Schmerzen im Wirbelsäulenbereich
- subjektive motorische Schwächen
- objektivierbare motorische und sensorische Ausfälle

Maßnahmen
Monitoring
- RR, Puls, EKG, SaO$_2$

Basismaßnahmen und Lagerung
- Wirbelsäulenimmobilisation!
- Freimachen und Freihalten der Atemwege in Rückenlage
- bewusstseinsklarer Patient: Lagerung in flacher Rückenlage
- bewusstloser Patient: stabile Seitenlage nur in angepasster Schocklage auf Schaufeltrage (keine klassische Schocklage)
- O$_2$-Gabe über Maske oder Nasensonde 6–8 Liter/Min.
- Anlage Stifneck®, Einsatz von Schaufeltrage, Vakuummatratze oder Spineboard®

Erweiterte Maßnahmen
- mindestens zwei i.v. Zugänge und Laborblutentnahme
- ggf. Intubation und Beatmung nur in Neutralposition der HWS

Medikamente und Dosierungsempfehlungen
- Analgesie (z.B. 10 mg Morphium i.v.)
- Sedierung (z.B. 2–5 mg Dormicum® i.v.)
- Prednisolon (z.B. 2–2,5 g Solu-Decortin®-H i.v. [30 mg/kg KG])
- Volumentherapie im spinalen Schock (z.B. 1.500 ml HAES 6% i.v.)

15.6 Verletzungen des Bewegungsapparats

Verletzungen des Bewegungsapparats umfassen Wunden, Verletzungen von Gefäßen und Nerven sowie Luxationen und Frakturen. Bei Unfallverletzten liegen in über 50% der Fälle Verletzungen des Bewegungsapparats vor. In der Regel finden sich Kombinationen von Weichteilverletzungen und Frakturen. Es wird zwischen geschlossenen und offenen Frakturen unterschieden.

Bei der **geschlossenen Fraktur** bleibt die Haut unbeschädigt und die Druckerhöhung durch Schwellung und Blutung im Weichteilareal (Kompartment) steht im Vordergrund.

Bei der **offenen Fraktur** dagegen wird die Haut im Frakturbereich eröffnet und es besteht eine Verbindung zwischen Knochen und Außenwelt, weshalb die Infektionsrate wesentlich höher ist.

Analog dem Umfang der Weichteilschädigung wird die offene Fraktur unterschieden in (➤ Abb. 15.32):
- **Grad I:** Hautdurchspießung durch Knochen von innen mit minimalem Gewebeschaden
- **Grad II:** größere Hautverletzung durch Knochen von innen ohne größeren Gewebeschaden
- **Grad III:** großer Haut- und Weichteildefekt durch Knochen von innen mit schwerer Schädigung von Muskeln, Sehnen, Gefäßen und Nerven
- **Grad IV:** subtotale Amputation (Amputationsverletzungen, ➤ Kap. 15.7).

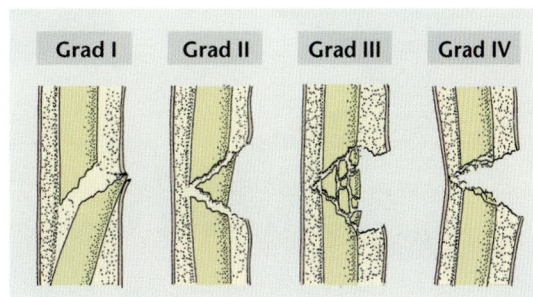

Abb. 15.32 Gradeinteilung der offenen Frakturen [A400-190]

Es werden sichere und unsichere Frakturzeichen unterschieden.

Die **sicheren Frakturzeichen** sind Fehlstellung des Knochens gegenüber seinem normalen, anatomischen Verlauf und eine abnorme Beweglichkeit. Dazu zählen im Weiteren ein Knochenreiben (Krepitation) bei Bewegung und sichtbare Knochenfragmente.

Die **unsicheren Frakturzeichen** sind Schwellungen, Hämatome und Schmerzen sowie fehlende oder eine eingeschränkte Funktion.

15.6.1 Behandlungsprinzipien bei Verletzungen des Bewegungsapparats

Lebensbedrohliche Verletzungen des Bewegungsapparats sind selten (➤ Kap. 15.7). Bei unsachgerechter präklinischer Versorgung können allerdings anfangs nicht bedrohliche Verletzungen des Bewegungsapparats schnell lebensbedrohliche Verläufe annehmen. Daher müssen folgende Richtlinien beachtet werden, um eine systematische und differenzierte Untersuchung von Wunden, Frakturen und Luxationen zu gewährleisten.

Die Untersuchung hat grundsätzlich am entkleideten Patienten im Rettungswagen zu erfolgen. Bei bewusstseinsklaren Patienten sind Fragen nach Schmerzlokalisation oder Sensibilitätsstörungen schnell wegweisend. Grundsätzlich sind die peripher tastbaren Pulse (z.B. A. radialis und A. dorsalis pedis) immer beidseits zu tasten und zu beurteilen. Bei fehlenden Pulsen wird der jeweils proximal gelegene Pulstastpunkt aufgesucht, untersucht und abschließend dokumentiert. Die Bewertungen von Frakturen und Luxation erfolgt weiterhin über die Beschreibung von

- Schmerzen
- Sensibilitätsverlusten
- Schwellungen
- Fehlstellungen
- Krepitation
- Funktionsverlusten
- abnormer Beweglichkeit.

Weichteilverletzungen werden eher bildhaft mit Angaben zu Längen-, Tiefen- und Flächenausdehnung und über die Art der Wundsetzung, wie Schnitt-, Haut-, Platz-, Quetsch- oder Risswunde, beschrieben.

Blutungen

Durch Frakturen oder Weichteilverletzungen der Extremitäten kann es zu umfangreichen Blutungen kommen. Einblutungen in die Weichteile (z.B. Oberschenkel) werden oft gegenüber Blutungen aus offenen Wunden unterschätzt, können jedoch weitaus umfangreicher sein (➤ Abb. 15.33, ➤ Abb. 15.34) und erfordern eine adäquate Schockbehandlung. Äußere Blutungen sind in der Regel Sickerblutungen aus kleinen arteriellen oder venösen Gefäßen. Arterielle Blutungen sind pulsierende, spritzende Blutungen hellroten Blutes, nur im Schock wird das Blut auch aus einer arteriellen Blutung nur noch fließen und eine dunkle Farbe besitzen, da die Sauerstoffanreicherung des Blutes im Schockgeschehen unzureichend sein wird.

Therapie

Die einfachste **Basismaßnahme** zur Blutstillung ist das Hochhalten, später die Hochlagerung der blutenden Ex-

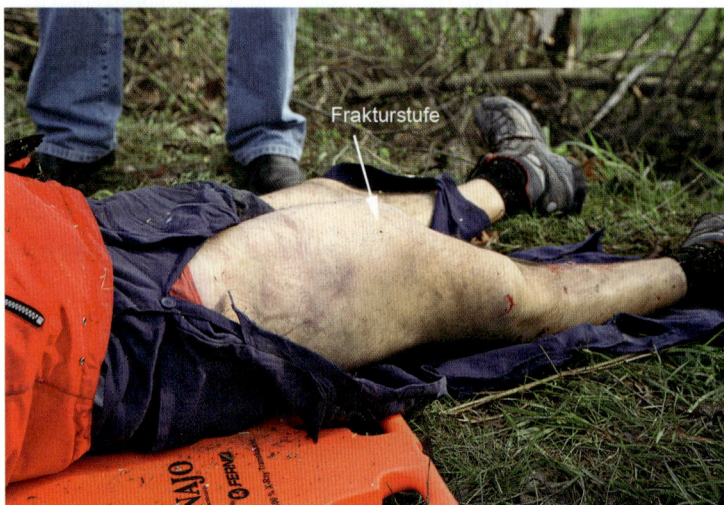

Abb. 15.33 Massive Einblutung ins Oberschenkelgewebe bei geschlossener Oberschenkelfraktur

tremität. Bei starken arteriellen Blutungen erfolgt die direkte Kompression des blutenden Gefäßes durch einen sterilen Druckverband (➤ Kap. 8.3) oder indirekt durch Abdrücken der zuführenden Arterie an speziellen Druckpunkten (➤ Abb. 15.35). Blutet der erste Druckverband durch, wird ein zweiter darüber angelegt. Erst wenn sich auch mit einem zweiten Druckverband die Blutung nicht stillen lässt, ist eine Abbindung als letztmögliche Maßnahme zur Blutstillung in Erwägung zu ziehen.

Die Abbindung erfolgt mittels Blutdruckmanschette (an Oberarm, Unterschenkel oder schlankem Oberschenkel), wobei der Manschettendruck deutlich (etwa 20 bis 50 mmHg) über dem systolischen Blutdruck liegen muss (➤ Abb. 15.36). Liegt der Manschettendruck nicht über dem systolischen Blutdruck, kommt es zu einer venösen Stauung, da arterielles Blut in die abgebundene Extremität einfließt, venöses Blut sie jedoch nicht mehr verlassen kann. Die Blutung wird sich unter diesen

Umständen verstärken. Das Rettungsfachpersonal muss darauf achten, dass der Manschettendruck nachreguliert wird, wenn der Blutdruck (z.B. durch Schocktherapie) ansteigt. Steht eine Blutdruckmanschette zum Abbinden nicht zur Verfügung, ist mit einem breiten, möglichst gepolsterten Band abzubinden. Der Zeitpunkt des Abbindens muss auf jeden Fall dokumentiert und der versorgenden Klinik übermittelt werden.

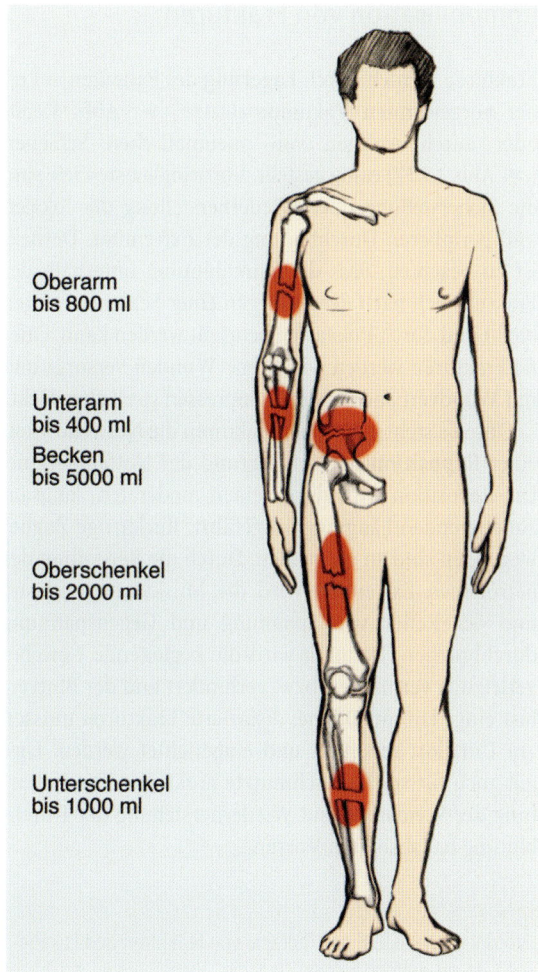

Abb. 15.35 Druckpunkte zur Kompression einer zuführenden Arterie [L108]

Abb. 15.34 Möglicher Blutverlust bei Frakturen [L108]

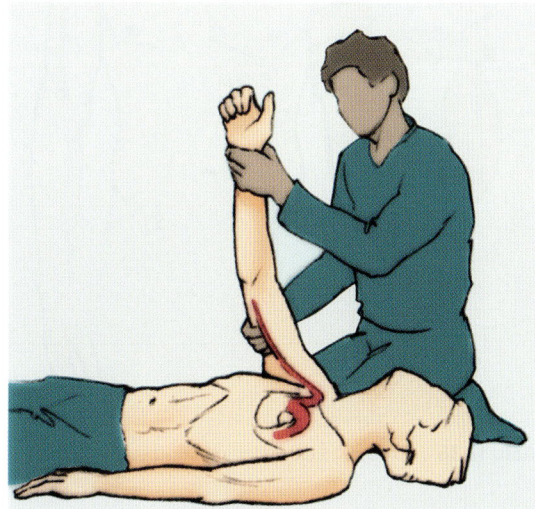

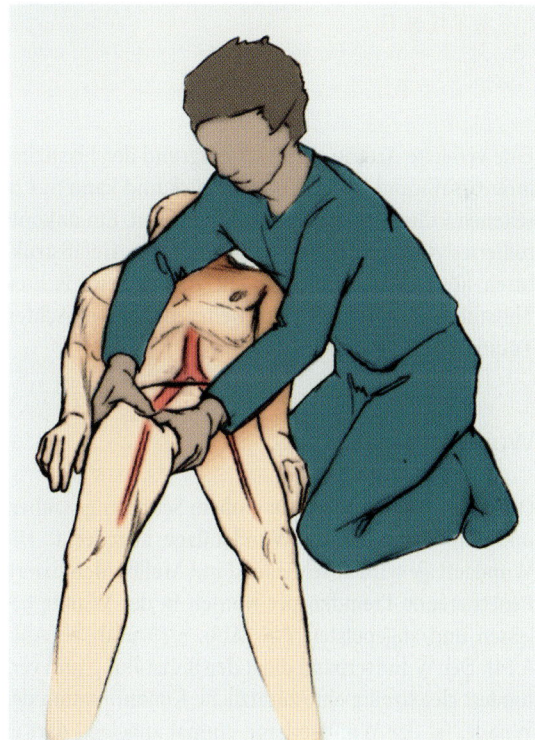

Oberarm
bis 800 ml

Unterarm
bis 400 ml

Becken
bis 5000 ml

Oberschenkel
bis 2000 ml

Unterschenkel
bis 1000 ml

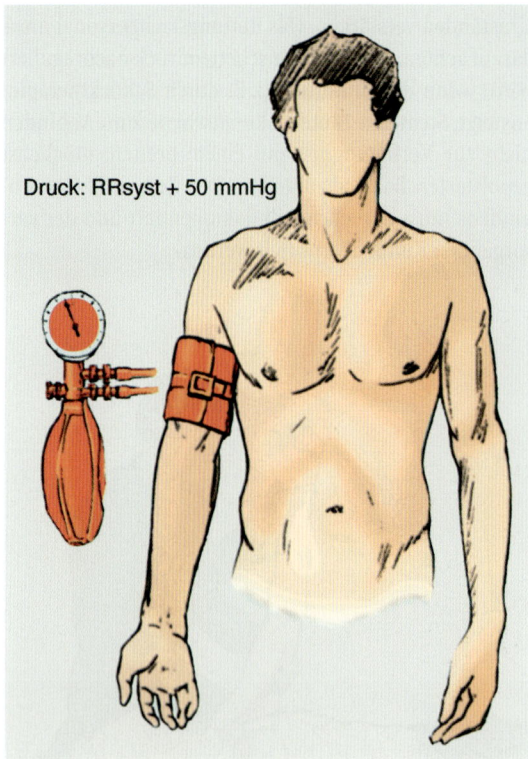

Druck: RRsyst + 50 mmHg

Abb. 15.36 Abbinden mit der Blutdruckmanschette [L108]

Eine verletzte Arterie zieht sich aufgrund der Elastizität ihrer Gefäßwand in die Wunde zurück und kann nur in seltenen Fällen sicher aufgefunden werden. Ein unkontrolliertes Abklemmen von vermeintlichen Gefäßstrukturen führt daher zumeist nicht zu der gewünschten Blutstillung, sondern zu einer weiteren, unerwünschten Traumatisierung.

Wundverband

Offene Wunden werden von grobem Schmutz gesäubert und mit einer sterilen Wundauflage abgedeckt. Die Wundauflage wird anschließend mit Mullbinden fixiert. Penetrierende Fremdkörper werden in der Wunde belassen und abgepolstert (➤ Abb. 6.13 und ➤ Abb. 6.14). Der Wundverband dient der Blutstillung und verhindert gleichzeitig eine zusätzliche Kontamination der Wunde. Ist der Wundverband einmal angelegt, darf er erst in der Klinik wieder zur chirurgischen Wundversorgung geöffnet werden.

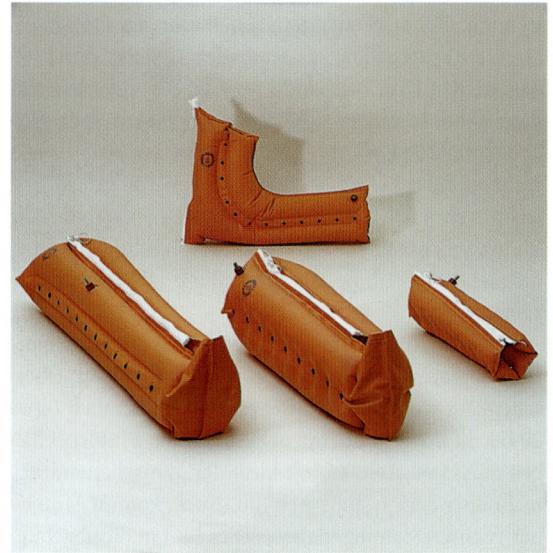

Abb. 15.37 Pneumatische Schienen [V192]

Immobilisation von Frakturen

Frakturen werden durch **Lagerung** des Patienten auf einer vorgeformten Vakuummatratze (➤ Abb. 15.30) oder durch Anlegen von pneumatischen Schienen (➤ Abb. 15.37) ruhig gestellt. Vordringlichste Ziele sind die Sicherstellung oder Wiederherstellung der lokalen und peripheren Durchblutung der Extremität. Deshalb ist zu beachten, dass die Durchblutung unterhalb der Fraktur auch nach dem Anlegen einer Schiene erhalten bleibt und durch Pulstasten beurteilt werden kann. Offene Frakturen werden wie offene Wunden versorgt und mit Wundverbänden oder Kompressen steril abgedeckt.

Oftmals steht jedoch bei Frakturen die Notwendigkeit einer **Reposition** im Vordergrund der Notfalltherapie. Die Reposition wird durch einen moderaten, langsam zunehmenden Längszug ausgeführt. Ruckartige Zugbewegungen sind zu vermeiden. Durch die Reposition der betroffenen Extremität wird die Muskulatur entlastet und der Reflex von Spannung und Gegenspannung durchbrochen. Dadurch wird die begleitende Gewebeverletzung vermindert bzw. verhindert und der Blutverlust eingedämmt. Offene, dislozierte Frakturen müssen am Unfallort reponiert und eingerichtet werden. Dies gilt auch für stark verschmutzte Frakturen. Die Entlastung der Weichteile und Wiederherstellung der Durchblutung hat absoluten Vorrang.

Schmerzbekämpfung

Extremitätenverletzungen sind ausgesprochen schmerzhaft. Eine adäquate Schmerzbekämpfung ist nicht nur aus der Sicht des Patienten vordringlich, sondern reduziert auch die unerwünschten Wirkungen des Schmerzes auf den Organismus (z.B. endogene Katecholaminausschüttung). Nicht nur die eigentliche Verletzung, sondern auch notwendige Therapiemaßnahmen wie die Reposition sind äußerst schmerzhaft. Bei unzureichender Schmerzausschaltung ist der Repositionsversuch aufgrund der muskulären Gegenspannung des Patienten häufig erfolglos. Dadurch besteht die Gefahr einer weiteren Traumatisierung. Die Reposition durch den Notarzt hat daher nur in Kurznarkose mit einem zentral wirkenden Schmerzmittel (z.B. Opiate oder Ketamin) zu erfolgen. Dies schließt auch notfalls die Narkose mit Intubation und Beatmung zur Schmerzbekämpfung ein.

SCHLAGWORT
Verletzungen des Bewegungsapparats

Ursachen
- geschlossene Frakturen
- offene Frakturen 1.–4. Grades
- Luxationen
- Wunden (Schnitt-, Haut-, Platz-, Quetsch- oder Risswunde)

Symptome
- blutende Wunden
- Pulslosigkeit an der verletzen Extremität
- **sichere Frakturzeichen**
  - Fehlstellungen
  - abnorme Beweglichkeit
  - Krepitation
  - sichtbare Knochenfragmente
- **unsichere Frakturzeichen**
  - Hämatome
  - Schmerzen
  - Sensibilitätsverluste
  - Schwellungen
  - Funktionsverluste
  - Gelenkfehlstellungen

Maßnahmen
Monitoring
- RR, Puls, EKG, SaO2

Basismaßnahmen und Lagerung
- direkte Kompression (steriler Druckverband auf der Wunde)
- indirekte Kompression (Abdrücken der zuführenden Arterie am Druckpunkt)
- nur grobe Reinigung (Blätter etc.)
- kein Desinfektionsmittel in die Wunde einbringen
- sterile Wundauflage (mit Mullbinden fixiert)
- penetrierende Fremdkörper in der Wunde belassen
- Immobilisation der verletzten Extremität (Schienung), anschließend Flachlagerung der verletzten Extremität
- ggf. Schocklage
- O_2-Gabe über Maske oder Nasensonde 6–8 Liter/Min.

Erweiterte Maßnahmen
- mindestens zwei i.v. Zugänge und Laborblutentnahme
- Reposition der Fraktur bzw. der Luxation
- ggf. Intubation und Beatmung

Medikamente und Dosierungsempfehlungen
- Analgesie: Opiat (z.B. 0,1 mg Fentanyl® i.v.) evtl. in Kombination mit peripher wirkendem Analgetikum (z.B. 1 g Novalgin® i.v.)
- Ketanest®-Analgesie: Analgosedierung zur Rettung/Umlagerung (z.B. 0,5–1 mg/kg KG Ketanest® langsam i.v. in Kombination mit 2–5 mg Dormicum®); **cave:** keine Monoanästhesie (d.h. nur Ketanest® ohne Dormicum®)
- bei Unmöglichkeit der Anlage eines venösen Zugangs: intramuskuläre Analgesie mit Ketanest® (z.B. 3–8 mg/kg KG Ketanest® i.m.)
- Volumentherapie: kristalloide Infusionen (z.B. Vollelektrolytlösung) 500–3.000 ml i.v., kolloidale Infusionen (z.B. HAES 6%) 500–1.500 ml i.v.
- Narkoseeinleitung und Intubation mit Hypnomidate® (kein Trapanal® wg. RR-Abfall) und Fentanyl®/Dormicum®

ACHTUNG

Sedativa haben keine schmerzausschaltende Wirkung. Daher keine Sedierung ohne Analgesie. Wird ein Patient nur sediert (z.B. mit Dormicum®), kann er seine Schmerzen nicht mehr artikulieren.

15.6.2 Frakturen und Luxationen der oberen Extremität

Schlüsselbeinbruch (Klavikulafraktur)

Der Schlüsselbeinbruch tritt zumeist in der Folge eines Sturzes auf die Schulter oder auf den gleichseitigen, ausgestreckten Arm auf. Durch den Muskelzug werden die Bruchstücke gegeneinander verschoben und es entsteht eine gut tastbare Stufe der Frakturstücke, oft im mittleren Drittel der Klavikula. Seltene Begleitverletzungen sind eine Läsion der unterhalb des Schlüsselbeins verlaufenden Schlagader (A. subclavia) oder der in den Arm ziehenden Nervenbahn (Plexus brachialis).

Therapie

Die **Basismaßnahmen** zielen auf eine Immobilisation der Fraktur und steriles Abdecken der Wunde im Falle einer offenen Fraktur.

Schulterluxation

Das Schultergelenk besitzt aufgrund seiner anatomischen Struktur eine besondere Anfälligkeit für Luxationen (➤ Abb. 15.38, ➤ Abb. 15.39). Man unterscheidet die traumatische, durch ein entsprechendes Trauma verursachte Luxation von der habituellen Luxation infolge einer Schwäche des umgebenden Bandapparats. Begleitend können Nervenverletzungen mit entsprechenden Ausfällen (etwa Verletzung des N. axillaris mit Ausfall der Gefühlswahrnehmung an der Schulteraußenseite) oder Verletzungen von Gefäßen auftreten.

Symptome

Der Patient beklagt stärkere Schmerzen, der Arm ist typischerweise federnd fixiert, die Gelenkpfanne des Schultergelenks leer.

Therapie

Die **Basismaßnahme** umfasst die Immobilisation des Arms in Beugestellung (Dreiecktuch). Schon zu den **erweiterten Maßnahmen** zählen die Schmerzbekämp-

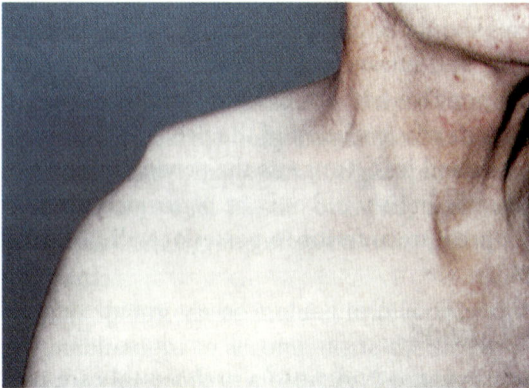

Abb. 15.38 Luxation im Akromioklavikulargelenk [E285]

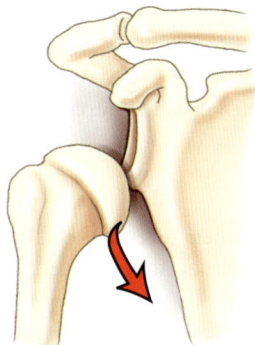

Abb. 15.39 Schulterluxation [E308]

fung und eventuelle Reposition durch den Notarzt nach Anlage eines venösen Zugangs.

Oberarmbrüche (Humerusfrakturen)

Oberarmbrüche in der Nähe des Schultergelenks (subkapitale Humerusfraktur) sind besonders im Alter nach Stürzen auf den ausgestreckten Arm häufig.

Symptome

Oft ist der Humeruskopf im Schultergelenk mitbetroffen. Liegt die Fraktur einige Tage zurück, können umfangreiche Hämatome an der Oberarminnenseite und seitlichen Brustkorbwand zu erkennen sein (➤ Abb. 15.40).

Bei Frakturen im Mittelstück des Oberarms (Humerusschaftfrakturen) ist eine Zerreißung des N. radialis, der sich um den Oberarmknochen herumwindet, als Komplikation besonders gefürchtet. Der Ausfall des N. radialis führt zur Fallhand (➤ Abb. 15.41). Bei Humerusschaftfrakturen kann es zu kräftigen Blutverlusten kommen.

Ellenbogennahe Oberarmbrüche entstehen durch Sturz auf den gebeugten Ellenbogen. Hierbei ist besonders der N. ulnaris gefährdet, bei dessen Verletzung typische Folgeerscheinungen (➤ Abb. 15.41) auftreten.

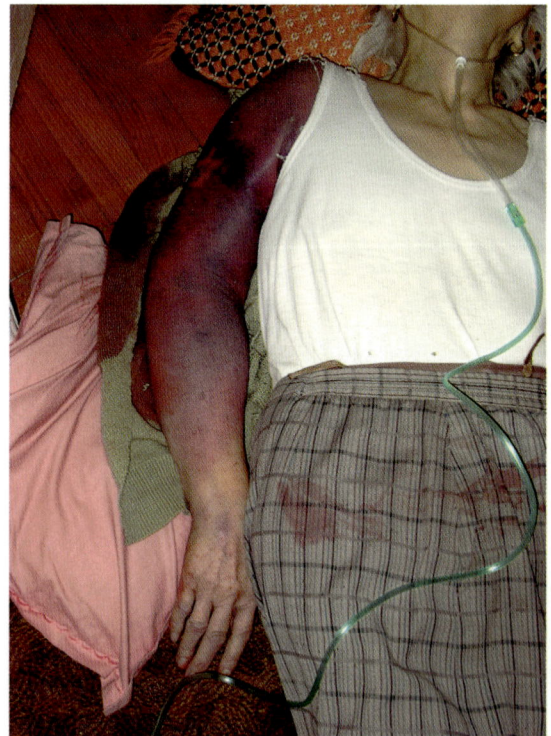

Abb. 15.40 Oberarmfraktur mit Hämatom (Fraktur 2 Tage alt) [M235]

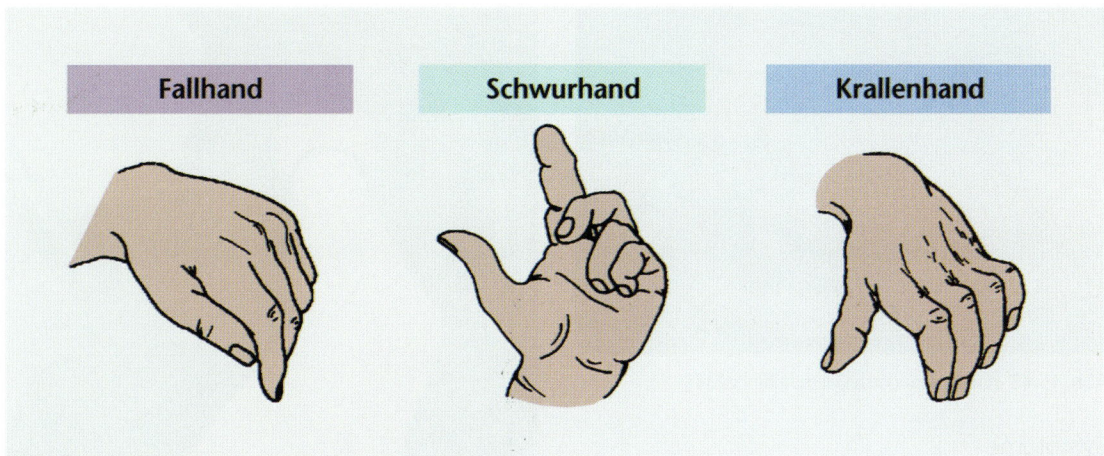

Abb. 15.41 Lähmungen bei Schädigung der Nerven im Armbereich. Alle drei Lähmungen sind mit Sensibilitätsstörungen in dem Versorgungsbereich des jeweiligen Nervs verbunden. [M139]
Links: Schädigung des N. radialis im Oberarmbereich; es kommt zur sog. Fallhand: Der Patient kann die Hand nicht mehr gegen die Schwerkraft strecken.
Mitte: Schädigung des N. medianus führt zur charakteristischen Schwurhand. Der Patient kann die Hand nicht mehr zur Faust ballen, sondern nur noch die ulnaren Finger beugen.
Rechts: Schädigung des N. ulnaris mit Krallenhand. Besonders Ring- und Kleinfinger sind im Grundgelenk überstreckt und im Mittelgelenk gebeugt.

Therapie

Die **Basismaßnahmen** zielen auf die Immobilisation der Fraktur mit Dreiecktuch und zusätzlicher Fixierung mit Dreiecktuchbinden (Desault-Verband). Die Durchblutung des Arms wird anhand der Pulse überprüft. Die Beweglichkeit des Arms und evtl. Ausfallserscheinungen der Sensibilität werden dokumentiert.

Unterarmbrüche (Frakturen von Radius und Ulna)

Die distale Radiusfraktur ist die häufigste Fraktur des Menschen.

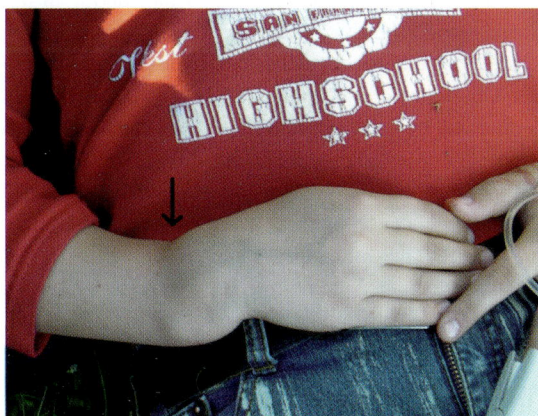

Abb. 15.42 Unterarmfraktur; Stufenbildung am Unterarm durch Verschiebung der Bruchenden [M235]

Symptome

Unterarmbrüche entstehen zumeist durch Sturz auf die Hand (reflektorische Abfangbewegung von Arm und Hand bei einem Sturz). Schwellung und Schmerz im Bereich des Handgelenks sowie eine sehr schmerzhafte Drehbewegung des Unterarms sind charakteristische Kennzeichen dieser Fraktur.

Sind beide Unterarmknochen (Radius und Ulna) gebrochen, ist der Unterarm völlig instabil (➤ Abb. 15.42). Solche Frakturen entstehen beispielsweise als Parierfraktur, wenn ein Schlag durch den schützend erhobenen Arm abgewehrt werden sollte.

Therapie

Die **Basismaßnahmen** umfassen die Schienung des Unterarms auf einer locker angewickelten Gitterschiene (Kramer-Schiene) oder in einer Luftkammerschiene. Hierbei sollten Hand und Handgelenk in Funktionsstellung (Beugung im Handgelenk 30°, locker gebeugte Finger) fixiert werden. Dies erreicht man, indem man dem Patienten eine noch zusammengerollte Binde in die Hand gibt, auf die er die Mittelhand locker auflegt.

Frakturen im Bereich der Hand

Frakturen im Bereich der Hand umfassen Brüche der Handwurzelknochen, der Mittelhandknochen und der Fingerknochen (➤ Abb. 15.43).

15

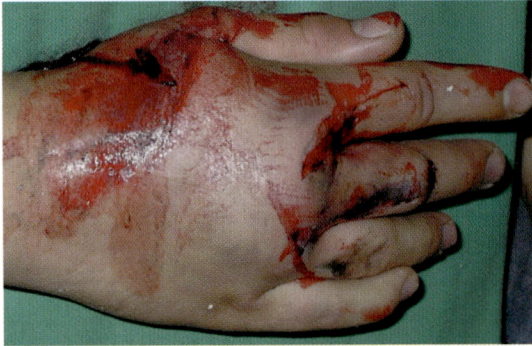

Abb. 15.43 Handfraktur durch Quetschung [M235]

Symptome

Unter Umständen weisen lediglich Schmerz und Schwellung auf eine mögliche Fraktur hin, die erst in der Klinik durch eine Röntgenaufnahme gesichert werden kann.

Therapie

Die **Basismaßnahme** ist die Ruhigstellung der Fraktur durch Schienung von Hand und Unterarm.

15.6.3 Frakturen und Luxationen der unteren Extremität

Frakturen des Oberschenkels (Femurfrakturen)

Frakturen des Oberschenkelhalses und des Übergangs zwischen Oberschenkelhals und Oberschenkelschaft (**pertrochantäre Femurfrakturen**) treten bei jungen Patienten in der Regel nur nach starker Gewalteinwirkung auf, in höherem Alter sind sie jedoch unter anderem infolge Knochenentkalkung (Osteoporose) sehr häufig.

Man unterscheidet die wesentlich häufigeren **medialen Schenkelhalsbrüche**, bei denen der Bruchspalt innerhalb der Hüftgelenkkapsel verläuft, von den **lateralen Schenkelhalsbrüchen**, den außerhalb der Hüftgelenkkapsel gelegenen Frakturen.

Symptome

Schenkelhalsfrakturen fallen durch die typische Stellung des verletzten Beines auf, das nach außen gedreht steht und verkürzt wirkt. Bei pertrochantären Femurfrakturen ist diese so genannte Fehlstellung noch ausgeprägter (➤ Abb. 15.44). Zudem bestehen bei beiden Frakturtypen ein Stauchungsschmerz bei Druck auf die Ferse und ein Druckschmerz im Hüftbereich.

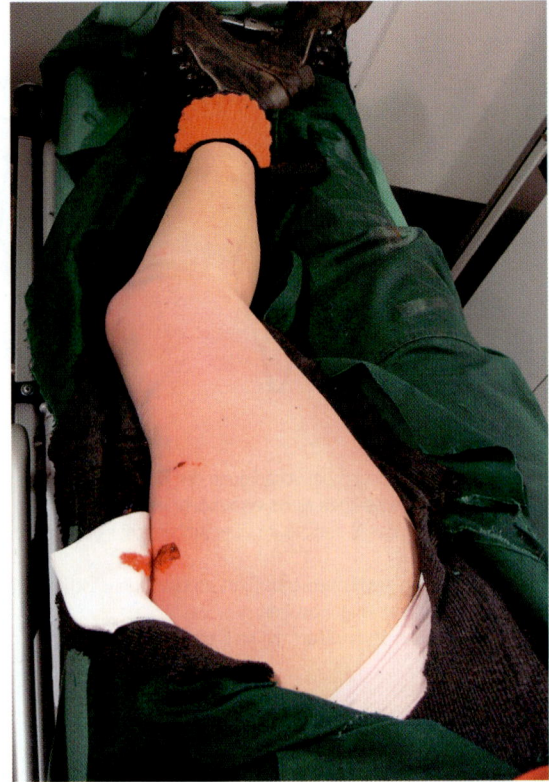

Abb. 15.44 Oberschenkelfraktur mit Einblutung [M235]

Die Beweglichkeit des betroffenen Beins ist stark eingeschränkt. Oberschenkelschaftfrakturen entstehen meist durch stärkste Gewalteinwirkung (z.B. Sturz aus großer Höhe). Bei diesem Verletzungsbild stehen der erhebliche Blutverlust und die ausgeprägten Schmerzen im Vordergrund. Durch eine begleitende Verletzung der A. femoralis (selten) kann es zu einer unzureichenden Blutversorgung des Unterschenkels kommen.

Diagnostisch bereitet die Femurschaftfraktur in der Regel keine Probleme, da zumeist alle sicheren Zeichen eines Knochenbruchs vorliegen. Distale (kniegelenksnahe) Oberschenkelfrakturen entstehen oft nach direkten Traumen, beispielsweise bei Verkehrsunfällen durch Anprall des gebeugten Knies auf das Armaturenbrett. Oft sprengt die Kniescheibe wie ein Keil den distalen Oberschenkel auseinander. Dabei sind offene Frakturen nicht selten. Bei Knieanpralltraumen sollte man immer auch an mögliche Verletzungen des Hüftgelenks bzw. an Oberschenkelhalsfrakturen denken.

Therapie

Die **Basismaßnahmen** umfassen die sterile Abdeckung der Wunden und offenen Frakturen. Der Patient wird auf einer Vakuummatratze gelagert und der gesamte Körper durch Evakuierung der Luft geschient.

Die **erweiterten Maßnahmen** zielen nach Anlage mehrerer venöser Zugänge auf die adäquate Schmerztherapie und Schockbekämpfung.

Hüftgelenksluxation

Im Gegensatz zum Schultergelenk, das zwar eine hohe Beweglichkeit aufweist, aber mit relativ geringen Kräften luxiert werden kann, ist das Hüftgelenk durch einen straffen Bandapparat äußerst stabil gebaut. Eine Hüftluxation erfordert massive äußere Gewalt.

Symptome

Charakteristisch ist die federnde Fixierung des nach innen oder außen gedrehten ausgerenkten Beines. Zudem treten starke Schmerzen auf. Begleitend können Nerven (N. ischiadicus) und Gefäße (A. femoralis) verletzt sein. Eine Reposition ist dringlich, da durch Überdehnung und Zerreißen von Gefäßen der Kopf des Oberschenkelknochens unterversorgt werden kann und in der Folge abstirbt.

Therapie

Die **Basismaßnahme** umfasst die schwierige Fixierung des Patienten in der Vakuummatratze. Diese ist allerdings oft erst nach einer adäquaten Schmerztherapie durch den Notarzt möglich.

MERKE
Repositionsbemühungen seitens des Rettungsdienstpersonals sind zu unterlassen.

Frakturen der Kniescheibe (Patellafrakturen)

Eine typische Verletzung bei Knieanpralltraumen sind Patellafrakturen. Offene Frakturen sind dabei häufig. Hinweise auf eine mögliche Fraktur kann das Betasten der oberflächlich gelegenen Kniescheibe (Delle) geben. Das Bein kann bei Querfrakturen der Kniescheibe nicht gestreckt hochgehoben werden.

Therapie

Die **Basismaßnahme** umfasst die Stabilisierung des betroffenen Beines auf der Vakuummatratze bei leichter Beugung im Kniegelenk (Knierolle).

Frakturen von Unterschenkel und Knöchel

Durch Stauchen des Beines in Längsrichtung, etwa nach einem Sturz aus großer Höhe auf das ausgestreckte Bein, kann es zu Frakturen des kniegelenksnahen Schienbeines kommen (**Tibiakopffrakturen**). Das Kniegelenk ist dann immer mitbeteiligt, oft ist der Bandapparat des Kniegelenks geschädigt. **Unterschenkelschaftfrakturen** (➤ Abb. 15.45) entstehen durch direkte Gewalt (Stoßstangenverletzung verunfallter Fußgänger) oder im Rahmen von Rotationstraumen (Skiunfälle). **Knöchelbrüche** sind häufige Frakturen, die infolge Umknicken des Fußes nach außen (Supinationstrauma) oder nach innen (Pronationstrauma) entstehen können. Begleitende Bänderverletzungen sind die Regel. Knöchelfrakturen lassen sich oft schwer von reinen Bandverletzungen oder Verstauchungen des Sprunggelenks unterscheiden.

Therapie

Die **Basismaßnahme** umfasst die Fixierung des betroffenen Unterschenkels in der Vakuummatratze oder

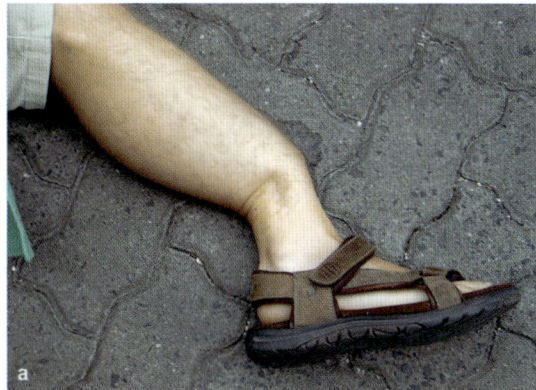

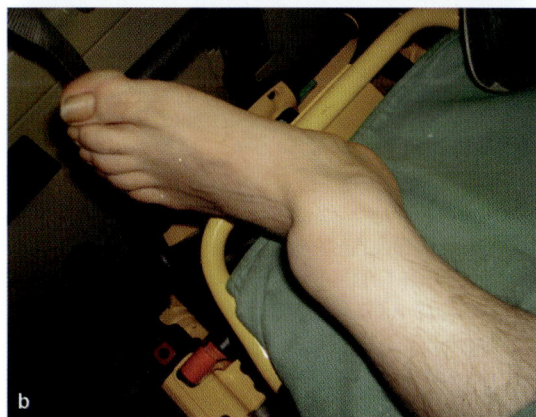

Abb. 15.45
a) Unterschenkelschaftfraktur [M235]
b) Sprunggelenksluxationsfraktur [M235]

Luftkammerschiene. Sofern möglich, sollte eine Kühlung der geschlossenen Fraktur (insbesondere bei Knöchelfrakturen als typische Sportverletzung) erfolgen.

Achillessehnenruptur

Die Achillessehne reißt zumeist infolge degenerativer Vorschädigung im Rahmen von Bagatelltraumen oder auch ohne besondere Belastung. Bei sportlicher Betätigung tritt die Verletzung typischerweise ohne Einwirkung des Gegners auf. Die Patienten geben einen sich rasch reduzierenden stechenden Schmerz an, evtl. wird auch von einem knallenden Geräusch berichtet. Eine deutliche Delle in der oberflächlich verlaufenden Sehne kann getastet werden; die Patienten können sich nicht mehr auf die Zehen stellen.

Therapie

Die **Basismaßnahme** umfasst die bequeme Lagerung der betroffenen Extremität unter Einbeziehung des Patienten. Eine unbedingte Fixierung ist nicht notwendig. Wenn möglich, sollte eine Kühlung der Verletzung bereits auf dem Transport erfolgen.

15.7 Amputationsverletzung

Nur etwa jeder tausendste Notfalleinsatz gilt der Erstversorgung einer Amputationsverletzung. Die entscheidende Bedeutung der rettungsdienstlichen Maßnahmen für den Verletzten erfordert allerdings gerade für diese seltene Situation eine zielgerichtete Strategie und Rettungstaktik, um ein Maximum an Rehabilitationschancen zu sichern. Amputationsverletzungen werden unterteilt in:

- glatte Amputationen ohne Quetschverletzung der umgebenden Weichteile
- Sägeamputationen mit oberflächlicher Zerreißung der Weichteile
- Ausrissamputation mit Dehnungsverletzung insbesondere der Gefäß- und Nervenbahnen
- Quetschamputation durch flächige Gewalteinwirkung mit ausgedehntem Weichteilschaden.

Im Vordergrund steht zunächst die Abwehr lebensbedrohlicher Risiken, da alle klinischen Maßnahmen zur Replantation nur bei stabilisierten Kreislaufverhältnissen und nach Versorgung bedrohlicher Verletzungen stattfinden können. Es gilt schon bei der Erstversorgung durch den Rettungsdienst das Prinzip der Stabilisierung der Vitalfunktionen vor Einleitung amputationsspezifischer Maßnahmen.

> **MERKE**
> **„Life before limb = Leben vor Gliedmaße"**
> Grundprinzip bei der Versorgung Amputationsverletzter

Therapie

Die wichtigste **Basismaßnahme** bei Amputationsverletzungen ist die Sicherung der Vitalfunktionen Atmung, Bewusstsein und Kreislauf. Sind diese Funktionen sichergestellt, erfolgt die Versorgung der Amputation.

> **MERKE**
> Die Blutstillung am Stumpf erfolgt durch Druckverbände.

Das Setzen von Arterienklemmen oder Abbinden führt in der Regel zu schweren Gewebeschäden und kann eine Replantation durch Quetschen der Gefäßstümpfe unmöglich machen. Nur in verzweifelten Situationen, bei denen der Tod des Verletzten durch eine spritzende Blutung aus dem Stumpf nicht anders abwendbar scheint, kann man Klemme oder Abbindung rechtfertigen. Dies sind aber extreme Ausnahmesituationen, denn arterielle Blutungen begrenzen sich bei Amputationsverletzungen in aller Regel von selbst, und sogar bei Oberschenkelamputationen (➤ Abb. 15.46) gelingt praktisch immer eine ausreichende Blutstillung durch einen entsprechend aufwendigen Druckverband.

Die klinische Unterscheidung von **Mikro- und Makroreplantation**, d.h. Replantation von Fingern, Zehen, Ohren, Nase, Penis einerseits und Unterarm, Unterschenkel, Arm oder Bein andererseits, ist für die Maßnahmen des Rettungsdienst in der präklinischen Notfallsituation zu vernachlässigen.

Die **Versorgung von Stumpf und Amputat** unterscheidet sich hierbei nicht grundsätzlich. Prinzipiell ist jedoch zu unterscheiden zwischen **totalen Amputationen** mit Unterbrechung der Gewebeverbindung zwischen Verletztem und Amputat und **subtotalen Amputationen**, bei denen zwar Gefäße, Nerven und knöcherne Verbindung durchtrennt sind, aber in irgendeiner Weise doch noch eine Gewebeverbindung zwischen dem „Beinahe-Amputat" und „Beinahe-Stumpf" verblieben ist. Diese Verbindung, wie unbedeutend sie beim ersten rettungsdienstlichen Angriff auch erscheinen mag, muss unter allen Umständen geschont werden und erhalten bleiben. Schädigung durch Lagerung und Transport ist

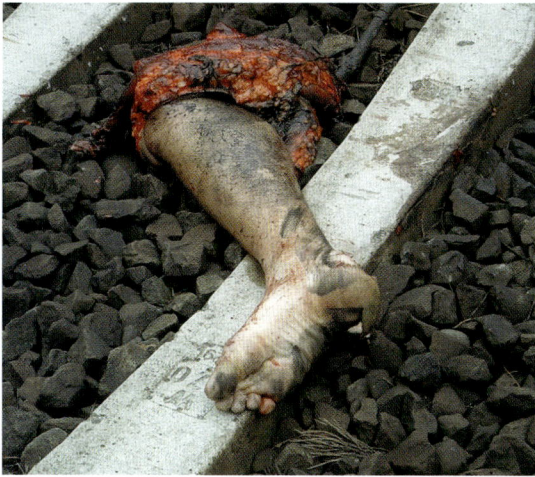

Abb. 15.46 Oberschenkelamputation (Quetschamputation) [M235]

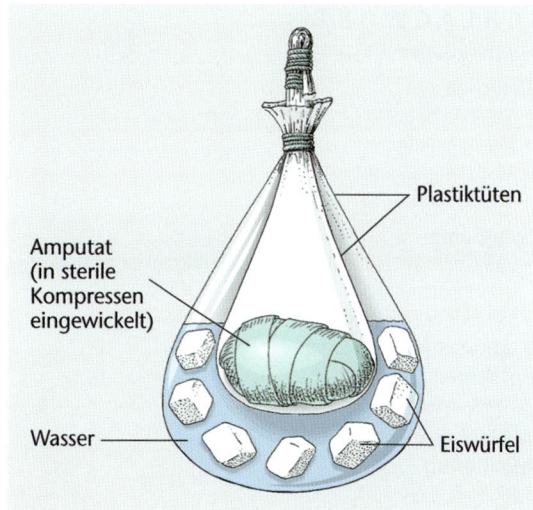

Abb. 15.47 Anwendung des Replantatbeutels (Details im Text) [A300-190]

durch entsprechenden Verband, Schienung und andere Maßnahmen auszuschließen. Ein intaktes Stück Haut, eine scheinbar unbedeutende Hautvene in der Gewebebrücke können dem Replantationsteam im Krankenhaus die Wiederherstellung des Verletzten entscheidend erleichtern.

Bei totalen Amputationsverletzungen kommt nach Durchführung der Stabilisierung und sterilem Verband des Stumpfes der Sicherung des Amputats besondere Bedeutung zu. Es liegt in der Verantwortung des Einsatzleiters vor Ort, alle nur möglichen Maßnahmen zu ergreifen, um das Amputat (oder die Amputate) zunächst einmal aufzufinden und vollständig sichern zu lassen (z.B. Finger zählen). Das Amputat wird sodann von groben Verschmutzungen oberflächlich gereinigt und trocken steril verbunden in dem inneren Plastikbeutel des Replantbeutels verpackt. Der äußere Beutel wird nun mit Eis oder dem mitgeführten Kühlmittel und Wasser gefüllt (➤ Abb. 15.47). Keinesfalls darf das Amputat nass transportiert werden. Ungeeignet ist auch die behelfsmäßige Kühlung mit Eis aus Haushaltstiefkühltruhen, die zu Erfrierungsverletzungen am Amputat führen kann. Optimal sind Transporttemperaturen um zwei Grad Celsius, die durch den beschriebenen Zwei-Beutel-Transport mit Eis-Wasser-Mischung erreicht werden können.

Wenn nicht lebensbedrohliche Begleitverletzungen ein Warten auf die Amputatasservierung ausschließen (z.B. Blutung in die Bauchhöhle), soll der Verletzte grundsätzlich zusammen mit dem kunstgerecht versorgten Amputat in die Klinik gebracht werden. Andernfalls ist das Amputat schnellstmöglich mit einem geeigneten Rettungsmittel nachzusenden.

Zu den **erweiterten Maßnahmen** ist die Anlage mehrerer venöser Zugänge zu zählen. Die konsequente Volumentherapie, eine adäquate Schmerztherapie und die eventuell notwendige Narkoseeinleitung zur Beatmung sind von dem Vorhandensein der venösen Zugänge abhängig.

Transport von Patient und Amputat

Die chirurgische Versorgung von Amputationsverletzungen mit dem Ziel der Replantation ist nur in spezialisierten Zentren möglich. Der Transport des Verletzten mit Amputat ist dringlich und nach Möglichkeit direkt in ein solches Zentrum durchzuführen. Die Rettungsleitstelle sollte frühzeitig, spätestens nach der ersten Lagemeldung durch Rettungsmittel vor Ort, Kontakt mit dem zuständigen Replantationsteam im Krankenhaus herstellen und klären lassen, ob der Verletzte für die in der Regel außerordentlich zeitaufwendige mikrochirurgische Versorgung aufgenommen werden kann. Der Transport wird sinnvollerweise zumeist mit dem RTH durchgeführt.

MERKE

Selbst bei der Auswahl der Zielklinik darf das Prinzip „life before limb" nicht außer Acht gelassen werden. Ist der Patient durch Begleitverletzungen vital bedroht, hat die Versorgung im nächstgeeigneten Krankenhaus absoluten Vorrang. Langstreckentransporte zur Replantation sind dann zu unterlassen.

15

Amputationsverletzungen

Ursachen
- glatte Amputation
- Sägeamputation
- Ausrissamputation
- Quetschamputation

Symptome
- totale oder subtotale Amputation (Pulslosigkeit an der verletzen Extremität)
- blutende Stumpfwunde
- sichtbarer Amputatstumpf
- Schmerzen
- Funktionsverlust

Maßnahmen
Monitoring
- RR, Puls, EKG, SaO$_2$

Basismaßnahmen und Lagerung
- direkte Kompression (steriler Druckverband auf der Wunde)
- indirekte Kompression (Abdrücken der zuführenden Arterie am Druckpunkt)
- nur grobe Reinigung (Blätter etc.)
- kein Desinfektionsmittel in die Wunde einbringen
- Setzen von Arterienklemmen oder Abbinden verboten!
- penetrierende Fremdkörper in der Wunde belassen
- Immobilisation der verletzten Extremität (Schienung), anschließend Flachlagerung der verletzten Extremität
- ggf. Schocklage
- O$_2$-Gabe über Maske oder Nasensonde 6–8 Liter/Min.
- **subtotale Amputation**
  - Gewebeverbindung zwischen „Beinahe-Amputat" und „Beinahe-Stumpf" muss unter allen Umständen geschont und erhalten werden
- **totale Amputation**
  - Amputat auffinden und vollständig sichern
  - Amputatasservierung nur im Replantatbeutel
  - keinesfalls das Amputat nass transportieren
  - keinesfalls das Amputat tiefkühlen

Erweiterte Maßnahmen
- mindestens zwei i.v. Zugänge und Laborblutentnahme

Medikamente und Dosierungsempfehlungen
- Analgesie: 0,1 mg Fentanyl® i.v.
- Sedierung: Dormicum® 2–5 mg i.v.
- Idealerweise bietet sich zur Analgesie und gleichzeitigen Vasokonstriktion Ketamin an (z.B. 0,5–1 mg/kg KG Ketanest® langsam i.v. in Kombination mit 2–5 mg Dormicum®).
- **cave:** keine Monoanästhesie (d.h. nur Ketanest® ohne Dormicum®)
- bei Unmöglichkeit der Anlage eines venösen Zugangs: intramuskuläre Analgesie mit Ketanest® (z.B. 3–8 mg/kg KG Ketanest® i.m.)
- Volumentherapie im hämorrhagischen Schock: kristalloide Infusionen (z.B. Vollelektrolytlösung) 500–1.500 ml i.v. und kolloidale Infusionen (z.B. HAES 6%) 500–1.500 ml i.v.
- Narkoseeinleitung und Intubation mit Hypnomidate® (kein Trapanal® wg. RR-Abfall) und Fentanyl®/Dormicum®

15.8 Polytrauma

Das Polytrauma stellt auch heute noch unter medizinischen und taktischen Gesichtspunkten eine der größten Herausforderungen an die präklinische Notfallmedizin dar. Der polytraumatisierte Patient muss mit den heute vorhandenen Mitteln so früh wie möglich bereits am Unfallort intensiv behandelt und überwacht werden. Die Akutversorgung eines Polytraumas ist daher Testfall für die Kooperation zwischen den beteiligten Hilfsdiensten wie auch für die Effizienz der taktischen und strategischen Grundzüge eines Rettungsdienstbezirks.

> **MERKE**
> Unter einem Polytrauma versteht man die gleichzeitige Verletzung verschiedener Körperregionen in Verbindung mit Verletzungen von einem Organ oder einem Organsystem. Dabei ist mindestens eine Verletzung oder die Kombination mehrerer lebensbedrohlich (Tscherne).

Zentrale **Ursachen** des Polytraumas sind Unfälle im Straßenverkehr (ca. 70%). Da sich das Polytrauma als eine Kombinations- oder Mehrfachverletzung verschiedener Körperregionen darstellt, ist der Schweregrad des Polytraumas durch die Verletzungsschwere der beteiligten Körperregionen klassifiziert. Der **Schweregrad** wird jedoch nicht aus der Summe der Einzelverletzungen, sondern durch die Potenzierung der aus den Einzelverletzungen resultierenden Gefahren des Polytraumas bestimmt. Der Schweregrad hängt dabei entscheidend von den begleitenden Organverletzungen der Körperhöhlen oder des Schädels wie auch von zusätzlichen Gefahren, wie der Unterkühlung, ab. Die höchste Sterblichkeit (100%) liegt bei polytraumatisierten Patienten mit gleichzeitig bestehender Unterkühlung (unter 32 °C Körperkerntemperatur) vor.

Polytrauma-Management

Nur die frühzeitige Anwendung maximaler Therapie noch am Unfallort führt zu einer Absenkung der zu erwartenden Letalität. Im Vordergrund steht dabei die zielgerichtete Therapie gegen die klassische Trias **Blutung – Schmerz – Schock** (➤ Kap. 9.5). Die präklinische Therapie wird in drei Phasen unterteilt.

Phase 1

Die erste Phase umfasst die **Beurteilung der Vitalfunktionen** Kreislauf, Atmung und Bewusstsein mit der danach ausgerichteten **Elementartherapie** (➤ Abb. 15.48).

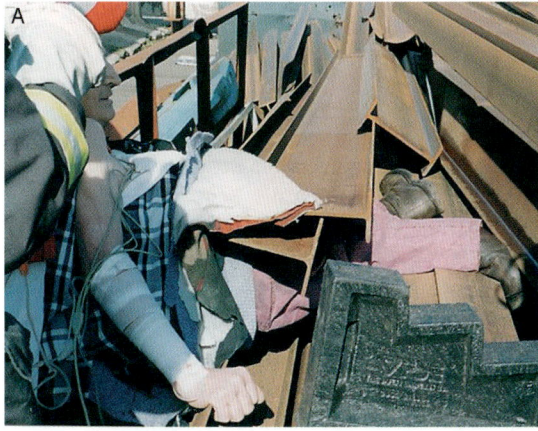

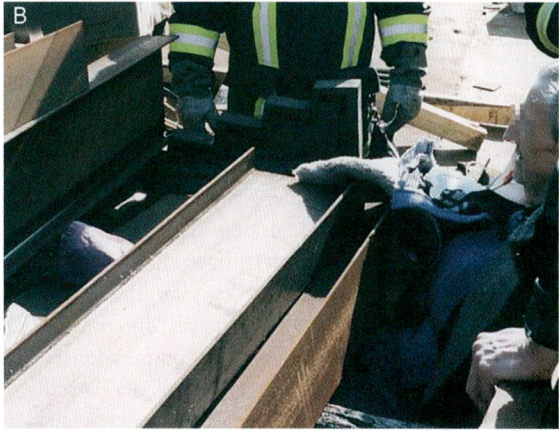

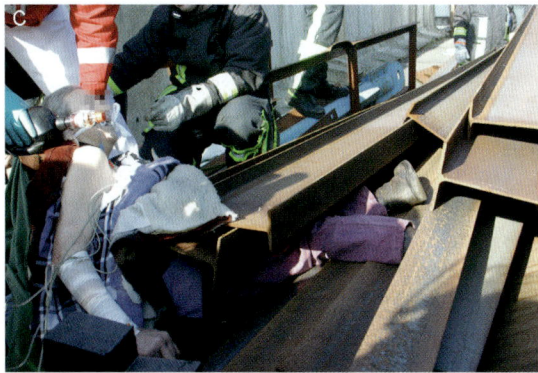

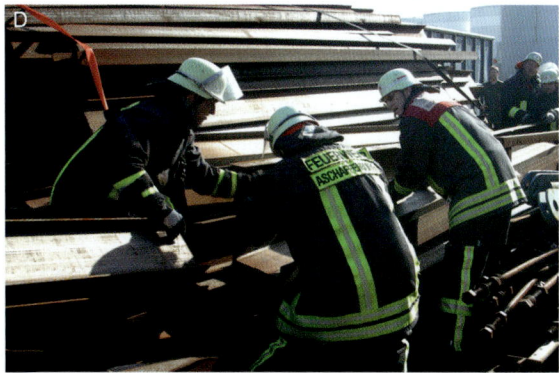

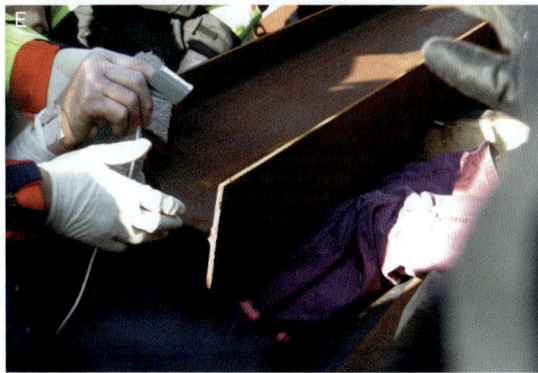

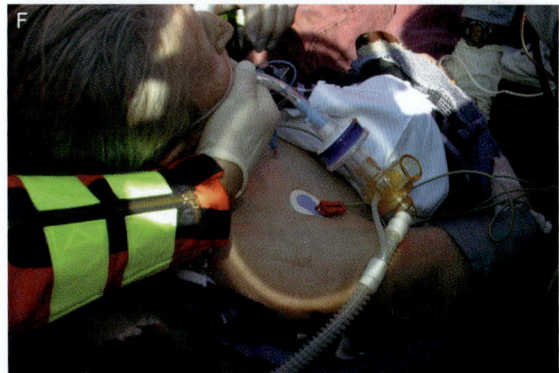

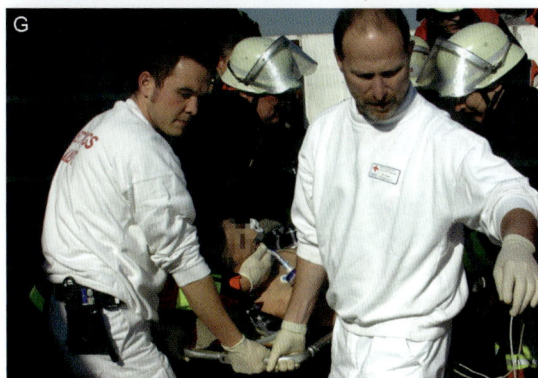

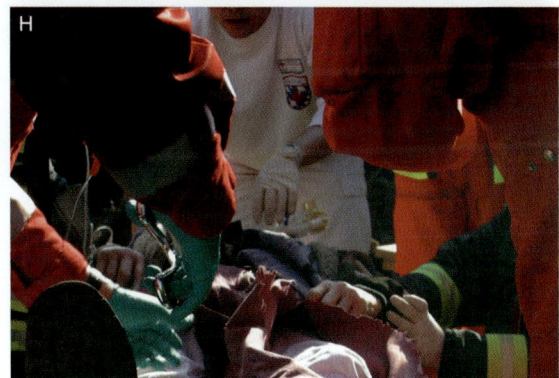

Abb. 15.48 Eingeklemmte Person durch umgestürzte Stahlträger

A + B: Untere Extremitäten frakturiert, Stahlträger liegt auf Becken und Oberschenkel. Der Oberkörper wird gegen ein Stahlgeländer gedrückt. Der Kopf kann nicht rekliniert werden.

C: Nachdem das Geländer im Rücken des Patienten abgeflext wurde, kann der Patient intubiert und beatmet werden.

D + E: Anschließend werden die Stahlträger entfernt.

F + G: Unter Sicherung des Intubationstubus wird der Patient mit der Schaufeltrage befreit und auf die Trage umgelagert.

H: Vollständige Entkleidung und Untersuchung des Patienten nach Rettung aus der Einklemmung. [M235]

Die polytraumatisierten Patienten sind in der Regel durch große Blutverluste (z.B. Organverletzung in Körperhöhle) vital gefährdet. Die Folge des Blutverlustes ist der hämorrhagische Schock, dessen Ausmaß proportional zur Schwere der Einzelverletzungen zunimmt.

Die erste Säule zielgerichteter kausaler Therapie besteht in der **Blutstillung** (soweit möglich) durch Abdrücken großer Gefäße, der Anlage von Kompressionsverbänden und entsprechender Hochlagerung der betroffenen Extremitäten sowie durch Anwendung der Schocklage. Anschließend folgt sofort eine adäquate **Volumentherapie**. Da Blutdruckabfälle einerseits in der Regel erst nach Verlust eines Drittels des Blutvolumens auftreten, andererseits ein Blutverlust von 20% bereits zu einem Verlust des Herzzeitvolumens von 40% führt, muss die therapeutische Konsequenz lauten:

MERKE

Die Volumentherapie orientiert sich nicht am Schockindex, sondern an den zu erwartenden Blutverlusten.

Die Orientierung am Schockindex (Pulszahl: $RR_{syst.} \geq 1$) hieße also, zu spät zu therapieren.

Die zweite Säule der Therapie dient der **Sicherstellung der Atmung**. Sie umfasst in erster Linie Freimachen und Freihalten der Atemwege. Anschließend stellt sich bei polytraumatisierten Patienten leider immer noch die Frage, ob man beatmet oder nicht. Sie muss eindeutig in Richtung auf eine frühzeitige prophylaktische Beatmung beantwortet werden. Die in der Pathophysiologie des Schocks (➤ Kap. 9.5) beschriebene Gewebehypoxie bei noch bestehender, aber physiologisch nicht ausreichender Atmung bedingt die Frühintubation und Beatmung. Die Letalität polytraumatisierter Verletzter ohne Beatmung liegt bei knapp 50%, mit Beatmung bei nur 20%. Dies bedeutet, dass sich die Indikation zur Beatmung nicht allein am Ist-Zustand der Atemfunktion zu orientieren hat (z.B. Patient im Schock, aber noch in der Lage zu atmen), sondern am Sollzustand (ausreichende Gewebeoxygenierung unter Beatmung).

Phase 2

Nachdem die Vitalfunktionen Atmung und Kreislauf stabilisiert worden sind, erfolgen die Beurteilung der Bewusstseinslage und die weitere Versorgung der Verletzungen. Die **Beurteilung der Bewusstseinslage** ist in die zweite Phase einzuordnen, denn bei einem polytraumatisierten Patienten mit SHT-Beteiligung führt ihre Beurteilung konsequenterweise erst dann zu therapeutischen Maßnahmen, wenn Atmung und Kreislauf stabil sind. Sind die Vitalfunktionen Atmung und Kreislauf nicht zu stabilisieren, so spielt die sonst alles entscheidende Bewusstseinslage keine Rolle mehr. Eng verbunden mit der Beurteilung der Bewusstseinslage ist die Einschätzung einer **Schädel-Hirn-Verletzung**. Blutungen im Bereich des Gesichts- und Hirnschädels werden häufig unterschätzt. Sie müssen durch straff sitzende Druckverbände gestillt werden. Bei offenen Schädelverletzungen mit Austritt von Hirnsubstanz sind Druckverbände dagegen kontraindiziert. Durch die meisten Unfallmechanismen ist bei einem polytraumatisierten Patienten bis zum Beweis des Gegenteils immer von einer Beteiligung der Halswirbelsäule auszugehen. Konsequenterweise muss daher grundsätzlich eine Immobilisierung der HWS erfolgen (z.B. Stifneck®, ➤ Abb. 15.29).

Verletzungen des Thorax werden, wenn nicht bereits erfolgt, bei bestehender Ateminsuffizienz durch Intubation und Beatmung, ggf. durch Anlage einer Thoraxdrainage, therapiert. Dabei sollte immer an eine begleitende Verletzung des Herzens (z.B. Contusio cordis) gedacht werden, denn bei einem Großteil der polytraumatisierten Patienten lassen sich frühzeitig im EKG Herzrhythmusstörungen nachweisen. Bei der Versorgung des polytraumatisierten Patienten muss somit nicht nur auf die klar vor Augen liegenden Befunde geachtet, sondern auch an mögliche Verletzungen, die der Unfallmechanismus nahe legt, gedacht werden. Dies gilt im besonderen Maße für Verletzungen der Wirbelsäule. Grundsätzlich ist daher jeder polytraumatisierte Patient auf einer Vakuummatratze zu immobilisieren.

Phase 3

Eine zeitaufwendige Versorgung von Bagatelltraumen an der Unfallstelle ist zugunsten eines zügigen Transports in eine geeignete Klinik zu unterlassen. Dies bedeutet nicht das Propagieren von „scoop and run", wohl aber die Unterlassung einer Komplettversorgung auch der kleinsten Verletzungen noch am Notfallort (➤ Abb. 15.49). Dies würde Bagatelltraumen auf die Versorgungsstufe mit lebensbedrohlichen Verletzungen stellen. Bei gleichzeitig bestehenden vitalbedrohlichen Verletzungen ist daher dem zügigen Transport des Patienten gegenüber weiteren Versorgungen nicht lebensbedrohlicher Verletzungen der Vorrang zu geben. Dabei hat die **frühzeitige Organisation des Patiententransports** unter Beachtung der spezifischen Gegebenheiten im Rettungsdienstbereich, der zur Verfügung stehenden Kliniken, der Tageszeit, der Witterung und der Transportdringlichkeit zu erfolgen. So muss z.B. ein Patient mit einem in die Körperhöhle blutenden Organ umgehend in die nächstgelegene Klinik zur operativen Ver-

Polytrauma*

*Symptome
Kaltschweißigkeit, Unruhe, Angst, Dyspnoe, starke Schmerzen, Tachykardie, Hypotonie, evtl. Schocksymptomatik, evtl. Bewusstseinstörung bis Bewusstlosigkeit

Basismaßnahmen**

**Basismaßnahmen
Lagerung: ansprechbare Patienten je nach Befund
O_2-Gabe 6–12 l/Min., Notarzt-Ruf, Wärmeerhaltung, Monitoring, i.v. Zugang, Laborblut
Bei jeder HWS-, SHT-Beteiligung oder einem primär bewusstlosen Polytrauma Stifnek anlegen!

3 großlumige venöse Zugänge (z.B. 16 G)

Schock-symptomatik?

nein ——— ja

1 l kristalloide Lösung zügig infundieren

kristalloide Lösung als Druckinfusion 20–40 ml/kg i.v. innerhalb von 10–20 Min.

kolloidale Lösungen:
– HyperHAES® 250 ml und/ oder
– HAES® 6% i.v.

Untersuchung von Kopf bis Fuß

Hubschrauber alarmieren?

enlastungs-bedürftiges Thorax-trauma?

Thoraxdrainage
2. ICR medioclavikular nach Monaldi oder Bülau-Drainage 4. (-5.) ICR vordere Axilarlinie. Cave: nicht unterhalb der Mamillenebene.

nein

Rettung und Lagerung mittels Schaufeltrage oder Spineboard. Möglichst achsengerechte Ausrichtung des Patienten

Strebe normotensive Werte an.

ja

SHT II–IVᵉ

nein

Play and go!
Weitere Versorgung nach Zustand des Patienten
Ziel muss eine Prähospitalzeit < 1h sein

Frühzeitige Intubation und Beatmung:
– Ketamin S 0,5–1 mg/kg (z.B. Ketanest S®) oder Etomidat 0,15–0,3 mg/kg i.v. (z.B. Etomidat lipuro®)
– Midazolam 2–5 mg i.v. (z.B. Dormicum®)
– Fentanyl 0,1–0,2 mg (bei Einleitung mit Etomidat)
– Suxamethonium 1 mg/kg i.v. (z.B. Lysthenon®)

Transport

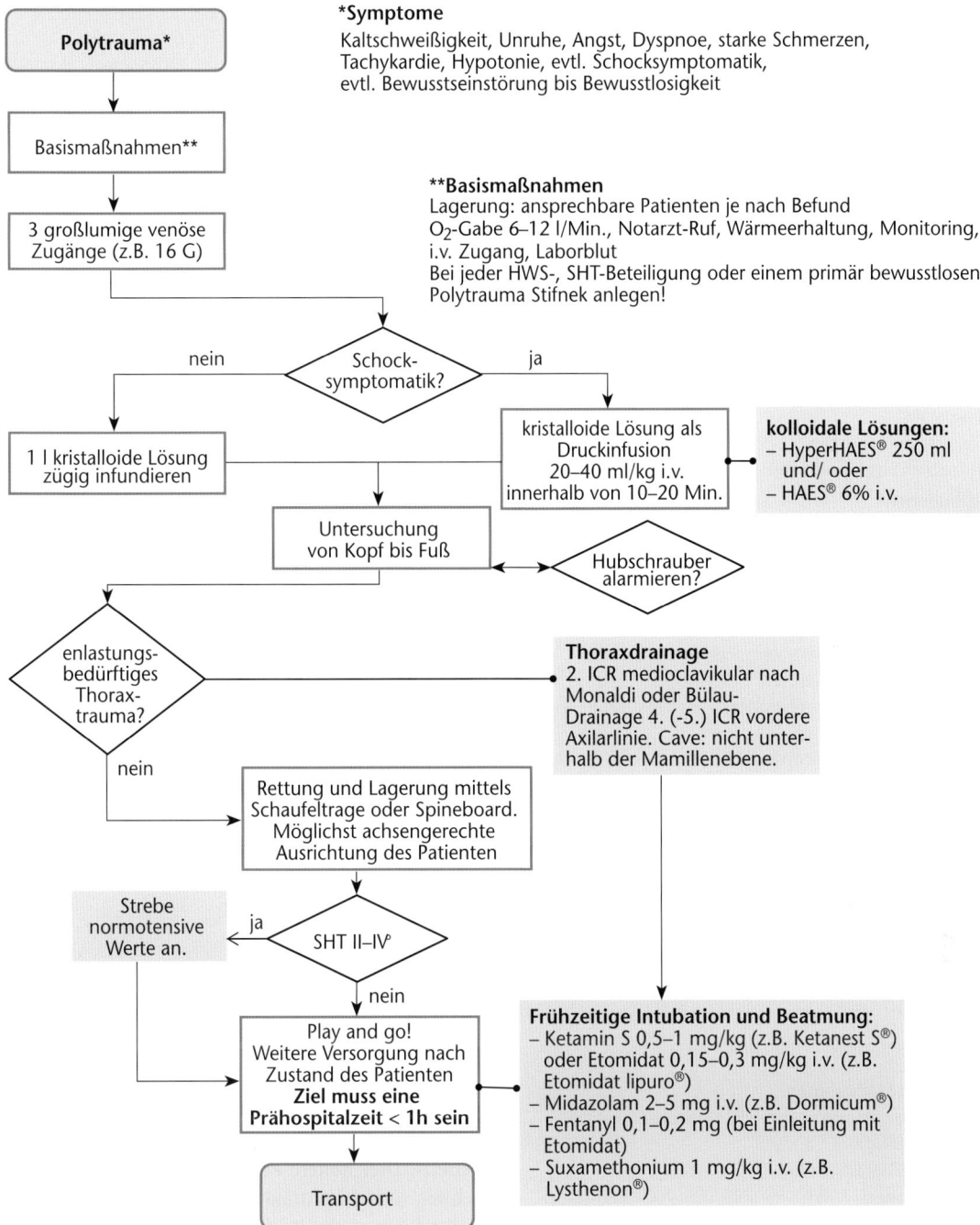

Abb. 15.49 Algorithmus „Polytrauma" (modifiziert nach O. Peters, K. Runggaldier: Algorithmen für den Rettungsdienst, 3. Aufl., Elsevier GmbH, Urban & Fischer, 2006) [R134-3]

sorgung transportiert werden. Eine Amputationsverletzung oder Wirbelsäulenverletzung bedarf jedoch aufgrund der verlängerten Vorlaufzeit der frühzeitigen Bestellung eines luftgestützten Rettungsmittels zum Transport in die nächstgeeignete Klinik.

SCHLAGWORT

Polytrauma

Ursachen
- Einwirkung starker Gewalt auf den Körper mit lebensgefährlicher Verletzung verschiedener Körperregionen z.B. durch:
  - Verkehrsunfall (Einklemmungstrauma)
  - Betriebsunfall
  - Sturz aus großer Höhe

Symptome
Die Symptome sind abhängig vom individuellen Verletzungsmuster und Verletzungsumfang der betroffenen Körperregionen. Die häufigsten Symptome sind:
- Schock (Tachykardie, Hypotonie)
- starke Schmerzen
- Bewusstseinsstörungen bis Bewusstlosigkeit
- Dyspnoe
- Zeichen von Frakturen
- Anzeichen einer Thorax- oder Abdominalverletzung

Maßnahmen

Monitoring
- RR, Puls, EKG, SaO$_2$

Basismaßnahmen und Lagerung
- Freimachen und Freihalten der Atemwege
- ausreichende Oxygenierung sicherstellen, z.B. initial O$_2$-Gabe über Maske oder Nasensonde 6–12 Liter/Min.
- starke Blutungen stillen
- offene Wunden nur steril abdecken, Fremdkörper in Wunde belassen
- Immobilisation der Halswirbelsäule mit Stifneck® und zusätzliche Wirbelsäulenimmobilisation (Vakuummatratze, Spineboard®)
- bewusstseinsklarer Patient: Lagerung je nach Befund (siehe einzelne Krankheitsbilder), z.B. Schocklage
- bewusstloser Patient: Lagerung je nach Befund (siehe einzelne Krankheitsbilder)
- Schockhose (MAST® oder TESS®)
- Schienung von Frakturen unter achsengerechtem Längszug
- Umlagerung und Transport unter Immobilisation der Wirbelsäule
- Wärmeerhalt

Erweiterte Maßnahmen
- mindestens drei i.v. Zugänge und Laborblutentnahme
- Volumentherapie
- Frühintubation und Beatmung (Narkose)
- evtl. umgehende Entlastung Spannungspneumothorax (Thoraxdrainage)
- keine zeitaufwendige Versorgung von Bagatelltraumen an der Einsatzstelle
- frühzeitige Organisation des Patiententransportes in eine geeignete Klinik

Medikamente und Dosierungsempfehlungen
- Analgesie: 0,1 mg Fentanyl® i.v.
- Sedierung: Dormicum® 2–5 mg i.v.
- Idealerweise bietet sich zur Analgesie und gleichzeitigen Vasokonstriktion Ketamin an (z.B. 0,5–1 mg/kg KG Ketanest® langsam i.v. in Kombination mit 2–5 mg Dormicum®).
- cave: keine Monoanästhesie (d.h. nur Ketanest® ohne Dormicum®)
- frühzeitige Narkoseeinleitung und Intubation mit Hypnomidate® (kein Trapanal® wg. RR-Abfall) und Fentanyl®/Dormicum®
- Volumentherapie im hämorrhagischen Schock: kristalloide Infusionen (z.B. Vollelektrolytlösung) 500–1.500 ml i.v. und kolloidale Infusionen (z.B. HAES-steril 6%) 500–1.500 ml i.v.
- „Small Volume Resucitation", z.B. HyperHAES®

Fallbeispiel

Notfallmeldung

Durch Mitteilung der Polizei erhält die Rettungsleitstelle Meldung über einen Verkehrsunfall. Zwei Personenkraftwagen seien frontal in einer Kurve zusammengestoßen. Mehrere Personen seien verletzt. Ob Personen eingeklemmt sind, ist nicht bekannt. Die Rettungsleitstelle entsendet zwei Rettungswagen und ein Notarzteinsatzfahrzeug zum Unfallort. Die Rückmeldung des ersteintreffenden RTW lautet: „Ca. 5–6 Personen verletzt, mindestens drei schwer, ein Patient unter Reanimation, zwei weitere noch eingeklemmt."

Die Rettungsleitstelle alarmiert drei weitere Rettungswagen, ein weiteres Notarzteinsatzfahrzeug, einen Rettungshubschrauber, einen Krankenwagen und den Einsatzleiter Rettungsdienst nach. Die Leitstelle der Feuerwehr wird informiert. Diese alarmiert einen Löschzug zur technischen Hilfeleistung.

Befund am Notfallort

Die Besatzung des zuerst eintreffenden Rettungswagens reanimiert vor einem der verunfallten Pkw eine Patientin auf der Straße. In dem Fahrzeug befinden sich noch zwei eingeklemmte Patienten. Einer dieser Patienten ist offensichtlich polytraumatisiert, der andere nur leicht verletzt. Drei weitere Personen sind leicht- bis mittelschwer (Nasenbeinfraktur, Prellungen, Atemnot etc.) verletzt, sitzen abseits der Unfallstelle am Straßenrand bzw. in einem Pkw und werden von Passanten betreut. Durch die nach und nach eintreffenden Rettungskräfte werden alle Patienten versorgt. Der zuerst eintreffende Notarzt lässt die Besatzung des Rettungswagens die unmittelbar vorher begonnene Reanimation fortführen und versorgt mit dem Fahrer des NEF den eingeklemmten, polytraumatisierten Patienten im Fahrzeug.

Der Patient ist wach, ansprechbar und klagt über starke Schmerzen im Brust- und Beckenbereich. Die Beine sind im Fußraum und Armaturenbereich eingeklemmt. Eine kurze Untersuchung ergibt Weichteilverletzungen im Gesicht. Druckschmerzen werden im Thoraxbereich rechts (Atembeschwerden) und im dorsalen Hüftbereich angegeben. Das linke Knie ist stark blutverschmiert und schmerzempfindlich, der rechte Unterschenkel ist geschlossen frakturiert. Das Abdomen ist weich. Der Patient ist kreislauflabil (RR 80 systolisch, HF 140).

Leitsymptom

Schmerzen, Blutung im Gesicht, Frakturen.

Verdachtsdiagnose

Thoraxtrauma, Beckenverletzung und Volumenmangelschock. Polytrauma.

Erstmaßnahmen

Der Patient erhält über eine Nasensonde Sauerstoff. Der Notarzt legt vier venöse (G 18–G 14) Venenzugänge in beide Arme des Patienten. Nach Abnahme von Patientenblut werden insgesamt 2.000 ml Vollelektrolytlösung als Infusion angeschlossen. Nachdem die Feuerwehr mit hydraulischem Rettungsgerät freien Raum (Entfernung des Daches) in dem Pkw geschaffen hat, steigt der Notarzt ein und der Patient wird noch im Pkw nach Gabe von 20 mg Hypnomidate und 0,3 mg Fentanyl orotracheal intubiert und beatmet (Tubus ID 8,5). Anschließend wird er durch die Feuerwehr befreit und auf die vorbereitete Vakuummatratze gelegt. Im Rettungswagen wird er weiter versorgt und stabilisiert. Eine Bülau-Drainage wird rechtsthorakal angelegt, da hier offensichtlich Frakturen vorliegen und das Atemgeräusch stark abgeschwächt ist. In der Folge wird der Patient der Besatzung des Rettungshubschraubers anvertraut und ins Klinikum geflogen.

Klinik

In der Notaufnahme wird bei dem kreislaufstabilen Patienten eine Sonographie des Abdomens durchgeführt, die keinen Anhalt für freie Flüssigkeit ergibt. Die Röntgendiagnostik zeigt eine Rippenserienfraktur 4 bis 8 rechts mit Hämatothorax, eine bimalleoläre Fraktur des oberen Sprunggelenkes links mit Dislokation, eine perforierende Knieverletzung mit Knorpeldefekt links und eine Acetabulumfraktur links. Nach der Versorgung der Weichteilverletzungen im Gesicht werden die Frakturen noch am Unfalltag osteosynthetisch versorgt. Bei Aufnahme auf der Intensivstation ist der Patient weiter kreislaufstabil. Postoperativ treten keine wesentlichen Probleme auf, so dass der Patient am dritten postoperativen Tag extubiert werden kann.

Diagnose

Rippenserienfraktur 4 bis 8 rechts mit Hämatothorax, bimalleoläre OSG-Fraktur links, perforierende Knieverletzung links, Acetabulumfraktur links, Weichteilverletzungen im Gesicht.

Wiederholungsfragen

1. Was ist der Unterschied zwischen einer direkten und einer indirekten Hirnschädigung (➤ Kap. 15.1.1)?
2. Was ist ein Hirnödem (➤ Kap. 15.1.1)?
3. Erklären Sie den Unterschied zwischen Pneumothorax und Spannungspneumothorax (➤ Kap. 15.3.2).
4. Was ist bei einer Verletzung der Bauchorgane zu erwarten (➤ Kap. 15.4)?
5. Welches ist der am häufigsten übersehene Knochenbruch (➤ Kap. 15.5)?
6. Wie wird die geschlossene Fraktur einer Extremität versorgt (➤ Kap. 15.6.1)?
7. Was steht im Vordergrund der Versorgung einer Amputationsverletzung (➤ Kap. 15.7)?
8. Erklären Sie das Polytrauma-Management (➤ Kap. 15.8).
9. Woran orientiert sich die Volumentherapie (➤ Kap. 15.8)?

Lernzielübersicht

16 Fachübergreifende Notfälle

- Die Stärke des Schmerzes ist nicht gleichbedeutend mit dem Ausmaß der Bedrohung für Gesundheit und Leben des Patienten.
- Neben der Intensität des Schmerzes sind Schmerzqualität, Schmerzdauer und Änderung der Schmerzstärke wichtige Informationen bei der Suche nach der Schmerzquelle.
- Man unterscheidet den somatischen Schmerz vom viszeralen Schmerz.
- Somatische Schmerzen lassen sich in der Regel gut lokalisieren. Sie werden durch Schädigungen von z.B. Knochen, Muskeln, Nerven, Haut verursacht.
- Viszerale Schmerzen werden durch Schädigung von Hohlorganen verursacht. Sie sind eher diffus und zeigen eine Schmerzausstrahlung.

- Bei Thoraxschmerz wird der Patient in Oberkörperhochlagerung gelagert und eine Analgesie durchgeführt.
- Das akute Abdomen ist keine eigenständige Erkrankung, sondern ein Sammelbegriff verschiedener akuter Erkrankungen der Bauchhöhle.
- Im Bauchraum treten am häufigsten viszerale Schmerzen auf (von den Hohlorganen Magen und Gallenblase).
- Durch Druckerhöhung in Hohlorganen entstehen krampfartige, wellenförmige Schmerzen (Kolik).
- Bei abdominalen Schmerzen erfolgt in der Regel die Lagerung in einer leichten Oberkörperhochlagerung (Aspirationsschutz) mit Anziehen der Beine (Knierolle).
- Volumenmangel beim akuten Abdomen wird mit Volumengabe therapiert.

16.1 Differentialdiagnostik des Thoraxnotfalls

Akute Notfälle, die eine Erkrankung im Bereich der Organe des Brustkorbs vermuten lassen, nehmen einen großen Platz in der täglichen Rettungsdienstarbeit ein. Dabei kann sich hinter relativ wenigen Symptomen eine große Anzahl an Erkrankungen verbergen. Der Ursprung dieser Krankheiten ist nicht unbedingt immer im Bereich der großen Organe des Thorax (Herz, Lunge, Gefäße) zu suchen, auch wenn die Symptome auf den Bereich des Brustkorbs projiziert werden.

16.1.1 Der akute Thoraxschmerz

Das für alle Beteiligten alarmierendste und auffälligste Merkmal einer akuten Erkrankung innerer Organe ist der **Schmerz**. Er ist nicht nur für den Patienten und den Laien, sondern meist auch für den zu Hilfe gerufenen Rettungsdienst das am frühesten wahrgenommene und beeindruckende Symptom. Schmerzen bedeuten für den Patienten aber auch Stress (nicht nur im Sinne eines psychischen Stresses). Durch Schmerzen und Schmerzreaktionen werden Botenstoffe (Mediatoren) im Körper freigesetzt, die in einigen Fällen die Situation des Patienten noch verschlimmern können. Die Schmerzwahrnehmung und Schmerzverarbeitung kann von Patient zu Patient sehr unterschiedlich sein. Oftmals kann es für einzelne Patienten schwierig sein, die Stärke und damit

die Bedrohlichkeit des Schmerzes den Helfern entsprechend mitzuteilen. Die Stärke des Schmerzes, wie sie dem Helfer mitgeteilt werden kann, ist nicht unbedingt gleichbedeutend mit dem Ausmaß der Bedrohung für Gesundheit und Leben des Patienten. Ein Patient, der seine Schmerzen herunterspielt, kann trotzdem lebensbedrohlich erkrankt sein. Schmerzwahrnehmung und Schmerzverarbeitung können stark durch psychische Faktoren beeinflusst werden. Angst kann z.B. die Schmerzempfindung verstärken, während Ablenkung und Zuwendung ggf. die Bedrohlichkeit des Schmerzes für den Patienten mindern. Neben der **Stärke** des Schmerzes sind auch die **Schmerzqualität** (z.B. stechende Schmerzen), die **Dauer** des Schmerzes sowie die **Änderung der Schmerzstärke** wichtige Informationen. Hierdurch lassen sich in vielen Fällen Rückschlüsse über den Entstehungsort des Schmerzes und die Art der Schädigung ziehen. Nicht immer – und dies gilt gerade für den Thoraxschmerz – ist der Entstehungsort des Schmerzes gleichzusetzen mit dem Ort, an dem der Schmerz empfunden wird. Der akute Thoraxschmerz ist nicht unbedingt durch Erkrankungen der Thoraxorgane verursacht. Es gibt auch den umgekehrten Fall, dass z.B. der durch einen Herzinfarkt verursachte Schmerz aufgrund seiner Lokalisation zunächst nicht an eine Schädigung des Herzens denken lässt.

Wir unterscheiden zwischen dem somatischen und dem viszeralen Schmerz. Der **somatische Schmerz** wird durch die Schädigung von Knochen, Muskeln, Nerven, Haut, des Rückenmarks sowie der äußeren Anteile von Pleura, Peritoneum und Perikard verursacht. Somatische Schmerzen lassen sich in der Regel gut lokalisieren. **Viszerale Schmerzen** werden durch Schädigung von Hohlorganen (z.B. Herz, Magen, Gallenblase) verursacht. Sie sind eher diffus, zeigen eine Ausstrahlung des Schmerzes und sind häufig von anderen Symptomen (z.B. Übelkeit) begleitet.

Natürlich muss, so aufschlussreich die Information durch den Schmerz in Bezug auf die Diagnosestellung sein kann, eine angemessene Schmerzbekämpfung stattfinden. Dies kann durch die schnelle Beseitigung der Ursache des Schmerzes geschehen (z.B. Lysetherapie beim Myokardinfarkt). Ist dies nicht möglich, so muss der Patient in angemessener Weise mit Analgetika versorgt werden.

16.1.2 Krankheitsbilder mit Thoraxschmerz

Bezüglich weiterer Symptome und der notfallmäßig zu treffenden Maßnahmen wird auf die speziellen Kapitel verwiesen, in denen die Thematik jeweils ausführlich erläutert wird.

Angina pectoris

Die Beschwerden bei Angina pectoris (➤ Kap. 14.3.1) treten typischerweise während oder nach körperlicher Belastung auf. Aber auch Stress, ein voller Magen oder Kälte können anfallsauslösend sein. Der Angina-pectoris-Schmerz hält meist nur wenige Minuten an und bessert sich deutlich auf die Therapie mit Nitro-Präparaten. Typischerweise handelt es sich um einen **Dauerschmerz**, bei dem der Patient ein Druck- oder Engegefühl im Bereich über dem Herzen hat (Angina, lat. = Enge). Die Schmerzen können in den linken Arm, in den Hals oder den Unterkiefer ziehen. Die Symptome können jedoch außerordentlich variabel sein. So gibt es Patienten, die beim Angina-pectoris-Anfall lediglich Schmerzen im linken Oberarm haben. Seltener ist eine Ausstrahlung des Schmerzes in den rechten Arm oder Oberbauch.

Myokardinfarkt

Die Lokalisation und die Ausstrahlung des Schmerzes beim Myokardinfarkt (➤ Kap. 14.3.1) entsprechen der Angina pectoris. Allerdings verschwinden die Schmerzen nicht wieder nach kurzer Zeit. Im Allgemeinen kommt es zu keiner Besserung der Symptome auf Nitro-Präparate. Die Stärke der Schmerzen ist außerordentlich variabel. Abgesehen vom stummen Herzinfarkt (häufig bei Diabetikern), der keine Schmerzen verursacht und meist nachträglich bei Routine-EKG-Untersuchungen entdeckt wird, zeigt sich bezüglich der Schmerzen die ganze Bandbreite von **leichten Beschwerden** bis zum **vernichtenden Schmerz**.

Thorakales Aortenaneurysma

Bei der Ruptur eines thorakalen Aortenaneurysmas (➤ Kap. 14.4.5) oder der Aortendissektion ist das Leitsymptom der plötzlich auftretende **retrosternale Schmerz** mit Ausstrahlung zwischen die Schulterblätter. Die präklinische Unterscheidung zum Myokardinfarkt ist kaum möglich. Ein Schock kann sich innerhalb kürzester Zeit entwickeln, der jedoch nicht kardial, sondern volumenbedingt ist.

Perikarditis

Die Ursachen einer Perikarditis (➤ Kap. 14.1.2) sind vielfältig. Sie kann nach einem Myokardinfarkt oder bei niereninsuffizienten Patienten (Urämie) auftreten. Meist ist nicht ausschließlich der Herzbeutel betroffen, sondern auch die darunter liegenden Herzmuskelschichten (Perimyokarditis). Es treten stechende **retrosternale Schmerzen** auf, die atemabhängig sein können und sich oft im Liegen verstärken.

Lungenembolie

Der Schmerz bei der Lungenembolie (➤ Kap. 14.4.4) ist abhängig von der Größe des verlegten Gefäßes. Es handelt sich um einen **plötzlich einsetzenden Schmerz**, der häufig bei der Einatmung stärker ist als bei der Ausatmung (inspiratorischer Schmerz). Der Schmerz kann eine gesamte Thoraxhälfte betreffen (bevorzugt rechts) oder nur auf den präkordialen Bereich oder den Oberbauch beschränkt sein.

Spontanpneumothorax

Neben dem durch Trauma bedingten Pneumothorax (➤ Kap. 15.3.2) kann es ohne erkennbares Trauma zu einem spontanen Kollaps der Lunge kommen. Beim idiopathischen Spontanpneumothorax sind häufig junge Leute ohne bekannte Vorerkrankungen betroffen. Ursache ist wahrscheinlich das Platzen kleiner, in der

16

Nähe des Lungenfells gelegener Zysten oder Emphysemblasen. Dem symptomatischen Spontanpneumothorax liegen Erkrankungen der Lunge, z.B. Lungenemphysem, Tuberkulose oder Tumoren, zugrunde. Beim Spontanpneumothorax tritt ein **akut stechender** oder **ziehender Schmerz** mit Atemnot und Hustenreiz auf. Bei eintretenden Zeichen eines Spannungs- oder Ventilpneumothorax, bei dem die Luft aus dem Pleuraspalt nicht mehr entweichen kann, ist die Anlage einer Thoraxdrainage als lebensrettende Maßnahme notwendig.

Pneumonie

Eine Lungenentzündung (➤ Kap. 14.2.1) äußert sich nur durch Schmerzen, wenn benachbarte Strukturen, z.B. Lungenfell oder Zwerchfell, durch das entzündliche Geschehen in Mitleidenschaft gezogen werden. Andere Symptome (z.B. hohes Fieber, Schüttelfrost, Atemnot) stehen aber auf jeden Fall im Vordergrund. Ist das Lungenfell mitbetroffen (Begleitpleuritis), so können sich die Schmerzen als **Seitenstechen** zeigen, bei Zwerchfellbeteiligung kann es zu **Oberbauchschmerzen** kommen. Die Verbesserung der Atmung durch Sauerstoffgabe, Oberkörperhochlagerung und Schmerzbekämpfung bestimmen die präklinischen Maßnahmen. Die kausale Therapie (Antibiose) ist in leichten Verläufen der hausärztlichen Versorgung, in schweren Fällen der Klinik vorbehalten.

Herpes zoster

Diese Viruserkrankung geht einher mit ziehenden, gürtelförmigen Schmerzen, die sich im Gebiet der Thorakalnerven ausbreiten. Gleichzeitig ist im Schmerzgebiet ein bläschenförmiger Ausschlag zu sehen (➤ Abb. 16.1). Während die Erkrankung bei Jugendlichen meist vollständig ausheilt, können bei älteren Patienten hartnäckige brennende Neuralgien (Nervenschmerzen) bestehen bleiben. Im akuten Schmerzanfall muss sich die Therapie an der Schmerzbekämpfung (z.B. 10 mg Morphium i.v. und 1 g Novalgin® i.v.) orientieren. Eine kausale Therapie mit Zovirax® bleibt der hausärztlichen oder klinischen Versorgung, je nach Schweregrad des Herpes zoster, vorbehalten.

Hiatushernie

Bei der Hiatushernie kann ein Teil des Magens zeitweise durch das Zwerchfell in den Thoraxraum gleiten. Dadurch kommt es neben Sodbrennen, Schmerz und

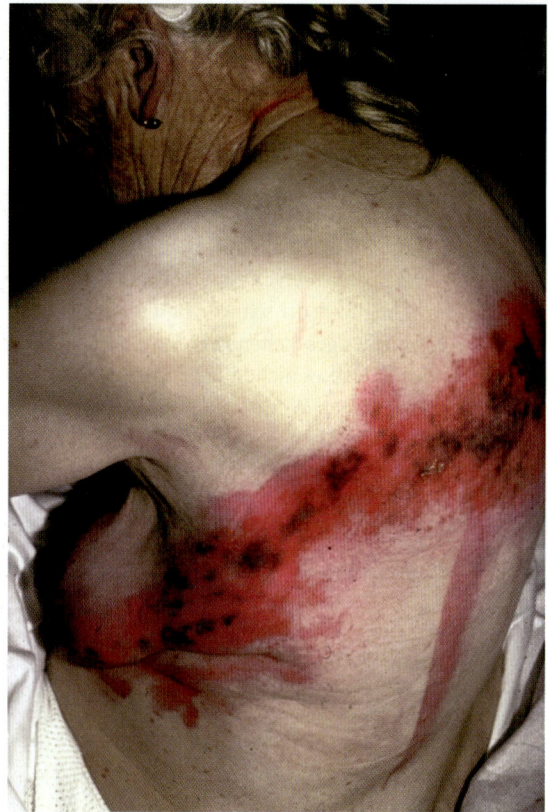

Abb. 16.1 Patientin mit ausgeprägtem Herpes zoster am linken Brustkorb. Typisch ist die scharfe Abgrenzung des Entzündungsbereiches, der dem Verlauf eines Thorakalnervs entspricht. [T195]

Druckgefühl im Oberbauch bei großen Hernien auch zu **stenokardieähnlichen Beschwerden** (retrosternaler Druck und Schmerz). Die Symptome sind häufig lageabhängig und werden durch die Aufnahme von Nahrung beeinflusst. Übelkeit und Erbrechen lassen sich durch Oberkörperhochlagerung (Basismaßnahme) meist schon vermeiden. Eine symptomatische, medikamentöse Therapie zielt auf die Bekämpfung von Schmerzen und Übelkeit (z.B. 1–2 g Novalgin® i.v. und 10 mg Paspertin® i.v.).

Ösophagitis

Entzündungen der Speiseröhre kommen vor bei unzureichendem Verschluss der Speiseröhre gegenüber dem Magen (Refluxkrankheit), was sich als **Sodbrennen** äußert. Weiterhin kann es zu Entzündungen der Speiseröhre nach Strahlentherapie oder durch Pilzwachstum bei Abwehrschwäche (Immunsuppression) kommen. Die Schmerzsymptomatik zeigt, ähnlich wie bei der Hiatushernie, **retrosternale, brennende Schmerzen** sowie Schmerzen in der Mitte des Oberbauchs (**epigastrischer Schmerz**). Schmerzen lassen sich durch Oberkörperhochlagerung (Basismaßnahme) meist schon vermeiden. Eine symptomatische, medikamentöse Therapie zielt auf die Bekämpfung von Schmerzen und Übelkeit (z.B. 1–2 g Novalgin® i.v. und 10 mg Paspertin® i.v.).

Pankreatitis

Eine Entzündung der Bauchspeicheldrüse (Pankreas) kann als Begleiterscheinung (➤ Kap. 16.6) bei Mangelernährung, Medikamenten- sowie chronischem Alkoholmissbrauch auftreten. Leitsymptom der akuten Pankreatitis sind heftige **Schmerzen in der Tiefe des Oberbauchs**, die sich in Richtung des Rückens ausbreiten können. Hinzu kommen Übelkeit und Brechreiz. In schweren Fällen kann sich hochakut ein Schock mit allen Folgen entwickeln. Die Abgrenzung zu akuten Herzerkrankungen kann in Einzelfällen Probleme bereiten, da im EKG gelegentlich infarkttypische Veränderungen auftreten. Dann ist die endgültige Abklärung nur durch eine Blutuntersuchung in der Klinik möglich. Die Basismaßnahmen orientieren sich an den Symptomen.

MERKE

Bei Thoraxschmerz erfolgt eine Oberkörperhochlagerung, bei Bauchschmerzen Flachlagerung mit Entlastung des Abdomens durch Anziehen der Beine.

Die erweiterten Maßnahmen zielen nach Anlage eines venösen Zugangs auf die Bekämpfung von Schmerz (z.B. 7,5 mg Dipidolor® i.v.) und Flüssigkeitsverlust (z.B. initial 1.000 ml Vollelektrolytlösung i.v.).

Gallenkolik

Eine Gallenkolik (➤ Kap. 16.3.4), die durch Verschluss der abführenden Gallenwege (z.B. durch einen Stein bei Gallensteinleiden) ausgelöst wird, äußert sich durch **krampfartige** unerträgliche **Schmerzen im rechten Oberbauch**, die in den Rücken, die Magengegend (Epigastrium) und die rechte Schulter ausstrahlen können. Auslöser sind häufig fettreiche Mahlzeiten, die allerdings von Patienten mit Gallenwegsproblemen meist wegen Unverträglichkeit gemieden werden. Im akuten Schmerzanfall muss sich die Therapie an der Schmerzbekämpfung orientieren (z.B. 2 g Novalgin® i.v. und 40 mg Buscopan® i.v.).

ACHTUNG

Keine Gabe von Morphium wegen Spasmen des Ductus choledochus und der Papilla Vateri.

16.2 Differentialdiagnostik des akuten Abdomens

Der Begriff des akuten Abdomens ist die Bezeichnung für einen Symptomenkomplex bestimmter Baucherkrankungen, die sich durch Schmerz und potenzielle Lebensbedrohlichkeit auszeichnen. Das akute Abdomen ist keine eigenständige Erkrankung, sondern ein Sammelbegriff verschiedener akuter Erkrankungen der Bauchhöhle (➤ Tab. 16.1).

Tab. 16.1 Akutes Abdomen: schematische Darstellung der Ursachen nach Lokalisation

Schmerzlokalisation	Erkrankungen
rechter Oberbauch	akute Cholezystitis
	Ulkuspenetration
	akute Appendizitis
	Nierenkolik
	Pleuraschmerz
	Lebererkrankungen
mittlerer Oberbauch	akute Ulkusperforation
	akute Pankreatitis
	akute Appendizitis
	Aneurysma dissecans
	koronare Herzerkrankung
linker Oberbauch	akute Pankreatitis
	Milz- oder Nierenerkrankung
	Ulkusperforation
	inkarzerierte Hernie
	Herzinfarkt
	linksseitige basale Pleuritis
	Hiatushernie
Nabel	epigastrische Hernie
	Nabelhernie
	mechanischer Ileus
	akute Enterokolitis
rechter Unterbauch	akute Appendizitis
	Lymphadenitis mesenterialis
	Meckel-Divertikulitis
	Enteritis regionalis (M. Crohn)
	Nieren-/Ureterenkonkrement
	rechtsseitige Adnexenerkrankung
	Extrauteringravidität
	akuter Harnverhalt
	akute Zystitis

16

Tab. 16.1 Akutes Abdomen: schematische Darstellung der Ursachen nach Lokalisation (Forts.)

Schmerzlokalisation	Erkrankungen
linker Unterbauch	Sigmadivertikulitis
	Sigmakarzinom
	linksseitige Adnexenerkrankung
	Extrauteringravidität
	akuter Harnverhalt
	Zystitis
diffuse Lokalisation intraabdominell	Ileus
	Gastroenteritis
	Mesenterialgefäßverschluss
	Aortenruptur
diffuse Lokalisation extraabdominell	Gallenkolik
	Intoxikation (Blei, Thallium, Arsen)

MERKE

Ein akutes Abdomen bedingt akutes Handeln.

16.2.1 Der akute Bauchschmerz

Bei der Beurteilung des akuten Bauchschmerzes ist die umfassende Charakterisierung der Schmerzsymptomatik notwendig. Befunderhebungen zu Schmerzbeginn und Schmerzdauer, Schmerzcharakter, -lokalisation und -ausstrahlung sind wichtig, um Rückschlüsse auf den Ursachenkomplex zu ziehen. Grundsätzlich werden sieben Ursachenkomplexe für die verschiedenen Abdominalerkrankungen unterschieden (➤ Abb. 16.2).

Ursachenkomplexe für akutes Abdomen

1. **Perforation:** generalisierte Bauchfellentzündung (Peritonitis) durch Perforation eines Hohlorgans
2. **Organentzündung:** lokale Bauchfellentzündung durch Entzündung eines Bauchorgans (z.B. Gallenblasenentzündung, Blinddarmentzündung)
3. **Darmverschluss (Ileus):** z.B. durch Tumor, Entzündung, Briden (Verwachsungsstränge) oder eingeklemmte Hernie
4. **Blutung im Bauchraum:** z.B. durch perforiertes Aortenaneurysma oder Bauchhöhlenschwangerschaft (Extrauteringravidität)
5. **intestinale Ischämie:** Durchblutungsstörung, z.B. durch Verschluss einer Mesenterialarterie, Torsion oder Torquierung eines Darmabschnitts

6. **extraabdominelle Erkrankungen:** z.B. durch in den Bauchraum ausstrahlende Schmerzen bei Herzinfarkt
7. **Erkrankungen der Nieren und Harnwege:** z.B. Nierenkoliken oder Harnleitersteine.

Schmerzbeginn und Schmerzdauer

Bauchschmerzen können plötzlich beginnen oder allmählich einsetzen. Außerdem treten sie häufig in Zeitbezug zur Nahrungsaufnahme auf: Oberbauchschmerzen bei der Nahrungsaufnahme oder direkt nach einer Mahlzeit weisen z.B. auf ein Magengeschwür hin. Treten die Oberbauchschmerzen hingegen als Nüchternschmerz auf und bessern sich möglicherweise nach der Nahrungsaufnahme, kann dies als Hinweis auf ein Zwölffingerdarmgeschwür gewertet werden. Typisch für das klinische Bild des akuten Abdomens sind drei verschiedene Schmerztypen unterschiedlicher Ursache:

• **Kolikschmerz:** Als kolikartige Schmerzen werden plötzlich auftretende, wellenförmige Leibschmerzen bezeichnet, die in ihrer Intensität nicht gleich sind, sondern sich langsam steigern, bevor sie nach einem Schmerzmaximum wieder abnehmen (➤ Abb. 16.3), um anschließend wiederzukehren. Häufig werden Koliken von vegetativen Symptomen wie Übelkeit, Erbrechen, Schweißausbruch und Kollaps begleitet. Kolikschmerzen entstehen infolge Kontraktionen der glatten Muskulatur eines Hohlorgans. Für die Kontraktion der glatten Muskulatur intraabdomineller Hohlorgane ist die Peristaltik (Muskelbewegungen des Magen-Darm-Trakts) verantwortlich. Treffen die peristaltischen Wellen auf ein Passagehindernis, kommt es mit Zug am Mesenterium zu einer Reizung der dort verlaufenden sensiblen Nerven. Koliken sind typisch für **Verschlüsse** im Darm (mechanischer Ile-

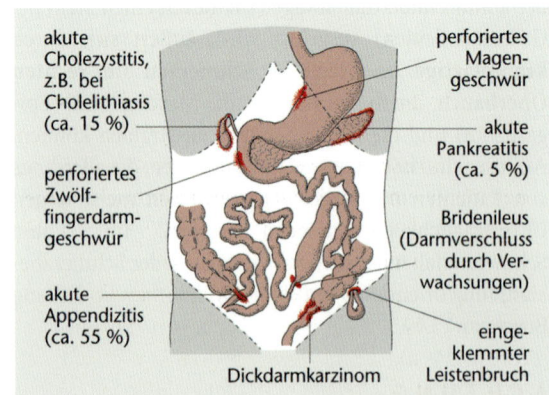

Abb. 16.2 Die häufigsten Ursachen des akuten Abdomens. Darstellung nach Lokalisation und Häufigkeit. [M100]

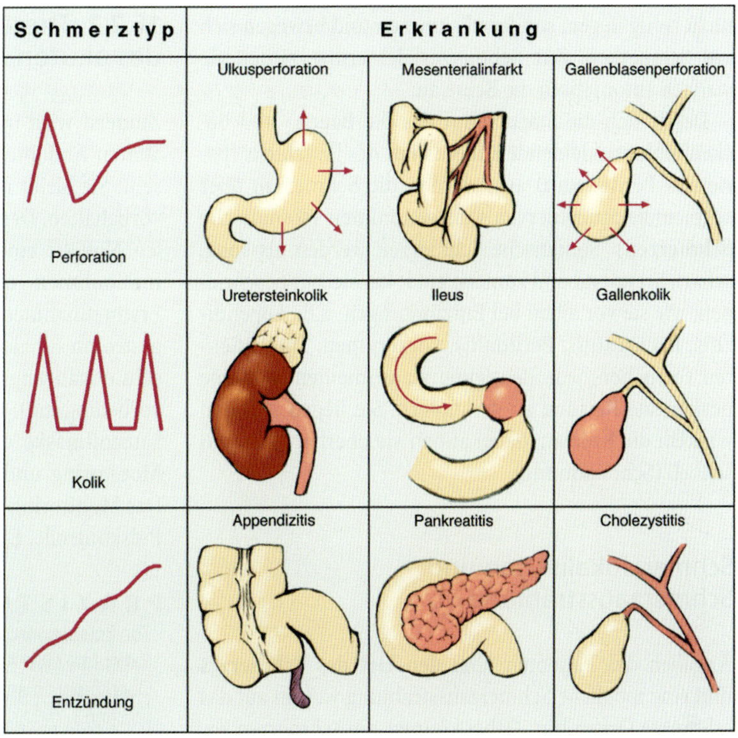

Abb. 16.3 Schmerztypen verschiedener akuter abdomineller Erkrankungen [L108]

us), in den Gallengängen (Gallenkolik) und in den Nieren mit ableitenden Harnwegen (Nieren- und Ureterkolik).

- **Entzündungsschmerz:** Entzündungsschmerzen sind in ihrer Intensität kontinuierlich ansteigende, krampfartige und gut lokalisierbare Dauerschmerzen, die durch die Erregung spezialisierter Schmerzrezeptoren (Nozizeptoren) zustande kommen und durch chemische Entzündungs- und Schmerzmediatoren, wie sie bei jeder Organentzündung freigesetzt werden, gesteigert werden können (> Abb. 16.3). Eine plötzliche Verstärkung der Schmerzen mit nachfolgend schmerzfreiem Intervall kann auf einen Organdurchbruch hinweisen. Entzündungsschmerzen treten unter anderem bei Gallenblasen- und Gallengangsentzündungen, Appendizitis, Bauchspeicheldrüsenentzündung und Magenschleimhautentzündung auf.
- **Perforationsschmerz:** Perforationsschmerzen beginnen mit einem akuten und heftigen Schmerzereignis (Zerreißungsschmerz, messerstichartig) an einem meist genau lokalisierbaren Punkt, bevor das Schmerzmaximum von einer plötzlichen Erleichterung abgelöst wird (> Abb. 16.3). Der maximale Schmerzpunkt kennzeichnet den Durchbruch der Organwand, was zu einem vorübergehenden Abklingen der Beschwerden führt. Nach einem kurzen schmerzfreien Intervall, in dem die entzündungsver-

mittelnden Stoffe das gesamte Bauchfell erfassen, treten mehr diffuse, wieder stärker werdende Schmerzen im Bauchraum auf (beginnende Peritonitis). Ursache für einen Perforationsschmerz sind Organperforationen infolge von Entzündungen (z.B. Gallenblasen- oder Gallengangsentzündungen, Appendizitis) oder Geschwüre der Magen-Darm-Wand (z.B. Ulcus ventriculi).

Schmerzcharakter

Bauchschmerzen entstehen infolge einer Reizung des die Bauchorgane überziehenden Bauchfells (viszerales Peritoneum). Alle Bauchorgane sind mit schmerzleitenden Nervenfasern versorgt. Über die Dehnung der betroffenen Bauchorgane, z.B. bei Entzündungen, Koliken oder Perforation, werden die schmerzleitenden Nervenfasern erregt. Dadurch entwickeln sich dumpfe, schlecht lokalisierbare (diffuse) Schmerzen. Der auftretende Schmerz wird als **viszeraler Schmerz** bezeichnet. Viszerale Schmerzen treten vor allem an Hohlorganen (z.B. Gallenkolik, Nierenkolik, Ileus, Mesenterialarterieninfarkt) auf und zeigen häufig eine Schmerzausstrahlung. Typisch für Eingeweideschmerzen sind begleitende reflektorische Symptome, wie Tachykardie, Hypotonie, Schwitzen, Übelkeit und Erbrechen. Auffällig ist auch das Patientenverhalten: Betroffene Patienten können nicht ruhig liegen, sondern krümmen und bewegen sich vor Schmerzen. Zur Schmerzerleichterung ziehen sie vielfach automatisch die Beine an.

Dehnt sich die Störung auf das die Bauch- und Beckenhöhle auskleidende äußere Blatt des Bauchfells (parietales Peritoneum) aus, werden die Schmerzen über segmentale Spinalnerven wahrgenommen (**somatische Schmerzen**). Somatische Schmerzen werden als spitz, scharf, brennend und zumeist gut lokalisierbar beschrieben, wie sie vor allem bei Entzündungen, z.B. Appendizitis, Pankreatitis, Peritonitis, vorkommen. Die Patienten versuchen, jede Bewegung zu vermeiden, um eine peritoneale Reizung zu verhindern. Sie liegen still und winkeln die Knie an; dabei atmen sie oberflächlich und schnell (Schonatmung).

Schmerzlokalisation und Schmerzausstrahlung

Angaben des Patienten über den **Ort des Schmerzes** und eine mögliche Schmerzausstrahlung weisen auf das erkrankte Organ hin. Dabei können die Schmerzen sowohl diffus als auch genau lokalisierbar auftreten (s.o.) und möglicherweise auch provoziert und in ihrer Intensität gesteigert werden:

- **Druckschmerz:** Auslösen oder Verstärken von Bauchschmerzen durch Eindrücken der Bauchdecke
- **Loslassschmerz:** Auslösen oder Verstärken von Bauchschmerzen beim Loslassen nach Eindrücken der Bauchdecke.

Die Schmerzausstrahlung entsteht durch die nervenbedingte Projektion der Schmerzen von dem betroffenen Organ auf andere Körperstellen (so genannte „Head-Zonen").

Abwehrspannung

Normalerweise ist die Bauchdecke weich. Führt das Betasten (als Druck- oder Loslassschmerz) der Bauchdecke jedoch zu einem **reflektorischen Verkrampfen** der Bauchdeckenmuskulatur, liegt eine **Abwehrspannung** vor: Die Bauchdecke ist verhärtet („brettharter Bauch"). Eine Abwehrspannung entsteht insbesondere dann, wenn es zu entzündlichen oder nekrotischen Prozessen in der Bauchhöhle kommt. Tritt sie nur im Bereich der Störung auf, wird von einer lokalisierten Abwehrspannung gesprochen (z.B. lokalisierte Abwehrspannung bei Appendizitis). Überzieht sie allerdings die gesamte Bauchdecke, liegt eine generalisierte Abwehrspannung vor (z.B.Peritonitis, ➤ Kap. 16.3.2).

16.2.2 Therapie und Management des akuten Abdomens

Zumeist wird im Rettungsdienst eine die Ursache des akuten Abdomens beseitigende Therapie nicht möglich sein. Sie bleibt in der Regel der operativen Versorgung vorbehalten. Dennoch benötigen alle akuten abdominellen Notfälle eine präklinische Behandlung. Die **Basismaßnahmen** umfassen neben den lebensrettenden Erstmaßnahmen (beispielsweise Absaugen von Blut bei gastrointestinalen Blutungen, stabile Seitenlage) die absolute Nahrungs- und Flüssigkeitskarenz (Operationsvorbedingung), frühzeitige Sauerstoffgabe über eine Saustoffmaske oder eine O_2-Sonde, ein engmaschiges Monitoring und die korrekte Lagerung des Patienten. Das Monitoring umfasst kontinuierliche Blutdruck- und Pulskontrolle, EKG- und Pulsoxymetrieüberwachung.

PRAXISTIPP
Zur Entspannung der Bauchmuskulatur empfiehlt sich, dem Patienten eine Knierolle anzulegen. Die Hochlagerung des Oberkörpers dient der Vermeidung einer Aspiration durch Erbrechen.

Die **erweiterten Maßnahmen** umfassen nach Anlage eines oder mehrerer venöser Zugänge (z.B. Schock) die Laborblutentnahme, die adäquate Flüssigkeitssubstitution als Prophylaxe, Therapie des Schocks und die ausreichende Schmerztherapie.

Bei massiv schockierten Patienten mit entsprechender Anamnese (z.B. akute gastrointestinale Blutung, Aortendissektion) ist ein Vorausschicken des Kreuzblutes durch das NEF oder die Polizei zur entsprechenden Zielklinik sinnvoll. Dadurch kann mit der zur Bluttransfusion notwendigen aufwendigen Kreuzprobe (ca. 40 Minuten mit Blutgruppenbestimmung) schon begonnen werden, was den zeitlichen Ablauf bis zur Transfusion gekreuzten Blutes optimiert.

Um frühzeitig eine Dekompensation der Kreislauffunktion mit adäquater Therapie aufzufangen, ist vor dem Einsatz blutdruckerhöhender Medikamente (z.B. Katecholamine) eine adäquate Infusionstherapie einzuleiten. Befindet sich der Patient im Schock, müssen Volumenersatzmittel (z.B. HAES 6%) eingesetzt werden.

MERKE
Volumenmangel wird mit Volumengabe therapiert.

Die **Schmerztherapie** beim akuten Abdomen ergibt sich aus der Notwendigkeit der Unterbrechung des schmerzbedingt erhöhten Sympathikotonus mit Verstärkung der Schocksymptomatik (Vasokonstriktion, Tachykardie mit Erhöhung des Sauerstoffverbrauchs bei reduziertem Sauerstoffangebot). Bei der Auswahl der Schmerzmittel werden die unterschiedlichsten Kombinationen diskutiert. Man kann z.B. ein peripher wirkendes Analgetikum (z.B. Novalgin®) mit einem Spasmolytikum, welches gleichzeitig etwas sediert (z.B. Buscopan®), kombinieren. Bei stärkeren Schmerzen (z.B. akute Pankreatitis) wird diese Kombination nicht ausreichend sein. In diesem Fall muss man auf potente Analgetika vom Opioidtyp zurückgreifen, wie z.B. Piritramid (Dipidolor®).

Die immer noch kontrovers diskutierte Frage der präklinischen Schmerztherapie beim akuten Abdomen verliert ihren Stellenwert im Zusammenhang mit der zu fordernden Qualifikation des erstuntersuchenden Notarztes, der in der Lage sein muss, die charakteristischen Symptome des akuten Abdomens zu erfassen und entsprechend dem weiteren klinischen Vorgehen einzuordnen. Zudem sind die heutzutage verfügbaren klinischen Diagnostikmöglichkeiten (Sonographie, Lavage, CT, Röntgen) von hoher Aussagekraft hinsichtlich der Indikationsstellung zur operativen Therapie.

Bei der **Auswahl des Zielkrankenhauses** sollten entsprechende fachspezifische Voraussetzungen zur Versorgung eines Patienten mit akutem Abdomen vorhanden sein. Das bedeutet, dass eine OP-Bereitschaft mit Sonographiemöglichkeit in der Notaufnahme, eine Anästhesiebereitschaft mit der Möglichkeit des Einsatzes eines Cell-Savers (Gerät zur Aufarbeitung des Patientenbluts zwecks späterer Autotransfusion) und eine Laborbereitschaft vorgehalten werden. Außerdem empfiehlt es sich, eine Klinik auszuwählen, die über erweiterte bildgebende Diagnostikmöglichkeiten (CT, Angiographie) verfügt. Bei massiv schockierten, beispielsweise vital bedrohten Patienten ist nach Volumentherapie und Intubation das zeitlich am schnellsten zu erreichende Krankenhaus anzufahren, um die notwendige chirurgische Therapie (Laparotomie mit Blutstillung) nicht weiter zu verzögern.

Symptome
- Bauchschmerzen
- reflektorische vegetative Symptome
  - Tachykardie
  - Hypotonie
  - Schwitzen
  - Übelkeit
  - Erbrechen

Maßnahmen
Monitoring
- RR, Puls, EKG, SaO$_2$

Basismaßnahmen und Lagerung
- Freimachen und Freihalten der Atemwege (ggf. Absaugen von Blut bei gastrointestinalen Blutungen)
- O$_2$-Gabe über Maske oder Nasensonde 4–6 Liter/Min.
- bewusstseinsklarer Patient: Lagerung in leichter Oberkörperhochlage (30° Drehpunkt Hüfte) zum Aspirationsschutz und mit angewinkelten Knien (Knierolle), um die Bauchdecke zu entspannen und dadurch Schmerzen zu reduzieren, bzw. bei Blutdruckabfall in flacher Rückenlage und mit Knierolle
- bewusstloser Patient: stabile Seitenlage
- Wärmeerhalt und Beruhigung des Patienten
- Ess-, Trink- und Rauchverbot des Patienten

Erweiterte Maßnahmen
- i.v. Zugang und Laborblutentnahme

Medikamente und Dosierungsempfehlungen
- Analgesie: bei allen leichten und mäßigen Schmerzzuständen, insbesondere bei Koliken, Metamizol (z.B. Novalgin®) 1–2,5 g als Kurzinfusion i.v., bei schweren Schmerzzuständen Morphin 2,5–5–10 mg i.v. oder Piritramid (z.B. Dipidolor®) 7,5–15 mg i.v. (Vorsicht bei Koliken)
- Sedierung: Midazolam (z.B. Dormicum®) 2–5 mg i.v. oder Diazepam (z.B. Valium®) 2,5–10 mg i.v.
- Spasmolyse bei Koliken: N-Butylscopolamin (z.B. Buscopan®) 20 mg (= 1 Ampulle) langsam i.v.
- Volumentherapie: kristalloide Infusionen (z.B. Vollelektrolytlösung) 500–1.500 ml i.v., kolloidale Infusionen (z.B. HAES 6%) 500–1.000 ml i.v. (Blutdruck und Herzfrequenz beachten, Vorsicht bei Herzinsuffizienz)
- Katecholamine: Noradrenalin 5 mg/50 ml (z.B. Arterenol®) über Perfusor i.v., Dobutamin 250 mg/50 ml (z.B. Dobutrex®) über Perfusor i.v. (titrieren nach Blutdruck)
- Antiemetika: Metoclopramid (z.B. Paspertin®) 10 mg (= 1 Ampulle) i.v. (Kontraindikation Darmverschluss)

SCHLAGWORT
Akutes Abdomen

Ursachen
- Perforation
- Organentzündung
- Darmverschluss (Ileus)
- Blutung im Bauchraum
- intestinale Ischämie
- extraabdominelle Erkrankungen
- Erkrankungen der Nieren und Harnwege

16.3 Krankheitsbilder mit abdominellen Schmerzen

16.3.1 Gastrointestinale Blutung

Als gastrointestinale Blutung (GI-Blutung) wird allgemein ein Blutabgang aus dem Magen-Darm-Trakt bezeichnet. Aufgrund der Lokalisation werden die Blutungen in **obere GI-Blutung** (Blutungsquelle im Ösophagus, Magen und oberen Duodenum) und **untere GI-Blutung** (Blutungsquelle im unteren Duodenum, Kolon, Rektum) unterteilt. Die häufigsten Ursachen für eine obere GI-Blutung sind im Magen und Zwölffingerdarm lokalisierte Schleimhautdefekte (Ulzerationen) und Ösophagusvarizen. Für eine untere GI-Blutung kommen z.B. entzündliche Darmerkrankungen oder Darmtumoren in Frage.

Kaffeesatzerbrechen (Hämatemesis) und Teerstuhl (Meläna) deuten auf einen Abbau des Blutes durch Magensäure hin. In beiden Fällen ist wahrscheinlich eine obere GI-Blutung der Verdachtsbefund. Blutstuhl (Hämatochezie), d.h. dunkel- bis hellroter Blutabgang, findet man vor allem bei der unteren GI-Blutung; nur bei ausgeprägter Blutung aus einer arrodierten Arterie ist dies auch bei einer oberen GI-Blutung möglich. Bei ausgeprägtem Schock ist, neben einer umfassenden Infusions- und Volumentherapie, zur Prophylaxe eines späteren Lungen- und Multiorganversagens das Einleiten einer Narkose mit Intubation und entsprechender kontrollierter Beatmung notwendig. Ein Teil dieser Notfälle muss sofort in der Klinik operiert werden (spritzende arterielle Blutung aus einem Ulkus), daher ist ein zügiger Transport mit Voranmeldung zur nächstgelegenen Klinik durchzuführen.

16.3.2 Bauchfellentzündung (Peritonitis)

Bauchfellentzündungen entstehen vorwiegend durch Hohlorganperforationen. Je nachdem, welches Hohlorgan perforiert ist, kann eine fibrinös-eitrige (Magen, Dünndarm) oder kotig-eitrige Peritonitis (Dickdarm) entstehen. Die **Ursachen** für eine Hohlorganperforation sind entweder posttraumatisch (z.B. Dünndarmperforation), postoperativ (z.B. Anastomoseninsuffizienz) oder spontan auftretend (z.B. Appendizitis-, Ulkusperforation).

Je nach der Ausdehnung spricht man von einer lokal begrenzten oder diffusen Peritonitis:

- Die **lokale Peritonitis** ist auf das Gebiet der Infektionsquelle begrenzt. Sie äußert sich vor allem durch eine lokale Abwehrspannung und Schmerzen, die durch Druck- oder Loslassschmerz ausgelöst oder verstärkt werden können (z.B. akute Pankreatitis, akute Appendizitis).
- Die **diffuse Peritonitis** hingegen breitet sich z.B. nach Hohlorganperforation rasch über das gesamte Peritoneum aus. Dies zeigt sich hauptsächlich durch eine generalisierte Abwehrspannung, Volumenmangelschock bei Verlust von bis zu sechs Litern Flüssigkeit in die Bauchhöhle infolge Ödembildung, Ausfall von

mit dem Bauchfell in Kontakt stehenden Organen (z.B. paralytischer Ileus) und septischen Schock mit Lungen- und Nierenversagen.

Die Oberfläche des Peritoneums ist sehr groß (1,6–2 m²). Seine Abwehrfähigkeit ist groß und verhindert anfänglich, dass Infektionen aus dem Bauchraum ins Blut und in die Organe übertreten können. Nachdem diese Abwehrfähigkeit bei ausgeprägten Infektionen erschöpft ist, kommt es zum Übertritt der Gifte (Toxine) und Bakterien ins Blut; eine Sepsis entsteht. Der Volumenverlust im Rahmen einer Peritonitis kann aufgrund der Ödembildung beträchtliche Ausmaße annehmen (bis zu 6.000 ml). Aufgrund der großen Schmerzhaftigkeit der Peritonitis besteht eine gesteigerte Druckempfindlichkeit des Abdomens mit Abwehrspannung. Als Allgemeinsymptome treten häufig Unruhe und zunehmende Verwirrung des Patienten auf. Die schmerzbedingte Hyperventilation führt zu einer respiratorischen Alkalose. Neben einer umfassenden Infusions- und Volumentherapie steht eine adäquate Schmerztherapie im Mittelpunkt der Behandlungsmaßnahmen.

16.3.3 Darmverschluss (Ileus)

Der Ileus ist eine Störung der Darmpassage (➤ Abb. 16.4 und ➤ Abb. 16.5). Es werden zwei Hauptformen des Ileus unterschieden, der mechanische und der paralytische Ileus. Ein **mechanischer Ileus** entsteht durch einen Darmverschluss aufgrund anatomischer Ursachen, z.B. Verwachsungsstränge (Briden). Beim Dickdarmverschluss ist das Karzinom die häufigste Ursache. Der **paralytische Ileus** entsteht durch eine Motilitätshemmung des Darms. Ausgelöst wird er häufig durch schwere entzündliche Reizzustände im Abdomen.

Der mechanische Ileus mündet nach Erschöpfung des Darms in einen paralytischen Ileus, was differentialdiagnostisch mit bedacht werden muss. Die Störung der Darmpassage führt über eine Flüssigkeits- und Gasansammlung im Darmlumen zu einer Darmwandaufweitung. Der Stopp des Darminhalts führt zu einem vermehrten Bakterienwachstum mit entsprechender Toxinbildung.

Die Durchblutung des Darms ist aufgrund der Darmerweiterung extrem gestört. Es kommt durch eine Störung der normalen Schleimhautfunktion zu ausgeprägten Veränderungen des intra- und extrazellulären Wasser-Elektrolyt-Haushalts (Hypokaliämie), des Säure-Basen-Haushalts, zu Eiweißverlust und Freisetzung von kreislaufwirksamen Mediatoren (Serotonin, Histamin). Dieses zuerst nur auf den Darm beschränkte Krankheitsgeschehen wirkt sich langsam auf den ganzen

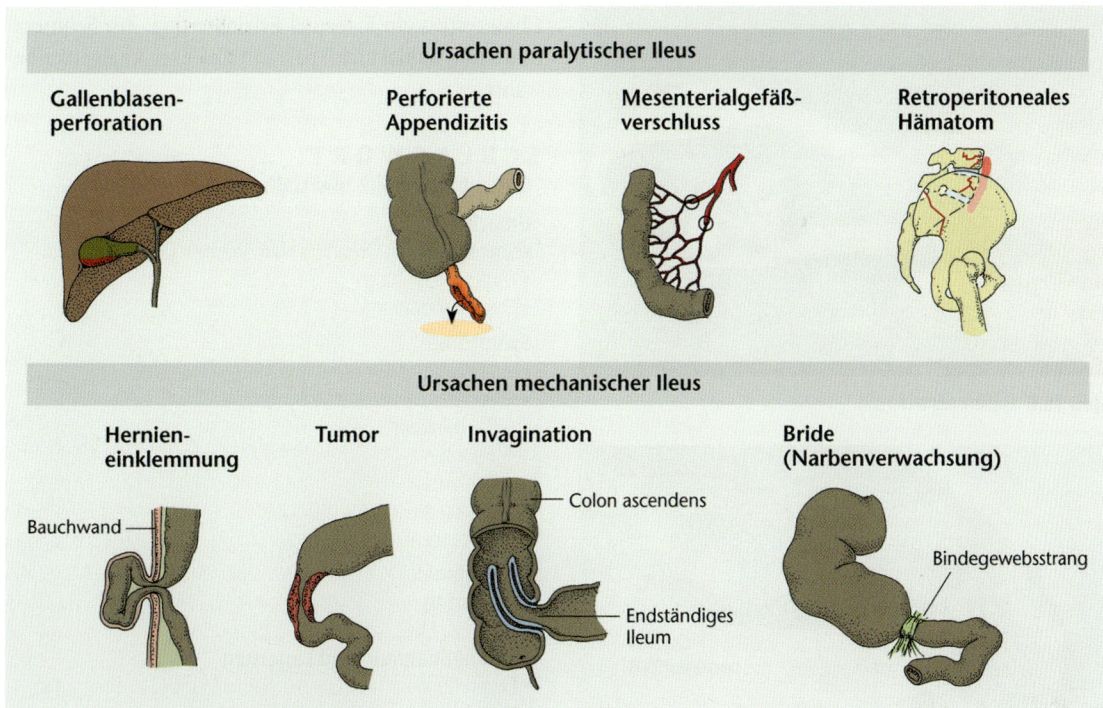

Ursachen paralytischer Ileus

Gallenblasen-perforation · Perforierte Appendizitis · Mesenterialgefäß-verschluss · Retroperitoneales Hämatom

Ursachen mechanischer Ileus

Hernien-einklemmung · Bauchwand · Tumor · Invagination · Colon ascendens · Endständiges Ileum · Bride (Narbenverwachsung) · Bindegewebsstrang

Abb. 16.4 Die häufigsten Ursachen eines Darmverschlusses (Ileus) [A400-190]

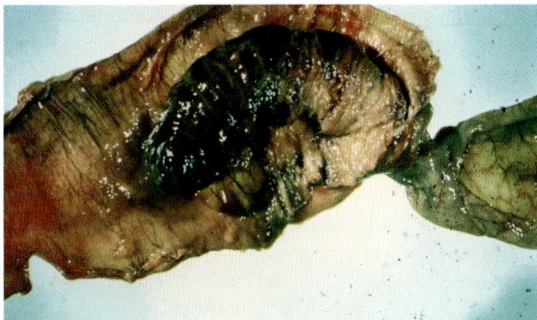

Abb. 16.5 Ileus [K107]

Ausgehend vom Darmverschluss, führt die Gesamtheit der massiven Auswirkungen auf den Organismus unaufhaltsam zu Multiorganversagen und Tod. Daher muss neben einer umfassenden Infusions-, Volumen- und Schmerztherapie die schnelle operative Versorgung in der Klinik angestrebt werden.

MERKE
In der klinischen Praxis gilt: „Über einem Ileus darf die Sonne nicht untergehen."

Organismus aus und schädigt durch die gestörte Mikro- und Makrozirkulation Niere, Lunge, Leber und Herz.

Das **Leitsymptom** des Darmverschlusses ist der **abdominelle Schmerz**. Der Schmerz kann entweder plötzlich und kolikartig auftreten oder allmählich zunehmen. Er wird häufig von Aufstoßen, Übelkeit, Erbrechen und einem geblähten Abdomen begleitet (Meteorismus). Die Auskultation ist bei Verdacht auf Ileus ein leicht einzusetzendes und wichtiges diagnostisches Mittel. Im fortgeschrittenen Stadium tritt beim mechanischen Ileus häufig eine gut hörbare Hyperperistaltik mit klingenden, spritzenden Pressstrahlgeräuschen auf. Der paralytische Ileus imponiert beim Abhören mit der so genannten Totenstille. Zusätzliche Warnzeichen sind der Wind- und Stuhlverhalt sowie das Koterbrechen (Miserere).

16.3.4 Gallenblasenkolik, akute Gallenblasenentzündung (Cholezystitis), Gallenblasenperforation

Die Gallenkolik bei akuter Cholezystitis ist eine schmerzhafte Entzündung der steinhaltigen Gallenblase. Die Gallenblasenperforation gibt das Endstadium einer sich wiederholt entzündeten Gallenblase mit Peritonitis an. Gallensteine (➤ Abb. 16.6) bilden sich bei fettreicher und ballaststoffarmer Ernährung auf der Grundlage eines Lösungsungleichgewichts der Gallebestandteile. Dabei fallen zu viele Substanzen (z.B. Cholesterin, Kalziumkarbonat, Bilirubin) an, die von dem Lösungsmittel, der Gallensäure, nicht mehr ausreichend gelöst werden können (Übersättigung der Galle). Die Folge ist, dass die

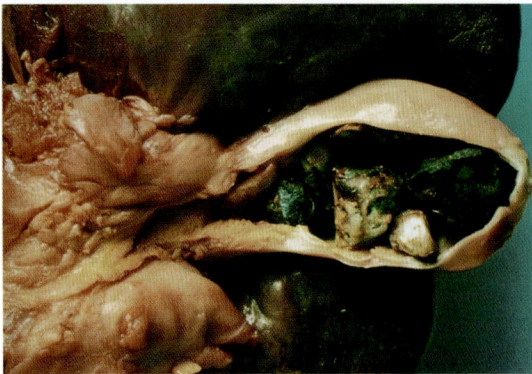

Abb. 16.6 Gallensteine [K107]

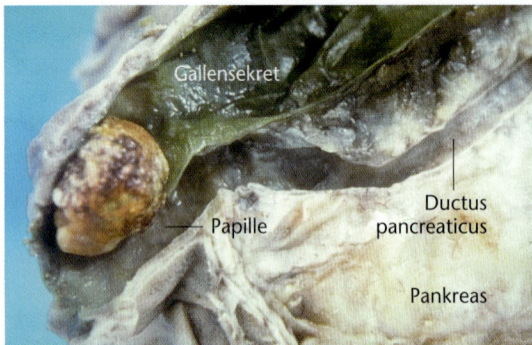

Abb. 16.7 Präparat einer Gallensteineinklemmung [X211]

zuvor gelösten Substanzen ausfallen und eine feste Masse – den Gallenstein – bilden. Dieser Prozess findet vorwiegend in der Gallenblase statt. Bevorzugt tritt diese Neigung zur Steinbildung bei adipösen, weiblichen, über 40-jährigen Patienten auf. Kommt es zur Steinwanderung oder Einklemmung (➤ Abb. 16.7) in den Ausführungsgängen der Gallenblase (Ductus choledochus) oder der Gallenblase selbst, so reagiert sie mit schmerzhaften, anfallsartigen Schmerzen im rechten Oberbauch (Gallenkolik) und Schmerzausstrahlung in die rechte Schulter. Häufig sind diese Beschwerden begleitet von ausgeprägter Übelkeit, Schweißausbruch und Erbrechen. Der Untersuchungsbefund erbringt einen Druckschmerz mit lokaler Abwehrspannung im rechten Oberbauch und evtl. erhöhter Temperatur. Die Gallenblasenperforation als Endstadium einer wiederholten Entzündung tritt mit akutem Perforationsschmerz und nachfolgendem schmerzfreiem Intervall auf. Anschließend setzt der diffuse Schmerz der generalisierten Peritonitis ein.

Die Therapie im Anfangsstadium unterscheidet sich von der des akuten Abdomens. Bei Gallenkoliken, die keine entzündliche Komponente haben, geben die Patienten eine Linderung durch Auflage von feuchter Wärme an. Ganz im Gegensatz dazu bringt bei einer akuten

Cholezystitis ein Eisbeutel Erleichterung. Zur Schmerzlinderung haben sich Spasmolytika und Analgetika bewährt.

SCHLAGWORT
Gallenblasenkolik und Gallenblasenentzündung

Ursachen
- Steinbildung im Organ (Fehlernährung)
- Organentzündung
- Organperforation

Symptome
- anfallsartige Schmerzen im rechten Oberbauch
- reflektorische vegetative Symptome
  - Tachykardie
  - Hypotonie
  - Schwitzen
  - Übelkeit
  - Erbrechen

Maßnahmen
Monitoring
- RR, Puls, EKG, SaO₂

Basismaßnahmen und Lagerung
- Lagerung in leichter Oberkörperhochlage (30° Drehpunkt Hüfte) zum Aspirationsschutz und mit angewinkelten Knien (Knierolle), um die Bauchdecke zu entspannen und dadurch Schmerzen zu reduzieren
- Gallenblasenkolik: Auflage feuchter Wärme
- Gallenblasenentzündung: Auflage Eisbeutel

Erweiterte Maßnahmen
- i.v. Zugang und Laborblutentnahme

Medikamente und Dosierungsempfehlungen
- Analgesie: Metamizol (z.B. Novalgin®) 1–2,5 g als Kurzinfusion i.v.
- Spasmolyse: N-Butylscopolamin (z.B. Buscopan®) 20 mg (= 1 Ampulle) i.v.
- Volumentherapie: kristalloide Infusionen (z.B. Vollelektrolytlösung) 500–1.000 ml i.v. (Vorsicht bei Herzinsuffizienz)
- Antiemetika: Metoclopramid (z.B. Paspertin®) 10 mg (= 1 Ampulle) i.v.

16.3.5 Geschwürerkrankungen des Magens und Zwölffingerdarms (Ulcus ventriculi et duodeni)

Die Geschwüre (einzeln oder zu mehreren) entstehen in denjenigen Abschnitten des Verdauungstrakts, die mit Magensaft in Berührung kommen. Im Bereich des Verdauungstraktes werden Ulzerationen im Magen (**Ulcus ventriculi**, ➤ Abb. 16.8) und Zwölffingerdarm (**Ulcus duodeni**, ➤ Abb. 16.9) unterschieden. Normalerweise wird die Magenschleimhaut vor der verdauenden Kraft des Magensafts (Salzsäure, Pepsin, Gallensäuren) durch Schutzmechanismen bewahrt. Schützende Faktoren sind eine gute Durchblutung, eine ausreichende Schleimqua-

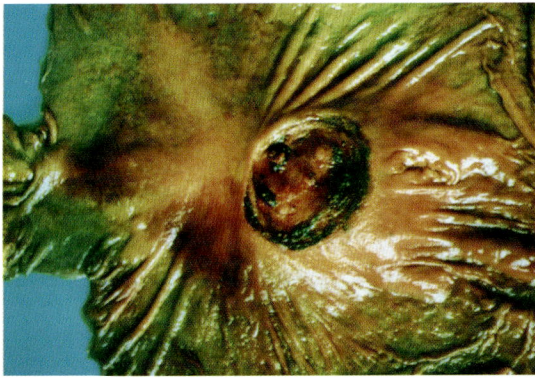

Abb. 16.8 Magengeschwür [K107]

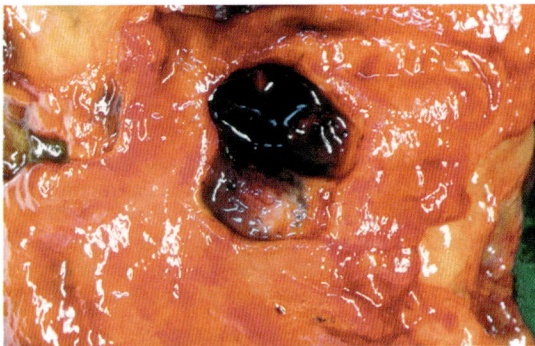

Abb. 16.9 Zwölffingerdarmgeschwür [M207]

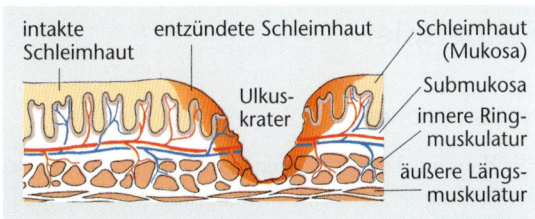

Abb. 16.10 Schematische Darstellung eines Ulkus [A400-190]

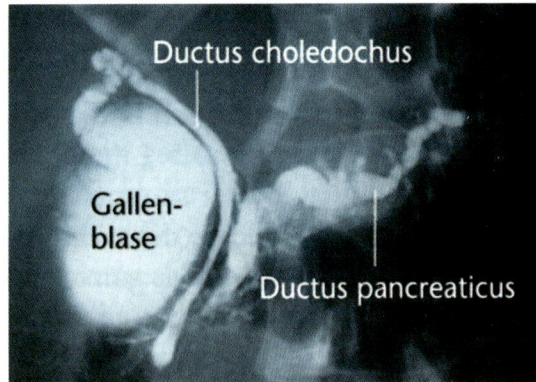

Abb. 16.11 Chronische Pankreatitis in der ERCP. Gallensteine haben zur Einengung des Ductus choledochus und des Ductus pancreaticus geführt. Die Zeichen der auf den Sekretstau folgenden chronischen Pankreatitis sind Erweiterungen und Schlängelung des Ductus pancreaticus. [E119]

Häufig treten die Beschwerden nahrungsabhängig auf. Die gefürchteten Komplikationen sind die Blutung aus dem Ulkusgrund und die Perforation in die freie Bauchhöhle. Die Blutungen entsprechen der Klinik der gastrointestinalen Blutung. Die Perforation mit Durchbruch aller Wandschichten beginnt mit akutem stechendem Schmerz bei regionaler Abwehrspannung im Oberbauch. Mitunter kommt es zur Verklebung dieses Wanddefekts mit umgebenden Strukturen (großes Netz, Dickdarm, Gallenblase), was die Symptome etwas milder erscheinen lässt (gedeckte Perforation). Die freie Perforation führt in kürzester Zeit zur diffusen Peritonitis mit entsprechender Ausbildung eines septischen Schocks. Neben einer umfassenden Infusions- und Volumentherapie steht daher eine adäquate Schmerztherapie im Mittelpunkt der Behandlungsmaßnahmen.

lität und -menge sowie das Neutralisationsvermögen des Duodenalsekrets. Bei einem Ungleichgewicht zwischen der vorhandenen Menge an Säure und Verdauungsenzymen und der vorhandenen Menge an schützenden Faktoren entsteht ein Schleimhautgeschwür (Ulkus, ➤ Abb. 16.10), das bis zur Muskelschicht vordringen kann. Das typische Symptom der Ulkuskrankheit ist der epigastrische Schmerz. Oft sind die Schmerzen von Übelkeit, Aufstoßen, Druck- und Völlegefühl begleitet. Schleimhautschädigende Faktoren sind z.B.:
- übermäßige Magensaftproduktion (Salzsäure und Pepsin)
- Infektionen mit dem Bakterium *Helicobacter pylori*
- Verdauungsenzyme (z.B. Pepsin)
- Medikamenteneinnahme (z.B. ASS, Diclofenac, Ibuprofen, Glukokortikoide).

16.3.6 Entzündung der Bauchspeicheldrüse (Pankreatitis)

Eine Entzündung der Bauchspeicheldrüse (Pankreas) wird **Pankreatitis** (Bauchspeicheldrüsenentzündung) genannt (➤ Abb. 16.11). Gallenwegssteine und Alkoholismus sind bei Weitem die häufigsten Ursachen der Pankreatitis. Das Pankreas stellt als Verdauungsdrüse ein Pulverfass von Enzymen dar, die es sogar zur Selbstverdauung befähigen. Die Enzyme liegen in der Drüse selbst inaktiv vor. Die normale Aktivierung findet im Zwölffingerdarm statt.

Bei einer toxischen (z.B. durch Alkohol) oder viralen Schädigung des Pankreas versagen die pankreasinternen Schutzmechanismen gegen die Selbstverdauung. Dadurch werden die Pankreasenzyme aktiviert und es folgt eine Entzündung bzw. Selbstzerstörung des Organs (ödematöse oder nekrotisierende Form) mit Beteiligung der umgebenden Strukturen (z.B. Peritonismus). Die Einschwemmung von Pankreasenzymen in die Kreislaufzirkulation lähmt Gefäßreaktionen, erhöht die Kapillarpermeabilität und den Flüssigkeitsverlust. Diese systemische Komplikation führt dann zum Schock. Für die Pankreatitis charakteristisch sind gürtelförmige Schmerzen im Oberbauch mit Ausstrahlung in die linke Flanke. Weiterhin bestehen häufig Blähungen (Meteorismus), eine elastische Abwehrspannung (Gummibauch), Übelkeit und Erbrechen. Die Kreislaufverhältnisse sind zu Beginn meist noch stabil, können anschließend aber schnell dekompensieren. Daher ist neben einer umfassenden Infusions- und Volumentherapie eine adäquate Schmerztherapie durchzuführen.

16.3.7 Entzündung des Wurmfortsatzes (Appendizitis)

Die akute Appendizitis ist eine schmerzhafte Entzündung des Wurmfortsatzes unterhalb der Einmündung des Dünndarms in den Dickdarm (Caecum). Die Entzündungsursachen dieses rudimentären lymphatischen Organs sind nicht eindeutig geklärt. Häufig wird die Appendizitis durch Allgemeininfektionen (z.B. Mandelentzündung bei Kindern) ausgelöst. Im Rahmen der entzündlichen Veränderung des Wurmfortsatzes kommt es zur Wanddurchlässigkeit für Bakterien. Mitunter kann diese lokale Bauchfellentzündung durch Verklebung abgeriegelt werden. Gelingt diese Abriegelung nicht, so kommt es zur diffusen Peritonitis.

Bei Beginn der Beschwerden finden sich Oberbauchschmerzen, die sich zunehmend in den rechten Unterbauch verlagern. Die Untersuchung des Patienten erbringt einen Druckschmerz im linken Unterbauch, der nach plötzlicher Entlastung als typischer Loslassschmerz vom Patienten im rechten Unterbauch gespürt wird (➤ Abb. 16.12). Bei der Temperaturmessung ergibt sich häufig eine axillär-rektale Temperaturdifferenz von 1 °C. Bei zunehmenden rechtsseitigen Unterbauchbeschwerden und ansteigendem Fieber kündigt sich die Perforation an. Initial kann die Perforation eine Erleichterung des subjektiven Krankheitsgefühls bringen, jedoch kommt es rasch zur Ausbildung eines septisch-toxischen Krankheitsbildes.

Die einzige kausale und erfolgreiche Therapie ist die operative Entfernung des Wurmfortsatzes (Appendektomie). Daraus ergibt sich für den Rettungsdienst die Notwendigkeit, den Patienten unter Nahrungskarenz schonend der chirurgischen Therapie zuzuführen.

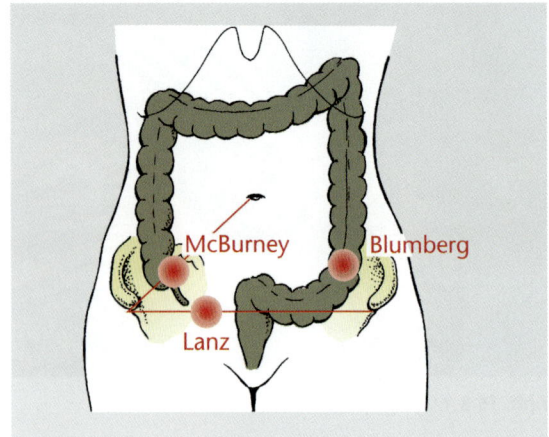

Abb. 16.12 Schmerzpunkte und Schmerz auslösende Manöver bei der Appendizitis:
McBurney-Punkt: Druckschmerz im rechten Unterbauch in einer gedachten Verbindungslinie zwischen Bauchnabel und rechtem vorderem oberem Darmbeinstachel;
Blumberg-Zeichen: Loslassschmerz im linken Unterbauch mit gleichzeitiger Schmerzverstärkung im rechten Unterbauch (Kreuzungsschmerz);
Lanz-Punkt: Druckschmerz über dem Drittel der Wegstrecke auf einer gedachten Verbindungslinie zwischen dem rechten vorderen oberen und dem linken vorderen oberen Darmbeinstachel (rechtsseitiger Drittelpunkt). [A300]

Fallbeispiel

Notfallmeldung

Ein Hausarzt bestellt während eines Hausbesuches bei der Rettungsleitstelle einen Notarztwagen für einen Patienten mit akutem Abdomen. Er spritzt dem Patienten 10 mg Morphin und verlässt die Wohnung.

Befund am Notfallort

Der Notarzt findet in der Wohnung einen 44-jährigen Mann vor, der seit drei Tagen über Diarrhöe, Übelkeit und Erbrechen klagt. Der Patient hat erhöhte Temperatur (38 °C axillar). Das Abdomen ist leicht gebläht, die Haut kaltschweißig, fahl und blass. Der Patient ist starker Raucher und hatte vor 8 Jahren ein Magenulkus mit Blutung. Der Schmerz ist laut Patient im linken Oberbauch lokalisiert und zieht bis ins Epigastrium. Ein Druckschmerz besteht dort nicht. Der Blutdruck beträgt 120/80 mmHg, der Puls ist bradykard mit Frequenzen zwischen 44 und 48 Schläge pro Minute. Ein Thoraxschmerz wird verneint. Das angelegte EKG zeigt eine frische ST-Hebung in den Ableitungen II/III/aVF. Die Sauerstoffsättigung beträgt 99%.

Leitsymptome

Abdominalschmerz, erhöhte Temperatur, Bradykardie, ST-Hebungen im EKG.

Verdachtsdiagnose

Frischer Hinterwandinfarkt.

Erstmaßnahmen

Der Notarzt legt einen venösen Venenverweilzugang (G 17) in die rechte Ellenbeuge und entnimmt Laborblut. Anschließend erhält der Patient 0,5 mg Atropin, 5.000 I.E. Heparin und 0,5 g Aspisol® injiziert. Über eine Nasensonde werden 4 l Sauerstoff pro Minute verab-

reicht. Gegen die Übelkeit erhält der Patient zusätzlich 10 mg Paspertin®. Anschließend wird der Patient ins Klinikum transportiert.

Klinik

Bei Aufnahme ist der Patient wach, ansprechbar, zeitlich und örtlich orientiert. Der Blutdruck beträgt 140/90 mmHg, die Herzfrequenz beträgt 72 Schläge pro Minute. Das 12-Kanal-EKG bestätigt die Verdachtsdiagnose des Notarztes. Auf eine Lyse wird zu diesem Zeitpunkt verzichtet.

Diagnose

Anterolateraler Myokardinfarkt.

Wiederholungsfragen

1. Was ist der Unterschied zwischen viszeralem und somatischem Schmerz (➤ Kap. 16.1.1)?
2. Wie ist die Schmerzsymptomatik bei einer Gallenkolik (➤ Kap. 16.1.2)?
3. Wie stellt sich der Schmerztyp bei einer Entzündung dar (➤ Kap. 16.2.1, ➤ Abb. 16.3)?
4. Wohin strahlt der Schmerz bei einem Myokardinfarkt oft aus (➤ Kap. 16.1.2)?
5. Wie entspannt man die Bauchmuskulatur (➤ Kap. 16.2.2)?
6. Welches Analgetikum wird bei der Analgesie des akuten Abdomens verwendet (➤ Kap. 16.2.2)?

17

Jürgen Luxem, Michael Kremer

Neurologische Notfälle

─────────── **Lernzielübersicht** ───────────

17.1 Beurteilung der Bewusstseinslage

- Als Koma bezeichnet man eine Bewusstlosigkeit, aus der ein Patient nicht durch äußere Reize erweckbar ist.
- Je nach Tiefe wird das Koma in die Stadien I–IV eingeteilt.

17.2 Erhöhung des intrakraniellen Drucks

- Ab einer bestimmten Volumenvergrößerung des Gehirns sind die Kompensationsmechanismen des Organismus erschöpft.
- Es kommt zur Verlagerung und Einklemmen von Gehirnanteilen.
- Die Geschwindigkeit des intrakraniellen Druckanstieges ist je nach Krankheitsbild unterschiedlich.

17.3 Subarachnoidalblutung

- Die Subarachnoidalblutung entsteht meistens durch Zerreißen eines Aneurysmas aus dem Versorgungsgebiet der A. carotis.
- Der Blutaustritt in den Subarachnoidalraum führt meistens zu einer Tamponade der äußeren Liquorräume.
- Die Störung der Liquorzirkulation führt zu einem Anstieg des intrakraniellen Druckes.

17.4 Ischämische Insulte

- Störungen der Hirndurchblutung können schlagartig (apoplektisch) zu zentralen neurologischen Ausfällen führen.
- Ursachen ischämischer Insulte sind Gefäßzerreißung, -embolie, -thrombose oder -kompression.

17.5 Hypertensive Massenblutung

- Ursache einer Hirnblutung ist in der Regel eine bestehende Hypertonie.
- Im Gegensatz zu Apoplexien tritt die Hirnblutung meist unter Belastung auf.

17.6 Zerebrale Krampfanfälle

- Zerebrale Krampfanfälle sind Anfallsleiden mit Spontanentladung zentraler Neurone.

- Zerebrale Krampfanfälle werden durch Krampfmuster (generalisiert oder fokal) und Krampfart (tonisch-klonisch) unterschieden.

17.7 Dyskinesien

- Auslöser einer Dyskinesie können Metoclopramid (MCP, Paspertin®) und Neuroleptika (Haldol®) sein.
- Nach Zeitpunkt des Auftretens werden Frühdyskinesien und Spätdyskinesien unterschieden.
- Dyskinesien treten auf, weil der durch Dopaminrezeptorenhemmung beeinflusste Neurotransmitter Dopamin auch in anderen Bereichen des Nervensystems seine Wirkung entfaltet.

17.8 Infektionen des Gehirns und seiner Häute

- Entzündliche Veränderungen des zentralen Nervensystems werden durch virale oder bakterielle Entzündungen verursacht.
- Die Entzündungen entstehen auf dem Blutweg (hämatogen), fortgeleitet durch Infektionen angrenzender Strukturen (Nasennebenhöhlen, Mittelohr) oder im Rahmen eines offenen Schädel-Hirn-Traumas.

17.9 Hydrozephalus

- Durch Erweiterung der Liquorräume im Gehirn durch zu viel Liquor entsteht ein Hydrozephalus.
- Drei Mechanismen sind ursächlich verantwortlich: Verminderung der Liquorresorption, Störung des Liquorabflusses oder eine erhöhte Liquorproduktion.

17.10 Bandscheibenvorfall

- Einrisse im Faserring der Bandscheibe führen zu einer Verlagerung des Bandscheibenkerns.
- Bandscheibenvorfälle ereignen sich am häufigsten im Bereich der Lendenwirbelsäule.
- Leitsymptom ist ein Taubheitsgefühl im Bein, das zusätzlich zu Rückenschmerzen auftritt.

─────────────────────────────

Neurologische Schädigungen oder Erkrankungen können einzelne Nervenstränge, aber auch größere Einheiten, z.B. das gesamte Gehirn, betreffen. Erschwerend für die Therapie im Rettungsdienst ist bei neurologischen Notfällen, dass sich das pathophysiologische Geschehen nicht von außen einsehbar vollzieht. So lässt sich bei einem Schlaganfall (Apoplex) eine Einblutung ins Gehirn zwar vermuten, doch ist diese vor Ort nicht beweisbar und in ihrer Bedrohung schwer einschätzbar. Daher müssen alle vorgefundenen Symptome dokumentiert und in eine konsequente Therapie umgesetzt werden. Der kompletten Notfalluntersuchung kommt in diesem Fall eine entscheidende Bedeutung zu (➤ Kap. 6.1).

17.1 Beurteilung der Bewusstseinslage

Das ungetrübte Bewusstsein ohne neurologische Störungen ist Ausdruck einer normalen Funktion von Hirnrinde und Hirnstamm. In dieser Situation sind die zentral regulierten Schutzreflexe des Patienten erhalten. Ist das Bewusstsein gestört (➤ Kap. 9.1), vermindern sich Reizaufnahme und Steuerungsfunktion des Zentralnervensystems.

Bewusstseinsstörungen sind Ausdruck einer akuten Erkrankung und stellen eine für den Patienten lebensbedrohliche Situation dar. Zur Beurteilung der Bewusstseinslage und dem Verlauf einer Bewusstseinsstörung eignet sich besonders die **Glasgow Coma Scale** (➤ Kap. 9.1.2). Mit ihrer Hilfe kann eine objektive Beurteilung des Patienten aufgrund der erreichten Summe aus den Beurteilungsfeldern Augen öffnen, beste verbale Reaktion und beste motorische Reaktion erfolgen. Zur Klassifizierung eines kompletten Bewusstseinsverlustes (Bewusstlosigkeit) dient die Komastadieneinteilung.

Koma

Als Koma bezeichnet man eine Bewusstlosigkeit, aus der der Patient nicht durch äußere Reize (z.B. Schmerz, Ansprache) erweckbar ist. Gezielte oder ungezielte Abwehrbewegungen auf Schmerzreize können je nach Grad des Komas erhalten sein.

Die Komaeinteilung erfolgt nach Übereinkunft der World Federation of Neurosurgical Societies (WFNS) in vier Stadien:

- **Koma I:** Bewusstlosigkeit, keine Paresen, seitengleiche Pupillenreaktion und gezielte Beugereaktion auf Schmerz
- **Koma II:** Bewusstlosigkeit, Paresen und Anisokorie
- **Koma III:** zusätzlich Streckkrämpfe (spontan oder auf Reiz) und Augenbewegungsstörungen
- **Koma IV:** schlaffer Muskeltonus, keine Reaktion auf Schmerzreize, weite, reaktionslose Pupillen, Ausfall von Hirnstammreflexen (Kornealreflex, Schluckreflex und Hustenreflex) und erhaltene Spontanatmung.

Dem Koma IV folgt der **Hirntod**, der gelegentlich auch als **Koma V** bezeichnet wird. Die Eigenatmung erlischt (Apnoe), ebenso die Regulation von Blutdruck und Körpertemperatur.

17.2 Erhöhung des intrakraniellen Drucks

Kommt es durch Erkrankungen des ZNS oder der zugehörigen Strukturen zu einer Volumenzunahme innerhalb des Schädels (z.B. Blutung, Tumor, Ödem, Abszess), kann der Körper diese nur in geringem Maße kompensieren. Ab einer bestimmten Volumenvergrößerung sind die Kompensationsmechanismen erschöpft und der intrakranielle Druck steigt weiter an. Abhängig vom Ort des Krankheitsprozesses, kommt es zu Störungen der Blutzufuhr, des Blutabflusses oder der Liquorzirkulation. Weiter anhaltende Drucksteigerung kann zur Verlagerung und Einklemmung von Gehirnanteilen in die hintere Schädelgrube und das Hinterhauptloch führen. Unterschiedlich ist auch die Geschwindigkeit des intrakraniellen Druckanstiegs. Bei akuten Blutungen kann es innerhalb von Minuten zur tödlichen Einklemmung von Anteilen des Gehirns kommen, während eine sich langsam entwickelnde Drucksteigerung (z.B. durch einen Tumor) lange Zeit keine Beschwerden verursacht.

Symptome

Die Anfangssymptome sind Kopfschmerzen, Übelkeit, Erbrechen, Singultus, Sehen von Doppelbildern, Antriebs- und Orientierungsstörungen. Bei fortgeschrittener Symptomatik kommen Massen- und Wälzbewegungen, Beuge-Streck-Synergien und Nackensteife hinzu. Die Pupillenmotorik ist verlangsamt, es kommt zu Blickdeviationen und zum Puppenkopfphänomen (gegenläufige, koordinierte Bulbusbewegungen bei passiver Kopfbewegung), da in Abhängigkeit vom Schädigungsgrad und der Tiefe der Bewusstlosigkeit die Funktionen der Hirnrinde und des Hirnstamms erlöschen; der Bewusstlose verliert die Kontrolle über die quer gestreifte Muskulatur und die Schutzreflexe fallen aus.

Therapie

Die **Basismaßnahmen** zielen auf die Vermeidung eines weiteren intrakraniellen Druckanstiegs. Neben der Sicherung der Vitalfunktionen und dem Freimachen und Freihalten der Atemwege muss der Patient in 30°-Oberkörperhochlagerung gelagert werden. Ist der Patient bewusstseinsgetrübt, wird diese Maßnahme mit der stabilen Seitenlage kombiniert. Eine Beugung, Überstreckung oder starke Seitwärtsdrehung des Kopfes muss vermieden werden, da dies zu einer Kompression der venösen Gefäße mit der Folge einer weiteren intrakraniellen Druckerhöhung führen kann. Begleitend zur Lagerung des Patienten muss ein kontinuierliches Monitoring (Pulsfrequenz, Blutdruck, Atemfrequenz, EKG und Pulsoxymetrie) durchgeführt werden. Die Vitalfunktionen werden kontinuierlich überwacht, und der bewusstlose Patient erhält 6 bis 8 Liter Sauerstoff pro Minute über eine Insufflationsmaske. Von besonderer Wichtigkeit ist die Bestimmung des Blutzuckerwertes, um eine Hypoglykämie als Ursache der Bewusstlosigkeit auszuschließen.

Die **erweiterten Maßnahmen** umfassen nach Anlage eines venösen Zugangs und Infusionsgabe (z.B. Vollelektrolytlösung) die medikamentöse Therapie (z.B. Antidote, Glukose) durch den Notarzt. Der Notarzt wird nach erfolgter Übergabe die bereits eingeleiteten Maßnahmen fortführen und die Anamneseerhebung und Ursachenforschung intensiveren. Ist eine Hypoglykämie sicher ausgeschlossen und die Bewusstlosigkeit erreicht Werte auf der **Glasgow Coma Scale** von acht oder weniger Punkten, muss von einem Ausfall der Schutzreflexe ausgegangen und der Patient zum Schutz vor Aspiration und zur Aufrechterhaltung der Sauerstoffversorgung des Körpers durch den anwesenden Notarzt narkotisiert, intubiert und kontrolliert beatmet werden. Hypotone Kreislaufwerte werden mit Infusionen oder Katecholaminen behandelt.

SCHLAGWORT
Intrakranieller Druckanstieg

Ursachen
• Blutung, Tumor, Ödem, Abszess

Symptome
• **Frühstadium:**
  – Kopfschmerzen, Übelkeit, Erbrechen, Singultus, Sehen von Doppelbildern, Antriebs- und Orientierungsstörungen, reflektorische vegetative Symptome
• **Spätstadium:**
  – Massen- und Wälzbewegungen, Beuge-Streck-Synergien und Nackensteife

Maßnahmen
Monitoring
• BZ, RR, Puls, EKG, SaO_2
Basismaßnahmen und Lagerung
• Freimachen und Freihalten der Atemwege
• O_2-Gabe über Maske oder Nasensonde 6–8 Liter/Min.
• bewusstseinsklarer Patient: Lagerung in leichter Oberkörperhochlage (30° Drehpunkt Hüfte) zum Aspirationsschutz und Vermeidung eines weiteren intrakraniellen Druckanstiegs

• bewusstloser Patient: stabile Seitenlage
• Vermeiden von Beugung, Überstreckung oder starker Seitwärtsdrehung des Kopfes
Erweiterte Maßnahmen
• i.v. Zugang und Laborblutentnahme

Medikamente und Dosierungsempfehlungen
• Analgesie: 5–10 mg Morphium i.v., kein ASS
• Volumentherapie: restriktiv; max. 500 ml Vollelektrolytlösung i.v., keine Gabe von Mannit- oder Sorbitlösungen
• Krampfdurchbrechung mit Clonazepam 1 mg i.v. (Rivotril®) oder 10 mg Diazepam i.v. (Valium®), Medikamentengabe auch als Rektiole möglich
• bei weiterer Therapieresistenz Narkoseeinleitung mit 3–5 mg/kg KG Trapanal® i.v. und Fentanyl®

17.3 Subarachnoidalblutung

Die Subarachnoidalblutung (SAB) entsteht in den meisten Fällen spontan durch das Zerreißen (Ruptur) eines angeborenen oder erworbenen arteriellen Aneurysmas aus dem Versorgungsgebiet der A. carotis (➤ Abb. 17.1, ➤ Abb. 17.2). Oft besteht eine arterielle Hypertonie als Vorerkrankung. Der Blutaustritt in den Subarachnoidalraum zwischen weicher Hirnhaut und Spinnwebenhaut führt meist zu einer vollständigen Tamponade der äußeren Liquorräume. Durch diese Störung der Liquorzirkulation und Liquorresorption entwickelt sich ein Anstieg des intrakraniellen Drucks. Die Druckerhöhung behindert den venösen Abfluss und führt zu einem Hirnödem. Subarachnoidalblutungen haben unabhängig von ihrer Ursache eine einheitliche Symptomatik (➤ Tab. 17.1).

Symptome

Die Symptome treten aus völliger Gesundheit heraus und häufig nach körperlicher Anstrengung auf. Sie gehen einher mit einem plötzlichen, heftigen Kopfschmerz, der gleichzeitig oder etwas verzögert in den Nacken ausstrahlt. Die Patienten klagen über Erbrechen, Übelkeit und Lichtempfindlichkeit als Ausdruck der meningealen Reizung. Sie sind verwirrt und haben Bewusstseinsstörungen bis hin zum Koma. Im weiteren Verlauf kommt es zum Meningismus (Nackensteife, beim passiven Beugen des Kopfes nach vorn tritt hoher Widerstand der Nackenmuskulatur auf) und gelegentlich zu Krampfanfällen. Jeder zehnte Patient mit einer SAB erreicht aufgrund der Schwere der Blutung nicht mehr die Klinik und es kommt zum plötzlichen Tod.

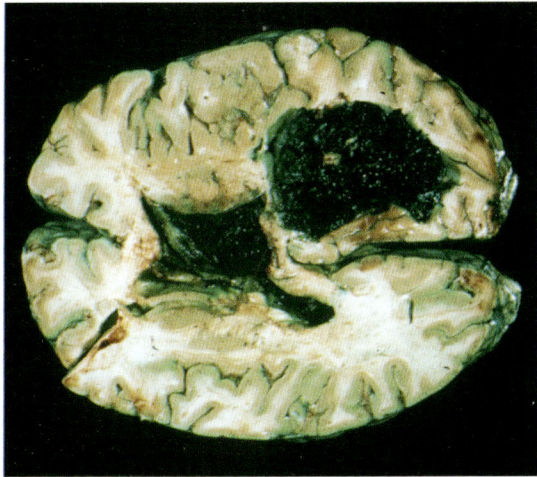

Abb. 17.1 Massenblutung/SAB [K107]

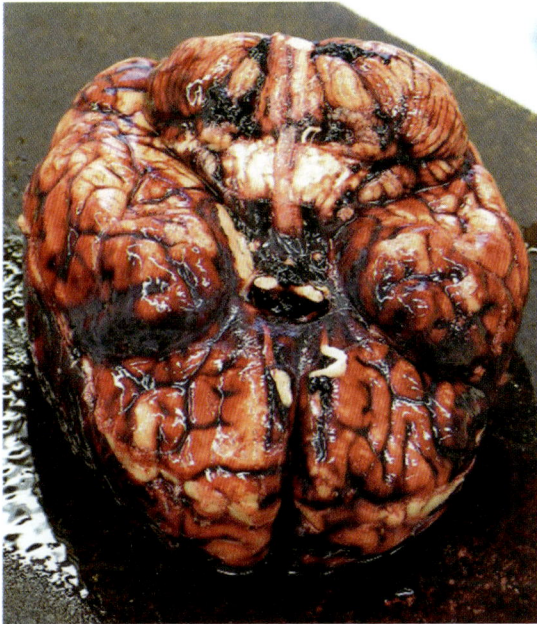

Abb. 17.2 Subarachnoidalblutung (SAB) [M235]

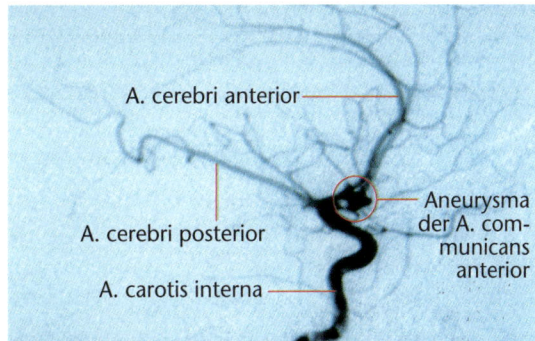

Abb. 17.3 Angiographie eines Aneurysmas [T170]

Therapie

Besteht der Verdacht auf eine Subarachnoidalblutung, richtet sich die Notfalltherapie nach dem klinischen Zustand des Patienten und der Symptomatik. Zu den wichtigsten **Basismaßnahmen** gehört neben dem Freimachen und Freihalten der Atemwege eine sofortige Immobilisation des Patienten mit 30°-Oberkörperhochlagerung.

Die **erweiterten Maßnahmen** umfassen die Anlage eines venösen Zugangs, die Sauerstoffgabe über O_2-Sonde und die medikamentöse Therapie. Agitierte Patienten müssen sediert werden, z.B. mit Diazepam (Valium®) oder Midazolam (Dormicum®) i.v., zur Analgesie werden zentral wirkende Analgetika eingesetzt. ASS (Aspirin®) ist kontraindiziert, da es die Fähigkeit der Blutplättchen hemmt, einen gefäßabdichtenden Pfropf zu bilden (Thrombozytenaggregationshemmung).

Ein erhöhter Blutdruck sollte nicht auf Normalwerte unter 180 mmHg systolisch gesenkt werden, um eine Minderperfusion des Gehirns zu vermeiden. Dann erfolgt der sofortige, möglichst schonende Transport in eine neurochirurgische Klinik.

Eine kausale Therapie kann nur in der Klinik erfolgen. Die Diagnosesicherung erfolgt hier mit Hilfe des CT und der Angiographie der Hirngefäße (➤ Abb. 17.3). Anschließend wird das Aneurysma operativ versorgt (z.B. Aneurysmaclipping). Die Patienten sind gefährdet durch Nachblutungen aus dem Aneurysma und durch Vasospasmen mit nachfolgender Ischämie.

Tab. 17.1 Einteilung der Schweregrade einer Subarachnoidalblutung (nach Hunt und Hess)

Gradeinteilung	Symptome
Grad I	asymptomatisch oder leichter Kopfschmerz, Meningismus
Grad II	Kopfschmerz, Meningismus, evtl. Hirnnervensymptome
Grad III	Somnolenz, diskrete neurologische Symptomatik
Grad IV	Sopor oder Koma, neurologische Ausfälle, evtl. Streckphänomene und vegetative Störungen
Grad V	tiefes Koma, Streckphänomene

SCHLAGWORT

Subarachnoidalblutung (SAB)

Ursachen
• Blutaustritt in den Subarachnoidalraum

Symptome
• plötzlicher, heftiger Kopfschmerz (Nackenschmerz)
• Übelkeit, Erbrechen, Lichtempfindlichkeit, motorische Unruhe

17

• reflektorische vegetative Symptome (starkes Schwitzen)
• Bewusstseinsstörung bis zum Koma

Maßnahmen
Monitoring
• BZ, RR, Puls, EKG, SaO$_2$

Basismaßnahmen und Lagerung
• Freimachen und Freihalten der Atemwege
• O$_2$-Gabe über Maske oder Nasensonde 6–8 Liter/Min.
• bewusstseinsklarer Patient: Lagerung in leichter Oberkörperhochlage (30–70° Drehpunkt Hüfte) zum Aspirationsschutz und Vermeidung eines weiteren intrakraniellen Druckanstiegs
• bewusstloser Patient: stabile Seitenlage
• Sedierung und Blutdrucksenkung bis auf RR$_{syst.}$ > 180 mmHg

Erweiterte Maßnahmen
• i.v. Zugang und Laborblutentnahme

Medikamente und Dosierungsempfehlungen
• Analgesie: 5–10 mg Morphium i.v., kein ASS
• Sedierung: 2–5 mg Midazolam i.v. (Dormicum®)
• Krampfdurchbrechung mit Clonazepam 1 mg i.v. (Rivotril®) oder 10 mg Diazepam i.v. (Valium®), Medikamentengabe auch als Rektiole möglich

• Antihypertonikum 12,5–50 mg Urapidil (Ebrantil®)
• Volumentherapie: restriktiv; max. 500 ml Vollelektrolytlösung i.v., keine Gabe von Mannit- oder Sorbitlösungen
• bei weiterer Therapieresistenz Narkoseeinleitung mit 3–5 mg/kg KG Trapanal® i.v. und Fentanyl®

17.4 Ischämische Insulte (Apoplexie)

Durchblutungsstörungen des Gehirns können schlagartig (apoplektisch) zu zentralen neurologischen Ausfällen führen (➤ Abb. 17.4). Mit zunehmendem Lebensalter, besonders bei Nikotinabusus oder bestehender Arteriosklerose (KHK, Diabetes mellitus), steigt das Risiko eines ischämischen Insults.

Rund 80–85% aller Schlaganfälle verlaufen als **ischämische** (unblutige) Insulte, d.h., sie treten im Rahmen einer Minderversorgung des Gehirns mit Blut und Sau-

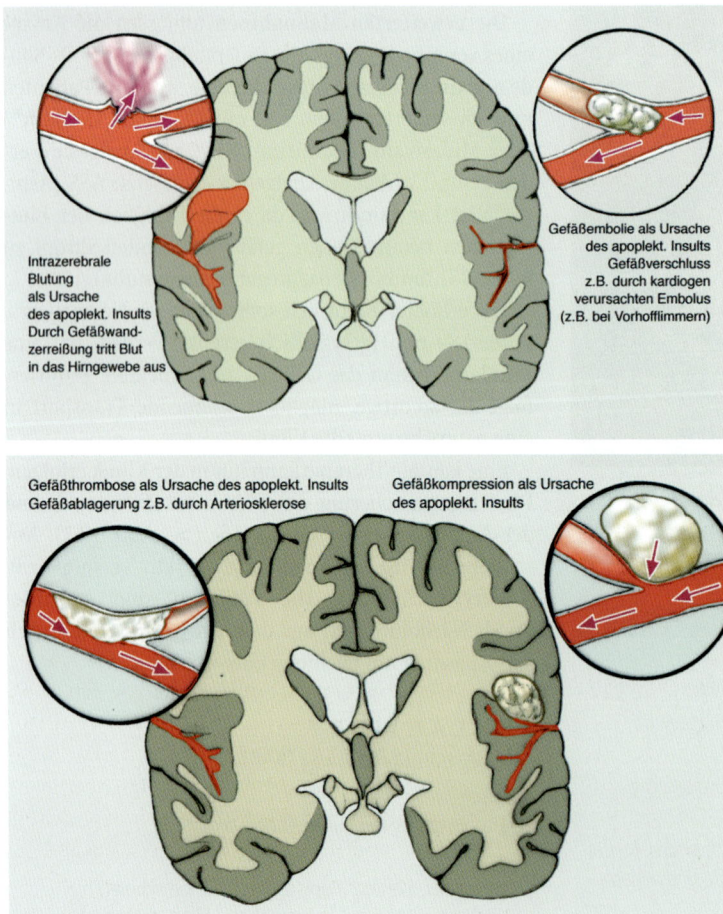

Intrazerebrale Blutung als Ursache des apoplekt. Insults Durch Gefäßwandzerreißung tritt Blut in das Hirngewebe aus

Gefäßembolie als Ursache des apoplekt. Insults Gefäßverschluss z.B. durch kardiogen verursachten Embolus (z.B. bei Vorhofflimmern)

Gefäßthrombose als Ursache des apoplekt. Insults Gefäßablagerung z.B. durch Arteriosklerose

Gefäßkompression als Ursache des apoplekt. Insults

Abb. 17.4 Apoplektischer Insult [L108]

erstoff auf. Der komplette Gefäßverschluss verursacht im zu versorgenden Hirnareal den Untergang von Hirngewebe (Nekrose). Das Gewebe erweicht (➤ Abb. 17.4) und nimmt nicht mehr an der Hirnfunktion teil.

Die übrigen 15–20% sind **hämorrhagische** (blutige) Insulte in Form nichttraumatischer intrakranieller Blutungen (➤ Kap. 17.3), die einerseits im Rahmen einer hypertensiv bedingten Blutung oder auch im Rahmen einer Antikoagulationstherapie mit Marcumar® auftreten, andererseits auf eine Subarachnoidalblutung oder ein sub- bzw. epidurales Hämatom (➤ Kap. 15.1.1) als häufigste traumatische Ursache zurückzuführen sind.

Symptome

Ischämische Insulte treten oft nach einer Ruhepause (z.B. gegen Morgen) auf. Erste Warnzeichen sind Kopfschmerzen und Schwindelgefühl, die als wichtige **Warnzeichen** für einen bevorstehenden Schlaganfall gelten. Oftmals imponiert ein hoher Blutdruck als Ausdruck einer gesteigerten Durchblutung im Gehirn (Bedarfshypertonie). Die eigentlichen neurologischen Symptome treten anschließend „schlagartig" und ohne Vorwarnung auf. Diese Symptome sind z.B. die Lähmung einer kompletten Körperseite (**Hemiparese**), die Lähmung einer Gesichtshälfte (**faziale Parese**) mit herabhängendem Mundwinkel, hängendem Augenlid und unkontrolliertem Speichelfluss oder der unkontrollierte Abgang von Stuhl und Urin. Bei einer zentralen Lähmung ist durch die Schädigung des ersten motorischen Neurons auch die Pyramidenbahn geschädigt (Babinski-Zeichen, ➤ Abb. 17.5)

In Abhängigkeit von der Lokalisation der Durchblutungsstörung (➤ Tab. 17.2) treten die Symptome nicht nur unterschiedlich lange auf, sondern sind außerdem sehr vielfältig (➤ Abb. 17.6).

Bei Gehirnläsionen im Stromgebiet der **A. cerebri media** (Mediainfarkt) treten typischerweise betont motorische und sensorische kontralaterale Halbseitensymptomatiken (z.B. Hemiparese links bei Hirninfarktgebiet rechts) und Blickdeviationen zur Seite des Infarktes auf.

Tab. 17.2 Richtungweisende neurologische Ausfälle bei ischämischen Insulten

Gefäßregion	Neurologische Symptomatik
A. cerebri anterior	• beinbetonte sensomotorische Hemiparese • zerebrale Blasenstörung
A. cerebri media	• brachiofazialbetonte sensomotorische Hemiparese (vornehmlich komplette Halbseitenlähmungen) • Aphasie
A. cerebri posterior	• Hemihypästhesie • Hemianopsie

Ist die sprachdominante Hirnhälfte betroffen (in der Regel die linke Hemisphäre), findet sich zusätzlich eine Störung des Sprachzentrums, die sich durch Aphasie oder Sprachstörungen bemerkbar macht.

Ein Verschluss der **A. cerebri anterior** führt zu beinbetonten Hemiparesen auf der kontralateralen Körperseite. Gelegentlich kommt es zu Harninkontinenz durch Störung des Blasenzentrums in der Großhirnrinde. Eine Aphasie oder Gesichtsfeldausfall treten nicht auf.

Bei einem Verschluss der **A. cerebri posterior** zeigt sich typischerweise durch Beeinträchtigung der okzipitalen Sehrinde eine homonyme Hemianopsie, die manchmal von einer kontralateralen Hemiparese begleitet wird.

Verschlüsse der **A. basilaris** oder **A. vertebralis** beginnen ebenfalls mit Kopfschmerz und Schwindel. Hinzu kommen „drop attacks" (Sturzanfälle, Blitz-Synkopen), unwillkürliche, rhythmische Augenbewegungen (Nystagmus), Störung der Bewegungskoordination (Ataxie) sowie Sprach- und Stimmstörungen. Typische Symptome sind ipsilaterale (gleichseitige) Hirnnervenausfälle und kontralaterale (gegenseitige) Hemisphärensymptome, die als „gekreuzte Symptome" (Tetraparese) bezeichnet werden.

Eine Abgrenzung der Krankheitsursache, ob es sich um eine Ischämie oder Blutung handelt, allein aufgrund der Symptome ist präklinisch nicht möglich.

Aufgrund der Verlaufskriterien ischämischer Insulte werden reversible Krankheitsbilder (TIA und [P]RIND, Stadien IIa, IIb) von dem progredienten Hirninsult und dem kompletten Hirninfarkt unterschieden (➤ Tab. 17.3).

Die apoplektischen Symptome bei einer **transitorisch-ischämischen Attacke (TIA)** halten in der Regel nur wenige Minuten bis 24 Stunden an. Die neurologischen Ausfälle sind reversibel. Halten die Symptome länger als 24 Stunden an und bilden sie sich innerhalb von sieben Tagen ebenfalls wieder zurück, spricht man von einem **(prolongierten) reversiblen ischämischen neurologischen Defizit ([P]RIND).**

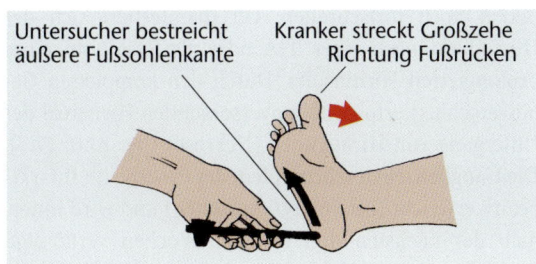

Untersucher bestreicht äußere Fußsohlenkante

Kranker streckt Großzehe Richtung Fußrücken

Abb. 17.5 Babinski-Zeichen [A400-215]

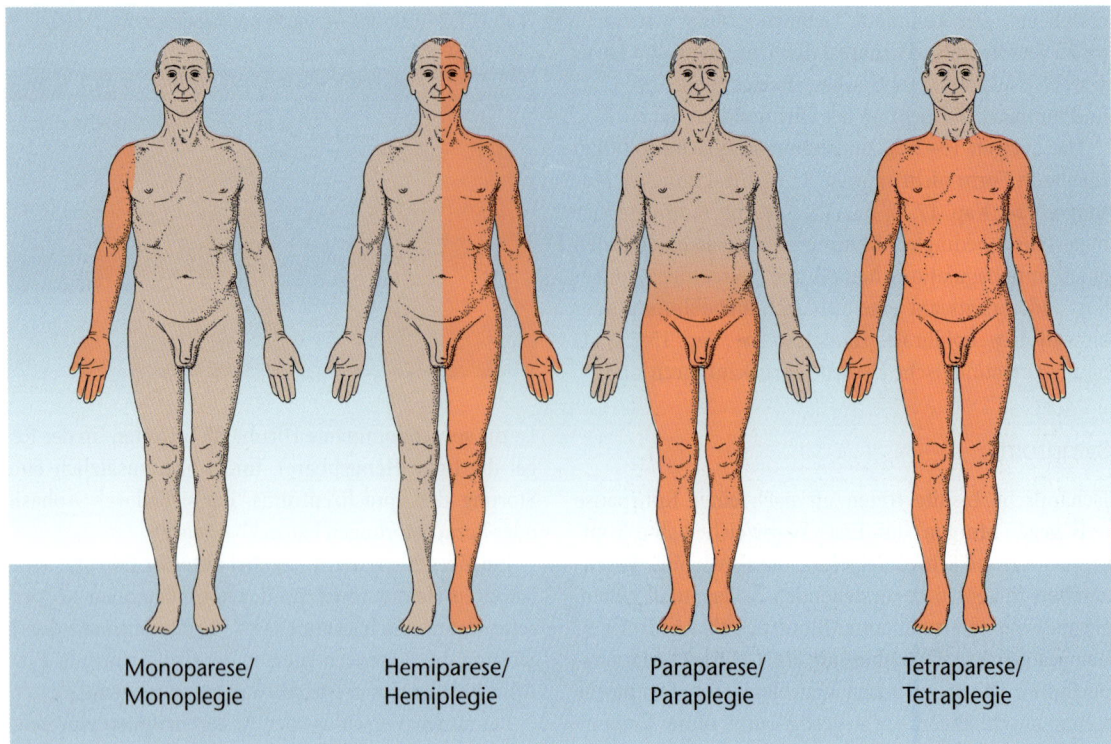

Abb. 17.6 Einteilung der Lähmungen [A400-215]

Tab. 17.3 Stadieneinteilung der ischämischen Insulte

Stadien	Symptome
Stadium I	asymptomatische Hirnarterienstenose
Stadium IIa	reversibel innerhalb Minuten bis 24 Stunden (TIA)
Stadium IIb (P)RIND	reversibel nach 24 Stunden bis sieben Tagen
Stadium III	fortschreitende Symptome innerhalb sechs bis 48 Stunden (progredienter Hirninsult)
Stadium IV	nicht reversibel, nicht fortschreitend (kompletter Hirninfarkt)

In der Regel handelt es sich bei TIA und (P)RIND um Mikroembolien aus dem Gebiet der A. carotis und A. vertebralis oder um kardiogene Mikroembolien (z.B. bei Vorhofflimmern). TIA und (P)RIND neigen zu Rezidiven und sind nicht selten die Vorboten eines Hirninfarkts. Sie manifestieren sich z.B. in einer flüchtigen einseitigen Blindheit durch Mikroembolie der A. ophthalmica (Versorgungsgebiet der A. carotis) oder durch kurzzeitige Aphasie durch Mikroembolie im Versorgungsbereich der A. cerebri media.

Schreiten die klinischen Symptome innerhalb von ein bis zwei Tagen weiter fort, spricht man von einem **progredienten Hirninsult** (Stadium III, ➤ Tab. 17.3). In-

folge einer zunehmenden Thrombosierung entwickeln sich die neurologischen Ausfälle über einen längeren Zeitraum. Mit dem zunehmenden intrakraniellen Gefäßwiderstand nimmt die Hirndurchblutung ab, die Autoregulation der Hirngefäße versagt, und es bildet sich ein Hirnödem. Im Infarktbezirk bewirkt die Ischämie eine Reduktion des Energiestoffwechsels, eine Laktatazidose und eine reaktive Hyperämie.

Im CT-Bildverfahren lassen sich anfangs unscharf begrenzte hypodense Zonen erkennen (Infarktödem), die an Dichte zunehmen (Luxusperfusion). Die neurologischen Ausfälle können sich immer noch vollständig zurückbilden oder aber durch Übergang in ein permanentes neurologisches Defizit weiter verschlimmern.

Ein **kompletter Hirninfarkt** (Stadium IV) liegt vor, wenn sich die neurologischen Symptome weder zurückbilden noch fortschreiten. Oft manifestiert sich der Hirninfarkt nach einer TIA oder als Residuum eines prolongierten Hirninsults. Durch den kompletten Gefäßverschluss erfolgt im zu versorgenden Hirnareal der Untergang von Hirngewebe (Nekrose) (➤ Abb. 17.7). Die Ganglienzellen schrumpfen, das Gewebe im Infarktbezirk erweicht (gelatinöses Aussehen) und wird innerhalb der nächsten drei bis vier Wochen verflüssigt. Es bleibt ein zystischer Gewebsdefekt bestehen, der nicht mehr an der Hirnfunktion teilnimmt.

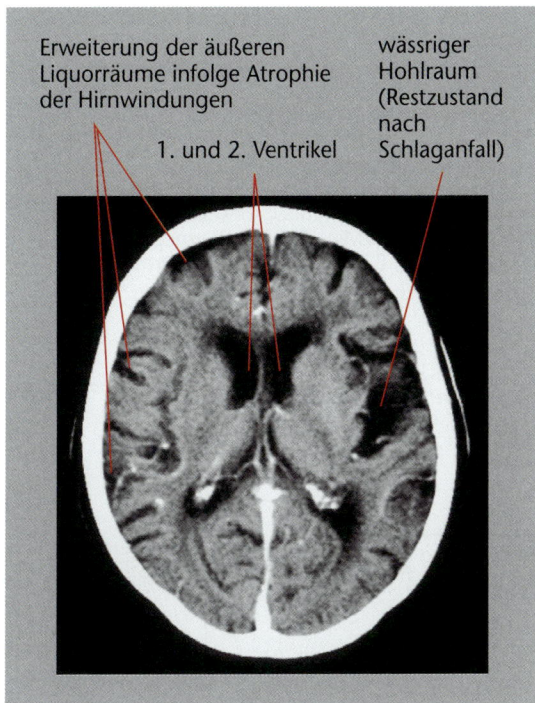

Abb. 17.7 Computertomogramm bei ausgedehntem Schlaganfall. Die rechtsseitige dunkle „Höhle" entspricht abgestorbenem Hirngewebe nach einem Schlaganfall. [B117]

Therapie

Die **Basismaßnahmen** beim Insult (➤ Abb. 17.9) zielen in erster Linie auf die Aufrechterhaltung der Vitalfunktionen Atmung und Bewusstsein. Bewusstseinsgetrübte Patienten werden in stabiler Seitenlage gelagert.

Schlaganfälle treten vornehmlich bei älteren Menschen auf, die sehr oft an pulmonalen Begleiterkrankungen leiden. Sauerstoffmangel und CO_2-Anstieg verstärken aber das Hirnödem. Daher ist die initiale Sauerstoffgabe unbedingter Standard.

Der bewusstseinsklare Patient wird bei bestehender Hypertonie in 30°-Oberkörperhochlagerung und bei Hypotonie flach gelagert. Im Falle des Vorliegens von Paresen sind die gelähmten Extremitäten sicher zu lagern, so dass keine sekundären Verletzungen eintreten können.

Die **erweiterten Maßnahmen** (➤ Abb. 17.9) umfassen die Anlage eines venösen Zugangs und die medikamentöse Therapie. Ein bewusstseinsklarer Patient ist durch das apoplektische Geschehen oftmals äußerst verängstigt und kann sich wegen der Paresen oder Aphasie nicht mehr artikulieren. Diese Patienten sollten leicht sediert werden, um einem weiteren Blutdruckanstieg oder Herzrhythmusstörungen durch endogene Adrenalinausschüttung zu begegnen.

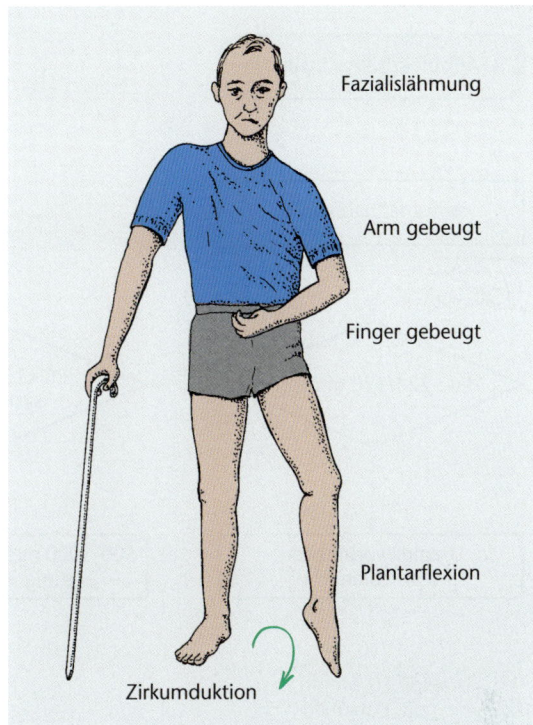

Abb. 17.8 Störungen eines Patienten bei linksseitiger Hemiparese, wie sie sich nach einem Schlaganfall entwickeln. Typischerweise liegt eine spastische Hemiparese vor, bei der der Arm mehr in Beugestellung und das Bein mehr in Streckstellung verharren. Durch die Beinstreckung und insbesondere die Spitzfußstellung würde das betroffene Bein beim Gehen ständig den Boden berühren. Um das zu verhindern, führen Schlaganfall-Patienten ihr behindertes Bein beim Gehen kreisförmig nach vorn. Auf der Abbildung ist außerdem eine linksseitige Fazialisparese zu erkennen. [A400-190]

MERKE
Die generelle Blutdrucksenkung ist beim frischen Schlaganfall nicht angebracht.

Eine **Hypertonie** soll zur Aufrechterhaltung des zerebralen Perfusionsdrucks erhöht bleiben, solange er die Blutdruckwerte von über 220 mmHg (systolisch) oder 120 mmHg (diastolisch) nicht überschreitet. Innerhalb dieser Bandbreite erfolgt keine Blutdrucksenkung. Sollte bei noch höheren Blutdruckwerten eine Senkung notwendig sein, empfiehlt sich eine vorsichtige Senkung des übermäßig erhöhten Blutdruckes mit Urapidil (Ebtrantil®) in 10-mmHg-Schritten bis zu einer Limitgrenze von 180–200 mmHg (systolisch), die nicht unterschritten werden sollte.

Zur Blutdrucksenkung sollten keine Medikamente verwendet werden, die zentral wirken oder das Hirnödem verstärken können (z.B. Catapresan®). Ein zu starker Abfall des Blutdrucks verschlechtert die Prognose. Andererseits muss eine bestehende **Hypotonie** therapiert werden,

```
        ┌─────────────────────────┐
        │  Apoplektischer Insult* │
        └─────────────────────────┘
                    │
                    ▼
        ┌─────────────────────────┐
        │    Basismaßnahmen**     │
        └─────────────────────────┘
```

* Symptome
Bewusstseinstörungen bzw. Bewusstlosigkeit,
neurologische Störungen – z. B. Aphasie, Paresen,
Cheyne-Stokes-Atmung, Einnässen, Einkoten

** Basismaßnahmen
Lagerung: ansprechbare Patienten OHL 30°,
wenn $RR_{syst.}$ >130 mmHg, sonst flach
O_2-Gabe 4–8 l/Min., NA-Ruf, Wärmeerhaltung,
Monitoring, BZ-Messung, Temperaturmessung,
i.v. Zugang, Laborblut

RR >220/120 mmHg? —nein→ RR <130 mmHg systolisch? —nein→

ja ↓   ja ↓

| Urapidil vorbereiten (z.B. Ebrantil®) | 500–1000 ml kristalloide Lösung zügig infundieren | **kolloidale Lösung:** HAES® 6% 500 ml i.v. |

Urapidil 10–50 mg i.v.
(z.B. Ebrantil®)
RR senken max. 20% des
Ausgangsdrucks und nicht
<180 mmHg

$RR_{syst.}$ **<110 mmHg**
Noradrenalin
0,05–0,2 µg/kg/Min.
(z.B. Arterenol®)

Temperatur >38˚C —nein→

ja ↓

Wadenwickel/Paracetamol 1 g
als Supp. (z.B. Ben-u-ron®)

**Bewusstlosigkeit
Intubation und Beatmung:**
– Etomidat 0,15–0,3 mg/kg i.v.
 (z.B. Etomidat-Lipuro®)
– Midazolam 3–5 mg i.v.
 (z.B. Dormicum®)
– Fentanyl 0,1–0,2 mg i.v.
– Suxamethonium 1 mg/kg
 (z.B. Lysthenon® 2%)
AMV = 100–120 ml/kg

weitere Versorgung nach
Zustand des Patienten.
**Ziel muss eine Versorgungs-
zeit <20 Min. und eine
Prähospitalzeit <1 h sein!**

┌─────────────────────────┐
│   Transport   │
└─────────────────────────┘

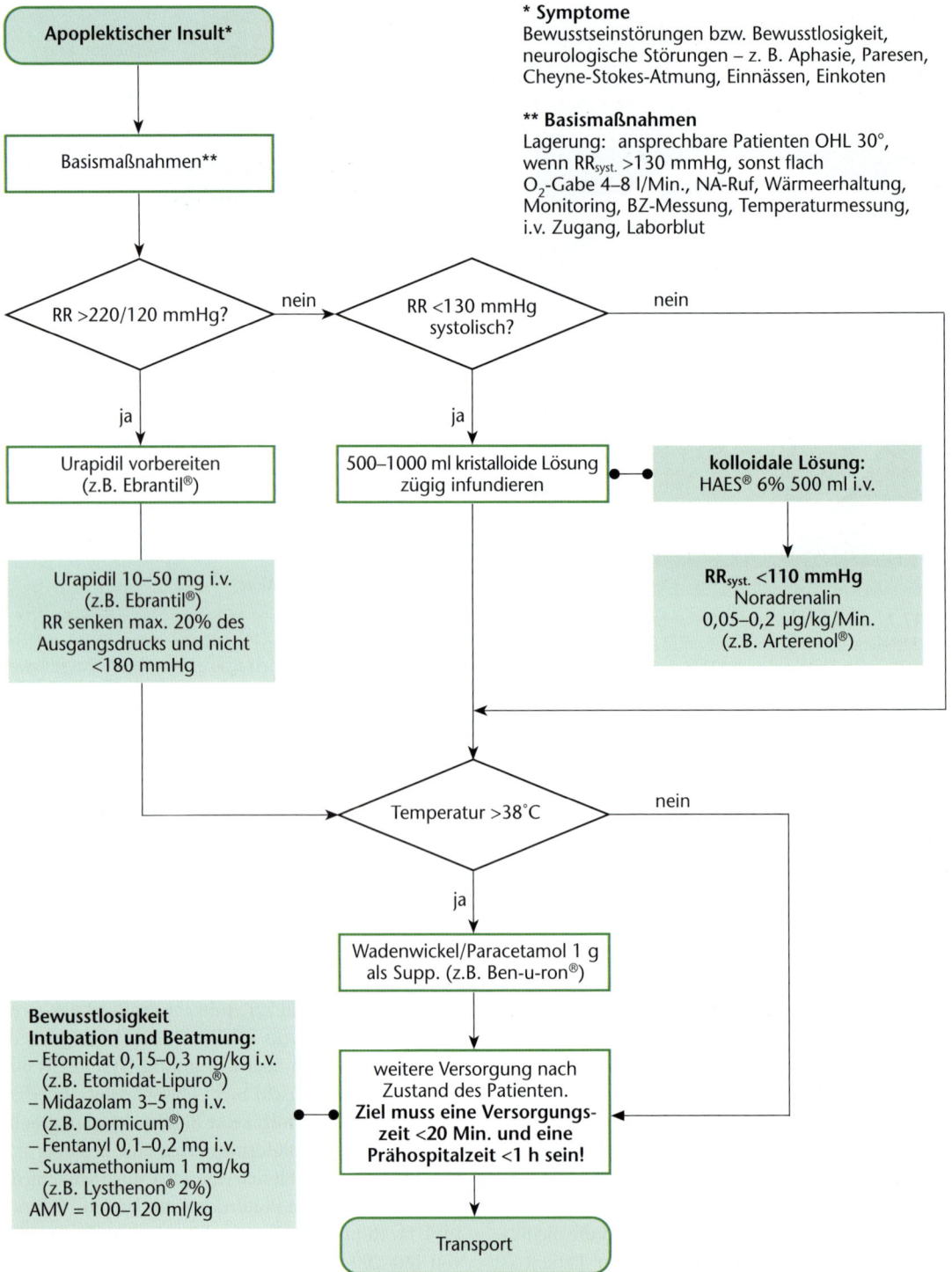

Abb. 17.9 Algorithmus „Apoplektischer Insult" [R134-3]

um einen ausreichenden Perfusionsdruck im Gehirn zu gewährleisten. Der Blutdruck sollte dabei mindestens 180 mmHg (systolisch) erreichen und nicht darunter abfallen. Ist der niedrige Blutdruck durch eine Exsikkose verursacht, ist diese durch Kristalloidgabe zu therapieren. Ist die Störung der Blutdruckregulation jedoch durch den Schlaganfall (z.B. Insult im Bereich der A. cerebri posterior) bedingt, müssen Katecholamine eingesetzt werden.

Lysetherapie

Eine weitere Therapieoption ist die Thrombolyse, die jedoch ausschließlich der Klinik vorbehalten bleibt, da im Rettungsdienst nicht sicher zwischen einer Blutung und einem ischämischen Infarkt unterschieden werden kann. Die Thrombolyse ist zurzeit für ein 4,5-Stunden-Zeitfenster nach einem akuten apoplektischen Insult zugelassen. Diese Zeitspanne ist relativ kurz, da nach Symptombeginn im Krankenhaus noch ein kranielles CT oder Kernspintomogramm, zum Ausschluss einer Hirnblutung, der Lysetherapie vorgeschaltet werden muss. Zusätzlich müssen die Blutgerinnungswerte aktuell erhoben werden. In der Praxis bedeutet dies, dass jeder Apoplexpatient sehr schnell in eine auf die Behandlung von Schlaganfällen spezialisierte Klinik ("Stroke-unit") eingeliefert werden muss.

Möglicherweise können zukünftig auch Patienten innerhalb eines 5–6-Stunden-Zeitfensters lysiert werden, wenn spezielle Kernspinaufnahmeverfahren (sog. Diffusions-Perfusions-Mismatch) zur Verfügung stehen. Einzige bereits heute bestehende Ausnahme von der 4,5-Stunden-Frist ist die Basilaristhrombose mit einem therapeutischen Zeitfenster von bis zu 24 Stunden.

SCHLAGWORT

Apoplex

Ursachen
- **ischämische Insulte**
  - arterielle Embolien durch Blutgerinnsel
  - Thrombosen der venösen Abflussgefäße
  - Gefäßverengungen durch Gefäßverkrampfungen (Vasospasmen)
- **hämorrhagische Insulte**
  - Gefäßrisse infolge hohen Blutdrucks
  - Spontanblutungen bei gestörter Blutgerinnung
  - SAB, sub- oder epidurale Hämatome

Symptome
- Aphasie, Sehstörungen, Paresen, Blickdeviation, Kopfschmerzen
- Übelkeit, Erbrechen, Unruhe
- Einnässen, Einkoten, Pupillendifferenz (selten)
- Bewusstseinsstörung bis zum Koma

Maßnahmen
Monitoring
- BZ, RR, Puls, EKG, SaO_2

Basismaßnahmen und Lagerung
- Freimachen und Freihalten der Atemwege
- O_2-Gabe über Maske oder Nasensonde 4–8 Liter/Min.
- bewusstseinsklarer Patient: Lagerung in leichter Oberkörperhochlage (30° Drehpunkt Hüfte) zum Aspirationsschutz und Vermeidung eines weiteren intrakraniellen Druckanstiegs
- bewusstloser Patient: stabile Seitenlage
- Sedierung und Blutdruckeinstellung

Erweiterte Maßnahmen
- i.v. Zugang und Laborblutentnahme

Medikamente und Dosierungsempfehlungen
- Analgesie: 5–10 mg Morphium i.v., kein Aspisol®
- Sedierung: 2–5 mg Midazolam i.v. (Dormicum®)
- Antihypertonikum: 10–50 mg Urapidil (Ebrantil®); **cave:** kein Nifedipin (Adalat®) wegen zu schneller RR-Senkung
- Blutdrucksteigerung (z.B. 0,5–1 ml Akrinor® i.v. oder Einsatz von Dopamin über Perfusor)
- Volumentherapie: restriktiv; max. 500 ml Vollelektrolytlösung i. v.
- bei weiterer Therapieresistenz Narkoseeinleitung mit Etomidate (Hypnomidate®), Midazolam (Dormicum®) und Fentanyl®
- kein präklinischer Einsatz von Mannit- oder Sorbitlösungen vor Ausschluss einer Hirnblutung
- Lyse abhängig vom 3-Stunden-Zeitfenster: z.B. rt-PA (Actilyse®) bei KG 70 kg = 60 mg

17.5 Hypertensive Massenblutung

Die Ursache einer hypertensiven Massenblutung (➤ Abb. 17.1) ist in der Regel eine essentielle Hypertonie, oft in Kombination mit einer Antikoagulantientherapie (Marcumar®). Sie ist für 60% aller gefäßbedingten Hirnblutungen verantwortlich. Im Gegensatz zu ischämischen Insulten kommt es meist unter physischer oder psychischer Belastung zur Blutung. Intrazerebrale Blutungen sind nicht sicher von Ischämien (z.B. apoplektische Insulte) abzugrenzen.

Symptome

Erste Symptome sind Kopfschmerz, Schwindel, flüchtige neurologische Zeichen im Rahmen einer Bluthochdruckkrise (z.B. Tinnitus oder Doppelbilder). Zerreißt während einer Hochdruckkrise ein Gefäß (meist im Bereich der A. cerebri media), kommt es zur Massenblutung ins Hirngewebe. Die Blutung bleibt entweder auf die Capsula interna (Kapselblutung) beschränkt oder dehnt sich nach temporal aus und bricht in die Hirnventrikel ein.

Sowohl die Blutung selbst wie auch das die Blutung umgebende Ödem schädigen das umliegende Gewebe. In der Mehrzahl der Fälle tritt eine plötzliche Bewusstseinstrübung bis hin zum Koma ein. Je nach Ausdehnung der Blutung kommt es zu unterschiedlichen neurologischen Ausfällen. Eine Kapselblutung oder Thalamusblutung äußert sich z.B. durch eine gegenseitige Halbseitenlähmung (kontralaterale Hemiparese), die mit einer Aphasie einhergeht, wenn die dominante Hirnhälfte betroffen ist. Einseitige Blutungen in den Kleinhirnbereich führen zur gleichseitigen Koordinationsstörung (ipsilaterale Hemiataxie) mit Fallneigung, Gangabweichung, Erbrechen und Schwindel.

Therapie

Die **Basismaßnahmen** und **erweiterten Maßnahmen** entsprechen denen der akuten Subarachnoidalblutung und zielen auf die Vermeidung eines weiteren Anstiegs des intrakraniellen Drucks (➤ Kap. 17.2). Wie auch bei diesem Krankheitsbild ist eine kausale Therapie nur in der Klinik durch Operation oder konservative Behandlung (Begrenzung des Hirnödems) auf einer Intensivstation möglich.

17.6 Zerebrale Krampfanfälle (Epilepsien)

Zerebrale Krampfanfälle (Epilepsien) sind Anfallsleiden des Gehirns durch Spontanentladungen zentraler Neurone. Es werden Epilepsien, die von Geburt an bestehen, von symptomatischen Epilepsien, die infolge einer Erkrankung oder Verletzung entstehen, unterschieden. Allerdings bleibt in mehr als der Hälfte der Fälle die eigentliche Ursache des Krampfanfalls unbekannt (idiopathische Erkrankung).

Folgende bekannte **Ursachen** kommen für Krampfanfälle in Frage:
- hirnorganische Schädigungen (raumfordernde Prozesse, Hirnverletzungen)
- vaskuläre Störungen
- Eklampsie (➤ Kap. 19.3.5)
- Drogenentzug
- Alkoholismus
- Hirnschäden nach Hypoxie (Z.n. Kreislaufstillstand)
- Hirnschäden nach Verletzung (Z.n. SHT)
- Stoffwechselstörungen (z.B. Hypoglykämie)
- genetische Ursachen.

Symptome

Zerebrale Krampfanfälle werden durch Krampfart und Krampfmuster unterschieden. Die Krampfart beschreibt die Art der auftretenden Muskelverkrampfungen. Bei **tonischen** Krämpfen (**Streckkrämpfe**) kommt es zur maximalen Streckung aller Körperteile. Die Muskulatur ist angespannt und der Körper starr. Die Streckkrämpfe können innerhalb von Sekunden in **klonische** Krämpfe (**Beugekrämpfe**) übergehen, die sich durch zuckende, schnelle Bewegungen der Muskulatur auszeichnen.

Die Abfolge der Krämpfe und ihre Ausdehnung über den Körper werden durch das Krampfmuster beschrieben. Ein **generalisierter Krampfanfall** resultiert aus der Spontanentladung zentraler Neurone, führt zu einer abnormen elektrischen Aktivität des gesamten Gehirns und umfasst in seinen Auswirkungen die Muskelgruppen des ganzen Körpers. Ein **fokaler** (lat. focus = Herd) **Krampfanfall** hingegen befällt immer nur eine bestimmte Hirnregion, so dass nur einzelne Muskelgruppen betroffen sind (➤ Tab. 17.4).

Der typische **große Krampfanfall** (Grand-mal-Epilepsie) verläuft als gemischter tonisch-klonischer Krampf und ist generalisiert. Er ist durch folgenden Ablauf charakterisiert:
- Der Beginn kann durch einen Aufschrei signalisiert werden,
- Sturz des Patienten auf den Boden und generalisierter Krampf der Skelettmuskulatur,
- plötzlich einsetzende Bewusstlosigkeit (der Patient ist nicht ansprechbar),

Tab. 17.4 Unterteilung der Krampfanfälle

Krampftyp	Fachbezeichnung	Symptome
generalisierte Krampfanfälle	• Petit-mal-Epilepsie des Kindes- und Jugendalters • Grand-mal-Epilepsie in jedem Lebensalter	• oft unbemerkte Vigilanzstörung (Absencen, leerer Blick) ohne Aura mit diskreten Muskelzuckungen • großer, generalisierter Anfall
fokale Krampfanfälle	in jedem Lebensalter bei ungestörtem Bewusstsein	• immer mit einer Aura (z.B. optische oder auditive Empfindungen) • Vertrautheits- oder Fremdheitserlebnisse (z.B. Déja-vu) • Automatismen • längere Reorientierungsphasen (Dämmerattacken)

- Apnoe während des Krampfes,
- weite, lichtstarre Pupillen.

Fakultativ können weitere Symptome hinzukommen, wie Zungenbiss, Inkontinenz und verstärkter Speichelfluss (Schaum vorm Mund). Nach ein bis zwei Minuten endet die Krampfphase, und der tonisch-klonische Krampf mündet in die postparoxysmale Erschöpfungsphase ein. Diese beginnt mit einem komatösen Zustand, der in tiefen Schlaf übergeht, aus dem der Patient meist nur langsam erwacht (terminaler Nachschlaf, postiktaler Dämmerzustand). In dieser Phase kann die Atmung stoßartig sein und eine motorische Unruhe auffallen. Die Patienten sind desorientiert, leiden an Kopfschmerzen, verspüren einen Muskelkater und haben meistens keinerlei Erinnerung an den Krampfanfall. Die Nachschlafphase kann Minuten bis Stunden dauern und ist auch von der Krampfdauer abhängig.

Von einem **Status epilepticus** spricht man, wenn ein epileptischer Anfall von langer Dauer vorliegt oder epileptische Krampfanfälle in Serie in so kurzen Intervallen aufeinander folgen, dass der Patient zwischenzeitlich nicht voll zu Bewusstsein kommt und sich somit ein anhaltender epileptischer Zustand entwickelt.

Therapie

Entscheidend ist im Notfall die Tatsache, dass jeder Krampfanfall durch die damit einhergehende Apnoe zu einer weiteren hypoxischen zerebralen Schädigung führen kann (Sauerstoffmangel). Die **Basismaßnahmen** (➤ Abb. 17.10) umfassen den Schutz vor Verletzungen des Patienten im Krampfanfall (z.B. Beißschutz). Das bedeutet aber nicht, dass der Patient im Krampfanfall gewaltsam festgehalten werden soll, wodurch die Verletzungsgefahr nur weiter ansteigen würde. Während des Krampfanfalls ist nur darauf zu achten, dass sich der Patient nicht an Gegenständen in seinem Umfeld verletzt. Ist der Krampfanfall vorüber, werden der Patient und seine Angehörigen beruhigt und die Atemwege freigemacht bzw. freigehalten. Der Patient ist bei Vigilanzstörungen in der stabilen Seitenlagerung zu lagern. Aufgrund des zu erwartenden Sauerstoffmangels ist ihm Sauerstoff über eine O_2-Sonde zu verabreichen. Zusätzlich muss bei jedem Krampfanfall eine Blutzuckerbestimmung durchgeführt werden.

MERKE

Die Krampfschwelle ist nach einem durchlebten Krampfanfall niedriger, so dass eine kontinuierliche Überwachung des Patienten nach einem Krampfanfall unerlässlich ist.

Zu den **erweiterten Maßnahmen** (➤ Abb. 17.10) gehört die Anlage eines venösen Zugangs. Hauptziel muss es sein,

einen noch anhaltenden Krampfanfall möglichst schnell medikamentös mit einem Benzodiazepinpräparat (z.B. Clonazepam [Rivotril®]) zu durchbrechen und eine weitere Hypoxie zu beheben. Hierbei ist zu beachten, dass Midazolam (Dormicum®) nicht das Mittel der Wahl zur Krampfdurchbrechung ist, da in der Behandlung des Krampfanfalls ein Benzodiazepin mit einer hohen Bindungsaffinität zum Benzodiazepinrezeptor erwünscht ist, um eine signifikant längere Wirkung anzustreben. Während der einfache epileptische Anfall meist keiner medikamentösen Behandlung bedarf, muss ein Status epilepticus (Hypoxie, Atemstillstand) unterbrochen werden. Gegebenenfalls ist dazu sogar eine Narkoseeinleitung mit Trapanal® erforderlich.

PRAXISTIPP

Zur Krampfdurchbrechung ist bei fehlendem Venenzugang die Medikamentengabe von Diazepam (Valium®) als Rektiole oder von Lorazepam (Tavor Expidet®) sublingual möglich.

SCHLAGWORT

Zerebraler Krampfanfall

Ursachen
- genuine Epilepsien (von Geburt an)
- symptomatische Epilepsien (infolge einer Erkrankung oder Verletzung)
  - Alkoholismus
  - Drogenentzug
  - Hirnschaden durch Hypoxie (z.B. nach CPR)
  - intrakranielle Raumforderung (z.B. Tumor)
  - Entzündungen (z.B. Meningitis)
  - Fieber (z.B. Fieberkrampf)
  - Stoffwechsel (z.B. Hypoglykämie)
  - schwangerschaftsinduzierte Hypertonie (z.B. Eklampsie)

Symptome
- **Krampfart**
  - tonische Krämpfe (Streckkrämpfe)
  - klonische Krämpfe (Beugekrämpfe)
- **Krampfmuster**
  - generalisierter Krampfanfall
  - fokaler Krampfanfall

Fakultative Symptome
- Zungenbiss, Inkontinenz, verstärkter Speichelfluss (Schaum vorm Mund)
- Übelkeit, Erbrechen, Unruhe
- Pupillendifferenz (selten)
- Bewusstseinsstörung, Aura

Maßnahmen
Monitoring
- BZ, RR, Puls, EKG, SaO₂

Basismaßnahmen und Lagerung
- Freimachen und Freihalten der Atemwege
- O_2-Gabe über Maske oder Nasensonde 4–8 Liter/Min.
- bewusstseinsklarer Patient: Lagerung in leichter Oberkörperhochlage (30° Drehpunkt Hüfte)
- bewusstloser Patient: stabile Seitenlage

Krampfanfall*

* Symptome
Muskulatur: Tonusverlust oder Steigerung, ggf. klonische Krämpfe
vermehrter Speichelfluss („Schaum vor dem Mund"), Einnässen, Einkoten
Augen: starrer Blick, Blickdeviation
Atmung: unregelmäßig, sehr flach, evtl. Apnoe mit Zyanose
postiktual: flüchtige Lähmungen, desorientiert, somnolent

** Basismaßnahmen
Lagerung: ansprechbare Patienten OHL 30°
Basismonitoring, BZ-Kontrolle, Notarzt-Ruf,
O_2-Gabe 4–8 l/Min. über Maske oder Brille vorlegen!

andauerndes
Krampfereignis? — ja

nein

Schutz des Kopfes und der
Extremitäten vor Verletzungen,
Anfallsbeobachtung

nein — Anfallsdauer
>3 Min. oder
Rezidive?

ja

Clonazepam 1 mg (z.B. Rivotril®)
oder Diazepam 10 mg
(z.B. Valium®) vorbereiten

– Clonazepam 1–4 mg i.v.
  (z.B. Rivotril® oder
– Diazepam 10–20 mg i.v. (z.B. Valium®)
  oder bei Therapieresistenz 50–100 mg i.v.
  Thiopental (Trapanal®)

ja — Anfall beendet?

Basismaßnahmen**

nein

weitere Versorgung je nach
Zustand des Patienten

Intubation und Beatmung:
– Thiopental 3–5 mg/kg i.v.
  (z.B. Trapanal®)
– Suxamethonium 1 mg/kg i.v.
  (z.B. Lysthenon®)
– Fentanyl 0,1–0,2 mg i.v.
andauerndes Krampfereignis:
Thiopentalperfusor:
1–5 mg/kg/h

Transport

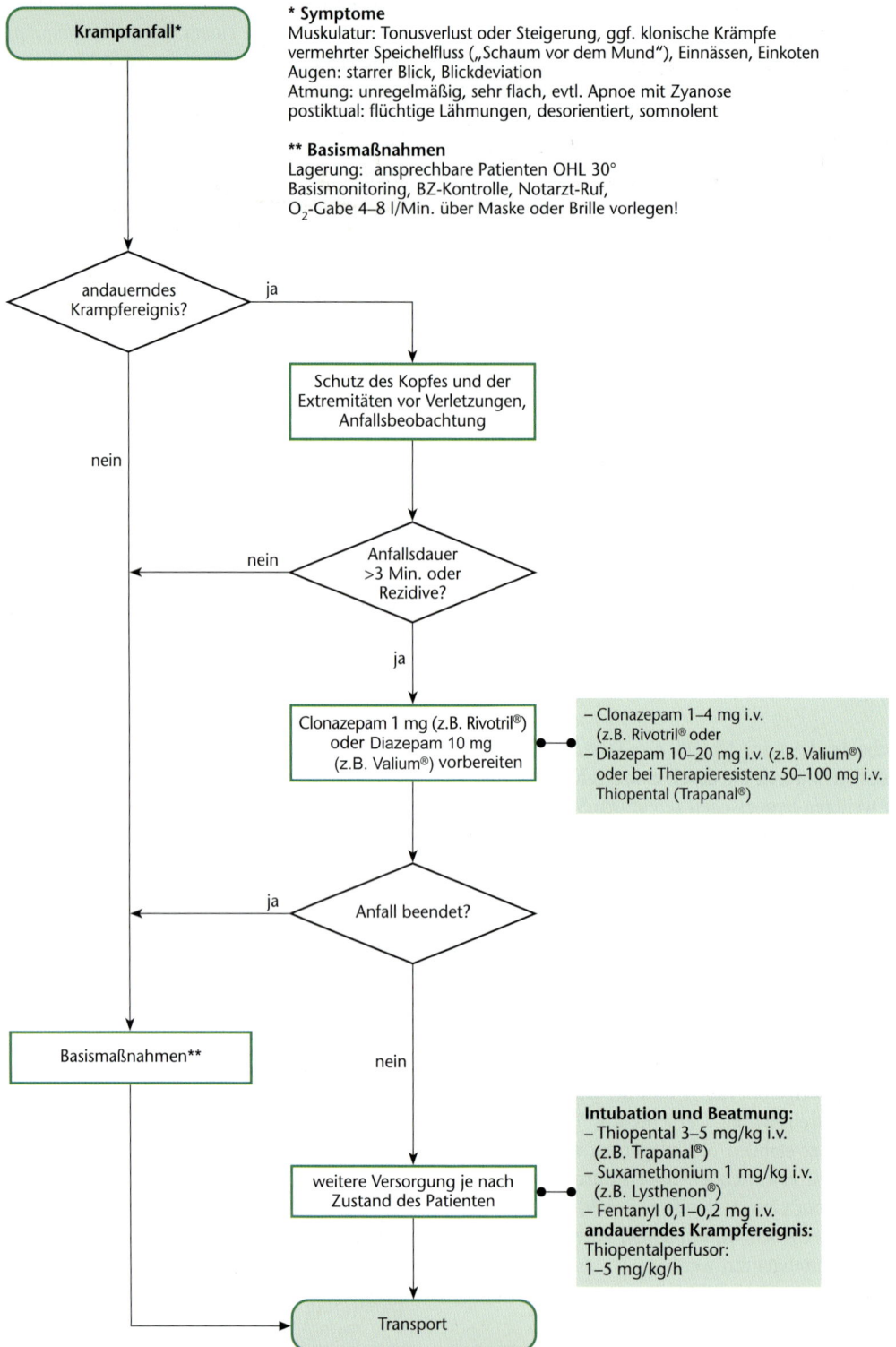

Abb. 17.10 Algorithmus „Krampfanfall" (modifiziert nach O. Peters, K. Runggaldier: Algorithmen für den Rettungsdienst, 3. Aufl., Elsevier GmbH, Urban & Fischer, 2006) [R134-2].

Erweiterte Maßnahmen
• i.v. Zugang und Laborblutentnahme

Medikamente und Dosierungsempfehlungen
• Krampfdurchbrechung: z.B. Erwachsene 1–2 mg Rivotril®
  i.v. oder 2,5 mg Lorazepam sublingual (Tavor Expidet®),
  Schulkinder (über 15 kg KG) 10 mg Valium® i.v., Säuglinge
  und Kleinkinder (unter 15 kg KG) 2–5 mg Valium® i.v.,
  Applikation von Valium® ist auch als Rektiole möglich
• bei Therapieresistenz fraktionierte Gabe von 50–100 mg
  ®Trapanal® i.v. oder 50–200 mg Luminal® i.v.
• bei weiterer Therapieresistenz Narkoseeinleitung mit
  3–5 mg/kg KG Trapanal® i.v.
• bei Hypoglykämie z.B. 10–40 ml Glukose 40% i.v.

17.7 Dyskinesien

Als Dyskinesien (➤ Abb. 17.11) werden allgemein Störungen im Bewegungsablauf, insbesondere der glatten Muskulatur (z.B. Hohlorgane), bezeichnet. Diese Krankheitsbilder (Fehlfunktion der Gallenwege oder Anomalie der Wehentätigkeit) sind ausdrücklich für den Rettungsdienst nicht relevant. Es können allerdings auch Störungen im Bewegungsablauf quer gestreifter Muskulatur auftreten, die für den Rettungsdienst sehr wohl relevant sein können. Diese Formen der Dyskinesie treten sehr oft als unerwünschte Nebenwirkung einer medikamentösen Therapie in Erscheinung und werden im Rahmen des Rettungsdienstes noch viel zu oft übersehen oder als atypischer Krampfanfall fehlgedeutet.

Auslöser einer Dyskinesie können einerseits Metoclopramid (MCP, Paspertin®) und andererseits klassische Neuroleptika (Haldol®) sein, wobei Erstere als Antiemetikum und Letztere in der Therapie psychotischer Erkrankungen eingesetzt werden.

Treten die Bewegungsstörungen im Rahmen der antipsychotischen Therapie auf, werden sie als **tardive (verspätete) Dyskinesien** bezeichnet. Je nach Zeitpunkt des Auftretens werden dabei zwei Formen unterschieden:
• Frühdyskinesien (nach ca. einer Behandlungswoche)
• Spätdyskinesien (nach längerer Therapie mit Neuroleptika).

Die unerwünschten Bewegungsstörungen treten auf, weil der durch Neuroleptika oder Metoclopramid mittels Dopaminrezeptorenhemmung beeinflusste Neurotransmitter Dopamin auch in anderen Bereichen des Nervensystems seine Wirkung entfaltet. Da Dopamin für eine Vielzahl von lebensnotwendigen Steuerungs- und Regelungsvorgängen benötigt wird, sind Nebenwirkungen durch die Blockade der Dopaminrezeptoren nicht unbedingt verwunderlich. Insbesondere bei Kin-

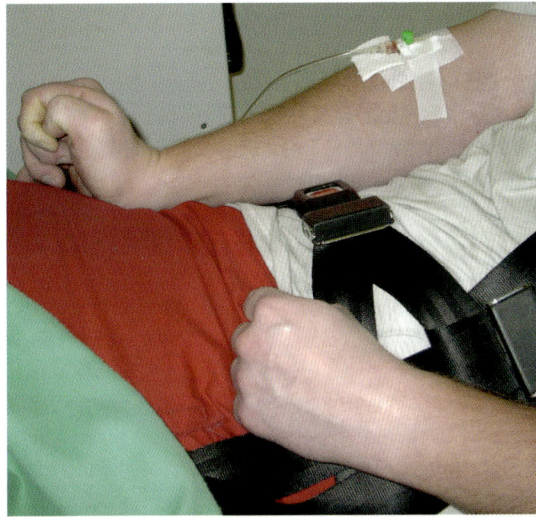

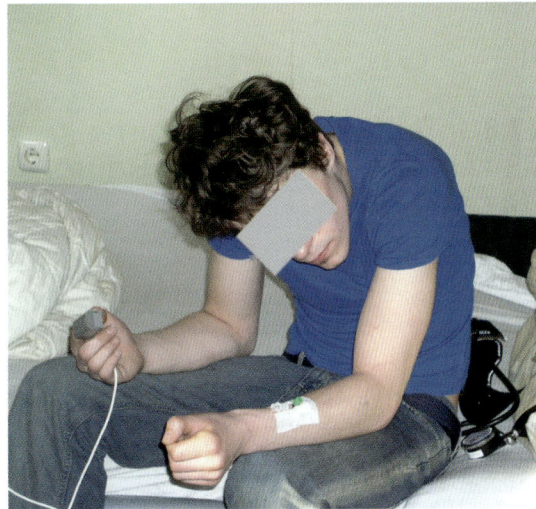

Abb. 17.11 Dyskinesie (schmerzhafte Muskelspasmen mit Verdrehung des Rumpfes und Schiefhals) hier jeweils auf Metoclopramid (MCP) [M235]

dern unter 10 Jahren treten die Dyskinesien auf Metoclopramid häufiger auf als bei Erwachsenen.

Symptome

Meist treten die Symptome im Mundbereich auf oder zeigen sich als leichte Bewegungen an Fingern, Armen, Zehen oder Beinen, die in ungelenke oder überschießende, eventuell aber auch verringerte, stockende oder krampfartige Bewegungen übergehen können. Schmerzhafte Muskelspasmen, die mit Verdrehung des ganzen Rumpfes einhergehen können, aber auch Blickkrämpfe oder Schiefhals, können bereits innerhalb eines Tages (bei Einnahme von Metoclopramid), ansonsten frühestens nach ca. einer Behandlungswoche bei Neuroleptikatherapie auftreten.

Therapie

Die **Basismaßnahmen** bestehen darin, den Patienten während des Auftretens der Dyskinesie vor Begleitverletzungen zu schützen. Er ist von scharfen Kanten und spitzen Ecken fernzuhalten. In keinem Fall darf er festgehalten und so versucht werden, den vermeintlichen Krampf zu durchbrechen. Der Notarztruf ist obligat. Die **erweiterten Maßnahmen** umfassen die Anlage eines intravenösen Venenzuganges und die Abnahme von Laborblut durch den Notarzt. Während die durch Metoclopramid ausgelösten Dyskinesien unmittelbar durch die intravenöse Gabe von Biperiden (Akineton®) zufriedenstellend therapiert werden können, ist eine sichere Therapiemöglichkeit bei den besonders quälenden tardiven Dyskinesien auf Neuroleptika zurzeit nicht verfügbar.

17.8 Infektionen des Gehirns (Enzephalitis) und seiner Häute (Meningitis)

Entzündliche Veränderungen des zentralen Nervensystems werden meist durch virale oder bakterielle Entzündungen verursacht. Die Entzündungen entstehen auf dem Blutweg (hämatogen), fortgeleitet durch Infektionen angrenzender Strukturen (Nasennebenhöhlen, Mittelohr) oder im Rahmen eines offenen Schädel-Hirn-Traumas.

Während sich die Erkrankung bei viralen Entzündungen eher langsam entwickelt, ist die eitrige, bakterielle Entzündung ein schweres, akut lebensbedrohliches Krankheitsbild. Betroffen von der Entzündung sind nicht nur die Hirnhäute, sondern auch die angrenzende Hirnoberfläche (Meningoenzephalitis). Es tritt immer ein begleitendes Hirnödem auf.

Symptome

Die Symptome einer eitrigen Entzündung des Zentralnervensystems sind das akute Auftreten von Kopf-, Nacken- und Rückenschmerzen, die von Übelkeit, Erbrechen und meist hohem Fieber begleitet werden. Zeitgleich tritt eine erhöhte Empfindlichkeit gegenüber äußeren Reizen (Licht, Lärm, Berührung) auf. Bei der Notfalluntersuchung fällt eine Nackensteifigkeit (**Meningismus**) auf. Für den geübten Mitarbeiter sind meningeale Reizsyndrome auslösbar, das bedeutet, dass bei passiver Kopfbeugung nach vorn ein schmerzhafter Muskelwiderstand im Nacken auffällt (➤ Abb. 17.12). Dabei wird unterschieden in:

- **Brudzinski-Zeichen:** Bei passiver Kopfbeugung werden die Hüft- und Kniegelenke zur Entlastung automatisch gebeugt.
- **Kernig-Zeichen:** Die passive Streckung des Kniegelenks führt bei gebeugtem Hüftgelenk zu Schmerzen.
- **Lasègue-Zeichen:** Das passive Anheben des gestreckten Beins führt zu heftigen Schmerzen.

Die häufigsten **Komplikationen** der Meningitis sind Hirnabszesse, Sepsis oder Krampfanfälle. Patienten mit Verdacht auf eine Meningitis müssen umgehend zur Sicherung der Diagnose und zur kausalen Therapie (z.B. Antibiotika bzw. Virostatika) in ein Krankenhaus gebracht werden.

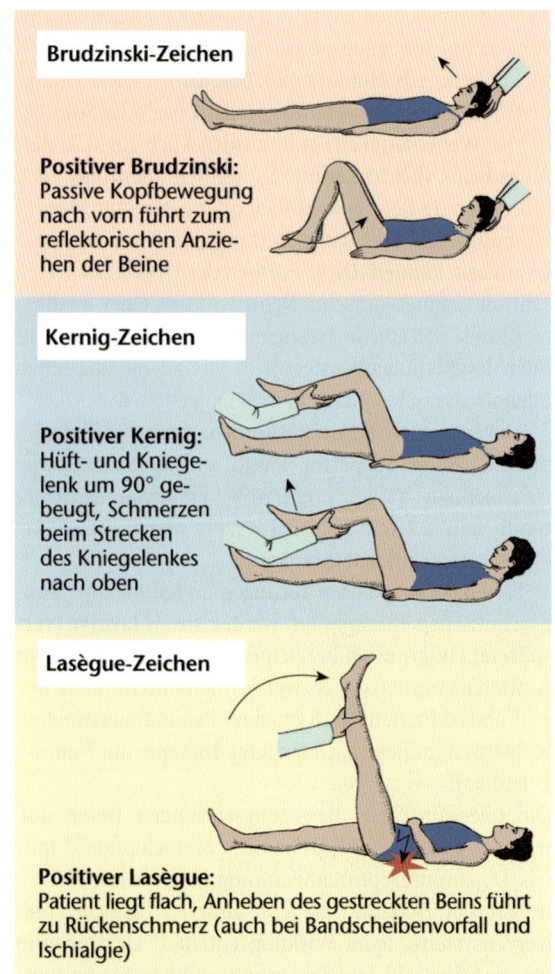

Brudzinski-Zeichen

Positiver Brudzinski: Passive Kopfbewegung nach vorn führt zum reflektorischen Anziehen der Beine

Kernig-Zeichen

Positiver Kernig: Hüft- und Kniegelenk um 90° gebeugt, Schmerzen beim Strecken des Kniegelenkes nach oben

Lasègue-Zeichen

Positiver Lasègue: Patient liegt flach, Anheben des gestreckten Beins führt zu Rückenschmerz (auch bei Bandscheibenvorfall und Ischialgie)

Abb. 17.12 Die wichtigsten Zeichen eines meningealen Reizsyndroms [L157]

Therapie

Die **Basismaßnahmen** umfassen neben der Sicherung der Vitalfunktionen die Sauerstoffgabe über O$_2$-Sonde und die Patientenlagerung entsprechend dem Bewusstseinszustand (z.B. stabile Seitenlagerung). In Rücken- oder Seitenlage wird der Patient immer in 30°-Oberkörperhochlagerung transportiert.

Die **erweiterten Maßnahmen** umfassen die Anlage eines venösen Zugangs und bei Bedarf die symptomatische medikamentöse Therapie zur Fiebersenkung.

> **MERKE**
> Bei der Meningitis ist darauf zu achten, dass es sich um eine meldepflichtige Erkrankung (bereits bei Verdacht) gemäß dem Infektionsschutzgesetz handelt und dass alle Vorkehrungen für einen ordnungsgemäßen Infektionstransport und eine Desinfektion von Menschen und Material nach dem Transport getroffen werden.

> **PRAXISTIPP**
> Entgegen einer weit verbreiteten Annahme sind akute bakterielle und virale Infektionen des Zentralnervensystems keine hochinfektiösen Erkrankungen. Eine Antibiotikaprophylaxe wird nur bei engen Kontaktpersonen von an Meningokokkenmeningitis erkrankten Patienten empfohlen.

> **SCHLAGWORT**
> **Infektionen des Gehirns**
>
> **Ursachen**
> • Komplikation einer Entzündung im Kopfbereich (z.B. Durchwanderungsmeningitis bei Otitis media oder Mastoiditis)
> • hämatogene Streuung (z.B. Endokarditis)
> • iatrogen (z.B. nach Peridual- oder Spinalanästhesie)
>
> **Symptome**
> • akutes Auftreten von Kopf-, Nacken- und Rückenschmerzen (z.B. Meningismus)
> • Übelkeit, Erbrechen
> • hohes Fieber
> • Licht-, Lärm- und Berührungsempfindlichkeit
> • Bewusstseinsstörungen
>
> **Maßnahmen**
> **Monitoring**
> • BZ, RR, Puls, EKG, SaO$_2$
> **Basismaßnahmen und Lagerung**
> • Freimachen und Freihalten der Atemwege
> • O$_2$-Gabe über Maske oder Nasensonde 4–8 Liter/Min.
> • bewusstseinsklarer Patient: Lagerung in leichter Oberkörperhochlage (30° Drehpunkt Hüfte)
> • bewusstloser Patient: stabile Seitenlage
> **Erweiterte Maßnahmen**
> • i.v. Zugang und Laborblutentnahme

> **Medikamente und Dosierungsempfehlungen**
> • Analgesie (z.B. 1 g Novalgin® i.v., Nebeneffekt: Fiebersenkung), kein ASS (z.B. Aspisol®) wegen Verschlechterung der Blutgerinnung (Thrombozytenaggregationshemmung)
> • Krampfdurchbrechung bei Bedarf (1 mg Rivotril® i.v.)
> • Volumentherapie: kristalloide Infusionen (z.B. Vollelektrolytlösung) 500–1.500 ml i.v.
> • antibiotische oder virale Therapie in der Klinik

17.9 Hydrozephalus (Wasserkopf)

Unter einem Hydrozephalus versteht man die Erweiterung der Liquorräume des Gehirns. Drei Mechanismen sind für die Bildung verantwortlich:
• eine Verminderung der Liquorresorption,
• eine Störung des Liquorabflusses oder
• eine erhöhte Liquorproduktion.

Ihnen ist gemeinsam, dass im Bereich des Gehirns übermäßig viel Liquor vorhanden ist und dieser Umstand zu einem intrakraniellen Druckanstieg führt. Kann dieser Druckanstieg nicht ausgeglichen werden, kommt es zur Bewusstseinsstörung bis hin zum Koma.

Ein Hydrozephalus kann angeboren (z.B. im Rahmen von Fehlbildungen) oder erworben sein (z.B. nach Hämatom, SHT, Entzündungen oder durch einen Tumor). Zur Behandlung des Hydrozephalus wird operativ ein künstlicher Liquorabfluss mit Hilfe eines **Drainagesystems** (ventrikulo-atrialer oder ventrikulo-peritonealer Shunt) geschaffen. Dadurch wird ermöglicht, dass das erhöhte Liquorvolumen über den Herzvorhof oder das Bauchfell abfließen kann. Der Shunt wird entsprechend dem Wachstum des Kindes verlängert. Die häufigste Komplikation bei Trägern dieses Systems ist der mechanische Verschluss der Liquordrainage, wodurch es urplötzlich zu einer akuten Hirndrucksymptomatik kommen kann.

Therapie

Die Therapie des Hydrozephalus entspricht der bei Erhöhung des intrakraniellen Drucks (➤ Kap. 17.2).

17.10 Bandscheibenvorfall

Im Laufe des Lebens kommt es früher oder später zu kleineren Einrissen im Faserring einer Bandscheibe. Diese Einrisse führen zu einer Verlagerung des unter Druck stehenden weichen Bandscheibenkerns, was wiederum die Einrisse vergrößern kann. Tritt der weiche Gallertkern der Bandscheibe durch den Faserring in den Spinalkanal, wird dies als **Bandscheibenvorfall (Diskusprolaps**, ➤ Abb. 17.13) bezeichnet.

Bandscheibenvorfälle ereignen sich am häufigsten im Bereich der Lendenwirbelsäule (➤ Abb. 17.14 a–c), seltener sind Vorfälle der Bandscheiben der Halswirbelsäule.

Symptome

Bei einem Bandscheibenvorfall sind die Symptome von Lage und Ausmaß des Vorfalls (Prolaps) und der betroffenen Nervenstrukturen (Rückenmark, Spinalnerven) abhängig. Das Leitsymptom des lumbalen Bandscheibenvorfalls ist das **Taubheitsgefühl** im Bein, das zusätzlich zum Rückenschmerz auftritt, den viele Patienten schon in der Vorphase verspürt haben. Weiterhin können starke Schmerzen in dem betroffenen Gebiet, Bewegungseinschränkungen der Wirbelsäule und eine generelle Schonhaltung beobachtet werden. Die Symptome treten oft akut nach starker mechanischer Belastung der Wirbelsäule, wie Heben schwerer Lasten, Gartenarbeit oder Sport, auf.

Therapie

Die wichtigste **Basismaßnahme** ist die schonende Lagerung des Patienten unter Immobilisation der Wirbelsäule auf der Vakuummatratze. Die Umlagerung sollte nach Möglichkeit mit der Schaufeltrage erfolgen. Bei Schmerzen in der Halswirbelsäule wird eine Zervikalstütze angelegt. Ist die Umlagerung und Immobilisation nicht ohne Schmerzen für den Patienten möglich, ist ein Notarztruf zur Schmerzbekämpfung obligat.

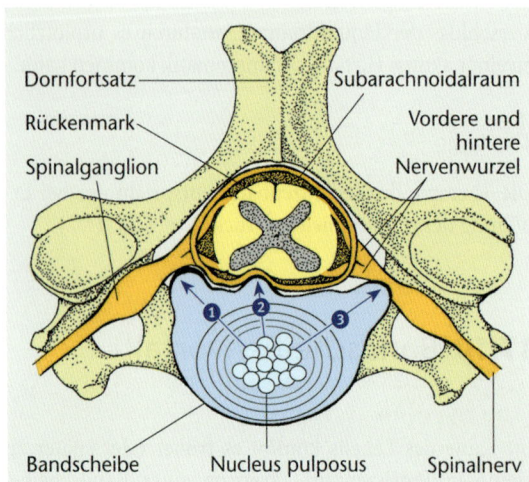

Zu den **erweiterten Maßnahmen** gehören die Anlage eines venösen Zuganges, die Laborblutentnahme und die anschließende adäquate Schmerzbekämpfung mit Analgetika (vornehmlich Opiate) durch den Notarzt.

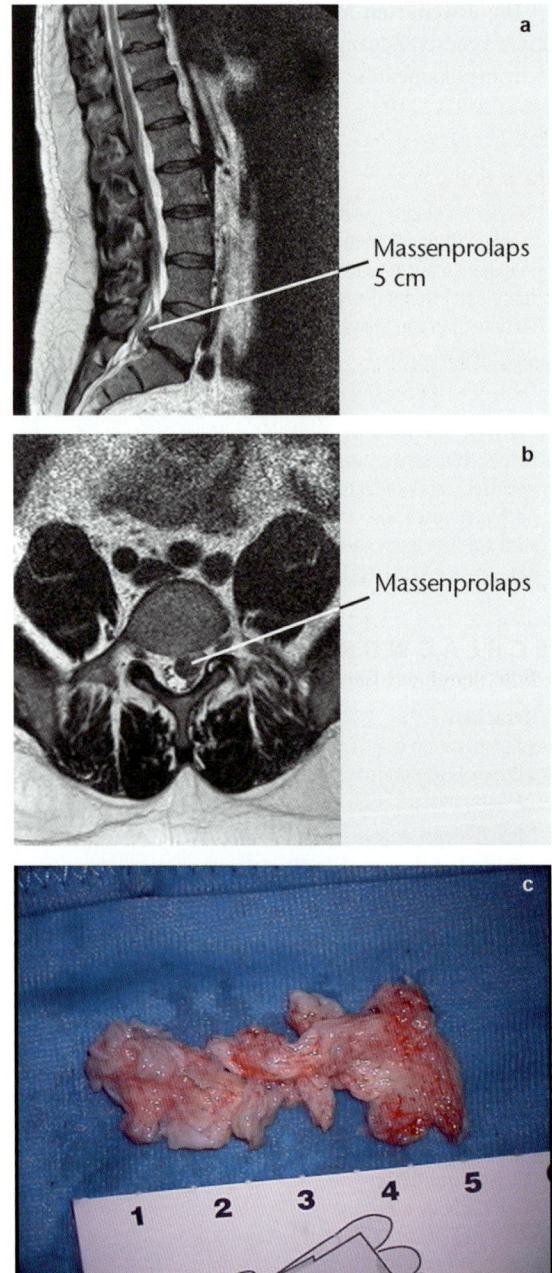

Massenprolaps 5 cm

Massenprolaps

Abb. 17.13 Bandscheibenvorfall: Der Bandscheibenkern drückt auf eine Nervenwurzel. [A400-190]

Abb. 17.14
a: Massenprolaps L5/S1 sagittal [T336]
b: Massenprolaps L5/S1 transversal [T336]
c: Massenprolaps L5/S1 postoperativ [M235]

Fallbeispiel

Notfallmeldung

Die Rettungsleitstelle erhält über Notruf die Meldung über eine plötzlich nicht ansprechbare Person. Der Disponent alarmiert einen Rettungswagen und ein Notarzteinsatzfahrzeug zum Notfallort.

Befund am Notfallort

Nach einem Trauerfall innerhalb der Familie hat sich eine Trauergesellschaft in einem Privathaushalt zusammengefunden. Dort findet die Besatzung des Rettungswagens eine ca. 70-jährige Patientin vor. Die Patientin ist nicht bewusstlos, reagiert allerdings nicht auf Ansprache. Es findet sich eine durchgehende Hemiparese rechts, eine Kopf- und Blickwendung nach links sowie eine globale Aphasie. Die Pupillen sind mittelweit, isokor und reagieren adäquat auf Licht. Anamnestisch ist eine intermittierende absolute Arrhythmie mit Vorhofflimmern bekannt. Der Blutdruck beträgt 150/80 mmHg, die Herzfrequenz (SR) liegt bei 100, die Sauerstoffsättigung beträgt 98%. Die Patientin hat keinen Meningismus. Ein Anheben im Arm- oder Beinhalteversuch rechts ist nicht möglich. Muskeleigenreflexe (MER) sind an Armen und Beinen seitengleich lebhaft auslösbar. Die Achillessehnenreflexe (ASR) sind beidseitig nicht auslösbar. Der Babinski-Reflex ist rechts positiv. Sensibilität, Stand und Gang sind nicht prüfbar. Die Glasgow Coma Scale wird mit 10 dokumentiert. Die Patientin wacht zunehmend auf, hat Angst und ist unkooperativ. Sie kann sich aufgrund ihrer Aphasie nicht artikulieren. Der Versuch, die Patientin zu beruhigen und ihr die Situation zu erklären, scheitert. Das EKG zeigt einen Sinusrhythmus mit Frequenz 100.

Leitsymptom

Hemiparese, Aphasie.

Verdachtsdiagnose

Apoplektischer Insult bei vorbestehender intermittierender Tachyarrhythmia absoluta.

Erstmaßnahmen

Der Notarzt legt einen venösen Verweilzugang (G 18 grün) in die linke Ellenbeuge. Nach Abnahme von Patientenblut für das Labor wird eine Vollelektrolytlösung zum Offenhalten der Vene angelegt. Die Patientin erhält über Nasensonde 3 l Sauerstoff pro Minute. Da die Patientin zunehmend unruhig und unkooperativ wird, wird sie mit 10 mg Diazepam fraktioniert sediert. Nach der Sedierung springt der Herzrhythmus von Sinusrhythmus auf die bereits bekannte absolute Arrhythmie um.

Klinik

In der initialen Computertomographie zeigen sich keine intrazerebrale Blutung und kein Hinweis auf eine frische ischämische Läsion. Die äußeren und inneren Liquorräume sind normal weit. Aufgrund der bekannten absoluten Arrhythmie wird die Patientin mit 18.000 I.E./24 h Liquemin heparinisiert und erhält als Infusion 500 ml HES 6%. Am nächsten Tag wird die Patientin in ein heimatnahes Krankenhaus verlegt.

Diagnose

Verdacht auf Mediateilinfarkt links mit Hemiparese rechts und globaler Aphasie.

Wiederholungsfragen

1. Nennen Sie die Symptome der vier Komastadien (➤ Kap. 17.1).
2. Wie lagern Sie einen Patienten mit Hirndrucksymptomatik (➤ Kap. 17.2)?
3. Welcher Mechanismus ist bei einer Subarachnoidalblutung gestört (➤ Kap. 17.3)?
4. Wohin tritt das Blut bei einer Subarachnoidalblutung aus (➤ Kap. 17.3)?
5. Was ist eine TIA (➤ Kap. 17.4)?
6. Was ist der Unterschied zwischen einem kompletten und einem progredienten Hirninfarkt (➤ Kap. 17.4)?
7. Was ist die Hauptursache einer Massenblutung im Gehirn (➤ Kap. 17.5)?
8. Nennen Sie drei Ursachen für Krampfanfälle (➤ Kap. 17.6).
9. Was ist ein „Petit-mal"-Krampfanfall (➤ Kap. 17.6)?
10. Was ist ein Meningismus (➤ Kap. 17.7)?
11. Wie werden Gehirnentzündungen meist verursacht (➤ Kap. 17.8)?
12. Welche Gefahr besteht für Träger eines Ventrikeldrainagesystems (➤ Kap. 17.9)?

Pädiatrische Notfälle

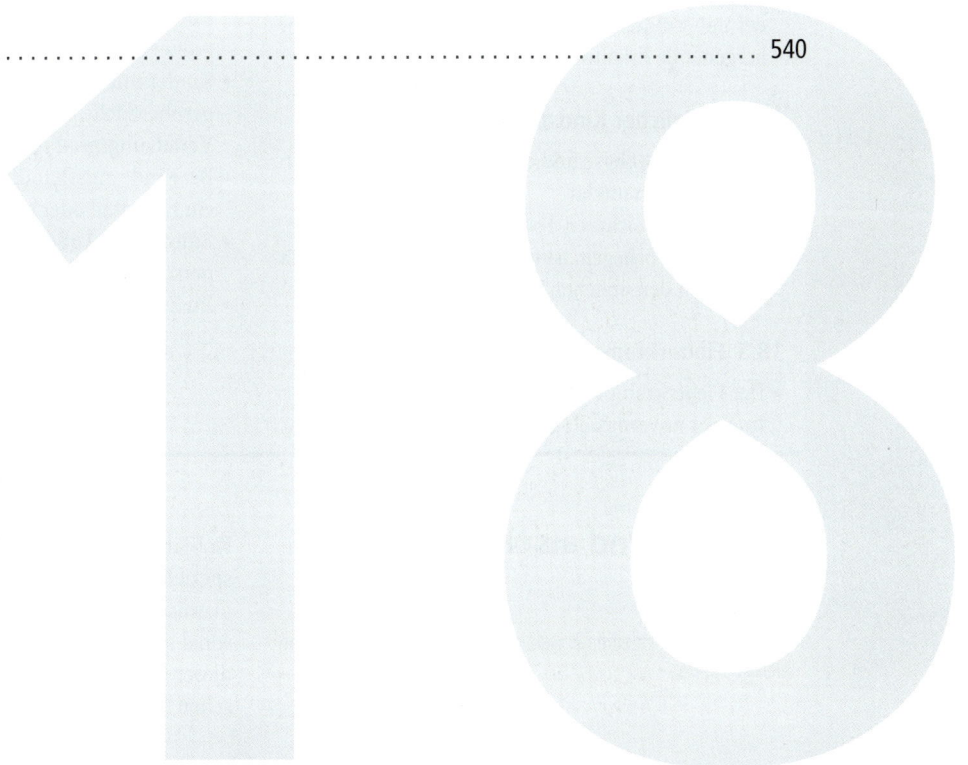

Lernzielübersicht

18.1 Das Kind als Notfallpatient

- Kindernotfälle sind selten.
- Kindernotfälle sind eine psychische Belastung für die Retter.
- Mitarbeit der Eltern ist im Notfall nicht kontraproduktiv. Kind und Eltern werden nicht getrennt

18.2 Normwerte und notfallmedizinische Techniken

- Bei Kindern sind Pulsschlag und Atemfrequenz höher als bei Erwachsenen.
- Kindertuben werden in der präklinischen Notfallmedizin bis zum sechsten Lebensjahr nicht geblockt.
- Der Umfang des Kleinfingers des Kindes entspricht der passenden Tubusgröße für das Kind.
- Als Alternative zum venösen Zugang besteht beim Kind die Möglichkeit der rektalen oder intraossären Gabe von Medikamenten.

18.3 Respiratorische Notfälle

- Pseudokrupp ist eine durch Viren ausgelöste Entzündung des Kehlkopfes. Die Schleimhaut schwillt vor allem unterhalb der Stimmritze an. Ein Kind mit Pseudokrupp ist fieberfrei.
- Epiglottitis ist eine durch Bakterien ausgelöste Entzündung des Kehldeckels. Eine Epiglottitis ist mit hohem Fieber verbunden.
- Das Leitsymptom der Fremdkörperaspiration ist der unvermittelt auftretende Hustenanfall ohne vorhergehende Erkältung.

18.4 Plötzlicher Kindstod (SIDS)

- Das SIDS tötet leise und ohne Vorwarnung. Die Ursache ist noch unklar.
- Sofern keine sicheren Todeszeichen bei einem Kleinkind vorliegen, ist unverzüglich eine Reanimation nach den üblichen Standards einzuleiten.

18.5 Fieberkrampf

- Der Fieberkrampf tritt im Rahmen eines banalen Infektes unvermittelt als generalisierter Krampfanfall mit kurzzeitiger Bewusstlosigkeit auf. Der Fieberkrampf dauert nur wenige Minuten und endet spontan.
- Ist der Fieberkrampf erstmalig aufgetreten, sollte das Kind grundsätzlich in eine Klinik transportiert werden.

18.6 Intoxikationen und Ingestionen im Kindesalter

- Die Erstbehandlung der Vergiftung im Kindesalter unterscheidet sich grundsätzlich nicht von der Erwachsener.
- Kinder mit Verätzungen leiden stärkste Schmerzen und sind durch Zuschwellen der Luftwege gefährdet.

18.7 Das verletzte Kind

- Schwer verletzte Kinder täuschen den Retter oft durch scheinbar nur geringfügige Beeinträchtigungen über das wahre Ausmaß der Verletzungen.
- Ist das Kind erst im Schock, läuft der Retter den Ereignissen hinterher.
- Verletzungen der Halswirbelsäule sind im Kindesalter nicht selten, da der Kopf im Verhältnis zum Körper bei Kindern größer und schwerer als bei Erwachsenen ist.
- Ein verletztes Kind kühlt sehr schnell aus, da die Körperoberfläche im Vergleich zum Erwachsenen größer ist.
- Kinder mit einer Brandverletzung von 10% der Körperoberfläche und mehr gehören unabhängig vom Verletzungsgrad in eine Spezialklinik.
- Bei Kindesmisshandlung ist der Täter in der Regel ein Elternteil oder eine Bezugsperson.
- Emotionale Äußerungen gegenüber Verdachtspersonen sind sinnlos und haben zu unterbleiben.
- Im Zweifelsfall sind die gemachten Beobachtungen dem Aufnahmearzt in der Klinik mitzuteilen.

18.1 Das Kind als Notfallpatient

> **MERKE**
> Kinder sind keine kleinen Erwachsenen – Säuglinge sind keine kleinen Kinder.

Krankheits- und Verletzungsspektrum des Kindesalters, spezielle Gefährdungen und kindspezifische notfallmedizinische Techniken erfordern vom Rettungsfachpersonal spezielle Kenntnisse und Fertigkeiten. Deshalb hat dieser kinderärztliche Lehrsatz auch in der präklinischen Notfallmedizin seine Gültigkeit.

Kindernotfälle sind selten. Nur etwa vier Prozent der Notfallalarmierungen des Rettungsdienstes betreffen Patienten unter 14 Jahren. Die Gründe hierfür sind vielschichtig. Die aktive Teilnahme am Straßenverkehr durch Führen von Kraftfahrzeugen fällt aus. Klassische internistische Notfallerkrankungen (z.B. KHK, Myokardinfarkt, Apoplexie usw.) gibt es im Kindesalter nicht. Eine weitere Ursache für die seltene Alarmierung des Rettungsdienstes zu Kindernotfällen liegt in der einfachen Transportfähigkeit von Kindern durch Laien in Privatfahrzeugen. Ein Kind lässt sich leichter tragen als ein Erwachsener, und es sind fast immer Eltern zugegen, die sich verantwortlich fühlen und aktiv helfen wollen. So werden heute leider immer noch Kindernotfallpatienten unversorgt in riskanter, rasender Fahrt auf dem Rücksitz des elterlichen Personenwagens ohne Voranmeldung in Kliniken gebracht, was mit entsprechenden Problemen und Komplikationen verbunden ist. In der geringen Einsatzhäufigkeit liegt auch eines der besonderen Probleme bei der Versorgung kindlicher Notfallpatienten; Übung und Routine fehlen dem Rettungsfachpersonal und Notärzten beim Umgang mit kleinen Menschen in höchster Not. Hinzu kommt eine in vielen Untersuchungen belegte besondere psychische Belastung der Retter beim Kindernotfall. Auch bei routinierten Profis steigen Puls und Blutdruck, wenn es um ein Kinderleben geht. Die Ursachen für diese emotionale Sonderrolle von Kindernotfällen im Rettungsdienst sind vielschichtig und berühren auch das Unterbewusstsein der Retter, die verschiedenen Stressfaktoren bei Kindernotfällen ausgesetzt sind (Kindernotfall ist selten, Angst um eigene Kinder, Kinder sind schutzbedürftig, Assoziation eigener Kindheitstraumen, intravenöser Zugang und Intubation sind schwieriger, Dosierungen der Medikamente sind schwieriger zu merken).

Ruhige und gelassene Helfer retten besser, deshalb lohnt sich eine kritische Analyse des eigenen Verhaltens bei der Notfallalarmierung zu Kindern.

Welche **Notfallsituationen** bedrohen Kinder in unserem Land, mit welchen Einsatzanlässen hat der Rettungsdienst in dieser Altersgruppe besonders zu rechnen? Eine Analyse der Todesursachenstatistik für Deutschland zeigt die besonderen Gefahren für Kinder nach Altersabschnitten gegliedert auf. Im ersten Lebensjahr stehen geburtshilfliche Komplikationen, angeborene Fehlbildungen und insbesondere der plötzliche Säuglingstod im Vordergrund. Der Rettungsdienst wird mit der Versorgung dieser zumeist in Kliniken behandelten Säuglinge nur selten konfrontiert. Dagegen dominiert ab dem zweiten Lebensjahr der gewaltsame Tod. Häusliche Unfälle im Krabbelalter, Unfälle im Straßenverkehr, Ertrinken und Tötungsdelikte sind die größten Bedrohun-

gen in der Kinderzeit. Entsprechend setzt sich das Notfallspektrum zusammen, auf das wir im Rettungsdienst gefasst sein müssen.

Mitarbeit der Eltern

MERKE
Wer kranken oder verletzten Kindern hilft, hat immer drei Patienten: Kind, Mutter und Vater.

Sich schützend vor das eigene Kind zu stellen, ist ein uralter Instinkt. So reagieren Eltern in der Ausnahmesituation des Notfalls oftmals instinktiv und nicht vernunftgesteuert. Dieses muss der Helfer wissen und auf abwehrende und protektive Reaktionen gefasst sein, will er sich dem kleinen Notfallpatienten nähern, Hilfe bringen, eine Sauerstoffmaske vorhalten oder eine Vene punktieren. Das routinierte Hinausbitten von Verwandten und Familienangehörigen während der Notfallversorgung ist bei Kindernotfällen in der Regel kontraproduktiv, denn in der Ausnahmesituation gehören die Eltern zum Kind, und das ist gut so. Niemand anders wird unter geschickter psychologischer Anleitung so zuverlässig bei der Versorgung assistieren wie Eltern, denen man in kurzen Worten die Absicht, schnell und gut zu helfen, und die besondere Bedeutung ihrer Mitarbeit erklärt hat. Kein Sedativum wird ein Kind so rasch beruhigen wie der tröstende Zuspruch durch die vertraute Bezugsperson. Ob Polytrauma, Asthmaanfall, Reanimation – wir trennen nie Eltern und Kind und können dank der geringen Größe des Notfallpatienten auch eine weitere Person im Rettungswagen mitnehmen. Aus vielen Gesprächen mit Eltern, deren Kinder in lebensbedrohlichen Situationen rettungsdienstlicher Hilfe bedurften, weiß man: Von besonderer Bedeutung für die Verarbeitung dieses seelischen Maximaltraumas für Eltern waren das Miterleben und die aktive Mitarbeit bei professionell und umfassend empfundener Rettungsarbeit von Rettungsfachpersonal und Notarzt.

Eltern können Infusionsflaschen halten, Sauerstoff anbieten, Decken holen, den Arm zur Venenpunktion festhalten, und schließlich kann man die meisten erkrankten Kleinkinder im RTW auf dem Arm der sitzenden Mutter schonend für Körper und Seele transportieren. Wichtig ist, erklärend auf die Eltern einzuwirken. In der panikbedrohten Notfallsituation können diese oftmals nur sehr einfache Aufgaben erfassen, z.B. „Halten Sie diese Flasche ganz fest und beobachten Sie ganz genau, dass Tropfen fallen!" Die psychologische Führung wird wesentlich erleichtert, wenn das Rettungsfachpersonal den angstgequälten Eltern das Gefühl besonderer

Bedeutung ihrer Mitarbeit für die Rettung ihres Kindes vermittelt: „Sie helfen Ihrem Kind sehr gut mit der Sauerstoffmaske, so bekommt die Kleine viel besser Luft!"

18.2 Normwerte und notfallmedizinische Techniken

Zur Einschätzung des Zustands eines verletzten oder erkrankten Kindes sind Grundkenntnisse der Normalwerte der Vital- und Basisfunktionen in ihrer Altersabhängigkeit unerlässlich (➤ Tab. 18.1, ➤ Tab. 18.2 und ➤ Tab. 18.3). Auch der geübte Kindernotfallmediziner

wird nicht alle diese Daten im Einsatz auswendig parat haben. Wichtig ist aber, sich zu merken, dass auch gesunde Kinder bestimmter Altersgruppen immer einen höheren Pulsschlag haben als Erwachsene. Dies ist physiologisch und nicht etwa Zeichen eines Schocks. Ebenso ist die Atemfrequenz der Kinder stets höher als bei Erwachsenen und somit eine scheinbare Tachypnoe vielleicht noch altersnormal.

18.2.1 Beatmung mit Hilfsmitteln

Grundsätzlich unterscheiden sich Indikationen und Techniken der präklinischen Therapie mit Atemhilfen und Beatmung im Kindesalter nicht von denen bei Erwachsenen. Erschwerend wirken sich allerdings die kleinere anatomische Struktur der Atemwege, die Wahl der richtigen Größe für Maske, Tubus und Laryngoskopspatel sowie die nach Körpergewicht und Lebensalter höchst unterschiedlichen Beatmungsparameter aus. Die Gabe von Sauerstoff zur Einatemluft, bei Erwachsenen eine Routinemaßnahme, gestaltet sich bei spontan atmenden, nicht bewusstlosen Kindern wegen heftiger Abwehr oftmals schwierig. Zumeist kann man dem kleinen Patienten die Bedeutung der Maßnahme für seine Gesundheit nicht erklären, und die Kinder empfinden die Maske auf der empfindlichen Gesichtshaut oder vor den Atemöffnungen als Bedrohung. Gelingt es nicht, durch guten Zuspruch und die oft unverzichtbare Hilfe der Eltern bei Halten der Maske das Kind zur Akzeptanz

Tab. 18.1 Normwerte: Durchschnittsgewicht

Alter	Jungen	Mädchen
1 Jahr	10,5 kg	10,0 kg
2 Jahre	13,3 kg	12,8 kg
3 Jahre	15,6 kg	14,9 kg
4 Jahre	17,6 kg	16,9 kg
5 Jahre	19,4 kg	18,9 kg
6 Jahre	21,2 kg	20,8 kg
7 Jahre	23,6 kg	23,2 kg
8 Jahre	26,2 kg	25,8 kg
9 Jahre	28,8 kg	28,5 kg
10 Jahre	31,4 kg	31,3 kg

Tab. 18.2 Normwerte: Herzfrequenz und Blutdruck

Alter	Herzfrequenz	Arterieller Blutdruck systolisch	Arterieller Blutdruck diastolisch
Frühgeborene	120–170/Min.	50 mmHg	30 mmHg
Neugeborene	115–150/Min.	65–70 mmHg	35–45 mmHg
6 Monate	100–140/Min.	60–120 mmHg	40–90 mmHg
1 Jahr	100–140/Min.	65–125 mmHg	40–90 mmHg
2 Jahre	80–130/Min.	75–125 mmHg	40–90 mmHg
3 Jahre	85–115/Min.	75–125 mmHg	45–90 mmHg
5 Jahre	80–100/Min.	80–110 mmHg	45–85 mmHg
10 Jahre	70–90/Min.	95–130 mmHg	50–70 mmHg

Tab. 18.3 Normwerte: Atmung

Alter	Atemfrequenz	Totraum	Atemvolumen
Frühgeborene 2,5 kg KG → AMV = 750–1.050 ml/Min.	50–70/Min.	2,2 ml/kg	6 ml/kg
Neugeborene 3,5 kg KG → AMV = 840–1.260 ml/Min.	40–60/Min.	2,2 ml/kg	6 ml/kg
Erwachsene 70 kg KG → AMV = 5.880–7.840 ml/Min.	12–16/Min.	2,2 ml/kg	7 ml/kg

der Therapie zu bewegen, ist der Verzicht auf die Sauerstoffgabe meist der bessere Weg.

PRAXISTIPP

Die mit Schreien, Strampeln, Panik oder Wut verbundene Abwehr der Sauerstoffmaske verbraucht mehr Sauerstoff, als mit der Maßnahme zugeführt werden kann.

Die **Wahl der richtigen Beatmungsmaske** und des Beatmungsbeutels ist nicht einfach. Das Angebot an Beatmungsbeuteln ist groß, die prinzipiellen Unterschiede der einzelnen Fabrikate klein. Wichtig ist, dass ein Sauerstoffreservoir angeschlossen ist und benutzt wird. Bei den geringen Atemvolumina von Kindern lässt sich mit diesem einfachen Hilfsmittel auch bei Beutelbeatmung ein FiO_2 von nahezu 1,0 erzielen.

PRAXISTIPP

Die Sauerstoffmaske ist die geeignete, die von der Nasenwurzel bis unter die Unterlippe des kleinen Patienten dicht abschließt.

Problematisch ist die Beutelbeatmung mit Maske oder über einen Endotrachealtubus, wenn ein zu großes Atemvolumen eingepresst wird. Nicht routinierte Helfer neigen dazu, im Stress der Notfallbeatmung von Kindern durch zu starken Handdruck auf den Beatmungsbeutel zu große Atemvolumina in die kleinen Patienten zu bewegen. Komplikationen (z.B. Überblähung des Magens bis zu Ruptur, Aspiration oder Pneumothorax) treten bei den zarten Geweben kindlicher Organe viel eher auf als bei Erwachsenen. Hier helfen spezielle Baby- und Kleinkinderbeutel mit entsprechend niedrigeren Volumina. Nützlich sind auch Kombinationsbeutel mit unterschiedlichen Griffmulden für Kinder und Erwachsene.

PRAXISTIPP

Im Zweifelsfall kann sich der Helfer behelfen, indem er für je zwei Lebensjahre des Kindes einen zusätzlichen Langfinger zur Beatmung auf den Beutel setzt. Also in den ersten zwei Lebensjahren Beuteldruck nur mit Daumen und Zeigefinger, im dritten und vierten Lebensjahr Daumen, zweiter und dritter Finger usw.

Der Nutzen der präklinischen Intubation von Kindern ist umstritten. Nicht der Tubus rettet Kinderleben, sondern die sofortige und sichere Sauerstoffversorgung. Eine gekonnte Beatmung mit Beutel und Maske ist oftmals viel sicherer als Intubationsversuche durch Ungeübte! Der Umgang mit alternativen Atemwegshilfen wie dem Larynxtubus ist einfacher und schneller zu erlernen als

Tab. 18.4 Richtgröße für Laryngoskopspatel und Tubusgrößen bei Kindern

Alter des Kindes	Innendurchmesser (ID)	Charrière (CH)
Frühgeborene	2,5–3,0 mm	12–14 CH
Neugeborene	3,5 mm	16 CH
1 Jahr	4,0 mm	18 CH
2 Jahre	4,5 mm	20 CH
4 Jahre	5,0 mm	22 CH
6 Jahre	5,5 mm	24 CH
8 Jahre	6,0 mm	26 CH
10 Jahre	6,5 mm	28 CH
12 Jahre	7,0 mm	30 CH
14 Jahre	7,5 mm	32 CH

die Notfallintubation kleiner Patienten. Ist eine Intubation unumgänglich, muss je nach Alter bzw. Größe des Kindes der geeignete Endotrachealtubus ausgewählt werden (➤ Tab. 18.4).

Für die geeignete **Tubus- und Spatelgröße** gilt, sich mit den folgenden Faustregeln eine Gedächtnisstütze für den Einsatz zu erstellen.

PRAXISTIPP

Der Umfang des Kleinfingers des Patienten entspricht der für ihn passenden Tubusgröße.

Im ersten Lebensjahr fällt die Intubation mit einem geraden Spatel (Miller-Spatel) aufgrund der Anatomie des Nasen-Rachen- und Kehlkopf-Raumes leichter. Ab dem zweiten Lebensjahr wird ein gebogener Spatel (MacIntosh-Spatel) angeraten (➤ Abb. 18.1).

Die Intubation bei Kindern (➤ Abb. 18.2 und ➤ Abb. 18.3) weist einige **Besonderheiten** auf, die es zu beachten gilt:

- Die relativ große Zunge von Kindern kann für den Ungeübten ein erhebliches Intubationshindernis darstellen.
- Kindertuben sollen bis zum sechsten Lebensjahr nicht geblockt werden. Die engste Stelle der oberen Luftwege liegt bis zu diesem Alter unterhalb der Stimmritze, so dass der Tubus allein durch die Weichteile und Schleimhautpolster des unteren Kehlkopfanteils gesichert wird. Liegen nur Kinder-Beatmungstuben mit einem Cuff vor, so darf bei Verwendung dieser Tuben der Cuff nur sehr zart geblockt werden, da es sonst zu Druckschäden an der Trachealschleimhaut kommen kann.
- Eine wichtige Hilfe bei der Kinderintubation sind **Einmaltuben mit schwarz markierter Spitze**. Diese

dürfen nur so weit eingeführt werden, dass das markierte Spitzenteil eben die Stimmritze passiert hat und nicht mehr sichtbar ist. Wenn man sich auf diese Spitzenmarkierung konzentriert, sind zu tiefe Kinderintubationen ausgeschlossen.

- Aus Erleichterung über die geglückte Intubation wird nicht selten der Tubus trotzdem zu weit vorgeschoben und die linke Lunge von der Beatmung ausgeschlossen.

MERKE

Ein häufiger Fehler bei der Intubation kleiner Kinder durch Erwachsenenmediziner und -retter ist die zu tiefe Lage der Tubusspitze im rechten Hauptbronchus.

- Intubierte Kinder können, wenn die Sedierung zu flach wird oder sich durch verbesserte Sauerstoffversorgung die Bewusstseinslage bessert, urplötzlich durch schnelle Kopfbewegungen oder mit der Hand den Tubus herausreißen oder doch die Spitze so weit dislozieren, dass sie oberhalb der Stimmritze oder in den Rachenraum heraufrutscht. Schließlich ist der Tubus z.B. bei einem Zweijährigen nur eben 2 cm tief in die Trachea eingeführt. So muss gerade bei Kindern eine besonders sichere **Fixation des Tubus**

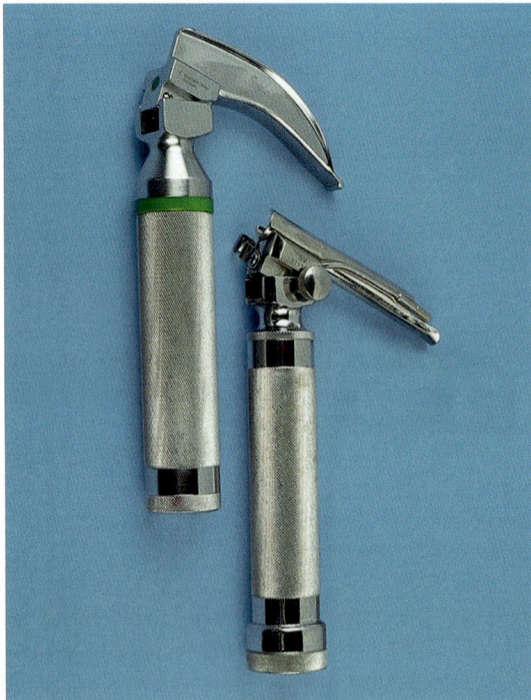

Abb. 18.1 Laryngoskope für Kinder mit gebogenem (MacIntosh-) und geradem (Miller-)Spatel [K183]

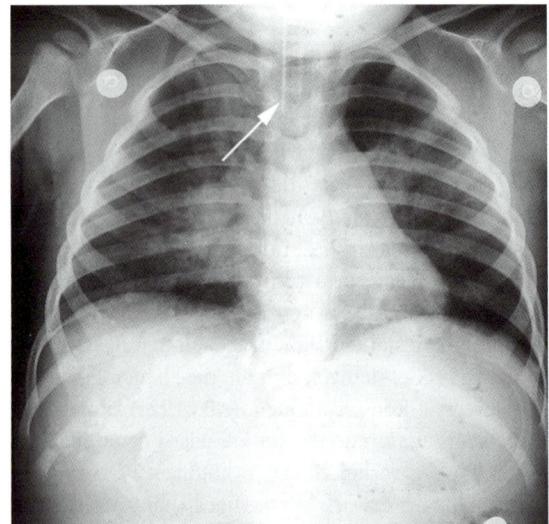

Abb. 18.3 Röntgen-Thorax eines zweijährigen Kindes nach Ertrinkungsunfall. Pfeil = Tubusspitze zu tief [M235]

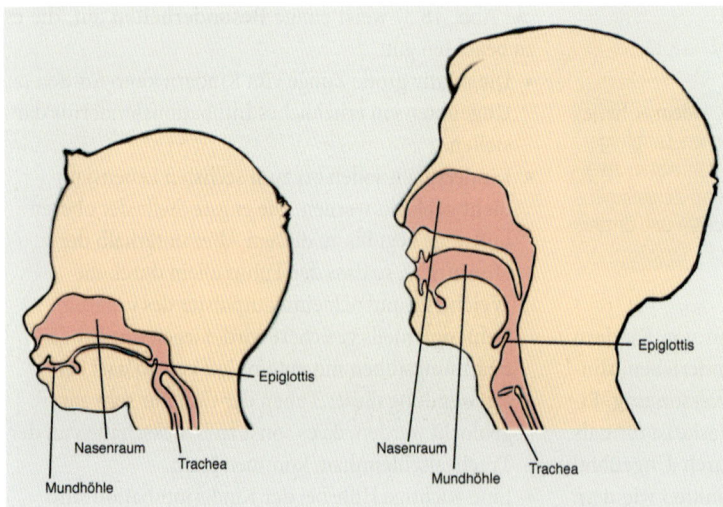

Abb. 18.2 Anatomie des Nasen-Rachen-Raums und des Kehlkopfs von Erwachsenen und Säuglingen im Vergleich [L108]

durchgeführt werden. Hier lässt sich oftmals mit der bei Erwachsenen bewährten Binde eine sichere Tubusfixierung nicht erreichen. Breites braunes Pflaster sichert den Tubus vor dem Verrutschen und ist daher zu empfehlen.

MERKE

Eine gute Maskenbeatmung ist besser als eine schlechte Intubation.

18.2.2 Sicherung eines venösen Zugangs

Beim Versuch der Venenpunktion trifft man bei Kindern oftmals auf ungewohnte und erhebliche Schwierigkeiten. Fast alle kleinen Patienten haben Angst vor Spritzen und werden sich, wenn bei Bewusstsein, heftig gegen Punktionsversuche wehren. Hier hilft neben Trost durch Helfer und Eltern manchmal nur entschlossenes Fixieren der Punktionsstelle. Wenn die Zeit ausreicht und ein Zugang unumgänglich ist, kann man auch einmal durch rektale Gabe von Diazepam einen tobenden kleinen Notfallpatienten so weit sedieren, dass Infusion und andere Notfallmaßnahmen überhaupt erst möglich werden. Abgesehen von der natürlichen Abwehr des Kindes gestaltet sich die Venenpunktion auch durch den geringen Gefäßdurchmesser und die oft erhebliche Fettschicht kleiner Kinder gerade an Ellenbeugen und Handrücken schwierig und zeitaufwendig. Optimale Lichtverhältnisse, ein ruhiges oder zuverlässig fixiertes Kind, geeignete Punktions- und Verweilkanülen und eine ruhige Hand helfen weiter. Ungeeignet für die präklinische Notfallmedizin sind die in Kliniken gebräuchlichen Butterfly-Flügelkanülen kleinen Durchmessers. Da hierbei die Stahlnadel in der Vene verbleibt, ist beim Transport, beim Umlagern oder bei motorischer Unruhe des Kindes sicher mit einem Herausrutschen oder paravenösen Durchstechen der Kanüle zu rechnen. Einzig sinnvoll sind Miniausgaben der wohlbekannten Plastik-Verweilkanülen (z.B. Viggo® G 22 blau).

Durchführung der Venenpunktion

Während der Venenpunktion ist die Haut gut nach körperfernwärts zu straffen, um ein Wegrutschen des kleinen Blutgefäßes vor der Punktionskanüle zu verhindern. Es gilt, langsam in das Gefäß einzustechen und sorgfältig die Rückflusskammer des Systems zu beobachten. Durch das geringe Lumen der Kanüle dauert es länger als bei Erwachsenen, bis zurücklaufendes Blut die erfolgreiche Punktion anzeigt. Bei Säuglingen und Kleinkindern finden sich oftmals ausreichend große Venen unter der Skalphaut. Diese Punktionsstelle hat den Vorteil, dass die Vene zwischen Haut und Schädelknochen nicht in Weichteilgewebe ausweichen kann und dass im Gegensatz zu den Extremitäten hier relativ sicher an einem vergleichsweise unbeweglichen Körperteil die Infusion fixiert werden kann. Die Angst vor dem „Stich in den Kopf" ist rational völlig unbegründet. Auch entsetzte Eltern müssen hier manchmal sachlich beruhigt werden. Es handelt sich bei den Skalpvenen um ganz normale periphere Gefäße. Die scheinbare Dramatik der Kopfpunktion ist eine rein optische. Als Trick hat sich bewährt, in Stirnbandposition ein Gummiband um den Kinderkopf zu legen. Hierdurch staut man sehr wirkungsvoll die Skalpvenen und erleichtert sich die Punktion ganz erheblich. Eine weitere Punktionsstelle peripherer Venen ist die V. saphena magna oberhalb des Innenknöchels. Sie ist oftmals gut zugänglich und nicht durch Unterhautfettgewebe verdeckt.

MERKE

Die Punktion zentraler Venen ist im Rettungsdienst bei Kindern komplikationsträchtig und unnötig.

Besser als Punktionsserien an den Extremitäten oder gefährliche „Verzweiflungstaten" an zentralen Venen ist bei schwierigen Gefäßverhältnissen oftmals, sofort und ausschließlich die V. jugularis externa zu benutzen (➤ Abb. 18.4). Dieses Gefäß ist bei Kindern jeden Alters bei Pressen oder Schreien gut zu sehen und liegt dicht unter der Hautoberfläche. Die V. jugularis externa ist eine periphere Vene ohne die Komplikationen und Einschränkungen des zentralen Zugangs. Gerade in Problemsituationen ist sie eher leichter zu punktieren: bei Stau vor dem rechten Herzen wie bei der HLW, beim schreienden und tobenden Kind, bei der Pressatmung

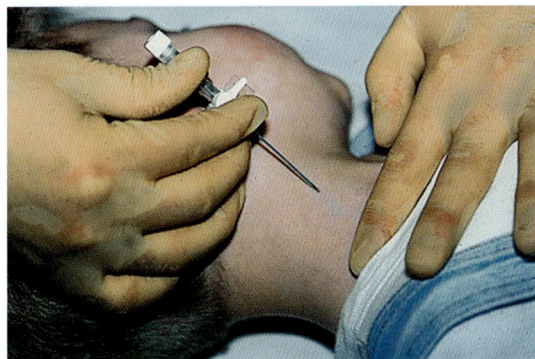

Abb. 18.4 Punktion der V. jugularis. Durch Seitdrehung des Kopfes und Stauen der Vene mit dem Zeigefinger lässt sich die äußere Jugularvene darstellen. Die Punktion erfolgt mit einer normalen Venenverweilkanüle. [O170]

18

des Kleinkindes mit Asthma oder anderen obstruktiven Atemwegserkrankungen. Je kritischer diese gefürchteten Situationen sind, umso praller bietet sich die V. jugularis externa an. Durch Beine-hoch-Kopf-tief-Lagerung, Seitdrehung des Kopfes und Stauen der Vene mit dem Zeigefinger der Hilfsperson (oft der Mutter) lässt sich die äußere Jugularvene oft noch besser darstellen. Die Punktion erfolgt mit einer normalen Venenverweilkanüle (z.B. Viggo® G 18 grün).

Es gibt in der präklinischen Notfallmedizin bei kleinen Patienten einige Extremsituationen, in denen auch die Tricks mit der Jugularvene versagen und absolut kein venöser Zugang geschaffen werden kann. Der erfahrene Helfer wird kritisch überlegen, ob ein Gefäßzugang absolut notwendig und der zeitliche Mehraufwand für weitere Versuche gerechtfertigt oder ob der Eiltransport mit dem Kind ohne Zugang risikoloser ist. An Situationen, bei denen bei schwierigen Venenverhältnissen oder gar nach Mehrfachfehlpunktion eine Eilfahrt in die Kinderklinik oder das Versorgungszentrum ohne Gefäßzugang diskutiert werden kann, mangelt es nicht. Der kleine Asthmapatient z.B. kann sein Medikament trinken oder rektal erhalten, und das Baby nach dem Fieberkrampf erhält im Falle eines Rezidivkrampfes die Medikation rektal. Die schwerwiegende Entscheidung,

Venenpunktionsversuche als aussichtslos zu unterlassen oder aufzugeben, muss sehr sorgfältig unter Berücksichtigung der Umstände des Einzelfalls getroffen werden.

Intraossärer Zugang

Als Standardmaßnahme bei Kindern mit „unmöglichen Venen" ist die Gabe von Volumen und Medikamenten über den intraossären Zugang etabliert (> Abb. 18.5). Die vor achtzig Jahren erstmals beschriebene Methode der **Punktion des Knochenmarkraums** für Infusionszwecke erlebt seit einigen Jahren in der Kindernotfallmedizin eine verdiente Renaissance. Die Knochenmarkhöhlen sind als Ort der Blutbildung stets stark durchblutet und am Brustbein, Becken und an den langen Röhrenknochen der Punktionsnadel gut zugänglich. Bewährt hat sich die Technik des Einstichs in den Schienbeinknochen. Dabei hat die Punktion wenigstens zwei Fingerbreit unterhalb des gut tastbaren Oberrands des Schienbeins körperfern des Kniegelenks (Tuberositas tibiae) zu erfolgen. Punktiert man zu hoch, kann die Wachstumsfuge verletzt werden, mit der möglichen Folge einer Wachstumsstörung des punktierten Unterschenkels.

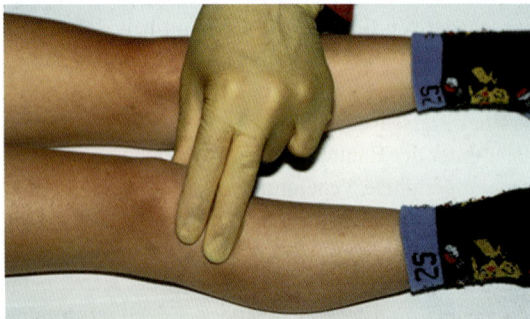

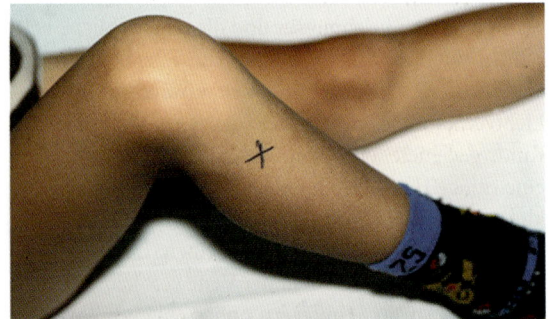

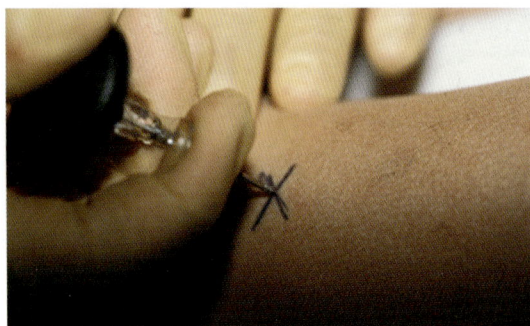

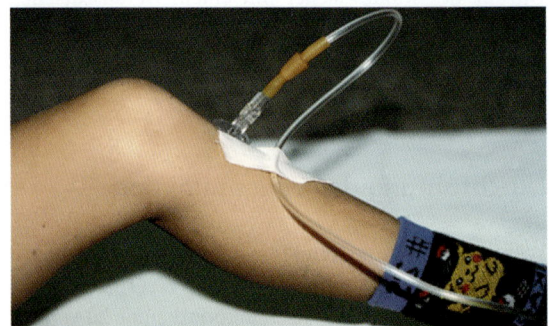

Abb. 18.5 Intraossäre Punktion [O170]
Links oben: Die Einstichstelle liegt etwa zwei Querfinger unterhalb des Schienbeinhöckers, wird getastet, …
Rechts oben: … markiert und desinfiziert.
Links unten: Die Kanüle wird unter sanftem Druck in die Knochenmarkhöhle eingestochen.
Rechts unten: Die intraossäre Nadel wird mit Heftpflaster fixiert und die Infusion angeschlossen.

Es gibt fertige Punktionssets mit Schraubkanülen, die unter kräftigem Druck in den unmittelbar unter der Haut gelegenen Schienbeinknochen eingebohrt werden können. Nach wenigen Umdrehungen ist die Knochenmarkhöhle erreicht, und es kann Blut aspiriert werden. Weitere technische Entwicklungen sind eine spiralfedergetriebene „Punktionskanone" (Bone Injection Gun) und eine elektrische Bohrmaschine zur Erleichterung der intraossären Infusion. Alle **Medikamente** können intraossär injiziert werden. Die Durchflussgeschwindigkeit für Volumengabe im Schock ist bei einfachen Tropfinfusionen oftmals nicht ausreichend; der Infusionsbeutel muss dann mit der Hand ausgepresst bzw. mit Blutdruckmanschette oder Druckinfusionssystem komprimiert werden.

In etwa einem Prozent der Knochenmark-Kanülierungen kommt es zur Einschleppung von Krankheitskeimen mit der gefürchteten **Komplikation** einer eitrigen Knochenentzündung (Osteomyelitis). Diese eitrige Knochenentzündung führt zu einem langen Klinikaufenthalt und oft zur Defektheilung mit dauerhafter Behinderung. Streng steriles Arbeiten muss daher bei allen intraossären Infusionen in der präklinischen Notfallmedizin gefordert werden. Amerikanische Kindernotfallmediziner empfehlen bereits dann die intraossäre Punktion, wenn nach 90 Sekunden Versuchsdauer noch kein periphervenöser Zugang geschaffen werden konnte.

18.3 Respiratorische Notfälle

Während bei Erwachsenen überwiegend Notfälle des Herz-Kreislauf-Systems auftreten, stehen bei Kindern bedrohliche Störungen der Atmung im Vordergrund, deren häufigste Ursachen Pseudokrupp (subglottische Laryngotracheitis), Asthmaanfall und Fremdkörperaspiration sind.

Die Ursachen für diese unterschiedlichen Erkrankungsschwerpunkte sind offensichtlich: Zum einen kommen fast alle Kinder herzgesund zur Welt und die Alterung der Blutgefäße mit Arterienverkalkung braucht Jahrzehnte. Zum anderen sind die Atemwege des Kindes naturgemäß viel kleiner als beim Erwachsenen – eine gleich starke Schleimhautschwellung im Kehlkopf kann das Baby zum Ersticken, den Erwachsenen lediglich zum Räuspern bringen. Fremdkörper, die der Erwachsene problemlos mit seiner Atemmuskelkraft abhustet, können bei Kleinkindern einen ganzen Hauptbronchus blockieren und dadurch die halbe Lungenkapazität lahm legen. Und schließlich ist das immunologisch unreife Kind viel häufiger als Erwachsene von entzündlichen Erkrankungen der oberen und unteren Luftwege betroffen.

18.3.1 Kruppsyndrom

Das Kruppsyndrom umfasst eine Gruppe verschiedener Erkrankungen im Säuglings- und Kleinkindesalter, die eine Verengung der Atemwege im Bereich des Kehlkopfs gemeinsam haben. Für die Notfallmedizin relevante Formen des Kruppsyndroms sind die

- **sub**glottische Laryngotracheitis („Pseudokrupp") und
- **supra**glottische Laryngotracheitis (Epiglottitis).

Pseudokrupp (subglottische Laryngotracheitis)

Pseudokrupp ist eine entzündliche, meist durch Viren ausgelöste Erkrankung des Kehlkopfs. Dabei schwillt die Schleimhaut vor allem unterhalb der Stimmritze an. Es kommt zu Luftnot bei der Einatmung (deutlicher inspiratorischer Stridor) und zu dem typischen, bellenden Husten. Wichtig ist es angesichts eines nach Luft ringenden Kleinkinds und der mit Recht besorgten Eltern, sich zunächst gelassen in Erinnerung zu rufen, dass der Pseudokrupp im Gegensatz zur Auffassung vieler Laien eine normalerweise harmlos verlaufende Erkrankung ist. Eine intensive Notfalltherapie im Rettungsdienst kann zumeist unterbleiben. Sodann gilt es, durch Befragen der Angehörigen die Diagnose zu sichern und den grundsätzlich undramatischen Pseudokrupp von anderen, lebensbedrohlichen Erkrankungen der Atemwege abzugrenzen.

Symptome

Der Pseudokrupp tritt zum Leidwesen von Eltern und Rettern in der Regel in der tiefen Nacht mit plötzlich einsetzender Luftnot und bellendem Husten auf. Die Eltern berichten, das Kind sei seit ein oder zwei Tagen erkältet, mit Schnupfen und etwas Husten (➤ Tab. 18.5).

M E R K E

Ein Kind mit Pseudokrupp hat kein hohes Fieber.

Die Körpertemperatur darf allenfalls gering erhöht sein. Ein „hoch fieberhafter Pseudokrupp" ist zumeist keiner, sondern möglicherweise die seltene, lebensbedrohliche Epiglottitis (s.u.), die niemals verkannt werden darf.

18

Tab. 18.5 Unterscheidung von Epiglottitis und Pseudokrupp

	Pseudokrupp	Epiglottitis
Beginn	langsam	schnell
Alter	0,5–3 Jahre	2–7 Jahre
Fieber	nein	hoch
Stimme	heiser	kloßig
Husten	bellend	kaum bis fehlend
Speichel	normal	fließt
Schlucken	normal	behindert

Therapie

Die **Basismaßnahmen** in der Behandlung des Kindes mit Pseudokrupp sind einfach. Zunächst ist die Beruhigung der Eltern wichtig, denn das Kind gehört auf den Arm der beruhigend einwirkenden Mutter. Feuchte, kalte Luft hilft bei der Schleimhautabschwellung im Kehlkopf. Deshalb soll das Kind warm eingepackt und ans geöffnete Fenster gebracht werden. Manipulationen wie das Aufsetzen einer Sauerstoffmaske sind beim bewusstseinsklaren Kleinkind mit Pseudokrupp zumeist sinnlos. Der kleine Patient wird sich mit Nachdruck dagegen wehren und bei der Abwehr mehr Sauerstoff verbrauchen, als aus der Maske zugeführt wird.

Bei erheblicher Atemnot und unruhigem Kind müssen die **erweiterten Maßnahmen** auf die Sedierung des Patienten mit Medikamenten zielen. Die rektale Gabe von flüssiger Diazepam-Lösung hat sich bewährt. Diese Maßnahme bleibt wie jede Medikamentengabe in der Regel dem Arzt vorbehalten. Lässt sich vor Transportbeginn durch Sedierung und feuchte Kaltluft eine erhebliche Atemnot nicht lindern, ist die Gabe von Kortison das Mittel der Wahl. Auch in diesem Fall sollte vermieden werden, durch eine vom Kind als Verletzung empfundene und tobend abgewehrte Venenpunktion die Situation zu verschlimmern. Es stehen Prednisolon-Zäpfchen zur Verfügung, die hoch dosiert ebenso gut wirken wie eine intravenöse Injektion. Die Wirkung von Kortikosteroiden tritt jedoch frühestens nach einer halben bis einer Stunde ein, so dass man bei bedrohlicher Atemnot keine rasche Besserung erwarten kann. Mit den beschriebenen Maßnahmen wird man fast alle Kinder mit Pseudokrupp so weit stabilisieren können, dass ein Transport in die Klinik ohne Risiko und ohne Eile möglich wird.

In extremen Ausnahmefällen aber kann auch eine Pseudokrupp-Erkrankung zu einer lebensbedrohlichen Atemnot führen, die ein invasives Eingreifen zur Sicherung der Atemwege erforderlich macht. **Zeichen der le**bensgefährlichen **Atemnot** sind grau-zyanotisches Aussehen, schwerer inspiratorischer Stridor, Nasenflügeln, atemabhängige Hauteinziehungen im Jugulum, inter- und subkostal und eingetrübtes Bewusstsein.

ACHTUNG

Das Kind könnte von den Eltern schon mit Diazepam sediert sein.

Gerade bei Pseudokrupp-Patienten gilt, dass eine gekonnte **Maskenbeatmung** der mühsamen und oft mit schweren Folgeschäden verbundenen **Notfallintubation** vorzuziehen ist. Da die Atemwegsverengung beim Pseudokrupp unterhalb der Stimmbänder liegt, wird sich bei der Intubation ein fast normales laryngoskopisches Bild ergeben. Erst nach Passieren der Stimmritze, wenn beim Retter schon Erleichterung aufkommt, trifft man auf das eigentliche Problem. Die Einengung im subglottischen Raum kann sehr erheblich sein, so dass die Intubation nur dem Profi mit sehr kleinem Tubus und Führungsstab gelingt. Durch die dann mühevolle und oft mit sanfter Gewaltanwendung verbundene Notfallintubation kommt es leider häufig zu Druckschäden der sehr empfindlichen Kehlkopfschleimhaut. Diese Intubationsschäden bei Pseudokrupp-Patienten sind gefürchtet, da sie nur unter Ausbildung schrumpfender Narben, die dann lebenslänglich zu behinderter Atmung im Kehlkopfbereich führen, ausheilen.

MERKE

Die Intubation von Pseudokrupp-Kindern muss der sehr seltenen, akut lebensbedrohlichen Ateminsuffizienz mit Zyanose vorbehalten bleiben und sollte, wenn irgend möglich, nur von routinierten Kindernotfallmedizinern durchgeführt werden.

SCHLAGWORT

Pseudokrupp

Ursachen
• virale Erkrankung des Kehlkopfes (subglottisch)

Symptome
• bellender Husten
• inspiratorischer und exspiratorischer Stridor
• kein Fieber (Temp. < 38 °C)
• normales, eher blasses Hautkolorit

Maßnahmen
Monitoring
• RR, Puls, SaO_2, Temperatur

Basismaßnahmen und Lagerung
• Aufregung und Angst von Kind und Eltern nehmen
• Kind auf Arm der Mutter in Oberkörperhochlage (z.B. Sitzen auf dem Schoß)
• feuchte, kalte Luft inhalieren

Erweiterte Maßnahmen
• ggf. rektale Medikamentenapplikation

Medikamente und Dosierungsempfehlungen
• Sedierung (Kinder bis 10 kg KG z.B. 5 mg Diazepam rektal, Kinder über 10 kg KG z.B. 10 mg Diazepam rektal)
• Entzündungshemmung (z.B. 100 mg Prednisolon-Zäpfchen rektal)

Epiglottitis (supraglottische Laryngotracheitis

Durch Schutzimpfung der meisten Kleinkinder gegen den Erreger *Haemophilus influenzae* ist die noch vor wenigen Jahren gefürchtete Epiglottitis in Deutschland nahezu ausgerottet. Dennoch kann sie bei ungeimpften einheimischen oder Zuwandererkindern immer noch auftreten: Die Epiglottitis führt aus völliger Gesundheit heraus in wenigen Stunden zu lebensbedrohlicher Luftnot (➤ Abb. 18.6, ➤ Abb. 18.7 und ➤ Abb. 18.8). Stärkste Einziehungen, Erstickungsangst des kleinen Kindes und im Extremfall Bewusstseinstrübung durch Sauerstoffmangel, grau-zyanotische Hautfarbe, Schnappatmung oder Atemstillstand werden den im Einsatz angetroffenen Erstbefund kennzeichnen (➤ Abb. 18.8). Wichtig ist, eine Epiglottitis im Rettungsdienst zu diagnostizieren und dieses lebensbedrohliche Krankheitsbild nicht mit dem viel harmloseren Pseudokrupp zu verwechseln. Bestimmte Merkmale erleichtern die Unterscheidung dieser mit Stridor und Atemnot einhergehenden Krankheiten (➤ Tab. 18.5).

MERKE

Bis zum Beweis des Gegenteils sind alle Kinder mit Stridor, Atemnot und Fieber als an Epiglottitis erkrankt anzusehen. Alle Maßnahmen sind an dem pädiatrischen Maximalnotfall Epiglottitis auszurichten.

Therapie

Alle Maßnahmen zielen auf die Aufrechterhaltung der Atmung. Je nach Ausmaß der Atemnot und der Erfahrung des Rettungsfachpersonals gibt es bei erhaltener Spontanatmung des Kindes zwei mögliche und gerechtfertigte **Vorgehensweisen**:
1. die minimalinvasive Vorgehensweise (scoop and run) ohne Intubation, aber in Reanimationsbereitschaft,

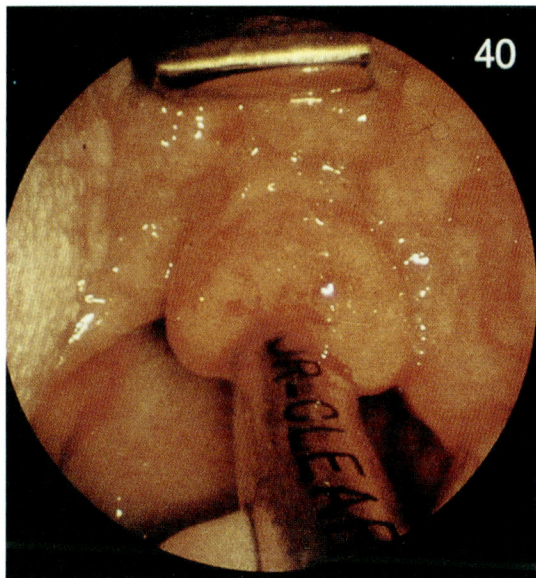

Abb. 18.7 Laryngoskopie bei Epiglottitis mit Tubus [U234]

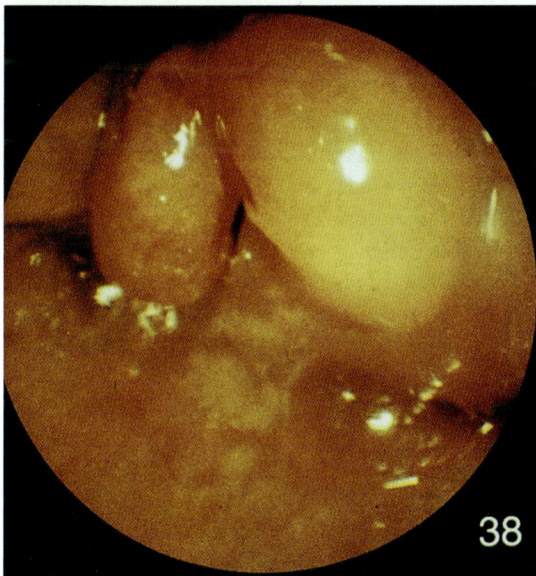

Abb. 18.6 Laryngoskopie bei Epiglottitis [U234]

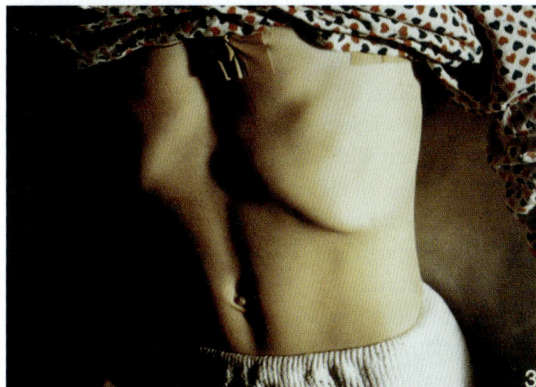

Abb. 18.8 Atemnotzeichen [U234]

2. die professionelle Erstversorgung durch den erfahrenen Anästhesisten oder Kindernotfallmediziner mit Narkoseeinleitung und endotrachealer Intubation in Koniotomiebereitschaft.

Wenn sich die Retter eine umfassende Versorgung nicht zutrauen (das wird der Regelfall sein und ist angesichts der Seltenheit und extremen Schwierigkeit dieses Krankheitsbildes keineswegs ehrenrührig), ist es gerechtfertigt, unter Vorbereitung der Intubation das spontan atmende Kind auf dem Arm der Mutter in Maskenbeatmungsbereitschaft dem Notarzt entgegenzufahren. Wenn dieser in kritischer Einschätzung seiner Fähigkeiten im Umgang mit verengten kindlichen Atemwegen gleichfalls von einer Maximaltherapie vor Ort absehen will (was zu respektieren ist angesichts der pädiatrischen Ausbildungsdefizite vieler deutscher Notfallmediziner), wird der Transport in die vorgewarnte Kinderklinik mit Sonderrechten fortgesetzt. Verschlechtert sich die Atmung des Kindes weiter oder tritt eine Bewusstseinstrübung ein, kann man zumeist mit **assistierender Maskenbeatmung** die Zeit bis zum Eintreffen in der Klinik überbrücken. Kinder mit Atemnot sterben in der Regel nicht am kompletten Zuschwellen ihrer Atemwege, sondern an Erschöpfung der Atemmuskulatur durch langes überanstrengtes Atmen. Bei diesem Ersticken durch Erschöpfung kann eine assistierende Maskenbeatmung wirksam und lebensrettend sein. Da in dieser Situation das Kind bewusstseinsgetrübt ist, wird es die Maske auch tolerieren. Von sedierenden Maßnahmen ist abzuraten, da diese den verbleibenden Atemantrieb des Kindes weiter senken können. Eine ruhig und gelassen durchgeführte Maskenbeatmung mit Sauerstoff wird in den allermeisten Fällen ausreichen, Kinder mit bedrohlicher Atemnot lebend in die Klinik zu bringen. Dort muss nach entsprechender Voranmeldung eine komplette Mannschaft einsatzbereit in der Notfallaufnahme stehen: Kinderintensivmediziner, Anästhesist und HNO-Arzt mit Nottracheotomiebesteck. Todesfälle von Kindern mit Epiglottitis treten nicht selten auf der Fahrt in die Klinik ein. Es mag den Extremfall geben, wo sich der kleine Patient mit Maske nicht ausreichend ventilieren lässt, der Intubationsversuch gescheitert ist und Bradykardie, Zyanose, Bewusstlosigkeit und Schnappatmung den Erstickungstod ankündigen. In dieser Situation gibt es nichts mehr zu verlieren, und nur ein Entschluss ist richtig: sofort und ohne Prämedikation oder Betäubung die umgehende **Notkoniotomie** (➤ Kap. 9.2.4) durchzuführen. Durch das entstehende Loch wird dann ein normaler Kinderendotrachealtubus zwei Zentimeter tief eingeschoben und fixiert.

SCHLAGWORT
Epiglottitis

Ursachen
• bakterielle Erkrankung des Kehlkopfes (supraglottisch)

Symptome
• kein Husten
• inspiratorischer Stridor
• hohes Fieber (Temp. > 38 °C)
• rotes, fiebriges Hautkolorit

Maßnahmen
Monitoring
• RR, Puls, SaO$_2$, Temperatur
Basismaßnahmen und Lagerung
• minimalinvasives Vorgehen (scoop and run)
• Sauerstoffgabe über Maske 6–8 Liter/Min.
• Kind auf Arm der Mutter in Oberkörperhochlage (z.B. Sitzen auf dem Schoß)
Medikamente und Dosierungsempfehlungen
• keine Sedierung
• kein Kortison
• Antibiotikagabe erst in Klinik
• Narkoseeinleitung oft erforderlich (80–95%)

18.3.2 Asthmaanfall

Mit Asthma als chronischem Leiden sind das erkrankte Kind und seine Eltern zumeist gut vertraut und haben im betreuenden Kinderarzt ihre medizinische Bezugsperson. So erfolgt die Alarmierung des Rettungsdienstes vielfach erst dann, wenn die bewährte Eigenhilfe mit Inhalationsgerät, Medikamenten und Dosieraerosol versagt hat. Die Anamnese ist meist leicht und eindeutig zu erheben. Die erforderlichen **Basismaßnahmen** und **erweiterten Maßnahmen** sind dem ➤ Kap. 14.2.3 zu entnehmen.

Es gilt, einige **Besonderheiten** bei Kindern zu beachten. Die effektive Inhalation schnellwirkender bronchialerweiternder Betamimetika, kombiniert mit dem Wirkstoff Ipratropriumbromid, ist Grundlage der Therapie. Häufig können Kinder mit asthmabedingter Atemnot die üblichen Dosieraerosole nicht mehr richtig anwenden. Dann muss mit einer Inhalierhilfe oder mit einem Vernebler inhaliert werden. Es gibt im Rettungsdiensteinsatz bewährte Verneblerzusatzteile für die geläufigen Sauerstoffinhaliersysteme. Die Gabe von Prednisolon ist als Zäpfchen möglich. Bei einem Kind mit schwerer Atemnot soll keine Zeit mit der Anlage eines i.v. Zuganges verloren werden. Wichtigstes diagnostisches Hilfsmittel ist die Pulsoxymetrie: Die Sauerstoffsättigung soll mindestens 92 Prozent betragen. Andernfalls ist Sauerstoffgabe angezeigt und der Transport in die vorgewarnte Klinik muss in aller Eile erfolgen – Hypoxie und Ersticken drohen! Bei lebensbedrohlichen Symptomen, wie Zyanose und Bewusstseinstrübung, hilft oft als Ultima Ratio vor der komplikationsbelasteten Intubation eine assistierende Maskenbeatmung mit Sauerstoff! Ansonsten hat sich die intravenöse oder rektale Gabe von **Kortikosteroiden** bewährt.

SCHLAGWORT

Asthma bronchiale bei Kindern

Ursachen
- allergisches (extrinsic) Asthma
- nichtallergisches (intrinsic) Asthma

Symptome
- Orthopnoe (höchste Atemnot), Tachypnoe (beschleunigte Atmung)
- Hustenattacken
- Giemen, Brummen
- Unruhe, Angst
- Zyanose

Maßnahmen
Monitoring
- RR, Puls, SaO$_2$
- Auskultation Lunge (Giemen, Brummen)
- Inspektion Atembewegungen (zunehmende Erschöpfung?)

Basismaßnahmen und Lagerung
- O$_2$-Gabe über Maske oder Nasensonde 4–6 Liter/Min.
- Oberkörperhochlagerung (30–90° Drehpunkt Hüfte) oder Kind auf Arm der Mutter in Oberkörperhochlage (z.B. Sitzen auf dem Schoß)

Erweiterte Maßnahmen
- wenn schnell möglich: i.v. Zugang

Medikamente und Dosierungsempfehlungen
- schnellwirkendes Betamimetikum plus Ipratropriumbromid per Dosieraerosol mit Inhalierhilfe oder per Vernebler 2–4-mal/10 Min.
- Prednisolon 2 mg/kg KG i.v. oder rektal (z.B. Infectocortikrupp®)

Wie bei allen Kindern mit Atemnotzuständen sollen bei der Versorgung und während des Transports Ruhe und Sicherheit vermittelt werden. Sauerstoffgabe per Maske ist zwar sinnvoll, hat aber bei heftiger Abwehr des Kindes zu unterbleiben. Das beruhigende Einwirken beruhigter Eltern ist bei einem psychisch überlagerten und angstauslösenden Krankheitsbild wie dem Asthmaanfall eine wirksame und nebenwirkungsfreie Therapie.

18.3.3 Fremdkörperaspiration

Insbesondere Kleinkinder stecken alles, was sie erreichen können und was hineinpasst, in den Mund. Beim Einatmen können Erdnüsse, Legosteine, Plastikspielzeugteile und vieles andere mehr aspiriert werden und den Kehlkopf, die Luftröhre oder Teile des Bronchialbaums ganz oder teilweise verlegen.

Symptome

Das Leitsymptom der Fremdkörperaspiration ist der plötzliche heftige Hustenanfall ohne vorhergehende Erkältung. Wenn dann noch offensichtlich kleine Gegenstände vom Kind in den Mund gesteckt wurden und ein Stridor oder über einer Lungenseite Giemen zu hören ist, fällt die Verdachtsdiagnose nicht schwer. Wurde eine kleine, nicht atembedrohliche Aspiration von der Mutter nicht bemerkt oder vom Arzt übersehen, was gar nicht selten vorkommt, wird chronischer Husten nach Wochen zur korrekten Diagnose führen. Diese Kinder werden aber nicht vom Rettungsdienst gesehen.

Therapie

Die **Basismaßnahmen** zielen bei spontan atmenden und bewusstseinsklaren Kindern mit Verdacht auf Fremdkörperaspiration auf die Sicherung der Atemfunktion. Bei erheblicher Atemnot und hörbarem Stridor liegt der Fremdkörper oftmals oberhalb der Stimmritze und kann durch Kopftieflagerung und Klopfen mit der flachen Hand zwischen die Schulterblätter (➤ Abb. 18.9) gelegentlich zutage gefördert werden. Ein Eiltransport unter Maskenbeatmungsbereitschaft in die vorgewarnte Klinik ohne weitere Maßnahmen ist anschließend gerechtfertigt. Droht dagegen das Kind zu ersticken, sind die **erweiterten Maßnahmen** der Masken-Beutel-Sauerstoffbeatmung, des venösen Zugangs und der endotrachealen Intubation zu ergreifen. Nach Sicherstellung der Atmung sollte eine Zielklinik angesteuert werden, die über Möglichkeiten der bronchoskopischen Fremdkörperextraktion verfügt. Diese Möglichkeit muss durch die Rettungsleitstelle vorab geklärt werden, damit bei Eintreffen in der Zielklinik die Bereit-

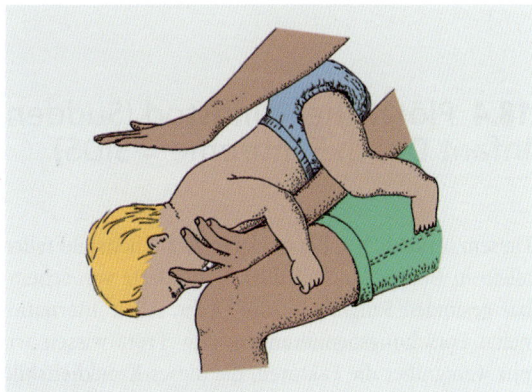

Abb. 18.9 Nur bei erheblicher Atemnot und hörbarem Stridor sollte versucht werden, durch Kopftieflage und Klopfen mit der flachen Hand zwischen die Schulterblätter den Fremdkörper zutage zu fördern. [L190]

schaft des Teams aus HNO-Arzt und Anästhesisten sichergestellt werden kann.

SCHLAGWORT

Fremdkörperaspiration bei Kindern

Ursachen
• vollständige oder teilweise Verlegung der Atemweg durch Fremdkörper

Symptome
• inspiratorischer Stridor bei Teilverlegung der oberen Atemwege
• Giemen bei Teilverlegungen der unteren Atemwege mit verlängerter Ausatmung
• fehlende oder nachhängende Brustkorbbewegungen
• abgeschwächtes oder aufgehobenes Atemgeräusch des betroffenen Lungenabschnitts

Maßnahmen
Monitoring
• RR, Puls, SaO_2

Basismaßnahmen und Lagerung
• O_2-Gabe über Maske oder Nasensonde 4–6 Liter/Min.
• Kind auf Arm der Mutter in Oberkörperhochlage (z.B. Sitzen auf dem Schoß)
• nur bei drohender Erstickung:
  – blindes Auswischen der Mundhöhle
  – Absaugen bei flüssigen Fremdkörpern
  – Säuglinge bzw. Kleinkinder kopfüber über ein aufgestelltes Bein legen und fünfmal sanft zwischen die Schulterblätter klopfen (➤ Abb. 18.9)

Erweiterte Maßnahmen
• nur bei drohender Erstickung:
  – Laryngoskopie und Fremdkörperentfernung mit der Magillzange unter Kurznarkose
  – endotracheale Intubation und Versuch des Vorschiebens des Fremdkörpers in einen Hauptbronchus
  – Ultima Ratio: Koniotomie bei Verlegung der Atemwege oberhalb der Stimmbandebene

Medikamente und Dosierungsempfehlungen
• ggf. Narkoseeinleitung

18.4 Plötzlicher Kindstod (Sudden Infant Death Syndrome = SIDS)

Diesem ursächlich völlig unklaren Krankheitsbild fallen allein in Deutschland alljährlich Hunderte von scheinbar gesunden Säuglingen zum Opfer. Allen internationalen Forschungsbemühungen zum Trotz wissen wir nur wenig über die Faktoren, die dieses Krankheitsbild begünstigen oder auslösen können. Die typische Alarmierung des Rettungsdienstes erfolgt zu einem Säugling mit Atemstillstand, der von den entsetzten Eltern scheinbar schlafend ohne Lebenszeichen im Bettchen aufgefunden wurde. Das SIDS tötet leise und ohne Vorwarnung, so dass die Eltern das Kind erst auffinden, wenn es sich überraschend nicht zu einer Mahlzeit gemeldet hat. In fast allen Fällen wird der Tod eingetreten sein, nicht selten sind schon sichere Todeszeichen festzustellen.

Maßnahmen

Sofern keine sicheren Todeszeichen vorliegen, muss umgehend eine kardiopulmonale Reanimation nach den üblichen Standards durchgeführt werden (➤ Kap. 10.5). Leider wird die **Reanimation** beim SIDS fast immer erfolglos abgebrochen werden müssen. Im Vordergrund der Bemühungen des Rettungsdienstes muss dann der gleichfalls nahezu aussichtslose Versuch einer Tröstung der zusammengebrochenen Eltern stehen. Der den Tod bescheinigende Notarzt wird sich in einer genauen **Leichenschau** davon überzeugen, dass keinerlei äußere Verletzungs- oder Verwahrlosungszeichen am Säugling vorliegen und dass auch die sichtbaren Schleimhäute unverletzt sind. Er wird auf der Todesbescheinigung auch bei einem völlig unversehrten Baby stets „Ungeklärte Todesursache" ankreuzen und die Staatsanwaltschaft verständigen müssen. Diese rechtlich gebotene Maßnahme muss mit Takt und Fingerspitzengefühl den fassungslos trauernden Eltern vermittelt werden. Der Hinweis, dass schon wegen der Geschwister eine genaue Klärung der Todesursache (mögliche erbliche Krankheit?) zu erfolgen hat und dass auch die Eltern in späteren Jahren Gewissheit wünschen werden, kann die Akzeptanz der unumgänglichen rechtsmedizinischen Obduktion bei den Eltern fördern. Die Betreuung der verzweifelten Eltern bei einem plötzlichen Säuglingstod ist eine typische Indikation für die Nachforderung professioneller Helfer, wie Notfallseelsorger oder Kriseninterventionsteams.

In zunehmendem Maße werden bei nachgeborenen Geschwistern von SIDS-Opfern im Säuglingsalter Überwachungsgeräte zum häuslichen Monitoring von Puls und/oder Atmung verordnet. Die Eltern werden in Baby-HLW geschult und angewiesen, bei Alarm des Geräts und Bewusstlosigkeit ihres Kindes den Rettungsdienst zu alarmieren. Glücklicherweise handelt es sich in der Mehrzahl der Alarmierungen um Fehleinsätze wegen fehlerhafter Auslösung des Überwachungsgeräts. Auch im Falle eines Fehleinsatzes ist diesen Eltern mit besonderer Rücksicht und Freundlichkeit zu begegnen. Nach dem zurückliegenden Tod eines Säuglings an SIDS haben sie gerade erneut Todesängste um ihr nachgeborenes Baby durchgemacht. Ob das Heim-Monitoring wirklich die Rate an familiär gehäuftem SIDS senken kann, ist heftig umstritten und wird auch durch die Qualität der Ersthelfer- und rettungsdienstlichen Reanimationsmaßnahmen bestimmt.

18.5 Fieberkrampf

Die häufigste Ursache von Krampfanfällen im Kindesalter ist der Fieberkrampf. Bei dafür empfänglichen Kleinkindern von drei Monaten bis etwa fünf Jahren kommt es durch Fieberanstieg im Rahmen eines banalen Infekts zu einem generalisierten Krampfanfall mit Bewusstlosigkeit (auch ➤ Kap. 17.6).

Symptome

Der Fieberkrampf dauert nur wenige Minuten und endet spontan. Er ist nie bedrohlich. Bedrohlich am Fieberkrampf ist allenfalls eine ärztliche Übertherapie. Gelegentlich wird das Kind noch krampfend oder in der Erschlaffungsphase des Krampfanfalls angetroffen. Unerfahrene Retter haben sich dann schon zu überhasteten Reanimationsmaßnahmen verleiten lassen, ohne dass eine echte Notfallsituation vorlag.

Therapie

Für den Rettungsdienst bleibt bei einem Kind mit kurzdauerndem, unkompliziertem Fieberkrampf wenig zu tun. Die **Basismaßnahmen** zielen auf die Sicherung der Atemfunktion und die Beruhigung der Eltern, die vor wenigen Minuten Todesängste um ihr Kind ausgestanden haben. Anschließend erfolgt die Entfernung der meist viel zu warmen Kleidung. Die **erweiterten Maßnahmen** umfassen nicht unbedingt die Anlage eines venösen Zugangs, da die erforderlichen Medikamente viel einfacher rektal verabreicht werden können. Befindet sich das Kind noch im Krampfanfall, was bei Eintreffen des Rettungsdienstes selten der Fall ist, erhält der kleine Patient eine Rektiole Diazepam. Ist der Krampfanfall bereits vorbei, wird auf die Gabe von Diazepam verzichtet, um den Patienten in der Erschlaffungsphase nicht unnötig zu sedieren. Zur Fiebersenkung wird, wenn nicht bereits durch die Eltern geschehen, ein fiebersenkendes Zäpfchen appliziert. Ist der Fieberkrampf erstmalig aufgetreten, sollte das Kind grundsätzlich in eine Kinderklinik transportiert werden, damit dort eventuelle andere Krampfursachen (z.B. Hirnhautentzündung) ausgeschlossen werden können.

SCHLAGWORT

Fieberkrampf

Ursachen
- Auslöser sind banale Infekte (z.B. Mittelohrentzündung, Atemwegs- oder gastrointestinale Infekte)

Symptome
- generalisierte, tonisch-klonische Krampfanfälle
- Bewusstseinsverlust während des Krampfanfalles

Maßnahmen

Monitoring
- RR, Puls, SaO_2

Basismaßnahmen und Lagerung
- Kind auf Arm der Mutter in Oberkörperhochlage (z.B. Sitzen auf dem Schoß)
- Waden- oder Bauchwickel zur Fiebersenkung

Medikamente und Dosierungsempfehlungen
- Krampfdurchbrechung
  - 5 mg Diazepam-Rektiole im ersten Lebensjahr
  - 10 mg Diazepam-Rektiole ab zweitem Lebensjahr und älter
- Fiebersenkung
  - 75 mg Paracetamol-Zäpfchen bis zu 6 kg KG
  - 125 mg Paracetamol-Zäpfchen bei 7–12 kg KG
  - 250 mg Paracetamol-Zäpfchen bei 12–25 kg KG

18.6 Intoxikationen und Ingestionen im Kindesalter

Das Kind erkundet seine Umwelt mit den Händen und mit dem Mund. So wird von Kleinkindern alles in den Mund genommen und heruntergeschluckt, was das Interesse weckt, auch Sicherheitsnadeln, Münzen, Omas Tabletten und Reinigungsmittel (➤ Abb. 18.10). Die Erstbehandlung kindlicher **Intoxikationen** (auch ➤ Kap. 21.1) unterscheidet sich nicht grundsätzlich von der bei Erwachsenen und wird in der Regel nach telefonischer Rücksprache mit einer Vergiftungszentrale durchgeführt. Bei allen spezifischen Gegenmaßnahmen, wenn solche am Notfallort wirklich einmal dringlich indiziert sind, ist besonders auf die kindgerechte Dosierung von Antidoten und Flüssigkeitsmengen zu achten (über die Vergiftungszentrale zu erfragen), um nicht zusätzlichen Schaden durch Übertherapie im Rettungsdienst zu setzen.

Ein besonderes Problem in der Kindernotfallmedizin stellen **Verätzungen** von Mund und Rachen, Kehlkopf und Speiseröhre durch Säuren und Laugen dar. In vielen Haushalten findet man eine Anhäufung gefährlichster Desinfektions- und Reinigungsmittel, die schwerste Gewebszerstörungen anrichten können. Zudem enthalten so alltägliche Produkte wie Entkalker für Geschirrspül-

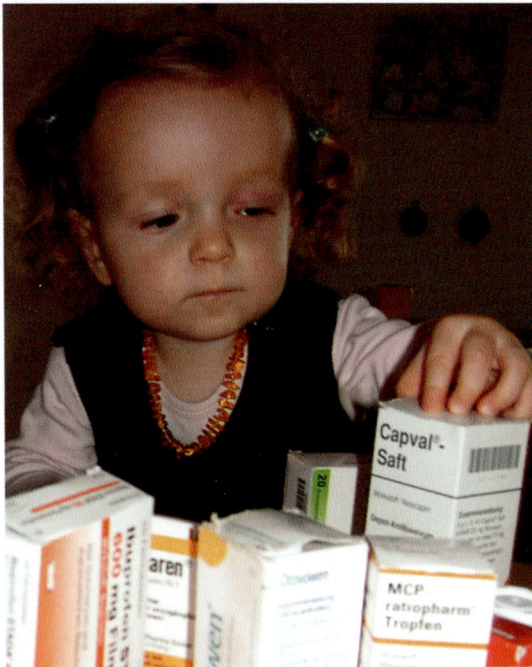
Abb. 18.10 Medikamente müssen außer Reichweite von Kindern aufbewahrt werden! [O405]

und Kaffeemaschinen Säurekristalle, die zu außergewöhnlich schweren Verätzungen führen können.

MERKE
Kinder mit Verätzungen leiden stärkste Schmerzen und sind gefährdet durch Zuschwellen der Luftwege als Folge der Gewebeschädigung.

Therapie

Die **Basis- und erweiterten Maßnahmen** zu den einzelnen Vergiftungssubstanzen sind im ➤ Kap. 21 nachzulesen. Einige **Besonderheiten** gilt es jedoch bei Verätzungsunfällen durch Verschlucken im Kindesalter zu beachten. So ist das Auslösen von Erbrechen auf jeden Fall zu vermeiden, da dies zu einem erneuten Schleimhautkontakt der verschluckten Säure oder Lauge führen und weitere Schäden auslösen würde. Der gut gemeinte und theoretisch sinnvolle Ratschlag, Kinder mit Verätzungen im Oropharynx oder nach Verschlucken ätzender Substanzen viel trinken zu lassen, ist in der Praxis zumeist undurchführbar. Diese Kinder schreien vor stärksten Schmerzen im Mund und verweigern jede Flüssigkeitsaufnahme. Somit sind in diesen Fällen oftmals die präklinische Narkoseeinleitung zur Schmerzbekämpfung und bei ausreichender Übung auch die schonende endotracheale Intubation (solange möglich!) zur Sicherung der Atemwege noch am Notfallort angezeigt.

Die Erstbehandlung sollte in einer Spezialklinik erfolgen (Hubschraubertransport), in der durch Bronchoskopie und Ösophagoskopie der Schleimhautschaden festgestellt und ggf. noch verbliebene ätzende Kristalle oder Partikel unter endoskopischer Sicht entfernt werden können.

SCHLAGWORT
Vergiftungen im Kindesalter

Ursachen
• exogene Vergiftung (Aufnahme körperfremder Stoffe)

Symptome
• abhängig von der aufgenommenen Substanz

Maßnahmen
Monitoring
• RR, Puls, SaO_2, Temperatur
Basismaßnahmen und Lagerung
• Freimachen und Freihalten der Atemwege (ggf. absaugen)
• Entfernen der Reste des Eingenommenen aus dem Mund
• Keine Milch zu trinken geben. Sie fördert die Aufnahme fettlöslicher Gifte.
Erweiterte Maßnahmen
• i.v. Zugang und Laborblutentnahme
• Asservierung von Mageninhalt, Blut, Tablettenresten, Verpackungen, Spritzen oder Kanülen
• Giftentfernung (➤ Kap. 21)
Medikamente und Dosierungsempfehlungen
• (siehe spezielle Vergiftungen, ➤ Kap. 21.3)

18.7 Das verletzte Kind

18.7.1 Das polytraumatisierte Kind

Grundsätzlich gelten für die Versorgung schwer verletzter Kinder die gleichen Regeln wie im Erwachsenenalter (auch ➤ Kap. 15). Die deutlich schlechteren Überlebenschancen polytraumatisierter Kinder ergeben sich aus halbherziger Anwendung der bei Erwachsenen selbstverständlichen Prinzipien, der Unterschätzung der Verletzungsschwere beim kleinen Patienten und aus technischen Schwierigkeiten bei der Durchführung invasiver Maßnahmen am Kind – die Thoraxdrainage beim polytraumatisierten Dreijährigen oder die Anlage großlumiger Venenzugänge beim schwer verletzten Baby werden auch dem Erfahrenen Schwierigkeiten bereiten. Schwer verletzte Kinder (➤ Abb. 18.11) täuschen den Retter oft durch scheinbar nur geringfügige Beeinträchtigung über das wahre Ausmaß der Verletzungen. Die von Vorerkrankungen unbelasteten kleinen Patienten können z.B. ausgeprägte **Volumenverluste** über längere Zeiträume gut kompensieren. Das Ausmaß ihrer

Bedrohung wird dann am Unfallort unterschätzt. Scheinbar geringe Blutverluste (z.B. durch Skalphautverletzungen) können Kleinkinder jedoch schon in erhebliche Schockgefahr bringen. 200 ml Blutung bei einem Zweijährigen entsprechen in der Relation einem Blutverlust von rund 1,5 l beim Erwachsenen, was in beiden Fällen zu einem manifesten hämorrhagischen Schockzustand führen, beim Kind aber nur eine unwesentliche Blutlache verursachen wird. Bei der Einschätzung solcher Blutverluste gilt, wie überhaupt in der Kindertraumatologie, dass man sich durch die kleineren Dimensionen und scheinbare Vitalität des Kindes nicht täuschen lassen darf. Sind die Kompensationsmöglichkeiten des Kreislaufs bei kleinen Unfallpatienten erschöpft, erfolgt der Absturz in den hämorrhagischen Schock schlagartig und ohne Vorwarnung. Nur durch konsequente und gewissenhafte Untersuchung, auch gegen den Widerstand des abwehrenden Kindes, und durch Anwendung der bei Erwachsenen selbstverständlichen Standards (z.B. zwei sichere Venenzugänge) kann hier vor der Dekompensation geholfen werden. Ist das Kind erst im Schock und die letzte Vene kollabiert, läuft der Retter den Ereignissen hinterher. Bei der **Volumensubstitution** ist aber auch Vorsicht geboten. Die Standarddosis beträgt 20 ml/kg KG Vollelektrolytlösung in den ersten zehn Minuten und, wenn notwendig, Wiederholung derselben Menge in weiteren zehn Minuten. Eine Gesamtmenge von 40 ml/kg KG Vollelektrolytlösung sollte initial nicht überschritten werden.

Besondere Beachtung verdienen **Verletzungen der Halswirbelsäule** im Kindesalter. Der Kopf ist im Verhältnis zum Körper bei Kindern größer und schwerer als bei Erwachsenen, und die gebräuchlichen Sicherheitssitze für Kleinkinder stabilisieren oftmals Kopf und Oberkörper überhaupt nicht. Der im Verhältnis zum Körper große und schwere Kopf wird so beim Aufprall besondere Zug- und Scherkräfte an der von zarten Bändern gehaltenen Halswirbelsäule wirksam werden lassen (➤ Abb. 18.12). Jeder RTW muss spezielle HWS-Immobilisierungskragen für Kleinkinder mitführen, die ungeachtet eventueller Abwehr des kleinen Patienten bei allen Dezelerationstraumen konsequent bis zum röntgenologischen Ausschluss einer HWS-Fraktur angelegt und getragen werden müssen. Erforderlichenfalls muss das Kind sediert werden (z.B. Diazepam rektal). Dadurch werden auch Maßnahmen wie Untersuchung oder Venenpunktion erleichtert und wird die Panik des kleinen Patienten gemindert.

Beachtung verdient auch die durch die relativ größere Körperoberfläche und weniger wirksame Temperaturregulierung erhöhte **Auskühlungsgefahr** des verletzten Kindes. Durch Liegen auf dem kalten Straßenasphalt, im Windzug und auch durch den Transport kann schnell durch Hypothermie eine zusätzliche Gefährdung des Kindes auftreten (➤ Kap. 22.1).

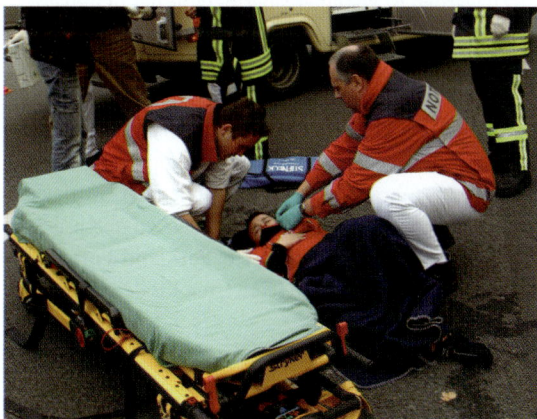

Abb. 18.11 Kind nach Verkehrsunfall [M235]

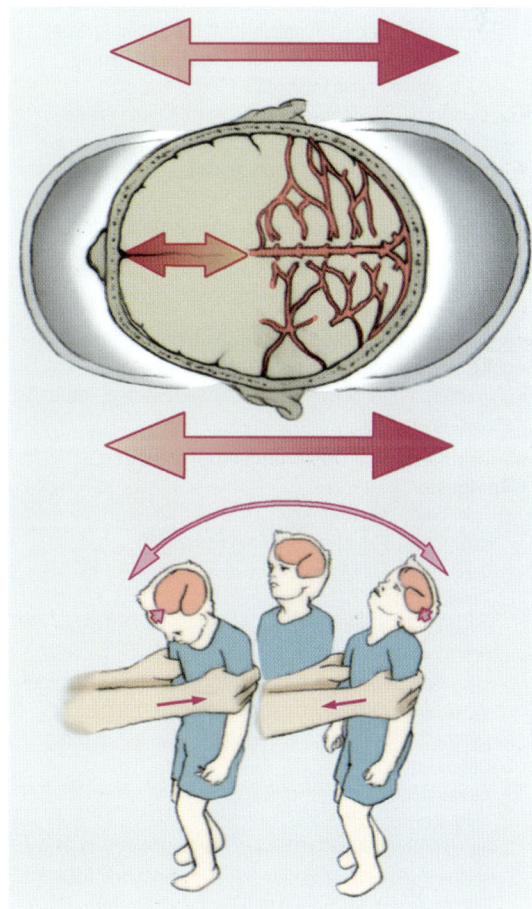

Abb. 18.12 Schütteltrauma (Battered-child-Syndrom) [L108]

SCHLAGWORT

Polytrauma beim Kind

Ursachen (bei Kindern überwiegend)
- Verkehrsunfälle

Symptome
- Die Symptome sind abhängig vom individuellen Verletzungsmuster und Verletzungsumfang der betroffenen Körperregionen. Die häufigsten Symptome sind:
  - Schock (Tachykardie, Hypotonie)
  - starke Schmerzen
  - Bewusstseinsstörungen bis Bewusstlosigkeit
  - Dyspnoe
  - Zeichen von Frakturen
  - Anzeichen einer Thorax- oder Abdominalverletzungen

Maßnahmen

Monitoring
- RR, Puls, EKG, SaO$_2$

Basismaßnahmen und Lagerung
- Freimachen und Freihalten der Atemwege
- ausreichende Oxygenierung sicherstellen, z.B. initial O$_2$-Gabe über Maske oder Nasensonde 2–5 Liter/Min.
- starke Blutungen stillen
- offene Wunden nur steril abdecken, Fremdkörper in Wunde belassen
- Immobilisation der Halswirbelsäule mit Stifneck® und zusätzliche Wirbelsäulenimmobilisation (Vakuummatratze)
- bewusstseinsklarer Patient: Lagerung je nach Befund (siehe einzelne Krankheitsbilder)
- bewusstloser Patient: Lagerung je nach Befund (siehe einzelne Krankheitsbilder)
- Schienung von Frakturen unter achsengerechtem Längszug
- Umlagerung und Transport unter Immobilisation der Wirbelsäule
- Wärmeerhalt

Erweiterte Maßnahmen
- mindestens ein i.v. Zugang und Laborblutentnahme
- ggf. intraossäre Infusion und Medikamentengabe
- bei ausreichender Übung evtl. Narkoseeinleitung, Intubation und Beatmung

Medikamente und Dosierungsempfehlungen
- Analgesie
  - 0,003 mg/kg KG Fentanyl® i.v. (z.B. Kind 15 kg KG = 0,05 mg Fentanyl®)
  - 0,25 mg/kg KG Dipidolor® i.v. oder 0,3 mg/kg KG Dipidolor® i.m.
  - 1 mg/kg KG Ketanest® i.v. oder 2–3mg/kg KG Ketanest® i.m.
  - Idealerweise bietet sich zur Analgesie und gleichzeitigen Vasokonstriktion S-Ketamin an (z.B. 0,5–1 mg/kg KG Ketanest-S® langsam i.v. in Kombination mit 2–5 mg Dormicum®).
  - **cave:** keine Monoanästhesie (d.h. nur Ketanest-S® ohne Dormicum®)
  - wenn ausreichende Erfahrung: evtl. frühzeitige Narkoseeinleitung und Intubation mit Hypnomidate® (kein Trapanal® wg. RR-Abfall) und Fentanyl®/Dormicum®

- Volumensubstitution
  - 20 ml/kg KG Vollelektrolytlösung in 10 Minuten, wenn Kreislauf dann nicht ausreichend, nochmals 20 ml/kg KG Vollelektrolytlösung in weiterer 10 Minuten
- Medikamente zur Intubation (nur wenn ausreichende Erfahrung!)
  - Säuglinge
    - Morphin 0,2 mg/kg KG i.v und Diazepam 1mg/kg KG i.v.
  - Kinder
    - Fentanyl 0,003 mg/kg KG i.v.
    - Dormicum 0,15 mg/kg KG i.v

MERKE

Kinder haben
- geringe Sauerstoffreserven,
- geringe Toleranz gegenüber Volumenverlusten,
- keine Wärmeproduktion durch Muskelzittern bei Neugeborenen und Säuglingen!

Kinder kühlen schneller aus als Erwachsene.

18.7.2 Das brandverletzte Kind

Die rettungsdienstliche Erstversorgung von Kindern mit Verbrennungen (➤ Abb. 18.13) oder Verbrühungen unterscheidet sich nicht grundsätzlich von der bei Erwachsenen (auch ➤ Kap. 22.2). Im Kindesalter sind jedoch einige notwendige Modifikationen in der Therapie zu beachten. Da Kinder in besonderem Maße von den Spätfolgen der Verbrennungskrankheit bedroht sind, sollte die klinische Versorgung der Brandverletzungen schon ab 10% Körperoberfläche, unabhängig vom Verbrennungsgrad, in einem Verbrennungszentrum durchgeführt werden (➤ Tab. 22.2). Die vom Rettungsdienst vorzunehmende erste Einschätzung des Ausmaßes der Verbrennungsverletzung gelingt bei Kindern durch eine **abgewandelte Neunerregel** (➤ Abb. 22.6).

Zu warnen ist vor einer Übertherapie des brandverletzten Kindes mit Infusionslösungen (z.B. großlumiger Zugang und Volumen im Strahl). Zu viel Volumen wird neben den pulmonalen und zerebralen Komplikationen (z.B. Lungenödem, Hirnödem) auch noch zu einer Verstärkung des die Brandverletzung komplizierenden Gewebeödems führen. Bei der zu errechnenden Flüssigkeitszufuhr für die erste vom Rettungsdienst zu überbrückenden Stunde ist die modifizierte **Parkland-Formel** zur Volumentherapie bei brandverletzten Kindern hilfreich:

MERKE

$$\frac{(kg\ KG \times \%\ KOF)}{4} = ml/h\ Vollelektrolytlösung$$

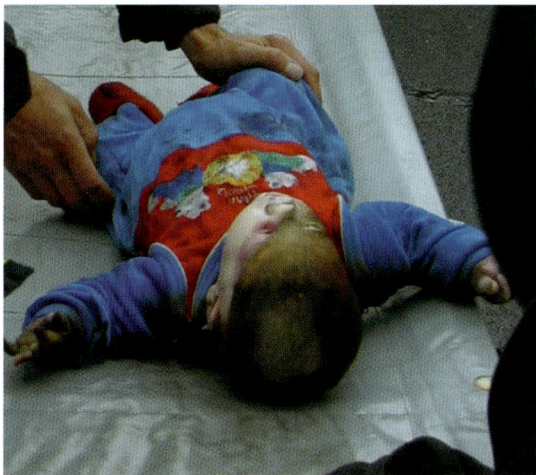

Abb. 18.13 Brandverletzter Säugling [M235]

Hieraus errechnen sich durchaus moderate Infusionsmengen. So wären bei einem 20 kg schweren Kind mit 40% verbrannter Körperoberfläche je Stunde lediglich 200 ml Vollelektrolytlösung zu geben, was etwa 60 Tropfen je Minute entspricht. Überstürzte Langstreckentransporte vom Notfallort in eine Spezialklinik ohne exakte Flüssigkeitsbilanzierung und ausreichende Überwachungsmöglichkeit des kleinen Patienten sind meist unnötig und sollten vermieden werden. Steht ein Behandlungsplatz in einem nahe gelegenen Verbrennungszentrum, wie so oft, nicht zur Verfügung, ist die Erstversorgung in einer gut ausgestatteten unfallchirurgischen Klinik eines Krankenhauses mit Kinderintensivabteilung zweckmäßiger. Von dort kann nach Stabilisierung des Patienten die Verlegung organisiert werden.

SCHLAGWORT

Verbrennungstrauma beim Kind

Ursachen (bei Kindern überwiegend)
- Verbrühung (feuchte Hitze, heiße Flüssigkeiten)
- Verbrennung (trockene Hitze, Flammen)

Symptome
- **Verbrennung 1°**
  – Hautrötung mit Schmerzen
- **Verbrennung 2°**
  – Hautrötung mit Schmerzen und oberflächlicher Blasenbildung
  – Hautfarbe blassrosa oder weiß. Feuchte, geschwollene Haut mit geplatzten Blasen
- **Verbrennung 3°**
  – grauweiße, nekrotisierte und lederartige Hautwunde

Maßnahmen
Monitoring
- RR, Puls, SaO$_2$

Basismaßnahmen und Lagerung
- Unterbrechung der Verbrennungsursache
- **frühzeitig** und kurzzeitig **dosierte** Kühlung der verbrannten Hautareale mit Wasser (**cave:** Unterkühlung)
- Entfernen der verbrannten Kleidung
- Wärmeerhalt
- O$_2$-Gabe über Maske oder Nasensonde 2–4 Liter/Min.
- Ermittlung des Verbrennungsausmaßes (Tiefenausmaß, Flächenausmaß nach abgewandelter Neunerregel [➤ Abb 22.6 und ➤ Tab. 22.2])

Erweiterte Maßnahmen
- mindestens ein i.v. Zugang und Laborblutentnahme
- ggf. Narkoseeinleitung, Intubation und Beatmung (nur wenn ausreichend Erfahrung!)

Medikamente und Dosierungsempfehlungen
- **Analgesie**
  – 0,003 mg/kg KG Fentanyl® i.v. (z.B. Kind 15 kg KG = 0,05 mg Fentanyl®)
  – 0,25 mg/kg KG Dipidolor® i.v. oder 0,3 mg/kg KG Dipidolor® i.m.
  – 1 mg/kg KG Ketanest-S® i.v. oder 2–3 mg/kg KG Ketanest-S® i.m.
- Flüssigkeitstherapie sehr moderat anwenden nach **Parkland-Formel:**

$$\frac{(kg\ KG \times \%\ KOF)}{4} = ml/h\ Vollelektrolytlösung$$

- keine Gabe von Diuretika, Dopamin, Plasmaexpander oder Kortison

18.7.3 Das misshandelte Kind

Ein trauriges Kapitel stellt die mutwillige, nicht selten schwere oder tödliche Verletzung von Kindern dar (➤ Abb. 18.14). Täter ist in der Regel ein Elternteil. Der Tat vorausgegangen ist oftmals ein langes Martyrium des Kindes. Wichtig ist daher, bei allen im Haushalt erlittenen Verletzungen eines Kindes sicherzugehen, dass Angaben der Eltern über die Herkunft und der vorgefundene Befund schlüssig und glaubhaft übereinstimmen.

MERKE

Misstrauisch muss der Retter werden, wenn zahlreiche, auch ältere Blutergüsse, Unterernährung, Verwahrlosungszeichen oder unlogische Angaben zum Unfallhergang Hinweise auf Misshandlungen geben.

Im Zweifelsfall sollten die gemachten Beobachtungen dem Aufnahmearzt in der Klinik mitgeteilt werden, damit dieser ggf. in Zusammenarbeit mit Jugendamt und Polizei eine Überprüfung und Hilfsmaßnahmen für das Kind einleiten kann.

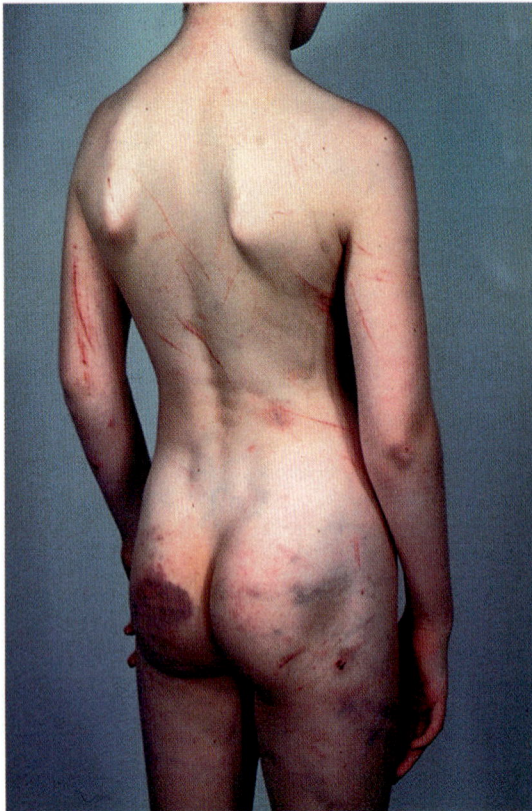

Abb. 18.14 Misshandeltes Kind [T112]

Auch Kinder ohne äußere Verletzungszeichen können Misshandlungsopfer sein. Das Hin- und Herschleudern des Kopfes durch Festhalten an den Schultern und Schütteln (➤ Abb. 18.12) ist eine häufige Brutalität gegen schreiende Kleinkinder, die auch ohne sichtbaren äußeren Bluterguss oder Fraktur zu schweren Hirnblutungen führen kann. Der Kindesmisshandlung kann nur Einhalt geboten werden, wenn alle, auch der Rettungsdienst, verdächtige Wahrnehmungen genau protokollieren und als Anwalt und Sprecher des Kindes handeln.

Im Vordergrund der **Maßnahmen** des Rettungsdienstes stehen die Weitergabe verdächtiger Beobachtungen und die Rettung des Kindes durch Transport in die sichere Klinik. Emotionale Äußerungen gegenüber den mutmaßlichen Misshandlern sind sinnlos und müssen in der rettungsdienstlichen Praxis unterbleiben. Wenn sich Eltern weigern sollten, ihre verletzten Kinder in die Obhut des Rettungsdienstes zu übergeben, obwohl dies offensichtlich notwendig ist, so sind umgehend ein Arzt zur Feststellung der Notwendigkeit und die Polizei zur Durchsetzung der Notwendigkeit hinzuzuziehen.

Fallbeispiel

Notfallmeldung

Kurz vor Mitternacht erhält die Rettungsleitstelle einen Notruf eines aufgeregten Vaters, sein Kind sei tot. Er würde Wiederbelebungsversuche durchführen und benötige Hilfe. Die Rettungsleitstelle entsendet Rettungswagen und Notarzt zum Notfallort.

Befund am Notfallort

Im Kinderzimmer finden die Besatzung und der Notarzt einen völlig aufgelösten Vater vor, der über sein Kind gebeugt kniet und Wiederbelebungsmaßnahmen durchführt. Laut Angaben der Eltern habe sich das Kind in einen Krampfanfall geschrien und sei anschließend bewusstlos geworden. Das Kind und die Familie sind dem Notarzt bekannt. Das 2-jährige Kind leidet an intermittierenden Krampfanfällen und wurde vor einem Jahr wegen eines chronisch subduralen Hämatoms operiert. Der Vater kann nur unter Anwendung leichter Gewalt von dem Kind entfernt werden. Das Kind ist tief zyanotisch, pulslos und ohne Eigenatmung, Verletzungen sind nicht zu erkennen.

Leitsymptom

Herz-Atem-Stillstand.

Verdachtsdiagnose

Herz-Atem-Stillstand bei Anfallsleiden und Zustand nach Hirnblutung.

Erstmaßnahmen

Umgehend wird die Beatmung mit Beutel und Maske übernommen, die Herzdruckmassage durchgeführt. Nach kurzer Vorbereitung wird das Kind mit einem Tubus (ID 5,0) nasal intubiert. Die Sicherung eines Venenzuganges erscheint nicht möglich, daher wird sofort ein intraossärer Zugang in der rechten Tibiakante angelegt, über den 0,15 mg Adrenalin injiziert werden. Unmittelbar nach der ersten Adrenalingabe kann ein suffizienter Kreislauf mit Blutdrücken um 90 bis 110 mmHg systolisch (HF 120–140) aufgebaut werden. Die Pupillen sind weit und entrundet.

Klinik

Das Kind wird auf der Kinderintensivstation weiter versorgt. Es zeigen sich bei zunehmend suffizientem Kreislauf im gesamten Gesicht und in den Bindehäuten petechiale Einblutungen (Flohstichblutungen), die einen Hinweis auf einen Erstickungstod nahe legen. Die Kriminalpolizei wird informiert, ein Rechtsmediziner bestätigt den Befund am lebenden Kind. Trotz intensiver Bemühungen verstirbt das Kind 6 Tage später auf der Intensivstation.

Diagnose

Erstickungstod.

Wiederholungsfragen

1. Was ist eine Epiglottitis (➤ Kap. 18.3.1)?
2. Was ist ein Pseudokrupp (➤ Kap. 18.3.1)?
3. Nennen Sie die möglichen Medikamentenapplikationswege im Kindernotfall (➤ Kap. 18.2.2).
4. Wie führen Sie eine Maskenbeatmung bei einem Kind durch (➤ Kap. 18.2.1)?
5. Was bedeutet ein „Nasenflügeln" (➤ Kap. 18.3.1)?
6. Was ist bei Kindern im Verhältnis zum Körper eines Erwachsenen größer bzw. schwerer und welche Gefahren birgt dies (➤ Kap. 18.7.1)?
7. Wie erkennen Sie bei einem Kind Schockzeichen (➤ Kap. 18.7.1)?
8. Wann wird ein Kind in eine Spezialklinik für Brandverletzte eingeliefert (➤ Kap. 18.7.2)?

Jürgen Luxem, Klaus Gerrit Gerdts, Heinrich Horst Hellweg

Gynäkologische Notfälle und Geburtshilfe

Lernzielübersicht

19.1 Erkrankungen im Genitalbereich

- Die Salpingitis ist eine aufsteigende Infektion durch Bakterien. Sie geht mit starken Schmerzen ohne Seitenlokalisation einher.
- Tumoren im Genitalbereich können jederzeit zu unterschiedlich starken Blutungen führen. Besonders das Kollumkarzinom kann im Rahmen einer Zerfallsblutung zu einem massiven Blutverlust führen.
- Leitsymptom der Stieldrehung ist der akut auftretende Zerreißungsschmerz.

19.2 Verletzungen im Genitalbereich

- Verletzungen im Genitalbereich treten meistens im Rahmen von Verkehrsunfällen auf.
- Bei allen Verletzungen im Genitalbereich steht die Blutstillung im Vordergrund.
- Bei Pfählungsverletzungen sind die sichtbaren äußeren Verletzungen meist viel geringer als die nicht sichtbaren inneren Verletzungen.

19.3 Komplikationen während der Schwangerschaft

- Die Keimentwicklung wird in drei Abschnitte unterteilt: die Blastogenese, die Embryogenese und die Fetogenese.
- Der Hauptort einer ektopischen Schwangerschaft ist der Eileiter. Durch Ausdehnung der wachsenden Eizelle dort reißt der Eileiter ein und löst eine Blutung aus.
- Als Fehlgeburt wird die ungewollte Beendigung einer Schwangerschaft bis zur 28. SSW bezeichnet. Häufigste Ursache ist eine Chromosomenaberration.
- Die Plazentainsuffizienz beschreibt das Missverhältnis zwischen dem mütterlichen Nährstoff- und Sauerstoffangebot und dem fetalen Bedarf.
- Bei der Plazenta praevia hat sich die Eizelle in den tiefer gelegenen Arealen der Gebärmutter eingenistet. Durch diese ungünstige Lage kann die Plazenta den Geburtskanal versperren. Es entsteht im schlimmsten Fall eine geburtsunmögliche Situation.
- Die Gabe von Partusisten® im Rahmen der vorzeitigen Plazentalösung ist kontraindiziert. Eine definitive Therapie ist nur in der Klinik möglich (operative Blutstillung).
- Das Krankheitsbild der schwangerschaftsinduzierten Hypertonie (SIH) umfasst drei Leitsymptome:

Ödeme, Proteinurie und Hypertonie. Die allen drei Leitsymptomen zugrunde liegende Störung ist eine Neigung zu Gefäßspasmen.
- Der eklamptische Krampfanfall ist einem epileptischen Krampfanfall sehr ähnlich.
- Der an Größe und Volumen zunehmende Uterus führt durch direkte Druckwirkung auf die untere Hohlvene zu einer Abflussbehinderung des venösen Rückstromes und einem relativen Volumenmangel.

19.4 Geburtshilfe

- Die Geburt wird unterschieden in Eröffnungs-, Austreibungs- und Nachgeburtsperiode.
- Eine Geburt, die ungeplant außerhalb der Klinik stattfindet, wird als Notgeburt bezeichnet.
- Eine Geburt in der Wohnung ist einer Geburt im Rettungswagen vorzuziehen.
- Partusisten® verzögert die Wehentätigkeit.
- Nahezu alle Notfälle mit Neugeborenen werden durch Sauerstoffmangel ausgelöst und können durch Sauerstoffzufuhr behoben werden.

19.5 Komplikationen unter der Geburt

- Geburtsfehllagen werden in Quer- und Längslagen eingeteilt.
- Querliegende Kinder können grundsätzlich nicht auf normalem Wege geboren werden.
- Bei Längslagen werden Schädel- und Beckenlagen unterschieden.
- Bei der Steißlage liegt das Kind in verkehrter Richtung im Geburtskanal. Während der Austreibungsperiode würde das Kind mit dem Kopf im Geburtskanal festsitzen und die eigene Nabelschnur abdrücken.
- Im Rahmen von Abgang des Fruchtwassers kann in einigen Fällen auch bei Schädellage die im Fruchtwasser treibende Nabelschnur im Geburtskanal vor den Kopf rutschen. Während der Austreibungsperiode würde der Kopf die Nabelschnur gegen das Becken abdrücken.
- Der wichtigste physiologische Mechanismus zur Blutstillung nach der Ausstoßung der Plazenta ist die Kontraktion der Gebärmutter. Bei einer Uterusatonie erfolgt diese Kontraktion der Gebärmutter nicht. Es folgt eine lebensbedrohliche, massive Blutung.

Das Fachgebiet der Frauenheilkunde (Gynäkologie) umfasst neben Geburtshilfe und schwangerschaftsbedingten Erkrankungen die Erkrankungen und Verletzungen der weiblichen Genitalorgane. Nur wenige der mit diesen Erkrankungen verbundenen Symptome können zu Notfallsituationen führen, die eine präklinische Erstversorgung notwendig erscheinen lassen. Akute Unterbauchschmerzen, starke vaginale Blutungen, Komplikationen während der Schwangerschaft oder eine frühzeitig einsetzende Geburt sind die häufigsten Indikationen, die zu einer Alarmierung des Rettungsdienstes führen.

19.1 Erkrankungen im Genitalbereich

Der akute Unterleibschmerz und/oder die vaginale Blutung ohne traumatisches Vorereignis können Ausdruck sowohl einer gynäkologischen Erkrankung als auch einer Vielzahl von nichtgynäkologischen Krankheitsbildern (➤ Kap. 16.2) sein.

19.1.1 Entzündung der Eileiter (Salpingitis)

Infektionen der weiblichen Genitalorgane können zu starken Unterleibsschmerzen führen und als Infekt mit hohem Fieber verlaufen. Die für den Rettungsdienst relevante Erkrankung ist die Entzündung der Eileiter (Salpingitis, ➤ Abb. 19.1). Die übrigen Infektionen der weiblichen Genitalien (z.B. Zervizitis, Kolpitis) führen in der Regel nicht zur Alarmierung des Rettungsdienstes. Ursächlich geht der Salpingitis eine aufsteigende Infektion z.B. mit Staphylokokken, Kolibakterien oder Chlamydien über den Muttermund voraus.

Symptome

Die Salpingitis entwickelt sich innerhalb weniger Tage und geht mit starken, dumpfen Unterleibsschmerzen ohne typische Seitenlokalisation (die meisten Eileiterentzündungen treten beidseitig auf), Fieber, Übelkeit, Obstipation und geblähtem Abdomen (Meteorismus) einher. Bei einem einseitigen Auftreten der Salpingitis, insbesondere im rechten Unterbauch, muss differentialdiagnostisch immer auch an eine Appendizitis gedacht werden. Neben diesen Symptomen können Schmierblutungen oder vaginaler Ausfluss als Zeichen der Begleitinfektion des Endometriums auftreten. Im Rahmen der

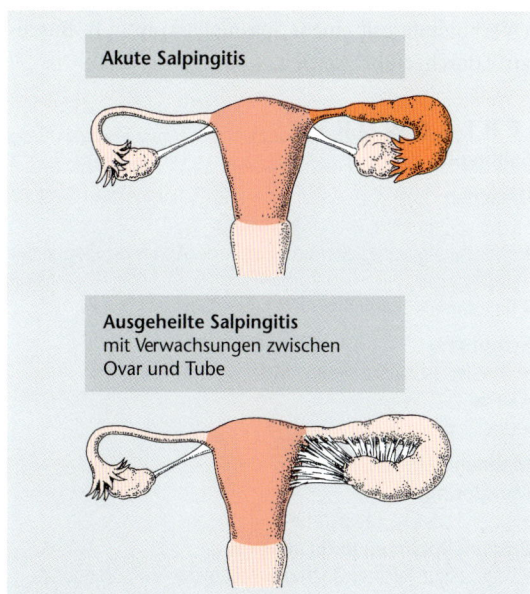

Abb. 19.1 Salpingitis [A400-190]

Eileiterentzündung besteht immer die Gefahr, dass bei längerem Krankheitsverlauf die Erreger in die freie Bauchhöhle vordringen und dort zu einer Bauchfellentzündung (Peritonitis) führen.

Therapie

Die **Basismaßnahmen** am Notfallort zielen auf die Reduzierung der abdominellen Schmerzen durch Entlastung der angespannten Bauchdecke und Versorgung einer vaginalen Blutung. Zur Entlastung der Bauchdecke winkelt die Patientin die Knie an, die mit einer Knierolle unterpolstert werden. Eine Blutung wird durch sterile Vorlage einer Kompresse vor die Vagina versorgt. Anschließend werden die Beine der Patientin im Bereich des Sprunggelenks überkreuzt (Fritsch-Lagerung, ➤ Abb. 19.2).

In seltenen Fällen sind **erweiterte Maßnahmen** durch den Notarzt zur Schmerzbekämpfung angezeigt. Ist sie erforderlich, sollte die Analgesie (z.B. Novalgin®)

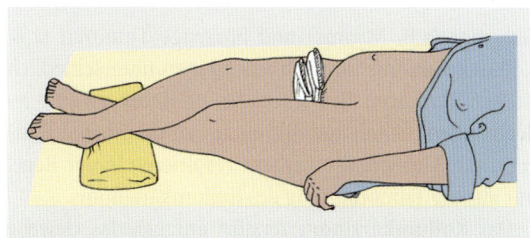

Abb. 19.2 Lagerung nach Fritsch. Die Beine sind gestreckt, die Unterschenkel übereinander geschlagen. Eine saugstarke Vorlage liegt vor der Vulva. [L215]

in Verbindung mit einem Spasmolytikum (z.B. Buscopan®) durchgeführt werden.

SCHLAGWORT

Salpingitis

Ursachen
- Entzündung der Eileiter (Salpingitis)
- Entzündung von Eileiter und Eierstock (Adnexitis, Oopherosalpingitis)
- Haupterreger der Infektion: Chlamydien

Symptome
- Unterleibsschmerz ohne typische Seitenlokalisation
- Fieber
- Übelkeit

Maßnahmen
Monitoring
- RR, Puls, SaO$_2$, Temperatur

Basismaßnahmen und Lagerung
- Lagerung in leichter Oberkörperhochlage (30° Drehpunkt Hüfte) und mit angewinkelten Knien (Knierolle), um die Bauchdecke zu entspannen und dadurch Schmerzen zu reduzieren, bzw. bei Blutdruckabfall in flacher Rückenlage und mit Knierolle

Erweiterte Maßnahmen
- i.v. Zugang und Laborblutentnahme

Medikamente und Dosierungsempfehlungen
- Spasmolyse: N-Butylscopolamin (Buscopan®) 20 mg langsam i.v.
- Analgesie: Metamizol (Novalgin®) 1–2,5 g i.v.
- evtl. Sedierung: Diazepam (Valium®) 2,5–10 mg i.v.

19.1.2 Tumorerkrankungen im Unterbauch

Im fortgeschrittenen Stadium können Tumorerkrankungen (> Abb. 19.3) der weiblichen Genitalien zu rettungsdienstrelevanten Komplikationen führen. In den meisten Fällen ist der Patientin die Tumorerkrankung bereits bekannt.

Symptome

Gutartige (z.B. Myome) und bösartige Tumoren (z.B. Kollumkarzinome) können jederzeit zu unterschiedlich starken Blutungen führen. Die Myomblutungen sind jedoch äußerst selten und führen nur zu minimalen Blutverlusten. Größere Blutverluste resultieren in der Regel nur aus der Tumorblutung des Kollumkarzinoms.

Das **Kollumkarzinom** zerstört anfangs das Gewebe des Gebärmutterhalses (Kollum) und befällt im weiteren Verlauf das an die Gebärmutter angrenzende Gewebe (Parametrium). Durch Arrodierung der im Parametri-

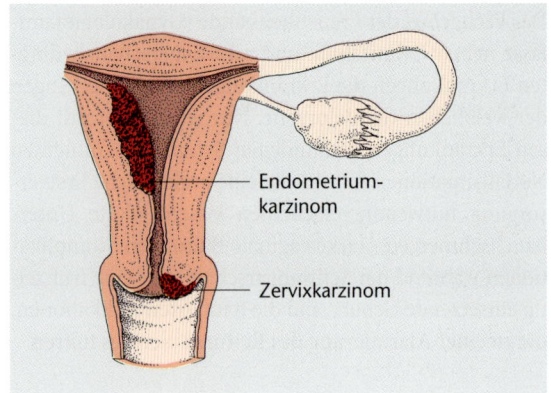

Abb. 19.3 Typische Lokalisationen von Zervixkarzinom und Endometriumkarzinom [A400-190]

um verlaufenden Gefäße (A. und V. uterina) oder durch Zerfallsblutung aus einem Karzinomkrater kann ein massiver Blutverlust mit Ausbildung eines hypovolämischen Schocks entstehen.

Therapie

Die **Basismaßnahmen** zielen auf die Sicherung der Vitalfunktionen und umfassen neben der klassischen Schocklage die Gabe von Sauerstoff über O$_2$-Sonde und ein engmaschiges Monitoring (RR, EKG, Pulsoxymetrie).

Die **erweiterten Maßnahmen** umfassen die Anlage mehrerer großlumiger venöser Zugänge und die Durchführung einer adäquaten Volumentherapie und Schmerzbekämpfung (> Kap. 15.4.2).

Auf keinen Fall sollte am Notfallort durch den Notarzt versucht werden, eine Vaginaltamponade zur lokalen Blutstillung durchzuführen. Die Gefahr des Aufreißens weiterer Gefäße oder Tumorgewebe ist zu hoch und kann zur Verschlimmerung des Zustands der Patientin führen. Die sterilen Kompressen sollten daher nur lokal vor die Vagina platziert werden.

MERKE
Volumenmangel wird mit Volumengabe therapiert.

SCHLAGWORT
Tumorblutung im Unterbauch

Ursachen
- Tumorblutung des Kollumkarzinoms (Gefäßarrodierung)

Symptome
- massiver vaginaler Blutverlust

Maßnahmen
Monitoring
- RR, Puls, EKG, SaO$_2$

Basismaßnahmen und Lagerung
- bei Blutdruckabfall Lagerung in flacher Rückenlage und mit angewinkelten Knien (Knierolle), um die Bauchdecke zu entspannen und dadurch Schmerzen zu reduzieren

Erweiterte Maßnahmen
- i.v. Zugang und Laborblutentnahme
- operative Blutstillung in der Klinik

Medikamente und Dosierungsempfehlungen
- Volumentherapie: z.B. 500–1.500 ml Vollelektrolytlösung i.v. oder 500–1.500 ml HAES 6% i.v. bei starkem hämorrhagischem Schock
- Analgesie: 5–10 mg Morphium i.v.
- Sedierung: Diazepam (z.B. Valium®) 2,5–10 mg i.v.

Basismaßnahmen und Lagerung
- bei Blutdruckabfall Lagerung in flacher Rückenlage und mit angewinkelten Knien (Knierolle), um die Bauchdecke zu entspannen und dadurch Schmerzen zu reduzieren

Erweiterte Maßnahmen
- i.v. Zugang und Laborblutentnahme

Medikamente und Dosierungsempfehlungen
- Spasmolyse: N-Butylscopolamin (z.B. Buscopan®) 20 mg langsam i.v.
- Analgesie: Metamizol (z.B. Novalgin®) 1–2,5 g i.v. und 5–10 mg Morphium i.v
- evtl. Sedierung: Diazepam (z.B. Valium®) 2,5–10 mg i.v.

19.1.3 Stieldrehungen

Symptome

Eine plötzliche Schmerzsymptomatik im Unterbauch kann auch eine mechanische Ursache haben. Insbesondere durch Drehbewegungen (z.B. Walzer tanzen) erhalten ein gestielter Tumor, eine Ovarialzyste oder auch ein gesundes Ovar Drehmomente, die zu einer Drehbewegung des Tumors oder Ovars um die eigene Achse führen können. Durch die Drehung kommt es zu einem Verschluss des venösen Gefäßes, während der arterielle Zufluss erhalten bleibt. Es folgen ein Blutstau und eine Gewebshypoxie durch Minderperfusion im betroffenen Organ, die zur Nekrose führen kann.

Das Leitsymptom der Stieldrehung ist der akut auftretende Zerreißungsschmerz im Unterbauch.

Therapie

Die **Basismaßnahmen** umfassen die Überwachung der Kreislaufparameter der Patientin und deren Lagerung mit angewinkelten Knien.

Die **erweiterten Maßnahmen** zielen auf die Anlage eines venösen Zugangs zur Analgesie und Sedierung durch den Notarzt. Eine spezielle Therapie ist nur in der Klinik möglich.

SCHLAGWORT

Stieldrehung

Ursachen
- Drehbewegung des gesunden Ovars oder einer Ovarialzyste um die eigene Achse

Symptome
- akuter Zerreißungsschmerz im Unterbauch

Maßnahmen
Monitoring
- RR, Puls, EKG, SaO$_2$

19.2 Verletzungen im Genitalbereich

Verletzungen im Genitalbereich können durch stumpfe oder spitze Gewalteinwirkung hervorgerufen werden. Die meisten Verletzungen treten im Rahmen von Verkehrsunfällen auf. Häufig sind diese mit schwerwiegenden Verletzungen anderer Organe verbunden (z.B. Polytrauma). Penetrierende Bauchverletzungen oder urogenitale Perforationen treten im Rahmen von Unglücksfällen, seltener durch sexuelle Missbrauchshandlungen und Fremdkörpermanipulationen auf.

19.2.1 Defloration, Kohabitationsverletzungen und Vergewaltigung

Defloration

Beim ersten Geschlechtskontakt zerreißt das Hymen, eine dünne Haut, die den Scheideneingang verengt (Defloration). Der Einriss ist niemals gefährlich, kann jedoch durch den Schmerz zu einer großen Angst führen. Dabei kann eine geringgradige vaginale Blutung auftreten.

Kohabitationsverletzungen und Vergewaltigung

Verletzungen im Rahmen des Geschlechtsverkehrs können bei jungen Mädchen durch den noch nicht ausgereiften Genitalapparat hervorgerufen werden. Bei älteren Patientinnen in der Postmenopause treten Verletzungen durch die verminderte Elastizität des Gewebes und Atrophie der Schleimhäute auf, in deren Folge

19

sich die Scheide verengt und die Schleimhäute verletzlicher werden. Weiterhin können außergewöhnliche Sexualpraktiken zu Verletzungen der weiblichen Genitalien führen. Im Rahmen einer Vergewaltigung treten durch gewaltsames Vorgehen ebenfalls häufig Verletzungen auf.

Symptome

Alle Organstrukturen der weiblichen Genitalien können betroffen sein, jedoch sind in der Regel Vulva oder Vagina verletzt. Einrisse der Vulva, insbesondere bei Verletzungen der Klitoris, können zu erheblichem Blutverlust führen.

Therapie

Im Vordergrund der **Basismaßnahmen** steht in allen Fällen die Blutstillung bei größeren Verletzungen. Diese erfolgt durch Vorlage einer oder mehrerer steriler Kompressen. Anschließend werden die Beine der Patientin auf Höhe des Sprunggelenkes gekreuzt (Fritsch-Lagerung, ➤ Abb. 19.2). Eine Tamponade wird nicht durchgeführt, da durch diese Maßnahme weitere Gewebestrukturen verletzt und die Blutung verstärkt werden kann. Da die sich dem Rettungsfachpersonal darstellende Blutung nicht unbedingt mit dem tatsächlichen Blutverlust einhergehen muss (beispielsweise Blutung nach innen), ist zur Beurteilung des Blutverlustes eine Überwachung der Vitalparameter mittels eines kontinuierlichen Monitorings erforderlich, um frühzeitig Schockzeichen zu erkennen.

Die **erweiterten Maßnahmen** zielen, falls erforderlich, auf die Kreislaufstabilisierung mit nachfolgender Analgesie und Sedierung der Patientin. Auf gar keinen Fall vernachlässigt werden darf die Angst der Patientinnen. Besonders bei Vergewaltigungsopfern steht die psychische Komponente im Vordergrund. In diesen Fällen muss mit viel Geduld und Einfühlungsvermögen gearbeitet werden. Besteht der Verdacht auf eine kriminelle Handlung, so ist die Patientin meistens nicht in der Lage, über die Möglichkeit einer eventuellen Strafverfolgung des Täters nachzudenken.

PRAXISTIPP

Um eine spätere Beweissicherung durch den Gynäkologen bzw. ein rechtsmedizinisches Institut zu ermöglichen, sollten folgende Verhaltensweisen beachtet werden:
- Manipulationen an der Patientenkleidung sollten unterbleiben.
- Mit Blut und Sekreten kontaminierte Gegenstände werden einzeln in Plastiktüten verpackt.

- Die Patientin sollte aufgefordert werden, weder ihre Haare zu kämmen noch die Fingernägel zu reinigen.
- Es ist zu beachten, dass die Patientin nicht ihre Kleidung wechselt, badet oder duscht, bevor sie von einem Gynäkologen untersucht wurde.

19.2.2 Pfählungsverletzungen

Pfählungsverletzungen der äußeren und inneren ,Genitalien mit möglichen Verletzungen von Uterus, Harnblase und Rektum können durch Sturz auf spitze Gegenstände bei Verkehrsunfällen (z.B. Fahrradlenker) oder durch verschiedene Sexualpraktiken hervorgerufen werden. Bei Pfählungsverletzungen sind die sichtbaren äußeren Verletzungen meist viel geringer als die inneren Verletzungen. Die **Basis-** und **erweiterten Maßnahmen** sind in ➤ Kap. 15.4.2 beschrieben.

19.3 Komplikationen während der Schwangerschaft

19.3.1 Die Keimentwicklung während der Schwangerschaft

Unter dem Einfluss von FSH und LH (➤ Kap. 2.13) werden Wachstums- und Reifungsprozesse der Eizelle in den Follikeln der Eierstöcke in Gang gesetzt. Am 14. Tag des Zyklus springt der Eifollikel im Ovar auf (**Ovulation**) und gibt eine Eizelle in die freie Bauchhöhle frei. Dort wird sie von den Fimbrien der Eileiter aufgenommen. Im Eileiter ist die Eizelle ca. acht Stunden befruchtungsbereit und wird im ampullären Tubenabschnitt durch die Samenzelle befruchtet. Der anschließende Transport der befruchteten Eizelle durch die Tube in die Gebärmutter dauert ca. drei bis vier Tage. Während dieser Transportphase teilt sich die Eizelle in rascher Folge und erreicht das Stadium einer Blastozyste, die sich abschließend im Endometrium der Gebärmutter einnistet (➤ Abb. 19.4). Zu diesem Zeitpunkt ist der erste Abschnitt (**Blastogenese**) der Keimentwicklung abgeschlossen.

Anschließend folgt die **Embryogenese**, in der die Organe des Embryos (➤ Abb. 19.5) gebildet werden. Sie dauert bis zur achten Schwangerschaftswoche (SSW) an. In dieser Zeit bilden die Zellen des Embryoblasten die zweiblättrige Keimscheibe aus, die aus Ektoderm und Entoderm besteht. In der dritten SSW drängen sich umgewandelte Embryonalzellen zwischen Ektoderm und Entoderm und bilden das dritte Keimblatt, das Meso-

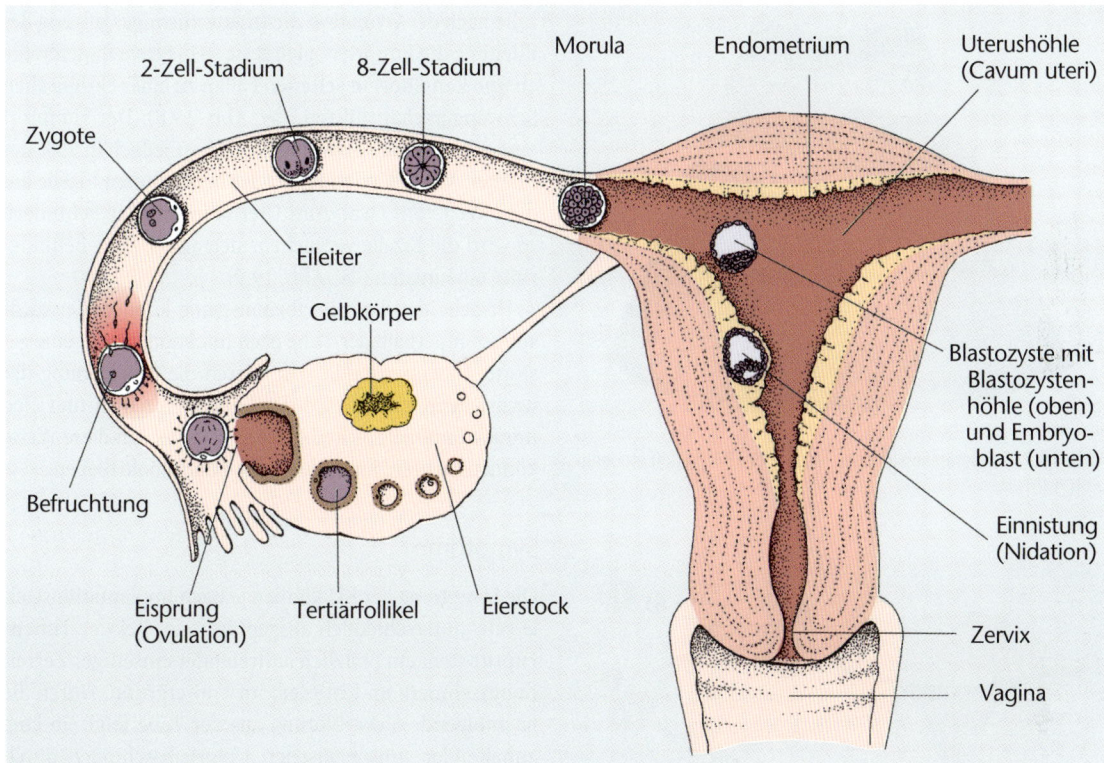

Abb. 19.4 Keimentwicklung von der Eizelle bis zur Blastozyste, die sich im Endometrium einnistet (Blastogenese) [L190]

derm. Aus diesen drei Keimblättern entwickelt sich eine Reihe spezifischer Organe. Das Ektoderm bildet z.B. die Anlage des ZNS, das Entoderm u.a. die Anlage des Magen-Darm-Trakts und das Mesoderm die Anlage für Skelett, Muskulatur und Bindegewebe.

Ab der neunten SSW folgt als dritter Abschnitt der Keimentwicklung die **Fetogenese**, die durch Wachstum und Differenzierung der Organsynthese gekennzeichnet ist. Die Wachstumsvorgänge der Fetogenese verlaufen

schubweise bis zur 37. SSW (➤ Abb. 19.6 und ➤ Abb. 19.7).

19.3.2 Extrauteringravidität (EUG)/ ektopische Schwangerschaft

Die Implantation der befruchteten Eizelle findet normalerweise in der Gebärmutterhöhle statt. Verfehlt die Ei-

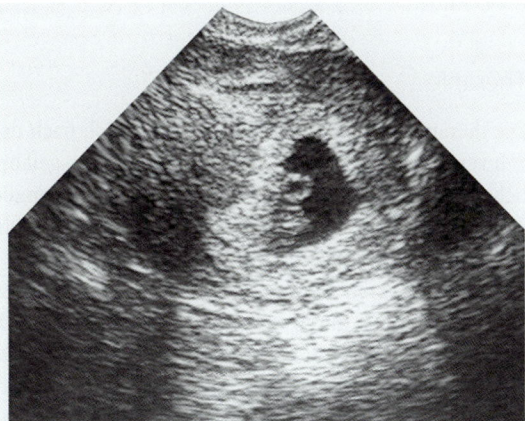

Abb. 19.5 Sonographiebild eines Embryos in der 8. SSW (Embryogenese) [O144]

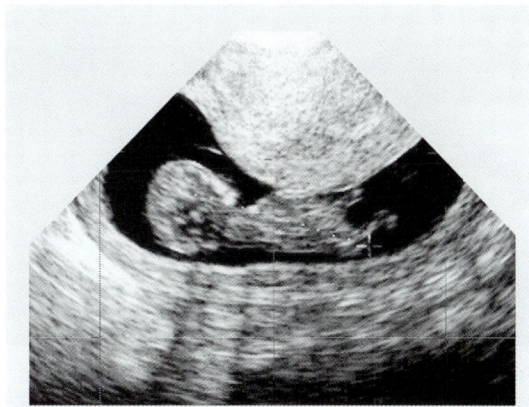

Abb. 19.6 Sonographiebild eines Fetus in der 11. SSW (Fetogenese) [O177]

19

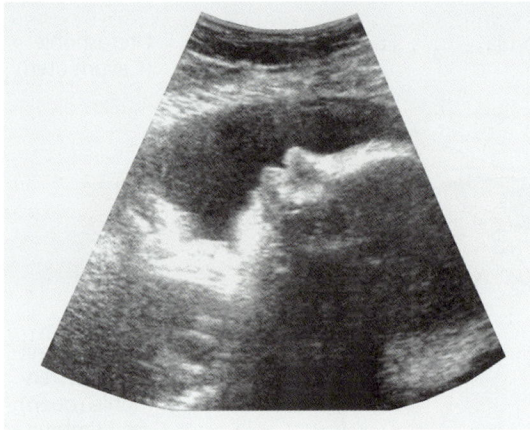

Abb. 19.7 Sonographiebild eines Fetus in der 34. SSW (Fetogenese) [O145]

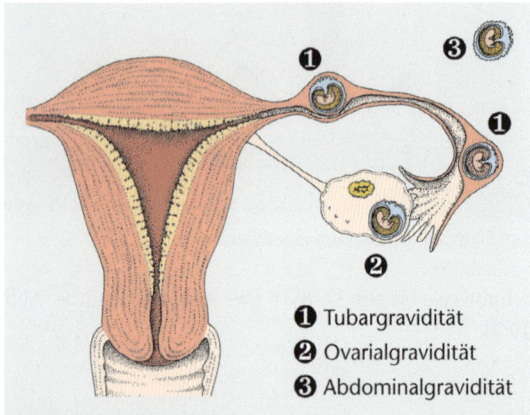

Abb. 19.8 Mögliche Lokalisationen einer Extrauteringravidität [L190]

❶ Tubargravidität
❷ Ovarialgravidität
❸ Abdominalgravidität

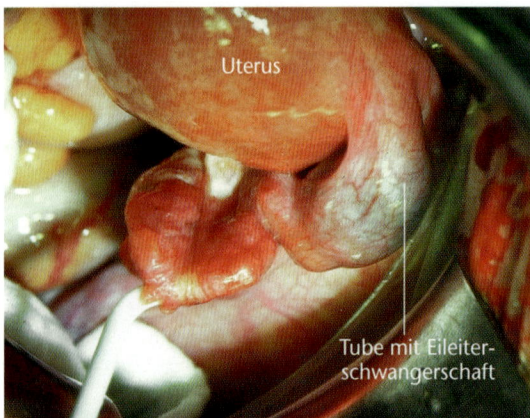

Abb. 19.9 OP-Situs einer Extrauteringravidität im engen uterusnahen Abschnitt der Tube. Erkennbar sind der vergrößerte, gut durchblutete Uterus und das linke hyperämische Tubusende. Der uterusnahe Tubenabschnitt ist verdickt und schimmert weißlich-livide. [T194]

zelle nach der Ovulation die trichterförmige Öffnung des Eileiters, die Fimbrien, gleitet sie in die freie Bauchhöhle ab und kann dort in seltenen Fällen zu einer ektopischen Schwangerschaft führen (➤ Abb. 19.8). Der Hauptort einer ektopischen Schwangerschaft ist jedoch in 95% der Eileiter. Wird der Transport der befruchteten Eizelle auf dem Weg vom Ovar zum Uterus im Eileiter behindert, so wird die Eizelle versuchen, sich am Ort der Behinderung einzunisten (➤ Abb. 19.9).

Ursache der Transportbehinderung können Verwachsungen innerhalb der Tube nach Infektionen oder eine gestörte Tubenperistaltik sein. Durch die Ausdehnung der wachsenden Eizelle wird der Eileiter einreißen und eine intraabdominelle Sickerblutung auslösen. Auf diese Weise können mehrere Liter Blut in die Bauchhöhle fließen.

Symptome

Die Symptome der EU können je nach Implantationsstelle sehr unterschiedlich ausgeprägt sein. Bei der **Tubenruptur** steht ein plötzlich auftretender einseitiger Zerreißungsschmerz im Unterleib im Vordergrund. Durch die nachfolgende Sickerblutung aus der Tube folgt ein lang anhaltender, unspezifischer Unterleibsschmerz durch die Bauchfellreizung. Diese Form der Schmerzsymptomatik tritt jedoch auch auf, wenn die Blastozyste sich direkt in der freien Bauchhöhle (**Bauchhöhlenschwangerschaft**) einnistet. Beide Schmerzformen können mit oder ohne Anspannung der Bauchdecke und mit oder ohne Druckschmerzen auftreten. Aufgrund der Vieldeutigkeit der Symptome kann die Verdachtsdiagnose einer extrauterinen Schwangerschaft sehr schwierig sein. Deshalb ist es wichtig, nach der letzten Regelblutung der Patientin zu fragen. Der Hintergrund dieser Frage ist, dass die Tubenzerreißung fast immer in der 7. SSW, d.h. vier bis fünf Wochen nach Ausbleiben der letzten Regelblutung, auftritt.

Therapie

Die therapeutischen Maßnahmen richten sich nach der Schwere der Schocksymptome durch den lebensgefährlichen Blutverlust. Die **Basismaßnahmen** umfassen die Anwendung der Schocklage, Sauerstoffgabe und ein engmaschiges Monitoring.

Die **erweiterten Maßnahmen** zielen auf die Kreislaufstabilisierung durch adäquate Volumengabe nach Anlage mehrerer venöser Zugänge (➤ Kap. 15.4.2). Da eine kausale Therapie nur in der Klinik durchgeführt werden kann (Laparotomie), ist der schnellstmögliche Transport in die nächste Frauenklinik oder chirurgische Klinik durchzuführen.

MERKE

Nur eine operative Blutstillung vermag das Leben der Patientin zu retten.

SCHLAGWORT

Extrauteringravidität (EUG)

Ursachen
- Fehleinnistung der befruchteten Eizelle in Eileiter oder Bauchhöhle

Symptome
- plötzlich auftretender einseitiger Zerreißungsschmerz im Unterleib
- Schocksymptome

Maßnahmen

Monitoring
- RR, Puls, EKG, SaO$_2$

Basismaßnahmen und Lagerung
- bei Blutdruckabfall Lagerung in flacher Rückenlage und mit angewinkelten Knien (Knierolle), um die Bauchdecke zu entspannen und dadurch Schmerzen zu reduzieren

Erweiterte Maßnahmen
- mindestens zwei großlumige i.v. Zugänge und Laborblutentnahme
- operative Blutstillung in der Klinik

Medikamente und Dosierungsempfehlungen
- Volumentherapie: z.B. 500–1.500 ml Vollelektrolytlösung i.v. oder 500–1.500 ml HAES 6% i.v. bei starkem hämorrhagischem Schock
- Analgesie: 5–10 mg Morphium i.v.
- Sedierung: Diazepam (z.B. Valium®) 2,5–10 mg i.v.

19.3.3 Fehlgeburten

Als Fehlgeburt (Abort) wird die ungewollte Beendigung einer Schwangerschaft bis zur 28. SSW bezeichnet. Bis zur 16. SSW wird die Fehlgeburt als Frühabort, danach als Spätabort bezeichnet. **Frühaborte** verlaufen bis zur 12. SSW in der Regel als vollständige Aborte ab, d.h., die Frucht und die Plazenta werden vollständig ausgestoßen. **Spätaborte**, nach der 16. SSW, zeigen einen geburtsähnlichen Verlauf. **Fehlgeburten** stellen mit 10–20% die häufigste Komplikation während der Schwangerschaft. Zur Fehlgeburt kommt es aufgrund hormoneller Störungen, Fehlbildungen der Gebärmutter oder Fehlentwicklung der Frucht. Die Fehlentwicklung der Frucht kann durch Chromosomenaberrationen, exogene Gifte, Medikamente oder Infektionen (z.B. Röteln) hervorgerufen werden. Während der Embryonalzeit können z.B. Pharmaka bereits in den ersten zwei Schwangerschaftswochen über Diffusion den Embryo erreichen, ihn schädigen (Embryopathie) und zu einem Frühabort führen, der wie eine verspätete Regelblutung

verläuft. Die häufigste Ursache ist jedoch die Chromosomenaberration (> Kap. 2.1.2).

Symptome

Das Leitsymptom der gestörten Schwangerschaftsentwicklung in der Frühphase ist die unverhofft einsetzende vaginale Blutung mit Abgang von Blutklumpen oder leberartigem Gewebe. Je nach Ausmaß der Blutung kann sie zur Alarmierung des Rettungsdienstes führen.

Therapie

Die **Basismaßnahmen** umfassen die Vorlage einer sterilen Kompresse und die Fritsch-Lagerung der Patientin. Kreislaufstabilisierende Maßnahmen (z.B. Volumensubstitution, Schocklage) sind in der Regel nicht notwendig, da die vaginalen Blutungen nicht stark ausgeprägt sind. In jedem Fall muss die Patientin in einer gynäkologischen Klinik vorgestellt werden, um sicherzustellen, dass durch eine Kürettage der Uterus vollständig von fetalem Gewebe entleert wird. Andernfalls können im Uterus verbleibende Gewebereste zum Ausgangspunkt einer Entzündung oder lebensbedrohlichen Nachblutung werden.

19.3.4 Plazentainsuffizienz, vorzeitige Plazentalösung und Placenta praevia

Plazentainsuffizienz

Die Plazenta (Mutterkuchen) entsteht im Bereich der Gebärmutterschleimhaut an der Stelle, an der sich die befruchtete Eizelle eingenistet hat. Normalerweise befindet sie sich an der Vorder- oder Hinterwand der Gebärmutter. Aufgabe der Plazenta ist es, die Frucht über Kontakt zum mütterlichen Blutkreislauf zu ernähren und am Leben zu erhalten. Der mütterliche Organismus, die Plazenta und die Frucht bilden dabei eine funktionelle Einheit. Mit zunehmendem Wachstum der Frucht benötigt diese immer mehr Nährstoffe und Sauerstoff. Um dies zu gewährleisten, wird die Plazenta immer größer, um dadurch die Austauschfläche zwischen dem fetalen und mütterlichen Kreislauf zu vergrößern. Kommt es durch Leistungseinschränkung der Plazenta zu einem Missverhältnis zwischen dem mütterlichen Nährstoff- und Sauerstoffangebot und dem fetalen Bedarf, spricht man von einer Plazentainsuffizienz. Im Rahmen der Plazentainsuffizienz kann es durch Sauerstoffmangel zu einem Absterben des Fetus im Mutterleib kommen.

19

Vorzeitige Plazentalösung

Besonders gefährlich wird die Situation, wenn sich die normal sitzende Plazenta von der Gebärmutterwand ablöst (➤ Abb. 19.10). Die Ursachen einer vorzeitigen Plazentaablösung können stumpfe Gewalteinwirkung auf den Bauch (z.B. durch die Wirkung des Beckengurts im Rahmen eines Verkehrsunfalls) oder eine vorbestehende Erkrankung der Mutter (z.B. Hypertonus, Diabetes) sein. Durch die vorzeitige Ablösung der Plazenta kommt es einerseits zu einer Verminderung der Versorgungsoberfläche für den Fetus mit der Gefahr des Absterbens, andererseits treten durch die Ablösung der Plazenta ausgedehnte Blutungen ins Körperinnere zwischen Uterus und Plazenta auf.

Symptome

Es besteht in der Regel keine oder nur eine schwache vaginale Blutung. Entgegen dem sichtbaren Befund besteht aber für Mutter und Kind Lebensgefahr. Die Patientinnen klagen in der Regel über einen heftigen Schmerz im Bereich der Plazentaablösung. Der Schmerz wird durch eine schmerzhafte Dauerkontraktion des Uterus ausgelöst. Das Abdomen der Mutter ist hart und schmerzhaft gespannt. Die kindlichen Herztöne sind auffallend leise oder gar verstummt. Die Kindsbewegungen lassen nach oder hören auf.

Placenta praevia

Bei der Placenta praevia (im Weg liegende Plazenta) kommt es zum Einnisten der Eizelle und Entwicklung der Plazenta in den tief gelegenen (kaudalen) Abschnitten der Gebärmutter. Durch diese ungünstige Lage kann die Plazenta den Geburtskanal versperren. Man unterscheidet je nach Lage der Plazenta vor dem Muttermund zwischen einer **Placenta praevia marginalis** (randständig), **partialis** (teilweise) und **totalis** (komplett) (➤ Abb. 19.11). Im schwersten Fall, der Placenta praevia totalis, entsteht eine geburtsunmögliche Situation. Die Gefahr der Placenta praevia besteht in einer vorzeitigen Ablösung von der Uteruswand in den letzten Monaten der Schwangerschaft. Die Plazentalösung erfolgt spätestens mit Einsetzen der Wehentätigkeit. Durch Verschiebungen der Gewebeanteile zwischen Plazenta und ihrer Haftstelle im tief gelegenen Uterusanteil kommt es zur Abscherung der Plazenta von der Uteruswand. Die Folge sind massive Blutungen aus dem mütterlichen Stromgebiet.

Symptome

Die ersten Symptome sind meistens leichte, unter Umständen aber auch massive vaginale Blutungen im letzten Drittel der Schwangerschaft. Die Patientin verspürt dabei anders als bei der klassischen, sich von der Normalposition lösenden Plazenta keine Schmerzen.

> **MERKE**
> Bei vaginalen Blutungen im letzten Drittel der Schwangerschaft ist immer an eine vorzeitige Plazentalösung oder eine Placenta praevia zu denken.

Therapie

Im Rahmen der Krankheitsbilder mit einer Beteiligung der Plazenta können mehr oder weniger starke Blutun-

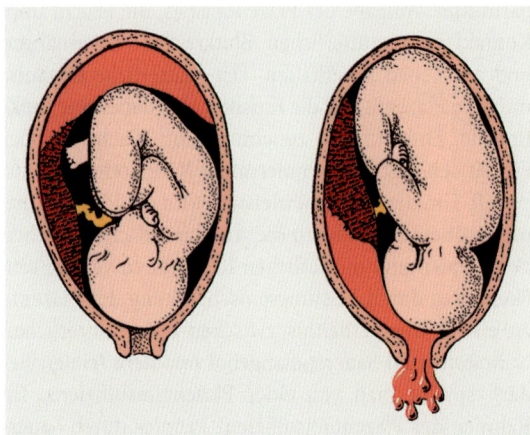

Abb. 19.10 Vorzeitige partielle Plazentalösung ohne und mit Blutung nach außen [L190]

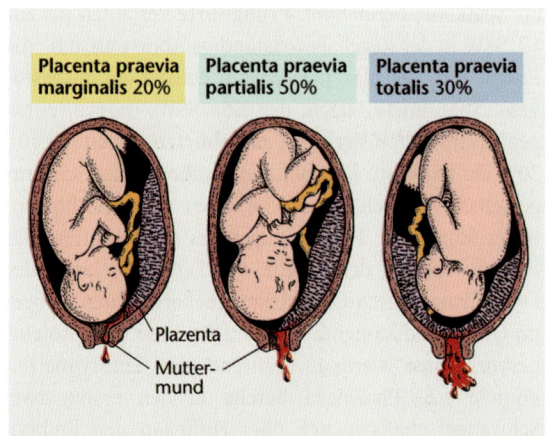

Abb. 19.11 Die drei Formen der Placenta praevia und ihre Häufigkeiten [L190]

gen nach innen oder außen auftreten. Die Behandlung der Kreislaufsymptomatik steht daher im Vordergrund.

Die **Basismaßnahmen** umfassen die modifizierte Schocklage der Patientin in Kombination aus Kopftief- und Fritsch-Lagerung. Ein engmaschiges Monitoring aus Blutdruck- und Pulsmessung, Pulsoxymetrie und EKG wird kontinuierlich durchgeführt.

Die **erweiterten Maßnahmen** bestehen je nach Ausmaß der Blutung in der Anlage eines oder mehrerer venöser Zugänge zur Volumentherapie. Eine Gabe von Partusisten® zur Vermeidung der schmerzhaften Uteruskontraktion im Rahmen der vorzeitigen Plazentaablösung ist kontraindiziert, da die Kontraktion des Uterus über Kompression des blutenden Gewebe zu einer Tamponade der Blutung führt. Eine definitive Therapie ist nur in der Klinik möglich (operative Blutstillung, Sectio), daher muss die Patientin so schnell wie möglich, nach Stabilisierung der Vitalfunktionen, in die Klinik transportiert werden (➤ Kap. 15.4.2).

SCHLAGWORT
Vorzeitige Plazentalösung und Placenta praevia

Ursachen
- **vorzeitige Plazentalösung**
  - stumpfe Gewalteinwirkung auf den Bauch (z.B. Verkehrsunfall)
  - vorbestehende Erkrankung der Mutter (z.B. Hypertonus, Diabetes)
- **Placenta praevia**
  - Einnisten der Eizelle und Entwicklung der Plazenta in den tief gelegenen (kaudalen) Abschnitten der Gebärmutter
  - Plazentalösung spätestens bei Einsetzen der Wehentätigkeit
  - Auftreten im letzten Drittel der Schwangerschaft

Symptome
- keine oder nur eine schwache vaginale Blutung
- starke Blutung ins Körperinnere zwischen Uterus und Plazenta
- heftiger Schmerz im Bereich der Plazentaablösung (normale Plazentaablösung post partum ist schmerzfrei)
- Abdomen hart und schmerzhaft gespannt
- Schocksymptome

Maßnahmen
Monitoring
- RR, Puls, EKG, SaO$_2$

Basismaßnahmen und Lagerung
- modifizierte Schocklage der Patientin in Kombination aus Kopftief- und Fritsch-Lagerung
- O$_2$-Gabe über Maske oder Nasensonde 4–6 Liter/Min.
- keine aktiven Bewegungen der Patientin zulassen (z.B. zum RTW gehen)

Erweiterte Maßnahmen
- mindestens zwei großlumige i.v. Zugänge und Laborblutentnahme
- operative Blutstillung in der Klinik

Medikamente und Dosierungsempfehlungen
- Volumentherapie: z.B. 500–1.500 ml Vollelektrolytlösung i.v. oder 500–1.500 ml HAES 6% i.v. bei starkem hämorrhagischem Schock
- Analgesie: 5–10 mg Morphium i.v.
- Sedierung: Diazepam (z.B. Valium®) 2,5–10 mg i.v.
- keine Gabe von Partusisten®

19.3.5 Schwangerschaftsinduzierte Hypertonie (SIH) und Eklampsie

Die früher als EPH-Gestose bezeichnete schwangerschaftsinduzierte Hypertonie (SIH) gehört zu den schwerwiegendsten Komplikationen einer Schwangerschaft. Als Ursache wird unter anderem eine vermehrte Produktion von Thromboxan im Uterus angenommen. Thromboxan verursacht eine verstärkte Vasokonstriktion der Gefäße, ein erleichtertes Verklumpen von Blutplättchen, eine gesteigerte Uterusaktivität und eine verminderte uteroplazentare Durchblutung. Der Schweregrad der SIH wird über das Ausmaß der Hypertonie bestimmt. Die schwangerschaftsinduzierte Hypertonie wird als Präeklampsie bezeichnet, da sie als Vorbote der Eklampsie gilt.

Symptome

Das Krankheitsbild der SIH wird durch ihre Leitsymptome beschrieben:
- Ödeme
- Proteinurie
- Hypertonie.

Dem Auftreten der Leitsymptome liegen die folgenden, vereinfacht dargestellten pathophysiologischen Vorgänge zugrunde: Dem **Auftreten von Ödemen** im Rahmen der schwangerschaftsinduzierten Hypertonie (SIH) geht die Verminderung der uteroplazentaren Durchblutung voraus. Um die drohende Ischämie des Uterus zu vermeiden, wird im Körper eine Gegenregulation zur Steigerung der uteroplazentaren Durchblutung eingeleitet. Durch Freisetzung von Renin aus dem Uterus wird der Renin-Angiotensin-Mechanismus in Gang gesetzt, an dessen Ende die Nebenniere Aldosteron ausschüttet, das zu einer vermehrten Natriumrückresorption in der Niere führt (➤ Kap. 2.9.1). Mit dem Natrium wird zusätzlich Wasser im Körper zurückgehalten. Das überflüssige Wasser verbleibt jedoch nicht im Gefäßsystem (Intravasalraum), sondern wird im Gewebe eingelagert (Ödem).

Im Rahmen der Ischämie des Uterus wird von der Außenwand der Blastozyste Gewebematerial freigesetzt, das über mehrere Schritte zu Fibrinablagerungen in den Nierenglomeruli führt. Diese Fibrinablagerungen führen zu einer gesteigerten **Durchlässigkeit von Albumin** (Eiweiß, Protein) über die Nieren in den Urin. Die durch Thromboxan erhöhte Vasokonstriktion wird durch die Aktivierung des Renin-Angiotensin-Mechanismus (Angiotensin II) noch verstärkt. Die Vasokonstriktion ist Ursache des **erhöhten Blutdrucks** und kann sich bis zum Gefäßspasmus entwickeln.

Die allen drei Leitsymptomen direkt oder indirekt zugrunde liegende Störung ist eine allgemeine Neigung zu Gefäßspasmen (Angiospasmen). Die **Gefäßspasmen** treten in allen Organen auf und führen zu weiteren Symptomen der Gestose. In der Niere bewirken sie eine Abnahme der Durchblutung und Verminderung der Filtrationsrate in den Glomeruli. In der Leber kommt es in schweren Fällen zu einer zellulären Schädigung mit Anstieg der Leberenzyme. Im Nervensystem führen sie zu einer gesteigerten Reflexneigung und Senkung der Krampfschwelle.

Der **eklamptische Krampfanfall** ist einem epileptischen Anfall sehr ähnlich. Es treten tonische (Streckkrämpfe) und klonische Krämpfe (Beuge- oder Schüttelkrämpfe) mit Zungenbiss und Schaumbildung vor dem Mund auf. Es besteht im eklamptischen Krampfanfall die Gefahr der Hypoxie für Mutter und Kind. Ein eklamptischer Krampfanfall (**Eklampsie**) kann sich direkt durch subjektive Beschwerden wie Kopfschmerzen, Schwindelgefühl, Ohrensausen, Sehstörungen und Übelkeit ankündigen. Objektive Symptome der Eklampsie sind motorische Unruhe, Hyperreflexie, Bewusstseinstrübung durch intrakranielle Hypoxie (im Rahmen des Gefäßspasmus) und Erbrechen durch die intrakranielle Drucksteigerung. Jeder optische oder akustische Reiz kann bereits einen Krampfanfall auslösen. Die zu ergreifenden Maßnahmen im Rahmen eines eklamptischen Krampfanfalls entsprechen denen des epileptischen Krampfanfalls (➤ Kap. 17.6).

Therapie

Eine kausale Therapie der schwangerschaftsinduzierten Hypertonie (SIH) mit ihren Folgen ist nicht möglich. Die **Basismaßnahmen** orientieren sich an den vorliegenden Krankheitssymptomen. Die Ödeme sind für den Rettungsdienstmitarbeiter in der Regel leicht zu erkennen. Nach leichtem Druck auf den Unterschenkel bleibt eine deutlich sichtbare Delle bestehen (prätibiales Ödem). Gezielte Fragen auf Veränderung des Körpergewichts werden eine exzessive Gewichtszunahme der Patientin (ca. 0,5–1 kg/SSW) ergeben. Zur Überwachung der Vitalfunktionen muss ein engmaschiges Monitoring (Blutdruckkontrolle, EKG, Pulsoxymetrie) durchgeführt werden.

Bewusstseinsklare Patientinnen werden in leicht nach links geneigter Oberkörperhochlagerung, bewusstseinsgetrübte Patientinnen in stabiler Linksseitenlage (wie bei Vena-cava-Kompression, ➤ Abb. 19.13) gelagert und auch transportiert.

Die **erweiterten Maßnahmen** umfassen die Anlage eines venösen Zugangs und die medikamentöse Therapie durch den Notarzt. Dabei ist zu beachten, dass die Medikamente den Fetus nicht schädigen dürfen. Zur Behandlung der Hypertonie hat sich während der Schwangerschaft Nepresol® (Dihydralazin) bewährt. Zur Behandlung der Ödeme werden Diuretika, z.B. Lasix®, eingesetzt. Sedierende Medikamente (z.B. Valium®) sind nicht erst im Krampfanfall, sondern schon bei Auftreten der subjektiven oder objektiven Symptome notwendig. Auf die Gabe von Magnesiumsulfat zur Behandlung der Eklampsie sollte in der Notfallmedizin zugunsten der klinischen Therapie verzichtet werden.

SCHLAGWORT

Schwangerschaftsinduzierte Hypertonie (SIH) und Eklampsie

Ursachen nicht eindeutig geklärt, diskutiert werden z.B.:
- (vermehrte Produktion von Thromboxan im Uterus)
- (Störungen im Prostaglandinstoffwechsel)
- gestörte Implantation des Trophoblasten
- (Fehlentwicklung arterieller Gefäße in der Plazenta)

Symptome
- Ödeme
- Proteinurie
- Hypertonie

Maßnahmen
Monitoring
- RR, Puls, EKG, SaO_2

Basismaßnahmen und Lagerung
- O_2-Gabe über Maske oder Nasensonde 4–6 Liter/Min.
- bewusstseinsklare Patientinnen: Lagerung in leicht nach links geneigter Oberkörperhochlagerung
- bewusstseinsgetrübte Patientinnen: stabile Linksseitenlage (wie bei Vena-cava-Kompression)

Erweiterte Maßnahmen
- i.v. Zugang und Laborblutentnahme

Medikamente und Dosierungsempfehlungen
- Antihypertonika: z.B. 10–25 mg Nepresol®i.v.
- Diuretika: z.B. 10–40 mg Lasix®i.v.
- Antikonvulsiva: z.B. 1–2 mg Rivotril® i.v.
- keine Flüssigkeitsgabe, Infusion nur zum Offenhalten der Vene

19.3.6 Vena-cava-Kompressionssyndrom

Der während der Schwangerschaft an Größe und Volumen zunehmende Uterus führt durch direkte Druckwirkung auf die untere Hohlvene zu einer Abflussbehinderung des venösen Rückstroms und zur Zunahme des Venendrucks im Bereich der unteren Extremitäten, der Beckenvenen und der V. cava (➤ Abb. 19.12). Diese Druckerhöhung im venösen Schenkel erklärt die Ausbildung von Krampfadern im Bereich der unteren Extremitäten, Anal- und Vulvaregion der Schwangeren. Gerät die Patientin in Rückenlage, wird der schwere Uterus die untere Hohlvene (V. cava inferior) der Patientin noch weiter komprimieren und den Blutrückstrom zum Herzen unterbinden. Da die kräftige A. abdominalis durch das Uterusgewicht nicht beeinträchtigt wird, fließt arterielles Blut weiter in die unteren Extremitäten, ohne über den venösen Schenkel zum Herzen zurückfließen zu können.

Symptome

Die Folge ist ein Kreislaufkollaps aufgrund eines relativen Volumenmangels der schwangeren Patientin. Die Symptome umfassen die klassischen Schocksymptome, wie kaltschweißige und blasse Haut, Atemnot und Blutdruckabfall.

Therapie

Als **Basismaßnahme** und gleichzeitig kausale Therapie wird die Patientin auf die linke Körperseite gelegt, und ein Kissen wird unter die rechte Körperseite geschoben, um die Lagerung auf der linken Körperseite zu fixieren

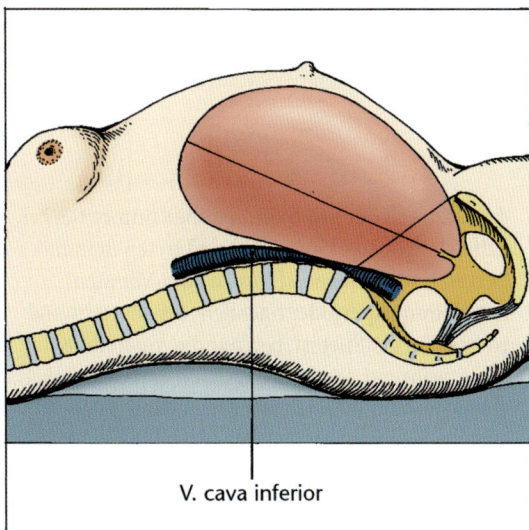

Abb. 19.12 Vena-cava-Kompressionssyndrom [R103]

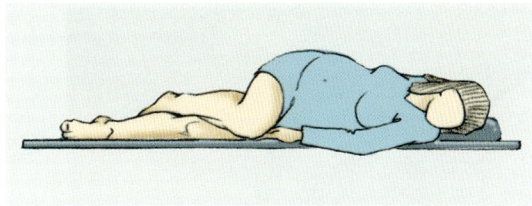

Abb. 19.13 Lagerung bei Vena-cava-Kompressionssyndrom [L108]

(➤ Abb. 19.13). Durch die Linksseitenlage wird die untere Hohlvene vom Gewicht des Uterus entlastet und der venöse Rückstrom wieder freigegeben. Zur Vermeidung des Vena-cava-Kompressionssyndroms sollte eine schwangere Patientin im letzten Drittel der Schwangerschaft grundsätzlich nie flach auf den Rücken gelagert werden.

SCHLAGWORT
Vena-cava-Kompressionssyndrom

Ursachen
• Uterus drückt die untere Hohlvene gegen die Wirbelsäule ab

Symptome
• Kreislaufkollaps
• relativer Volumenmangel (Vorlast am Herzen massiv gesenkt)

Maßnahmen
Monitoring
• RR, Puls, EKG, SaO$_2$

Basismaßnahmen und Lagerung
• O$_2$-Gabe über Maske oder Nasensonde 4–6 Liter/Min.
• Linksseitenlage

Erweiterte Maßnahmen
• i.v. Zugang und Laborblutentnahme

Medikamente und Dosierungsempfehlungen
• selten notwendig, da durch Lagerung in Linksseitenlage der venöse Rückfluss wieder regelrecht ist

19.4 Geburtshilfe

19.4.1 Die regelrechte Geburt

Bei der überwiegenden Anzahl der Geburten (ca. 90–95 %) verläuft der Geburtsvorgang regelrecht (➤ Abb. 19.14). Der Kopf des Kindes liegt voran und führt den Körper in Längsrichtung durch den Geburtskanal. Dabei folgt das Kind während der Geburt dem geringsten Zwang, d.h. es passt sich den Raumverhältnissen im Geburtskanal so weit wie möglich an (➤ Abb. 19.15). Die Raumverhältnisse werden durch die Abmessungen des mütterlichen Beckens definiert (➤ Kap. 2.7).

a

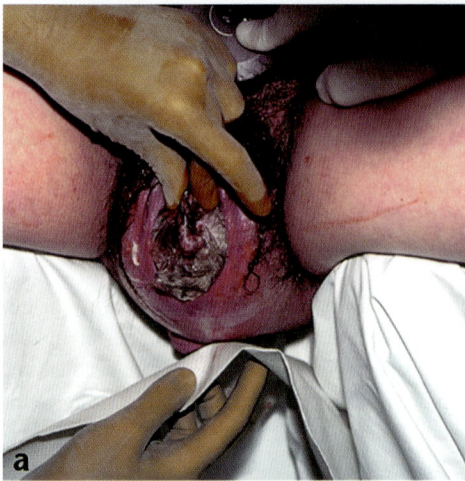

Der Kopf des Kindes beim Durchschneiden. Die Hebamme ertastet die gerade stehende Pfeilnaht.

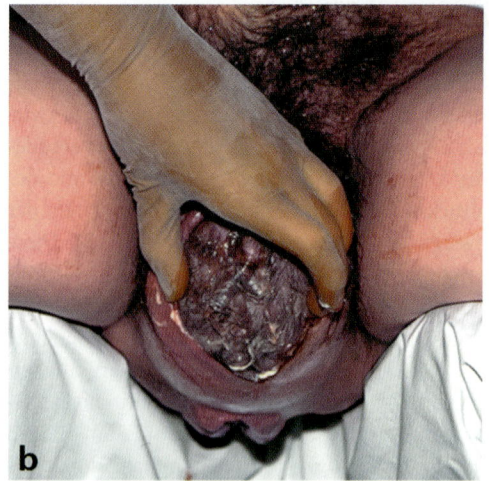

b

Bei der nächsten Wehe tritt der Kopf weiter hervor. Der Anus der Gebärenden klafft weit, da die Weichteile im Beckenboden dem kindlichen Kopf weichen müssen.

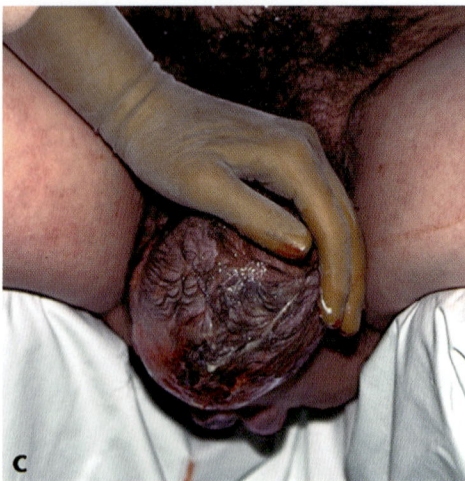

c

Das Gesicht ist geboren, Kopf und Schultern drehen sich um 90°, damit die Schultern geboren werden können.

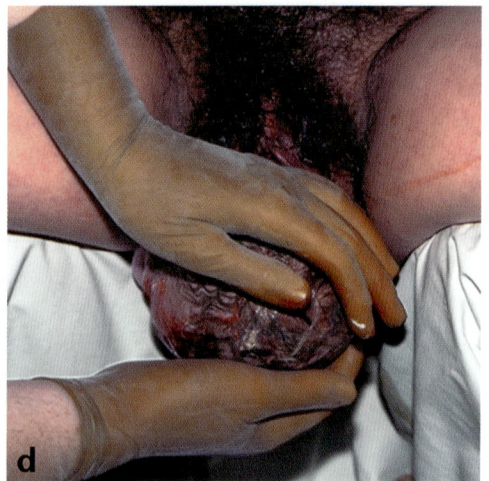

d

Die Hebamme fasst den Kopf, der zur Seite blickt, und führt ihn nach unten, damit die vordere Schulter unter der Symphyse hervorgleiten kann.

Abb. 19.14 Geburt [K206]

Jede Geburt lässt sich in drei Phasen (Perioden) unterteilen:

1. **Eröffnungsperiode:** Die Eröffnungsperiode beginnt mit regelmäßigen Wehen im Abstand von maximal zehn Minuten. Der Muttermund weitet sich langsam auf. Bei einer Weite von 3–5 cm löst sich ein Schleimpfropfen, und es geht blutiger Schleim über die Vagina ab. Diesen Vorgang nennt man Zeichnen. In dieser Phase tritt der Kopf des Kindes tiefer in das Becken ein. Der Muttermund eröffnet sich bis auf eine Weite von ca. 10 cm. Die Eröffnungsperiode dauert zwischen einer und 24 Stunden. Die Wehen werden während der Eröffnungsperiode immer stärker, halten länger an (45–60 Sek.) und treten in immer kürzeren Abständen auf (bis zu zwei Minuten).

2. **Austreibungsperiode:** Nachdem der Muttermund vollständig geöffnet ist, beginnt die Austreibungsperiode, während der das Kind durch den Geburtskanal gebracht wird. Wenn der Kopf des Kindes den Beckenboden erreicht hat, drückt er auf das Rektum, und die Patientin verspürt oft Stuhldrang. Die Patientin unterliegt jetzt einem vegetativen Reflex, der sie zum Pressen zwingt. Sie kann sich diesem Presszwang nicht widersetzen, solange das Kind nicht ge-

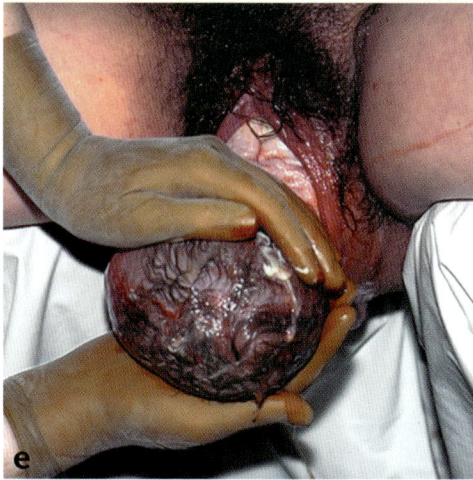

e

Die vordere Schulter ist an die Symphyse vorbei geglitten und steckt nur noch in der Vulva. Die Hebamme führt in der nächsten Wehe zur Geburt der hinteren Schulter den Kopf nach oben.

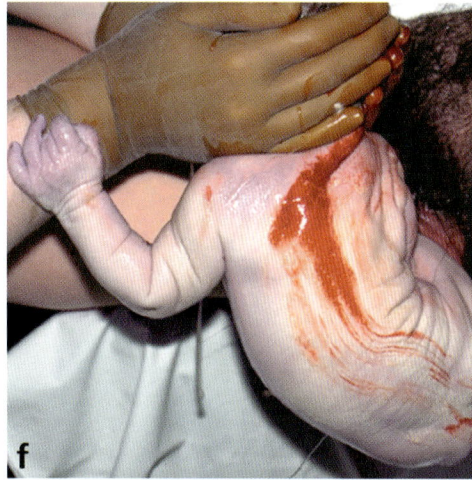

f

Ist die zweite Schulter geboren, folgt oft der restliche Körper in einer Wehe nach.

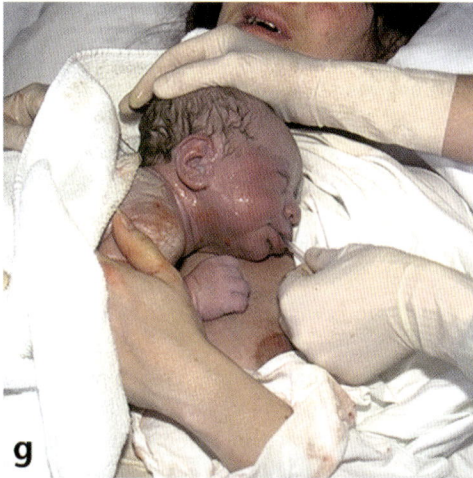

g

Dieses Neugeborene wurde unmittelbar nach der Geburt in ein Tuch gepackt und der Mutter auf den Bauch gelegt. Die Hebamme saugt mit einem speziellen Absaugset Schleim und Fruchtwasserreste aus Mund, Rachen und Nase. Anschließend erfolgt die Abnabelung.

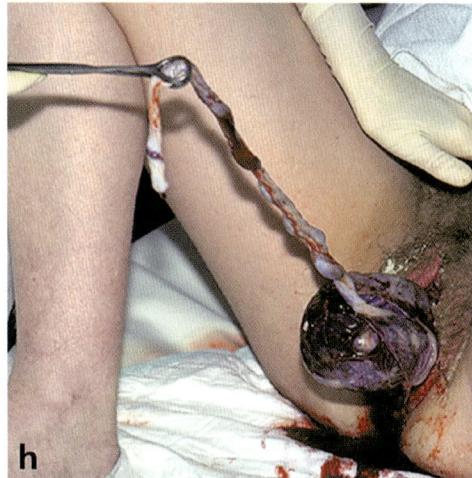

h

Die Geburt der Plazenta wird von der Hebamme unterstützt durch leichten Zug an der Nabelschnur und gleichzeitigen Druck von außen auf den Uterus in Richtung Vulva.

Abb. 19.14 Geburt (Forts.) [K206]

boren ist. Der kindliche Körper tritt schneller durch den Geburtskanal, und der Kopf wird von außen sichtbar. Wenn der Kopf vollständig geboren ist, dreht er sich nach oben, damit die Schultern durch den Geburtskanal hindurchtreten können. Nachdem die Schultern des Kinds entwickelt sind, wird das Kind komplett geboren.

3. **Nachgeburtsperiode:** Die Nachgeburtsperiode beginnt unmittelbar nach der Geburt des Kindes und endet mit der Ausstoßung der Plazenta und der Eihäute.

19.4.2 Assistenz bei der Notgeburt

Eine Geburt, die ungeplant außerhalb der Klinik stattfindet, wird als Notgeburt bezeichnet. Sie stellt eine erhöhte Gefährdung für Mutter und Kind dar. Es sollte daher versucht werden, einen erfahrenen Geburtshelfer hinzuzuziehen. Dies kann auch telefonisch geschehen, ist jedoch nicht immer möglich. Daher sehen sich Rettungsfachpersonal und Notarzt manchmal vor die schwierige Frage gestellt, ob die Geburt vor Ort oder in der Klinik durchgeführt werden soll. Dabei muss unbe-

19

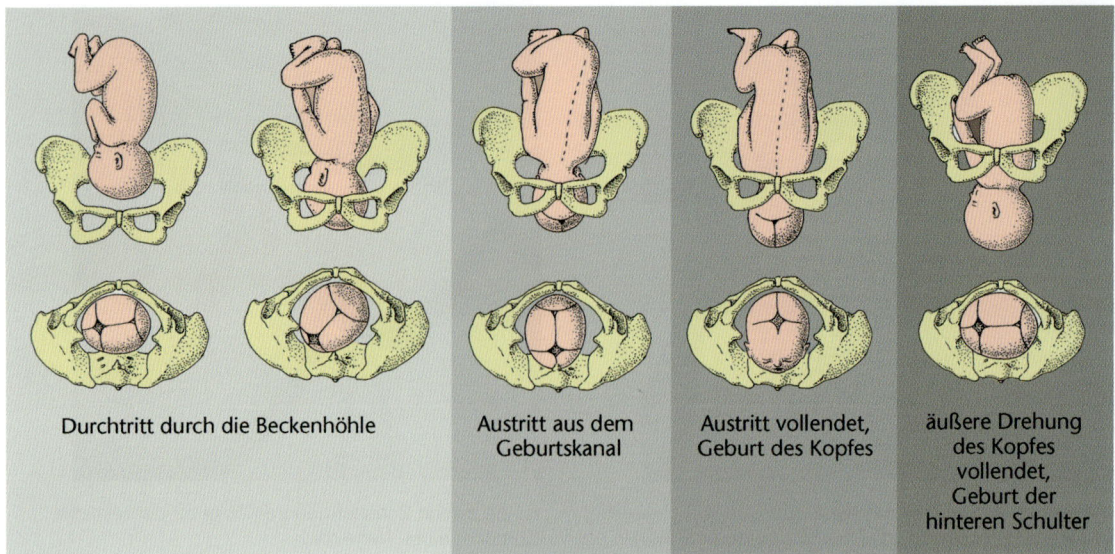

Abb. 19.15 Verlauf der normalen Geburt (schematische Darstellung zu Bildverlauf ➤ Abb. 19.14) [L190]

dingt berücksichtigt werden, dass eine Geburt in der Wohnung einer Geburt im Rettungswagen während des Transports vorzuziehen ist.

Erscheint die Zeit bis zur Entbindung unter Berücksichtigung des Geburtsverlaufs (Kopf des Kindes ist noch nicht sichtbar), der Transportwege und des Zustands von Mutter und Kind ausreichend, sollte versucht werden, die Klinik zu erreichen. Dazu wird das **Becken der Mutter hochgelagert**, und sie wird aufgefordert, während einer Wehe zu hecheln (**Veratmen der Wehe**), damit das Kind nicht tiefer in das Becken eintritt. Anschließend muss, wie bei jeder drohenden Geburt, ein **venöser Zugang** angelegt werden, um jederzeit Medikamente (z.B. Wehenhemmung) applizieren zu können.

Das Medikament zur Verzögerung der Wehentätigkeit (**Tokolyse**) ist Partusisten® (Fenoterol). Durch die wiederholte Gabe von 1–2 ml Partusisten® alle zehn Minuten kann eine Abschwächung der Presswehen erreicht werden. Ersatzweise kann auch Berotec®-Spray (Fenoterol) mit drei Hüben alle zehn Minuten eingesetzt werden. Partusisten® wirkt überwiegend an der Uterusmuskulatur. Es führt jedoch bei der Mutter neben der Wehenhemmung zu Unruhe, Wärmewallungen, Tremor, Blutdruckabfall, Tachykardie und pektanginösen Schmerzen. Als fetale Nebenwirkung tritt nur eine initiale leichte Tachykardie auf. Um die Nebenwirkungen nicht durch die Angst der Patientin zu verstärken, sollte sie während der Wehenhemmung leicht sediert werden (z.B. Valium®). Steht die Geburt allerdings unmittelbar bevor, sollte vor Ort entbunden und ein Baby-NAW mit Kinderarzt und Inkubator zur weiteren Versorgung des Kindes nach der Geburt angefordert werden. Der Raum,

in dem die Geburt stattfindet, muss gut geheizt sein, um der Auskühlung von Mutter und Kind vorzubeugen.

Manchmal lässt sich die Geburt nicht mehr aufhalten und es empfiehlt sich, der regelrechten Geburt ihren Lauf zu lassen. Zur Vermeidung größerer Dammrisse bei der Mutter ist es ratsam, mit einer Hand den kindlichen Kopf zu führen und mit der anderen Hand den Damm gegenzuhalten (➤ Abb. 19.16).

Dem Ungeübten gelingt es meist nicht, den spontanen Einriss im mütterlichen Damm zu vermeiden. Der oftmals propagierte **Dammschnitt** (Episiotomie) sollte dem Erfahrenen vorbehalten bleiben, denn der ungeübte Geburtshelfer wird mit dem Dammschutz und der Entwicklung des kindlichen Kopfes genügend zu tun haben. Oberstes Ziel für den Helfer muss der Erhalt des Lebens des Neugeborenen sein. Der Erhalt des Damms ist nicht das vorrangige Ziel.

Die Mutter wird aufgefordert, durch Pressen das Kind vollständig zu entwickeln. Die Mutter greift dazu unter ihren Kniekehlen hindurch und drückt während der Wehe kräftig mit. Anschließend wird die erste (vordere) Schulter durch leichte Abwärtsbewegung des Kopfes und die zweite (hintere) Schulter im Anschluss durch leichte Aufwärtsbewegung des Kopfes entwickelt. Hierbei darf nicht am Kopf des Kindes gezogen werden. Ist das Neugeborene vollständig entwickelt, wird es versorgt und der Mutter auf den Bauch gelegt (s.u.). In der nun folgenden Nachgeburtsperiode werden die Plazenta und die Eihäute (Nachgeburt) geboren (➤ Abb. 19.17).

Dieser Vorgang kann bis zu einer Stunde andauern. Mit dem Transport der Mutter ins Krankenhaus wird jedoch schon vorher begonnen. Wird die Nachgeburt

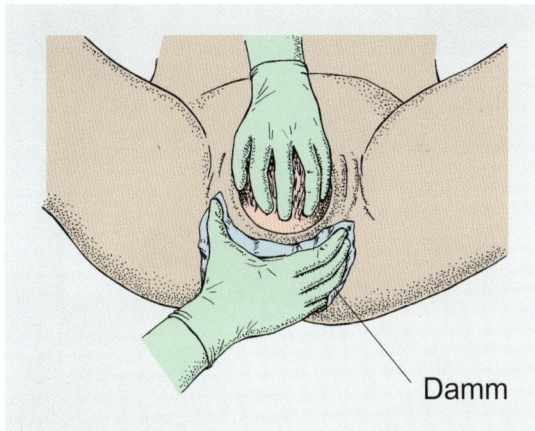

Abb. 19.16 Dammschutz mit beiden Händen [A400-190]

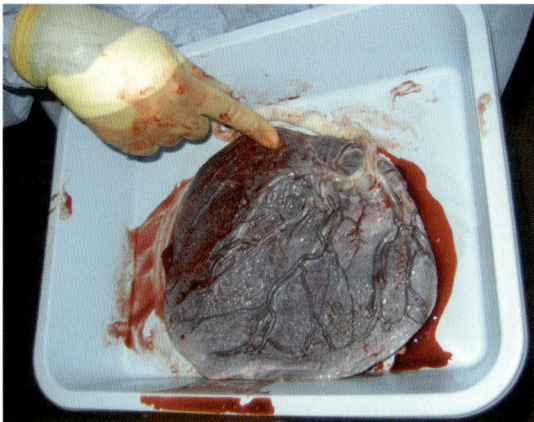

Abb. 19.17 Plazenta (Nachgeburt) post partum [O461]

noch vor der Krankenhausaufnahme geboren, sollte sie vollständig zur Begutachtung ins Krankenhaus mitgenommen werden.

Während der Entwicklung der Nachgeburt ist ein Blutverlust von bis zu 500 ml als normal anzusehen. Die Ausmaße des Blutverlustes sind jedoch nicht leicht zu beurteilen, da sich größere Blutmengen in der schlaffen Gebärmutter ansammeln können.

19.4.3 Die Erstversorgung des Neugeborenen

Die Erstversorgung des Neugeborenen kann zumeist in aller Ruhe erfolgen. Die Geburt ist ein natürlicher Vorgang, der in der Regel ohne Kunsthilfe vonstatten geht und dem Baby keinen Schaden zufügt.

Gleich nach der kompletten Entbindung wird der **Nasen-Rachen-Raum** des Kindes **abgesaugt**, zunächst die Mundhöhle, dann vorsichtig, wegen der Verletzungsgefahr, beide Nasenlöcher.

ACHTUNG
Das Absauggerät des RTW darf dafür nicht verwendet werden, da durch den starken Sog die zarten Schleimhäute des Kindes verletzt werden könnten.

Im Entbindungsset befinden sich in jedem RTW spezielle Neugeborenensauger, bei denen der Helfer mit seinem Mund den Sog selbst erzeugen und kindgerecht regulieren kann (Orosauger, ➤ Abb. 19.18).

Fast alle Neugeborenen reagieren mit Grimassieren, Husten oder Schreien auf diese Manipulation und zeigen durch Zappeln und Strampeln ihre Lebensfähigkeit. Alle Neugeborenen sind durch Auskühlung bedroht; dies gilt natürlich ganz besonders bei der Entbindung im Rettungswagen. Zugluft ist zu vermeiden und die Fahrzeugheizung frühzeitig einzuschalten. Schnellstmögliches Abtrocknen des Kindes und Einwickeln in die mitgeführte Aluminiumfolie sind wichtige Maßnahmen zur Vermeidung von Wärmeverlusten. Das Abrubbeln mit einem trockenen, möglichst warmen Tuch ist eine Sekundenmaßnahme, nach der sofort mit der Erstuntersuchung (➤ Tab. 19.1) des Neugeborenen begonnen wird.

ACHTUNG
Enorme Wärmeverluste erfolgen beim Neugeborenen über die Kopfhaut, die ebenfalls sorgfältig mit abgedeckt werden muss.

Die Überprüfung des Neugeborenenstatus nach dem **Apgar-Schema** dauert gleichfalls nur Sekunden. Nicht immer wird man die Punktebewertung unter dem Zeitdruck des Einsatzes vornehmen können. Man darf daher

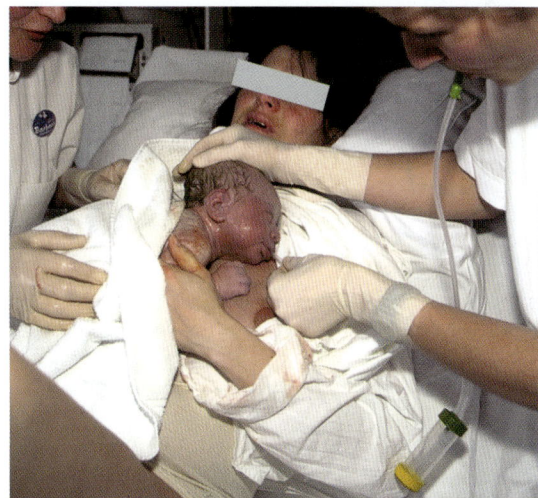

Abb. 19.18 Absaugen des Neugeborenen mit dem Orosauger [K206]

19

Tab. 19.1 Apgar-Schema zur Bewertung (0–2 Punkte) des Neugeborenenstatus [A400]

Beurteilungs-kriterium	0 Punkte	1 Punkt	2 Punkte
Atembewe-gungen	Keine (Apnoe)	Flach, unre-gelmäßig, Schnappat-mung	Regelmäßi-ge Atmung, kräftiges Schreien
Puls	Nicht wahr-nehmbar	< 100/Min.	> 100/Min.
Grundtonus (Muskeltonus, Aktivität)	Schlaffer To-nus, keine Bewegungen	Geringer To-nus, wenig Bewegungen	Guter To-nus, aktive Bewegung
Aussehen (Hautfarbe)	Blau (zyano-tisch), weiß/blass	Stamm rosa, Extremitäten blau	Vollständig rosa
Reflexerreg-barkeit (Reak-tion auf Haut-reiz oder Ab-saugen)	Keine Reaktion	Grimassieren, geringe Re-aktion	Schreien, Husten, Niesen, ab-wehrende Reaktion

Bewertung anhand der Gesamtpunktzahl:
7–10 unauffällig; 4–6 mäßige Depression; < 4 schwere Depres-sion, akute Gefährdung

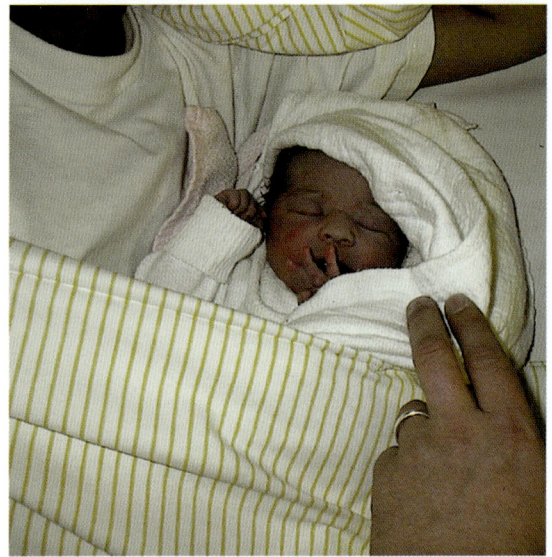

Abb. 19.20 Lagerung des Neugeborenen [M235]

MERKE
Nahezu alle Neugeborenen-Notfälle werden durch Sauer-stoffmangel ausgelöst und können durch adäquate Oxygenie-rung behoben werden.

getrost die Erstuntersuchung des Neugeborenen nach sehr simplen Kriterien vornehmen:

Ist es nach dem Absaugen und Abtrocknen rosig, schreit es und hat eine Herzfrequenz von über 100, so liegt keine Notfallsituation vor.

Bleibt das Neugeborene dagegen blau und/oder liegt die Herzfrequenz unter 100, muss sofort und zielgerich-tet behandelt werden (➤ Kap. 10.4).

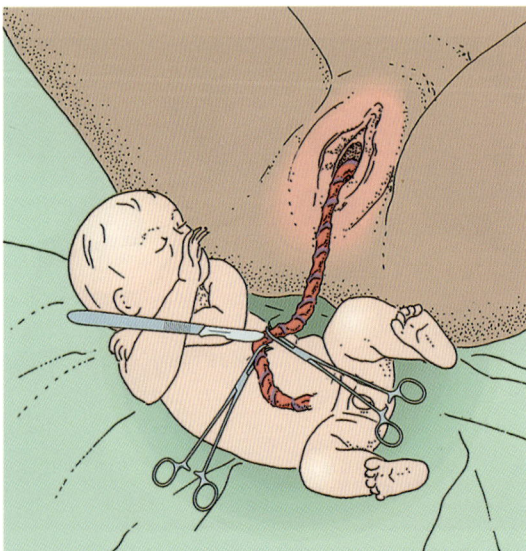

Abb. 19.19 Durchtrennung der Nabelschnur [L190]

Sobald die Nabelschnur nicht mehr pulsiert, werden ca. 15 cm vom Nabel des Kindes entfernt zwei Nabelklem-men platziert und die Nabelschnur dazwischen durch-trennt (➤ Abb. 19.19). Der kindnahe Nabelstumpf wird in eine sterile, mit Kochsalzlösung befeuchtete Kom-presse gewickelt und steht so in der weiterversorgenden Klinik noch für eine erforderliche Nabelgefäßkatheteri-sierung zur Verfügung.

Das Kind kann dann in Alufolie gewickelt unter laufender Beobachtung von Gesichtsfarbe und Atmung der Mutter in den Arm gelegt und in das Krankenhaus gebracht werden (➤ Abb. 19.20).

19.5 Komplikationen unter der Geburt

19.5.1 Fehllagen

Die Geburtslage des Kindes stellt sich bereits ca. vier Wochen vor der Geburt ein und wird durch den Frauen-arzt in den Mutterpass eingetragen. Es werden Längs- und Querlagen des Kindes im Uterus unterschieden.

Therapie

Querliegende Kinder können grundsätzlich nicht auf normalem Wege geboren werden. Hier ist die Entwicklung des Kindes nur durch einen Kaiserschnitt möglich. Längslagen werden in Schädellagen und Beckenendlagen (Steißlagen) unterschieden (➤ Abb. 19.23).

Alle Fehllagen bereiten bei jeder Geburt so große Probleme, dass so schnell wie möglich versucht werden sollte, eine geburtshilfliche Klinik zu erreichen. Die Patientin ist auf den Knien mit dem Kopf nach unten zu lagern. Sollte dies von der Patientin nicht toleriert werden, wird sie mit der Trage in Schocklage transportiert.

Bei der **Steißlage** liegt das Kind in verkehrter Richtung im Geburtskanal. Wenn das Rettungsfachpersonal erkennt, dass nicht der Kopf, sondern der Steiß zuerst zwischen den Schamlippen erscheint, sollte auf jeden Fall versucht werden, die Geburt aufzuhalten (Wehenhemmung). Ist die Austreibungsperiode schon weit fortgeschritten, muss die Geburt beendet werden. Das Problem bei der Steißgeburt liegt in der Erstickungsgefahr des Kindes während der Austreibungsperiode. Ist der Steiß bereits entwickelt, steckt der größere Kopf im Geburtskanal fest und drückt die eigene Nabelschnur ab. Das Kind droht zu ersticken. Der Geburtshelfer hat nun nur noch drei bis vier Minuten Zeit, das Kind unbeschädigt zu entwickeln. Hierzu sind spezielle Handgriffe (Manualhilfe nach Bracht, ➤ Abb. 19.21 a–c) zur Geburt des Kindes notwendig:

• Der erste Helfer drückt mit der Faust durch die Bauchdecke der Mutter den Kopf des Kindes in Richtung des Beckens (➤ Abb. 19.21 a).
• Der zweite Helfer umfasst Beine und Becken des Kindes (Klappmesser-Haltung des Kindes) und führt es in einer bogenförmigen Bewegung in Richtung Bauch der Mutter, ohne dabei am Kind zu ziehen (➤ Abb. 19.21 b, c). Gleichzeitig wird die Mutter zum Pressen aufgefordert. Dadurch wird die Geburt von Armen und Kopf unterstützt.

19.5.2 Nabelschnurvorfall

Im Rahmen des Abgangs von Fruchtwasser kann in einigen Fällen die im Fruchtwasser treibende Nabelschnur im Geburtskanal vor den Kopf rutschen (➤ Abb. 19.24). Während der weiteren Geburt wird der große Kopf des Kindes seine eigene Nabelschnur gegen das Becken abquetschen. Das Kind droht zu ersticken. Wird die Nabelschnur im Geburtskanal sichtbar, muss unter allen Umständen versucht werden, den Kopf des Kindes mit der Handfläche oder zwei Fingern zurückzudrängen, um ein

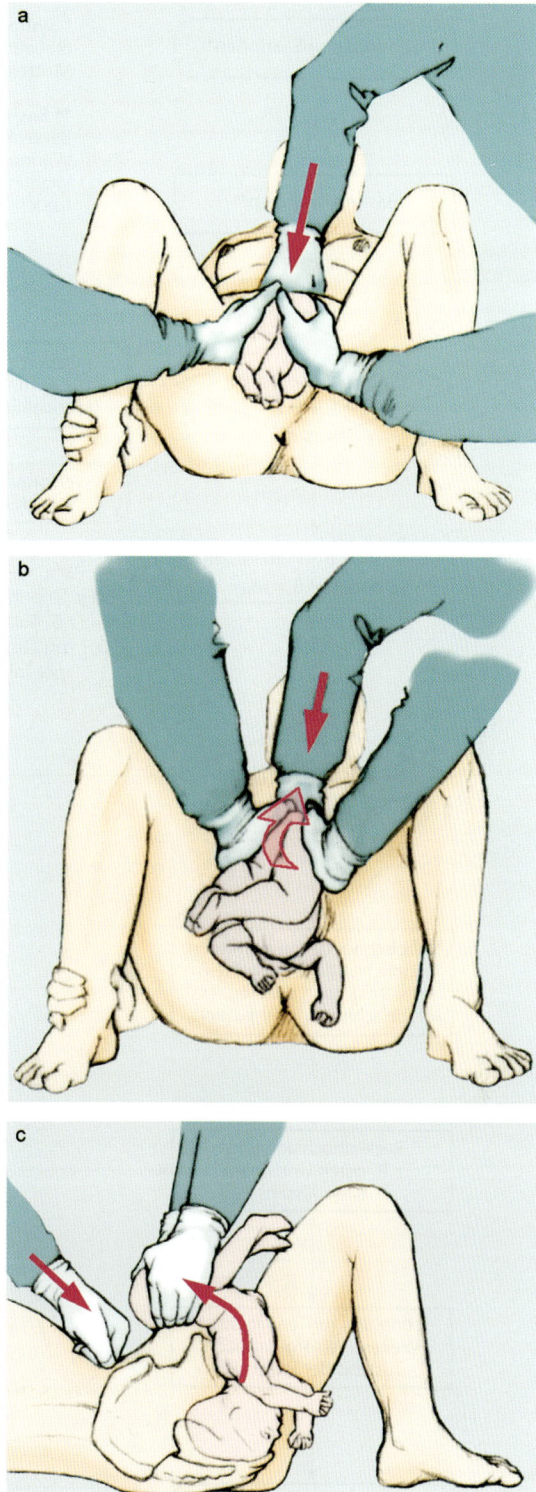

Abb. 19.21 Manualhilfe nach Bracht (Erläuterungen im Text) [L108]

19

```
                    ┌─────────────────────────┐
                    │  Geburtskomplikationen*  │
                    └─────────────────────────┘
                                 │
                                 ▼
                    ┌─────────────────────────┐
                    │    Basismaßnahmen**      │
                    └─────────────────────────┘
                                 │
                                 ▼
                    ◇ Steißlage          ja    ┌──────────────────────┐        ┌────────────────────────────┐
                      und kindlicher Körper ──▶│ Geburt muss zu Ende  │────●───│ großer Dammschnitt vor der │
                      bereits geboren? ◇       │ geführt werden!      │        │ Manualhilfe nach Bracht    │
                                 │             │ (Manualhilfe nach    │        └────────────────────────────┘
                                nein           │  Bracht)             │
                                 │             └──────────────────────┘
                                 │                        │
                                 │                        ▼
                                 │             ┌──────────────────────┐
                                 │             │ Versorgung des Kindes│
                                 │             │   nach der Geburt    │
                                 │             └──────────────────────┘
                                 ▼
                    ┌─────────────────────────┐        ┌────────────────────────────┐
                    │ Tokolyse: Partusiten® oder │──●──│ Partusiten® 1–2 ml i.v.    │
                    │ Salbutamol 0,4 mg          │     │ oder Salbutamol 0,2–0,4 mg │
                    └─────────────────────────┘        │ i.v. (z.B. Salbulair®)     │
                                 │                      │ titriert in 0,1 mg Dosen   │
                                 │                      │ oder 0,4 mg per inhalationem│
                                 ▼                      └────────────────────────────┘
                    ◇ Nabelschnur sichtbar? ◇ ──nein──┐
                                 │                     │
                                 ja                    │
                                 ▼                     │
                    ┌─────────────────────────┐        │
                    │ Nabelschnur dekomprimieren:│      │
                    │ kindlichen Kopf bzw. Steiß │      │
                    │ vorsichtig hoch drücken,  │       │
                    │ bis Nabelschnur wieder    │       │
                    │ pulsiert                  │       │
                    └─────────────────────────┘        │
                                 │                      │
                                 ▼                      │
                    ┌─────────────────────────┐         │
                    │ Beckenhochlagerung,      │◀────────┘
                    │ z.B. durch Unterlegen    │
                    │ eines Kissens            │
                    └─────────────────────────┘
                                 │
                                 ▼
                    ┌─────────────────────────┐
                    │ "Scoop and run" erwägen! │
                    │ Weitere Versorgung nach  │
                    │ Zustand der Patientin!   │
                    └─────────────────────────┘
                                 │
                                 ▼
                    ┌─────────────────────────┐
                    │        Transport         │
                    └─────────────────────────┘
```

* Symptome
Nabelschnur wird im Geburtskanal sichtbar, Eintragungen im Mutterpass beachten (Seite 9/25)!

** Basismaßnahmen
Beckenhochlagerung, z.B. Kissen unterlegen, O_2-Gabe 4–6 l/Min., Wärmeerhaltung, Monitoring, i.v. Zugang, Notarzt-Ruf, ständige Vitalfunktionskontrolle, ggf. **Geburtshelfer** und Baby-NAW nachfordern

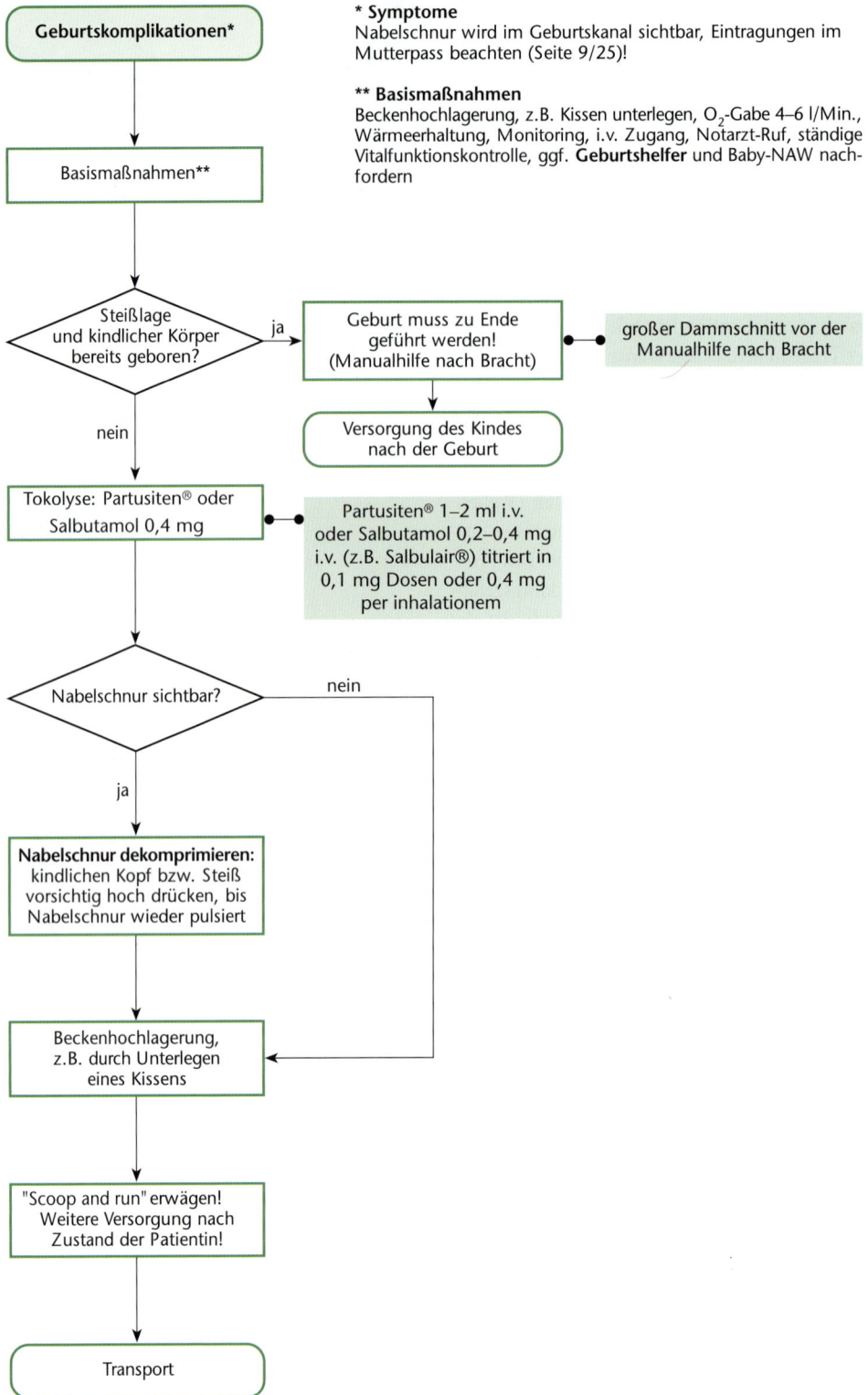

Abb. 19.22 Algorithmus „Geburtskomplikationen" [R134-3]

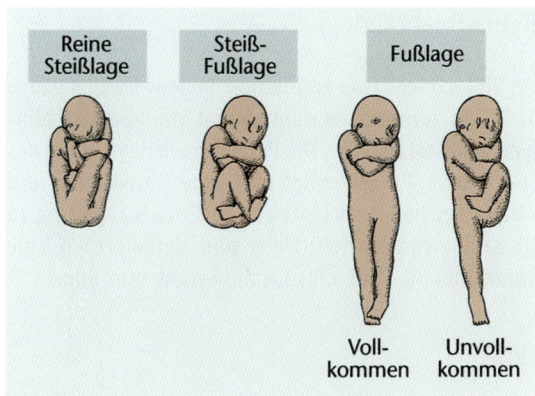

Abb. 19.23 Beckenendlagen. Am häufigsten ist die reine Steißlage. [L190]

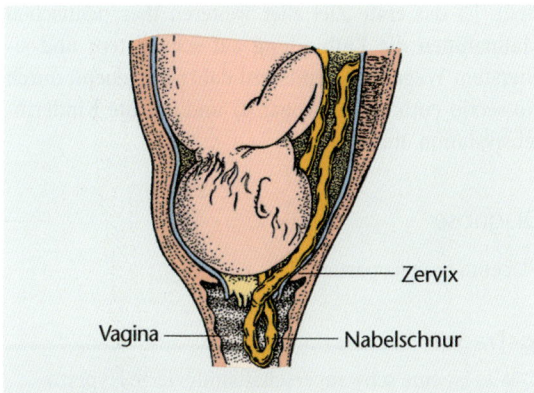

Abb. 19.24 Nabelschnurvorfall. Die Gefahr ist besonders groß, wenn die Fruchtblase platzt, bevor der Kopf in das kleine Becken getreten ist. [L190]

weiteres Tiefertreten des Kopfes mit Abdrücken der Nabelschnur zu verhindern. Unterstützend wird das Becken der Mutter hochgelagert und wehenhemmende Mittel werden verabreicht. Die Entbindung kann nur durch eine Notsectio in der Klinik erfolgen.

19.5.3 Uterusatonie

Nach der Ausstoßung der Plazenta zieht sich der Uterus normalerweise zusammen. Erfolgt diese Kontraktion der Gebärmutter aber nicht vollständig, so fällt der wichtigste Mechanismus zur Blutstillung aus und es kommt zu stärksten, lebensbedrohlichen Blutungen.

Symptome

Alle Anzeichen der beginnenden Kreislaufzentralisation und des Volumenmangelschocks.

Therapie

Die **Basismaßnahme** besteht in einer manuellen Komprimierung des Uterus von außen durch den Geburtshelfer. Dazu wird der Uterus durch die Bauchdecke gegen das Schambein gedrückt. Hat dies nicht den gewünschten Erfolg, kann der erforderliche Gegendruck evtl. auch durch das Einführen der Faust in die Vagina und ein Zusammendrücken der Gebärmutter zwischen beiden Händen erreicht werden (Hamilton-Handgriff).

Die **erweiterten Maßnahmen** bestehen in der Anlage mehrerer großlumiger venöser Zugänge und einer adäquaten Volumentherapie des hypovolämischen Schocks. Durch die Gabe von Oxytocin kann die Kontraktion des Uterus meistens ausgelöst und die Blutung zum Stillstand gebracht werden.

> **SCHLAGWORT**
> **Uterusatonie**
>
> **Ursachen**
> - fehlende Zusammenziehung des Uterus post partum
> - Blutung bei Ablösung der Plazenta post partum
>
> **Symptome**
> - Kreislaufkollaps
> - absoluter Volumenmangel durch Nachblutung
>
> **Maßnahmen**
> **Monitoring**
> - RR, Puls, EKG, SaO$_2$
>
> **Basismaßnahmen und Lagerung**
> - O$_2$-Gabe über Maske oder Nasensonde 4–6 Liter/Min.
> - Schocklage
> - mit der Faust den Uterus durch die Bauchdecke gegen das Schambein drücken (bis in den OP)
>
> **Erweiterte Maßnahmen**
> - mindestens zwei großlumige i.v. Zugänge und Laborblutentnahme
> - Kreuzblut voraus
> - Schocktherapie
>
> **Medikamente und Dosierungsempfehlungen**
> - Volumentherapie: z.B. 1000–1.500 ml HAES 6% i.v., anschließend Vollelektrolytlösung nach Bedarf
> - Oxytocingabe (z.B. initial 3 I.E. Syntocinon® i.v. und 10 I.E. Syntocinon® in 500 ml Vollelektrolytlösung als Dauertropf)

Fallbeispiel

Notfallmeldung

Der Rettungsleitstelle wird eine gestürzte Frau in einem Treppenhaus gemeldet. Näheres ist nicht bekannt, da der Anrufer kein Deutsch spricht. Der Disponent entsendet einen Rettungswagen zum Unfallort.

Befund am Notfallort

Im Treppenhaus eines Mietshauses ist eine 20-jährige Frau kollabiert. Die Patientin ist US-Amerikanerin, wodurch die Verständigung erschwert ist. Die Besatzung kann jedoch feststellen, dass die Patientin nicht gestürzt, sondern schwanger ist und vaginal blutet. Umgehend wird ein Notarzt nachbestellt und die Patientin in den Rettungswagen transportiert. Der kurz darauf eintreffende Notarzt untersucht die Patientin. Sie ist in der 35. SSW und verspürte einen plötzlichen Schmerz im Unterleib während des Treppensteigens. Die vaginale Blutung ist stark, aber schmerzlos. Die Patientin ist kaltschweißig. Die Schwangerschaft verlief bisher ohne Komplikationen. Der Blutdruck beträgt 80/40 mmHg, die Herzfrequenz 72 Schläge/Min. und die Sauerstoffsättigung 95%.

Leitsymptom

Hypovolämischer Schock, vaginale Blutung ante partu.

Verdachtsdiagnose

Placenta praevia.

Erstmaßnahmen

Der Notarzt legt zwei großlumige Venenverweilzugänge (G 14) an, nimmt Laborblut ab und infundiert nachfolgend 1.000 ml HES 6%. Die Patientin erhält während des Transportes 4 l Sauerstoff über eine Nasensonde und wird in leichter Linksseiten- und Fritsch-Lagerung in die Klinik transportiert. Noch vom Notfallort wird die Klinik über die Verdachtsdiagnose vorab informiert.

Klinik

Im Kreißsaal stehen bereits Gynäkologe, Anästhesist und Hebamme bereit. Eine kurze Ultraschalluntersuchung bestätigt die Verdachtsdiagnose und dass das Kind lebt. Da höchste Gefahr für Mutter und Kind besteht, ist das erste Ziel aller weiteren therapeutischen Maßnahmen die Entbindung auf schnellstem und sicherstem Wege. Das Kind wird daher umgehend durch Notsectio entbunden (Apgar 4) und auf die Kinderintensivstation übernommen.

Diagnose

Placenta praevia partialis.

Wiederholungsfragen

1. Was ist eine Stieldrehung (➤ Kap. 19.1.3)?
2. Wodurch wird eine Salpingitis hervorgerufen (➤ Kap. 19.1.1)?
3. Wie verläuft die Keimentwicklung (➤ Kap. 19.3.1)?
4. Wann bezeichnet man eine Geburt als Fehlgeburt (➤ Kap.19.3.3)?
5. Was ist eine Placenta praevia (➤ Kap. 19.3.4)?
6. Was ist eine schwangerschaftsinduzierte Hypertonie (SIH) (➤ Kap. 19.3.5)?
7. Was ist bei einer atonischen Uterusblutung zu tun (➤ Kap. 19.5.3)?
8. Auf was ist bei der Austreibungsperiode zu achten (➤ Kap. 19.4.1, ➤ Kap. 19.5)?
9. Wie wird das Vena-cava-Kompressionssyndrom behandelt (➤ Kap. 19.3.6)?

20

━━━━━━━━━━━━━━━━━━━━━━━ **Lernzielübersicht** ━━━━━━━━━━━━━━━━━━━━━━━

20 Psychiatrische Notfälle

- Der psychiatrische Notfall ist durch eine akute, schwerwiegende Störung des Denkens, der Stimmung, des Verhaltens oder der sozialen Beziehungen ohne körperliche Funktionseinschränkung (Ausnahme: Delir) bezeichnet.
- Die klassische Einteilung in Geistesstörungen (Psychosen) oder Erlebnisstörungen (Neurosen) wird den Erfordernissen des Rettungsdienstes nicht gerecht. Die Behandlung muss nach Symptomenkomplexen (Syndromen) erfolgen.

20.1 Syndromorientierte Akutzustände

- Das Angstsyndrom ist gekennzeichnet durch ein Gefühl der Machtlosigkeit und Hilflosigkeit des Patienten, in oder an einer bestimmten Situation zugrunde zu gehen.
- Basismaßnahme ist ein beruhigendes Gesprächsangebot (Zuwendung), in dem der Patient aufgefordert wird, über seine Fragen selbst zu reflektieren. Eine Notfalluntersuchung ist auch eine Form der Zuwendung.
- Der psychomotorische Erregungszustand ist ein Zustand innerer Unruhe, die nicht verarbeitet werden kann. Eine Untersuchung ist in diesem Zustand nicht möglich. Der Patient darf auf keinen Fall

durch Äußerungen provoziert werden, da die Gewaltbereitschaft hierdurch erhöht werden kann. Dieser Krankheitszustand kann reaktive (Konfliktsituation), endogene (manisch-depressive Psychose, Wahnvorstellung) oder exogene (Drogenintoxikation) Ursachen haben.
- Das Verwirrtheitssyndrom ist dagegen durch eine zeitliche, örtliche oder situative Desorientierung ohne organische Ursache gekennzeichnet.
- Das delirante Syndrom ist gekennzeichnet durch eine mit vegetativen Störungen, Halluzinationen und Wahnvorstellungen einhergehende Verwirrtheit. Die begleitenden vegetativen Störungen der Herz- und Kreislauffunktion können eine vitale Bedrohung darstellen.

20.2 Suizidalität

- Als Suizidalität wird die Abschätzung der Neigung zur Selbsttötung bezeichnet.
- Sie gehört zu den verantwortungsvollsten Aufgaben im Rettungsdienst und kann aus rechtlichen Gründen nur von einem Arzt vorgenommen werden.
- Zur Erklärung, warum ein Mensch Selbstmord begehen will, gibt es drei Theorien (medizinische Theorie, Lerntheorie und Narzissmustheorie).

Der psychiatrische Notfall wird als eine akute, schwerwiegende Störung des Denkens, der Stimmung, des Verhaltens oder der sozialen Beziehungen definiert. In aller Regel sind die körperlichen Vitalfunktionen eines psychiatrischen Notfallpatienten nicht gefährdet (Ausnahme: Delir). Durch die Antriebs- und Stimmungsänderung ist vielmehr die psychische und funktionelle Ordnung des Patienten in Gefahr. Da eine situationsgerechte Realitätseinschätzung von diesem nicht mehr geleistet werden kann, besteht die objektive Gefahr einer Selbst- oder Fremdgefährdung.

Hierin unterscheidet sich der psychiatrische Notfall grundlegend vom klassischen Notfall anderer Fachdisziplinen. Durch die **mangelnde Krankheitseinsicht** wird der Rettungsdienst oft gegen den ausdrücklichen Wunsch des Patienten alarmiert. Dieser erlebt die Intervention als störend und einengend; der Vorgang ist für ihn belastender als die eigentliche, für ihn nicht erkennbare Erkrankung.

Die mangelnde Einsichtsfähigkeit führt dazu, dass der Patient sich gegenüber einem Kontakt zum Rettungsdienst verschließt. Durch die **gestörte oder fehlende**

Kommunikation zum Patienten entsteht zudem die Schwierigkeit, eine genaue Anamnese zu erhalten bzw. psychopathologische Auffälligkeiten genau einzuordnen. Häufig wird die Diagnose erst nach Kenntnis der Fremdanamnese des Patienten deutlich. Die häufigsten präklinischen Diagnosen sind:
- Angstsyndrom
- psychomotorisches Erregungssyndrom
- Verwirrtheitssyndrom
- delirantes Syndrom.

20.1 Syndromorientierte Akutzustände

Die klassische Unterteilung der Geistesstörungen (Psychosen) bzw. der Erlebnisreaktionen (Neurosen) wird den Erfordernissen des Rettungsdienstes nach orientierenden Leitsymptomen nicht gerecht. Die Behandlung in psychiatrischen Notfallsituationen muss daher an den erkennbaren Syndromen (Symptomenkomplexe) ausgerichtet werden. Die definitive Diagnosestellung bleibt darum der Klinik vorbehalten.

20.1.1 Angstsyndrom

Die Angst ist ein unspezifisches Symptom, das im Rahmen vieler Erkrankungen aus dem psychiatrischen oder somatischen Ursachenkreis auftritt. Die Angst ist eine sinnvolle physiologische Alarmreaktion des Organismus (z.B. Herzinfarkt). Im Rahmen verschiedener psychiatrischer Erkrankungen oder Lebenskrisen tritt die Angst jedoch ohne somatisches Korrelat auf. Das Angstsyndrom stellt für sich allein keine Einsatzindikation für den Rettungsdienst dar. Da bei der Notrufaufnahme am Telefon jedoch keine Differenzierung der Symptome gegenüber somatischen Erkrankungen möglich ist, muss im Zweifelsfall der Rettungsdienst zum Patienten entsandt werden.

Erst durch die Einschätzung der Situation vor Ort ist die Einordnung möglich, ob es sich um eine primär internistische Notfallsituation oder eine psychiatrische Erkrankung handelt.

MERKE

Angstsyndrome erfordern den Ausschluss zahlreicher somatischer Erkrankungen (z.B. Herzinfarkt, akute Atemnot).

Symptome

Angst ist ein Gefühl der Machtlosigkeit, der Hilflosigkeit einer Situation oder Person gegenüber. Der Patient befindet sich in einer Situation, von der er subjektiv überzeugt ist, dass er darin untergeht. Engegefühl in der Brust oder im Hals, das Gefühl des Ausgeliefertseins, allgemeine Unsicherheit und motorische Unruhe des Patienten sind zu beobachten. Vegetative Störungen äußern sich in Blutdruckanstieg, retrosternalen Schmerzen, Tachykardie, Atemnot, Schwitzen, Zittern oder Trockenheit des Mundes.

Therapie

Die wichtigste therapeutische **Basismaßnahme** im Umgang mit einem Angstpatienten ist das Gesprächsangebot. Durch ein beruhigendes Gespräch kann eine mild ausgeprägte Angst bereits beseitigt werden. Für den Erfolg des Gesprächs ist aber nicht nur Zuwendung, sondern auch eine Haltung, die Ruhe und Sicherheit ausstrahlt, bedeutsam. Einen Teil seiner Angst verliert der Patient, indem er sie sich von der Seele redet und im Helfer einen Zuhörer findet, der nicht wertet oder kommentiert. Für den Patienten ist es im Gespräch hilfreich, wenn er aufgefordert wird, seine Fragen selbst zu reflektieren. Da präklinisch nur sehr schwer eine Differenzierung der Angstursachen möglich ist, müssen die Symptome, und damit die Angst des Patienten, ernst genommen werden. Notwendige technische Untersuchungen (z.B. EKG oder Pulsoxymeter) müssen kurz erklärt werden. Die Begründung und Erklärung der technischen Maßnahmen schafft Vertrauen und führt zu einer weiteren Beruhigung des Patienten.

MERKE

Die Notfalluntersuchung ist auch eine Form der Zuwendung.

Im Rahmen der **erweiterten Maßnahmen** benötigt der Angstpatient in der Regel eine medikamentöse Therapie zur Angstbeseitigung (Anxiolyse). Sie darf nur durch einen Arzt durchgeführt werden. Zur schnellen Angstbeseitigung ist eine Benzodiazepininjektion (z.B. Valium®) das Mittel der Wahl. Nach der Notfallbehandlung des Angstzustands ist eine weitere diagnostische Klärung durch einen Psychiater zu veranlassen, auch wenn der Patient durch die Wirkung der Anxiolyse beruhigt ist und sich keinen weiteren Maßnahmen mehr unterziehen möchte.

ACHTUNG

Keine Gabe von Neuroleptika!

SCHLAGWORT

Angstsyndrom

Ursachen
- unbegründete und anhaltende Angst vor Situationen, Gegenständen, Tätigkeiten oder Personen

Symptome
- Gefühl der Machtlosigkeit oder der Hilflosigkeit
- allgemeine Unsicherheit und motorische Unruhe
- vegetative Störungen
  - Hypertonie, retrosternale Schmerzen, Tachykardie, Atemnot, Schwitzen, Zittern oder Mundtrockenheit

Maßnahmen
Monitoring
- BZ, RR, Puls, EKG, SaO$_2$

Basismaßnahmen
- beruhigendes Gespräch
- Vertrauensaufbau

Erweiterte Maßnahmen
- i.v. Zugang und Laborblutentnahme

Medikamente und Dosierungsempfehlungen
- Anxiolyse: z.B. 10 mg Valium® i.v. oder 0,5–1 mg Tavor® i.v., keine Neuroleptika

20

20.1.2 Psychomotorisches Erregungssyndrom (Aggressivität)

Der Anspannungszustand innerer psychischer und motorischer Unruhe, der nicht adäquat verarbeitet werden kann, wird als psychomotorischer Erregungszustand bezeichnet. Dieser Krankheitszustand kann reaktive (z.B. Konfliktsituation – Angstreaktion), endogene (z.B. manisch-depressive Psychosen) oder exogene (z.B. Drogenintoxikationen) Ursachen haben.

Symptome

Das Erscheinungsbild des Patienten ist durch laute, drohende Sprache und motorische Unruhe (Hin- und Herlaufen) gekennzeichnet. Die Patienten sind teilweise aggressiv und richten ihre verbalen oder nonverbalen Attacken gegen Sachen oder Personen. In dieser Situation besteht immer die Gefahr gewalttätiger Handlungen des Patienten gegen sich selbst (**Selbstgefährdung**) oder andere (**Fremdgefährdung**). Erste Hinweise für die Gewaltbereitschaft des Patienten sind z.B. Drohgebärden oder das Treten gegen Türen und Möbel. Die Deeskalationswahrscheinlichkeit dieser Situation hängt im Wesentlichen von der Kompetenz und Besonnenheit des Rettungsfachpersonals ab.

Eine Untersuchung des Patienten ist in diesem Zustand unmöglich. Eine Eigenanamnese des Patienten wird nicht zu erheben sein. Er ist in der Regel nicht kooperativ, krankheitseinsichtig oder behandlungsbereit und kann jederzeit auf ihn reizende Einflüsse seiner Umgebung (z.B. unerwünschte Personen) ohne Vorwarnung überschießend reagieren.

MERKE

Die Gewaltbereitschaft des Patienten kann durch Wahnvorstellungen oder durch drogenbedingte Verkennung der Umwelt erhöht sein.

Daher muss sich das Vorgehen des Rettungsdienstes bis zum Eintreffen des Notarztes auf die Beobachtung von Verhalten und Äußerungen des Patienten beschränken.

Therapie

Der Umgang mit psychomotorisch auffälligen Patienten erfordert Geduld und Besonnenheit. Gleichwohl ist ein klares und entschiedenes Vorgehen mit dem Ziel der Behandlung des Patienten erforderlich. Der Patient muss durch Gesprächsangebote von der Notwendigkeit der Maßnahmen überzeugt werden, was viel Zeit erfordert, aber im Vergleich zu einem drängenden oder forschen Verhalten mehr Erfolg für einen gütlichen Ausgang verspricht. Ist dem Patienten der Sinn der zu ergreifenden Maßnahmen (z.B. EKG, i.v. Zugang) verständlich, so lässt er oftmals nach einer gewissen Zeit doch diagnostische und therapeutische Maßnahmen zu.

Der Patient darf auf keinen Fall durch Äußerungen oder Handlungen vonseiten des Rettungsdienstes provoziert werden (**Reizabschirmung**). Schon die Anwesenheit einer Bezugsperson kann zur Verschärfung der Situation führen, wenn sich die Aggressivität des Patienten gerade gegen diese Person richtet. Daher sollten Angehörige im Rahmen des Erstkontakts mit dem Patienten aufgefordert werden, den Raum zu verlassen. Hierdurch ergibt sich die Gelegenheit, wichtige Informationen (z.B. Drogeneinfluss, Streit oder bekannte psychiatrische Erkrankung) durch Angehörige ohne Wissen des Patienten zu erfahren (Fremdanamnese). Sollte der Patient randalieren oder sogar bewaffnet sein, darf das Rettungsfachpersonal keinen Versuch unternehmen, sich dem Patienten zu nähern. Befindet es sich bereits im Raum mit dem Patienten, muss es diesen umgehend verlassen. Dabei wird der Patient nicht aus den Augen gelassen (Blickkontakt).

PRAXISTIPP

Keinesfalls soll der Raum mit dem Rücken zum Patienten verlassen werden.

Nach dem Eintreffen weiterer Hilfe (z.B. Polizei, Notarzt) trifft der Notarzt die Entscheidung, ob der Patient durch eine Gesprächsführung beruhigt werden kann oder eine körperliche Fixierung mit medikamentöser Sedierung notwendig sein wird. Unter Bezug auf einen rechtfertigenden Notstand kann diese Maßnahme erfolgen. Trifft der Notarzt die Entscheidung zur Durchführung der körperlichen Fixierung, muss das gemeinsame Vorgehen im Voraus abgesprochen werden. Idealerweise arbeiten sechs Helfer zusammen. Ein Helfer (z.B. Notarzt) bereitet die Injektion vor, während die übrigen fünf Helfer jeweils eine Extremität und den Kopf festhalten. Nach einer kurzen Ablenkung des Patienten wird dieser überwältigt und mit Lederriemen (z.B. Gürtel) sicher fixiert. Anschließend wird durch den Notarzt eine intravenöse Injektion zur Beruhigung verabreicht. Als Medikamente stehen Benzodiazepine (z.B. Valium®) oder Neuroleptika (z.B. Atosil® oder Haldol®) zur Verfügung.

Im Anschluss an die Sedierung ist der Patient in der stabilen Seitenlage zu lagern (Aspirationsschutz). Die Vitalfunktionen sind über ein Monitoring (EKG, Pulsoxymetrie) laufend zu kontrollieren. Im Anschluss ist der Patient nach Maßgabe des Unterbringungsgesetzes des jeweiligen Bundeslandes für psychisch Kranke in eine psychiatrische Einrichtung einzuweisen.

Psychomotorisches Erregungssyndrom (Aggressivität)

Ursachen
- reaktive (z.B. Konfliktsituation – Angstreaktion)
- endogene (z.B. manisch-depressive Psychosen)
- exogene (z.B. Drogenintoxikationen)

Symptome
- Aggressivität
- Furcht, Ärger, Erregungszustand, Misstrauen
- Störungen der Orientierung, des Denkens, der Wahrnehmung

Maßnahmen
Monitoring
- BZ, RR, Puls, EKG, SaO$_2$

Basismaßnahmen und Lagerung
- beruhigendes Gespräch
- Vetrauensaufbau
- konstante und aufmerksame Beobachtung des Patienten (überschießende und überraschende Aggressionsdurchbrüche auch nach medikamentöser Sedierung möglich)

Erweiterte Maßnahmen
- i.v. Zugang und Laborblutentnahme

Medikamente und Dosierungsempfehlungen
- **gewalttätig und aggressiv**
  - „rapid tranquilization", d.h. vorzugsweise Haloperidol (Haldol®), aber auch Benzodiazepine (Valium®), als Wiederholungsdosis bis zu 3-mal innerhalb kurzer Zeit (30–60 Min.)
- **psychomotorischer Erregungszustand (ohne Aggression)**
  - Sedierung bei reaktivem Erregungszustand (z.B. Konfliktreaktion: 10 mg Valium® i.v. oder 50 mg Atosil®)
  - Sedierung bei endogenem Erregungszustand (z.B. Psychosen: 5 mg Haldol® i.v.)
  - Sedierung bei exogenem Erregungszustand (z.B. Drogenintoxikationen: 10 mg Psyquil® oder 50 mg Atosil®)

20.1.3 Verwirrtheitssyndrom (Desorientierung)

Verwirrtheitszustände sind durch Desorientierung und Bewusstseinsstörungen gekennzeichnet. Die Bewusstseinsstörungen können sowohl somatische als auch psychische Ursachen haben. **Somatische Bewusstseinsstörungen** treten insbesondere bei älteren Patienten durch zerebrale (z.B. Apoplex), vaskuläre (z.B. Hypertension) oder metabolische (z.B. Hypoglykämie) Auslöser auf. Die somatischen Bewusstseinsstörungen können aufgrund der organischen Ursachen sofort zielgerichtet behandelt werden. Daher müssen sie während der Notfalluntersuchung immer ausgeschlossen werden. Die **psychische Bewusstseinsstörung** ist dagegen durch eine zeitliche, örtliche oder situative Desorientierung gekennzeichnet, ohne eine organische Ursache zu haben.

Symptome

Die Patienten sind wach, die Wahrnehmung ist jedoch gestört. Die Verwirrtheit des Patienten kann als unzusammenhängendes und verworrenes Denken beobachtet werden, in dem auch Wahnvorstellungen oder Halluzinationen vorkommen. Gedächtnisstörungen (z.B. Kurzzeitgedächtnis) und Aufmerksamkeitsstörungen sind ebenfalls zu beobachten. Sinnzusammenhänge können nicht mehr erfasst und ausgedrückt werden. Die situative Desorientierung des Patienten beschreibt die gestörte Zuwendung und Auseinandersetzung mit der Umwelt. Gerade ältere Patienten sind z.B. nach Umgebungswechsel (Umzug ins Altersheim) nicht in der Lage, die neue Situation zu verarbeiten. Der Bewältigungsversuch scheitert und äußert sich z.B. in aggressivem Verhalten oder lautstarkem Wehklagen.

MERKE

Das Leitsymptom der Verwirrtheit ist die Störung der kognitiven Funktionen wie Gedächtnis, Denken, Wahrnehmung und Aufmerksamkeit.

Therapie

Die **Basismaßnahmen** bestehen in verbaler Zuwendung, der Kontrolle der Vitalfunktionen und der zeitgerechten Untersuchung auf somatische Ursachen (z.B. Blutzuckerstix, Blutdruckmessung). Können somatische Ursachen ausgeschlossen werden und hält der Verwirrtheitszustand an, muss der Patient einem Facharzt für Psychiatrie vorgestellt werden. Ist andererseits die Verwirrtheit des Patienten vom Rettungsdienstpersonal nicht klar einer psychiatrischen Erkrankung zuzuordnen, sollte der Patient in das nächstgelegene Krankenhaus transportiert werden. Dort kann der weitere Ausschluss organischer Ursachen fortgeführt werden. Eine medikamentöse Therapie mit Neuroleptika am Notfallort sollte durch den Notarzt sehr genau abgewogen werden, da im Falle einer Kumulierung mit bereits eingenommenen Psychopharmaka die Neuroleptika zu einer Verstärkung der Desorientierung führen können.

20

Verwirrtheitssyndrom (Desorientierung)

Ursachen
• zerebrale Störungen (z.B. Apoplex)
• vaskuläre Störungen (z.B. Hypertonie)
• metabolische Störungen (z.B. Hypoglykämie)
• psychische Störung ohne organische Ursache

Symptome
• Orientierungslosigkeit (Angehörige oder Freunde werden nicht erkannt)
• Sprachstörungen
• verworrenes Denken
• Gedächtnisverlust, Gedächtnislücken
• Umtriebigkeit, Fahrigkeit

Maßnahmen
Monitoring
• BZ, RR, Puls, EKG, SaO$_2$
Basismaßnahmen und Lagerung
• beruhigendes Gespräch
• Vertrauensaufbau
• Untersuchung auf somatische Ursachen (z.B. Blutzuckermessung, Blutdruckmessung)
Erweiterte Maßnahmen
• i.v. Zugang und Laborblutentnahme
• Können somatische Ursachen ausgeschlossen werden und hält der Verwirrtheitszustand an, muss der Patient einem Facharzt für Psychiatrie vorgestellt werden.

Medikamente und Dosierungsempfehlungen
• symptomatische medikamentöse Therapie nur der somatischen Ursache (z.B. Glukose oder antihypertensive Therapie [siehe dort])

20.1.4 Delirantes Syndrom

Das delirante Syndrom ist gekennzeichnet durch eine mit vegetativen Störungen, Halluzinationen und Wahnvorstellungen einhergehende Verwirrtheit. Ein delirantes Syndrom kann durch unterschiedliche Ursachen ausgelöst werden:
• gleichzeitige Einnahme verschiedener Psychopharmaka (z.B. trizyklische Antidepressiva, Neuroleptika)
• unkontrollierte Medikamenteneinnahme (z.B. Digitalis, Antihistaminika, Sympathomimetika)
• abrupter Entzug von Sucht- oder Rauschmitteln (z.B. Opiate, Alkohol)
• ungezügelter Konsum von Sucht- oder Rauschmitteln (z.B. Opiate, Alkohol)
• schwere Allgemeinerkrankungen.

Symptome

Das auslösende Ereignis führt anfangs zu vegetativen Störungen (z.B. Tremor, Übelkeit) und psychotischen

Ereignissen (Halluzinationen) mit der Gefahr der zunehmenden vegetativen Entgleisung. Die vegetative Entgleisung kann in eine akute Lebensgefährdung einmünden und ist mit einer Letalität von ca. 15% behaftet. Die Patienten sind desorientiert, motorisch unruhig (z.B. Nesteln an der Kleidung), erleben paranoide Episoden mit Wahnvorstellungen und Halluzinationen (Stimmen, Gesichter).

Die begleitenden **vegetativen Störungen** betreffen Herz- und Kreislauffunktion (Tachykardie, Hypertonie), die Temperaturregulation (Hyperthermie), den Wasser-Elektrolyt-Haushalt (Schwitzen, Entgleisung des Na/K-Haushalts) und die zerebrale Krampfbereitschaft.

MERKE
Das delirante Syndrom ist eine die Vitalfunktionen bedrohende Erkrankung.

Therapie

Die **Basismaßnahmen** zielen daher auf die Sicherung und Überwachung der Vitalfunktionen Atmung, Bewusstsein und Kreislauf. Die Durchführung eines EKG-Monitorings neben der Pulsoxymetrie, die Blutzuckerkontrolle und die kontinuierliche Blutdruckmessung sind obligat. Eine bestehende Hyperthermie des Patienten muss durch physikalische Maßnahmen (z.B. feuchte, kalte Tücher) gekühlt werden.

Die **erweiterten Maßnahmen** zielen nach der Anlage eines venösen Zugangs auf die medikamentöse Therapie. Während ein leichtes Entzugssyndrom (Prädelir) in der Regel keine spezielle Medikamentengabe erfordert, ist im Falle eines ausgeprägten deliranten Zustands eine medikamentöse Ruhigstellung des Patienten notwendig. Das Medikament der Wahl ist Haloperidol (z.B. Haldol®). Haldol® führt zu einer Verringerung der motorischen Unruhe und der psychotischen Symptome. Die Gabe von Clomethiazol (Distraneurin®) sollte der klinischen Behandlung vorbehalten bleiben. Jeder delirante Patient muss in eine Klinik eingewiesen werden.

Delirantes Syndrom

Ursachen
• gleichzeitige Einnahme verschiedener Psychopharmaka (z.B. trizyklische Antidepressiva, Neuroleptika)
• unkontrollierte Medikamenteneinnahme (z.B. Digitalis, Antihistaminika)
• ungezügelter Konsum von Sucht- und Rauschmitteln
• abrupter Entzug von Sucht- und Rauschmitteln (Opiate, Alkohol)

Symptome
- Zittern (Tremor)
- Übelkeit, Erbrechen
- Orientierungslosigkeit
- Unruhe (psychische und motorische)
- Tachykardie
- Wahnvorstellungen/Halluzinationen
- Krämpfe
- Hyperthermie

Maßnahmen
Monitoring
- BZ, RR, Puls, EKG, SaO$_2$

Basismaßnahmen und Lagerung
- O$_2$-Gabe über Maske oder Nasensonde 8–10 Liter/Min.
- Oberkörperhochlagerung (30–70° Drehpunkt Hüfte)
- Überprüfung und Sicherung der Vitalfunktionen
- Blutzuckerkontrolle
- bei Hyperthermie physikalische Maßnahmen (z.B. feuchte, kalte Tücher)

Erweiterte Maßnahmen
- i.v. Zugang und Laborblutentnahme
- in jedem Fall Klinikeinweisung

Medikamente und Dosierungsempfehlungen
- psychomotorische Dämpfung (z.B. 5–10 mg Haldol® i.v.)
- Distraneuringabe nur in der Klinik

20.2 Suizidalität

Die Selbsttötung eines Menschen wird als **Suizid**, die Neigung zur Selbsttötung als **Suizidalität** bezeichnet. Die Suizidalität wird bestimmt durch Wünsche, Gedanken, Absichten und Handlungen, die darauf abzielen, das eigene Leben durch Selbsttötung zu beenden. Die Abschätzung von Suizidalität gehört zu den schwierigsten und verantwortungsvollsten Aufgaben im Rettungsdienst. Sie kann aus rechtlichen Gründen nur von einem Arzt vorgenommen werden. In der Einschätzung der Suizidalität ist der Notarzt aber außerhalb der Klinik oft überfordert. Selbst der gewissenhafteste Arzt kann sich in der Abschätzung der Suizidalität täuschen, und im Rettungsdienst ist grundsätzlich davon auszugehen, dass der Notarzt oder Notdienstarzt der Kassenärztlichen Vereinigung (KV) kein Arzt für Psychiatrie ist oder über keine psychiatrische Vorerfahrung verfügt.

MERKE

Jede Suiziddrohung und jeder Suizidversuch sind ernst zu nehmen.

Zur Erklärung, warum eine Person versucht, Selbstmord zu begehen, existieren verschiedene Theorien:

1. Die **medizinische Theorie** deutet die Selbsttötungsabsicht als Krankheitssymptom und versteht daher den Selbsttötungsversuch als Abschluss einer krankhaften psychischen Entwicklung. Diese krankhafte psychische Entwicklung resultiert aus einer Konfliktreaktion, Neurose, Depression oder Psychose.
2. Die **Lerntheorie** betrachtet die Selbsttötungsabsicht als ein erlerntes Verhalten. Diese Theorie stützt sich auf die Erkenntnis, dass Menschen, die in ihrem Umfeld mit Selbsttötungen konfrontiert wurden, eher zu einem Selbsttötungsversuch schreiten als andere (➤ Kap. 40.5.1). Es wird unterstellt, dass die betroffenen Personen unbewusst gelernt haben, dass der Suizid ein Ereignis ist, das die Umwelt aufrüttelt. Dadurch werden scheinbar aussichtslose Situationen für diese Personen wieder veränderbar. Das Ziel der Selbsttötungsabsicht ist somit nicht, sich das Leben zu nehmen, sondern die Umwelt durch ein markantes Ereignis (Suizidversuch) auf die eigenen Probleme aufmerksam zu machen.
3. Die **Narzissmustheorie** beschreibt die Selbsttötungsabsicht des Patienten als das Resultat der Unvereinbarkeit seiner Idealvorstellungen mit der realen, von ihm erlebten Umwelt. Diese negative Erfahrung bezieht sich häufig auf Partnerbeziehungen oder die berufliche Situation. In der Folge wird das Selbstwertgefühl des Patienten empfindlich gestört. Er fühlt sich von Partner oder Kollegen verletzt. Er richtet seine Aggression jedoch nicht gegen seine Bedrücker, sondern gegen sich selbst.

Therapie

In der Einschätzung der Suizidalität sind das Rettungsfachpersonal und der Notarzt regelmäßig überfordert. Die eigene Überforderung darf jedoch nicht durch abweisende Reaktionen des Patienten gegenüber dem Rettungsfachpersonal in eine eigene emotionale Aggressivität gegenüber dem Patienten umschlagen. Im Gegenteil ist der Erfolg der Gesprächsführung auf eine Kooperation mit dem Patienten angewiesen. Es liegt in besonderer Weise in der Hand von Rettungsfachpersonal und Notarzt, möglichst günstige Bedingungen für die Einwilligung des Patienten in eine Krankenhauseinweisung zu schaffen. Darum muss er sich Zeit nehmen (**Kontaktaufnahme**) und dem Patienten aufmerksam **zuhören**. Er muss ihm das Gefühl geben, dass auf seine Probleme eingegangen wird, ohne dabei unnötige Ratschläge zu geben oder zu verurteilen (**Aufbau einer Beziehung**). Dies darf aber nicht bedeuten, dass ein falsches Verständnis für die Suizidabsicht vorgetäuscht wird (**Verstehen und Distanzierung zum Geschehen**). Eine solche Vorgehensweise würde dem Ziel entgegenstehen, die Zustimmung des Patienten zu erlangen, sich kurzfristig unter ärztliche Kontrolle zu begeben. Die Suizidalität kann endgültig nur in einer dazu geeigneten psychiatrischen Abteilung eingeschätzt werden.

Fallbeispiel

Notfallmeldung

Ein Mann meldet der Rettungsleitstelle, seine Frau wolle sich umbringen. Sie sei seit einigen Monaten psychisch krank und kündige nun ihren Suizid an. Die Rettungsleitstelle entsendet Rettungswagen und Notarzt zum Notfallort.

Befund am Notfallort

Die Besatzung des Notarztwagens trifft in der Wohnung auf eine 45-jährige Frau. Sie sitzt auf einem Sofa und führt scheinbare Selbstgespräche. Auf das Eintreffen der Besatzung reagiert sie erschreckt und droht, sich aus dem Fenster zu stürzen. Dem Notarzt gelingt es, die Patientin in ein Gespräch zu verwickeln, während sich die restlichen Beteiligten zurückziehen. Die Patientin kommt zum Sofa zurück und erzählt, sie würde von ihrer Familie bedroht. Stimmen befehlen ihr, die Gefahr zu beseitigen. Ihre Tochter und ihr Mann wollen sie umbringen, daher sei es gut, dass der Notarzt hier sei.

Leitsymptom

Euphorie, Ideenflucht, Halluzinationen.

Verdachtsdiagnose

Akute Psychose.

Erstmaßnahmen

Das Verhalten der Patientin ist von übertriebenem Frohmut und planendem Verhalten, wie sie sich ihrer Familie entledigen könnte, geprägt. Eine Untersuchung lehnt sie anfangs rundweg ab, da sie ja nicht krank sei. Sie sieht die Besatzung des Rettungsdienstes eher als ihr Publikum an. Nach langem Hin und Her lässt die Patientin sich doch vom Notarzt untersuchen und auch behandeln. Ihr Denken ist sprunghaft, ideenflüchtig und nicht auf ein Thema orientiert. Die Patientin lässt sich einen peripheren Venenverweilzugang zu Blutentnahme anlegen. Nach der Blutentnahme werden 15 mg Haldol® i.v. injiziert. Sie wird ruhiger und willigt einem Transport ins Krankenhaus ein.

Klinik

Die Patientin wird mit einem zwischenzeitlich bestellten KTW unter Polizeibegleitung mit vorläufigem Zwangseinweisungsbeschluss in ein psychiatrisches Krankenhaus eingewiesen.

Diagnose

Schizoaffektive Psychose.

Wiederholungsfragen

1. Wie nähere ich mich einem Patienten mit Angstsyndrom (➤ Kap. 20.1.1)?
2. Welches Medikament dient der schnellen Angstbeseitigung (➤ Kap. 20.1.1)?
3. Wann besteht die Gefahr gewalttätiger Handlungen des Patienten (➤ Kap. 20.1.2)?
4. Worauf ist nach einer erfolgten Sedierung des Patienten zu achten (➤ Kap. 20.1.2)?
5. Was versteht man unter einem Verwirrtheitszustand (➤ Kap. 20.1.3)?
6. Welche vegetativen Funktionen sind bei einem deliranten Syndrom gestört (➤ Kap. 20.1.4)?
7. Was versteht man unter Suizidalität (➤ Kap. 20.2)?

Toxikologische Notfälle

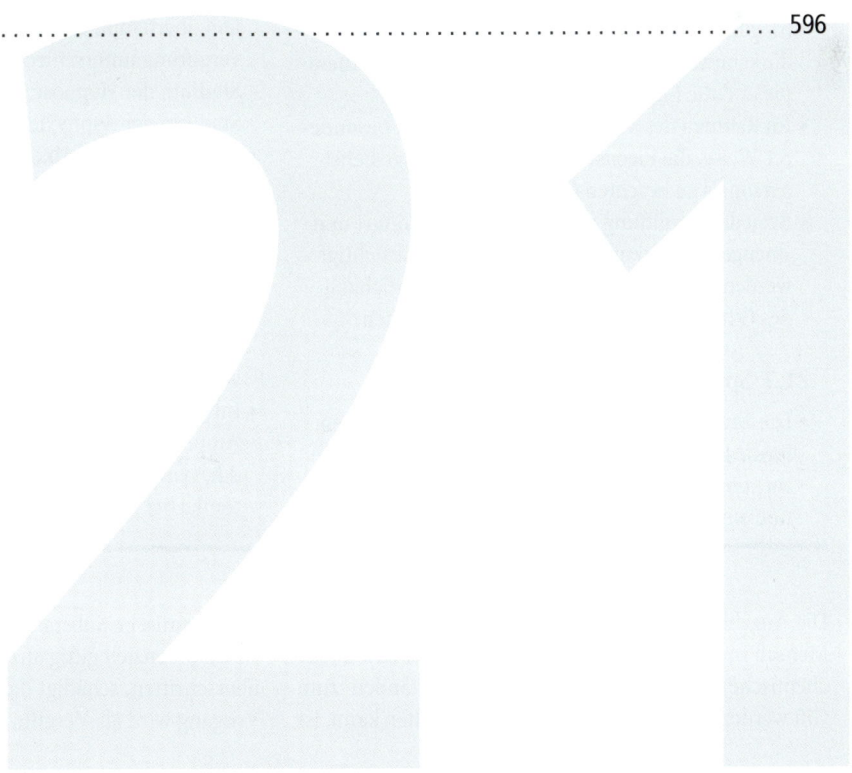

Lernzielübersicht

21.1 Allgemeine Toxikologie

- Gifte können auf unterschiedlichen Wegen (über Magen-Darm, Haut, Lunge) in den Körper aufgenommen werden.
- Man unterscheidet akute von chronischen Vergiftungen.
- Da ein Giftnachweis am Notfallort kurzfristig nicht möglich ist, ist die Anamneseerhebung, insbesondere die Fremdanamnese, von Bedeutung.
- Es gibt vier Methoden der Entgiftung: Dekontamination, Neutralisation, Elimination und Antidottherapie.
- Die Dekontamination soll eine weitere Giftaufnahme verhindern, indem der Kontakt zwischen Patient und Gift unterbrochen wird.
- Maßnahmen der Dekontamination sind provoziertes Erbrechen (beim bewusstseinsklaren Patienten) oder die Magenspülung.
- Durch Neutralisation werden giftige Substanzen in nicht resorbierbare oder weniger toxische Substanzen (Giftinaktivierung) umgewandelt.
- Durch Elimination wird die Giftausscheidung beschleunigt.
- Die Antidottherapie ist die gezielte Inaktivierung des Giftes durch ein Gegengift.

21.2 Elementar- und Basismaßnahmen im Vergiftungsnotfall

- Die Basismaßnahmen umfassen neben der Erhaltung bzw. Wiederherstellung der Vitalfunktionen die symptomatische Therapie, die Entgiftungstherapie und die Eigensicherung.
- Im Rahmen des Vergiftungsnotfalls gilt in besonderer Weise, die Eigensicherung des Rettungsdienstpersonals zu beachten (Eigenschutz).
- Bei jeder Vergiftung müssen Faktoren (Giftart und -menge, Giftwirkung, Gifttherapie) berücksichtigt werden, um eine Einschätzung der Gefährlichkeit des Giftstoffs und seiner Wirkung zu erhalten.

21.3 Spezielle Toxikologie

- Die Therapie der Wahl bei Barbituratvergiftungen ist die Dekontamination des Giftes vor erfolgter Resorption. Zur Giftelimination nach erfolgter Resorption wird die forcierte Diurese angewandt.

- Benzodiazepinvergiftungen werden durch das Antidot Anexate® behandelt.
- Patienten mit Vergiftungen durch trizyklische Antidepressiva (TCA) sind somnolent und weisen eine ausgeprägte Exzitation (Enthemmung) auf.
- Neuroleptika wirken vornehmlich auf den Dopaminstoffwechsel und führen in hohen Dosierungen zu unerwünschten Bewegungsstörungen.
- Leitsymptom der Vergiftung mit Antidepressiva und Neuroleptika ist das zentrale anticholinerge Syndrom (ZAS).
- Vergiftungen mit Alkylphosphat oder Carbamat werden mit dem Antidot Atropin behandelt.
- Atropinvergiftungen werden durch das Antidot Anticholium® therapiert.
- Therapie der Wahl bei Methanolvergiftungen ist beim bewusstseinsklaren Patienten die orale Gabe von Äthylalkohol.
- Bei Zyanidvergiftungen werden das Antidot 4-DMAP und anschließend Natriumthiosulfat verabreicht.
- Als alternatives Antidot steht seit einigen Jahren Hydroxocobalamin (Cyanokit®) zur Verfügung.
- Kohlenmonoxid- und -dioxidvergiftungen werden durch Sauerstoffgabe (ggf. durch Intubation) und hyperbare Sauerstofftherapie (Druckkammer) behandelt.

21.4 Drogennotfälle

- Alkoholmissbrauch ist das wichtigste Drogenproblem überhaupt. Es werden vier Stadien der Alkoholvergiftung unterschieden: Stadium der Exzitation, Stadium der Hypnose, Stadium der Narkose und Stadium der Asphyxie.
- Die Therapie der Alkoholintoxikation ist gekennzeichnet durch Sicherung der Vitalfunktionen, Verzicht auf aspirationsfördernde Maßnahmen (z.B. Schocklage, provoziertes Erbrechen) und Überprüfung der Blutzuckerkonzentration.
- Opiatintoxikationen werden mit dem Antidot Narcanti® therapiert. **Cave:** Narcanti® kann ein Drogenentzugssyndrom auslösen.
- Intoxikationen mit Kokain und Designerdrogen wie Amphetamine (Ecstasy) werden symptomatisch, d.h. symptomorientiert behandelt (z.B. Antihypertonika bei Hypertonie).

Die Anzahl der chemischen Substanzen, mit denen der Mensch in Kontakt treten kann, ist unbegrenzt. Da jede chemische Substanz unter gewissen Umständen zum Gift werden und damit Giftwirkungen entfalten kann, ist jede chemische Substanz in Abhängigkeit von ihrer Dosis als potenziell giftig anzusehen. Wird eine Grenzdosis überschritten, schädigt die Substanz den Körper. Dieser Vorgang wird als Vergiftung (Intoxikation) bezeichnet.

21.1 Allgemeine Toxikologie

Die Giftstoffe einer oder mehrerer Substanzen führen allein oder in Kombination zu einer Vergiftung des körperlichen Organismus. Bei **endogenen Vergiftungen** wirken körpereigene Substanzen als Gift. Sie entstehen als Folge von Stoffwechselentgleisungen im Körper. **Exogene Vergiftungen** werden durch die Aufnahme körperfremder Gifte verursacht. Der Schweregrad einer Vergiftung ist abhängig von

- der Geschwindigkeit der Giftaufnahme,
- der Dauer der Giftexposition,
- der Giftwirkung im Körper (Giftart, Giftigkeit) und
- der Möglichkeit der Giftentfernung aus dem Körper.

Giftaufnahme

Bei Vergiftungen werden verschiedene **Aufnahmewege** unterschieden (➤ Abb. 21.1). Gifte können über Magen oder Darm, die Atemwege oder über die Haut aufgenommen werden. Auf allen drei Wegen gelangen sie ins Blut und können den Körper schädigen als

- gasförmige Gifte über die Atemwege
- fettlösliche Gifte über die Haut und die Schleimhäute

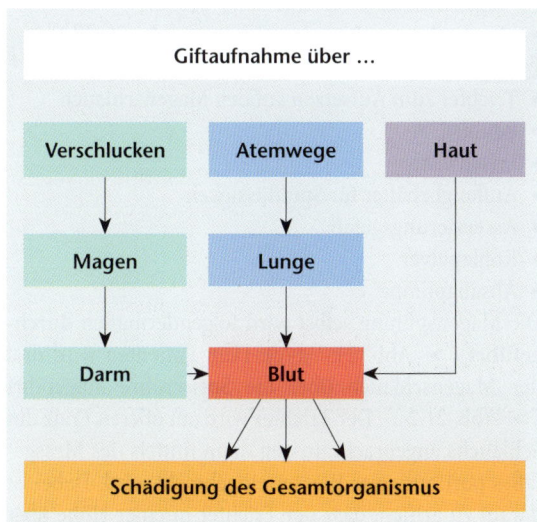

Abb. 21.1 Möglichkeiten der Giftaufnahme [A400]

- ätzende Substanzen über die Haut, die Atemwege, die Schleimhäute und über den Mund
- Arzneimittel über die Atemwege, die Haut, die Schleimhäute, den Mund und das Gefäßsystem
- pflanzliche Gifte über die Haut, die Schleimhäute und den Mund
- tierische Gifte über die Haut, die Schleimhäute und den Mund.

Giftexposition

Intoxikationen können anhand der Bedingungen, die zu einer Vergiftung führen, und anhand des zeitlichen Ablaufs der Vergiftungserscheinungen in akute und chronische Intoxikationen unterteilt werden. **Akute Intoxikationen** können suizidal (z.B. Einnahme von Arzneimitteln in Selbsttötungsabsicht) oder durch Unfälle (akzidentiell) bedingt sein (z.B. fahrlässiger Umgang mit Haushaltschemikalien). Bei **chronischen Vergiftungen** treten die Vergiftungssymptome erst nach längerer Giftexposition in Erscheinung (z.B. Nebenwirkungen von Medikamenten oder langjährige Giftexposition am Arbeitsplatz).

Giftwirkung

Nach der Aufnahme in den Körper können Gifte den Organismus auf unterschiedliche Weise schädigen:
- direkte Schädigung des Körpers (Primärschaden) durch:
  - unmittelbare Giftwirkung am Zielorgan: direkte und akute Beeinträchtigung von Vitalfunktionen (z.B. Opiatintoxikation → Blockierung Opiatrezeptor → Atemstillstand, Bradykardie)
  - mittelbare Giftwirkung am Zielorgan: direkte, aber chronische Beeinträchtigung von Organen (z.B. langjähriger Alkoholabusus → Beeinträchtigung der Leberfunktion → Leberzirrhose)
- indirekte Schädigung des Körpers (Sekundärschaden) durch Ausfall von Schutzreflexen und Bewusstseinsstörungen infolge der Gifteinwirkung auf andere Organsysteme (beispielsweise Überdosierung mit Benzodiazepinen → Koma → Verlust der Schutzreflexe → Aspiration bei Erbrechen → Hypoxie → Atemstillstand).

Entgiftung

Es gibt vier Methoden, um eine Entgiftung des Körpers zu betreiben: Dekontamination, Neutralisation, Steigerung der Giftelimination und Antidottherapie.

Dekontamination

Die Maßnahmen zur Dekontamination zielen auf die **Verhinderung der Giftaufnahme** durch Unterbrechung des Kontakts zwischen Patient und Gift. Sie orientieren sich am Aufnahmeweg des Gifts. Werden Gifte inhaliert, so besteht die Dekontaminationsmaßnahme im Verbringen des Patienten aus der toxischen Umgebung an die **frische Luft** (Eigenschutz beachten). Werden Kontaktgifte (z.B. E 605) oder Kampfstoffe (Tabun) über die Haut aufgenommen, so ist bereits vor Ort eine **ausgiebige Reinigung** mit Wasser und Seife durchzuführen. Zusätzlich kann das Abtupfen der betroffenen Hautareale mit hygroskopischen Stoffen (Wasser anziehend und chemische Substanzen bindend) notwendig sein.

Provokation von Erbrechen

Bei der oralen Giftaufnahme über den Magen entscheiden Bewusstseinslage des Patienten und die Art des aufgenommenen Gifts über das weitere Vorgehen. Da durch das provozierte Erbrechen eine vollständige Magenentleerung nicht gewährleistet ist, wird die Methode nur noch unmittelbar (innerhalb einer Stunde) nach der Giftaufnahme bei **bewusstseinsklaren Patienten** ohne Einschränkung der Schutzreflexfunktion empfohlen.

Bei erwachsenen Patienten wird Erbrechen durch die mechanische Reizung der Rachenhinterwand oder durch die Injektion des Emetikums Apomorphin® provoziert. Aufgrund der kreislaufdepressiven Wirkung von Apomorphin® sollte eine Prämedikation mit einem Antihypotonikum (z.B. Novodral®) durchgeführt werden. Die Wirkung von Apomorphin® kann durch Gabe des Antidots Narcanti® jederzeit aufgehoben werden.

ACHTUNG
Kein provoziertes Erbrechen nach Einnahme von ätzenden Substanzen, Schaumbildnern und organischen Lösungsmitteln!

Beim bewusstseinsklaren **Kind** führt das Verabreichen von Sirup Ipecacuanha® zum gewollten Erbrechen. Die Dosierung ist abhängig vom Alter (kontraindiziert bei Säuglingen unter zwölf Monaten) und beträgt im Alter von ein bis eineinhalb Jahren 10 ml, im Alter von eineinhalb bis vier Jahren 15 ml und im Alter über vier Jahren 20 ml des Safts. Im Anschluss an diese Maßnahme sollte der kleine Patient reichlich Flüssigkeit trinken.

MERKE
Vom provozierten Erbrechen durch Gabe von Salzwasser muss wegen der Nebenwirkungen (Verschiebungen im Wasser-Elektrolyt-Haushalt) abgeraten werden.

Magenspülung

Beim **bewusstseinsgetrübten** oder **bewusstlosen Patienten** wird nach Sicherung der Vitalfunktionen und endotrachealer Intubation bereits präklinisch die Magenspülung nur noch empfohlen, wenn

- allgemein keine Darmgeräusche mehr vorhanden sind (Ileus) oder
- spezielle Vergiftungen durch hochtoxische Substanzen mit:
  - Alkylphosphaten oder Carbamaten (Pflanzenschutzmittel, z.B. Parathion oder E 605®, ➤ Kap. 21.3.2),
  - Bipyridilium (Herbizide, Unkrautvernichtungsmittel, z.B. Gramaxone® [$C_{12}H_{14}N_2$], ➤ Kap. 21.3.2),
  - Zyaniden und Nitrilen (➤ Kap. 21.3.5) oder
  - Pilzvergiftungen mit Corinarius (Schleierlinge)

vorliegen.

Aufgrund des späten Auftretens der Symptome ist eine Magenspülung bei Amatoxinvergiftungen (Fliegenpilz, Knollenblätterpilz) meist nicht mehr sinnvoll.

Die Wassermenge zur Magenspülung richtet sich nach der Art und der Menge des eingenommenen Gifts und kann bis zu 50 Liter Wasser betragen. Neuere Veröffentlichungen raten vom Einsatz noch höherer Mengen Spülflüssigkeit ab.

ACHTUNG
Keine Magenspülung nach Säuren- und Laugenverätzung mit Verdacht auf Ösophagus- oder Magenperforation!

Für die präklinische Magenspülung wird folgendes **Material** benötigt:

- Magenschläuche verschiedener Größen
- Messbecher zur Einzelportionierung der Spülflüssigkeit
- Trichter zum Aufsetzen auf den Magenschlauch
- Beißkeil
- Frischwasser
- Auffangbehälter für Spülflüssigkeit
- Asservierungsgefäß
- Kohlepulver
- Absaugpumpe

Die Magenspülung selbst wird folgendermaßen **durchgeführt** (➤ Abb. 21.2 a–c): Dem Patienten wird oral der Magenschlauch über die Speiseröhre eingeführt (➤ Abb. 21.2 a). Der Trichter wird am oberen Ende des Schlauchs angebracht, in den dann mittels des Messgefäßes portionsweise Wasser eingebracht wird. Dabei ist darauf zu achten, dass der Trichter in einer Höhe über der Magenebene gehalten wird, damit das Wasser in den Magen fließen kann (➤ Abb. 21.2 b). Ist die Wasser-

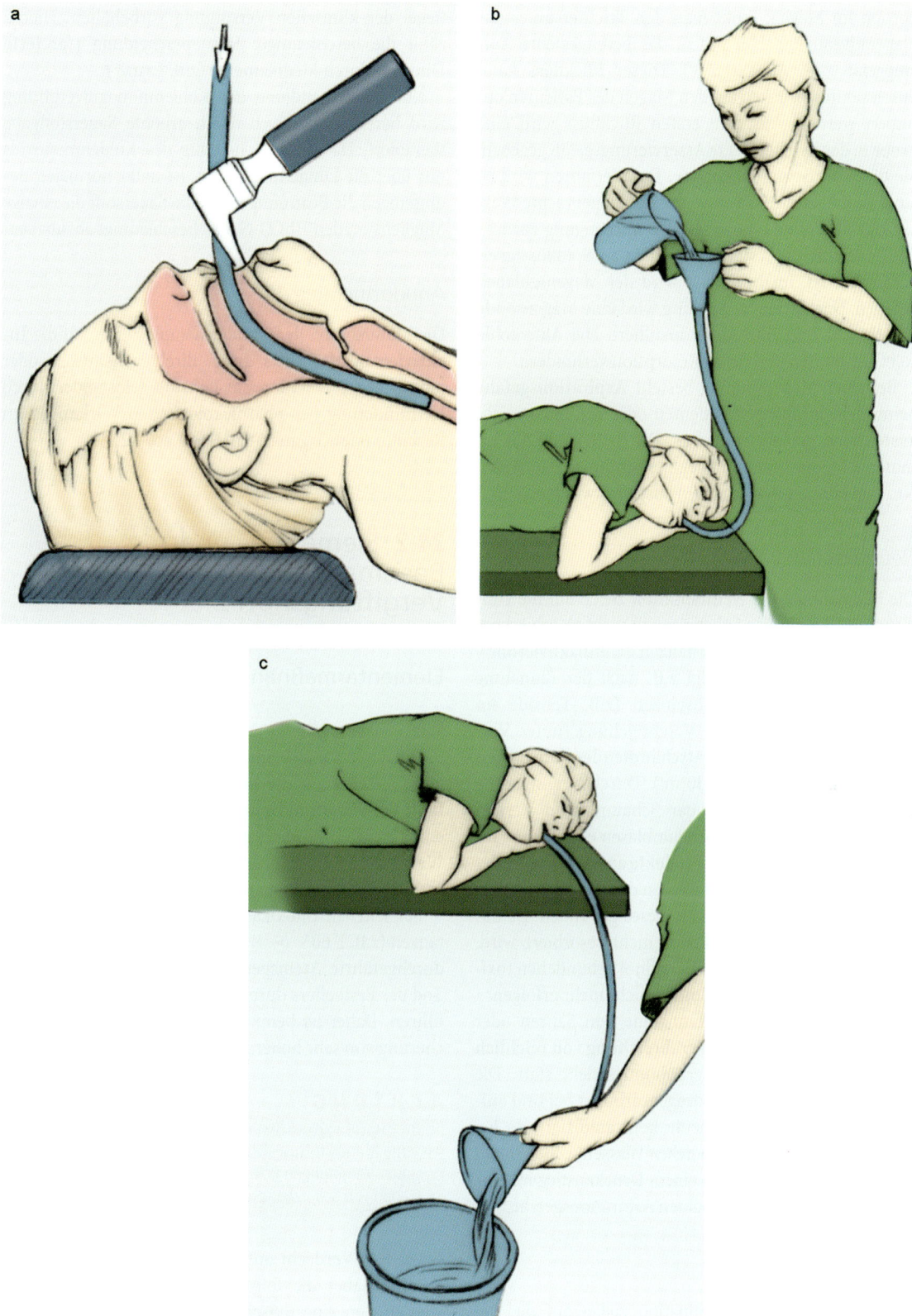

Abb. 21.2 Magenspülung [L108]

21

portion im Magen, senkt man den Trichter unter das Magenniveau und hält ihn in das bereitgestellte Auffanggefäß (➤ Abb. 21.2 c). Dieser Rückfluss kann durch sanftes Drücken auf den Magen des Patienten optimiert werden. Aus dem ersten Rückfluss wird eine Probe in das bereitgestellte Asservierungsgefäß gegeben. Sie dient der späteren Analyse. Das Verfahren wird so lange durchgeführt, bis entweder das eingebrachte Wasser klar und ohne erkennbare Verunreinigung zurückläuft oder bis die festgelegte Menge an Spülflüssigkeit verbraucht ist. Im Anschluss wird der Magenschlauch gezogen. Nach erfolgter Spülung wird eine Magensonde eingebracht und Aktivkohle instilliert. Die Aktivkohle soll Gifte binden und deren Resorption verhindern.

Bei einer Magenspülung besteht **Aspirationsgefahr** beim nicht intubierten Patienten oder bei einem nicht ausreichend geblockten Tubus. Durch Reizung der im hinteren Mediastinum mit der Speiseröhre verlaufenden Nn. vagi können Bradykardien ausgelöst werden.

Neutralisation

Die Maßnahmen der Neutralisation zielen auf die Umwandlung der giftigen Substanzen in nicht resorbierbare oder weniger toxische Substanzen (Giftinaktivierung). Die Giftinaktivierung erfolgt z.B. nach der Einnahme von schaumbildenden Substanzen (z.B. Tenside im Waschpulver) durch orale Verabreichung (unter Vermeidung von Aspiration) **entschäumender Substanzen** (z.B. Sab simplex® bis zu 30 ml). Durch Verringerung der Oberflächenspannung der Schaumblasen werden diese zerstört. Die in den Schaumblasen enthaltene Luft entweicht aus dem Körper. Produkte aus der Gruppe der organischen Lösungsmittel werden durch Gabe von Oleum paraffinum (Paraffinöl) an dieses gebunden. Da das Paraffinöl im Körper praktisch nicht resorbiert wird, kann die Resorption der an Paraffinöl gebundenen toxischen organischen Lösungsmittel nicht mehr erfolgen.

Die Neutralisation bei Einnahme von Säuren oder Laugen findet durch orale **Verabreichung von reichlich Flüssigkeit** über einen Verdünnungseffekt statt. Die orale Gabe von Natriumhydrogencarbonat bei oral aufgenommenen Säuren ist heute kontraindiziert, da bei der Neutralisationsreaktion neben Wasser Kohlendioxid entsteht. Dies führt aber zu einem Druckanstieg im Magen und damit zu einer erhöhten Aspirationsgefahr.

Elimination

Die Maßnahmen der Elimination zielen auf die **Beschleunigung der Giftausscheidung** über die natürlichen Ausscheidungswege (Darm, Blase) und sind in der Regel der klinischen Versorgung vorbehalten. Hierzu zählt die beschleunigte Harnausscheidung (**forcierte Diurese**) durch Medikamente (z.B. Lasix®).

Nur bei Behandlung der Kohlenmonoxidvergiftung wird bereits präklinisch durch erhöhte Sauerstoffgabe therapiert. Da die Ausscheidung des Kohlenmonoxids nur über die Lunge möglich ist, ist unter normalen Bedingungen die Beatmung mit 100% Sauerstoff die einzige Möglichkeit, den HbCO-Gehalt beschleunigt abzubauen.

Antidottherapie

Die Maßnahmen der Antidottherapie zielen auf die **Inaktivierung des Gifts** durch direkte chemische oder physikalische Reaktion am Giftstoff selbst oder durch Verminderung der pharmakologischen Wirkungen an Rezeptor oder Organsystem (➤ Kap. 4.2.1).

21.2 Elementar- und Basismaßnahmen im Vergiftungsnotfall

Elementarmaßnahmen

Wie in jeder anderen Notfallsituation leistet das Rettungsfachpersonal beim Vergiftungsnotfall Elementarhilfe. Sie zielt auf die **Erhaltung** bzw. **Wiederherstellung der Vitalfunktionen** des Patienten. Im Rahmen des Vergiftungsnotfalls gilt es allerdings in besonderer Weise, die Eigensicherung des Rettungsdienstpersonals nicht zu vernachlässigen.

Bei seltenen Intoxikationen durch hochgiftige Substanzen (z.B. E 605, ➤ Kap. 21.3.2) kann eine unkritisch durchgeführte Atemspende von Mund zu Mund zum Tod des Ersthelfers durch Kontaktübertragung des Gifts führen. Daher ist beim Vergiftungsnotfall die Eigensicherung von sehr hoher Bedeutung.

> **ACHTUNG**
> Hinweise zur Eigensicherung bei Vergiftungsnotfällen:
> • Keine Mund-zu-Nase-/Mund-zu-Mund-Beatmung bei unklaren Vergiftungen (z.B. Kontaktgift)!
> • Tragen von Schutzhandschuhen bzw. Schutzkleidung!

Bei jedem Verdacht auf eine mutmaßliche Vergiftung müssen daher die folgenden Faktoren berücksichtigt werden, um eine Einschätzung der Gefährlichkeit des Giftstoffs und seiner Wirkung zu erhalten:

- Liegt eine Gefährdung für das Rettungsdienstpersonal vor? Wenn ja, in welcher Weise und in welchem Umfang? Welche Vorkehrungen sind zu treffen (**Eigenschutz**)?
- Liegt überhaupt eine Vergiftung vor?
- Welcher Art und Menge ist das aufgenommene Gift?
- Wann und wie wirkt das Gift auf den Organismus?
- Besteht die Möglichkeit einer speziellen Antidottherapie oder muss symptomatisch therapiert werden?

Die zweite und dritte Frage sind meist nur schwer zu beantworten, da die Krankheitssymptome nicht selten uncharakteristisch sind und ein Giftnachweis kurzfristig kaum möglich ist. In dieser Situation kommt der gezielten Anamneseerhebung, insbesondere der Fremdanamnese, eine besondere Bedeutung zu. Dazu müssen folgende Fragen beantwortet werden:

- **Wer** hat das Gift eingenommen?
- **Wann** begann die Giftexposition?
- **Warum** kam es zu der Vergiftung (Suizidabsichten, Arbeitsunfall, Unfall)?
- **Welche(s)** Gift(e) hat/haben die Intoxikation herbeigeführt (möglichst genaue Identifizierung)?
- **Wie viel** wurde aufgenommen (Dosis, möglichst genaue Menge, ggf. potenzielle Maximalmenge)?
- **Worüber** wurde das Gift aufgenommen (Aufnahmeweg in den Körper)?

Nach **Einschätzung und Klärung der Situation** wird der Patient, wenn erforderlich, aus dem Gefahrenbereich gerettet. Unter Umständen müssen dabei Fachkräfte (z.B. Feuerwehr) hinzugezogen werden.

Basismaßnahmen

Im Anschluss an das Freimachen der Atemwege durch Entfernen von Fremdkörpern (Zahnprothesen, Erbrochenem) erfolgt beim bewusstlosen Patienten das **Freihalten der Atemwege** durch das Herstellen einer stabilen Seitenlage. Zur Überprüfung der Herztätigkeit und der Kreislaufsituation wird ein **Monitoring** (EKG, Pulsoxymetrie, Blutdruckmessung) begonnen, das während der gesamten präklinischen Versorgung weitergeführt wird. Zur Aufrechterhaltung der Kreislauffunktion wird der Patient in **Schocklage** (in gleichzeitiger Seitenlage unter Aspirationsschutz) gelagert.

Um eine definitive Identifikation des Giftstoffs in der Klinik zu gewährleisten, sind nach Möglichkeit der **Giftstoff** selbst oder kontaminierte Körperflüssigkeiten zu **asservieren**. Die Asservierung geschieht durch Sicherstellung von Mageninhalt, Blut, Urin, Kot, Tablettenresten, Verpackungen, Spritzen und Kanülen sowie der Entnahme von Proben.

SCHLAGWORT
Allgemeine Toxikologie

Ursachen
- endogene Vergiftung (Stoffwechselentgleisungen körpereigener Stoffe)
- exogene Vergiftung (Aufnahme körperfremder Stoffe)

Schweregrad ist abhängig von:
- Giftaufnahme
  - Magen-Darm
  - Atemwege
  - Haut
- Giftexposition
  - akute Intoxikation
  - chronische Intoxikation
- Giftwirkung
  - direkte Schädigung (Primärschaden)
  - indirekte Schädigung (Sekundärschaden)
- Giftentfernung
  - Dekontamination
  - Neutralisation
  - Elimination
  - Antidote

Symptome
- Die Symptome sind abhängig vom aufgenommenen Gift.

Maßnahmen
Monitoring
- RR, Puls, EKG, SaO_2, Temperatur

Basismaßnahmen und Lagerung
- Eigensicherung des Rettungsfachpersonals
- Freimachen und Freihalten der Atemwege (ggf. absaugen)
- bewusstlose Patienten: stabile Seitenlage (ggf. Schocklage in gleichzeitiger Seitenlage unter Aspirationsschutz)
- O_2-Gabe über Maske oder Nasensonde 8–10 Liter/Min.
- bewusstseinsklare Patienten: Oberkörperhochlagerung (30° Drehpunkt Hüfte)

Erweiterte Maßnahmen
- i.v. Zugang und Laborblutentnahme
- Asservierung von Mageninhalt, Blut, Tablettenresten, Verpackungen, Spritzen oder Kanülen
- Giftentfernung (s.o.)

Medikamente und Dosierungsempfehlungen
- (siehe spezielle Vergiftungen ➤ Kap. 21.3)

21.3 Spezielle Toxikologie

Unter den akuten Vergiftungen überwiegt bei Erwachsenen bei Weitem die beabsichtigte, suizidale gegenüber der akzidentiellen Vergiftung.

21

21.3.1 Arzneimittelvergiftungen

Die überwiegende Zahl der suizidalen Vergiftungen im Erwachsenenalter (ca. 80%) sind Vergiftungsnotfälle mit Arzneimitteln. Bei ca. 40% der Arzneimittelvergiftungen ist gleichzeitig beim Patienten ein erhöhter Blutalkoholspiegel festzustellen. Die Arzneimittelvergiftung ist in der Regel eine Mischvergiftung durch die Einnahme verschiedener Medikamente in Verbindung mit Alkohol (➤ Kap. 21.4). Am häufigsten sind Vergiftungen mit rezeptpflichtigen Schlaf- bzw. Beruhigungsmitteln und Psychopharmaka (Neuroleptika, Antidepressiva). Darunter haben die Benzodiazepine die zahlenmäßig größte Bedeutung.

Barbituratintoxikation

Früher war die Vergiftung mit einem Barbitursäurederivat eine der häufigsten medikamentösen Vergiftungen im Erwachsenenalter. Sie zeichnet sich durch eine hohe Sterblichkeit und Wirkungsverstärkung in Kombination mit Alkohol aus. Sie kommt auch heute noch gelegentlich vor. Sie kann suizidal oder durch fehlerhafte Medikamenteneinnahme des Patienten (z.B. Luminal® beim Epileptiker) akzidentiell bedingt sein. Die Pharmakokinetik von Barbituraten ist sehr unterschiedlich und führt dazu, dass einige überwiegend metabolisiert (z.B. Hexobarbital) und andere unverändert ausgeschieden werden (z.B. Barbital, nervoOPT mono®).

Symptome

Das Leitsymptom der Barbituratvergiftung ist die Bewusstseinstrübung bzw. Bewusstlosigkeit. Barbiturate führen dosisabhängig von beschleunigter, flacher Atmung bis hin zur zentralen Atemlähmung, zu Hypotonie bis zum ausgeprägten Schock, supraventrikulären Tachyarrhythmien, fehlenden Schmerzreaktionen, Hypothermie und Blasenbildung an der Haut, bevorzugt an der Tibiakante.

Therapie

Die **Basismaßnahmen** bestehen in der Sicherung der Atem- und Kreislauffunktion durch Freimachen und Freihalten der Atemwege, Wärmeerhalt, stabiler Seitenlage und Schocklage, ggf. in gleichzeitiger stabiler Seitenlage unter Aspirationsschutz. Orientierend am Zustand des Patienten erhält dieser ausreichend Sauerstoff.

Zu den **erweiterten Maßnahmen** gehört nach Anlage eines venösen Venenzuganges die symptomatische, medikamentöse Therapie der Barbituratvergiftung durch Volumengabe und Antiarrhythmikatherapie. Es gibt kein spezifisches Gegenmittel (Antidot) bei Barbituratvergiftungen. Die Dekontamination des Gifts muss vor erfolgter Resorption im Magen-Darm-Trakt durch eine Magenspülung umgehend durchgeführt werden. Begünstigend für die Überlebenschance ist bei toxischen Barbituratdosierungen die Resorptionsverzögerung durch eine begleitende Magen-Darm-Atonie (Ileus). Daher ist die Dekontamination (Magenspülung) auch in Unwissenheit des Einnahmezeitpunktes durchzuführen. Zur Giftelimination nach erfolgter Resorption wird eine forcierte Diurese (z.B. Lasix®) eingeleitet. Da der Urin sauer (pH-Wert < 7) ist, werden bevorzugt basische Substanzen ausgeschieden. Umgekehrt wird bei einer Vergiftung mit Barbituraten, die saure Eigenschaften besitzen, der Urin alkalisiert (pH-Wert > 7), um den Entgiftungsprozess zu forcieren. Diese Therapie bleibt aber der Klinik vorbehalten.

SCHLAGWORT
Barbituratintoxikation

Ursachen
- suizidale oder akzidentielle Einnahme barbiturathaltiger Medikamente (Luminal®, Phenaemal®)

Symptome
- Blasenbildung an der Haut (Auflagestellen, Tibiakante)
- Bewusstseinstrübung bis Koma
- beschleunigte, flache Atmung
- Übelkeit, Erbrechen
- Hypothermie, Hypotonie, Tachykardie, Schock

Maßnahmen
- RR, Puls, EKG, SaO_2, Temperatur

Basismaßnahmen und Lagerung
- Freimachen und Freihalten der Atemwege (ggf. absaugen)
- bewusstlose Patienten: stabile Seitenlage (ggf. Schocklage in gleichzeitiger Seitenlage zum Aspirationsschutz)
- O_2-Gabe über Maske oder Nasensonde 8–10 Liter/Min.
- bewusstseinsklare Patienten: Oberkörperhochlagerung (30° Drehpunkt Hüfte)
- Wärmeerhalt
- Asservierung von Tablettenresten, Verpackungen

Erweiterte Maßnahmen
- i.v. Zugang und Laborblutentnahme
- Dekontamination (immer Magenspülung)

Medikamente und Dosierungsempfehlungen
- Volumentherapie: kristalloide Infusionen (z.B. Vollelektrolytlösung) 500–1.500 ml i.v., kolloidale Infusionen (z.B. HAES 6%) 500–1.000 ml i.v. (Blutdruck und Herzfrequenz beachten)
- Katecholamine: Noradrenalin 5 mg/50 ml (z.B. Arterenol®) über Perfusor i.v., Dobutamin 250 mg/50 ml (z.B. Dobutrex®) über Perfusor i.v. (titrieren nach Blutdruck)

21

- Intubation zur Magenspülung, ggf. unter Einleitung einer Kurznarkose (Barbituratwirkung mit beachten!)
- forcierte Diurese: Urinausscheidung über 120 ml/h (z.B. 40–80 mg Lasix® i.v.)
- ggf. Hämoperfusion oder Hämodialyse
- Alkalisierung des Harns erst in der Klinik nach Laborblutabnahme

Benzodiazepinintoxikation

Die Anzahl der Intoxikationen mit Benzodiazepinen steigt seit Jahren an, während die der Barbituratvergiftungen im Gegenzug stetig abnimmt. Ursache dieser Entwicklung ist die zunehmende Verdrängung der Barbiturate als Schlafmittel durch die Wirkgruppe der Benzodiazepine (z.B. Valium®, Tavor®). Sie besitzen zwar eine geringere Toxizität, dürfen deshalb aber nicht als harmloser angesehen werden.

Symptome

Leitsymptome der Benzodiazepinvergiftungen sind ein verlangsamtes motorisches Reaktionsvermögen und eine Trübung des Bewusstseins (Somnolenz bis Sopor) durch den starken sedierenden Effekt. Die Hauptgefahr der Benzodiazepinvergiftung besteht jedoch in der Ausbildung einer Hypoxie infolge des Zurückgleitens des Zungengrundes durch die zentral wirkende Bewusstseinstrübung, die besonders in Kombination mit Alkohol auftritt. Ebenfalls möglich ist eine „stumme Aspiration" durch Ausfall der Schutzreflexe (Husten- und Schluckreflex).

Therapie

Die **Basismaßnahmen** umfassen die Sicherung der Vitalfunktionen und werden **erweitert** durch die umgehende Antidotbehandlung mit Anexate® (Flumazenil). Im Rahmen der Antidotbehandlung ist zu beachten, dass ein mit Benzodiazepinen vorbehandeltes Krampfleiden durch die Gabe von Anexate® zur Auslösung eines Krampfanfalles führen kann, der nicht durch übliche Gabe von Diazepam (Valium®) oder Clonazepam (Rivotril®) durchbrochen werden kann (Status epilepticus). In diesem Falle ist die Gabe von Barbituraten (Trapanal®) zur Krampfdurchbrechung angezeigt.

Eine Antidotbehandlung mit Anexate® ersetzt jedoch nicht die Maßnahmen der Giftelimination (forcierte Diurese) in der Klinik. Da die Halbwertszeit von Anexate® kürzer ist als die der meisten Benzodiazepine, besteht die Gefahr des Rebound-Effekts, d.h., durch den Wirkungs-

verlust des Antidots Anexate® tritt die toxische Wirkung des Benzodiazepins wieder in den Vordergrund.

SCHLAGWORT
Benzodiazepinintoxikation

Ursachen
- suizidale oder akzidentielle Einnahme benzodiazepinhaltiger Medikamente (Valium®, Adumbran®, Lexotanil®, Halcion®, Rohypnol®, Tavor®)

Symptome
- Bewusstseinstrübung bis Sopor
- verlangsamte, flache Atmung
- Übelkeit, Erbrechen

Maßnahmen
Monitoring
- RR, Puls, EKG, SaO$_2$, Temperatur

Basismaßnahmen und Lagerung
- Freimachen und Freihalten der Atemwege (ggf. absaugen)
- bewusstlose Patienten: stabile Seitenlage (ggf. Schocklage in gleichzeitiger Seitenlage zum Aspirationsschutz)
- O$_2$-Gabe über Maske oder Nasensonde 8–10 Liter/Min.
- bewusstseinsklare Patienten: Oberkörperhochlagerung (30° Drehpunkt Hüfte)
- Wärmeerhalt
- Asservierung von Tablettenresten, Verpackungen

Erweiterte Maßnahmen
- i.v. Zugang und Laborblutentnahme

Medikamente und Dosierungsempfehlungen
- Antidot: Flumazenil (Anexate®) 0,3–0,5 mg i.v.
- Volumentherapie: kristalloide Infusionen (z.B. Vollelektrolytlösung) 500–1.000 ml i.v.
- forcierte Diurese: Urinausscheidung über 120 ml/h (z.B. 40–80 mg Lasix® i.v.)

Intoxikation mit trizyklischen Antidepressiva (TCA)

Trizyklische Antidepressiva werden zur Behandlung von Depressionen und Angststörungen eingesetzt. Trizyklische Antidepressiva hemmen die Wiederaufnahme der Neurotransmitter Serotonin, Noradrenalin und Dopamin aus dem synaptischen Spalt und führen so zu einer Erhöhung dieser Wirkstoffe. Sie wirken dadurch stimmungsaufhellend (aktivierend) und anxiolytisch (angstlösend). Fast jede zweite Arzneimittelvergiftung ist auf die Einnahme von trizyklischen Antidepressiva zurückzuführen.

Symptome

Die Patienten sind somnolent und weisen eine ausgeprägte Exzitation (Enthemmung) auf, die durch Sprachstö-

21

rungen, Erregung, Halluzinationen, Überwärmung des Körpers, Zittern, Mundtrockenheit und Blutdruckabfall gekennzeichnet ist (zentrales anticholinerges Syndrom – ZAS). Dosisabhängig führen schwere Vergiftungen zu Koma und generalisierten Krampfanfällen. Vor allem die kardiotoxischen Effekte machen Vergiftungen mit trizyklischen Antidepressiva in hohen Dosierungen gefährlich. Es können Tachykardien oder Tachyarrhythmien durch Störungen der Erregungsbildung und Reizleitungen (z.B. QRS-Verbreiterungen, QT-Verlängerungen) auftreten.

Therapie

Die **Basismaßnahmen** umfassen die Sicherung der Vitalfunktionen und deren engmaschige Kontrolle. Die **erweiterten Maßnahmen** zur Erstversorgung eines Patienten mit einer TCA-Intoxikation können sich aber unter Umständen schwierig gestalten, da die Patienten psychoseähnliche Symptome (ZAS) aufweisen und für eine medizinische Behandlung kaum zugänglich sind. Nach Anlage eines peripheren Venenkatheters werden bewusstseinsklare, aber agitierte Patienten nach Möglichkeit mit einem Benzodiazepin (Valium®) sediert. Zerebrale Krampfanfälle werden durch Gabe von Clonazepam (Rivotril®) oder Diazepam (Valium®) durchbrochen. Das zentrale anticholinerge Syndrom wird mit Physostigmin (Anticholium® 2 mg langsam i.v.) unter EKG-Überwachung therapiert. Physostigmin kann die Blut-Hirn-Schranke überwinden und im ZNS seine Wirkung entfalten. Weiter bestehende Herzrhythmusstörungen werden symptomatisch behandelt.

SCHLAGWORT
Intoxikation mit trizyklischen Antidepressiva

Ursachen
- suizidale oder akzidentielle Einnahme trizyklischer Antidepressiva (Doxepin®, Saroten®, Stangyl®, Aponal®)

Symptome
- zentrales anticholinerges Syndrom (ZAS) mit zentralen Symptomen:
  - Desorientierung, Halluzinationen
  - Somnolenz bis Koma
  - generalisierte Krampfanfälle
  - Atemdepression und Schock
- mit peripheren Symptomen:
  - Tachykardie
  - trockene Haut (Mundtrockenheit)
  - Hyperthermie
  - Tachykardie oder Tachyarrhythmie
  - erweiterte Pupillen (Mydriasis)

Maßnahmen
Monitoring
- RR, Puls, EKG, SaO_2, Temperatur

Basismaßnahmen und Lagerung
- Freimachen und Freihalten der Atemwege (ggf. absaugen)
- bewusstlose Patienten: stabile Seitenlage (ggf. Schocklage in gleichzeitiger Seitenlage zum Aspirationsschutz)
- O_2-Gabe über Maske oder Nasensonde 8–10 Liter/Min.
- bewusstseinsklare Patienten: Oberkörperhochlagerung (30° Drehpunkt Hüfte)
- Wärmeerhalt
- Asservierung von Tablettenresten, Verpackungen

Erweiterte Maßnahmen
- i.v. Zugang und Laborblutentnahme

Medikamente und Dosierungsempfehlungen
- Sedierung: Diazepam (Valium®) 5–10 mg i.v.
- Antidot bei ZAS: Physostigmin (Anticholium®) 2 mg langsam i.v.
- Herzrhythmusstörungen: β-Blocker (z.B. Beloc 5 mg langsam i.v.)
- Volumentherapie: kristalloide Infusionen (z.B. Vollelektrolytlösung) 500–1.000 ml i.v.

Intoxikation mit Neuroleptika

Neuroleptika werden in der Psychiatrie zur Behandlung von wahnhaften Zuständen (Schizophrenie und Manie) eingesetzt. Ältere Neuroleptika wirken vornehmlich auf den Dopaminstoffwechsel und führen in hohen Dosierungen zu unerwünschten Bewegungsstörungen (Dyskinesien, ➤ Kap. 17.7) und Bewusstseinstrübungen.

Symptome

Neben einem eigentümlichen Bewegungsmuster mit Zittern und steifen Drehbewegungen treten bei Neuroleptikaüberdosierungen, wie bei den trizyklischen Antidepressiva, Herzrhythmusstörungen und Symptome des zentralen anticholinergen Syndroms (ZAS) auf. Schwere Vergiftungen führen zur Atemdepression, Koma und generalisierten Krampfanfällen.

Therapie

Die **Basismaßnahmen** zielen in erster Linie auf die Aufrechterhaltung der Vitalfunktionen Atmung und Bewusstsein. Bewusstseinsgetrübte Patienten werden in stabiler Seitenlage gelagert. Die **erweiterten Maßnahmen** umfassen die Anlage eines venösen Zugangs und die medikamentöse Therapie. Diese zielt auf die Behandlung der Herzrhythmusstörungen bei supraventrikulärer Tachykardie mit Verapamil (Isoptin®) und bei ventrikulären Rhythmusstörungen mit Amiodaron (Cordarex®). Zerebrale Krampfanfälle werden mit Benzodiazepinen (Clonazepam®) und die Symptome des ZAS durch die Gabe von Physostigmin (Anticholium® 2 mg langsam i.v.) unter EKG-Überwachung therapiert.

SCHLAGWORT

Intoxikation mit Neuroleptika

Ursachen
- suizidale oder akzidentielle Einnahme von Neuroleptika (Haldol®, Leponex®, Truxal®, Psyquil®)

Symptome
- Dyskinesie
- Herzrhythmusstörungen
- Somnolenz bis Koma
- generalisierte Krampfanfälle
- Atemdepression und Schock

Maßnahmen

Monitoring
- RR, Puls, EKG, SaO_2

Basismaßnahmen und Lagerung
- Freimachen und Freihalten der Atemwege (ggf. absaugen)
- bewusstlose Patienten: stabile Seitenlage (ggf. Schocklage in gleichzeitiger Seitenlage zum Aspirationsschutz)
- O_2-Gabe über Maske oder Nasensonde 8–10 Liter/Min.
- bewusstseinsklare Patienten: Oberkörperhochlagerung (30° Drehpunkt Hüfte)
- Asservierung von Tablettenresten, Verpackungen

Erweiterte Maßnahmen
- i.v. Zugang und Laborblutentnahme

Medikamente und Dosierungsempfehlungen
- Sedierung: Diazepam (Valium®) 5–10 mg i.v.
- Antidot bei ZAS: Physostigmin (Anticholium®) 2 mg langsam i.v.
- Herzrhythmusstörungen: β-Blocker (z.B. Beloc 5 mg langsam i.v.) oder 5 mg Verapamil (Isoptin®) i.v.
- Volumentherapie: kristalloide Infusionen (z.B. Vollelektrolytlösung) 500–1.000 ml i.v.

21.3.2 Vergiftung mit Alkylphosphat oder Carbamat

Alkylphosphatintoxikation

Alkylphosphate (z.B. E 605, Phosphorsäureester) sind chemische Substanzen, die vor allem in der Landwirtschaft als Pflanzenschutzmittel (Insektizide) eingesetzt werden. Sie können über die Haut (Kontaktgift), die Atemwege und den Magen-Darm-Trakt aufgenommen werden. Die tödliche Dosis beim Menschen beträgt 0,1 g. Alkylphosphate wirken durch Hemmung der körpereigenen Cholinesterase in Serum und Gewebe. Es erfolgt dadurch eine endogene Acetylcholinvergiftung.

Symptome

Klassischerweise treten folgende Leitsymptome auf:
- Koma
- Miosis
- Hypersekretion

Begleitend zur Symptomtrias bestehen eine erhöhter Bronchialsekretion, Bradykardie, Hypotonie, Koliken, Durchfall, Erbrechen, Muskelzuckungen, Muskellähmungen mit zentraler und peripherer Atemlähmung.

Therapie

Die **Basismaßnahmen** zielen auf die Aufrechterhaltung der Vitalfunktionen Atmung und Bewusstsein. Vor jeder Maßnahme ist jedoch zu bedenken, dass ein direkter Kontakt zu den Patientensekreten (z.B. Speichel, Erbrochenes) zu meiden ist, da Alkylphosphate und Carbamate Kontaktgifte sind und der Eigenschutz des Rettungsfachpersonals Vorrang hat. Mit Sekreten benetzte Haut ist vor den Behandlungsmaßnahmen abzuwaschen.

Unter Beachtung der oben genannten **Selbstschutzmaßnahmen** zielt die **erweiterte Therapie** nach Anlage eines venösen Zuganges auf die medikamentöse Aufhebung der Blockade der Rezeptoren des vegetativen Nervensystems. Mittel der Wahl ist die Gabe des Antidots Atropin. Es verdrängt Acetylcholin vom muskarinen Rezeptor. Die Blockade am nikotinergen Rezeptor kann von Atropin jedoch nicht aufgehoben werden. Damit bleibt vor allem die zentrale Atemlähmung unbeeinflusst. An dieser Stelle setzt die Gabe von Toxogonin® ein. Toxogonin® (Obidoxim) geht eine Bindung mit der Cholinesterase ein und führt zu einer Verdrängung der Alkylphosphate von dem Rezeptor. Toxogonin® darf **nie vor oder anstatt** Atropin verabreicht werden, sondern immer nur zusätzlich. Die Dosierungsmenge von Atropin orientiert sich an der Rückbildung der Symptome (z.B. deutlich sichtbar an der Verminderung des Speichelflusses).

Carbamatintoxikation

Die Vergiftung mit Carbamaten (Carbaminsäureester), die ebenso wie die Alkylphosphate als Insektizide eingesetzt werden (➤ Abb. 21.3), hat augenscheinlich denselben Symptomverlauf wie die Alkylphosphatvergiftung. Der große Unterschied zur o.g. Behandlung ist, dass bei Vergiftung mit Carbamaten **niemals Toxogonin®** verabreicht werden darf. Toxogonin® geht in zu hoher Dosierung mit Carbamaten Bindungen ein, welche die Giftwirkung noch verstärken. Im Übrigen gilt das unter Alkylphosphatintoxikation Beschriebene.

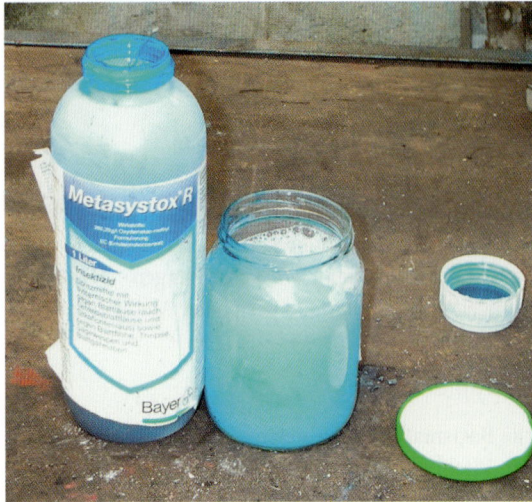

Abb. 21.3 Methasystox [O462]

SCHLAGWORT

Intoxikation mit Alkylphosphat oder Carbamat

Ursachen
- suizidale oder akzidentielle Einnahme von Pflanzenschutz-mittel (oder Kampfstoffgas Tabun®)
  - Alkylphosphate: Baythion®, Methasystox®, Parathion®
  - Carbamate: Luxan®, Betanal® Tixit®

Symptome
- Koma
- Miosis
- Hypersekretion

Maßnahmen
Selbstschutz
- benetzte Haut abwaschen
- Kontakt zu Sekreten vermeiden
Monitoring
- RR, Puls, EKG, SaO$_2$
Basismaßnahmen und Lagerung
- Freimachen und Freihalten der Atemwege (ggf. absaugen)
- bewusstlose Patienten: stabile Seitenlage (ggf. Schocklage in gleichzeitiger Seitenlage zum Aspirationsschutz)
- O$_2$-Gabe über Maske oder Nasensonde 8–10 Liter/Min.
- bewusstseinsklare Patienten: Oberkörperhochlagerung (30° Drehpunkt Hüfte)
- Asservierung von Verpackungen
Erweiterte Maßnahmen
- i.v. Zugang und Laborblutentnahme

Medikamente und Dosierungsempfehlungen
Alkylphosphate
- Antidotgabe von 5–8 mg (!) Atropin i.v., danach symptom-abhängige Repetitionsgabe
- im Anschluss Antidotgabe von 250–500 mg Toxogonin® i.v. (nur nach Rücksprache mit der Giftnotrufzentrale, da die Indikation zur Gabe von Toxogonin® im Rettungsdienst sehr eingeschränkt ist, s.u.)
- Volumentherapie: kristalloide Infusionen (z.B. Vollelektro-lytlösung) 1.000–1.500 ml i.v.

Carbamate
- Antidotgabe von 5–8 mg (!) Atropin i.v., danach symptom-abhängige Repetitionsgabe
- keine Gabe von Toxogonin®
- Volumentherapie: kristalloide Infusionen (z.B. Vollelektro-lytlösung) 1.000–1.500 ml i.v.

21.3.3 Atropinvergiftung

Atropin bewirkt genau das Gegenteil der Alkylphospha-te oder Carbamate. Es wirkt blockierend an den Synap-sen des Parasympathikus. Die Wirkung von Acetylcho-lin wird dadurch verhindert. Ursache dieser Vergiftung ist meist der Verzehr von Nachtschattengewächsen wie der Tollkirsche (*Atropa belladonna*) oder dem Stechap-fel. Neben Atropin gibt es weitere Substanzen, die ent-weder den Acetylcholinabbau beschleunigen oder aber die Acetylcholinfreisetzung vermindern und so das glei-che klinische Bild wie die Atropinvergiftung zeigen (z.B. trizyklische Antidepressiva).

Symptome

Die Symptome sind denen der Alkylphosphatvergiftung entgegengesetzt und entsprechen dem zentralen anti-cholinergen Syndrom (ZAS): trockene, heiße Haut, My-driasis, Tachykardie, Halluzinationen und Unruhe.

Therapie

Mittel der Wahl als Antidot ist die Gabe von Anticholi-um® (Physostigmin). Anticholium® hemmt die Choli-nesterase und erhöht dadurch die Konzentration von Acetylcholin. Die ergänzenden Therapiemaßnahmen entsprechen der in ➤ Kap. 21.3.1 (trizyklische Antide-pressiva) aufgeführten Vorgehensweise.

SCHLAGWORT

Intoxikation mit Atropin

Ursachen
- akzidentielle Einnahme von Nachtschattengewächsen
  - Tollkirsche (3–5 Tollkirschen = 2 mg Atropin)
  - Alraune
  - Engelstrompete
  - Stechapfel

Symptome
- zentrales anticholinerges Syndrom (ZAS) mit zentralen Symptomen:
  - Desorientierung, Halluzinationen
  - Somnolenz bis Koma
  - generalisierte Krampfanfälle
  - Atemdepression und Schock

21

- mit peripheren Symptomen:
  - Tachykardie
  - trockene Haut (Mundtrockenheit)
  - Hyperthermie
  - Tachykardie oder Tachyarrhythmie
  - erweiterte Pupillen (Mydriasis)

Maßnahmen
Monitoring
- RR, Puls, EKG, SaO₂, Temperatur

Basismaßnahmen und Lagerung
- Freimachen und Freihalten der Atemwege (ggf. absaugen)
- bewusstlose Patienten: stabile Seitenlage (ggf. Schocklage in gleichzeitiger Seitenlage zum Aspirationsschutz)
- O₂-Gabe über Maske oder Nasensonde 8–10 Liter/Min.
- bewusstseinsklare Patienten: Oberkörperhochlagerung (30° Drehpunkt Hüfte)
- Wärmeerhalt
- Asservierung von Tablettenresten, Verpackungen

Erweiterte Maßnahmen
- i.v. Zugang und Laborblutentnahme

Medikamente und Dosierungsempfehlungen
- Sedierung: Diazepam (Valium®) 5–10 mg i.v.
- Antidotgabe von 1–2 mg Anticholium® langsam und fraktioniert i.v. (ca. 0,03 mg/kg KG)
- Volumentherapie: kristalloide Infusionen (z.B. Vollelektrolytlösung) 500–1.000 ml i.v.

21.3.4 Methanolvergiftung

Der Methanolvergiftung liegt in der Regel eine Verwechslung mit Äthylalkohol (Ethanol) oder die gewollte Einnahme als Ersatzdroge bei Alkoholabusus zugrunde. Methylalkohol (Methanol) wird durch das Enzym Alkoholdehydrogenase über die Zwischenstufe des Formaldehyds zu Ameisensäure oxidiert. Dabei kommt es einerseits zur Ausbildung einer metabolischen Azidose, andererseits können Schädigungen des Sehnervs bis hin zur Erblindung auftreten.

Symptome

Das Leitsymptom der akuten Methanolvergiftung sind Sehstörungen. An der Notfallstelle ist die Zuordnung der Sehstörungen zur Diagnose der Methanolvergiftung sehr schwer zu erstellen. Daher sollte unbedingt in der unmittelbaren Umgebung nach entsprechenden Behältnissen mit Methanol Ausschau gehalten werden.

Therapie

Die kausale Therapie der Methanolvergiftung besteht in der sofortigen Gabe von Ethanol. Dies geschieht des-

halb, weil die Alkoholdehydrogenase beim Vorhandensein beider Alkohole vorrangig Ethanol abbaut, da ihre Affinität zu Ethanol größer ist. Es reicht ein Blutalkoholspiegel von einem Promille Ethanol aus, um das Enzymsystem voll zu beanspruchen. Dies wird durch die Gabe von beispielsweise 100 ml 50%igem Obstschnaps erreicht. Dadurch wird dann die Oxidation von Methanol gehemmt. Ein sinnvoller Azidoseausgleich ist wegen der fehlenden Messmöglichkeiten an der Notfallstelle der Klinik vorbehalten.

SCHLAGWORT
Methanolintoxikation

Ursachen
- akzidentielle Einnahme von Methylalkohol (Holzgeist, Bärenklaupflanzen)

Symptome
- Sehstörungen bis Erblindung

Maßnahmen
Monitoring
- RR, Puls, EKG, SaO₂

Basismaßnahmen und Lagerung
- Freimachen und Freihalten der Atemwege (ggf. absaugen)
- bewusstlose Patienten: stabile Seitenlage (ggf. Schocklage in gleichzeitiger Seitenlage zum Aspirationsschutz)
- O₂-Gabe über Maske oder Nasensonde 8–10 Liter/Min.
- bewusstseinsklare Patienten: Oberkörperhochlagerung (30° Drehpunkt Hüfte)
- Asservierung von Verpackungen (z.B. Flaschen)

Erweiterte Maßnahmen
- i.v. Zugang und Laborblutentnahme

Medikamente und Dosierungsempfehlungen
- bei bewusstseinsklaren Patienten: 100 ml Äthylalkohol 50% (z.B. Obstler) p.o.
- bei bewusstlosen Patienten: Ethanol 95/96% als Infusionszusatz

21.3.5 Zyanidinvergiftung

Vergiftungen mit Zyaniden (Blausäure) treten oftmals in Galvanisierbetrieben (Zyanide werden zum Lösen von Edelmetallen verwendet), im Rahmen von Wohnungsbränden durch das Freiwerden blausäurehaltiger Rauchgase, nach dem Verzehr größerer Mengen Bittermandeln (50 Bittermandeln können tödlich sein) oder im Rahmen von Selbsttötungsdelikten auf. In organischen Verbindungen werden die Zyanidgruppen als Nitrile bezeichnet.

Das Enzym, das durch Zyanide gehemmt wird, ist die Cytochromoxidase. Dieses Enzym ist für die intrazelluläre Umsetzung des Sauerstoffs im Gewebe unerlässlich. Durch die Verbindung des dreiwertigen Eisens (Fe^{3+})

der Cytochromoxidase mit dem Zyanid kann Sauerstoff (O_2) im Gewebe nicht mehr umgesetzt werden, obwohl der Sauerstofftransport im Blut nicht beeinträchtigt ist. Diese Blockierung wird „innere Erstickung" genannt.

Symptome

Bei leichten Vergiftungen (z.B. durch Rauchgase) treten lediglich Schwindel, Unwohlsein und verstärkter Speichelfluss auf. Einer stärkeren Vergiftung entsprechen die Leitsymptome Hyperpnoe, eine Rotfärbung der Haut (venöse Arterialisierung), Erbrechen, zentrale und periphere Atemlähmung und der Patientengeruch nach Bittermandeln. Vor dem Kreislaufstillstand treten stärkste zerebrale Krampfanfälle auf.

Therapie

Vor der Durchführung von **Basismaßnahmen** ist auf den Eigenschutz zu achten. Patienten müssen durch Fachpersonal (Feuerwehr, Atemschutz) aus der Gefahrenzone gerettet werden. Anschließend stehen für die **erweiterten Maßnahmen** Antidota zur Verfügung.

Die Hemmung der Sauerstoffumsetzung in der Zelle ist reversibel. Angriffspunkt des Giftes (Zyanid) und des Gegengifts (4-DMAP) ist das dreiwertige Eisen (Fe^{3+}). Zyanid verbindet sich sehr leicht mit dem dreiwertigen Eisen der Cytochromoxidase, aber noch leichter (höhere Affinität) mit dem dreiwertigen Eisen des Methämoglobins. Da im Körper aber im Normalfall kein Methämoglobin vorhanden ist, muss dieses durch Gabe des Antidots erst gebildet werden. Das Antidot 4-DMAP ist in der Lage, Hämoglobin in Hämiglobin (Methämoglobin) umzuwandeln. Nach der Applikation von 3–4 mg/kg KG werden ca. 30% des Hämoglobins in Methämoglobin umgewandelt. Das Zyanid verlässt anschließend die Cytochromoxidase und bildet Zyan-Methämoglobin, das zwar keinen Sauerstoff transportieren kann, aber die Blausäure von der Körperzelle abhält und durch langsame Ausscheidung über die Nieren den Körper verlässt. Um diesen Vorgang einerseits zu beschleunigen und andererseits das ebenfalls nicht ungefährliche Zyan-Methämoglobin zu beseitigen, wird als nächstes Antidot Natriumthiosulfat verabreicht. Durch das körpereigene Enzym Rhodanase wird das Zyanid in Anwesenheit von Natriumthiosulfat zu ungiftigem Rhodanid umgewandelt, welches sehr viel schneller mit dem Urin ausgeschieden werden kann. Das entstandene Methämoglobin kann durch bestimmte Reparationsmechanismen im Körper wieder in funktionsfähiges Hämoglobin umgewandelt werden.

Als alternatives Antidot steht seit einigen Jahren Hydroxocobalamin (Cyanokit®) zur Verfügung. Hydroxocobalamin ist ein Derivat des Vitamins B_{12} (Cobalamin). Hydroxocobalamin wirkt bei Blausäurevergiftungen als Zyanidfänger, indem die Hydroxogruppe des Moleküls durch das Zyanid ersetzt wird. Das dabei entstandene Zyanocobalamin wird rasch über den Urin ausgeschieden. Bei Mischintoxikationen durch Rauchgase ist die Therapie mit Hydroxocobalamin der bisherigen Standardtherapie mit 4-DMAP/Natriumthiosulfat überlegen.

SCHLAGWORT

Zyanidintoxikation

Ursachen
- akzidentielle Aufnahme von Blausäure (Zyanid) über Rauchgase, Unkrautvernichtungsmittel oder Bittermandeln
- Suizid mit zyanidhaltigen Chemikalien

Symptome
- zerebrale Krampfanfälle
- Atemstillstand
- Kreislaufstillstand

Maßnahmen
Monitoring
- RR, Puls, EKG, SaO_2

Basismaßnahmen und Lagerung
- Freimachen und Freihalten der Atemwege (ggf. absaugen)
- bewusstlose Patienten: stabile Seitenlage (ggf. Schocklage in gleichzeitiger Seitenlage zum Aspirationsschutz)
- bewusstseinsklare Patienten: Oberkörperhochlagerung (30° Drehpunkt Hüfte)
- Asservierung von Tablettenresten, Verpackungen
- O_2-Gabe über Maske oder Nasensonde 8–10 Liter/Min. nach Gabe der Antidota

Erweiterte Maßnahmen
- i.v. Zugang und Laborblutentnahme

Medikamente und Dosierungsempfehlungen
- Antidotgabe von 200–250 mg 4-DMAP i.v. (ca. 3 mg/kg KG)
- anschließend fraktionierte Gabe von 10–100 ml Natriumthiosulfat 10% i.v.
- Antidotgabe von Hydroxocobalamin (Cyanokit®) initial 5 mg i.v. über Kurzinfusion in 200 ml NaCl 0,9%

21.3.6 Kohlenoxidvergiftungen

Vergiftungen mit Kohlenoxiden treten in der Regel in Kombination bei Bränden oder im Rahmen einer unvollständigen Verbrennung (z.B. Motorabgase) auf und können in ihrer Toxizität stark variieren.

Kohlenmonoxid (CO)

Kohlenmonoxid (CO) ist ein farb- und geruchloses Gas mit einer sehr hohen Affinität zum Hämoglobinmolekül. Diese Affinität liegt 200- bis 300-mal höher als die des Sauerstoffs, d.h., das Hämoglobinmolekül im Blut nimmt Kohlenmonoxid eher auf als Sauerstoff. Außerdem ist das Kohlenmonoxid fester an das Hämoglobin gebunden als Sauerstoff. Dies führt zu einer Sauerstoffverarmung des Körpers. Bereits ein CO-Gehalt der Raumluft von 0,1 Vol% führt zur Blockierung von 50% des Hämoglobins mit Kohlenmonoxid. Steigt der CO-Gehalt auf 0,5 Vol% an, sind bereits 90% des Hämoglobins für das Sauerstoffmolekül nicht mehr zugänglich. Diese Konzentration ist daher tödlich.

Symptome

Die Symptome (➤ Tab. 21.1) der Kohlenmonoxidvergiftungen variieren stark und sind abhängig von der Konzentration des mit Kohlenmonoxid beladenen Hämoglobinanteils im Blutkreislauf (HbCO). Sie sind eher unspezifisch und reichen von Kopfschmerzen, Augenflimmern, Schwindelgefühl über Übelkeit und Erbrechen bis hin zur Atemnot und Bewusstlosigkeit. Eine Rosafärbung der Haut (durch das HbCO) ist meist erst bei an dieser Vergiftung verstorbenen Patienten zu erkennen (➤ Abb. 21.4).

Therapie

Die Therapie der Kohlenmonoxidvergiftung besteht in einer möglichst frühen Inhalation von Sauerstoff. Die Eliminationshalbwertszeit beträgt bei Atmung in Raumluft etwa vier Stunden, bei Atmung von 100% Sauerstoff etwa 60 Minuten und bei Beatmung mit 100% Sauerstoff bei drei Atmosphären Überdruck etwa noch 20 Minuten. Da die Ausscheidung des Kohlenmonoxids nur über die Lunge möglich ist, ist unter normalen Bedingungen die Beatmung mit 100% Sauerstoff die einzige Möglichkeit – neben der Erfolg versprechenderen Behandlung in einer Druckkammer –, den HbCO-Gehalt beschleunigt abzubauen.

Kohlendioxid (CO₂)

Kohlendioxid (CO_2) findet sich zusätzlich immer dort, wo organische Abbauprozesse, beispielsweise Gärung oder Verwesung, stattfinden. Dies geschieht meist in geschlossenen Räumen wie Weinkellern oder Silos.

Das an und für sich ungiftige Kohlendioxid wird durch sein hohes spezifisches Gewicht von 1,5 (Luft = 1) besonders am Boden angereichert, so dass durch Verdrängung des Sauerstoffs Erstickung eintreten kann. Bei hohen Kohlendioxidkonzentrationen bilden sich sauerstofflose Kohlendioxidseen bis in Kopfhöhe aus.

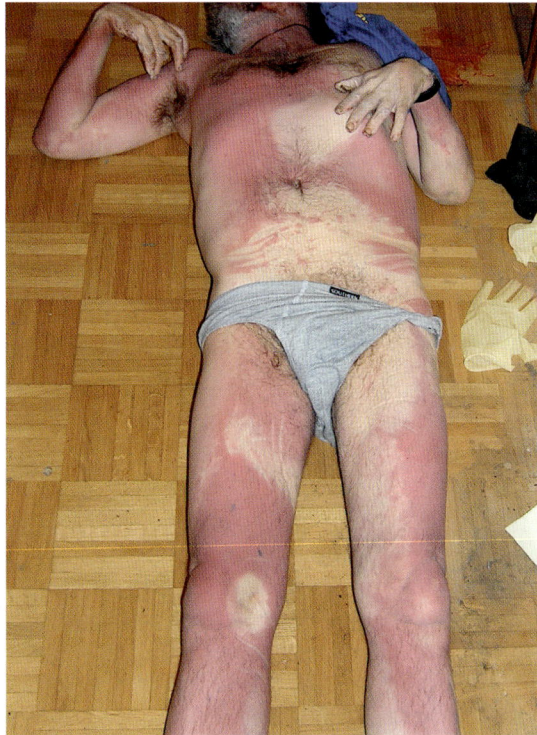

Abb. 21.4 Rosafärbung der Haut durch Kohlenmonoxidvergiftung [M 235]

Tab. 21.1 Symptome der CO-Vergiftung

Kohlenmonoxidkonzentration im Blut	Symptome
5–10% HbCO	leichte Einschränkung der Sehleistung
0–20% HbCO	Herzklopfen, leichter Kopfschmerz
20–30% HbCO	Bewusstseinstrübung, Schwindel
30–40% HbCO	Kreislaufdepression, Rosafärbung der Haut, Atemeinschränkung
40–50% HbCO	Cheyne-Stokes-Atemtypus
50–60% HbCO	Sinken der Kerntemperatur, tiefe Bewusstlosigkeit
über 60% HbCO	tödlich innerhalb weniger Minuten

Symptome

Die Symptome der Kohlendioxidvergiftung sind sehr unspezifisch (z.B. Kopfschmerzen bis hin zu Krämpfen und Dyspnoe). Bei hohen Konzentrationen allerdings können die Vergifteten wie vom Schlage getroffen plötzlich bewusstlos zusammenbrechen. Aufgrund der hohen Eigengefährdung des Rettungsfachpersonals dürfen zur Rettung der Patienten aus diesen Räumen nur Fachkräfte mit umluftunabhängigen Atemschutzgeräten eingesetzt werden.

21

Therapie

Die Therapie der Wahl ist bei der Kohlendioxidvergiftung ebenfalls die Inhalation von Sauerstoff.

SCHLAGWORT

Kohlenoxidintoxikation

Ursachen
- suizidale Aufnahme von Kohlenmonoxid durch Pkw-Abgase
- akzidentielle Aufnahme von Kohlenmonoxid über Rauchgase, defekten Kamin, defekte Gasheizung
- akzidentielle Aufnahme von Kohlendioxid über Gärgase (Silo, Weinkeller)

Symptome
- Kopfschmerz
- Schwindelgefühl und Übelkeit
- Bewusstseinstrübung
- Atemnot
- Rotfärbung der Haut (nur bei CO-Vergiftungen)

Maßnahmen
Monitoring
- RR, Puls, EKG, SaO_2,

Basismaßnahmen und Lagerung
- Freimachen und Freihalten der Atemwege (ggf. absaugen)
- bewusstlose Patienten: stabile Seitenlage (ggf. Schocklage in gleichzeitiger Seitenlage zum Aspirationsschutz)
- bewusstseinsklare Patienten: Oberkörperhochlagerung (30° Drehpunkt Hüfte)
- O_2-Gabe über Maske oder Nasensonde 8–12 Liter/Min.

Erweiterte Maßnahmen
- i.v. Zugang und Laborblutentnahme

Medikamente und Dosierungsempfehlungen
- Erhöhung der Sauerstoffdosis durch Überdruckbeatmung (Narkose, Intubation)
- bei HbCO > 20% (präklinische Messung möglich) hyperbare Sauerstofftherapie in Druckkammerzentrum

---

21.4 Drogennotfälle

Nach der Definition der Weltgesundheitsorganisation (WHO) gilt jede Substanz als Pharmakon (nicht nur Drogen), die im lebenden Organismus eine oder mehrere Funktionen zu ändern vermag. Durch zeitweisen oder fortgesetzten Konsum eines Pharmakons kann eine psychische und physische Abhängigkeit des Patienten entstehen (Drogenabhängigkeit). Während die **psychische Abhängigkeit** durch ein unbezwingbares seelisches Verlangen charakterisiert ist, mit der Einnahme des Pharmakons fortzufahren und es um jeden Preis zu beschaffen, ist die **körperliche Abhängigkeit** durch somatische Entzugserscheinungen nach Absetzen des Phar-

makons gekennzeichnet. Dieser Zustand wird als Sucht, das Pharmakon als Suchtmittel und die fortgesetzte Aufnahme des Pharmakons als Missbrauch (Abusus) bezeichnet. Notfallsituationen im Rahmen des Suchtmittelmissbrauchs sind überwiegend akzidentiell und weniger suizidal bedingt.

21.4.1 Alkoholintoxikation

Alkoholmissbrauch ist das wichtigste Drogenproblem überhaupt. Entsprechend häufig wird das Rettungsfachpersonal mit alkoholbedingten Störungen der Körperfunktion durch Missbrauch oder Vergiftung konfrontiert. Vergiftungsursachen sind überwiegend Trinkexzesse, ausufernde Geselligkeit, Wetten und psychische Krisen.

Symptome

Es werden vier Stadien der Alkoholvergiftung in Abhängigkeit von der Blutalkoholkonzentration (BAK) im Körper unterschieden:
1. Stadium der **Exzitation** (1–2 Promille BAK): eingeschränkte Schmerzwahrnehmung, Enthemmung, gerötete Augen, Gleichgewichtsstörungen, Unruhe, verwaschene Sprache
2. Stadium der **Hypnose** (2–2,5 Promille BAK): aus Schlaf erweckbar, aggressive Verstimmung, Muskelschlaffheit, Pupille eng bis mittelweit, Amnesie
3. Stadium der **Narkose** (2,5–4 Promille BAK): Bewusstlosigkeit, keine Reaktion auf Schmerzreize, Schock, Pupille weit und träge, Stuhl- und Harnabgang
4. Stadium der **Asphyxie** (ab 4 Promille BAK): Koma, abnehmende Spontanatmung, Hypothermie, Schock, Pupille weit und reaktionslos, Tod.

Die tödliche Alkoholdosis (2,7 bis 4,7 Promille BAK) schwankt von Fall zu Fall sehr stark. Durch intensivmedizinische Maßnahmen sind aber bereits höhere Blutalkoholkonzentrationen bis zu 6,2 Promille überlebt worden.

Die Resorption von Äthylalkohol (Ethanol) erfolgt im Magen-Darm-Trakt und ist im Nüchternzustand sehr schnell (unter einer Stunde), nach einer üppigen Mahlzeit wesentlich langsamer beendet. Vom aufgenommenen Alkohol werden 10% unverändert ausgeschieden, teils durch die Lunge abgeatmet, teils durch die Niere ausgeschieden. Die Hauptmenge jedoch wird im Körper verstoffwechselt. Die ersten beiden Reaktionsschritte des Abbaus von Alkohol zu Acetat (Essigsäure) finden in der Leber statt. Für diesen Vorgang werden bereits bei

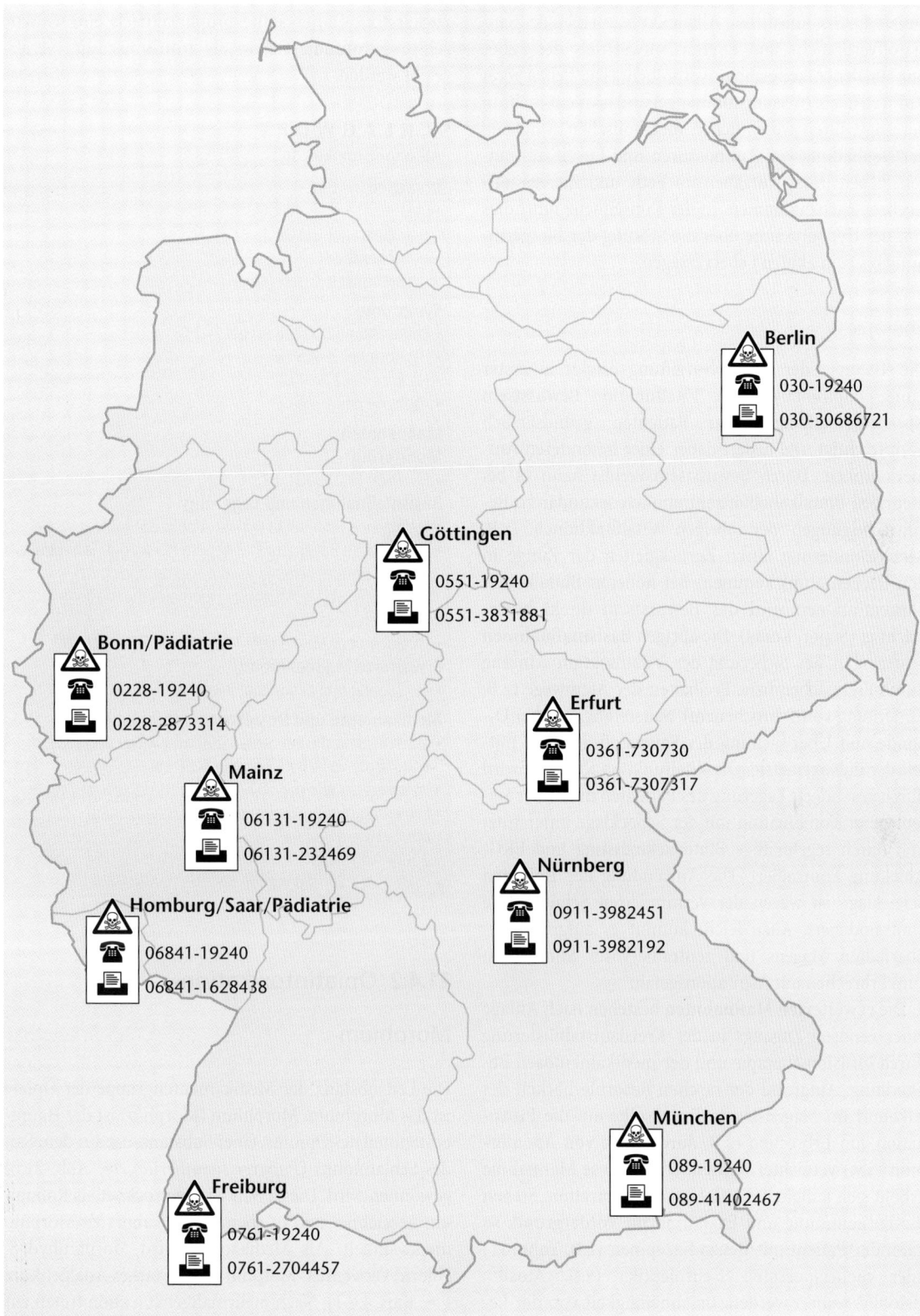

Berlin
030-19240
030-30686721

Göttingen
0551-19240
0551-3831881

Bonn/Pädiatrie
0228-19240
0228-2873314

Erfurt
0361-730730
0361-7307317

Mainz
06131-19240
06131-232469

Nürnberg
0911-3982451
0911-3982192

Homburg/Saar/Pädiatrie
06841-19240
06841-1628438

München
089-19240
089-41402467

Freiburg
0761-19240
0761-2704457

Abb. 21.5 Giftnotrufzentralen (GIZ) in Deutschland (Stand 04/2010)

einem durchschnittlichen Alkoholkonsum 85% des Sauerstoffverbrauchs und Energiestoffwechsels der Leber nur für den Alkoholabbau verbraucht. Die Leber gerät dadurch in einen Sauerstoffmangel und ist nicht mehr in der Lage, ihren wesentlichen metabolischen Aufgaben der Neubildung von Aminosäuren und Eiweißsubstanzen, neben ihren Aufgaben im Fett- und Zuckerstoffwechsel, nachzukommen. In der Konsequenz führt dies von der Hypoglykämie über die Störung der Blutgerinnung bis zum akuten Leberversagen.

Therapie

Die Therapie der Alkoholvergiftung erfolgt in erster Linie symptomatisch. Die Vitalfunktion Bewusstsein ist beim alkoholisierten Patienten grundsätzlich beeinträchtigt und bedarf daher einer besonderen Aufmerksamkeit. Durch Bewusstseinsverlust kann es bei niedrigen Blutalkoholkonzentrationen sekundär zu Beeinträchtigungen der übrigen Vitalfunktionen (z.B. Atembehinderung durch Zurückgleiten der Zunge in den Rachenraum) kommen. Bei höheren Blutalkoholkonzentrationen wird das Bewusstsein direkt beeinträchtigt (Sopor, Koma). Die übrigen **Basismaßnahmen** bestehen in der Sicherung der Vitalfunktion Atmung durch Freimachen bzw. Freihalten der Atemwege (z.B. Entfernung von Erbrochenem), Sauerstoffgabe über O_2-Sonde und Überwachung der Sauerstoffsättigung mittels der Pulsoxymetrie. Die Vitalfunktion Kreislauf wird durch gesonderte Lagerung des Patienten in stabiler Seitenlage in Kombination mit der Schocklage unterstützt und durch regelmäßige Blutdruckmessung und EKG-Ableitung kontrolliert. Die Anwendung der isolierten Schocklage ist wegen der verminderten Schutzreflexe kontraindiziert. Allzu leicht kommt es aufgrund des überfüllten Magens und zentralnervöser Stimulation zum Erbrechen mit Aspirationsgefahr.

Die **erweiterten Maßnahmen** bestehen nach Anlage eines venösen Zugangs in der Kreislaufstabilisierung durch Infusionstherapie und der medikamentösen Behandlung. Aufgrund der raschen Resorbierbarkeit des Alkohols im Magen-Darm-Trakt sollte auf die Provokation von Erbrechen (z.B. durch Gabe von Apomorphin® i.v.) verzichtet werden. Durch diese Maßnahme erhöht sich lediglich die Gefahr der Aspiration. Stehen die Enthemmung und Exzitation im Vordergrund, so kann der Patient mit Benzodiazepinen (z.B. Valium®) oder niedrigpotenten Neuroleptika (z.B. Atosil®, Haldol®) sediert werden. In Abhängigkeit von der Leberfunktion und dem Ernährungszustand kann sich im Rahmen des Alkoholmissbrauchs sehr schnell eine Hypoglykämie ausbilden (Überprüfung durch Blutzuckerstix). Daher sollte prophylaktisch eine Glukoselösung infundiert bzw. als Infusionszusatz verabreicht werden.

SCHLAGWORT

Alkoholintoxikation

Ursachen
• übermäßige orale Alkoholaufnahme bei:
  – ausufernder Geselligkeit
  – Trinkexzessen
  – psychischen Krisen

Symptome
• Enthemmung (Exzitation) bei 1–2‰
• Hypnose bei 2–2,5‰
• Narkose bei 2,5–4‰
• Asphyxie bei > 4‰

Maßnahmen
Monitoring
• RR, Puls, EKG, SaO_2, BZ
Basismaßnahmen und Lagerung
• Freimachen und Freihalten der Atemwege (ggf. absaugen)
• bewusstlose Patienten: stabile Seitenlage (ggf. Schocklage in gleichzeitiger Seitenlage zum Aspirationsschutz)
• bewusstseinsklare Patienten: Oberkörperhochlagerung (30° Drehpunkt Hüfte)
• O_2-Gabe über Maske oder Nasensonde 2–6 Liter/Min.
Erweiterte Maßnahmen
• i.v. Zugang und Laborblutentnahme

Medikamente und Dosierungsempfehlungen
• Infusionstherapie mit 500–1.000 ml Vollelektrytlösung und Zusatz von 20 ml Glukose 40% i.v.
• Volumentherapie mit 500–1.000 ml HAES 6% im Schock
• Sedierung (nur bei Exzitation oder Enthemmung) mit 5–10 mg Valium® i.v., 25–50 mg Atosil® i.v. oder 2,5–5 mg Haldol®
• keine Gabe von Apomorphin®

21.4.2 Opiatintoxikation

Morphium

Die Leitsubstanz der Medikamentengruppe der Opiate ist das Morphium. Morphium (Morphin) ist der Hauptbestandteil des Opiums, einer Substanz, die aus dem Saft des Schlafmohns (*Papaver somniferum*, ➤ Abb. 21.6) gewonnen wird. Dieser Saft wird getrocknet als Rohopium bezeichnet und in chemischen Labors zu Morphin umgewandelt. Als Medikament wird Morphinhydrochlorid verwendet. Morphin ist ein starkes Analgetikum (➤ Kap. 4.6.1). Nach mehrmaliger Injektion treten zusätzlich eine euphorisierende Wirkung und eine zunehmende Abhängigkeitsentwicklung ein.

Symptome

Im ZNS bewirkt Morphin eine ausgeprägte Miosis (Engstellung der Pupillen) sowie eine Dämpfung des Atem- und des Hustenzentrums. Der Tonus der glatten Muskulatur wird gesteigert, und es entsteht eine Obstipation (Verstopfung). Die Wirkdauer beträgt ca. sechs Stunden.

Heroin

Durch chemische Umwandlung des Morphins in Diacetylmorphin entsteht Heroin. Seit den siebziger Jahren ist Heroin die dominierende Droge auf dem internationalen Markt. Es wird vorwiegend als kristallines weißes Pulver gehandelt. Als Streckstoffe finden sich Zucker, Backpulver und Stärke. Ascorbin- und Zitronensäure werden zur Auflösung des Pulvers in der Spritze benötigt. Häufig ist das Heroin auch mit Kodein, Chinin, Lidocain oder Phenobarbital vermengt.

In seiner Wirkweise entspricht das reine Heroin dem Morphin. Es ist jedoch fünf- bis zehnmal stärker wirksam und besitzt eine ausgesprochen starke euphorisierende Komponente. Unmittelbar nach Injektion in die Vene setzt ein überwältigendes Glücksgefühl („Kick") ein, das nur wenige Sekunden anhält und von einem Gefühl des Wohlbefindens und der Gleichgültigkeit abgelöst wird. Die Wirkungsdauer von Heroin beträgt bei intravenöser Verabreichung drei bis vier Stunden. Heroinintoxikationen erfolgen eher akzidentiell als in suizidaler Absicht, wenn der vorher nicht bekannte hohe Heroinanteil in der Substanzmasse („zu guter Stoff") zu einer ungewollten Überdosierung führt.

Symptome

Das Leitsymptom einer Vergiftung mit Heroin ist eine zunehmende Bewusstseinstrübung, die sich bis zum Koma mit zentraler Atemlähmung ausweiten kann. Klare Hinweise auf eine Opiatintoxikation sind neben der respiratorischen Insuffizienz (Bradypnoe, Apnoe) die maximale Miosis (kleine, stecknadelkopfgroße Pupillen: „Stecker"), Einstichstellen früherer Injektionen (z.B. an den Armen oder in der Leiste) und das Vorhandensein von Fixerutensilien in unmittelbarer Nähe (➤ Abb. 21.7).

Therapie

Die **Basismaßnahmen** zielen auf die Aufrechterhaltung der Vitalfunktionen. Die **erweiterten Maßnahmen** umfassen die gezielte Antidottherapie mit Naloxon (Narcanti®). Bleibt eine einmalige Antidotgabe ohne Erfolg, so kann die Injektion zwei- bis dreimal wiederholt werden. Stellt sich im Anschluss immer noch keine befriedigende Wirkung ein, muss eine Mischintoxikation mit weiteren Substanzen (z.B. Barbiturate, Benzodiazepine) angenommen werden. Die weitere **medikamentöse Therapie** richtet sich dann nach den speziellen Erfordernissen dieser Wirksubstanzen, unter der Voraussetzung, dass diese bekannt sind, oder erfolgt symptomatisch. Bei der Anwendung von Naloxon ist zu beachten, dass dieses Antidot

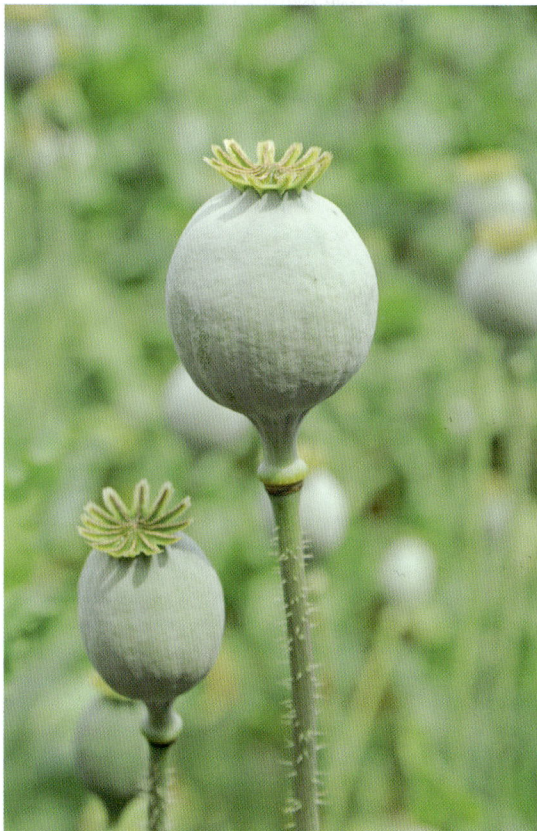

Abb. 21.6 Mohnkapsel [J748-033]

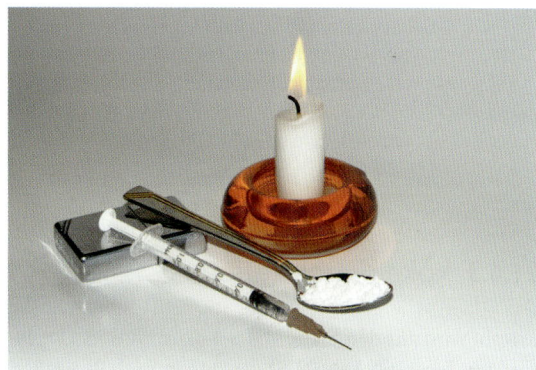

Abb. 21.7 Fixerbesteck [J748-034]

eine kürzere Halbwertszeit als die meisten Opiate besitzt. Daher ist mit einem Rebound-Effekt zu rechnen, der zur erneuten Ateminsuffizienz und Eintrübung des Patienten führen kann. Naloxon kann des Weiteren noch an der Notfallstelle ein akutes, schweres Opiatentzugssyndrom auslösen. Obwohl dieses für den Patienten nicht lebensbedrohlich ist, kann es zu unangenehmen Aggressivitätsschüben und Enthemmung mit der Gefahr der Selbst- und Fremdgefährdung kommen. In diesem Falle kann eine Sedierung mit Benzodiazepinen notwendig werden.

SCHLAGWORT

Opiatintoxikation

Ursachen
- akzidentielle Aufnahme von Opiaten über:
  - Vene (z.B. versehentliche Heroinüberdosierug)
  - Haut (z.B. zu hoch gewählte Schmerzpflaster-[Fentanyl®-]Dosierung)
  - Magen-Darm-Trakt (peroral) (z.B. Methadonsubstitution trotz Heroineinnahme)
- suizidale Einnahme von Opiaten (sehr selten)

Symptome
- Bradypnoe
- Bradykardie
- Miosis
- Bewusstlosigkeit (Koma)

Maßnahmen
Monitoring
- RR, Puls, EKG, SaO$_2$

Basismaßnahmen und Lagerung
- Freimachen und Freihalten der Atemwege (ggf. absaugen)
- bewusstlose Patienten: stabile Seitenlage (ggf. Schocklage in gleichzeitiger Seitenlage zum Aspirationsschutz)
- bewusstseinsklare Patienten: Oberkörperhochlagerung (30° Drehpunkt Hüfte)
- O$_2$-Gabe über Maske oder Nasensonde 2–6 Liter/Min.

Erweiterte Maßnahmen
- i.v. Zugang und Laborblutentnahme
- Antagonisation vor Intubation (Beatmung bzw. Intubation erübrigt sich dadurch oftmals)

Medikamente und Dosierungsempfehlungen
- Antidottherapie: 0,01 mg/kg KG Naloxon i.v. (z.B. 0,4–0,8 mg Narcanti® i.v.)
- wenn Patient bewusstlos und Antidottherapie keine Wirkung zeigt → Intubation und Beatmung
- evtl. Sedierung mit 10–20 mg Valium® i.v. bei akuten Entzugserscheinungen mit Fremd- und Selbstgefährdung
- Infusionstherapie mit 500–1.000 ml Vollelektrolytlösung

21.4.3 Kokainintoxikation

Kokain wird aus den Blättern des Kokastrauches (*Erythroxylum coca*, ➤ Abb. 21.8) gewonnen und als weißes, kristallines Pulver angeboten. Es kann als Droge ge-

schnupft (intranasal), intravenös gespritzt oder geraucht (inhaliert) werden. Kokain ist zumeist mit Zucker gestreckt oder mit Koffein, Strychnin, Amphetamin, Lidocain oder Heroin („Speed-ball") verschnitten. Wird die freie Base („Freebase") des Rohalkaloids mit Wasser und Backpulver aufgekocht, entsteht das berüchtigte „Crack", das sich durch eine kurze Wirkzeit, aber eine enorme Anflutungsgeschwindigkeit („Kick") auszeichnet.

Kokain ist eine Droge mit einem hohen psychischen Suchtpotenzial. Der Kokainrausch führt zu einem Gefühl der Euphorie und der Macht, häufig mit enormer Steigerung des Selbstbewusstseins. Die Kokainwirkung beginnt nach fünf Minuten, hält ein bis zwei Stunden an und endet in einer erhöhten Reizbarkeit mit depressiver Stimmung, Kopfschmerzen und Katzenjammer. Durch Verstärkung dieser Rauscherscheinungen ähnelt das Erscheinungsbild der Kokainintoxikation auf den ersten Blick der paranoiden Schizophrenie oder Manie.

Symptome

Im Rahmen einer Kokainüberdosierung kommt es zur ungezügelten adrenergen Überaktivität mit hypertensiven Krisen, Tachykardie, Hyperthermie, Mydriasis, Tremor und zerebralen Krämpfen. Diese vegetativen Krisen halten im Vergleich zur psychotischen Erkrankung nur kurz (bis zu einer Stunde) an. Differentialdiagnostisch weist die gesteigerte Aktivität des Sympathikotonus, im Gegensatz zur Psychose, auf den Kokainkonsum hin.

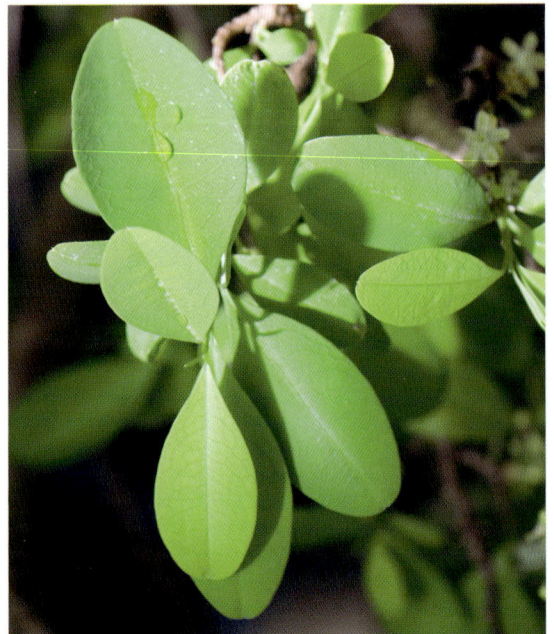

Abb. 21.8 Kokablätter [J748-035]

Therapie

Die **Basismaßnahmen** umfassen die Sicherung der Vitalfunktionen, insbesondere der Atmung, die initial gesteigert ist und sich im weiteren Verlauf zunehmend verlangsamen wird. Ein engmaschiges Monitoring (EKG, Pulsoxymetrie) ist zwingend erforderlich. Die **erweiterten Maßnahmen** erfolgen symptomorientiert und zielen nach Anlage eines venösen Zugangs auf die Durchbrechung zerebraler Krämpfe (Gefahr der Hypoxie) und die Wiederherstellung stabiler, normotoner Kreislaufverhältnisse. Die Steigerung des Sympathikotonus kann über das Auftreten einer Tachykardie zu ventrikulären Extrasystolen bis zum Kammerflimmern führen. Mittel der Wahl ist daher die Injektion eines kardioselektiven β-Blockers als Sympatholytikum (z.B. Beloc®). Die hypertensiven Krisen aufgrund der α-Rezeptoren-Reizung des Kokains bleiben hiervon allerdings unbeeinflusst. Zur Senkung des Blutdrucks bietet sich daher die Gabe eines peripheren α-Rezeptor-Antagonisten (z.B. Ebrantil®) an. Zerebrale Krampfanfälle müssen durch hoch dosierte Gabe eines Benzodiazepins (z.B. Valium®), ausgeprägte psychotische Symptome durch Gabe eines Neuroleptikums (z.B. Haldol®) behandelt werden, wobei zu beachten bleibt, dass Neuroleptika die Krampfschwelle senken können.

SCHLAGWORT

Kokain- oder Amphetaminintoxikation

Ursachen
- Einnahme kokainhaltiger Substanzen

Symptome
- Hypertonie
- Tachykardie (teils mit pectanginösen Beschwerden)
- Hyperthermie
- Mydriasis
- Tremor
- Psychosen

Maßnahmen
Monitoring
- RR, Puls, EKG, SaO$_2$

Basismaßnahmen und Lagerung
- O$_2$-Gabe über Maske oder Nasensonde 8–12 Liter/Min.
- bewusstseinsklare Patienten: Oberkörperhochlagerung (30° Drehpunkt Hüfte)
- bewusstlose Patienten: stabile Seitenlage

Erweiterte Maßnahmen
- i.v. Zugang und Laborblutentnahme

Medikamente und Dosierungsempfehlungen
- Antihypertonika: periphere α-Rezeptorenblocker, z.B. 25–50 mg Ebrantil® i.v.
- Antiarrhythmika: kardioselektive β-Rezeptorenblocker, z.B. 5 mg Beloc® i.v.
- Antikonvulsiva: z.B. 10–40 mg Valium® i.v.
- Antipsychotika/Neuroleptika: z.B. 2 bis 5 mg Haldol® i.v.
- keine Gabe von Katecholaminen wegen Wirkungsverstärkung der sympathoadrenergen Reaktion

21.4.4 Amphetaminintoxikation

Weckamine oder Zentralstimulanzien sind Medikamente, die als Aufputschmittel, Appetitzügler oder Antidepressiva eingesetzt werden. In diese Substanzgruppe gehören die Amphetamine (z.B. Benzedrin®, Ritalin®, Captagon® und Preludin®). Amphetamine erhöhen im synaptischen Spalt die Konzentration von Dopamin und Noradrenalin durch erhöhte Freisetzung und wirken teilweise selbst als Neurotransmitter.

Symptome

Die Vergiftungszeichen sind denen der Kokainintoxikation sehr ähnlich. Leitsymptome sind Mydriasis, Tachykardie, hypertensive Krisen, Hyperthermie und motorische Unruhe. Auch die Verwechslungsgefahr mit der paranoiden Schizophrenie oder Manie ist wie bei der Kokainintoxikation gegeben. Während die Abgrenzung zur Kokainintoxikation durch die länger anhaltende Wirkung der Amphetaminüberdosierung möglich ist, fällt die Unterscheidung zur psychischen Erkrankung sehr schwer, da eine amphetamininduzierte Psychose bis zu zwei Wochen anhalten kann.

Therapie

Die Behandlung der Amphetaminüberdosierung orientiert sich analog der Kokainintoxikation an den auftretenden Symptomen.

21.4.5 Intoxikation mit Designerdrogen

In illegalen chemischen Labors werden synthetische und halbsynthetische Drogen hergestellt, die dann als so genannte Designerdrogen auf dem Schwarzmarkt erscheinen. Die Gruppe der Designerdrogen umfasst im Wesentlichen zwei Stoffklassen: synthetische Opiate (Fentanylderivate) und Amphetaminderivate (z.B. Ecstasy). Die Leitsubstanz der als Ecstasy (➤ Abb. 21.9) bezeichneten Amphetaminderivate ist das Methyldioxy-**methamphetamin** (MDMA).

Die Methamphethamine sind seit einigen Jahren auf dem Vormarsch und befinden sich in großer Anzahl und Variationsbreite auf dem Markt. Insbesondere von

21

Jugendlichen werden die leicht in Tablettenform einzunehmenden Pillen (Ecstasy) vielfach eingenommen. Bei den unter dem Namen Ecstasy gehandelten Stoffen handelt es sich vornehmlich um

- MDA – „Adam" (Methylendioxy-amphethamin)
- MDE – „Eve" (Methylendioxy-N-ethyl-amphethamin)
- DOM (Dimethoxy-methyl-amphethamin)
- MDBD – „Eden" (Methylendioxy-N-methyl-benzodioxazolyl-butanamin).

Ecstasy-Tabletten werden sehr oft als Ergänzungsdroge neben Alkohol und Cannabis eingenommen. Die freie Base des Amphetamins kann auch geraucht werden („Speed"), wodurch durch den plötzlichen Wirkeintritt („Kick") ein hohes Suchtpotenzial entstehen. Die Drogen werden als „Ice", „Crystal" und „Shabu" bezeichnet.

Symptome bei Einnahme von Ecstasy

Die Wirkung entspricht im Wesentlichen der Steigerung der zentralen Erregbarkeit und des Sympathikotonus wie bei den Weckaminen und Amphetaminen. Die Symptome umfassen ebenfalls Mydriasis, Tachykardie, Hypertonie, Euphorie, Furchtlosigkeit und visuelle Halluzinationen. Die Therapie erfolgt symptomatisch und orientiert sich an der Behandlung der Kokainintoxikation (➤ Kap. 21.4.3).

Symptome bei Einnahme von synthetischen Opiaten

Die Symptome nach Einnahme synthetischer Opiate entsprechen denen der klassischen Opiatvergiftung. Die Wirkpotenz dieser Derivate ist jedoch bis zu 3.000-mal stärker als die des klassischen Opiats Morphin. Zum Vergleich sei an Fentanyl erinnert, das nur 100-mal stärker ist als Morphin. Dieser Umstand kann bei Konsum solcher Derivate zum Tode unmittelbar während oder nach der Injektion führen. Die gebräuchlichsten synthe-

tischen Fentanylderivate sind Alphamethylfentanyl („China white") oder das an Opiatrezeptoren ansetzende Phenylzyklidin (PCP). Die Symptome und Therapierichtlinien sind in ➤ Kap. 21.4.2 nachzulesen.

21.4.6 Cannabisintoxikation

Cannabis ist seit vielen Jahren die am häufigsten konsumierte Droge im deutschen Sprachraum. Die Blüten der weiblichen Pflanze des indischen Hanfs (*Cannabis sativa*, ➤ Abb. 21.10) enthalten ein psychotropisch wirkendes Harz (δ-1-Tetrahydrocannibol, THC), das in gepressten Platten als Haschisch („Dope", „Shit") bezeichnet wird. Die getrockneten Blätter enthalten nur ein Fünftel des Wirkstoffs und heißen Marihuana („Gras").

Symptome

Haschisch und Marihuana werden meistens mit Tabak vermischt geraucht („Joint") und bewirken eine Stimmungsaufhellung mit gesteigertem Redefluss, inhaltslosem Glücksgefühl und Intensivierung der Sinnes-

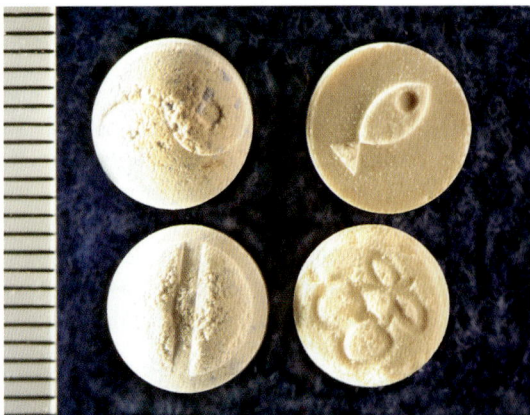

Abb. 21.9 Ecstasy [M235]

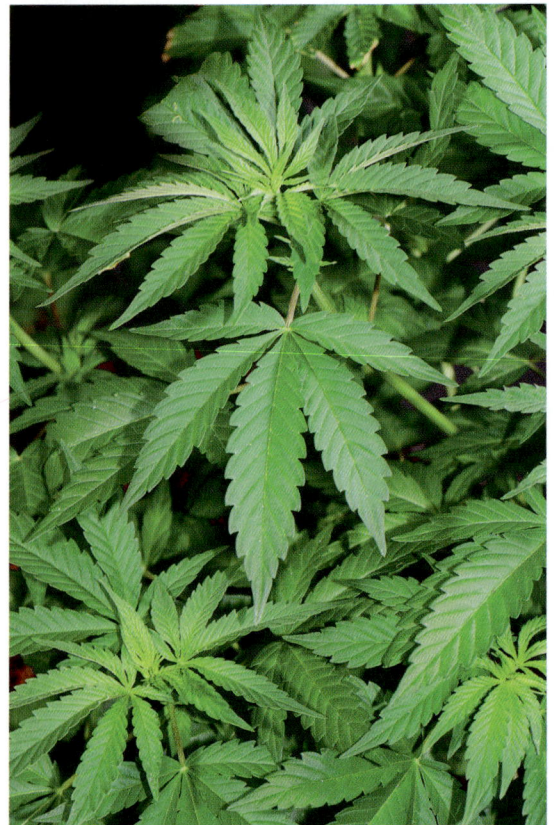

Abb. 21.10 Cannabisstaude [J748-036]

wahrnehmungen mit gesteigertem Raumgefühl und Farb- und Tonwahrnehmungen. Die Droge kann jedoch auch zu Gereiztheit, Misstrauen oder einer depressiven Stimmungslage führen. Die Wirkungsdauer liegt bei zwei bis vier Stunden. Aufgrund der langen Halbwertszeit im Blut (56 Stunden) besteht jedoch die Gefahr der Kumulierung von THC. Symptome einer Vergiftung treten typischerweise nicht nach dem Rauchen eines Joints, sondern erst nach oraler Aufnahme von Gebäck (Haschplätzchen) oder Getränken auf, in denen ein höherer THC-Gehalt vorhanden ist. Zeichen einer Überdosierung sind Verwirrtheit und Ideenflucht mit optischen Halluzinationen (Depersonalisierung) oder Psychosen. Die körperlichen Symptome sind Tachykardie, Hypothermie und Ataxie (Bewegungsstörungen).

Therapie

Die Therapie erfolgt symptomatisch und orientiert sich an der Behandlung der Kokainintoxikation (➤ Kap. 21.4.3). Als Basismaßnahme ist die Abschirmung des Patienten gegenüber optischen und akustischen Reizen zu erwähnen, um eine unerwünschte, überschießende Reaktion (Gereiztheit, Misstrauen) nicht zu verstärken bzw. halluzinative Wahrnehmungen des Patienten nicht zu verschlimmern. Die erweiterten Maßnahmen zielen nach Anlage eines venösen Katheters auf die Sedierung mit Benzodiazepinen (Valium®) und die symptomatische Therapie der sympathoadrenergen Reaktion (Hypertonie, Tachykardie).

SCHLAGWORT

Cannabisintoxikation

Ursachen
• Einnahme tetrahydrocannibolhaltiger Substanzen (THC)

Symptome
• Misstrauen, Gereiztheit (Psychosen)
• optische und/oder akustische Halluzinationen
• Tachykardie
• Hypertonie
• Hyperthermie
• Mydriasis

Maßnahmen
Monitoring
• RR, Puls, EKG, SaO$_2$

Basismaßnahmen und Lagerung
• O$_2$-Gabe über Maske oder Nasensonde 8–12 Liter/Min.
• Oberkörperhochlagerung (30° Drehpunkt Hüfte)
• Abschirmung gegenüber akustischen und optischen Reizen

Erweiterte Maßnahmen
• i.v. Zugang und Laborblutentnahme

Medikamente und Dosierungsempfehlungen
• Sedierung: z.B. 10–20 mg Valium® i.v.
• Antihypertonika: periphere α-Rezeptorenblocker, z.B. 25–50 mg Ebrantil® i.v.
• Antiarrhythmika: kardioselektive β-Rezeptorenblocker, z.B. 5 mg Beloc® i.v.
• Antipsychotika/Neuroleptika: z.B. 2–5 mg Haldol® i.v.

21.4.7 Intoxikation mit Lösungsmitteln

Rauschauslösende Substanz der „Schnüffelstoffe" ist in der Regel Toluol, ein aromatischer Kohlenwasserstoff, der als Lösungs- und Reinigungsmittel eingesetzt wird. Durch Einatmen der Toluoldämpfe wird eine rauschähnliche Wirkung hervorgerufen. Sie ähnelt dem Alkoholrausch und hält 15 bis 45 Minuten an. Besonders unter Kindern und Jugendlichen ist dieser Drogenkonsum verbreitet. Die gebräuchlichsten Stoffe sind Klebe- und Verdünnungsmittel, Lösungsmittel, Nagellack, Fleckentfernungs- und Reinigungsmittel sowie Amyl- und Isobutylnitrit („Poppers", „Snappers").

Symptome

Die Symptome nach übermäßigem Toluolkonsum sind Schwindel, Erbrechen, Durchfall, Leib- und Kopfschmerzen. Im Rahmen einer Intoxikation kommen Herzrhythmusstörungen, Hypotonie, Erregungszustände und zerebrale Krampfanfälle hinzu. Der Tod kann durch zentrale Atemlähmung oder Kreislaufversagen eintreten.

Therapie

Die **Basismaßnahmen** zielen auf die Aufrechterhaltung der Vitalfunktionen. Bei Vergiftungen durch Inhalation ist frühzeitig Sauerstoff über Maske oder O$_2$-Sonde zu applizieren.

Die **erweiterte Therapie** erfolgt nach Anlage eines venösen Zugangs symptomatisch und zielt auf die Aufrechterhaltung der Kreislauffunktion durch Infusionstherapie. Eine Gabe von Katecholaminen ist wegen der sympathoadrenergen Wirkung kontraindiziert. Ein überschießender Erregungszustand ist mit Benzodiazepinen (z.B. Valium®) therapierbar. Bei Toluolkonsum über drei bis sechs Monate kommt es zur Toleranzentwicklung und körperlichen Abhängigkeit.

21

Fallbeispiel

Notfallmeldung

Die Leitstelle der Feuerwehr informiert die Rettungsleitstelle über einen Wohnhausbrand (Einfamilienhaus, Personen werden vermisst) und fordert Rettungswagen und Notarzt an. Der Disponent alarmiert zwei Rettungswagen, ein Notarzteinsatzfahrzeug und den Einsatzleiter Rettungsdienst.

Befund am Notfallort

Der Besatzung der zuerst eintreffenden Rettungswagen wird von der Feuerwehr eine leblose Person übergeben, die der Angriffstrupp gerade aus dem Gefahrenbereich gerettet hat. Die Person ist rußverschmiert, die Kleidung ist angesengt, die linke Hand verbrannt. Der Patient atmet nicht, der Karotispuls ist nicht tastbar. Mit der Reanimation wird unter Mithilfe der Feuerwehrbeamten unmittelbar vor dem Haus begonnen.

Leitsymptom

Herz-Atem-Stillstand, Verbrennung.

Verdachtsdiagnose

Rauchgasvergiftung.

Erstmaßnahmen

Der Notarzt intubiert den Patienten orotracheal mit einem Tubus (ID 9,0) und legt in der Folge einen venösen Zugang in die V. jugularis externa links (G 14), über den 3 mg Suprarenin appliziert werden. Durch die Wiederbelebungsmaßnahmen sind kurze Zeit später Herzaktionen im EKG zu erkennen und ein Karotispuls tastbar. Die Pupillen sind weiterhin weit und lichtstarr. In die rechte Ellenbeuge wird ein weiterer venöser Zugang angelegt. Insgesamt werden 1.000 ml Vollelektrolytlösung infundiert. Da als Ursache des Herz- und Atem-Stillstandes eine Rauchgasvergiftung angenommen wird, entscheidet der Notarzt, den Patienten nicht ins nahe gelegene Klinikum zu bringen, sondern den Rettungshubschrauber anzufordern, um den Patienten in die 50 km entfernte Druckkammer transportieren zu lassen. Der kreislaufstabile Zustand des Patienten lässt dies zu. Parallel zum Transport wird die Druckkammer durch die Berufsfeuerwehr einsatzbereit gemacht und steht bei Eintreffen des Rettungshubschraubers mit medizinischem Personal des angeschlossenen Klinikums bereit.

Klinik

Bei Einlieferung in die Zielklinik sind die Pupillen des Patienten weiterhin weit und lichtstarr. Der Kornealreflex ist nicht auslösbar. Dennoch entscheiden die behandelnden Ärzte, den Patienten in die Druckkammer einzuschleusen. Nach 2 Stunden zeigt der Patient Abwehrbewegungen gegen die Beatmung, so dass er narkotisiert werden muss. Im Anschluss an den Druckkammergang wird der Patient in Narkose in ein peripheres Krankenhaus weiterverlegt. Dort wird er operiert (Amputation der verbrannten drei Finger der linken Hand) und kann postoperativ extubiert werden. Die Klinik kann er nach 14 Tagen verlassen.

Wiederholungsfragen

1. Wann wird auf eine Magenspülung verzichtet (➤ Kap. 21.2)?
2. Wann wird Erbrechen nicht provoziert (➤ Kap. 21.2)?
3. Wie heißt das Antidot von Alkylphosphaten (➤ Kap. 21.3.2)?
4. Welche Methoden der Entgiftung kennen Sie (➤ Kap. 21.2)?
5. Was ist eine forcierte Diurese (➤ Kap. 21.2, ➤ Kap. 21.3.1)?
6. Wie werden Benzodiazepinvergiftungen behandelt (➤ Kap. 21.3.1)?
7. Nennen Sie die Symptome einer Morphinvergiftung (➤ Kap. 21.4.2).
8. Nennen Sie die Stadien der Alkoholvergiftung (➤ Kap. 21.4.1).
9. Welche Symptome können bei Ecstasyvergiftungen auftreten und wie wird therapiert (➤ Kap. 21.4.5)?

Jürgen Luxem, Sebastian Wirtz, Matthias Wust, Heinrich Horst Hellweg,
Heinz Peter Moecke

Thermische Notfälle

Lernzielübersicht

22.1 Thermische Notfälle

- Als Hypothermie wird das Absinken der Körperkerntemperatur unter 35 °C bezeichnet.
- Bewusstlosigkeit und Kammerflimmern drohen bei Körperkerntemperaturen von unter 30 °C.
- Auch nach der Rettung aus der Kälte muss noch mit einem weiteren Abfall der Körpertemperatur von bis zu 3 °C gerechnet werden.
- Alle Verfahren zur suffizienten Erwärmung des Patienten sind der Klinik vorbehalten.
- Die Körperkerntemperatur wird auch bei hoher Umgebungstemperatur über Regelkreise (Konvektion, Wärmestrahlung, Verdunstung) konstant gehalten.
- Nicht ausreichende Möglichkeit zur Wärmeabgabe mündet in einen sich selbst erhaltenden Kreislauf (Circulus vitiosus) der Hyperthermie mit Sonnenstich, Hitzekrämpfen, Hitzeerschöpfung und Hitzschlag.
- Die Hitzeerschöpfung entsteht durch eine Kombination aus Hyperthermie und Dehydratation.

22.2 Verbrennungstrauma

- Verbrennungen und Verbrühungen sind durch thermische Einflüsse ausgelöste morphologische Schädigungen der Haut.
- Das Ausmaß der Verletzung ist von den Faktoren Temperaturhöhe, Einwirkdauer, Flächenausdehnung und Tiefenausdehnung abhängig.

- Zentrale Basismaßnahme ist die Kaltwassertherapie, um ein Tieferbrennen zu verhindern.
- Tieferbrennen ist die Abgabe thermischer Energie aus den hitzeexponierten Zellen an noch nicht geschädigte Zellverbände.

22.3 Strom- und Blitzunfälle

- Der elektrische Strom kann thermische Schäden verursachen und erregbare Strukturen im menschlichen Körper reizen (Myokard, Muskulatur, Nervensystem).
- Man unterscheidet den direkten vom indirekten Stromschlag.
- Die Gefahr, auch für den Retter, ist bei indirekten Stromflüssen meist nicht sofort ersichtlich. Der indirekte Stromschlag wirkt durch eine Überspannung in einer Leitung, durch Funkenentladung oder Schrittspannung.
- Im Rahmen von Stromunfällen ist auf den Selbstschutz des Rettungsdienstpersonals höchste Aufmerksamkeit zu verwenden. Befindet sich der Patient noch im Gefahrenbereich, ist technische Hilfe anzufordern.
- Erst wenn sichergestellt ist, dass keine Spannung mehr am Stromleiter anliegt, darf sich das Rettungsfachpersonal dem Patienten nähern.
- Das Berühren des Patienten ist vor Abschalten des Stromes verboten.

22.1 Hypo- und Hyperthermie

Der Mensch ist zur Erhaltung seiner biologischen Funktionen auf die Aufrechterhaltung einer stabilen Körpertemperatur von 37 °C angewiesen. Bei dieser Temperatur herrschen im Körper die optimalen Bedingungen für die maximale Leistungsfähigkeit des menschlichen Stoffwechsels. Durch das gegenseitige Wechselspiel von Wärmeabgabe und Wärmeproduktion wird die Körpertemperatur reguliert (➤ Kap. 2.3.3). Allerdings führen bereits geringe Abweichungen von diesem Sollwert zu charakteristischen körperlichen Veränderungen.

22.1.1 Hypothermie

Als Hypothermie (Unterkühlung) wird das Absinken der Körperkerntemperatur unter 35 °C bezeichnet (➤ Abb. 22.1). Die Hypothermie des Patienten ist eine im Rettungsdienst häufig auftretende Komplikation, da im Zusammenhang mit anderen Erkrankungen und Verletzungen immer wieder Wärmeverluste entstehen kön-

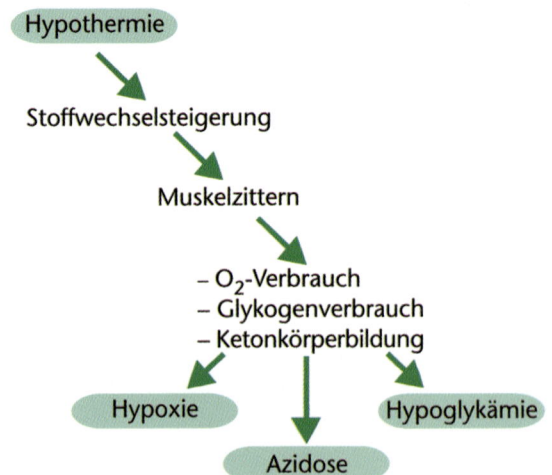

Abb. 22.1 Folgen der Hypothermie

nen. Die Unterkühlung tritt nicht nur in der kalten Jahreszeit auf (z.B. niedrige Außentemperaturen bei hoher Luftfeuchtigkeit und Wind). Eine Unterkühlung kann sich auch bei sommerlichen Temperaturen (z.B. durchschwitzte Kleidung, zu langer Aufenthalt im Wasser) oder selbst innerhalb geschlossener Räume (z.B. längere Liegezeit hilflos auf kaltem Boden) entwickeln. Die **Entstehung** der Hypothermie hängt dabei wesentlich von der eigentlichen Notfallerkrankung und den klimatischen Umständen, unter denen sie eintritt, ab. Wesentliches Kriterium für den Wärmeverlust ist die Geschwindigkeit der Wärmeabgabe im Verhältnis zur Wärmeproduktion, z.B. während eines Aufenthaltes in kalter Umgebung mit unangemessener Kleidung. Nur selten liegt primär eine Störung der Wärmeregulation vor.

So wichtig das Erkennen der Unterkühlung auch ist, so selten wird sie erkannt, weil nicht an sie gedacht und im Rettungsdienst zu selten die Temperatur gemessen wird. Es ist daher eine wichtige Aufgabe im Rettungsdienst, eine bereits eingetretene Unterkühlung zu erkennen und eine weitere Abkühlung zu vermeiden. Von einer Unterkühlung besonders gefährdet sind Patienten mit Erkrankungen (z.B. reduzierter Allgemeinzustand, Erschöpfung, Alkoholmissbrauch) oder Verletzungen (z.B. Verbrennungen, Schock, Polytrauma), bei denen der Wärmeverlust über die Körperschale größer als die Wärmeproduktion im Körperkern ist.

Symptome

Das auffälligste Symptom der Unterkühlung ist das Muskelzittern, das bereits bei Körpertemperaturen von unter 35 °C auftritt (**Abwehrstadium**). Durch die Steigerung des Muskelstoffwechsels erreicht der Körper eine hohe Wärmeproduktion. Zusätzlich wird er versuchen, durch die Drosselung der Durchblutung (Vasokonstriktion) der Haut- und Extremitätengefäße eine Wärmedämmung zu erhalten. Im Abwehrstadium ist die Atmung deutlich beschleunigt, da die erhöhte CO_2-Produktion die Ventilation reflektorisch steigert. Der Nachteil des Muskelzitterns ist der damit ebenfalls verbundene extrem hohe Sauerstoffverbrauch, der auf das Vierfache des Grundverbrauchs ansteigen kann.

Bei weiterer Abkühlung (unter 34 °C) lässt das Muskelzittern nach (**Erschöpfungsstadium**). Die Gelenke und die Muskeln werden steif. Mit Nachlassen des Muskelzitterns nimmt aber auch die Atmung ab und wird bei einer Körpertemperatur unter 30 °C flach, unregelmäßig und kaum noch wahrnehmbar. Bewusstseins- und andere neurologische Störungen treten schon ab einer Körpertemperatur von unter 34 °C auf.

Bei weiterer Abkühlung (unter 30 °C) (**Lähmungsstadium**) besteht Lebensgefahr. Der Patient wird bewusstlos und verliert die Schutzreflexe. In dieser Phase verschlechtern sich die Vitalparameter weiter. Bei Temperaturen um 28 °C ist die Sauerstoffabgabe im Gewebe beeinträchtigt. Unterhalb von 27 °C ist nur noch sehr eingeschränkt Leben möglich (Vita minima). Der Organismus bewegt sich auf dem untersten energetischen Niveau (**Scheintod**). Unter 25 °C erlöschen die Reaktionen auf Schmerzreize, und die Pupillen werden weit und lichtstarr.

Die Hauptgefahr der Unterkühlung liegt jedoch in der Veränderung der Herz-Kreislauf-Funktion. Die Herzfrequenz und der Blutdruck steigen initial durch das Muskelzittern mit dem erhöhten Grundumsatz an, sinken bei weiterem Auskühlen aber kontinuierlich auf bradykarde und hypotone Kreislaufwerte ab. **Bradykarde Herzfrequenzen** mit allen Formen von Herzrhythmusstörungen kennzeichnen die Phase unter 33 °C. Bei Körperkerntemperaturen unter 30 °C besteht jederzeit die Gefahr des Kammerflimmerns.

Therapie

Die **Basismaßnahmen** zielen auf die Rettung des unterkühlten Patienten, die Vermeidung weiterer Wärmeverluste und auf die Sicherung der vitalen Funktionen. Die schonende Rettung des unterkühlten Patienten muss unter Beachtung von Begleitverletzungen (Einsatz der Schaufeltrage) durchgeführt werden, möglichst ohne die Körperlage, in der der Patient vorgefunden wird, zu verändern. Es kann sonst zur Umverteilung von kaltem Blut aus der Peripherie zum Körperkern kommen, wodurch die Körperkerntemperatur weiter absinkt und die Unterkühlung verstärkt wird (**After-Drop**). Auf diese Weise kann die Körpertemperatur um bis zu 3 °C weiter absinken. Im ungünstigsten Fall kann der rasante Abfall der Körperkerntemperatur reflektorisch einen Herz-Kreislauf-Stillstand auslösen (**Bergungstod**).

> **MERKE**
> Schon geringe Umlagerungsmanöver in tiefer Hypothermie können schwerste Herzrhythmusstörungen hervorrufen, daher ist ein behutsames Vorgehen bei der Rettung und Versorgung geboten.

Nach der Rettung muss der weitere Verlust von Körperwärme vermieden werden. Dazu wird der Patient an einen warmen und windstillen Ort gebracht, wo die nasse Kleidung entfernt wird. Ist das nicht möglich, bleibt der Patient vollständig bekleidet, und es wird nur so viel Kleidung entfernt, wie es für die Notfallversorgung unbedingt notwendig ist. In jedem Fall wird der Patient in eine luftundurchlässige und isolierende Folie, eine so genannte **Rettungsfolie**, eingewickelt. Die Folie soll möglichst eng am Körper anliegen und den Kopf mit abdecken, um ein weiteres Auskühlen durch Verdunstung zu vermeiden. Der Einsatz der Rettungsfolie ist aber nur dann effektiv, wenn weiterhin niedrige Außentemperaturen bestehen. Liegt der Patient bereits im warmen RTW, ist die Rettungsfolie nicht zuträglich, weil sie das langsame Erwärmen der Körperschale verhindert.

MERKE

Auch nach der Rettung aus der Kälte muss noch mit einem weiteren Abfall der Körpertemperatur von bis zu 3 °C gerechnet werden (After-Drop).

Es kann jederzeit zu einer Verschlechterung der Vitalfunktionen im Verlauf der Notfallversorgung kommen. Da eine endgültige Erwärmung am Notfallort nicht möglich ist, steht neben der Wärmeerhaltung die Sicherung der Vitalfunktionen im Vordergrund. Zur Deckung des gesteigerten Sauerstoffbedarfs ist eine Zufuhr von Sauerstoff über Maske oder O_2-Sonde unabdingbar. Außerdem müssen bei bewusstseinsgetrübten Patienten die Atemwege gesichert werden. Eine lückenlose Überwachung der Herz-Kreislauf-Funktion durch ein angelegtes EKG und die Messung von Puls und Blutdruck sind notwendig, um die häufig auftretenden Herzrhythmusstörungen zu erkennen. Bei jedem unterkühlten Patienten sollte zusätzlich ein Blutzuckerschnelltest gemacht werden, da eine Hypoglykämie sowohl Ursache als auch Folge der Unterkühlung sein kann.

MERKE

Die schwere Hypothermie ist immer eine Indikation für die notärztliche Versorgung.

Die **erweiterten Maßnahmen** umfassen nach der Anlage eines venösen Zugangs die Infusion von Plasmaexpandern zur Steigerung des Blutdrucks. Wenn möglich, sollten die Infusionslösungen auf bis zu 40 °C erwärmt werden. Bei stärkerer Erwärmung ist mit einer Schädigung der Erythrozyten (Hämolyse) zu rechnen. Die **medikamentöse Therapie** muss sich symptombezogen an den auftretenden Herzrhythmusstörungen orientieren. Dabei ist zu beachten, dass die Wirksamkeit der Medikamente und der Defibrillation in Hypothermie unter 28 °C Körperkerntemperatur nicht gesichert ist. Eine eventuell notwendig werdende Reanimation wird bis zur Wiedererwärmung in der Klinik durchgeführt, da in tiefer Hypothermie eine so genannte Vita minima, ein Leben auf dem untersten energetischen Niveau, möglich ist. Man kann bei tief unterkühlten Patienten sogar unsichere Zeichen des Todes finden (z.B. nicht tastbarer Puls oder weite, lichtstarre Pupillen). Daher sind Wiederbelebungsmaßnahmen bei unterkühlten Patienten länger durchzuführen als bei Patienten mit normaler Körpertemperatur, da die Prognose und die Überlebenschancen bei Unterkühlung erheblich besser sind.

ACHTUNG

„Nobody is dead until warm and dead."

Eine zweifelsfreie Feststellung des Todes kann somit nur bei Vorliegen der sicheren Todeszeichen erfolgen.

Das geeignete Krankenhaus zur Aufnahme des unterkühlten Patienten ergibt sich aus der Schwere der Hypothermie. Bewusstseinsklare, kreislaufstabile Patienten können in jedes Krankenhaus gebracht werden. Patienten mit Störungen der Vitalfunktionen sollten auf die Intensivstation einer Schwerpunktklinik gebracht werden, um die gerätetechnischen Möglichkeiten zur Wiedererwärmung zu nutzen. Bei weiteren Strecken kann hierfür der RTH eingesetzt werden.

Klinische Therapie

Alle Verfahren der Erwärmung sind der Klinik vorbehalten, da es erwiesenermaßen in der Notfallversorgung nicht gelingt, eine Steigerung der Körpertemperatur effektiv zu erreichen.

Für die klinische Wiedererwärmung bieten sich verschiedene Verfahren an:

- **Spontanerwärmung:** Die Ausnutzung der Wärmeproduktion des Patienten ist die am häufigsten angewandte Methode zur Wiedererwärmung. Sie ist aber nur bei guter Isolierung gegen weiteren Wärmeverlust möglich. Durch diese Methode ist ein Temperaturanstieg von bis zu 1 °C pro Stunde erreichbar. Nachteilig an dieser Behandlungsmethode ist der hohe Sauerstoffverbrauch des Patienten.
- **Warmwasserbad:** Warmwasserbäder führen zu einer schnellen Aufwärmung insbesondere der Peripherie und damit zu einer raschen Erweiterung der Hautgefäße. Die Gefahr dieser Behandlungsmethode liegt im plötzlichen Rückstrom saurer Stoffwechselprodukte zum Körperkern und in einer orthostatischen Regulationsstörung mit Bewusstlosigkeit und Herzrhythmusstörungen.
- **Lokale Wärmebehandlung:** Lokale Wärmeanwendungen mit Wärmflaschen oder Wärmestrahlern sollten nur mit großer Zurückhaltung angewendet werden. Sie bergen die Gefahr, an der minderdurchbluteten Haut Verbrennungen hervorzurufen.

- **Künstliche Beatmung:** Die künstliche Beatmung mit angewärmter Atemluft ist eine gefahrlose Methode der Wiedererwärmung. Der Effekt liegt aber nicht über dem der Spontanerwärmung (1 °C pro Stunde).
- **Invasive Wiedererwärmung:** Sehr effektiv und rasch kann mit Hilfe von invasiven Methoden eine Wiedererwärmung herbeigeführt werden, was insbesondere in der Wiederbelebungssituation anzustreben ist. Die Peritoneallavage, also die Spülung des Peritonealraums mit auf 40 °C erwärmter Dialyseflüssigkeit, oder die Hämodialyse/Hämofiltration (künstliche Niere) gehören zu diesen Methoden. Am schnellsten aber kann der unterkühlte Patient mit Hilfe der Herz-Lungen-Maschine wiedererwärmt werden.

SCHLAGWORT
Hypothermie

Ursachen
- Wärmeverlust über die Körperschale ist größer als die Wärmeproduktion im Körperkern bei:
  - Aufenthalt in kalter Umgebung mit unangemessener Kleidung (Obdachlose, erschöpfte oder bewusstlose Patienten)
  - Aufenthalt in kalter Umgebung mit zweckmäßiger Kleidung (Lawinenunfall, Wasserunfall mit verlängerten Rettungszeiten)
  - Begleiterkrankungen (alkoholisierte Patienten) oder Begleitverletzungen (Polytrauma)
  - Patiententransport in unzureichend geheizten Rettungsdienstfahrzeugen

Symptome
- **Abwehrstadium**
  - wach, Unruhe
  - Hyperventilation
  - Tachykardie
  - Hypertonie
  - Muskelzittern
- **Erschöpfungsstadium**
  - teilnahmslos, verwirrt
  - Atmung flach und unregelmäßig
  - Bradykardie
  - Hypotonie
  - Muskel- und Gelenkstarre
- **Lähmungsstadium**
  - bewusstlos
  - Bradypnoe
  - extreme Bradykarie
  - Hypotonie
  - erweitere Pupillen, schwacher Muskeltonus
- **Scheintod**
  - bewusstlos, reflexlos
  - Brady- bis Apnoe
  - Asystolie oder Kammerflimmern
  - RR nicht messbar
  - weite, lichtstarre Pupillen

Maßnahmen
Monitoring
- RR, Puls, EKG, SaO_2, Temperatur, BZ

Basismaßnahmen und Lagerung
- schonende Rettung
- Horizontallagerung (Vermeidung After-Drop)
- Entfernen der nassen Kleidung, Wärmeerhalt
- O_2-Gabe über Maske oder Nasensonde 6–8 Liter/Min.

Erweiterte Maßnahmen
- i.v. Zugang und Laborblutentnahme
- klinische Maßnahmen der Wiedererwärmung

Medikamente und Dosierungsempfehlungen
- Analgesie: 5–10 mg Morphium i.v., Paracetamol (für Kinder) 125–500 mg supp. oder Diclofenac (für Kinder) 1 mg/kg KG supp.
- Sedierung: 2–5 mg Midazolam i.v. oder 2,5–10 mg Diazepam i.v.
- Volumentherapie: erwärmte kristalloide (z.B. Vollelektrolytlösung) Infusionen **ohne Laktat** oder kolloide Infusionen (z.B. HES 6%) nach Bedarf
- Narkoseeinleitung mit Etomidat, Fentanyl und Midazolam

22.1.2 Erfrierungen

Werden einzelne Körperregionen über einen längeren Zeitraum intensiver Kälte ausgesetzt, so versagt der typische Mechanismus der Wärmeerhaltung und es kann zu lokalen Erfrierungen kommen. Sie können bereits bei Temperaturen oberhalb des Gefrierpunkts entstehen, da sie sowohl von der Temperatur, der Art, der Geschwindigkeit als auch von der Dauer der Kälteeinwirkung abhängig sind. Besonders von Erfrierungen betroffen sind peripher gelegene, ungeschützte Körperregionen, z.B. Finger, Hände, Zehen und Füße sowie Nase und Ohren. Begünstigend wirken Bewusstlosigkeit oder Alkoholmissbrauch, da hier die periphere Vasoregulation gestört ist. Über eine Vasokonstriktion der Blutgefäße in dem betroffenen Gewebe versucht der Körper, sich vor einer Auskühlung des Körperkerns zu schützen, und nimmt dafür die periphere Auskühlung in Kauf. Zusätzlich führt die Vasokonstriktion kleiner Blutgefäße zu einer Aufrechterhaltung eines ausreichenden Blutdruckes an lebenswichtigen Organen (Kreislaufzentralisation). Die Blutgefäßverengung führt in der Körperperipherie allerdings zu Sauerstoffmangel und über einen verlangsamten Blutfluss zu einem Eindicken des Blutes, wodurch einem Verklumpen von Blutplättchen (Sludge-Phänomen) Vorschub geleistet wird. Zusätzlich führt die periphere Durchblutungsstörung zu einer gesteigerten Durchlässigkeit der Gefäßwände und zu Flüssigkeitsverschiebungen (Ödeme).

Analog zu den Verbrennungen (➤ Kap. 22.2) teilt man die Erfrierungen in vier Schweregrade ein:

22

- **Erfrierung 1. Grades:** Die Haut ist durch die Vaso-konstriktion weiß-bläulich marmoriert. Bei Wiedererwärmung der lokalen Erfrierung tritt durch die vermehrte Durchblutung eine schmerzhafte Rötung und Schwellung der betroffenen Region auf.
- **Erfrierung 2. Grades:** Durch Schädigung der Kutis und Subkutis kommt es zur Blasenbildung. Die Haut ist kalt und blau-rot verfärbt. Bei Wiedererwärmung der lokalen Erfrierung tritt Plasma in das Gewebe und die Blasen aus. Es kommt zur Ausbildung schmerzhafter Frostbeulen und zu Gewebeschwellung.
- **Erfrierung 3. Grades:** Durch schwerste Durchblutungsstörungen bilden sich tief in das Gewebe reichende Veränderungen mit ausgedehnter Blutblasenbildung. Die Haut ist blass-bläulich verfärbt und bildet schwarze Hautnekrosen aus. Da die Hautnervenendigungen in der Subkutis mitbetroffen sind, bestehen Gefühllosigkeit und Schmerzfreiheit. Bei Wiedererwärmung können die intensiven Gefäßspasmen wegen arterieller Thrombosen mit Intima- und Medianekrosen der Blutgefäße nicht mehr gelöst werden. Die erfrorene Körperregion stirbt ab.
- **Erfrierung 4. Grades:** Die Erfrierung 4. Grades ist ein Synonym für die Nekrose des Wundgebiets. Alle Gewebestrukturen sind zerstört.

Therapie

Die **Basismaßnahmen** zielen auf eine langsame Erwärmung der erfrorenen Körperteile. Dabei muss von einer Unterkühlung des gesamten Patienten ausgegangen werden, deren Behandlung Vorrang vor der lokalen Erfrierung hat. Lokale Erfrierungen müssen wie Wunden behandelt und trocken, steril (Brandwundenverbandpäckchen) und warm eingepackt werden, ohne dabei Druck auf das erfrorene Gebiet auszuüben. Durch die eigene Körperwärme kommt es zur langsamen Erwärmung. Erfrorene Körperteile müssen darüber hinaus gepolstert gelagert werden. Es darf keinesfalls der Versuch unternommen werden, durch Reiben die erfrorenen Körperteile wiederzuerwärmen, da die Gefahr einer Vergrößerung des Hautdefektes besteht.

Im Rahmen der **erweiterten Maßnahmen** ist eine ausreichende Schmerzbehandlung zu gewährleisten, da mit der Reperfusion erhebliche Schmerzen auftreten werden. Nach Anlage eines peripheren Venenzuganges zielt die Therapie des Notarztes auf die intravenöse Verabreichung von Morphin zur Schmerzbekämpfung und die Vermeidung von Thrombosen durch die Gabe von niedermolekularem Heparin und Azetylsalizylsäure (ASS).

SCHLAGWORT

Erfrierung

Ursachen
- intensive Kälteeinwirkung auf ungeschützte Körperregionen (Nase, Ohren)
- Vasokonstriktion peripherer Blutgefäße zur zentralen Wärmeerhaltung

Symptome
- Schwellung der Haut und schmerzhafte Rötung
- Haut blau-rot verfärbt, Blasenbildung
- Haut blass-bläulich verfärbt, Blutblasen, einzelne schwarze Hautnekrosen
- Haut blau-schwarz verfärbt, Nekrose des Wundgebiets

Maßnahmen
Monitoring
- RR, Puls, EKG, SaO_2, Temperatur, BZ

Basismaßnahmen und Lagerung
- Verband trocken, steril und warm
- erfrorene Körperteile gepolstert lagern
- kein Wiedererwärmen durch Reibung oder warmes Wasser
- O_2-Gabe über Maske oder Nasensonde 6–8 Liter/Min.

Erweiterte Maßnahmen
- i.v. Zugang und Laborblutentnahme

Medikamente und Dosierungsempfehlungen
- Analgesie: 5–10 mg Morphium i.v.
- Antikoagulation: Heparin 5.000 IE i.v oder/und 0,5 g Aspirin® i.v.
- Volumentherapie: erwärmte kristalloide (z.B. Vollelektrolytlösung) Infusionen **ohne Laktat** oder kolloide Infusionen (z.B. HES 6%)

22.1.3 Hyperthermie

Die Körperkerntemperatur wird auch bei hohen Umgebungstemperaturen über verschiedene Regelkreise konstant gehalten (➤ Kap. 2.3.3). Die vermehrte Wärmeabgabe erfolgt über die Mechanismen der Konvektion, der Wärmestrahlung, im Wesentlichen aber durch die Schweißabsonderung (Verdunstung) und damit über die Reduzierung der Oberflächentemperatur.

MERKE
Betroffen sind überwiegend ältere Patienten, Säuglinge und Kleinkinder, seltener auch junge Menschen nach hoher körperlicher Anstrengung.

Bei körperlichen Anstrengungen wird vom Körper durch die Muskelarbeit vermehrt Wärme produziert, die zu einer erhöhten Körperkerntemperatur führt. Wird nunmehr in einer erhöhten Umgebungstemperatur durch körperliche Anstrengung Wärme im Körper erzeugt, können sich die üblichen Mechanismen der Wärmeabgabe schnell erschöpfen. Besonders bei be-

Hitzestress-Index

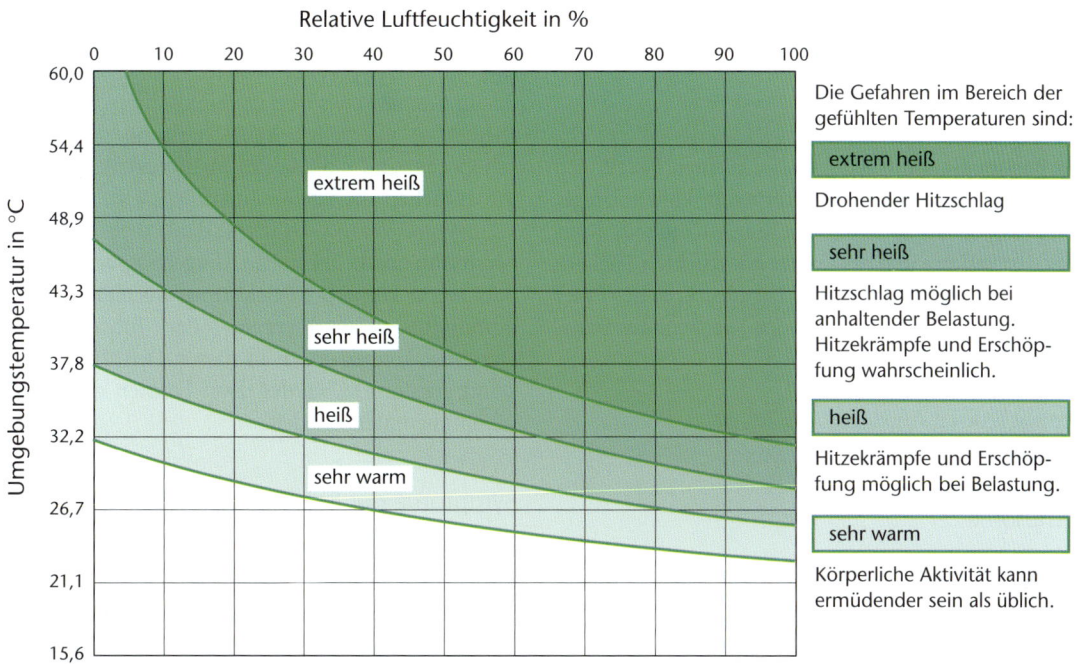

Abb. 22.2 Hitzestress-Index [E285]

hinderter Wärmeabgabe durch hohe Umgebungstemperaturen und hohe Luftfeuchtigkeit kommt es rasch zur Überwärmung des Körpers (➤ Abb. 22.2). Die mangelnde Wärmeabgabe führt zu einer Erhöhung der Körperkerntemperatur, die eine Erhöhung der Stoffwechselaktivität nach sich zieht, die wiederum eine Erhöhung der Körpertemperatur auslöst. Es entsteht dadurch ein sich selbst unterhaltender Kreislauf (Circulus vitiosus, ➤ Abb. 22.3), der zu den typischen Krankheitsbildern des Sonnenstichs, der Hitzekrämp-

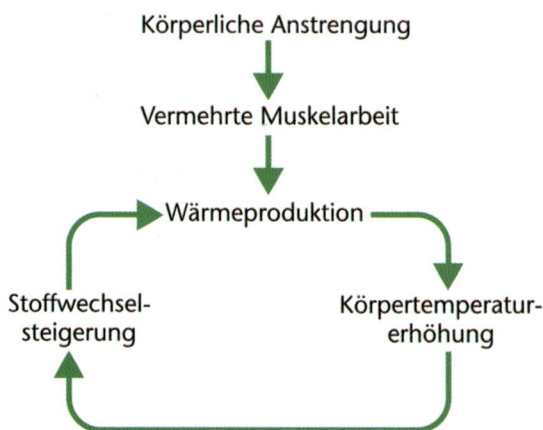

Abb. 22.3 Circulus vitiosus der Hyperthermie

fe, der Hitzeerschöpfung oder gar zum Hitzschlag führen kann.

Sonnenstich

Der Sonnenstich (Heliosis, Insolation) entsteht durch länger andauernde direkte Sonneneinstrahlung auf den ungeschützten Kopf. Die direkte Wärmebelastung führt innerhalb des Schädels zur Hirnhautreizung und Permeabilitätsstörungen der Blut-Hirn-Schranke. Die Körperkerntemperatur erhöht sich dabei nicht. Besonders gefährlich ist die Hitzewirkung auf den unbedeckten Kopf bzw. auf gering behaarte Köpfe von Neugeborenen, Säuglingen, Kleinkindern oder Erwachsenen.

Symptome

Ein Sonnenstich tritt typischerweise zeitlich verzögert zur Sonnenexposition (z.B. nachts) auf. Zur Symptomatik des Sonnenstichs gehören ein hochroter und heißer Kopf, während der übrige Körper kühl und kaltschweißig ist. Die betroffenen Personen beklagen Schwindel, Übelkeit und Erbrechen, heftige Kopfschmerzen und Sehstörungen. Gelegentlich tritt eine Nackensteifigkeit (**Meningismus**) auf. Infolge der Hirnhautreizung ist die

Beweglichkeit der Halswirbelsäule und des Kopfes derart eingeschränkt, dass die Patienten nur unter großen Schmerzen in der Lage sind, das Kinn auf die Brust zu beugen.

Therapie

Als **Basismaßnahme** genügt es in leichten Fällen, den Patienten mit erhöhtem Oberkörper in kühler Umgebung (z.B. Schatten) zu lagern. Eine wohltuende Kühlung des Nackens und des Kopfes mit feuchten Tüchern lindert die Beschwerden. Bei Hirndruckzeichen oder Meningismus muss der Patient ins Krankenhaus transportiert werden.

Hitzekrampf

Symptome

Im Vordergrund dieses Krankheitsbildes steht der **Elektrolytmangel** (Salzmangel). Hitzekrämpfe sind sehr schmerzhaft, aber ungefährlich, denn eine Hyperthermie oder ZNS-Beteiligung ist gewöhnlich nicht vorhanden. Durch körperliche Arbeit in heißer Umgebung produzieren die Schweißdrüsen des Körpers ein Maximum und scheiden dabei beträchtliche Mengen an Flüssigkeit und Kochsalz aus. Wird der Flüssigkeitsverlust mit elektrolytarmen Getränken (z.B. Tee, Kaffee) gedeckt, so entsteht ein extrazellulärer Flüssigkeits- und Kochsalzmangel (hypotone Dehydratation, ➤ Kap. 9.4.2). Durch den erhöhten Sympathikotonus wird zusätzlich verstärkt Na^+ in die Zelle aufgenommen, wodurch die intrazelluläre Ca^{2+}-Aktivität erhöht wird. Schmerzhafte, aber ungefährliche Krämpfe der Muskulatur sind die Folge.

Therapie

Die **Basismaßnahme** besteht in der oralen Zufuhr von ausreichend kochsalzreichen Getränken. Kochsalzreiche Getränke werden durch Zugabe von zwei Teelöffeln Salz auf einen Liter süßen Tee, Limonade oder Fruchtsaft hergestellt. Mineraldrink-Lösungen erfüllen ebenfalls den gewünschten Zweck. Nur bei starker Beeinträchtigung des Allgemeinbefindens oder Nichtvorhandensein oraler Trinklösungen kann als **erweiterte Maßnahme** ein venöser Zugang angelegt werden, um 1.000–1.500 ml Vollelektrolytlösung zu infundieren.

Hitzeerschöpfung

Trotz der eher verharmlosenden Namensgebung ist die Hitzeerschöpfung durch die Kombination von Hyperthermie und hypotoner oder hypertoner Dehydratation ein dramatisches Notfallereignis, das schnell in den Hitzschlag übergehen kann. Ursache der Hitzeerschöpfung sind ein Mangel an Körperflüssigkeit, im Wesentlichen an Extrazellularflüssigkeit, und Kochsalzmangel. Verantwortlich ist dafür meistens ein längerer Aufenthalt bei hohen Umgebungstemperaturen oder starke körperliche Belastung. Auch Patienten mit diuretischer Dauertherapie oder Erbrechen und Durchfall können rasch in diesen Dehydratationszustand geraten. Es werden zwei Formen der Hitzeerschöpfung unterschieden.

Symptome der Salzmangel-Hitzeerschöpfung

Die Hitzeerschöpfung mit hypotoner Dehydratation ist die leichtere Form und führt zu Schock und zentralnervösen Symptomen. Sie entsteht, wie die Hitzekrämpfe, durch Substitution der Flüssigkeitsverluste mit salzarmen Getränken. Kreislaufzentralisation, Blutdruckabfall und Tachykardie kennzeichnen die Kreislaufsituation. Die Patienten sind überhitzt, zeigen Muskelkrämpfe und klagen über Kopfschmerzen und Übelkeit. Die Patienten haben allerdings keinen Durst.

Symptome der Wassermangel-Hitzeerschöpfung

Die Hitzeerschöpfung mit hypertoner Dehydratation ist die schwere Form und häufig Vorläufer eines Hitzschlags. Sie entsteht, wenn die Patienten nicht genügend Wasser trinken können, weil z.B. Wasser nicht vorhanden ist (Wüstenklima). Die Symptome sind Schock, Überhitzung, quälender Durst und zentralnervöse Erscheinungen wie Angst, Konfusion oder Delirium.

Therapie

Die **Basismaßnahmen** beziehen sich auf die Stabilisierung der Kreislaufsituation. In leichteren Fällen reicht es aus, wenn die Patienten in eine kühlere Umgebung gebracht werden und durch ausreichendes Trinken ihren Wasser- und Elektrolythaushalt wieder normalisieren. Beengende Kleidung wird geöffnet, und es wird für körperliche Ruhe und Betreuung gesorgt. Überdies wird eine ausreichende Luftbewegung sichergestellt.

In den schweren Fällen kommt es zu starken Elektrolytverschiebungen, die unter stationären Bedingungen im Krankenhaus wieder normalisiert werden müssen. Als **erweiterte Maßnahme** ist die rasche Infusion von 1.000–1.500 ml Vollelektrolytlösung bereits im Vorfeld der Krankenhausaufnahme angezeigt. Zur Überwachung des Patienten wird ein fortlaufendes Monitoring (EKG, Blutdruckmessung, Sauerstoffsättigung) durchgeführt. Außerdem wird die Körpertemperatur gemessen und der Blutzuckergehalt bestimmt. Die Patientenlagerung erfolgt bei Bewusstseinsstörung in stabiler Seitenlage, sonst in Flachlagerung mit angehobenen Beinen.

Hitzschlag

Der Hitzschlag ist eine seltene und ausgesprochen bedrohliche Erkrankung, die unbehandelt zum Tode führen kann. Betroffen sind überwiegend ältere Patienten, Kleinkinder und Säuglinge sowie Patienten nach langer körperlicher Anstrengung in feuchtwarmer Umgebung, bei denen die Wärmeabgabe durch unzweckmäßige Kleidung stark behindert ist.

Symptome

Dem Hitzschlag vorausgehen kann die Symptomatik eines Sonnenstichs oder einer Hitzeerschöpfung mit Kopfschmerzen, Schwindel, Übelkeit und Kollapsneigung. Leitsymptome des Hitzschlags sind die Körpertemperaturerhöhung auf über 40 °C und die Bewusstseinstrübung, die alle Formen von leichter Verwirrtheit bis hin zur tiefen Bewusstlosigkeit haben kann. Auch eine Nackensteife kann vorliegen, und es können generalisierte Krampfanfälle auftreten. Die Atmung ist beschleunigt, und es kommt zur Schocksymptomatik. Dabei ist die Haut trocken und weiß; eine Schweißbildung findet nicht mehr statt.

Therapie

Ziel der **Basismaßnahmen** ist die möglichst rasche Wiederherstellung der normalen Körpertemperatur. Der Patient sollte umgehend an einen kühlen, schattigen Ort gebracht und aktiv mit kaltem Wasser oder kalten, nassen Tüchern abgekühlt werden. Am besten sind die Mechanismen der Körperauskühlung durch Aufbringen von feuchten Gazestreifen auf die Haut zu nutzen, die regelmäßig nachgefeuchtet werden (künstliches Schwitzen). Das Befeuchten der Haut mit Alkohol verbessert durch den erhöhten Verdunstungseffekt die Wärmeabgabe. Ziel ist die Abkühlung auf etwa 38 °C. Zusätzlich muss die Stabilisierung und Erhaltung der vitalen Funktionen durch **erweiterte Maßnahmen** erfolgen. Über einen venösen Zugang wird Flüssigkeit in Form von Vollelektrolytlösung infundiert. Sauerstoff sollte über eine Maske oder O_2-Sonde bereits frühzeitig appliziert werden. Die begleitende Behandlung richtet sich nach der Einschränkung vitaler Funktionen. Bewusstlose Patienten werden intubiert und beatmet. Generalisierte Krämpfe werden medikamentös mit Benzodiazepinen durchbrochen. Nach Stabilisierung der Vitalfunktionen muss der Patient auf einer Intensivstation nachbehandelt werden, denn die nachhaltige Überwärmung des Körperkerns ist ein lebensbedrohlicher Zustand, in dessen Folge es zu schweren Komplikationen mit Leber- und Nierenversagen sowie zu Blutgerinnungsstörungen (disseminierte intravasale Gerinnung) kommen kann.

SCHLAGWORT

Hyperthermie

Ursachen
- **Sonnenstich**
  - direkte Sonneneinstrahlung auf Kopf und Nacken
  - Körperkerntemperatur **nicht** erhöht
- **Hitzekrampf**
  - Mangel an Flüssigkeit und Elektrolyten (hypotone Dehydratation)
  - Körperkerntemperatur **nicht** erhöht
- **Hitzeerschöpfung**
  - Mangel an Flüssigkeit und Elektrolyten (hypotone oder **hypertone** Dehydratation)
  - Körperkerntemperatur **unter 40 °C**
- **Hitzschlag**
  - behinderte Wärmeabgabe führt zur Überwärmung des Körpers (**cave:** Hirnödem)
  - Körpertemperaturerhöhung auf **über 40 °C**

Symptome
➤ Tab. 22.1

Maßnahmen
Monitoring
- RR, Puls, EKG, SaO_2, Temperatur, BZ

Basismaßnahmen und Lagerung
- Oberkörperhochlagerung (Drehpunkt Hüfte 30°) in kühler Umgebung (z.B. Schatten)
- Kühlung mit feuchten Tüchern
- beengende Kleidung öffnen
- Luftbewegung sicherstellen (fächeln)
- Zufuhr von ausreichend kochsalzreichen Getränken
- O_2-Gabe über Maske oder Nasensonde 2–4 Liter/Min.

Erweiterte Maßnahmen
- i.v. Zugang und Laborblutentnahme

Medikamente und Dosierungsempfehlungen
- Volumentherapie: kristalloide Infusionen (z.B. Vollelektrolytlösung) nach Bedarf

Tab. 22.1 Gegenüberstellung der Symptome bei Hitzeerkrankungen

	Hitzekrämpfe	Hitzeerschöpfung	Hitzschlag
Bewusstsein	keine Störungen	• Desorientierung, delirante Erscheinungen • Unruhe (Agitation)	• Bewusstseinsstörungen • Desorientierung • Bewusstlosigkeit • zerebrale Krämpfe
Atmung	normal	schnell, flach	• zunächst schnell und flach • dann langsam und flach • Dyspnoe • Kußmaul-Atmung
Kreislauf	normal	• Tachykardie • Hypotonie	• Tachykardie • Herzrhythmusstörungen • Hypotonie
Körpertemperatur	normal (37 °C) bis erhöht (> 38 °C)	normal (37 °C) bis erhöht (> 38 °C)	> 40 °C
Haut	starkes Schwitzen	• zunächst warm und rot • später blass und kaltschweißig • stehende Hautfalten	• zunächst hochroter, trockener und heißer Kopf ohne Schwitzen • dann kühle, blasse und graue Haut
Nebenbefunde	• schmerzhafte Muskelkrämpfe • Schwäche • Durst	• Schwindel • Kopf- und Gliederschmerzen • Übelkeit, Erbrechen • Sehstörungen • deutliche Erschöpfung • Durst	• Schwindel • Kopfschmerzen • Übelkeit, Erbrechen • Leistungsschwäche • Abgeschlagenheit

22.2 Verbrennungstrauma

Verbrennungen und Verbrühungen sind durch thermische Einflüsse ausgelöste morphologische Schädigungen der Haut, zum Teil unter Beteiligung der tieferen Gewebeschichten. Diese Schädigungen haben nicht nur eine isolierte Auswirkung auf das betroffene Gewebe, sondern schädigen je nach Ausmaß den gesamten Organismus. Verbrennungen und Verbrühungen können daher lebensbedrohliche Störungen aller vitalen Funktionen auslösen.

22.2.1 Beurteilung des Ausmaßes der Brandverletzung

Das Ausmaß der Verbrennungsverletzung bestimmt in Abhängigkeit vom Lebensalter des Patienten die Prognose. Kaum eine andere Unfallart führt zu so ausgedehnten Wunden wie eine Verbrennung. Das Ausmaß der Verletzung ist von den Faktoren Temperaturhöhe, Einwirkdauer, Flächenausdehnung und Tiefenausdehnung abhängig.

Schweregrade der Verbrennung

Die Tiefenausdehnung der Verbrennung wird in vier Schweregrade unterteilt, die durch die Schädigung des betroffenen Gewebes definiert werden (➤ Kap. 2.3.1).

Verbrennung/Verbrühung 1. Grades

Eine oberflächliche Verbrennung, bei der lediglich die Epidermis betroffen ist, bezeichnet man als Verbrennung 1. Grades. Es kommt zu einer schmerzhaften Rötung (Erythem) der Haut mit anschließender spontaner Hautregeneration ohne Narbe. Gelegentlich treten vorübergehende Schwellungen auf. Der Sonnenbrand ohne Narbenbildung ist dafür ein typisches Beispiel.

Verbrennung/Verbrühung 2. Grades

Die **oberflächliche Verbrennung 2. Grades** (➤ Abb. 22.4) ist durch eine ausgeprägte Rötung und Schmerzhaftigkeit der Haut mit Blasenbildung gekennzeichnet. Die tiefen Anteile des Koriums (Lederhaut) mit den Hautanhangsgebilden bleiben erhalten. Hier ist ebenfalls eine spontane Erneuerung der Hautschichten ohne Folgeschäden gegeben. Verbrühungen mit oberflächlicher Blasenbildung sind hierfür ein Beispiel. Die **Blasen** entstehen durch Plasmaansammlung zwischen Epidermis

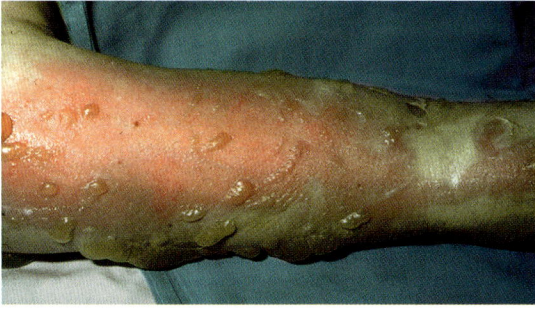

Abb. 22.4 Verbrennung 2. bis 3. Grades [F206]

und Korium. Durch die zerstörten Kapillargefäße gelangt die klare, seröse und eiweißhaltige Flüssigkeit zwischen die Hautschichten und hebt die Epitheldeckschicht blasenförmig ab. Kann die hyperämische Rötung des Blasengrunds durch Druck beseitigt werden, ist dies als Zeichen zu werten, dass die Kapillaren des Koriums noch durchgängig sind.

Bei einer **tiefen Verbrennung 2. Grades** dagegen kommt es zu einem weitgehenden Verlust des Koriums. Es bleiben lediglich Reste tief liegender Hautanhangsgebilde erhalten. Bei der tieferen Schädigung werden teils prall gefüllte, teils durch Druck geplatzte Bläschen sichtbar, deren Wundgrund sich zunehmend weiß darstellt. Gründe hierfür sind die stärkere Schädigung des Kapillarnetzes sowie die Veränderung der Eiweiße im Kori-

um. Die Möglichkeit, die hyperämische Rötung des Blasengrunds durch Druck zu beseitigen, ist gering. Oberflächlich sitzende Haare fallen aus. Die Schmerzempfindung nimmt ab. Die Abheilung der tiefen Verbrennung 2. Grades dauert meist länger als drei Wochen und ist häufig mit einer erheblichen Narbenbildung und Infektion verbunden.

Verbrennung/Verbrühung 3. Grades

Kommt es durch die Verbrennung zu einem totalen Verlust des Koriums, liegt eine Verbrennung 3. Grades vor. Die Zerstörung der oberflächlichen Kapillaren lässt die Verbrennungswunde weiß erscheinen. In diesem Falle sind die Haut mit ihren Anhangsgebilden und teilweise auch das darunter liegende Subkutangewebe zerstört. Die Epidermis weist eine lederartige Struktur auf, und Schmerzempfindungen durch Berührungen sind in diesem Verbrennungsstadium nicht mehr möglich. Die im Korium liegenden Schmerzrezeptoren sind zerstört. Eine spontane Abheilung ist in diesem Fall unmöglich.

Verbrennung/Verbrühung 4. Grades

Die Verbrennung 4. Grades ist ein Synonym für die Verkohlung des Wundgebietes. Alle Gewebestrukturen sind zerstört.

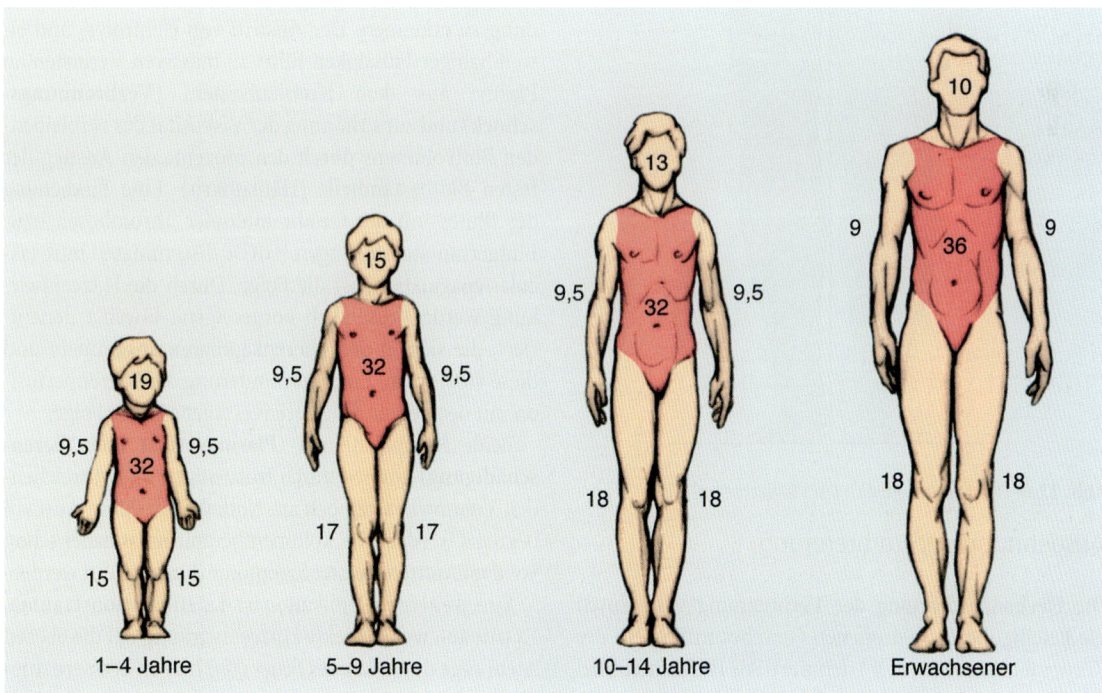

Abb. 22.5 Neunerregel [L108]

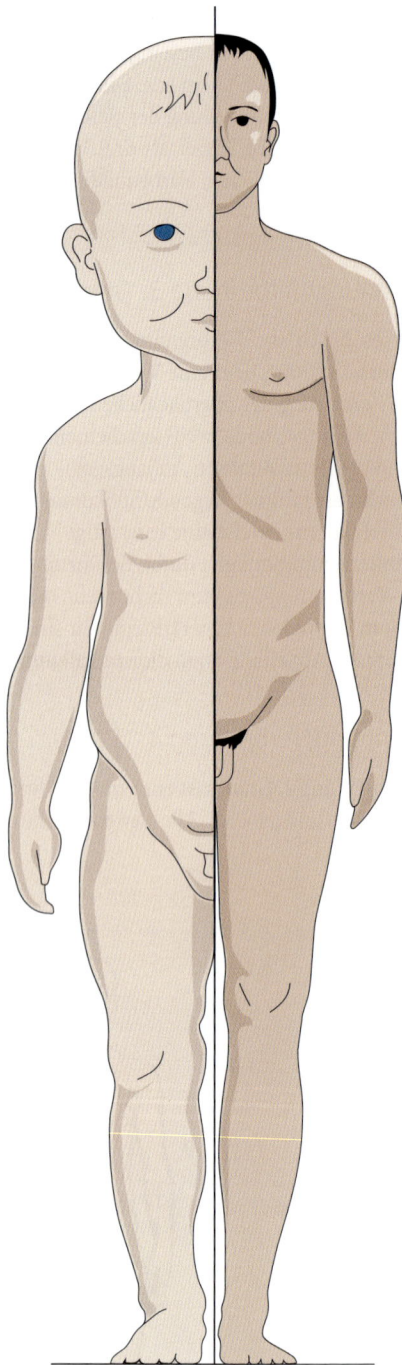

Abb. 22.6 Oberflächenvergleich Kind/Erwachsener [L157]

Ausdehnung der Verbrennung

Die Flächenausdehnung der Verbrennung wird durch die Beteiligung des betroffenen Gewebes in Prozent der Körperoberfläche (% KOF) definiert. Als Hilfsmittel wird die Neunerregel nach Wallace favorisiert (➤ Abb. 22.5), die die unterschiedlichen anatomischen Proportionen

von Kindern berücksichtigt (➤ Abb. 22.6). Sind Körperregionen nur teilweise betroffen, so gilt als Faustregel: Die Handfläche der verletzten Person entspricht 1% KOF.

Trotz der bisher gemachten Feststellungen bleibt die Beurteilung des Ausmaßes von Brandverletzungen eine der schwierigsten Aufgaben der Notfallmedizin (➤ Tab. 22.2). Dies ist in der Regel durch die Diskrepanz des ersten Erscheinungsbildes zur tatsächlichen Schwere der Brandverletzung begründet. Der Mitarbeiter des Rettungsdienstes wird in der Regel mit einem Patienten konfrontiert, der nicht zuletzt durch Ausschüttung körpereigener (endogener) Hormone (z.B. Endorphine) über einen längeren Zeitraum kaum Schmerzen verspürt und kreislaufstabil (Adrenalin, Noradrenalin) ist.

> **MERKE**
>
> Es bleibt zu beachten, dass jederzeit die Gefahr einer Dekompensation eines scheinbar stabilen Zustands besteht.

22.2.2 Komplikationen der Brandverletzung

Die Blutkapillaren werden durch die Hitzeeinwirkung geschädigt. Schon bei geringen Verbrennungen kommt es zu einem erhöhten Flüssigkeitsaustritt an den geschädigten Kapillaren. Die verbrannte Hautoberfläche ist ständig mit einem Flüssigkeitsfilm überzogen, und bei tief liegender Schädigung ist eine Blasen- bzw. Ödembildung zu erkennen. Der Austritt von elektrolyt- und eiweißhaltiger Flüssigkeit führt zu massiven Verlusten an Plasma aus dem Kreislaufsystem (**Verbrennungsschock**) und zur Erhöhung der Viskosität des verbleibenden Blutvolumens durch den prozentualen Anstieg der festen Blutbestandteile (Hämatokrit). Eine Eindickung des Blutes mit der Gefahr multipler Thrombosen bzw. Blutgerinnungsstörungen (DIC = disseminated intravascular coagulation) ist die Folge. Durch die Hitzeeinwirkung werden zusätzlich körpereigene Eiweiße denaturiert, die sich in den Nierenkapillaren ansammeln und diese verstopfen. Eine Verminderung der Nierenperfusion mit der Gefahr des Nierenversagens ist die Folge.

Beide Komplikationen (**Plasmaverlust** und **Nierenschädigung**) können durch frühzeitigen und ausreichenden Volumenersatz noch am Notfallort in ihrem Ausmaß begrenzt werden. Die Volumentherapie muss daher schon vor dem Auftreten erster Symptome durchgeführt werden.

Eine weitere Komplikation ist das **Inhalationstrauma**. Es tritt auf, wenn direkte Hitzeeinwirkung auf die oberen Atemwege durch offenes Feuer oder heißen Wasserdampf die Atmung durch Ödembildung behindert. Häufig werden auch toxische Gase, die durch die Verbrennung von

Tab. 22.2 Einstufung der Brandverletzung entsprechend ihrem Ausmaß (unter Berücksichtigung der genannten Entscheidungskriterien)

	Leichte Brandverletzungen	Mittelschwere Brandverletzungen	Schwere Brandverletzungen	Schwerste Brandverletzungen
Erwachsene	• Verbrennungen 1. Grades unter 20% KOF • Verbrennungen 2. Grades unter 10% KOF • Verbrennungen 3. Grades unter 2% KOF	• Verbrennungen 1. Grades über 20% KOF • Verbrennungen 2. Grades mit 10 bis 20% KOF • Verbrennungen 3. Grades bis 10% KOF • alle Verbrennungen beider Hände oder Füße, des Gesichts oder Genitalbereichs	• Verbrennungen 2. und 3. Grades mit mehr als 20% KOF • alle Verletzungen durch elektrischen Strom oder Verätzungen	schwere Brandverletzungen mit vital bedrohlichen Zusatzgefährdungen wie Polytrauma oder Inhalationstrauma
Kinder	• Verbrennungen 1. Grades unter 10% KOF • Verbrennungen 2. Grades unter 5% KOF	• Verbrennungen 1. Grades über 10% KOF • Verbrennungen 2. Grades mit 5 bis 10% KOF • Verbrennungen 3. Grades bis 10% KOF • alle Verbrennungen beider Hände oder Füße, des Gesichts oder Genitalbereichs	• Verbrennungen 2. und 3. Grades mit mehr als 10% KOF • alle Verletzungen durch elektrischen Strom oder Verätzungen	schwere Brandverletzungen mit vital bedrohlichen Zusatzgefährdungen wie Polytrauma oder Inhalationstrauma

Kunststoffen, Chemikalien oder Textilien freigesetzt werden, während des Unfallereignisses inhaliert. In diesem Falle erfolgt die Schädigung nicht nur durch das eigentliche Verbrennungstrauma, sondern zusätzlich durch die toxische Wirkung auf die Lunge (toxisches Lungenödem).

22.2.3 Therapierichtlinien

Die wichtigste Erstmaßnahme ist bei Verbrennungen, wie bei allen Notfallpatienten, die Überprüfung und Sicherung von Atmung und Kreislauf. Unmittelbar im Anschluss muss als zentrale **Basismaßnahme** die Kaltwassertherapie durchgeführt werden. Ihr Ziel ist die rasche Abkühlung der Verbrennungsfläche. Neben der hervorragenden schmerzlindernden Wirkung der Kühlung wird das **Tieferbrennen** vermieden und die posttraumatische Schwellung reduziert. Tieferbrennen ist die Abgabe thermischer Energie aus den hitzeexponierten Zellen an noch nicht geschädigte Zellverbände. Dieser Prozess läuft noch relativ lange (ca. 30 Minuten) nach dem eigentlichen Trauma ab. Für den gesamten Verlauf der Verbrennungskrankheit ist das Tieferbrennen nachteilig. Daher sollten die verbrannten Areale etwa zehn Minuten lang mit Leitungswasser (kein Eiswasser oder zu kaltes Wasser) übergossen werden. Die optimale Wassertemperatur liegt zwischen 18 und 22 °C. **Bei dieser Temperatur besteht keine Gefahr der Unterkühlung des Patienten.** Sinnvollerweise wird die Kühlung auf die brandverletzte Hautoberfläche reduziert. Dadurch kann ein beschleunigtes Auskühlen des Patienten vermieden werden. Dieser Vorgang kann, falls erforderlich, innerhalb von fünf bis zehn Minuten wiederholt werden, wenn der Allgemein-

zustand des Patienten dies zulässt und der Patient nicht zu unterkühlen droht. Im Anschluss an die Kaltwassertherapie wird das übliche Rettungsdienstmonitoring angelegt (> Kap. 6.2) und dem Patienten über eine Maske oder O₂-Sonde Sauerstoff zugeführt.

MERKE

Eine Hypothermie verschlechtert grundsätzlich die Prognose traumatisierter Patienten.

Infusionen

Bereits zu den **erweiterten Maßnahmen** zählt das Anlegen mehrerer venöser Zugänge. Über sie wird frühzeitig die ausreichende Flüssigkeitstherapie eingeleitet, da die Brandverletzung zu erheblichen Volumenverlusten und Flüssigkeitsverschiebungen führt. Für die adäquate Flüssigkeitstherapie stehen mehrere Schemata (siehe Schlagwort Verbrennungstraumen) zur Verfügung. Wir möchten hier das modifizierte Infusionsschema nach Baxter-Zellner propagieren. Als Infusionslösung wird vor der Klinikaufnahme grundsätzlich Vollelektrolytlösung verwendet. Kolloidale Infusionslösungen stehen in Verdacht, innerhalb der ersten Stunden nach dem Verbrennungstrauma das Kapillarbett zu verlassen und somit das Verbrennungsödem zu verstärken. Nur so wird einem Verbrennungsschock, der sich noch nach Stunden durch eine vergrößerte Kapillardurchgängigkeit entwickeln kann, vorgebeugt. Ist bei schweren Verbrennungen ein intravenöser Zugang innerhalb von 5 Minuten nicht zu erreichen, muss dieser zentralvenös oder intraossär durchgeführt werden.

22

Verbände

Anschließend werden die Wundflächen mit Spezialverbandmaterial abgedeckt bzw. versorgt. Hierfür stehen verschiedene Spezialmaterialien zur Verfügung:

- Das **Brandwundenverbandtuch** ist bei thermischen Schädigungen generell einsetzbar und kann mit Wasser oder Infusionslösungen zur weiteren Kühlung angefeuchtet werden.
- Die **Metalline-Verbandtücher** sind nicht uneingeschränkt zu empfehlen, da sie die abstrahlende Hitze der Verbrennung bei unzureichender Kühlung (z.B. Verbrennungen mit Bitumen, Teer) speichern, was zu einer weiteren Ausdehnung der Verbrennung führen kann (Tieferbrennen).
- Das **Burn-pac®-System** dient der Abdeckung der Wundgebiete und verfügt über eine Membraneigenschaft, die das Wundsekret in eine Schaumstoffauflage ableiten lässt. Es ist bei thermischen Schädigungen generell einsetzbar und kann mit Wasser oder Infusionslösungen zur weiteren Kühlung angefeuchtet werden. Die Anfeuchtung mit Flüssigkeit ist sofort einzustellen, wenn die verbliebene Hitze aus dem betroffenen Gebiet abgeleitet wurde (**Gefahr der Hypothermie**). Der Nachteil liegt im hohen Preis dieses Systems. Daher wird es meist nur bei Schwerverbrannten eingesetzt, um diese ohne weitere Umlagerungen bzw. Neuanlagen von Verbänden in ein Zentrum für Schwerstverbrannte zu transportieren.
- **Waterjel** ist ein Mittel zur Versorgung von Brandverletzten. Das Waterjel sorgt für eine Kühlung der Wunde und die Resorption des Wundsekrets. Hier ist jedoch die **Gefahr der Unterkühlung** ungleich höher als bei einfachen Brandwundenverbandtüchern.

Beatmung

Die **Intubation** des brandverletzten Patienten an der Notfallstelle wird von verschiedenen Spezialisten unterschiedlich bewertet. Es gibt Brandverletztenzentren, die die Meinung vertreten, dass für das Abhusten von Rußpartikeln eine erhaltene Spontanatmung bei ausreichender Sauerstoffsättigung von Vorteil sei. Ebenso ist der kooperative Patient wesentlich besser therapierbar (Ernährung, physikalische Therapie) als der beatmete Patient. Dies ist für die klinische Einschätzung sicherlich richtig. Unbestritten ist aber auch die Intubationsnotwendigkeit bei nicht beherrschbaren Atemstörungen oder Brandverletzungen im Gesichts- und Halsbereich. Wartet der Notarzt hier zu lange, kann ein Larynx- oder Pharynxödem zusammen mit Schwellungen des Gesichts eine Intubation unmöglich machen. Der Brandverletzte mit einem Inhalationstrauma oder mit Rauchvergiftung sollte kontrolliert beatmet werden. Bei der Entscheidung sollten immer Alter, Vorerkrankungen und die Transportumstände mit berücksichtigt werden.

Medikamente

Für die Behandlung von Verbrennungspatienten gibt es keine spezifischen Medikamente. Eine ausreichende **Analgesie** sollte noch an der Notfallstelle begonnen werden. Hierfür stehen Opiate und Ketamin zur Verfügung. Die Gabe von Plasmaexpandern, Diuretika, Dopamin oder Kortison ist dagegen streng kontraindiziert. Die einzige sinnvolle Kortisongabe bei Verbrennungspatienten ist die Inhalation von Kortisonspray zur Prophylaxe bzw. Therapie eines toxischen Lungenödems.

SCHLAGWORT
Verbrennungstrauma

Ursachen
- Verbrühung (feuchte Hitze, heiße Flüssigkeiten)
- Verbrennung (trockene Hitze, Flammen)
- Strom (elektrischer Flammbogen)
- Strahlung (Sonnenstrahlen, radioaktive Strahlung)

Symptome
- **Verbrennung 1°**
  - Hautrötung mit Schmerzen
- **Verbrennung 2°**
  - Hautrötung mit Schmerzen und oberflächlicher Blasenbildung
  - Hautfarbe blassrosa oder weiß; feuchte, geschwollene Haut mit geplatzten Blasen
- **Verbrennung 3°**
  - grauweiße, nekrotisierte und lederartige Hautwunde

Maßnahmen
Monitoring
- RR, Puls, EKG, SaO$_2$

Basismaßnahmen und Lagerung
- Unterbrechung der Verbrennungsursache
- **frühzeitige** und **dosierte** Kühlung der verbrannten Hautareale mit Wasser
- Entfernen der verbrannten Kleidung
- Wärmeerhalt
- O$_2$-Gabe über Maske oder Nasensonde 6–8 Liter/Min.
- Ermittlung des Verbrennungsausmaßes (Tiefenausmaß, Flächenausmaß nach Neunerregel)

Erweiterte Maßnahmen
- mindestens zwei großlumige i.v. Zugänge und Laborblutentnahme
- ggf. Narkoseeinleitung, Intubation und Beatmung

Medikamente und Dosierungsempfehlungen
- Analgosedierung (z.B. 7,5–15 mg Dipidolor® i.v. oder 40–100 mg Ketanest® i.v.)
- Flüssigkeitstherapie in der ersten Stunde mit ca. 1.000 ml Vollelektrolytlösung i.v.
- nach Baxter-Zellner-Schema in den ersten vier Stunden mit Vollelektrolytlösung insgesamt nach der Formel: % KOF × kg KG ×1 ml Vollelektrolytlösung (d. h. bei Verbrennung von 50% KOF und 80 kg KG: 50 × 80 × 1 = 4.000 ml in den ersten vier Stunden)
- keine Gabe von Diuretika, Dopamin, Plasmaexpander oder Kortison

Transport und Wahl des Krankenhauses

Im Anschluss an die Herstellung der Transportfähigkeit ist es wichtig, den Patienten schnellstmöglich in ein Krankenhaus zu bringen, in dem eine chirurgische und intensivmedizinische Versorgung gewährleistet ist. Langwierige Transporte bis zur ersten klinischen Versorgung sind i.d.R. zu vermeiden. Für den Transport bietet sich insbesondere der RTH an. Durch ihn können Transportzeiten auch bei größeren Entfernungen relativ kurz gehalten werden. Eine Verlegung des Patienten durch Sekundärhubschrauber ist dann die Alternative, wenn ein Spezialbett für Verbrennungspatienten nicht in der Nähe zur Verfügung gestellt werden kann (➤ Abb. 22.7).

MERKE

Die Koordination von Betten für Schwerstbrandverletzte ist in Deutschland zentral geregelt. Durch den Senat der Hansestadt Hamburg wurde eine zentrale Anlaufstelle für die Vermittlung von Betten für Schwerbrandverletzte (**ZA-Schwerbrandverletzte**) bei der Feuerwehr Hamburg unter der Telefonnummer 040/4 28 51-39 98 oder 040/4 28 51-39 99 eingerichtet.

Im Rahmen der europäischen Einigung wird in letzter Zeit immer mehr von der Möglichkeit Gebrauch gemacht, brandverletzte Patienten auch im benachbarten Ausland in entsprechende Verbrennungszentren einzuweisen. Im Gegenzug werden in deutschen Zentren auch ausländische Patienten versorgt.

22.3 Strom- und Blitzunfälle

Der Strom- und Blitzunfall gehört im Rahmen der Unfälle mit elektrischer Energie zu den seltenen Einsatzindikationen für den Rettungsdienst. Glücklicherweise hat die Zahl der Unfälle mit elektrischem Strom nicht in gleichem Maße zugenommen wie der Verbrauch an elektrischer Energie. Über die Häufigkeit der Strom- und Blitzunfälle liegen keine zuverlässigen Angaben vor. Sicher ist jedoch, dass diese seltene Unfallart durch eine hohe Letalität von über 40% gekennzeichnet ist.

Wenn Strom durch den menschlichen Körper fließt, wirkt der Körper als elektrischer Leiter und ist Teil eines geschlossenen Stromkreises. Stromunfälle entstehen entweder durch direkte Berührung spannungsführender Teile mit Stromdurchtritt durch den Körper oder durch **Lichtbogeneinwirkung**. Der Lichtbogenübertritt bei Annäherung an Hochspannungsleitungen stellt eine besondere Gefahr dar. Durch die Strahlungseinwirkung des Lichtbogens kommt es zu unmittelbarer thermischer Schädigung von Körpergewebe oder zu Verbrennungen durch die Entzündung von Kleidungsstücken. Die Schädigung wird durch alleinige Wärmestrahlung (Verbrennung) und kurzwellige Strahlung (UV-C) verursacht (Verblitzen). Das Ausmaß der reinen Lichtbogeneinwirkung ist im Wesentlichen abhängig von der Distanz zur hochspannungsführenden Leitung und der Dauer der Stromeinwirkung.

Der **Blitz** ist ein gleichstromführender, außerordentlich hochgespannter Flammbogen, der durch das Potenzialgefälle zwischen Gewitterwolke und Erde zustande kommt. Die Blitzdauer ist sehr kurz; sie liegt im Bereich von Mikrosekunden. Drei Viertel aller Unfälle ereignen sich im freien Gelände, auf Wegen oder unter Bäumen. Die hohe Blitzgefährdung auf dem Lande ist in erster Linie auf den freien Standort des Betroffenen im Gelände zurückzuführen.

22.3.1 Wirkung der elektrischen Energie auf den Körper

Der elektrische Strom ist in der Lage, einen Reizeffekt auf erregbare Strukturen im menschlichen Körper auszuüben. Betroffen sind in erster Linie das Myokard, die Muskulatur und das Nervensystem. Daher beruht die Schädigung des elektrischen Stroms bei Durchtritt durch den Körper einerseits auf diesen elektrischen Reizwirkungen, die die relativ stabile Zellmembran schädigen, und andererseits auf der hohen Wärmeentwicklung im Gewebe. Bei der Mehrzahl der Unfälle liegt eine Kombination der Schädigungswirkungen vor.

Stromstärke

Mit der Zunge kann man schon Stromstärken von 0,05 mA wahrnehmen. An der übrigen Haut liegt die

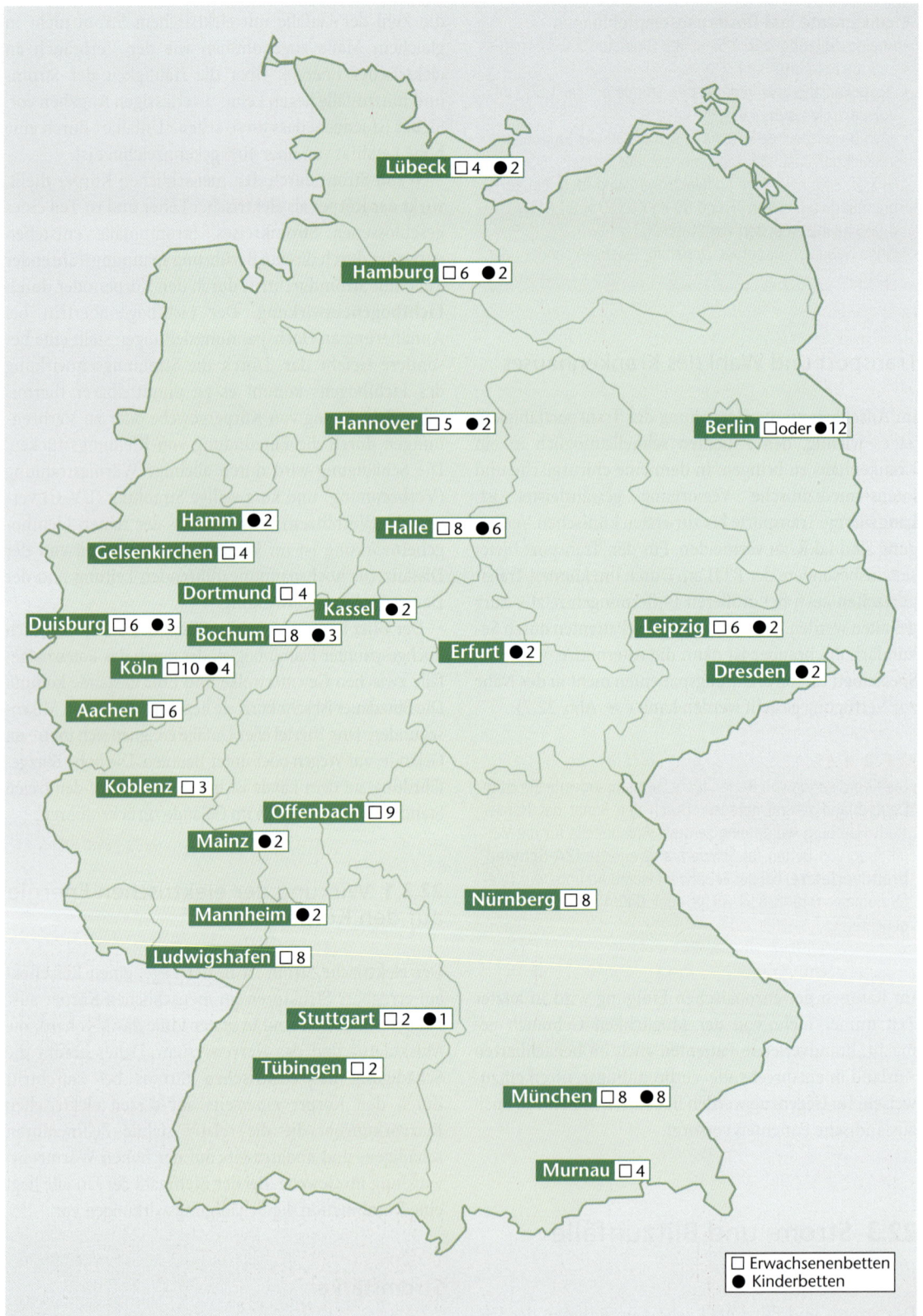

Abb. 22.7 Verbrennungskliniken in Deutschland, Stand 03/2010

Wahrnehmungsgrenze bei 0,5–1 mA. Die Loslassgrenze, an der ein elektrischer Leiter noch reflexartig losgelassen werden kann, wird bei 10–20 mA erreicht. Bei Stromstärken darüber kommt es durch Krämpfe der durchströmten Muskulatur zu einem Klebenbleiben am Stromleiter.

Stromwirkdauer und Stromeinwirkzeitpunkt

Im Bereich von 10–500 mA sind die Folgen von der Stromwirkdauer, dem Stromeinwirkzeitpunkt, dem Stromweg und der Stromart durch den Körper abhängig. So können Ströme mit einer Wirkdauer von bis zu 100 Millisekunden (ms) nur in der vulnerablen Phase des Herzens ein Kammerflimmern auslösen. Ströme zwischen 300 und 400 ms Dauer können über die Auslösung einer Extrasystole und deren vulnerablen Phase zum Kammerflimmern führen. Hierzu sind bereits niedrige Stromstärken ausreichend. Bei Strömen über 600 ms Dauer spielt der Zeitpunkt des Strombeginns keine Rolle mehr; es kommt auf jeden Fall zu Störungen der Herzaktion.

Stromweg und Körperwiderstand

Der vor allem auch vom Feuchtigkeitszustand der Oberhaut abhängige Körperwiderstand wird mit ca. 1.000 Ohm berechnet. Er bedingt einen starken Spannungsabfall, der zu einer Gleitentladung längs der Körperhülle führt. Obwohl dadurch meist nur ein kleiner Teil des Stroms durch den Körper fließt und der größte Teil über die Oberfläche in den Boden abgeleitet wird, reicht dieser verbleibende Reststrom oft aus, um tödliche Verletzungen hervorzurufen. Der Reststrom läuft im Wesentlichen über gut leitende Körpergewebe. Als Hauptleiter des Stroms kommen vor allem die Muskulatur und die Blutgefäße in Betracht, die mit 700 bis 1.000 Ohm von allen Organstrukturen den geringsten Eigenwiderstand besitzen. Muskelkontraktionen können zu Muskel-, Sehnen- und Kapselrissen führen. Im Extremfall kann ein Krampf der Atemmuskulatur einen Atemstillstand bewirken. Der Herzmuskel ist ebenfalls ein relativ guter Leiter des elektrischen Stroms. Hier entstehen Arrhythmien und Kammerflimmern durch Entkoppelung der elektrischen Reizleitung. Recht gut isoliert sind dagegen Knochen und Nervenbahnen, über die nur ein geringer Teil des Stromflusses geht. Trotzdem kann der direkte Stromfluss durch das Gehirn zu primärer Bewusstlosigkeit und Krämpfen führen.

Stromart und thermische Schädigungen

Die Wärmeentwicklung ist von der Stromfrequenz abhängig. Mit Zunahme der Stromfrequenz nimmt die Wärmeentwicklung des Stroms zu. Die Schädigung durch Wechselstrom ist daher im Allgemeinen stärker als die des Gleichstroms, vor allem bei längeren Einwirkzeiten. Neben lokalen thermischen Schäden, vor allem im Bereich der Stromein- und Stromaustrittsstellen an der Haut, ist mit großflächigen Verbrennungen oder mit Verkochen von Gewebe zu rechnen. Besonders beim Starkstrom- bzw. Blitzunfall kommt es in der Haut und Muskulatur zur Bildung von Energie in Form von Wärme, die ausreicht, das Gewebe blitzschnell zu kochen.

Stromspannung

Niederspannungsunfälle

Niederspannungsunfälle machen den Großteil aller Stromunfälle aus und treten bei Stromspannungen unter 1.000 Volt auf. Niederspannung kommt als Haushaltsstrom (220 bis 230 V, 50 Hz Wechselstrom) und als Industriestrom (z.B. Straßenbahnleitung mit 500–750 V Gleichstrom) vor. Niederspannungsunfälle ereignen sich meist durch unsachgemäßen Umgang mit Stromleitungen oder elektrischen Geräten. Das Verletzungsbild ergibt sich hauptsächlich aus der direkten elektrischen Wirkung (Herzrhythmusstörungen, Kammerflimmern) des Stroms auf Muskelgewebe und Nerven (➤ Abb. 22.8).

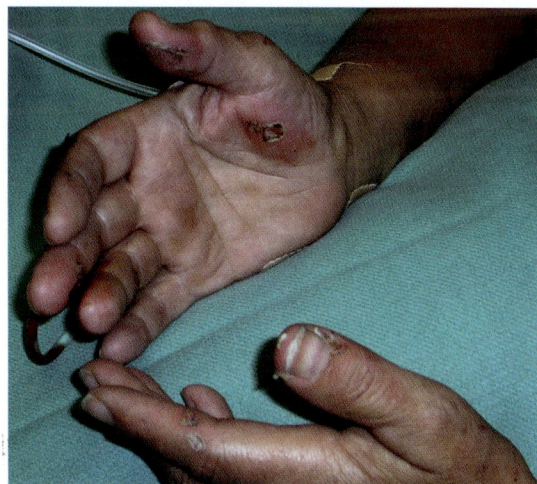

Abb. 22.8 Verbrennung 2. Grades durch Niederspannungsunfall [M235]

22

Hochspannungsunfälle

Hochspannungsunfälle treten bedeutend seltener auf und setzen Stromspannungen von über 1.000 V voraus. Hochspannung kommt in Eisenbahnoberleitungen (15.000 V, Wechselstrom), in Überlandleitungen, Elektrizitätswerken oder Umspannstationen (bis zu 380.000 V, Wechselstrom) vor. Meistens ereignen sich Hochspannungsunfälle im Rahmen von Arbeitsunfällen, Freizeitunfällen (z.B. Paragliding) oder Suizidversuchen durch direkten Kontakt oder Lichtbogenwirkung. Das Verletzungsbild ergibt sich hauptsächlich durch die freiwerdende elektrothermische Wirkung (➤ Abb. 22.9). Zwischen den Ein- und Austrittsstellen des Stroms können schwerwiegende Verkochungen (Verbrennungen 4. Grades) mit Zerstörung der Knochen auftreten. Zusätzlich können weitere schwere Verletzungen hervorgerufen werden, wenn die betroffene Person durch den Stromschlag oder Lichtbogen weggeschleudert wird.

Direkter und indirekter Stromschlag

Bei einem direkten Stromschlag (➤ Abb. 22.10) wirken innerhalb kurzer Zeit hohe Stromstärken auf den Körper ein, der in diesem Moment in den Stromkreis eingeschaltet ist. Dass bei einer Durchströmung diese Stromstärken überlebt werden, liegt im Wesentlichen am elektrischen Widerstand, den der Körper und die ihm aufliegende Kleidung dem Stromfluss entgegenzusetzen vermögen. Neben dem direkten Stromschlag stellt auch die indirekte Berührung eine Gefahr dar. Der indirekte Stromschlag wird durch eine Überspannung in einer Leitung, durch Funkenentladung getroffener Gegenstände (➤ Abb. 22.11) sowie durch Schrittspannung (➤ Abb. 22.12) bei Einschlag in der Nähe verursacht. Die Verletzungen durch direkte und indirekte Stromschläge können gleich sein.

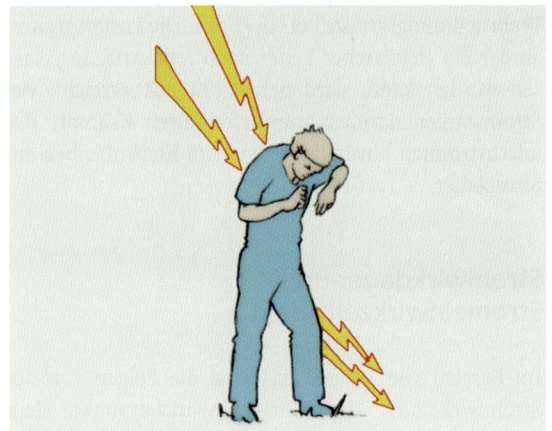

Abb. 22.10 Direkte Stromwirkung [L108]

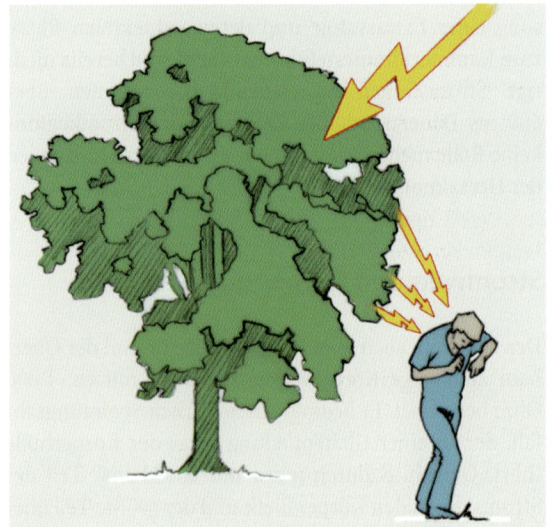

Abb. 22.11 Funkenentladung [L108]

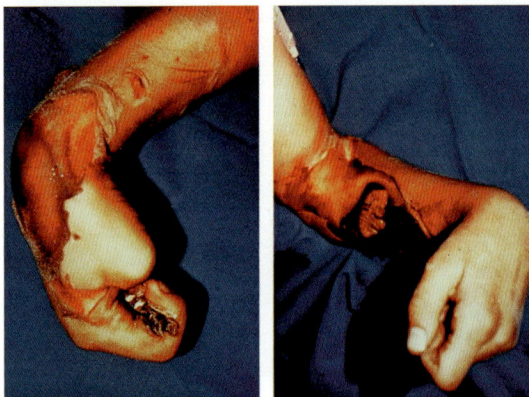

Abb. 22.9 Verbrennung 3. Grades durch Hochspannungsunfall [F206]

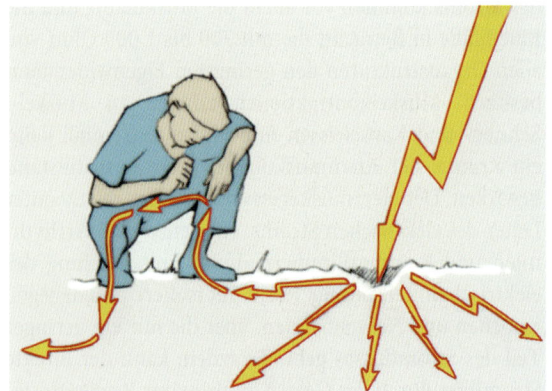

Abb. 22.12 Schrittspannung [L108]

22.3.2 Therapierichtlinien

Im Rahmen von Stromunfällen ist auf den **Selbstschutz** des Rettungsdienstpersonals höchste Aufmerksamkeit zu verwenden. Vor jeglichen medizinischen Maßnahmen muss sich das Personal einen Überblick über:

- die Art des Stroms,
- die Expositionsdauer,
- die Begleitumstände und
- den Schädigungsmechanismus

verschaffen, um nicht selbst in Gefahr zu geraten.

ACHTUNG

Das Berühren des Patienten vor Abschaltung des Stroms ist verboten.

Vor heroischen Rettungsversuchen muss eindringlich gewarnt werden. Befindet sich der Patient noch im Gefahrenbereich, ist unbedingt technische Hilfe anzufordern. Niederspannungsstromkreise werden durch Ausschalten der Hauptsicherung unterbrochen. Hochspannungsstromquellen müssen durch Fachpersonal abgeschaltet werden. Erst wenn sichergestellt ist, dass keine Spannung mehr am Stromleiter anliegt, darf sich das Rettungsfachpersonal dem Patienten nähern. In jedem Fall ist übereiltes Handeln gefährlich und führt zur Eigengefährdung.

ACHTUNG

Im Bereich von **Niederspannung** gilt folgende Vorgehensweise:
- Isolierten Standort suchen (Gummimatte, Glasplatte, Porzellanteller).
- Gerät abschalten bzw. Netzstecker ziehen.
- (Haupt-)Sicherung entfernen.
- Schrittspannung beachten.
Die Trennung des Verunglückten von der Stromquelle kann dann mit Hilfe eines isolierenden Gegenstands erfolgen.

ACHTUNG

Im Bereich von **Hochspannung** gilt folgende Vorgehensweise – Warten!
Die Rettung des Verunglückten kann erst dann erfolgen, wenn folgende Voraussetzungen durch Fachpersonal (VDE, Feuerwehr, Bahn AG) umgesetzt wurden:
- Unter Spannung stehende Teile sind abgeschirmt.
- Schrittspannung und Lichtbögen sind ausgeschlossen.
- Ein ausreichender Sicherheitsabstand wird eingehalten (5–10 m).
- Die Hochspannungsleitung ist ausgeschaltet und vor Wiedereinschalten gesichert.
Die Rettung oder Bergung erfolgt grundsätzlich nur in Anwesenheit eines Fachmannes (VDE, Feuerwehr, Bahn AG).

Anders als beim Stromunfall kann der vom Blitz getroffene Mensch vom Retter ohne Gefahr berührt werden, denn die einwirkende Ladung ist längst abgeflossen, wenn der Rettungsdienst eintrifft.

Unmittelbar nach Rettung des Verunglückten können die lebenswichtigen Basismaßnahmen eingeleitet werden. Die **Basismaßnahmen** richten sich nach dem Ausmaß der Schädigung und folgen den üblichen Maßnahmen im Rahmen der Sicherung der Vitalfunktionen. Beim **Stromunfall im Niederspannungsbereich** handelt es sich um ein Alles-oder-Nichts-Ereignis, d.h., wenn durch den Stromschlag keine Asystolie oder Kammerflimmern ausgelöst wurden, ist mit weiteren Schäden des Patienten kaum zu rechnen. Bei **Stromunfällen mit Hochspannung** wird das weitere Überleben des Patienten dagegen von den erlittenen Begleitverletzungen bestimmt. Wenn der Patient den Stromdurchtritt und mögliche Sekundärverletzungen (z.B. durch Sturz) am Unfallort überlebt, stehen die Verbrennungsschäden meist im Vordergrund. Schädigungen der darunter liegenden Organsysteme sind häufig (➤ Kap. 22.2).

Grundsätzlich sind bewusstlose oder bewusstseinsgetrübte Patienten nach einem Strom- oder Blitzunfall mit ausreichender Spontanatmung in die stabile Seitenlage zu bringen. Bei unzureichender Spontanatmung sind die Atemwege freizumachen bzw. freizuhalten und Sauerstoff über Maske oder O_2-Sonde zu verabreichen. Bei einem Herz-Kreislauf-Stillstand gelten die allgemeinen Richtlinien der kardiopulmonalen Reanimation (➤ Kap. 10). Alle Patienten müssen einem EKG-Monitoring unterzogen werden, da sich die elektrischen Reizeffekte nach Stromunfällen am häufigsten in Herzrhythmusstörungen (z.B. supraventrikuläre Tachykardie) manifestieren.

Die **erweiterten Maßnahmen** umfassen die Sicherung mehrerer venöser Zugänge, um eine frühzeitige Volumensubstitution mit Vollelektrolytlösungen (beispielsweise Ringerlösung) zu gewährleisten. Dabei ist zu beachten, dass der aufgrund der verbrannten Körperoberfläche errechnete Flüssigkeitsbedarf verdoppelt werden sollte. Durch die erhöhte Flüssigkeitsgabe wird eine ausreichend hohe Diurese sichergestellt, die durch Diuretikagabe (z.B. Lasix®) verstärkt werden kann. Durch die muskuläre Schädigung werden hohe Myoglobinmengen freigesetzt, die in der Folge die Nierenkapillaren verstopfen und zu Nierenschädigungen (z.B. Crush-Niere) führen. Bei Verdacht auf eine muskuläre Schädigung soll die stündliche Urinmenge bei über 1 ml/kg KG (mind. 100 ml/h) liegen. Weiterhin muss die Schmerzbekämpfung der Begleitverletzungen, wie Ver-

22

brennungen oder Frakturen, in ausreichendem Maße durch Opiate durchgeführt werden.

SCHLAGWORT

Stromunfall

Ursachen
- Niederspannung
- Hochspannung
- Blitzschlag

Symptome
- **elektrophysiologische Reizwirkung**
  - Herzrhythmusstörungen
  - Kammerflimmern
  - Muskelkontraktionen, Muskel- und Bänderrisse
  - Knochenfrakturen durch unkontrollierte Muskelbewegung
  - Blutgefäßspasmen
  - Sensibilitätsstörungen, Paralysen
- **elektrothermische Reizwirkung**
  - Verbrennungen
  - Strommarken
  - Verletzung innerer Organe
  - Verblitzen der Augen

Maßnahmen

Monitoring
- RR, Puls, EKG, SaO$_2$

Basismaßnahmen und Lagerung
- Unterbrechung des Stromflusses unter Eigenschutz bzw. durch Fachpersonal
- **frühzeitige** und **dosierte** Kühlung der verbrannten Hautareale mit Wasser
- Entfernen der verbrannten Kleidung
- O$_2$-Gabe über Maske oder Nasensonde 6–8 Liter/Min.
- Ermittlung des Verbrennungsausmaßes (Tiefenausmaß, Flächenausmaß nach Neunerregel)

Erweiterte Maßnahmen
- mindestens zwei großlumige i.v. Zugänge und Laborblutentnahme
- ggf. kardiopulmonale Reanimation bei Kammerflimmern

Medikamente und Dosierungsempfehlungen
- Analgesie: 10 mg Morphium i.v.
- Sedierung: 5–10 mg Valium® i.v.
- Diurese: 20–40 mg Lasix® i.v.
- antiarrhythmische Therapie: 150–300 mg Cordarex® (Amiodaron) 2% i.v. bei Kammertachykardie oder 5 mg Isoptin® i.v. bei supraventrikulärer Tachykardie
- Flüssigkeitstherapie mit Vollelektrolytlösung in den ersten vier Stunden, um eine Urinmenge von 100 ml/h zu erhalten, nach der Formel: (% KOF × kg KG × 1 ml Vollelektrolytlösung) × 2, d.h. bei Verbrennung von 10% KOF und 80 kg KG: (10 × 80 × 1) × 2 = 1.600 ml in den ersten vier Stunden

Fallbeispiel

Notfallmeldung

Rettungswagen und Notarzt werden von der Rettungsleitstelle in ein Ferienzeltlager außerhalb der Stadt alarmiert. Dort soll sich ein Kind eine Verbrennung zugezogen haben.

Befund am Notfallort

Der Patient befindet sich bei Eintreffen des Notarztes bereits im Rettungswagen. Er ist 12 Jahre alt, wach und ansprechbar, jedoch wenig kooperativ, da er stärkste Schmerzen hat. Im Bereich des Kopfes, des Halses und Nackens sowie des Körperstammes sind Brandwunden mit Blasenbildung zu erkennen. Die Verletzung hat sich der Junge zugezogen, als er in der Küche herumtobte und gegen einen Topf mit heißer Soße stieß, dessen Inhalt sich dann über ihn ergoss. Der Blutdruck beträgt 110/80 mmHg, HF 120/Min. und die Sauerstoffsättigung 98%.

Leitsymptom

Schmerzen, Brandwunden.

Verdachtsdiagnose

Verbrühung 10% KOF 1.–2. Grades.

Erstmaßnahmen

Die bisher nicht ausreichenden Maßnahmen zur Kühlung werden verbessert. Die Kleidung wird entfernt und der Junge mit Wasser gekühlt. Das Wasser wird in Eimern in den Rettungswagen gebracht. Dieser Vorgang wird ca. 10 Minuten durchgeführt, um ein Nachbrennen der Hitze in der Haut zu verhindern. Der Patient erhält einen Venenzugang (G 18) und darüber langsam 400 ml Ringerlösung. Zur Analgosedierung injiziert der Notarzt 3 mg Dormicum® und 10 mg Morphin. Die Brandwunden werden mit der Wundauflage Burn-pac® verbunden und weiterhin mit Infusionslösungen feucht gehalten. Die Rettungsleitstelle hat zwischenzeitlich ein Verbrennungsbett für Kinder in einem Brandverletztenzentrum zugeteilt bekommen.

Klinik

Der Rettungshubschrauber fliegt das Kind in das ca. 30 km entfernte Brandverletztenzentrum, da die klinische Versorgung der Brandverletzung schon ab 10% der Körperoberfläche unabhängig vom Verbrennungsgrad in einem Verbrennungszentrum durchgeführt werden sollte. Dort wird das Kind klinisch weiter versorgt und kann das Verbrennungszentrum vier Wochen später verlassen.

Wiederholungsfragen

1. Welche Auswirkungen auf den Körper hat übermäßige Kälteeinwirkung (➤ Kap. 22.1.1)?
2. Wie und wo wird ein Patient erwärmt (➤ Kap. 22.1.1)?
3. Wie erfolgt die normale Wärmeabgabe im Körper (➤ Kap. 22.1.3)?
4. Wodurch ist das Ausmaß einer Brandverletzung oder Erfrierung bestimmt (➤ Kap. 22.2.1)?
5. Was bedeutet „Tieferbrennen" (➤ Kap. 22.2.3)?
6. Was ist eine Schrittspannung (➤ Kap. 22.3.1)?
7. Welche Gewebe werden durch fließenden Strom geschädigt (➤ Kap. 22.3.1)?

Jürgen Luxem, Jürgen Bittger, Ulrike Lewinski-Papenberg

ABC-Notfälle

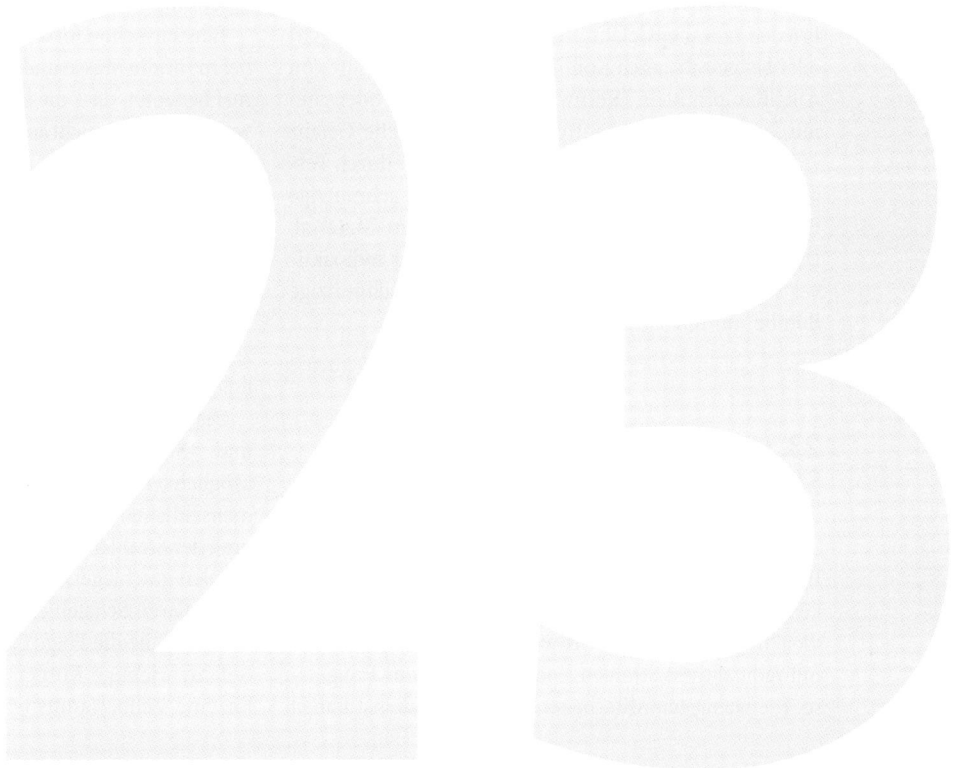

Lernzielübersicht

23.1 Schäden durch radioaktive Stoffe

- Der menschliche Körper besitzt keinen Erkennungssinn für Radioaktivität.
- Die von radioaktiven Substanzen emittierten α-, β- und γ-Strahlen besitzen die Möglichkeit, den menschlichen Organismus zu durchdringen.
- Damit besteht die Gefahr, wichtige Körperstrukturen (DNS, Keimzellen) zu zerstören.
- Die radioaktive Strahlendosis nimmt mit wachsender Einwirkzeit der Strahlung zu.
- Die Intensität der Strahlung nimmt mit dem Quadrat der Entfernung von der Strahlenquelle ab.

23.2 Schäden durch biologische Stoffe

- Schäden durch biologische Stoffe können durch Krankheitserreger (Seuchen) oder biologische Kampfmittel (biologische Kampfstoffe) verursacht werden.

- Wenn Schutzmaßnahmen (hygienische Bedingungen) vernachlässigt werden, können bereits örtliche Schäden (Erdbeben, Ausfall der Trinkwasserversorgung) den Ausbruch übertragbarer Krankheiten begünstigen.
- Biologische Stoffe sind Krankheitserreger oder deren Giftstoffe (Toxine).

23.3 Schäden durch chemische Stoffe

- Chemische Stoffe wirken in der Regel direkt und unmittelbar auf den Körper.
- Sie können im Rahmen von Unfällen (Produktionsunfall) oder beabsichtigt (Terroranschlag) auftreten.
- Durch chemische Substanzen kommt es oft zu Verätzungen des Verdauungs- und/oder Atmungssystems.
- Der Eigenschutz steht im Vordergrund.
- Zu den Basismaßnahmen zählt die Dekontamination der Körperoberfläche.

Unter dem Begriff des ABC-Notfalls werden Schädigungen zusammengefasst, die unter Einwirkung atomarer (radioaktiver), biologischer oder chemischer Substanzen entstehen. Durch schnelle oder nicht aufzuhaltende Ausbreitung oder durch Versagen von Schutzmaßnahmen werden diese Substanzen freigesetzt und gefährden unmittelbar oder mittelbar das Leben oder die Gesundheit sehr vieler Menschen. Der ABC-Notfall kann im Frieden (z.B. bei Gefahrgutunfällen, Terroranschlägen) oder bei gewaltsamen Konflikten durch den Einsatz von ABC-Kampfmitteln (Kernwaffen, biologische oder chemische Kampfstoffe) eintreten. Als zusätzliche Gefahr wird der Einsatz einer „schmutzigen Bombe" durch Terroristen in Friedenszeiten angesehen. Eine schmutzige Bombe ist ein Sprengsatz mit hochgiftigem Material. Dies kann ein chemischer, biologischer oder radioaktiver Stoff sein. In der Regel wird der Begriff „schmutzige Bombe" für nukleare Waffen verwendet.

23.1 Schäden durch radioaktive Stoffe

Immer wieder kommt es zu Störfällen in Atomkraftwerken, Arztpraxen oder Krankenhäusern, bei denen Radioaktivität freigesetzt wird oder werden kann. Unfälle mit radioaktiven Strahlen sind äußerst seltene Ereignisse. Die wenigsten Mitarbeiter im Rettungsdienst haben deshalb Erfahrung im Umgang mit ionisierender Strahlung und der Behandlung von Strahlenverletzen.

23.1.1 Strahlenverbrennung

Das physikalische Universum begegnet uns in zwei Erscheinungsformen – Materie und Energie.

Einstein schon formulierte die Formel $E = m \times c^2$, wobei m für die Masse und E für die Energie steht. Die Formel bedeutet, dass die beiden Erscheinungsformen **um**wandelbar und nicht **un**wandelbar sind. Diese Erkenntnis ist Grundlage der Kernenergie, da Strahlung, auch radioaktive Strahlung (Radioaktivität), eine Form der Energie ist.

Da der menschliche Körper keinen Erkennungssinn für Radioaktivität besitzt, ist deren Vorhandensein nicht unmittelbar spürbar, sondern nur anhand der Kennzeichnung der Behälter und/oder der Information beteiligter Personen mittelbar zu erkennen.

Die von radioaktiven Substanzen emittierten α-, β- und γ-Strahlen sind sehr energiereich und besitzen die Möglichkeit, unbelebte und belebte Materie (z.B. den menschlichen Organismus) zu durchdringen. Beim Aufprall der Strahlen auf Atome können Elektronen aus den Schalen geschlagen werden. Werden hierbei Elektronen der äußeren Schalen entfernt, so sind in der Regel Bindungsbrüche die Folge (➤ Kap. 3.2). Damit besteht die Gefahr, wichtige Körperstrukturen zu zerstören (DNS, Enzyme, Zellbestandteile, Keimzellen).

Die verschiedenen Strahlen besitzen eine unterschiedliche Eindringtiefe in den Körper:

- α-**Strahlen** sind sehr energiereich, haben aber im Körpergewebe nur eine Eindringtiefe von wenigen (ca. 50) μm. Die Abschirmung ist bereits mit einem Blatt Papier möglich.
- β-**Strahlen** sind ebenfalls energiereich und besitzen eine Eindringtiefe ins Körpergewebe von einigen mm (ca. 1 cm). Die Abschirmung ist bereits mit einer Kunststoffplatte möglich.
- γ-**Strahlen** und Röntgenstrahlen sind eine sehr energiereiche elektromagnetische Wellenstrahlung und erreichen das Körperinnere problemlos, da sie das Körpergewebe komplett durchdringen können (Röntgenbild).

α- und β-Strahlen verursachen daher nur stärkere Hautläsionen, während die elektromagnetischen γ-Strahlen eher zu Organschäden führen.

Symptome

Etwa zwei bis drei Stunden nach Strahlenexposition (> Abb. 23.1) entwickelt sich ein Früherythem, das im Wesentlichen durch Kapillardilatationen verursacht wird. Darüber hinaus bilden sich Blasen (> Abb. 23.2) und oberflächliche bis tiefe Nekrosen. Noch nach einer Latenzzeit von zwei bis drei Wochen besteht die Möglichkeit, dass sich Symptome ausbilden, die einer thermischen Verbrennung ähneln (Hauterythem).

Strahlenverbrennungen treten zum Teil mit erheblicher zeitlicher Verzögerung auf. Noch nach Monaten können sich Strahlennekrosen (> Abb. 23.3, > Abb. 23.4 und > Abb. 23.5) entwickeln. Weitere Auswirkungen machen sich in Form von Haarausfall und Versagen der Schweiß- und Talgdrüsen der Haut bemerkbar.

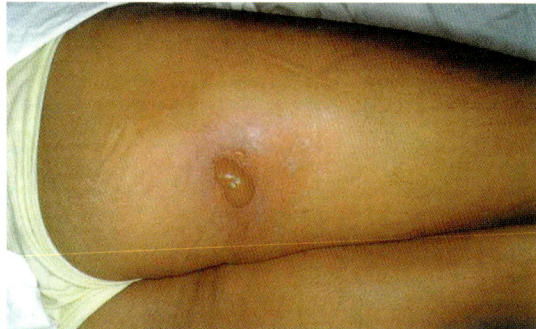

Abb. 23.2 Strahlenverbrennung mit Iridium-192 1 Tag nach Unfall [W272]

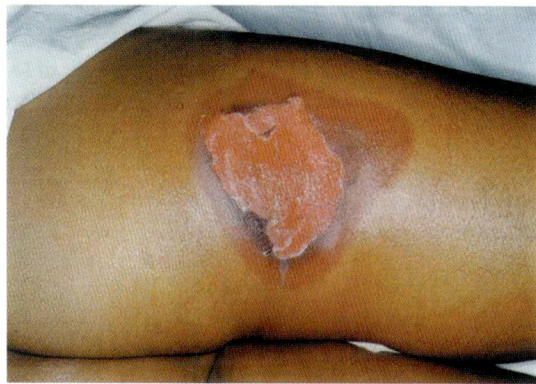

Abb. 23.3 Strahlenverbrennung mit Iridium-192 8 Tage nach Unfall [W272]

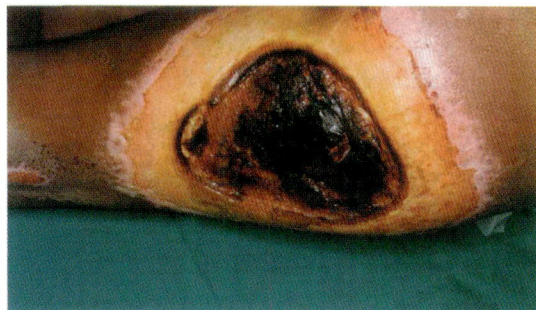

Abb. 23.1 Ausbreitung der Verbrennungswirkung nach Auflage eines lokalen Strahlers (Cäsium-137) in der Hosentasche (Skizze). Zahlenangaben = Energiedosis in Gray (Gy) [L157]

Abb. 23.4 Strahlenverbrennung mit Iridium-192 2 Monate nach Unfall [W272]

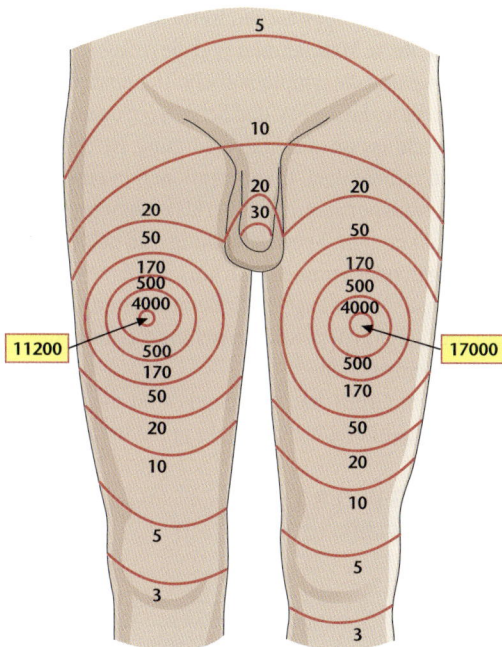

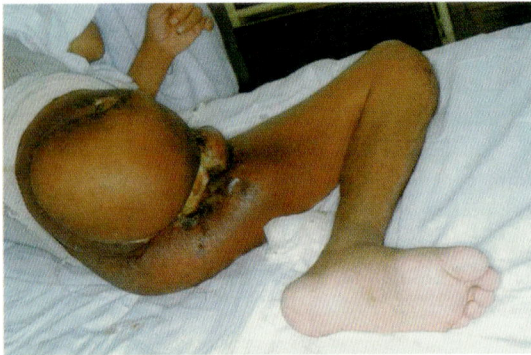

Abb. 23.5 Strahlenverbrennung mit Iridium-192 8 Monate nach Unfall [W272]

Therapie

Die Behandlungsgrundsätze orientieren sich an denen des Verbrennungstraumas (➤ Kap. 22.2).

23.1.2 Akutes Strahlensyndrom (ASS)

Kriterien, welche die Folgen einer Bestrahlung ausmachen, sind mit denen einer Intoxikation vergleichbar. Bei Vergiftungen und Bestrahlungen bestimmen die Zeitdauer der Einwirkung und die Menge der aufgenommenen Strahlung bzw. des aufgenommenen Gifts die Wirkung. Im Extremfall liegt eine Ganzkörperbestrahlung des Körpergewebes vor. Das daraus resultierende vielfältige Krankheitsbild wird als **akutes Strahlensyndrom** (ASS) bezeichnet. Für die Schwere der Strahlenschäden ist die auf den Körper einwirkende Strahlendosis ausschlaggebend. Schon Strahlendosen von über 1 Gy führen zum akuten Strahlensyndrom. Es werden drei Formen unterschieden:

- hämatologische Form bei Dosen von 1 bis 6 Gy
- gastrointestinale Form bei Dosen von 6 bis 20 Gy
- zentralnervöse Form bei Dosen über 20 Gy.

Symptome

Bei der **hämatologischen Form** werden sämtliche Knochenmarkzellen zerstört. Ohne Behandlung kann das Opfer an Blutungen oder Infektionen versterben. Bereits nach kurzer Zeit kommt es im Anschluss an die Bestrahlung zu Kopfschmerzen, Speichelfluss und Erbrechen. Die Symptome treten umso schneller auf, je höher die Strahlendosis war. Nach 2–4 Wochen zeigen sich grippeartige Symptome mit Fieber, Unwohlsein, Abgeschlagenheit und Infektionsneigung. Zusätzlich können auch Haarausfall und Hautentzündungen (Radiodermatitis) auftreten.

Je nach Schwere des Krankheitsbildes versterben ca. 50% der Betroffenen an der Knochenmarksdepression.

Bei noch stärkerer Strahlenexposition tritt zusätzlich die **gastrointestinale Form** auf. Die Darminnenfläche wird zerstört, was zu massiver Diarrhöe mit Störungen des Wasser- und Elektrolythaushalts führt. Eine zusätzliche Komplikation stellen Infektionen dar, die durch überwuchernde Darmbakterien verursacht werden. Ein Überleben ist heute trotz intensivmedizinischer Maßnahmen kaum möglich. Die Patienten versterben nach zwei bis drei Wochen.

Die **zentralnervöse Form** bildet sich bei stärkster Bestrahlung aus. Innerhalb von drei Tagen fällt der Patient nach wechselnden Phasen der Erregung und Apathie mit begleitenden Krämpfen ins Koma und verstirbt.

Therapie

Die **Basismaßnahmen** orientieren sich wie in jedem anderen Fall am Zustand des Betroffenen. Sind nur eine oder wenige Personen betroffen, gelten die Prinzipien der Individualtherapie. Es stehen die Erhaltung und Kontrolle der Vitalfunktionen im Vordergrund. Die Individualtherapie umfasst das Monitoring aus EKG, Pulsoxymetrie, Blutdruck- und Pulsmessung. Wundversorgungen dienen dazu, weitere Inkorporationen zu vermeiden. Bei kleinen Wunden durch lösliche Radionuklide (z.B. Laborunfall) kann die Wunde mit Wasser oder Kochsalzlösung ausgewaschen werden.

Als **erweiterte Maßnahmen** sind die Anlage eines venösen Zugangs und die symptomatische Therapie gegen Flüssigkeitsverluste, Erbrechen und Schmerzen anzusehen.

Im Anschluss an die Erstversorgung ist der Patient bei hohen radioaktiven Inkorporationen in eine Spezialklinik zu transportieren (z.B. berufsgenossenschaftliche Unfallkliniken mit Spezialabteilung für schwere Verbrennungen oder Strahlenzentrum). Anderseits ist jedes Krankenhaus in der Lage, nach Beratung und Unterstützung der regionalen Strahlenschutz-Zentren die Behandlung einzuleiten.

Bei einem Großschadensereignis sind die Prinzipien der Individualtherapie nicht mehr aufrechtzuerhalten.

> **SCHLAGWORT**
> **Strahlensyndrom**
> **Ursachen**
> - Teil- oder Ganzkörperbestrahlung des Körpergewebes mit radioaktiven Substanzen
>
> **Symptome**
> - hämatologische Form bei Dosen von 1–6 Gy
> - gastrointestinale Form bei Dosen von 6–20 Gy
> - zentralnervöse Form bei Dosen über 20 Gy

Maßnahmen
Monitoring
• RR, Puls, EKG, SaO$_2$
Basismaßnahmen und Lagerung
• Unterbrechung der Strahlungsursache, um weitere Inkorporation zu vermeiden
• Entfernen der verstrahlten Kleidung
• Wärmeerhalt
• O$_2$-Gabe über Maske oder Nasensonde 6–8 Liter/Min.
• Ermittlung des Strahlungsausmaßes
Erweiterte Maßnahmen
• i.v. Zugänge und Laborblutentnahme
• symptomatische Therapie

Medikamente und Dosierungsempfehlungen
• Infusionstherapie, z.B. 500–1.000 ml Vollelektrolytlösung i.v.
• Analgesie, z.B. 10 mg Morphium i.v.
• Antiemetikum, z.B. Vomex A® 1 Amp. i.v.

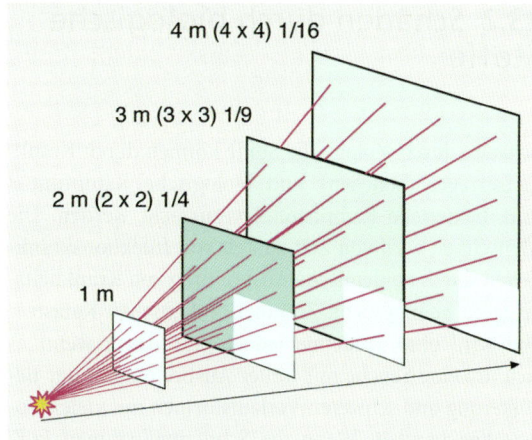

Abb. 23.6 Abstandsgesetz [L108]

23.1.3 Schutz vor Strahlenschäden

Die aufgenommene radioaktive Strahlendosis nimmt mit wachsender Einwirkungszeit der Strahlung zu. Bei gleich bleibender Strahlenbelastung verdoppelt sich die empfangene Strahlendosis mit der Verdopplung der **Einwirkdauer**. Daher ist die Zeit der Strahlenbelastung so kurz wie möglich zu halten.

Da sich die Intensität der Strahlung mit dem Quadrat der Entfernung von der Strahlenquelle verringert, ist größtmöglicher **Abstand** zur Strahlenquelle anzustreben (➤ Abb. 23.6).

Den besten Schutz bieten gut abschirmende Materialien wie Blei und Beton unter der Erde, z.B. ein Schutzraum. **Deckung** in Kellern und Schutzräumen ist wirksamer als eine behelfsmäßige Deckung. Aber selbst eine behelfsmäßige Deckung ist besser als überhaupt keine. Im Keller eines Betonhauses verringert sich die Strahlung auf 1/100 des Wertes, den man ungeschützt erhalten würde, in Schutzräumen sogar auf 1/1000.

MERKE
• Zeit der Strahlenbelastung kurz halten.
• Abstand von der Strahlenquelle vergrößern.
• Abschirmung von der Strahlung.

23.1.4 Messgeräte für die Radioaktivität

Das gebräuchlichste Messgerät ist der Geigerzähler (➤ Abb. 23.7). Er ist mobil und leicht zu handhaben. Ein Geigerzähler und andere Zählgeräte beruhen auf dem Prinzip der so genannten Ionisationskammer: Radioaktive Strahlen können Außenelektronen von Atomen nicht nur anregen, sondern auch völlig abspalten. Die entsprechenden Teilchen sind dann ionisiert. Normalerweise nicht leitende Luft kann dadurch leitend gemacht werden. Die radioaktiven Strahlen werden durch eine Ionisationskammer geführt; der durch die Ionisierung der Luft hervorgerufene Ionisationsstrom wird als Messgröße für die Stärke der Strahlung verwendet. Die meisten Geräte geben nicht nur optische, sondern auch akustische Signale.

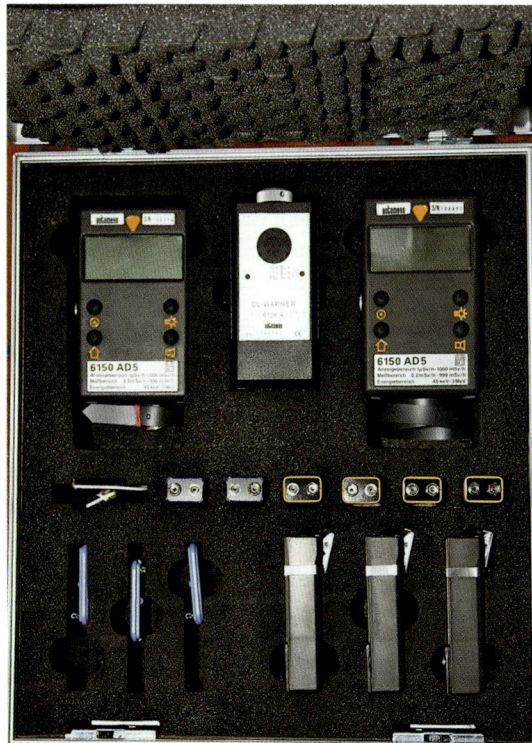

Abb. 23.7 Geigerzähler [O429]

23

23.2 Schäden durch biologische Stoffe

Schäden durch biologische Stoffe können durch Krankheitserreger (Seuchen) und biologische Kampfmittel (z.B. bakterielle Kampfstoffe) verursacht werden. Die Menschheit wird von Zeit zu Zeit von Infektionskrankheiten durch epidemische Ausbreitung von Krankheitserregern heimgesucht. Zu einer biologischen Katastrophe wird eine Epidemie jedoch nur dann, wenn es sich um eine Seuche mit weiter Ausbreitung in der Bevölkerung und schweren Verlaufsformen mit vielen Todesfällen handelt. Wenn die Schutzmaßnahmen (z.B. Schutzimpfungen, hygienische Bedingungen) für die Bevölkerung vernachlässigt wurden, können bereits örtlich begrenzte Großschäden (z.B. Ausfall der Trinkwasserversorgung) den Ausbruch übertragbarer Krankheiten begünstigen (➤ Kap. 5).

23.2.1 Seuchen (Epidemie)

Eine Epidemie ist ein unübliches und gehäuftes Auftreten einer Krankheit innerhalb einer Gruppe von Menschen durch biologische Krankheitserreger und wird als Seuche bezeichnet. Schon vor ewigen Zeiten kämpfte der Mensch gegen seine feindliche Umwelt, die auch die für ihn unbekannten Infektionskrankheiten mit einschloss. Diese für ihn „unbekannten Wesen" als Auslöser einer Infektion verwies er in das Reich der Dämonen und Geister, was noch heute an den Redewendungen und Wortbildern in Bezug auf Infektionen festzustellen ist. Von einer Krankheit wird man „befallen" und ist davon „betroffen". Das Fieber „kommt" und „geht" und eine Seuche „bricht aus" wie ein Raubtier aus seinem Käfig.

Cholera, Typhus und die Pest waren einige der damaligen Geißeln der Menschheit, die Millionen von Opfer kosteten. Erst in den letzten 150 Jahren gelang es den Menschen, die mikrobiologischen und infektiologischen Zusammenhänge der ehemaligen „Geißeln der Menschheit" zu erfassen. Durch Maßnahmen der Gesundheitserziehung, der Hygiene und der medizinischen und pharmazeutischen Forschung gelang es, die meisten Krankheiten zu besiegen.

Dennoch bedrohen auch in heutiger Zeit Krankheitserreger, in viraler oder bakterieller Form, den Menschen, wenn die entwickelten Schutzmaßnahmen zur Risikoverminderung (z.B. Impfung, Hygiene) versagen oder nicht beachtet werden.

23.2.2 Biologische Kampfmittel

Eine zusätzliche Bedrohung besteht in der Vorhaltung bakteriologischer Kampfstoffe zum Zwecke der Kriegführung. Das Thema biologische Kampfstoffe ist an sich bereits beunruhigend, denn Möglichkeiten, natürlich vorkommende Stoffe einzusetzen, gibt es theoretisch viele. Gefährlich wird es aber, wenn diese natürlichen Stoffe so verändert werden, dass ihre ohnehin vorhandene potenzielle Gefährlichkeit weiter erhöht wird. Als biologische Kampfmittel können eingesetzt werden:

- Krankheitserreger
- Giftstoffe (Toxine)
- infizierte Insekten und Tiere, die Krankheiten übertragen
- Pflanzenschädlinge, die Pflanzen zerstören, das Wachstum beeinflussen oder die Fruchtbildung verhindern.

Die Wirkung der biologischen Kampfmittel zielt auf die Seuchenausbreitung unter Menschen und Tieren und auf die Schädigung des Naturbestands zur Entziehung der Ernährungsgrundlage. Biologische Kampfstoffe können in flüssiger Form und in gefriergetrocknetem, staubförmigem Zustand gelagert werden. Ihre kriegsmäßige Verbreitung ist durch Abwurf in Behältern oder durch Versprühen von Schwebstoffen möglich. Da biologische Kampfmittel durch die Sinnesorgane nicht erkennbar sind und keine unmittelbare Krankheitswirkung entfalten, sind unmittelbare kausale Therapien nicht möglich.

Milzbrand

Als Beispiel eines Krankheitserregers, der in den letzten Jahren in der öffentlichen Diskussion zunehmend an Gewicht gewonnen hat, wird hier der Milzbranderreger *Bacillus anthracis* vorgestellt. Milzbrand ist in erster Linien eine Erkrankung des Weideviehs (Schafe, Rinder). Er kann über die Haut, die Lunge oder den Darm aufgenommen werden. Der Milzbrandbazillus besitzt die Fähigkeit, sich bei Nahrungsmangel (Blut etc.) in Sporen umzuwandeln, die äußerst robust gegen Umwelteinflüsse sind. Sie können durch Kratzen mit Sporen behafteter Fingernägel an unbekleideten Hautstellen in den Körper eindringen. Am Ort der Infektion entstehen kleine Pusteln, die sich rasch in blauschwarzen Brandschorf, den sog. Milzbrandkarbunkel, umwandeln (➤ Abb. 23.8). Sie sind mit Eiter gefüllt und werden erst gefährlich bei Anschluss an das Blutgefäßsystem nach 2–3 Tagen durch Kapillarbildung. Eine Infektion kann aber auch durch Einatmen sporenhaltigen Staubs oder Trinken von Milch infizierter Kühe ausgelöst werden.

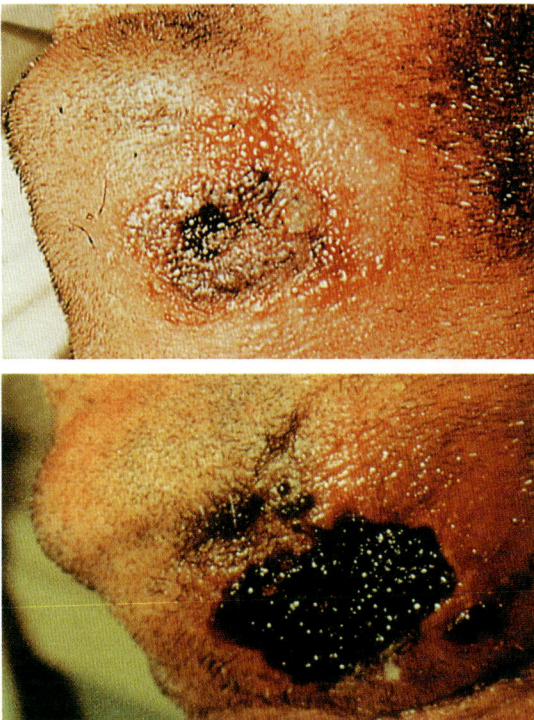

Abb. 23.8 Hautmilzbrand [R172]

Der Milzbrandbazillus kann aufgrund einer speziellen Eiweißkapsel wichtige Abwehrmechanismen menschlicher und tierischer Zellen umgehen. Er bildet vor allem bei seiner Zerstörung Giftstoffe (Exotoxine), die an die Umgebung abgegeben werden. Diese Giftstoffe schädigen die Blutgefäße bis in die kleinsten Kapillaren, so dass die betroffenen Gefäße für rote Blutkörperchen durchlässig werden. Die Folgen sind Entzündungsreaktionen und Blutungen. Beides äußert sich als blutgetränkte Schwellung des befallenen Gewebes.

Milzbrand wurde bereits im Zweiten Weltkrieg als biologischer Kampfstoff getestet (1941–45, Insel Gruinard). Milzbrand ist extrem beständig und kann als trockenes Pulver fast unbegrenzt gespeichert werden. Als B-Waffe ist er genetisch manipuliert und besitzt eine geringe Körnungsgröße, um besser eingeatmet werden zu können. Er kann in gefriergetrocknetem Zustand in den Munitionskartuschen oder als Aerosol mit großen Sprühern verbreitet werden.

Therapie

Die **Basismaßnahmen** gegen biologische Kampfmittel müssen auf eine Aufrechterhaltung der Vitalfunktionen und deren Kontrolle zielen. **Erweiterte Maßnahmen** (venöser Zugang, Medikamente) können nur symptomatisch durchgeführt werden. Zur eigentli-

chen Bekämpfung des biologischen Stoffes bedarf es aber frühzeitiger Informationen zu Art, Zustand und Umfang des Krankheitserregers oder seiner Toxine, die in der Regel nicht vorliegen, wodurch jeder Therapieansatz nur zeitverzögert in Angriff genommen werden kann.

SCHLAGWORT

Bedrohung durch biologische Stoffe

Ursachen
- **Krankheitserreger oder deren Toxine, freigesetzt durch**
  - Seuchen
  - biologische Kampfstoffe

Symptome
- werden durch den auslösenden Krankheitserreger oder dessen Toxin bestimmt

Maßnahmen
Monitoring
- RR, Puls, EKG, SaO$_2$

Basismaßnahmen und Lagerung
- Unterbrechung der Inkorporation
- Dekontamination

Erweiterte Maßnahmen
- i.v. Zugänge und Laborblutentnahme

Medikamente und Dosierungsempfehlungen
- impfen
- symptomatische Therapie
- kausale Therapie (z.B. Antibiose), wenn möglich

23.3 Schäden durch chemische Stoffe

Schäden durch chemische Stoffe können einerseits durch Freisetzung bei Unfällen (z.B. Produktionsunfall oder Transportunfall), andererseits durch beabsichtige Freisetzung im Rahmen von kriegerischen Auseinandersetzungen oder Terroranschlägen auftreten. Die chemischen Stoffe wirken in der Regel direkt und unmittelbar auf den Körper. Zu unterscheiden sind:
- Hautkampfstoffe (Senfgas, Schwefellost)
- Lungenkampfstoffe (Phosgen)
- Blutkampfstoffe (Zyanide)
- Nervenkampfstoffe (Sarin).

Die Klasse der über die Haut aufgenommenen chemischen Giftstoffe (Kontaktgifte) ist besonders gefährlich, da die Effekte bei ungeschützten Personen, und das wird die Regel sein, erst zeitlich verzögert auftreten. Da die Dämpfe aller Hautkampfstoffe schwerer als Luft sind, lagern sie sich nicht nur auf der Haut ab, sondern sinken auch tiefer auf den Boden, in U-Bahn-Schächte oder die

23

Kanalisation, was die weitere Verbreitung fördert und die Beseitigung des Kampfstoffes erschwert.

Senfgas fällt beispielsweise sofort durch seinen knoblauch- oder senfartigen, strengen Geruch auf. Senfgas schädigt hauptsächlich die Augen, Atemwege und die Haut. Alle Hautkampfstoffe rufen chemische Verbrennungen der Haut hervor, die denen der thermischen Verbrennung der Haut (➤ Kap. 22.2) ähnlich sind und in entsprechenden Verbrennungszentren nach Dekontamination (s.u.) behandelt werden müssen.

Therapie

Verätzungen des Verdauungs- und des Atemtrakts durch chemische Substanzen sind im Zusammenhang mit Massenschäden nicht selten. Kontraindiziert ist das Auslösen von Erbrechen, denn Säuren und Laugen sollen nur neutralisiert werden. Bei **Kontamination der Körperoberfläche** müssen die Schadstoffe durch Wasser oder andere Flüssigkeiten verdünnt und abgewaschen werden. Das Rettungsfachpersonal kann nicht alle Gefahren der verschiedenen Giftstoffe kennen. Daher ist bei Massenvergiftungen frühzeitig ein erfahrener klinischer Toxikologe an den Unfallort bzw. in die Technische Einsatzleitung (TEL) zu beordern (➤ Kap. 37.1.1). Noch vor den Basismaßnahmen steht an erster Stelle der **Selbstschutz** des Rettungspersonals. Die nachfolgenden behelfsmäßigen Entgiftungsmaßnahmen (Dekontamination) sind nur in ABC-Schutzkleidung mit ABC-Schutzmaske (➤ Abb. 23.9) möglich.

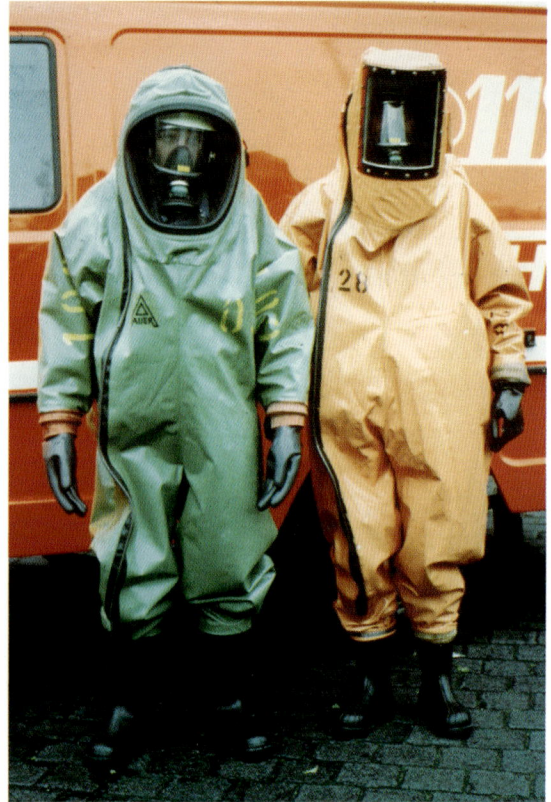

Abb. 23.9 ABC-Schutzkleidung [W163]

SCHLAGWORT

Bedrohung durch chemische Stoffe

Ursachen
- Hautkampfstoffe (Senfgas, Schwefellost)
- Lungenkampfstoffe (Phosgen)
- Blutkampfstoffe (Zyanide)
- Nervenkampfstoffe (Sarin)

Symptome
- Verbrennungen
- Verätzungen
- Lungenödem

Maßnahmen
Monitoring
- RR, Puls, EKG, SaO$_2$

Basismaßnahmen und Lagerung
- Unterbrechung der Kontamination
- Dekontamination

Erweiterte Maßnahmen
- i.v. Zugänge und Laborblutentnahme

Medikamente und Dosierungsempfehlungen
- symptomatische Therapie
- frühzeitige kausale Therapie (z.B. Antidot), wenn möglich

Dekontamination

Die Dekontamination (➤ Abb. 23.10, ➤ Abb. 23.11 a–f) zielt auf das Entfernen gefährlicher Verunreinigungen, die Personen gefährden. Die Dekontamination ist aufgrund der Gefährlichkeit der Stoffe oftmals nur von Rettungsfachpersonal in Schutzkleidung durchzuführen.

Zur Durchführung der Dekontamination eignen sich Gebäude wie Sporthallen, Hallenbäder oder Schulen mit entsprechenden Kapazitäten an Duscheinrichtungen und Räumen. Hier sind auch die Notfallstationen in der Umgebung kerntechnischer Anlagen geeignet. Die Dekontamination kann aber auch durch mobil einsetzbare Einheiten (Deko-Züge) an fast jedem gewünschten Ort durchgeführt werden.

Die technische Ausstattung wird sowohl von der Feuerwehr (Deko-Ausstattung) als auch vom Rettungsdienst (medizinisches Gerät) gestellt. Personen werden in einem dreistufigen Prozess dekontaminiert:
- Entfernung der Kleidung (wenn keine Schutzkleidung getragen wurde)
- Reinigung (Dusche)
- Neueinkleidung

```
                    ┌──────────────────────┐
                    │   Anfahrt/Anmarsch    │
                    └──────────────────────┘
              ┌────────────────────────────────────┐
              │   01   Verkehrsführung              │
              └────────────────────────────────────┘
┌───────────────────┐                    ┌───────────────────┐
│ Parkplatz für Pkw  │                    │ Parkplatz für Busse│
└───────────────────┘                    └───────────────────┘
┌───────────────────┐
│ 02  Erste-Hilfe-Station │
└───────────────────┘
      ↓
     KKH            ┌──────────────────────────────┐
                    │ 03 Kontaminationsvorprüfstelle│
                    └──────────────────────────────┘
        Nichtkontaminierte                Kontaminierte
┌──────────────────────────────────┐   ┌──────────────────────────────┐
│ 04 Vorstauraum für Nichtkontaminierte│ │ 06   Wertmarkenausgabe      │
└──────────────────────────────────┘   └──────────────────────────────┘
┌──────────────────────────────┐  doch kontaminiert ┌──────────────────────────┐
│ 05 Kontaminations-Nachweisstelle│                  │ 07   Wertsachenabgabe     │
└──────────────────────────────┘                    └──────────────────────────┘
                        männlich            weiblich
        ┌──────────────────────────┐   ┌──────────────────────────┐
        │ 08m Bekleidungs-          │   │ 08w Bekleidungs-          │
        │     abgabe/Transport      │   │     abgabe/Transport      │
        └──────────────────────────┘   └──────────────────────────┘
        ┌──────────────────────────┐   ┌──────────────────────────┐
        │ 09m Vorstauraum für       │   │ 09w Vorstauraum für       │
        │     Kontaminierte         │   │     Kontaminierte         │
        └──────────────────────────┘   └──────────────────────────┘
        ┌──────────────────────────┐   ┌──────────────────────────┐
        │ 10m Stauraum zur Dusche/  │   │ 10w Stauraum zur Dusche/  │
        │     Abpflasterungsraum    │   │     Abpflasterungsraum    │
        └──────────────────────────┘   └──────────────────────────┘
        ┌──────────────────────────┐   ┌──────────────────────────┐
        │ 11m Dusche für Männer     │   │ 11w Dusche für Frauen     │
        └──────────────────────────┘   └──────────────────────────┘
unreine Seite  .......................................................
        ┌──────────────────────────┐   ┌──────────────────────────┐
        │ 12m Nachkontrolle         │   │ 12w Nachkontrolle         │
        └──────────────────────────┘   └──────────────────────────┘
reine Seite ┌──────────────────────────┐ ┌──────────────────────────┐
        │ 13m Bekleidungsausgabe/   │   │ 13w Bekleidungsausgabe/   │
        │     Wertsachenrückgabe    │   │     Wertsachenrückgabe    │
        └──────────────────────────┘   └──────────────────────────┘
    ┌──────────────────────────────────────┐
    │ 14 Stauraum zur Erfassung/Beurteilung │
    └──────────────────────────────────────┘
    ┌──────────────────────────────────────┐
    │ 15  Erfassung/Beurteilung             │
    └──────────────────────────────────────┘
    ┌──────────────────────────────────────┐
    │ 16  Strahlenschutzärztliche Beurteilung│
    └──────────────────────────────────────┘
    ┌──────────────────────────┐      ┌──────────────────────────┐
    │ 17  Verteilung            │      │ 18 Information/           │
    └──────────────────────────┘      │    Aufenthaltsregelung    │
                                       └──────────────────────────┘
```

(kontaminationsfrei)

Krankenkraftwagen-Halteplatz
(Transport zur Klinik / Krankenhaus)

Entlassung
- zum Evakuierungsort
- zur registrierten Unterkunft

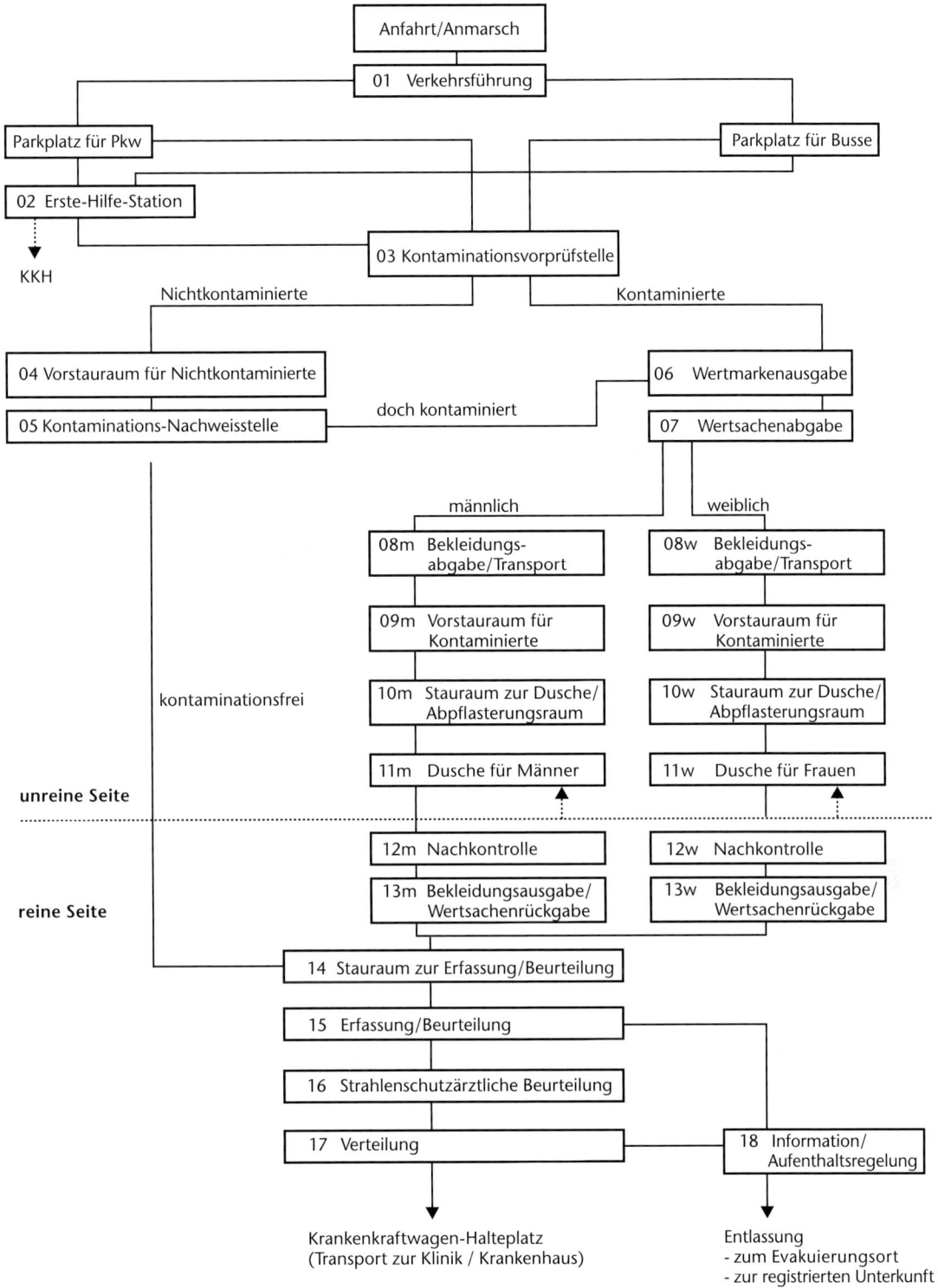

Abb. 23.10 Deko-Konzept [M235]

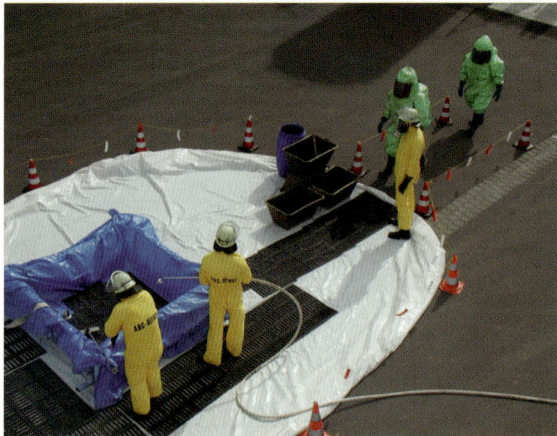
a) Eingang zum Deko-Platz

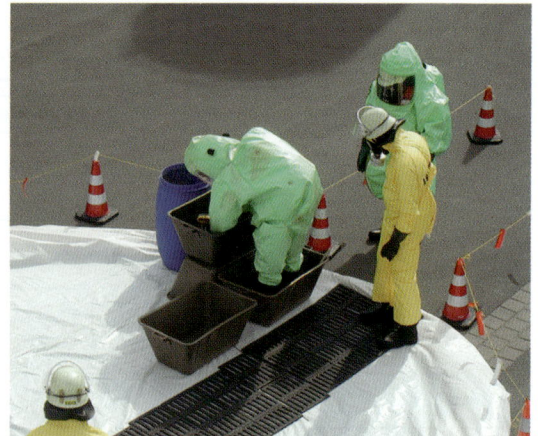
b) Vorreinigung 1

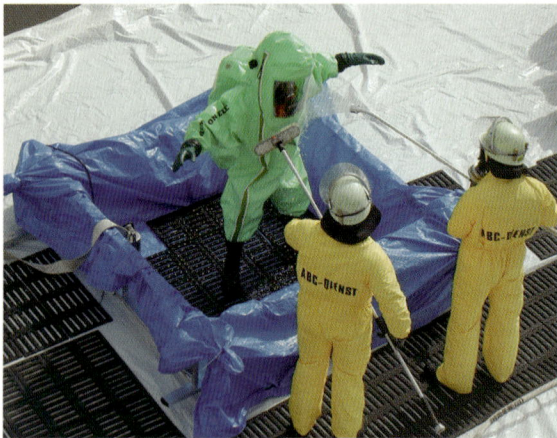
c) Vorreinigung 2

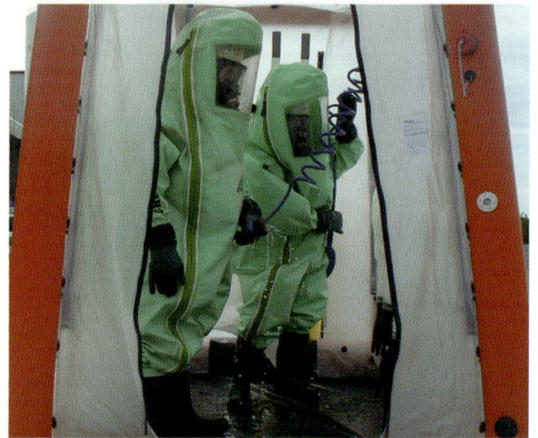
d) Duschkabine

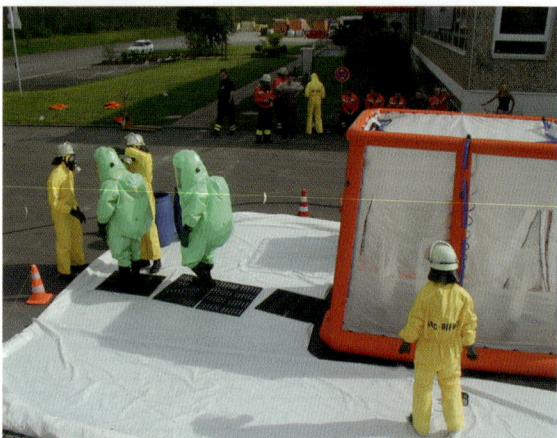
e) Verlassen der Duschkabine

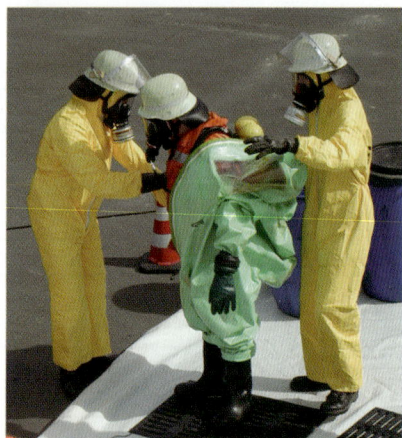
f) Entkleidung

Abb. 23.11 Vorgehensweise zur Dekontamination des Einsatzpersonals [M235]

Vor der Dekontaminationsstelle (Deko-Platz) werden die verletzten Personen betreut und durch Ärzte triagiert. Entsprechend der Einstufung in der Triage werden sie der Dekontamination zugewiesen. Die **Dekontamination** nach einem Unfall mit einer chemischer Substanz (z.B.

Kampfstoff) erfolgt bei der Haut, indem nach Kampfstoffspritzern gesucht wird. Diese werden abgetupft. Die Tupfer müssen vernichtet werden (Sammelbehälter). Die Haut wird mit Schmierseife entgiftet. Viele hierbei nicht entfernbare Substanzen lassen sich durch vorheriges Lösen in Macrogol 400 (Lutrol®) entfernen. Anschließend wird die Schmierseife abgetupft, und auch diese Tupfer werden vernichtet. Hautentgiftungspuder (Macrogol-Puder, z.B. Klean-Prep®) können gegebenenfalls aufgetragen werden. Innerhalb des Dekontaminationsplatzes können, soweit es die Kontamination zulässt, medizinische Erstmaßnahmen durchgeführt werden. Betroffene Augen müssen gründlich mit Wasser ausgespült werden. Wenn Isogutt®-Augentropfen vorhanden sind, sollten sie eingeträufelt werden. Bei starken Schmerzen werden Anästhetika-Augentropfen (z.B. Novesine® 0,4 %) appliziert.

Von der Bekleidung müssen einzelne Kampfstoffspritzer entfernt, ansonsten muss die Bekleidung abgelegt werden. Die Patienten müssen duschen oder sich abwaschen und neue Kleidung anlegen. Die benetzte Bekleidung muss beseitigt (z.B. eingegraben) werden. Nachdem die Dekontamination abgeschlossen ist, verlassen die Personen den Absperrbereich und werden an einer Sammelstelle weiter betreut.

Fallbeispiel

Notfallmeldung

Die Rettungsleitstelle alarmiert den Rettungshubschrauber zu einem Betriebsunfall. Am Unfallort sei eine Person bei Abrissarbeiten in einem stillgelegten Kernkraftwerk abgestürzt.

Befund am Notfallort

Die Feuerwehr hat unter Selbstschutz (Strahlenschutzanzug) einen Arbeiter aus dem Sicherheitsbereich des Reaktors gerettet. Der Arbeiter ist aus einer Höhe von 4 m von einer Leiter gestürzt. Dabei ist sein Schutzanzug eingerissen. Die Kleidung der Arbeiters wird entfernt. Der Patient wird dem Rettungsdienst übergeben.

Der Patient ist wach und ansprechbar. Er klagt über Schmerzen im linken Bein, das offensichtlich geschlossen frakturiert ist. Der Patient ist kreislauf- und atemstabil. Der Thorax, das Becken und die weiteren Extremitäten sind stabil.

Der ebenfalls anwesende Strahlenschutzbeauftragte des Werkes verneint eine erhöhte Strahlenbelastung des Patienten, kann diese allerdings nicht objektivieren. Der mobile Geigerzähler der Feuerwehr gibt einen Strahlenalarm bei der Untersuchung der Kleidung des Arbeiters, bleibt jedoch stumm bei Untersuchung des entkleideten Patienten.

Leitsymptom

Schmerzen im linken Unterschenkel, radioaktive Kontamination der Kleidung des Patienten.

Verdachtsdiagnose

Geschlossene Unterschenkelfraktur links, fragliche Kontamination mit Radioaktivität.

Erstmaßnahmen

Der Notarzt legt einen venösen Verweilzugang in die rechte Ellenbeuge (G 17) und analgosediert den Patienten mit 5 mg Dormicum® und 0,1 mg Fentanyl. Weiterhin werden langsam 500 ml Vollelektrolytlösung infundiert. Der frakturierte Unterschenkel wird mit einer Luftkammerschiene stabilisiert, der Patient auf einer Vakuummatratze gelagert und in eine Berufsgenossenschaftliche Unfallklinik mit Strahlenschutzzentrum geflogen.

Klinik

Die Unterschenkelfraktur wird operativ versorgt. Hinweise auf eine erhöhte Strahlenbelastung ergeben sich in den Folgeuntersuchungen nicht.

Wiederholungsfragen

1. Welche Körperstrukturen werden durch radioaktive Substanzen geschädigt (➤ Kap. 23.1.1)?
2. Beschreiben Sie das Abstandsgesetz (➤ Kap. 23.1.3).
3. Beschreiben Sie die drei wirkungsvollsten Schutzmaßnahmen gegen radioaktive Strahlung (➤ Kap. 23.1.3).
4. Nennen Sie einige biologische Stoffe, die den menschlichen Organismus schädigen können (➤ Kap. 23.2).
5. Beschreiben Sie den Vorgang der Dekontamination nach einem chemischen oder radioaktiven Unfall (➤ Kap. 23.3).

━━━━━━━━━━━━━ **Lernzielübersicht** ━━━━━━━━━━━━━

24.1 Ertrinkungsunfälle

- Ertrinken ist der Tod durch Ersticken infolge Untertauchens in einer Flüssigkeit.
- Tod durch Ertrinken ist definiert als Ertrinken mit tödlichem Ausgang innerhalb von 24 Stunden nach Unfallereignis.
- Als Beinaheertrinken bezeichnet man die Unfälle, in denen die Asphyxie mindestens 24 Stunden überlebt wird.

24.1.1 Pathomechanismus

- Im Gegensatz zum nassen Ertrinken gelangt beim trockenen Ertrinken durch einen Laryngospasmus keine Flüssigkeit in die Lungen. Die Hypoxie steht als Todesursache im Vordergrund.
- Bei nassem Ertrinken wird Flüssigkeit aspiriert und es kommt zu typischer Schaumbildung (Schaumpilz). Eine Hypoxie mit Azidose ist die Folge.

24.1.2 Pathophysiologie

- Bei Ertrinkungsunfällen unterscheidet man zwischen Süß- und Salzwasserertrinken.
- Süß- und Salzwasseraspiration haben gegensätzliche Veränderungen des Blutvolumens und der Elektrolytkonzentration zur Folge.
- Durch die Aspiration von Salz- oder Süßwasser kommt es zu morphologischen Veränderungen der Lunge (Surfactant-Schaden).
- Es entstehen Lungenödem oder Atelektasen durch Kollaps der Alveolen. Beides führt zu einem Missverhältnis von Ventilation und Perfusion in der Lunge.

24.1.3 Präklinik des Ertrinkungsunfalls

- Leitsymptom des Ertrinkungsunfalls ist die Hypoxie.
- Bei Rettungsmaßnahmen aus dem Wasser ist unbedingt auf Eigenschutz zu achten.
- Der Patient ist in Rückenlage zu lagern. Die Basismaßnahmen orientieren sich am ABC-Schema.
- Kopftieflage, Bauchlage oder Kompression auf Thorax und/oder Bauch (außer der Herzdruckmassage) sind zu unterlassen.
- Entsprechend dem Unterkühlungsgrad ist mit schweren Herzrhythmusstörungen zu rechnen.
- Die Wirksamkeit der Medikamente und Defibrillation sind in Hypothermie (< 28 °C) nicht gesichert.

24.2 Tauchunfälle

- Tauchunfälle werden nach Unfällen mit und ohne Hilfsmittel (z.B. Tauchgerät) unterschieden.
- Fehlende Ausbildung und Selbstüberschätzung führen häufig zu Tauchunfällen im Freizeitsektor.

24.2.1 Pathophysiologie des Tauchgangs

- Der Umgebungsluftdruck beim Tauchen (z.B. in der Pressluftflasche) nimmt durch die auf dem Taucher und der Pressluftflasche lastenden Wassersäule pro 10 Meter um 1 bar zu.
- Durch den erhöhten Umgebungsdruck verringert sich das Volumen gasgefüllter Organe (z.B. Lunge).
- Das Volumen der Lunge kann beim Tauchgang ohne Luftholen (Apnoetauchen) so weit komprimiert werden, dass es zum Lungenödem kommen kann.
- Unter erhöhtem Umgebungsdruck liegen Gase im Blut ebenfalls mit erhöhtem Partialdruck vor (Gasgesetze von Dalton und Henry).

24.2.2 Tauchunfälle beim Apnoetauchen und Schnorcheln

- Apnoetauchen ist Tauchen mit angehaltenem Atem.
- Der Sauerstoffvorrat des Organismus lässt sich durch Hyperventilation nicht steigern.
- Die Verlängerung eines Schnorchels, um tiefer tauchen zu können, ist lebensgefährlich.
- In diesem Fall vergrößert sich der funktionelle Totraum, es kommt zur Pendelatmung kohlendioxidreicher, sauerstoffarmer Luft und zum Druckunterschied zwischen Alveolen und dem Luftdruck an der Wasseroberfläche.

24.2.3 Tauchunfälle beim Gerätetauchen

- Ein Barotrauma ist eine Druckschädigung von Gewebe durch Über- oder Unterdruck in der Nachbarschaft zu luftgefüllten Räumen (z.B. Notaufstieg).
- Bei der Dekompressionskrankheit (Caisson-Krankheit) können die im Blut in hoher Tiefe gelösten Gase (z.B. Stickstoff) während des Auftauchvorganges als Überschuss nicht schnell genug über die Atemluft abgegeben werden. Der im Überschuss gelöste Stickstoff droht im Blut als Gasbläschen auszuperlen.

Wasser übt von jeher auf den Menschen eine ganz besondere Faszination aus. Ob am Wochenende oder im Urlaub, Schwimmen und Baden zählen besonders bei Jugendlichen unter 25 Jahren zu den beliebtesten Freizeittätigkeiten. So ist es auch nicht erstaunlich, dass die Mitarbeiter des RD immer wieder mit tragischen Unfällen dieser Freizeitbetätigung konfrontiert werden.

24.1 Ertrinkungsunfälle

Unter Ertrinken versteht man den Tod durch Ersticken infolge Untertauchens in einer Flüssigkeit (> Tab. 24.1). Der Ertrinkungsunfall ist ein Notfall, dessen Ausgang sowohl von Dauer und Zeitpunkt des Wasseraufenthalts als auch von der körperlichen Disposition und dem Unfallhergang geprägt wird. Im Rahmen der Ertrinkungsunfälle wird zwischen Tod durch Ertrinken und dem Beinaheertrinken unterschieden. Der **Tod durch Ertrinken** ist definiert als Ertrinken mit tödlichem Ausgang innerhalb 24 Stunden nach dem Unfallereignis.

Als **Beinaheertrinken** bezeichnet man die Fälle, in denen die Asphyxie (Sauerstoffmangel und erhöhter CO_2-Gehalt im Blut) mindestens 24 Stunden überlebt und damit einer Behandlung zugänglich wird oder die Rettung des Unfallopfers vor Eintritt eines Herzstillstands erfolgen kann. Während der Ertrinkungstod statistisch erfasst wird, bestehen für die Ertrinkungsunfälle durch Beinaheertrinken nur Schätzungen. Sie reichen von der doppelten bis zehnfachen Anzahl der Ertrinkungsunfälle.

Bei der Kennzeichnung des Ertrinkungstodes wird in der Terminologie zwischen nassem und trockenem sowie primärem und sekundärem Ertrinken unterschieden. Diese Unterscheidungen sind für die Einordnung der klinischen Folgen des Ertrinkens und ihrer Prognose wichtig.

Beim **trockenen Ertrinken** verhindert ein Laryngospasmus das Eindringen von Flüssigkeit in die Lunge, im Gegensatz dazu fehlt der Laryngospasmus beim **nassen Ertrinken**. Hier kommt es zum Eindringen von Flüssigkeit in die Lunge.

Pathophysiologische Vorgänge, die unmittelbar zum Ertrinkungstod führen (Sofortschaden), werden als **primäres Ertrinken** bezeichnet. Erkrankungen, die Stunden oder Tage nach dem Ertrinkungsunfall zum Tode führen (Spätschaden), gehören zum **sekundären Ertrinken**.

Erstaunlicherweise war ein hoher Anteil (ca. 60–70 %) der Ertrunkenen in der Lage zu schwimmen. Die Ursachen für Ertrinkungsunfälle werden unterteilt in allgemeine, traumatische und interne Ursachen.

Als **Unfallursache** stehen in der Gruppe der über 45-jährigen Patienten interne und neurologische Ursachen (z.B. Störungen der Herz-Kreislauf-Funktion oder zerebrale Krampfanfälle) im Vordergrund. Die eigene Leistungsfähigkeit wird falsch eingeschätzt, und unter körperlicher Belastung kommt es zu körperlichen Störungen. In der Gruppe der 18- bis 44-Jährigen steht eindeutig der Faktor Alkohol als Hauptursache des Ertrin-

Tab. 24.1 Definitionen Ertrinkungsunfälle

Begriff	Definition
Ertrinken	Ertrinken mit tödlichem Ausgang innerhalb 24 Stunden
Beinaheertrinken	Ertrinken, das mindestens 24 Stunden überlebt wird
trockenes Ertrinken	Ertrinken ohne Nachweis einer Flüssigkeitsaspiration
nasses Ertrinken	Ertrinken mit Nachweis einer Flüssigkeitsaspiration
primäres Ertrinken	Ertrinken durch originären pathophysiologischen Ertrinkungsvorgang (Sofortschaden)
sekundäres Ertrinken	Ertrinken durch Folgen des originären pathophysiologischen Ertrinkungsvorgangs (Spätschaden)

kungsunfalls im Vordergrund. Bei älteren Kindern (sechs bis zwölf Jahre) sind die Ursachen meistens Strömung und Wellengang, die eine erhöhte körperliche Leistungsfähigkeit erfordern, die von diesen Kindern in Selbstüberschätzung ihrer eigenen Fähigkeiten nicht erbracht werden kann. Erschöpfung und Unterkühlung sind die Folge. Die Unterkühlung steht auch in der Gruppe der Kleinkinder (unter fünf Jahren) im Vordergrund.

24.1.1 Pathomechanismus

Einem unerwarteten und ungewollten Untertauchen (einschließlich des Kopfes) folgt eine Phase des Luftanhaltens, die jedoch nicht länger als zwei Minuten andauert. Dieser Zeitraum ist von Panik und heftigen körperlichen Bewegungen geprägt. Das heftige Strampeln beschleunigt die Erschöpfung und führt zu raschem Wärmeverlust. Mit zunehmender Zeit und Erschöpfung kommt es zu plötzlicher Inspirationen von Wasser. Der Ertrinkende verschluckt in zunehmender Panik immer größere Mengen Wasser und erbricht. Anschließend dominieren tetanische Krämpfe, heftige Atembewegungen und zum Schluss Areflexie und Todeseintritt in zwei bis maximal fünf Minuten. In etwa 10–15 % der Fälle bleibt der durch die Flüssigkeitsaspiration entstandene Laryngospasmus aus bisher nicht geklärten Gründen auch nach dem Verlust des Bewusstseins bestehen. In der Terminologie hat sich dieser Umstand als **trockenes Ertrinken** etabliert. In diesen Fällen wirkt allein die Hypoxie schädigend. Die Aspiration als Voraussetzung der Lungenschädigung tritt in den Hintergrund.

Sehr viel häufiger jedoch tritt das nasse Ertrinken auf. Beim **nassen Ertrinken** löst sich der initiale Laryngospasmus und der Ertrinkende aspiriert erneut Flüssigkeit und Erbrochenes. Es kommt zu einer Vermischung von Sekret und Wasser in den Atemwegen mit typischer Schaumbildung (Schaumpilz), die den Gasaustausch in der Lunge erheblich erschwert. Eine Hypoxie mit Azidose ist die Folge.

Beide Ertrinkungsformen führen letztendlich zu einem Versagen der Herz-Kreislauf-Funktion. Ohne Hilfsmaßnahmen führt das Versagen der Zirkulation durch Minderperfusion und Minderversorgung des Gehirns und anderer Organe mit Sauerstoff innerhalb weniger Minuten zum Tod.

24.1.2 Pathophysiologie

Pathophysiologisch stehen das Eindringen von Wasser in die Atemwege und die sich daraus entwickelnde Hypoxie im Vordergrund. Der Körper unterliegt jedoch im Rahmen des Ertrinkungsvorganges weiteren Einflussfaktoren, wie

- Verminderung der Körpertemperatur mit zunehmender Dauer und Tiefe (Hypothermie),
- Erhöhung der Vorlast am Herzen durch Erhöhung des hydrostatischen Drucks mit zunehmender Tiefe

(Vasokonstriktion der Blutgefäße, Erhöhung des Atemantriebs) und
- pulmonalen Veränderungen durch Eindringen der Flüssigkeit in die Atemwege.

Traditionsgemäß wird bei der Beschreibung der Ertrinkungsunfälle zwischen der **Aspiration von Süß- und Salzwasser** unterschieden. Das Eindringen von hypotonem Süßwasser in die Alveolen führt zu einer Verschiebung des aspirierten Wassers über die Alveolarmembran in die Blutbahn (➤ Abb. 24.1). Das Süßwasser bewirkt eine Inaktivierung und Auswaschung des Surfactants aus der Alveole. Dabei tritt Wasser von der Alveole in die Lungenstrombahn über und führt zu einer Zunahme des Volumens außerhalb der Alveole. Dadurch nimmt das Flüssigkeitsvolumen im Blutgefäß- und Kapillarsystem der Lunge zu. Es kommt zur Auflösung der roten Blutkörperchen durch Hämolyse und zu einem Anstieg der Kaliumkonzentration im Blut.

Das Eindringen von hypertonem Salzwasser bewirkt ebenfalls eine Inaktivierung des Surfactants. Hierbei tritt jedoch aufgrund der Elektrolytkonzentration des Salzwassers Flüssigkeit aus der Lungenstrombahn in die Alveole über und führt zu einer Zunahme des Volumens

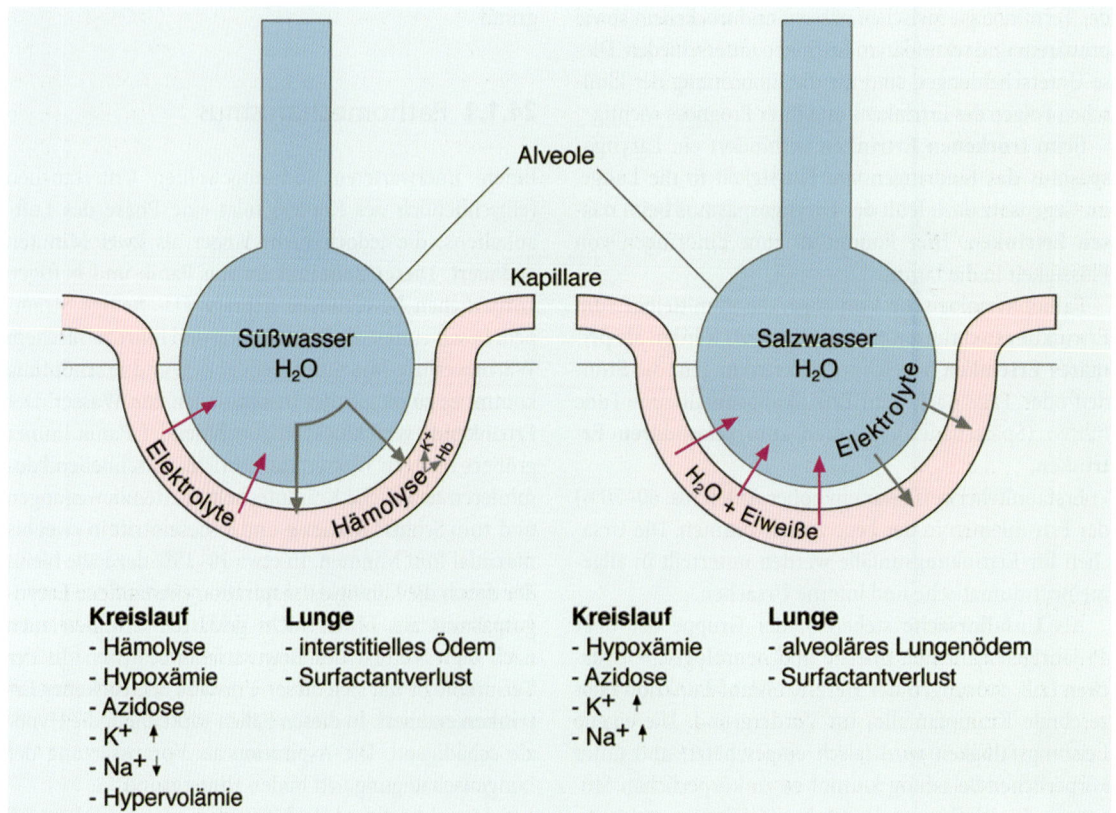

Abb. 24.1 Schematische Darstellung der pathophysiologischen Vorgänge beim Ertrinken in Süß- und Salzwasser [L108]

innerhalb der Alveole (➤ Abb. 24.1). Die Folge ist ein alveoläres Lungenödem.

Süß- und Salzwasseraspiration haben demnach gegensätzliche Veränderungen des Blutvolumens und der Elektrolytkonzentration zur Folge.

Viel wichtiger sind jedoch die morphologischen Veränderungen der Lunge und deren funktionelle Konsequenz. Nach der Aspiration von Süß- oder Salzwasser führen die geschilderten Vorgänge zu einem Surfactant-Schaden in der Lunge. Dadurch bilden sich durch den Kollaps der Alveolen Atelektasen oder es entsteht ein Lungenödem. In beiden Fällen kommt es zu einem Missverhältnis von Ventilation und Perfusion in der Lunge. Die Folge ist eine Hypoxie mit der Gefahr der Unterversorgung des Gehirns mit Sauerstoff.

24.1.3 Symptome und Maßnahmen

Symptome

Das Leitsymptom des Ertrinkungsunfalls ist die Hypoxie. In allen Fällen wirkt die Hypoxie allein auf den Patienten schädigend, weshalb das Überleben nach einem Ertrinkungsunfall weitgehend von der Schnelligkeit und der Effektivität der Wiederbelebungsmaßnahmen abhängt. Die Hypoxie zu bekämpfen oder zu vermeiden, ist daher Ziel jeder therapeutischen Maßnahme im Rahmen des Ertrinkungsunfalls. Vor der Erstversorgung steht jedoch die Rettung des Ertrinkenden. Hierbei sei vor überhasteten Rettungsmaßnahmen gewarnt, bei denen sich der Helfer selbst in Gefahr bringt. Reanimationsversuche im Wasser sind in der Regel wirkungslos und kosten nur Kraft und Zeit.

Die Erstdiagnostik im Anschluss an die Rettung des Patienten beschränkt sich auf das Erfassen der Atmung, des Bewusstseins und der Kreislaufsituation und verläuft parallel zu den Erstmaßnahmen. Die Patienten sind nass und unterkühlt. Die Schutzreflexe sind in der Regel ausgefallen, und eine eigene Atmung ist nicht zu erkennen. Der Bewusstseinszustand ist komatös und die Kreislauffunktion erloschen.

Therapie

Die **Lagerung** der Patienten erfolgt entsprechend der Bewusstseinslage. Wache Patienten werden mit aufrechtem Oberkörper gelagert und betreut. Nach **Entfernen der nassen Kleidung** an einem windstillen Ort (z.B. im RTW) und dem Trockenreiben des Patienten wird einer weiteren Auskühlung entgegengewirkt, indem der Pati-

ent in eine vorgewärmte Decke oder eine metallbeschichtete Rettungsfolie eingewickelt wird.

Die **Basismaßnahmen** bei bewusstlosen Patienten, in der Regel die der Reanimation, orientieren sich am ABC-Schema (➤ Kap. 10). Kopftieflage, Bauchlage und Kompressionen von Bauch und Thorax (außer der Herzdruckmassage) sind kontraindiziert. Im Falle des Süßwasserertrinkens wird die hypotone Flüssigkeit sehr schnell von der Lunge resorbiert und ist daher durch solche Maßnahmen gar nicht mehr zu entfernen. Diese unnötigen Maßnahmen führen eher zu einer Entleerung des Magens mit der Gefahr einer erneuten Aspiration.

> **MERKE**
> Grundsätzlich abzulehnen sind alle Maßnahmen, die durch bestimmte Lagerung des Patienten Wasser aus den Lungen des Ertrunkenen entfernen sollen.

Zu den **erweiterten Maßnahmen** gehören die Sicherung der Atmung durch Intubation und die Anlage eines venösen Zugangs. Die **Intubation** sollte frühzeitig erfolgen. Im Anschluss an die Intubation muss die Beatmung frühzeitig maschinell mit 100% Sauerstoff und einem PEEP von 5–10 cm H_2O erfolgen, um dem durch Verlust des Surfactant-Faktors entstandenen Lungenödem zu begegnen und durch mäßige Hyperventilation das bereits bestehende oder beginnende Hirnödem zu reduzieren. Durch die maschinelle Beatmung wird nicht unnötig Personal für die Durchführung der Beatmung gebunden, wodurch frühzeitig die Sicherung eines venösen Zugangs erfolgen kann.

Die peripheren **Venen** des Handrückens oder der Ellenbeuge sind jedoch häufig nicht zu punktieren, weil sie bereits kollabiert sind. Die V. jugularis externa ist in der Regel immer zu punktieren. Im äußersten Notfall ist eine zentrale Vene aufzusuchen, um ohne Zeitverlust Medikamente (z.B. Suprarenin®) injizieren zu können.

Oft toleriert der Kreislauf aufgrund der besonderen Umstände beim Ertrinken die Hypoxie besser als bei einem Kreislaufstillstand anderer Ursache. Eine besondere Rolle dabei spielt die **niedrige Körpertemperatur**. Die rasche Abkühlung des Körpers während des Ertrinkungsvorgangs vermag die Wiederbelebungszeit des ZNS um Minuten zu verlängern. Deshalb muss in jedem Fall nach der Rettung eines Ertrunkenen unverzüglich mit der Reanimation begonnen werden, auch wenn der Zeitpunkt des Herzstillstands nicht genau feststellbar ist. Neben dem Schutz vor weitere Auskühlung ist die Wiedererwärmung des Körpers von entscheidender Bedeutung für den Überlebenserfolg. Ein Aufwärmversuch mit warmen Infusionen ist aber bei stark unterkühlten Patienten unter CPR wenig Erfolg versprechend. Als Alternative muss die Möglichkeit einer Wiedererwärmung mittels Herz-Lungen-Maschine (HLM) erwogen werden. Die Reanimation ist deshalb fortzusetzen und der Patient einer HLM-Therapie zuzuführen, wenn folgende Faktoren erfüllt sind:

- Ertrinkungsunfall in sehr kaltem Wasser (hirnprotektiv)
- Hypothermie < 25 °C
- junger Patient ohne Vorerkrankungen
- schneller und sicherer Transport zur HLM sichergestellt.

Gegenüber dem Erwachsenen sind die unterschiedlichen physiologisch-anatomischen Verhältnisse bei Kindern unbedingt zu beachten. Durch die größere Körperoberfläche (➤ Abb. 22.5), das vermehrte extrazelluläre Flüssigkeitsvolumen und den erhöhten Grundumsatz mit einem höheren Sauerstoffbedarf kommt es bei **Kindern** schneller zu Auskühlung und Hypoxie als beim Erwachsenen. Beschleunigt wird dieser Vorgang durch Strampeln und Aspiration von kaltem Wasser.

In Hypothermie (➤ Kap. 22.1.1) ist beim Erwachsenen, wie auch beim Kind, eine ausreichende Kreislaufstabilität unter Umständen nur durch externe **Herzdruckmassage** zu erreichen, die bis zur Wiedererwärmung durchzuführen ist. Entsprechend dem Unterkühlungsgrad ist mit schweren **Herzrhythmusstörungen** (z.B. Kammerflimmern) zu rechnen, wenn die Körperkerntemperatur unter 30 °C absinkt. Diese Temperaturen werden in unseren Breiten schnell erreicht, da in Deutschland die Temperaturen offener Wasserflächen selten über 20 °C liegen.

MERKE

Die Wirksamkeit der Medikamente und einer Defibrillation in Hypothermie unter 28 °C Körperkerntemperatur ist nicht gesichert.

Im Anschluss an die Stabilisierung von Atmung und Kreislauf werden **zusätzliche Maßnahmen** ergriffen. Die Anlage einer Magensonde führt zu einer Verbesserung der Ventilation durch Abnahme des intraabdominellen Drucks und verhindert gleichzeitig eine sekundäre Aspiration. Die intravenöse Gabe von Steroiden dient der Stabilisierung der Alveolarmembran und der Verminderung der entzündlichen Reaktionen der Lunge. Die weiteren medikamentösen Maßnahmen orientieren sich an der Symptomatik des Patienten.

SCHLAGWORT
Ertrinkungsunfall

Ursachen
- suizidales oder akzidentielles Ersticken infolge Untertauchens in einer Flüssigkeit
- Unterschätzen der Gefahren (Strömung, Wellengang), Selbstüberschätzung, Erschöpfung
- Missachtung einfacher Baderegeln
- Schwimmen unter Alkoholeinfluss

Symptome
- Schnappatmung, Atemstillstand
- Bewusstseinsstörungen, Ausfall der Schutzreflexe
- Bradykardie, Herzrhythmusstörungen, Herz-Kreislauf-Stillstand
- blass-graue, kalte und nasse Haut, Zyanose
- Reflexlosigkeit
- Schaumpilz

Maßnahmen
Monitoring
- RR, Puls, EKG, SaO_2, Temperatur

Basismaßnahmen und Lagerung
- bewusstseinsklare Patienten:
  - Oberkörperhochlagerung (30° Drehpunkt Hüfte)
  - Entfernen der nassen Kleidung, Wärmeerhalt
  - O_2-Gabe über Maske oder Nasensonde 8–10 Liter/Min.
- bewusstlose Patienten:
  - stabile Seitenlage, Freimachen und Freihalten der Atemwege (ggf. absaugen)
- Herz-Atem-Stillstand: kardiopulmonale Reanimation

Erweiterte Maßnahmen
- i.v. Zugang und Laborblutentnahme
- frühzeitige Intubation und Beatmung bei Ateminsuffizienz (**cave:** Spontanatmung heißt nicht zwangsläufig ausreichende Atmung)
- Magensonde

Medikamente und Dosierungsempfehlungen
- Flüssigkeitsrestriktion und forcierte Diurese, z.B. 20–80 mg Lasix® i.v.
- Katecholamine bei Hypotonie, z.B. Dopamin i.v. per Perfusor
- Kortikosteroide, z.B. 1 mg/kg KG Fortecortin® i.v.
- Asystolie: Suprarenin® im Rahmen der CPR
- Kammerflimmern: Amiodaron (Cordarex®) nach erfolgloser Defibrillation im Rahmen der CPR
- Wiedererwärmung mittels HLM

24.2 Tauchunfälle

Das veränderte Freizeitverhalten führt zu einer zunehmenden Verbreitung des Tauchsports. Freizeittaucher neigen zu riskanten, ungeplanten und schlecht überwachten Aktionen. Eine fehlende Ausbildung in Theorie und Praxis sowie Selbstüberschätzung führen dabei immer wieder zu Tauchunfällen.

24.2.1 Pathophysiologie des Tauchgangs

Der Umgebungsluftdruck beim Tauchen nimmt durch die auf dem Taucher lastende Wassersäule pro 10 m um 1 bar zu (➤ Tab. 24.2). Da in Meereshöhe (0 m über NN) auf der Wasseroberfläche bereits ein Luftdruck von 1 bar lastet (Erdatmosphäre), ergibt sich aus der Addition des Luftdrucks der Erdatmosphäre (1 bar) und des Wasserdrucks in z.B. 10 m Tiefe (1 bar) insgesamt ein Umgebungsdruck von 2 bar. Durch den mit der Tiefe zunehmenden Umgebungsdruck (**Kompression**) verringert sich das Volumen gasgefüllter Organe (z.B. Luft in der Lunge). Das Volumen der Lunge kann beim Apnoetauchen so weit komprimiert werden, dass es über Flüssigkeitsverschiebungen zum Lungenödem kommt.

Atmet der Taucher aber Luft ein, deren Druck dem Umgebungsdruck gleich ist (z.B. aus einer Tauchflasche/Lungenautomat), tritt keine Volumenveränderung ein (**Isopression**). Mit zunehmender Tiefe werden weiterhin durch den erhöhten Umgebungsdruck Sauerstoff- und Stickstoffgehalt im Blut zunehmen, denn unter erhöhtem Umgebungsdruck werden im Blut Gase mit einem erhöhten Partialdruck vorliegen (Gasgesetze von Dalton und Henry).

Tab. 24.2 Zusammenhang von Tiefe und Druck

Tiefe	Druck	Volumen
0 m	1 bar	1 l
10 m	2 bar	0,5 l
20 m	3 bar	0,3 l
30 m	4 bar	0,25 l
40 m	5 bar	0,2 l

MERKE

Gasgesetz von Dalton

„Jedes Gas trägt entsprechend seinem Volumenanteil zum Gesamtdruck bei. Gesamtdruck p = p1 + p2 + p3 + ...“

Das Gesetz besagt, dass die Summe aller Teildrücke gleich dem Gesamtdruck eines Gases ist.
Beispiel: Raumluft (1 bar):

$$pO_2 (0,21\ bar) + pN_2 (0,79\ bar) = 1\ bar$$

Pressluft in Tauchflasche in 20 m Tiefe (3 bar):

$$pO_2 (0,63\ bar) + pN_2 (2,37\ bar) = 3\ bar$$

Gasgesetz von Henry

„Die Konzentration eines Gases in Flüssigkeit ist proportional zum herrschenden Druck des Gases über der Flüssigkeit.“

Das Gesetz beschreibt das Löslichkeitsverhalten flüchtiger (gasförmiger) Substanzen im Wasser.

Das heißt nach dem Gasgesetz von Henry, dass bei einem hohen Umgebungsdruck Stickstoff und Sauerstoff in Blut und Gewebe gelöst werden. Der reaktionsträge (inerte) Stickstoff wird im Gegensatz zum Sauerstoff nicht metabolisiert und reichert sich im Körper an. Während des Auftauchens (**Dekompression**) kehren sich die genannten Vorgänge um. Beim Auftauchen nimmt das Gasvolumen entsprechend der Druckabnahme in den Organen zu, so dass sich die in der Lunge befindliche Luft ausdehnt und fortlaufend abgeatmet werden muss, da die Lunge sonst überdehnt und schwer geschädigt wird. Beim Auftauchen strömt auch der nicht verstoffwechselte Stickstoff mit einem höheren Partialdruck aus dem Körpergewebe zurück. Wie beim Sprudelflascheneffekt (beim Öffnen einer Sprudel-/Sektflasche fällt der Druck in der Flasche ab und das in der Flüssigkeit gelöste Kohlendioxid perlt in ähnlicher Weise aus) kann ein zu schnelles Auftauchen (Druckabnahme) zu einem Ausperlen der Stickstoffblasen und zu einer Gasembolie führen.

24.2.2 Tauchunfälle beim Apnoetauchen und Schnorcheln

Apnoetauchen

Apnoetauchen ist das Tauchen mit angehaltenem Atem ohne Verwendung von Hilfsmitteln. Um hierbei möglichst lange unter Wasser verbleiben zu können, wird häufig vor dem Tauchversuch willkürlich hyperventiliert (mehrfach schnell und tief ein- und ausgeatmet). Dies geschieht in der Vorstellung, so den Sauerstoffvorrat des Organismus vergrößern zu können. Der Sauerstoffvorrat des Organismus lässt sich jedoch durch Hyperventilation nicht steigern. Die **Hyperventilation** führt lediglich zu einem Abatmen von Kohlendioxid (CO_2), und der arterielle Kohlendioxidpartialdruck (pCO_2) fällt ab. Nunmehr ist es wichtig zu wissen, dass der Atemreiz hauptsächlich über den Kohlendioxidpartialdruck gesteuert wird. Ein hoher Kohlendioxidpartialdruck führt zu verstärkter Atmung, ein erniedrigter zu vermindertem Atemreiz. Somit setzt gegen Ende des Tauchgangs der Atemzwang später ein, man kann also länger tauchen. Da sich durch Hyperventilation die Sauerstoffreserven des Organismus jedoch nicht wesentlich steigern lassen, kann am Ende des Tauchversuchs eine ausreichende Sauerstoffversorgung des Gehirns nicht mehr sichergestellt werden. Der Taucher wird zumeist kurz vor Erreichen der Wasseroberfläche bewusstlos. In der Bewusstlosigkeit lässt sich der Atemantrieb nicht mehr willkürlich unterdrücken und der Taucher atmet unter Wasser ein.

Schnorcheln

Beim Schnorcheltauchen wird über einen etwa 30–35 cm langen Schnorchel geatmet. Dieser gestattet in Verbindung mit einer Taucherbrille die Betrachtung der Unterwasserwelt in ufernahen Gewässern. Gefährlich ist der Versuch, den Schnorchel zu verlängern, um tiefer ohne Atemgerät tauchen zu können. Einerseits wird der **funktionelle Totraum** der Atemwege vergrößert, und es kommt zu einer **Pendelatmung** kohlendioxidreicher, sauerstoffverarmter Luft mit der Folge einer Sauerstoffunterversorgung des Organismus. Andererseits ergibt sich eine stark erhöhte Kreislaufbelastung durch folgenden Pathomechanismus: In den Alveolen herrscht beim Schnorcheltauchen ein Druck, der dem Luftdruck an der Wasseroberfläche entspricht. Auf den Körper wirkt aber der Wasserdruck, der, wie bereits dargestellt wurde, mit der Wassertiefe zunimmt. Somit kommt es bei Verwendung eines langen Schnorchels im Niederdrucksystem des Kreislaufs zu einem starken Druckunterschied zwischen extra- und intrapulmonalen Gefäßstrecken, der zu einer Blutverschiebung in die intrathorakalen Gefäße führt. Gleichzeitig ist der Druck in den Alveolen deutlich niedriger als der Druck in den Lungenkapillaren. Es bildet sich ein Unterdruck, der die Blutflüssigkeit aus den Kapillaren in die Alveolen saugt und somit zu einem akuten Lungenödem führt. Zusätzlich wird die Atemmuskulatur bei erhöhter Schnorchellänge immer weniger in der Lage sein, die Einatmung gegen den hohen Wasserdruck durchzuführen. Bereits in 1 m Wassertiefe presst der Wasserdruck beim Schnorcheltauchen den Thorax so stark zusammen, dass eine aktive Einatmung kaum mehr möglich ist. In Verbindung mit der Vergrößerung des funktionellen Totraums kommt es zu einer völlig ineffektiven Pendelatmung mit der Folge einer Anreicherung von Kohlendioxid und Unterversorgung des Organismus mit Sauerstoff und somit zur Bewusstlosigkeit unter Wasser.

Symptome und Therapie

Die Folgen eines Tauchunfalls beim Apnoetauchen oder Schnorcheln entsprechen jeweils dem klassischen Er-

trinkungsunfall. Die notwendigen **Basis-** und **erweiterten Maßnahmen** sind daher dem ➤ Kap. 24.1 zu entnehmen.

24.2.3 Tauchunfälle beim Gerätetauchen

Sporttaucher verwenden mit Pressluft gefüllte tragbare Tauchgeräte, die über ein spezielles Druckanpassungssystem, den Lungenautomaten, verfügen. Dieser bietet die Atemluft unter dem Druck an, der in der jeweiligen Tauchtiefe gerade als Umgebungswasserdruck herrscht. Die Ausatemluft wird in das umgebende Wasser abgegeben.

Barotrauma

Der Begriff Barotrauma ist ein Sammelbegriff für Verletzungen im Körper, die durch physikalische Druckdifferenzen in luftgefüllten Hohlräumen entstehen und die benachbarte Gewebestrukturen verletzen. Ein Barotrauma kann sowohl beim Abtauchen als Unterdruckbarotrauma als auch beim Auftauchen als Überdruckbarotrauma auftreten. Normalerweise erfolgt das Ab- und Auftauchen unter **Ausgleich der Druckdifferenzen** – ähnlich wie beim Steig- oder Sinkflug im Flugzeug – über die Lunge. Fehlt die Möglichkeit zu einem aktiven Druckausgleich durch eine Verlegung der natürlichen Belüftungsmöglichkeiten (z.B. bei Asthmaanfall, Bronchitis, Erkältung, Atem anhalten beim Apnoetauchen), erfolgt der Druckausgleich zu langsam oder gar nicht.

Beim Gerätetauchen erhält der Taucher vom Lungenautomaten, wie bereits beschrieben, seine Atemluft unter Umgebungsdruck, also entsprechend dem aktuellen Wasserdruck in der Tiefe, in der er sich gerade befindet. Beim Aufstieg fällt der Umgebungsdruck, und das Luftvolumen steigt in den Lungen an. Würde ein Gerätetaucher aus 10 m Wassertiefe (hier herrscht ein Umgebungsdruck von 2 bar) zur Wasseroberfläche (hier herrscht ein Umgebungsdruck von 1 bar) mit angehaltenem Atem auftauchen, würde sich das Luftvolumen in seinen Lungen verdoppeln und zu einer Überdehnung sowie einem Lungenriss führen. Dann dringt Luft aus dem Bereich der Lungenbläschen in den Pleuraspalt ein, und es entsteht ein Pneumothorax. Um ein Barotrauma (Druckschädigung von Gewebe durch Über- oder Unterdruck in der Nachbarschaft zu luftgefüllten Räumen) der Lunge zu verhindern, taucht man beim Gerätetauchen stets langsam mit geöffnetem Mund unter ständiger leichter Ausatmung auf, so dass die sich

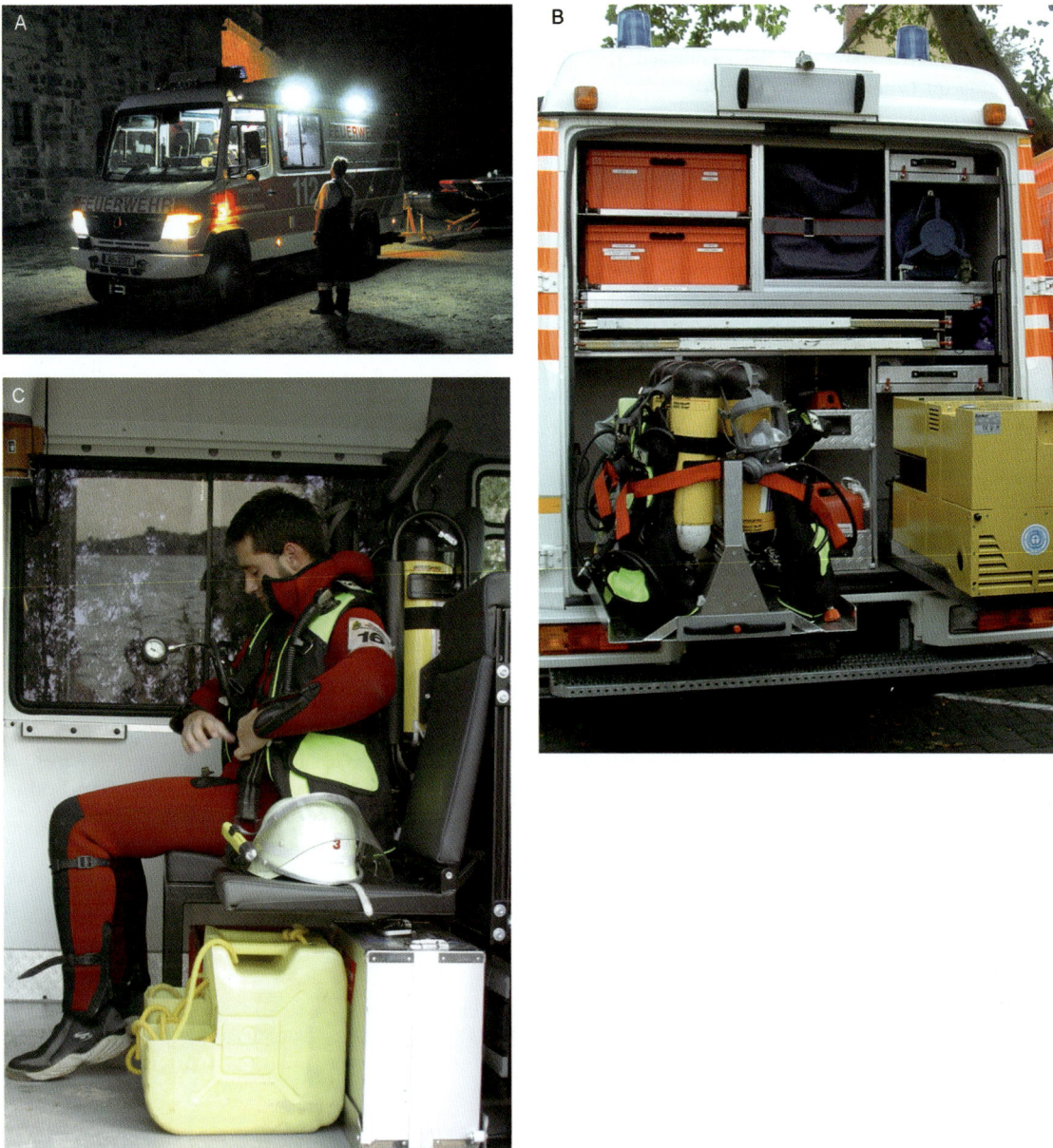

Abb. 24.2 Wasserrettungsfahrzeug mit Außenbeleuchtung (A), der Möglichkeit des Gerätezugriffs von außen (B) und einer Kabine zur Tauchvorbereitung (C) [O429]

ausdehnende Luft problemlos aus der Lunge entweichen kann.

Bei einem Notaufstieg wird in der aufkommenden Panik gerade dieses Abströmenlassen von Luft aus den Lungen häufig vergessen, und aus Angst, die Wasseroberfläche nicht mehr rechtzeitig zu erreichen, wird die Luft krampfhaft angehalten. Aber auch ein Stimmritzenkrampf, ein Asthmaanfall oder eine Bronchitis im Rahmen einer schweren Erkältung können Ursache eines ungenügenden Entweichens von Luft aus der Lunge während des Aufstiegs sein. Das Barotrauma kann sich schon beim Aufstieg aus 1–2 m Wassertiefe, also etwa auch im Rahmen des Trainings von Gerätetauchern im Hallenbad, ergeben. Charakteristischerweise treten die Symptome eines Lungenrisses sofort, also noch im Wasser, oder direkt an der Wasseroberfläche auf.

Symptome

Allgemeine Symptome des Lungenrisses sind Schmerzen in der Brust (retrosternale Schmerzen), Atemnot (Dyspnoe) mit Blauverfärbung der Haut infolge Sauerstoffmangels (Zyanose) sowie das Abhusten von blutigem, schaumigem Sekret. Ein Hautemphysem (Luftansammlung im Unterhautfettgewebe) ist beim Betasten der Haut am knisternden Befund zu erkennen.

Therapie

Die **Basismaßnahmen** umfassen nach Freimachen und Freihalten der Atemwege (ein Hautemphysem kann sich bis in den Rachen ausdehnen und so die Atemwege verschließen) die Lagerung des bewusstseinsklaren Patienten in Oberkörperhochlagerung. Die Lagerung des bewusstlosen Patienten mit vorhandener Spontanatmung erfolgt in der stabilen Seitenlagerung. Dem Patienten wird anschließend über eine Atemmaske Sauerstoff verabreicht. Die früher empfohlene Linksseiten- und Kopftieflagerung ist kontraindiziert, da hierdurch nur die Entstehung eines Hirnödems gefördert werden würde.

Neben der kontinuierlichen Kontrolle von Herzfrequenz und Blutdruck und nach Anlage eines EKG zur Überwachung von Auswirkungen des Barotraumas auf Herzfunktion und Kreislauf erfolgt bereits als **erweiterte Maßnahme** die Anlage eines venösen Zugangs. Die Therapie der Ateminsuffizienz muss im Vordergrund stehen. Gegebenenfalls muss die Intubation und kontrollierte Beatmung mit PEEP durchgeführt werden. Die Gefahr einer arteriellen Gasembolie wird auch bei einem zentralen Lungenriss durch eine Beatmung mit PEEP nicht vergrößert, wohl aber die Sauerstoffaufnahme über die noch intakten Lungenabschnitte.

Ein eventuell bestehender Spannungspneumothorax wird durch Anlage einer Thoraxdrainage entlastet. Bei der Therapie der Auswirkungen auf Herz und Kreislauf stehen die Therapie der Herzinsuffizienz mit Katecholaminen und, im Falle des Zerreißens von intrathorakalen Gefäßen (Hämatothorax), die Volumenzufuhr in Vordergrund.

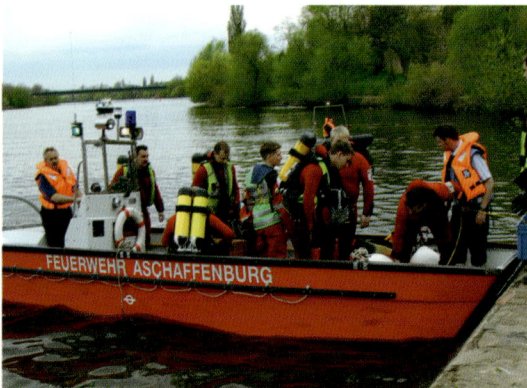

Abb. 24.3 Wasserrettungseinsatz mit Boot [O429]

SCHLAGWORT
Barotrauma

Ursachen
• Verletzung luft- (gas-)gefüllter Hohlräume im Körper durch Druckdifferenzen in
  – Lunge
  – Mittelohr
  – Nasennebenhöhlen

Symptome
• Schmerzen, retrosternale Schmerzen bei Lungenriss
• Dyspnoe, Zyanose
• Abhusten von blutigem, schaumigem Sekret
• Hautemphysem
• Tachykardie, Herzrhythmusstörungen

Maßnahmen
Monitoring
• RR, Puls, EKG, SaO$_2$, Temperatur

Basismaßnahmen und Lagerung
• bewusstseinsklare Patienten:
  – Oberkörperhochlagerung (30° Drehpunkt Hüfte)
  – O$_2$-Gabe über Maske oder Nasensonde 8–10 Liter/Min.
• bewusstlose Patienten:
  – stabile Seitenlage, Freimachen und Freihalten der Atemwege (ggf. absaugen)
• Herz-Atem-Stillstand: kardiopulmonale Reanimation

Erweiterte Maßnahmen
• i.v. Zugang und Laborblutentnahme
• frühzeitige Intubation und Beatmung bei Ateminsuffizienz mit PEEP (**cave:** Spontanatmung heißt nicht zwangläufig ausreichende Atmung)
• Magensonde
• ggf. Thoraxdrainage

Medikamente und Dosierungsempfehlungen
• Analgesie: 10 mg Morphium i.v.
• Sedierung: 10 mg Valium® i.v.
• Katecholamine, z.B. Dopamin i.v. per Perfusor
• Volumentherapie, z.B. 500–1.000 ml HAES 6% i.v.
• evtl. Narkoseeinleitung und Beatmung mit PEEP

Dekompressionskrankheit (Caisson-Krankheit)

Vom französischen „caisson" (Senkkasten, Taucherglocke) leitet sich die Bezeichnung für die beim Auftauchvorgang drohende Dekompressionskrankheit ab. Nach dem Gesetz von Henry (> Kap. 24.2.1) ist die Menge eines in einer Flüssigkeit gelösten Gases dem Partialdruck des mit der Flüssigkeit in Verbindung stehenden Gases direkt proportional, d.h., die Löslichkeit eines Gases (z.B. Stickstoff, N$_2$) wächst linear mit dem Druck des Gases in der Flüssigkeit. Bei doppeltem Umgebungsdruck löst sich die doppelte Menge eines Gases in einer Flüssigkeit. Abgeleitet hiervon gilt, dass sich unter hohem Umgebungsdruck die Atemgase besser in Blut und

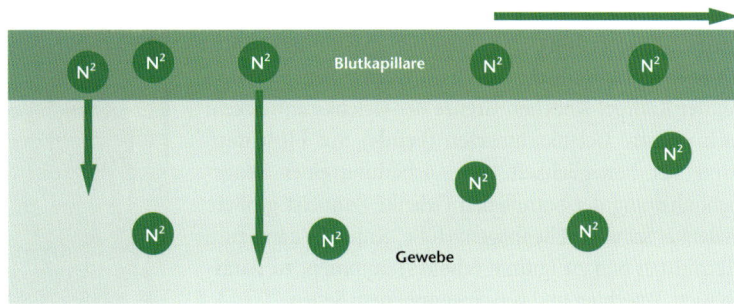

Abb. 24.4 Übergang des Inertgases von einem Gewebe (z.B. Blutkapillare) in ein anderes Körpergewebe (z.B. Muskel-, Nerven- oder Knorpelgewebe)

Geweben lösen. Der Stickstoff wird von den Lungen aufgenommen und mit dem Blutstrom zu den einzelnen Körpergeweben transportiert, wo er eingelagert, also physikalisch gelöst wird. Das reaktionsträge Gas (Inertgas) geht dabei jeweils von einem Gewebe in ein anderes über, hier von der Lunge in das Blut und vom Blut in das Muskelgewebe (➤ Abb. 24.4).

Hält sich ein Taucher längere Zeit in ausreichender Tiefe auf, so löst sich eine größere Menge Atemgas in Blut und Gewebe, hier vor allem der Stickstoff, der 78% des Atemgases ausmacht. Nimmt während des Auftauchvorgangs der Umgebungsdruck und damit auch der Druck im Körper ab, so muss der nun im Überschuss gelöste Stickstoff aus den Geweben über die Blutbahn und die Alveolen wieder in die Atemluft abgegeben werden (Entsättigung). Die Entsättigung verläuft umgekehrt der Aufsättigung, aber durch eine unterschiedliche Durchblutung der verschiedenen Gewebe kann die Entsättigung verzögert ablaufen (➤ Abb. 24.5). Kalte Haut und/oder schlechte Durchblutung am Ende des Tauchganges verursachen Transportprobleme des Stickstoffes zur Lunge. In diesen kalten Körperbereichen kommt es durch eine Verengung der Blutgefäße (Vasokonstriktion) zu einer Minderdurchblutung. Dadurch sinkt die Menge des pro Zeiteinheit abgegeben Stickstoffes.

Um das Auftreten einer Dekompressionskrankheit während des Aufstiegs zu vermeiden, muss der Taucher während des Auftauchens auf bestimmten Tiefenstufen so genannte Dekompressionspausen einhalten. Nur so kann der im Gewebe gelöste Stickstoff ins Blut abgegeben und über die Lungen abgeatmet werden. Länge und Häufigkeit dieser Dekompressionspausen hängen von Dauer und Tiefe des Tauchgangs ab und sind besonderen Dekompressionstabellen oder Tauchcomputern zu entnehmen. Hält der Taucher diese Dekompressionspausen nicht ein, so perlt der jetzt im Überschuss gelöste Stickstoff in Form von Gasbläschen im Blut und in den Geweben aus.

Symptome

Alle Symptome, die durch das Ausperlen von Gasen während des Auftauchvorgangs verursacht werden, sind unter dem Begriff Dekompressionskrankheit zusammengefasst. Im Gegensatz zum Barotrauma der Lunge treten die Symptome der Dekompressionskrankheit mit einer gewissen Latenzzeit, also im Abstand von Minuten bis Stunden nach dem Tauchgang, auf. Während bei 60% der Betroffenen die Symptomatik in den ersten 30 Minuten beobachtet wird, vergehen bei 0,3–4% der Fälle mehr als 24 Stunden bis zum Krankheitsausbruch. Hier wird es dem Rettungspersonal schwerfallen, einen Zusammenhang zwischen den vom Patienten beklagten Symptomen und einem Tauchgang am Vortag zu erkennen.

Man unterscheidet die leichte von der schweren Verlaufsform der Dekompressionskrankheit. Bei der **leichteren Verlaufsform** kommt es infolge Gasblasenbildung im

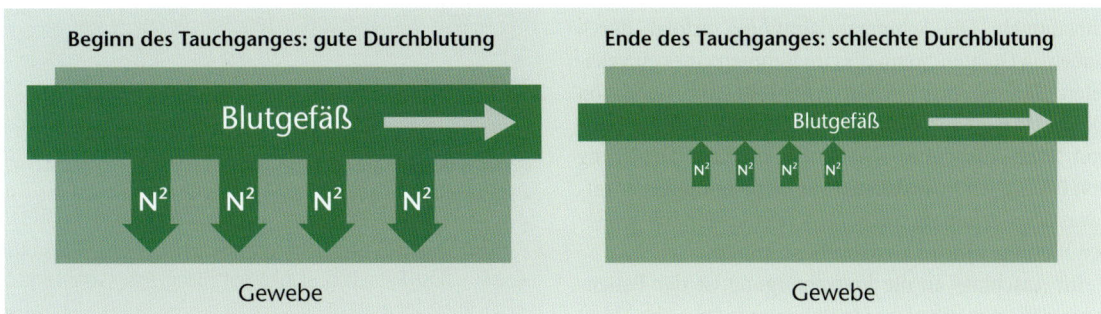

Abb. 24.5 Verzögerte Entsättigung

Unterhautfettgewebe zur Ausbildung eines starken Juckreizes (**Taucherflöhe**), die Haut ist marmoriert, unter Umständen zyanotisch. Durch Ausperlen von Stickstoff an der Knorpel-Knochen-Grenze der Gelenke entwickeln sich massive Gelenkschmerzen (**bends**) mit Einschränkung der Beweglichkeit und Ausbildung einer Beuge-Schonhaltung der betroffenen Gelenke (zumeist größere Gelenke: Schulter, Ellenbogen, Hüfte, Knie). Es kann zum Reizhusten und zu Luftnot (**chokes**) kommen, zu Parästhesien, Petechien und verschwommenem Sehen.

Die **schwere Form der Dekompressionskrankheit** ist durch Ausfallerscheinungen im Bereich des ZNS infolge Ausperlens des Stickstoffs im Bereich der lipophilen Nervenscheiden gekennzeichnet. Komplette oder inkomplette Querschnittslähmungen durch Beteiligung des Rückenmarks sind die typischen Krankheitsbilder, erkennbar an muskulären Lähmungserscheinungen, Sensibilitätsstörungen und einem Verlust der Blasen-Mastdarm-Kontrolle. Aber auch Bewusstlosigkeit und zerebrale Krampfanfälle können auftreten. Hörstörungen, Schwindelerscheinungen und andere Störungen der Hirnnervenfunktion sind als Zeichen einer direkten Hirnbeteiligung zu werten.

Therapie

Die **Basismaßnahmen** umfassen die Lagerung in stabiler Seitenlage bei Bewusstlosigkeit, in Schocklage bei Zeichen eines Volumenmangelschocks oder ansonsten mit leicht erhöhtem Oberkörper wie beim Schädel-Hirn-Trauma. Die Gabe von 100% Sauerstoff über die Maske und das Freimachen bzw. Freihalten der Atemwege sind obligatorisch.

Die **erweiterten Maßnahmen** umfassen nach Anlage eines venösen Zugangs die Therapie der Hypoxie bzw. die Auswaschung des Stickstoffs durch Intubation und kontrollierte Überdruckbeatmung. Zur Verbesserung der Fließeigenschaften des Bluts und zusätzlicher Flüssigkeitssubstitution werden niedermolekulare HAES- oder Dextranlösungen infundiert. Gegebenenfalls erfolgt die Stützung des Kreislaufs durch Gabe von Katecholaminen. Die Schmerzbekämpfung erfolgt durch Gabe von Opiaten, wenn dies im Rahmen einer eingeleiteten Narkose nicht schon erfolgt ist. Die Gabe von Dexamethason zur Hirnödemprophylaxe und die Gabe von Azetylsalizylsäure (Aspisol®) in einer Dosierung von 0,5–1 g bei Erwachsenen zur Vermeidung einer intravasalen Gerinnung (nicht bei Verletzungen mit größeren Blutungen) wird kontrovers diskutiert.

Im Anschluss an die Erstversorgung ist der Patiententransport in eine Überdruckkammer (➤ Abb. 24.6) zur **Rekompressionstherapie** zu organisieren. Hierbei

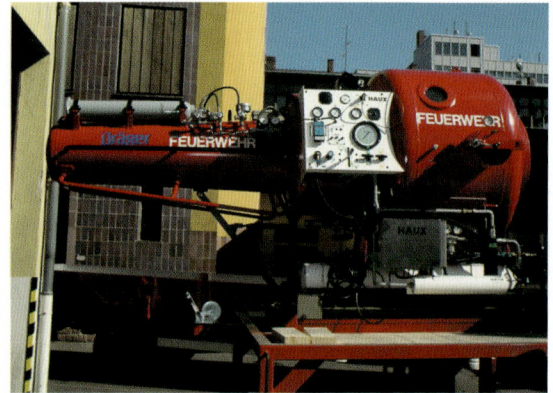

Abb. 24.6 Mobile Überdruckkammer der Berufsfeuerwehr Frankfurt/Main [W160]

wird der Patient in einer Überdruckkammer einem erhöhten Umgebungsdruck ausgesetzt, der die ins Gefäßsystem eingedrungenen Luftblasen komprimiert, also verkleinert. So können von den kleiner gewordenen Luftblasen nur noch kleinere Gefäße verlegt werden, und die unterversorgten Organareale verringern sich entsprechend. Zudem steigt mit erhöhtem Umgebungsdruck die Löslichkeit eines Gases in einer Flüssigkeit. Die Luft im Gefäßsystem wird während der Überdrucktherapie wieder in Lösung gezwungen und kann das Kapillargebiet überwinden. Über die Lunge werden die im Blut gelösten Gase im Rahmen eines anschließenden langsamen Absenkens des Luftdrucks in der Überdruckkammer auf normale Werte abgeatmet.

SCHLAGWORT

Dekompressionskrankheit (Caisson-Krankheit)

Ursachen
- Ausperlen des im Überschuss gelösten Stickstoffs durch unzureichende Abatmung über die Lunge durch **nicht ausreichend** langsames Auftauchen

Symptome
- starker Juckreiz (Taucherflöhe)
- massive Gelenkschmerzen (bends)
- Reizhusten und Luftnot (chokes)
- Hörstörungen, Schwindel
- komplette oder inkomplette Querschnittslähmungen
- Bewusstlosigkeit und zerebrale Krampfanfälle

Maßnahmen
Monitoring
- RR, Puls, EKG, SaO$_2$, Temperatur

Basismaßnahmen und Lagerung
- Rückenlage
- O$_2$-Gabe über Maske und Demandventil (hoher FiO$_2$ angestrebt), alternativ Reservoirbeutel mit 15 Liter/Min. Sauerstoff
- bewusstlose Patienten: stabile Seitenlage, Freimachen und Freihalten der Atemwege
- Herz-Atem-Stillstand: kardiopulmonale Reanimation

24

Erweiterte Maßnahmen
- i.v. Zugang und Laborblutentnahme
- frühzeitige Intubation und Beatmung bei Ateminsuffizienz
- schnellster Transport in Druckkammer (hyperbare Oxigenation)

Medikamente und Dosierungsempfehlungen
- Analgesie: 10 mg Morphium i.v.
- Antikonvulsiva: 10 mg Valium® i.v.
- Infusionstherapie mit z.B. 500–1.000 ml Vollelektrolytlösung i.v. pro Stunde
- Kreislauflabilität trotz Volumentherapie mit Katecholaminen (z.B. Dopamin i.v. per Perfusor)
- Glukokortikoid-, ASS- und Heparingabe zur Hirnödemprophylaxe bzw. Antikoagulation wird kontrovers diskutiert.

Fallbeispiel

Notfallmeldung

Die Feuerwehreinsatzzentrale erhält über Notruf die Meldung aus einem Freibad in der Stadt, ein Kind sei ertrunken. Die Meldung wird umgehend an die Rettungsleitstelle weitergegeben, die einen Rettungswagen und einen Notarzt alarmiert. Zur Hilfeleistung wird ein Krankenwagen (KTW) voraus entsandt.

Befund am Notfallort

Die Besatzung des KTW findet auf einer Wiese am Beckenrand ein 4-jähriges Kleinkind vor. Das Kind ist bewusstlos, hat beidseitig weite Pupillen, ein Karotispuls ist tastbar, in einem Schwall erbricht das Kind in einem Krampfanfall Mageninhalt und Wasser. Anschließend wird das Kind durch den Rettungssanitäter mit Maske assistiert beatmet, da die Atmung insuffizient ist.

Leitsymptom

Bewusstlosigkeit, Ateminsuffizienz, Krampfanfall.

Verdachtsdiagnose

Beinaheertrinken, hypoxiebedingter Krampfanfall.

Erstmaßnahmen

Der inzwischen eingetroffene Notarzt saugt die Atemwege frei und punktiert die V. jugularis rechts mit einer Venenverweilkanüle (G 18). Einen wieder einsetzenden Krampfanfall kann er durch die Gabe von 100 mg Trapanal durchbrechen. Zur Sicherung der Ventilation wird das Kind anschließend mit Gabe von 10 mg Dormicum® und 100 mg Trapanal orotracheal intubiert (CH 22). Bei der Kontrolle der Tubuslage fallen grobblasige Rasselgeräusche über der gesamten Lunge auf. Mehrmaliges Absaugen über den Tubus fördert reichlich Flüssigkeit. Anschließend wird das Kind in die Klinik transportiert.

Klinik

Bei Eintreffen auf der Intensivstation der Kinderklinik sind die Pupillen eng und reagieren träge auf Licht. Die Glasgow Coma Scale wird mit 6 bewertet. Das Hautkolorit ist wieder rosig, der Körper warm und gut durchblutet. Die Auskultation der Lunge ergibt den Nachweis von vereinzelten grobblasigen Rasselgeräuschen. Eine Bulbusdivergenz liegt nicht vor. Das Kind wird vier Tage nachbeatmet und intensivmedizinisch betreut und kann am 12. Behandlungstag auf die Kinderstation verlegt werden.

Wiederholungsfragen

1. Was bedeutet trockenes und nasses Ertrinken (➤ Kap. 24.1, ➤ Kap. 24.1.1)?
2. Was ist der Unterschied zwischen Salz- und Süßwasserertrinken (➤ Kap. 24.1.2)?
3. Wie wirkt sich Hypothermie in der Behandlung des Ertrunkenen aus (➤ Kap. 24.1.3)?
4. Wie verändern sich die Druckverhältnisse mit zunehmender Tiefe (➤ Kap. 24.2.1)?
5. Was geschieht bei einem Tauchgang in 2 m Tiefe und Luftversorgung des Tauchers über einen 2 m langen Schnorchel (➤ Kap. 24.2.2)?
6. Hilft Hyperventilation vor einem Tauchgang (➤ Kap. 24.2.2)?
7. Was geschieht bei einem schnellen Notaufstieg aus 40 m Tiefe (➤ Kap. 24.2.3)?
8. Was ist die Caisson-Krankheit (➤ Kap. 24.2.3)?

24

Thomas Schlechtriemen, Jürgen Luxem
Urologische Notfälle

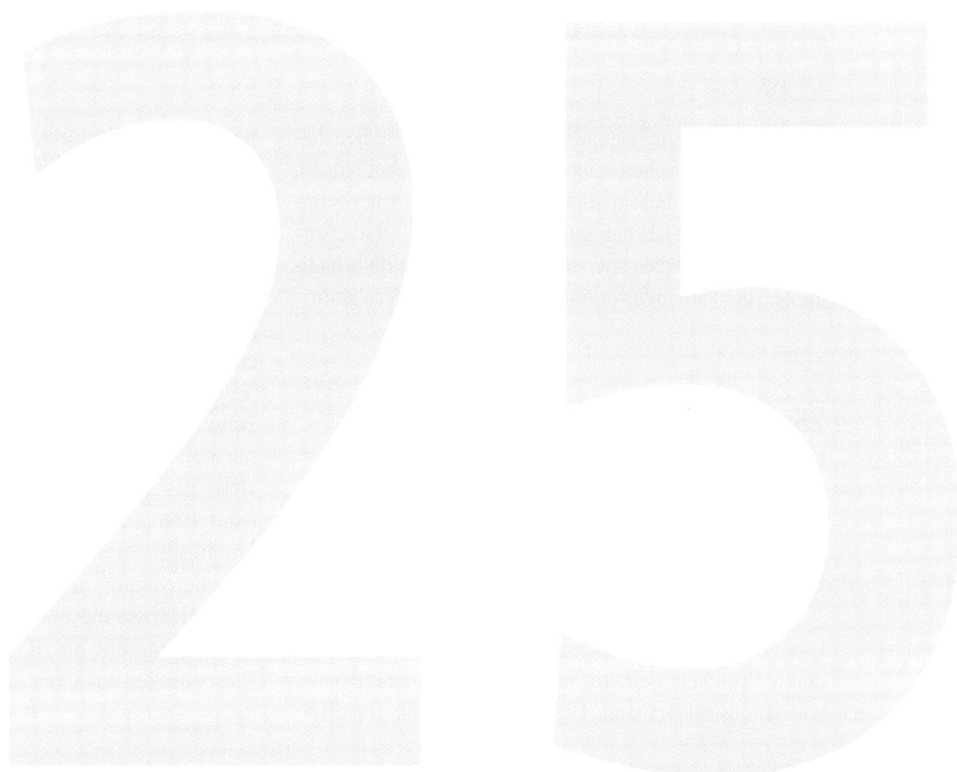

25

25.1.1 Akuter Harnstein (Nephro- und Urolithiasis)

- Das Einklemmen von Harnsteinen in Niere, Harnleiter, Blase und Harnröhre führt zu einem Aufstau des Urins vor dem Stein.
- Das Hauptsymptom ist der kolikartige Schmerz.
- Die Patienten sind unruhig und suchen Schmerzlinderung durch Bewegung.

25.1.2 Akuter Harnverhalt (Ischurie)

- Vergrößerung der Prostata oder Blasensteine führen zum Unvermögen, die volle Blase zu entleeren.
- Leitsymptom ist der starke Harndrang, ohne urinieren zu können.
- Der Harnverhalt wird akut durch übervolle Blase, Kälte oder Nässe ausgelöst.

25.1.3 Anurie/Oligurie

- Durch verminderte Harnproduktion kann der Patient nicht ausreichend urinieren.
- Im Gegensatz zum Harnverhalt ist bei Anurie die Blase nicht gefüllt.

25.1.4 Akutes Skrotum

- Schmerzhafte, auf eine Hodensackhälfte beschränkte Schwellung.
- Hauptkrankheitsursachen sind Hodentorsion und Entzündung der Hoden.

- Die Hodentorsion tritt akut bei vorwiegend jungen Patienten auf. In Abgrenzung dazu steht die Entzündung der Hoden, die vornehmlich zwischen dem 25. und 50. Lebensjahr auftritt.
- Das akute Skrotum bedarf einer schnellen klinischen Abklärung.

25.2.1 Verletzung der Niere

- Geschlossene Nierenverletzungen machen 90% aller Verletzungen mit Nierenbeteiligung aus.
- Es werden drei Schweregrade unterschieden: Nierenkontusion, Nierenruptur und Nierenberstung.
- Bei 80% der Patienten mit Nierenverletzung tritt eine Makrohämaturie auf.

25.2.2 Verletzung der ableitenden Harnwege

- Die Harnleiter sind in der Muskulatur gut gepolstert, daher sind Verletzungen hier selten.
- Es wird zwischen intra- und extrapelvinen Verletzungen der Harnröhre unterschieden.
- Die Verletzung der Blase ist nach der Nierenverletzung die häufigste Verletzungsform im Urogenitalbereich.
- Bei Verletzung des Blasendaches kann es zum Ausfluss von Urin in die freie Bauchhöhle kommen.
- Eine Katheterisierung der verletzten Harnröhre oder Blase ist verboten.

Im Rettungsdienstalltag spielen urologische Krankheitsbilder statistisch gesehen keine große Rolle. Es lohnt jedoch, urologischen Notfallsituationen besondere Aufmerksamkeit zu schenken, da ein gezieltes Handeln des erstversorgenden Rettungsdienstpersonals schwerwiegende Schädigungen des Patienten verhindern oder vermindern kann.

25.1 Erkrankungen des Urogenitaltrakts

25.1.1 Akuter Harnstein (Nephro- und Urolithiasis)

Das Harnsteinleiden ist eine chronische Erkrankung, deren Ursachen vielfältig und nicht für alle Steinarten vollständig geklärt sind. Die Entstehung von Harnsteinen wird jedoch durch die Lebensweise (z.B. eiweißreiche Ernährung), Stoffwechselerkrankungen und therapeutische Maßnahmen (Einnahme bestimmter Medikamente) begünstigt.

Grundprinzip der Harnsteinbildung ist die Übersättigung bestimmter Stoffe im Urin, aus denen ein Stein zusammengesetzt ist. Diese Stoffe finden sich im Urin in erhöhter Konzentration, so dass die zuvor gelösten Stoffe ausfallen und Kristalle bilden, die später zu sichtbaren Steinen heranwachsen. Die meisten Harnsteine enthalten Kalzium als Kernbestandteil. Über zwei Drittel (ca. 70%) der Steine bestehen aus Kalziumoxalat, jeweils rund 10% aus Magnesiumammoniumphosphat, Kalziumphosphat und Harnsäure (Urate). Auch Mischsteine kommen häufig vor.

Die Harnsteingröße reicht von Reiskorn-, Erbsen- und Linsengröße bis zu einer Steingröße, die das ganze Nierenbecken ausfüllen kann (➤ Abb. 25.1).

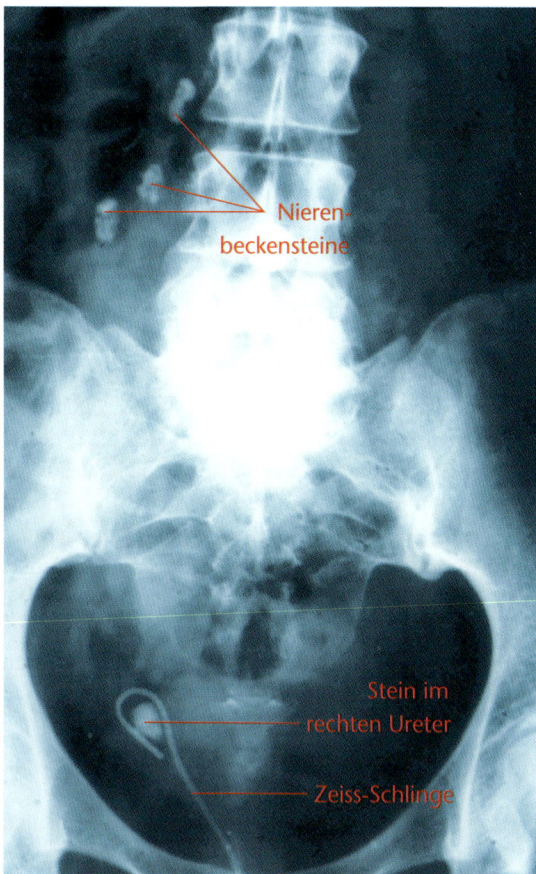

Abb. 25.1 Nierenbeckensteine und Harnleiterstein [T196]

Symptome

Die Beschwerden des akuten Harnsteins hängen in erster Linie von der Lokalisation und der Größe des Harnsteins im Verhältnis zum Durchmesser des zu durchschreitenden Organsystems ab. Durch Einklemmung von Harnsteinen in Niere, Harnleiter, Blase oder Harnröhre kommt es zu einer Verlegung der ableitenden Harnwege mit Aufstau des Urins vor dem Stein. Durch gesteigerte Kontraktionsbewegungen der glatten Muskulatur der ableitenden Harnwege versucht der Körper, das Hindernis zu überwinden.

Das Hauptsymptom des akuten Harnsteins ist der **kolikartige Schmerz** (wellenförmiger, dumpfer Schmerz) mit Projektion in den Unterbauch, die Leiste, die Genitalregion oder die Innenseite des Oberschenkels, der durch Spasmus und vermehrte Peristaltik der glatten Muskulatur der ableitenden Harnwege, aber auch durch Überdehnung der Nierenkapsel zustande kommt. Zusätzlich kann ein dumpfer, andauernder Flankenschmerz als Resultat der Harnstauung im Nierenbecken beobachtet werden. Dabei kann es durch den Kolikschmerz zu Übelkeit und Erbrechen kommen. Anders

als bei anderen abdominellen Beschwerden sind die Patienten typischerweise **sehr unruhig** und suchen Schmerzlinderung durch Bewegung (laufen z.B. hin und her). In 25% der Fälle werden Nieren- und Harnleitersteine von einer **Makrohämaturie**, welche oft der Kolik vorausgeht, begleitet.

Blasensteine können dagegen lange Zeit symptomlos bleiben, obwohl sie eine beträchtliche Größe erreichen können. Der Blasenstein manifestiert sich durch den plötzlichen akuten **Harnverhalt**, wenn der Stein sich vor die Harnröhrenmündung legt. Da die Blase durch die Abflussstörung prall mit Urin gefüllt ist, wird der Stein bei einer Veränderung der Körperlage in der Blase umherrollen und die Ausflussöffnung wieder freigeben. Die lageabhängige Symptomatik des akuten Harnverhalts ist diagnostisch beweisend für den Blasenstein. Ein kleines Steinkonkrement kann sich allerdings auch in der Harnröhre festsetzen. Die Symptome sind anschließend lokale Schmerzen, Harnverhalten oder Veränderungen des Harnstrahls.

Therapie

Die **Basismaßnahmen** umfassen die Lagerung des Patienten nach Wunsch, um eine weitgehende Schmerzfreiheit zu erlangen. Anschließend werden abgegangene Steine asserviert. Deren chemische Untersuchung in der Klinik kann dem behandelnden Arzt wertvolle Hinweise darüber geben, wie der Patient in Zukunft (etwa durch Vermeidung bestimmter Nahrungsmittel) eine erneute Steinbildung verhindern kann. Sind die Schmerzen erträglich, wird der Patient nach Maßgabe des Hausarztes oder ärztlichen Notdienstes in die Klinik transportiert. Ist durch Schmerz und Unruhe des Patienten ein Transport nicht möglich, so ist ein Notarzt nachzualarmieren.

Die **erweiterten Maßnahmen** zielen auf die Herstellung der Schmerzfreiheit. Dazu wird zuerst ein venöser Zugang angelegt, über den die medikamentöse Therapie erfolgen kann. Im Vordergrund steht die Gabe von Spasmolytika (z.B. Buscopan®) und peripher wirkender Analgetika (z.B. Novalgin®). Opiate sollten nicht gegeben werden, da durch sie der Tonus der glatten Muskulatur erhöht wird und die Gefahr einer weiteren Drucksteigerung im Bereich der ableitenden Harnwege besteht. Dennoch haben sie ihren festen Platz bei sehr starken Schmerzen. Diuretika sind kontraindiziert, weil sie die Harnmenge erhöhen und somit den Harnstau und die Schmerzen verstärken.

MERKE
Eine bestehende Dauermedikation des Patienten mit Diuretika (z.B. bei Herzinsuffizienz) muss sofort abgesetzt werden, da die zusätzliche Harnproduktion den Kolikschmerz erhöhen kann.

SCHLAGWORT

Akuter Harnstein (Nephro- und Urolithiasis)

Ursachen
- ernährungsbedingte Faktoren (z.B. mangelnde Flüssigkeitszufuhr sowie erhöhter Konsum von tierischen Eiweißen, Milchprodukten, Alkohol, Kaffee, schwarzem Tee)
- Vorerkrankungen (z.B. häufige Harnwegsinfekte mit Harnstauungen, Stoffwechselerkrankungen wie Diabetes mellitus, Störungen des Harnsäurestoffwechsels, Nebenschilddrüsenerkrankungen mit Störungen des Kalziumstoffwechsels)
- Medikamente (z.B. Vitamin C und D, Analgetika, Diuretika, Abführmittel)

Symptome
- kolikartiger Schmerz mit Projektion in den Unterbauch, die Leiste, die Genitalregion
- dumpfer, andauernder Flankenschmerz
- reflektorische vegetative Symptome
  - Tachykardie
  - Hypotonie
  - Schwitzen
  - Übelkeit
  - Erbrechen

Maßnahmen
Monitoring
- RR, Puls, EKG, SaO$_2$

Basismaßnahmen und Lagerung
- Lagerung in leichter Oberkörperhochlage (30–60° Drehpunkt Hüfte) zum Aspirationsschutz und mit angewinkelten Knien (Knierolle), um die Bauchdecke zu entspannen und dadurch Schmerzen zu reduzieren, bzw. bei Blutdruckabfall in flacher Rückenlage und mit Knierolle
- Wärmeerhalt und Beruhigung des Patienten

Erweiterte Maßnahmen
- i.v. Zugang und Laborblutentnahme

Medikamente und Dosierungsempfehlungen
- Spasmolyse: N-Butylscopolamin (z.B. Buscopan®) 40 mg (= 2 Ampullen) langsam i.v. (max. 100 mg/24 h)
- Analgesie: bei mäßigen Schmerzzuständen Metamizol (z.B. Novalgin®) 1–2,5 g als Kurzinfusion i.v. (max. 10 g/24 h) und 25–50 mg Tramadol (Tramal®) i.v., ggf. Valoron N®-Tropfen p.o.; bei schweren Schmerzzuständen Piritramid (z.B. Dipidolor®) 7,5–15 mg i.v.
- Sedierung: Diazepam (z.B. Valium®) 2,5–10 mg i.v.
- Volumentherapie: restriktiv kristalloide Infusionen (z.B. Vollelektrolytlösung) 500 ml i.v.
- Antiemetika: Dimenhydrinat (z.B. Vomex A®) 62 mg (= 1 Ampulle) langsam i.v. oder Metoclopramid (z.B. Paspertin®) 10 mg i.v.

25.1.2 Akuter Harnverhalt (Ischurie)

Unter einem akuten Harnverhalt (Ischurie) wird das plötzlich auftretende Unvermögen verstanden, die volle Harnblase zu entleeren. Obwohl die Harnblase bis zur Grenze des Fassungsvermögens schmerzhaft gedehnt sein kann und der Patient quälenden Harndrang verspürt, ist es unmöglich, die Blase spontan zu entleeren (Miktion). Ursache hierfür ist zumeist eine gutartige Vergrößerung der Prostata (benigne Prostatahyperplasie) oder ein Blasenstein.

Der **Blasenstein** verschließt den Blasenausgang oder die Harnröhre und die **Prostatavergrößerung** umschließt die Harnröhre und verengt diese funktionell. Patienten mit Prostatavergrößerung haben daher Probleme, den Urin durch die im Bereich der Prostata verengte Harnröhre zu entleeren. Zum akuten Harnverhalt kommt es, wenn durch eine übervolle Blase, Nässe, Kälte, alkoholische Getränke (besonders Bier) oder Medikamente (z.B. Ephedrin) der Sympathikotonus der Blase derart gesteigert wird, dass sich die Blasenschließmuskulatur verkrampft und die übrige Blasenmuskulatur, welche die Entleerung der Blase fördert, erschlafft. Dadurch gerät ein zuvor grenzbelasteter Zustand akut außer Kontrolle, und eine Blasenentleerung ist nicht mehr möglich. Die plötzliche Unfähigkeit zu urinieren ist das Schlüsselereignis bei Männern mit Prostataadenom, das sie zum Arzt führt oder den Rettungsdienst alarmieren lässt.

Symptome

Das Leitsymptom bei der Untersuchung dieser Patienten ist der starke Harndrang, ohne urinieren zu können. Bei der Palpation der Unterleibregion wird erkennbar, dass die Blase prall gefüllt und schmerzhaft überdehnt ist. Die Patienten krümmen sich vor Schmerzen und sind unruhig. Oft zeigen sich auch vegetative Symptome wie Übelkeit, Erbrechen, Kaltschweißigkeit, Blässe und Tachykardie

Therapie

Die einzig richtige Maßnahme beim akuten Harnverhalt ist die sofortige Entlastung der Blase, die fraktioniert durchzuführen ist. Daher bestehen die **Basismaßnahmen** in der Lagerung des Patienten nach Wunsch (z.B. Oberkörperhochlage mit Knierolle) und in der Nachalarmierung des betreuenden Hausarztes oder eines Notarztes, denn die Katheterisierung der Harnblase (➤ Abb. 25.2 und ➤ Abb. 25.3) ist im Notfall immer eine ärztliche Maßnahme. Keinesfalls sollte ohne umfangreiche Erfahrung ein selbstständiger Katheterisierungsversuch der Blase unternommen werden.

Die **erweiterten Maßnahmen** zielen auf die Entleerung der Harnblase durch den Arzt. Bei liegendem, aber verstopftem Harnblasenkatheter kann durch Anspülen mit Kochsalzlösung versucht werden, diesen wieder durchgängig zu machen und bei Erfolg die Harnblase dann langsam zu entleeren. Muss die Harnblase aber

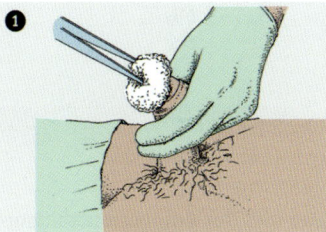

① Glans penis desinfizieren.

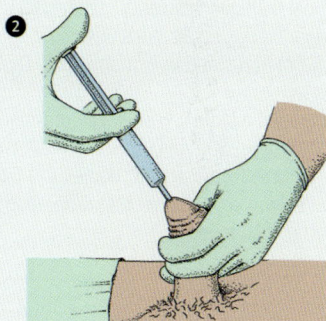

② Anästhesierendes Gleitgel auf Harn-röhrenmündung geben.

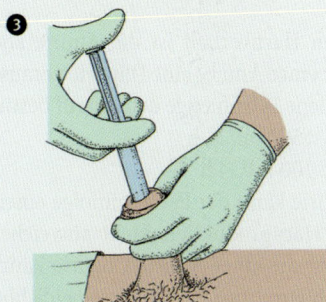

③ Gleitgel vorsichtig in die Harnröhre spritzen.

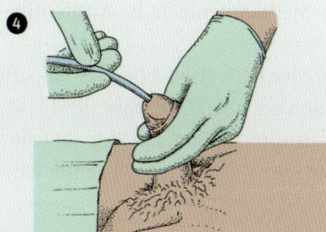

④ Katheter vorsichtig einführen.

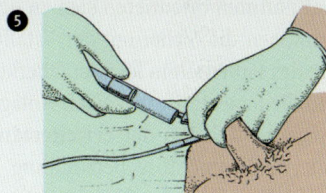

⑤ Beim Dauerkatheter Ballon blocken.

Abb. 25.2 Legen eines Dauerkatheters beim Mann [L190]
1: Desinfektion;
2 und 3: Anästhesie der Harnröhre;
4: Einführen des Katheters;
5: Blasenverweilkatheter mit Ableitungssystem einbringen und Ballon blockieren.

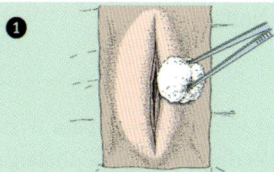

① Große Schamlippen mit je einem Tupfer von der Symphyse zum Anus desinfizieren.

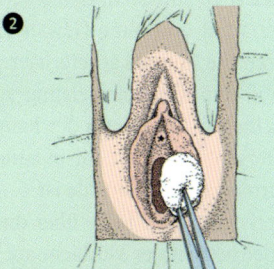

② Große Schamlippen mit einer Hand spreizen, dann kleine Schamlippen...

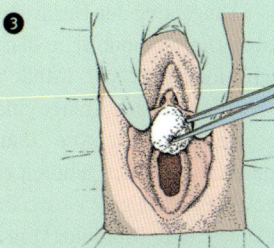

③ ...sowie Harnröhrenöffnung mit je einem Tupfer desinfizieren.

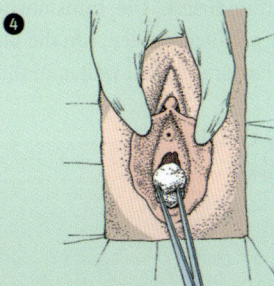

④ Den sechsten Tupfer vor die Öffnung der Vagina legen.

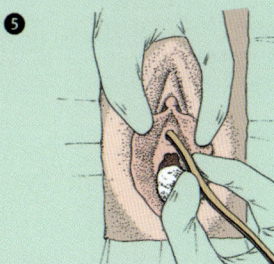

⑤ Katheter von der Arbeitsfläche neh-men und in die Blase schieben.

Abb. 25.3 Legen eines Dauerkatheters bei der Frau [L190]
1: Desinfektion des äußeren Genitales;
2: Spreizen der großen Schamlippen;
3: Desinfektion Harnröhrenöffnung;
4: Schutz der Vagina mit Tupfer;
5: Einführen des Katheters.

erst katheterisiert werden, stehen dem Arzt zwei Möglichkeiten zur Verfügung: die Katheterisierung mit Urinkatheter oder die suprapubische Blasenpunktion. Meist lässt sich die Blase mit einem Urinkatheter der Größe CH 14 bis CH 18 entlasten. Grundsätzlich gilt es, den Urinkatheter steril und ohne Gewalt einzuführen. Ist die Blase durch die Einmalkatheterisierung entleert worden, kann auf eine Klinikeinweisung zur weiteren Abklärung verzichtet werden, wenn der Patient eine bekannte Prostatavergrößerung hat, die in laufender hausärztlicher oder urologischer Kontrolle ist.

Ist die Katheterisierung der Blase über die Harnröhre nicht möglich oder besteht der Verdacht auf eine ausgeprägte Entzündung der Prostata (Prostatitis), so muss eine suprapubische Blasenpunktion erfolgen, die den Harn aus der Blase unter Umgehung der Harnröhre durch die Bauchdecke ableitet. Die suprapubische Blasenpunktion sollte jedoch nach Möglichkeit der Klinik vorbehalten bleiben. In diesem Fall wird nach Anlage eines periphervenösen Zugangs die medikamentöse Therapie durch den **Notarzt** durchgeführt. Zu ihr gehören eine Analgesie mit Metamizol (z.B. Novalgin®) bzw. bei stärksten Schmerzen auch Opiate (z.B. Dipidolor®) in Kombination mit einem Antiemetikum (z.B. Vomex A®) und die Spasmolyse mit Butylscopolamin (z.B. Buscopan®). Diuretika sind kontraindiziert. Die Infusionsmenge sollte möglichst gering gehalten werden, um die Blasenfüllung und damit den Harndrang nicht weiter zu verstärken.

SCHLAGWORT
Akuter Harnverhalt

Ursachen
- Prostatahyperplasie
- Blasensteine
- traumatisch durch Verletzungen der Harnröhre durch z.B. unsachgemäß entfernten Harnblasenkatheter

Symptome
- quälender Harndrang ohne Miktion
- prallelastische Blase tastbar
- reflektorische vegetative Symptome
  - Tachykardie
  - Kaltschweiß, Blässe
  - Übelkeit, Erbrechen

Maßnahmen
Monitoring
- RR, Puls, EKG, SaO$_2$

Basismaßnahmen und Lagerung
- Lagerung in leichter Oberkörperhochlage (30–60° Drehpunkt Hüfte) und mit angewinkelten Knien (Knierolle), um die Bauchdecke zu entspannen und dadurch Schmerzen zu reduzieren, bzw. bei Blutdruckabfall in flacher Rückenlage und mit Knierolle
- Beruhigung des Patienten

Erweiterte Maßnahmen
- i.v. Zugang und Laborblutentnahme
- Blasenkatheterisierung

Medikamente und Dosierungsempfehlungen
- Spasmolyse: N-Butylscopolamin (z.B. Buscopan®): 40 mg (= 2 Ampullen) langsam i.v. (max. 100 mg/24 h)
- Analgesie: bei mäßigen Schmerzzuständen Metamizol (z.B. Novalgin®) 1–2,5 g als Kurzinfusion i.v., ggf. bei schweren Schmerzzuständen Piritramid (z.B. Dipidolor®) 7,5–15 mg i.v.
- Volumentherapie: restriktiv kristalloide Infusionen (z.B. Vollelektrolytlösung) 500 ml i.v.
- Antiemetika: Dimenhydrinat (z.B. Vomex A®) 62 mg (= 1 Ampulle) langsam i.v. oder Metoclopramid (z.B. Paspertin®) 10 mg i.v.

25.1.3 Anurie/Oligurie

Vom akuten Harnverhalt ist die Anurie abzugrenzen. Häufig geht einer Anurie eine Oligurie voraus, wobei die ausgeschiedene Harnmenge den Begriff bestimmt:
- **Oligurie** < 500 ml/24 h
- **Anurie** < 100 ml/24 h

Bei der Anurie kann der Patient infolge einer stark verminderten Harnproduktion nicht ausreichend urinieren. Die Ursache einer Anurie/Oligurie kann einerseits in einer Minderperfusion der Niere bei Schock, Dehydratation oder Thrombosen bestehen oder andererseits durch direkte Einwirkung von Giften, bei einer Sepsis oder durch Medikamente (z.B. Antibiotika) ausgelöst werden.

Charakteristischerweise ist bei der Palpation der Unterbauchregion festzustellen, dass die Blase wegen der fehlenden Urinproduktion bei der Anurie leer, beim akuten Harnverhalt dagegen prall gefüllt ist.

Therapie

Die **Basismaßnahmen** orientieren sich an den Symptomen und umfassen die Sicherung der Vitalfunktionen, die Lagerung des Patienten in leichter Oberkörperhochlagerung und die Sauerstoffgabe. Nach Anlage eines venösen Zugangs im Rahmen der **erweiterten Maßnahmen** zielt die medikamentöse Behandlung durch den Notarzt in Abhängigkeit von Krankheitsstadium und Restdiurese auf die Erhöhung der Nierendurchblutung (z.B. Katecholamine) oder die Erhöhung der Urinproduktion (z.B. Diuretika und Gabe von kaliumfreien Infusionen).

Anurie/Oligurie

Ursachen
- Minderperfusion der Niere durch:
  – Schock
  – Exsikkose
  – Nierengefäßverschluss (Thrombose, Embolie, Tumor)
  – Infektionen (Sepsis, Pyelonephritis, Pneumonie)
  – Vergiftungen (Schwangerschaftstoxikosen, Antibiotika)

Symptome
- Sistieren der Urinausscheidung
- Oligurie < 500 ml/24 h
- Anurie < 100 ml/24 h

Maßnahmen
Monitoring
- RR, Puls, EKG, SaO_2

Basismaßnahmen und Lagerung
- Lagerung nach Patientenwunsch

Erweiterte Maßnahmen
- i.v. Zugang und Laborblutentnahme

Medikamente und Dosierungsempfehlungen
- Katecholamine (z.B. Dopamin i.v. per Perfusor)
- Flüssigkeitsoptimierung bei Dehydratation, z.B. initial 500–1.000 ml NaCl 0,9%-Lsg. i.v. (kaliumfreie Infusionen)
- bei bekannter Überwässerung Diuretika, z.B. 20–100 mg Lasix® i.v.

25.1.4 Akutes Skrotum

Unter dem Begriff des akuten Skrotums werden verschiedene Krankheitsbilder zusammengefasst, bei denen es zu einer plötzlich eintretenden Schwellung im Bereich einer Hodensackhälfte (Skrotalhälfte) mit ausgeprägten Schmerzen kommt. Hauptursachen des akuten Skrotums sind die Hodentorsion (➤ Abb. 25.4) und die Entzündung der Hoden oder Nebenhoden.

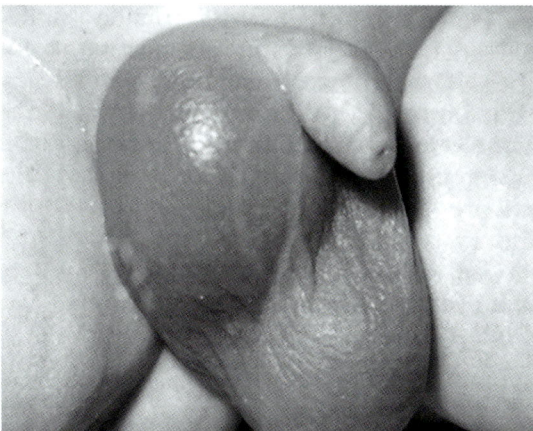

Abb. 25.4 Hodentorsion [A 300]

Hodentorsion

Durch ruckartige Körperbewegungen (z.B. einen Sprung), aber auch ohne äußeren Anlass (z.B. im Schlaf) kann es zu einer Verdrehung des Samenstrangs kommen, womit die Blutzufuhr zu Hoden und Nebenhoden abgeschnürt wird. Man bezeichnet dieses Krankheitsbild als Hodentorsion. Besonders betroffen sind Jungen im ersten Lebensjahr und während der Pubertät.

Symptome

Das plötzliche Auftreten von Schmerzen in einer Skrotalhälfte mit Ausstrahlung in den Unterbauch, die mit Übelkeit und Brechreiz bis hin zu Ohnmachtsanfällen verbunden sein können (vegetative Begleiterscheinungen), bedarf einer schnellen klinischen Abklärung, da ansonsten der Verlust des betroffenen Hodens droht. Das betroffene Skrotum schwillt stark an. Nach vier bis sechs Stunden ist der Hoden zum überwiegenden Teil abgestorben. Er wird in der Folgezeit funktionslos schrumpfen (Hodenatrophie). Die Fähigkeit zur Spermienbildung erlischt wahrscheinlich schon früher. Typischerweise bestehen kein Fieber und keine Beeinträchtigung der Harnblasenentleerung. Oft können in der Anamnese ähnliche Episoden mit plötzlich aufgetretenen Hodenschmerzen berichtet werden, die sich jedoch spontan wieder normalisierten.

Therapie

Die **Basismaßnahmen** des Rettungsdienstes sollten auf einen sofortigen Transport in eine geeignete Klinik (Chirurgie oder Urologie) zielen. Der Patient wird mit leicht gespreizten Beinen flach auf dem Rücken gelagert, um möglichst keine Druckbelastung auf den Hoden zu geben. Dabei gilt, dass sich der Patient seine Schonhaltung nach Möglichkeit selbst wählen sollte. Umfangreiche außerklinische Abklärungen sind daher zu vermeiden. Das Rettungsdienstpersonal sollte bei fehlender ärztlicher Unterstützung dem Betroffenen oder dessen Eltern die Problematik der Situation verdeutlichen und auf einen sofortigen Transport in die Klinik bestehen.

Zur Transportüberwachung wird ein Monitoring, bestehend aus Puls- und Blutdrucküberwachung und Pulsoxymetrie, bis zur Übergabe in der Klinik durchgeführt. Bei Entzündungszeichen sollte die Körpertemperatur gemessen werden.

Die **erweiterten Maßnahmen** umfassen die Anlage eines periphervenösen Zugangs und die Schmerzbekämpfung. Anschließend kann der Notarzt die manuelle Detorquierung, d.h. die Entdrehung des verdrehten Samenstrangs von außen mit der Hand, in suffizienter An-

Tab. 25.1 Unterscheidungsmerkmale von Epididymitis und Hodentorsion

	Hodentorsion	Entzündung von Nebenhoden
Lebensalter	erstes Lebensjahr und Pubertät	Pubertät und später
Fieber	nie	fast immer
Erbrechen/Übelkeit	häufig	selten
Schmerzen	plötzlich/stark	langsam zunehmend

algesie versuchen. Sollte diese Maßnahme erfolgreich sein, so bleibt eine sofortige Klinikeinweisung weiterhin notwendig, da spontane Wiederholungen der Hodentorsion häufig sind.

Hodenentzündungen

Im Gegensatz zur Hodentorsion, die zumeist während der Pubertät auftritt, sind Entzündungen des Hodens vor der Pubertät selten (➤ Tab. 25.1). Entzündungen des Nebenhodens kommen um das 25. und das 50. Lebensjahr gehäuft vor. Entzündungen des Hodens (Orchitis) sind häufig durch Viren hervorgerufen (z.B. Mumpsvirus, hämatogener Infektionsweg). Entzündungen des Nebenhodens (Epididymitis) sind zumeist bakterielle Entzündungen durch über die Harnwege aufsteigende Keime. Als Entzündungen sind Orchitis und Epididymitis typischerweise mit Fieber verbunden, die Hodentorsion dagegen nicht. Beim älteren Mann kann eine Nebenhodenentzündung auch durch eine Harnblasenentleerungsstörung verursacht werden. Schwellung und Schmerz des Hodens kommen bei beiden Krankheitsbildern vor. Das Prehn-Zeichen, wonach das Anheben des Hodens bei Entzündungen eine Linderung der Beschwerden, bei der Hodentorsion jedoch keine Linderung bringt, ist als unzuverlässig anzusehen. Für das Rettungsfachpersonal liegt das Problem in der sicheren Abgrenzung der Krankheitsbilder zur Hodentorsion, die notfallmäßig operativ versorgt werden muss, während die Entzündung der Hoden oder Nebenhoden keiner notfallmäßigen Therapie bedarf.

SCHLAGWORT
Akutes Skrotum

Ursachen
- Hodentorsion
- Nebenhodenentzündung (Epididymitis)
- Hodenentzündung (Orchitis)
- inkarzerierte Leistenhernie

Symptome
- Schmerzen in einer Skrotalhälfte mit Ausstrahlung in den Unterbauch
- Übelkeit und Brechreiz (vegetative Begleiterscheinungen)
- Betroffenes Skrotum schwillt stark.

Maßnahmen
Monitoring
- RR, Puls, SaO$_2$, Temperatur

Basismaßnahmen und Lagerung
- Lagerung mit leicht gespreizten Beinen flach auf dem Rücken

Erweiterte Maßnahmen
- i.v. Zugang und Laborblutentnahme

Medikamente und Dosierungsempfehlungen
- Analgesie: Piritramid (z.B. Dipidolor®) 7,5–15 mg i.v.
- Versuch der manuellen Detorquierung in suffizienter Analgesie

25.2 Verletzungen des Urogenitaltrakts

25.2.1 Verletzungen der Niere

Durch direkte Gewalteinwirkung in den Flankenbereich (Messerstich oder Sturz mit der Flanke auf eine Kante) oder durch indirekte Gewalt (Begleitverletzung bei Polytrauma) kann es zu geschlossenen Nierenverletzungen kommen. Patienten mit vorgeschädigter oder anatomisch veränderter Niere (z.B. Vergrößerung der verbleibenden Niere nach Nephrektomie) sind besonders gefährdet. Durch indirekte Gewalteinwirkung (z.B. Schleudertrauma) kann es zu Verletzungen der Gefäßinnenwand (Intima) der Nierenarterie kommen. Im Bereich der Gefäßwandschädigung lagern sich anschließend Blutgerinnsel an und bewirken eine zunehmende Verlegung der Nierenarterie (Nierenarterienthrombose).

Zumeist treten Nierenverletzungen in Kombination mit anderen abdominellen Organverletzungen (z.B. Polytrauma) auf. Isolierte Nierenverletzungen sind selten. Geschlossene Nierenverletzungen machen 90% aller Verletzungen mit Nierenbeteiligung aus. Es werden drei Schweregrade des stumpfen Nierentraumas unterschieden.

Nierentrauma I. Grades (Nierenprellung, Nierenkontusion)

Die Nierenprellung (➤ Abb. 25.5 links) betrifft 60% aller Patienten und umfasst meist oberflächliche Verletzungen der Niere. In seltenen Fällen kann es zu Ein-

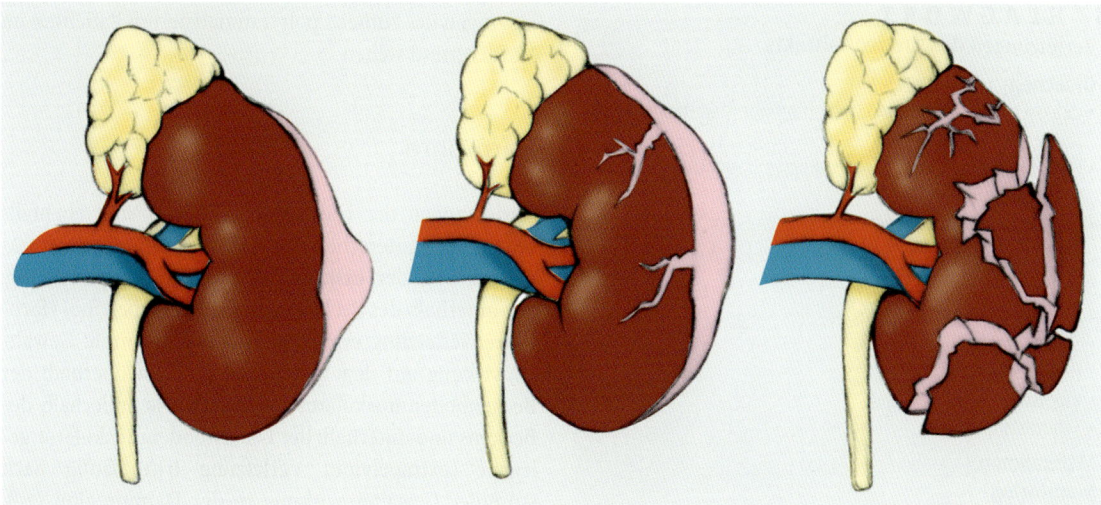

Abb. 25.5 Nierentraumen
links: Nierenkontusion
Mitte: Nierenriss
rechts: Nierenberstung [L108]

blutungen in Nierenbezirke kommen, ohne dass Nierengewebe eingerissen ist.

Nierentrauma II. Grades (Nierenruptur)

Einrisse in das Nierengewebe (➤ Abb. 25.5 Mitte) können von der Oberfläche bis zum harnableitenden System reichen. Bei 30% aller Patienten mit Nierenruptur kommt es zum Austritt von Harn in die Nierenkapsel.

Nierentrauma III. Grades (Nierenberstung)

Bei der Nierenberstung (➤ Abb. 25.5 rechts) wird die Niere in eine Vielzahl von Bruchstücken aufgesplittert. Durch die Mitverletzung des Nierenstiels kann eine Durchtrennung der Nierengefäße (10% aller Patienten) erfolgen.

Symptome

Typischerweise klagt der nierenverletzte Patient über Schmerzen in der Flankenregion mit Ausstrahlung in Oberbauch, Leiste oder Oberschenkel. Prellmarken im Bereich der Flanken oder spezielle Unfallmechanismen sollten insbesondere beim bewusstlosen Patienten an eine Nierenbeteiligung denken lassen. Uriniert der Patient nach dem Unfall, ist bei über 80% der Patienten mit Nierenverletzungen eine **Hämaturie** nachweisbar.

Die Frage, ob der Urin eines Unfallverletzten Blutbeimengungen enthält, ist von entscheidender Bedeutung für die weitere Behandlung des Patienten. Der **Urinstatus** ist daher unbedingt zu dokumentieren. Eine fehlende Hämaturie darf jedoch nicht darauf schließen lassen, dass die Nierenverletzung weniger dramatisch sei. So führt der Gefäßabriss am Nierenstiel nicht zu einer Hämaturie und ist doch eine der schwersten Nierenverletzungen. Gerade der Gefäßabriss am Nierenstiel kann zu ausgeprägten Blutungen in die Bauchhöhle mit Ausbildung eines Volumenmangelschocks führen. Da die Niere, genauso wie die Milz, von einer Organkapsel umgeben ist, kann es zu einer zweizeitigen Nierenruptur kommen, wobei durch den Unfall eine Blutung in die Nierenkapsel ausgelöst wird, die später (eventuell auch nach zwei bis drei Wochen) zu einer Berstung der Nierenkapsel mit Einstrom des Blutes in die freie Bauchhöhle und Volumenmangelschock führen kann. Zumeist ist bei mehrfach verletzten Patienten nicht abzuklären, welches Organ im Einzelnen betroffen ist.

Therapie

Die Therapie der Nierenverletzung entspricht der des stumpfen Bauchtraumas. Siehe dazu auch ➤ Kap. 15.4 und Schlagwort Abdominaltrauma.

25

SCHLAGWORT

Verletzungen des Urogenitaltrakts

Ursachen
- direkte Gewalteinwirkung (penetrierende Verletzung der Körperflanke)
- indirekte Gewalteinwirkung (stumpfes Bauchtrauma, Polytrauma)
- Unfallmechanismus beachten als Hinweis für Verletzungen der Körperflanke

Symptome
- Abwehrspannung
- Schmerzen, Prellmarken
- Hämaturie
- Klopfschmerz Nierenlager
- Schocksymptomatik

Maßnahmen

Monitoring
- RR, Puls, EKG, SaO$_2$,

Basismaßnahmen und Lagerung
- Lagerung in leichter Seitenlage auf die gesunde Körperseite mit angewinkelten Knien, um die Bauchdecke zu entspannen und dadurch Schmerzen zu reduzieren, bzw. bei Blutdruckabfall in flacher Rückenlage und mit Knierolle
- O$_2$-Gabe über Maske oder Nasensonde 8–10 Liter/Min.
- Wärmeerhaltung

Erweiterte Maßnahmen
- i.v. Zugang und Laborblutentnahme

Medikamente und Dosierungsempfehlungen
- Analgesie: Piritramid (z.B. Dipidolor®) 7,5–15 mg i.v. (**cave**: kein Novalgin® wegen gefäßerweiternder Wirkung und Gefahr des RR-Abfalls)
- Volumentherapie: kristalloide Infusionen (z.B. Vollelektrolytlösung) 500–1.500 ml i.v., kolloidale Infusionen (z.B. HAES 6%®) 500–1.000 ml i.v. im Verhältnis 1:2 (kolloid:kristalloid)
- Narkose mit Etomidat (Hypnomodate®) 20 mg i.v., Midazolam (Dormicum®) 5 mg i.v. und Fentanyl 0,1–0,3 mg i.v. (**cave**: kein Trapanal® wegen RR-Abfalls)

25.2.2 Verletzungen der ableitenden Harnwege

Harnleiter

Verletzungen der Harnleiter sind selten, da die Ureteren sehr beweglich sind und von der benachbarten Muskulatur gut abgepolstert werden. Dennoch können bei bestimmten Verletzungsmechanismen, etwa nach Überrolltraumen (Abquetschen des Harnleiters gegen die Lendenwirbelsäule) oder nach seitlichen Flexionstraumen (Hochschleudern der Niere und Abriss des Harnleiters an einem Wirbelkörperquerfortsatz), die Harnleiter verletzt werden. Eine Versorgung der Ureterruptur bleibt jedoch der Klinik vorbehalten, da die übrigen Ver-

letzungen des zumeist polytraumatisierten Patienten im Vordergrund stehen.

Harnröhre

Verletzungen der Harnröhre (Urethra) sind ebenfalls selten. Man unterscheidet je nach Lokalisation die intrapelvine von der extrapelvinen Harnröhrenverletzung. Die innerhalb des Beckens gelegene (intrapelvine) Harnröhrenverletzung erfolgt meist durch stumpfe Gewalteinwirkung auf den Unterbauch und ist oberhalb der Beckenbodenmuskulatur lokalisiert. Die außerhalb des Beckens und unterhalb der Beckenbodenmuskulatur gelegene (extrapelvine) Verletzung tritt häufig nach stumpfer Gewalteinwirkung in der Dammregion (z.B. Sturz auf eine zwischen den Beinen befindliche Stange, Straddle-Trauma) auf.

Erste Zeichen einer Harnröhrenverletzung sind Prellmarken und Schmerzen im Bereich des Damms. Ein Blutaustritt aus der Harnröhre kommt bei extrapelvinen Verletzungen häufiger als bei intrapelvinen Verletzungen vor.

MERKE

Eine Katheterisierung ist bei Verletzungen der Harnröhre streng verboten, da durch diese Maßnahme ein Teilabriss der Harnröhre zu einem Totalabriss komplettiert werden kann.

Blase

Verletzungen der Blase sind nach den Nierentraumen die häufigste Verletzungsform im Urogenitaltrakt. Im Vordergrund stehen nach außen geschlossene Verletzungen, etwa als Blasenriss nach stumpfen Bauchtraumen mit voller Blase oder als Blasenriss infolge Einspießung eines Knochenbruchstücks bei Beckenfrakturen. Da die Blase in ihrem oberen Anteil (Blasendach) vom Bauchfell überzogen ist, wird je nach Lokalisation der Blasenverletzung die intraperitoneale Blasenruptur im Bereich des Blasendachs mit Ausfluss des Urins in die freie Bauchhöhle von der extraperitonealen Blasenruptur mit Austritt von Urin in das kleine Becken unterschieden. Prellmarken im Unterbauch sowie Beckenbrüche sollten an eine mögliche Harnblasenverletzung denken lassen. Unterbauchschmerzen mit Abwehrspannung (durch Reizung des Bauchfells) sowie eine Hämaturie sind weitere wichtige Symptome. Oft besteht ein schmerzhafter Harndrang ohne Möglichkeit des Harnabgangs aufgrund der Verletzungen der Blase. Eine Hämaturie ist daher nicht festzustellen. Analog den Nierenverletzungen kann es bei umfangreichen Blasenverletzungen in Kombination mit zumeist begleitenden Beckenfrakturen zur Ausbildung eines Volumenmangelschocks durch Blutverlust kommen (➤ Kap. 15.4).

MERKE
Eine Katheterisierung ist bei Verdacht auf Verletzung der Harnblase streng kontraindiziert.

Fallbeispiel

Notfallmeldung

Der Fahrer eines Pkw fordert über Mobiltelefon bei der Polizei Hilfe an. Er habe unsägliche Bauchschmerzen und könne seine Fahrt auf der Autobahn nicht fortsetzen. Die Polizei informiert die Rettungsleitstelle und fordert einen Notarztwagen an.

Befund am Notfallort

Die Besatzung des Notarztwagens findet einen ca. 60-jährigen, männlichen Patienten in einem Wohnmobil vor. Der Patient klagt über plötzliche Schmerzen im Bauchbereich und Übelkeit. Die Schmerzen verlaufen wellenförmig und beschränken sich auf die linke Körperseite. Der Patient ist kaltschweißig, unruhig, hat Schüttelfrost, der Blutdruck beträgt 110/70 mmHg, die Pulsfrequenz liegt bei 84 Schlägen/Min. Die Sauerstoffsättigung beträgt 96%. Laut eigenen Angaben kann der Patient nicht urinieren. Die Blase ist nicht überfüllt. Nierensteine sind nicht bekannt.

Leitsymptom

Kolikartiger Flankenschmerz, vegetative Symptome.

Verdachtsdiagnose

Nierenkolik, Harnleiterkolik.

Erstmaßnahmen

Der Notarzt legt einen venösen Venenzugang (G 18) an und injiziert 40 mg Buscopan® und 2 g Novalgin® sowie 10 mg MCP gegen die Übelkeit. Die Herstellung der Schmerzfreiheit gelingt nicht vollständig. Zur weiteren Untersuchung wird der Patient in die Klinik transportiert.

Klinik

Bei Aufnahme des Patienten in der Klinik klagt dieser immer noch über kolikartige Schmerzen im linken Flankenbereich. Die Ultraschalluntersuchung ergibt als Befund eine weitgehend leere Blase mit Anzeichen einer Nierenstauung und Konkrementanzeichen im Nierenbecken und Harnleiterbereich an einer der physiologischen Engen.

Diagnose

Nephrolithiasis, Urolithiasis.

Wiederholungsfragen

1. Beschreiben Sie die Schmerzsymptomatik bei kolikartigen Schmerzen (➤ Kap. 25.1.1).
2. Benennen Sie den Unterschied zwischen akutem Harnverhalt und Anurie (➤ Kap. 25.1.2, ➤ Kap. 25.1.3).
3. Benennen Sie die Unterscheidungsmerkmale zwischen Hodentorsion und Hodenentzündung (➤ Kap. 25.1.4).
4. Gibt es eine zweizeitige Nierenruptur (➤ Kap. 25.2.1)?
5. Wann darf die Harnröhre nicht katheterisiert werden (➤ Kap. 25.2.2)?

Ulrich Meyer-Bothling, Jürgen Luxem

Ophthalmologische Notfälle

Lernzielübersicht

26.1 Verätzung

- Verätzungen können durch Laugen oder Säuren hervorgerufen werden.
- Die wichtigste Basismaßnahme ist das schnelle Spülen des Auges.

26.2 Hornhautabschürfung und Verblitzung

- Hauptsymptom ist die Lichtscheuheit (Photophobie) und das Fremdkörpergefühl im Auge.
- Je nach Auslöser können die Symptome einseitig (Fremdkörper) oder beidseitig (Schneeblindheit) auftreten

26.3 Fremdkörper

- Fremdkörper, die mit hoher Geschwindigkeit in das Auge geraten, dringen oft tief in das Gewebe ein.
- Die Fremdkörper sind meist mit bloßem Auge nicht zu sehen.
- Bei pflanzlichen Fremdkörpern droht die Gefahr einer mikrobiellen Entzündung. Metallische Fremdkörper können einen Rostring auf der Kornea hinterlassen.

26.4 Die perforierende Verletzung

- Perforierend ist eine Verletzung des Auges, wenn die äußere Hülle (Kornea, Sklera) eröffnet ist.
- Fremdkörper sind im Auge bzw. der Augenhöhle zu belassen.

26.5 Die Augenprellung

- Bei der Augenprellung ist in der Regel die äußere Augenhülle nicht beschädigt.

- Je nach Objekt können jedoch Orbitarand- oder -bodenfrakturen auftreten.
- Kleinere Objekte schädigen den Augapfel direkt.

26.6 Das rote Auge

- Ein rotes Auge kann einseitig oder beidseitig auftreten und geht mit einer verstärkten Durchblutung der Bindehaut einher.
- Ursache sind Infektion, Gefäßprozess oder Glaukom.

26.7 Der Glaukomanfall

- Ursache ist ein Missverhältnis zwischen Kammerwasserproduktion und -abfluss.
- Der Anstieg des Augeninnendrucks führt innerhalb weniger Minuten zur Kompression des Sehnervs bis hin zu dessen Zerstörung.
- Beim Betasten des Augapfels ist das betroffene Auge steinhart.

26.8 Lidverletzungen

- Die Versorgung einer Augenverletzung hat vor Lidverletzungen Vorrang.

26.9 Der plötzliche Sehverlust

- Ursachen des plötzlichen Sehverlustes sind vielfältig, z.B. Netzhautablösung, Zentralarterienverschluss, Glaskörperblutung oder Infektion.

Ophthalmologische Notfälle werden als die Krankheiten oder Verletzungen definiert, die innerhalb weniger Stunden eine augenärztliche Versorgung benötigen, um die Funktion des Auges (➤ Kap. 2.12.2) zu erhalten. Grundsätzlich sollte jeder Notfall, bei dem auch nur der Verdacht besteht, dass die Augen beteiligt sind, baldmöglichst einem Augenarzt vorgestellt werden. Dies sollte auch dann gelten, wenn der Patient selbst keine eindeutigen Beschwerden angibt und die Augen scheinbar nicht betroffen sind.

Die Mitbeteiligung des Auges beim Schädeltrauma im Straßenverkehr ist in den letzten Jahren seit Durchsetzung der Anschnallpflicht immer weiter gesunken. Der Anteil von Augenverletzungen an Arbeitsunfällen liegt jedoch weiterhin zwischen 10 und 20%. Tatsächlich ist ein großer Teil der Augenverletzungen bei gewerblicher und industrieller Arbeit durch entsprechende Vorsichtsmaßnahmen, z.B. das Tragen von Schutzbrillen, vermeidbar.

Hingegen sind die schweren Verletzungen bei Kindern im Umgang mit Pfeil und Bogen, Schleuder, Spielpistolen und Knallkörpern schwerer zu verhüten. Leider nehmen auch die Verätzungen durch Tränengaspistolen oder -sprays zu.

Zu bedenken ist, dass eine schwere Augenverletzung zwar das Auge und die Sehkraft unmittelbar bedrohen kann, jedoch praktisch nie innerhalb kurzer Zeit zu einer Lebensgefahr wird. Die Versorgung von lebensgefährlichen Verletzungen, z.B. Schädel-Hirn-Traumen und stark blutenden Wunden, hat bei polytraumatisierten Patienten Vorrang.

Im Folgenden werden die häufigsten augenärztlichen Notfälle dargestellt, wobei nur die Verätzung eine sofortige Therapie erfordert. Daher muss hier die wichtige primäre Versorgung vom Nichtaugenarzt durchgeführt und der verletzte Patient schnellstmöglich in einer Augenklinik weiterbehandelt werden. Alle anderen Notfälle erfordern selbstverständlich ebenfalls baldmöglichst augenärztliche Hilfe. Grundsätzlich ist anzumerken, dass die Diagnose und Behandlung einer Augenerkrankung, sei sie auf den ersten Blick auch noch so banal, ausschließlich in die Hände des Augenarztes gehören.

26.1 Verätzung

Verätzungen mit chemischen Substanzen sind die Notfälle, die sofortiges geistesgegenwärtiges Handeln erfordern. Sie sollen hier als Erstes genannt werden, da bei diesen Notfällen dem Ersthelfer die entscheidende Bedeutung und Behandlung zukommt, deren richtige Handhabung die Prognose stark beeinflusst. Folgen einer schweren Verätzung können das Eintrüben der Hornhaut (➤ Abb. 26.1) bis zum Verlust des Auges sein. Verätzungen können durch Laugen oder Säuren hervorgerufen werden. Verletzungen durch Farben, Lösungs- und Reinigungsmittel, Zement, ungelöschten Kalk, Benzin und Tränengas sollten als solche angesehen und behandelt werden.

Verätzungen durch **Laugen** sind schwerwiegender als Säureverätzungen. Die Hornhaut kann bei hoher Konzentration einer Lauge in weniger als einer Minute perforieren.

Säuren hingegen verursachen eine Ausfällung von Gewebsproteinen, die wiederum einen Schutz vor weiterer Penetration der Säure darstellen. Unabhängig von der Art der chemischen Substanz gilt, dass die Verletzung umso schwerwiegender ist, je konzentrierter der Stoff ist und je länger er auf das Gewebe einwirkt.

Symptome

Die schwerwiegendere **Verätzung durch Laugen** führt zu einer **Kolliquationsnekrose** (Verflüssigungsnekrose) mit enormer Zerstörung des gesamten Augengewebes (z.B. Hornhautperforation). Die für die Verletzung ursächlichen Laugen sind überwiegend:
- Ammoniumhydroxid (NH_4OH)
- Ammoniak (NH_3)
- gebrannter Kalk (CaO)

- gelöschter Kalk ($Ca[OH]_2$)
- Natronlauge (NaOH)
- Kalilauge (KOH).

Verätzungen durch Säuren führen zu einer **Koagulationsnekrose** (Gerinnungsnekrose), die durch Ausfällung von Eiweißen entsteht und die (relativ) weniger zerstörend wirkt. Die für die Verletzung ursächlichen Säuren sind vorwiegend:
- Salzsäure (HCl)
- Schwefelsäure (H_2SO_4)
- Salpetersäure (HNO_3)
- Ameisensäure (CH_2O_2)
- Essigsäure ($C_2H_4O_2$)
- Trichloressigsäure ($C_2Cl_3O_2H$).

Die Säureverätzung ist typischerweise durch eine Lidschwellung, Lidkrampf, geschwollene Bindehäute bis zum Hornhautödem und Hornhauteintrübung (➤ Abb. 26.1) gekennzeichnet.

Therapie

Die wichtigste **Basismaßnahme** bei einer Verätzung muss daher heißen:

> **MERKE**
> Schnellstens spülen.

Ein Augenverband allein reicht nicht aus. Mit der Flüssigkeitsmenge sollte dabei nicht sparsam umgegangen werden. Idealerweise sollte dazu Isogutt®-Spüllösung oder sterile Kochsalzlösung (0,9%iges NaCl) benutzt werden, aber im Notfall sind Leitungswasser (Kopf unter den Wasserhahn halten), Limonade oder Bier sicher genauso wirksam, um die ätzende Substanz aus dem Auge herauszuspülen. Die Augen sollten dabei notfalls mit Gewalt (Lidkrampf) offen gehalten und große Men-

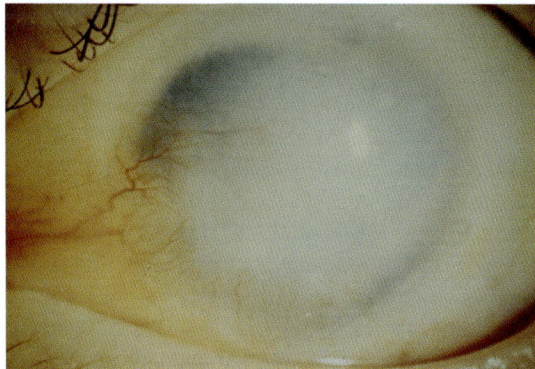

Abb. 26.1 Auge mit durchgetrübter Hornhaut nach Verletzung [M233]

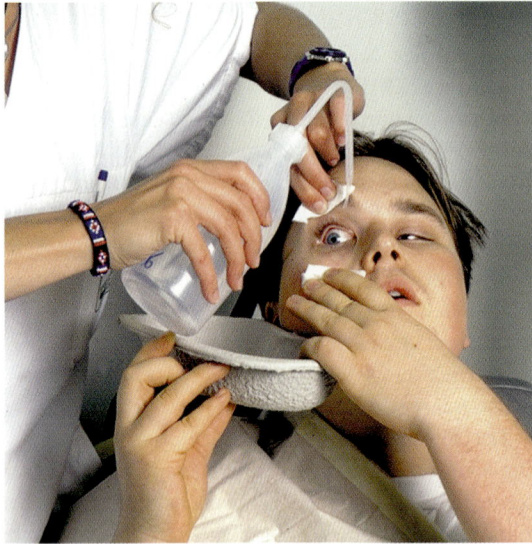

Abb. 26.2 Augenspülung [K183]

gen Flüssigkeit direkt in die Augen gegossen werden
(> Abb. 26.2).

Jede Sekunde, in der die chemische Substanz länger in
den Augen verbleibt, kann die Prognose des Auges deutlich verschlechtern.

MERKE

Keine noch so gute folgende augenärztliche Behandlung kann
das Spülen des Ersthelfers ersetzen.

Bei Verätzung mit **festen Stoffen**, z.B. dem stark alkali-
schen ungelöschten Kalk, werden diese trocken, z.B.
mit einem Wattestab, aus dem Auge entfernt. Dabei ist
das Auge auf etwaige unter dem Oberlid verbliebene
Kalkbröckel zu untersuchen. Dazu werden die Wimpern des Oberlids beim Blick nach unten umfasst
(> Abb. 26.3 oben). Das Umstülpen des Oberlids erfolgt anschließend durch Abwärts-Aufwärts-Zug über
ein Widerlager (z.B. Streichholz, > Abb. 26.3 unten).
Vermutet man einen Fremdkörper in der oberen Um-
schlagsfalte, die auch durch Umstülpen des Lides nicht
einzusehen ist, empfiehlt sich das Auswischen des
Oberlids mit einem Wattestäbchen. Dieses bringt die
Kalkreste zum Vorschein. Sollte ein **Lidspasmus** das
Öffnen der Augen nicht zulassen, kann ein Lokalanästhetikum (z.B. Novesine® 0,4%) getropft werden. Der
Schmerz lässt so nach, und das Auge kann geöffnet und
gespült werden. Die anschließende augenärztliche Untersuchung bzw. bei schweren Fällen der schnellstmögliche Transport in eine Augenklinik sind unumgänglich.

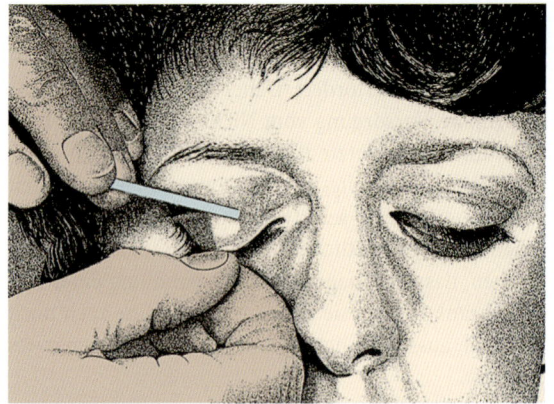

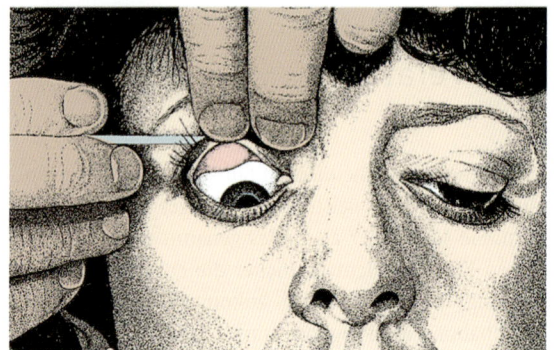

Abb. 26.3 Oben: Herunterziehen des Augenlids
Unten: einfaches Ektropionieren des Oberlids [A300]

MERKE

Ungelöschter Kalk darf auf keinen Fall mit Flüssigkeit in
Kontakt geraten. Dadurch würde die Ätzwirkung verstärkt.
Durch Oxidationsprozesse entstehen Temperaturen von
über 100 °C, die das Auge zusätzlich schädigen würden.
Daher wird ungelöschter Kalk trocken, z.B. mit einem Wat-
testab, aus dem Auge entfernt. Bei einem Blick unter das
Oberlid kann auch von dort Kalk durch Ausstreichen entfernt
werden.

SCHLAGWORT

Verätzung des Auges

Ursachen
• Verätzung durch Laugen: Kolliquationsnekrose
• Verätzung durch Säuren: Koagulationsnekrose

Symptome
• Laugenverätzung: meistens durch die völlige Zerstörung
  und Perforation des Auges gekennzeichnet
• Säureverätzung: Lidschwellung, Lidkrampf, geschwollene
  Bindehäute, Hornhautödem und Hornhauteintrübung
• Sehverlust

Maßnahmen
Monitoring
• RR, Puls, SaO₂

Basismaßnahmen und Lagerung
- schnellstens Augenspülung mit viel Flüssigkeit direkt ins Auge
- trockenes Auswischen bei festen Stoffen (z.B. ungelöschter Kalk)
- bei Lidkrampf Augentropfen Novesine® 0,4% (Lokalanästhetikum)
- Ektropionieren der Augenlider

Erweiterte Maßnahmen
- i.v. Zugang und Laborblutentnahme
- Vorstellung beim Augenarzt

Medikamente und Dosierungsempfehlungen
- Novesine® 0,4% Augentropfen

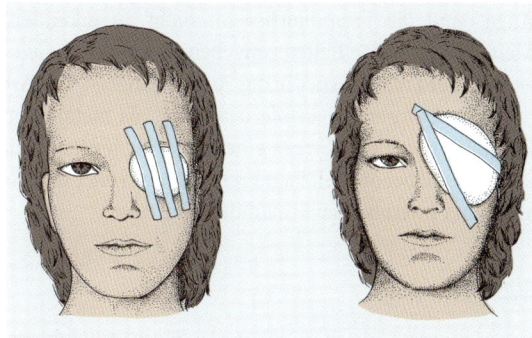

Abb. 26.4 Anlegen eines Augenverbandes [A 400-157]

SCHLAGWORT

Hornhautabschürfung und Verblitzung

Ursachen
- Schweißen ohne Schutzbrille (Verblitzen), ungeschützter Aufenthalt in der Sonne (Schneeblindheit)
- unsachgemäßes Tragen von Kontaktlinsen
- oberflächliche Verletzung der Hornhaut (schlagender Ast)

Symptome
- Fremdkörpergefühl
- Lidkrampf, Lidschwellung
- Lichtscheuheit (Photophobie)
- Schmerzen

Maßnahmen
Monitoring
- RR, Puls

Basismaßnahmen und Lagerung
- Anlage eines (doppelseitigen) Augenverbandes (➤ Abb. 26.4) zur Ruhigstellung

Erweiterte Maßnahmen
- Vorstellung beim Augenarzt

Medikamente und Dosierungsempfehlungen
- Novesine® 0,4% Augentropfen

26.2 Hornhautabschürfung und Verblitzung

Hornhautabschürfung und Verblitzung zählen zu den einfachen ophthalmologischen Notfällen. Meist lässt sich in der Anamnese ein Fingernagel oder ein zurückschnellender Ast im Auge, das zu lange Tragen von Kontaktlinsen oder ein Schweißen ohne Schutzbrille (auch bei dem, der nur beim Schweißen zuschaut) erfragen.

Symptome

Der Patient wird oft beschreiben, dass etwas ins Auge gekommen ist, mit nachfolgendem Fremdkörpergefühl, Lidkrampf, Lichtscheuheit (Photophobie), Schmerzen, geschwollenem Lid, gerötetem Auge und aufgrund der übermäßigen Tränenproduktion mit einer herabgesetzten Sehschärfe. Bei Symptomen aufgrund ultravioletter Strahlen (Schneeblindheit, Sonnenbank) und nach Schweißarbeiten treten die Beschwerden des geschädigten Hornhautepithels typischerweise beidseitig bis zwölf Stunden nach der Exposition auf. Bevor die Diagnose Hornhautabschürfung oder Verblitzung gestellt wird, sollte das Vorhandensein eines Fremdkörpers ausgeschlossen sein.

Therapie

Eine oberflächliche Abschürfung des Hornhautepithels ist sehr schmerzhaft, darf aber, außer zu diagnostischen Zwecken, nicht dauerhaft mit lokalen Anästhetika (z.B. Novesine® 0,4%) behandelt werden. Die Wirkung dieser schmerzstillenden Tropfen verhindert ein Zuheilen der epithelialen Wunde. In einigen Fällen können die beschriebenen Symptome auch ohne vorausgegangenes Trauma auftreten; hier muss an eine Infektion des Auges gedacht werden.

26.3 Fremdkörper

In der Regel werden Fremdkörper, die z.B. durch Wind ins Auge geraten, durch den Tränenfluss ausgespült oder vom Patienten durch Reiben in Richtung Nase aus dem Auge entfernt. Selten bleibt ein Insektenflügel unter dem Oberlid hängen. Bei Fremdkörpern, die durch hohe Geschwindigkeit in das Auge geraten (Holzhacken, Schwingschleifen, Sägen, Bohren), sieht der Fall oft anders aus. Hier hat der Fremdkörper genug Beschleunigung, um tiefer in das Gewebe einzudringen. In den meisten Fällen sitzt der Fremdkörper dann oberflächlich in der Bindehaut oder Hornhaut eingebettet und kann fast immer nur mechanisch unter mikroskopischer Führung entfernt werden. Makroskopisch, also mit bloßem

26

Auge, sind die Fremdkörper oft nicht zu erkennen. Meistens kann der Patient angeben, bei welcher Gelegenheit der Fremdkörper in das Auge gelangt ist. Die Art des Fremdkörpers ist insofern wichtig, als metallische Fremdkörper in der Kornea einen Rostring hinterlassen können und bei pflanzlichen Fremdkörpern eher das Risiko einer mikrobiellen Entzündung besteht.

Symptome

Die Symptome gleichen denen der Hornhautabschürfung (Lidspasmus, Schmerzen, Lichtscheuheit und Tränenträufeln).

Therapie

Die **Basismaßnahme** besteht darin, eine Schutzklappe anzulegen, um eine weitere Schädigung (z.B. Druck auf das Auge) zu vermeiden. Als Schutzklappe empfiehlt sich in erster Linie eine Siebklappe aus Kunststoff, welche mit Pflasterstreifen auf der Gesichtshaut des Patienten fixiert wird. Ein Mullverband sollte nur dann angewandt werden, wenn eine Begleitverletzung der Lider besteht, die eine starke Blutung verursacht. Bei Fremdkörpern in einem oder beiden Augen sollten diese Schutzklappen an beiden Augen angebracht werden, um weitere Augenbewegungen zu vermeiden. Daher sollten zwei Siebklappen auf jedem RTW vorgehalten werden.

Wichtig ist, dass bei Verdacht auf eine Perforation der Kornea oder der Sklera durch einen Fremdkörper eine schnelle fachgerechte Versorgung des Patienten veranlasst wird. Eine Inspektion des Auges sollte dann unterbleiben.

26.4 Die perforierende Verletzung

Die Herausforderung bei der perforierenden Augenverletzung (➤ Abb. 26.5) ist nicht unbedingt die Diagnose und operative Versorgung, sondern, an diese Art von Verletzung zu denken. Perforierend ist eine Verletzung, bei der die äußere Hülle des Auges (Kornea, Sklera, ➤ Kap. 2.12.2) durch Fremdkörper oder Prellung durchgreifend geschädigt ist. Die Diagnose ist einfach, wenn man einen Patienten versorgen muss, bei dem das Ende eines abgebrochenen Bohrers zwischen den Lidern hervorschaut. Schwieriger wird es, wenn der Patient z.B. eine tiefe Lidverletzung hat und die Bindehaut unterblutet ist oder ein kleiner, scharfer Fremdkörper fraglich in das

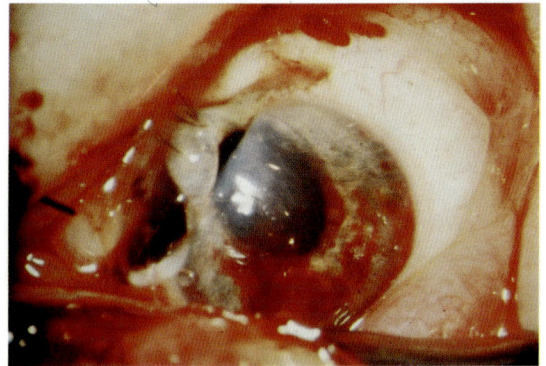

Abb. 26.5 Perforierende Verletzung [M233]

Auge eingedrungen ist, so dass eine oberflächliche Inspektion des Auges keine weiteren Erkenntnisse bringt.

Symptome

Die Symptome ähneln denen der Fremdkörperverletzung bzw. Hornhautabschürfung, wobei ein banales Sandkorn unter dem Oberlid unter Umständen mehr Schmerzen bereiten kann als eine Perforation des Oberlids und der Sklera. Die genaue Anamnese dürfte hier aber Aufschluss geben. Eine entrundete oder lichtstarre Pupille weist in diesem Zusammenhang immer auf eine schwere Augenverletzung hin.

Therapie

Die **Basismaßnahmen** reduzieren sich darauf, im Auge oder in der Augenhöhle steckende Fremdkörper zu belassen. Eine Untersuchung sollte unterbleiben, und das Auge muss steril abgedeckt werden (Schutzklappenverband mit Augenpolster). Die weitere Inspektion des Befundes erfolgt dann erst in der Augenklinik mit der Spaltlampe, ggf. sogar erst unter dem Operationsmikroskop. Die operative Versorgung der perforierenden Verletzung sollte innerhalb weniger Stunden in Vollnarkose erfolgen.

SCHLAGWORT
Fremdkörper und perforierende Verletzungen

Ursachen
- Fremdkörper im Auge (Eindringtiefe abhängig von der Eindringgeschwindigkeit)

Symptome
- Fremdkörpergefühl
- Lidkrampf, Lidschwellung
- Lichtscheuheit (Photophobie)
- Schmerzen
- intraokulare Blutung

Maßnahmen
Monitoring
• RR, Puls
Basismaßnahmen und Lagerung
• Fremdkörper in Bulbus belassen (u.U. erforderlich, auf Verband vollständig zu verzichten)
• keine Inspektion des Auges
• steriles Abdecken der Augenverletzung
• Anlage eines (doppelseitigen) Augenverbandes zur Ruhigstellung
Erweiterte Maßnahmen
• lokale Anästhesie
• Vorstellung beim Augenarzt
Medikamente und Dosierungsempfehlungen
• Novesine® 0,4% Augentropfen

26.5 Die Augenprellung

Ein häufiger Notfall ist das stumpfe Trauma des Auges, die Prellung. Obwohl auch hier bei genügend starker Einwirkung eine spontane Ruptur der äußeren Hüllen auftreten kann, geschieht dies jedoch relativ selten. Typische Ursachen der Prellung sind Autounfall, Faustschlag oder Sportverletzung. Das Ausmaß der Verletzungen ist von der Art des Objekts abhängig, welches das Trauma verursacht. Größere Objekte wie eine Faust oder ein Tennisball treffen vermehrt den knöchernen Orbitarand, können hier also eher zu knöchernen Verletzungen wie einer Orbitabodenfraktur führen (➤ Abb. 26.6). Kleinere Objekte (z.B. Squashball) schädigen das Auge eher direkt. Der Augapfel ist von der temporalen (äußeren) Seite gegenüber einem Trauma am wenigsten geschützt. Bei einer Prellung ist die äußere Hülle an sich zwar nicht beschädigt, jedoch kann die starke Erschütterung oder Quetschung des Augapfels zu Hornhautabschürfung, Blutung in die Vorderkammer, Riss der Iris, Trübung und/oder Luxation der Linse und zu Verletzungen der Ader- und Netzhaut führen.

Therapie

Die **Basismaßnahme** beschränkt sich auf die Anlage eines Schutzverbandes beider Augen und die eventuelle Kühlung des betroffenen Auges mit einem Eisbeutel, denn oftmals sind die Augenlider nach einem Trauma so geschwollen, dass das Auge selbst gar nicht eingesehen werden kann.

Nach der sofortigen Vorstellung beim Augenarzt ist oftmals die Wiedervorstellung bei diesem erforderlich, da bei stark geschwollenen Lidern ein Teil der augenärztlichen Untersuchung auf einen späteren Zeitpunkt

verschoben werden muss. Der Augenarzt wird bei Verdacht auf knöcherne Verletzungen Röntgenaufnahmen des Schädels veranlassen (➤ Abb. 26.6).

SCHLAGWORT
Augenprellung

Ursachen
• direkte oder indirekte stumpfe Gewalt auf das Auge
Symptome
• Lidschwellung
• eingeschränkte Bewegungsfähigkeit des Auges (Augenhebung bzw. -senkung)
• Schmerzen
• Doppelbilder
Maßnahmen
Monitoring
• RR, Puls
Basismaßnahmen und Lagerung
• Inspektion des Auges wegen Schwellung oft nicht möglich
• kühlende Kompressen zur Abschwellung
• Anlage eines (doppelseitigen) Augenverbandes zur Ruhigstellung
Erweiterte Maßnahmen
• Vorstellung beim Augenarzt
Medikamente und Dosierungsempfehlungen
• Novesine® 0,4% Augentropfen b.B.

26.6 Das rote Auge

Die Differentialdiagnose dieses häufigen Befundes kann hier nur ansatzweise behandelt werden. Ein rotes Auge kann einseitig oder beidseitig auftreten und geht meist mit einer verstärkten Durchblutung der Bindehaut und einer Lidschwellung und -rötung einher. Oft tritt eine verstärkte Sekretbildung auf, die schleimig, eitrig oder wässrig sein kann. Diagnose und Therapie des roten Auges gehören in die Hände des Augenarztes. Eine medikamentöse Vorbehandlung durch den augenärztlich Ungeschulten sollte nicht erfolgen (Ausnahme: Verätzung). Die Ursache des akut roten Auges fällt im Allgemeinen in eine der folgenden vier Kategorien:
• Infektion mit oder ohne Trauma
• Entzündung mit oder ohne Trauma
• Gefäßprozess
• akutes Glaukom (➤ Kap. 26.7).
Infektionen können einfache virale oder bakterielle Bindehautentzündungen sein, aber auch die Sehkraft und Gesundheit unmittelbar bedrohende Befunde wie Hornhautentzündung, Hornhautulkus, Endophthalmitis oder orbitale Zellulitis hervorrufen. Jede Infektion birgt die Gefahr einer Ansteckung und Übertragung.

26

Weichteilgewebe

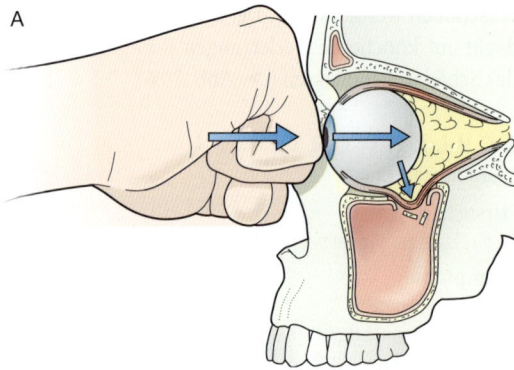

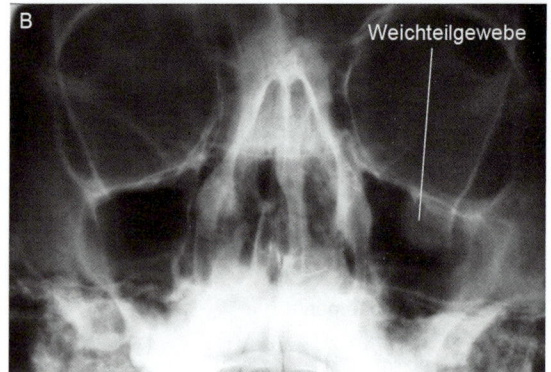

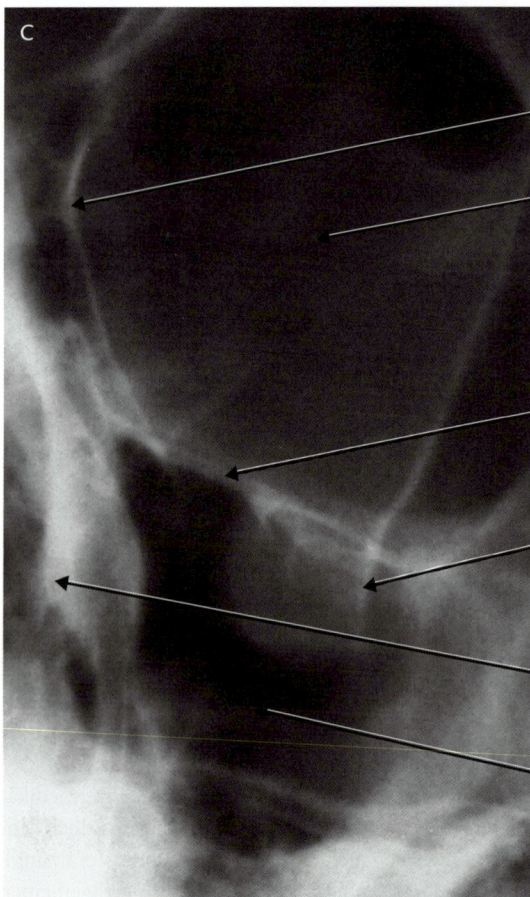

Orbitawand (medial)

Augenhöhle

Orbitaboden

Weichteilgewebe
(Tränenfigur)

Nasenbein

Kieferhöhle

Abb. 26.6 Augenprellung durch Faustschlag und Blow-out-Fraktur [E287]
A: Der Anstieg des intraorbitalen Drucks verursacht eine Fraktur der schmalen Knochenplatte, die den Orbitaboden bildet. Fett und Muskel dringen nach unten in die Kieferhöhle ein.
B: Blow-out-Fraktur: Man sieht Weichteilgewebe vom Dach der linken Kieferhöhle herabhängen.
C: Ausschnitt von ➤ Abb. 26.6 B. Tränenfigur (Fettgewebe) unterhalb des Orbitabodens/Kieferhöhlendachs.

Eine **Entzündung** verschiedener okulärer Gewebe kann ebenfalls zum roten Auge führen. Die häufigsten Diagnosen sind Lidrandentzündung, allergische Bindehautentzündung, Entzündung der Lederhaut (Skleritis), Entzündung der Iris/Aderhaut (Iritis, Uveitis), Hornhautabschürfungen und Hornhautfremdkörper.

Eine **Bindehautunterblutung** wird durch ein geplatztes Bindehautgefäß hervorgerufen und ist, falls keine tieferen Verletzungen vorhanden sind (z.B. durch Fremdkörper), für das Auge ungefährlich.

26.7 Der Glaukomanfall

Das Glaukom (grüner Star) ist ein Formenkreis von Erkrankungen, bei denen eine progressive Zerstörung des Sehnervs mit nachfolgenden Gesichtsfeldausfällen im Vordergrund steht. Eine der Hauptursachen dieser Erkrankung liegt in einer Erhöhung des Augeninnendrucks, der den Sehnerv langsam zerstört. Ursächlich ist ein Missverhältnis zwischen Kammerwasserproduktion und -abfluss. Beim Glaukomanfall (➤ Abb. 26.7), der akuten Form des Glaukoms, steigt der Augeninnendruck aufgrund eines totalen Verschluss des Abflusses binnen weniger Minuten auf ein Mehrfaches seines Normaldrucks (10–20 mmHg) an. Der Sehnerv und die Sehkraft sind hierbei akut gefährdet.

Symptome

Die Symptome beginnen plötzlich und reichen vom roten Auge, von Sehverschlechterung, Sehen von Regenbogenringen beim Blick ins Licht über Augenschmerzen, Kopfschmerzen bis zu Magen-Darm-Symptomen, Übelkeit und Erbrechen, wobei Letztere für den Patienten manchmal sogar im Vordergrund stehen. Nur ein Auge des Patienten ist gerötet, die Hornhaut sieht stumpf aus, und die Pupille ist weit und reagiert nicht oder nur wenig auf Licht. Beim vergleichenden Tasten des Augapfels durch das Oberlid hindurch fällt auf, dass das betroffene Auge steinhart ist.

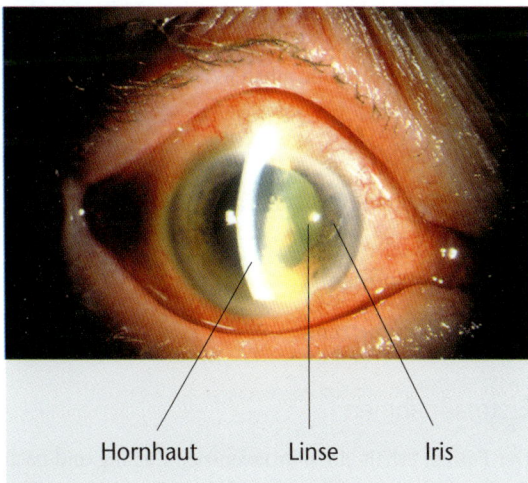

Hornhaut   Linse   Iris

Abb. 26.7 Glaukomanfall [T132]

Therapie

Der Patient muss umgehend einem Augenarzt vorgestellt werden. Folgen bei zu langem erhöhtem Augendruck sind die schon erwähnte rapide Zerstörung des Sehnervs und ggf. ein Zentralarterien-/Zentralvenenverschluss mit folgendem irreversiblem Verlust der Sehkraft. Die Therapie wird vom Augenarzt lokal am Auge und systemisch durchgeführt.

SCHLAGWORT
Glaukomanfall

Ursachen
- Erhöhung des Augeninnendrucks
- Gefahr der Zerstörung des Sehnervs

Symptome
- einseitige Augenrötung
- Pupille einseitig weit und lichtstarr
- hartes, pralles Auge
- Sehverschlechterung (Regenbogenrinnen) und Lichtscheuheit
- vegetative Begleitsymptome:
  – Übelkeit
  – Erbrechen
  – Kopfschmerz
  – Hypertonie
  – Tachykardie

Maßnahmen
Monitoring
- RR, EKG, Puls, SaO_2

Basismaßnahmen und Lagerung
- betroffenes Auge steril abdecken
- Anlage eines (doppelseitigen) Augenverbandes zur Ruhigstellung

Erweiterte Maßnahmen
- Vorstellung beim Augenarzt

Medikamente und Dosierungsempfehlungen
- Behandlung der vegetativen Symptome. **Cave:** Kein Atropin oder Metoclopramid (MCP)!

26.8 Lidverletzungen

Neben der Erhebung einer ausführlichen Anamnese bezüglich der Ursache einer Lidverletzung ist es wichtig, etwaige Verletzungen des Augapfels nicht zu übersehen. Mag ein Lid auch noch so schwer verletzt sein, die operative Versorgung einer perforierenden Augenverletzung hat immer Vorrang. Das bedeutet, dass eine Lidverletzung erst versorgt werden soll, wenn eine perforierende Augenverletzung ausgeschlossen worden ist und mit Sicherheit kein Fremdkörper (z.B. Glas, Metall) im Auge liegt. Aber auch wenn nur eine Lidlazeration (Zerreißung, Einriss) vorliegt, sollte diese möglichst von einem Augenarzt chirurgisch versorgt werden, da dieser die meiste Erfahrung mit der Lidchirurgie hat. Ein etwaiger Ausschluss von Fremdkörpern (z.B. Glas, Metall) sollte der operativen Versorgung vorausgehen. Es gilt auch hier wie bei allen anderen Augenverletzungen, dass der verletzte Bezirk während des Transports zur Augenklinik steril abgedeckt wird.

26.9 Der plötzliche Sehverlust

Die Differentialdiagnose des plötzlichen Sehverlusts ist genauso weit gefächert wie die des roten Auges. Nach Erhebung der Anamnese kann die Unterteilung zwischen Minderung der Sehkraft mit vorausgegangenen Ereignissen oder Symptomen (z.B. Trauma, Operation, rotes Auge, Schmerzen) und Sehverlust ohne vorangegangenes Ereignis unternommen werden. Der Patient bemerkt plötzlich, d.h. mehr oder weniger von einer Minute auf die andere, auf einem Auge eine Sehverschlechterung. Diese kann hochgradig oder eher diskret sein, in Form eines Vorhangs vor dem Auge oder mit einem zentralen Gesichtsfeldausfall auftreten oder mit dem Sehen von Blitzen oder verzerrten Umrissen verbunden sein.

Ursachen des plötzlichen Sehverlusts sind:
- Netzhautablösung
- Zentralarterienverschluss
- Zentralvenenverschluss
- Glaskörperblutung
- Entzündung der Ader- oder Netzhaut
- Entzündung des Sehnervs
- neurologische Ursachen.

Da nur ein Augenarzt die Ursache mit Sicherheit feststellen kann, muss im Falle eines plötzlichen Sehverlusts die Überweisung sofort erfolgen. Im Falle eines Verschlusses der Zentralarterie des betroffenen Auges kann jede Stunde für den Therapieerfolg entscheidend sein.

SCHLAGWORT
Plötzlicher Sehverlust

Ursachen
- Netzhautablösung
- Zentralarterienverschluss oder Zentralvenenverschluss
- Glaskörperblutung
- Entzündung der Ader- oder Netzhaut
- Entzündung des Sehnervs
- neurologische Ursachen (apoplektischer Insult)

Symptome
- Sehverlust nach Trauma oder Entzündung
- Sehverlust ohne zusammenhängendes Ereignis
- meist einseitiges Auftreten
- Gesichtsfeldausfälle

Maßnahmen
Monitoring
- RR, EKG, Puls, SaO$_2$
Basismaßnahmen und Lagerung
- Vorstellung beim Augenarzt
Erweiterte Maßnahmen
- nur durch Augenarzt

Medikamente und Dosierungsempfehlungen
- keine

Fallbeispiel

Notfallmeldung

Die Rettungsleitstelle erhält über Notruf die Meldung einer schweren Augenverletzung nach Betriebsunfall. Genaueres lässt sich nicht erfragen, da der Meldende nach Angabe der Unfallstelle sofort wieder auflegt. Der Disponent alarmiert einen Rettungswagen und ein Notarzteinsatzfahrzeug zum Unfallort.

Befund am Notfallort

Im Lagereibetrieb einer Einzelhandelskette ist einem Lagerarbeiter eine Eisenstange auf das Auge geschlagen. Der Patient krümmt sich vor stärksten Schmerzen und klagt über ein Fremdkörpergefühl im Auge. Aus dem Auge sickert Blut. Eine Beurteilung des Verletzungsbildes ist in dieser Lage nicht möglich. Die Inspektion des Auges gelingt nicht, da der Patient einen Lidkrampf hat. Eine Fremdanamnese bleibt ohne Ergebnis, da der Patient zum Unfallzeitpunkt allein war.

Leitsymptom

Schmerz, Lidkrampf, Blutung aus Auge.

Verdachtsdiagnose

Fremdkörperverletzung.

Erstmaßnahmen

Der Patient erhält einen intravenösen Zugang und nach der Blutentnahme neben einer Ringerlösung 10 mg Diazepam zur Sedierung. Zur Lösung des Lidkrampfes erhält der Patient 2 Tropfen Novesine® 0,4% zur Lokalanästhesie. Die anschließende Inspektion ergibt keinen Anhalt für eine Perforation des Augapfels, die äußere Hülle scheint intakt. Es findet sich eine verstärkte Sekretbildung, eine kleine Schnittwunde in der Bindehaut und eine Bindehautunterblutung. Der Orbitarand erscheint unverletzt. Das andere Auge ist unverletzt.

Augenarzt

Beim Aufhängen von Säcken stieß dem Patienten eine Eisenstange ins linke Auge. Die äußere Hülle des Aug-apfels blieb unverletzt. Neben einer kleinen Schnittwunde der Bindehaut, die in Lokalanästhesie versorgt wurde, fanden sich keine weiteren Verletzungen. Der Patient erhielt einen Augensalbenverband und Augentropfen. Er konnte anschließend ambulant weiterbetreut werden.

Diagnose

Augenprellung, rotes Auge, Bindehautschnittwunde.

26

Wiederholungsfragen

1. Ist die Verätzung durch Säuren oder Laugen schlimmer und warum (➤ Kap. 26.1)?
2. Nennen Sie die wichtigste Basismaßnahme bei der Augenverätzung (➤ Kap. 26.1).
3. Wie wird ein Lidspasmus behandelt (➤ Kap. 26.1)?
4. Was geschieht mit einem Fremdkörper in einem Auge (➤ Kap. 26.4)?
5. Nennen Sie Ursachen eines „roten Auges" (➤ Kap. 26.6).

Jürgen Luxem, Georg Schneider

Hals-Nasen-Ohren-Notfälle

Verletzungen und Erkrankungen im Hals-Nasen-Ohren-(HNO-)Bereich können Leben bedrohen. Zwar treten HNO-Notfälle im Vergleich zu sonstigen Notfallsituationen selten auf (2–4% aller Einsätze im Rettungsdienst), aber durch die im Vordergrund stehenden Symptome der akuten Luftnot und Blutungen sind sie als potenziell lebensbedrohlich anzusehen.

27.1 Akute Blutungen

Stärkere Blutungen im HNO-Bereich treten überwiegend als Blutung aus Nase, Mund oder Weichteilverletzungen, seltener als Blutung aus Ohr oder Tracheostoma auf (zu Blutungen der Hals- und Gesichtsweichteile ➤ Kap. 15.2).

27.1.1 Blutung aus der Nase (Epistaxis)

Epistaxis (griech. epistaxo = darauftröpfeln) beschreibt eine Blutung aus der Nase. Während es sich beim Na-

senbluten nicht um einen Notfall handelt, so ist das **unstillbare Nasenbluten** durchaus als bedrohlich anzusehen. Bei spontanem und einseitigem Auftreten sind hiervon überwiegend ältere Patienten mit Bluthochdruck oder Patienten mit Defekten der Nasenscheidewand (Septum) betroffen. Blutungsquelle ist in der Regel das Gefäßnetz unter der vorderen Nasenscheidewand. Aufgrund kleinerer mechanischer Einwirkungen auf die Nase (z.B. Nasenbohren, starkes Schnäuzen) oder traumatisch bedingt reißt eines der kleinen Gefäße ein und beginnt zu bluten. Als weitere Ursache der Blutung kommt eine bestehende Therapie des Patienten mit gerinnungshemmenden Medikamenten (z.B. Marcumar®) in Betracht.

Therapie

Eine Blutdruckmessung ist obligat, um eine auslösende Hypertonie erkennen zu können. Die **Basismaßnahmen** umfassen weiterhin die richtige Positionierung des Patienten durch aufrechtes Sitzen oder Liegen mit angehobenem Kopf. Anschließend werden die Nasenflügel an die Nasenscheidewand für mehrere Minuten angepresst. Diese Maßnahme kann durch Auflage kalter Umschläge (z.B. Eisbeutel) auf den Nacken unterstützt werden. Fließt trotz Nasenflügelkompression weiter Blut in den Rachen ab, so ist eine Blutung in den tieferen Anteilen der Nasenhöhle wahrscheinlich und erweiterte Maßnahmen werden notwendig.

Die **erweiterten Maßnahmen** werden durch den Notarzt durchgeführt. Sie umfassen nach Anlage eines venösen Zugangs die medikamentöse Absenkung eines evtl. bestehenden Bluthochdrucks. Zusätzlich besteht die Möglichkeit, eine in Otriven® oder Suprarenin® (1:10.000, nicht bei Bluthochdruck!) getränkte Watte in den vorderen Nasenabschnitt einzuführen und die Nasenflügel weiter zu komprimieren. Bei Erfolglosigkeit dieser Maßnahme kann eine Mulltamponade eingebracht werden. Hierdurch ist eine partielle Abdichtung des Nasen-Rachen-Raums möglich.

Liegt die Blutungsquelle im Nasen-Rachen-Raum (z.B. nach operativer Entfernung von Tumoren oder Rachenmandeln), sind diese Maßnahmen oft nicht ausreichend. Hier bleibt nur der zügige Transport in die Klinik zur Durchführung der hinteren Nasentamponade (Bellocq-Tamponade).

SCHLAGWORT

Blutung aus der Nase (Epistaxis)

Ursachen
- Hypertonie
- Einnahme blutgerinnungshemmender Medikamente (Marcumar®)
- Reizung der Nasenschleimhaut
- Defekte der Nasenscheidewand
- mechanische Einwirkung (Schlag, Aufprall)

Symptome
- einseitige und spontane Blutung aus der Nase

Maßnahmen
Monitoring
- RR, Puls, EKG, SaO$_2$

Basismaßnahmen und Lagerung
- Kompression der Nasenflügel, Nackenkühlung
- Oberkörperhochlagerung (30–70° Drehpunkt Hüfte), angehobener Kopf
- Freimachen und Freihalten der Atemwege (ggf. absaugen)

Erweiterte Maßnahmen
- i.v. Zugang und Laborblutentnahme

Medikamente und Dosierungsempfehlungen
- Blutdrucksenkung bei Hypertonus, z.B. 10–50 mg Ebrantil® i.v.
- Tamponade mit in Otriven® oder Suprarenin® (1:10.000) getränkter Watte oder Mull (nicht bei Hypertonus, Herzerkrankungen)
- ggf. Infusionstherapie zur Bekämpfung eines evtl. Volumenmangels (z.B. 500–1.000 ml Vollelektrolytlösung)

27.1.2 Blutung aus dem Mund

Bei Blutungen aus dem Mund muss die Blutungsquelle lokalisiert werden. Dies ist bereits durch Erfragen der Vorgeschichte nach Operationen (z.B. Tonsillektomie, bekanntes Tumorleiden) oder Verletzungen leicht möglich. Die Blutungsquelle kann in der Mundhöhle oder im Rachenbereich liegen. Die Blutungen in der Mundhöhle betreffen in erster Linie Nachblutungen im Anschluss an die Entfernung der Gaumenmandeln (Tonsillektomie). Sie können auch zwei Wochen nach der Operation noch auftreten. Ferner kann der Zungenbiss nach einem zerebralen Krampfanfall eine beachtliche Blutung aus dem Mund verursachen. Zu beachtlichen Blutungen aus Mund und Nase können außerdem Frakturen des Mittelgesichtes führen (➤ Kap. 15.1.3).

Therapie

Die **Basismaßnahmen** umfassen wie beim Nasenbluten die Lagerung des Patienten mit aufrechtem Oberkörper, in Bauchlage oder bei bewusstseinsgetrübten Patienten in stabiler Seitenlage. Es ist auf einen ausreichenden Aspirationsschutz zu achten. Bei der Inspektion findet sich meist im Wundgebiet eine Sickerblutung. Bei stärkeren Blutungen ist eine Kompression mit einem Tupfer an einer langen Klemme notwendig. Ist eine solche Maßnahme erforderlich, muss dafür in jedem Falle ein Notarzt nachalarmiert werden. Die große Gefahr bei dieser Maßnahme ist, dass der Tupfer nicht sicher in der Klemme fixiert ist und im Mund des Patienten verloren wird (Aspirationsgefahr!). Die Kompression muss auch während des Transports aufrechterhalten werden. Bei Blutungen im Rachenbereich kommen in erster Linie Tumorblutungen nach Operation oder Bestrahlung in Betracht. Die Ausrüstung im Rettungsdienst erlaubt hier meist keine gezielte Blutstillung. Erschwerend kommt hinzu, dass durch Blutungen eine unübersichtliche und durch Tumorwachstum eine veränderte anatomische Struktur vorliegt, die ein gezieltes Vorgehen unmöglich macht.

Alle **Basis**- und **erweiterten Maßnahmen** zielen daher auf die Aufrechterhaltung der Atemfunktion und Sicherung der Atemwege. Ein in die Mundhöhle eingelegter weicher Absaugkatheter schafft unter leichtem Sog oft bereits eine Erleichterung für den Patienten. Die Versorgung der Blutung im Rachen muss der Klinik vorbehalten bleiben.

MERKE

Eine Intubation außerhalb der Klinik sollte unter allen Umständen vermieden werden.

Es ist sehr wahrscheinlich, dass durch die veränderte anatomische Struktur eine Intubation unmöglich sein wird und der Patient unter der Narkoseeinleitung zu Tode kommen kann. Der erfahrene Notarzt wird eine Intubation unter diesen Vorbedingungen außerhalb der Klinik nicht durchführen. Alternativ besteht immer noch die Möglichkeit der Koniotomie (➤ Kap. 9.2.4).

SCHLAGWORT

Blutung aus dem Mund

Ursachen
• Mittelgesichtsfrakturen
• Tumoren
• OP-Nachblutungen (Tonsillektomie)

Symptome
• Blutung aus dem Mund oder aus Mund und Nase mit der Gefahr der Aspiration von Blut und Koagel in die Lunge

Maßnahmen
Monitoring
• RR, Puls, EKG, SaO$_2$
Basismaßnahmen und Lagerung
• Freimachen und Freihalten der Atemwege (ggf. absaugen)
• Oberkörperhochlagerung (30–70° Drehpunkt Hüfte)
• Bauchlage (zum Abfluss des Blutes)
• stabile Seitenlage
Erweiterte Maßnahmen
• i.v. Zugang und Laborblutentnahme

Medikamente und Dosierungsempfehlungen
• Infusionstherapie zur Bekämpfung eines evtl. Volumenmangels (z.B. 500–1.500 ml Vollelektrolytlösung)

27.1.3 Blutung aus dem Ohr

Blutungen aus dem Ohr sind meistens nur geringfügig und treten nach Entzündungen (Grippeotitis) oder Verletzungen auf. Blutungen im Rahmen von Reinigungs-versuchen des Ohres mit einem Wattestäbchen sprechen für eine Pfählungsverletzung (➤ Abb. 27.1) und betreffen zumeist den äußeren Gehörgang. Sie können mit starken Schmerzen verbunden sein; bei einer Mitverletzung des Trommelfells (➤ Abb. 27.2) kommt es zur Hörminderung. Ist es außerdem zu einer Irritation des Innenohrs gekommen, kann zusätzlich Schwindel auftreten. Durch Frakturen im Bereich des Unterkieferköpfchens (Mandibulaköpfchen) nach einem Sturz auf das Kinn können ebenfalls Blutungen aus dem Ohr auftreten. Die Möglichkeit einer Schädelbasisfraktur muss bedacht werden.

ACHTUNG
Eine Blutung aus dem Ohr kann Hinweis auf eine Schädelbasisfraktur sein

Therapie

Als **Basismaßnahme** genügt in der Regel das lockere Abdecken des äußeren Gehörgangs mit einem feinen Mullstreifen. Da das Trommelfell nur 2,5 cm vom äußeren Gehörgang entfernt ist, müssen alle Versuche einer Tamponade des Gehörgangs unterbleiben, um das Trommelfell nicht zu beschädigen. Säuberungsversuche des Gehörgangs werden aufgrund des Infektions- und weiteren Verletzungsrisikos ebenfalls grundsätzlich nicht vorgenommen.

SCHLAGWORT

Blutung aus dem Ohr

Ursachen
• Entzündungen im Mittelohr
• Reinigungsversuch des Gehörganges
• Knalltrauma, Barotrauma
• Schädelbasisfrakturen

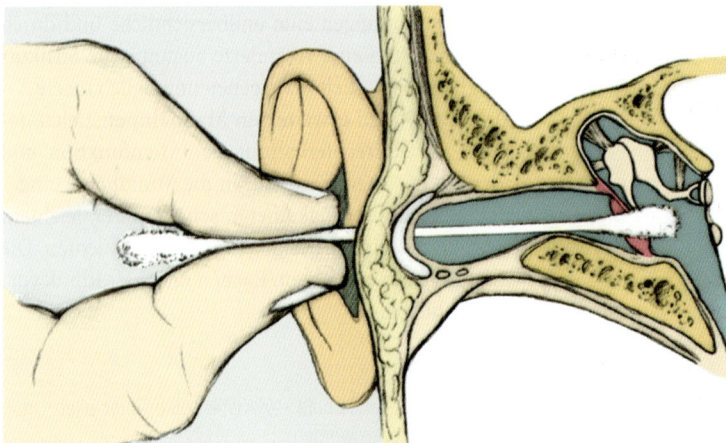

Abb. 27.1 Pfählungsverletzung von Gehörgang und Trommelfell [L108]

Symptome
- Blutung
- einseitige Hörminderung
- Schwindel

Maßnahmen
Monitoring
- RR, Puls, EKG, SaO_2

Basismaßnahmen und Lagerung
- äußeren Hörgang locker mit einer sterilen **Zellstoffmullkompresse** abdecken
- Fremdkörper im Ohr stecken lassen

Erweiterte Maßnahmen
- i.v. Zugang und Laborblutentnahme

Medikamente und Dosierungsempfehlungen
- Infusionstherapie, z.B. 500 ml Vollelektrolytlösung i.v.

27.2 Akute Luftnot/ Verlegung der oberen Luftwege

Die Einengung der oberen Luftwege (Stenose) mit Luftnot stellt für den Patienten eine vitale Bedrohung dar. Ursachen sind in der Regel Fremdkörper, Tumoren oder Schleimhautschwellungen. Aber auch Verletzungen durch stumpfe Gewalteinwirkung auf den Kehlkopfbereich können schnell zu starker Atemnot führen. Der Patient wird mit Panik reagieren und vermehrt Sauerstoff verbrauchen.

Therapie

Innerhalb kürzester Zeit können die üblichen Maßnahmen zur **Sicherung der Atemfunktion** erschöpft sein. Neben der Intubation ist in seltenen Fällen die Atmung nur noch durch invasive Maßnahmen wie die Koniotomie oder Nottracheotomie zu erhalten. Sie sind ausschließlich dem Notarzt vorbehalten. Die Koniotomie ist dabei der Nottracheotomie vorzuziehen, da hierdurch der subglottische (in der Trachea gelegene) Raum am sichersten und schnellsten erreicht werden kann (zur Technik der Koniotomie ➤ Kap. 9.2.4). Die Koniotomie ist eine Maßnahme, die präklinisch nur in höchster Not eingesetzt wird. Nach der Stabilisierung des Patienten muss die Eröffnung der Trachea durch eine Tracheostomie ersetzt werden, um eine Ringknorpelstenose zu vermeiden. Die alleinige Punktion an gleicher Stelle mit dicken Kanülen ist unter notfallmäßigen Bedingungen nicht sinnvoll, da die Öffnungen zu klein sind, um eine ausreichende Beatmung zu gewährleisten, und leicht verstopfen. Die Nottracheotomie ist hier nur aus Gründen der Vollständigkeit erwähnt, da sie sehr komplikationsreich ist. Dies gilt besonders, wenn sie von einem Unerfahrenen ausgeführt wird. Sie ist daher für den Einsatz im Rettungsdienst nicht zu empfehlen.

SCHLAGWORT
Verlegung der oberen Luftwege

Ursachen
- Verletzungen, Stenose
- Fremdkörper, Tumoren
- Schleimhautschwellungen

Symptome
- Atem- und Luftnot
- Todesangst

Maßnahmen
Monitoring
- RR, Puls, EKG, SaO_2

Basismaßnahmen und Lagerung
- Freimachen und Freihalten der Atemwege (ggf. absaugen)
- O_2-Gabe über Maske oder Nasensonde, 6–12 Liter/Min.
- Oberkörperhochlagerung (30° Drehpunkt Hüfte)
- Sicherung der Atemfunktion

Erweiterte Maßnahmen
- i.v. Zugang und Laborblutentnahme

Medikamente und Dosierungsempfehlungen
- bei weiterer Therapieresistenz Narkoseeinleitung mit Etomidate (Hypnomidate®), Midazolam (Dormicum®) und Fentanyl®
- Intubation, Koniotomie, Nottracheotomie
- Infusionstherapie, z.B. 500 ml Vollelektrolytlösung i.v.

27.3 Akuter Hörverlust (Hörsturz)

Als Hörsturz (**sudden deafness**) wird eine plötzliche, aus voller Gesundheit und ohne erkennbare Ursachen, meist einseitig auftretende Schwerhörigkeit verstanden, die bis zum Hörverlust führen kann. Als Begleitsymptome des plötzlichen Hörverlusts werden häufig ein Druckgefühl im Ohr und Ohrgeräusche angegeben. Als mögliche Ursachen werden Stress (psychosomatische Reaktion), Durchblutungsstörungen des Innenohrs (z.B. Innenohrembolie), Virusinfektionen oder Stoffwechselstörungen genannt. Aber auch verschiedene Medikamente (z.B. Antibiotika oder Furosemid) können direkt toxisch auf das Innenohr wirken.

Therapie

Da es bis heute keine überzeugende Therapie gibt, müssen sich die **Basismaßnahmen** auf den beruhigenden Zuspruch und den Transport zum HNO-Arzt bzw. in die HNO-Abteilung einer Klinik beschränken.

SCHLAGWORT
Akuter Hörverlust (Hörsturz)

Ursachen
• plötzlich auftretende, einseitige Hörminderung

Symptome
• Druckgefühl im Ohr
• klingende Ohrgeräusche (Rauschen, Pfeifen, Brummen)

Maßnahmen
Monitoring
• RR, Puls, EKG
Basismaßnahmen und Lagerung
• Oberkörperhochlagerung (30° Drehpunkt Hüfte)
Erweiterte Maßnahmen
• i.v. Zugang und Laborblutentnahme

Medikamente und Dosierungsempfehlungen
• keine

27.4 Tinnitus

Der Tinnitus beschreibt Ohrgeräusche, die zusätzlich zur Wahrnehmung der Umgebungsgeräusche (Schallwellen) wahrgenommen werden. Der Tinnitus ist ein Symptom. Die Ohrgeräusche werden als Pfeifen, Rauschen, Zischen oder Brummen erlebt, die ihre Ursache in einer Störung der Hörfunktion haben. Die häufigste Ursache sind Innenohrschäden durch Einwirkung von zu lautem Schall (z.B. Knalltrauma, Lärmarbeit, Diskothekenlärm). Aber auch eine Reihe anderer Erkrankungen des äußeren, Mittel- und Innenohrs sowie Erkrankungen der zentralen Hörbahn können einen Tinnitus auslösen (z.B. Ohrenschmalzpfropf, Erkrankung des Hörnervs). Seltener findet sich der Tinnitus bei Herz-, Kreislauf- und Stoffwechselerkrankungen. Er kann aber durch sein ständiges Vorhandensein ein psychosomatisches Krankheitsbild entwickeln, das häufig durch allgemeinen Stress verursacht wird.

Therapie

Die **Basismaßnahmen** beschränken sich auf den beruhigenden Zuspruch und den Transport des Patienten zum HNO-Arzt bzw. in die HNO-Abteilung einer Klinik. Wenn der Tinnitus durch Erkrankungen des Mittelohres bedingt ist, kann er dort bei Geräuschen niedriger Frequenz (Brausen, Rauschen) oft durch spezifische Therapie der Grunderkrankung (z.B. Otosklerose) therapiert werden. Bei Ohrgeräuschen höherer Frequenz (Pfeifen, Piepsen) ist eine somatische Therapie nur sehr selten möglich.

27.5 Akuter Schwindelanfall

Verschiedene Erkrankungen aus dem HNO-Bereich (z.B. Menière-Erkrankung), der Neurologie (z.B. Neuropathien) oder der Inneren Medizin (z.B. Hypertension) kommen als Ursache in Betracht. Schwindel als Symptom ist häufig, aber nur in Ausnahmefällen ein Grund, den Rettungsdienst in Anspruch zu nehmen. Es werden Dreh-, Schwank- und Bewegungsschwindel unterschieden. Die Patienten geben ein Gefühl ähnlich dem nach mehreren Drehungen um die eigene Körperachse oder nach einer Karussellfahrt an. Übelkeit und Erbrechen können ebenfalls auftreten.

Die **Menière-Erkrankung** ist durch die Symptomentrias Drehschwindel mit Übelkeit/Erbrechen, einseitiges Ohrgeräusch und einseitige Schwerhörigkeit gekennzeichnet. Die mögliche Ursache der Menière-Erkrankung ist eine Elektrolytverschiebung in den Innenohrflüssigkeiten. Besonders betroffen sind Patienten nach psychischen Belastungen, Föhneinbruch, Nikotin- oder Alkoholabusus. Die Schwindelanfälle dauern Minuten bis Stunden an und wiederholen sich in Tagen und Wochen.

Therapie

Die **Basismaßnahmen** beschränken sich auf den beruhigenden Zuspruch und die Immobilisierung des Patienten (Bettruhe bzw. Liegendtransport).

Die **erweiterte Maßnahme** erfolgt durch den Notarzt in Form einer an den Symptomen ausgerichteten medikamentösen Akuttherapie (z.B. Psyquil® oder Vomex A®). Bei Therapieresistenz erfolgt der Transport zum HNO-Arzt oder in die HNO-Abteilung einer Klinik zur weiteren Diagnostik.

SCHLAGWORT
Akuter Schwindelanfall

Ursachen
• Störungen im Gleichgewichtssystem (z.B. akuter Drehschwindelanfall mit Übelkeit und Erbrechen, Tinnitus und Schwerhörigkeit: Morbus Menière)
• Augenerkrankungen
• neurologische Erkrankungen
• Intoxikationen
• Hypertonie

Symptome
• Übelkeit, Erbrechen, Gangunsicherheit und Angstgefühle
• Orientierungsstörung des Körpers im Raum
• Lichtempfindlichkeit

Maßnahmen
Monitoring
• RR, Puls, EKG, SaO$_2$

Basismaßnahmen und Lagerung
- Oberkörperhochlagerung (30° Drehpunkt Hüfte)
- Immobilisierung
- Raum abdunkeln, Augenlider schließen

Erweiterte Maßnahmen
- i.v. Zugang und Laborblutentnahme

Medikamente und Dosierungsempfehlungen
- Antiemetika/Antivertiginosa, z.B. 30–60 mg Vomex A® oder 10 mg Psyquil® i.v.
- Sedierung: 5 mg Valium® i.v.

27.6 Das Knalltrauma

Das Knalltrauma ist eine kurz anhaltende Hörminderung, die meist durch ein sehr lautes Schallereignis (z.B. den lauten Mündungsknall einer Schusswaffe) verursacht wird. Jedes Geräusch, das einen Schalldruckpegel übersteigt (Lärm), kann ein Knalltrauma auslösen. Die Geschwindigkeit der Schalldruckwelle beim Mündungsknall liegt bei unter 2 m pro Sekunde. In den ersten Tagen nach dem Knalltrauma erfolgt eine deutliche Besserung der Hörminderung. Eine Entwicklung zur Schwerhörigkeit ist nicht zu erwarten. Liegt die Geschwindigkeit der Schalldruckwelle jedoch in einem höheren Bereich (über 2 m pro Sekunde), ist das Knalltrauma häufig mit einer Zerreißung des Trommelfells verbunden (➤ Abb. 27.2). In diesem Fall ist die Ent-

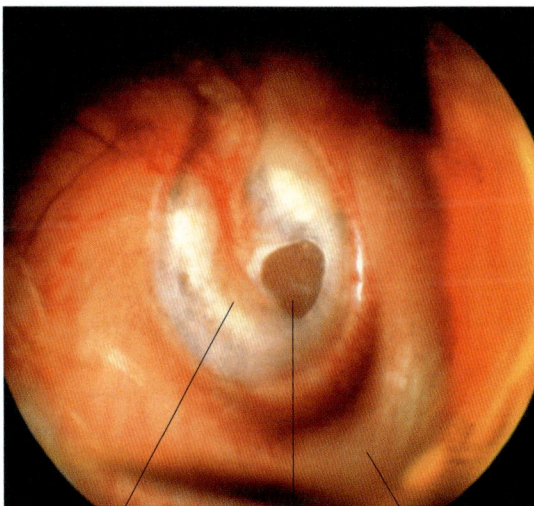

Perforiertes Trommelfell   Einblick in Paukenhöhle   Gehörgangswand

Abb. 27.2 Trommelfellperforation [A300]

wicklung einer Hörstörung möglich. Daher ist jeder Patient nach einem erlittenen Knall- oder Explosionstrauma einem HNO-Arzt vorzustellen.

Therapie

Die **Basismaßnahme** umfasst die Abdeckung des betroffenen Ohrs mit einer Mullkompresse, um dem Eindringen von Keimen und Schmutz in den Bereich des Mittelohrs vorzubeugen.

Fallbeispiel

Notfallmeldung

Parallel gehen auf der Rettungsleitstelle mehrere Notrufe ein, die übereinstimmend einen Gerüsteinsturz in einer belebten Fußgängerzone melden. Die Rettungsleitstelle informiert die Einsatzzentralen von Feuerwehr und Polizei und entsendet drei Rettungswagen, zwei Notärzte und den Einsatzleiter Rettungsdienst (ELRD) zum Einsatzort.

Befund am Notfallort

Bei Abrissarbeiten an einem Altbau ist in der Fußgängerzone ein Gerüst komplett über die gesamte Breite umgestürzt. Mitten in den Trümmern steht eine Frau, neben der die Trümmerteile eingeschlagen sind. Sie erscheint äußerlich nicht verletzt, ist jedoch vollkommen verstört. Weitere Personen sind wie durch ein Wunder in der stark frequentierten Fußgängerzone nicht verletzt worden.

Leitsymptom

Verwirrtheit, Schwerhörigkeit.

Verdachtsdiagnose

Knalltrauma.

Erstmaßnahmen

Die Patientin wird in den Rettungswagen gebracht und untersucht. Sie ist vollkommen eingestaubt, aber bis auf eine Schwerhörigkeit, die vorher nicht bekannt war, unverletzt. Beide Ohren werden mit Mullkompressen steril abgedeckt. Zur weiteren Untersuchung wird die Patientin in eine HNO-Praxis transportiert.

Klinik

Die Untersuchung durch den HNO-Facharzt ergibt eine einseitige Zerreißung des Trommelfells links. Das Ohr ist verschmutzt und Schmutzteile sind eingedrungen. Das Trommelfell ist eingerissen und in Teilen umge-

klappt. Die weitere operative Therapie übernimmt der HNO-Arzt in der Klinik.

Diagnose

Trommelfellruptur links durch Druckwelle.

Wiederholungsfragen

1. Wie wird ein Patient mit Epistaxis gelagert (➤ Kap. 27.1.1)?
2. Wann darf ein mit Suprarenin getränkter Wattebausch nicht angewendet werden (➤ Kap. 27.1.1)?
3. Nennen Sie vier Ursachen für eine Stenose der oberen Luftwege (➤ Kap. 27.2).
4. Was bedeutet „sudden deafness" (➤ Kap. 27.3)?

D

Organisation & Einsatztaktik

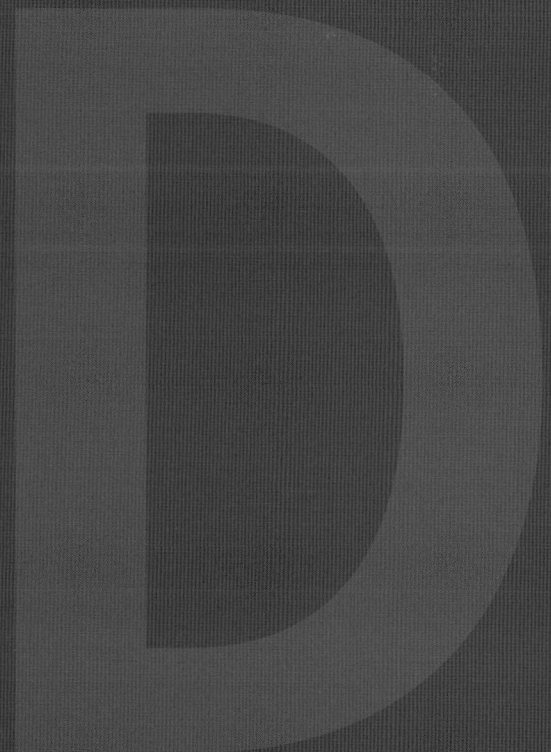

28

Heinrich Horst Hellwig, Martha Bauer, Claus Kemp, Klaus Runggaldier

Geschichte des Rettungsdienstes

28

Lernzielübersicht

28.1 Anfänge der Notfallmedizin

- Erste Ansätze der Notfallmedizin werden bereits in der Bibel erwähnt. Starke Impulse der Notfallmedizin gingen immer wieder von kriegerischen Auseinandersetzungen und der dabei erforderlichen Versorgung von Verletzten aus.

28.2 Die Notfallmedizin ab dem 19. Jahrhundert

- Ab dem 19. Jahrhundert sind systematische Entwicklungen der Notfallmedizin wie Methoden der Reanimation, manuelle Techniken der Beatmung oder erste Ansätze von Infusionstherapien feststellbar. Entscheidende Impulse gingen weiterhin von Kriegen, z.B. dem Ersten und Zweiten Weltkrieg oder dem Vietnamkrieg, aus.
- Kirschners Postulat (1938), den Arzt schnellstmöglich zum Patienten zu bringen, wird als Geburtsstunde der modernen präklinischen Notfallmedizin in Deutschland gewertet.

28.3 Entwicklung des modernen Rettungsdienstes im deutschsprachigen Raum

- Der Zweite Weltkrieg führte zu unterschiedlichen Entwicklungen: Die Briten übertrugen den RD in ihrer Besatzungszone vor allem den Feuerwehren,

Franzosen und Amerikaner den Rotkreuzverbänden. In der sowjetischen Besatzungszone, der späteren DDR, wurde der RD zunächst verstaatlicht.

28.3.1 Entwicklung in der Bundesrepublik Deutschland

- Die rapide Zunahme von Verkehrsunfällen führte zu einem systematischen Ausbau des Rettungsdienstes in Deutschland.
- In den fünfziger Jahren finden sich erste Versuche, Ärzte im Rettungsdienst einzusetzen.

28.3.2 Entwicklung in der DDR

- In der sowjetischen Zone wurde der RD zunächst verstaatlicht, später dem Roten Kreuz der DDR unterstellt. Hieraus entwickelte sich das System der Schnellen Medizinischen Hilfe (SMH). Mit der Wiedervereinigung 1990 etablierte man in den Bundesländern der ehemaligen DDR einen RD nach bundesdeutschem Muster.

28.3.3 Entwicklung der Luftrettung

- Vor allem die hohe Zahl an Verkehrstoten führte Ende der sechziger Jahre zu ersten Versuchen mit Rettungshubschraubern. In den Folgejahren wurde dieses System weiter ausgebaut und verbessert, heute ist es nahezu flächendeckend.

28.1 Die Anfänge der Notfallmedizin

Die Geschichte der Notfallmedizin ist ein Beispiel für die Entwicklung der Medizin im Allgemeinen. Schon immer waren plötzliche Ereignisse, von denen Menschen betroffen wurden, erschreckend für die menschliche Gesellschaft. Und schon immer stand die Frage nach Leben und Tod im Mittelpunkt des menschlichen Denkens.

Die früheren Hochkulturen entstanden an den Flüssen, Seen und Meeren, wo man sich Methoden zur Wiederbelebung Ertrunkener überlegte. Eine dieser Methoden, die sich bis ins 20. Jahrhundert hielt, war die **Inversionsmethode**. Dabei stellte man den Patienten auf den Kopf, um so Wasser aus dem Körper zu entfernen. Eine der wohl ältesten Maßnahmen in der Medizin ist die **Mund-zu-Mund-Beatmung**. Obwohl die Methode bis in die fünfziger Jahre des 20. Jahrhunderts brauchte, um sich bei der Reanimation Erwachsener durchzusetzen,

waren bereits 1300 v. Chr. Hebammen des Volkes Israel in der Lage, asphyktische Neugeborene wiederzubeleben. Bekannt ist die in der Bibel dokumentierte erfolgreiche Reanimation, die der Prophet Elisa um 850 v. Chr. bei einem Knaben durchführte (2. Buch der Könige 4,32–35). Auch im Neuen Testament finden sich solche Hinweise. Besonders im Evangelium des Lukas erscheinen viele Berichte über Totenerweckungen.

Im klassischen Griechenland nahm die Versorgung von traumatisierten Patienten eine große Bedeutung ein. Homer erwähnt in der Ilias (4, 244 ff.) eine Verletztenbehandlung am Notfallort. Gerade die griechischen Ärzte galten als besonders tüchtig und erfahren. Bei den keltischen Stämmen galt der Druide, bei den indogermanischen Stämmen der Schamane (Priester) als der Heilkundige, ansonsten lag die Notfallversorgung und Heilbehandlung in den Händen von Frauen, welche durch Auflegen von Blättern und Kräutern sowie durch Beschwörungsformeln versuchten, die Wunden zu mindern. Bei den vielen Feldzügen in der römischen Zeit erkannte man die Notwendigkeit, die eigenen Verwundeten zu versorgen. Neben **Verbänden** wurden dabei eher zufällig Methoden wie die **Tracheotomie** entwickelt. Hierbei wurden besonders griechische Heilkundige als Söldner eingesetzt. Im frühen Mittelalter übernahmen Klostergemeinschaften die Versorgung der Verletzten und Kranken, im Zeitalter der Kreuzzüge waren es Ordensritter, die freiwillig Krankenpflege aus Barmherzigkeit und Nächstenliebe ausübten. Zur Zeit der Ritterorden bildeten sich auch Männer- und Frauengemeinschaften weltlicher Prägung, die sich ähnlichen Bestrebungen widmeten.

Zur Zeit des **Hochmittelalters**, so auch bei den Kreuzzügen, wurde Notfallmedizin weitestgehend verachtet. Bei allem Leid, das die Kreuzzüge anrichteten, gibt es nur einen Bericht über ein Militärlazarett vor Akkon im Jahre 1190. Unter den Segeln norddeutscher Koggen versorgten Ärzte und Helfer aus den Hansestädten verwundete Krieger. Diese Einstellung zur Medizin, insbesondere zur Notfallmedizin, hatte mehrere Gründe: Krankheit und Tod wurden als Strafe Gottes gesehen, die Medizin kam somit in die Nähe der Gotteslästerung, den Umgang mit Kranken und Toten betrachtete man als entehrend für die eigene Person, und es bestanden rechtliche Hindernisse der Hilfeleistung. Letztlich wurde das Leben als Weg zur ewigen Glückseligkeit verstanden, so dass die Rettung eines vital gefährdeten Patienten etwas Negatives war.

Erst durch die Tatsache, dass ein unversorgter und dadurch eventuell sterbender Soldat für den Kaiser zu teuer wurde, gründete Kaiser Maximilian I. (um 1500) ein Heeressanitätswesen. Jede Gruppe Landsknechte bekam einen Feldscher (Vorläufer eines Chirurgen) mit einer Anzahl Gehilfen, welche die Verwundeten aus der Schlacht retteten und beim Tross im Krankenzelt unterbrachten, wo sie von Frauen gepflegt wurden.

Bis ins 16. Jahrhundert waren Ärzte, die sich um die Notfallversorgung von Verwundeten kümmerten, gesellschaftlich wenig geachtet. Die Feldschere standen auf einer Stufe mit Barbieren, Starstechern, Henkern und Scharfrichtern. Die Tätigkeit der **Feldschere** war weit von einer wissenschaftlichen Tätigkeit entfernt, so dass es nicht verwundert, dass neben einigen genialen Vertretern der Zunft viele Quacksalber ihr Unwesen trieben. Bei den zahlreichen Feldzügen dieser Zeit hatten nur die Fürsten und Könige eigene Ärzte im Gefolge. Einer dieser Ärzte war **Andreas Vesalius**. Nicht zuletzt durch seine anatomischen Studien machte er um 1553 erste Beatmungsversuche durch ein Schilfrohr bei Tieren.

Erste **organisierte Sanitätsdienste** bei Feldzügen werden um 1470 von Schweizer Söldnerheeren aufgestellt. Dabei ist zu beachten, dass man damals praktisch

nur eigene Verwundete versorgte. Aus der Entwicklung der Schweizer Sanitätsdienste heraus wird verständlich, dass im 16. Jahrhundert starke Impulse der Akutmedizin aus dem eidgenössischen Einflussbereich kamen. Hans von Gersdorff, der als Straßburger Feldscher zahlreiche Söldnertruppen versorgte, fasste im „Feldbuch der Wundarztney" (1517) die wesentlichen Erfahrungen der Notfallmedizin der damaligen Zeit zusammen. Etwas später, 1536, erschienen die „Praktika der Wundarztney" von Felix Wirtz. In diesem historischen Werk werden notfallchirurgische Methoden beschrieben, die im Grundsatz noch heute Gültigkeit haben. **Ambroise Pare**, Sohn eines Barbiers, brachte es im 16. Jahrhundert zum Leibarzt von vier Königen und war der Erste, der das Ausbrennen von Wunden als Unsinn erkannte und die **Wundversorgung** revolutionierte.

In der zweiten Hälfte des 17. Jahrhunderts war es die **Wasserrettung**, welche die Notfallmedizin beeinflusste; vor allem in den Küstenländern Zentraleuropas und in England gab es Anstrengungen zur Rettung Ertrunkener. Verschiedenste Methoden, so auch die **Fassrollmethode**, wurden entwickelt. Aber auch bürokratische Hemmnisse wurden abgebaut. War es Anfang des Jahrhunderts noch bei Strafe verboten, Verletzte bis zum Abschluss amtlicher Untersuchungen zu versorgen, wurden nun Prämien für die Menschenrettung gezahlt.

Mit dem Jahr 1740 schlug die Geburtsstunde der Notfallmedizin. König Ludwig XV. erließ in Frankreich einen „Befehl (Avis), wie man demjenigen, welchen man ertrunken zu seyn glaubt, zu Hülfe kommen solle". Bereits 1742 wurde dieser Avis von einem Braunschweiger Arzt übersetzt. Dabei ist bemerkenswert, dass der Autor bereits die Bedeutung einer Beatmung erkannte. Das wachsende Interesse an der Reanimatologie dieser Zeit hatte außer dem Aufstreben der Naturwissenschaft einen soziokulturellen Grund, denn es herrschte damals große Angst, lebendig begraben zu werden. Auch für den medizinischen Laien wurde eine ganze Reihe von Notfallfibeln gedruckt, deren Autoren nicht nur aus der Ärzteschaft, sondern auch aus dem Klerus und der Administration kamen.

Häufig zitiert wurden in der damaligen Literatur z. B. das 1760 aus dem Französischen ins Deutsche übersetzte Büchlein mit dem Titel „Herrn Isnard heilsamer Unterricht wie man Ertrunkenen auf die leichteste und sicherste Art wieder zum Leben verhelfen könne" oder Philipp Gabriel Henslers „Anzeige der hauptsächlichen Rettungsmittel derer, die auf plötzliche Unglücksfälle leblos geworden sind, oder in naher Lebensgefahr schweben" aus dem Jahre 1770. Ähnliches findet sich auch in dem „Erste-Hilfe-Patent von Sachsen-Weimar" (1776), in dem u.a. auf die Atemspende hingewiesen

28

und deren Methodik erklärt wird. Die ersten Rettungsgesellschaften widmeten sich den Ertrunkenen, 1767 in Amsterdam, 1772 in Paris. In Deutschland wurde 1769 die erste deutsche Rettungsgesellschaft der Hamburgischen Rettungsanstalten für im Wasser verunglückte Menschen gegründet.

28.2 Die Notfallmedizin ab dem 19. Jahrhundert

In der Zeit Friedrich des Großen war es noch üblich, erst nach der Schlacht Verwundete zu versorgen. Eine Änderung in der Kriegsverwundetenpflege trat erst nach den Bemühungen von Henri Dunant ein, welche in der Übereinkunft der Genfer Konventionen am 22. August 1864 mit Unterstützung Napoleons ihren Abschluss fanden. Napoleon war es auch, der im Sinne eines modernen Rettungswesens in seinem Heer Änderungen vornahm, die dem einzelnen Verletzten zugute kamen. Larrey, der Leibarzt Napoleons und „Inspekteur des Sanitätswesens", führte zusammen mit einem Sanitäter eine ärztliche Versorgung vor Ort durch. Er operierte auf offenem Feld, unmittelbar nach der Verwundung. Seine fliegenden Ambulanzen waren die Basis der Sofortbehandlung hinter der Feuerlinie. Durch die Vermeidung langer Transportwege wurde vielen Soldaten das Leben gerettet. Berittene Lazarettgehilfen brachten mit leichten Fahrzeugen Verwundete zu einer Zentralambulanz. Durch diese frühzeitige Intervention erzielte er weit vor der Erfindung von Antibiotika und Schocktherapie eine Heilungsquote von bis zu 80%.

Ackermann beschrieb 1804 eine Methode der **Reanimation**, die schon sehr an unsere heutige kardiopulmonale Reanimation erinnert. Berühmte Männer wie Alexander von Humboldt befassten sich mit der Konstruktion von Rettungsgeräten, so 1793 eine Maske zum Einatmen atmosphärischer Luft aus einem Tornister oder einem auf einem Wagen fahrbaren Sack. In fast allen „Rettungskästen" war ein Blasebalg zur Beatmung und eine Pfeife zum Einblasen von Tabakrauch in den Mastdarm vorhanden. Als Vorläufer der künstlichen Beatmung sind die Praktiken mit dem Gorcy-Apparat, bei dem der Brustkorb in Abständen stoßweise zusammengedrückt wurde, anzusehen. Allerdings bleibt zu erwähnen, dass die eigentliche Herz-Lungen-Wiederbelebung erstmals 1958 beschrieben wurde. 1847 beschrieb Erichsen eine Maschine zur Beatmung. Aber auch manuelle Techniken, die sich bis in die sechziger Jahre des 20. Jahrhunderts hielten, wurden Mitte des 19. Jahrhun-

derts entwickelt. Silvester und Hall entwickelten um 1860 die nach ihnen benannten Methoden. Obwohl Anfang des 19. Jahrhunderts der Einsatz von Blasebälgen als Beatmungshilfe Mittel der Wahl war, erlebte der Blasebalg erst zur Jahrhundertwende eine erneute Renaissance. Der Weg zum Ruben-Beutel war geebnet. Um die Jahrhundertwende entwickelte sich die interne Herzmassage. 1901 überlebte der erste Patient aufgrund einer internen Herzmassage. Aber auch erste Ansätze der externen Herzmassage werden in dieser Zeit beschrieben.

Nicht anders verhielt es sich mit der **Infusionstherapie** am Notfallort. Im Jahr 1892 beschreibt der „Brockhaus" die Infusion als eine veraltete Methode, die nur noch in der Veterinärmedizin Anwendung findet. Mangels physiologischer Kenntnisse und Möglichkeiten der Sterilisation entsprechender Infusionslösungen war diese Aussage auch verständlich. Nicht zuletzt erinnerte man sich auch noch an Forschungsansätze des 17. Jahrhunderts. Damals konnten beispielsweise in England zum Tode verurteilte Delinquenten zwischen dem Schwert des Scharfrichters oder der Verabreichung dubioser Infusionslösungen wählen. Meist waren Erstere diejenigen, welche die bessere Wahl trafen. Erst durch den Sanitätsdienst der amerikanischen Streitkräfte im Zweiten Weltkrieg erlebte die Infusionstherapie eine Renaissance, indem die Versorgung Verwundeter mit venösen Zugängen und Infusionen regelmäßig erfolgte.

Die weitere Entwicklung moderner **Schocktherapie** ist ebenfalls ein wesentlicher Verdienst des amerikanischen Militärsanitätsdienstes. So setzte man im Koreakrieg erstmals Hubschrauber zur Luftrettung ein, im Vietnamkrieg benutzte man erstmals Antischockhosen und Infusionslösungen in Plastikbeuteln.

Johanniterritter und Ärzte schlossen sich in der „St. Jahns Ambulante Association" in London zusammen, um bei Unglücksfällen in Krieg und Frieden Hilfe zu leisten. Diese Gesellschaft war 1870/71 im Deutsch-Französischen Krieg auf dem Kriegsschauplatz tätig. Sie wurde auf Anregung von Friedrich von Esmarch – Professor der Chirurgie an der Universität Kiel – zum Vorbild für den Deutschen Samariterverein. Dieser Verein richtete Kurse in Erster Hilfe für Männer und Frauen für den Dienst im Rettungswesen ein. 1895 schlossen sich die in fast allen deutschsprachigen Ländern gegründeten Vereine zum Deutschen Samariterbund zusammen. 1908 wurde der erste internationale Kongress für das Rettungswesen von der Deutschen Gesellschaft für Samariter- und Rettungswesen, wie der Bund sich nannte, durchgeführt. 1909 erfolgte schon mit vielen tausend ausgebildeten Ersthelfern der Zusammenschluss zum Arbeiter-Samariter-Bund. Bis zur Jahrhundertwende wurden Erste Hilfe und Krankentransporte ausschließlich auf freiwilliger Basis von örtlichen Rot-Kreuz-Gesellschaften (1863), von Samaritervereinen (1881) und privaten Rettungsgesellschaften durchgeführt. Die Vielfalt der Systeme, Auffassungsunterschiede über Aufgaben und Ausbildung des Rettungsdienstes erzwangen eine Vereinheitlichung. Die preußische Regierung fasste als Erste den Beschluss, eine Vereinheitlichung im gesamten Staatsgebiet herbeizuführen, und gründete 1901 das „Zentralkomitee für das Rettungswesen in Preußen".

Ärztliche Tätigkeit am Unfallort war grundsätzlich schon um die Jahrhundertwende in Deutschland bekannt. Im Gegensatz zur heutigen Vorstellung der präklinischen Notfallmedizin beschränkte sich damals die Tätigkeit auf wenige spektakuläre Einsätze bei Großschadensereignissen. Eine routinemäßige Versorgung am Schadensort gab es jedoch nicht. Bemerkenswert dabei ist, dass in Köln die Feuerwehr bereits um 1899 einen organisierten RD betrieb. Interessanterweise machte man dabei erste Versuche mit einem Notarztdienst. Bei entsprechenden Unfällen wurde ein Arzt mit einem schnellen Zweispänner in der Klinik abgeholt, um vor Ort die Erstversorgung zu übernehmen. Die Ausbildung des Sanitätspersonals nahm ebenfalls Form an, als der Korpsarzt der Münchner Feuerwehr, Dr. Lukas, um 1910 postulierte, dass „… der sachgerechten Erstversorgung im Unfallrettungsdienst besondere Bedeutung zukommt und dass die Klinik in der Erstversorgung Versäumtes nicht wieder gut machen" könne.

Aus einer Bestandsaufnahme resultierten 1912 die „Grundsätze für die Ordnung des Rettungs- und Krankenbeförderungswesens" des Reichsgesundheitsrates. Hierin waren bereits Regeln für die organisatorische Durchführung, die Ausrüstung und die Ausbildung im Rettungswesen festgelegt. Aufgrund einer Initiative des ersten internationalen Kongresses für Rettungswesen (1908) in Frankfurt wurde 1910 der „Deutsche Zentralverband für Rettungswesen" gegründet

Obwohl im **Ersten Weltkrieg** eine neue Dimension des menschlichen Leids entstand, hinkte der Sanitätsdienst dieser Entwicklung hinterher. Weder für Splitterverletzungen noch für Giftgasopfer hatte man außerklinische Behandlungskonzepte. Die Patienten wurden transportiert, aber von einer Erstversorgung im Sinne der Notfallmedizin konnte keine Rede sein. Auch im zivilen Bereich sah es nicht wesentlich anders aus. Die Helfer verschiedener Hilfsorganisationen verbanden und transportierten.

Allgemein wird das auf der 62. Tagung der Deutschen Gesellschaft für Chirurgie (1938) von **Kirschner** aufgestellte Postulat, dass der Arzt möglichst schnell zum Patienten und nicht der Patient zum Arzt kommen solle, als Geburt der modernen Notfallmedizin gewertet. *„Der Fahrplan des Todes fährt im Zeittakt"* (M. Kirschner): Auf dieser klinischen Erfahrung basierte die Feststellung Martin Kirschners. Auch mit Blickrichtung auf den kommenden Krieg die Feststellung also, dass der Arzt zum Verletzten kommen solle und nicht der Verletzte zum Arzt und dass ein längerer Transport an der richtigen Stelle besser sei als ein kurzer an der falschen. Die Organisation und Durchführung des Rettungsdienstes entsprachen den soziologischen und technischen Bedingungen dieser Zeit. Allerdings war das Verständnis für die Notwendigkeit eines präklinisch aufgebauten, nach einheitlichen Richtlinien arbeitenden Rettungsdienstes recht gering. Erst fünfzig Jahre vorher hatte sich langsam bei der stationären Versorgung die Erkenntnis durchgesetzt, dass Krankenhäuser nicht mehr ausschließlich als Pflegeeinrichtung, sondern als Behandlungsstätten fungieren müssen. Die Krankenhäuser entwickelten sich zu Zentren des medizinischen Wissens, der Forschung und der Macht. Was lag näher, als die These zu vertreten, der Patient habe zum Arzt zu kommen. Der Transportsanitäter erfüllte die Aufgabe des Rettungsdienstes. Transportfähig machen beschränkte sich auf Notverbände, Schienung von Frakturen, Lagerung, Betreuung und schnellstmöglichen Transport in das nächste Krankenhaus.

Durch den **Zweiten Weltkrieg** fielen Kirschners Theorien jedoch dem Vergessen anheim. Nachdem bereits vor dem Krieg alle Hilfsorganisationen aufgelöst bzw. mit dem Roten Kreuz zwangsvereinigt wurden, übertrug man am 30. November 1942 dem DRK die alleinige Verantwortung für den Krankentransport. Während der faschistischen Ära wurde der deutsche RD sehr stark von Strukturen beeinflusst, die aus Österreich stammten. Dort wurde ab 1906 in Salzburg ein organisierter RD von der freiwilligen Feuerwehr betrieben. Erst nach langen Kämpfen, nicht zuletzt gegen den Unverstand von Mitbürgern und Räten der Stadt, gelang es, aus dem Sanitätsdienst der Feuerwehr, der um 1900 entstand, einen ärztlich geleiteten RD aufzubauen. Der Salzburger Arzt Varnschein baute zusammen mit einigen Mitstreitern den RD der Stadt weiter aus. Wie die Chronik zu berichten weiß, war ständige Finanznot das größte Problem der Salzburger Retter. Mit dem Anschluss Österreichs an Nazideutschland 1938 waren auch die Tage der „Salzburger Rettungsgesellschaft" gezählt. Nach entsprechenden Gesetzen ging sie im DRK auf. Dennoch, und darauf ist man in Salzburg heute noch stolz, war das Salzburger Modell Vorbild für viele DRK-Rettungsdienste in Deutschland. So war es fast selbstverständlich, dass einige Salzburger DRK-Offiziere, die aus der alten Rettungsgesellschaft stammten, in Berlin beratend in Ausschüssen vertreten waren.

28

28.3 Entwicklung des modernen Rettungsdienstes im deutschsprachigen Raum

Nach dem Zweiten Weltkrieg wurde der öffentliche RD im Wesentlichen durch die Besatzungsmächte bestimmt. In der amerikanischen Zone wurden die Ministerpräsidenten von Bayern, Hessen, Nord-Württemberg und Nord-Baden schon Ende 1945 mit der Aufstellung von Rot-Kreuz-Organisationen beauftragt, die den Rettungs- und Krankentransportdienst zu übernehmen hatten; in der französischen Zone wurde das DRK zunächst aufgelöst, 1948 für den RD und Krankentransport neu etabliert. In der britischen Zone wurde der Krankentransport den Feuerwehren, entsprechend den Verhältnissen in England, und damit den Städten und Landkreisen unterstellt. Die Länder Schleswig-Holstein und Niedersachsen rückten später von der britischen Vorstellung der Organisation des Krankentransportes wieder ab. In der sowjetisch besetzten Zone wurde der Krankentransport zunächst verstaatlicht, dann allein dem Roten Kreuz übertragen. Somit entstanden zunächst in den beiden deutschen Staaten voneinander unabhängige Rettungsdienstsysteme.

28.3.1 Entwicklung in der Bundesrepublik Deutschland

Nach den Artikeln 30, 70 und 83 des Grundgesetzes der Bundesrepublik Deutschland ist der RD eine öffentliche Aufgabe der Daseinsvorsorge, die den Bundesländern obliegt. Die Rechtsform der Delegierung des Rettungs- und Krankentransportes durch die Städte und Landkreise an örtliche Hilfsorganisationen und an die Feuerwehr machte die bundeseinheitliche, dem medizinischen Fortschritt adäquate Reorganisation des Rettungswesens unmöglich. Hinzu kam der fehlende Wille der Ärzteschaft, sich der präklinischen Notfallmedizin zu widmen.

In den **fünfziger Jahren** nahm die Zahl der Unfälle in allen Bereichen rapide zu. So zählte man bald 50.000 Unfalltote und 430.000 Schwerverletzte pro Jahr. Der RD arbeitete immer noch nach der alten Taktik „Einladen und möglichst schnell in die Klinik" („scoop and run"). Namhafte Professoren deutscher Universitäten lehnten die ärztliche Erstversorgung an der Unfallstelle strikt ab. Dennoch wurde 1950 in Bochum ein betriebsärztlicher Unfallwagen der Bergbauindustrie in Dienst gestellt. Am 16. Februar 1957 rückte das **„Heidelberger Klinomobil"** zum ersten Mal aus. Mit einem Daimler-Benz-Omnibus (O 320 H) wollte Bauer noch an der Einsatzstelle große Chirurgie betreiben. Man hatte noch nicht erkannt, dass die Sicherung der Vitalfunktionen vor der chirurgischen Definitivversorgung steht. Obwohl sich dieser Operationswagen bald als Fehlentwicklung herausstellen sollte, war die Grundidee von Kirschner verwirklicht.

Köln als Motor der Entwicklung

Ein anderes System war wesentlich effektiver. Am 3. Juni 1957 rückte in Köln zum ersten Male ein moderner **Notarztwagen** aus (> Abb. 28.1, > Abb. 28.2). Unter der ärztlichen Leitung von Friedhoff und Hofmann installierte man das neue Kölner System. Der „Notfallarztwagen" (auf der Basis des Ford-Lkw FK 2500) war bereits mit Funk ausgestattet. Grundsätzlich entsprach das System einem NAW heutiger Prägung. Im Einsatzfall übernahm man einen Arzt der chirurgischen Universitätsklinik. Die Tatsache, dass die NAW-Systeme zunächst als Unfallwagen gedacht waren, zeigt sich auch in den Einsatzstatistiken der frühen Jahre. Die Anzahl der chirurgischen Einsätze dominierte; das Aufkommen internistischer Einsätze lag bei ca. 14%! Durch Köln beeinflusst, entstand 1966 an der Isar der „Gemeinsame Notarztdienst der Landeshauptstadt und des Landkreises München". Mit einem BMW-Funkdienstwagen wurden die Ärzte zum Einsatz gefahren.

1963 installierte Herzog das „Gummersbacher Modell – Notarztwagen". Die Besatzung bestand aus einem Arzt – aus der Chirurgie kommend – und Krankenpflegern sowie als Fahrer fungierenden Pförtnern der Klinik.

Neben dem Kölner Notarztwagensystem begann am 7. April 1964 der Siegeszug des **Rendezvous-Systems**.

Nach erkannter Unbrauchbarkeit des Klinomobils baute Gögler in Heidelberg ein **Notarzteinsatzfahr-**

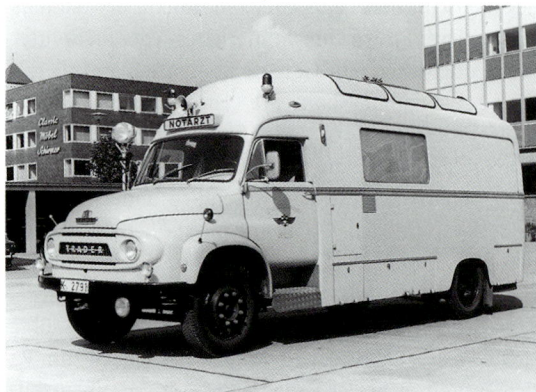

Abb. 28.1 NAW Köln 1957: Außenansicht [M237]

zeug-(NEF-)System auf. Mit einem gespendeten VW-Käfer rückten Gögler oder seine Mitarbeiter zum Einsatz aus. Die Versorgung der Patienten fand wie selbstverständlich auf der Straße statt, da der RTW noch nicht erfunden war. Ein VW-Bus war das größte der vorhandenen Fahrzeuge. Im Gefolge der NEF-Entwicklung wurde in Heidelberg ab 1965 der Prototyp eines RTW eingesetzt. Mangels geeigneter deutscher Fahrzeuge (Preis und Stehhöhe) entschloss man sich für den Einsatz des Citroen HY 1500, der liebevoll „Wellblechbomber" genannt wurde.

In den Großstädten wurden mehr und mehr Systeme aufgebaut. So rückte am 8. Juni 1966 der erste Frankfurter NAW aus. 1969 wagte man in Köln einen Kompromiss zwischen NAW- und NEF-System. Je nach Standort und speziellen örtlichen Einsatzbedingungen wurde entweder mit NAW oder NEF gefahren. Auch diese Kölner Idee bewährte sich. In der Inneren Medizin war bis Mitte der sechziger Jahre die Zeit für Notfallmedizin noch nicht reif. Erst 1967 wurde die Versorgung von internistischen Notfallpatienten in Nordirland und den USA beschrieben. Heute machen internistische Notfälle den Großteil der Notarzteinsätze in Deutschland aus.

Während für lange Zeit der Einsatz von Notärzten im NAW-System (Stationssystem, ➤ Kap. 29.3) in der Bundesrepublik vorherrschte, gab es in den letzten Jahren eine deutliche Verschiebung zugunsten des Rendezvous-Systems (➤ Kap. 29.3) mit NEF und RTW. So stellten seit der Jahrtausendwende viele vorherige „NAW-Hochburgen" wie Berlin, Hamburg, Frankfurt oder Düsseldorf auf das Rendezvous-System um.

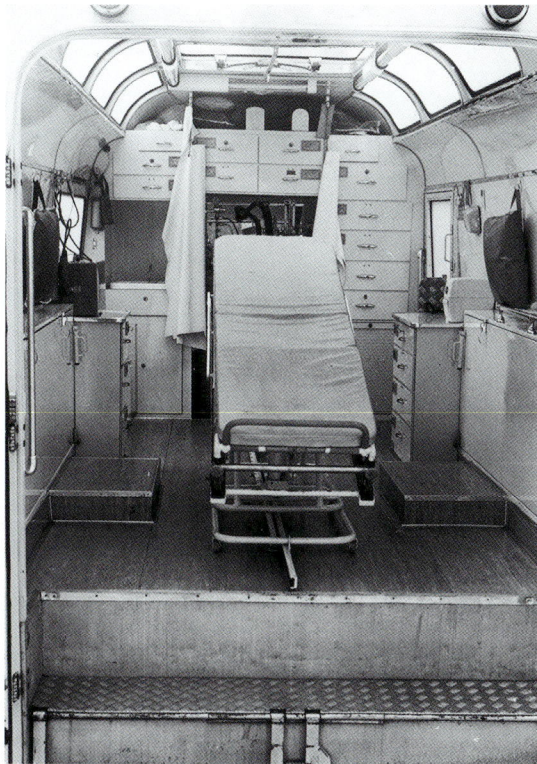

Abb. 28.2 NAW Köln 1957: Innenansicht [M237]

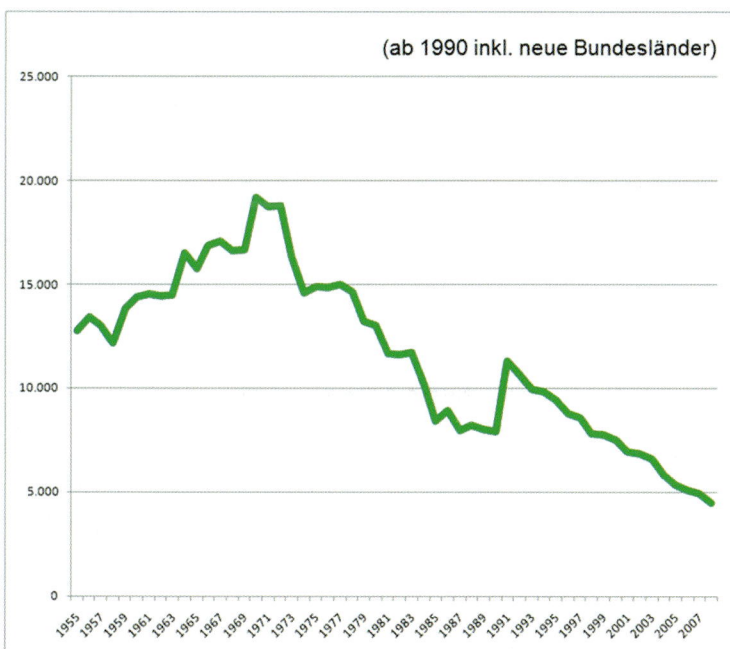

Abb. 28.3 Zahl der Verkehrstoten in der BRD seit 1955 [Quelle: Statistisches Bundesamt]

28.3.2 Entwicklung in der DDR

In der sowjetischen Besatzungszone wurde der Rettungsdienst zunächst verstaatlicht, später dem DRK der DDR unterstellt. Lediglich in Ost-Berlin gab es bis zum Ende der DDR eine staatliche Stelle, die für das Rettungswesen zuständig war, das so genannte Rettungsamt.

1960 wurde in Magdeburg der erste mit einem Arzt besetzte Rettungswagen in Dienst gestellt. Insbesondere in den Großstädten wurden in den Folgejahren weitere Notarztstandorte gegründet. Hierbei handelte es sich jedoch zumeist um lokale Lösungen, die auf Betreiben einzelner engagierter Ärzte entstanden waren.

Mitte der siebziger Jahre wurde das Rettungswesen in der gesamten DDR neu strukturiert, es entstand die Schnelle Medizinische Hilfe (SMH). 1976 nahm die SMH in zehn Bezirks- und vier Kreisstädten ihren Dienst auf. Unter einer gemeinsamen Leitstelle SMH wurden dabei zusammengefasst

- der Notarztdienst als „Dringliche Medizinische Hilfe" (DMH),
- der dem heutigen kassenärztlichen Notdienst ähnelnde „Dringliche Hausbesuchsdienst" (DHD),
- in einigen Regionen auch ein „Dringlicher kinderärztlicher Hausbesuchsdienst" (DkHD) sowie
- der Krankentransport.

Für Notfalleinsätze (DMH) kamen Fahrzeuge des DDR-Fabrikats Barkas (so genannte „SMH 2", ab 1983 in einer Spezialversion als „SMH 3") zum Einsatz, die mit einem Arzt, einer Fachkrankenschwester (sehr selten Pfleger) sowie einem Krankentransporteur besetzt wurden (> Abb. 28.4). Die Ausbildung des Krankentransporteurs war nicht vergleichbar mit unserer Rettungssanitäterausbildung. Sie war sehr stark auch auf die Technik des Fahrzeuges abgestimmt. Ausgestattet waren die Fahrzeuge der DMH unter anderem mit Intubationsbesteck, Beatmungsbeutel, tragbarer Sauerstoffanlage, Absaugpumpe, EKG-Sichtgerät, tragbarem Defibrillator, Vakuummatratze und pneumatischen Schienen. Die Fahrzeuge des Krankentransportes verfügten über keine Sondersignalanlage und wurden bei Notfällen mit einer Rotkreuzflagge gekennzeichnet. Die Leitstellen der SMH konnten in der gesamten DDR über die einheitliche Notrufnummer 115 erreicht werden.

Besonders in der engen Verzahnung von DMH (Notarztdienst) und dem Dringlichen Hausbesuchsdienst war eine der Stärken des Rettungswesens der DDR zu sehen. So war auch der DHD mit Einsatzfahrzeugen ausgestattet, der diensthabende Arzt wurde von einem Krankentransporteur oder einer Krankenschwester begleitet und konnte so den Rettungsdienst bei Bedarf un-

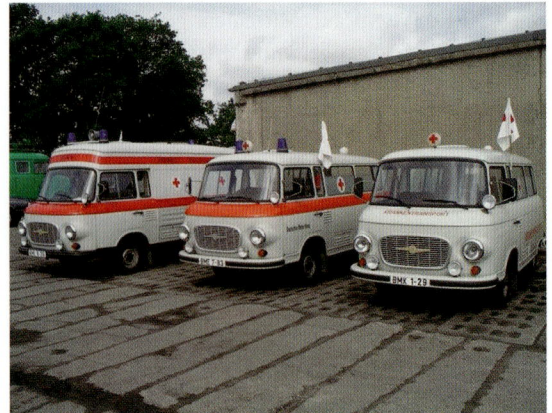

Abb. 28.4 Einsatzfahrzeuge der SMH in den achtziger Jahren; von links: SMH 3, SMH 2, Krankentransportwagen [T355]

terstützen. Mit der Wiedervereinigung 1990 etablierte man in den neuen Bundesländern in kürzester Zeit einen Rettungsdienst nach bundesdeutschem Muster. Viele ehemalige Krankentransporteure wurden zu Rettungssanitätern ausgebildet, später zu Rettungsassistenten weitergebildet.

28.3.3 Entwicklung der Luftrettung

1910 wurde in den USA ein Militärflugzeug zum Transport eines liegenden Verwundeten gebaut. 1911 brachte Blau im deutschen Militärsanitätsdienst den Einsatz von Flugzeugen im Sinne einer Patientensuche auf dem Schlachtfeld ins Gespräch. Seine Idee erfuhr allerdings keine große Gegenliebe. Bis in die zwanziger Jahre wurden Ambulanzflugzeuge besonders in Afrika und Asien von den entsprechenden Kolonialmächten eingesetzt. Kurz nach dem Ersten Weltkrieg stand auch in Deutschland das Flugzeug im Interesse des Militärsanitätsdienstes. So existierte eine Anweisung des Reichsamtes für Luft- und Kraftfahrzeugwesen, die das Flugzeug als Mittel der Arztzubringung in bestimmten Fällen und zum Patiententransport empfahl. Dieses führte dazu, dass bekannte deutsche Flugzeughersteller in den zwanziger Jahren **Sanitätsflugzeuge** auf der Basis von Passagiermaschinen anboten. Auch der Zweite Weltkrieg brachte große und gute Erfahrungen mit dem Lufttransport Verwundeter. So wurden Tausende deutscher Soldaten 1942–43 aus Stalingrad ausgeflogen und vor dem sicheren Tod gerettet.

Erste Erfahrungen mit Drehflüglern zum Transport von Verwundeten machte die US-Armee im Koreakrieg, doch erst der **Vietnamkrieg** konnte dieser Idee zum Durchbruch verhelfen. Mit der gezielten Erstversorgung Verwundeter am Unfallort und dem schnellen Hubschraubertransport in adäquate Versorgungseinrichtungen schufen die amerikanischen Streitkräfte ein Konzept, das bis heute in der Notfallmedizin und insbesondere der Luftrettung Gültigkeit besitzt.

Vor dem Hintergrund dieser Erfahrungen und beeinflusst vor allem durch die hohe Zahl an Verkehrstoten Ende der sechziger Jahre in Deutschland, wurden 1967 erste Versuche mit **Rettungshubschraubern** (RTH) in Deutschland gestartet. Nach einigen weiteren Versuchen in Mittelfranken und Frankfurt stellte der ADAC 1970 in München dauerhaft einen ersten Rettungshubschrauber in Dienst („Christoph 1").

Bereits ein Jahr später ging am Bundeswehrkrankenhaus Ulm das so genannte „Test-Rettungszentrum" in Betrieb; hier stationierte die Bundeswehr einen RTH, der auch dem zivilen Rettungsdienst zur Verfügung stand. In Frankfurt am Main wurde 1972 mit Christoph 2 der erste durch das Bundesinnenministerium beschaffte RTH in Dienst gestellt. Unterstützt wurde dessen Beschaffung durch die Björn-Steiger-Stiftung, aus der kurz darauf die **Deutsche Rettungsflugwacht** (DRF) hervorging. Die DRF nahm ihren ersten eigenen RTH 1973 in Stuttgart in Betrieb. Der Großteil der Luftrettungsstationen wird heute von ADAC, DRF und Bundesministerium des Inneren besetzt; die Bundeswehr hat sich 2006 endgültig aus der zivilen Luftrettung zurückgezogen und betreibt nur noch Rettungshubschrauber im Rahmen des von ihr unterhaltenen SAR-Dienstes für Luftnotlagen und Notlagen über See.

Im Lauf der Jahre entstand so in der Bundesrepublik ein flächendeckendes Netz an Luftrettungsstationen; auch in den neuen Bundesländern konnte ein solches Netz nach der Wiedervereinigung binnen weniger Jahre realisiert werden. Die vorläufig letzte RTH-Station wurde im Sommer 2008 im brandenburgischen Perleberg in Dienst genommen.

Insbesondere die Luftrettungsmittel kommen immer häufiger auch grenzüberschreitend zum Einsatz; insbesondere an den Grenzen zu den Niederlanden, Belgien, Luxemburg, der Schweiz, Österreich und Dänemark geht die Zusammenarbeit so weit, dass einige Standorte von vornherein für den Einsatz in den benachbarten Staaten gerüstet sind. Häufig tragen diese RTH die zusätzliche Bezeichnung „Europa" in ihrem Rufnamen, so Christoph Europa 1 (Würselen) oder Christophorus Europa 3 im österreichischen Suben.

Als Standardmodell in der zivilen Luftrettung etablierte sich nach einigen Versuchen mit anderen Hubschraubermustern die MBB BO 105 C, die lange Zeit den am weitesten verbreiteten RTH-Typen darstellte und zunehmenden durch das Modell EC 135 des Herstellers Eurocopter abgelöst worden ist. Neben BO 105 und EC 135 (➤ Abb. 28.5) kommen heute vor allem Hubschrauber vom Typ BK 117 in der Primärluftrettung zum Einsatz. Diese Hubschrauber sind sehr kompakt konstruiert, um auch auf kleinen Flächen, beispielsweise Straßenkreuzungen, landen zu können. Ausreichenden Platz zu einer Grundversorgung vital gefährdeter Patienten bieten sie jedoch nicht, so dass die Stabilisierung zuvor in einem RTW durchgeführt werden muss.

Ergänzt wird das Luftrettungsnetz durch die zunehmende Verbreitung von **Intensivtransporthubschraubern** (ITH), die vorrangig für Sekundäreinsätze zur Verfügung stehen, aber zumeist auch bei Primäreinsätzen eingesetzt werden können. Im Gegensatz zu RTH werden die ITH zunehmend einheitlich mit einem Rufnamen versehen, der aus der Kennung „Christoph" und der Heimat- bzw. Einsatzregion besteht, z. B. Christoph Hessen, Christoph Westfalen oder Christoph Rheinland. Im Gegensatz zu den meisten RTH ist ein größerer Teil der ITH auch in den Nachtstunden einsatzbereit.

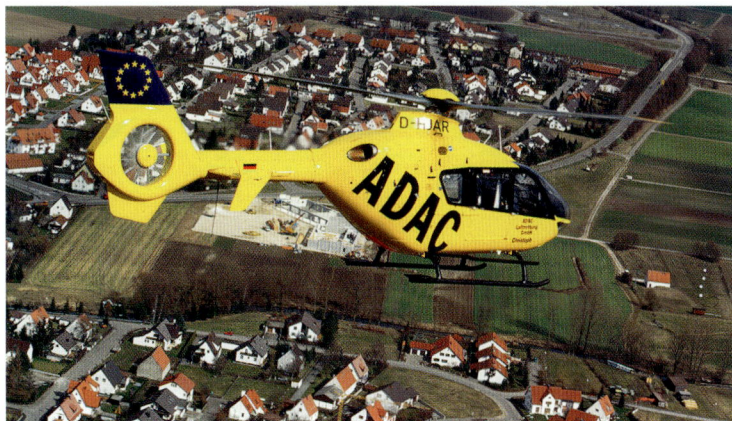

Abb. 28.5 Moderner RTH des Typs EC 135
[W161]

Wiederholungsfragen

1. Wo werden erstmals grundlegende Ansätze von Notfallmedizin erwähnt (➤ Kap. 28.1)?

2. Welcher Bereich hat die Notfallmedizin immer wieder beeinflusst bzw. geprägt (➤ Kap. 28.1 und ➤ Kap. 28.2)?

3. Was wird allgemein als „Geburtsstunde der modernen Notfallmedizin" in Deutschland gewertet (➤ Kap. 28.2)?

4. Welche Entwicklung führte in Deutschland zu einem systematischen Ausbau des Rettungsdienstes (➤ Kap. 28.3.1)?

5. Worin bestand die Stärke des Rettungswesens in der DDR (➤ Kap. 28.3.2)?

6. Wer sind die führenden Luftrettungsorganisationen in Deutschland (➤ Kap. 28.3.3)?

Organisation des Rettungsdienstes in Deutschland

──────────── **Lernzielübersicht** ────────────

29.1 Organisation

- RD ist eine organisierte Hilfe, die Notfallrettung und qualifizierten Krankentransport umfasst.
- RD ist eine öffentliche Aufgabe, die sowohl im Bereich der Daseinsfürsorge als auch der Gefahrenabwehr anzusiedeln ist.
- Das Rettungswesen in Deutschland ist als Rettungskette organisiert, bestehend aus Erster Hilfe, Notfallmeldung, RD und Krankenhaus.
- Jährlich werden in Deutschland mehr als zehn Mio. Notfalleinsätze und Krankentransporte durch den RD durchgeführt.

29.2 Einrichtungen

- Die Leitstelle ist das Lenkungs-, Koordinations- und Informationszentrum des RD.
- Die Rettungswachen sind die Orte, an denen die für die Durchführung des RD erforderlichen Rettungsmittel und das Personal für den Einsatz bereitgehalten werden.
- Krankenhäuser sind zwar keine direkten Einrichtungen des RD, doch da die meisten Patienten des RD einem Krankenhaus zur weiteren Versorgung zugeführt werden, haben die Krankenhäuser eine wichtige Funktion für den RD.

29.3 Notarztsystem

- Beim Rendezvous-System wird der Notarzt mit einem zusätzlichen Fahrzeug zum Notfallort gefahren.
- Beim Kompakt- oder Stationssystem fährt der Notarzt direkt mit dem RTW zum Notfallort.
- Eine Sonderform des Notarztsystems ist die Luftrettung.

29.4 Rettungsdienstpersonal

- Das Rettungsdienstpersonal setzt sich aus Rettungsfachpersonal (ca. 46.000 Rettungsassistenten, Rettungssanitäter und Rettungshelfer) sowie ärztlichem Rettungsdienstpersonal (ca. 17.000 Notärzte) zusammen.
- Ca. 75% aller Einsätze des RD werden ausschließlich vom Rettungsfachpersonal durchgeführt.

29.5 Rettungsmittel

- Rettungsmittel sind alle Fahrzeuge, die im RD eingesetzt werden: Krankentransportwagen (KTW), Rettungswagen (RTW), Notarzteinsatzfahrzeuge (NEF) sowie Rettungstransporthubschrauber (RTH), Intensivtransporthubschrauber (ITH) und Spezialfahrzeuge (Intensivtransportwagen, Rettungsboote usw.).

29.6 First Responder/Helfer vor Ort/Notfallhilfe

- Zur Ergänzung des organisierten Rettungsdienstes hat sich, beginnend etwa im Jahre 2001, die Einrichtung von First-Responder-Systemen in Deutschland bewährt. Diese überbrücken durch qualifizierte medizinische Erstmaßnahmen die Zeit bis zum Eintreffen des Rettungsfachpersonals.
- Gerade bei vital bedrohlichen Verletzungs- und Erkrankungsbildern werden so wertvolle Minuten zum Nutzen des Patienten gewonnen.
- First Responder können den Rettungsdienst nicht ersetzen, sondern lediglich ergänzen.

29.7 Schnelleinsatzgruppen (SEG)

- Schnelleinsatzgruppen sind vielerorts die erste Unterstützung des Rettungsdienstes bei einem Massenanfall von Verletzten.
- Ihr Aufbau ist regional unterschiedlich und kann verschiedene Schwerpunkte haben.

29.8 Einsatzeinheiten/Sanitätszüge/Betreuungszüge

- Einsatzeinheiten, Sanitäts- und Betreuungszüge sind klar definierte Einheiten der Hilfsorganisationen, die verschiedene Aufgaben im Bereich Sanitätsdienst und Betreuungsdienst wahrnehmen.

29.9 Taktische Gliederungen

- Zur Wahrnehmung ihrer Aufgaben sind die Einheiten der Gefahrenabwehr in Trupps, Gruppen, Züge und Verbände unterteilt.

──────────────────────────────

Der Rettungsdienst ist eine organisierte Hilfe, die die Notfallrettung und den Krankentransport beinhaltet. Die **Notfallrettung** umfasst die Durchführung lebensrettender Maßnahmen bei Notfallpatienten am Notfallort und die Herstellung der Transportfähigkeit sowie die Beförderung dieser Personen unter fachgerechter Betreuung in ein geeignetes Krankenhaus. Der qualifizierte **Krankentransport** stellt die Beförderung von Kranken, Verletzten oder sonstigen hilfsbedürftigen Personen, die keine Notfallpatienten sind, unter fachgerechter Betreuung dar.

Der RD in Deutschland ist eine öffentliche Aufgabe, die im Bereich sowohl der Daseinsfürsorge als auch der Gefahrenabwehr anzusiedeln ist. Nach dem Grundgesetz sind die Länder für den RD zuständig. Sie regeln diesen Bereich durch eigene Rettungsdienstgesetze (> Kap. 38). Den Hintergrund für die Organisation des RD in Deutschland bilden die historischen Rahmenbedingungen, z.B. das Besatzungsrecht, die Mitwirkung von Hilfsorganisationen aufgrund des Subsidiaritätsprinzips und die Zusammenarbeit mit den gesetzlichen Krankenkassen. Stand lange Zeit die Transportleistung im Vordergrund, haben sich die Prioritäten zunehmend verschoben: Ziel des RD ist es heute, unter eingeschränkten medizinischen Bedingungen, mit einer begrenzten Ausstattung an Geräten und Medikamenten, insbesondere eingeschränkten Möglichkeiten einer Diagnostik sowie engen personellen Ressourcen ein breites Spektrum von Notfällen kurzfristig zu analysieren und zu versorgen, um so ein Überleben der Patienten zu sichern. Nur eine qualifizierte Behandlung bereits am Notfallort und während des Transports kann die Überlebenschancen vital gefährdeter Personen erhöhen und damit häufig auch die stationäre Behandlungsdauer verkürzen, die Invalidität senken und die Lebensqualität steigern.

Der RD ist ein Bestandteil des Gesamtsystems Rettungswesen. Die **Organisation des Rettungswesens** lässt sich am Modell der Rettungskette verdeutlichen (> Abb. 29.1).

> **MERKE**
> Zur Gewährleistung einer optimalen Notfallversorgung müssen alle Glieder der Rettungskette (Erste Hilfe, Notfallmeldung, organisierter Rettungsdienst, Krankenhaus) reibungslos ineinandergreifen.

Es ist weiterhin entscheidend, die Zeit vom Eintritt des Notfalls bis zu einer ersten Versorgung des Patienten durch den **Einsatz von Laienhelfern** zu verkürzen. Laienhelfer sind Menschen, die in unmittelbarer Nähe zum Notfallort und Patienten bereit sind, häufig unter großem persönlichem Einsatz Erste Hilfe zu leisten. Für den Laienhelfer sind die Hilfsmöglichkeiten beschränkt, doch die eingeleiteten Maßnahmen können im Einzelfall für den Patienten lebensrettend sein.

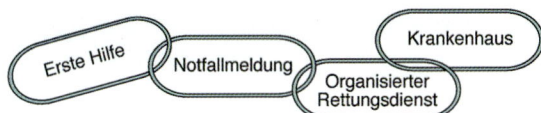

Abb. 29.1 Rettungskette [L108]

Ausgangspunkt für den Einsatz des RD ist eine **Notfallmeldung**, in der ein Hilfeersuchen bei der Leitstelle eingeht. Damit die Leitstelle die notwendigen Rettungsmaßnahmen einleiten kann, muss eine Meldung vollständig sein, d.h. idealerweise folgende Informationen enthalten:

- Wo geschah es?
- Was geschah?
- Wie viele Verletzte?
- Welche Art der Verletzung?
- Wer meldet den Notfall?
- Warten auf Rückfragen (durch die Leitstelle)!

Die Leitstelle beauftragt den Einsatz des organisierten RD. Nach dem Eintreffen des RD übernimmt dieser die Verantwortung für den Patienten. Der RD führt zunächst lebensrettende Sofortmaßnahmen durch, um dann nach einer ersten Stabilisierung mit der Einleitung von Basismaßnahmen und erweiterten rettungsdienstlichen Maßnahmen zu beginnen. Schließlich wird der Transport zu einer geeigneten Zielklinik durchgeführt. In der Zielklinik finden in der Notaufnahme eine Übergabe und anschließend die klinische und definitive Versorgung des Patienten statt. Der RD hat gegenüber einem Notfallpatienten drei **Aufgaben:**

- Der Patient muss zunächst unbedingt aus einer möglichen Gefahrenzone, z.B. Feuer, Strom, gerettet werden.
- Dann muss der Patient schnellstmöglich medizinisch versorgt werden.
- Der Patient muss außerdem im Gefühlszustand der Hilflosigkeit und Einsamkeit psychischen Beistand erhalten. Es sollte ihm das Gefühl vermittelt werden, dass er kompetente Hilfe erhält und alles für ihn und in seinem Interesse getan wird.

Diese Aufgaben haben eine wesentliche Grundforderung gemeinsam: Alle Aufgaben müssen so bald als möglich, idealerweise ohne jeglichen zeitlichen Verzug, nach Notfalleintritt erfüllt werden.

29.1 Organisation

In Deutschland werden jährlich etwa zwölf Millionen Notfalleinsätze und Krankentransporte durch den RD durchgeführt. Der RD ist in Deutschland eine öffentliche und staatliche Aufgabe, wobei die Zuständigkeit bei den Bundesländern liegt. Von den Ländern wird der RD durch Landesrettungsdienstgesetze, Richtlinien und Verwaltungsvorschriften näher ausgestaltet. Die Organisation des RD ist eine kommunale Selbstverwaltungsaufgabe. Träger des RD sind die Kreise und kreisfreien Städte oder Zweckverbände, die meist das Gebiet eines oder mehrerer Kreise umfassen.

Die Rettungsdienstträger haben die Aufgabe, Leitstellen und Rettungswachen einzurichten, zu unterhalten und zu fördern, soweit die Benutzerentgelte des RD hierfür nicht ausreichen. Finanziert wird der RD auf Selbstkostenbasis, d.h., die tatsächlich entstehenden Kosten sind die Grundlage für die Finanzierung des RD. Das System der Finanzierung des RD ist in den einzelnen Ländern verschieden. Gemeinsam ist die Aufteilung in Benutzungsentgelte seitens der Kostenträger, z.B. Krankenkassen, Zuschüsse seitens der Länder bzw. Kommunen und Eigenanteile der Leistungserbringer.

Die Durchführung des RD ist in Deutschland unterschiedlich geregelt. Entweder nehmen die Rettungsdienstträger die Aufgabe RD selbst wahr oder delegieren diese an einen, vielerorts auch mehrere Leistungserbringer. Die Durchführung des RD kann von kommunalen Einrichtungen, wie den Feuerwehren, und Hilfsorganisationen, z.B. Deutsches Rotes Kreuz, Johanniter-Unfall-Hilfe, Malteser-Hilfsdienst, Arbeiter-Samariter-Bund, sowie privaten Anbietern betrieben werden. Die Beauftragung zur Durchführung ist oftmals historisch gewachsen. Zunehmend werden diese historisch gewachsenen Gegebenheiten unter Gesichtspunkten der Wirtschaftlichkeit und Effektivität kritisch hinterfragt.

Mittlerweile wird die Durchführung des Rettungsdienstes vermehrt für einen definierten Zeitraum öffentlich ausgeschrieben. Nach einer solchen Ausschreibung erhält der günstigste geeignete Anbieter den Auftrag, den Rettungsdienst für die Ausschreibungsperiode durchzuführen; Rücksicht auf gewachsene Strukturen oder eine bisher gegebene enge Verzahnung des Rettungsdienstes mit Einheiten des Katastrophenschutzes/SEG wird dabei nicht mehr zwangsläufig genommen. Im ungünstigsten Fall wechselt der Betreiber einer Rettungswache bei jeder Ausschreibungsperiode, eine kontinuierliche Arbeit wird damit deutlich erschwert.

29.2 Einrichtungen

In den meisten Bundesländern ist für jeden Rettungsdienstbereich eine eigene Leitstelle einzurichten. Einige Bundesländer wie auch die Kostenträger favorisieren inzwischen kreisübergreifende Großleitstellen (Regionalleitstellen), die kostengünstiger und effektiver arbeiten sollen; so wird das Bundesland Schleswig-Holstein nur noch von sieben Leitstellen abgedeckt, die den Rettungs-

dienst (sowie Feuerwehr und Katastrophenschutz) in insgesamt 12 Kreisen und vier kreisfreien Städte koordinieren. Gegner dieser Großleitstellen befürchten einen Verlust an Orts- und Strukturkenntnis, wenn eine Leitstelle mehrere Landkreise versorgt. Gerade vor dem Hintergrund der geplanten Einführung des Digitalfunks (➤ Kap. 33.7) und der damit verbundenen Investitionen in eine funktechnische Infrastruktur nimmt die Zahl der Befürworter von Regionalleitstellen zu. Häufig wird bei diesen Planungen auch die Polizei mit einbezogen, um Kosten bei der Infrastruktur zu senken („bunte" Leitstelle).

Die **Leitstelle** ist das Lenkungs-, Koordinations- und Informationszentrum des RD. Die Leitstelle stellt den Schnittpunkt zwischen Hilfesuchendem (Meldendem) und dem RD dar und ist daher ständig besetzt und für Hilfesuchende immer erreichbar. Die Leitstelle nimmt die verschiedenen Hilfeersuchen entgegen, bewertet diese Hilfeersuchen, entscheidet über die ihr zugeordneten Rettungsmittel, lenkt und steuert den gesamten Ablauf der Einsätze und Transporte, sucht ggf. ein geeignetes Krankenhaus für den Patienten und informiert das Krankenhaus über Ankunft und Zustand des Notfallpatienten. Handelt es sich bei dem Hilfeersuchen bzw. der Meldung um einen Notfall, so wird dieser in Abhängigkeit vom Meldebild als Notfalleinsatz ohne Notarzt oder als Notfalleinsatz mit Notarzt durchgeführt. Liegt kein akuter Notfall vor, so werden diese Einsätze als dringliche oder disponible, d.h. planbare Krankentransporte eingestuft. Die Leitstelle arbeitet mit den Krankenhäusern, dem ärztlichen Notfalldienst, der Polizei, den Feuerwehren und dem Katastrophenschutz eng zusammen.

Aufgrund geschichtlicher Entwicklungen in den verschiedenen Bundesländern haben sich auch unterschiedliche Organisationsformen der Leitstellen etabliert. So finden sich im Wesentlichen folgende Typen:

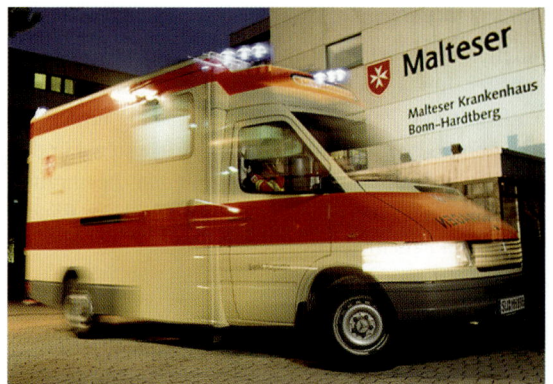

Abb. 29.2 Rettungswagen auf dem Weg zur Notaufnahme eines Krankenhauses, der Schnittstelle zwischen präklinischer und klinischer Versorgung [W241]

- Rettungsleitstellen, die ausschließlich nur Einsätze des Rettungsdienstes koordinieren und deren Personal meist nur über rettungsdienstliche Qualifikationen verfügt. Zusätzlich kann über die Rettungsleitstelle auch die „Feuerwehr-Erstalarmierung" erfolgen. Reine Rettungsleitstellen sind häufig nur über die Rufnummer 19222 erreichbar.
- Feuerwehrleitstellen oder Feuerwehreinsatzzentralen koordinieren und lenken nur die Einsätze der Feuerwehr in einem Versorgungsgebiet. Oftmals werden diese an den Feuerwehrhäusern nur im Bedarfsfall besetzt, der Notruf läuft dann z.B. bei den Polizeidienststellen oder in den Rettungsleitstellen (s.o.) auf, die auch die Erstalarmierung übernehmen. Ebenso wie die reinen Rettungsleitstellen ist auch dieses Modell vor allem im Süden und Südwesten Deutschlands anzutreffen.
- Integrierte Leitstellen vereinen in sich beide oben dargestellte Aufgabenbereiche und nehmen meistens darüber hinaus noch Funktionen im Rahmen des Katastrophenschutzes wahr. Neben den Diensten Brandschutz und Rettungsdienst werden teilweise auch weitere Dienste, wie der kassenärztliche Notdienst, Handwerkernotdienste oder Ähnliches, koordiniert. Das Personal muss sowohl Qualifikationen im Bereich des Rettungsdienstes als auch der Feuerwehr besitzen. Auch in Süd- und Südwestdeutschland, wo bisher häufig getrennte Leitstellen für Feuerwehr und Rettungsdienst existiert haben, setzt sich diese Struktur immer mehr durch. So hat die Landesregierung von Baden-Württemberg angeordnet, dass auch seitens des Rettungsdienstes ausschließlich noch die Notrufnummer 112 „beworben" werden darf, und damit die Zusammenlegung von Leitstellen forciert.

Die technische Ausstattung einer Leitstelle entspricht in der Regel dem aktuellen Stand moderner Kommunikationstechnologien. In einer Vielzahl von Leitstellen erfolgt die Einsatzbearbeitung daher bereits rechnergestützt (➤ Kap. 30.1). Neben optimalen technischen Ausstattungsmerkmalen kommt gerade der personellen Besetzung in Leitstellen eine erhebliche Bedeutung zu. Als direkter und erster Ansprechpartner für den Betroffenen bietet sich hier, bei entsprechender fachlicher Eignung, eine Möglichkeit, frühzeitig die Einleitung lebensrettender Maßnahmen zu initiieren. Die Unterstützung des Hilfesuchenden durch telefonische Hinweise zu Sofortmaßnahmen durch die Leitstellenmitarbeiter bis zum Eintreffen der Rettungsmittel etabliert sich in zunehmendem Maße. Die Wahl des richtigen Rettungsmittels in Abhängigkeit von der Notfallmeldung erfordert von den Leitstellenmitarbeitern eine hohe Fachkompetenz

und Einsatzerfahrung. Wird beispielsweise aufgrund einer falschen Bewertung des Hilfeersuchens durch den Leitstellendisponenten ein höherwertiges Rettungsmittel zu einem einfachen und disponiblen Krankentransport entsandt, entstehen unnötigerweise höhere Kosten und zugleich eine Blockierung dieses Rettungsmittels. Das kann unter Umständen für den nächsten „echten" Notfallpatienten schwerwiegende Folgen haben.

Optimierungsmöglichkeiten im Bereich der Leitstellen liegen vor allem in der weiteren Verbesserung der Qualifikation des dort eingesetzten Personals, einer zeitgemäßen technischen Ausstattung und Verringerung der Gesamtzahl von Leitstellen in Deutschland.

Die **Rettungswachen** sind die Orte, an denen die für die Durchführung des Rettungsdienstes erforderlichen Rettungsmittel und das Personal für den Einsatz bereitgehalten werden. Insgesamt gibt es in Deutschland zurzeit ca. 1.800 Rettungswachen. Sie werden jeweils vom Leistungserbringer unterhalten. Rettungswachen sollten zweckmäßig und funktional gebaut und eingerichtet sein. Die Einrichtung der Rettungswachen erfolgt unter dem Gesichtspunkt, dass die Eintreffzeiten, d.h. die Zeitspanne vom Eingang der Notfallmeldung in der Leitstelle bis zum Eintreffen des Rettungsmittels am Notfallort, so kurz wie möglich gehalten werden bzw. den diesbezüglichen Vorgaben der Landesrettungsdienstgesetze (Hilfsfristen) entsprechen müssen.

Bei den **Krankenhäusern** handelt es sich zwar nicht direkt um Einrichtungen des RD, doch da die meisten vom RD versorgten und transportierten Patienten einem Krankenhaus zugeführt werden, stellt das Krankenhaus bzw. dessen Notaufnahme die Schnittstelle zwischen präklinischer und klinischer Versorgung dar. Außerdem stellt das Krankenhaus häufig im Rahmen einer vertraglichen Regelung den Notarzt und sichert teilweise in enger Zusammenarbeit mit dem rettungsdienstlichen Träger die Aus- und Fortbildung des Personals. In einigen Krankenhäusern befinden sich auch Rettungswachen, z.B. wenn dort ein Notarztwagen stationiert ist.

29.3 Notarztsystem

Einen wesentlichen Bestandteil des RD in Deutschland stellt der Notarztdienst dar. Der Forderung Kirschners aus den dreißiger Jahren Folge leistend, wonach nicht der Notfallpatient zum Arzt, sondern der Arzt zum Notfallpatienten kommen muss, etablierten sich im Laufe der Jahre zwei Grundformen des Notarztdienstes.

Beim **Rendezvous-System** wird der Notarzt mit einem speziellen Notarzteinsatzfahrzeug, das in der Regel an einer Klinik stationiert ist, vom RA zum Notfallort gebracht. Am Notfallort trifft das NEF-Team dann mit der Besatzung des Rettungswagens zusammen und kann die Patientenversorgung durchführen.

Beim **Kompakt- oder Stationssystem** wird der Notarzt mit dem RTW, der dann zum NAW wird, und zwei RA direkt zur Einsatzstelle gefahren. Auch die NAW sind meist an der Klinik stationiert, von der der Notarzt gestellt wird.

Welche dieser beiden Organisationsformen zur Anwendung kommt, ist von vielen unterschiedlichen Faktoren innerhalb des Rettungswachenbereichs abhängig. Rund 87% aller Notarztsysteme sind als Rendezvous-System organisiert, während der Anteil des Stations- oder Kompaktsystems nur noch knapp 9% beträgt, die restlichen Systeme werden in Mischformen durchgeführt. Zu beobachten ist dabei eine deutliche Verschiebung zugunsten des Rendezvous-Systems in den letzten Jahren (➤ Kap. 28.3.1).

Eine Sonderform des Notarztdienstes stellt die **Luftrettung** dar. Neben den Luftrettungsmitteln (RTH) zur Primärrettung etablieren sich zunehmend auch Hubschrauber für den Sekundärtransport (ITH). Diese Entwicklung trägt der immer häufiger notwendig werdenden Verlegung von Intensivpatienten, insbesondere über große Entfernungen hinweg, Rechnung. Den wesentlichen Anteil an der Luftrettung haben aber die Primärrettungshubschrauberzentren. Mit ihnen wird eine fast 95%ige Flächendeckung erreicht. Der Luftrettungsdienst in Deutschland gilt nach internationaler Einschätzung als beispielhaft.

29.4 Rettungsdienstpersonal

Das Personal des RD in Deutschland setzt sich aus dem **Rettungsfachpersonal**, d.h. Rettungsassistenten, Rettungssanitätern und Rettungshelfern, sowie dem ärztlichen Rettungsdienstpersonal, den **Notärzten**, zusammen.

Die tragende Rolle im RD hat das Rettungsfachpersonal, da das ärztliche Rettungsdienstpersonal insgesamt nur an ca. 23% aller Einsätze des RD beteiligt ist (➤ Abb. 29.3). Bei diesen Einsätzen mit ärztlicher Beteiligung handelt es sich in der Regel um Notfalleinsätze. Insgesamt werden etwa 50% aller Notfalleinsätze im RD ausschließlich vom Rettungsfachpersonal ohne ärztliche Begleitung oder Unterstützung durchgeführt. Die Kran-

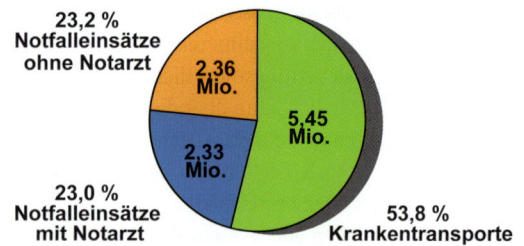

Abb. 29.3 Verteilung der Rettungsdiensteinsätze nach Einsatzart (Angaben in Prozent und absoluter Anzahl in Millionen) [Quelle: Bundesanstalt für Straßenwesen]

kentransporte, die ca. 54% des gesamten Einsatzaufkommens im RD ausmachen, werden sogar ausschließlich vom Rettungsfachpersonal durchgeführt.

Die **Qualifikation des Rettungsfachpersonals** reicht von einer 60-stündigen Ausbildung zum Sanitätshelfer bis zur 2.800 Stunden umfassenden Berufsausbildung zum Rettungsassistenten (RA) (➤ Kap. 39).

Die **Besetzung der Rettungsdienstfahrzeuge** in der Notfallrettung und im Krankentransport ist in allen Bundesländern durch Rettungsdienstgesetze oder entsprechende Verordnungen geregelt. Danach sind für die Notfallrettung in der Regel ein RS und ein RA vorgesehen, während es im Bereich des Krankentransports in den meisten Ländern ausreicht, wenn zumindest ein RS auf dem Fahrzeug ist.

Insgesamt umfasst das Rettungsfachpersonal zurzeit ca. 46.000 hauptberufliche, nebenberufliche und ehrenamtliche RA, RS und Rettungshelfer. Vom Rettungsfachpersonal werden durchschnittlich pro Jahr und Person fast 600 Einsätze, davon ca. 250 Notfalleinsätze, im RD durchgeführt.

Das **ärztliche Rettungsdienstpersonal** besteht aus ca. 17.000 Notärzten, die in erster Linie in Krankenhäusern und Kliniken beschäftigt sind und dienstplanmäßig im RD tätig werden. Durchschnittlich werden von jedem Notarzt pro Jahr ca. 80 Rettungsdiensteinsätze durchgeführt. Als Qualifikationsnachweis zur notärztlichen Tätigkeit im öffentlichen RD gelten regelmäßig der „Fachkundenachweis Rettungsdienst" und die Zusatzbezeichnung „Rettungsmedizin". Die Inhalte und der Umfang des Fachkundenachweises wurden von der Bundesärztekammer 1994 verabschiedet. Damit wurden die bis heute diesbezüglich gültigen Richtlinien aus dem Jahre 1983 weiter konkretisiert, um eine bundesweit einheitliche Ausbildung und Qualifikation von Notärzten zu gewährleisten. In der Diskussion befindet sich seit einigen Jahren die Schaffung eines „Facharztes für Notfallmedizin" analog zu anderen Ländern; dieser könnte neben der präklinischen Notfallmedizin vor allem auch als interdisziplinäre Fachkraft in Notaufnahmen zum Einsatz kommen.

Der RD in Deutschland wird jedoch auch weiterhin zum größten Teil vom Rettungsfachpersonal getragen. Damit kommt der Qualifikation dieser Gruppe sicherlich eine Garantstellung für den Gesamterfolg des RD zu. Entscheidende Grundlage einer hohen Qualität ist letztendlich die Zusammenarbeit des Rettungsfachpersonals und der Notärzte im so genannten Rettungsteam. Keine der beiden Personalgruppen kann auf die andere Gruppe verzichten, ohne den Gesamterfolg des RD zu gefährden.

29.5 Rettungsmittel

Der Begriff Rettungsmittel umfasst die Gesamtheit der in RD und Krankentransport eingesetzten Fahrzeuge. Dies sind vornehmlich:

- **Krankentransportwagen (KTW):** Beförderung von Nichtnotfallpatienten
- **Rettungswagen (RTW):** Herstellung und Aufrechterhaltung der Transportfähigkeit von Notfallpatienten vor und während der Beförderung
- **Notarztwagen (NAW):** mit einem Notarzt besetzter Rettungswagen
- **Notarzteinsatzfahrzeug (NEF):** Grundausstattung mit medizinisch-technischem Gerät; dient dazu, den Notarzt zur Einsatzstelle zu bringen, wo er mit einem anderen Rettungsmittel, in der Regel einem RTW, zusammentrifft.

Des Weiteren kommen im Zuge der neuen europäischen Normung für Rettungsfahrzeuge auch in Deutschland vermehrt Notfallkrankenwagen zum Einsatz; diese sind dabei primär dem Krankentransport zugeordnet, können jedoch häufig aufgrund ihrer Ausstattung und personellen Besetzung auch als taktische Reserve in der Notfallrettung eingesetzt werden. Bei diesen Rettungsmitteln handelt es sich um bodengebundene Rettungsmittel. Darüber hinaus kommen im deutschen RD auch noch spezielle **Luftrettungsmittel**, z.B. Rettungstransporthubschrauber (RTH), **Wasserrettungsmittel**, z.B. Rettungsboote, und **Spezialrettungsmittel**, z.B. Motorschlitten und Geländefahrzeuge, zum Einsatz.

Innerhalb eines Rettungsdienstbereichs sollte auf eine einheitliche Ausstattung der Rettungsmittel Wert gelegt werden, sofern diese nicht bereits gesetzlich oder durch den Träger des Rettungsdienstes vorgeschrieben ist.

Die Ausstattung der jeweiligen Rettungsmittel sollte den aktuellen Erkenntnissen der Notfallmedizin sowie dem notwendigen Ausbildungsstand des Personals angepasst sein, wobei ein Gleichgewicht zwischen medizinischen Erfordernissen, technischen Möglichkeiten, praktischer Nutzbarkeit und wirtschaftlichen Grenzen anzustreben ist.

Die Vorhaltung des Rettungsdienstes ist darauf ausgerichtet, das übliche Aufkommen an Notfalleinsätzen zu bewältigen. Jedoch ist es aus Kostengründen nicht möglich, eine so dichte Infrastruktur zu betreiben, dass auch in dünn besiedelten Regionen stets in wenigen Minuten der Rettungsdienst verfügbar ist; ebenso ist es nicht finanzierbar, ständig eine so große Menge an Rettungsmitteln vorzuhalten, dass diese einen Massenanfall von Verletzten selbstständig versorgen könnte. Um diese Lücken, die der reguläre Rettungsdienst hinterlässt, schließen zu können, sind ehrenamtliche Strukturen in Form von First-Responder-Gruppen, Schnelleinsatzgruppen und Einsatzzügen weit verbreitet, die bei Bedarf und auf Anforderung der zuständigen Leitstelle den hauptamtlichen Rettungsdienst unterstützen.

> **MERKE**
> Der Regelrettungsdienst, der ständig vorgehalten und zumeist hauptamtlich besetzt wird, kann – gerade in ländlichen Regionen – oft nicht ausreichend schnell Hilfe leisten und verfügt nicht über ausreichende Reserven, um allein größere Schadensfälle zu bewältigen. Um diese Lücken zu schließen, kommen – zumeist ehrenamtlich besetzte – Einheiten wie First-Responder- und Schnelleinsatzgruppen zum Einsatz.

29.6 First Responder/ Helfer vor Ort/Notfallhilfe

In den verschiedenen Rettungsdienstgesetzen der Bundesländer sind die Hilfsfristen zwar unterschiedlich lang definiert, jedoch ist allen gemeinsam, dass sie bei Vorliegen einer vitalen Gefährdung (z.B. Herz-Kreislauf-Stillstand) oftmals einfach zu groß sind. Zwar müssen in den meisten Bundesländern mindestens 95% aller Einsatzstellen vom Rettungsdienst innerhalb der Hilfsfristen – zumeist im Bereich von zehn bis 15 Minuten – erreicht werden, doch kommt diese organisierte Hilfe aufgrund der geringen Hypoxietoleranz der lebenswichtigen Organe des Menschen, vor allem des Gehirns, oftmals zu spät. Da wegen der enger werdenden finanziellen Ressourcen ein Ausbau des Rettungsdienstes nicht zu erwarten ist, schließt hier die Einrichtung so genannter „First Responder" – in einigen Regionen und bei einigen Organisationen auch als „Helfer vor Ort", „Sanitäter vor Ort" oder „Notfallhilfe" bezeichnet – eine wichtige Lücke in der präklinischen Versorgung des Notfallpatienten. Die Organisationsformen dieser Systeme sind bundesweit sehr unterschiedlich. Gemeinsam ist allen diesen Einrichtungen aber, dass sie personell ausschließlich durch ehrenamtliche Helfer der verschiedensten Organisationen (Hilfsorganisationen, freiwillige Feuerwehren) besetzt sind.

Oberstes Prinzip der First-Responder-Gruppen ist die Überbrückung des therapiefreien Intervalls bis zum Eintreffen des Rettungsdienstes durch adäquate medizinische Maßnahmen. Was ausdrücklich nicht gewünscht und oftmals fachlich auch nicht machbar ist, ist die Übernahme rettungsdienstlicher Aufgaben. Die Aufgaben der First-Responder-Systeme lassen sich wie folgt beschreiben:

- Erkundung der Lage
- qualifizierte Erste-Hilfe-Leistung
- Abgabe einer qualifizierten Rückmeldung
- Einweisung des Rettungsdienstes
- Unterstützung des Rettungsdienstes bei Bedarf.

Bei allen diesen Aufgaben macht man sich die meist sehr guten Ortskenntnisse, die hohe Motivation und das hohe Ausbildungsniveau der Helfer zunutze. Unterstützt werden diese Aufgaben durch eine adäquate Ausstattung, die jedoch örtlich, bedingt durch fehlende einheitliche Vorgaben, sehr unterschiedlich ausfallen kann. Eine typische Zusammenstellung der Ausstattung wäre:

- Einsatzfahrzeug mit Signalanlage und Funk (➤ Abb. 29.4; in ländlichen Regionen häufig aber auch der Privat-Pkw des Helfers)
- Notfallrucksack
- Einsatzbekleidung
- Sicherheitsschuhwerk
- Funkmeldeempfänger
- AED-Gerät.

Die Alarmierung der First-Responder-Systeme erfolgt über die örtlich zuständige Leitstelle, meist angelehnt an das Einsatzstichwort „Notarzteinsatz erforderlich", parallel zum örtlich zuständigen Rettungsdienst. Je nach Organisationsform des Systems ergeben sich Eintreffzeiten beim Patienten von unter fünf Minuten. Daran lässt sich der enorme Vorteil des Systems für den Patienten erkennen, liegen diese Eintreffzeiten doch in der Regel, insbesondere in ländlich strukturierten Gebieten, deutlich unter den Eintreffzeiten des Rettungsdienstes.

Insbesondere in Großstädten mit in den Rettungsdienst eingebundenen Berufsfeuerwehren werden oftmals auch mit Löschfahrzeugen First-Responder-Einsätze gefahren, wenn kein Rettungsdienstfahrzeug zeitnah bei einem medizinischen Notfall eingesetzt werden kann. Da die Löschfahrzeuge meist mit einem Notfallkoffer und oft auch mit Sauerstoff und AED ausgestattet

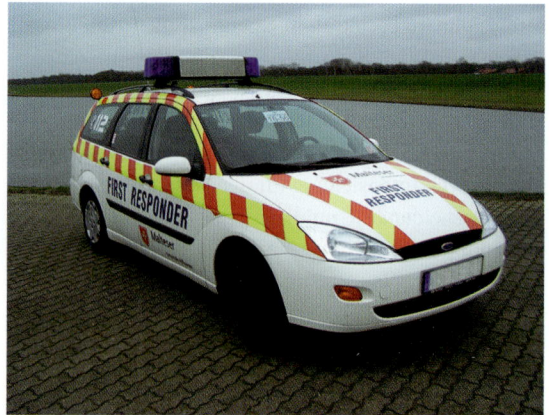

Abb. 29.4 Einsatzfahrzeug einer First-Responder-Gruppe [O462]

sind und die meisten Berufsfeuerwehrangehörigen überdies die Qualifikation zum RS oder RA besitzen, kann so effektive Hilfe geleistet werden, bis ein freier RTW den Einsatz übernehmen kann. In einigen Regionen ist auch die Polizei einbezogen, hier kommen dann reguläre Streifenwagen als First Responder zum Einsatz.

29.7 Schnelleinsatzgruppen (SEG)

An vielen Standorten der Hilfsorganisationen wurden in den vergangenen Jahrzehnten – vor allem aber seit Ende des Kalten Krieges und der damit verbundenen Reduzierung von KatS-Einheiten – so genannte Schnelleinsatzgruppen (SEG) gegründet, wobei mancherorts auch die Bezeichnung Sanitätseinsatzgruppe oder Sondereinsatzgruppe (beide ebenso als „SEG" abgekürzt) verwendet wird. Diese Gruppen sollen die Lücke zwischen dem regulären Rettungsdiensteinsatz und dem Katastrophenfall schließen und kommen dann zum Einsatz, wenn die Kräfte des regulären Rettungsdienstes nicht ausreichen.

Das System SEG ist dabei ähnlich aufgebaut wie das der freiwilligen Feuerwehren in Deutschland. Die Helfer sind zumeist ehrenamtlich tätig und werden im Falle eines Einsatzes zu Hause, in der Freizeit oder am Arbeitsplatz über Funkmeldeempfänger von der Rettungsleitstelle alarmiert. Üblicherweise fahren sie daraufhin ihre Unterkunft an, um von dort zur Einsatzstelle auszurücken. Ausgestattet sind die Helfer dabei sowohl mit Rettungs- und Krankentransportwagen als auch mit anderen Fahrzeugen wie Mannschaftswagen, Einsatzleitwagen, Gerätewagen oder 4-Trage-Wagen.

Je nach Planung, Qualifikation und Ausstattung können unterschiedliche Bereiche von diesen Gruppen abgedeckt werden. Einsatzschwerpunkte einer SEG können

- Unterstützung der medizinischen Versorgung vor Ort,
- die Stellung zusätzlicher Transportkapazitäten,
- die Wahrnehmung von Betreuungsaufgaben,
- die Verpflegung und Unterbringung,
- technische Aufgaben oder
- die Führungsunterstützung sein.

Dabei werden zum einen Aufgaben übernommen, die den Rettungsdienst lediglich verstärken (Stellung weiterer RTW/KTW), zum anderen aber auch solche, die der Rettungsdienst im Regelfall materiell wie personell gar nicht leisten kann, beispielsweise die Einrichtung und den Betrieb eines Behandlungsplatzes (➤ Kap. 37.1.3, ➤ Abb. 29.5).

Regional stark unterschiedlich ist neben der Ausstattung der Gruppen auch die Qualifikation der Helfer. Diese können sowohl eine Ausbildung zum Sanitätshelfer haben als auch Rettungshelfer, Rettungssanitäter oder Rettungsassistenten umfassen. Manche SEG verfügen über Ärzte, die sich hier ehrenamtlich engagieren. Eine allgemeingültige Festlegung existiert bisher ebenso wenig wie eine verbindliche Festlegung der Größe einer Schnelleinsatzgruppe, wennschon üblicherweise im Katastrophenschutz, Sanitätsdienst und Rettungsdienst der Begriff „Gruppe" eine Stärke von 8 bis 16 Helfern definiert.

Fahrzeuge und Helfer einer SEG können, müssen aber nicht an einem Standort stationiert sein. Gerade in ländlichen Regionen stehen sie oftmals an mehreren Standorten, von wo aus die einzelnen Fahrzeuge getrennt die Einsatzstelle anfahren. Dies hat den Vorteil, dass eine erste Verstärkung oftmals schon in relativ kurzer Zeit eintrifft, es aber unter Umständen länger dauern kann, bis die Gruppe vollständig ist. Grundsätzlich ist beim

Einsatz einer SEG zu bedenken, dass diese eine gewisse Vorlaufzeit hat und gerade während der üblichen Arbeitszeiten ihre geplante Einsatzstärke unter Umständen nicht oder nur mit erheblicher Verzögerung erreicht.

29.8 Einsatzeinheiten

Im Gegensatz zur SEG ist der Aufbau einer Einsatzeinheit weitgehend einheitlich und unterliegt nur geringen regionalen Schwankungen bzw. Unterschieden zwischen den verschiedenen Organisationen (➤ Abb. 29.6). Die Einsatzeinheiten können als Nachfolger der früheren Katastrophenschutzzüge betrachtet werden und setzen sich materiell aus Material der Hilfsorganisationen, des Bundes und der Länder zusammen. Durch ihren modularen Aufbau sind sie im Gegensatz zu früheren Strukturen flexibler einsetzbar; oft finden sich Komponenten der Einsatzeinheiten auch als Schnelleinsatzgruppe wieder.

Bei einer Einsatzeinheit handelt es sich um einen erweiterten Zug (➤ Kap. 37), der sich aus

- dem Führungstrupp,
- der Sanitätsgruppe,
- der Betreuungsgruppe und
- der Gruppe Technik und Sicherheit zusammensetzt.

Die Sanitätsgruppe kümmert sich um Verletzte/Erkrankte und verfügt dabei über RTW, KTW oder 4-Trage-Wagen, sie besteht aus neun Helfern (Gruppe). Vielfach kommen die Sanitätsgruppen, ggf. ergänzt durch den Führungstrupp, auch als SEG einzeln zum Einsatz. Ebenso kann auch die Betreuungsgruppe (13 Helfer) einzeln als entsprechende SEG eingesetzt werden; ihr Aufgabenschwerpunkt liegt in der Betreuung, Versorgung und Unterbringung Betroffener. Die Gruppe Technik und Sicherheit ist aufgrund ihrer Personalstärke (vier Helfer) keine Gruppe im eigentlichen Sinne, ihre Zuständigkeit liegt in der Bereitstellung von Strom und Wasser sowie der logistischen Unterstützung, beispielsweise beim Betrieb eines Behandlungsplatzes. Geführt werden die einzelnen Gruppen durch den Führungstrupp (vier Helfer), wie er sich in ähnlicher Form bei allen BOS findet.

Aufgrund ihrer Strukturen und ihrer vorgesehenen Einsatzverwendung haben Einsatzeinheiten i.d.R. eine längere Vorlaufzeit bis zur Herstellung der Einsatzbereitschaft, als dieses bei einer SEG der Fall ist. Zudem kann es je nach örtlicher Planung dazu kommen, dass bei einem Großschadensfall eine vollständige Einsatzeinheit nicht mehr eingesetzt werden kann, da Teile von

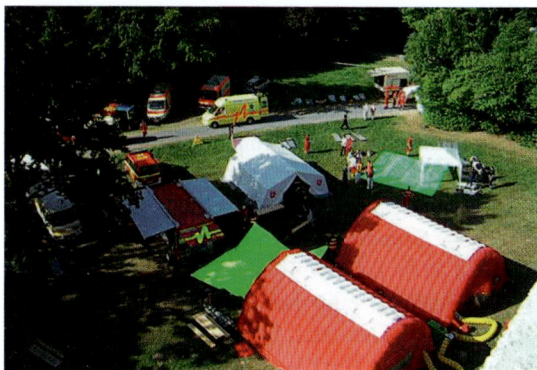

Abb. 29.5 Aufbau eines Behandlungsplatzes durch eine SEG [O456]

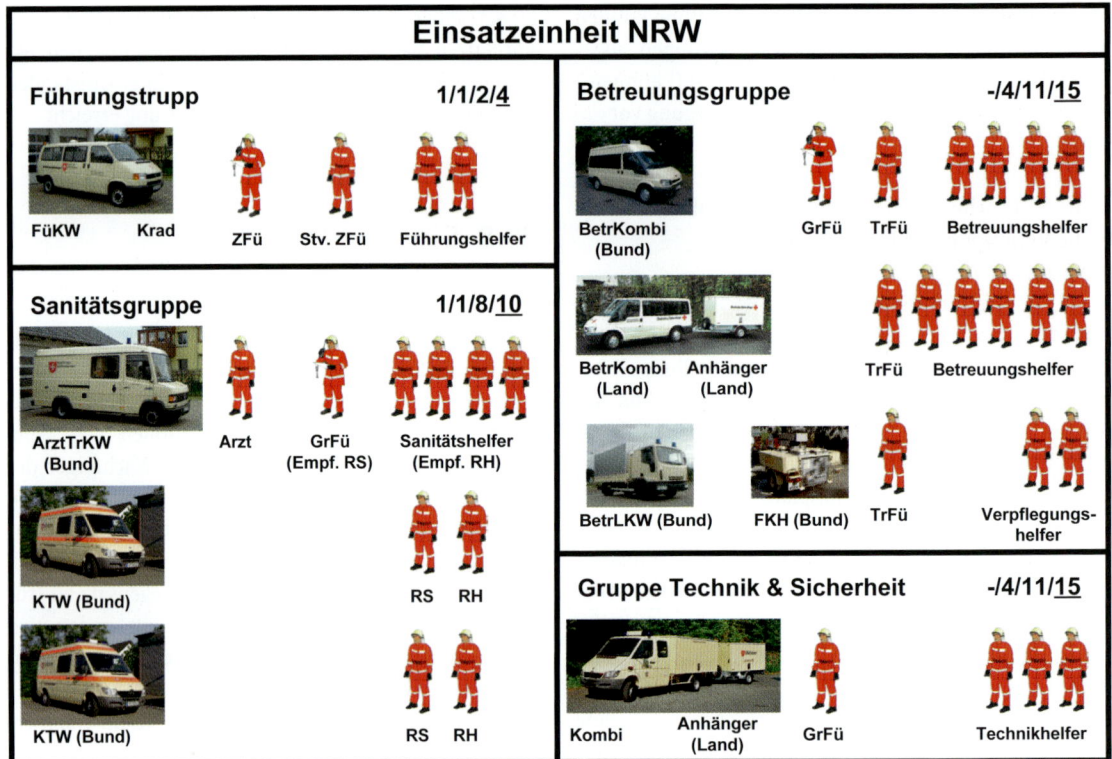

Abb. 29.6 Aufbau einer Einsatzeinheit [O457]

ihr bereits als SEG zum Einsatz alarmiert worden sind. Somit werden Einsatzeinheiten teilweise weniger zur Hilfe im eigenen Bereich eingesetzt, sondern dienen als Verstärkung zur überörtlichen Hilfe, da sie autark arbeiten können.

In einigen Bundesländern gibt es nach wie vor Einsatzkonzepte, die trotz des Rückzugs des Bundes aus diesem Bereich auf den taktischen Einheiten Sanitätszug und Betreuungszug basieren.

Der Bund wird sich künftig im medizinischen Katastrophenschutz in Form von „Medical Task Forces" engagieren. Hierbei handelt es sich um 61 größere Einheiten, die ab 2010 aufgebaut werden sollen, der Aufbau soll 2017 abgeschlossen sein. Diese sollen bei Großschadenslagen die Strukturen der Kreise und der Länder unterstützen und auch außerhalb der Bundesrepublik eingesetzt werden können.

29.9 Taktische Gliederungen

Um eine effektive Führung im Einsatz zu ermöglichen, sind die Einheiten der Gefahrenabwehr in verschiedene Untereinheiten eingeteilt. Dieses resultiert aus der Er-

fahrung, dass eine einzelne Person nicht mehr als maximal fünf andere führen kann, ohne den Überblick zu verlieren.

Die kleinste Einheit in der Gefahrenabwehr ist ein **Trupp**; dieser besteht aus zwei Personen – so handelt es sich beispielsweise bei der Besatzung eines RTW im klassischen Sinne um einen solchen Trupp. Um die Wahrnehmung besonderer Aufgaben zu ermöglichen, kann ein solcher Trupp auch erweitert werden, man spricht dann von einem erweiterten Trupp. Geführt wird der Trupp von einem Truppführer (bei einer RTW-Besatzung beispielsweise vom RA des RTW).

Mehrere Trupps – in der Regel mindestens zwei und maximal fünf – bilden wiederum eine **Gruppe**. Diese besteht damit aus acht bis 16 Personen (je nach Fachdienst und Aufgabe) und wird von einem Gruppenführer geführt. Da diesem nur die Truppführer direkt unterstehen, führt auch er trotz der Gruppengröße maximal fünf andere Personen.

Mehrere Gruppen – auch hier kann die Zahl zwischen zwei und fünf schwanken – bilden wiederum einen **Zug**, im Sanitätsdienst kann dieses eine Einsatzeinheit (teilweise auch als Einsatzzug bezeichnet) sein, im Bereich Brandschutz ein Löschzug. Dieser Zug wird geführt durch einen Zugführer; dieser gibt seine Anordnungen an die Gruppenführer, diese wiederum weiter an ihre Truppführer.

Mehrere Züge können einen **Verband** bilden, der dann von einem Verbandsführer geführt wird und dem die einzelnen Zugführer unterstellt sind.

Nahezu alle Einheiten der Gefahrenabwehr sind nach diesem pyramidenartigen System strukturiert. Nur so ist die Führung größerer Einheiten an einer Schadensstelle durchführbar.

Wiederholungsfragen

1. Was ist unter dem Begriff „Rettungsdienst" zu verstehen (➤ Kap. 29)?
2. Aus welchen „Gliedern" besteht die Rettungskette (➤ Kap. 29, ➤ Abb. 29.1)?
3. Wie viele Einsätze werden pro Jahr vom RD in Deutschland durchgeführt (➤ Kap. 29.1)?
4. Welche Aufgaben hat die Rettungsleitstelle (➤ Kap. 29.2)?
5. Was ist eine Rettungswache (➤ Kap. 29.2)?
6. Welche Bedeutung hat das Krankenhaus für den RD (➤ Kap. 29.2)?
7. Welche Notarztsysteme werden unterschieden (➤ Kap. 29.3)?
8. Wer ist das Rettungsfachpersonal (➤ Kap. 29.4)?
9. Bei wie viel Prozent der Einsätze ist ärztliches Rettungsdienstpersonal beteiligt (➤ Kap. 29.4)?
10. Welche Rettungsmittel gibt es (➤ Kap. 29.5)?
11. Was verstehen Sie unter First Responder (➤ Kap. 29.6)?
12. Worin liegen die Stärken einer SEG (➤ Kap. 29.7)?
13. Erklären Sie die taktischen Begriffe Trupp, Gruppe, Zug und Verband (➤ Kap. 29.9).

29

30

Achim Hackstein, Klaus Runggaldier, Jürgen Bittger, Claus Kemp

Einsatz der EDV im Rettungsdienst

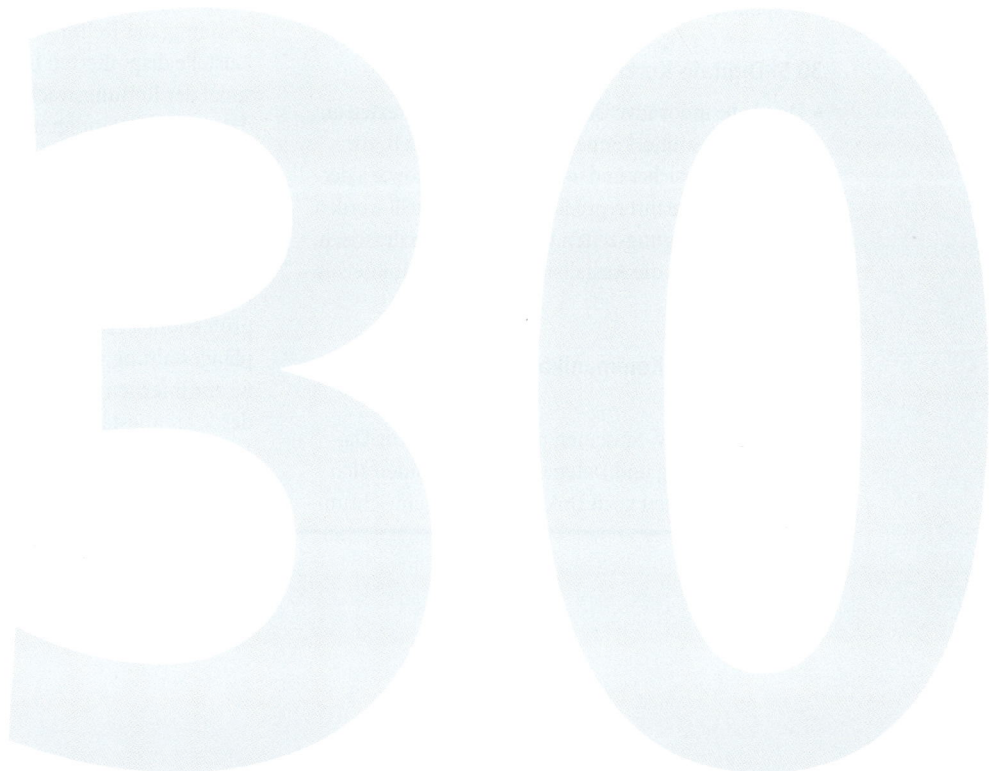

30

Lernzielübersicht

30.1 Einsatzbearbeitung mit EDV

- Zunehmend werden die Leitstellen im Bereich Feuerwehr/Rettungsdienst mit einsatzunterstützenden EDV-Systemen ausgestattet.
- Umfangreiche Datenbanken in den EDV-Leitstellensystemen unterstützen die Einsätze.

30.2 Software in modernen Rettungs- und Feuerwehrleitstellen

- Die Software in integrierten Leitstellen ist speziell für diesen Zweck entwickelt worden.
- Sie muss vor allem eine hohe Ausfallsicherheit und Anwenderfreundlichkeit, auch unter Stress, bieten.

30.3 Digitale Karteninformations- und Standortbestimmungssysteme

- Mit Hilfe derartiger Systeme lassen sich die aktuellen Standorte der Rettungsmittel zeitnah bestimmen. So können optimierte Fahrzeugstrategien zur Bedienung von Notfallstellen abgebildet werden.

30.4 Anwendung der ISDN-Technik in Leitstellen

- Der Einsatz der ISDN-Technologie auch in Leitstellen verringert die Zeiten der Datenübertragung deutlich.
- Die ISDN-Leistungsmerkmale unterstützen den Disponenten bei der Einsatzbearbeitung.

30.5 Digitale Kurztextübertragung

- Durch die innovative Übertragung von Kurztexten an die Rettungsmittel können Informationen, z.B. zur Einsatzstelle, sicher und unverwechselbar sowie jederzeit auf der Anfahrt reproduzierbar dargestellt werden.
- Die Kanalbelegungszeiten verringern sich drastisch, was wiederum die Ausfallsicherheit des Funknetzes erhöht.

30.6 Sonstige Kommunikationssysteme in Leitstellen

- Neben den EDV-Systemen und Systemen zur Datenübertragung und Datenauswertung finden sich in den Leitstellen noch Dokumentationseinrichtungen, Alarmierungseinrichtungen, Brandmeldeanlagen und ähnliche Komponenten, die der reibungslosen Einsatzabwicklung und Einsatzunterstützung dienen.

30.7 Datenschutz

- Zweck des Datenschutzes ist es, den Einzelnen davor zu schützen, dass er durch den Umgang mit seinen persönlichen Daten in seinem Persönlichkeitsbereich beeinträchtigt wird. Hierzu wurden eindeutige gesetzliche Vorschriften geschaffen, die auch für die Verwaltung und Bearbeitung von Daten in Leitstellen anzuwenden sind.

30.8 Störungen im EDV-Leitsstellensystem

- Oberstes Ziel bei der Installation von Rechnersystemen muss es sein, trotz Ausfall einer Komponente den Betrieb in definierten Rückfallebenen aufrechterhalten zu können. Darüber hinaus muss jede Leitstelle auch in der Lage sein, bei einem Rechnerausfall über entsprechende Unterlagen die Einsatzannahme, Alarmierung und Einsatzunterstützung abwickeln zu können.

30.9 EDV-gestützte Abrechnung von Einsätzen

- Vielfach sind die Einsatzerfassungssysteme der Rettungsleitstellen gekoppelt mit Programmen zur Abrechnung der Rettungsdiensteinsätze. Die von der Leistelle disponierten Einsätze können so vom Personal der Rettungswache direkt mit den Patientendaten vervollständigt und der Abrechnungsabteilung übergeben werden.

30.10 EDV-Einsatz im Wachenalltag

- Zunehmend hat die EDV auch in den Wachenalltag Einzug gehalten. Neben selbst entwickelten oder professionell erstellten Programmen zur Dienstplangestaltung wird die EDV in zunehmendem Maße zur internen Kommunikation oder zur Kontrolle der Warenbestände genutzt.

30.1 Einsatzbearbeitung mit EDV

Die **elektronische Datenverarbeitung** (**EDV**) gehört heute zu den Standards unserer Kommunikationsgesellschaft. Demzufolge erscheint es naheliegend, die Vorteile einer EDV-Lösung auch im Bereich Rettungsdienst/Feuerwehr zu nutzen. Typische Bereiche sind die Leitstelle (Rettungsleitstelle, Feuerwehrleitstelle, Integrierte Leitstelle), die Einsatzdokumentation und die Abrechnung rettungsdienstlicher Leistungen. Darüber hinaus können das Qualitätsmanagement und rettungsdienstliche Schulungen mit EDV-technischer Unterstützung betrieben werden. Vorstehende Beispiele erheben keinen Anspruch auf Vollständigkeit, da die Entwicklung im DV-Bereich so dynamisch ist, dass schon zum Zeitpunkt der Erstellung dieser Zeilen neue Einsatzbereiche für Softwarelösungen entstehen, die noch nicht bekannt, aber durchaus sinnvoll sind.

EDV in Leitstellen

Die weiteste Verbreitung von EDV-Lösungen im Segment Rettungsdienst/Feuerwehr findet sich wohl in den Leitstellen der Behörden und Organisationen mit Sicherheitsaufgaben (BOS). Wurden Einsätze noch bis vor wenigen Jahren mit Bleistift und Papier verwaltet, sind diese Utensilien heute weitestgehend durch entsprechend konzipierte Leitstellensoftware verdrängt worden. Zwar finden wir in den Leitstellen keine „Einsatzbearbeitungssysteme", die den Leitstellendisponenten ersetzen könnten, jedoch wird die Verwaltung wiederkehrender Handlungsabläufe, z.B. des Vorgangs der

Alarmierung, wesentlich vereinfacht und zeitoptimiert. Durch den Einsatz geeigneter EDV-Systeme in der Leitstelle werden auch Großschadenslagen in ihrer Logistik für den Disponenten beherrschbar, Abläufe automatisiert und vorher festgelegte Entscheidungen im Rahmen der Alarm- und Ausrückordnung umgesetzt.

So vielschichtig, wie die Anbieter von Softwarelösungen für Leitstellen sind, so vielschichtig sind auch die jeweils abgebildeten Funktionalitäten und Bearbeitungsabläufe. Obwohl der Auftrag der Leitstelle in jeder Leitstelle gleich ist, Handlungsabläufe also auch leitstellenübergreifend vereinheitlicht werden könnten, sind die Unterschiede in den Softwarelösungen doch sehr ausgeprägt. Im Folgenden sollen daher, unabhängig vom Softwarehersteller, typische EDV-geeignete Handlungsabläufe dargestellt werden.

Nach oder während der Notrufabfrage werden die Einsatzdaten vom Leitstellendisponenten in die **Annahmemaske** des EDV-Systems eingegeben. Bereits an dieser Stelle kann der Disponent erkennen, ob die angegebene Einsatzstelle im Versorgungsbereich liegt, eventuell die Straße mehrfach vorkommt oder phonetisch ähnlich lautende Straßen existieren. Das EDV-System gleicht die Eingabe mit Informationen aus der Datenbank „Straßen/Orte" ab und gibt dem Disponenten am Monitor das Ergebnis wieder.

Bestätigt der Disponent die Eingabe, erarbeitet das EDV-System auf der Basis einer Alarm- und Ausrückordnung (AAO) einen geeigneten **Einsatzvorschlag**. Nimmt der Disponent den Einsatzvorschlag an, erfolgt automatisch die Alarmierung der Einsatzmittel.

Der **Alarmierungsweg** hängt davon ab, welche Einsatzmittel dem System als erreichbar gemeldet sind. So kann z.B. die Alarmierung über eine wachinterne Alar-

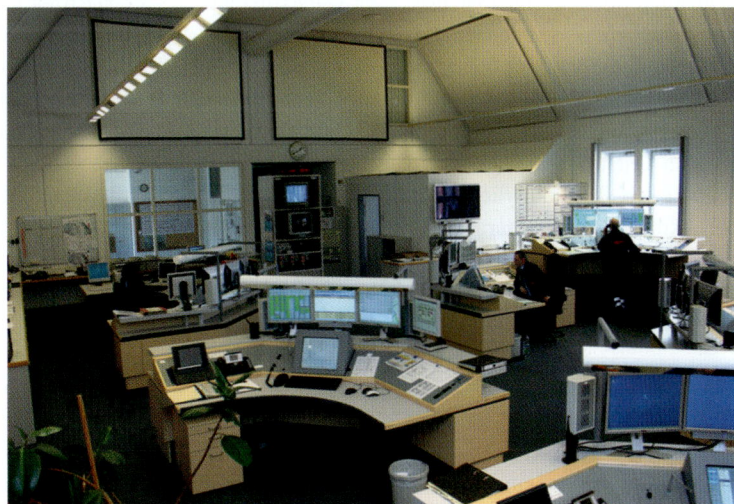

Abb. 30.1 Blick in eine moderne Leitstelle mit einer Aufteilung in mehrere eigenständige, voll ausgestattete Arbeitsplätze und einer funktionellen Anordnung der Arbeitstische [W309]

mierungs- und Durchsageanlage (ELA) erfolgen. Hierbei können, je nach System, vollständig hinterlegte Sprachkonserven mit synthetischer Stimmgenerierung, vorher besprochene Textbausteine oder digitale Sprachkonserven zu einer Gesamtdurchsage zusammengefügt werden. Zusätzlich können eine Funkalarmierung oder eine Alarmierung über das Funkmeldesystem (FMS) Baustufe II abgewickelt werden. Durch den hohen Grad der Automatisierung werden in dieser ersten stressintensiven Phase der Einsatzabwicklung die Alarmierungszeit und die Fehlerquote minimiert.

Sind die Einsatzmittel alarmiert, kann auch die weitere Verwaltung der Fahrzeuge im Rechnersystem erfolgen. Für die **Fahrzeugverwaltung** müssen alle Fahrzeuge zumindest mit dem Funkmeldesystem der Baustufe II ausgestattet sein, optimiert werden kann dies durch den Einsatz der Kurztextübertragung. Durch die Statusauswahl und die direkte Kopplung mit dem Rechnersystem der Leitstelle lassen sich sowohl mittels FMS Fahrzeugausrückzeiten überwachen als auch die fast textlose Abwicklung des Funkverkehrs und die direkte automatische Eingabe der Fahrzeugzeiten sicherstellen.

Neben der Einsatzabwicklung ist die **Einsatzunterstützung** ein wichtiges Aufgabenfeld des EDV-Leitstellensystems. So finden sich dort in aller Regel die gängigen Datenbanken zum Informationsmanagement beim Gefahrguteinsatz mit medizinischen und einsatztaktischen Informationen. Über eindeutige Suchalgorithmen ist die Auskunft schneller verfügbar und durch kontinuierliche Datenpflege, meist im Rahmen abgeschlossener Update-Verträge, wird eine hohe Sicherheit und Aktualität der hinterlegten Hinweise erreicht. Es ist sinnvoll, weitere Datenbanken mit einsatzunterstützenden Einrichtungen, z.B. Baggerfirmen, Sandlieferanten, Krankenhäuser mit Spezialbetten usw., zur Unterstützung des Leitstellendisponenten einzurichten.

Neben der einmaligen Einrichtung einer Softwarelösung für die Leitstelle liegt der Hauptanteil aber in der **Dateneingabe** und **Datenpflege**. Hierzu gibt es in den meisten Leitstellen einen Systemverwalter, der insbesondere die kontinuierliche Datenpflege sicherstellt. Nur aktuelle Daten sichern dem Disponenten in einer Leitstelle, der in kürzester Zeit weitreichende Entscheidungen auf einer dünnen Informationsdecke treffen muss, die nötige Entscheidungssicherheit.

Rechnerarchitektur in Leitstellen

Während es z.B. in einem kleinen Handwerksbetrieb mit wenigen Computerarbeitsplätzen durchaus sinnvoll

sein kann, mehrere voneinander unabhängige EDV-Systemeinheiten (Rechner, Bildschirm und Peripheriegeräte) zu installieren, bedient man sich in BOS-Leitstellen so genannter **Vernetzungsstrategien**.

Es gibt grundsätzlich zwei verschiedene Möglichkeiten, ein Datennetzwerk zu installieren:
1. die Vernetzung von eigenständig arbeitenden Rechnereinheiten (LAN: lokale Netzwerke) z.B. mit einem Zentralrechner (File-Server)
2. die Vernetzung von „nichtintelligenten" Workstations (Bildschirm und Tastatur) mit einem Zentralrechner (File-Server).

Häufig verwendet man in Leitstellen eine **Workstation-Vernetzung**, da jeder Arbeitsplatz zu jeder Zeit Zugriff auf die aktuellen Daten haben muss und eine Einzelbearbeitung bzw. Einzelspeicherung von Daten nicht sinnvoll ist.

In einem **lokalen Netzwerk** werden Einzelplatzrechner zusammengeschlossen, was mit folgenden Vorteilen verbunden ist:
- Ein Programm kann von allen Rechnern aus genutzt werden:
  - Das Programm muss nur einmal auf einem File-Server installiert werden.
  - Die Anschaffung eines netzwerkfähigen Programms ist günstiger als die Anschaffung mehrerer Einzelplatzversionen.
  - Man hat von allen Rechnern aus ständige Zugriffsmöglichkeiten auf aktuelle Daten.
- Daten, auf die von mehreren Arbeitsplätzen aus zugegriffen wird, können zentral gepflegt werden:
  - Ursprungsdaten müssen nur einmal eingegeben werden.
  - Die Daten stehen auf dem jeweils aktuellen Stand gleichzeitig allen Nutzern zur Verfügung.
- Betriebsinterne Informationen können über ein Mailbox-System ausgetauscht werden.
- Kostenintensive Peripheriegeräte, beispielsweise Drucker, können von mehreren Arbeitsplätzen genutzt werden.
- Von mehreren Arbeitsplätzen aus kann auf einen Host- oder Großrechner (Mainframe) zugegriffen werden: So können die Arbeitsplätze des lokalen Netzes gleichzeitig als Terminals (Eingabe-Ausgabe-Einheiten) eines Großrechnersystems genutzt werden.

Als **Betriebssoftware** für Mehrfachplatzsysteme werden üblicherweise UNIX, vergleichbare Betriebssysteme (AIX, SINIX usw.) oder in letzter Zeit auch der OS/2-LAN-Manager verwendet. Auch in die Leitstellenwelt haben, neben den kostenintensiven UNIX-Anwendun-

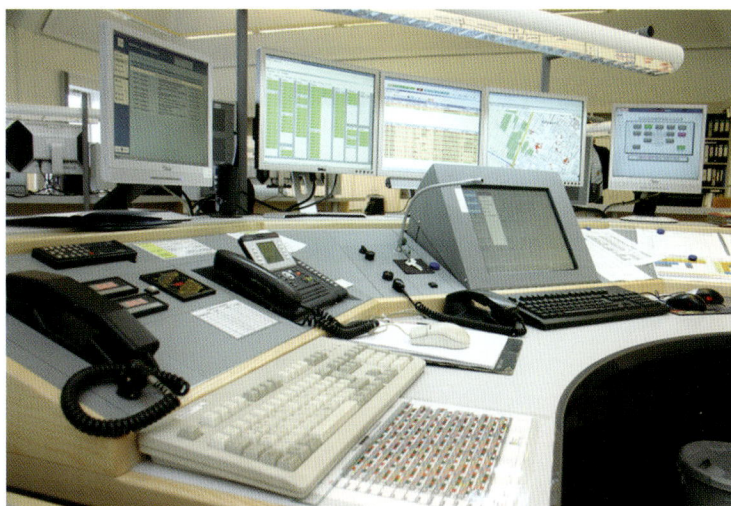

Abb. 30.2 Arbeitsplatz in einer modernen Leitstelle mit einer Verteilung verschiedener Bildschirmmenüs auf mehrere Monitore [W309]

gen, auf WINDOWS basierende Netzwerke Einzug gehalten. Kosten- und Philosophiefragen können als Parameter bei der Entscheidung für oder gegen ein bestimmtes Betriebssystem dienen. Wesentliche Qualitäts- und Sicherheitsunterschiede in der Systemstabilität sind nicht erkennbar.

Als Standard für eine **graphische Oberfläche** hat sich in vielen Betrieben und Behörden im Bereich der UNIX-Computersysteme „X/Windows" durchgesetzt bzw. Windows XP, Windows 2000 oder Windows NT in einem NT-Netzwerk. Die meisten EDV-Leitstellensysteme setzen jedoch auf selbstentwickelten Oberflächen auf, die in der Regel dem WINDOWS-Standard angepasst wurden.

Bei einer Vernetzungsstrategie benötigt man zur reibungslosen Kommunikation zwischen den Rechnern zusätzlich spezielle **Kommunikationsprotokolle** (z.B. Token Bus, TCP/IP, RSF, NFS usw.) und in der Netzwerkphysik Organisationssoftware, die auf die Art der Netzwerkorganisation ausgerichtet ist (Ethernet/Cheapernet, Token-Ring etc.).

Aufgrund der großen, gleichzeitig zu verwaltenden Informationsmengen ist der **Disponentenarbeitsplatz** typischerweise entweder mit zwei oder drei Monitoren ausgestattet (➤ Abb. 30.2). Meist erfolgt die Verteilung der Informationen so, dass ein Monitor zur statischen Darstellung der Fahrzeugzustände oder der geografischen Daten in Form von digitalen Karten und der andere Monitor zur dynamischen Einsatzbearbeitung genutzt wird. In einem „Drei-Monitor-System" können digitale Karten und Fahrzeugzustände gleichzeitig angezeigt werden. Die Informationsdichte kann aber auch zur Überforderung des Disponen-

ten führen, die angezeigten Daten werden unübersichtlich.

Erweiterte Rechnerarchitekturen

Eine erweiterte Rechnerarchitektur erlaubt die Verbindung mehrerer Abteilungen innerhalb eines Betriebes und/oder einer Betriebsstruktur.

Als Beispiel sei angenommen, dass eine Leitstelle in dem Gebäude untergebracht ist, in dem sich auch die Verwaltung und die Schule einer Organisation befinden. Es ist nun möglich, mittels unterschiedlicher Zugriffcodes alle Abteilungen mit einem Zentralrechner zu versorgen oder eine Vernetzung mit einzelnen Zentralstationen durchzuführen. Auf diesem Wege können vorhandene Rechnersysteme besser ausgelastet und ein modernes Datenmanagement betrieben werden.

30.2 Software in integrierten Leitstellen

Wie eingangs erwähnt, benötigt man für den zentralen Einsatzleitrechner und die einzelnen Workstations anwendergerechte Software. Einheitliche Systeme gibt es nicht, deshalb werden Beispiele für Software in integrierten Leitstellen und Software, die z.B. bei einer Vernetzung interessant ist (hier als Beispiel Verwaltungssoftware), aufgelistet (➤ Tab. 30.1).

30

Tab. 30.1 Beispiele für Software in integrierten Leitstellen

Oberbegriff der Software	Inhalt in Stichworten
Fahrzeugdatei	• Einsatzzuordnung • Standort • Einsatzstatus • FMS-Daten
Einsatzorte	• Straßen • Plausibilitätsprüfung • Objekte • Wachen/Zuständigkeit • Planquadrate
Gefahrhinweise	• Gefahrstoffdaten • gefährdete Objekte
Alarm- und Aus-rückordnung (AAO)	• Ausrückordnung • Einsatzstichworte • verfügbare Einsatzmittel • Meldeorte • ortsspezifische Einsatzmitteldisposition
Statistik	• Abrechnungen • Krankentransport/RD • Feuerwehreinsätze • Brandursachen • Einsatzberichte • Unfälle • Einsatztagebuch • Sicherheitswachen
Lexikon	• Hilfsadressen • Kurzbezeichnungen • Rufbereitschaften • Dienstpläne • Veranstaltungstermine • Terminkalender • Hochwasserspiegel • Alarmpläne • Bettennachweis • Freiwillige Feuerwehr • Einsatzmittelbestand • Kehrbezirke • Jagdbezirke
Personalwesen	• Personalplanung • Dienstplan • Personalkosten • Lehrgangsplanung • Wachbericht • Dienstzeit

30.3 Digitale Karteninformations- und Standortbestimmungssysteme

Mit Hilfe der Karteninformations- und Standortbestimmungssysteme sind Disponenten, unabhängig von eingehenden Fahrzeugmeldungen, präzise über die Standorte der Rettungsmittel informiert. Bei diesen Systemen erscheinen Straßenkarten in verschiedenen Maßstäben mit der Position der Rettungsmittel auf einem Monitor. Es handelt sich meist um Entwicklungen aus dem militärischen Bereich, die teilweise eine Standortgenauigkeit mit Abweichungen von weniger als einem Meter garantieren. Die hierzu erforderliche Standortermittlung erfolgt mittels Kreuzmessverfahren über entsprechende Satellitensysteme und aktive GPS-Sender in den Fahrzeugen. Der Einsatz derartiger Technologien kann die Zeit bis zum Eintreffen der Rettungsmittel erheblich verkürzen, da optimale Anfahrtstrecken erkannt, Baustellen und Umleitungen frühzeitig berücksichtigt und die gesamten Informationen direkt an das Einsatzfahrzeug übertragen werden können. Sind die Standorte der Rettungsmittel in Abhängigkeit vom Notfallort bekannt, kann die „Nächste-Fahrzeug-Strategie" optimiert und so die Frist bis zur Hilfeleistung verkürzt werden.

Als einziges System zur satellitengestützten Standortermittlung kommt derzeit das US-amerikanische System „GPS" (Global Positioning System) zum Einsatz. Dieses System wird vom amerikanischen Verteidigungsministerium betrieben und kann von diesem in Krisenzeiten jederzeit für den Betrieb durch Dritte abgeschaltet oder gestört werden. Für Ende 2010 ist die Inbetriebnahme eines alternativen europäischen Satellitennavigationssystems namens „Galileo" geplant, das nicht einer nationalen militärischen Kontrolle unterliegt.

30.4 Anwendung der ISDN-Technik in Leitstellen

Im Bereich der modernen Telekommunikation werden regelmäßig unterschiedliche Kommunikationsarten genutzt: Sprache, Texte, Bild und Daten. Jede Datenart stellt ein eigenes technisches Anforderungsprofil an die Übertragung. Deshalb existieren im analogen Netzgefüge der Deutschen Telekom unterschiedliche Kommunikationsnetze. Das Universalnetz **ISDN** (**Integrated Service Digital Network = digitales Telekommunikationsnetz**) macht es möglich, die gesamten Dienstleistungen der Kommunikation über ein homogenes Netz zu betreiben. In diesem digitalen Netz werden analoge Signale in digitale Zeichen umgesetzt, die dann natürlich auch digital, z.B. in EDV-Leitstellensystemen, weiter nutzbar sind. Ein weiterer Vorteil von ISDN ist die Möglichkeit der Datenübertragung, wobei sich hier bereits seit längerer Zeit Alternativen bieten. Die Übertragungsgeschwindigkeit im Telefaxbetrieb (vorausgesetzt, es werden ISDN-fähige Telefaxgeräte der Gruppe 4 benutzt) ist gegenüber analogen Leitungen mit ISDN um das Sechsfache erhöht.

Für die Datenübertragung – und dieses dürfte für den Bereich des RD besonders interessant sein – stellt ISDN heute einen überholten Standard dar. Hier kommen zunehmend internetbasierte Lösungen zum Tragen, wobei über vorhandene DSL-Leitungen durch so genannte VPN-Tunnel – also gesicherte Verbindungen zwischen zwei Rechnern – ein Datenaustausch mit hohen Übertragungsgeschwindigkeiten stattfindet. Typischer Einsatzzweck wäre z.B. die Übertragung von Leitstellendaten an Abrechnungszentren oder Rettungswachen zur Abrechnung der rettungsdienstlichen Leistungen.

Gerade bei Behörden und Organisationen mit Sicherheitsaufgaben kommt dem Aspekt Daten- und Ausfallsicherheit erhebliche Bedeutung zu. Das digitale Netz bietet durch seine Struktur und den Verzicht auf Knotenpunkte ein hohes Maß an Redundanz und Ausfallsicherheit.

30.5 Digitale Kurztextübertragung

Entgegen den analogen Kommunikationstechniken bieten digitale Systeme eine Reihe von Vorteilen für den Anwender. So ist es mit einem digitalen System z.B. möglich, Einsatzdaten (Einsatzart, Einsatzort, zugeordnete Rettungsmittel, Anfahrtswege usw.) nicht nur sprachlich, sondern auch textlich zu übermitteln. Die korrekte Bezeichnung dieses Verfahrens lautet „Kurztextübertragung". Definierte Textmeldungen, die entweder direkt dem EDV-Leitstellensystem entnommen oder bei Bedarf manuell zusammengestellt werden, können auf ein Datendisplay im Rettungswagen übertragen werden. So kann sich die Besatzung schon während der Fahrt zur Einsatzstelle auf eine bestimmte Situation einstellen und erhält wichtige Informationen über die Anfahrt, Besonderheiten oder die Lage an der Einsatzstelle.

Die Übertragung der Alarmierungsdaten kann dabei über externe Anbieter und deren Netz erfolgen. Ebenso ist eine digitale Alarmierung über vorhandene Funkkanäle im 2-m-Band möglich. Spezielle Funkmeldeempfänger können damit angesteuert werden, die Übertragung von Kurztexten ist dabei möglich und wird in einigen Bereichen Deutschlands bereits seit Jahren genutzt.

Vielfach findet auch eine digitale Übermittlung von Kurznachrichten im GSM-Netz Anwendung. Hierbei werden die Einsatzdaten als SMS-Mitteilung (Short Message Service) auf das in den meisten Rettungsmitteln heute vorhandene Mobiltelefon überspielt. Beim Einsatz von SMS zur Übermittlung einsatzrelevanter Daten ist jedoch zu beachten, dass die Ausfallsicherheit nicht gewährleistet ist; so kann es bei Überlastungen der Mobilfunknetze vorkommen, dass eine SMS den Empfänger gar nicht oder nur mit deutlicher Verzögerung erreicht. So ist bei Großschadenslagen oder an besonderen Anlässen (Jahreswechsel) regelmäßig davon auszugehen, dass die Mobilfunknetze überlastet sind und somit eine Übermittlung von Einsatzdaten erschwert oder verhindert wird. Diese Gefahr kann dadurch reduziert werden, dass bei der Bundesnetzagentur in Kassel eine entsprechende Bevorrechtigung beantragt wird. Diese stellt sicher, dass den so geschalteten Mobiltelefonen ein Vorrecht bei der Nutzung des Mobilfunknetzes zusteht.

30.6 Sonstige Kommunikationssysteme in Leitstellen

Neben den beschriebenen Systemen zur Einsatzbearbeitung verfügen Leitstellen häufig noch über sonstige umfangreiche Kommunikationssysteme, so z.B.

- Tondokumentationseinrichtungen, digital und/oder analog, zur Aufzeichnung der Funk- und Fernsprechleitungen
- Hausnotrufsystem-Komponenten
- Telefonanlage mit Warteschleife und Ansagetexten
- Telefaxgeräte, z.B. zur Übermittlung von Einsatzplänen an die technische Einsatzleitung
- Fernschreibtechnik für die Wachalarmierung und für den Depeschenausdruck
- Festdrahtverbindungen über das Netz der Deutschen Telekom für:
  - Direktkommunikation zwischen Leitstellen Feuerwehr/Rettungsdienst/Polizei
  - Sirenenalarmierung Freiwilliger Feuerwehren
  - Direktkommunikation zu höheren Führungsebenen.

Es kommen in den technischen Einsatzleitungen auch drahtlose Kommunikationstechniken des öffentlichen Fernmeldenetzes (D1-Netz, D2-Netz, E-Netz) zur Anwendung, um im Einsatzfall die BOS-Systeme (nichtöffentlicher mobiler Landfunkdienst für Behörden und Organisationen mit Sicherheitsaufgaben) zu entlasten. Bei der Nutzung der öffentlichen Mobilfunknetze ist jedoch zu beachten, dass diese eine geringere Ausfallsi-

30

cherheit aufweisen als drahtgebundene Fernmeldesysteme; dieses gilt insbesondere bei anzunehmenden Netzüberlastungen und Naturkatastrophen mit Auswirkungen auf die Infrastruktur.

30.7 Datenschutz

Im Zeitalter der Informationsverarbeitung erhält der Datenschutz eine zentrale Bedeutung. Die gesetzlichen Grundlagen sind mit dem Bundesdatenschutzgesetz geschaffen worden. Das Bundesdatenschutzgesetz (BDSG) regelt den Umgang mit personenbezogenen Daten. Dazu stellt es zunächst Voraussetzungen auf, unter denen personenbezogene Daten erhoben, verarbeitet und genutzt werden dürfen. Außerdem enthält es Regeln darüber, wie mit personenbezogenen Daten umgegangen werden darf.

MERKE

Zweck des BDSG ist es, den Einzelnen davor zu schützen, dass er durch den Umgang mit seinen personenbezogenen Daten in seinem Persönlichkeitsbereich beeinträchtigt wird.

Den gleichen Zweck verfolgen Datenschutzvorschriften in anderen Gesetzen. Das Persönlichkeitsrecht gehört zu den höchsten vom Grundgesetz geschützten Werten:

MERKE

„Die Würde des Menschen ist unantastbar. Sie zu achten und zu schützen ist die Verpflichtung aller staatlichen Gewalt."
(Artikel 1 Abs. 1 GG)

„Jeder hat das Recht auf die freie Entfaltung seiner Persönlichkeit, soweit er nicht die Rechte anderer verletzt und nicht gegen die verfassungsmäßige Ordnung oder das Sittengesetz verstößt."
(Artikel 2 GG)

Diese Artikel des Grundgesetzes sind auch die Grundlage des Datenschutzes. Das Bundesverfassungsgericht hat dazu Folgendes ausgeführt: Das Grundrecht gewährleistet insoweit die Befugnis des Einzelnen, grundsätzlich selbst über die Preisgabe und Verwendung seiner persönlichen Daten zu bestimmen. Das BDSG führt in § 4 aus, dass die Verarbeitung und Nutzung von Daten für den nicht privaten Bereich verboten ist, es sei denn, sie ist durch das BDSG oder eine andere Rechtsvorschrift ausdrücklich erlaubt oder angeordnet oder der Betroffene hat dazu seine Einwilligung erklärt.

Wenn eine Rechtsvorschrift den Umgang mit personenbezogenen Daten erlaubt, kommt es auf die Einwilligung des Betroffenen nicht an. Soll eine Einwilligung Grundlage sein, so muss diese schriftlich vorliegen, soweit nicht wegen besonderer Umstände eine andere Form angemessen ist. Der Betroffene ist vorher über die Tragweite seiner Einwilligung zu unterrichten.

Das Bundesdatenschutzgesetz führt in 44 Paragraphen den Datenschutz detailliert aus. Es würde den Rahmen dieses Kapitels sprengen, wenn man alle Grundlagen ausführen und kommentieren wollte. Ziel kann es an dieser Stelle daher nur sein, im RD tätige Personen für die Thematik zu sensibilisieren. Im Zeitalter der allgemeinen Datenverarbeitung sollte jeder Mitarbeiter einer Rettungsdienstinstitution über den Inhalt des BDSG informiert sein. In vielen Betrieben werden die Mitarbeiterinnen und Mitarbeiter vom Datenschutzbeauftragten des Betriebes unterrichtet.

Der Bundesdatenschutzbeauftragte hat eine Broschüre herausgebracht, die dieses Thema weiter ausführt. Die Landesdatenschutzgesetze können über die entsprechenden Behörden der Länder angefordert werden.

MERKE

Wer im Rahmen seiner Tätigkeit im RD personenbezogene Daten verarbeitet, z.B. Patientendaten im Rahmen der rechnerunterstützten Krankenkassenabrechnung, Patientendaten im Rahmen eines Hausnotrufsystems, Patientendaten im Rahmen einer Beförderungserhebung, Mitarbeiterdaten im Rahmen des Personalmanagements, sollte zuvor sehr genau über die gesetzlichen Bestimmungen informiert sein.

30.8 Störungen im EDV-Leitstellensystem

Störungen im Rechnersystem und/oder in der Kommunikationsanlage dürfen nicht zum kompletten Zusammenbruch der Informationsverarbeitung führen. Dieses gilt insbesondere für den Bereich der Einsatzbearbeitung. Es müssen daher **Rückfallebenen** geschaffen werden, welche die weitere Einsatzabwicklung in vergleichbarer Dispositionsqualität sicherstellen. Typische Rückfallebenen sind der Einsatz eines Redundanzservers oder die Dopplung der Datenbestände auf einen oder mehrere Arbeitsplatzrechner. Die Einsatzannahme und die Alarmierung sollten für den Fall einer Störung aber immer auch im Handbetrieb beherrscht werden.

Entsprechendes Equipment (getrennte Funk- und Kommunikationsgeräte, mechanische Fahrzeugzustandsanzeige, Einsatzzettel, gedruckte Alarm- und Ausrückordnungen usw.) muss darüber hinaus jederzeit für den Disponenten verfügbar sein.

Um die Beseitigung der Störung zeitgerecht umsetzen zu können, sollte ein Servicevertrag mit dem Leistungsanbieter bestehen. Bei größeren Leitstellen wäre der Zugriff auf hausinterne Kommunikations- oder Systemtechniker von Vorteil.

Informationsträger, die ein Computerprogramm zerstören oder seine Anwendbarkeit einschränken, bezeichnet man als **Viren**. Diese können sofort oder nach einer gewissen Zeit ihre zerstörende Funktion übernehmen. Der beste Virenschutz sind Originalprogramme, die ohne Umwege dem Benutzer zur Verfügung stehen (keine Zweitnutzung). Die Benutzung von Raubkopien birgt immer die Gefahr in sich, dass die Programme durch Viren verseucht sind. So genannte Virenschutzprogramme, die das System nach Viren untersuchen, sind eine sinnvolle Einrichtung, bieten aber keine 100%ige Sicherheit. Viele Betriebssysteme verfügen bereits in der Grundausstattung über derartige Programme.

Gefahren durch Viren entstehen auch durch eine Anbindung des EDV-Leitstellensystems an externe Rechner. Eine Gefahr kann sowohl von einer Rechneranbindung an ein Abrechnungssystem ausgehen (➤ Kap. 30.9) als auch von der Verbindung mit dem Internet. Insbesondere bei einer Internetanbindung des Leitstellensystems gilt einem Schutz vor Viren und unbefugten Zugriffen höchste Priorität.

30.9 EDV-gestützte Abrechnung von Einsätzen

Die Abrechnung von Einsätzen des Rettungsdienstes mit den Kostenträgern wird heute vielfach mittels EDV durchgeführt. Viele Abrechnungssysteme sind dabei direkt mit den Leitstellenrechnern verknüpft, von denen sie einen Teil der Einsatzdaten (Einsatzort, Einsatzanlass, Einsatzzeiten) beziehen. Die Einsatzbearbeitung, insbesondere die Erfassung der Patientendaten, aber auch weiterer einsatzrelevanter Informationen, findet danach oftmals auf den Rettungswachen statt.

Nachdem der Einsatz durch das Rettungsfachpersonal vollständig erfasst worden ist, werden die Daten üblicherweise zu einer Abrechnungsstelle übermittelt; diese kann beim Träger des Rettungsdienstes, einem seiner Beauftragten oder einer externen Firma, die sich auf die Abrechnung von Gesundheitsdienstleistungen spezialisiert hat, angesiedelt sein. Dort werden die Rechnungsdaten entweder verarbeitet, ausgedruckt und an die

Kostenträger versandt oder direkt digital an die jeweilige Kostenstelle übermittelt.

Verschiedene Softwarehersteller bieten solche Abrechnungsprogramme – häufig verknüpft mit der Leitstellensoftware – an. Die Übermittlung der Daten zwischen Leitstelle, Rettungswache und Abrechnungsstelle findet entweder mittels einer ISDN-Verbindung statt oder über das Internet, wobei hier dem besonderen Schutzbedürfnis der Daten Rechnung zu tragen ist. Aus diesem Grund kommen oftmals so genannte VPN-Verbindungen (Virtual Private Network) zur Anwendung.

30.10 EDV-Einsatz im Wachenalltag

Auch auf den Rettungswachen selbst ist die EDV heute kaum noch wegzudenken. Gerade bei der Gestaltung von Dienstplänen – oftmals in Verbindung mit einer Erfassung der Arbeitszeiten – spielt die EDV eine immer größere Rolle. Häufig kommen hierbei selbst erstellte oder als Fertigprodukt auf dem Markt angebotene Programme auf Basis des Microsoft-Programms Excel® zum Einsatz. Diese ermöglichen eine automatische Fortschreibung eines Grunddienstplans ebenso wie Plausibilitätsprüfungen und automatisierte Berechnungen von Urlaub, Krankheit, Fehlzeiten sowie geleisteten Mehrstunden.

Weitere Möglichkeiten zum Einsatz von EDV in der Rettungswache bieten Programme zur Warenbestandsaufnahme. Insofern jederzeit gewährleistet ist, dass sowohl Wareneingänge wie auch Warenausgänge erfasst werden, ist damit jederzeit eine lückenlose Übersicht über die vorgehaltenen Bestände – insbesondere das medizinische Verbrauchsmaterial – möglich. In weiteren Stufen können solche Programme auch genutzt werden, um automatisiert Warenlieferungen anzufordern, wenn definierte Mindestzahlen unterschritten werden. Dieses setzt jedoch einen Abgleich der verwendeten Software mit dem Lieferanten voraus.

Vermehrt wird die EDV auch zur internen Kommunikation der Rettungswachen untereinander oder mit übergeordneten Stellen genutzt. Dabei finden vorwiegend E-Mail-Programme wie das Microsoft-Produkt Outlook® oder das IBM-Produkt Lotus Notes® Verwendung. Mit Hilfe eines internen E-Mail-Systems lassen sich Telefon- bzw. Portokosten reduzieren und es kann sichergestellt werden, dass Informationen zeitnah und nachvollziehbar den Empfänger erreichen. Herkömmliche Systeme wie die Übersendung von Urlaubsanträgen

30

an die Geschäftsführung etc. per Post lassen sich dadurch in einem hohen Maße ersetzen.

Ein weiterer Anwendungsbereich der EDV auf der Rettungswache liegt in der Erfassung, Auswertung und Analyse von Einsatzdaten im Rahmen des Medizinischen Qualitätsmanagements. Insbesondere der Einsatz so genannter Pocket- oder Tablet-PCs bei der Erstellung von Notfallprotokollen ermöglicht über die Kopplung mit dem PC die Auswertung einsatzbezogener Daten,

anhand derer sich beispielsweise nachvollziehen lässt, ob Algorithmen und allgemeine Versorgungsstandards eingehalten werden. Eine Alternative stellt die Verwendung von standardisierten Notfallprotokollen dar, die maschinell ausgewertet werden können und so eine Auswertung der Kerndaten ermöglichen. Die Erfassung solcher Daten kann nur dann sinnvoll erscheinen, wenn diese in einem weiteren Prozess auch analysiert werden, um die Versorgungsqualität zu sichern oder zu optimieren.

Wiederholungsfragen

1. Was verstehen Sie unter der Abkürzung EDV (➤ Kap. 30 Einleitung)?
2. Welche Aufgaben können mit einem EDV-Leitstellensystem in der Leitstelle abgewickelt werden (➤ Kap. 30 Einleitung)?
3. Welche zwei grundsätzlichen Möglichkeiten zur Vernetzung in einer Leitstelle kennen Sie (➤ Kap. 30.1)?
4. Warum finden sich in Leitstellen typischerweise immer Dispositionsplätze mit mindestens zwei Monitoren (➤ Kap. 30.1)?
5. Welche Vorteile zur Einsatzlenkung bietet ein digitales Karten- und Standortbestimmungssystem mit Blick auf die rettungsdienstliche Notfallversorgung (➤ Kap. 30.3)?
6. Wo sehen Sie die Vorteile der ISDN-Technologie in der Leitstelle (➤ Kap. 30.4)?
7. Was verstehen Sie unter dem Begriff „Kurztextübertragung" und welche Vorteile bietet diese Technologie (➤ Kap. 30.5)?
8. Warum finden die gesetzlichen Vorschriften des Datenschutzes auch in der Leitstelle Anwendung (➤ Kap. 30.7)?
9. Welche Störungen bedrohen das EDV-Leitstellensystem und wie lassen sich die Gefahren minimieren (➤ Kap. 30.8)?
10. Welche Vorteile bietet die EDV-basierte Abrechnung von Einsätzen des Rettungsdienstes (➤ Kap. 30.9)?
11. Für welche Anwendungen wird die EDV auf der Rettungswache oftmals benutzt (➤ Kap. 30.10)?

Klaus Runggaldier, Claus Kemp

Übergabe und Übernahme von Patienten

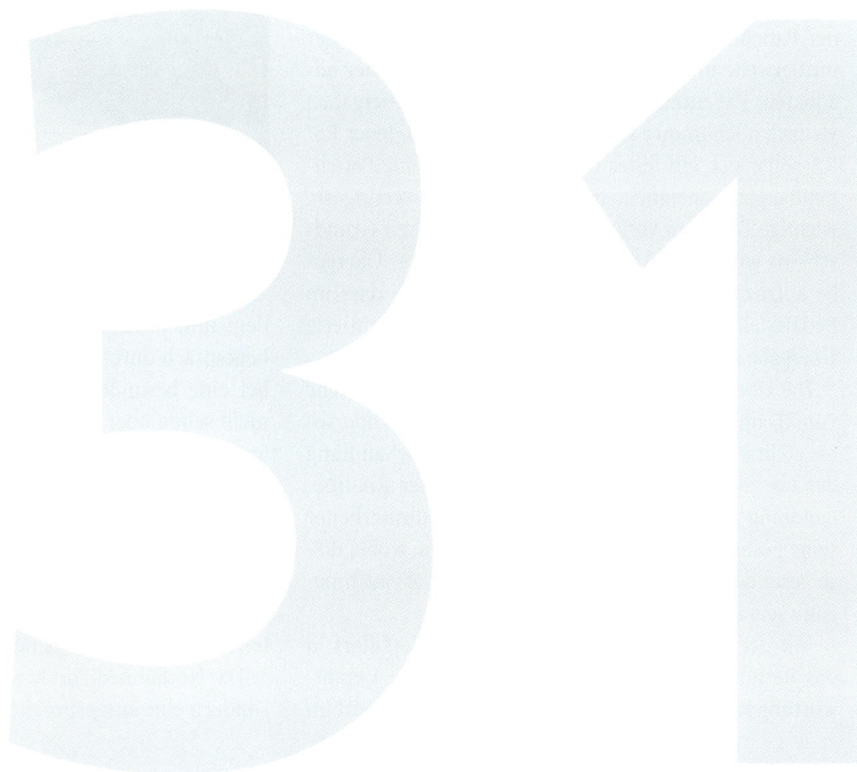

Lernzielübersicht

31.1 Bedeutung der Patientenübernahme und -gabe im Rettungsdienst

- Die Patientenübergabe ist die „Nahtstelle" zwischen präklinischer und klinischer Phase der Versorgung von Patienten.
- Nur eine präzise und sorgfältige Übergabe und Übernahme von Patienten garantiert einen reibungslosen und optimalen Diagnose-, Versorgungs- und Behandlungsverlauf.
- Übergabegespräche sind so kurz wie nötig und so einfach wie möglich anhand von dokumentierten, logisch und nach Wichtigkeit geordneten (Vital-) Parametern und Fakten aufzubauen.

31.2 Störfaktoren der Übergabe

- Verschiedene Faktoren, z.B. Zeitdruck des Personals, Kommunikationsprobleme, fehlende Ansprechpartner, ungenügende Dokumentation o.ä., stören oder verhindern eine optimale Übergabe von Patienten.

31.3 Merkmale einer adäquaten Übergabe

- Voraussetzung für eine erfolgreiche Übergabe ist eine präklinisch vollständig erhobene Anamnese, die umfassend dokumentiert wird.
- Eine optimale und systematische Patientenübergabe enthält 8 Teile: Vorstellung des Patienten, Bericht über das Geschehen oder den Vorfall, Besonderheiten bzgl. Vitalparameter und Bewusstsein, Verletzungen, Bericht zur Anamnese, Bericht über die präklinischen Maßnahmen, Übergabe von persönlichen Gegenständen, Übergabe der Dokumentation.

31.1 Bedeutung der Patientenübernahme und -gabe im RD

Die **Patientenübergabe** ist als Nahtstelle zwischen präklinischer und klinischer Versorgung von Notfallpatienten Bestandteil der Rettungskette, der für die Genesung der Patienten von essentieller Bedeutung ist. Trotz der mittlerweile unumstritten großen Bedeutung einer adäquaten Patientenübergabe laufen solche Übergaben vielfach noch immer sehr problembeladen ab. Jeder RS/RA sollte sich ein festes Grundschema für eine Patientenübergabe aneignen, um die Gefahr zu verringern, wichtige Dinge zu vergessen. In einem solchen Grundschema wird eine feste Reihenfolge der in einer Übergabe aufzuzählenden Parameter vorgegeben, so dass im Bedarfsfalle eine standardisierte patientenorientierte Übergabe sichergestellt werden kann.

Die Übergabe von Notfallpatienten an der Nahtstelle von RD und Krankenhaus durch das Rettungsfachpersonal stellt im Rettungsdienstalltag eine Routinehandlung dar (> Abb. 31.1). Doch gerade mit dieser Routinehandlung verbindet jeder Rettungsdienstmitarbeiter seine besonderen persönlichen Erfahrungen, wobei diese besonderen Erfahrungen sowohl positiv als auch negativ sein können.

Mit der Aufnahme eines Patienten am Notfallort in das Rettungsmittel übernimmt der RS/RA die Verantwortung für diesen Patienten solange, bis der Patient im

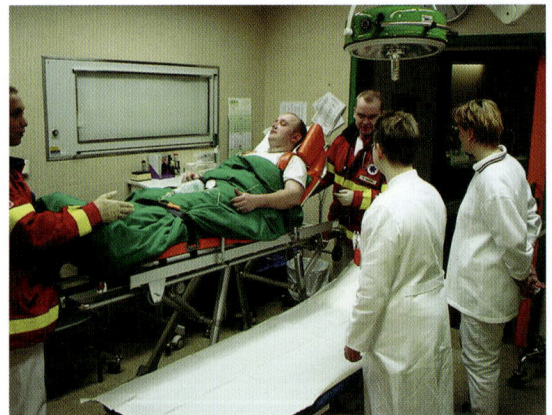

Abb. 31.1 Patientenübergabe in der Notaufnahme des Krankenhauses [O169]

Zielkrankenhaus dem aufnehmenden Personal bzw. dem aufnehmenden Arzt übergeben wird. Dem Übergabegespräch durch das Rettungsfachpersonal kommt dabei eine besondere Bedeutung zu und es entscheidet nicht selten über das weitere Schicksal des transportierten Patienten, denn auch heute noch führt der RD den größten Teil der Notfalleinsätze ohne Beteiligung eines Notarztes durch. Da das Rettungsfachpersonal die meisten Einsätze und Transporte in eigener Verantwortung durchführt und daher auch bei der Patientenübergabe auf sich allein gestellt ist, muss es eine optimale Patientenübergabe genauso beherrschen wie ein Notarzt.

Da Notfallmedizin keine individuelle Leistung ist, sondern eine ausgesprochene Teamarbeit zwischen verschiedenen medizinischen Kräften, z.B. Laienhelfer, Hausarzt, Rettungsleitstelle, Rettungsfachpersonal, Notarzt und Krankenhauspersonal, bedarf die umfassende Versorgung eines Notfallpatienten eines exakten Managements. Solch ein Management lässt sich in zwei verschiedene Zeitphasen einteilen:

1. die **präklinische Phase**, bestehend aus der Alarmierungs-, Erstversorgungs-, Rettungs- und Transportperiode,
2. die **klinische Phase** mit Akutphase, primärer und sekundärer Diagnostik-, Behandlungs- und Regenerationsperiode.

Zwischen präklinischer und klinischer Phase liegt als Nahtstelle die Patientenübergabe. Diese ist somit ein integrierter Bestandteil einer optimalen Patientenversorgung bzw. der Rettungskette.

Die grundsätzliche Organisationsform zur präklinischen Versorgung von Notfallpatienten kann als gut bezeichnet werden. Auf klinischer Seite hingegen gibt es, vor allem in kleineren Krankenhäusern, nicht immer ein entsprechendes Gegenstück z.B. in Form einer zentralen Notaufnahme. Eine lückenlose Weiterführung der präklinischen Maßnahmen auf intensivmedizinischem Niveau direkt nach dem Eintreffen des Notfallpatienten in der Klinik ist häufig nicht gewährleistet. Die Notaufnahme droht zum schwächsten Glied der Rettungskette zu werden.

Gerade eine nicht optimal verlaufende Patientenübergabe kann sehr schnell zum „Nadelöhr" für die weitere Patientenversorgung während der klinischen Phase werden; im schlimmsten Fall kann durch eine schlechte, falsche, unvollständige oder fehlende Übergabe die weitere Patientenversorgung längerfristig verzögert, unterbrochen oder sogar verhindert werden.

In der präklinischen Phase muss der RD unter meist erschwerten Bedingungen mit einem Mindestmaß an personeller und materieller Ausstattung eine adäquate Therapie einleiten, um eine akute vitale Bedrohung vom Patienten abzuwenden (➤ Abb. 31.2). Bis zum Einsetzen einer kausalen und differenzierten Diagnostik und Therapie in der klinischen Phase müssen insbesondere die Vitalfunktionen auch während des Transports überwacht und erhalten werden.

In der Klinik, meist in der Ambulanz, der Liegendaufnahme, der Notaufnahme oder der Intensivstation, wird der Patient vom Rettungsfachpersonal (bei arztbegleiteten Transporten vom Notarzt) dem diensthabenden Arzt und dem Pflegeteam durch ein Übergabegespräch vorgestellt. Bei dieser Übergabe erhält das Klinikpersonal erste wichtige Patientendaten und medizinische Informationen über den Patienten. Dabei stehen insbesondere Informationen über den Grund der Klinikeinweisung (ggf. auch Einweisungsschein des behandelnden

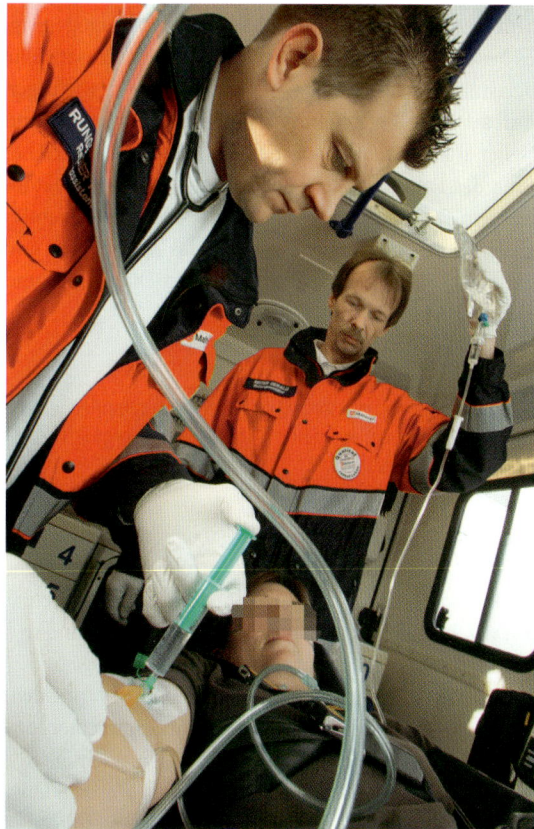

Abb. 31.2 Notfalluntersuchung im RTW [K318]

Arztes), die Genese und Ätiologie des aufgetretenen Krankheitsbildes und zum Verlauf des Patientenzustands während des Transports im Mittelpunkt.

Täglich werden tausendfach Patienten vom RD an die Krankenhäuser und Kliniken übergeben. Leider unterbleibt dabei vielfach noch das erforderliche und wichtige **Übergabegespräch** bzw. es erfolgt nur unvollständig und lückenhaft. Dadurch kann jede bis zu diesem Zeitpunkt vorbildlich und optimal funktionierende Rettungskette abrupt unterbrochen werden. Ein unvollständiges oder fehlendes Übergabegespräch kann im weiteren Verlauf für den Patienten fatale Folgen haben. So können wichtige Hinweise auf die Symptomatik, insbesondere Auffälligkeiten in der Initialphase nach dem unmittelbaren Eintreffen des RD, unerwähnt bleiben. Doch gerade die Hinweise und Symptome, die sich auf die Initialphase beziehen, können oft wichtig und entscheidend für die klinische Diagnostik und die notwendige Therapie sein; denn meist ist der Gesundheitszustand des Patienten am Einsatzort ein anderer, oftmals sogar ein schlechterer als bei der Einlieferung in das Krankenhaus. Erfolgt kein oder nur ein unvollständiges Übergabegespräch, muss der aufnehmende Klinikarzt mit der Anamneseerhebung von vorn beginnen. Dies bedeutet in jedem Fall eine unnötige Zeitverzögerung. Es bedeutet für den Patienten aber auch eine zusätzliche Belastung. Es kann zudem den psychologisch wichtigen Aufbau einer Vertrauensbasis zwischen Patienten und Helfer stören, die einen wichtigen Faktor für die Genesung des Patienten darstellt. Es muss nochmals betont werden: Durch ein unvollständiges oder gar fehlendes Übergabegespräch vergrößern sich das Zeitintervall und die Fehlerwahrscheinlichkeit zwischen Diagnostik und Therapie in der Klinik.

MERKE
Nur eine präzise und sorgfältige Übergabe garantiert einen reibungslosen und optimalen Diagnose-, Versorgungs- und Behandlungsverlauf.

Die Bedeutung eines guten Übergabegesprächs ist offensichtlich. Für die optimale und erfolgreiche Übergabe sind verschiedene Grundsätze unbedingt zu beachten:

- Das Übergabegespräch muss so kurz wie nötig und so einfach wie möglich aufgebaut werden. Zu lange und zu komplizierte Übergabegespräche sind zu vermeiden.
- Die einzelnen (Vital-)Parameter müssen in einer logischen und einer taxonomierten (nach Wichtigkeiten geordneten) Reihenfolge aufgezählt werden. Unlogische und unsystematische Reihenfolgen führen zu Verwirrung.
- Wichtig sind Konzentration auf das Wesentliche, Vermeidung von Nebensächlichkeiten und eigenen Überinterpretationen.

31.2 Störfaktoren der Übergabe

Es gibt verschiedene externe Faktoren, die eine optimale Übergabe stören oder verhindern können:

- Der aufnehmende Arzt hört nicht zu und ignoriert die vom (nichtärztlichen) RS/RA erhobene Anamnese. Er stellt im Grunde die Kompetenz des RS/RA infrage.
- Es ist kurzfristig kein Ansprechpartner für die Übergabe verfügbar. Es kommt aus Personalmangel in Krankenhäusern immer häufiger vor, dass vor allem zu Nachtzeiten kein spezielles Klinikpersonal beim Eintreffen der Rettungsmittel für eine adäquate Übergabe zur Verfügung steht.
- Kommunikationsprobleme zwischen Rettungsdienst- und Klinikpersonal, bedingt durch beidseitige Stressbelastung, können Spannung und Überreaktionen zur Folge haben. Gerade in langen Nächten können Konzentrationsschwächen und Müdigkeit sowohl bei Sendern

(RS/RA) als auch Empfängern (aufnehmendes Klinikpersonal) zu Übermittlungsschwierigkeiten führen.
- Zeitdruck des RS/RA (nächster Einsatz steht an),
- Zeitdruck des Klinikpersonals (parallele Einsätze in der Notaufnahme und auf peripheren Stationen),
- ungenügende oder gar nicht vorhandene Dokumentation des Einsatzes.

Gerade das Infragestellen der Kompetenz des RS/RA zur Erhebung einer adäquaten Anamnese durch den aufnehmenden Arzt stellt leider auch heute noch eine der Hauptursachen für das Scheitern eines Übergabegesprächs dar. Ein solches Verhalten der aufnehmenden Ärzte kann zur Folge haben, dass der RS/RA in zunehmendem Maße demotiviert wird, eine angemessene Patientenübergabe durchzuführen. Solche Geschehnisse führen aber auch zu einer Verunsicherung des RS/RA, die im Extremfall so weit gehen kann, dass auch am Notfallort keine Anamnese mehr erhoben wird, da „der Arzt im Krankenhaus sowieso nicht zuhört und alles besser weiß", und somit der akut lebensbedrohliche Notfall nicht mehr präklinisch erkannt wird.

Es muss an dieser Stelle aber betont werden, dass die Ursachen für ein Scheitern der Patientenübergabe nicht nur auf der Seite der Ärzte zu suchen sind. Auch heute gibt es beim Rettungsfachpersonal leider noch immer gravierende Unterschiede in der Ausbildung und der Qualifikation. So werden Übergabegespräche immer mehr oder weniger qualifiziert, mehr oder weniger systematisch, mehr oder weniger fundiert an den aufnehmenden Arzt herangetragen. Diese unterschiedliche Qualität der Übergabegespräche, gerade auch in hochfrequentierten Krankenhäusern oder Kliniken, mit einer großen Anzahl unterschiedlicher und dem Arzt unbekannter Rettungsdienstmitarbeiter führt auch auf Arztseite oftmals zu Verunsicherungen und Irritationen. So gibt es Fahrzeugbesatzungen, die eine vorbildhafte Übergabe mit vollständiger Anamnese und lückenlos dokumentierter Vitalparameterentwicklung leisten, während andere Besatzungen bewusstlose Patienten mit dem Hinweis übergeben, es komme gleich noch ein Angehöriger, der Bescheid wisse.

31.3 Merkmale einer adäquaten Übergabe

Damit die Übergabe zumindest vom Rettungsfachpersonal optimal durchgeführt wird und die Ursachen, die aufseiten des RS/RA zum Scheitern einer Übergabe führen können, minimiert werden, ist es notwendig, dass sich jeder Rettungsdienstmitarbeiter ein **Grundschema** einer adäquaten Patientenübergabe aneignet. Ein solches Grundschema muss so aufgebaut sein, dass eine gewisse Reihenfolge der in einer Übergabe aufzuzählenden Parameter gewährleistet ist und die Gefahr, wichtige Dinge zu vergessen, möglichst ausgeschlossen wird. Auch die Möglichkeit, sich bei der Übergabe in unwesentliche Dinge zu verstricken, kann dadurch gemindert werden. Parameter, die beim Patienten unauffällig waren, müssen nicht extra erwähnt werden, denn sie verlängern die Übergabe unnötig und setzen die Effizienz der Übergabe herab.

Tab. 31.1: SAMPLE (Anamnesemerkhilfe)

S ymptome	z.B. Übelkeit, Erbrechen, Kopfschmerz etc.
A llergien	speziell im Hinblick auf eine medikamentöse Therapie
M edikamente	z.B. Dauermedikation
P ersönliche Anamnese	aktuell bestehende Erkrankungen, Vorkrankungen, Operationen, Schwangerschaft
L etzte Nahrungsaufnahme	wichtig in Bezug auf eine evtl. bevorstehende Narkose
E reignisse in Bezug auf das Unfallgeschehen bzw. die akute Erkrankung	z.B. Was hat der Patient gemacht, als die Beschwerden eingesetzt haben?

Anamnese

Voraussetzung für eine erfolgreiche Übergabe ist eine präklinisch vollständig erhobene Anamnese. Erst durch die Bestandsaufnahme der Vitalfunktionen, den Gebrauch der Sinne (Hören, Sehen, Fühlen, Riechen, Tasten) und die Erhebung der Anamnese und Fremdanamnese resultiert ein abgerundetes Bild über die akute Situation des Notfallpatienten.

Erfahrungsgemäß bereitet der Umgang mit den diagnostischen Hilfsmitteln weniger Probleme. Viel häufiger gibt es bei der Anamneseerhebung Schwierigkeiten. Hier wird oft unkoordiniert und umständlich abgefragt, oder es werden gleiche Fragen mehrmals gestellt. Dadurch resultiert ein unzureichendes Bild vom Patienten, das sich wiederum auf die Effizienz der Übergabe auswirkt. Die wichtigsten **Grundregeln** für die zu einer Anamnese notwendige Befragung sind:
1. Die Fragen vorher überlegen.
2. Die Fragen in einer logischen Reihenfolge, in leicht verständlicher und präziser Form stellen.
3. Nur Fragen stellen, die wirklich für die Anamnese notwendig sind.
4. Fragenwiederholungen sind zu vermeiden.
5. Blickkontakt zum Patienten halten, ggf. auch Körperkontakt herstellen.

Dies bedeutet, dass man sich vor der Anamneseerhebung darüber im Klaren sein muss, welche der Fragen für die weitere Diagnostik bedeutsam sind. Es empfiehlt sich daher, spezifische Frageschemata aufzustellen, die eine gezielte und orientierte Befragung des Patienten und damit eine schnellere und sichere Diagnostik garantieren (> Kap. 6.1). Eine Möglichkeit einer strukturierten Anamneseerhebung ist beispielsweise das SAMPLE-Schema (> Tab. 31.1), das zugleich einen Leitfaden bei der Übergabe des Patienten im Krankenhaus darstellen kann.

Übergabeschema

Eine systematische Übergabe ist Grundvoraussetzung dafür, dass das übernehmende Personal das präklinische Geschehen und den Bericht gedanklich nachvollziehen kann, wodurch Informationsdefizite minimiert werden.

Eine optimale und systematische Patientenübergabe enthält im Wesentlichen acht Punkte:
1. **Vorstellung des Patienten:** Am Anfang der Übergabe sollte der Patient dem aufnehmenden Arzt mit Namen vorgestellt werden. Hier bietet es sich zur ersten Orientierung auch gleich an, das Alter des Patienten zu erwähnen.
2. **Bericht über das Geschehen oder den Vorfall:** Es schließt sich im zweiten Teil ein kurzer Bericht an, der Aufschluss darüber gibt, was passiert ist und in welcher Lage der Patient vorgefunden wurde. Dies ist umso wichtiger, als dass gerade bei traumatischen Patienten der wirkliche Zustand nicht unbedingt äußerlich erkennbar ist, aus dem Unfallgeschehen her aber angenommen werden muss, dass innere Verletzungen vorliegen.
3. **Besonderheiten bezüglich Vitalparameter und Bewusstsein:** Im weiteren Verlauf der Übergabe sollten im dritten Teil Besonderheiten und Auffälligkeiten in Bezug auf die Vitalparameter angesprochen werden. Dazu empfiehlt sich eine detaillierte Aufzählung. Besonders interessieren hierbei Auffälligkeiten und Symptomatik beim Eintreffen des RD beim Patienten. Nicht selten imponiert beim Patienten in der Initialphase eine ausgeprägte, spezifische Symptomatik in Bezug auf Bewusstsein, Respiration und Kreislauf, die sich jedoch bis zum Eintreffen in der Klinik wieder normalisieren kann. Ein genauer Bericht liefert hier wertvolle Hinweise auf die spätere Diagnosestel-

lung. Blutdruck und Puls sind wichtige Parameter, die oft durch große Schwankungen gekennzeichnet sind. Es sollten daher mindestens drei Werte, z.B. in der Initialphase, während des Transports und beim Eintreffen in der Klinik, ermittelt und dem Klinikarzt mitgeteilt werden. Zusätzlich sollten diese Werte auch deutlich in einem Protokoll dokumentiert werden.

4. **Verletzungen:** In diesem Teil der Übergabe werden eventuelle Verletzungen des Patienten angesprochen. Nicht zu vergessen ist hierbei, dass auch anzunehmende, äußerlich nicht sichtbare Verletzungen zu erwähnen sind. Eine Reihe von Umständen erschwert das Management des traumatisierten Patienten und beeinflusst das Behandlungsergebnis: die Maskierung schwerer Verletzungen durch leichtere, mangelhafte Erfahrung und die spärliche Anamnese. Informationen über das Unfallereignis und über die Biomechanik von Einzelverletzungen, die entscheidende Hinweise zum Verletzungsmuster geben können, sind essentiell, so z.B. beim stumpfen Bauchtrauma das gezielte Suchen intraabdomineller Läsionen.

5. **Bericht zur Anamnese:** Im weiteren Verlauf der Übergabe schließt sich, falls präklinisch bestimmbar, ein Bericht zur Anamnese (Eigen- und Fremdanamnese) an. Herausgestellt werden sollen die Vorerkrankungen, die mit der akuten Erkrankung in Zusammenhang gebracht werden könnten. Dazu gehört die Auflistung der einnahmepflichtigen Medikamente. Patienten, die regelmäßig Medikamente einnehmen, haben häufig einen Medikamentenplan, der in die Klinik mitgenommen werden sollte. Eine Alternative dazu ist die Mitnahme der Medikamenten-

schachteln. Auch die Information über den Zeitpunkt der letzten Mahlzeit oder des letzten Stuhlgangs ist eine Information, die im weiteren Verlauf sehr wichtig sein kann – dies umso mehr, wenn der Patient in der Zwischenzeit bewusstlos geworden sein sollte.

6. **Bericht über die präklinischen Maßnahmen:** In diesem Teil der Übergabe wird dem Klinikarzt über die durchgeführten präklinischen Maßnahmen des RS/RA vor und während des Transports berichtet. Es werden dem aufnehmenden Arzt auch Auffälligkeiten während des Transports mitgeteilt.

7. **Übergabe der persönlichen Gegenstände:** Den Abschluss einer guten Übergabe bildet das Übergeben der persönlichen Gegenstände des Patienten, z.B. Brille, Uhr, Schmuck, Schuhe oder Prothese, an das Klinikpersonal.

8. **Übergabe der Dokumentation:** Der Einsatz eines Rettungsdienstprotokolls, das im Aufbau in etwa dem des Notarztwagenprotokolls entspricht, ist sinnvoll, um die Parameter auch in schriftlicher Form zu dokumentieren. Die primäre Aufgabe eines Rettungsdienstprotokolls ist neben der Erfüllung der Dokumentationspflicht, den Mitarbeitern des aufnehmenden Krankenhauses eindeutig und übersichtlich aussagefähige Informationen über das Notfallgeschehen und die notfallmedizinischen Maßnahmen zu übermitteln. Damit kann sichergestellt werden, dass keine für die weitere Diagnostik und Behandlung des Patienten wichtigen Informationen verloren gehen. Die Bedeutung einer vollständigen und nachvollziehbaren Dokumentation kann nicht genug betont werden; dies gilt auch und gerade für die Rechtssicherheit der Mitarbeiter im Rettungsdienst.

Wiederholungsfragen

1. Warum ist die Patientenübergabe von großer Bedeutung (➤ Kap. 31.1)?
2. Was sind die Grundprinzipien einer optimalen Patientenübergabe (➤ Kap. 31.1)?
3. Was sind typische Störfaktoren einer Patientenübergabe (➤ Kap. 31.2)?
4. Welches sind die wichtigsten Grundregeln einer guten Anamnese (➤ Kap. 31.3)?
5. Welche Bestandteile hat eine optimale Patientenübergabe (➤ Kap. 31.3)?

Klaus Runggaldier, Jürgen Luxem, Claus Kemp

Besondere Transportarten

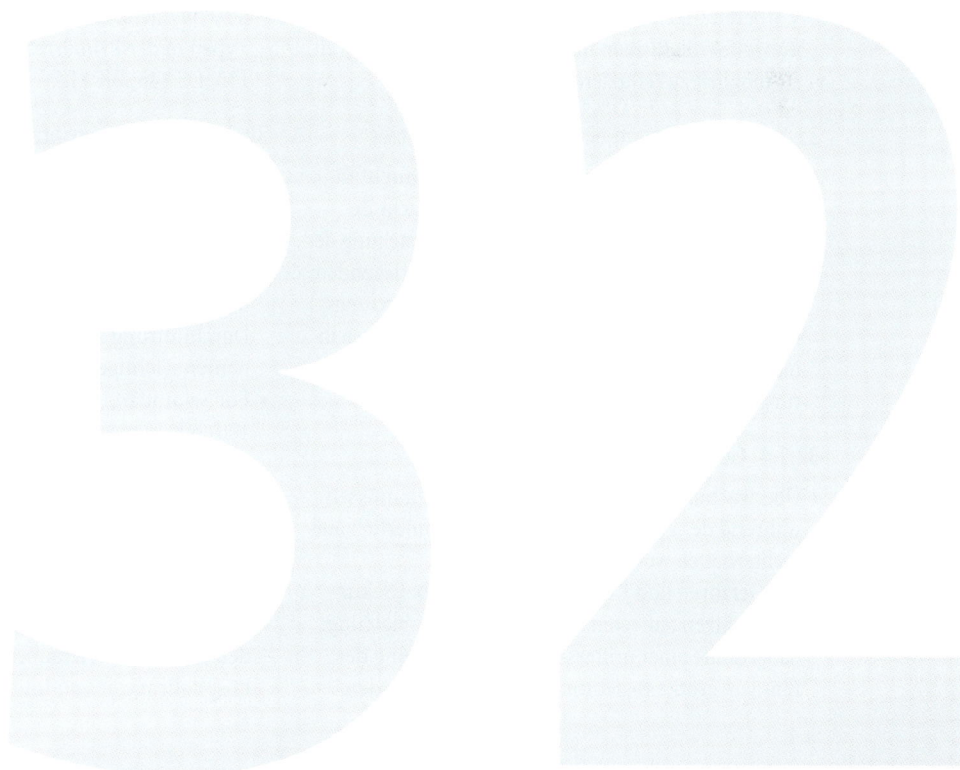

―――――――――――――――――― **Lernzielübersicht** ――――――――――――――――――

32.1 Sekundärtransport

- Sekundäreinsätze sind Transporte von Patienten von einem Krankenhaus in ein anderes zum Zwecke der besseren Patientenversorgung.
- Es gibt dringliche und nicht dringliche Sekundäreinsätze.
- Pro Jahr werden bundesweit im Rettungsdienst ca. 1 Mio. Sekundäreinsätze durchgeführt, wovon ca. 10% kontinuierlich intensivmedizinischen Standard in der Überwachung und Therapie der Patienten erfordern.

32.1.1 Sachliche und materielle Voraussetzungen

- Die sachlichen und materiellen Voraussetzungen sind so zu wählen, dass die für die Patienten erforderlichen Therapie- und Überwachungsmaßnahmen während des gesamten Transports sichergestellt werden können.
- Mindestausstattung sollte sein: EKG-Monitor, Beatmungsgerät, Pulsoxymetrie, Spritzenpumpe, noninvasive Blutdruckmessung, Defibrillator und Transkutanschrittmacher.
- Für „High-risk"-Patienten zusätzlich: invasive Blutdruckmessung, 12-Kanal-EKG, Kapnometrie, spezielle Beatmungsgeräte aus der Intensivmedizin.

32.1.2 Logistische Vorbereitungen und Einsatzplanung

- Jeder Sekundäreinsatz erfordert spezielle logistische Vorbereitungen und eine gesonderte Einsatzplanung, um die Risiken im „Falle eines Falles" so weit als möglich zu reduzieren.

32.1.3 Durchführung eines Sekundäreinsatzes

- Ein geeignetes Organisationsschema zur Durchführung eines Sekundäreinsatzes besteht aus acht Bestandteilen: Indikation zur Verlegung; Herstellung der Transportfähigkeit; Absprache zwischen verlegendem und aufnehmendem Arzt; Meldung an die Rettungsleitstelle; Organisation des Rettungsmittels; Übernahme in der verlegenden Klinik; Transportdurchführung; Übergabe in der aufnehmenden Klinik.

32.1.4 Gefahren und Komplikationen

- Überwachung und Therapie des Patienten müssen während des gesamten Einsatzes kontinuierlich aufrechterhalten werden.
- Die Gefahren und Komplikationen, die bei Sekundäreinsätzen auftreten können, sind sehr vielfältig, daher sollte einer umfassenden Vorbereitung der Einsätze größte Bedeutung beigemessen werden.

32.2 Luftrettung

- In Deutschland besteht ein fast flächendeckendes Luftrettungsnetz mit Rettungshubschraubern.
- Die Luftrettung steht nicht in Konkurrenz zum bodengebundenen Rettungsdienst.
- Der Einsatz von Rettungshubschraubern trägt dem Ziel Rechnung, den bodengebundenen Rettungsdienst wirkungsvoll zu unterstützen und zu ergänzen.

32.2.1 Primäreinsätze

- Der Einsatz des RTH erfolgt grundsätzlich unter den gleichen Gesichtspunkten wie der des NAW oder NEF.
- Der Vorteil des RTH liegt in der Verkürzung des therapiefreien Intervalls bei gleicher Wegstrecke gegenüber dem bodengebundenen Rettungsdienst.
- Bei ca. 60% aller Primäreinsätze des RTH erfolgt die Versorgung des Patienten durch den Notarzt des RTH, der Transport mit einem bodengebundenen Rettungsmittel, z.B. RTW.
- Den RTH kann jeder bestellen. Die Einsatzindikation ist großzügig zu stellen. Zu jedem Einsatz eines RTH gehört ein RTW zur Unterstützung der Besatzung des RTH.

32.2.2 Rettungshubschrauber

- Im Luftrettungsdienst in Deutschland werden unterschiedliche Hubschraubermodelle eingesetzt. Die Typen in der Primärrettung sind: Eurocopter EC 135, EC 145, BK 117.

32.2.3 Sekundäreinsätze

- Bei Einsatzplanung und Durchführung von Sekundärtransporten im Bereich der Luftrettung sind die medizinische Indikationsstellung, die Einsatzplanung, die Ausrüstungskomponenten, die transportmittelbezogenen Aspekte, die patientengerechte Durchführung sowie die bodenbezogenen Komponenten wichtige Qualitätsfaktoren.
- Für Sekundäreinsätze im Mittelstreckenbereich von 100–600 km ist der Intensivtransporthubschrauber meistens das geeignete Transportmittel. Über einer Entfernung von 600 km empfiehlt sich der Einsatz von Flächenflugzeugen.

32.2.4 Ambulanzflugzeug

- Ambulanzflugzeuge werden in der Luftrettung für den risikoarmen Krankentransport und den Interhospitaltransfer von Intensivpatienten eingesetzt.

32

32.2.5 Repatriierung mit Flugzeugen

- Repatriierung ist die Rückholung eines Patienten i.d.R. aus dem Ausland.

32.2.6 Flugphysiologische Grundlagen

- Der Luftdruck der Umgebungsatmosphäre nimmt mit zunehmender Flughöhe ab. Diese Abnahme des Luftdrucks hat Auswirkungen auf den Organismus. Ein geringerer Luftdruck führt zu einer Abnahme von $palvO_2$, paO_2 und SaO_2.
- Mit steigender Flughöhe kommt es zu einer zunehmenden Hypoxie. Dadurch steigen die Herzfrequenz und das Atemminutenvolumen in Ruhe an.
- Lineare und vertikale Beschleunigungen, insbesondere bei Start und Landung, haben ebenfalls Einfluss auf den Organismus und das Wohlbefinden des Patienten.
- Die Luftfeuchtigkeit sinkt bei Flügen in großer Höhe in der Kabine auf unter 10%, was häufig zu Reizhusten beim Patienten führt.

32.2.7 Ausbildung im Bereich Luftrettung

- Neben der medizinischen Ausbildung müssen Rettungsdienstmitarbeiter, die den Piloten während des Einsatzes unterstützen, über eine Zusatzausbildung als HEMS-Crew-Member nach JAR-OPS 3 verfügen. Diese Ausbildung umfasst Kenntnisse in den Bereichen Flugtechnik, Flugsicherheit, Flugorganisation und Flugmedizin.

Im RD gibt es verschiedene Einsatzformen, die sowohl für bodengebundene als auch für Luftrettungsmittel gelten (> Abb. 32.1). So sind im RD zu unterscheiden:
1. Primäreinsatz
2. Sekundäreinsatz (dringlich und nicht dringlich)
3. Tertiäreinsatz (auch sonstige Einsätze, z.B. Bluttransport, Organtransport).

32.1 Sekundärtransport

Die Anzahl und die medizinischen Anforderungen an die Sekundäreinsätze steigen durch die zunehmende Regionalisierung spezialisierter Behandlungsmaßnahmen (Verbrennungszentren, Traumazentren) und die erwei-

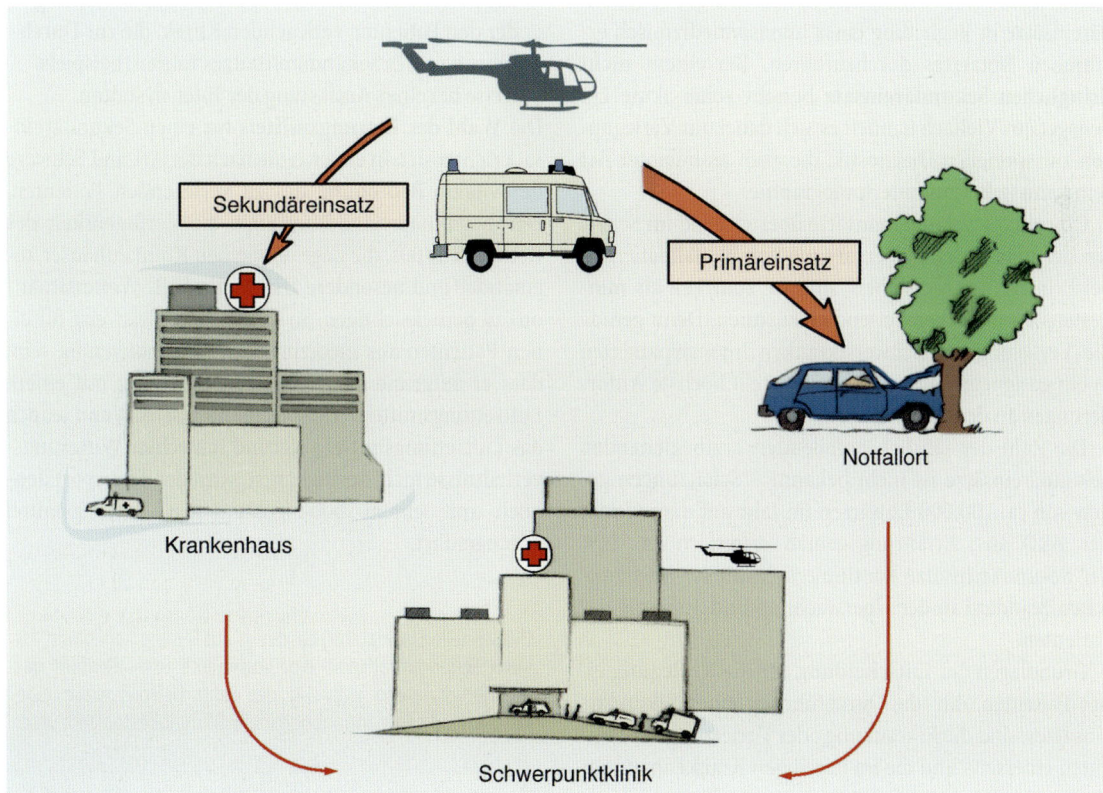

Abb. 32.1 Einsatzarten im Rettungsdienst [L108]

terte Indikationsstellung für derartige Verfahren. Der Stellenwert der häufig wenig spektakulär ablaufenden Sekundäreinsätze im Gesamtsystem RD wird in der Öffentlichkeit, insbesondere aber auch in Fachkreisen vielfach unterschätzt. Die Bedeutung für die tägliche Rettungsdienstpraxis lässt sich jedoch dadurch belegen, dass der Anteil der Sekundäreinsätze am gesamten Einsatzaufkommen von Rettungswagen zwischen 10 und 20% beträgt. Schätzungen gehen davon aus, dass pro Jahr ca. 1 Million Sekundärtransporte durchgeführt werden.

> **MERKE**
> Als Sekundäreinsatz wird der Transport eines Notfallpatienten aus einem Krankenhaus, dessen Möglichkeiten für eine Versorgung nicht ausreichen, in eine Klinik, die für die Endbehandlung medizinisch, personell und organisatorisch genügend ausgerüstet ist, bezeichnet.

Bei Sekundäreinsätzen ist zwischen dringlichen oder nicht dringlichen Einsätzen zu unterscheiden. Ein **dringlicher Sekundäreinsatz** liegt dann vor, wenn akute Lebensgefahr besteht und die Durchführung und Abwicklung des Einsatzes mit der gleichen Schnelligkeit und unter gleichen Bedingungen wie bei Primäreinsätzen erfolgen muss. Grundsätzlich sind dringliche Sekundäreinsätze in Begleitung eines intensivmedizinisch erfahrenen Notarztes durchzuführen. Bei einem **nicht dringlichen Sekundäreinsatz** besteht keine akute Lebensgefahr. Vielfach handelt es sich dabei um Verlegungen zur speziellen Diagnostik, die auch ambulanter Art sein kann (z.B. Computertomographie).

Obwohl die Sekundäreinsätze überwiegend im Schatten der präklinischen Versorgung von Notfallpatienten bei Primäreinsätzen stehen, sind sie zum Teil als mindestens ebenso lebensrettend einzustufen. Denn gerade die Verlegung von schwerstkranken Intensivpatienten in ein geeignetes Therapiezentrum stellt höchste Anforderungen an den modernen RD.

Die Zahl der jährlich anfallenden arztbegleitenden Sekundäreinsätze ist nicht bekannt – Schätzungen gehen von ca. 100.000 Einsätzen im Jahr auf dem Gebiet der BRD aus. Erfahrungsgemäß erfordern ca. 10% der Sekundäreinsätze kontinuierlich intensivmedizinischen Standard in der Überwachung und Therapie der Patienten.

Grundlagen der **Entscheidung für die Verlegung** eines Patienten, d.h. die Durchführung eines Sekundäreinsatzes, sind die Erkrankung oder Verletzung des Patienten einerseits und die im jeweiligen Krankenhaus zur Verfügung stehenden fachlichen, personellen und apparativen Voraussetzungen andererseits.

Im Wesentlichen lassen sich fünf Arten von **Indikationen** für einen Sekundäreinsatz unterscheiden:

1. Sekundäreinsätze sind erforderlich, wenn lebensbedrohliche Störungen der Vitalfunktionen nicht in der gleichen Klinik behoben werden können, also Operationen oder invasive therapeutische Maßnahmen (Hämofiltration, Hämodialyse, Plasmapherese) nicht durchführbar sind.
2. Sekundäreinsätze sind ebenfalls erforderlich, wenn eine adäquate Intensivtherapie nicht durchführbar ist oder besondere Verfahren, z.B. extrakorporale CO_2-Elimination oder differenzierte Beatmungsmuster, angezeigt sind.
3. Auch wenn diagnostische Einrichtungen, z.B. Computertomographie oder Szintigraphie, in der erstbehandelnden Klinik fehlen, sind Sekundäreinsätze indiziert. Dabei fällt der Sekundäreinsatz häufig in die Akutphase der Erkrankung und ist oft als dringlicher Sekundäreinsatz abzuwickeln.
4. Ferner sind Sekundäreinsätze erforderlich bei Verlegungen in Kliniken mit besonderer Spezialisation: z.B. Schwerbrandverletzten-Abteilungen, Neugeborenen-Intensivstationen (➤ Abb. 32.2) oder Zentren für Rückenmarksverletzte.
5. Schließlich sind es Kapazitätenengpässe im Bereich der personellen und/oder apparativen Ausstattung der den Patienten verlegenden Klinik, die zur Durchführung eines Sekundäreinsatzes führen, beispielsweise bei einer Auslastung der Intensivstation.

Die **Wahl des Rettungsmittels** für einen Sekundäreinsatz richtet sich in erster Linie nach der Art und Schwere der vitalen Bedrohung des zu verlegenden Patienten. Darüber hinaus sind aber auch die Verfügbarkeit des Rettungsmittels, die Lage der beiden Krankenhäuser zueinander und besondere Umstände (z.B. Wettersituation) zu berücksichtigen. So kann es beispielsweise für einen Patienten aus medizinischer Sicht notwendig sein, dass er aufgrund seiner vitalen Bedrohung mit einem Luftrettungsmittel verlegt werden müsste. Wenn jedoch das Luftrettungsmittel aufgrund schlechter Witterungsverhältnisse nicht verfügbar ist, wird der Transport dennoch mit einem bodengebundenen Rettungsmittel durchgeführt.

> **MERKE**
> Die schnelle Einsatzfahrt, bei der es auf Minuten ankommt, ist beim Sekundärtransport eine Ausnahme und allenfalls gerechtfertigt, wenn während der Fahrt beispielsweise eine kreislaufwirksame, intraabdominelle Blutung festgestellt wird.

Diese Forderung nach einer schonenden Einsatzfahrt kann im Übrigen für viele Patienten im Rahmen eines

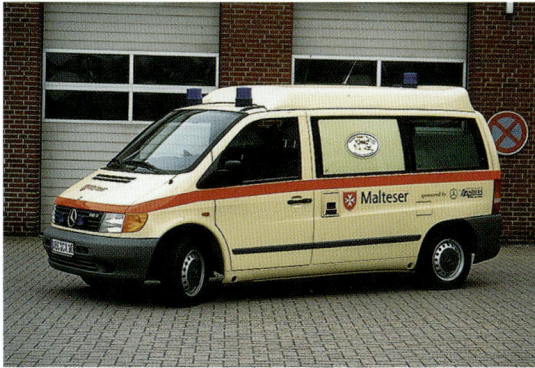

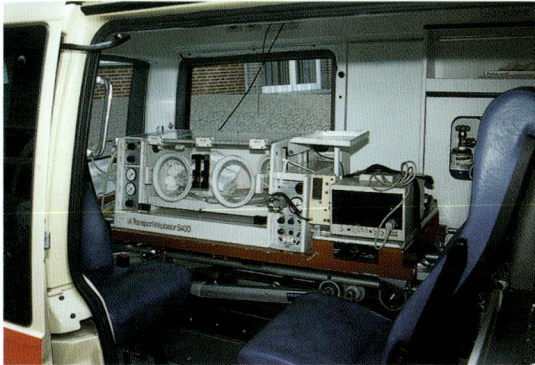

Abb. 32.2 Eine besondere Art des Sekundäreinsatzes ist der Inkubatortransport:
Oben: Baby-NAW
Unten: Inkubator [M234]

Sekundärtransports lebensrettend sein. So können bei Patienten nach erfolgreicher Reanimation ohne kardialen Schock bereits geringe Horizontal- und Vertikalbewegungen des Fahrzeugs zu einer Destabilisierung des Kreislaufs führen. Bei diesen Patienten wie auch bei Patienten mit Wirbelsäulenverletzungen oder Schädel-Hirn-Traumen gilt der Grundsatz, dass die Einsatzfahrt so schonend wie möglich durchgeführt wird und alle Lagerungs- und Stabilisierungsmöglichkeiten (Vakuummatratze, HWS-Schienen) ausgenutzt werden, um die höchstmögliche mechanisch-physikalische Ruhigstellung der Patienten zu sichern.

32.1.1 Sachliche und materielle Voraussetzungen

Ein fachgerechter und sicherer Sekundärtransport erfordert, dass Therapie und Überwachung des Patienten lückenlos gewährleistet sind. Dies gilt nicht nur für den Transport selbst, sondern schon von dem Zeitpunkt an, an dem der Patient in der Klinik übernommen wird, bis zu seiner Übergabe in der Zielklinik.

Bei allen mitgeführten elektronischen Geräten ist zu beachten, dass während der gesamten Transportdauer ein **netzunabhängiger Betrieb** möglich ist. Dabei sollten auch ausreichende Reserven mitgeführt werden, um Überwachung und Therapie des Patienten ohne Einschränkung zu gewährleisten.

Alle Materialien und Geräte müssen für den Transport im Rettungsmittel, auf den Wegen innerhalb der Klinik und zwischen Rettungsmittel und Intensivstation zur Verfügung stehen. Deshalb ist es selbstverständlich, dass bei Sekundäreinsätzen sämtliche Überwachungs- und Therapieeinheiten mobil sind.

Eine Schaufeltrage kann als zusätzliche Ablage für Geräte dienen und ist zugleich ein Hilfsmittel für die Umlagerung des Patienten.

Die Ausrüstung für den Transport eines beatmeten Intensivpatienten besteht mindestens aus folgenden Geräten für **Überwachung und Therapie:**

• EKG-Monitor
• Blutdruckmessgerät
• Pulsoxymeter
• Beatmungsgerät
• Spritzenpumpe(n)/Perfusor(en)
• Defibrillator
• Transkutanschrittmacher.

Bei **Notfallverlegungen** von Patienten mit lebensbedrohlichen Störungen der Vitalfunktionen (z.B. Notwendigkeit einer sofortigen gefäßchirurgischen Operation, akutes Lungenversagen) sind unter Umständen **weitere Geräte** erforderlich, z.B.

• invasive Blutdruckmessung
• 12-Kanal-EKG
• exspiratorische Kohlendioxid-Konzentrationsmessung (Kapnometrie)
• spezielle Beatmungsgeräte aus der Intensivmedizin.

Nicht alle diese medizinischen Geräte sind auf jedem RTW eines Rettungsdienstbereiches überhaupt bzw. in ausreichender Stückzahl vorhanden. In diesem Fall muss die Ausstattung des RTW durch Gerätschaften des verlegenden Krankenhauses ergänzt werden (dieses sollte aufgrund eventuell zu beschaffender Adapter oder zu installierender Halterungen bereits *vor* einer entsprechenden Verlegung gemeinsam geprobt werden), oder es müssen entsprechende Geräte beschafft und unter Umständen zentral für einen Rettungsdienstbereich gelagert und im Bedarfsfall an den Einsatzort (abgebende Klinik) gebracht werden. Ist dieses nicht möglich, muss entweder ein spezielles Intensivverlegungsfahrzeug angefordert oder in Kauf genommen werden, dass eine Überwachung und Therapie während des Transports nur eingeschränkt möglich ist.

32

32.1.2 Logistik des Sekundärtransports

Bei Sekundäreinsätzen sind logistische Vorbereitungen zu treffen, um schon im Vorfeld Komplikationen zu erkennen und möglichst auszuschließen. Dies gilt besonders für alle Sekundäreinsätze mit Intensivpatienten.

Einige der folgenden Beispiele mögen simpel erscheinen, doch sollte man bedenken, dass beispielsweise Ortskenntnisse und Gewährleistung einer kontinuierlichen Unterstützung durch die Leitstelle im Einzelfall lebensrettend sein können. Es ist ein Charakteristikum professionellen Verhaltens, im logistischen Bereich sorgfältig und somit risiko- und komplikationsminimierend zu arbeiten, auch wenn einige der nachfolgenden Vorkehrungen nur in wenigen Fällen wirklich gebraucht werden.

Checkliste: Einsatzplanung des Sekundärtransports

- Ist das Fahrzeug vollgetankt?
- Sind bei weiten Strecken ausreichend Geld, Kreditkarten oder Tankschecks vorhanden?
- Wurde die Aufnahme des Patienten in die Zielklinik vor Transportbeginn durch die Rettungsleitstelle sichergestellt?
- Sind alle Funkkanäle der zu durchfahrenden Leitstellenbereiche inklusive Zielort bekannt?
- Ist die Telefonnummer der Rettungsleitstelle des Zielortes bekannt?
- Wie lautet die genaue Bezeichnung
  – der Zielklinik (auch Anschrift)?
  – der Abteilung (Stationsbezeichnung)?
  – des Ansprechpartners (mit Telefonnummer)?
- Liegen genaue Informationen zum Anfahrtsweg vor?
- Sind die erforderlichen Gasvorräte mit Sicherheitsreserve (100%) berechnet und wurden vorhandene Mengen bei stationären und mobilen Geräten geprüft?
- Liegen Informationen über sämtliche unterwegs erreichbare Kliniken und deren Versorgungsmöglichkeiten vor (wichtig z.B. bei drohender Ruptur eines Aortenaneurysmas)?

32.1.3 Durchführung eines Sekundäreinsatzes

Durch ein systematisches Vorgehen lässt sich das Transportrisiko eines schwerkranken Patienten wesentlich herabsetzen und die Abwicklung des Sekundäreinsatzes

beschleunigen. Ein **Organisationsschema** könnte folgendermaßen aussehen:
1. Indikation zur Verlegung
2. Herstellung der Transportfähigkeit
3. Absprache zwischen verlegendem Arzt und aufnehmendem Arzt
4. Meldung an die Rettungsleitstelle und Auswahl des Rettungsmittels in Absprache mit der Rettungsleitstelle
5. Organisation des Rettungsmittels durch die Rettungsleitstelle
6. Übernahme in der verlegenden Klinik; letzte Transportvorbereitungen
7. Durchführung des Transports
8. Übernahme in der aufnehmenden Klinik.

Indikation zur Verlegung

Die Indikation für die Verlegung eines Patienten stellt der verantwortliche behandelnde Krankenhausarzt. Grundlagen für diese Entscheidung sind die Erkrankung oder Verletzung des Patienten einerseits und die im eigenen Haus zur Verfügung stehenden fachlichen, personellen und apparativen Voraussetzungen andererseits. Der Arzt muss entscheiden, in welche Klinik der Patient verlegt wird. Eine **telefonische Absprache** zwischen verlegender und aufnehmender Klinik ist bereits in dieser Phase unumgänglich, da die Kapazitäten für spezielle intensivpflichtige Patienten sehr begrenzt sind und nur so die Aufnahme in der Zielklinik gewährleistet werden kann, womit unnötige Zieländerungen während der Transportdurchführung vermieden werden können. Außerdem hat die Zielklinik nach einer frühzeitigen Information mehr Zeit, um sich auf den neuen Patienten bedarfsgerecht vorzubereiten.

Herstellung der Transportfähigkeit

Vor der Durchführung eines Sekundärtransports muss alles Erforderliche getan werden, um die Transportfähigkeit eines Patienten bestmöglich herzustellen, denn häufig hat der Patient nur dann überhaupt eine Chance zu überleben. Die Transportfähigkeit limitierende Faktoren und entsprechend notwendige Minimalmaßnahmen zur Herstellung der Transportfähigkeit sind zu bedenken (➤ Tab. 32.1).

Aufgrund der Gegebenheiten während eines Sekundäreinsatzes (räumliche Enge, Vibrationen und Nebengeräusche, Längs- und Querbeschleunigungen) sollte eine großzügige Indikationsstellung zur kontrollierten

Tab. 32.1 Maßnahmen zur Herstellung der Transportfähigkeit

Limitierender Faktor für die Transportfähigkeit	Minimalmaßnahmen zur Herstellung der Transportfähigkeit
manifeste oder drohende respiratorische Insuffizienz unter Spontanatmung	Intubation und Beatmung
dislozierter, verlegter oder undichter Tubus	Lagekorrektur, Umintubation, sichere Fixation
nicht behandelter Hämato- oder Pneumothorax	Thoraxdrainage
zirkulatorische Insuffizienz	Volumensubstitution und/oder Katecholamine, Kardiaka
unzureichende Analgesie	Analgetika, ggf. Narkose
instabile Extremitätenfrakturen	Reposition und Fixation (z.B. in pneumatischer Schiene)
Wirbelsäulenfrakturen	Lagerung auf Vakuummatratze

Beatmung auf dem Transport erfolgen. Solche Indikationen sind:

- manifeste respiratorische Insuffizienz
- drohende respiratorische Insuffizienz
- manifeste oder drohende Schockzustände (hämorrhagisch, kardial, neurogen, septisch, anaphylaktisch)
- nicht beherrschbare Schmerzzustände
- eingeschränkte Bewusstseinslage
- Polytrauma
- schweres isoliertes Trauma (z.B. Schädel-Hirn-Trauma)
- Intoxikationen mit Auswirkungen auf den Sauerstofftransport (Kohlenmonoxid, Zyanide).

Der Anteil von beatmeten Patienten auf Sekundäreinsätzen ist in den letzten Jahren kontinuierlich gestiegen. Doch im Vergleich zum heute möglichen Standard der Intensivmedizin gibt es im Bereich der Sekundäreinsätze noch keine zufriedenstellenden Bedingungen. So wiesen in einer Untersuchung etwa zwei Drittel der beatmeten Patienten bei Ankunft im Zielkrankenhaus deutliche Defizite in der Blutgasanalyse auf.

Die Herstellung der Transportfähigkeit ist grundsätzlich die Aufgabe des den Sekundärtransport anfordernden und nicht des den Transport durchführenden Arztes. Dennoch muss dieser die Transportfähigkeit des Patienten überprüfen und ggf. herstellen.

Absprache zwischen verlegendem und aufnehmendem Arzt

Nach der Herstellung der Transportfähigkeit sollte eine fachbezogene Absprache zwischen verlegendem und behandelndem Arzt stattfinden, damit keine Informationsdefizite auftreten. Eine Übergabe von Arzt zu Arzt bedeutet, dass dem Notarzt eine Patientenanamnese und alle diagnostischen und therapeutischen Maßnahmen vorgestellt werden. Die bisherigen Bedingungen einer etwaigen Beatmung und deren Effizienz (z.B. Beatmungs-Protokoll) müssen eingesehen werden.

Meldung an die Rettungsleitstelle und Auswahl des Rettungsmittels in Absprache mit der Rettungsleitstelle

Die Auswahl des Rettungsmittels hat in enger Absprache mit der Rettungsleitstelle zu erfolgen. Nur sie verfügt über die nötigen Informationen bezüglich vorhandener und einsatzbereiter boden- oder luftgebundener Rettungsmittel. Bei der entsprechenden Auswahl des Rettungsmittels sind verschiedene Aspekte individuell zu berücksichtigen:

- Krankheitsbild oder Verletzungsmuster: Für bestimmte Patienten geht es um jede Minute und/oder um einen möglichst schonenden Transport.
- Entfernung der Zielklinik: Große Entfernungen sollten vorzugsweise auf dem Luftwege (RTH, Flugzeug) patientenfreundlich absolviert werden.
- Benötigtes Platzangebot: Einige Luftrettungsmittel erschweren die intensivmedizinische Versorgung der Patienten aufgrund des verminderten Platzangebots. Aus diesem Grunde und um Primärrettungsmittel nicht unnötig zu blockieren, sollte auf ITH zurückgegriffen werden, die in der Regel mehr Platz bieten und eine speziell erweiterte Ausrüstung mit sich führen.
- Witterungsverhältnisse: Der Einsatz von Luftrettungsmitteln ist vielfach nur bei guten Sichtverhältnissen, bei nichtbestehender Vereisungsgefahr und ausreichenden Landemöglichkeiten möglich.
- Während der Absprache ist es notwendig, dass sich die Rettungsleitstelle über die für den Transport benötigten Überwachungs- und Therapieeinrichtungen informiert.

Organisation des Rettungsmittels durch die Rettungsleitstelle

Die Organisation des Rettungsmittels durch die Rettungsleitstelle sollte so früh wie möglich erfolgen, um insbesondere für den Transport von Intensivpatienten eine optimale Vorbereitung des Transportmittels durch die Fahrzeugbesatzung zu gewährleisten. Auch die Weitergabe der Informationen bezüglich des benötigten gerätetechnischen Equipments durch die Leitstelle an die Fahrzeugbesatzung ist obligat.

Übernahme in der verlegenden Klinik und letzte Transportvorbereitungen

Nachdem das Rettungsdienstpersonal in der verlegenden Klinik eingetroffen ist, sollte zwischen behandelndem **Arzt, Notarzt** und **RS/RA** ein Informationsaustausch stattfinden, in dem folgende Punkte geklärt werden:
- **Krankheitsbild** oder Verletzungsmuster des Patienten
- notwendige **Überwachungs- und Behandlungsmaßnahmen** während des Transports
- Übergabe eines zusammenfassenden **Befunds** (einschließlich aller zuletzt bestimmten Laborwerte, vorhandener Röntgenaufnahmen) an den transportbegleitenden Arzt (Notarzt)
- Abfassung eines **Übergabeprotokolls**.

Während und nach der eigentlichen Übernahme des Patienten stehen die letzten **Transportvorbereitungen** im Mittelpunkt: Umlagern, Lagerung und Fixierung des Patienten, Justieren und Einstellen der Überwachungs- und Therapieeinrichtungen und nochmalige Überprüfung der Transportfähigkeit.

Durchführung des Transports

Bei der Durchführung des eigentlichen Transports sind folgende Aspekte besonders zu berücksichtigen:
- Die schnelle Einsatzfahrt, bei der es auf Minuten ankommt, stellt die Ausnahme dar.
- In der Regel ist ein langsamer und damit schonender Transport das Mittel der Wahl.
- Während der Fahrt sollte die Zielklinik zur Vorbereitung organisatorischer Maßnahmen über die voraussichtliche Ankunftszeit, den aktuellen Zustand des Patienten und unter Umständen erforderliche Konsiliarien informiert werden.
- Ständige Erreichbarkeit über Funk – das Schalten von Anschlusskanälen bei längeren Transportwegen muss zur Sicherheit des Patienten bei Komplikationen selbstverständlich sein.

Übergabe in der aufnehmenden Klinik

Bei der Übergabe des Patienten in der aufnehmenden Klinik steht wiederum die möglichst umfassende Informationsweitergabe an den weiterbehandelnden Arzt im

Mittelpunkt. Ein ausführlicher **Verlegungsbericht** sowie das **Einsatzprotokoll**, das während des Transports angefertigt wurde, sind dazu hilfreich.

32.1.4 Gefahren und Komplikationen

Die Gefahren und Komplikationen, die bei Sekundäreinsätzen auftreten können, sind vielfältig. Während der Durchführung von Sekundäreinsätzen gilt daher als oberster Grundsatz:

> **MERKE**
> Überwachung und Therapie müssen während des gesamten Einsatzes kontinuierlich aufrechterhalten werden können.

Um dies zu gewährleisten, ist es notwendig, dass insbesondere Gefahren, die etwa durch das Umlagern der Patienten und durch den Transport entstehen, ausgeschlossen bzw. minimiert werden. Erschwerend hinzu kommt, dass bei vielen Beatmungsgeräten, die im RD mitgeführt werden, die Alarmgrenzen nicht eingestellt werden können. Gerade hier ist das Rettungsdienstpersonal besonders gefordert, trotzdem frühzeitig für den Patienten gefährliche Situationen zu erkennen.

Zur **Sicherung** einer adäquaten **Überwachung** und der lebenserhaltenden **Therapie** gehört u.a.
- das regelmäßige Inspizieren der Venenzugänge
- das Verwenden von Spritzenpumpen (Perfusoren) zur kontinuierlichen Gabe von Medikamenten, z.B. Katecholaminen, Kalium
- das sichere Fixieren des Tubus bei intubierten Patienten
- das kontinuierliche Beobachten des Beatmungsdrucks und der Thoraxbewegungen
- das Kontrollieren der Tubuslage, z.B. nach Lagerungsmaßnahmen am Patienten oder bei pathologischen Veränderungen der Beatmungsparameter
- das sichere Fixieren der Beatmungsschläuche (Vermeiden von Zug, Druck und Abknicken).

Typische und folgenschwere Gefahren und Komplikationen von Sekundäreinsätzen

Häufige Komplikationen ergeben sich bei der intravenösen Therapie, der Beatmung, der Anwendung von Geräten und bei der Dokumentation.
- **Perfusoren** zur Medikamentengabe (vor allem bei Katecholaminen) sind stets auf einer Höhe mit dem Patienten anzubringen. Der Spritzenstempel wird

erst durch das richtige Einlegen in den Perfusor gesichert. Ist der Spritzenstempel nicht gesichert, führt eine Höhendifferenz von einem Meter aufgrund des durch die Schwerkraft erzeugten hydrostatischen Drucks bei einer 50-ml-Spritze zum Leerlaufen innerhalb von ca. 90–120 Sekunden. Werden Spritzenpumpen an der Decke des Fahrzeugs befestigt, besteht die Gefahr, dass ungehindert Medikamente in den Patienten einlaufen, die zu lebensbedrohlichen Situationen führen können.

- Die **Beatmungsgeräte**, die über die Einstellung „Überdruck" oder „Drucklimitierung" verfügen, bergen eine weitere Fehlerquelle. Wird eine der genannten Einstellungen gewählt, kann es sein, dass beim Erreichen oder Überschreiten der eingestellten Druckgrenzen ein Teil des Atemzugvolumens innerhalb des Gerätes abgeblasen wird, ohne dass die entsprechenden Alarmsignale erscheinen. Der Patient wird dabei nur noch hypoventiliert, mit den bekannten Folgen. Bei solchen Geräten ist während einer volumenkontrollierten Beatmung die Drucklimitierung auf einen Wert von mindestens 40 mbar einzustellen. Nur so ist gewährleistet, dass ein Anstieg des Beatmungsdrucks sofort erkannt wird.
- Das **Beatmungssystem darf nicht unter Zug stehen**. Improvisierte Konstruktionen an der Fahrzeugdecke sind gefährlich, da Änderungen wie das neue Einstellen des Tragetischs (z.B. Kopftieflagerung) oder Federbewegungen, ausgelöst durch das Fahrzeug, zu einer ungewollten Extubation führen können. Gebräuchlich zur sicheren Zugvermeidung sind verstellbare, am Tragegestell anklemmbare Halterungen, die auch in der Anästhesie angewandt werden.
- Beim Gebrauch von **Beatmungsbeuteln** ist darauf zu achten, dass **Reservoirsysteme** oder **Demand-Ventile** verwendet werden. Bei Beatmungsbeuteln ohne Reservoirsystem oder Demand-Ventil ist auch bei hohem Sauerstoff-Flow nur eine Sauerstoffkonzentration bis maximal 40% zu erreichen. Bei Patienten mit höherem Bedarf an inspiratorischer Sauerstoffkonzentration kann dies zu bedrohlichen Hypoxien führen.
- Die **vollständige Dokumentation** der Patientendaten, der eingeleiteten Maßnahmen und des Verlaufs gehören zum professionellen Handeln der Mitarbeiter im Rettungsdienst. Ohne diese Sorgfalt wird die Weiterbehandlung von Patienten in der aufnehmenden Zielklinik verzögert und eine sofortige und damit effektive Therapie bei Schwerstkranken gefährdet.
- Die **Medizintechnologie** der nach DIN ausgerüsteten arztbesetzten Rettungsmittel ist für die Fortführung der klinischen Intensivtherapie keinesfalls ausrei-

chend. Dies trifft vor allem für die Beatmung, das Monitoring sowie die pumpenkontrollierte Medikamentenapplikation zu.

Der Anteil der Sekundärtransporte am gesamten Einsatzaufkommen des RD nimmt zu. Leider besteht die Gefahr, dass bestimmte Grundregeln des Patientenmonitorings vernachlässigt werden, weil die Grundbedingung der Primärrettung nicht immer gegeben ist, denn der Patient erscheint bereits therapiert. Es ist jedoch keine Seltenheit, dass ein Patient auf dem Sekundärtransport, obwohl vorher stabilisiert, plötzlich zum Notfallpatienten wird.

Die Vorbereitung eines Sekundäreinsatzes in technischer und logistischer Hinsicht ist ebenso entscheidend für den Erfolg wie die kontinuierliche Überwachung der Geräte und des Patienten auf dem Transport selbst. Gerade der Sekundäreinsatz bietet die Möglichkeit, viele Probleme des Transports bereits im Voraus zu klären.

32.2 Luftrettung

In Deutschland besteht ein nahezu flächendeckendes Luftrettungsnetz mit Rettungshubschraubern (RTH, ➤ Abb. 32.3), die von unterschiedlichen Betreibern vorgehalten werden und in das öffentlich-rechtliche System des RD integriert sind; Träger der Luftrettung sind die Länder. Das Luftrettungsnetz hat sich von der ursprünglich zugedachten Ergänzungsfunktion zu einem integralen Bestandteil im RD weiterentwickelt. Die Stationen sind so verteilt, dass die dortigen RTH einen Radius von etwa 50–70 km abdecken und damit binnen 15 Minuten jeden Einsatzort innerhalb ihres Bereichs erreichen können. Die RTH sind als zusätzliches Glied in der Rettungskette anzusehen. Über die Notrufnummern 110 und 112 oder die regionale Rettungsleitstelle sind sie jederzeit zu alarmieren.

Die RTH sind täglich von sieben Uhr morgens bzw. von Sonnenaufgang bis Sonnenuntergang einsatzbereit. Nachts sind nur wenige der Primärrettungshubschrauber besetzt und können somit zeitnah zum Einsatz kommen. In weniger als zwei Minuten ist der RTH tagsüber gestartet und auf dem Anflug zum Notfallort. In der Regel beträgt der Einsatzradius 50 km um den Stationierungsort.

Der Luftrettungsdienst ist ein Teil des allgemeinen RD, auf den jeder Anspruch hat. Kostenfreiheit für den Patienten ist gewährleistet, d.h., wenn ein RTH alarmiert wird, entstehen dem Meldenden oder Anforderer keine Kosten, auch nicht bei Fehleinsätzen. Die Kosten werden

32

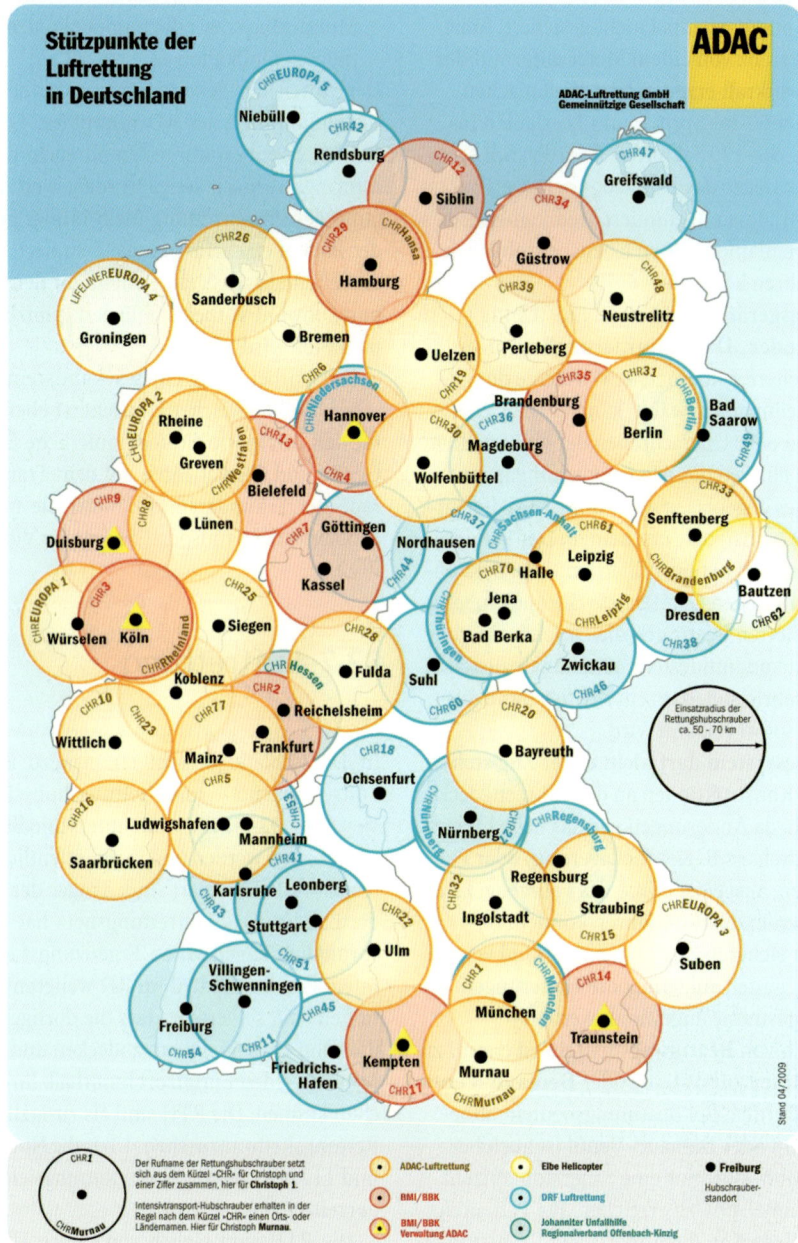

Abb. 32.3 Stützpunkte der Luftrettung in Deutschland (Stand 09/2008) [W161]

anteilig von den Krankenkassen, den Trägern des RD, dem Bund oder privaten Betreibern übernommen.

Die **Luftrettungsstützpunkte** befinden sich in der Regel an leistungsfähigen Krankenhäusern. Neben dem Piloten besteht die medizinische **Besatzung** aus einem in der Notfallmedizin erfahrenen Arzt und einem Rettungsassistenten. Die **Mindestausstattung** für RTH ist durch die EU-Normen DIN EN 13230-10 für Luftrettungsmittel sowie seit 2008 durch die DIN EN 13718-1

(Anforderungen an medizinische Geräte) und DIN EN 13718-2 (Operationelle und technische Anforderungen an Luftfahrzeuge zum Patiententransport) festgelegt.

Diese Normen legen flugtechnische und medizinische Minimalforderungen fest, die von der Ausstattung im RTH meist übertroffen werden. Ergänzt werden diese Vorgaben durch luftfahrtspezifische Vorgaben wie die JAR-OPS 3, die den Einsatz von Hubschraubern im Luftverkehr regelt.

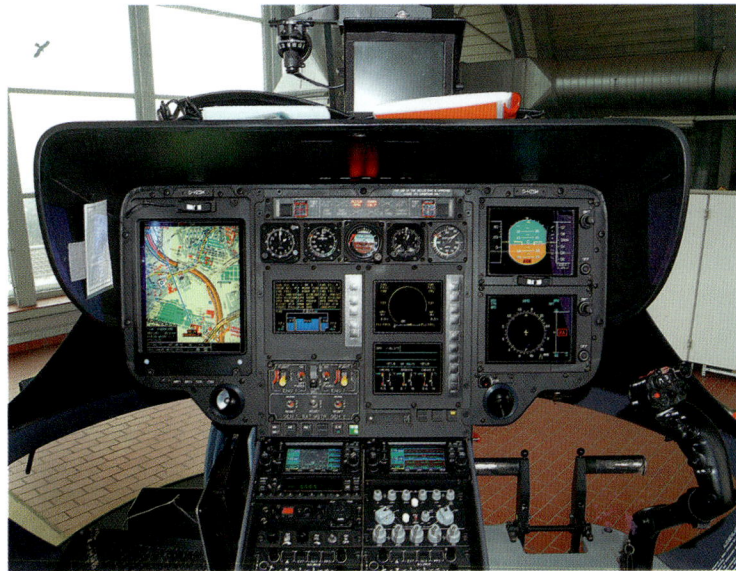

Abb. 32.4 Blick ins Cockpit eines EC-135-Rettungshubschraubers [W310]

Das **Platzangebot** unterliegt im RTH im Vergleich zum Notarztwagen (NAW) aber immer noch beträchtlichen Einschränkungen. Die in der Primärrettung eingesetzten Hubschraubertypen erfüllen zwar die Norm; es ergeben sich jedoch beträchtliche Unterschiede zum herkömmlichen NAW (➤ Tab. 32.2).

Tab. 32.2 Vor- und Nachteile von NAW und RTH

	Notarztwagen	Rettungshubschrauber
Vorteile	• gute räumliche und technische Voraussetzung für Behandlung und Transportüberwachung • gute Lagerungsmöglichkeit und Wetterunabhängigkeit	• schneller Antransport des Notarztes • rascher Transport in Schwerpunktklinik • schonender Transport unabhängig vom Gelände
Nachteile	• lange Transportzeiten • starke Erschütterungen	• eingeschränkte Behandlungsmöglichkeit und erschwerte Überwachung während des Fluges • Lagerung erschwert • nachts nur Transporte von bekanntem Landeplatz zu bekanntem Landeplatz möglich, d.h. keine Primäreinsätze

Die **Aufgaben des Luftrettungsdienstes** umfassen verschiedene Bereiche:

• **Primäreinsatz:** schneller Transport des Notarztteams zur Hilfeleistung bei Notfällen (nicht nur chirurgische Notfälle) an den Ort des Geschehens
• **Primärtransport:** Transport des Patienten in das für ihn geeignete Krankenhaus
• **Sekundärtransport:** dringender Transport von medizinisch bereits versorgten Patienten von einem Krankenhaus in eine Klinik für die Weiterbehandlung
• **Tertiärtransport:** Transport von Blutkonserven und Organen für Transplantationen.

32.2.1 Primäreinsätze

Ein Primäreinsatz in der Luftrettung ist jeder Notfall, der gemäß der Notfallmeldung oder der Beschaffenheit des Notfalls die Hinzuziehung eines Notarztes zur ärztlichen Versorgung eines Patienten erforderlich macht und bei dem durch den Einsatz eines RTH Vorteile gegenüber dem bodengebundenen RD zu erwarten sind (➤ Abb. 32.5).

Der Einsatz des RTH erfolgt grundsätzlich unter den gleichen Gesichtspunkten wie der eines NAW. Die überragende Bedeutung des RTH im Vergleich mit dem NAW liegt in der Verkürzung des therapiefreien Intervalls bei gleicher Wegstrecke (➤ Abb. 32.6). Gegenüber einem bodengebundenen Arzt kann der RTH seinen Zeitvorteil bis zu einer dreimal größeren Entfernung vom Unfallort erhalten. Das heißt, ein 60 km vom Notfallort stationierter RTH benötigt die gleiche Anfahrts-

32

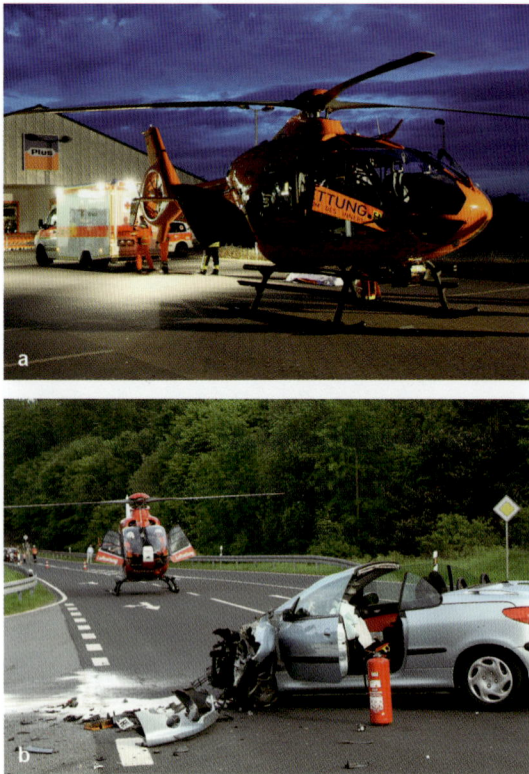

Abb. 32.5 Rettungshubschrauber im Einsatz [O429]
a) … nach Einbruch der Dunkelheit
b) … im ländlichen Raum

zeit wie ein 20 km anfahrender NAW. So ist der RTH bei längeren Anfahrten dem NAW überlegen. Daher ist bei jedem Notfall, der gemäß der Notfallmeldung oder der Beschaffenheit des Notfalls die Hinzuziehung eines Notarztes erforderlich macht und bei dem die Anfahrtszeit des bodengebundenen Notarztes länger als die des RTH ist, ein RTH zu alarmieren.

Einsatztaktik bei Primäreinsätzen

Jedermann kann den RTH über die örtliche Rettungsleitstelle anfordern, denn jeder RTH ist einer solchen Alarmzentrale zugeordnet. Dieser Rettungsleitstelle obliegt es, den RTH im Verbund mit den bodengebundenen Kräften zu führen. Die Besatzung bleibt während des Einsatzes über Funk in ständigem Kontakt mit der Rettungsleitstelle.

Ist vom Notfallort aus eine Arztbegleitung in die nächste geeignete Klinik notwendig, so führen nur 40% dieser Rettungseinsätze zu einem Transport des Patienten mit dem Hubschrauber (Primärtransport). In der überwiegenden Anzahl (60%) dieser Rettungseinsätze fungiert der Notarzt des RTH als erstversorgender Arzt,

der den Transport des Patienten anschließend mit dem ebenfalls am Notfallort befindlichen RTW begleitet.

> **MERKE**
> Den RTH kann jeder anfordern. Die Einsatzindikation ist großzügig zu stellen. Zu jedem Einsatz eines RTH gehört ein RTW zur Unterstützung der Besatzung des RTH sowie ggf. als Transportmittel.

Versorgungsflug

Kriterium der Einsatzbeschreibung „Versorgungsflug" ist die Versorgung des Patienten durch den Arzt des RTH an der Notfallstelle ohne anschließenden Transport im RTH. Es bestehen zwei Möglichkeiten der Versorgung eines Patienten:
1. RTW und RTH werden gemeinsam zu einem Notfallort alarmiert. Nach der unmittelbar am Notfallort erfolgten ärztlichen Behandlung wird der Patient ohne Begleitung des Hubschraubernotarztes mit dem RTW in die Klinik transportiert. Der RTH ist mit seinem Arzt von der Einsatzstelle an wieder einsatzbereit.
2. RTW und RTH werden gemeinsam zu einem Notfallort alarmiert. Nach der unmittelbar am Notfallort erfolgten ärztlichen Behandlung wird der Patient in Begleitung des Hubschraubernotarztes im RTW in die Klinik transportiert. Der RTH fliegt nichteinsatzbereit (ohne Arzt) ebenfalls in die Klinik, um den Hubschraubernotarzt im Anschluss wieder aufzunehmen. Erst dann ist der RTH wieder für einen Einsatz bereit.

Primärtransport

RTW und RTH werden wieder gemeinsam zur Notfallstelle entsandt. Nach der unmittelbar erfolgten ärztlichen Behandlung wird der Patient im RTH mit Arztbegleitung in eine geeignete Klinik transportiert.

32.2.2 Rettungshubschrauber

Ausrüstung des Rettungshubschraubers

Im Luftrettungsdienst werden in Deutschland unterschiedliche Hubschraubermodelle für die Primär- und Sekundärrettung verwendet. Der genutzte Helikoptertyp ist nicht vorgeschrieben. Der Deutsche Normenausschuss hatte in diesem Zusammenhang die DIN 13230

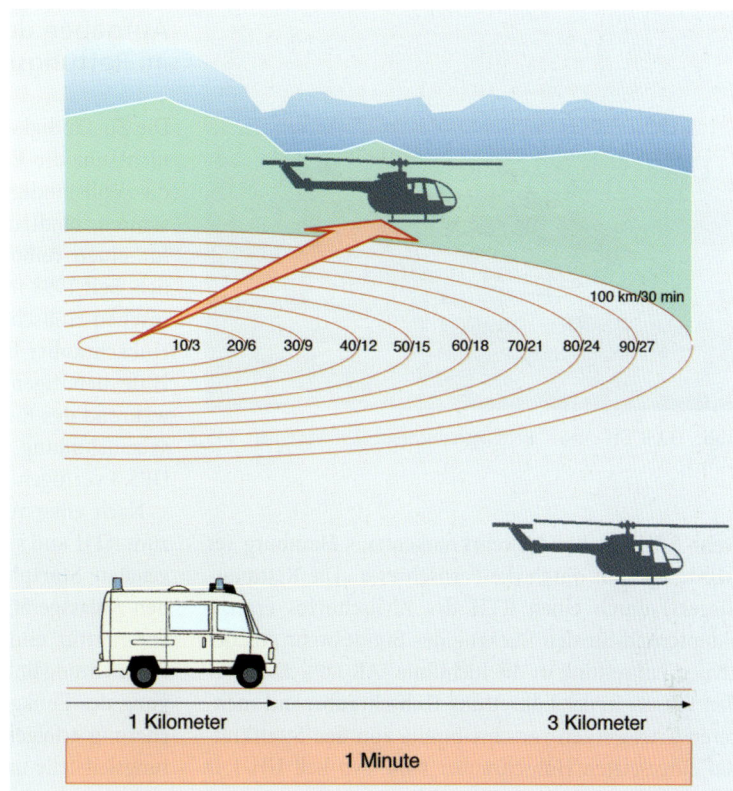

Abb. 32.6 Geschwindigkeitsvergleich von NAW und RTH [L108]

zur Vereinheitlichung der günstigsten Ausstattung erarbeitet. Ziel war die optimale Ausnützung des vorhandenen Raums der Eurocopter-BO-105-Zelle. Da dieser Helikoptertyp mittlerweile veraltet ist (Einstellung der Produktion im Jahr 2001), wurde die DIN 13230-10 zuletzt 2003 modifiziert. Weitere Vorgaben zur gerätetechnischen Ausstattung und operationellen Anforderungen sind zusätzlich in der Euronorm (DIN EN 13718) entwickelt worden.

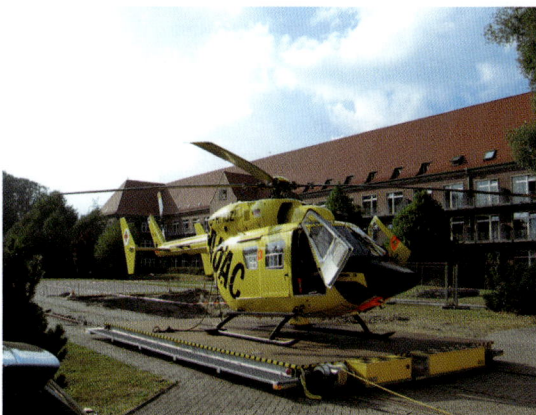

Abb. 32.7 BK-117-Rettungshubschrauber auf einer Landeplattform [M234]

Es ist festzuhalten, dass die Ausrüstung abhängig von der konzeptionellen Anforderung (vornehmlich Primär- oder Sekundärhubschrauber) durchaus variieren kann, die festgelegten Normen jedoch nicht unterschritten werden dürfen.

In Deutschland sind in der **Primärrettung** folgende **Hubschraubertypen** im Einsatz:

- Eurocopter BK 117 (eingesetzt von ADAC, DRF; ➤ Abb. 32.7)
- Eurocopter EC 135 (eingesetzt von ADAC, DRF, BMI; ➤ Abb. 32.5a)
- Eurocopter EC 145 (eingesetzt von ADAC, DRF; ➤ Abb. 32.8)

Diese werden vor allem durch die **ADAC Luftrettung GmbH**, die **Deutsche Rettungsflugwacht (DRF)** sowie das **Bundesministerium des Inneren (Zivilschutz)** gestellt; daneben gibt es einige kleinere Firmen (Elbe-Helicopter und Kooperationspartner der DRF), die einen RTH im so genannten **Dual-Use-Modus** betreiben. Als Dual-Use wird die Nutzung eines RTH sowohl für Primär- als auch für Sekundäreinsätze verstanden.

Die **Bundeswehr** hat sich am 30. Juni 2006 nach 35 Jahren aus der zivilen Luftrettung zurückgezogen, das letzte von ihr betriebene Luftrettungszentrum in Neustrelitz wurde an diesem Tag an die ADAC Luftrettung übergeben. Bereits im Januar 2006 wurde der Bundes-

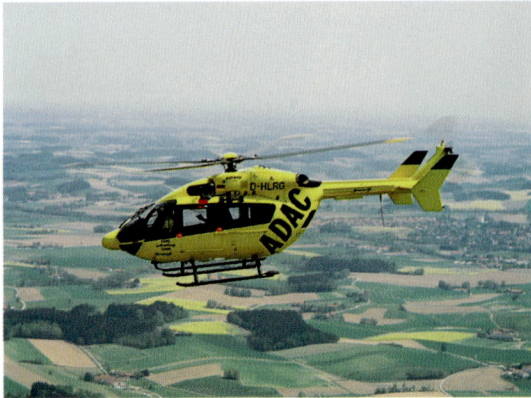

Abb. 32.8 Der neue Rettungshubschrauber Eurocopter 145 [W161]

wehr-RTH am Bundeswehrkrankenhaus Hamburg (er wurde bekannt durch die Fernsehserie „Die Rettungsflieger") durch einen RTH des Zivilschutzes ersetzt. Hauptgrund für den Rückzug der Bundeswehr aus der zivilen Luftrettung ist die Richtlinie JAR-OPS 3, die für den Einsatz in der Luftrettung Hubschrauber mit mehreren Triebwerken vorschreibt; die von den Streitkräften eingesetzten Hubschrauber vom Typ Bell UH-1 D konnten diese Vorgabe nicht erfüllen.

Für die **Sekundärrettung** mittels ITH wird zunehmend auf **Hubschraubertypen** der neuen Generation, EC 145, MD 900 oder Bell 412, zurückgegriffen, jedoch sind auch noch ältere Modelle, z.B. Bell 222 oder Eurocopter SA 365, im Einsatz.

Prinzipiell ist zwischen zwei Grundkomponenten der Ausstattung zu unterscheiden, der mobilen Ausstattung und der stationären Ausstattung des RTH. Die **mobile Ausstattung** des RTH umfasst vor allem die Notfallkoffer oder Notfallrucksäcke. Die Ausstattung orientiert sich an den bekannten Notfallkoffern der RTW und NAW. In den meisten Rettungszentren wird auf das Rucksacksystem zurückgegriffen. Hier ist die gesamte mobile Ausrüstung in speziellen Rucksäcken verstaut und besser zu transportieren. Weiterhin gehören zur mobilen Ausstattung das tragbare EKG-Gerät mit Defibrillator und eine mobile elektrische Absaugpumpe. Die **stationäre Ausstattung** ist durch die DIN 13230 und DIN EN 13718-1 vorgegeben. Die Gerätschaften sind in der EC 135 auf der Rückwand des Innenraums angebracht (> Abb. 32.10). Hier befinden sich die Behältnisse für Medikamente, Infusionen und Verbrauchsmaterial. Ein Beatmungsgerät und ein EKG-Monitor sind als Modulteile angebracht, d.h., sie sind stationär und mobil verwendbar. Die stationäre Absaugeinheit und die Sauerstoffanlage dagegen sind fest montiert.

Aufgaben des Rettungsassistenten im Rettungshubschrauber

Die Zuständigkeit des Luftrettungsassistenten umfasst nicht nur die **Einsatzausführung**, sondern er ist für die Vollständigkeit und Einsatzbereitschaft der gesamten medizinisch-technischen Ausrüstung sowie für einen reibungslosen Stationsbetrieb verantwortlich. Seit 1998 muss eine Person, die für einen medizinischen Hubschraubernoteinsatz eingeteilt ist, um im Hubschrauber beförderte Personen, die medizinische Hilfe benötigen, zu versorgen und um den Piloten während des Einsatzes zu unterstützen, über eine Zusatzausbildung als HEMS-Crew-Member nach JAR-OPS 3 verfügen.

Nach einer Alarmierung begibt sich der RA sofort zum RTH und sichert die bereits durch den Piloten eingeleitete **Startphase** ab. Nach der Trennung des externen Anlassgeräts überprüft er den sicheren Verschluss der Arzttür und steigt ein. Sein Platz befindet sich in Flugrichtung links neben dem Piloten. Nach der Beendigung des Funkgesprächs zwischen Piloten und Flugsicherung erfolgen die Abmeldung bei der eigenen Rettungsleitstelle und kurz darauf die Anmeldung bei der anfordernden Rettungsleitstelle durch den Luftrettungsassistenten. Diese teilt nochmals den genauen Einsatzort und Ansprechpartner vor Ort mit. Während des Fluges orientiert sich der RA über Kurs und aktuelle Position durch Mitverfolgung des Kurses auf der Flugkarte (**Flugphase**). Der Pilot navigiert parallel dazu mit seiner eigenen Luftfahrtkarte der International Civil Aviation Organisation (ICAO) oder dem Flight Management System (FMS), das Satelliten-Navigationssystem und elektronische Kartendarstellung beinhaltet.

Rechtzeitig vor Eintreffen am Einsatzort spricht der RA die Einsatzkräfte vor Ort nochmals an beziehungsweise informiert die Rettungsleitstelle über die Landung. Während der gesamten Anflugzeit gilt, dass der Funkverkehr auf das notwendige Maß reduziert bleibt. Die RTW-Besatzung am Boden hat genug mit ihrem Patienten zu tun und kann nicht unnötig mit dem Hubschrauber funken. Die Landeplätze werden letztendlich durch den Piloten festgelegt. Er hat aus der Luft die beste Übersicht und im Umgang mit Hubschraubern die meiste Erfahrung.

In der **Landephase** gilt es für die gesamte Besatzung, das Umfeld des vom Piloten bestimmten Landeplatzes genau zu beobachten, um eventuelle Hindernisse frühzeitig zu erkennen.

Nach der Landung verlässt der Notarzt die Maschine und eilt zur Einsatzstelle. Der RA sichert die unmittelbare Umgebung des RTH gegen Unbefugte ab, bis die Rotoren zum Stillstand gekommen sind. Anschließend eilt er ebenfalls zur Einsatzstelle. Ist der RTH mit einem zusätzlichen Piloten (Bordmechaniker) besetzt, so übernimmt dieser die Sicherheitsaufgaben, und der RA verlässt gleichzeitig mit dem Notarzt den RTH in Richtung Einsatzstelle.

Sollte der Patient mit dem RTH transportiert werden müssen, so hat der RA zusammen mit dem Piloten die **Transportvorbereitungen** zu treffen. Sind alle Vorbereitungen getroffen, wird der Patient auf die RTH-Trage umgelagert, gesichert und bei den meisten Hubschraubermodellen durch einen Hecktunnel (EC135) in den Helikopter geschoben. Hierbei ist besonders auf venöse Zugänge und Infusionen zu achten. Ansprechbare Patienten werden über die Besonderheiten und Verständigungsmöglichkeiten an Bord vor Beginn des Fluges informiert, um ihnen die Angst zu nehmen. Während des Fluges übernimmt der RA zusammen mit dem Notarzt die weitere Überwachung und Betreuung des Patienten und wickelt den Funkverkehr mit der Rettungsleitstelle ab.

Nach dem Einsatz erfolgt die **Einsatznachbearbeitung**. Hierzu gehören Aufrüstung und Reinigung des RTH, die Einsatzdokumentation und Protokollführung.

Sicherheitsregeln für den Umgang mit Rettungshubschraubern

In allen Flugarten kann es zu Situationen kommen, die einen geordneten Flugbetrieb unmöglich machen. Die besonderen Risiken ergeben sich unmittelbar aus den Anforderungen, die an den Luftrettungsdienst gestellt werden.

Luftrettungseinsätze werden ohne besondere navigatorische Vorbereitung schnellstmöglich, auch bei relativ schlechtem Wetter, angetreten, wenn die Gefahrabwägung es im Rahmen der Mindestvorgaben Sicht/Flughöhe gestattet, und zu Notfallorten durchgeführt, die in vorher nicht erkundetem Gelände (Wohngebiete, verkehrsträchtige Straßen, Nähe von Hindernissen) liegen.

Der unbekannte Einsatz- und Landeort bleibt ein nicht zu unterschätzendes Risiko. Nicht die Zielfindung oder der Überflug birgt das fliegerische Risiko, sondern die Zeit ab der Aufgabe der Sicherheitshöhe unter Instrumenten- oder Sichtflugbedingungen. Dabei ist es unerheblich, ob es sich um einen Unfallort oder um einen Krankenhauslandeplatz handelt. Der entscheidende Faktor ist das Nichtkennen des Landeortes.

> **ACHTUNG**
> **Verhalten bei der Annäherung des RTH**
>
> - Vor der Landung niemals Tücher oder sonstige Zeichen auslegen.
> - Gemähtes Gras, lockerer Schnee, feine Steine, Split und Sand können die Sicherheit des RTH, aber auch die Sicherheit zu nahe stehender Personen gefährden.
> - Niemals von hinten an den Hubschrauber herangehen. Der schnell laufende Heckrotor ist kaum zu sehen.
> - Bei laufendem Rotor begrenzt das Heckleitwerk den Arbeitsbereich beim Be- und Entladen. Hinter dem Heckleitwerk besteht Lebensgefahr.
> - Nach Möglichkeit keine Annäherung an den Hubschrauber, solange die Rotoren laufen; falls doch erforderlich, nur von vorne mit Blickkontakt zum Piloten (sitzt in Flugrichtung rechts). Nicht laufen. Keine Gegenstände über den Kopf halten. Hände unten halten.
> - Wer auf die andere Seite will: Immer vorne um den Hubschrauber herumgehen.
> - Lose Bekleidungsstücke wie Mützen und Schals sowie Brillen bei Annäherung an den Hubschrauber festhalten.
> - Im schrägen Gelände auf unterschiedlichen Abstand des Rotors zum Boden achten. Immer zur Talseite aus dem Hubschrauber aussteigen bzw. von der Talseite an diesen herangehen.

32.2.3 Sekundäreinsätze

Beim Sekundärtransport (➤ Kap. 32.1) werden Patienten betreut, deren Vitalfunktionen im Rahmen des medizinisch Möglichen ausreichend stabilisiert worden sind. Das Krankheitsbild ist bei Übernahme durch die Rettungshubschrauberbesatzung weitgehend bekannt. Bei diesen Patienten findet eine Verlegung für therapeutische oder diagnostische Maßnahmen statt, die am verlegenden Krankenhaus nicht durchführbar sind.

Der Einsatz von in die Rettungskette integrierten Primär-RTH für Sekundärtransporte ist im Einzelfall gut abzuwägen. Sicherlich ist für den Betreiber eines RTH unter wirtschaftlichen Gesichtspunkten eine hohe Auslastung wünschenswert. Andererseits ist zu überlegen, dass gerade in weitläufigen ländlichen Räumen der RTH zum unverzichtbaren Mittel der Primärrettung geworden ist. Nur er kann hier kürzestmögliche Zeiten von der Alarmierung bis zum Eintreffen am Notfallort garantieren. Ein Ausfall dieses Primärrettungsmittels im Notfall aufgrund einer sekundären Transportleistung wird dabei in Kauf genommen. Mittlerweile steht auch eine Vielzahl von Sekundärhubschraubern zur Verfügung, auf die vermehrt zurückgegriffen werden kann; unter Umständen sind diese aus Platz- und Ausstattungsgründen sogar besser für Verlegungen geeignet.

32

Einsatzplanung und Durchführung von Sekundärtransporten

Für den Sekundäreinsatz in der Luftrettung sind zusätzliche Überlegungen zu den für Primärtransporte wichtigen Kriterien anzustellen.

Auf eine **patientengerechte Durchführung** sollte geachtet werden. Dazu gehört auch die medizinische Indikationsstellung. Sie sollte durch den Arzt, der den Sekundäreinsatz durchführt, überprüft werden. Er sollte sich auf jeden Fall vor dem Flug über den Zustand des Patienten in einem Telefongespräch mit dem behandelnden Arzt informieren.

Weiterhin muss man die **aufnehmende Klinik** und den zuständigen Arzt erfragen, zu dem der Patient verlegt werden soll. Im Einzelfall ist hier die telefonische Kontaktaufnahme mit der aufnehmenden Klinik anzuraten. Es ist schon zu oft vorgekommen, dass in der aufnehmenden Klinik viele Personen von dem Patienten wussten – nur der zuständige Arzt nicht. Bei traumatisierten, beatmungspflichtigen Patienten ist weiterhin sicherzustellen, dass der für die Beatmung zuständige Arzt (in der Regel der Anästhesist) ebenfalls informiert wird.

Keineswegs ist es die Aufgabe des Hubschrauberarztes, für die Aufnahme des Patienten in der weiterbehandelnden Klinik zu sorgen. Die **garantierte Aufnahme** muss im Vorfeld durch den verlegenden Krankenhausarzt abgeklärt werden.

Bei der Übernahme des Patienten sind noch einmal sämtliche erhobene **Befunde** auf Vollständigkeit und Richtigkeit zu prüfen.

Zur patientengerechten Durchführung gehört auch, dass geprüft wird, ob der Patient transportfähig ist und ob die gegebenen **technischen Möglichkeiten** (Beatmungsgerät, Anzahl der Perfusoren usw.) den Erfordernissen entsprechen.

Folgende **Qualitätsfaktoren** für Sekundäreinsätze in der Luftrettung sind zu beachten:
- medizinische Indikationsstellung
- Einsatzplanung (Pilot und medizinische Besatzung)
- Ausrüstungskomponenten
- transportmittelbezogene Aspekte (Auswahl des Transportmittels)
- patientengerechte Durchführung
- bodenbezogene Komponenten (Landeplatz).

Auswahl des Transportmittels

Die Auswahl des Transportmittels ist für die Effektivität eines Sekundäreinsatzes von besonderer Bedeutung. Der Transport sollte schnell und schonend erfolgen. Da-

her werden schon bei kürzeren Entfernungen RTH eingesetzt. Der **Zeitvorteil** kann jedoch verloren gehen, wenn der Hubschrauber nicht direkt am Krankenhaus landen kann. In diesen Fällen muss ein zeitraubender Zwischentransport mittels RTW durchgeführt werden.

Neben dem Zeitfaktor ist aber der Faktor der größtmöglichen **Schonung des Patienten** zu beachten. Würde man diesen Faktor außer Acht lassen, könnten dem Kranken oder Verletzten zusätzlich schwere Schäden durch einen langen bodengebundenen Transport zugefügt werden. Dem Aspekt des schonenden Transports ist daher im Zweifelsfalle vor dem Faktor Zeit Vorrang zu gewähren.

Für **Mittelstreckentransporte** (100–600 km) ist meistens der Intensivtransporthubschrauber (ITH) das Rettungsmittel der Wahl. Zwar erreicht das Flugzeug gegenüber dem Hubschrauber eine wesentlich größere Reisegeschwindigkeit, jedoch sind An- und Abflugphasen so zeitraubend, dass bei Entfernungen bis 600 km keine nennenswerte Zeitersparnis erzielt werden kann. Dieser Umstand kommt besonders dann zum Tragen, wenn die Entfernung zwischen Flugplatz und Krankenhaus zu groß ist und der Transport von dort in die Klinik mit einem RTW oder NAW erfolgen muss. In diesen Fällen sollte der ITH eingesetzt werden, zumal dieser im Gegensatz zum Flugzeug von Verkehrsflugplätzen unabhängig ist.

Für **Langstreckentransporte** (über 600 km) bleibt das Flächenflugzeug das Transportmittel der Wahl. Der Lufttransport von Patienten mit Flugzeugen kann mit Ambulanzflugzeugen (AFZ) oder Linienmaschinen durchgeführt werden. In Linienflugzeugen dürfen allerdings keine Notfallpatienten oder Patienten mit ansteckenden Krankheiten transportiert werden. Daher werden solche Transporte mit speziell ausgerüsteten Ambulanzflugzeugen verschiedener Träger durchgeführt.

Intensivtransporthubschrauber

In den letzten Jahren hat sich die medizintechnische Ausstattung der im Sekundärtransport eingesetzten Hubschrauber und Flugzeuge verbessert. Beispiel hierfür ist der ITH. Durch die verbesserte Ausrüstung sind auch schwerstkranke Patienten meist schonend transportierbar. Aber gerade die technischen Möglichkeiten führen häufig zu einer nicht angebrachten Euphorie. Es muss immer wieder geprüft werden – eine entsprechende Kompetenz des den Transport durchführenden Teams natürlich vorausgesetzt –, ob der Patient transportfähig ist und ob die gegebenen technischen Möglichkeiten (z.B. Beatmungsgerät, Anzahl der Perfusoren, notwendige diagnostische Möglichkeiten) für einen sicheren Transport ausreichen.

Nachstehende Erkrankungen stellen eine **Indikation zum Einsatz** eines als ITH ausgerüsteten Transportmittels dar:

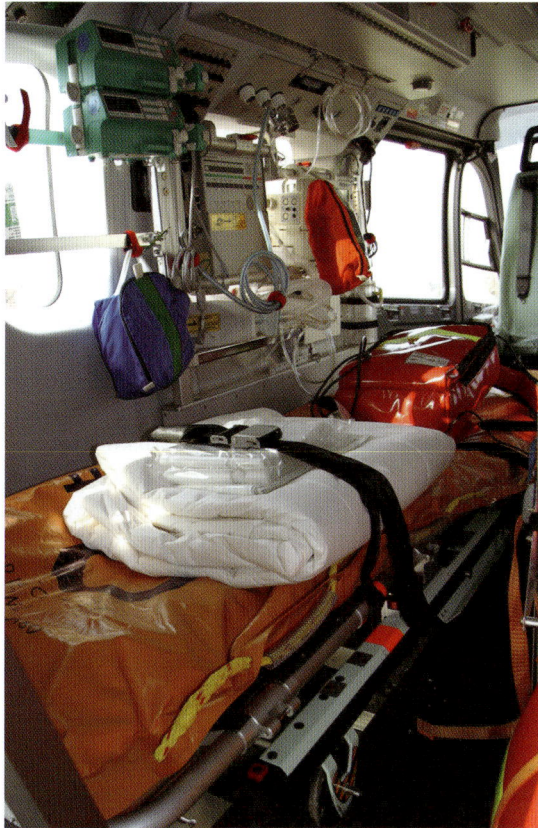

Abb. 32.9 Inneneinrichtung ITH: Lagerung des Patienten in der BK 117 [W161]

- Beatmungspatienten mit Herz-/Kreislauf-, Lungenbzw. Multiorganversagen in internistische oder anäsrhesiologisch-intensivmedizinische Zentren
- Beatmungspatienten zur Diagnostik oder operativen Therapie in chirurgische, neurochirurgische oder herzchirurgische Zentren
- Schwerstbrandverletzte in Brandverletztenzentren
- Neugeborene in neonatologische Zentren
- Multiorganspender
- kardiale Risikopatienten zur Herzkatheterdiagnostik
- Patienten mit progredienter neurologischer Symptomatik zur Diagnostik.

32.2.4 Das Ambulanzflugzeug

Ambulanzflugzeuge stehen für zwei Aufgabenbereiche zur Verfügung, zum einen für den risikoarmen **Krankentransport** und zum anderen den **Interhospitaltransfer** von Intensivpatienten.

Der Deutsche Normenausschuss hatte in diesem Zusammenhang für Ambulanzflugzeuge die DIN 1323 zur Vereinheitlichung der **Ausstattung** erarbeitet, da anfangs noch mit zweimotorigen Kleinflugzeugen und Learjets mit eher beengten Raumverältnissen gearbeitet wurde. Grundlage für diese DIN war das Flugzeugmuster LEAR 35 und die Aufgabenstellung eines risikoarm durchzuführenden Krankentransports. Die DIN 13234 wurde jedoch von der Entwicklung in der Luftrettung mittlerweile eingeholt und 1998 durch die neue DIN 13230 (Luftfahrzeuge zum Patiententransport) ersetzt, wobei die Teile 5 und 6 (Luftfahrzeuge zum Patiententransport und Anforderungen an Linienflugzeuge)

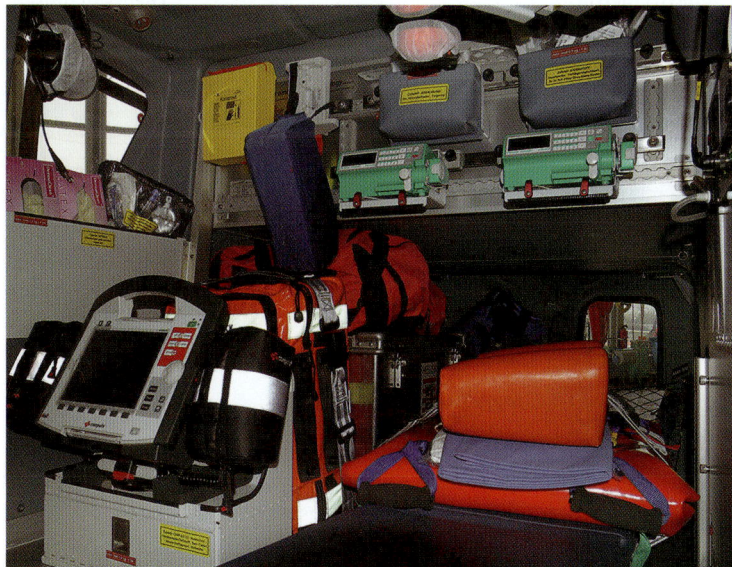

Abb. 32.10 Inneneinrichtung RTH: Teil der umfangreichen medizintechnischen Ausstattung der EC 135 [W310]

32

der DIN 13230 den Ersatz für die Teile 1 und 2 der DIN 13234 (Ambulanzflugzeug) darstellen.

In zunehmendem Maße werden intensivpflichtige Patienten von Krankenhaus zu Krankenhaus über große Entfernungen auch länderübergreifend (Repatriierung) geflogen. Für diese Patientengruppe war die alte DIN für Ambulanzflugzeuge nicht ausreichend. Ein größeres Raumangebot, das über die Vorgaben der alten DIN hinausgeht,war zu fordern. Bei der **Auswahl des Flugzeugtyps** ist aus medizinischer Sicht zu fordern, dass das Flugzeug über ausreichende Innenmaße verfügen muss, das heißt, der Intensivpatient muss von allen Seiten zugänglich sein und die Innenhöhe der Kabine ein Arbeiten im Stehen erlauben. Auch sollte die ungefährliche Einbringung der Patiententrage in das Flugzeug möglich sein. Dieser Vorgang ist in den meisten Flugzeugen weiterhin nicht möglich, da die vorgegebenen Innenmaße diese Forderung nicht erfüllen. Das entsprechende Raumangebot weist die Bombardier Challenger CL 604 (REGA) auf. So setzt die REGA seit Januar 2003 eine Einheitsflotte von drei Bombardier/Canadair-CL-604-Challenger-Flugzeugen ein. Diese dritte Challenger-Generation verfügt über modernste Avionik im Cockpit und eine erhöhte Reichweite.

Ausrüstung

An das Monitoring im Ambulanzflugzeug muss in Anbetracht der zunehmenden Anzahl transportierter intensivpflichtiger Patienten folgende Anforderung gestellt werden:
1. **Lungenfunktion**
- Pulsoxymetrie
- Kapnometrie
- Beatmungsgerät mit Beatmungsvariablen (AMV, AF, AZV, Inspirationsflow stufenlos, Atemzeitverhältnis auch invers einstellbar, PEEP, FiO_2 stufenlos)
2. **Herz-Kreislauf**
- EKG mit Frequenzanzeige
- transkutaner Schrittmacher
- Brustwandableitungen
- Blutdruck manuell/automatisch, evtl. blutig (invasiv)
- Injektionspumpen
3. **Klinische Chemie**
- Blutzucker
- Kalium
- Hämatokrit.
Sämtliche Medizingeräte müssen so in das Flugzeug eingebaut sein, dass sie auch während des Transports einsetzbar sind.

Besatzung

Grundsätzlich sollte in der Ambulanzfliegerei medizinisches Personal eingesetzt werden, das die **Grundlagen der Flugmedizin und Flugphysiologie** beherrscht. Dies gilt sowohl für das Rettungsfachpersonal als auch für den Arzt. Neben Kenntnis der flugphysiologischen Voraussetzungen benötigt der RA Grundkenntnisse der chirurgischen, internistischen und anästhesiologischen Indikationen und Kontraindikationen eines Fluges bei entsprechenden Krankheitsbildern sowie die durchzuführenden Maßnahmen vor, während und nach dem Flug. Auch in diesem Bereich ist wieder Teamwork angezeigt. Die Kommunikation muss nicht nur nach außen hin stimmen, sondern sie muss innerhalb des Teams, bestehend aus fliegerischer und medizinischer Crew, intakt sein. Der Informationsfluss muss jederzeit gewährleistet sein, um fliegerische oder medizinische Maßnahmen frühzeitig abzustimmen und einzuleiten.

32.2.5 Repatriierung mit Flugzeugen

Als Repatriierung bezeichnet man die Rückführung eines Patienten aus dem Ausland.

Repatriierungen unterscheiden sich im Hinblick auf die Transportfähigkeit nicht von Sekundärtransporten (> Abb. 32.11). Bei den Indikationen für eine Rückholung muss man zwischen der medizinischen und nichtmedizinischen Indikation unterscheiden.

Medizinische Indikation

Die medizinische Indikation ist gegeben, wenn eine Behandlung des Patienten am derzeitigen Aufenthaltsort nicht oder nur unzureichend stattfinden kann. In einem solchen Fall sollte eine Rückholung zur weiteren, adäquaten Behandlung stattfinden, sobald der Zustand des Patienten einen Transport zulässt. Dies kann im Einzelfall ein Abwarten von einigen Tagen bedeuten, um den Zustand des Patienten und damit seine Prognose zu verbessern. Häufig ist jedoch schnelles Handeln geboten, um den Schaden durch Ausbleiben einer adäquaten Behandlung vom Patienten abzuwenden. Die gebotene Eile kann auch eventuell mit einem erhöhten Risiko für den Patienten während des Transports einhergehen.

Nichtmedizinische Indikation

Einige Anbieter der Rückholversicherungen gewähren Repatriierung, wenn sich der Krankenhausaufenthalt

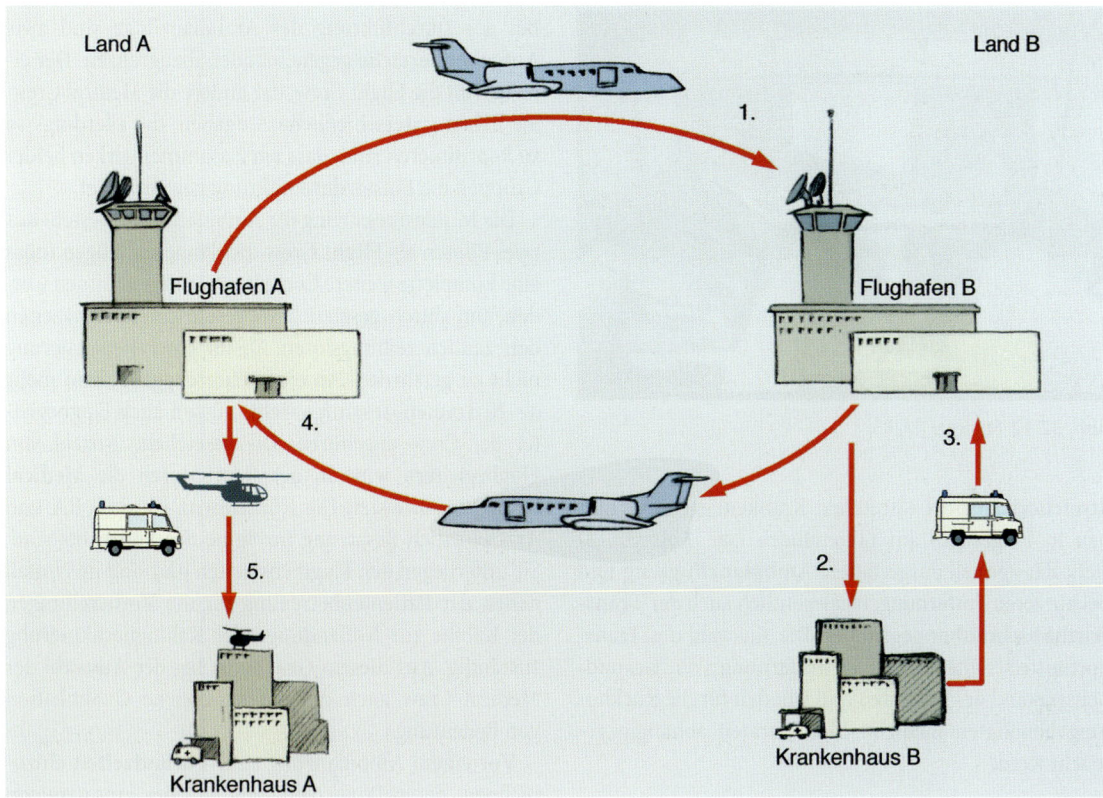

Abb. 32.11 Schema der Repatriierung [L108]

über einen gewissen Zeitraum hinaus bewegt (nichtmedizinische Indikation). Bei Rückholtransporten aus nichtmedizinischer Indikation muss in erster Linie darauf geachtet werden, dass das Transportrisiko herabgesetzt wird und eine durch den Transport absehbare Gefährdung des Patienten in Bezug auf die weitere Genesung ausgeschlossen ist. Eine Abwägung zum Wohle des Patienten ist im Einzelfall vorzunehmen. Auch bei nichtmedizinischen Indikationen müssen die Kriterien der Transportfähigkeit natürlich strengstens beachtet werden.

Einsatzplanung

Repatriierungen sind als eine Sonderform des Sekundärtransports anzusehen. Daher gelten zunächst einmal dieselben Regeln. Darüber hinaus muss bedacht werden, dass Patienten auf Repatriierungsflügen im Gegensatz zum üblichen Primär- oder Sekundärtransport über einen wesentlich längeren Zeitraum betreut werden müssen, eventuell auch intensivmedizinisch. Hierzu müssen nicht nur die **medizintechnischen**, sondern auch die **personellen Voraussetzungen** gegeben sein. So müssen bei Flügen aus weit entfernten Ländern unter Umstän-

den eine zweite fliegerische und medizinische Crew an Bord sein, um eine Ablösung sicherstellen zu können.

Die im Vorfeld des Transports stattfindende **Abklärung der Diagnosen und Befunde** kann oft große Probleme bereiten. Einerseits können sprachliche Barrieren, andererseits technische Probleme, z.B. unzureichende Telefonverbindungen in entlegene Gebiete, eine Abklärung erschweren. Gelegentlich ist man auch auf die Aussage medizinischer Laien angewiesen. Bewährt hat sich das Vorgehen, auf die Hilfe von Botschaften, Konsulaten oder auch Fluggesellschaften zurückzugreifen. Ein Gespräch mit dem Hausarzt am Heimatort kann weitere wichtige Informationen geben. Sollten diese Maßnahmen keinen Erfolg bringen, so bleibt als Ultima Ratio zur weiteren Abklärung die Entsendung eines Arztes zum Einsatzort.

Die Frage, ob und auf welche Art ein Patient transportfähig ist, kann und sollte nur von einem Arzt abschließend beantwortet werden, der mit den besonderen Gegebenheiten der Repatriierung vertraut ist. Er muss die zur Verfügung stehenden Mittel kennen und auf dem Gebiet der Rückholflüge und ihrer speziellen Probleme ausreichende Erfahrung besitzen.

Bei der Auswahl des für die Rückholung geeigneten Verkehrsmittels hat man mehrere Möglichkeiten. Dem

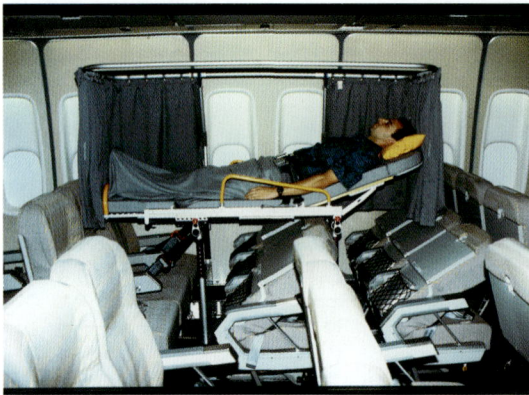

Abb. 32.12 Stretcher [M235]

Stretchertransport (Stretcher: Krankenliege zum Einbau in Flugzeuge) auf Linienflügen (➤ Abb. 32.12) steht das speziell ausgestattete **Ambulanzflugzeug** und bei kürzeren Entfernungen gelegentlich auch der **Transporthubschrauber** gegenüber. Die Auswahl des Transportmittels sollte neben der Entfernung vom Gesundheitszustand des Patienten und von den für die Rückholung benötigten medizinischen Geräten abhängig gemacht werden.

MERKE
Die Durchführungsmaxime für die Repatriierung lautet: Schnell, aber mit maximaler Sicherheit.

Vor der Durchführung eines Fluges sind bei der **Einsatzgrobplanung** folgende Punkte zu beachten:
• Auswahl der Flight Crew (Anzahl, Qualifikation)
• Auswahl der Medical Crew (Anzahl, medizinische Qualifikation, flugbetriebliche Qualifikation, z.B. absolviertes Emergency-Training).

Bei der anschließenden **Einsatzdetailplanung** sind folgende Punkte zu beachten:
• Vorlaufzeit (Dauer abhängig von der Einsatzregion)
• Flugwegplanung
• Planung der medizinischen Logistik
• Festlegung des medizinischen Anforderungsprofils
• Flughöhenrestriktion (Atemphysiologie, Gasausdehnung)
• Beschleunigungsfaktoren
• Luftfeuchtigkeit
• Restriktionen der Druckänderung
• Überprüfung der flugbetrieblichen Restriktionen
• Reichweite abhängig von der Flughöhe
• Wetter
• Airfieldperformance
• politische Restriktionen.

Bei der Durchführung der Ambulanzflüge sind zwei **Aufgabenbereiche** gegeneinander abzugrenzen. Der eine betrifft die Flight Crew, der andere die Medical Crew. Sie haben unterschiedliche Aufgaben, die allerdings so zu koordinieren sind, dass ein Zusammenwirken beider Gruppen die Einsatzdurchführung gewährleistet.

Die Mindestbesatzung für Ambulanzflüge besteht aus zwei Piloten als **Flight Crew**. Bei längeren Flügen muss eine komplette weitere Cockpitcrew mitgenommen werden, um durch gesetzlich vorgeschriebene Ruhezeiten den zeitlich reibungslosen Ablauf einer Repatriierung nicht zu gefährden. Ab einer Flugzeuggröße von mehr als 20 Tonnen Gesamtgewicht müssen auch Flugbegleiter der Crew angehören. Die gesetzliche Anzahl von Flugbegleitern wird in der Regel durch die **Medical Crew** gewährleistet. Die Konsequenz ist, dass RA und Arzt plötzlich Besatzung im Sinne des Luftrechts sind. Sie unterliegen den Flugdienstzeiten und sind im Notfall neben der Patientenbetreuung für die Vorbereitungen der Kabine zur Notlandung oder Kabinenevakuierung zuständig. Aus diesem Grunde ist bei der Auswahl der Medical Crew auch die flugbetriebliche Qualifikation von Bedeutung.

Vor einem Ambulanzflug sind **Vorlaufzeiten** einzurechnen, deren Dauer abhängig von der Einsatzregion ist. In diesem Zeitraum werden Flugwegplanung durchgeführt, Visa- und Überfluggenehmigungen eingeholt und die technischen und medizinischen Restriktionen einkalkuliert.

MERKE
Die optimierte zeitliche, organisatorische Detailplanung der Flugdurchführung ist Voraussetzung eines reibungslosen Flugablaufs.

Bei der eigentlichen **Einsatzdurchführung** sind folgende Punkte zu beachten:
• **Aufgaben der Flight Crew:** Vorflugkontrolle, Flugdurchführung Hinflug, Optimierung der Bodenlogistik am Rückholflughafen, operationelle Kommunikation, Hilfe bei Patientenlagerung, Durchführung Rückflug unter Umsetzung medizinischer Anforderungen an das Flugprofil (z.B. Beschleunigung, Druck)
• **Aufgaben der Medical Crew:** Vollständigkeitskontrolle Equipment, Medikamente usw., Funktionsprüfung der Geräte vor Abflug, Briefing mit Flight Crew vor Abflug, Optimierung des Bodentransports, Prüfung der Transportfähigkeit vor Ort, Patientenaufklärung, Patientenbetreuung an Bord, evtl. Anschlusstransport (➤ Abb. 32.13).

Die **Kommunikation** zwischen Medical und Flight Crew dient dem Informationsaustausch zwischen Pilo-

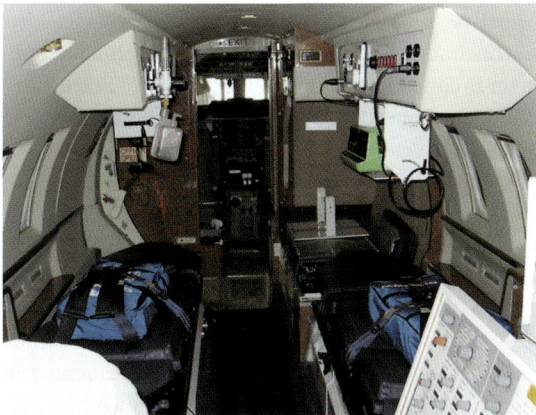

Abb. 32.13 Blick in den Innenraum eines Ambulanzflugzeuges [M234]

Tab. 32.3 Gasausdehnung in abgeschlossenen Räumen oder Körperhöhlen

Höhe	Relativer Rauminhalt
Meereshöhe	1,0 l
1.600 m (5.000 ft)	1,2 l
3.300 m (10.000 ft)	1,5 l
5.000 m (15.000 ft)	1,9 l
6.600 m (20.000 ft)	2,4 l

ten und medizinischer Besatzung sowie den Handlungsanweisungen an die jeweils andere Gruppe im Normalbetrieb. Folgende Informationen sind dabei zu beachten:

- Details zum Flugstatus
- Details zum Patientenstatus
- Konsequenzen aus der Änderung von Flug- bzw. Patientenstatus
- Information über Systemausfälle
- Besonderheiten und daraus abgeleitete Handlungskonsequenzen.

32.2.6 Flugphysiologische Grundlagen

Unter Flugbedingungen gelten besondere physikalische Besonderheiten, die es zu beachten gilt. Die Abnahme des atmosphärischen Drucks ist das physikalische Kernproblem des Lufttransports. Dabei können die physiologischen Auswirkungen auf den Organismus erheblich sein. Diese Problematik kommt während des Fluges mit Helikoptern aufgrund der geringen Flughöhen in der Regel nicht zum Tragen. Bei Flügen mit Flächenflugzeugen ist sie durchaus präsent. Aber auch im Luftrettungsdienst mit Helikoptern kann es immer wieder vorkommen, dass der Pilot in größere Höhen (bis 3.000 m) ausweichen muss. Daher soll hier der physikalische Aspekt kurz beleuchtet werden.

Auswirkung der Flughöhe auf Druck und Volumen

Der Luftdruck der Umgebungsatmosphäre nimmt mit zunehmender Flughöhe ab. Diese Abnahme des Luftdrucks hat Auswirkungen auf den Organismus. Nach dem Gesetz von Boyle/Mariotte verhalten sich Druck und Volumen umgekehrt proportional (➤ Kap. 3.1). Die daraus resultierende Ausdehnung des Gases (Luft) in einem abgeschlossenen Raum (Körperhöhle) ohne Verbindung zur Atmosphäre spielt in vielen Bereichen eine Rolle (➤ Tab. 32.3), z.B. beim Pneumothorax und Ileus sowie bei der Infusion – das Luftvolumen in der Tropfkammer dehnt sich aus und kann zur Luftembolie führen.

Der äquivalent zum Luftdruck gefallene Kabinendruck führt zu einer Abnahme von palvO$_2$, paO$_2$ und SaO$_2$. Je geringer der Kabinendruck durch steigende Flughöhe, umso höher muss der notwendige Sauerstoffanteil (O$_2$) in der Raumluft sein, um einen normalen paO$_2$ zu erhalten.

Auswirkung auf Herz und Kreislauf

Im großen Kreislauf steigt bei zunehmender Hypoxie die Herzfrequenz in Ruhe an. Das Herzminutenvolumen bleibt bei Höhen bis 2.250 m allerdings unverändert. Eine erhöhte Herzfrequenz geht mit einer Erniedrigung des Schlagvolumens des Herzens einher. Ab einer Höhe von 2.250 m kommt es in Körperruhe zu einer Erhöhung des Lungengefäßwiderstands (Euler-Liljestrand-Mechanismus) mit daraus resultierender Erhöhung des Pulmonalismitteldrucks. Die ab 2.250 m zunehmende Hypoxie führt jetzt zu einer Zunahme des Herzminutenvolumens. Durch angestiegene Herzfrequenz und erhöhte Auswurfleistung wird das Herz mehr und mehr beansprucht. Dadurch steigt der Sauerstoffverbrauch des Herzens an, obwohl ursächlich eine Sauerstoffknappheit im Blut verantwortlich ist. Durch die bestehende Hypoxie kommt es in der Folge zu einer Zunahme des peripheren Blutflusses zur Verbesserung der Sauerstoffversorgung in den Geweben bei gleichzeitig erhöhtem Sauerstoffverbrauch. Dieser Teufelskreis ist durch einfache Sauerstoffgabe zu durchbrechen.

32

Auswirkung auf die Atmung

Der Körper versucht, eine Hypoxie durch vermehrte Atmung zu korrigieren. Das Atemminutenvolumen nimmt beim Gesunden nach Höhenaufstieg auf 2.250 m um etwa 10% zu. Die Zunahme des Atemminutenvolumens erfolgt durch Zunahme entweder der Atemfrequenz oder/und der Atemtiefe (Hyperventilation). Folge sind ein vermindertes pCO_2 (Hypokapnie) und ein kaum ansteigender pH-Wert des Blutes. Es kommt zu Zeichen der Hyperventilation mit Schüttelfrost bis hin zu Krämpfen. Kalte Atemluft kompliziert die Hyperventilation mit weiterem Anstieg des pH (respiratorische Alkalose). In den meisten Fällen kann dem Schüttelfrost durch Ventilation mit warmer Raumluft vorgebeugt werden.

Lineare Beschleunigungen

Positive horizontale Beschleunigungen (+Gx) bezeichnen kopfwärts gerichtete Beschleunigungen z.B. beim Start (➤ Abb. 32.14). Es kommt zu einer Verschiebung der Blutsäule im venösen System in der Weise, dass das Blut in die unteren Teile des Körpers gedrückt wird. Die zerebrale Zirkulation ist dabei durch den Abfall des venösen und damit intrakraniellen Drucks geschützt, das Herzminutenvolumen wird eine Zeit lang aufrechterhalten, da der Blutstrom aus dem pulmonalen Gefäßreservoir zunimmt. Die Latenzzeit beträgt ca. 15 Sekunden. Anschließend fällt der Blutdruck ab.

> **M E R K E**
> G: Fallbeschleunigung, 9,81 m/Sek.^{2}
> Gz: vertikale Beschleunigung
> Gx: horizontale Beschleunigung
> Gy: laterale Beschleunigung

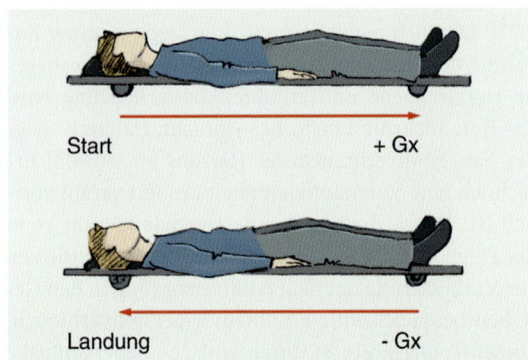

Abb. 32.14 Auswirkung der Beschleunigung auf den Patienten [L108]

Negative horizontale Beschleunigungen (–Gx) bezeichnen fußwärts gerichtete Beschleunigungen, z.B. beim Bremsen nach der Landung. Negative Beschleunigungen erhöhen das Herzminutenvolumen, steigern den zerebralen arteriellen Druck und bewirken eine Stauung im Bereich der Kopf- und Halsvenen.

Vertikale Beschleunigungen

Auf- oder absteigende Beschleunigungen verursachen besonders an heißen Tagen Böen, die beim Flugzeug zu kurzen vertikalen Beschleunigungen von +3 Gz bis –2 Gz führen. Diese vertikalen Beschleunigungen (Bumping) können je nach Wetterlage auch länger anhalten (über eine Stunde und mehr). Sie verursachen eine direkte Zug- und Druckwirkung an den Eingeweiden mit dem subjektiven Gefühl des Wegsackens und Fallens aufgrund der Gewichtsverminderung durch die Trägheitskräfte sowie das Hochsteigen des Magens und das Gefühl der Leere im Kopf. Die Reizung der Bogengänge des Gleichgewichtsorgans greift auf nachgeschaltete Schichten des Gehirns über, welche die Tätigkeit des Verdauungstrakts, des Kreislaufs und der Atmung regulieren. Im Gegensatz zu den horizontalen Beschleunigungen wird hier die Kinetosereizschwelle bei Weitem überschritten.

Temperatur und Luftfeuchtigkeit

Die optimale Luftfeuchtigkeit liegt bei 35%, die Temperatur bei 20–24 °C. Die Feuchtigkeit der Luft in den oberen Luftschichten ist minimal. Bei Erwärmung der in das Ambulanzflugzeug einströmenden Außenluft mit einer Temperatur von ca. –50 °C auf eine vorübergehende Temperatur von 270–370 °C und der anschließenden adiabatischen Abkühlung auf etwa +20 °C sinkt die relative Luftfeuchtigkeit in der Kabine auf Werte unter 10%. Durch die trockene Luft kommt es zu einem Reizhusten, der eine zusätzliche kardiale Belastung bedeuten kann.

32.2.7 Ausbildung im Bereich Luftrettung

RA, Pilot und Arzt sollen ein eingespieltes Team bilden. Wesentliche Voraussetzung für die Flugsicherheit ist daher ein möglichst geringer Personalwechsel. Dies gilt für RA gleichermaßen wie für Ärzte und Piloten.

Anders als der Notarzt wird der RA (in Österreich der Notfallsanitäter) nicht zu den „medizinischen Passagieren" (Medical Passenger) gezählt, sondern gehört der

„fliegerischen Besatzung" (Flight Crew) des Rettungshubschraubers an. Daher muss der RA als Luftrettungsassistent neben der **medizinischen Ausbildung** eine **Zusatzausbildung** in den Bereichen Flugtechnik, Flugsicherheit, Flugorganisation und und Flugmedizin erhalten. Diese Lehrinhalte werden ihm in einem zehntägigen Lehrgang zum HEMS-Crew-Member nach JAR-OPS 3 vermittelt. Durch Verordnung des Bundesministeriums für Verkehr, Bau- und Wohnungswesen (BMVBW) wurden diese Vorschriften der Joint Aviation Authorities (JAA) ab 1. Oktober 1998 als „JAR-OPS 3 deutsch" rechtskräftig vorgeschrieben. JAR-OPS 3 enthält ein Kapitel HEMS (Helicopter Emergency Medical Service), welches sich speziell Noteinsätzen mit Hubschraubern widmet. JAR-OPS 3 definiert den Luftrettungsassistenten als Helicopter-Crew-Member (HCM), der aufgrund dieser Rechtsstellung eine besondere Ausbildung benötigt. Der Notarzt auf dem Hubschrauber gilt formell nicht als Helicopter-Crew-Member, sondern als medizinische Begleitperson und muss deshalb die Ausbildung nicht nachweisen.

Für das Erreichen dieses Ausbildungsziels ist die theoretische Unterweisung die unabdingbare Voraussetzung. Für den Bereich Flugtechnik und Flugsicherheit müssen Kenntnisse aus den Fächern Luftrecht, Technik, Navigation und Meteorologie vermittelt werden.

Für den Bereich **Luftrecht** muss der RA über die Gliederung des Luftraums, über Luftverkehrsregeln, Außenstarts und -landungen, Inanspruchnahme von Sonderrechten, Rechts- und Verfahrensgrundsätze für die Mitnahme von Personen in Luftfahrzeugen und über die Möglichkeiten und Grenzen seiner Unterstützung des Piloten Bescheid wissen.

Im Unterrichtsfach **Technik** erhält der RA einen Überblick über den Aufbau des RTH, seine Maße und Leistungsdaten, die Systemverträglichkeit der elektronischen Ausrüstung mit der medizinischen Ausrüstung sowie Funktion und Handhabung der Funk- und Navigationsgeräte. Um dem Piloten beim Navigieren, insbesondere in der Zielfindung in unbekanntem Gelände, bei Schlechtwetter oder Nachtflugbedingungen, helfen zu können, muss er die wichtigsten **Navigationsmittel** und deren Anwendung kennen. Dazu gehören neben der Funknavigation Methoden der Weg-/Zeitberechnung und Standortbestimmung terrestrischer Navigation. Da der Flugbetrieb ausschließlich nach Sichtflugregeln durchgeführt wird, interessieren im Fach **Meteorologie** vor allem die besonderen Wettererscheinungen wie Nebel, Vereisung, Gewitter und ihre Auswirkungen auf den Flugbetrieb.

Die **Ausbildung zum Luftrettungsassistenten** umfasst in der Regel folgende Inhalte:

- Flugtechnik und Sicherheit: Luftrecht, Technik, Navigation, Meteorologie, Flugeinsatz, Unfall- und Feuerverhütung, Gefahrenabwehr, Verhalten bei Störungen
- Organisation: Grundlagen des Luftrettungsdienstes, Einsatzdokumentation, Einsatzkosten, Einsatzaktivierung, RTH-Ausstattung (z.B. medizinisch-technisches Gerät, Funkgeräte), Kenntnis des Einsatzgebiets, Versicherungsfragen
- Medizin: Einflüsse auf den Patienten (z.B. Veränderungen des Luftdrucks, Veränderungen des Sauerstoffdrucks oder Schwingungseinflüsse), Einflüsse auf das Gerät (z.B. Veränderungen des Luftdrucks, Schwingungseinflüsse), Patientenvorbereitung, Anwendung von medizinisch-technischem Gerät.

32

Wiederholungsfragen

1. Was sind Sekundärtransporte und wie viele Transporte fallen bundesweit pro Jahr an (➤ Kap. 32.1)?
2. Was ist hinsichtlich der sachlichen und materiellen Voraussetzungen bei Sekundärtransporten zu beachten und warum (➤ Kap. 32.1.1)?
3. Welche logistischen Vorbereitungen sind bei jedem Sekundärtransport vorzunehmen und wie sieht eine konkrete Einsatzplanung eines solchen Transportes aus (➤ Kap. 32.1.2)?
4. Welche Bestandteile hat eine optimale Durchführung eines Sekundäreinsatzes (➤ Kap. 32.1.3)?
5. Nennen Sie typische Gefahren und Komplikationen von Sekundärtransporten (➤ Kap. 32.1.4).
6. Welche Aufgabe hat die Luftrettung im deutschen Rettungsdienst (➤ Kap. 32.2)?
7. Wie viele Rettungshubschrauber gibt es bundesweit (➤ Abb. 32.2)?

8. Welche Vorteile weist ein Luftrettungsmittel gegenüber einem bodengebundenen Rettungsmittel auf (➤ Kap. 32.2, ➤ Kap. 32.2.1, ➤ Tab. 32.2 und ➤ Abb. 32.4)?
9. Welche Hubschraubermodelle werden in Deutschland in der Luftrettung eingesetzt (➤ Kap. 32.2.2)?
10. Nennen Sie wichtige Qualitätsfaktoren für die Durchführung von Sekundäreinsätzen im Bereich der Luftrettung (➤ Kap. 32.2.3).
11. Welche flugphysiologischen und physikalischen Grundlagen sind im Bereich der Luftrettung von besonderer Bedeutung (➤ Kap. 32.2.6)?
12. Über welche besonderen Qualifikationen sollten Rettungsdienstmitarbeiter verfügen, die in der Luftrettung tätig sind (➤ Kap. 32.2.7)?

33

Wolfgang Schwanz, Klaus Runggaldier, Achim Hackstein,
Claus Kemp, Dietmar Etterich

Funktechnische Ausbildung

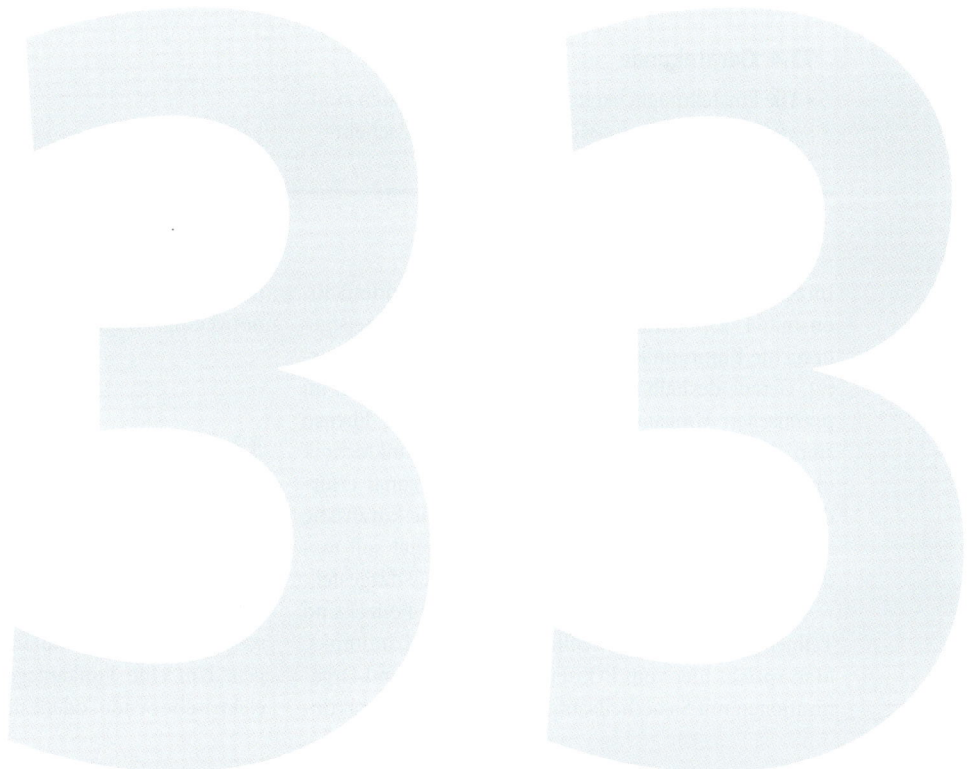

─────────────────────── **Lernzielübersicht** ───────────────────────

33.1 Physikalische Grundlagen

- Funk ist die drahtlose Informationsübermittlung durch Radiowellen.
- Radiowellen sind elektromagnetische Wellen.
- Wellen werden durch Amplitude, Frequenz und Wellenlänge charakterisiert.
- Frequenz ist die Schwingungsanzahl pro Minute in Hertz.
- Wellenbereiche sind in Bänder und Kanäle aufgeteilt.
- Die Umwandlung von Sprache in niederfrequente Schwingungen nennt man Modulation.

33.2 Funkverkehr

- Man unterscheidet Wechsel- und Gegenverkehr, bedingten Gegenverkehr, Relaisverkehr und Richtungsverkehr.
- Jede Funkverkehrsart hat Vor- und Nachteile.
- Das Rettungsfachpersonal muss einschätzen können, wann welche Funkverkehrsform gewählt werden muss.

33.3 Durchführung des Sprechfunkverkehrs

- Der Sprechfunkverkehr ist an enge Gesprächsregeln geknüpft, um innerhalb eines Funkkanals möglichst viele Nachrichten austauschen zu können.
- Die Einhaltung der Funkdisziplin hat oberste Priorität.

33.4 Gerätekunde

- Die Einstellmöglichkeiten an den Funkgeräten sind vielfältig, so dass die Möglichkeit einer Falscheinstellung jederzeit besteht.

33.5 Funkalarmierung

- Die Funkalarmierung, analog oder digital, ist die gängigste Alarmierungsmethode im Rettungsdienst.
- Verschiedene Funkmeldeempfänger können gleichzeitig oder in Schleifen angesprochen werden.
- Störungen und Fehlbedienungen beeinträchtigen die Erreichbarkeit der Rettungsfachkraft.

33.6 Funkmeldesystem

- Aufgrund der großen Anzahl von Teilnehmern im Funk der BOS und der vergleichsweise geringen Anzahl von Funkkanälen müssen die Kanalbelegungszeiten verringert werden, um so den notwendigen Nachrichtendurchsatz zu erreichen.
- Standardmeldungen werden beim FMS codiert übertragen und in der Leitstelle decodiert.

33.7 Digitaler BOS-Funk

- Ab 2010 sollen die BOS in Deutschland vom heutigen analogen Funksystem auf Digitalfunk umgestellt werden
- Dieses Funksystem wird deutlich schwerer abhörbar sein sowie größere Kapazitäten, gerade bei Großschadenslagen, bieten.
- Hierfür sind umfangreiche Investitionen notwendig, da die gesamte Funktechnik hierfür ersetzt werden muss.

───

Im RD hat der RS/RA tagtäglich mit dem Kommunikationsmittel „Sprechfunk" zu tun. Das wohl meistgebrauchte Kommunikationsgerät im RD ist das Funkgerät. Gerade deshalb sollte das Rettungsfachpersonal im praktischen Umgang mit diesem geübt sein. Ebenso sind theoretische Kenntnisse im Bereich Funktechnik und Funkverkehr für das Rettungsfachpersonal erforderlich, um kleine Störungen und Probleme kurzfristig selbst beheben zu können. In diesem Kapitel soll nun der Sprechfunk in groben Zügen verständlich dargestellt werden. Rettungsdienste, Feuerwehren und Polizei sind Teilnehmer des nichtöffentlichen mobilen Landfunks. Man spricht hier vom BOS-Funk (Behörden und Organisationen mit Sicherheitsaufgaben). Um die Interaktionen des Sprechfunks besser verstehen zu können, ist es notwendig, einige Grundbegriffe zu erläutern.

33.1 Physikalische Grundlagen

Als Funk wird die drahtlose Übermittlung von Informationen mittels elektromagnetischer Wellen (Radiowellen) bezeichnet, d.h., es besteht eine Verbindung zwischen Sender und Empfänger ohne Verbindungsleitungen. Um eine Funkanlage betreiben zu können, sind elektrische Sende- oder Empfangsanlagen mit den erforderlichen Einsprecheinrichtungen und eine Antennenanlage erforderlich.

Eine **elektromagnetische Welle** ist eine sich ständig wiederholende Schwingung, welche sich dadurch räumlich ausbreitet. Dieses Phänomen lässt sich mit einer spiegelglatten Wasseroberfläche vergleichen, in deren Mitte ein Stein eingetaucht wird und sich danach kreisförmig Wasserwellen um den Eintauchpunkt ausbreiten, die in ihrer Form den elektromagnetischen Wellen gleichen. Zu bedenken ist, dass bei den Wasserwellen nur die Wasseroberfläche betrachtet wird, sich die elektromagnetischen Wellen jedoch räumlich ausbreiten. Während dieser Wellenausbreitung steigt ihr Verlauf von der Ruhelage, auch als Null-Linie bezeichnet, zu einem positiven Höchstwert (Wellenberg), fällt dann wieder ab und unterschreitet die Null-Linie zu einem negativen Höchstwert (Wellental). Schließlich erreicht sie wieder die Null-Linie. Räumlich ist die Welle nun eine Wellenlänge von ihrem Ausgangspunkt entfernt. Den Abstand zwischen Null-Linie und positivem oder negativem Höchstwert, übertragen auf die elektromagnetische Welle, bezeichnet man als **Amplitude** (Schwingungsweite, ➤ Kap. 3.1).

Unter **Frequenz** ist die Schwingungszahl der Welle pro Sekunde zu verstehen. Die Maßeinheit der Frequenz ist das Hertz (Hz). Ein Hertz entspricht einer Schwingung pro Sekunde. Als Beispiel soll der elektrische Wechselstrom im Haushaltsnetz dienen, der fünfzig Mal in der Sekunde seine Polarität ändert und somit eine Frequenz von 50 Hz hat. Es werden weitere Vielfache der Frequenz verwendet:
- 1.000 Hz = 1 kHz (Kilohertz)
- 1.000 kHz = 1 MHz (Megahertz)
- 1.000 MHz = 1 GHz (Gigahertz)

Die räumliche Ausdehnung einer Welle zwischen Anfangs- und Endpunkt bezeichnet die **Wellenlänge**. Sie wird in der Maßeinheit Meter angegeben. Physikalisch besteht eine bedingte Abhängigkeit zwischen Wellenlänge und Frequenz. Je länger die Welle ist, desto niedriger ist ihre Frequenz und je kürzer die Welle, desto höher die Frequenz.

Der gesamte Bereich der Funkwellen ist in **Wellenbereiche** unterteilt, die wiederum mit der Maßeinheit Meter bezeichnet werden. Ebenso werden die Wellenbereiche auch nach der Wellenlänge bezeichnet. Am Beispiel des RD, der im Meterwellenbereich arbeitet (4 m/2 m), ist dies der Wellenbereich zwischen 10 m und 1 m. Die zugelassenen und genutzten Frequenzen liegen im Bereich zwischen 30 und 300 MHz.

Im BOS-Funk (BOS = Behörden und Organisationen mit Sicherheitsaufgaben) sind die Wellenbereiche in **Bänder** unterteilt. Aufgrund der senkrechten Darstellung der nutzbaren Funkwellen, bei der die Wellen mit den niedrigen Frequenzen und großer Wellenlänge unten beginnen, die Frequenz nach oben zunimmt und die Wellenlänge kürzer wird, werden sie als Ober- und Unterband bezeichnet. Das Ober- und Unterband wird in **Kanäle** mit zugehörigen Kanalpaaren aufgegliedert. Der Kanal definiert einen bestimmten Frequenzbereich in einem Frequenzspektrum, der zur Übermittlung einer Nachricht notwendig ist.

Unter **Modulation** versteht man die Umwandlung von Sprache in niederfrequente Schwingungen. Dies geschieht nach Aufnahme durch das Mikrofon im Modulator. Die Sprache wird hierbei einer Funkwelle „mitgegeben", welche die Sprachsignale zum Empfänger transportiert, in dem sie demoliert werden. Der Transport erfolgt in einem hochfrequenten Bereich, so dass sowohl im Empfänger als auch im Sender eine Umsetzung zwischen Hoch- und Niederfrequenz erforderlich ist.

33.2 Funkverkehr

Als **Verkehrsart** wird die Art der Gesprächsabwicklung eines Funkgesprächs bezeichnet. Sie ist abhängig von den technischen Möglichkeiten der Anlagen und Geräte der jeweiligen Betreiber der Funkanlage. Hier sind die Funkverkehrsarten zu unterscheiden: Wechselverkehr (W), Gegenverkehr (G), bedingter Gegenverkehr (bG), Relaisverkehr (R) und Richtungsverkehr. Die Funkverkehrsarten lassen sich durch entsprechende Schalterstellungen an den einzelnen Funkgeräten verändern, wenn sie nicht schon bei der Gerätebeschaffung festgelegt wurden (z.B. Handsprechfunkgeräte).

In der Verkehrsart **Wechselverkehr** erfolgt abwechselnd Senden und Empfangen von Nachrichten auf einem Funkkanal. Der Verkehrsartenschalter muss dazu auf Stellung W stehen. Durch Betätigung der Sendetaste (Sprechtaste) wird der Sender aktiviert und der Empfänger deaktiviert. Die Nachricht (Sprache) wird übertragen, sobald in das Mikrophon eingesprochen wird. Beim Loslassen der Sendetaste kommt es nun umgekehrt zur Abschaltung des Senders und zur Einschaltung des Empfängers. Eine Unterbrechung des Wechselverkehrs ist nur in den Sendepausen möglich. Aufgrund seiner leichten Störanfälligkeit und dem daraus resultierenden vollständigen Ausfall der Funkverbindung ist strenge Funkdisziplin unabdingbar.

In der Verkehrsart **Gegenverkehr** besteht die Möglichkeit des gleichzeitigen Sendens und Empfangens. Hierbei ist wichtig, dass Sender und Empfänger eine unterschiedliche Bandlage (Oberband/Unterband) eingestellt haben, der Kanal aber identisch ist. Die Senderbandlage ist am Bandlagenschalter sichtbar. In der Regel schalten feste Funkstellen (Leitstelle) auf Oberband/Gegenverkehr und mobile Funkstellen (Fahrzeug) auf Unterband/Gegenverkehr. Die Gesprächsabwicklung erfolgt auf einem Kanalpaar. Das Funkgerät muss hierzu mit einer Antennenweiche ausgestattet sein, welche gleichzeitiges Empfangen und Senden ermöglicht.

Der **bedingte Gegenverkehr** wird als Sonderform des Gegenverkehrs bezeichnet. Hierbei werden Funkgeräte ohne Antennenweiche verwendet. Anstatt einer Weiche haben diese Geräte einen Antennenumschalter und können zwar auf verschiedenen Frequenzen senden und empfangen, dies aber nicht gleichzeitig.

Beim **Richtungsverkehr** wird auf der einen Teilnehmerseite nur gesendet oder nur empfangen. Diese Verkehrsart findet zur Alarmierung Anwendung.

Aufgrund der begrenzten Reichweite eines Funkgeräts, die durch die Sendeleistung und topographische Besonderheiten limitiert ist, sind **Relaisfunkstellen** auf erhöhten und messtechnisch ermittelten Punkten im Versorgungsbereich installiert. Der Einsatz von Relaisfunkstellen ermöglicht die gleichmäßige Funkversorgung eines bestimmten Gebiets. Bei diesen Relaisstellen handelt es sich um gegensprechfähige Funkgeräte mit entsprechenden Relaisstellenzusätzen, die Sender und Empfänger der Funkgeräte miteinander verbinden.

In den Funkverkehrskreisen werden im 4-m-Band-Bereich alle beweglichen Funkbetriebsstellen im Unterband/Gegenverkehr betrieben, was normalerweise zur Folge hätte, dass keinerlei Nachrichtenaustausch möglich wäre. Dazu kommt, dass – bedingt durch die begrenzte Reichweite der Funkgeräte und die landschaftliche Topographie – eine Verständigung über größere Entfernungen hinweg nicht möglich wäre. Hier setzt man die Relaisfunkstellen ein. Es sind verschiedene technische Ausführungen möglich, grundsätzlich ist die Funktionalität jedoch gleich. Der Empfänger eines Funkgerätes der Relaisfunkstelle, die auf einem hochgelegenen Bauwerk (Kirchturm, Sendemast o.Ä.) installiert wurde, nimmt die Signale der beweglichen Funkstellen auf. Diese werden dann auf den Sender desselben oder eines zweiten Funkgerätes gegeben und wieder ausgestrahlt. Die Übertragung des Signals zur Leitstelle kann über Funk im 4-m-Band oder als Richtfunkstrecke, z.B. im 75-cm-Band, erfolgen. Eine weitere technische Lösung ist die Anbindung der Leitstelle an die Relaisfunkstelle direkt über eine Drahtleitung. In jedem Fall ist die Leitstelle bevorrechtigter Nutzer und kann verschiedene Funktionalitäten innerhalb der Relaisfunk-

stelle beeinflussen. Um die Relaisfunkstelle zu aktivieren, muss in verschiedenen Rettungsdienstbereichen der Tonruf vorab betätigt werden. Eine weitere technische Lösung besteht darin, dass die Relaisfunkstelle bei Betätigung der Sprechtaste automatisch aktiviert wird. Die Relaisfunkstelle stellt aber zugleich auch ein Nadelöhr im Funkverkehrskreis dar, da der Empfänger immer nur ein Signal auswerten und weiterleiten kann. Störungen im Bereich der Relaisfunkstellen führen somit zu nachhaltigen Beeinträchtigungen des gesamten Funkverkehrs.

33.3 Durchführung des Sprechfunkverkehrs

Das Funkgespräch ist ein formal definierter, unmittelbarer Informationsaustausch. Der Sprechfunkverkehr ist so kurz wie möglich, aber so umfassend wie nötig durchzuführen. Es ist deutlich, aber nicht zu schnell zu sprechen. So werden unnötige Rückfragen vermieden. Da übermäßig lautes Sprechen nur zu Verzerrungen in Bezug auf die Sprachqualität führt, bedingt durch die Form der Modulation, ist die Lautstärke, auch unter Stress, auf ein Normalmaß zu reduzieren. Ebenso sollten Abkürzungen vermieden werden. Diese führen unter Umständen zu Missverständnissen. Zahlen sind unverwechselbar auszusprechen, d.h., die Ziffern null bis neun werden deutlich betont. Hierbei ist zu beachten, dass die zwei als „zwo" und die fünf als „fünnef" gesprochen wird. Auf Höflichkeitsformen ist zu verzichten, und die Teilnehmer sind mit Sie anzureden. Personennamen sowie Amtsbezeichnungen usw. sind nur in begründeten Fällen zu nennen, um den Datenschutz zu gewährleisten. Aufgrund eines polizeilichen Schutzbedürfnisses sollte dies strengstens beachtet werden. Schwer verständliche Wörter und Eigennamen (Medikamente, Chemikalien usw.) sollten ggf. buchstabiert werden (➤ Tab. 33.1).

Jedes **Funkgespräch** beinhaltet feste Gesprächsbestandteile, die immer im Wortlaut gleich sind und im Rahmen der DV 810 genau definiert wurden. Anruf und Anrufantwort gehören zur Gesprächseröffnung. Durch den **Anruf** wird ein Funkgespräch eröffnet. Der Anruf muss den Rufnamen der Gegenseite, das Wort „Von …", den eigenen Rufnamen, evtl. die Ankündigung einer Nachricht und die Aufforderung zur Antwort „Kommen" enthalten.

Tab. 33.1 Buchstabiercode (Deutsche Buchstabiertafel)

Buchstabe	Aussprache
A	Anton
Ä	Ärger
B	Berta
C	Cäsar
Ch	Charlotte
D	Dora
E	Emil
F	Friedrich
G	Gustav
H	Heinrich
I	Ida
J	Julius
K	Kaufmann (Konrad)
L	Ludwig
M	Martha
N	Nordpol
O	Otto
Ö	Ökonom
P	Paula
Q	Quelle
R	Richard
S	Samuel (Siegfried)
Sch	Schule
T	Theodor
U	Ulrich
Ü	Übermut
V	Viktor
W	Wilhelm
X	Xanthippe
Y	Ypsilon
Z	Zacharias

PRAXISTIPP
Beispiel: „Leitstelle A-Dorf von 1/83-1 – kommen."

Die Anrufantwort muss hierauf sofort bestätigt werden. Inhaltlich muss diese **Antwort** enthalten: das Wort „Hier …", den eigenen Rufnamen und die Aufforderung zur Antwort: „Kommen".

PRAXISTIPP
Beispiel: „Hier Leitstelle A-Dorf – kommen."

Jetzt ist die Gesprächseröffnung beendet. Nun kann die **Übermittlung der Nachrichten und Informationen** beginnen. Hier folgen z.B. Einsatzinformationen, Lagemeldungen, Nachforderungen, Auftragsübernahme usw. Wichtig ist, dass jede übermittelte Nachricht mit dem Wort „Kommen" abzuschließen ist.

Das Funkgespräch wird von der gesprächsleitenden Funkstelle (meist die Funkstelle, die Fragen stellt oder Informationen übermittelt) mit dem Wort Ende deutlich hörbar beendet.

PRAXISTIPP
Beispiel: „Ende mit Leitstelle A-Dorf."

Eine erneute Nennung des eigenen Funkrufnamens ist nicht erforderlich.

In Deutschland fordert die Aufsichtsbehörde für den Funk der BOS für jede Funkstelle einen eindeutigen und unverwechselbaren **Funkrufnamen**. Dieser wird in die Genehmigungsurkunde eingetragen und muss im Sprechfunkverkehr in angemessener Zeit genannt werden. 1979 wurde ein Schema zu bundeseinheitlichen Funkrufnamen erarbeitet, welches die Mehrzahl der Bundesländer übernommen hat. Nach diesem Schema besteht der Funkrufname aus drei **Teilkennzahlen**. Im RD bezeichnet die erste Teilkennzahl den Standort der jeweiligen Funkstelle (Fahrzeug). In der zweiten Teilkennzahl finden wir die Art des Fahrzeugs. Im RD unterscheiden wir beispielsweise folgende Fahrzeuge:

- Notarztwagen (NAW) 81
- Notarzteinsatzfahrzeug (NEF) 82
- Rettungswagen (RTW) 83
- Krankentransportwagen (KTW) 85
- Großraum-Krankentransportwagen (GKTW) 87

Die dritte Teilkennzahl gibt die laufende Nummer der Fahrzeuge gleicher Bauart an. Sie hat nur dann Relevanz, wenn sich an einem Standort mehrere Fahrzeuge gleicher Bauart befinden. Die Benutzung der zugelassenen Funkrufnamen hat neben der Eindeutigkeit des Fahrzeuges auch taktische Bedeutung für den Einsatzleiter. Nach Alarmierung der Fahrzeuge kann bereits während der Anmeldung durch Mithören des Funks festgestellt werden, welche taktischen Einheiten zur Lage alarmiert wurden. Hierauf kann eine erste taktische Grobplanung aufsetzen.

Viele Bundesländer verfügen heute über ein Funkrufnamensystem nach o.g. Schema oder orientieren sich daran. In Niedersachsen, Bayern, Hamburg und Berlin kommen für den Bereich des Rettungsdienstes Funkrufnamen nach vollkommen anderen Systematiken zum Einsatz.

33

33.4 Gerätekunde

Das meistverwandte **Funkgerät (FuG)** im RD ist das FuG 8b. Es gilt als Nachfolger zum FuG 7b und nennt sich auch Fahrzeug-Vielkanal-Funkgerät. FuG steht für Funkgerät, und 8b dokumentiert die Baureihe. Der Frequenzbereich des FuG 8b liegt im 4-m-Band/2-m-Band.

Inbetriebnahme der Funkanlage FuG 8b

Hauptschalter (Einschalten des Geräts): Mittels eines Druckschalters lässt sich das Funkgerät einschalten. Hierbei ist zu beachten, dass die gelbe Einschaltanzeige aufleuchtet. Durch wiederholtes Drücken des Hauptschalters schaltet sich das Funkgerät wieder ab.

Verkehrsart/Kanal wählen: Der gewünschte Kanal und die gewünschte Verkehrsart lassen sich mit den Drucktasten einstellen, welche sich oberhalb und unterhalb des Kanal-Verkehrsartenschalters befinden. Hier ist auch eine Bandlagenveränderung möglich (mittels Bandlagenschalter).

Lautstärke: Durch den fünfstufigen Lautstärkeschalter lässt sich die Lautstärke einstellen. Steht der Schalter auf der ersten Stufe, so sind Gerät- und Zusatzlautsprecher abgeschaltet. In der zweiten Stellung steigt die Lautstärke im Gerätelautsprecher auf „leise". Ab Stufe drei bis fünf bleibt die Lautstärke gleichbleibend auf „laut". Unbeeinflusst von diesem Lautstärkeschalter ist die Lautstärke im Handapparat.

Rauschsperre: Die Rauschsperre kann mit einem Kippschalter ein- und ausgeschaltet werden. Steht der Rauschsperrenschalter auf „R", so ist die Rauschsperre eingeschaltet.

Anzeigelampen: Ist der Kanal belegt bzw. nimmt der Empfänger auf seinem Kanal eine Trägerwelle auf, so leuchtet am oberen Teil des Funkgeräts die rote Empfangsanzeige auf. Die gelbe Anzeigelampe weist darauf hin, dass das Funkgerät eingeschaltet ist. Wird vom Funkgerät aus gesendet, so wird die grüne Sendeanzeige aktiviert.

Ruftasten: Durch das Drücken der Ruftasten werden die entsprechenden Ruftöne abgestrahlt.

33.5 Funkalarmierung

Stille Alarmierung

Die Alarmierung der Einsatzkräfte im RD erfolgt an vielen Standorten mittels Funkmeldeempfängern (FME; ➤ Abb. 33.1). Diese Form der Alarmierung ist allgemein bekannt unter der Bezeichnung **„stille Alarmierung"**. Bei der „stillen Alarmierung" besteht die Möglichkeit sowohl der Einzelalarmierung als auch der Gruppenalarmierung über eine Sammelschleife.

Den Funkmeldeempfängern werden **fünfstellige Kennziffern** zugewiesen:
- Die erste Stelle dieser Kennziffer kennzeichnet das Bundesland.
- Die zweite Kennziffer bezeichnet den Landkreis.
- Die letzten drei Ziffern sind für jeden Betreiber individuell verwendbar.

Verschiedene Funkmeldeempfänger können mit gleichen Kennziffern versehen und einer **Alarmierungsschleife** zugeordnet werden.

Wird nun der Funkmeldeempfänger mit einer bestimmten Kennziffer angesteuert, gibt der Leitstellenmitarbeiter eine Ziffer in den Alarmgeber oder lässt den Alarmgeber mittels EDV-System ansteuern. Sobald dieser Alarmgeber aktiviert wird, sendet er die fünfstellige Rufnummer in Form von Tönen aus (Fünf-Ton-Folge). Nach der Alarmierung prüft ein Tonfolgeauswerter im FME die gesendete Fünf-Ton-Folge. Ist die fünfstellige Rufnummer mit der gesendeten Fünf-Ton-Folge identisch, stellt sich der Lautsprecher des FME auf Empfang.

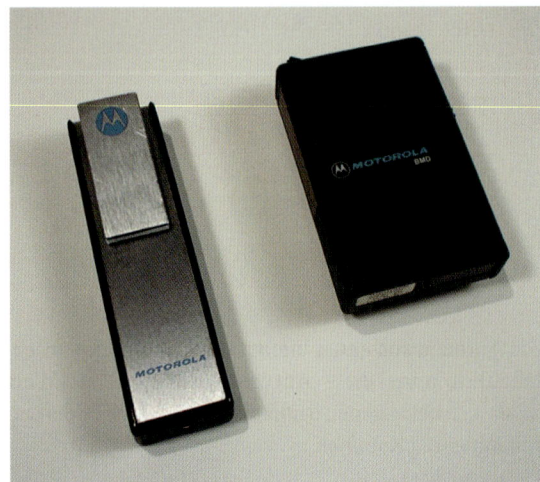

Abb. 33.1 Analoge Funkmeldeempfänger
Links: Pageboy
Rechts: BMD [O169]

Unverzüglich nach dieser Fünf-Ton-Folge strahlt die Leitstelle einen Weckruf ab, welcher aus mehreren Tönen gleicher Frequenz besteht. Dieser gesamte ausgestrahlte Alarmimpuls wird nun vom Empfänger, je nach Ausführung des FME, akustisch und optisch angezeigt. Was nur gehört wird, ist der Weckruf mit einer anschließenden Sprachdurchsage.

Sirenenalarmierung

Im Gegensatz zur „stillen Alarmierung" steht die **Sirenenalarmierung** zur Alarmierung freiwilliger Feuerwehren in größeren Schadenslagen oder wenn diese noch nicht mit Funkmeldeempfängern ausgestattet wurden.

Während der vergangenen Jahre schienen Sirenenalarmierungen nicht mehr zeitgemäß, und viele veraltete Sirenen wurden abgebaut. Dies galt sowohl für die Feuerwehr als auch für den Katastrophenschutz. In den Bundesländern ging man davon aus, dass, nachdem kreisweite Alarmpläne für den Katastrophenschutz ausgearbeitet und eingeführt worden waren, auf die Alarmierung mittels Sirenen zugunsten der stillen Alarmierung mit Funkmeldeempfänger verzichtet werden könnte. Die Terroranschläge des 11. September 2001 haben jedoch zu einem Umdenken geführt, so dass in den Bundesländern im Rahmen der Umsetzung „Warnen der Bevölkerung" stillgelegte Sirenen wieder in Betrieb genommen und neue Sirenen installiert werden.

Digitale Alarmierung

Die vorstehend beschriebene Form der „stillen Alarmierung" erfolgt im 4-m-Band. Zwischenzeitlich wurde die **digitale Alarmierung** entwickelt, die ausschließlich im 2-m-Band-Bereich erfolgt. Diese Alarmierungsform bedingt jedoch eine eigene technologische Infrastruktur, bestehend aus einem digitalen Alarmgeber (DAG), mehreren digitalen Alarmumsetzern (DAU) und den digitalen Meldeempfängern als Alarmierungsgeräte (> Abb. 33.2). Die digitale Alarmierung wird mittelfristig betrachtet die analoge Alarmierung ablösen. Neben dem Signalton können im digitalen Bereich auch Textinformationen auf das Display des Meldeempfängers übertragen werden. So ist eine umfassende und sichere Information der Einsatzkräfte schon in der Alarmierungsphase möglich.

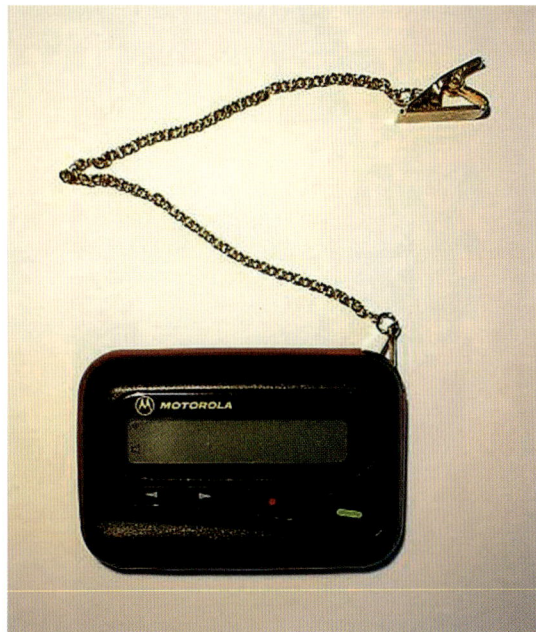

Abb. 33.2 Digitaler Funkmeldeempfänger Scriptor [O169]

33.6 Funkmeldesystem

Bedingt durch die stetig steigende Belegung der Funkkanäle aufgrund ständig wiederkehrender Routinemeldungen, wurde Anfang der achtziger Jahre für die BOS-Dienste das Funkmeldesystem (FMS) entwickelt (> Abb. 33.3). Ziel war es, Standardmeldungen wie z.B. „Am Einsatzort eingetroffen" oder „Einsatzbereit über Funk" in einer übertragungstechnisch komprimierteren und damit schnelleren Form zu übermitteln. Gleichzeitig sollten aber auch Information zur BOS-Zugehörigkeit der Funkstelle (DRK, Feuerwehr usw.), der Funkverkehrskreis, Funkrufname und sonstige fahrzeug- oder besatzungsrelevante Daten übertragen werden. Mittels eines digitalen Kurztelegramms wird nun eine **achtstellige Ziffernkombination** an das FMS-Gerät der Leitstelle übermittelt. Diese Ziffer enthält alle Routineinformationen, die zur Identifizierung einer Funkstelle (Fahrzeug) nötig sind (**Kennung**). Gleichzeitig kann hier auch eine Standardmeldung in Form einer Zahl abgegeben werden. FMS-Datentelegramme werden durch Drücken der entsprechenden Zifferntaste am FMS-Fahrzeuggerät (Hörer oder Einbaugerät) abgestrahlt. Bei der Kennung kennzeichnen:

- die ersten drei Ziffern den Bereich, in dem das Fahrzeug eingesetzt ist,
- die vierte bis siebente Stelle das Fahrzeug,

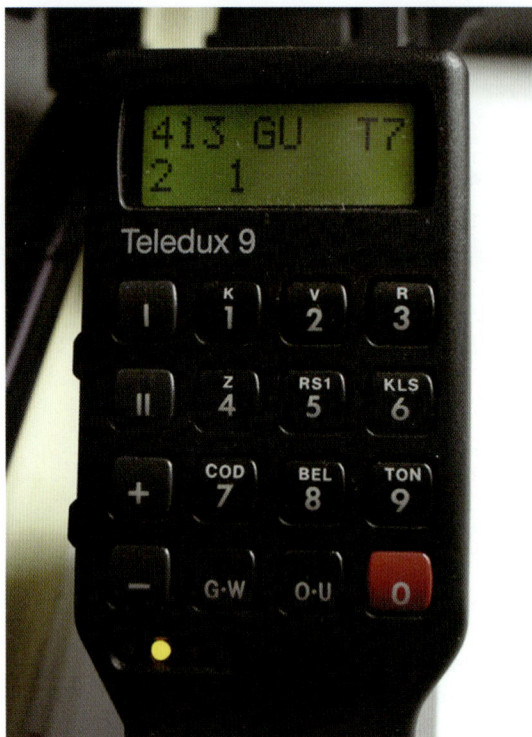

Abb. 33.3 FMS-Gerät Teledux 9 [O169]

- die achte Stelle den momentanen Betriebszustand (Status). Die Fahrzeugzustände werden mit den Ziffern 0 bis 9 angegeben (Statusmeldung).

Die Übermittlung eines solchen Kurztelegramms dauert zwischen 80 und 160 ms.

Statusziffern und ihre Bedeutung

- 0: Notruf (Gerät schaltet auf Sendung)
- 1: Einsatzbereit über Funk
- 2: Einsatzbereit an Wache
- 3: Auftrag übernommen, unterwegs zum Einsatzort
- 4: Am Einsatzort eingetroffen
- 5: Sprechwunschanmeldung
- 6: Nicht einsatzbereit, außer Dienst
- 7: Abfahrt vom Einsatzort
- 8: Am Zielort (z.B. Krankenhaus)
- 9: Frei durch jeweilige Leitstelle belegbar, z.B. Handquittung/Anmeldung.

Ist eine Statusmeldung abgegeben, erscheint die jeweilige Ziffer im Display des Fahrzeuggeräts. In der Leitstelle wird die gesamte Kennung über den Rechner des Funkmeldesystems eingeblendet und, je nach EDV-Leitstellensystem, dem dafür programmierten Fahrzeug zugeordnet. Im Rahmen der Baustufe II des Funkmeldesystems ist auch die Leitstelle in der Lage, dem Fahrzeug

definierte Nachrichten zu übermitteln, z.B. „Wache anfahren" oder „Lagemeldung geben". Diese Fernanweisungen werden mittels Buchstaben an die betreffenden Fahrzeuge weitergegeben. Der Buchstabe erscheint im Display des FMS-Fahrzeuggeräts. Gängige **Fernanweisungen** im RD sind beispielsweise:

- C: Einsatzannahme melden
- H: Standort anfahren
- E: Einrücken
- J: Sprechaufforderung
- F: über Telefon melden
- L: Lagemeldung.

Ergänzt wird das Funkmeldesystem durch die Weiterentwicklung zur Übertragung von Kurztexten aus dem EDV-Leitstellensystem an das Rettungsmittel. Diese Kurztexte können die Einsatzstelle, den Anfahrtsweg oder besondere Gefahrenhinweise beinhalten. Umgekehrt ist auch die Übermittlung von Daten an die Leitstelle möglich. Ebenso können Datensätze an die Rettungswache übertragen werden, z.B. zur Abrechnung der rettungsdienstlichen Leistungen (➤ Kap. 30.5).

33.7 Digitaler Sprech- und Datenfunk

Der Grundstein für das digitale Sprechfunk- und Datennetz wurde bereits mit den „Schengener Abkommen" 1985 gelegt. Hiernach soll ein schrittweiser Abbau der Grenzkontrollen innerhalb der EU erfolgen. Der Abbau der Grenzkontrollen sollte durch verbesserte Kommunikationsmöglichkeiten zwischen den EU-Staaten kompensiert werden. 1990 wurden die EU-Mitgliedstaaten verpflichtet, für bessere Kommunikationsmöglichkeiten bei der grenzüberschreitenden Zusammenarbeit zu sorgen – Einführung eines europaweit einheitlichen Funksystems in allen Staaten der EU. Das galt damals aber nur für die Polizeien und den Zoll, denn so eine Zusammenarbeit der Dienste, wie bei der BOS, gab es nur in Deutschland. Darum sind einige Leistungsmerkmale für die nichtpolizeilichen BOS erst später standardisiert worden. Dazu gehört die Alarmierung im TETRA- (Terrestrial Trunked Radio) Netz. Die Innenministerkonferenz beschloss 1995, im Rahmen des Programms innere Sicherheit der Bundesrepublik Deutschland, die Beteiligung der nichtpolizeilichen BOS am gemeinsamen Netz. Bereits 1996 wurde der Beschluss zum Aufbau von Versuchsnetzen auf der Basis TETRA in Berlin/Brandenburg und in Aachen (Dreiländereck) gefasst. In der Bundesrepublik soll ein digitales Sprechfunk- und Datennetz nach ETSI- (Europäisches Institut für Telekommunikationsnormen) Standard aufgebaut werden. In den Nachbarländern zur Bundesrepublik Deutschland, z.B. in Frankreich, Österreich, Belgien und den Niederlanden, bestehen bereits Digitalfunknetze, aber auch in der Bundesrepublik, z.B. an den Flughäfen, Verkehrsbetrieben und Industrien, sind digitale Funknetze vorhanden. Keines dieser Netze ist jedoch hinsichtlich Größe und Leistungsfähigkeit mit dem BOS-Digitalfunknetz vergleichbar.

TETRA verwendet das TDMA (Time Division Multiple Access), das Zeitschlitzverfahren. Auf einem Trägerfrequenzpaar können vier Zeitschlitze (= Kommunikationswege für Sprache oder Daten oder Organisation) untergebracht werden. Der Kanalabstand zwischen den Trägerfrequenzen beträgt 25 kHz, im Handynetz (GSM) beträgt der Kanalabstand 200 kHz. Gegenüber GSM besitzt TETRA damit eine wesentlich höhere Frequenzökonomie. Von der NATO ist ein europaeinheitliches Frequenzband 390–395 MHz für den Downlink (bei der analogen Technik vergleichbar mit dem Oberband) und für den Uplink 380–385 MHz (vergleichbar Unterband) kostenfrei zur Verfügung gestellt worden. Für den digitalen Sprech- und Datenfunk der BOS stehen also – bei einem 25-kHz-Kanalraster – 200 nutzbare Trägerfrequenzpaare (= 800 Kommunikationswege) zur Verfügung. Die Bündelnetztechnik bündelt diese Kommunikationswege (Funkkanäle). Vergleichbare Frequenzbänder wurden z.B. für den Betrieb der GSM- und UMTS-Netze zu Milliardenbeträgen versteigert.

Durch die Digitalisierung wird die Sprache in Datenpakete gepackt und über die Funkwellen übertragen. Zum Vergleich werden hier die Schallplatte (analog) und die CD (digital) gegenübergestellt. Die in der TETRA-Technologie eingesetzte Vocodertechnik erlaubt es, Störgeräusche bei der Übertragung zu unterdrücken.

Im analogen Funk hat jede BOS-Organisation eigene Funkanlagen und eigene Funkkanäle (Funknetze) zur Verfügung. Diese Funkkanäle werden nur selten ausgelastet; tritt aber eine besondere Situation, z.B. ein Massenanfall von Verletzten (MANV), ein, wird der eine zugewiesene Funkkanal überlastet und Funkmeldungen können nicht oder nur mit Zeitverzögerung abgesetzt werden.

Der digitale Sprech- und Datenfunk bildet ein bundesweites einheitliches Funknetz ab. Durch das Zeitschlitzverfahren können vier Kommunikationskanäle auf einem Trägerfrequenzpaar gleichzeitig – mit der Bündelnetztechnik – genutzt werden, es tritt kein Gesprächsstau ein. Im analogen Bereich würde das bedeuten, dass der Rettungsdienst bei MANV neben dem Rettungsdienstkanal auch die Kanäle der Feuerwehr, der

Polizei und des Katastrophenschutzes – in deren Gesprächslücken – mitnutzen könnte.

Die Endgeräte werden, um am Funkverkehr im BOS-Netz teilzunehmen, mit einer SIM-Karte ausgestattet. Sie hat eine ähnliche Funktion wie die SIM-Karte eines Handys, hier sind auch die Eigenschaften des Funkgerätes abgelegt, wie z.B. eigene Adresse, Nutzung des Funkgerätes als Telefon oder die Übertragung von SDS.

Im digitalen Sprech- und Datenfunk wird zwischen TMO (Trunked Mode Operation) und DMO (Direct Mode Operation) unterschieden. Der TMO-Betrieb ist mit dem Gegenverkehr im Relaisbetrieb und der DMO-Betrieb mit dem Wechselverkehr im 2-m-Band im analogen Funk vergleichbar.

Der digitale Sprech- und Datenfunk bringt im Wesentlichen folgende Vorteile:
- Einzel- und Gruppengespräche der Teilnehmer
- verbesserte Sprachkommunikation
- Datenkommunikation – Absetzen von SDS (wie SMS am Handy)
- gleichzeitige Sprach- und Datenübertragung
- Kommunikation mit demselben Endgerät
- über die Netzinfrastruktur (TMO: mit Bündeleffekt)
- ohne Netzinfrastruktur (DMO: direkt von Gerät zu Gerät)
- Telefonie (mit Überleitung in öffentliche Telefonnetze
- Paging (stille Alarmierung – aktiv und passiv)
- Verschlüsselung
- dynamische Gruppenbildung
- Prioritätenschaltung.

Das bundesweit einheitliche und somit durchgängige Sprech- und Datenfunknetz soll ab 2012 zur Verfügung stehen. Ab diesem Zeitpunkt können die nichtpolizeilichen BOS wie Feuerwehren, Rettungsdienst und Hilfsorganisationen mit digitalen Funkgeräten (MRT = Fahrzeugfunkgeräte, HRT = Handfunkgeräte) ausgestattet werden. Im Rahmen der Umrüstung wird eine ausführliche und umfassende Unterweisung und Schulung an den Geräten und am Funknetz stattfinden. Der Endgeräteanwender muss aber eine gewisse Grundkenntnis von den Funktionen des Digitalfunknetzes mitbringen, um optimal kommunizieren zu können. Die Gerätebedienung wird sich im Normalfall nicht wesentlich von den bisher vorhandenen Geräten unterscheiden.

Technik und Möglichkeiten des Digitalfunks werden sich in den nächsten Jahren immer weiterentwickeln. Aus diesem Grunde wird auf die Internetseite www.bdbos.bund.de verwiesen. Hier können aktuelle Informationen, die das digitale Sprechfunk- und Datennetz der BOS betreffen, abgerufen werden.

—————— **Wiederholungsfragen** ——————

1. Wie definieren Sie den Begriff „Funk"
   (➤ Kap. 33.1)?
2. Was verstehen Sie unter einer elektromagnetischen Welle (➤ Kap. 33.1)?
3. Was verstehen Sie unter den Begriffen Frequenz,
   Amplitude und Modulation (➤ Kap. 33.1)?
4. Welche Funkverkehrsarten kennen Sie
   (➤ Kap. 33.2)?
5. Welche Vor- und Nachteile haben die einzelnen
   Funkverkehrsarten (➤ Kap. 33.2)?
6. Schreiben Sie einen typischen Funkspruch zwischen Leitstelle und Ihrem Fahrzeug auf. Beachten
   Sie dabei die Gesprächsregeln (➤ Kap. 33.3).
7. In welchem Bereich findet die Funkalarmierung
   Anwendung und warum (➤ Kap. 33.5)?
8. Welche Vorteile hat die digitale Funkalarmierung
   (➤ Kap. 33.5)?
9. Welche Vorteile hat das Funkmeldesystem
   und was bedeuten die einzelnen Ziffern
   (➤ Kap. 33.6)?
10. Wie kann die Baustufe 2 des Funkmeldesystems
    taktisch sinnvoll genutzt werden (➤ Kap. 33.6)?
11. Welche Vorteile bietet der geplante Digitalfunk für
    die BOS (➤ Kap. 33.7)?

KAPITEL

34

Christoph Redelsteiner, Jürgen Bittger, Klaus Runggaldier, Claus Kemp

Fahrzeuge

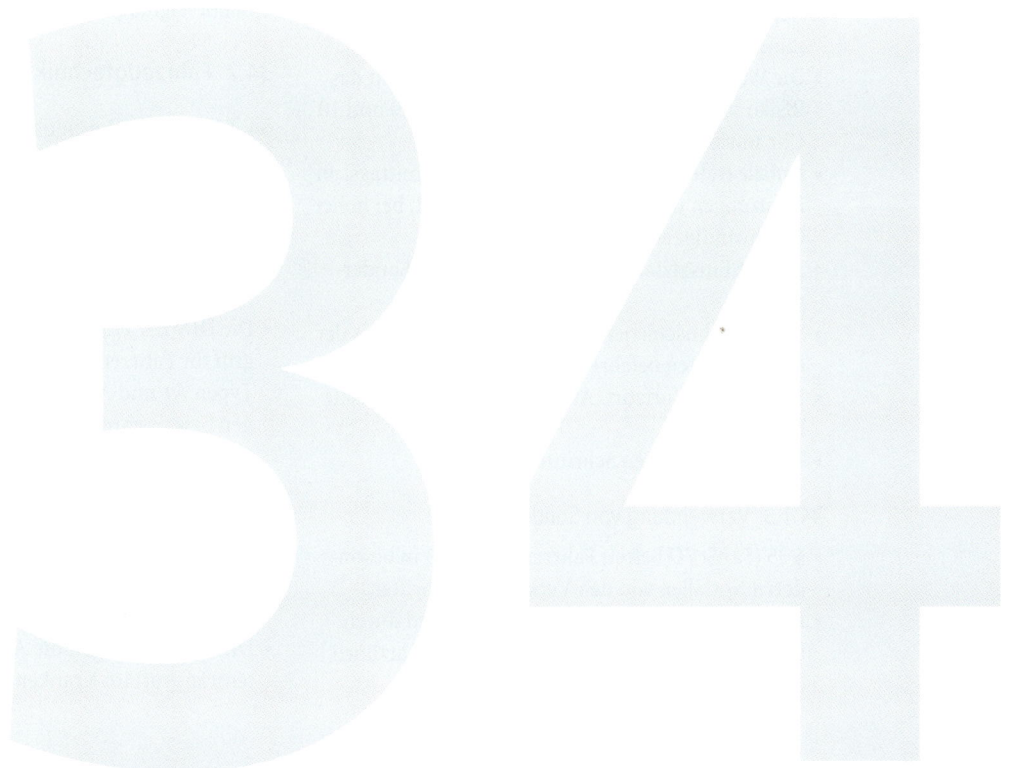

━━━━━━━━━━━━━━━━ **Lernzielübersicht** ━━━━━━━━━━━━━━━━

34.1 Fahrtechnische Ausbildung

- Grundregel: Richte keinen Schaden an!

34.1.1 Faktoren der Fahrsicherheit

- Die Unfallwahrscheinlichkeit potenziert sich mit zunehmender Geschwindigkeit.
- In Wohngebieten, nachts und bei ungünstiger Witterung besonders vorsichtig fahren.
- Bei Regen verdoppelt sich der Bremsweg, Eis und Schnee können ihn verfünffachen.
- Bei Nebel blendet Blaulicht, die Signalanlage wird gedämpft.
- Vor Hindernissen auf der Fahrbahn bremsen und versuchen, rechts vorbeizufahren. Größeren Tieren weicht man der Laufrichtung entgegengesetzt aus, wenn der Verkehr dies zulässt.
- Bei Reifen- oder Lenkproblemen rasch und sicher anhalten, aber nicht abrupt bremsen.
- Bei Bremsversagen Verkehrsteilnehmer warnen, Fußbremse heftig pumpen, niedrigeren Gang einlegen. Notfalls Handbremse vorsichtig ziehen und auf Ausgleichbewegungen gefasst sein.

34.1.2 Fahrtaktik und Unfallvermeidung bei Notfalleinsätzen

- Ortskenntnis, eine gute Verfassung des Fahrers, spezielle Lenkerschulungen und defensive Fahrweise mindern das Unfallrisiko.
- Der gefährlichste Platz im RTW ist der Patientenraum.
- Die Wahrnehmung von Sonderrechten erhöht das Risiko schwerer Unfälle, gehäuft zwischen 9 und 10 Uhr sowie 17 und 18 Uhr.
- Unfälle treten gehäuft auf an Montagen, mittags, an Kreuzungen und Kurven, bei der Anfahrt, bei hoher Geschwindigkeit.
- Andere Einsatzfahrzeuge haben ebenfalls Sonderrechte.
- Straßenbahnschienen nur bei genauer Kenntnis der Gegebenheiten befahren.
- Der Zug hat Vorfahrt. An Bahnübergängen Einsatzhorn abstellen.
- In Fußgängerzonen Schritttempo fahren.

34.1.3 Verwendung von Sondersignalen

- § 35 (5a) StVO befreit Fahrzeuge des RD in besonderen Notfällen von den Verkehrsvorschriften.
- Die Wahrnehmung der Sonderrechte wird durch blaues Blinklicht zusammen mit dem Einsatzhorn angezeigt.
- Der Einsatz von Sondersignalen wird mit der Leitstelle abgesprochen.
- Die gemeinsame Nutzung von blauem Blinklicht zusammen mit dem Einsatzhorn verpflichtet andere Verkehrsteilnehmer, dem Rettungsfahrzeug Vorrang zu gewähren.
- Sondersignale wirken sich auf Patient und Lenker negativ aus, werden nicht immer von allen Verkehrsteilnehmern wahrgenommen und können zu unerwünschten Reaktionen führen.
- Blaulicht sieht man über größere Distanzen schlechter als weißes Abblendlicht.

34.1.4 Verhalten bei einem Unfall

- § 34 StVO regelt das Verhalten bei einem Unfall.
- Immer anhalten, Leitstelle informieren und helfen.

34.1.5 Transport aus der Sicht des Patienten

- Ein unsanfter Transport ist für den Patienten eine zusätzliche psychische und physische Belastung.
- Der Einsatz von Sondersignalen ist i.d.R. nicht erforderlich, wenn der Patient an Bord des RTW ist.

34.1.6 Zusammenfassung der wichtigsten Sicherheitsregeln für Einsatzfahrer

- Gute Vorbereitung durch Fahrzeugcheck, Lenkertraining und Ortskenntnis erhöht die Sicherheit.
- Beim Einsatz auf Unvorhersehbares gefasst sein.
- Sondersignale differenziert einsetzen.

34.2 Fahrzeugtechnik

34.2.1 DIN für Rettungsmittel

- Rettungsmittel, deren Ausstattung und Ausrüstung sowie wichtige Begriffe des Rettungswesens werden national in Deutschland per DIN-Normen oder als deutsche Ausgabe einer unveränderten Europäischen Norm per DIN EN definiert.
- Die DIN EN 1789 teilt Krankenkraftwagen (Oberbegriff für Fahrzeuge zum Patiententransport) in die Typen A1 und A2 (Krankentransportwagen für einen bzw. mehrere Patienten), B (Notfallkrankenwagen) und C (Rettungswagen) ein. Sie schreibt Anforderungen an die Beschleunigung, elektrische Anlage, Bremsanlage, Maße und Gewichte sowie Anzahl und Anordnung der Sitze vor.
- Man unterscheidet zwischen Leergewicht, zulässigem Gesamtgewicht und Nutzlast.
- DIN EN 1865 regelt die Ausrüstung für den Patiententransport im Krankenkraftwagen.

34

- Kommunikationseinrichtungen müssen den nationalen Vorschriften entsprechen.
- NEF sind für das Rendezvous-System speziell ausgerüstete Pkw.
- Im RTH müssen mindestens zwei Patienten transportiert und behandelt werden können.
- Notfallkoffer werden nach DIN 13232 und 13233 ausgestattet.

34.2.2 Geräte und Einrichtungen des Rettungswagens

- Der Ausbau der Fahrzeuge kann je nach Einsatzgebiet und Einsatzschwerpunkt variieren.
- Notfallkoffer, EKG und Beatmungsgerät sind für den Primäreinsatz transportabel.
- Material zur Versorgung des Patienten im Krankenkraftwagen wird in gekennzeichneten Schubladen vorgehalten.
- Für Geräte für den Einsatz im Notfall muss ein schneller Zugriff sichergestellt werden.
- Im Fahrerraum befinden sich Instrumente der Sonderrechtsanlage, Sicherheitsausrüstung und Hilfsmittel für das Copiloting.
- Der RD muss sich mit den jeweiligen Absaug- und Beatmungseinrichtungen vertraut machen.

- Sauerstoffanlage und mobile Beatmungseinheit sind über Schnellkupplung miteinander verbunden.
- Mit Sauerstoffflaschen und -anlagen muss gewissenhaft umgegangen werden, wegen Explosionsgefahr dürfen sie nicht mit Fett in Berührung gebracht werden.
- Es sollten möglichst alle Insassen angegurtet sein.

34.2.3 Anwendung der Geräte

- Beim Tragen niemals rückwärts gehen, nur an den herausgezogenen Holmen anfassen und nur auf Kommando arbeiten.
- Infusion beim Einladen in den RTW abstellen. Flasche auf Trage legen und im RTW mit Klettverschlüssen am Infusionshaken sichern.
- Patient mit Fixiergurt in Brusthöhe sichern.
- Zum Kälteschutz des Patienten den Innenraum des Fahrzeugs heizen und Decken bereithalten.
- Vakuummatratzen sollten nicht nur nach Frakturen, sondern auch zur Vermeidung eines Transporttraumas eingesetzt werden.
- Tragegurte in Tragestühlen immer anlegen, Kippen vermeiden.

34.1 Fahrtechnische Ausbildung

> **MERKE**
> Eine Grundregel der präklinischen Versorgung von Notfallpatienten lautet:
> *„Richte keinen Schaden an!"*

Dieser Leitsatz gilt insbesondere auch für Lenker von Einsatzfahrzeugen des RD. Die Begriffe Rettungs- oder Krankenwagenfahrer verschwinden glücklicherweise immer mehr als Bezeichnung für den Berufsstand des Rettungsfachpersonals. Diese Bezeichnungen wurden unmodern, da sich die Aufgaben des Rettungsfachpersonals immer mehr vom reinen Transport hin zu medizinischen und einsatztaktischen Tätigkeiten entwickelten. Trotz alledem bleibt die Transport- und damit auch die Lenkerfunktion eine Hauptaufgabe des modernen Rettungsfachpersonals. Auf jeden Fall stellt das Steuern von Einsatzfahrzeugen ein potenzielles Verletzungsrisiko und eine juristische Verantwortung dar.

Aus Gründen der Vereinfachung wird in diesem Kapitel der Begriff RTW stellvertretend für die verschiedenen Typen von rettungsdienstlichen Einsatzfahrzeugen verwendet.

Das Wissen um die richtigen Maßnahmen bei heiklen Verkehrssituationen schützt nicht davor, in der Realität instinktiv falsch zu handeln. Ein Lenkertraining, das Schleuderkurs sowie das Training von Brems- und Ausweichmanövern beinhaltet, sollte daher verpflichtender Bestandteil jeder Rettungsassistentenausbildung sein und ist durch geistiges Trockentraining nicht zu ersetzen.

34.1.1 Faktoren der Fahrsicherheit

Hinsichtlich der Reaktionszeit und des Bremswegs sollte der Lenker eines Fahrzeugs folgende Faktoren bedenken. Die Wahrscheinlichkeit eines Unfalls potenziert sich mit Zunahme der Geschwindigkeit. Die Chance, eine gefährliche Situation zu vermeiden oder zu bewältigen, sinkt mit höherem Tempo, da der Bremsweg verlängert wird.

MERKE
Der Bremsweg ist der Abstand zwischen dem Punkt, an dem sich der Fahrer zum Anhalten entschließt, und dem Punkt, an dem das Fahrzeug vollständig zum Stillstand gekommen ist.

Somit setzt sich der Bremsweg aus dem während des Reaktionsvorgangs zurückgelegten Weg und der zum Bremsen des Fahrzeugs benötigten Strecke zusammen (➤ Abb. 34.1). Die Geschwindigkeit ist der maßgebende Faktor für die Länge des Anhaltewegs. So beträgt der **Anhalteweg** eines mit 50 km/h fahrenden RTW etwa 26 m. Fährt der RTW 60 km/h, benötigt er bereits 34 m Anhalteweg (➤ Abb. 34.2).

Das Fahren unter **speziellen Witterungsbedingungen**, z.B. bei Regen, Schnee und Eis, macht das Lenken von Fahrzeugen besonders gefährlich. Viele Autofahrer können sich aufgrund der Witterungsbedingungen dazu entschließen, zu Hause zu bleiben oder auf andere Verkehrsmittel auszuweichen. Der RS/RA muss unter allen Umständen zu Notfalleinsätzen ausrücken.

Bei **Fahren im Regen** ist zu bedenken, dass der Bremsweg bei Nässe doppelt so lang ist wie bei trockenem Fahrbahnbelag. Außerdem ist der Fahrbahnbelag, wenn es zu regnen beginnt, besonders rutschig. Rasche Beschleunigung, rasches Bremsen und schnelle Lenkbewegungen sind daher unbedingt zu vermeiden. Durch Geschwindigkeitsreduktion und durch Verwendung von Reifen mit ausreichender Profildichte kann die Gefahr, am Wasser aufzuschwimmen, erheblich reduziert werden.

Sollte der RTW tatsächlich aufschwimmen, sollten folgende Regeln beachtet werden:
- Nicht hart bremsen, sonst kommt das Fahrzeug ins Schleudern.
- Nicht versuchen, durch Lenkbewegungen wieder auf festen Untergrund zu kommen.
- Das Lenkrad fest in den Händen halten und den Fuß vom Gaspedal nehmen.

Bei **Schnee und Eis** sollte nur mit einem winterfertigen RTW ausgerückt werden (Winterreifen oder Spikes, Batterie voll funktionsfähig usw.). Außerdem sollten Schneeketten, Rollsplitt und eine Schaufel an Bord und der Umgang damit geübt sein. Besonders wichtig ist außerdem die Funktionsprüfung der Fahrzeugheizung und des Gebläses vor Fahrbeginn. Wenn es die Witterungslage erfordert, sind die Schneeketten schon vor einem Einsatz zu montieren. Die Außentemperatur sollte beobachtet werden. Dabei ist zu bedenken, dass es auch bei Temperaturen über 0 °C aufgrund des kalten Straßenuntergrunds zur Eisbildung kommen kann; besonders gefährdet sind hierbei Brücken sowie nicht windgeschützte Straßenabschnitte. Gerade bei Eis und Schnee

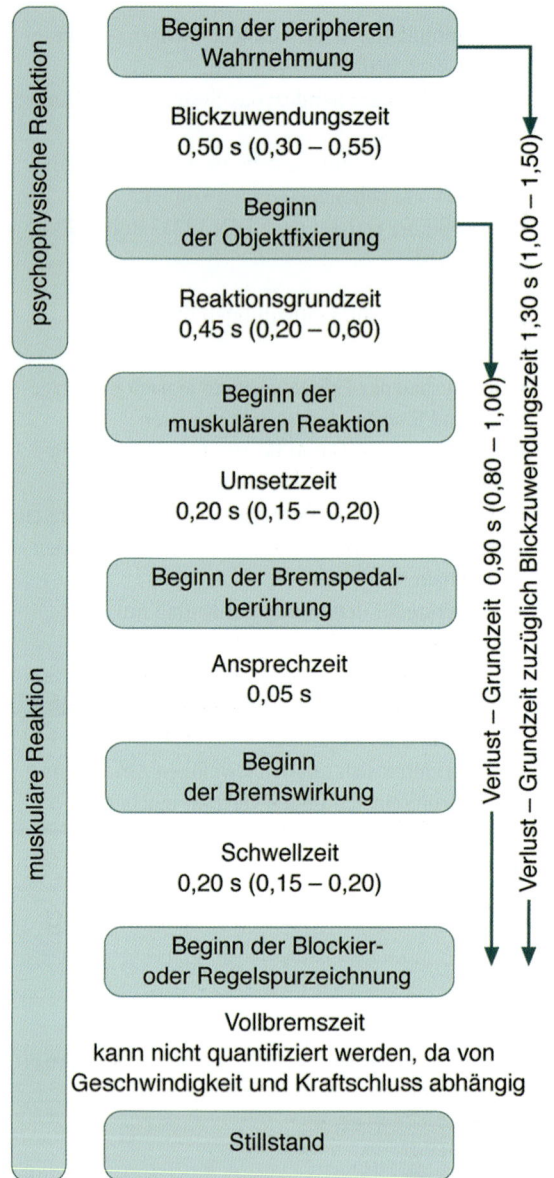

Abb. 34.1 Zeitlicher Ablauf eines Notbremsvorgangs [L108]

	trocken	nass	Schnee	Eis
0 bis 30 km/h	2 s	+ 1 s	x 2	x 4
30 bis 60 km/h	3 s	+ 1 s	x 2	x 4
60 bis 90 km/h	4 s	+ 1 s	x 2	⚠
90 bis 130 km/h	5 s	+ 1 s	⚠	☠

Abb. 34.2 Anhaltedauer bei unterschiedlichen Geschwindigkeiten [L108]

ist es wichtig, sich vor Beginn der Fahrt die sicherste Anfahrtsroute zu überlegen. Grundsätzlich gilt: Langsam fahren! Sonderrechte setzen die fahrphysikalischen Gesetze nicht außer Kraft!

MERKE

Eis und Schnee können den Bremsweg um das Fünffache verlängern.

Rasche Beschleunigung, rasches Bremsen und schnelle Lenkbewegungen sind unbedingt zu vermeiden. Wenn der RTW angehalten werden muss, soll sachte und pumpend gebremst werden, um nicht ins Schleudern zu geraten. Wenn das Fahrzeug ins Schleudern kommt, ist in die entgegengesetzte Richtung zu lenken.

Für das **Fahren bei Nebel** gilt es zunächst, die Geschwindigkeit zu reduzieren und sorgfältig auf langsam vor dem RTW fahrende oder stehende Fahrzeuge zu achten. Die Nebelscheinwerfer und die Nebelschlussleuchte sollten eingeschaltet werden; der Einsatz von Fernlicht bei Nebel ist zu vermeiden. Bei Einsatzfahrten in starkem Nebel sollte der Fahrzeuglenker gegebenenfalls das Blaulicht abschalten, um sich nicht selbst zu blenden. Zu bedenken ist weiterhin, dass die Schallabstrahlung der Signalanlage durch den Nebel vermindert werden kann. Bei Nebel sollte man niemals auf der Straße stehen bleiben. Wenn es absolut nötig ist anzuhalten, mehrmals kurz auf das Bremspedal steigen, um die hinter dem RTW fahrenden Fahrzeuge zu warnen, am äußersten Straßenrand halten sowie Blaulicht und Warnblinkanlage einschalten und die Stelle mit einem Pannendreieck absichern.

Hindernisse auf der Fahrbahn erfordern vom Fahrer in Abhängigkeit von der Art des Hindernisses ein besonders Verhalten. Sollte (plötzlich) ein größeres, stabiles **Objekt** auf der Fahrbahn liegen und der RTW nicht mehr rechtzeitig anhalten können, sind folgende Maßnahmen ratsam:

- Abwägen, welche Maßnahme die geringste Gefährdung für die Insassen des RTW und die anderen Verkehrsteilnehmer bringt.
- Nicht nach links in den Gegenverkehr ausweichen.
- Nicht versuchen, das Objekt zu überfahren, außer wenn sicher ist, dass dabei kein Schaden angerichtet werden kann. Objekte können sich im Nachhinein größer als angenommen erweisen.
- Bremsen und versuchen, rechts am Objekt vorbeizukommen.
- Wenn das Objekt ein Verkehrshindernis darstellt, über die Leitstelle die Polizei informieren lassen.

Tiere, die die Fahrbahn überqueren, können einem RTW ebenfalls Probleme bereiten. In Städten sind es meist Hunde oder Katzen, auf dem Land Wild und Kühe. Es mag grausam klingen, aber es muss unter Umständen in Erwägung gezogen werden, das Tier zu überfahren. Ein rascher Bremsvorgang kann den RTW aus der Bahn bringen und den Patienten verletzen. Ein Ausweichmanöver kann den Gegenverkehr gefährden. Wenn in Straßennähe ein Tier zu sehen ist, das die Fahrbahn betreten könnte, mehrmals hupen und die Geschwindigkeit verringern. Es ist darauf zu achten, dass hinter einem davonlaufenden Haustier der verfolgende Besitzer kommen könnte. Auch sind Wildtiere, beispielsweise Rehe, oftmals in Rudeln unterwegs – wenn ein Tier die Straße passiert hat, ist mit weiteren zu rechnen.

Bei größeren Tieren, wie Kühen oder Hirschen, sollte versucht werden, eine Kollision durch Bremsen und Ausweichmanöver zu vermeiden. Ein Ausweichmanöver wird in die entgegengesetzte Laufrichtung des Tieres durchgeführt, wenn dabei keine anderen Verkehrsteilnehmer gefährdet werden. Tiere werden nachts häufig durch das Fernlicht geblendet und starren gebannt in die Scheinwerfer des ankommenden Fahrzeugs. Abblenden und der Einsatz der Hupe können eine rechtzeitige Flucht des Tieres bewirken.

Der Klang des Einsatzhorns zieht die Aufmerksamkeit von **Menschen**, vor allem von **Kindern**, auf sich. Es muss damit gerechnet werden, dass Kinder auf die Fahrbahn laufen, um ein Einsatzfahrzeug besser zu sehen. Fahren Sie deshalb in bewohnten Gebieten, vor allem in Wohnstraßen, langsam.

Auch das **Fahren bei Nacht** erfordert einige besondere Verhaltensweisen vom Fahrzeugführer. Dunkelheit und Dämmerung sind für Verkehrsteilnehmer besonders gefährlich. Die Sicht ist beschränkt, die Lenker oft übermüdet, weniger konzentriert, und Reaktionszeiten verlängern sich.

MERKE

Manche Verkehrsteilnehmer haben Schwierigkeiten mit der Weiteneinschätzung, und nicht wenige Nachtfahrer fahren alkoholisiert.

Besonders vor einer Nachtschicht sollten alle Beleuchtungsanlagen und Blinker kontrolliert werden. Windschutzscheibe, Seitenfenster und Rückspiegel sollten frei von Verunreinigungen sein.

Nachfolgend sind einige spezielle Tipps zum Fahren bei Nacht aufgeführt:

34

- Fahren Sie langsamer als bei Tage.
- Starren Sie nicht in das Licht entgegenkommender Fahrzeuge.
- Fokussieren Sie die Augen nicht auf ein bestimmtes Objekt, sondern behalten Sie den Weitblick.
- Blenden Sie das Fernlicht rechtzeitig ab.
- Fahren Sie nicht mit aufgeblendetem Fernlicht in eine Kurve.
- „Blinzeln" Sie einen entgegenkommenden Fahrer, der Sie mit dem Fernlicht blendet, nicht an. Auch noch so kurze Blitze mit dem Fernlicht blenden den Entgegenkommenden.

Der Grundsatz „Vorbeugen ist besser als heilen" gilt auch für die Erhaltung der Einsatzfahrzeuge. Trotzdem kann das plötzliche **Auftreten eines mechanischen Problems** nicht immer vermieden werden.

Wenn ein **Reifen** während der Fahrt platzt oder plötzlich Luft verliert, das Lenkrad festhalten und langsam bremsen, um die Reifen nicht zu blockieren. An den Straßenrand fahren, noch bevor das Fahrzeug völlig zum Stillstand kommt. Warnblinkanlage und gegebenenfalls das Blaulicht einschalten, die Stelle absichern und die Leitstelle informieren.

Sollte es während der Fahrt zu einem **Verlust der Lenkfähigkeit** kommen, d.h. das Lenkrad nicht mehr auf Lenkbewegungen reagieren, so ist das Fahrzeug so schnell und sicher wie möglich zum Stillstand zu bringen. Bei höheren Geschwindigkeiten kann das Fahrzeug durch den Verlust der Lenkfähigkeit ins Schleudern kommen oder sich überschlagen.

Gefährlich am **Bremsversagen** ist, dass es erst zum Zeitpunkt der Einleitung eines Bremsmanövers entdeckt wird. Versuchen Sie zuerst, die anderen Verkehrsteilnehmer mittels Sondersignal, Hupen oder Lautsprecherdurchsagen aus dem Weg zu bringen. Machen Sie keine Notbremsung mit der Handbremse, denn die Hinterräder könnten blockieren. Versuchen Sie, die Fußbremse heftig zu pumpen. Es könnte somit ausreichend Bremskraft erzeugt werden. Ist der RTW mit **automatischem Getriebe** ausgestattet, gehen Sie folgendermaßen vor:

- Schalten Sie in den niedrigsten Gang. Die Fahrtgeschwindigkeit wird dadurch reduziert.
- Versuchen Sie so lange wie möglich, das Fahrzeug auf der Straße zu halten, wenn sich die Geschwindigkeit verringert.
- Wenn eine Kollision oder eine Fahrt in unpassendes Gelände unvermeidlich scheint, betätigen Sie die Handbremse.

Ist der RTW mit **manuellem Getriebe** ausgestattet, ergreifen Sie folgende Maßnahmen:

- Versuchen Sie nur, einen niedrigeren Gang einzulegen, wenn Sie Zwischenkuppeln und Benützen der Getriebebremse gewohnt sind. Wenn es nicht gelingt, einen Gang einzulegen, rollt das Fahrzeug ohne Bremswirkung im Leerlauf weiter.
- Lassen Sie die Motorbremskraft so lange wie möglich wirken.
- Wenn die Benutzung der Handbremse unvermeidlich ist, ziehen Sie vorsichtig und langsam daran.

Für beide Fahrzeugarten gilt: Die Handbremse wirkt nur auf die Hinterräder, durch den Seilzug wird es nicht zu einer stetigen, sondern ruckartigen Geschwindigkeitsverminderung kommen. Eine ungleiche Verteilung der Bremskraft ist wahrscheinlich, der RTW wird auf eine Seite gezogen. Es sollte versucht werden, dies mit Lenkbewegungen auszugleichen. Nachdem das Fahrzeug zum Stillstand gekommen ist, sollte die Fahrzeugbesatzung sofort die Leitstelle von der Panne unterrichten, die Pannenstelle absichern und unter keinen Umständen weiterfahren.

34.1.2 Fahrtaktik und Unfallvermeidung bei Notfalleinsätzen

Dieser Abschnitt stellt die Unfallursachen von Rettungsfahrzeugen im Einsatz dar und zeigt Möglichkeiten auf, die das Unfallrisiko reduzieren.

Risikominimierung durch veränderte Einsatzstrategien

Unfallverhütung beginnt im rettungsdienstlichen Bereich bereits in der Leitstelle. Ein notfallmedizinisch gut geschulter Disponent, der auch in der Lage ist, Sofortmaßnahmen per Telefon zu vermitteln, bewirkt zweierlei. Erstens kann er durch gezieltes Nachfragen die Anzahl der Sondersignaleinsätze mit Stichwörtern wie „Sonstiger Notfall" oder „Unklare Erkrankung" niedrig halten. Zweitens reduziert der Disponent das therapiefreie Intervall durch Hinweise auf Sofortmaßnahmen per Telefon auf ein Minimum. Das anfahrende Rettungsteam kann dann gewiss sein, dass es nicht die allererste Hilfe vor Ort sein wird, sondern dass bereits lebensrettende Maßnahmen eingeleitet sind.

Kenntnis des Einsatzgebiets

Ein Rettungsdienstmitarbeiter, der sein primäres Einsatzgebiet kennt, sieht einer Anfahrt mit Sondersignal

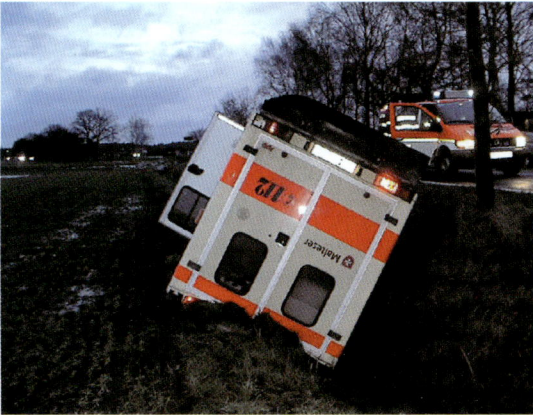

Abb. 34.3 Unfall eines RTWs: Ursache war eine an die Witterungsverhältnisse nicht angepasste, zu hohe Geschwindigkeit. [W241]

gelassener entgegen. Er hat keine Angst, den Einsatzort nicht zu finden, vor allem kann er bei Stau, Schnee, Glatteis oder anderen widrigen Bedingungen aufgrund seiner Ortskenntnis einen sicheren Anfahrtsweg wählen (> Abb. 34.3). Damit wird auch klar, dass ein GPS nur eine Unterstützung bei der Anfahrt leisten kann. Aspekte wie die Befahrbarkeit befestigter Gleiskörper von Straßenbahnen kennen Navigationssysteme zumeist nicht. Ebenso werden die jeweils offiziellen Adressen angesteuert, bei großen Wohnhausanlagen kann aber z.B. Haus 12 möglicherweise rascher über die Seitenstraße erreicht werden. Nachschauen im detaillierten Kartensatz lohnt sich also, um unnötige Fahrt- und Gehstrecken zu vermeiden und somit Zeit für den Patienten zu sparen.

Sollte während der Fahrt ein Einsatz mit einer dem Team unbekannten Einsatzstelle disponiert werden und die grobe Richtung des Einsatzorts nicht bekannt sein, wird entweder die Leitstelle um Hilfe gebeten oder das Team hält am Straßenrand, um im Kartensatz nachzusehen. Hier wird insbesondere auf Feldwegen und im Freiland eine exakte Abfrage der Leitstelle mit Verortung der Einsatzstelle im Koordinatensystem und nachfolgender Übertragung dieser Daten ein GPS-gestütztes Auffinden erleichtern. Die Anfahrt sollte erst dann erfolgen, wenn zumindest der grobe Anfahrtsweg bekannt ist. Wendemanöver, weil der RTW in die falsche Richtung gefahren ist, sind gefährlich und benötigen mehr Zeit, als kurz anzuhalten und den Kartensatz zu benutzen.

Planung der Anfahrt

Die Planung der schnellsten und sichersten Anfahrt sollte folgende Faktoren berücksichtigen: Wochentag, Tageszeit, Wetter und Umleitungen. Bahnübergänge, Brücken, Tunnel und die Umgebung von Kindergärten

bzw. Schulen sollten gemieden werden. Dies setzt gute Ortskenntnis innerhalb des Einsatzgebietes voraus – diese kann nicht durch Navigationssysteme ersetzt werden!

Sicherheitsmaßnahmen am und im Fahrzeug

Unfallschäden können vermindert werden, wenn entsprechende Sicherheitsmaßnahmen am RTW vorhanden sind. **Sicherheitsgurte** sind vorhanden und müssen verwendet werden, **Airbags** sind leider noch nicht überall selbstverständlich. Der gefährlichste Platz bei einem Zusammenstoß ist wohl der **Patientenraum**. Pulsoxymeter, EKG oder Beatmungsgerät sind meist nicht ausreichend fixiert und können sich bei einem entsprechenden Unfallmechanismus selbstständig machen. Sauerstoffflaschen und Feuerlöscher können zu lebensbedrohlichen Gefährdungen werden. Durch sinnvolles Anbringen der Blaulichter, auch im Kühlergrill der Fahrzeuge, und durch auffällige Lackierung kann die Wahrnehmbarkeit eines RTW erhöht und somit das Unfallpotenzial verringert werden.

Sicherheit des Fahrers

Persönliche Faktoren spielen bei der Unfallentstehung und -verhütung eine entscheidende Rolle. Welches Selbstbild hat das Rettungsfachpersonal von seinem Beruf? Fühlt es sich für die Gesundheit im weiteren Sinne oder nur für die Rettung seines Patienten verantwortlich? Die am meisten unfallgefährdeten Altersgruppen sind junge und ältere Rettungsdienstmitarbeiter. Bei den Jüngeren führen der **Mangel an Erfahrung** und die höhere **Nervosität** zu Unfällen, aber auch jahrelange **Routine** kann zum Fallstrick werden. Der „alte Fuchs" weiß, dass man bei der Kreuzung mit 15 km/h ohne Anhalten übersetzen kann. Tatsächlich aber kann er jahrelang ohne Folgen denselben Fehler begangen haben, und dann kommt es dennoch zum Unfall.

Weitere **Risikofaktoren** sind Mangel an Schlaf, Einnahme von Alkohol, Medikamenten und besondere Problembelastung.

> **ACHTUNG**
> Setzen Sie sich nur ans Steuer eines RTW, wenn Sie in guter Verfassung sind.

Aus Kostendämpfungsgründen und Mangel an Organisation gibt es noch immer Schichtpläne für 24-Stunden-Dienst. Wenn es auch für Teile des Rettungsfachpersonals attraktiv ist, so viele Stunden am Stück zu arbeiten, steigt das Unfallrisiko und damit auch das juristische Risiko für den Lenker doch enorm. Nur ausgeruhte Lenker sollten sich hinter das Steuer setzen, lernt man in der Fahrschule. Solange der Autopilot für den RTW nicht erfunden ist, gilt Gleiches wohl auch für das Personal im RD. Kontrovers bleibt dabei die Frage, ob ein ehrenamtlicher Kollege, der tagsüber seinem Erwerb nachgegangen ist, anschließend ausgeruht zur Nachtschicht kommt. Gleiches gilt für den hauptamtlichen Mitarbeiter, der die Zeit zwischen seinen Nachtdiensten nicht zur Regeneration nützt und ebenfalls unausgeruht seinen Nachtdienst antritt.

Leider ist eine **Lenkerausbildung** für Rettungsfachpersonal nicht vorgeschrieben, sondern dem Engagement des Arbeitgebers überlassen. Fahrerschulung, Schleuderkurs, Park- und Reversiertraining könnten aber einen bedeutenden Beitrag leisten, um das Unfallrisiko zu minimieren.

Unfallursachen bei Unfällen von Rettungsfahrzeugen im Einsatz

Jährlich werden bundesweit rund 3.500 Unfälle von Rettungsfahrzeugen im Einsatz registriert. Pro Jahr kommt es bei mehr als 200 Unfällen von RTW im Einsatz zu Personenschäden. Rund 50 Unfälle enden mit Schwerverletzten und etwa 14 Unfälle mit Getöteten. Auf rund 272.000 Einsätze mit Sondersignal fällt ein Einsatz, bei dem das Rettungsfahrzeug in einen Verkehrsunfall mit Todesfolge verwickelt ist. Bei Einsätzen ohne Sondersignal ist damit erst nach etwa 609.000 Einsätzen zu rechnen. Insgesamt gilt, dass bundesweit etwa alle 2.000 Einsätze mit einem mehr oder weniger schweren Unfall eines Rettungsfahrzeugs zu rechnen ist.

Das **Unfallrisiko** von Rettungsfahrzeugen im Einsatz bewertet die Bundesanstalt für das Straßenwesen (BAST) wie folgt: Rettungsfahrzeuge, die unter Wahrnehmung von Sonderrechten fahren, haben ein viermal höheres Risiko, in einen tödlichen Verkehrsunfall verwickelt zu werden, als Rettungsfahrzeuge, die keine Sondersignale verwenden. Ein Unfall mit Schwerverletzten bei einem mit Sonderrechten durchgeführten Einsatz ist achtmal wahrscheinlicher als bei einem ohne Sonderrechte durchgeführten.

Vergleicht man das Unfallrisiko von Lenkern eines RTW mit dem anderer motorisierter Verkehrsteilnehmer, kommt man zu folgendem Ergebnis: Bei Einsatzfahrten ohne Sonderrechte ist die Wahrscheinlichkeit, in einen Unfall mit Personenschaden verwickelt zu werden, um 30% geringer als bei allen anderen Verkehrsteilnehmern. Werden aber Sonderrechte verwendet, besteht ein mehr als viermal höheres Risiko, in einen Unfall mit Personenschaden verwickelt zu werden, als bei anderen Verkehrsteilnehmern.

Die Analyse der **zeitlichen Verteilung** der Unfälle ergab folgende Ergebnisse. Februar und Oktober sind besonders unfallträchtige Monate. Etwa 28% aller Unfälle ohne Sondersignal passieren an Montagen, obwohl an diesem Tag nur 19,3% der Einsätze gefahren werden. Bei Sondersignalfahrten lassen sich keine Wochentagsabhängigkeiten feststellen. Signalfahrten enden zwischen 9 und 10 Uhr sowie 17 und 18 Uhr häufiger mit einem Unfall. Für Einsätze ohne Signal ist dies die Mittagszeit zwischen 12 und 13 Uhr.

Im Ortsgebiet liegt die **Fahrgeschwindigkeit** des RTW vor dem Unfall unter 20 km/h. Jeder fünfte Unfall mit und jeder zwanzigste Unfall ohne Signal liegt innerorts über 50 km/h. Im Freiland passieren zirka 29% aller Unfälle mit Sondersignal bei einer Geschwindigkeit über 80 km/h. RTW mit höherer Motorleistung werden mit höherer Geschwindigkeit in Unfälle verwickelt.

Innerhalb geschlossener Ortschaften ist die typische **Unfallstelle** die Kreuzung (➤ Abb. 34.4), gefolgt von der T-Mündung. Etwa jeder dritte Unfall von RTW entstand an Lichtsignalanlagen. In vier von fünf Unfällen zeigte die Lichtsignalanlage „Rot" für das Rettungsfahrzeug.

Mehr als 70% aller Unfälle mit Sondersignal passieren auf der **Anfahrt**. Ursachen dafür sind der abrupte Sprung von einer Ruhephase in einen Hochleistungszustand, Fahren unter Zeitdruck und die geistige Auseinandersetzung mit den bevorstehenden Ereignissen.

Besondere **Umfeldbedingungen** lassen sich nicht als Unfallverursacher ausmachen. Der typische Unfall passiert bei normalem Wetter, Tageslicht und normalem

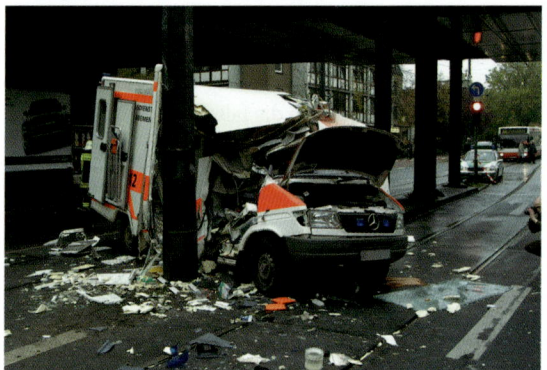

Abb. 34.4 Verkehrsunfall eines RTW [O464]

Straßenzustand. Jeder vierte Unfall eines RTW passiert während der ersten Einsatzfahrt.

Als besondere **Belastungsfaktoren** geben RS/RA an: Kindernotfall, Schlafstörungen bei Nachtschicht und Lärm durch Signalanlage und Funkverkehr.

Unfälle mit Sondersignal haben einen durchschnittlichen Sachschaden von ca. 6.000 Euro, Unfälle ohne Sondersignal einen mittleren Schaden von ca. 3.500 Euro.

Hinweise für die tägliche Fahrpraxis

- Bei jeder Einsatzfahrt gilt: Es ist immer besondere Vorsicht geboten.
- Äußersten Respekt vor roten Ampeln!
- Stressoren bei der Anfahrt reduzieren: Vor einem Einsatz die Rollenverteilung besprechen. Zur Lärmverringerung das Fenster hochkurbeln. Der Lenker konzentriert sich auf den Verkehr, der Beifahrer beachtet den Funk, führt den Funkverkehr und sorgt für das Auffinden der Einsatzstelle. Der abrupte Sprung vom Ruhe- in einen Hochleistungszustand wird gemindert, wenn durch sinnvolle Wachengestaltung ein Sprint mit maximalem Adrenalinausstoß zum Fahrzeug nicht erforderlich ist.
- Ein erfahrener RS/RA prüft bei Schichtbeginn die Fahrtauglichkeit seines RTW, stellt Sitz und Spiegel auf seine Körpermaße ein, verwendet immer den Sicherheitsgurt, benutzt bei der Anfahrt zusätzlich das Abblendlicht, hält genügend Abstand zum Vordermann und wechselt, sobald er eine unklare Verkehrssituation hat, mit dem rechten Fuß vom Gas- zum Bremspedal.

Defensives Fahrverhalten

Straßenverkehrsteilnehmer reagieren beim Nähern eines RTW mit Sondersignal vielfältig. Sie fahren an den Rand, steigen unvermittelt auf die Bremse, geben Gas oder halten vor einer unübersichtlichen Kurve. Trotz der Unberechenbarkeit: Unfälle können und müssen vermieden werden.

Vermeidung einer Kollision mit einem vorausfahrenden Fahrzeug

- Wachsam bleiben und beobachten, ob das Fahrzeug den Blinker setzt oder seine Geschwindigkeit reduziert.
- Reagiert ein Fahrzeuglenker überhaupt nicht, könnte er das Einsatzfahrzeug noch nicht wahrgenom-

men haben. Genügend Abstand für den Fall halten, dass der Lenker vorne reagiert und plötzlich bremst.
- Nicht nur das Fahrzeug unmittelbar davor beachten, sondern auch die vorausfahrenden Fahrzeuge.

Vermeidung einer Kollision mit einem nachkommenden Fahrzeug

Manche Menschen sind neugierig, wohin ein RTW fährt, und fahren hinterher. Andere folgen dem RTW, weil sie grundsätzlich zu dicht auf andere Verkehrsteilnehmer auffahren.
- Bevor Sie anhalten, berühren Sie mehrmals die Bremsen, um den hinter Ihnen fahrenden Lenker zu warnen.
- Wenn das nicht hilft und eine weitere Gefährdung vermieden werden soll, bremsen Sie vorsichtig ab, so dass der „Trittbrettfahrer" überholen kann.

Vermeidung einer Kollision mit einem entgegenkommenden Fahrzeug

Frontalzusammenstöße haben einen besonders gefährlichen Verletzungsmechanismus. Überholvorgänge müssen deshalb wohl überlegt sein und sollten erst dann eingeleitet werden, wenn das vorausfahrende Fahrzeug an den äußersten rechten Fahrbahnrand gefahren und somit mehr Platz zum Überholen ist.
- Prüfen Sie den entgegenkommenden Verkehr rechtzeitig, bevor Sie sich zum Überholen entschließen.
- Prüfen Sie auch, ob Sie sich nach dem Überholvorgang wieder in die eigene Fahrspur einordnen können.
- Benutzen Sie beim Überholen immer die Signalanlagen.

Kurven stellen eine besondere Gefährdung dar. In einer Rechtskurve neigt der RTW bei zu hoher Geschwindigkeit dazu, nach links in die Spur des Gegenverkehrs zu driften. Dies kann vermieden werden, wenn man vor der Kurve abbremst.
- In einer Rechtskurve das Fahrzeug möglichst am rechten Fahrbahnrand halten.
- Bleiben Sie in einer Linkskurve in der Mitte der eigenen Spur.
- Bremsen Sie nicht in der Kurve, das Fahrzeug kann ins Schleudern geraten.
- Wenn Sie am Scheitel der Kurve angekommen sind, Gas geben, um die Fahrspur stabil zu halten.

34

Vermeidung einer Kollision beim Überqueren einer Kreuzung

- Grundsätzlich sollte man wissen, wann man abbiegt. Erkennt man an einer Kreuzung, dass man hier nach links oder rechts muss, kann eine unbedachte Lenkbewegung der Auslöser für einen Unfall sein.
- Achten Sie auf nicht gekennzeichnete Kreuzungen, Haus- und Garagenausfahrten.
- Bei Annäherung an eine Kreuzung versuchen Sie, den Eintreffzeitpunkt an der Kreuzung so zu gestalten, dass die Ampelanlage grün zeigt.
- Verringern Sie Ihre Geschwindigkeit deutlich.
- Bringen Sie den RTW zum Stillstand.
- Setzen Sie rechtzeitig den Blinker.
- Schauen Sie nach links, nach rechts, dann wieder nach links und suchen Sie Augenkontakt zu den anderen Fahrern.
- Erst wenn ein sicheres Überqueren möglich ist, losfahren.

MERKE

Rund 70% aller Unfälle eines Rettungsfahrzeugs ereignen sich an Kreuzungen. Betrachten Sie Ihr Sonderrecht nicht als mit Gewalt vollziehbares Recht, sondern als Bitte an die übrigen Verkehrsteilnehmer, Ihnen Platz zu machen.

ACHTUNG

Denken Sie daran, dass Kollegen des RD, der Feuerwehr und der Polizei ebenfalls mit Sonderrecht aus der Querstraße kommen können.

Vermeidung einer Kollision beim Zurücksetzen des RTW

- Immer von einem Kollegen einweisen lassen.
- Immer beide Seitenspiegel benutzen und niemals den Kopf aus dem Fenster stecken.

Befahren von Straßenbahnschienen im Einsatz

Das Befahren von Straßenbahnschienen im Einsatz setzt genaue Kenntnisse über den Verlauf und die Fahrtrichtung der Straßenbahn voraus. Selbst dann muss mit Änderungen der Fahrtrichtung wegen Umleitungen gerechnet werden. Befindet sich der Schienenkörper auf einem Sockel oberhalb des restlichen Straßenniveaus, muss der Lenker besondere Vorsicht walten lassen.

Bahnübergänge

Unbeschrankte Bahnübergänge oder Bahnübergänge, die jeweils nur in Fahrtrichtung beschrankt sind, stellen eine große Gefahr für den RD dar. Ein Zug hat einen Bremsweg im Bereich von mehreren Kilometern. Selbst wenn ein Lokführer wollte, könnte er dem RTW keinen Vorrang einräumen. Der Versuch, eine derartige Kreuzung zu überqueren, wenn bereits die Warnanlage das Ankommen eines Zuges ankündigt, ist lebensgefährlich und daher zu unterlassen. Für unbeschrankte Bahnübergänge ohne Lichtwarneinrichtungen gilt: Rechtzeitig das Einsatzhorn abstellen, um einen herannahenden Zug zu hören, und ggf. warten, bis der Zug vorüber ist.

Fußgängerzone

Das Befahren von Fußgängerzonen unter Inanspruchnahme von Sonderrechten birgt besondere Gefahren, da die Passanten nicht mit dem Auftauchen eines rasch fahrenden RTW rechnen. Es gilt: Schritttempo fahren, Menschen nicht gefährden und Sachwerte nicht beschädigen.

MERKE

Eine Einsatzfahrt durch die Fußgängerzone ist Öffentlichkeitsarbeit für den RD und das Rettungsfachpersonal. Rowdys haben kein gutes Image.

Copiloting

Der Beifahrer des RTW kann als Copilot äußerst hilfreich sein. Er übernimmt die Abwicklung des Funkverkehrs und beobachtet den Straßenverkehr vor allem auf der rechten Fahrbahnseite. Als Copilot blickt er in Seitenstraßen und ist für die Zielfindung verantwortlich, sucht nach Straßennamen und Hausnummern in der Einsatzstraße.

Eigenheiten von KTW, NEF und RTW/NAW

Vorsicht ist geboten, wenn man nach längerem Fahren von RTW oder NAW auf ein kleines NEF oder einen KTW wechselt und Signalfahrten durchführt. NEF und KTW bieten aufgrund der Fahrzeuggröße einen wesentlich geringeren Verkehrsüberblick. Beim Einfahren in eine Kreuzung sieht der Lenker des Fahrzeugs nicht wie beim RTW in die gesamte Kreuzung ein und muss sich erst mit der Motorhaube vorsichtig in eine Kreuzung eintasten.

34.1.3 Verwendung von Sondersignalen

Die Verwendung von Blaulicht und Folgetonhorn führt beim Benutzer manchmal zur völlig falschen Annahme, dass diese Einrichtungen Verkehrshindernisse einfach per Knopfdruck beseitigen. Der Gesetzgeber befreit wohl bei der Verwendung dieser Signale von der Einhaltung mancher Verkehrsregeln, letztlich sollte aber aus der Sicht des Lenkers der Einsatz von Sonderrechten als **Bitte** an die anderen Verkehrsteilnehmer verstanden werden, Platz zu machen.

Gesetzliche Grundlagen

(➤ Kap. 38)

§ 35 (5 a) StVO befreit die Fahrzeuge des RD von den Vorschriften, wenn höchste Eile geboten ist, um Menschenleben zu retten oder schwere gesundheitliche Schäden abzuwenden. In einer Zusatzverordnung wurde ergänzend festgelegt: Bei Fahrten, bei denen nicht alle Vorschriften eingehalten werden können, sollte, wenn möglich und zulässig, die Inanspruchnahme von Sonderrechten durch blaues Blinklicht zusammen mit dem Einsatzhorn angezeigt werden (VwV zu StVO § 38 Abs. 1). Die Sonderrechte dürfen nur unter gebührender Berücksichtigung der öffentlichen Sicherheit und Ordnung ausgeübt werden (§ 35 [8] StVO).

Blaues Blinklicht zusammen mit dem Einsatzhorn darf nur verwendet werden, wenn höchste Eile geboten ist, um Menschenleben zu retten oder schwere gesundheitliche Schäden abzuwenden, eine Gefahr für die öffentliche Sicherheit oder Ordnung abzuwenden, flüchtige Personen zu verfolgen oder bedeutende Sachwerte zu erhalten. § 38 StVO (1) ordnet an: „*Alle übrigen Verkehrsteilnehmer haben sofort freie Bahn zu schaffen. Blaues Blinklicht allein darf nur zur Warnung an Unfall- oder sonstigen Einsatzstellen, bei Einsatzfahrten […] verwendet werden (2).*"

Auswirkungen von Sondersignalen

Zu häufige Verwendung von Sondersignalen führt zu einem Gewöhnungseffekt. Die **Verkehrsteilnehmer** nehmen die Signale nicht mehr ernst.

Patienten werden noch aufgeregter und nervöser, ihr Zustand kann sich dadurch auch medizinisch gesehen verschlechtern. Bei Patientinnen mit Präeklampsie oder Eklampsie kann es zur Auslösung von Krampfanfällen kommen.

Der **Lenker des Einsatzfahrzeugs** wird selbst nervöser. Versuche haben gezeigt, dass bei Ertönen der Signalanlage zwischen 15 und 25 km/h schneller gefahren wird als ohne Fanfaren. Durch das Ertönen der Signalanlage entsteht bei vielen Lenkern ein **Aufwacheffekt** mit paradoxen Reaktionen. In den USA und Kanada werden jährlich 75.000 Unfälle indirekt von RTW, also ohne deren Beteiligung, mitverursacht, da Verkehrsteilnehmer falsch reagieren.

Grundregeln zur Benutzung von Sondersignalen

Sondersignale sind nur unter den gesetzlich definierten Bedingungen einzusetzen. Die Freigabe zur Verwendung von Sonderrechten bei der Anfahrt zum Notfallort wird von der **Leitstelle** erteilt. Wird eine Fahrt in die Klinik unter Benutzung von Sonderrechten durchgeführt, ist dies sofort der Leitstelle mitzuteilen.

Niemals sollte man davon ausgehen, dass alle anderen Verkehrsteilnehmer den RTW wahrnehmen. Bäume, Häuser oder andere Objekte können den Schall der Signalanlage dämpfen oder umlenken. Musik aus dem Autoradio und eingeschaltetes Gebläse können die Wahrnehmung des Signalhorns erschweren oder verhindern. Es muss zudem damit gerechnet werden, dass der RTW wohl wahrgenommen, aber ignoriert wird.

Das Horn ist rechtzeitig zu benutzen. Fahren Sie nicht nahe an einen anderen Verkehrsteilnehmer heran, um dann erst das Horn einzuschalten. Plötzliche Bremsmanöver könnten die Folge sein.

Auch bei Tage kann die Sichtbarkeit des RTW durch Benutzen des Abblendlichts erhöht werden. Die Farbe Weiß ist am weitesten sichtbar; das Blaulicht ist über größere Distanzen schlechter sichtbar.

34.1.4 Verhalten bei einem Unfall

Gesetzliche Rahmenbedingungen

Gemäß § 34 StVO hat jeder an einem Verkehrsunfall Beteiligte

1. unverzüglich zu halten,
2. den Verkehr zu sichern und bei geringfügigem Schaden unverzüglich beiseite zu fahren,
3. sich über die Unfallfolgen zu vergewissern,
4. Verletzten zu helfen (§ 323 c StGB),
5. anderen am Unfallort anwesenden Beteiligten und Geschädigten
   a. anzugeben, dass er am Unfall beteiligt war und

34

b. auf Verlangen seinen Namen und seine Anschrift anzugeben sowie Führerschein und Fahrzeugschein vorzuweisen und nach bestem Wissen Angaben über seine Haftpflichtversicherung zu machen,

6.

a. so lange am Unfallort zu bleiben, bis er zugunsten der anderen Beteiligten und Geschädigten die Feststellung seiner Person, seines Fahrzeugs und die Art seiner Beteiligung durch seine Anwesenheit ermöglicht hat, oder

b. eine nach den Umständen angemessene Zeit zu warten und am Unfallort Namen und Anschrift zu hinterlassen, wenn niemand bereit war, die Feststellung zu treffen (Wartepflicht),

7. unverzüglich die Feststellung nachträglich zu ermöglichen, wenn er sich berechtigt entschuldigt oder nach Ablauf der Wartepflicht vom Unfallort entfernt hat. Dazu hat er mindestens den Berechtigten (6. a) oder einer nahe gelegenen Polizeidienststelle mitzuteilen, dass er am Unfall beteiligt gewesen ist, und seine Anschrift, seinen Aufenthalt sowie das Kennzeichen und den Standort seines Fahrzeugs anzugeben und dieses zu unverzüglichen Feststellungen für eine ihm zumutbare Zeit zur Verfügung zu halten.

Beteiligt an einem Verkehrsunfall ist jeder, dessen Verhalten nach den Umständen zum Unfall beigetragen haben kann.

Unfallspuren dürfen nicht beseitigt werden, bevor nicht die notwendigen Feststellungen getroffen worden sind.

Einsatztaktische Maßnahmen

- Immer anhalten.
- Ruhe bewahren.
- Sofort die Leitstelle informieren: „2/83/1 ist in einen Eigenunfall verwickelt. Nähere Lagemeldung folgt."
- Unfallstelle absichern.
- Check des RTW-Teams und des Patienten.
- Gibt es Verletzte in den anderen Fahrzeugen?
- Lagemeldung an Rettungsleitstelle, z.B. 2/83/1 Lagemeldung: „Eigenunfall durch Zusammenstoß mit Pkw, zwei Schwerverletzte im anderen Pkw, Kollege und Patient leicht verletzt." Der Disponent wird dann weitere Einsatzkräfte, den Einsatzleiter vom Dienst entsenden und die Polizei verständigen.

34.1.5 Transport aus der Sicht des Patienten

Einen RTW zu fahren ist mehr, als bloß einen Patienten von Punkt A zu Punkt B zu transportieren. Den RTW richtig durch den Verkehr zu steuern, ist ein bedeutender Aspekt der Patientenversorgung. Dabei geht es nicht bloß darum, in bestimmten Fällen den Patienten rasch und sicher ins Krankenhaus zu begleiten. Die Teamkollegen im Patientenraum sollten in der Lage sein, den Patienten auch während der Fahrt zu betreuen. Nicht zuletzt ist ein unsanfter Transport für den Patienten eine zusätzliche psychische und physische Belastung, bestehende Verletzungen können sogar verschlimmert werden.

Hat der RTW einen Patienten an Bord, ist es die Hauptaufgabe des Lenkers, ruhig, schonend und sanft zu fahren. Ein sehr geringer Teil der Notfallpatienten benötigt einen Transport ins Krankenhaus unter Inanspruchnahme von Sonderrechten. Sollten diese trotzdem beansprucht werden, muss plötzliches Abbremsen oder Beschleunigen vermieden werden.

Besser als die Vorstellung der auf den Patienten einwirkenden Kräfte (> Abb. 34.5) ist das Erleben am eigenen Körper. Die Lenker von Fahrzeugen des RD sollten daher mindestens zweimal jährlich im RTW während der Fahrt probeliegen, um Verständnis für die Situation des Patienten zu erhalten.

34.1.6 Zusammenfassung der wichtigsten Sicherheitsregeln für Einsatzfahrer

1. **Fahrzeugcheck vor Einsatzfahrt:** Die meisten Rettungsdienste haben eine Ausrüstungsliste für den Check bei Schichtbeginn. Die Überprüfung zumindest von Ölstand, Tankanzeige, Reifendruck, Lenkung und Bremsanlage sollte Bestandteil dieses Checks sein.

2. **Lenkertraining und Schleuderkurs:** Ein formales Lenkertraining ist für Fahrer von Einsatzfahrzeugen unumgänglich. Zum Fahrprofi wird man nicht geboren – man wird dazu trainiert.

3. **Den Weitblick behalten:** Bei einer Einsatzfahrt darf nicht nur die Straße fixiert werden, auch Gehsteige, Ausfahrten und Seitenstraßen müssen beobachtet werden.

4. **Argwöhnisch bleiben:** Wie bei der Patientenuntersuchung auf alles gefasst sein. Rechnen Sie immer mit den Fehlern anderer Lenker.

5. **Das Einsatzgebiet kennen:** Wer mit den Eigenheiten seines Einsatzgebiets vertraut ist, sieht einer Signalfahrt gelassener entgegen.

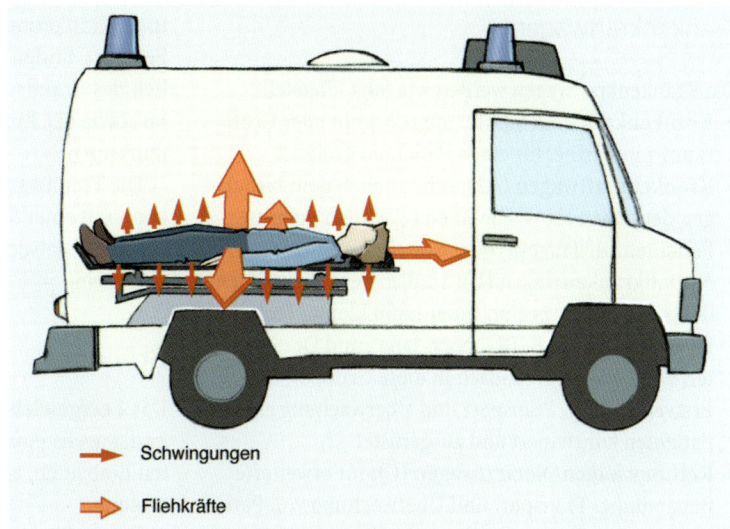

Schwingungen

Fliehkräfte

Abb. 34.5 Auf den Patienten wirkende Fliehkräfte während der Einsatzfahrt [L108]

6. **Zweimal pro Jahr eine Probefahrt auf der Trage des RTW:** Dies bringt die auf Betreuer und Patienten einwirkenden Kräfte wieder in Erinnerung.
7. **Kein falscher Stolz beim Rückwärtssetzen oder an Engstellen:** Sieht man nicht, was hinter dem RTW ist, oder ist man nicht sicher, ob das Fahrzeug noch durch die Enge passt, einweisen lassen.
8. **Auf allen Nachrangstraßen das Fahrzeug immer vor dem Überqueren anhalten:** Die Eintreffzeit wird dabei kaum verlängert, die Wahrscheinlichkeit, einen Unfall zu verursachen, verringert sich hingegen enorm.
9. Den **Augenkontakt zu anderen Straßenteilnehmern**, denen ein Vorrecht genommen wird, suchen. Niemals annehmen, dass diese Ihre Absicht erkennen.
10. Bei der **Verwendung von Sondersignalen** den anderen Verkehrsteilnehmern eine Chance geben, darauf zu reagieren. Viele Menschen geraten durch Sehen oder Hören von Sonderrechten in Panik und reagieren paradox. Vor allem sehr junge, sehr alte oder betrunkene Verkehrsteilnehmer verhalten sich oft unberechenbar.

34.2 Fahrzeugtechnik

34.2.1 DIN für Rettungsmittel

Für die verschiedenen bodengebundenen Rettungsmittel bestehen europaweit gültige Normen. Die DIN EN 1789 mit dem Titel „Rettungsdienstfahrzeuge und deren Ausrüstung" legt Anforderungen an Konstruktion, Prüf-

methoden, Betriebsverhalten und Ausrüstungen von Krankenkraftwagen fest, die DIN beinhaltet Festlegungen für Krankentragen und andere Krankentransportmittel im Krankenkraftwagen.

DIN EN 1789 „Rettungsdienstfahrzeuge und deren Ausrüstung – Krankenkraftwagen"

Diese Norm hat für alle Krankenkraftwagen, in denen mindestens eine Person auf einer Trage liegend transportiert werden kann, Gültigkeit.

Die **Krankenkraftwagen** werden in vier Kategorien unterteilt:
- Typ A1 und A2: Krankentransportwagen/Patient Transport Ambulance (PTA)
- Typ B: Notfallkrankenwagen/Emergency Ambulance (EA)
- Typ C: Rettungswagen/Mobile Intensive Care Unit (MICU)

Eine spezifische europäische Norm für die Ausstattung von Notarzteinsatzfahrzeugen ist nicht vorhanden.

Die DIN EN 1789 definiert auch **Begriffe des Rettungswesens:**
- Ein **Patient** ist eine Person, deren Zustand geeignete Versorgung oder Transport erfordert.
- Ein **Notfallpatient** ist ein Patient, der sich infolge Erkrankung oder Verletzung in unmittelbarer oder zu erwartender Lebensgefahr befindet.
- Ein **Rettungsdienstfahrzeug** ist mit mindestens zwei ausgebildeten Mitarbeitern besetzt und für die Versorgung und den Transport von mindestens einem Patienten auf einer Krankentrage geeignet.

34

Krankenkraftwagen

Die Krankenkraftwagen werden wie folgt eingeteilt:
- **Krankenkraftwagen (A1):** meist Kombi oder Großraum-Limousine, für einen Patienten geeignet
- **Krankenkraftwagen (A2):** sehr ähnlich dem bisherigen deutschen KTW, für einen oder auch mehrere Patienten auf Trage(n) oder Sessel(n) geeignet
- **Notfallkrankenwagen (B):** ähnlich dem ehemaligen deutschen RTW, nur im Innenraum kleiner (daher fallen jetzt auch z.B. DC „hoch-lang" und DC Sprinter/VW LT ohne Hochdach in diese Gruppe), und für Erstversorgung, Transport und Überwachung eines Patienten konstruiert und ausgerüstet
- **Rettungswagen/Notarztwagen (C):** für erweiterte Behandlung, Transport und Überwachung von Patienten konstruiert und ausgerüstet.

Anforderungen an das Basisfahrzeug, den Ausbau und die Ausrüstung

- **Beschleunigung** aller KrKw innerhalb von 35 s von 0 auf 80 km/h,
- **Antiblockiersystem** (ABS) der **Bremsanlage** muss vorhanden sein.

Elektrische Anlage

Die DIN-Vorschriften für die Ausstattung der elektrischen Anlage sind in ➤ Tab. 34.1 wiedergegeben.

Die elektrische Anlage sollte in vier getrennte Anlagen geteilt sein:
- Hauptsystem des Grundfahrzeugs
- System für spezifische festinstallierte Ausrüstung (in sich abgeschlossen)
- System für den Krankenraum (in sich abgeschlossen)
- System für die Kommunikationseinrichtungen (in sich abgeschlossen).

Weitere Mindestanforderungen zielen auf die Qualität bei der Herstellung und die Betriebssicherheit der elektrischen Anlage aller KrKw ab.

Karosserie und Innenraum

Im Kapitel Anforderungen werden im allgemeinen Teil die **Außenmaße** festgelegt:

L × B × H 6.500 × 2.200 × 3.000 mm (bei Leergewicht, ohne flexible Antennen oder klappbare Spiegel).

Neben der Festlegung der Abmessungen des **ergonomischen Freiraums der Arbeitsplätze** Fahrersitz

und Krankenraum und der Öffnungen (Türen und Fenster) finden sich Werkstoffanforderungen bezüglich des Brandschutzes, der Reinigung und Desinfektion sowie der Rutschfestigkeit bei Nässe (Boden Patientenraum).

Die Trennwand zwischen Fahrer- und Patientenraum kann mit einer Schiebetür versehen werden. Diese muss gegen unbeabsichtigtes Öffnen während der Fahrt gesichert sein.

Gewichte

Das **Leergewicht** wird definiert als Masse des Krankenkraftwagens einschließlich Fahrer (75 kg) und aller festen Einbauten, also ohne tragbare Gegenstände der Ausrüstung.

Das **zulässige Gesamtgewicht** beinhaltet zusätzlich die tragbare Ausrüstung, je mitgeführter Person 75 kg sowie eine Gewichtsreserve.

Daraus berechnet sich die **Nutzlast**, deren Verteilung im Fahrzeug die zulässigen Radlasten des Herstellers nicht überschreiten darf. Zur Nutzlast zählt:

Im Rahmen der Nutzlast bewegt sich die **Mindestbeladungskapazität** in Personen gemäß ➤ Tab. 34.2.

Neben den **Mindestmaßen der Sitze** (Patienten- oder Betreuersitz) ist auch die **Anzahl und Position der Sitze** festgelegt (➤ Tab. 34.3).

Ebenfalls innerhalb der Nutzlast bewegt sich das **Mindestgewicht des Equipments** (➤ Tab. 34.4) gemäß den Ausrüstungstabellen ➤ Tab. 34.5 bis ➤ 34.15).

Tab. 34.1 Elektrische Anlage nach DIN EN 1789

Elektrische Ausstattung	KrKW-Typ
Anlage für bevorrechtigte Wegebenutzer	A optional, B, C
• Batteriewartung ohne Ausbau möglich • Möglichkeit des versehentlichen Kurzschlusses ausgeschlossen	alle KrKw (A1, A2, B, C)
Starthilfeeinrichtung (Leistungsreserve)	Typen A2, B und C
Außensteckdose mit Schutzschalter	Typen B und C • für Stromversorgung der Batterieladung, Medizinprodukte und Krankenraumheizung • optional für Motorheizung
12-V-Steckdosen im Krankenraum	• mindestens eine bei Typ A1 und A2 • mindestens zwei bei Typ B • mindestens drei bei Typ C

Tab. 34.2 Mindestbeladungskapazität in Personen nach DIN EN 1789

Personenzahl	KrKw-Typ			
	A1	A2	B	C
Anzahl der Sitze und/oder Tragen (ohne Fahrer)	3	4	3	4
Typ C mit zwei Tragen	–	–	–	5

Tab. 34.3 Anzahl und Position der Sitze nach DIN EN 1789

Sitze	KrKw-Typ			
	A1	A2	B	C
Mindestanzahl	1	2	2	2
Typ A2 bei weniger als vier Sitzen	–	1	–	–
Anordnung				
seitlich neben der Trage	1	1	–	–
seitlich neben der Trage im vorderen Bereich der Tragenlänge	–	1	1	–
am Kopfende der Trage	–	–	1	1

Tab. 34.4 Mindestgewicht des Equipments nach DIN EN 1789

KrKw-Typ	Equipmentmindestgewicht
A1	100 kg
A2	115 kg
B	225 kg
C	260 kg

Ausrüstungstabellen mit den zugehörigen Normen

DIN EN 1865 „Festlegungen für Krankentragen und andere Krankentransportmittel im Krankenkraftwagen"

Die Europäische Norm 1865 stammt aus dem Jahr 1999 und beinhaltet genaue Anforderungen für Krankentragen und andere Krankentransportmittel. Es gibt Begriffsdefinitionen und Beschreibungen **für folgende Rettungsmittel:**

- Haupttrage und Fahrgestell
- Stuhltrage
- Tragematratze
- Tragetuch
- Schaufeltrage
- Vakuummatratze und Pumpe
- langes Wirbelsäulenbrett
- klappbare Tragesessel
- nicht klappbare Tragesessel.

Allgemein wird in dieser Norm von den genannten Rettungsmitteln **gefordert:**

- Die Beförderung von Patienten muss sicher und schonend sein.
- Ein Verrutschen im Fahrzeug muss auch bei schlechten Transportbedingungen unmöglich sein.
- Tragegriffe müssen auch in ausgezogener Stellung arretiert werden können.
- Scharfe Kanten oder Verformungen, die an Mensch oder Material Schäden verursachen könnten, dürfen nicht vorhanden sein.
- Für alle transportierten Patienten muss ein entsprechendes Rückhaltesystem mit Schnellverschluss vorgehalten werden, welches ihn hält und gleichzeitig die Behandlung während der Fahrt zulässt.
- Die Sitz- oder Liegefläche muss antimikrobiell, abwaschbar, wasserfest und ölbeständig sein.

Tab. 34.5 Ausrüstungstabelle Patiententransport

Ausrüstung	Norm	KrKw-Typ			
		A1	A2	B	C
Haupttrage/Fahrgestell	EN 1865	1	1	1	1
Schaufeltrage	EN 1865	–	–	1	1
Vakuummatratze	EN 1865	–	–	1	1
Gerät zur Beförderung eines sitzenden Patienten*	EN 1865	1	1	1	optional
Tragetuch oder Tragmatratze	EN 1865	1	1	1	1
langes Wirbelsäulenbrett mit Kopfruhigstellung und Sicherheitsgurten	EN 1865	optional	optional	–	–
* sofern nicht die Haupttrage diese Funktion erfüllt					

34

Tab. 34.6 Ausrüstungstabelle Ruhigstellung der Extremitäten und des oberen Wirbelsäulenbereichs

Ausrüstung	Norm	KrKw-Typ			
		A1	A2	B	C
Extensionsgerät	–	–	–	optional	optional
Satz zur Ruhigstellung von Knochenbrü-chen	–	–	–	1	1
Satz Halskrause*	–	–	–	1	1
Fixationssatz oder kurzes Wirbelsäulen-brett**	–	–	–	1	1

* zur Ruhigstellung der Halswirbelsäule
** erweiterte Ausrüstung zur Ruhigstellung des oberen Wirbelsäulenbereichs

Tab. 34.7 Ausrüstungstabelle Diagnostik

Ausrüstung	Norm	KrKw-Typ			
		A1	A2	B	C
Blutdruckmessgerät • manuell mit Manschetten* • automatisch mit Manschetten*/**	–	–	–	1 optional	1 optional
Pulsoxymeter	EN ISO 9919	–	–	1	1
Stethoskop	–	–	–	1	1
Thermometer, Messbereich mindestens 28–42 °C	–	–	–	1	1
Diagnostik-Leuchte	–	–	–	1	1

* 10–66 cm
** Ein nach dem Dopplerprinzip arbeitendes Gerät muss auch bei mechanischen Schwingungen und elektrischen Störfeldern korrekte Messungen ermöglichen.

Tab. 34.8 Ausrüstungstabelle Atmung

Ausrüstung	Norm	KrKw-Typ			
		A1	A2	B	C
Sauerstoffanlage*	EN 737-1: 1998	– optional	– optional	1	1
Sauerstoffgerät** • mit mindestens 2.000 l (bei Normal-temperatur und Normaldruck)	EN 737-1: 1998	–		1	1
• mit mindestens 400 l (bei Normaltem-peratur und Normaldruck)	EN 737-1: 1998	–	–	1	1
Beatmungshilfe (Mund-zu-Maske) mit An-schlussmöglichkeit zur Sauerstoffgabe	–	1	1	–	–
Beatmungsbeutel mit Masken und Gue-del-Tuben für jede Altersstufe	–	optional	optional	1	1
Absauganlage, stationär, nicht manuell***	EN ISO 10079-1	–	–	1	1
Absauggerät manuell, tragbar	EN ISO 10079-2	1	1	1	1

* stationär mit mindestens 2.000 l (bei Normaltemperatur und Normaldruck) mit Druckflussmessinstrument und Mengenregelung bis zu einem Höchstwert von mindestens 15 l/Min., Schnellkupplung
** tragbar mit Druckflussmessinstrument und Mengenregelung bis zu einem Höchstwert von mindestens 15 l/Min.
*** mit einem Unterdruck von mindestens 500 mmHg mit einem Auffangbehältnis von 1 l

34

Tab. 34.9 Ausrüstungstabelle Medikamente

Ausrüstung	Norm	KrKw-Typ			
		A1	A2	B	C
Medikamente zur Schmerzbekämpfung	–	–	–	optional	optional

Wird in Krankenkraftwagen mit Narkosegasen (Stickoxydul, Entonox und Anästhesiegas) gearbeitet, muss eine **Anästhesiegasabsaugung** gemäß einschlägiger EN vorhanden sein.

Tab. 34.10 Ausrüstungstabelle Kreislauf

Ausstattung	Norm	KrKw-Typ			
		A1	A2	B	C
Infusionslösung in Liter	–	–	–	4	4
Infusions- und Injektionszubehör, vollständiger Satz	–	–	–	2	2
Infusionssystem, geeignet, um Lösungen auf 37 °C (± 2 °C) zu erwärmen (muss nicht tragbar sein)	–	–	–	1	1
Infusionshalterung	–	1	1	2	2
Ausrüstung zur Druckinfusion	–	–	–	1	1

Tab. 34.11 Ausrüstungstabelle Behandlung von lebensbedrohlichen Störungen

Ausrüstung	Norm	KrKw-Typ			
		A1	A2	B	C
Defibrillator mit Aufzeichnung des Herzrhythmus des Patienten	IEC 60601-2-4	–	–	1	1
EKG-Überwachungsgerät	IEC 60601-2-4	–	–	1	1
Herzschrittmacher, extern	IEC 60601-2-4	–	–	optional	1
tragbare Einheit zur Sicherung der Atmung*	–	–	–	1	
erweiterte tragbare Einheit zur Wiederbelebung**	–	–	–	–	1
Inhalator	EN ISO 13544-1	–	–	1	1
Thoraxdrainage-Satz	–	–	–	–	1
volumenbezogene Spritzen-Infusionspumpe	–	–	–	–	1
zentrale Venenkatheter	–	–	–	–	1
Beatmungsgerät, automatisch	EN 794-3	–	–	–	1
regulierbares PEEP-Ventil	–	–	–	–	1
Kapnometer	EN ISO 21647	–	–	–	1

* Beatmungsbeutel, Mund-zu-Maske-Beatmungshilfe mit Sauerstoffanschluss, Oro- oder Nasopharyngealtuben, Absauggerät, Absaugkatheter

** bestehend aus tragbarer Einheit zur Sicherung der Atmung, Ausrüstung für die Verabreichung von Infusionen einschließlich geeigneter Venenverweilkanülen, Infusionslösungen, Infusionsgeräten und Fixationsmaterial, Ausrüstung für die Intubation einschließlich Laryngoskopgriff(en) mit passenden Spateln, Magill-Zangen, Führungsstäben, Endotrachealtuben mit Konnektoren, Blockerspritze und -klemme, Tubus-/Fixationsmaterial, Stethoskop, Ausrüstung zur Applikation von Medikamenten

34

Tab. 34.12 Ausrüstungstabelle Verbandmittel und Pflegehilfsmittel

Ausrüstung	Norm	KrKw-Typ			
		A1	A2	B	C
Bettwäsche	–	1	2	1	1
Decken	–	2	4	2	2
Material zur Wundabdeckung	–	1	1	1	1
Material zur Wundabdeckung bei Verbrennungen und Verätzungen	–	–	–	1	1
Replantat-Set, Temperatur von 4 °C (± 2 °C) für > 2 Stunden	–	–	–	optional	optional
Nierenschale	–	1	2	1	1
Brechbeutel	–	1	2	1	1
Bettpfanne	–	optional	optional	optional	optional
Urinflasche (nicht aus Glas)	–	1	2	1	1
Kanülenabwurf	–	1	1	1	1
Magenspül-Set	–	–	–	optional	optional
sterile Operationshandschuhe, paarweise	EN 455-1, -2	optional	optional	5	5
nichtsterile Einweghandschuhe	EN 455-1, -2	100	100	100	100
Notgeburt-Satz	–	optional	optional	1	1

Tab. 34.13 Ausrüstungstabelle Material zum persönlichen Schutz für jeden Betreuer zum Schutz und zur Identifikation als Mitarbeiter im RD, Anzahl pro Besatzungsmitglied

Ausrüstung	Norm	KrKw-Typ			
		A1	A2	B	C
einfache Schutzkleidung: Jacke oder Weste mit gut erkennbaren Reflex-Streifen	EN 471	1	1	1	1
Schutzkleidung für besondere Anforderungen	–	–	–	optional	optional
Sicherheits-/Schutzhandschuhe, paarweise	EN 420	1	1	1	1
Sicherheitsschuhe, paarweise	EN 344	optional	optional	1	1
Schutzhelm	EN 443	–	–	1	1
persönliche Schutzausrüstung gegen Infektionen				1	1

Tab. 34.14 Ausrüstungstabelle Rettungs- und Schutzausrüstung

Ausrüstung	Norm	KrKw-Typ			
		A1	A2	B	C
Reinigungs- und Desinfektionsmaterial	–	1	1	1	1
einfaches Rettungswerkzeug	–	–	–	optional	optional
Sicherheitsgurt-Durchtrenner	–	1	1	1	1
Warndreieck, -lampen	–	2	2	2	2
Handscheinwerfer	–	1	1	1	1
Feuerlöscher	EN 3-7	1	1	1	1

Tab. 34.15 Ausrüstungstabelle Kommunikation

Kommunikationsmittel	KrKw-Typ			
	A1	A2	B	C
Funksprechgerät	1	1	1	1
Handfunksprechgerät	–	–	1	1
Zugang zum öffentlichen Telefonnetz (über Sprechfunk oder Mobiltelefon)	–	–	1	1
ein tragbares Personenrufgerät pro Person, kann in Handfunksprechgerät integriert sein	–	–	1	1
Sprechmöglichkeit zwischen Fahrer- und Krankenraum	1	1	1	1
Kommunikationseinrichtungen müssen den nationalen Vorschriften entsprechen; bei Benutzung während der Fahrt ist der feste Einbau wie die Verbindung mit einer Außenantenne verbindlich (**EWG-Richtlinie über elektromagnetische Verträglichkeit**).				

Des Weiteren macht die Norm ausführliche und detaillierte Angaben bezüglich Material, Abmessungen und Gewichten sowie Produkteigenschaften, welche bei Vorliegen einer Konformitätsbescheinigung vonseiten des Herstellers aus Sicht des Kunden als erfüllt betrachtet werden sollten.

NEF werden im **Rendezvous-System** eingesetzt, dabei wird der Notarzt parallel zum RTW oder nachträglich (Anforderung des RTW) dem Schadensort zugeführt. Ein NEF kann keinen Transport des Patienten vornehmen; es handelt sich bei diesen Fahrzeugen um speziell ausgerüstete Pkw (DIN 75079).

RTH werden entweder als Transportmittel für Patienten oder als schneller, nicht bodengebundener Notarztzubringer eingesetzt. Daneben werden RTH für Verlegungen von Patienten aus einer Klinik in die andere eingesetzt, wenn die Entfernung der Kliniken zueinander einen zeitgerechten Transport mit einem bodengebundenen Rettungsmittel nicht zulässt oder beispielsweise das besondere Schwingungsverhalten des RTH für den Patienten von Vorteil ist (z.B. Patienten mit Wirbelsäulenverletzungen). Der Krankenraum muss nach DIN 13230 Teil 1–3 bei RTH mindestens folgende **Grundmaße** aufweisen: 2.650 mm × 1.500 mm, Höhe 1.300 mm. Er muss Transportmöglichkeiten für mindestens zwei zu transportierende Patienten bieten. Er muss so gestaltet sein, dass die Behandlung eines Notfallpatienten während des Fluges möglich ist, auch wenn ein zweiter Patient mit transportiert wird. Für das medizinische Personal muss am Kopfende in Körperlängsachse des Notfallpatienten ausreichend Platz zur Durchführung lebensrettender Maßnahmen vorhanden sein.

Neben den Normen für Rettungsmittel gibt es auch eine DIN für **Notfallkoffer**. So beschreibt die DIN 13 232 die Ausstattung des Notfall-Arztkoffers, die DIN 13 233 die Ausstattung des Notfall-Arztkoffers für Säuglinge und Kleinkinder.

34.2.2 Geräte und Einrichtungen des Rettungswagens

Verschiedene Firmen haben unterschiedliche Fahrzeugkonzepte. Für welchen Ausbau sich die Organisation entscheidet, wird durch verschiedene Faktoren bestimmt:
- betriebswirtschaftliche Gesichtspunkte
- Einsatzgebiet: Großstadt, Kleinstadt, ländlicher Bereich, Gebirge, Küste usw.
- Auswahl der medizinisch-technischen Anforderungen
- Einsatzschwerpunkte: überwiegend Primärnotfälle oder überwiegend Krankenbeförderungen.

Ein Rettungsmittel, das vermehrt zur **Krankenbeförderung** eingesetzt wird, sollte z.B. über einen Tragestuhl verfügen (➤ Abb. 34.9).

Neben den **Notfallkoffern** (oder Notfallrucksäcken), die bei einem Primäreinsatz neben EKG und Beatmungsgerät als Erstes mitgenommen werden, benötigt man im Fahrzeug entsprechendes, schnell zugängliches **Material** zur Versorgung des Patienten. Dieses Material wird üblicherweise in Schubladen vorgehalten. Die Schubladen sollten von außen gekennzeichnet sein.

Zweckmäßig ist ein **Thermobehältnis für Infusionen**, um angewärmte Infusionslösungen verabreichen zu können.

Ausrüstungsgegenstände, wie Beatmungsbeutel, Sauerstoffbeatmungseinheit, EKG-Defibrillations-Einheit und Absaugeinrichtung müssen so angebracht sein, dass ein **schneller Zugriff** gesichert ist. Sie dürfen nicht in Koffern oder Schubladen verstaut sein.

Im Fahrerraum des RTW finden wir neben den **Instrumenten der Sonderrechtsanlage** die **Funkanlage** und die **Sicherheitsausrüstungen** nach StVO (Kraftfahrzeugverbandkasten, zwei Warndreiecke). Zusätzlich befinden sich in vielen RTW **Helme, Arbeitshandschuhe** und **Warnwesten** im Fahrerraum. Wird im Einsatzbereich die Fahrzeugzustandsinformation und Fahrzeugdisposition mit einem Funkmeldesystem unterstützt, so finden wir im Fahrerraum auch die **Bedienelemente des FMS**. Verfügt das Fahrzeug über einen **Außenlautsprecher**, so ist dieser über entsprechende Instrumente im Fahrerraum anzusteuern. Um im Einsatzfall bei schlechten Lichtverhältnissen im Fahrzeuginnenraum die Einsatzdaten notieren oder den Stadtplan lesen zu können, befindet sich eine **Zusatzleselampe** auf der Beifahrerseite. Ein **Handscheinwerfer** im Fahrzeuginnenraum unterstützt die Besatzung beim Auffinden des Einsatzorts (schlecht oder nicht beleuchtete Hausnummernschilder). Die für die Einsatzabwicklung **notwendigen Unterlagen**, z.B. Stadtplan, Beförderungsberichte, Funkplan (Funkkanäle, Bandlage und Hochtastkriterium der Nachbargebiete), Krankenhauslagepläne und Tankkarte befinden sich ebenfalls im Fahrerraum.

Tragen

Moderne RTW verfügen über einen **hydraulisch unterstützten Tragetisch**. Der Tragetisch fängt Schwingungen ab, die ihre Ursachen in Straßenunebenheiten haben, und bietet die Möglichkeit, den Patienten in eine der jeweiligen Situation angemessene Lagerung zu bringen (Schocklage, Oberkörperhochlage). In Verbindung mit speziellen Tragen lassen sich viele verschiedene Lagerungsmöglichkeiten realisieren, z.B. Lagerung bei akutem Abdomen, Kopfüberstreckung, Oberkörperhochlagerung, Schocklagerung (Oberkörpertieflagerung), Beinhochlagerung, Sitzposition und Lagerung zur Reanimation.

Das **Ein- und Ausladen** wird ebenfalls durch die Hydraulik unterstützt. Die Funktionen des hydraulischen Tragentisches werden häufig durch Knopfdruck am Tragengestell an Kopf- und Fußende aktiviert.

Rollentragen bieten viele Vorteile (➤ Abb. 34.7): Die eigentliche Tragearbeit entfällt, da das System rollen kann. Die Trage ist vom eigentlichen Tragegestell schnell zu entkoppeln. Durch leicht zu erlernende Handgriffe sind verschiedene Lagerungen ohne weitere Hilfsmittel zu realisieren. Durch seitliche Halterungen ist der Patient während des Transports gesichert, außerdem kann hier zusätzliche Ausrüstung befestigt werden (Beatmungsgerät, Infusionsständer). Bei Unebenheiten auf Wegen oder Straßen können sich Schwingungen auf den Patienten übertragen, was sich bei bestimmten Krankheitsbildern (z.B. akutes Abdomen) negativ auswirken kann. Durch so genannte Adaptersets können verschiedene Halterungen für medizinisch-technische Geräte an der Rollentrage realisiert werden, z.B. Infusionsfla-

schenhalter und Sauerstoffflaschenhalter. Durch die Verwendung einer Geräteplatte (z.B. Pac-Rac-Geräteplatte der Firma Ferno) können Geräte wie der Defibrillator am Tragensystem installiert werden. Durch diese Zusätze behält das Rettungsdienstpersonal die Hände für wichtige Arbeiten frei.

Absaug- und Beatmungseinrichtungen

Der schnelle und komplikationslose Einsatz der Absaug- und Beatmungseinrichtung muss gewährleistet sein.

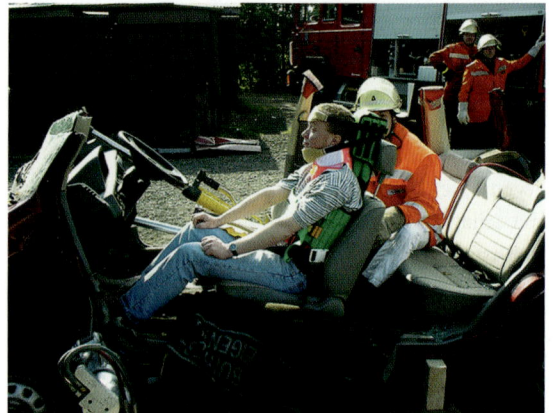

Abb. 34.6 Angelegtes KED-System [O169]

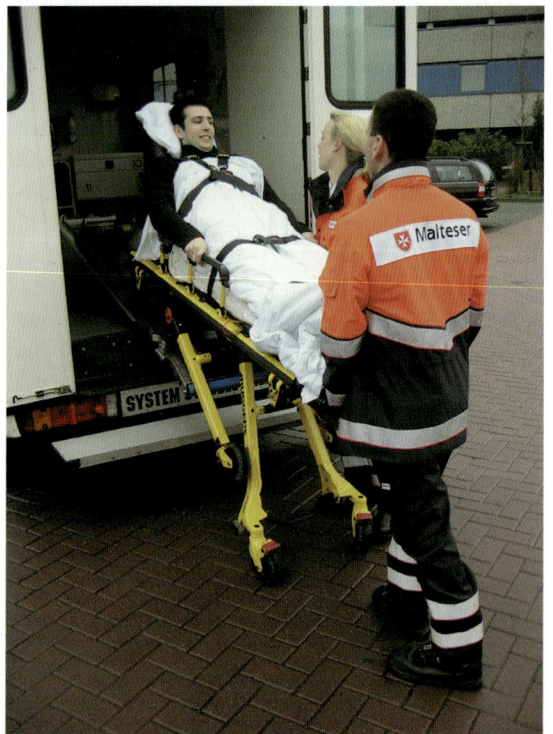

Abb. 34.7 Be- und Entladen einer Rollentrage [W241]

Zur Realisierung müssen die entsprechenden Systeme so angebracht sein, dass ein schneller Zugriff jederzeit möglich ist. Die Installation der Beatmungseinheit an der Decke des Patientenraums ist hierfür eine praktikable und leicht zu realisierende Möglichkeit.

Da es verschiedene Absaug- und Beatmungseinrichtungen im RD gibt, muss sich das Rettungsfachpersonal intensiv mit der Funktion des jeweiligen Geräts auseinandersetzen.

MERKE
„Kennst du ein Gerät, kennst du alle", ist bei medizinisch-technischen Geräten grundsätzlich falsch.

Während man in RTW überwiegend ohne Arztbegleitung agiert und Beatmungsgeräte für die kontrollierte Beatmung (Oxylog®, Medumat control® u.a) vorfindet, setzt man in Notarztwagen vermehrt Geräte zur assistierten und kontrollierten Beatmung (Oxylog 3000®, Medumat® Elektronik) ein. Die Bedienung dieser Geräte ist wesentlich komplizierter und erfordert viel Übung.

Neben integrierten Systemen (Absaugen und Beatmung) gibt es zusätzlich eigenständig arbeitende Absaugeinrichtungen, die elektrisch betrieben werden, so dass bei dem Absaugen Sauerstoff gespart werden kann. Diese Geräte sind im RTW an die bordeigene 12-Volt-Stromversorgung gekoppelt, damit sich die Akkus im Ruhezustand aufladen können. Vor der Benutzung außerhalb des Fahrzeugs muss diese Verbindung gelöst werden.

Zur Sauerstoffinhalation und Beatmung wird im RTW Sauerstoff benötigt. Da die Sauerstoffflasche der Beatmungseinheit kein großes Volumen hat, installiert man im RTW eine zusätzliche Sauerstoffanlage mit einer oder zwei Flaschen zu jeweils zehn Liter Inhalt. Diese Sauerstoffanlage ist über eine Schnellkupplung mit der eigentlichen Beatmungsmaschine verbunden (➤ Abb. 34.8). Zusätzlich können eine isolierte Sauerstoffinsufflationseinrichtung und ein Luftanfeuchter (längere Beatmungszeiten sind möglichst nicht mit trockenem Sauerstoff durchzuführen) über die Sauerstoffanlage betrieben werden. Die Schnellkupplung ermöglicht die schnelle Trennung der Beatmungseinheit von der Sauerstoffanlage, um die Beatmungseinheit ortsunabhängig betreiben zu können. Folgende **Grundsätze** sind **beim Betreiben von Sauerstoffanlagen** zu beachten:
- Sauerstoffflaschen nie vollständig leer laufen lassen, da dann ein einfaches Wiederauffüllen nicht möglich ist, was höhere Kosten verursacht.

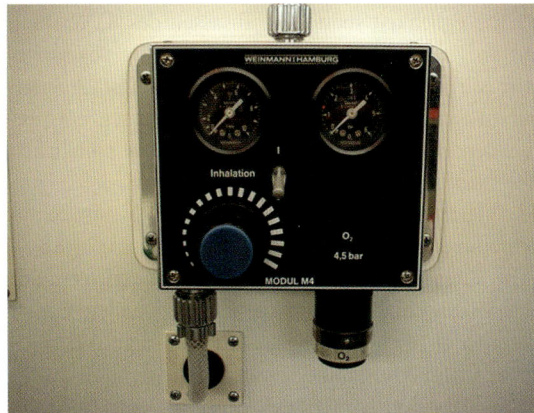

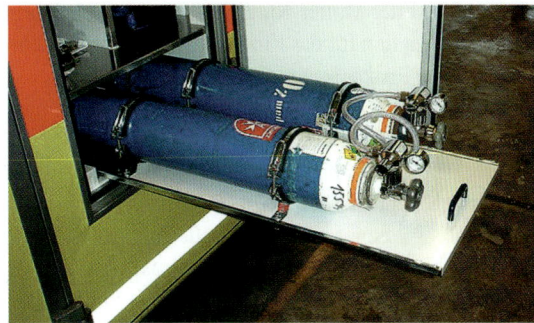

Abb. 34.8 [W159]
Oben: Sauerstoffanlage eines RTWs
Unten: Sauerstoffflaschen eines RTWs

- Sauerstoffanlage nie mit Fett in Berührung bringen (z.B. eingecremte Hände), denn es besteht Explosionsgefahr.
- Sauerstoffanlage nicht unter ständigem Druck betreiben (Ausblasen z.B. über die Sauerstoffinhalation nach dem Benutzen), da sonst die Ventile und Dichtungsteile leicht unbrauchbar werden.
- Absperrventil nur handfest und nie mit Werkzeug schließen; das Gleiche gilt für das Festziehen sämtlicher beweglicher Teile an der Sauerstoffanlage und Beatmungsmaschine.
- Verbrauchte Flaschen austauschen und kennzeichnen.
- Neue Flaschen auf Sauerstoffdruck im eingebauten Zustand überprüfen.
- Prüfungen nach Medizinproduktegesetz vornehmen.

Sitzverteilung

Die Sitzverteilung im RTW oder NAW muss der jeweiligen Situation individuell angepasst werden. Wird der Patient beatmet, so muss der Notarzt oder RS/RA am Kopfende des Patienten arbeiten.

Nach Möglichkeit sollten alle Insassen des RTW, auch die im Krankenraum, während der Fahrt angegurtet sein. Müssen Notarzt und/oder das Rettungsfachpersonal im Krankenraum stehen, so ist für einen entsprechenden Halt zu sorgen, damit bei einem plötzlichen Abbremsen des Fahrzeugs keine Unfälle passieren. Aus dem gleichen Grund sollten keine Materialien im Krankenraum ungesichert herumliegen.

Bei Kleinkindern hat die Mutter häufig den verständlichen Wunsch, das Kind auf dem Arm zu halten. Das ist mitunter aus sicherheitstechnischen Erwägungen problematisch, da Mutter und Kind während der Fahrt nicht ausreichend gesichert werden können. Dennoch ist der positive Effekt der Mutter-Kind-Beziehung gerade in einer Krisensituation für das Kind enorm wichtig. Im Einzelfall ist eine Risikoabwägung vorzunehmen.

Muss während der Fahrt ein Positionswechsel vorgenommen werden, so haben sich die Insassen zu vergewissern, dass dieser ohne Risiko erfolgen kann. Für einen entsprechenden Halt ist zu sorgen. Ein Blick nach vorne und ggf. eine kurze Absprache mit dem Fahrer können helfen, die Situation richtig einzuschätzen.

34.2.3 Anwendung der Geräte

Tragen

Am einfachsten ist das **Be- und Entladen** mit einer Rollentrage (➤ Abb. 34.7). Hierbei wird die Trage nur auf das heruntergeschwenkte und herausgezogene Trageblech des Rettungsmittels geschoben, der Fahrgestellhebel der Trage entrastet (Fahrgestell kann einfahren) und die Trage eingeschoben. Danach wird die Trage mit Tragegestell und Trageblech des Krankenraums in den Krankenraum geschoben. Mit Hilfe der Hydraulik kann das Tragegestell des Krankenraums hochgefahren und in verschiedene Positionen gebracht werden. Werden herkömmliche DIN-Tragen verwendet oder ist die Rollentrage vom Fahrgestell getrennt, so muss die Trage zunächst auf das Trageblech des Krankenraums gestellt werden. Hierzu wird die Trage mit zwei oder vier Personen an das Trageblech getragen. Auch hierbei gelten die üblichen **Grundsätze des Tragens:**

> **MERKE**
> • Niemals rückwärts gehen.
> • Nur an den herausgezogenen Holmen anfassen.
> • Auf Kommando arbeiten.

Infusionen

Häufig wird bereits außerhalb der Klinik im RTW eine Infusionstherapie durchgeführt. Die Patienten erhalten bereits am Notfallort eine oder mehrere Infusionen. Beim Einladen in den RTW kann die Infusion für die Zeit des Einladens unterbrochen werden. Die Infusion wird abgestellt und die Infusionsflasche bzw. der Infusionsbeutel auf die Trage gelegt. Nach dem Einladen wird sie an den dafür vorgesehenen Infusionshaken an der Decke des RTW eingehängt. Zusätzliche Klettverschlüsse verhindern, dass die Infusionsflasche bei Schwingungen, die durch Straßenunebenheiten entstehen, herunterfällt.

Fixiergurte

Die Anwendung von Fixiergurten sollte standardmäßig durchgeführt werden. Grundsätzlich ist der Patient mit einem Fixiergurt in Brusthöhe ausreichend zu sichern, ebenso sollten Schultergurte angewendet werden, um bei einer Notbremsung oder einem Aufprall auf ein Hindernis zu verhindern, dass der Patient zusätzliche Verletzungen erleidet. Eine zusätzliche Fixierung im Beckenbereich rundet die effektive Sicherung eines Patienten ab.

Kälteschutz

Der Kälteschutz des Patienten ist besonders im Winter sehr wichtig, da der RTW an der Einsatzstelle schnell auskühlt. Sämtliche Türen nach dem Verlassen des Fahrzeugs zu schließen, ist leider in der Praxis nicht immer möglich. Umso mehr muss auf den Kälteschutz des Patienten geachtet werden. Dieser muss nach der Lagerung auf der Trage unverzüglich mit zwei oder mehreren Decken zugedeckt werden. Auch sollte das Fahrzeug mit der Standheizung vorgeheizt sein.

Vakuummatratze

Die Anwendung der Vakuummatratze sollte bei fast allen chirurgischen Notfällen standardmäßig erfolgen. Neben dem Effekt der Ruhigstellung frakturierter Knochen und der Stabilisierung der Wirbelsäule trägt die Vakuummatratze wesentlich zur Reduzierung transportbedingter Einflüsse (Transporttrauma) bei. So ist die generelle Anwendung der Vakuummatratze bei Patienten nach größeren traumatischen Ereignissen unabhängig von dem Verdacht auf Einfach- oder Mehrfachfrakturen zu fordern.

Tragestuhl

Viele Rettungsmittel verfügen über einen Tragestuhl (➤ Abb. 34.9). Insbesondere dann, wenn das Rettungsmittel überwiegend in der Krankenbeförderung eingesetzt ist, kann ein solcher Tragestuhl wertvolle Hilfe leisten. Neben den starren Systemen gibt es zusammenklappbare Tragestühle. Die meisten Tragestühle verfügen über Trageholme am Kopf- und Fußende. Diese müssen vor dem Transport herausgezogen werden. Zur Sicherheit des Patienten besitzen die Tragestühle Sicherungsgurte, die man unter allen Umständen anlegen sollte. Wird der Tragestuhl gerollt, sollte das Rettungsteam darauf achten, dass der Stuhl nicht kopflastig wird und umkippt. Dies kann passieren, wenn der Stuhl auf eine Erhöhung (z.B. hervorragender Pflasterstein) des Weges trifft und so plötzlich abgebremst wird.

Die meisten Tragestühle müssen mittels Muskelkraft in den Krankenraum gehievt werden. Im Krankenraum befindet sich eine Vorrichtung zur Arretierung des Stuhls. Bei einigen Systemen erleichtert ein schwenkbares und ggf. hydraulisch unterstütztes Ladeblech den Vorgang des Be- und Entladens.

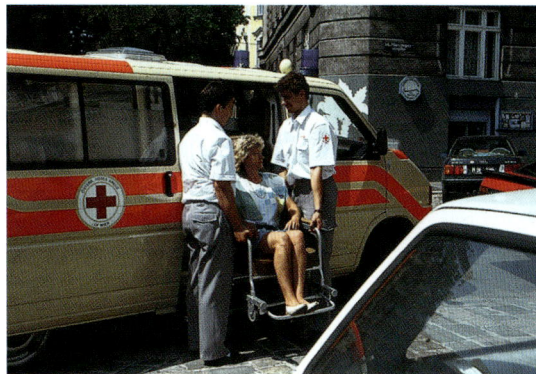

Abb. 34.9 Tragestuhl [W159]

Wird der Patient auf einem Tragestuhl sitzend befördert, so ist er während des Transports ausreichend zu sichern. Insbesondere in Fahrtrichtung sitzende Patienten sollten stets durch ein direkt an der Karosserie des Fahrzeugs befestigte Dreipunktgurtanlage gesichert werden.

Wiederholungsfragen

1. Erklären Sie die Begriffe „Bremsweg" und „Reaktionszeit" (➤ Kap. 34.1.1).
2. Welchen Bremsweg hat ein RTW bei einer Geschwindigkeit von 80 km/h auf trockener Fahrbahn (➤ Kap. 34.1.1)?
3. Sie werden mit dem RTW bei dichtem Nebel zu einem Verkehrsunfall entsendet. Welche Maßnahmen beachten Sie bei der Anfahrt (➤ Kap. 34.1.1)?
4. Welche Bedeutung hat die Fahrgeschwindigkeit für die Unfallvermeidung und Unfallhäufigkeit (➤ Kap. 34.1.1, ➤ Kap. 34.1.2)?
5. Welche spezifischen Fahrregeln wenden Sie bei schlechten Witterungsverhältnissen an (➤ Kap. 34.1.1)?
6. Sie durchqueren nachts mit 80 km/h einen Wald auf dem Weg zu einem entlegenen Einsatzort. Plötzlich sehen Sie einen Zwölfenderhirsch aus dem Jagdrevier des Oberbürgermeisters und Kreisverbandsvorsitzenden auf Ihrer Fahrspur stehen. Erörtern Sie Reaktionsmöglichkeiten (➤ Kap. 34.1.1).
7. Welches sind die Hauptunfallursachen von Rettungsfahrzeugen im Einsatz (➤ Kap. 34.1.2)?
8. Welche Rechte und Pflichten haben Sie bei der Verwendung von Sondersignalen (➤ Kap. 34.1.3)?
9. Welche Auswirkungen können Sondersignale auf Patienten, Einsatzfahrer und andere Verkehrsteilnehmer haben (➤ Kap. 34.1.3, ➤ Kap. 34.1.1)?
10. Um wie viel ist das Risiko, bei Verwendung von Sonderrechten
    a. in einen Unfall mit Todesfolge,
    b. in einen Unfall mit Schwerverletzten verwickelt zu werden,
    höher als ohne Verwendung von Sonderrechten (➤ Kap. 34.1.2)?
11. Was versteht man unter dem „Aufwacheffekt" (➤ Kap. 34.1.3)?
12. Auf dem Weg zu einer Einsatzstelle haben Sie durch Verwendung des Einsatzhorns einen Verkehrsteilnehmer in der Querstraße so erschreckt, dass er eine Notbremsung eingeleitet hat. Ein hinter ihm fahrender Pkw prallt daraufhin in dessen Fahrzeug. Die Insassen der Fahrzeuge geben an, nicht verletzt zu sein. Die Leitstelle fordert Sie auf, die Einsatzfahrt fortzusetzen, da kein anderes Fahrzeug verfügbar ist. Diskutieren Sie, welche Maßnahmen Sie ergreifen würden. Sind Sie Beteiligter an dem Unfall oder nicht (➤ Kap. 34.1.4)?
13. Welchen Kräften ist ein liegender Patient im RTW ausgesetzt (➤ Kap. 34.1.5)?

14. Was regelt die DIN-Norm EN 1789
    (➤ Kap. 34.2.1)?

15. Was beachten Sie im Umgang mit Sauerstoff-
    flaschen (➤ Kap. 34.2.2)?

16. Was beachten Sie im Umgang mit Tragen
    (➤ Kap. 34.2.2, ➤ Kap. 34.2.3)?

17. Was beachten Sie im Umgang mit Infusionen
    (➤ Kap. 34.2.3)?

Jürgen Bittger, Ulrike Lewinski-Papenberg, Klaus Runggaldier,

Achim Hackstein, Claus Kemp

Gefahren an der Einsatzstelle

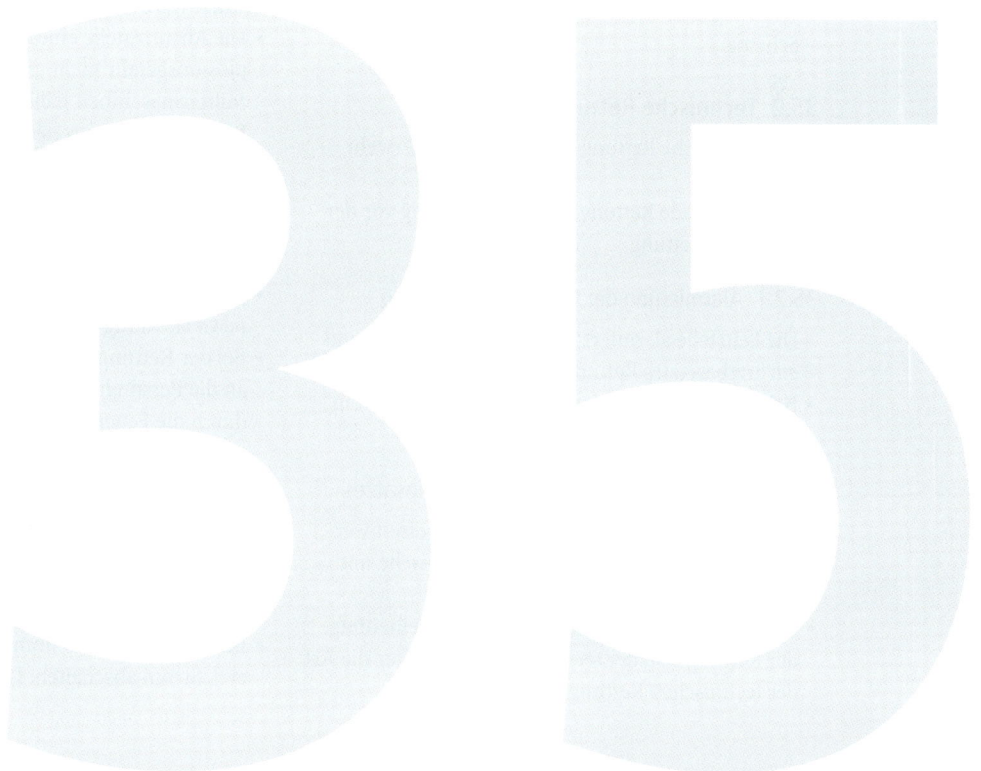

Lernzielübersicht

35.1 Gefahrgutunfälle

- Es werden immer mehr Gefahrgüter transportiert.
- Transportbestimmungen basieren in Deutschland und im innereuropäischen Raum auf Empfehlungen der UNO und der IAEO.

35.1.1 Einteilung der Gefahrstoffe

- Gefahrstoffe werden nach den Klassen 1–9 eingeteilt.
- Man unterscheidet Explosivstoffe, Gase, entzündbare Flüssigkeiten und feste Stoffe, oxidierende, giftige, radioaktive und ätzende Stoffe.
- In Klasse 9 werden alle Stoffe zusammengefasst, die keiner anderen Klasse zugeteilt werden können.

35.1.2 Kennzeichnung der gefährlichen Güter

- Die Kennzeichnung erfolgt durch Gefahrgutzettel und Warntafel.
- Die Warntafel ist orange und zweigeteilt. Sie enthält die Gefahrnummer und die Stoffnummer.
- Bei Gefahrguttransporten muss der Fahrer Unfallmerkblätter mitführen, die über das Gefahrgut informieren.

35.1.3 Maßnahmen bei einem Gefahrgutunfall

- Bei einem Hinweis auf einen Gefahrgutunfall alarmiert die Leitstelle auch Brandschutz und Polizei.
- Selbstschutz steht im Vordergrund.
- Das Vorgehen richtet sich nach dem „GAMS"-Schema.

35.2 Technische Rettung

- Die technische Rettung übernehmen Feuerwehr und THW.
- Die schonende Rettung hat meist Vorrang vor der schnellen Rettung.

35.2.1 Alarmierung der technischen Rettung

- Die Leitstelle alarmiert THW oder Feuerwehr und ein arztbesetztes Rettungsmittel.
- Bei schwierigen Rettungsarbeiten übernimmt ein leitender Notarzt die Koordination.

35.2.2 Taktische Aspekte des Rettungseinsatzes

- Wenn Verletzte aus einer Zwangslage befreit werden müssen, ist eine gleichzeitige technische und medizinische Hilfe erforderlich.
- Der Notarzt legt die Dringlichkeit und Reihenfolge der Rettung fest, der technische Einsatzleiter die Art der technischen Rettung.

- Gefahren an der Einsatzstelle werden nach dem Gefahrenschema systematisch erfasst.
- Der Straßenverkehr stellt bei den meisten Einsätzen eine Gefährdung dar.
- Bei Einsätzen zusammen mit der Feuerwehr muss eine gegenseitige Behinderung vermieden werden.

35.2.3 Möglichkeiten der technischen Rettung

- Die Möglichkeiten der technischen Rettung sind vielfältig und richten sich nach dem Einsatzziel und dem Verletzungsmuster.

35.2.4 Durchführung der technischen Rettung

- Bei einem Verkehrsunfall mit eingeklemmter Person kann während der Rettung bereits mit den Erstmaßnahmen begonnen werden. Die Durchführung der einzelnen Schritte ist dabei mit der Feuerwehr abzusprechen.
- Bei Unfällen mit Schienenfahrzeugen sind viele Schwerverletzte zu erwarten. Schlechte Erreichbarkeit der Unfallstellen, zusätzliche Gefahr durch die Oberleitung sowie Brandgefahr erschweren die Rettung.
- Gerät eine Person unter den Zug, muss die Feuerwehr oder der Betreiber der Bahnstrecke vor der Rettung den Strom abschalten und die Strom führenden Leiter beidseitig erden.
- Beim Anheben eines Zuges muss der Zug immer zusätzlich zum hydraulischen Hebekissen abgestützt werden.
- Die Absturzstelle eines Flugzeuges wird wegen Explosionsgefahr nicht direkt angefahren. Vor allem Militärmaschinen nähert man sich niemals vom Bug. Den Piloten rettet man von hinten über die Tragflächen.
- Sind vor der Rettung aus Höhen ärztliche Maßnahmen erforderlich, sorgt ein Feuerwehrmann für die rückwärtige Absicherung des RD.
- Vor der Rettung aus Gruben muss die Feuerwehr eine Gefährdung durch schwere Gase ausschließen.
- Bei der Rettung aus dem Wasser immer von hinten an die Person heranschwimmen. Die Rettung wird durch die Feuerwehr, die DLRG und/oder die Wasserwacht, auf hoher See durch die Gesellschaft zur Rettung Schiffbrüchiger unterstützt.
- Taucher suchen unter gekenterten Booten nach Überlebenden. Das Leben des Gekenterten wird gefährdet, wenn das Boot gedreht oder der Rumpf beschädigt wird.
- Bei Brandausbruch immer Feuerwehr verständigen, evtl. Strom abschalten, Löschgerät einsetzen, Türen

35

und Fenster schließen, gebückt gehen, Aufzüge meiden.

- Man unterscheidet bei den Feuerlöschern Pulver-, Kohlendioxid-, Schaum- und Wasserlöscher.
- Mit dem Feuerlöscher gezielt mit der Windrichtung von vorne unten beginnend Flamme vom Brandgut wegtreiben.

- Rettung aus gasverseuchter Umgebung ist Aufgabe der Feuerwehr.
- Bei verschlossener Tür Feuerwehr anfordern. Notfalls wird die Tür gewaltsam geöffnet.
- Bei überschweren Personen kann ein zusätzlicher Rettungswagen oder ein Kran erforderlich sein.

35.1 Gefahrgutunfälle

Der ständig steigende Anteil der gefährlichen Güter an der Gesamtmenge aller Verkehrsträger, die immer enger werdende Verflechtung der Wirtschaft und die Tatsache, dass die gefährlichen Güter auf dem Weg vom Hersteller bis zum Verbraucher häufig durch verschiedene Verkehrsträger transportiert werden, machen auch in der Zukunft eine Vielzahl von Einsatzszenarien unter Beteiligung gefährlicher Güter möglich.

Zur Vorsorge werden zunächst harmonisierende Vorschriften im europäischen Raum und, wenn möglich, weltweit benötigt. Die Harmonisierung der Bestimmungen ist insbesondere bei den national gültigen Regelungen für den Transport gefährlicher Güter auf der Straße (GGVS) und den Bestimmungen des Europäischen Übereinkommens über die internationale Beförderung gefährlicher Güter auf der Straße (ADR) erreicht worden. Die Verordnung für innerstaatliche Beförderungen gefährlicher Güter mit Eisenbahnen (GGVE) basiert ebenfalls im Wesentlichen auf der internationalen Verordnung für die Beförderung gefährlicher Güter mit der Eisenbahn (RID). Im Übrigen stimmen die Verordnungen für den Straßen- und Bahnverkehr in ihren Stoff-, Verpackungs- und Kennzeichnungsvorschriften weitgehend überein. Die Verordnung über die Beförderung gefährlicher Güter auf dem Rhein (ADNR) enthält zwar eine eigene Stoffaufzählung sowie spezifische Vorschriften für Binnenschiffe, verweist aber hinsichtlich Verpackung und Kennzeichnung auf andere Vorschriften. Die Verordnung für die Beförderung gefährlicher Güter mit Seeschiffen (GGVSee) hat in ihrer Anlage die Stoffeinteilung des international gültigen IMDG-Codes übernommen und weicht deshalb ebenfalls von den Vorschriften der Landverkehrsträger ab. Im Luftverkehr finden derzeit die Vorschriften des Internationalen Verbandes der Luftverkehrsgesellschaften (IATA) Anwendung.

35.1.1 Einteilung der Gefahrstoffe

Gefahrgutunfälle können eintreten, wenn brand- oder explosionsgefährliche, toxische oder radioaktive Materialien unkontrolliert frei werden. Denkbar sind solche Unfälle auf dem **Transportwege** (Verkehrsunfälle), bei der **Lagerung** (Feuer, Anschläge, unsachgemäße Lagerung), bei der **Zwischenlagerung** und bei der **Verarbeitung** (unsachgemäßer Umgang) sowie beim **Nichteinhalten der Sicherheitsbestimmungen**.

Bei Gefahrgutunfällen gelangen die chemischen Substanzen entweder in gasförmiger, flüssiger oder fester Form ins Freie.

Eine Vielzahl denkbarer Einsatzszenarien unterstützt die Forderung nach einer qualifizierten Ausbildung der Einsatzkräfte im RD, Brand- und Katastrophenschutz für ihre Aufgaben im Bereich der Gefahrenabwehr bei Gefahrgutunfällen.

Gerade bei einem Gefahrgutunfall kommen zu den allgemeinen Gefahren auch noch die Folgen einer Panik, wenn sich das Ereignis in der Bevölkerung herumspricht und plötzliche Fluchtbewegungen erfolgen. Die Folgen der Panik sind dabei häufig bedrohlicher als die Folgen des Unfalls selbst.

Chemische Substanzen können unterschiedliche Wirkungen entfalten, bestimmte Stoffe können die gleichen Auswirkungen haben. Aus diesem Grunde wurden die chemischen Substanzen innerhalb der GGVS (Anlage A) in neun Gefahrenklassen mit entsprechenden Unterklassen eingeteilt (➤ Abb. 35.1).

Klasse 1

Explosivstoffe und Gegenstände mit Explosivstoff: Darunter fallen Feuerwerkskörper und Sprengstoffe, aber auch Stoffe mit geringer Explosionsgefahr, wie z.B. Zündwaren (Unterklassen 1). Gefahren gehen von offenen Flammen, Hitze und Funken aus. Bestimmte Explosivstoffe reagieren empfindlich auf Erschütterungen und Druck (Löschwasser).

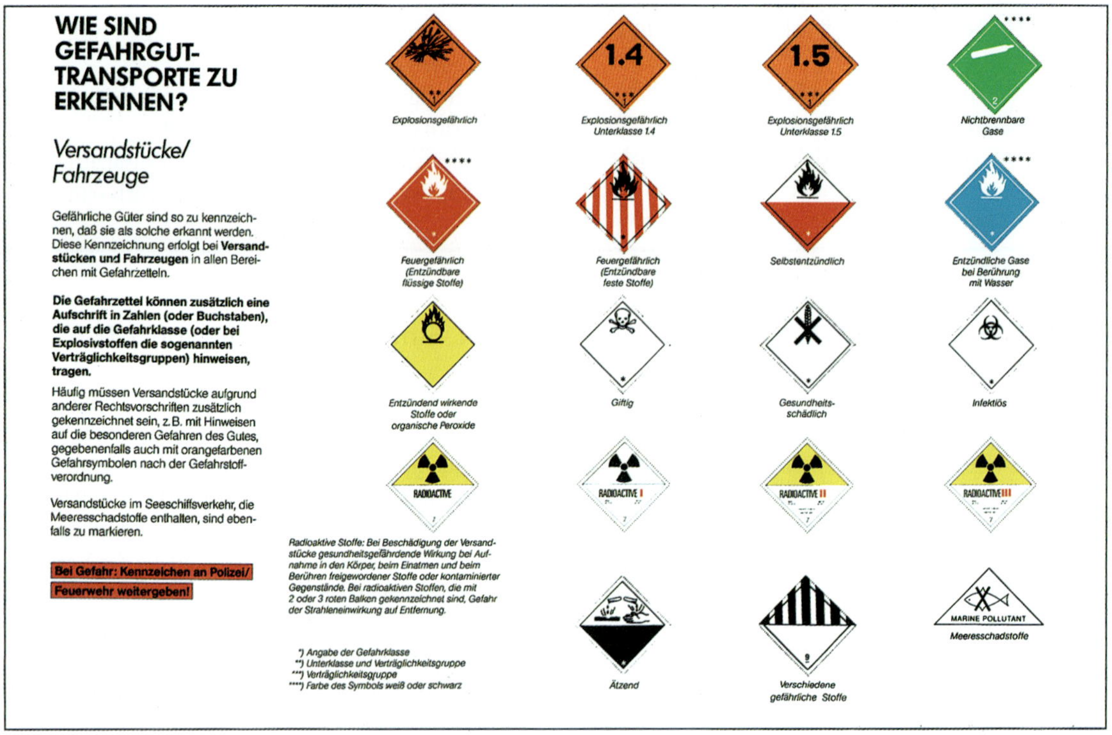

Abb. 35.1 Beispiele für Gefahrenklassen [S122]

Unterklassen 1

- Unterklasse 1.2: Stoffe und Gegenstände, die Splitter, Spreng- und Wurfstücke bilden, nicht massenexplosionsfähig
- Unterklasse 1.3: Stoffe und Gegenstände, die eine Feuergefahr besitzen, geringe Druck- und Splitterwirkung, Gefahr von Massenfeuer
- Unterklasse 1.4: Stoffe und Gegenstände, die nur eine geringe Gefahr darstellen, Auswirkungen bei Zündungen bleiben auf das Versandstück beschränkt
- Unterklasse 1.5: sehr unempfindliche, massenexplosionsfähige Stoffe, Wahrscheinlichkeit des Übergangs in eine Detonation auch bei Brand sehr gering.

Klasse 2

Verdichtete, verflüssigte oder unter Druck gelöste Gase: Gase sind oft giftig, brennbar, brandfördernd, korrodierend, oder sie haben mehrere Eigenschaften gleichzeitig. Wenn Gase schwerer sind als Luft, können diese, unabhängig von ihrer toxischen Wirkung, insbesondere in Vertiefungen usw. durch Verdrängung des Sauerstoffes zu Erstickung führen (umluftunabhängiger Atemschutz!). Bei beschädigten Behältern muss an die Möglichkeit geschossartiger Effekte gedacht werden.

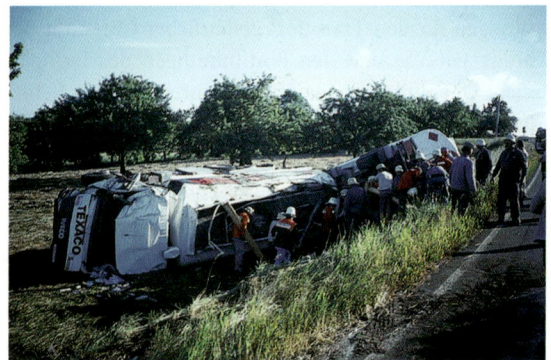

Abb. 35.2 Gefahrgutunfall mit Tanklastzug [M235]

Klasse 3

Entzündbare flüssige Stoffe: Hierunter fallen insbesondere flüssige Kohlenwasserstoffe und Kohlenstoffgemische (Benzin), organische Lösungsmittel (Äther) und organische Säuren. Beachtung verdient der Flammpunkt der Substanzen; er liegt häufig unter 0 °C (➤ Abb. 35.2).

Klasse 4

Entzündbare feste Stoffe, selbstentzündliche Stoffe sowie Stoffe, die in Berührung mit Wasser brennbare Gase entwickeln: Solche Stoffe müssen mit Sand und Löschdecken gelöscht werden. Natrium darf ebenfalls nicht mit Kohlendioxid gelöscht werden, da dabei chemische Reaktionen auftreten.

Klasse 5

Selbstentzündliche Stoffe: Organische Peroxide sind selbst brennbar und müssen besonders vorsichtig behandelt werden. Sie neigen zu explosionsartigem Zerfall und werden oft bereits durch Reibung oder Stöße zersetzt.

Klasse 6

Giftige Stoffe: Stoffe, die toxisch und/oder ansteckend wirken. Hier ist besonders das Nervenkampfstoffprodukt Organophosphat zu erwähnen (Gegengift Atropin) (➤ Abb. 35.3).

Klasse 7

Radioaktive Stoffe: Es werden je nach Strahlungsintensität drei Kategorien (I–III) unterschieden. Diese beziehen sich auf die Strahlung bei intaktem Behälter in 1 cm Entfernung.

Klasse 8

Ätzende Stoffe

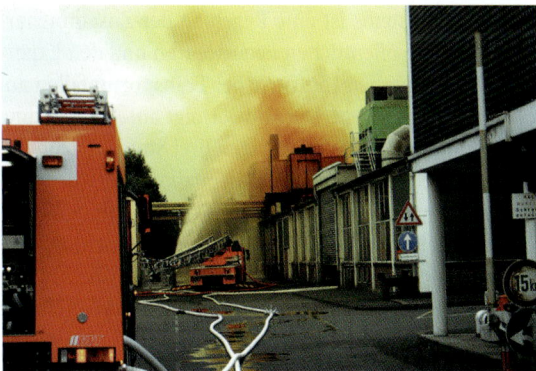

Abb. 35.3 Beispiel für einen Giftgasunfall: Heftige Freisetzung von Nitrose-Gasen, nachdem eine Metallplatte in einen 55.000 Liter fassenden Salpetersäurebehälter gefallen war. Die Nitrose-Gase wurden über eine laufende Absauganlage durch das Dach in die Atmosphäre abgeblasen. Es bildete sich eine weithin sichtbare, braun-gelbe, toxische Gaswolke. [O429]

Klasse 9

Verschiedene gefährliche Stoffe und Gegenstände: Alle Stoffe, die keiner anderen Klasse zugeordnet werden können. Wenn der Stoff mehrere Klasseneigenschaften besitzt, erfolgt die Einteilung nach der Hauptgefahr, auch Untergruppierungen sind möglich.

Nach dieser Klasseneinteilung richtet sich die Kennzeichnung der Versandstücke, Container und Aufsetztanks mit Gefahrzetteln. Für den RD erlangt diese Klassifizierung und Kennzeichnung immer dann Bedeutung, wenn Gefahrgutfahrzeuge an Verkehrsunfällen beteiligt sind und die Ladung beschädigt wurde.

35.1.2 Kennzeichnung gefährlicher Güter

Gefährliche Güter müssen gemäß geltenden Vorschriften und unter bestimmten Voraussetzungen gekennzeichnet sein. Die Kennzeichnung erfolgt durch den **Gefahrzettel** und durch die **Warntafel**. Gefahrzettel haben die Form eines auf die Spitze gestellten Quadrats. Unterschieden wird eine Kennzeichnung des Transportgutes und des Transportfahrzeugs.

Kennzeichnung der Transportfahrzeuge

Beförderungseinheiten müssen gekennzeichnet werden, wenn das Nettogewicht bei Gütern der Klasse 1 und 6.2 insgesamt mehr als 50 kg, das Nettogewicht bei Gütern der Klassen 2, 3, 4.1, 4.2, 4.3, 5.1, 5.2, 6.1, 8 und 9 insgesamt mehr als 1.000 kg beträgt, die Beförderung nach § 7, Abs. 1 GGVS erlaubnispflichtig ist, die Versandstücke der Klasse 7 zugeordnet werden, es sich um gefährliche Güter in Tanks oder um ungereinigte leere Tanks handelt.

Die **Warntafel** hat einen organgefarbenen Hintergrund, ist in zwei Hälften unterteilt und führt die Gefahrnummer und die Stoffnummer (➤ Abb. 35.4).

Gefahrnummer

Bei der **Gefahrnummer** (oder **Kemler-Zahl**) handelt es sich um die Zahl zur Kennzeichnung der Gefahr. Sie besteht aus zwei oder drei Ziffern. Die Verdopplung einer Ziffer weist auf die Zunahme der Gefahr hin. Wenn die Gefahr eines Stoffes ausreichend von einer einzigen Ziffer angegeben werden kann, wird dieser Ziffer eine Null angefügt. Das „X" vor der Gefahrnummer bedeutet, dass der Stoff in gefährlicher Weise mit Wasser reagiert; ein

35

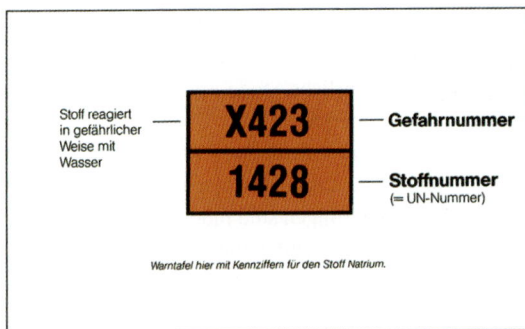

Abb. 35.4 Beispiel einer Warntafel [S122]

Löschen mit Wasser hat also zu unterbleiben. Insbesondere die Kennzeichnung mit dem Buchstaben „X" hat auch rettungsdienstliche Bedeutung. Kontaminierte Patienten dürfen entweder nicht oder nur schwallartig mit Wasser dekontaminiert werden. Ist ein Patient mit einer so gekennzeichneten Substanz kontaminiert, ist er z.B. auch schnellstmöglich gegen Regen zu schützen, eventuell noch vor der technischen Rettung im Fahrzeug.

Bedeutung der Nummern zur Kennzeichnung der Gefahr

- 2 Entweichen von Gas durch Druck oder durch chemische Reaktion
- 3 Entzündbarkeit von flüssigen Stoffen (Dämpfen) und Gasen
- 4 Entzündbarkeit fester Stoffe
- 5 Oxydierende (brandfördernde) Wirkung
- 6 Giftigkeit
- 7 Radioaktivität
- 8 Ätzwirkung
- 9 Gefahr einer spontanen heftigen Reaktion
- 0 Ohne Bedeutung

Folgende Ziffernkombinationen haben z.B. eine festgelegte Bedeutung:
- 22 Tiefgekühltes Gas
- X323 Entzündbarer flüssiger Stoff, der mit Wasser gefährlich reagiert, wobei entzündbare Dämpfe entweichen
- X333 Selbstentzündbarer flüssiger Stoff, der mit Wasser gefährlich reagiert
- X423 Entzündbarer fester Stoff, der mit Wasser heftig reagiert, wobei brennbare Gase entweichen
- 44 Entzündbarer fester Stoff, der sich bei erhöhter Temperatur in geschmolzenem Zustand befindet
- 539 Entzündbares organisches Peroxid
- 90 Verschiedene gefährliche Stoffe

Stoffnummer

Die Stoffnummer dient der Identifizierung des Stoffes anhand der UN-Liste (List of dangerous goods most commonly carried). Es handelt sich um eine vierstellige Ziffer, mit deren Hilfe anhand von Listen und Nachschlagewerken der Stoff zum einen eindeutig identifiziert werden kann, und zum anderen werden dort Gefahren und Maßnahmen bei Freiwerden des Gefahrgutes aufgezeigt.

Beispiele für Nachschlagewerke

- Hommel: Handbuch der gefährlichen Güter. Springer Verlag
- Six: Schnellinformation Gefahrgut. Medien Verlag
- Nüssler: Gefahrgut-Ersteinsatz. Storck Verlag
- Kühn-Birett: Gefahrgut-Schlüssel. ecomed Verlagsgesellschaft
- Kühn-Birett: Gefahrgut-Merkblätter. ecomed Verlagsgesellschaft.

Dazu kommen zahlreiche EDV-Anwendungen, entweder in entsprechende Leitstellenrechner integriert oder als mobiler Rechner zur Direktinformation an der Schadenstelle. Inzwischen stehen auch für die Nutzung auf Mobiltelefonen bzw. MDA entsprechende Applikationen zur Verfügung.

Eine zusätzliche Informations- und Beratungsquelle bei Unfällen mit gefährlichen Stoffen und Gütern stellt die so genannte TUIS-Datenbank dar, die vom Verband der Chemischen Industrie für öffentliche Feuerwehren, Werksfeuerwehren, Polizei, Notdienste, Gefahrenabwehr-Behörden und das Technische Hilfswerk zur Verfügung gestellt wird. Die TUIS-Datenbank unterstützt Einsatzzentralen bei Gefahrstoffunfällen. Ziel dieses Informationssystems ist eine Regelung der Zusammenarbeit zwischen öffentlichen Feuerwehren und den Experten der chemischen Industrie bei Transportunfällen auf allen Verkehrswegen. Die Hilfe erfolgt auf Anforderung durch die zuständige Leitstelle in drei Stufen: Fachberatung am Telefon, Beratung am Unfallort, Beratung und aktive Hilfe mit Firmenausrüstung am Unfallort. Weitere Informationen über TUIS und die angeschlossenen Firmen sind zu erhalten beim Verband der Chemischen Industrie e.V., Karlstr. 21, 60329 Frankfurt, Telefon: 069/2556-0. Seit Mai 2004 kann die TUIS-Datenbank aus dem Internet unter folgender Internetadresse heruntergeladen werden: www.vci.de/tuis. Die öffentlichen Einsatzkräfte verfügen so über einen stets aktuellen Datenbestand, auf den sie im Einsatzfall sowohl offline als auch online zugreifen können.

Anbringen von Gefahrzettel und Warntafel

Es gibt zudem genaue Vorschriften, wo die Gefahrzettel und die Warntafel angebracht werden müssen. Straßenfahrzeuge mit gefährlichen Stoffen sind hinten und vorne mit orangefarbigen Warntafeln, außerdem hinten und an beiden Seiten mit Gefahrzetteln zu kennzeichnen (➤ Abb. 35.5). Beförderungseinheiten mit Tanks, deren Fassungsvermögen mehr als 1.000 l (international 3.000 l) beträgt, die bestimmte gefährliche Güter transportieren, müssen Warntafeln mit Kennzeichnungsnummern führen. Handelt es sich um ein Mehrkammer-Fahrzeug, ist jede einzelne Kammer kennzeichnungspflichtig.

Unfallmerkblätter

Neben der Gefahrgutkennzeichnung (Warntafel und Gefahrzettel) müssen auf Straßenfahrzeugen, die Gefahrgut befördern, Unfallmerkblätter (➤ Abb. 35.6) mitgeführt werden, die Aufschluss über die Gefahren des Stoffes, Schutzmaßnahmen bei Leck und bei Feuer sowie über Maßnahmen der Ersten Hilfe geben. Die Unfallmerkblätter aller transportierten Stoffe bzw. Güter

werden im Fahrerhaus mitgeführt. Eisenbahnen, Binnen- und Seeschiffe müssen durch besondere Kennzeichnungen als Gefahrguttransporter ausgewiesen sein.

35.1.3 Maßnahmen bei einem Gefahrgutunfall

Bei Hinweis auf einen Gefahrgutunfall hat die Leitstelle unverzüglich die Kräfte des Brandschutzes mit einem entsprechenden Einsatzführungsdienst und der Polizei mit möglichst umfassender Darstellung der Lage zu alarmieren. Es ist, wenn möglich, darauf zu achten, dass die Kräfte unter Berücksichtigung der Windrichtung an den Schadensort herangeführt werden.

> **MERKE**
> Sind bereits Kräfte des RD an der Einsatzstelle und die Beteiligung gefährlicher Stoffe und Güter wurde erst durch diese erkannt, kommt der Qualität der von dieser Besatzung durchgeführten Erstmaßnahmen besondere Bedeutung zu.

Hier muss der **Selbstschutz** (➤ Abb. 35.7) in Verbindung mit einer **umfassenden Erkundung** im Vordergrund stehen. Unter Umständen muss auf die Rettung von Menschenleben (z.B. eingeklemmte Person) primär

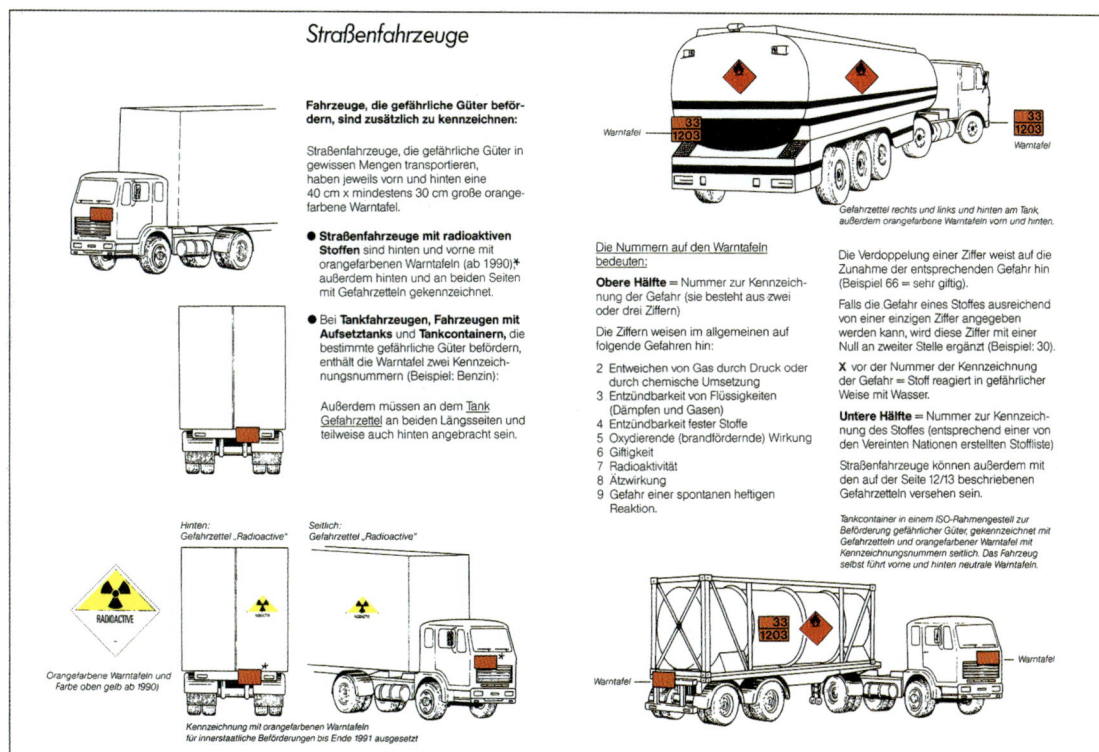

Abb. 35.5 Anbringung der Gefahrgutzettel und Warntafeln [S122]

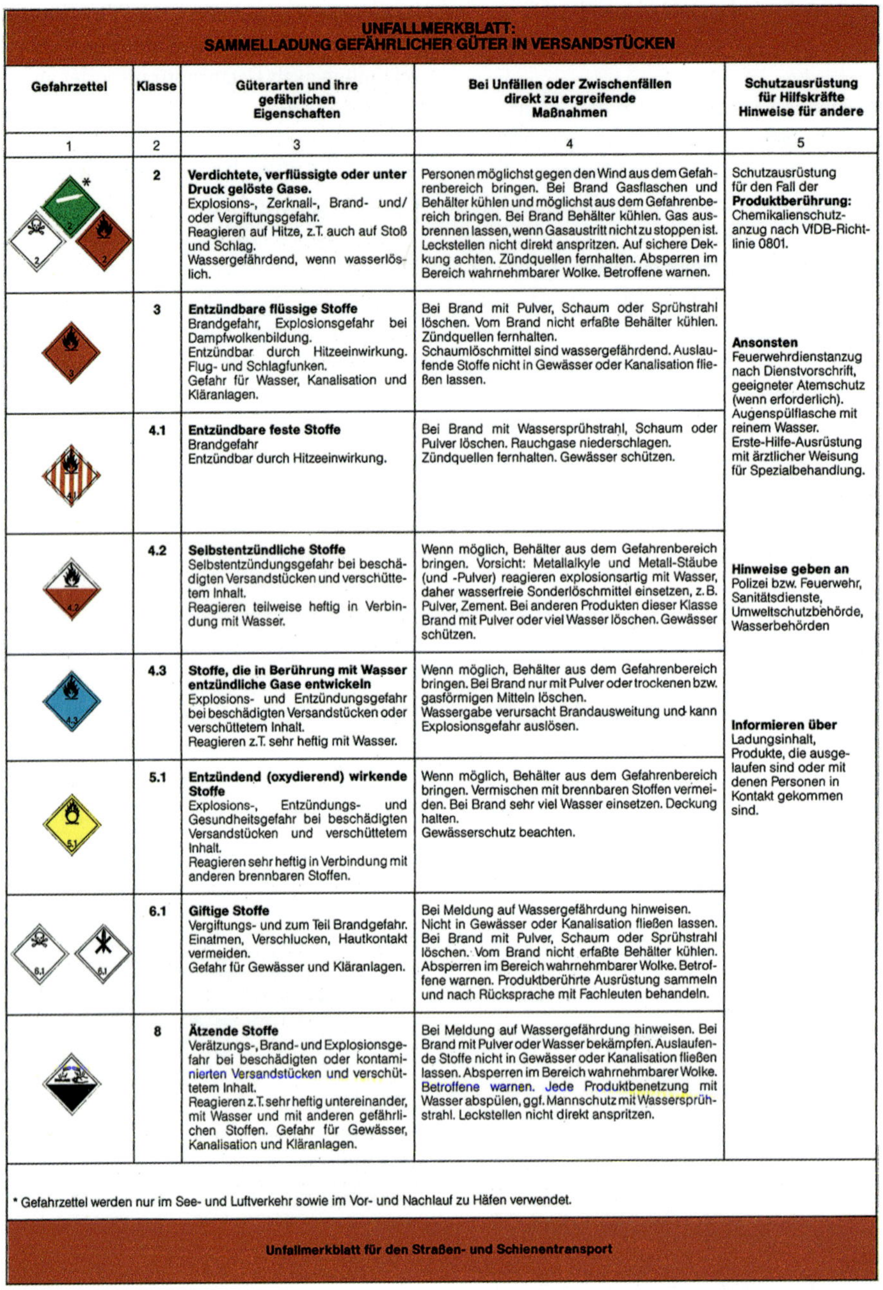

UNFALLMERKBLATT: SAMMELLADUNG GEFÄHRLICHER GÜTER IN VERSANDSTÜCKEN				
Gefahrzettel	Klasse	Güterarten und ihre gefährlichen Eigenschaften	Bei Unfällen oder Zwischenfällen direkt zu ergreifende Maßnahmen	Schutzausrüstung für Hilfskräfte Hinweise für andere
1	2	3	4	5
	2	**Verdichtete, verflüssigte oder unter Druck gelöste Gase.** Explosions-, Zerknall-, Brand- und/ oder Vergiftungsgefahr. Reagieren auf Hitze, z.T. auch auf Stoß und Schlag. Wassergefährdend, wenn wasserlöslich.	Personen möglichst gegen den Wind aus dem Gefahrenbereich bringen. Bei Brand Gasflaschen und Behälter kühlen und möglichst aus dem Gefahrenbereich bringen. Bei Brand Behälter kühlen. Gas ausbrennen lassen, wenn Gasaustritt nicht zu stoppen ist. Leckstellen nicht direkt anspritzen. Auf sichere Deckung achten. Zündquellen fernhalten. Absperren im Bereich wahrnehmbarer Wolke. Betroffene warnen.	Schutzausrüstung für den Fall der **Produktberührung:** Chemikalienschutzanzug nach VfDB-Richtlinie 0801.
	3	**Entzündbare flüssige Stoffe** Brandgefahr, Explosionsgefahr bei Dampfwolkenbildung. Entzündbar durch Hitzeeinwirkung. Flug- und Schlagfunken. Gefahr für Wasser, Kanalisation und Kläranlagen.	Bei Brand mit Pulver, Schaum oder Sprühstrahl löschen. Vom Brand nicht erfaßte Behälter kühlen. Zündquellen fernhalten. Schaumlöschmittel sind wassergefährdend. Auslaufende Stoffe nicht in Gewässer oder Kanalisation fließen lassen.	**Ansonsten** Feuerwehrdienstanzug nach Dienstvorschrift, geeigneter Atemschutz (wenn erforderlich). Augenspülflasche mit reinem Wasser. Erste-Hilfe-Ausrüstung mit ärztlicher Weisung für Spezialbehandlung.
	4.1	**Entzündbare feste Stoffe** Brandgefahr Entzündbar durch Hitzeeinwirkung.	Bei Brand mit Wassersprühstrahl, Schaum oder Pulver löschen. Rauchgase niederschlagen. Zündquellen fernhalten. Gewässer schützen.	
	4.2	**Selbstentzündliche Stoffe** Selbstentzündungsgefahr bei beschädigten Versandstücken und verschüttetem Inhalt. Reagieren teilweise heftig in Verbindung mit Wasser.	Wenn möglich, Behälter aus dem Gefahrenbereich bringen. Vorsicht: Metallalkyle und Metall-Stäube (und -Pulver) reagieren explosionsartig mit Wasser, daher wasserfreie Sonderlöschmittel einsetzen, z.B. Pulver, Zement. Bei anderen Produkten dieser Klasse Brand mit Pulver oder viel Wasser löschen. Gewässer schützen.	**Hinweise geben an** Polizei bzw. Feuerwehr, Sanitätsdienste, Umweltschutzbehörde, Wasserbehörden
	4.3	**Stoffe, die in Berührung mit Wasser entzündliche Gase entwickeln** Explosions- und Entzündungsgefahr bei beschädigten Versandstücken oder verschüttetem Inhalt. Reagieren z.T. sehr heftig mit Wasser.	Wenn möglich, Behälter aus dem Gefahrenbereich bringen. Bei Brand nur mit Pulver oder trockenen bzw. gasförmigen Mitteln löschen. Wassergabe verursacht Brandausweitung und kann Explosionsgefahr auslösen.	**Informieren über** Ladungsinhalt, Produkte, die ausgelaufen sind oder mit denen Personen in Kontakt gekommen sind.
	5.1	**Entzündend (oxydierend) wirkende Stoffe** Explosions-, Entzündungs- und Gesundheitsgefahr bei beschädigten Versandstücken und verschüttetem Inhalt. Reagieren sehr heftig in Verbindung mit anderen brennbaren Stoffen.	Wenn möglich, Behälter aus dem Gefahrenbereich bringen. Vermischen mit brennbaren Stoffen vermeiden. Bei Brand sehr viel Wasser einsetzen. Deckung halten. Gewässerschutz beachten.	
	6.1	**Giftige Stoffe** Vergiftungs- und zum Teil Brandgefahr. Einatmen, Verschlucken, Hautkontakt vermeiden. Gefahr für Gewässer und Kläranlagen.	Bei Meldung auf Wassergefährdung hinweisen. Nicht in Gewässer oder Kanalisation fließen lassen. Bei Brand mit Pulver, Schaum oder Sprühstrahl löschen. Vom Brand nicht erfaßte Behälter kühlen. Absperren im Bereich wahrnehmbarer Wolke. Betroffene warnen. Produktberührte Ausrüstung sammeln und nach Rücksprache mit Fachleuten behandeln.	
	8	**Ätzende Stoffe** Verätzungs-, Brand- und Explosionsgefahr bei beschädigten und kontaminierten Versandstücken und verschüttetem Inhalt. Reagieren z.T. sehr heftig untereinander, mit Wasser und mit anderen gefährlichen Stoffen. Gefahr für Gewässer, Kanalisation und Kläranlagen.	Bei Meldung auf Wassergefährdung hinweisen. Bei Brand mit Pulver oder Wasser bekämpfen. Auslaufende Stoffe nicht in Gewässer oder Kanalisation fließen lassen. Absperren im Bereich wahrnehmbarer Wolke. Betroffene warnen. Jede Produktbenetzung mit Wasser abspülen, ggf. Mannschutz mit Wassersprühstrahl. Leckstellen nicht direkt anspritzen.	

* Gefahrzettel werden nur im See- und Luftverkehr sowie im Vor- und Nachlauf zu Häfen verwendet.

Unfallmerkblatt für den Straßen- und Schienentransport

Abb. 35.6 Unfallmerkblatt [S122]

verzichtet werden, da der von der Ladung ausgehende Gefährdungsgrad oftmals mit den Mitteln des RD im Erstzugriff nicht zu beurteilen ist. Hier hat sich folgende Vorgehensweise (die so genannte **GAMS-Regel**) bewährt:

- **G**efahr erkennen
- **A**bsperren
- **M**enschenrettung, wenn ohne Vernachlässigung des Eigenschutzes möglich
- **S**pezialkräfte anfordern.

Die Leitstelle sollte auf eine schnelle **Rückmeldung von der Einsatzstelle**, insbesondere mit folgenden Informationen, drängen:

- Ausmaß des Schadens
- beteiligte Fahrzeuge
- Größe des Lecks
- Austritt von flüssigen, festen oder gasförmigen Substanzen
- Ausmaß des Austritts

35

- Stoffnummer
- Sind Menschen unmittelbar gefährdet?
- Wodurch und wie viele?
- Sind weitere Kräfte erforderlich?

Die Leitstelle nimmt diese Informationen auf, reagiert entsprechend und gibt sie an die anrückenden Einsatzkräfte weiter. Existiert im jeweiligen Rettungsdienstbereich ein Gefahrgutberater, so ist dieser zu alarmieren.

Gerade für den Bereich der Gefahrgutunfälle hat sich die vorsorgliche Aufstellung von **Alarm- und Einsatzplänen** bewährt. Ergänzend dazu sollte eine auf die speziellen Gefährdungen im Rettungsdienstbereich inhaltlich zugeschnittene **Tox-Box** (= Box mit den wichtigsten Antidoten) vorgehalten werden. Die Bestückung einer solchen Tox-Box kann zentral in der Klinik oder dezentral an den Rettungswachen erfolgen.

Das Leitstellenpersonal führt eine **Stoffidentifizierung** aufgrund der Nummer zur Kennzeichnung des Stoffes durch und gibt die wichtigsten Informationen an den Einsatzleiter vor Ort und an den anrückenden Führungsdienst weiter. Um eine sichere und unverwechselbare Datenübertragung zu gewährleisten, bietet sich der Einsatz eines mobilen Fax-Geräts an.

Bei größeren Schadenslagen wird eine technische **Einsatzleitung** installiert, und der Einsatzleiter übernimmt zusammen mit dem leitenden Notarzt und dem organisatorischen Leiter Rettungsdienst die Gesamteinsatzleitung. Bei stabsmäßiger Führung kommen die Fachberater hinzu.

Bei der **Einrichtung von Patientensammelstellen**, Behandlungsplätzen und Bereitschaftsräumen ist auf die Windrichtung zu achten.

Bei gasförmigen Stoffen und entsprechender Ausbreitung ist an **Evakuierungsmaßnahmen** zu denken. Diese sind jedoch genau abzuwägen, und die Entscheidung dazu kann erst nach entsprechenden Messungen der Giftgaskonzentration in der Luft sicher getroffen werden. In der Regel bietet der Aufenthalt innerhalb geschlossener Gebäude die größte Schutzwirkung. Sinnvoll wäre die Installation eines Stabes in der zentralen Leitstelle zur **Koordinierung** der Evakuierungsmaßnahmen. Bei Evakuierungsmaßnahmen müssen Transport-, Unterbringungs- und Betreuungskapazitäten bereitgestellt werden. Zur Realisierung dieser Maßnahmen sollte auf die Hilfe der Polizei und der Betreuungszüge der Hilfsorganisationen zurückgegriffen werden. Es bleibt jedoch anzumerken, dass die Evakuierung die letztmögliche Einsatzmaßnahme zum Schutz der Betroffenen darstellen sollte.

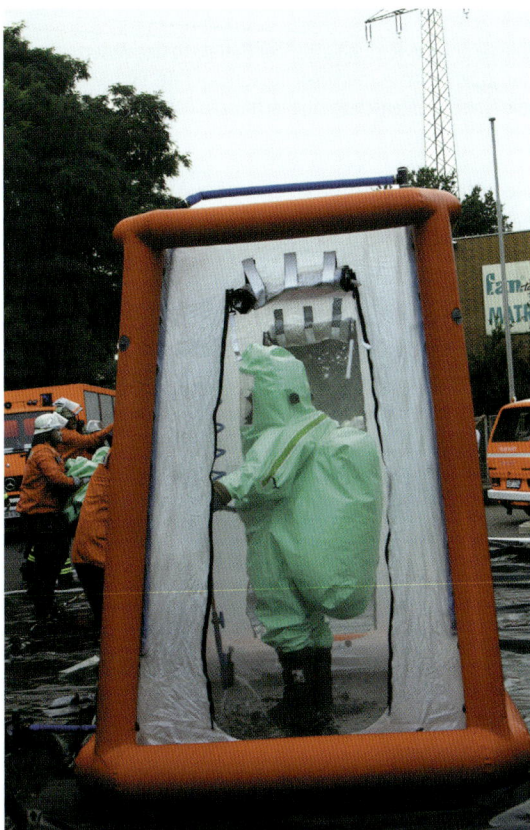

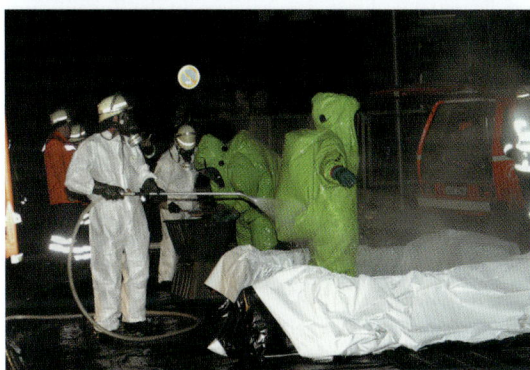

Abb. 35.7 Dekontamination von Einsatzkräften vor Ort [O429]

35.2 Technische Rettung

Die technische Rettung nimmt einen wesentlichen Stellenwert in der präklinischen Notfallmedizin ein. Nach Verkehrs-, Arbeits- und Hausunfällen kommt der RD häufig ohne technische Hilfsmittel nicht an den Patienten heran, so dass die eigentliche Erstversorgung erst nach der technischen Rettung erfolgen kann.

35

Die technische Rettung ist originäre Aufgabe der Feuerwehr sowie ergänzend im Rahmen der Amtshilfe auch des Technischen Hilfswerks. Aber auch der RS/RA muss über die wesentlichen Maßnahmen der technischen Rettung informiert sein, um andere Fachdienste zeitgerecht alarmieren zu können, eigene Kraftakte zugunsten einfacher, effizienter Maßnahmen zu unterlassen und um die Gesamtsituation besser beurteilen zu können. Darüber hinaus kann es erforderlich sein, dass der RS/RA die Kräfte der technischen Rettung unterstützen muss. Technische Rettung wird immer dann erforderlich, wenn der Patient schonend aus einer lebensbedrohlichen Zwangslage befreit werden muss.

Nicht selten kann durch eine sinnvolle Reihenfolge der Maßnahmen zur technischen Rettung der Patient schonend gerettet und trotzdem zeitgerecht der Zugang zum Patienten zwecks Einleitung von Erstmaßnahmen garantiert werden.

Einsatzbeispiel einer technischen Rettung

Ein Patient ist nach einem Verkehrsunfall in seinem Fahrzeug eingeklemmt. Der Zugang über beide Türen ist nicht möglich. Der Patient ist ansprechbar, weist jedoch Schockzeichen auf. Der Leitstellendisponent hat nach Lagefeststellung gemäß Alarm- und Ausrückordnung einen RTW, einen NEF und den nächsten Zug der Berufsfeuerwehr oder eine freiwillige Feuerwehr mit Rüstwagen (> Abb. 35.8) alarmiert. Die Besatzung des RTW erhält über die Heckklappe Zugang zum Patienten und führt eine erste orientierende Untersuchung durch. Die Untersuchung ergibt folgende Vitalparameter: Puls 120/Min., RR 80/40 mmHg, Atmung flach, keine Zyanose. Der Patient klagt über Schmerzen im HWS-Bereich und gibt an, dass er den Kopf nicht schmerzfrei bewegen kann.

Erste Maßnahmen sind das Anlegen eines HWS-Immobilisationskragens, ein periphervenöser Zugang mit Vollelektrolytlösung (sofern in dieser Lage durchführbar) und Sauerstoffinsufflation. Die eintreffende Feuerwehr führt nachfolgend beschriebene technische Ret-

tungsmaßnahmen durch: Unterpallen des Fahrzeuges mit Holzbohlen, Abkleben der Seitenscheibe mit Klebestreifen und Herausnehmen der Seitenscheibe mit einem Spezialkörner (Zugang zum Patienten), Einsatz der hydraulischen Rettungsschere (> Abb. 35.9), um das Dach des Fahrzeuges abzunehmen. Bevor die hydraulische Rettungsschere eingesetzt wird, erhält der Patient einen Helm zum Schutz vor Kopfverletzungen.

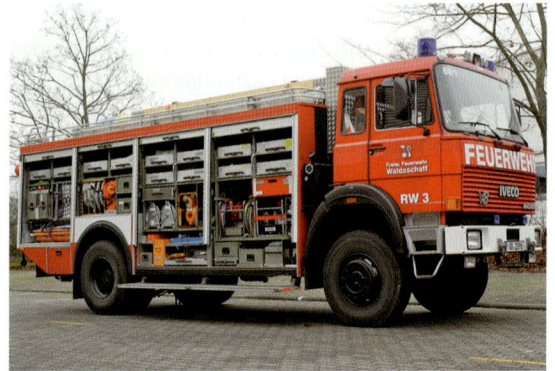

Abb. 35.8 Rüstwagen der Feuerwehr [O429]

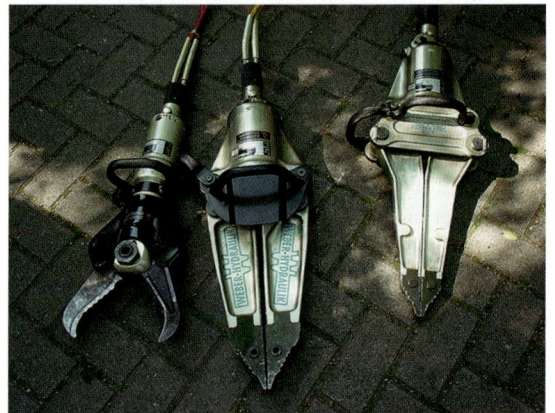

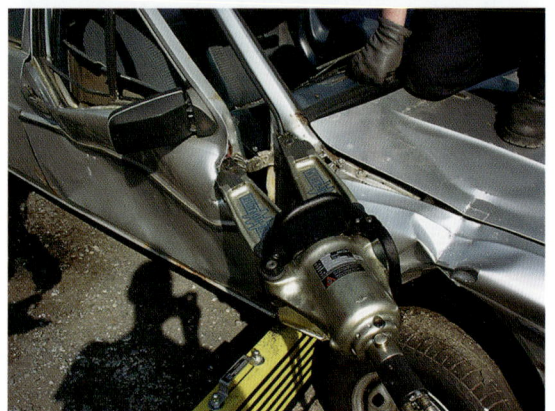

Abb. 35.9 Hydraulische Schere und Spreizer
Oben: Übersicht
Unten: Spreizer im Einsatz [O169]

Der eintreffende Notarzt lässt sich durch den Einsatzleiter der Feuerwehr in die Lage einweisen. Er führt weitere medizinische Maßnahmen durch und ordnet das Anlegen eines KED®-Systems (➤ Kap. 15.5 und ➤ Abb. 34.6) beim Verletzten an.

Nachdem das Dach des Fahrzeuges entfernt und die Tür unter Verwendung des hydraulischen Spreizers (➤ Abb. 35.9) geöffnet wurde, wird der Verletzte befreit und zum Rettungswagen getragen. Der Transport erfolgt auf einer Krankentrage mit Vakuummatratze, geschützt durch ein Rettungstuch zwischen Auflage und verletztem Patienten. So wird die Beschädigung der Matratze durch kleine Glassplitter sicher vermieden.

35.2.1 Alarmierung der technischen Rettung

Lässt der Inhalt der Notfallmeldung erkennen, dass eine technische Rettung erforderlich ist, wird der Leitstellendisponent zusätzlich zu den Einsatzkräften des RD die Feuerwehr alarmieren.

Auch für das Rettungsfachpersonal ist es wichtig zu wissen, welche technischen Rettungsmittel sich auf welchem Fahrzeug befinden. Dieses kann in den Bundesländern durchaus unterschiedlich geregelt sein, zumal es unterschiedliche Fahrzeugkonzeptionen gibt. Wichtiges Equipment zur technischen Rettung, wie hydraulischer Rettungsspreizer und Rettungsschere, befinden sich zumeist auf dem Rüstwagen (RW) oder einem Hilfeleistungslöschfahrzeug (HLF). Eine Ausrüstung zur Durchführung kleiner technischer Hilfeleistungen findet sich gerade bei kleineren Feuerwehren auf einem Löschgruppenfahrzeug (LF). Bei Einsätzen der technischen Rettung sollte neben dem RTW immer ein arztbesetztes Rettungsmittel (NAW, RTH, NEF) alarmiert werden. Bei schwierigen Rettungsarbeiten, die über eine längere Zeit andauern, kann der Leitende Notarzt alarmiert werden. Dieser übernimmt dann die Versorgung und Überwachung des Patienten und koordiniert die Rettungsarbeiten in enger Absprache mit dem Einsatzleiter der Feuerwehr.

Das arztbesetzte Rettungsmittel ist dann wieder einsatzbereit und steht der Leitstelle für andere Einsätze zur Verfügung.

35.2.2 Taktische Aspekte des Rettungseinsatzes

Der Einsatz des RD erfolgt immer dann, wenn Menschenleben gefährdet sind oder dies zu erwarten ist. In derartigen Situationen ist schnell und dennoch überlegt zu reagieren. Grundsätzlich gilt auch hier die Reihenfolge: Erkennen, Überlegen, Handeln.

Im Führungsvorgang ist festgelegt, dass diese Überlegungen systematisch und gezielt durchzuführen sind. Aus der Absichtserklärung des Einsatzführers entsteht nach genauer Lagebeurteilung der Einsatzbefehl. Die Entscheidung erfolgt nach einsatztaktischen Gesichtspunkten.

MERKE
Der Grundsatz der Taktik lautet: zielgerichteter Einsatz von Menschen und Material zur richtigen Zeit und am richtigen Ort.

Um diese Forderungen erfüllen zu können, ist es notwendig, schon bei der Vergabe des Einsatzauftrages den entsprechenden taktischen Einsatzwert des Fahrzeuges zu berücksichtigen. Für den Großschadensfall z.B. bedeutet dies nicht den massiven Einsatz aller Rettungsmittel zur gleichen Zeit, sondern eine den Erfordernissen angepasste, abgestufte Alarmierung der wirklich erforderlichen Kapazitäten. Während der Regelversorgung wird dies durch Berücksichtigung entsprechender Indikationslisten sowie einer abgestuften Alarm- und Ausrückordnung sichergestellt.

Zusammenarbeit am Schadensobjekt

Immer dann, wenn Verletze aus einer Zwangslage befreit werden müssen, ist die möglichst gleichzeitige technische und medizinische Hilfe erforderlich. Die nicht selten lebensrettende Bedeutung einer schon am Unfallort durchgeführten medizinischen Hilfe wird bei langwierigen Rettungsarbeiten besonders deutlich. Das Zusammenwirken unterschiedlicher Einsatzkräfte der Feuerwehr und des RD an gemeinsamen Unfallstellen funktioniert in der Regel da reibungslos, wo beide Dienste unter einer einheitlichen Führung zum Einsatz kommen. Ist dies nicht der Fall, bedarf es grundsätzlicher **Regelungen und Absprachen zwischen den beteiligten Organisationen**, und dies nicht erst an der Einsatzstelle. Die gemeinsame Einsatzabwicklung beginnt bereits auf der Anfahrt. Gemeinsame Sprechfunkkanäle gewährleisten, dass alle Einheiten mit einheitlichem Informationsstand eintreffen. Absprachen über Anfahrtswege sind möglich, die Koordination liegt aber auch da bereits in den Händen der Einsatzleitung. Während die Erkundung der Lage gemeinsam oder getrennt nach technischen oder medizinischen Gesichtspunkten erfolgen kann, sind die Beurteilung der Lage und die sich daraus ergebende Einsatzplanung zwischen dem Einsatzleiter

Feuerwehr, dem Notarzt und dem RD abzustimmen. Priorität, Art und Umfang der Maßnahmen richten sich nicht nur nach der Dringlichkeit der notfallmedizinischen Versorgung, sondern auch nach dem Gefährdungsgrad und der jeweiligen besonderen Lage.

Die **Reihenfolge der Versorgungs- und Rettungsmaßnahmen** sollte daher grundsätzlich wie folgt ablaufen:

- Beurteilung der Gefährdung der Betroffenen und der Einsatzkräfte durch unfallbedingte Gefahren an der Einsatzstelle
- Durchführung der Erstdiagnose und Soforttherapie nach Ausschluss einer möglichen Gefährdung
- Durchführung der technischen Rettung unter medizinischer Überwachung und Unterstützung
- weiterführende Therapie, wenn erforderlich
- Lagerung und Versorgung für den Transport.

Die möglichst schnell durch das Personal des RD beginnende **Erstuntersuchung** muss dabei im Vordergrund der Bemühungen stehen. Die **Erstdiagnose** bestimmt unter Berücksichtigung der Zeitdauer der technischen Rettung den Umfang der folgenden Therapie. Die **Ersttherapie** muss auch die endgültige Lagerung und Fixierung (z.B. HWS-Immobilisationskragen) des Verletzten während der technischen Rettung beinhalten. Bereits während oder spätestens nach der Einleitung der ersten medizinischen Maßnahmen muss eine weitere Absprache mit dem Einsatzleiter der Feuerwehr über die dann folgenden Befreiungsmaßnahmen erfolgen: Dringlichkeit der technischen Rettung, Reihenfolge der technischen Rettung bei mehreren Verletzten, Art der technischen Rettung.

Der Notarzt legt die **Dringlichkeit** und die **Reihenfolge** fest, der Einsatzleiter der Feuerwehr bestimmt die **Art der technischen Rettung**. Ist auch während der Befreiung eine ständige medizinische Versorgung erforderlich, kann dadurch unter Umständen die Wahl der technischen Möglichkeiten beeinflusst werden. Ebenfalls muss eine vom Notarzt oder RD gewünschte Unterbrechung zur Durchführung weiterer medizinischer Maßnahmen möglich sein. Zur besseren Einsatzkoordination sollten auch am Schadensobjekt und innerhalb der Einsatzstelle dem RD und der Feuerwehr getrennte Räume zugeteilt werden. Dies erleichtert allen Beteiligten, vor allem der Einsatzleitung, den Überblick über Material, Fahrzeuge und Personal. Zurzeit nicht eingesetztes Personal steht in festgelegten Wartepositionen.

Technische Einsatztaktik

Bei der Einsatzabwicklung kann es neben der Gefährdung für die Betroffenen auch zur Gefährdung der eingesetzten Kräfte kommen. Es ist daher unbedingt erforderlich, dass sich das Rettungsfachpersonal mit möglichen **Gefahren der Einsatzstelle** vertraut macht und diese dann in seine Lagebeurteilung mit einfließen lassen kann. Auch an Einsatzstellen, an denen es zur Zusammenarbeit mit der Feuerwehr kommt (z.B. der Verkehrsunfall mit einer eingeklemmten Person oder die unübersichtliche Einsatzstelle während eines laufenden Brandeinsatzes), ist es wichtig, die bestehenden und möglichen Gefahren zu erkennen und dementsprechend zu handeln. Schon während der Anfahrt des RD können durch das Rettungsfachpersonal mögliche Gefahrenquellen erkannt und beurteilt werden. Das folgende **Gefahrenschema** hat seinen Ursprung bei der Feuerwehr, ist aber auch auf rettungsdienstliche Einsatzlagen übertragbar:

- Ausbreitung des Schadensereignisses?
- Atemgifte?
- Atomare Gefahren, Radioaktivität?
- Angstreaktionen, Panik?
- Biologische Gefahren?
- Chemische Gefahren?
- Elektrizität?
- Einsturz von Bauteilen?
- Explosionsgefahren?
- Erkrankung bzw. Verletzung Beteiligter?

Bei **systematischer Erfassung der möglichen Gefahrenpunkte** an der Einsatzstelle lassen sich diese schnell erkennen und entweder beseitigen oder aber in das weitere Vorgehen mit einplanen.

Eine wesentliche Zusatzgefahr an nahezu jeder Einsatzstelle mit technischer Rettung bildet der **Straßenverkehr**. Wenn möglich, sollte das Fahrzeug immer außerhalb des laufenden Verkehrs (Gehsteig, Einfahrt usw.) abgestellt werden. Beim Öffnen der vorderen Türen ist der fließende Verkehr zu beachten. Auf der Autobahn immer rechts aussteigen, auch der Fahrzeugfahrer. In der Dunkelheit ist nach Möglichkeit bereits ca. 5–10 m vor der Einsatzstelle zu halten, denn so kann mit Hilfe der Fahrzeugscheinwerfer die Einsatzstelle ausgeleuchtet werden. Rundumkennleuchten und Warnblinkanlage bleiben bis zur Abfahrt selbstverständlich eingeschaltet. Nach Aufnahme des Patienten ist beim Aufsetzen der Krankentrage unbedingt der rollende Verkehr zu beachten.

M E R K E
Im Straßenverkehr nie seitlich neben dem Fahrzeug auf die Fahrbahn treten.

Zusammenarbeit mit der Feuerwehr an einer Einsatzstelle

Gemeinsame Einsatzstellen mit der Feuerwehr sind z.B. Verkehrsunfälle, Brandeinsätze mit verletzten Personen oder sonstige Schadenslagen größeren Ausmaßes. Die schnelleren und wendigeren Fahrzeuge des RD erreichen die Einsatzstelle meist zuerst. Daraus ergibt sich, dass der RTW/NAW die Anfahrt der Feuerwehrfahrzeuge blockiert und später die eigene Abfahrt nicht mehr möglich ist. Um derartige Unannehmlichkeiten zu vermeiden, sind folgende **Regeln** unbedingt zu beachten:

1. Das Fahrzeug so aufstellen, dass die Anfahrtswege der anderen Fahrzeuge frei gehalten werden. Wenn nötig, vor der Einsatzstelle drehen und wieder in Fahrtrichtung aufstellen oder an der Einsatzstelle vorbeifahren und dahinter anhalten.
2. Kommen mehrere Rettungsdienstfahrzeuge an einer Einsatzstelle zum Einsatz, hinter den Fahrzeugen genug Beladeabstand einhalten.
3. Fahrzeuge der Feuerwehr sind meist nicht mehr ohne größere Probleme zu manövrieren, da diese über Schlauch- oder Hydraulikleitungen in das Einsatzgeschehen mit eingebunden sind. Jede Fahrzeugbewegung unterbricht den Lösch- oder Hilfeleistungseinsatz und gefährdet sowohl die Einsatzkräfte als auch die Betroffenen.
4. An Einsatzstellen der Feuerwehr treten vermehrt Unfallgefahren durch Schlauchmaterial, herumliegenden Brandschutt, Drahtseile als besonderer Gefahrenpunkt oder andere schwere Gegenstände auf. Immer besteht auch erhöhte Rutschgefahr durch Löschwasser und austretende Flüssigkeiten. Daher sollte der RS/RA an derartigen Einsatzstellen nie ohne Schutzbekleidung tätig werden.
5. Das Personal des RD ist an gemeinsamen Einsatzstellen in der Regel dem Einsatzleiter der Feuerwehr unterstellt. Um eine effektive Zusammenarbeit zu gewährleisten, sollte das Rettungsfachpersonal sich unbedingt frühzeitig mit diesem in Verbindung setzen. Die Maßnahmen der medizinischen und technischen Rettung müssen immer aufeinander abgestimmt werden, so dass ein Ansprechpartner des RD für den Einsatzleiter der Feuerwehr unbedingt erforderlich ist.

35.2.3 Möglichkeiten der technischen Rettung

Ausgehend davon, dass der RD mit seinen wesentlich beweglicheren Fahrzeugen in der Regel vor der Feuerwehr an der Einsatzstelle sein wird, muss das Rettungsfachpersonal die Möglichkeiten der einfachen technischen Rettung kennen und beherrschen.

Hebelwerkzeug

Die Brechstange ist das einfachste technische Rettungsgerät, das zur Normbestückung jedes Rettungsdienstfahrzeuges gehört. Primär dient sie dazu, verklemmte Türen über die Hebelwirkung zu öffnen. Je nach Situation können mit der Brechstange aber auch Vordersitze zurückgeschoben oder Motorhauben geöffnet werden. Aufgrund der ruckartigen Belastung kann es zu unkontrollierbaren Materialbewegungen kommen, die den eingeklemmten Notfallpatienten zusätzlich gefährden.

Fangleine

Die Fangleine (30 m lang, im Leinenbeutel) gehört nicht zur Normbestückung der Fahrzeuge, kann sich aber bei Einklemmungen der Füße des Patienten unter dem Pedalgestänge als hilfreich erweisen. Die Fangleine wird am Pedal befestigt, und mit ihrer Hilfe kann das Gestänge jetzt gut steuerbar und gefühlvoll zur Seite gezogen werden. Weiterhin kann die Fangleine der Sicherung gefährdeter Personen (z.B. bei Verschüttung) dienen. Auch ist der Einsatz sinnvoll als Halteleine, falls beispielsweise auf dem Weg zum Patienten eine Böschung überwunden werden muss. Voraussetzung ist der sichere Umgang mit der Knotentechnik.

Der Einsatz vorstehender Hilfsmittel ist genau abzuwägen und nur dann sinnvoll, wenn lebensbedrohliche Zusatzgefahren bestehen, die ein Warten auf die Feuerwehr nicht sinnvoll erscheinen lassen.

Rettungsschere und Rettungsspreizer

Die Rettungsschere und der Rettungsspreizer (➤ Abb. 35.9), die auch als schweres Rettungsgerät bezeichnet werden, sind allein dem Einsatz der Feuerwehr oder ähnlicher Institutionen (THW) vorbehalten. Aber auch der Rettungsdienstmitarbeiter sollte wissen, welche Probleme bei ihrem Einsatz auftauchen können bzw. immer gegenwärtig sind. Die Unhandlichkeit und das Gewicht der Geräte schränken die Bewegungsmöglichkeiten und die Einsatzgeschwindigkeit deutlich ein. Von einer gewissen Baugröße an muss der Rettungsspreizer immer von zwei Personen geführt werden, wohingegen die Rettungsschere in der Regel von einer Person eingesetzt werden kann. Beide Geräte arbeiten auf hydraulischer Basis und erfordern ein entsprechendes Aggregat zum Druckaufbau. Alle Geräte können in Abhängigkeit von der Schlauchlänge und dem Typ des Aggregats ortsveränderlich eingesetzt werden. Der Einsatz hydraulischen

35

Rettungsgeräts birgt auch Gefahren, so können beim Schneidvorgang Teile plötzlich gelöst werden und wegfliegen; daher hat auch der RS/RA im unmittelbaren Gefahrenbereich immer die vollständige PSA und einen Helm zu tragen.

Die Betreuung der eingeklemmten Person durch den RD, je nach Situation auch im Fahrzeug, sollte obligatorisch sein.

Hebekissen

Im Gegensatz zu den meisten anderen Hebewerkzeugen lässt sich das Hebekissen auch unter oder zwischen zu bewegenden Lasten einbringen, wenn dort verhältnismäßig wenig Platz zur Verfügung steht. Das Hebekissen ist etwa 5 cm dick und besteht aus einem stabilen Kunststoffkissen. Zum Anheben oder Bewegen der Last wird dieses Kissen mit Druckluft aufgefüllt. Über Regelsysteme lässt sich die Bewegung des Hebekissens sehr feinfühlig steuern. Die am Markt üblichen Systeme arbeiten mit Drücken zwischen 1 bar (Niederdruckkissen) und max. 7 bar (Hochdruckkissen). Es können Lasten von bis zu 40 t, unabhängig vom Drucksystem, angehoben werden. Die Hebehöhen liegen, je nach Größe des Hebekissens, zwischen 30 und 60 cm. Um das Hebekissen effizient einsetzen zu können, sind folgende Einsatzgrundsätze immer zu beachten:
- Scharfe Kanten und Ecken an Metall- und Holzteilen sind zu vermeiden.
- Die angehobene Last muss sofort unterbaut und damit gesichert werden.
- Hebekissen dürfen nicht an heißen Teilen eingesetzt werden.
- Hebekissen müssen gegen Wegrutschen gesichert sein.
- Nicht im Wirkbereich der Hebekissen aufhalten.

Die Rettung eingeklemmter Personen unter der Last darf erst nach Absichern der Last und Beendigung des Hebevorgangs erfolgen. Hier ist unbedingt die Absprache mit dem Einsatzleiter der Feuerwehr erforderlich.

Drehleiter

Alle Drehleitern sind prinzipiell zur technischen Rettung einsetzbar. Diese erfolgt über das Leiterpaket entweder mit der Krankentrage oder dem Rettungstuch. Die Rettung gestaltet sich häufig recht schwierig und für den Patienten wenig schonend. Alle Drehleitern mit Arbeitskorb haben die Möglichkeit, auf diesem eine Krankentragehalterung anzubringen. So kann ein Patient lie-

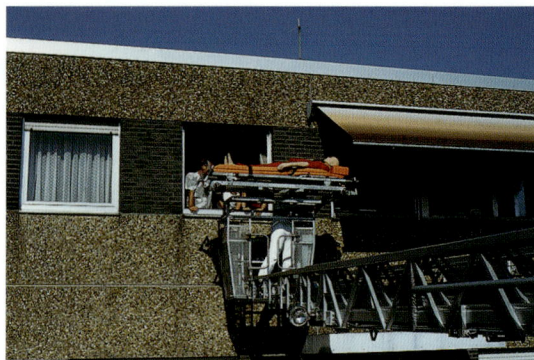

Abb. 35.10 Rettung mit Drehleiter und Korb [K105]

gend auf einer DIN-Krankentrage transportiert werden (➤ Abb. 35.10). Aufgrund der besonderen Konstruktion und der Einsatzhöhe ist dies für den Patienten in wachem Zustand sehr belastend, er muss daher auf den bevorstehenden Transport besonders vorbereitet werden. Eventuell ist eine Sedierung in Erwägung zu ziehen. Im Korb können noch, je nach Bauart der Drehleiter, ein bis zwei Personen stehen – der Feuerwehrmann als Leitermaschinist und ein Rettungsassistent oder der Notarzt zur medizinischen und seelischen Betreuung. Eine kontinuierliche Versorgung während des Transportes ist nicht möglich. Beatmungsgerät und/oder EKG-Sichtteil sowie anhängende Infusionen lassen sich aber mühelos im Korb platzieren.

Mancherorts kommen statt Drehleitern oder ergänzend auch Teleskop- oder Gelenkmasten zum Einsatz. Diese bieten häufig eine höhere Traglast und einen größeren Rettungskorb und eignen sich daher besonders zum schonenden Transport nicht gehfähiger Patienten.

Schleifkorbtrage

Zur Rettung aus Höhen und Tiefen ist besonders die Schleifkorbtrage geeignet. Es handelt sich um eine formstabile Kunststoffwanne mit einer Einbringtiefe von etwa 20 cm. In dieser wird der Patient mittels Sicherheitsgurten fixiert und kann sowohl senkrecht als auch waagerecht abgeseilt oder nach oben gezogen werden. In die Schleifkorbtrage kann zusätzlich eine Vakuummatratze in schmaler Ausführung eingebracht werden. So ist die Umlagerung des Patienten problemlos möglich. Eine weitere Möglichkeit besteht darin, den Patienten mit der Schaufeltrage umzulagern und diese während des Abseilvorganges in der Schleifkorbtrage zu belassen, um ihn dann schonend auf die Vakuummatratze des Fahrzeuges zu lagern. Auf jeden Fall ist auch an eine HWS-Fixation zu denken.

35.2.4 Durchführung der technischen Rettung

Verkehrsunfall mit eingeklemmter Person

Bei Verkehrsunfällen mit einer eingeklemmten Person (> Abb. 35.11) werden gemäß Alarm- und Ausrückordnung die Feuerwehr, wenn vorhanden mit Rüstwagen, ein RTW und ein arztbesetztes Rettungsmittel alarmiert. Es gibt verschiedene Techniken zur Rettung der Person, Grundsatz muss jedoch stets sein, die Rettung so zügig wie nötig und gleichzeitig so schonend wie möglich durchzuführen. Grundsätzlich bietet sich hierzu folgende Systematik bzw. einsatztaktische Vorgehensweise an:

- Zugangsöffnung schaffen.
- Versorgungsöffnung schaffen.
- Befreiungsöffnung schaffen.

Zugangsöffnung

In dieser Phase der technischen Rettung aus einem Pkw ist es das Ziel, dem Rettungsfachpersonal eine Zugangsmöglichkeit in den Innenraum des Pkw/Lkw zu verschaffen. Als Zugangsöffnung können die großen Scheiben (Frontscheibe/Heckscheibe) oder auch eine zu öffnende Seitentür dienen. Entscheidend ist hierbei, den Zugangsweg schnell herzustellen. Es brauchen in dieser Phase keine Überlegungen zu später möglichen Rettungswegen angestellt zu werden, da diese sich erst im Laufe der technischen Rettung darstellen werden. Rettungsdienstlich kann jetzt eine erste Einschätzung der Lage im verunfallten Fahrzeug erfolgen:

- Wie viele Personen sind verletzt?
- Um welche Verletzungsmuster handelt es sich?
- Besteht Vitalgefährdung der Patienten?

- Sind die Patienten ohne technische Rettungsmaßnahmen zu befreien?
- Drohen Zusatzgefahren für den/die Patienten?

Möglichst schnell zu beantwortende Fragen sind die nach der Dringlichkeit der Befreiung und die nach der Notwendigkeit und Art der medizinischen Maßnahmen im Fahrzeug. Das Ergebnis der Erkundung ist mit dem Einsatzleiter der Feuerwehr und dem Rettungsdienstpersonal abzustimmen. Im Rahmen dieser ersten Erkundung ist unbedingt auch auf nicht ausgelöste Airbags zu achten, innerhalb deren Wirkbereich jeder Aufenthalt unterlassen werden sollte. Ist der Patient bei Bewusstsein, sind ihm alle Maßnahmen zu erklären. Nur so kann seine Angst in Grenzen gehalten werden. Nach Möglichkeit sollte bereits in dieser Phase eine Stabilisierung der HWS erfolgen.

Versorgungsöffnung

Um die Versorgung des Patienten möglichst einfach zu gestalten, aber auch um die letztendliche Befreiung aus dem Fahrzeug bereits vorzubereiten, sollte eine möglichst große Versorgungsöffnung durch die Feuerwehr geschaffen werden. Grundsätzlich gilt, dass während technischer Maßnahmen am Fahrzeug, z.B. Einsatz von Rettungsschere oder Rettungsspreizer, die medizinische Versorgung des Patienten ruhen muss und umgekehrt. Um den Patienten bei der weiteren Vorgehensweise vor zusätzlichen Verletzungen zu schützen, ist dieser abzudecken. Hierzu ist möglichst eine transparente, aber reißfeste Folie einzusetzen, insbesondere bei bewusstseinsklaren Patienten. Auf diese Weise hat der Patient weiterhin Sichtkontakt zum Rettungsdienstpersonal. Den größten Vorteil bei der Schaffung einer Versorgungsöffnung bietet die Abnahme des Daches. Nach Ab-

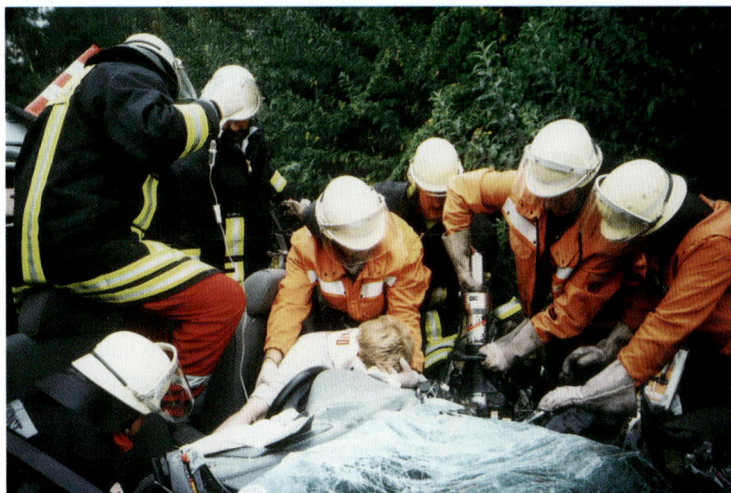

Abb. 35.11 Verkehrsunfall mit eingeklemmter Person. Während der Rettungsmaßnahmen hat der Notarzt freien Zugang zum Patienten. [M235]

kleben der Scheiben und Unterbauen des Fahrzeuges neben den vier Rädern werden die Dachholme durchtrennt. Anschließend kann das Dach abgenommen oder nach hinten weggeklappt werden. Zu beachten sind nun entstandene gefährliche Ecken, insbesondere im Bereich der durchtrennten Fahrzeugholme. Der Patient kann jetzt versorgt werden. Aufgrund der räumlichen Enge und der bevorstehenden Bewegungen des Patienten im Rahmen der nächsten Phase (Rettung aus dem Fahrzeug) sollte im Fahrzeug nur eine rettungsdienstliche Basisversorgung erfolgen. Die Versorgungsphase ist abgeschlossen, wenn der Patient stabilisiert werden konnte oder er schnell befreit werden muss, da sich die Vitalparameter im Fahrzeug nicht stabilisieren lassen.

Befreiungsöffnung

Nach erfolgter medizinischer Versorgung kann der Patient jetzt befreit werden. Diese Rettung sollte nach Möglichkeit schonend und achsengerecht erfolgen. Aufgrund des Unfallmechanismus wird die eine oder andere nicht gewünschte Bewegung des Patienten nicht auszuschließen sein, jedoch sollte das taktische Ziel immer eine möglichst schonende Befreiung sein. Falsch verstandener Zeitdruck führt häufig zu Hektik und unguten Befreiungsversuchen des Patienten. Je nach Deformierung des Fahrzeuges ist insbesondere auf eine Einklemmung im Fußraum im Pedalsatz zu achten. Grundsätzlich sollte das Fahrzeug jetzt soweit um den Patienten herum demontiert werden, bis dieser möglichst achsengerecht herausgehoben werden kann. Hierzu sollten, soweit möglich, Schaufeltrage oder Spineboard eingesetzt werden.

Grundsätzlich bieten die vorstehend beschriebenen Phasen zur technischen Rettung aus Unfallfahrzeugen die Möglichkeit, Patienten schonend und umsichtig zu retten. Weiterhin muss aber auch das Umfeld der Einsatzstelle strukturiert werden, um die Prozesse in den drei Phasen auch steuern zu können. Es macht keinen Sinn, wenn alle zurzeit nicht beschäftigten Einsatzkräfte das Unfallfahrzeug umlagern. Dabei geht für den Einsatzleiter schnell die Übersicht verloren, das Unfallrisiko für den Einzelnen steigt überproportional und die gesamte Einsatzstelle wird unübersichtlich. Abhängig von den örtlichen Möglichkeiten der Feuerwehr und des Rettungsdienstes kann die Einsatzstelle z.B. in drei Regionen geteilt werden, innerhalb derer sich genau definierte Einsatzkräfte und Gerätschaften befinden.

So haben sich in vielen Regionen mittlerweile so genannte **„Kreismodelle"** (➤ Abb. 35.12) etabliert. Dabei werden rund um das Schadensobjekt gedanklich Kreise gezogen und festgelegt, welche Personen und welches Material sich in diesen befinden sollten. So sollten sich im inneren Kreis (in der Skizze rot dargestellt) mit einem Abstand von etwa 5 m zum Schadensobjekt lediglich ein Trupp der Feuerwehr sowie seitens des Rettungsdienstes ein Trupp (bestehend aus Notarzt und Rettungsassistent, z.B. NEF-Besatzung) pro Patient ständig aufhalten. Diese haben unbedingt ständig die vollständige Schutzkleidung, d.h. Sicherheitsschuhe, langärmelige Jacke (keine Weste!) sowie Helm mit Gesichtsschutz, ggf. zusätzlich Schutzhandschuhe zu tragen. Ohne diese Schutzausrüstung darf sich kein RS/RA innerhalb dieses Gefahrenbereichs bewegen!

In einem zweiten gedachten Kreis (in der Skizze gelb dargestellt) befindet sich weiteres Personal, das zur Unterstützung der Retter im inneren Kreis tätig werden kann. Seitens des Rettungsdienstes sollten dies pro Patient maximal zwei Personen (z.B. die RTW-Besatzung) sein. Auch diese Kräfte haben die vollständige Schutzausrüstung zu tragen. Am Rande dieses zweiten Kreises, der den Bereich zwischen 5 m und 10 m Abstand zum Schadensobjekt markiert, befinden sich die Geräteablagen für die Feuerwehr und den Rettungsdienst. Damit sind diese Geräte nicht im Weg, jeweils direkt am Schadensobjekt benötigtes Gerät kann durch das an der Geräteablage in Bereitstellung stehende Personal angereicht werden.

Daraus ergibt sich auch, dass kein Fahrzeug der Hilfsdienste (Feuerwehr, Rettungsdienst, Polizei) in einem Abstand von weniger als 10 m zum Schadensobjekt stehen darf. Gerade der Rettungsdienst sollte bei einer notwendigen technischen Rettung die Fahrzeuge weiter entfernt abstellen, da die Fahrzeuge der technischen Rettung mit einer höheren Dringlichkeit nahe am Schadensobjekt stehen sollten. Notfallkoffer und EKG können problemlos getragen, Patiententragen meist gerollt werden; hingegen ist die Feuerwehr oftmals auf die Nutzung elektrischer und hydraulischer Aggregate angewiesen, die nur schwer getragen werden können und nur eine begrenzte Länge an elektrischen oder hydraulischen Leitungen aufweisen. Auch machen am Feuerwehrfahrzeug installierte Lichtmasten nur dann einen Sinn, wenn das entsprechende Fahrzeug nicht allzu weit entfernt steht; die Bereitstellung von Löscheinrichtungen macht ebenfalls nur dann Sinn, wenn hierzu nicht erst lange Schlauchleitungen verlegt werden müssen.

Grundsätzlich gilt bei ALLEN Einsätzen, die eine technische Rettung erforderlich machen, dass nur eine ständige und professionelle Absprache zwischen dem Rettungsdienst und der Feuerwehr zu einem Einsatzerfolg führen kann.

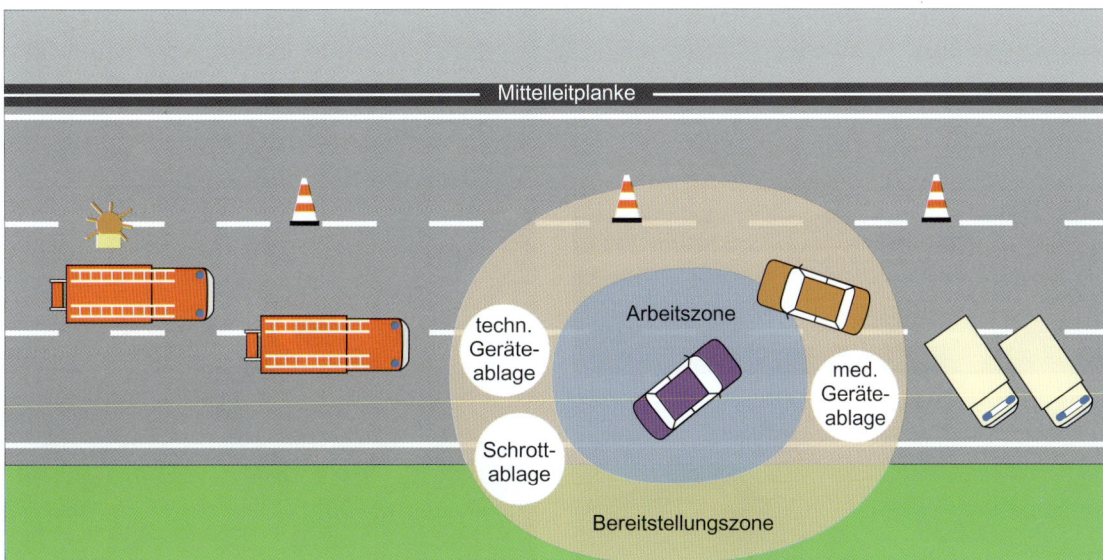

Abb. 35.12 Skizze eines Modells zur Raumordnung [L143]

Unfälle mit Schienenfahrzeugen

Unfälle mit Schienenfahrzeugen führen in den meisten Fällen zu einer erheblichen Zahl Betroffener, von denen ein großer Teil in den Trümmern eingeklemmt sein wird. Beim Aufprall, Zusammenstoß oder Entgleisen von Eisenbahnwaggons wirkt sich der hohe Energiegehalt des sich bewegenden Zuges in der häufig vollständigen Zerstörung der Fahrzeuge aus. Die einzelnen Waggons werden zusammengestaucht, schieben sich ineinander und werden aufgestellt. Zusätzliche Gefahren entstehen durch die Oberleitung (Betriebsspannung 15.000 Volt). Eine ganz besondere Problematik stellt die häufig schlechte Erreichbarkeit der Einsatzstellen dar, da Bahnstrecken meist nicht direkt neben einer befahrbaren Straße verlaufen und die Bahntrassen selbst auch höher liegen können. Hier sind Ortskenntnisse im eigenen Rettungswachenbereich unbedingt erforderlich.

Bei den Verletzten handelt es sich meistens um schwerstverletzte bzw. polytraumatisierte und eingeklemmte Patienten. Die seelische Belastung der Helfer ist bei derartigen Unglücksfällen entsprechend hoch.

Im innerstädtischen Bereich sind es meist Unfälle mit Straßen- oder Stadtbahnen, bei denen an der Haltestelle eine Person unter das Fahrzeug geraten ist. Derartige Unfälle haben in der Regel einen letalen Ausgang; die Rettungsaktion ist dennoch unter Berücksichtigung der nötigen Sorgfalt zügig und ohne Zeitverluste durchzuführen. Auch hier steht, wenn möglich, vor der technischen Rettung eine erste medizinische Grundversorgung.

Bei der Meldung „Person unter Zug" müssen verschiedene Sachverhalte Beachtung finden:

- Die Spannung des Fahrdrahtes oder der Spannungsschienen muss vor den Rettungsarbeiten abgeschaltet werden.
- Der Fahrdraht oder die Spannungsschienen müssen vor den Rettungsarbeiten beidseitig der Einsatzstelle sichtbar kurzgeschlossen und geerdet werden.

Diese Maßnahmen sind immer Aufgabe des Betreibers der Bahnstrecke oder der unterwiesenen Personen der Feuerwehr. Es darf nur geeignetes und speziell zu diesen Zwecken vorgehaltenes Gerät eingesetzt werden. Es muss im Einzelfall eine derartige Zulassung vorliegen. Das Equipment zur technischen Rettung bei einer Person unter einem Zug wird meistens in den Fahrzeugen der Feuerwehren bereitgehalten. Nach der Eigensicherung muss der Zug häufig mit einem Hebekissen oder einem Hydraulikheber angehoben werden. Der Zug wird zusätzlich mit Holzbohlen oder anderen geeigneten Gegenständen abgestützt. Das Tragen von Helm und Arbeitsschuhen während der Rettungsarbeiten muss auch für das Rettungsfachpersonal selbstverständlich sein.

Unfälle mit Luftfahrzeugen

Flugunfälle führen meist zu einer erheblichen Anzahl verletzter und toter Personen, den Insassen des Luftfahrzeuges und Personen, die sich im Bereich der Absturzstelle befanden. Diese Einsatzstellen sind oft durch eingestürzte Gebäude und herumliegende Gebäude- und

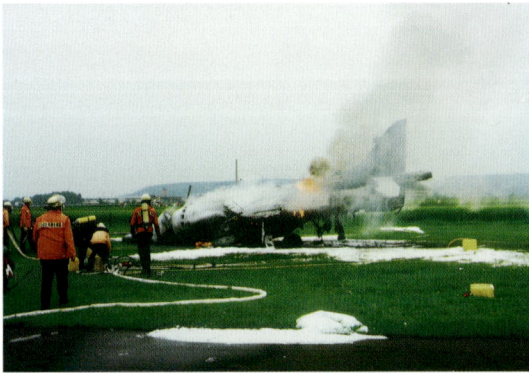

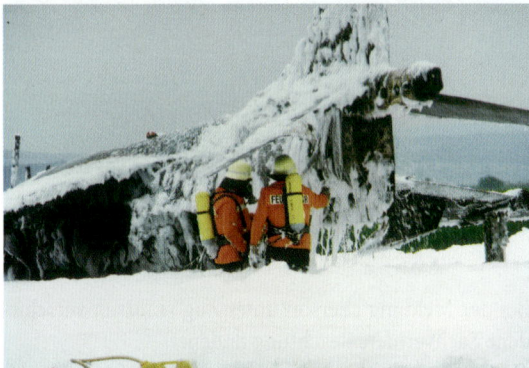

Abb. 35.13 Brennender Militärjet
Oben: Übersichtsaufnahme
Unten: Detailaufnahme [M235]

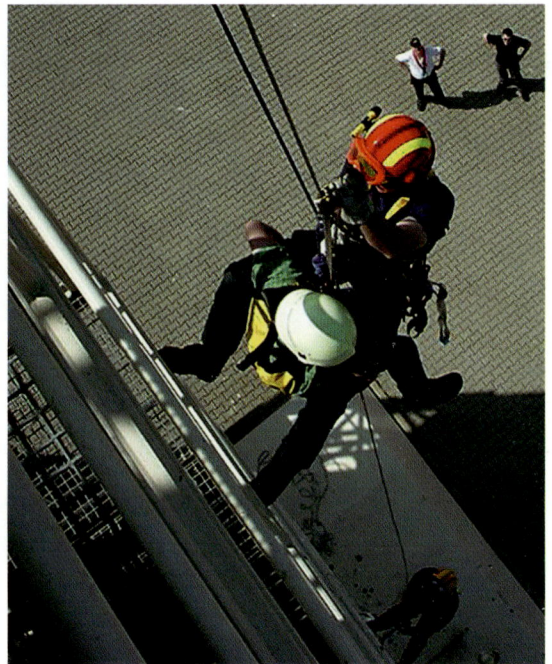

Abb. 35.14 Abseilen aus großer Höhe [O169]

Flugzeugteile gekennzeichnet, welche die Arbeit des RD erheblich erschweren. Diese Einsatzstellen werden niemals direkt angefahren, sondern es muss ein entsprechender Sicherheitsabstand gehalten werden. Durch die Treibstoffmengen (100–100.000 l Flugbenzin) besteht immer erhöhtes Explosionsrisiko. Besondere Gefahr besteht bei allen Militärmaschinen durch die mitgeführte Munition, über deren Anzahl und Gefährlichkeit meist geraume Zeit Unklarheit herrscht (➤ Abb. 35.13). Derartigen Maschinen immer nur vom Heck her nähern, da eventuell ausgelöste Munition üblicherweise nach vorne abgegeben wird! Der Zugang zum Piloten erfolgt immer von hinten über die Tragflächen (Achtung: Schleudersitz). Gerade bei Flugzeugunfällen werden die Verletzten über eine große Fläche verstreut sein, daher ist auch an weiter entfernten Stellen zu suchen.

Personenrettung von Gerüsten (Rettung aus Höhen)

Aufgrund der Raum- und Platzverhältnisse ist die Personenrettung von einem Baugerüst nach einem Arbeitsunfall meist ein schwieriges Unterfangen (➤ Abb. 35.14).

Oft ist es sinnvoll, hier die Drehleiter mit dem Tragengestell am Arbeitskorb einzusetzen. Alternativ ist auch der Einsatz des Kranes einer Fremdfirma, der Einsatz der Drehleiter als Kran oder der Einsatz des meist an Baustellen vorhandenen Baukranes in Verbindung mit einer Schleifkorbtrage möglich. Um hohe Vorlaufzeiten zu minimieren, können derartige Maßnahmen bereits durch ersteintreffende Kräfte des RD veranlasst werden, zumindest aber in einer sofortigen Rückmeldung Berücksichtigung finden. Ist der Patient vital gefährdet, so muss das Rettungsfachpersonal, wenn den Umständen nach durchführbar, den Patienten primär stabilisieren. Mit Helm und Arbeitsschuhen bekleidet, können RS/RA und Notarzt über die Drehleiter zum Patienten gelangen. Aus Sicherheitsgründen sollte allerdings ein Feuerwehrmann parallel mit aufsteigen (rückwärtige Absicherung).

Personenrettung aus Gruben

Handelt es sich um eine Grube in einem landwirtschaftlichen Betrieb oder ist die Herkunft und/oder Benutzung der Grube unklar, muss grundsätzlich unter umluftunabhängigem Atemschutz vorgegangen werden, da sich in der Grube Gase gesammelt haben können, die schwerer als Luft sind, so dass akute Erstickungs- oder Vergiftungsgefahr bestehen kann. Das Gleiche gilt bei der Rettung von Personen aus Schächten. Vor der Rettung muss mit Hilfe eines Gasspürgerätes die Grube auf

Fremdgase geprüft werden. Es ist in jedem Fall zwingend, den sofortigen Einsatz der Feuerwehr zu veranlassen, da nur diese definitiv den Gefährdungsgrad bestimmen kann. Um die Person zu retten, kann entweder ein spezieller Rettungsgurt, ein Brustbund oder die Krankentransport-Hängematte (Marinetrage) eingesetzt werden. Auch ein Aufseilen mit der Krankentrage ist im Einzelfall möglich (➤ Abb. 35.15).

Person im Wasser

Die Rettung von Personen aus dem Wasser erfordert viel Übung und ist mit einer hohen Eigengefährdung verbunden. Aus diesem Grunde ist es von Vorteil, wenn auch die Kräfte des RD über ein DLRG-Grund- oder Leistungsabzeichen verfügen. Die Deutsche Lebensrettungsgesellschaft (DLRG) bietet bundesweit entsprechende Kurse an.

Es ist wichtig zu wissen, dass sich Ertrinkende an ihren Retter klammern, so dass im schlimmsten Fall beide Personen ertrinken können. Aus diesem Grunde sind folgende **Grundregeln** bei der Rettung von Personen im Wasser zu beachten:

- Grundsätzlich von hinten an die Person heranschwimmen.
- Eigene Kräfte nicht überschätzen.
- Wenn möglich, zuvor einen geeigneten Gegenstand zu Wasser bringen oder dem Ertrinkenden zuwerfen (Rettungsring, Holzstamm, großer Ast).
- Bei Umklammerung Befreiungsgriffe anwenden.

Bei Ertrinkungsunfällen sind grundsätzlich die Feuerwehr und/oder die DLRG bzw. Wasserwacht und ein arztbesetztes Rettungsmittel zu alarmieren. Diese Alarmierung sollte vor den Rettungsversuchen erfolgen. Die Feuerwehren führen meistens auf dem Rüstwagen ein Schlauchboot mit. Außerdem verfügen Feuerwehren in Gebieten mit Flüssen oder Seen oftmals über Lösch- und Ambulanzboote, die zusätzlich zur Rettung von Personen eingesetzt werden können. In einigen Bundesländern haben die Kräfte des Luftrettungsdienstes Personenwinschen und entsprechendes Rettungsgeschirr, um Personen aus dem Wasser, von Schiffen oder Bohrinseln retten zu können. Im Bereich der Nord- und Ostsee unterstützen die Kräfte der Gesellschaft zur Rettung Schiffsbrüchiger den RD bei derartigen Einsätzen.

Gekentertes Boot

Ist ein Boot gekentert, so kann sich eine Person unter dem Boot befinden. Der Bootsrumpf bildet im Innenraum eine Luftblase, in der Personen über eine relativ lange Zeit atmen können. In einem solchen Fall sind

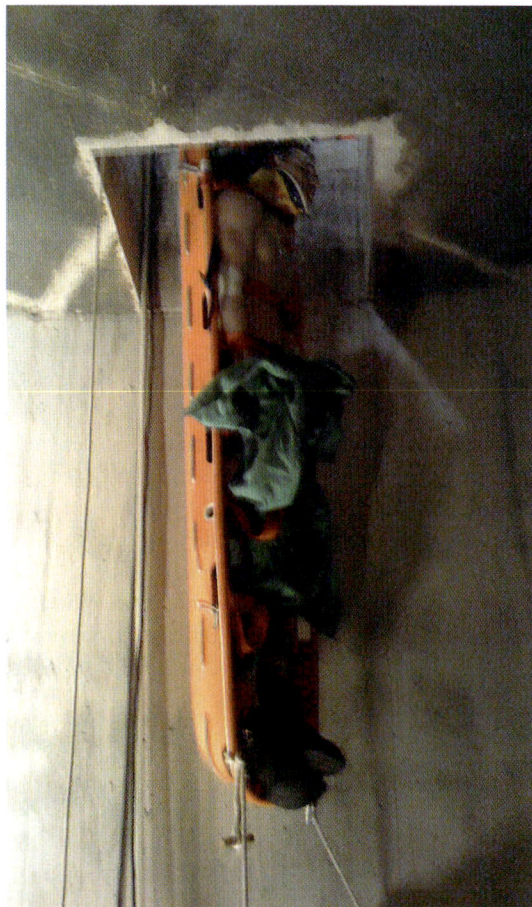

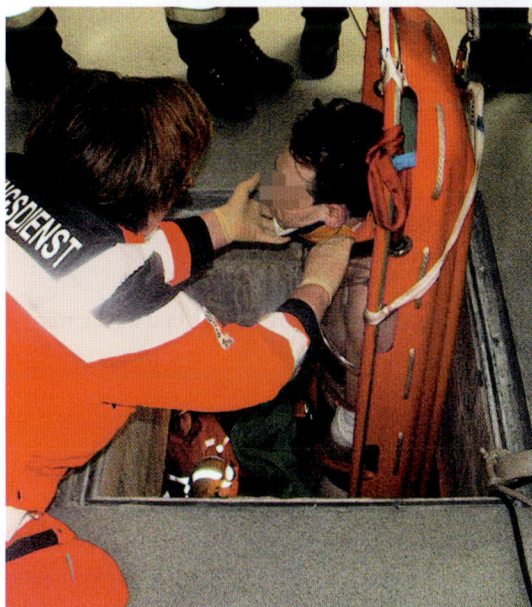

Abb. 35.15 Schwierige Rettung [M235/O427]

35

Taucher der Feuerwehr, der DLRG bzw. Wasserwacht oder der Polizei anzufordern, die die Personen retten können. Rettungsversuche mit dem Ziel, das Boot umzudrehen oder gar ein Loch in den Bootsrumpf zu schlagen, sind der Sache nicht dienlich, da ein Sog entsteht und aufgrund der Druckverhältnisse im Bootsrumpf das Wasser spontan ansteigt.

Grundlagen der Brandbekämpfung

Es besteht auch für den RD durchaus die Möglichkeit, mit den Maßnahmen der Brandbekämpfung konfrontiert zu werden. Eine denkbare Situation ist der brennende Pkw mit eingeklemmten oder bewusstlosen Personen im Innenraum.

Sinn und Zweck eines jeden Feuerwehreinsatzes/Rettungsdiensteinsatzes ist es, größtmögliche Lösch- oder Rettungserfolge, Erfolge in der Gefahrenabwehr und Gefahrenbeseitigung zu erreichen. Dazu ist es unbedingt notwendig, sich bei der Einsatzabwicklung an einem taktischen Schema zu orientieren.

Taktische Grundsätze

- Sparsamer Mitteleinsatz
- Anpassung an veränderte Situation
- Einsatzschwerpunkte bilden
- Zersplitterung vermeiden
- eindeutige Befehlsgebung.

Brandklassen

Um zum Brandgeschehen eindeutige Aussagen machen zu können, z.B. die Zuordnung verschiedener Löschmittel zu den brennbaren Stoffen, wurden alle brennbaren Stoffe in Brandklassen aufgeteilt:
- Brandklasse A: Brennbare feste Stoffe
- Brandklasse B: Brennbare flüssige und flüssig werdende Stoffe
- Brandklasse C: Brennbare Gase
- Brandklasse D: Brennbare Leichtmetalle
- Brandklasse F: Brennbare Fette.

Feuerlöscher

Das dem Rettungsfachpersonal sofort zur Verfügung stehende Löschgerät ist der Feuerlöscher. Er gehört zur DIN-Ausstattung aller Rettungsdienstfahrzeuge (6 kg Pulverlöscher) und muss daher sicher beherrscht werden. Tragbare Feuerlöscher sind Löschgeräte mit einem Gewicht bis zu 20 kg, deren Löschmittel durch gespei-

cherte oder bei Inbetriebnahme erzeugte Druckenergie ausgestoßen wird. Feuerlöscher dienen grundsätzlich nur zur Bekämpfung von Entstehungsbränden, deren Umfang überschaubar ist. Sie haben eine zeitlich begrenzte Löschdauer von nur wenigen Sekunden, umso wichtiger ist der taktisch sinnvolle Einsatz des Löschmittels:
1. Immer mit der Windrichtung, stets von vorne und unten beginnend das Löschmittel in die Flammen einbringen.
2. Mit Hilfe der Löschmittelwolke die Flammen vom Brandgut wegtreiben, nicht ungezielt in die Flammen schießen.
3. Löschmittel gezielt einsetzen und nur stoßweise (mechanische Wirkung) abgeben.
4. Löschmittelreserven für Rückzündungen bereithalten.
5. Bei Bränden größerer Ausdehnung eventuell mehrere Löscher gleichzeitig nebeneinander einsetzen.

Neben dem **Pulverlöscher** in verschiedenen Größen kommen je nach Brandklasse auch **Kohlendioxidlöscher, Schaumlöscher** und **Wasserlöscher** zum Einsatz. Das Ablöschen von Personen ist in allen Fällen unbedenklich, da die zur Anwendung gelangenden Löschmittel in der Regel gesundheitsunschädlich sind. Nach Möglichkeit sollte jedoch kein Löschmittel direkt im Gesichtsbereich eingesetzt werden. Sowohl die mechanische als auch die löschmittelspezifische Wirkung (z.B. feines Löschpulver im Auge) können nachteilige Folgen haben. Der Einsatz von CO_2-Löschern kann bei Personen in geringem Umfang zu lokalen Erfrierungen führen, da sich das Gas beim Freiwerden schlagartig abkühlt.

Verhalten bei Brandausbruch

Durch rasches und beherztes Handeln lässt sich jeder Entstehungsbrand löschen. Ruhe und Umsicht sind dabei entscheidende Faktoren. Folgende Regeln sind zu beachten:
- Ruhe und Besonnenheit bewahren.
- Verständigung der Feuerwehr ohne Rücksicht auf den Umfang des Brandes und ohne den Erfolg der Löscharbeiten abzuwarten.
- Erkundung, ob Menschenleben in Gefahr sind.
- Bei Bränden an elektrischen Anlagen Spannung abschalten.
- Brand mit vorhandenen Feuerlöschgeräten bekämpfen.

Rettung aus gasverseuchter Umgebung

Die Rettung von Menschen aus gasverseuchter Umgebung ist immer Aufgabe der Feuerwehr. Zu derartigen

Unglücksfällen kann es z.B. kommen durch Ausströmen von Erdgas bei und nach Arbeiten am Rohrleitungssystem, durch Ausströmen von Erdgas, nachdem die Gaszufuhr, z.B. am Herd, nicht unterbrochen wurde, durch Ansammlung von verschiedenen Gasen in Gruben oder Kabelschächten, durch Einleiten von Abgasen in Autos, enge Garagen oder sonstige Räume, häufig in suizidaler Absicht.

Da die Gase unterschiedliche chemische Zusammensetzungen aufweisen, ergibt sich auch ein unterschiedliches **Gefährdungspotenzial**. Gase können giftig und/oder brennbar und/oder leicht entzündbar (z.B. durch Funkenschlag) sein.

Häufig verdrängen Gase, die schwerer sind als Luft, den lebensnotwendigen Sauerstoff, so dass Personen nur unter Verwendung von umluftunabhängigem Atemschutz gerettet werden können. Jeder Rettungsversuch mit Mundschutz, Gasmaske oder durch Kriechen bei derartigen Gasaustritten stellt eine akute Lebensgefahr für das Rettungsfachpersonal dar und muss daher unterlassen werden. Leicht entzündliche Gase können zudem durch Funkenschlag (Einschalten von Licht, Funkenschlag durch Werkzeug usw.) Feuer fangen oder Explosionen auslösen.

Gasspürgeräte können Gase auch bei niedriger Konzentration aufspüren und so wertvolle Hinweise geben. Die Feuerwehren führen derartige Geräte auf ihren Rüstwagen oder Gefahrgutfahrzeugen mit.

Personen hinter verschlossener Tür

Bei vielen Einsätzen wird durch Angehörige, Nachbarn oder Bekannte ein Unfall in einer Wohnung vermutet. Neben einem Rettungsmittel wird auch hier der Einsatz der örtlichen Feuerwehr zu erwägen sein, da diese oftmals einen Zylinderzieher mitführt, mit dessen Hilfe man in kurzer Zeit die Tür öffnen kann. Kann die Feuerwehr allerdings nicht zeitgerecht am Einsatzort erscheinen und ist Gefahr im Verzuge, so muss die Wohnungstür auf andere Weise (z.B. mit Gewalt) geöffnet werden. Häufig kann es auch sinnvoll sein, nach anderen Zugängen zu schauen – so kann beispielsweise ein rückwärtiges Fenster durchaus geöffnet sein.

Rettung einer überschweren Person

Das Retten einer überschweren Person stellt eine besondere Problematik für den RD dar. Im Normalfall reichen das Personal eines Rettungsmittels und das zur Verfügung stehende Equipment aus, um eine verletzte oder erkrankte Person zu retten. Wenn die Person stark übergewichtig ist, genügen herkömmliche Methoden nicht mehr. Daher muss ein zweiter Rettungswagen oder die Feuerwehr Tragehilfe leisten. In außergewöhnlichen Fällen kann es vorkommen, dass die Person nicht mit der Trage gerettet werden kann, so dass mittels Kran eine Rettung vorgenommen werden muss.

Beim Transport eines solchen Patienten sind unbedingt die Belastungsgrenzen der Trage und des Tragetisches zu beachten, die nur selten für Patienten ausgelegt sind, die deutlich mehr als 200 kg wiegen. Eventuell ist frühzeitig an eine alternative Transportmöglichkeit, z.B. mittels eines Spezialfahrzeugs für übergewichtige Patienten oder notfalls auf einem Klein-Lkw der Feuerwehr, zu denken.

Da die Problematik überschwerer Patienten immer mehr zutage tritt, werden inzwischen in vielen Rettungsdienstbereichen, vor allem in den Ballungsräumen, spezielle Rettungsmittel vorgehalten. Teilweise handelt es sich dabei um verschiedenste Fahrzeuge (Großraumrettungswagen, Mannschaftswagen, RTW), die bei Bedarf ein Krankenhausbett aufnehmen können, teilweise auch um Sonderkonstruktionen (➤ Abb. 35.16).

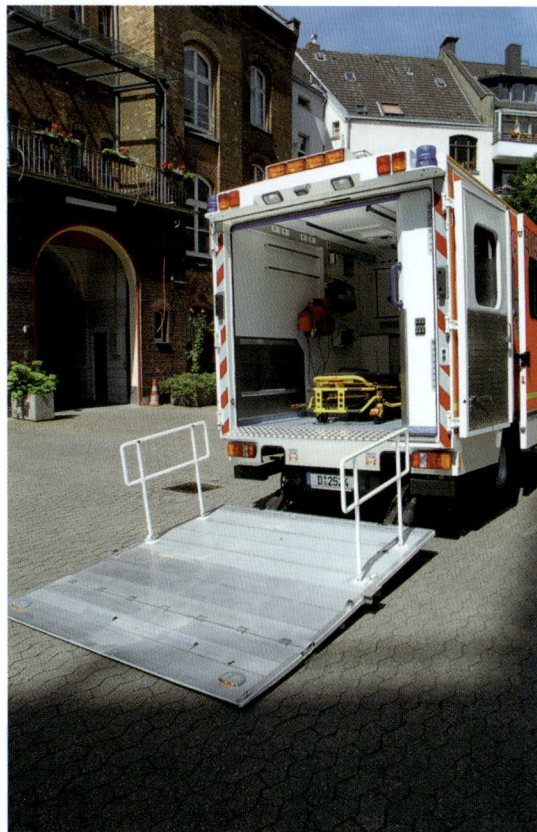

Abb. 35.16 Spezialfahrzeug der Feuerwehr Düsseldorf für den Transport schwer Übergewichtiger [O465]

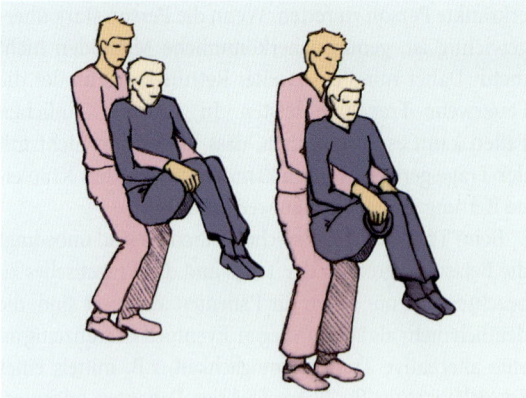

Abb. 35.17 Hocksitzgriff [L108]

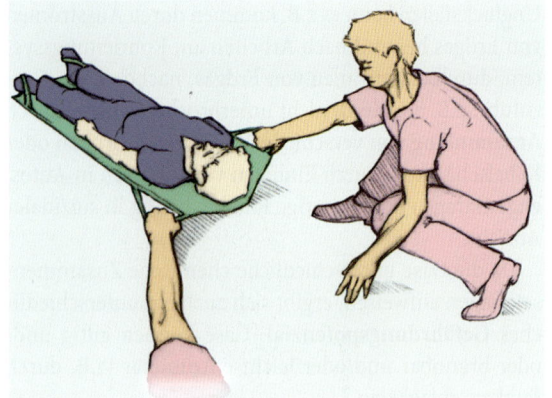

Abb. 35.18 Schleifen mit dem Rettungstuch [L108]

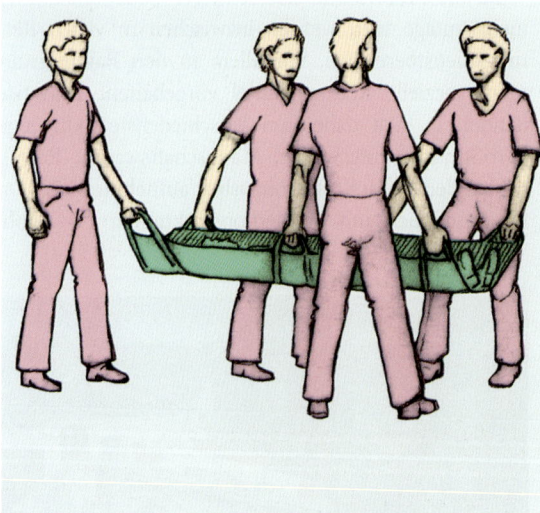

Abb. 35.19 Transport mit dem Rettungstuch [L108]

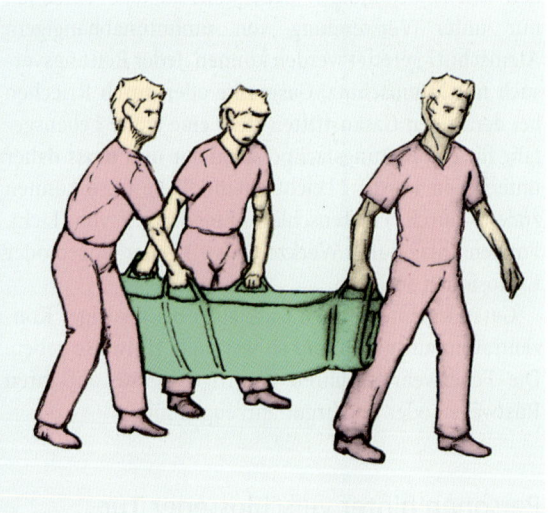

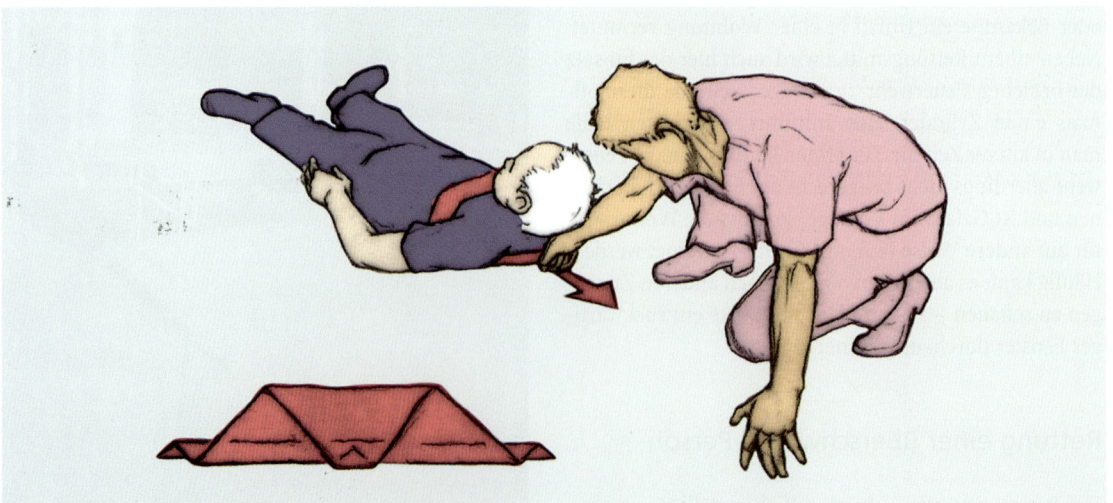

Abb. 35.20 Schleifen mit der Dreieckstuchkrawatte [L108]

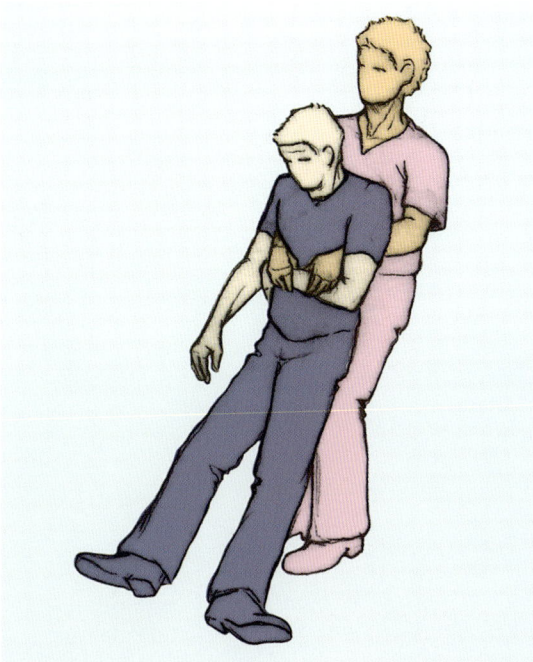

Abb. 35.21 Rautek-Griff [L108]

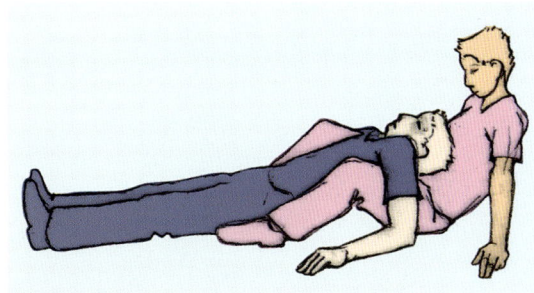

Abb. 35.22 Rückenschleiftrick nach Rautek [L108]

Retten von Personen ohne Trage

Häufig verbietet sich z.B. aufgrund der räumlichen Verhältnisse der Einsatz der Krankentrage. Dann muss der Patient auf andere Weise gerettet werden. Die bekanntesten Alternativen je nach den Verhältnissen vor Ort sind:

- Hocksitzgriff (➤ Abb. 35.17)
- Schleifen mit dem Rettungstuch (➤ Abb. 35.18)
- Transport mit dem Rettungstuch (➤ Abb. 35.19)
- Schleifen mit Dreiecktuchkrawatte (➤ Abb. 35.20)
- Rautek-Griff (➤ Abb. 35.21)
- Rückenschleiftrick nach Rautek (➤ Abb. 35.22).

Wiederholungsfragen

1. Wie werden Gefahrgüter gekennzeichnet (➤ Kap. 35.1.1, ➤ Kap. 35.1.2)?
2. Was ist die Kemler-Zahl (➤ Kap. 35.1.2)?
3. Führen Sie die Vorgehensweise nach dem GAMS-Schema aus (➤ Kap. 35.1.3).
4. Wie verhalten Sie sich bei einem Einsatz auf der Autobahn (➤ Kap. 35.2.2)?
5. Wieso sollten die Fahrzeuge des Rettungsdienstes (RTW, NEF) bei einer technischen Rettung nicht direkt am Schadensobjekt stehen (➤ Kap. 35.2.4)?
6. Was beachten Sie bei einer Rettung einer Person unter dem Zug (➤ Kap. 35.2.4)?
7. Was beachten Sie bei Flugzeugunfällen (➤ Kap. 35.2.4)?
8. Wie wenden Sie einen Feuerlöscher an (➤ Kap. 35.2.4)?
9. Wie verhalten Sie sich bei einem Brandausbruch (➤ Kap. 35.2.4)?
10. Welche Möglichkeiten kennen Sie, eine Person ohne Trage zu retten (➤ Kap. 35.2.4)?

KAPITEL

36

Christoph Redelsteiner

Verletzungsmechanismus

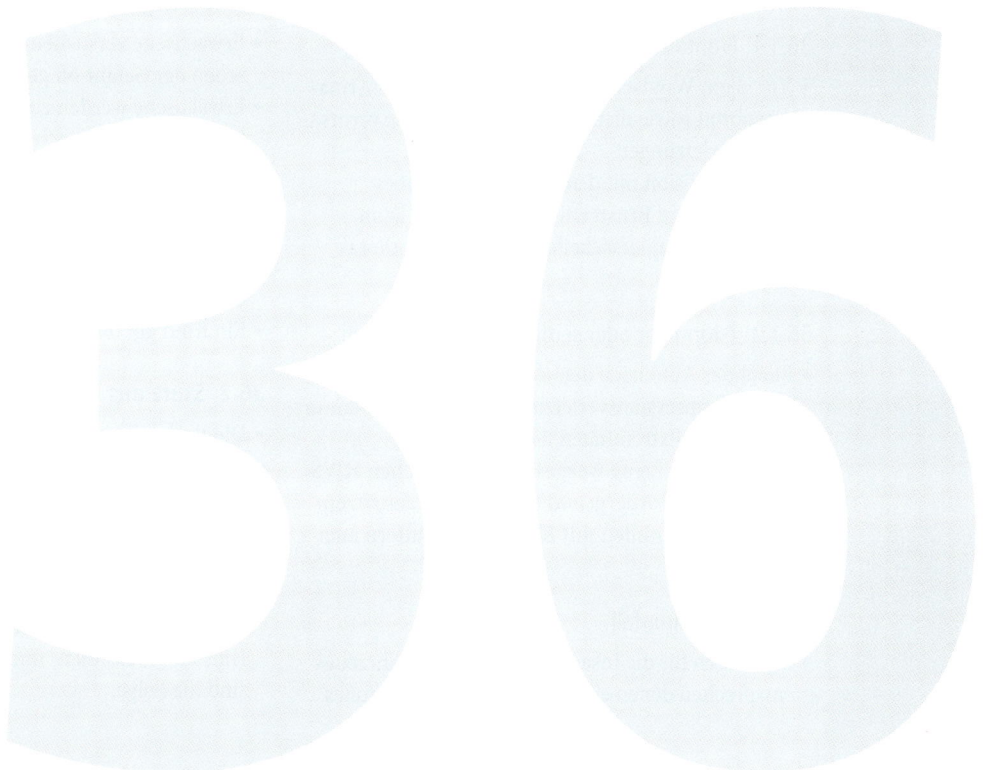

━━━━━━━━━━━━━━━━━━━━━━━ **Lernzielübersicht** ━━━━━━━━━━━━━━━━━━━━━━━

36 Verletzungsmechanismus

- Aus dem Verletzungsmechanismus lassen sich spezifische Verletzungsfolgen, auch sich erst entwickelnde oder verborgene, ableiten.

36.1 Verkehrsunfälle

- Die Absorption der kinetischen Energie ist Ursprung der Verletzung.
- Man unterscheidet Fahrzeugkollision, Körperkollision und Organkollision.
- Zur Einschätzung des Verletzungsbildes beachtet man die Deformierung des Fahrzeuges, der Fahrzeugkabine und des Patienten und analysiert die Sicherheitseinrichtungen.
- Zu den Sicherheitseinrichtungen gehören Gurte, Kopfstützen und Airbags.
- Dreipunktgurte sind sicherer als Zweipunktgurte. Bei Beckengurten kommt es bei Kollision v.a. zu Bauch- und LWS-Verletzungen, bei Dreipunktgurten zu Rippen- und Schlüsselbeinbrüchen.
- Ein Airbag schützt nur beim ersten Aufprall, weil er sich nach dem Entfalten schnell wieder entleert.
- Die unerwünschte Entfaltung des Airbags bei der Rettung kann zu Schleudertraumen und Hörschäden führen und muss daher verhindert werden.
- Airbags sollten nur von der Feuerwehr eröffnet werden, weil sie ätzende Chemikalien enthalten.

36.1.1 Frontalzusammenstoß

- Vor allem Windschutzscheibe, Lenkrad und Armaturenbrett sowie nicht fixierte Gegenstände verursachen Verletzungen.
- Durch Kollision mit dem Lenkrad kommt es zu Bauch- und Brustverletzungen. Dabei kann durch den „Papiersackeffekt" ein Pneumothorax entstehen.

36.1.2 T-förmiger oder seitlicher Zusammenstoß

- Bleibt das Auto nach dem Aufprall stehen, kommt es zu Kompressionsverletzungen seitlich am Stamm und an den Extremitäten.
- Wird das Fahrzeug weggeschleudert, stehen HWS-Schäden im Vordergrund. Nebeneinander sitzende Personen prallen mit Kopf und Schultern aneinander.

36.1.3 Auffahrunfall

- Die Folgen für die Insassen des hinteren Fahrzeugs entsprechen denen eines Frontalzusammenstoßes.

- Passagiere im vorderen Auto erleben eine Hyperextension und danach eine Hyperflexion der HWS.

36.1.4 Fahrzeugüberschlag

- Aus den verformten Fahrzeugteilen kann man auf das Verletzungsmuster schließen.
- Schäden am Autodach weisen auf einen Überschlag hin, wenn das Auto wieder auf den Rädern aufgekommen sein sollte.

36.1.5 Rotationsunfall

- Die Folgen sind eine Kombination aus denen eines frontalen und eines seitlichen Aufpralls.

36.1.6 Traktorunfall

- Kippen Traktoren ohne Überrollkabine nach hinten, wird der Fahrer zwischen Traktor und Boden eingequetscht.

36.1.7 Motorradunfall

- Bei Frontalzusammenstoß sind Kopf-, Brust-, Bauchverletzungen und Oberschenkelfrakturen wahrscheinlich.
- Bei seitlichem Aufprall kommt es häufig zu offenen Beinverletzungen.
- Wird der Fahrer weggeschleudert, ist der gesamte Körper verletzungsgefährdet.

36.1.8 Fußgängerunfall

- Erwachsene versuchen, sich wegzudrehen, Kinder sehen der Gefahr oft gebannt entgegen.
- Erwachsene werden zunächst an den Unterschenkeln getroffen, danach mit Becken und oberem Femuranteil von der Vorderseite der Kühlerhaube erfasst und über das Auto geschleudert.
- Kinder werden ihrer Körpergröße entsprechend tiefer erfasst. Sie werden selten weggeschleudert, sondern vor das Auto gedrückt und mitgeschleift.
- Ein Kind gilt bis zum Ausschluss als schwer verletzt.

36.2 Sturz aus großen Höhen

- Die Verletzung hängt ab von der Sturzhöhe, dem zuerst aufschlagenden Körperteil und dem Untergrund.
- Kinder prallen zumeist mit dem Kopf zuerst auf und erleiden Schädel-Hirn-Traumen.
- Erwachsene versuchen, auf den Füßen zu landen, und fallen danach auf Gesäß und Hände. Fersen-, Hüft-, Wirbelsäulen- und Handgelenksfrakturen sind die Folge.

36.3 Penetrierende Verletzungen

- Meist ermittelt die Kriminalpolizei: Polizei verständigen, Beweismaterial sichern.

36.3.1 Schussverletzungen

- Die Polizei sollte Informationen über die Waffenart an die Leitstelle weitergeben.
- Mit Projektilgeschwindigkeit und Kalibergröße nimmt das Trauma zu.
- Man unterscheidet Eintritts-, Austritts- und innere Wunde.

36.3.2 Stichverletzungen

- Fremdkörper dürfen präklinisch niemals entfernt werden.
- Stichwunden sehen oft täuschend harmlos aus.
- Wurde der Gegenstand entfernt, ist es wichtig, dessen Länge zu ermitteln.
- Frauen stechen meist von oben nach unten, Männer von unten nach oben zu.

36.3.3 Pfählungsverletzungen

- Länge, Beschaffenheit und Eindringwinkel des Gegenstandes müssen erfragt werden (➤ Abb. 36.1).
- Ist der Gegenstand durch natürliche Körperöffnungen eingedrungen, fehlen evtl. äußere Verletzungen.

36.4 Explosionsverletzungen

- Man unterscheidet primäre Verletzungen durch die Druckwelle, sekundäre Verletzungen durch herumfliegende Teile und tertiäre Verletzungen, wenn der Patient durch die Luft geschleudert wird.
- Die primären Verletzungen sind oft die gefährlichsten, werden aber leicht unterschätzt, weil z.B. Pneumothorax und innere Blutungen äußerlich nicht sichtbar sind.

36.5 Sportverletzungen

- Der jeweilige Verletzungsmechanismus muss analysiert werden.

In diesem Kapitel werden die häufigsten Verletzungsmechanismen und die damit verbundenen möglichen Verletzungsmuster vorgestellt und erläutert.

Die Kenntnis physikalischer Grundlagen (➤ Kap. 3.1) ist, verbunden mit sorgfältigen Erhebungen am Unfallort, die Voraussetzung, um die potenziellen Auswirkungen eines Unfallmechanismus richtig einzuschätzen. Bei Verkehrsunfällen, Stürzen aus größeren Höhen, Stich-, Schuss- und Explosionsverletzungen gibt es typische Unfallabläufe mit spezifischen Verletzungsfolgen. Dabei darf sich das Rettungsfachpersonal niemals nur auf das Zustandsbild des Patienten verlassen, sondern muss mittels seiner Kenntnisse über Unfallarten damit verbundene Verletzungen zeitgerecht vermuten und entsprechende therapeutische und einsatztaktische Maßnahmen einleiten und durchführen.

Das Rettungsfachpersonal kann durch eine systematische Vorgehensweise bei der Patientenversorgung, die eine genaue Betrachtung des Verletzungsmechanismus beinhaltet, mithelfen, die Schäden eines Traumas begrenzt zu halten. Die wichtigsten Fragen dabei sind immer:

- **Was** ist passiert?
- **Wie** ist der Patient verletzt worden?

ACHTUNG

Eine Versorgung ohne Berücksichtigung des Mechanismus, der die Verletzungen verursacht hat, läuft Gefahr, verborgene oder sich erst entwickelnde Verletzungen zu vernachlässigen bzw. zu übersehen.

Wer die Grundprinzipien der Verletzungsmechanismen versteht und mit einem hohen Grad an Argwohn einen Patienten und die Kräfte, die auf ihn eingewirkt haben, analysiert, ist meist in der Lage, verborgene Verletzungen zu vermuten und wichtige Zeit bei der Traumaversorgung zu sparen. Aus diesem Grund ist es von enormer Bedeutung, die eigenen Erkenntnisse über den Ablauf des Geschehens bei der Übergabe in der Klinik weiterzugeben, damit sich der behandelnde Arzt, der die Notfallsituation nicht aus eigener Kenntnis beurteilen kann, ein umfassendes Bild über mögliche und nicht sofort äußerlich erkennbare Verletzungen machen und

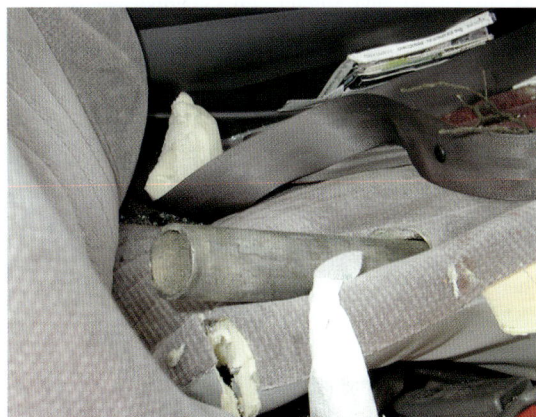

Abb. 36.1 Pfählungsverletzungen: Hier hat ein Pkw einen Stahlzaun durchbrochen, wobei ein Zaunrohr aus Eisen den Fahrzeugboden und den Fahrersitz durchspießte. [M235]

diese ausschließen kann. Über das Übergabegespräch hinaus sollten die Besonderheiten des Unfallmechanismus auch entsprechend auf dem Notfallprotokoll dokumentiert werden.

Obwohl es eine Vielzahl von Verletzungsmechanismen gibt (Verbrennungen, Ertrinken, Inhalation von Giftstoffen usw.), gehen die meisten Traumen auf bewegungsverursachte Verletzungen zurück.

MERKE

Unter Beachtung des Verletzungsmechanismus ist immer an verborgene Verletzungen zu denken, bis diese durch erweiterte Diagnostik im Krankenhaus ausgeschlossen sind.

36.1 Verkehrsunfälle

Wegen der stetig steigenden Verkehrsdichte stellen Verkehrsunfälle trotz der Sicherheitsverbesserungen an den Fahrzeugen noch immer den Hauptanteil traumatisch verursachter Verletzungen.

Witterung, Tageszeit, Fahrbahnbeschaffenheit sind wesentliche Faktoren, die einen Verkehrsunfall mitbedingen. Der Hauptrisikofaktor ist und bleibt jedoch der Mensch als Lenker motorisierter Fahrzeuge. Der Einfluss von Alkohol und Medikamenten, überhöhte Geschwindigkeit sowie psychische Faktoren wie Selbstüberschätzung, Übermüdung und Unkonzentriertheit sind die Hauptauslöser von Verkehrsunfällen.

Im Rahmen des gesamten Unfallgeschehens haben **Nachtunfälle** eine besondere Bedeutung. Das Unfallrisiko ist erheblich größer, zudem sind Unfälle bei Nacht zumeist schwerer als bei Tage. Trotz des erheblich geringeren Verkehrsaufkommens ereignen sich nachts mehr als ein Viertel aller Unfälle mit Personenschaden und etwa 40% aller Unfälle mit Todesfolge.

Die Folgen für die Betroffenen und die Gesellschaft sind enorm. Leid, Trauer und verminderte Lebensqualität sind nicht messbar, die finanziellen Auswirkungen dagegen schon. So betragen die durchschnittlichen Kosten einer rein ambulanten Unfallbehandlung fast 150 Euro pro Patient. Muss der Verletzte in einem Krankenhaus stationär aufgenommen werden, so steigen die durchschnittlichen Kosten auf mehr als 2.600 Euro pro Patient an.

Grundsätzliche Faktoren

Verkehrsunfälle mit Kraftfahrzeugen lassen sich in bestimmte Kategorien mit jeweils typischen Verletzungsmustern zusammenfassen. Das Grundkonzept der Analyse möglicher Verletzungen ist jeweils gleich. Die kinetische Energie der Bewegung muss absorbiert werden, und die Absorption dieser Energie bildet den Ursprung der Verletzung.

Der Verkehrsunfall ist die häufigste Unfallart mit schneller frontaler Geschwindigkeitsabnahme. Dabei kommt das erste Bewegungsgesetz von Newton zum Tragen: Ein in Bewegung befindlicher Körper bleibt so lange in geradliniger Bewegung, bis eine äußere Kraft auf ihn einwirkt. Die kinetische Energie des Fahrzeugs wird durch einen plötzlichen Halt absorbiert, und die Geschwindigkeit jedes im Fahrzeug befindlichen Teils wird auf Null verringert.

Drei **verschiedene Kollisionen** finden dabei statt (➤ Abb. 36.2):

- Fahrzeugkollision: Das Fahrzeug kollidiert mit einem Objekt.
- Körperkollision: Der Fahrzeuginsasse kollidiert mit dem Fahrzeuginneren.
- Organkollision: Die inneren Organe des Fahrzeuginsassen kollidieren mit der Innenseite einer Körperhöhle und/oder lösen sich vom umliegenden Gewebe.

Drei Faktoren müssen bei der **Einschätzung des Verletzungsbildes** beachtet werden:

- Deformierungsgrad des Fahrzeuges (Indiz für die involvierten Kräfte)
- Deformierung von Teilen der Fahrzeugkabine (Hinweis für den Aufschlagpunkt des Körpers im Fahrzeug)
- Deformierung (Verletzungsmuster) des Patienten (Anzeichen dafür, welche Körperteile direkt aufgeprallt sind).

Analyse der Sicherheitseinrichtungen

Eine Analyse, ob die Sicherheitseinrichtungen eines Fahrzeugs richtig verwendet wurden, ist Bestandteil jeder Verletzungsanalyse.

Gurte

Fahrzeuginsassen, die angegurtet sind, werden mit einer viel geringeren Wahrscheinlichkeit bei einem Zusammenprall getötet als nicht angegurtete Insassen. Es kann zu bestimmten Verletzungen kommen.

Der **Beckengurt** verhindert das Hinausschleudern des Insassen bei einem Unfall, biegt aber den Körper bei einem Frontalaufprall wie ein Klappmesser zusammen (➤ Abb. 36.3). Die Kompressionskräfte, die beim raschen Zusammenklappen auftreten, können Bauchverletzungen (vor allem, wenn der Gurt falsch über dem

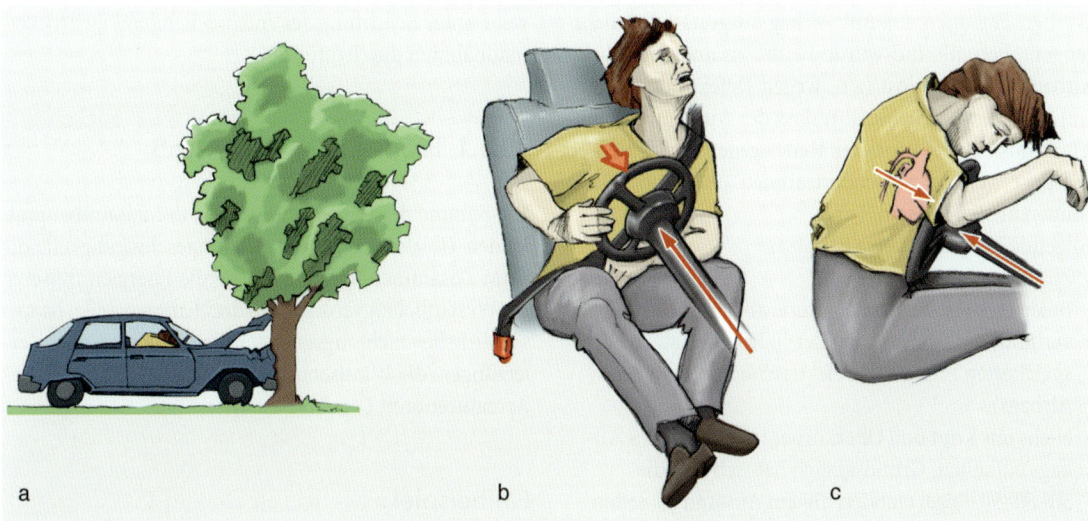

Abb. 36.2 Kollisionsarten:
a) Fahrzeugkollision
b) Körperkollision
c) Organkollision [L108]

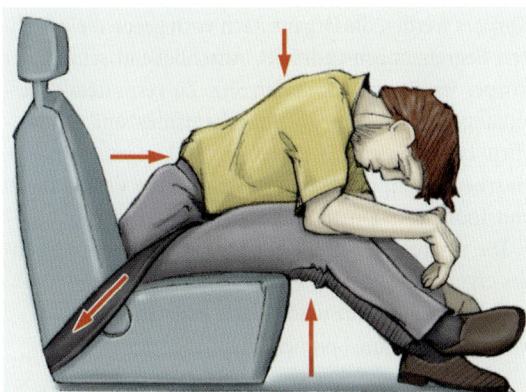

Abb. 36.3 Verletzungen bei angelegtem Beckengurt [L108]

Bauch platziert war) und Verletzungen im Bereich der Lendenwirbelsäule hervorrufen. Weiter können Gesichts-, HWS- und Schädelverletzungen die Folge sein.

Dreipunktgurte bieten hingegen wesentlich mehr Sicherheit. Bauch und Becken werden fixiert und die Gefahr von lebensbedrohlichen Verletzungen in diesen Bereichen wird erheblich verringert. Der Brustkorb ist bis zu einer Geschwindigkeit von 55 km/h gut geschützt. Bei Zusammenstößen mit höherer Geschwindigkeit sind Rippen- und Schlüsselbeinfrakturen möglich. Ungeschützt bleiben Kopf und Nacken. Schädel-Hirn-Traumen und vor allem Verletzungen der HWS können auftreten. Zudem sind innere Verletzungen durch Organkollisionen möglich. Im normalen Straßenverkehr nur wenig verbreitet sind **Hosenträgergurte**, wie sie im Motorsport oft verwendet werden. Diese schützen die Insassen noch stärker als Dreipunktgurte, da die auftreten-

den Kräfte auf beide Seiten des Thorax- und Schulterbereiches gleichmäßig verteilt werden. Auch Hosenträgergurte können jedoch HWS und Schädel nicht vor Verletzungen bewahren.

Kopfstützen

Kopfstützen müssen so eingestellt sein, dass der obere Rand auf gleicher Höhe mit dem oberen Rand des Kopfs (Schädeldecke) liegt. Andernfalls stellen sie eine erhebliche Gefährdung der Halswirbelsäule dar.

Airbags

Airbags sind Schutzeinrichtungen, die sich bei einem Frontalzusammenstoß aus dem Zentrum des Lenkrads heraus entfalten. Ein mit Luft gefülltes Polster schützt Kopf und Brustkorb zum Zeitpunkt des Aufpralls. Bei Geschwindigkeiten bis zu 60 km/h besteht praktisch kein Risiko für Kopf- und Thoraxverletzungen, bei Kollisionen höheren Tempos ist die Verletzungswahrscheinlichkeit immer noch um 80% geringer. Der Nacken wird zwar beim Aufprall nach vorn geschützt, trotzdem kann es zu einer Überdehnung kommen. Eine Immobilisation mittels HWS-Kragen wird deshalb bis zur Abklärung im Krankenhaus notwendig sein.

Der Airbag entfaltet sich 50 ms nach einer Frontalkollision, nach 120 ms ist er bereits wieder entleert. Bei Mehrfachkollisionen, also beim Zusammenstoß mit mehr als einem Objekt, schützt der Airbag deshalb nur beim ersten Aufprall.

Werden Personen aus mit Airbag ausgestatteten Fahrzeugen „befreit" und wurde beim Zusammenprall der Airbag nicht ausgelöst (z.B. wegen Defekt oder Seitenaufprall), besteht die Gefahr, dass der Airbag unvermittelt auslöst. Dabei kann der Helfer gegen den Patienten gedrückt werden; Schleudertraumen und Hörschäden können die Folgen sein.

Folgende **Vorgangsweise** ist ratsam:
- Zündung ausschalten.
- Beide Pole der Fahrzeugbatterie abklemmen (dies verhindert nach Entladen der in Kondensatoren gespeicherten Energie das elektrische Auslösen des Airbags).
- Nicht mit Kopf und Oberkörper im Bereich des Airbags aufhalten. Grundsätzlich hat sich hier die 30–60–90-Regel etabliert: 30 cm Abstand zu Seitenairbags, 60 cm Abstand zum Fahrerairbag und 90 cm Abstand zum Beifahrerairbag.

Sollte es unumgänglich sein, dass die Feuerwehr im Bereich der Lenksäule mit Bergewerkzeug Manipulationen vornimmt, muss mit einem mechanischen Auslösen des Systems gerechnet werden. Für diesen Zweck sind mechanische Airbag-Sicherungssysteme verfügbar, die über das Lenkrad gespannt werden. Mit diesen Systemen (z.B. Octopus®) kann jedoch nur ein Teil der in modernen Kraftfahrzeugen verbauten Airbags gesichert werden – viele aktuelle Modelle verfügen über mehr als ein Dutzend Airbags, die sich im Lenkrad, über dem Handschuhfach, den Säulen, den Sitzen oder der Dachkante befinden können und nur teilweise auslösen.

Im Airbag befinden sich ätzende Chemikalien. Ein Aufstechen des Airbags soll unterlassen werden, um Verätzungen oder Vergiftungen zu vermeiden. Sollte ein Aufstechen unumgänglich sein, ist dies von der Feuerwehr unter Beachtung der entsprechenden Eigenschutzmaßnahmen durchzuführen.

36.1.1 Frontalzusammenstoß

Die Summe der Geschwindigkeiten der zusammenprallenden Objekte ergibt die Gesamtgeschwindigkeit, die beim Zusammenprall entsprechende Energien freisetzt. Im Wesentlichen verursachen drei Fahrzeugteile, hauptsächlich bei nichtangegurteten Fahrzeuginsassen, Verletzungen: die Windschutzscheibe, das Lenkrad und das Armaturenbrett (➤ Abb. 36.4).

Fallbeispiel

Der Lenker eines Pkw fährt mit 60 km/h frontal gegen eine Betonmauer. Zuerst kollidiert das Fahrzeug mit der Mauer, Bruchteile von Sekunden später schlägt der Körper zuerst nach vorn gegen das Lenkrad, innerhalb des Körpers werden die Organe nach vorn gegen die jeweiligen Begrenzungen gedrückt. Anschließend schlägt der Körper wieder zurück in den Sitz. Zu vermutende Verletzungen bei diesem Unfallmechanismus sind Schädel-Hirn-Trauma, HWS-Verletzung, Lungenkontusion, Herzbeuteltamponade und verschiedenste Verletzungen von Thorax, Abdomen und des Muskelskelettsystems.

Die Analyse der drei Kollisionsarten könnte Folgendes ergeben:
- Fahrzeugkollision: deformierte Fahrzeugfront
- Körperkollision: Spinnennetzmuster der Windschutzscheibe, Scheibe nach außen gewölbt
- Organkollision: SHT, HWS- und Gesichtsschädelverletzungen, Verletzungen innerer Organe.

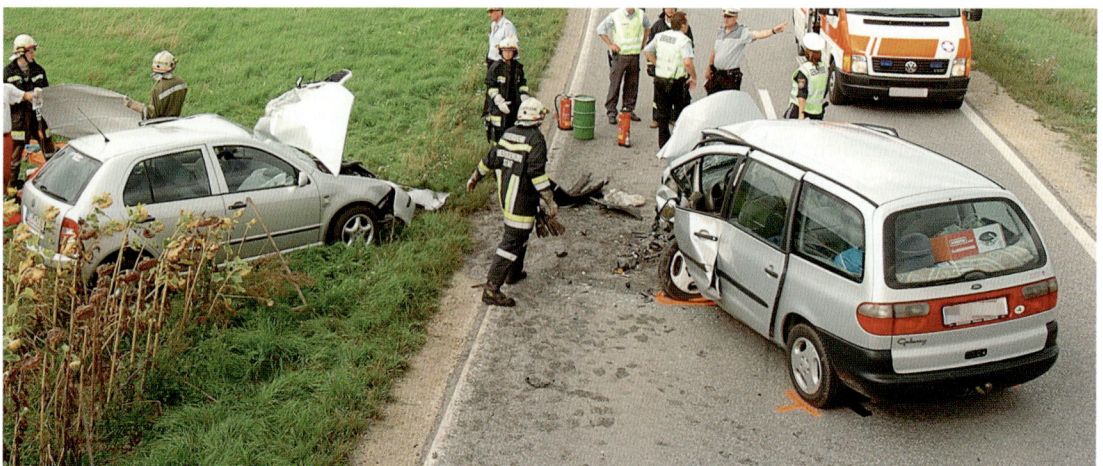

Abb. 36.4 Frontalzusammenstoß [O463]

Lenkrad- und Armaturenbrettverletzungen

Vor allem bei nicht angegurteten Insassen kommt es zu Verletzungen durch das Lenkrad, das Armaturenbrett und die Windschutzscheibe. Die Lenkvorrichtung besteht aus dem harten Lenkrad und der Lenksäule. Sobald ein Blick auf das Lenkrad eine Verformung zeigt, muss neben sichtbaren Verletzungen vor allem an sich entwickelnde Brust- und Bauchverletzungen gedacht werden.

Eine spezielle Verletzung, die zum Pneumothorax führt, ist der **„Papiersackeffekt"**: Ein Unfallopfer sieht, dass ein Zusammenstoß nicht mehr vermeidbar ist. Instinktiv atmet es tief ein und hält die Luft an. Beim Aufprall platzen die Lungen ähnlich einem aufgeblasenen Papiersack (➤ Abb. 36.5).

Verletzungen durch herumfliegende Gegenstände

Herumliegende, nicht fixierte Gegenstände wie Bücher und Schirme, aber auch nicht angegurtete Personen oder Haustiere können bei einem Frontalzusammenstoß zu gefährlichen Geschossen werden.

36.1.2 T-förmiger oder seitlicher Zusammenstoß

Beim **seitlichen Zusammenprall** (➤ Abb. 36.6 und ➤ Abb. 36.7) gibt es zwei prinzipielle Abläufe. Entweder bleibt das Fahrzeug an seinem Standort und wird eingedrückt, oder es bewegt sich vom Ort des Aufpralls weg. Dementsprechend gibt es auch unterschiedliche Verletzungsmuster.

Bleibt das Fahrzeug nach dem seitlichen Aufprall **stehen**, wird die Aufprallenergie zu einer Verformung am Fahrzeug führen. Je nach Ausmaß der einwirkenden

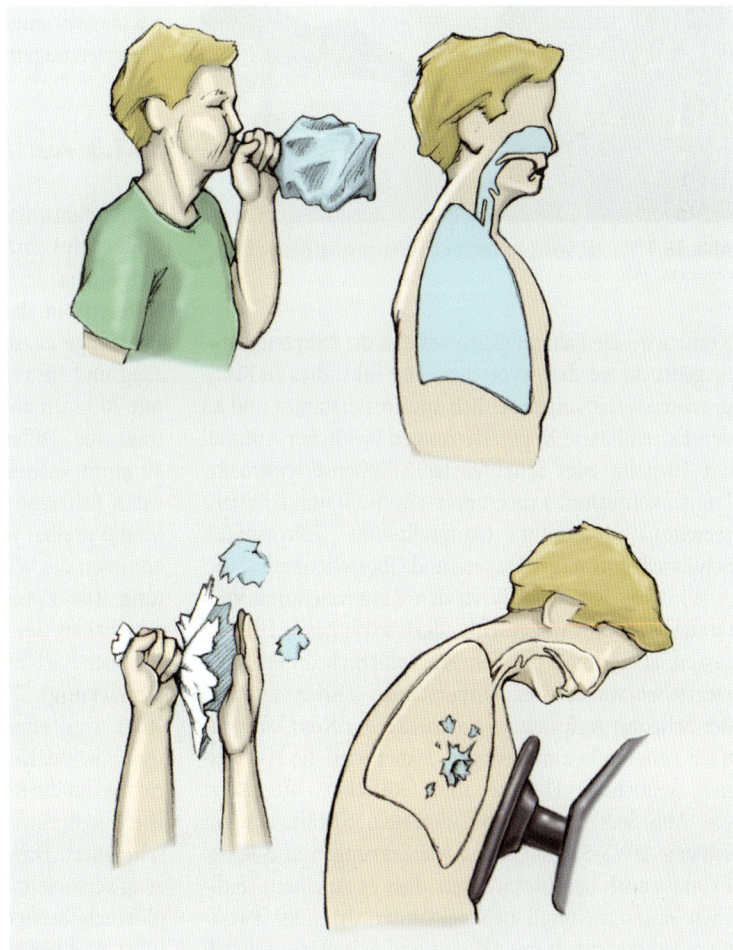

Abb. 36.5 „Papiersackeffekt" bei Körperkollision [L108]

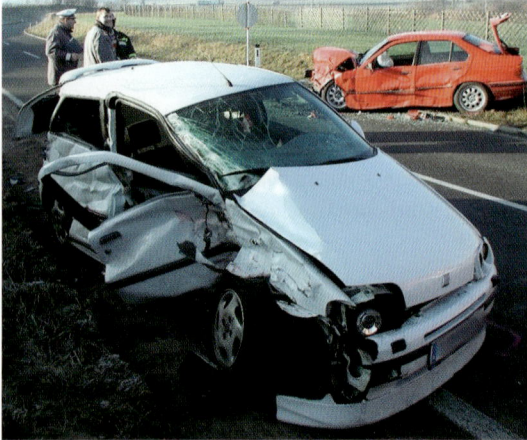

Abb. 36.6 Seitlicher Zusammenstoß [O463]

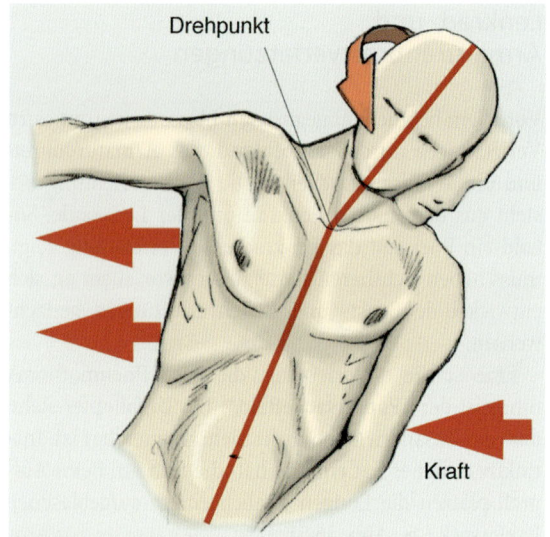

Abb. 36.8 Seitliche Drehung der HWS [L108]

zu Verletzungen dieser Körperteile kommen kann. Oftmals kommt es auch zu einer Kollision des Kopfes mit der B-Säule (Fondpassagiere) bzw. der C-Säule (Heckpassagiere) mit daraus resultierenden HWS- und Schädelverletzungen.

36.1.3 Auffahrunfall

Ein Auffahrunfall ist der Aufprall eines in Bewegung befindlichen Fahrzeugs A auf ein vor ihm stehendes oder sich langsamer bewegendes Fahrzeug B. Je größer die Differenz in der Vorwärtsgeschwindigkeit der beiden Fahrzeuge ist, desto stärker ist die Kraft, die auf Fahrzeug und Insassen zerstörend wirkt. Fährt Fahrzeug A mit 70 km/h auf das 30 km/h schnelle Fahrzeug B, beträgt die Differenz in der Vorwärtsgeschwindigkeit 40 km/h; es werden also weniger Kräfte freigesetzt, als wenn Fahrzeug A mit 70 km/h auf das stehende Fahrzeug B prallen würde. Für die Insassen des Fahrzeugs A kommen die Wirkungen eines Frontalaufpralls zur Geltung. Die Passagiere des Fahrzeugs B werden einem plötzlichen Geschwindigkeitsanstieg ausgesetzt, der die Insassen nach hinten in die Sitze drückt (**primäre Krafteinwirkung**). Typische Folgen derartiger Zusammenstöße sind eine Hyperextension der HWS, vor allem wenn keine Kopfstützen vorhanden oder diese nicht richtig auf die Körpergröße des Insassen eingestellt sind. Die Insassen werden anschließend noch nach vorne geschleudert. Diese Kraft wird verstärkt, wenn das Fahrzeug seinerseits gegen ein Objekt prallt oder der Fahrer plötzlich bremst (**sekundäre Krafteinwirkung**). Dies führt zu einer Hyperflexion im Bereich der HWS sowie

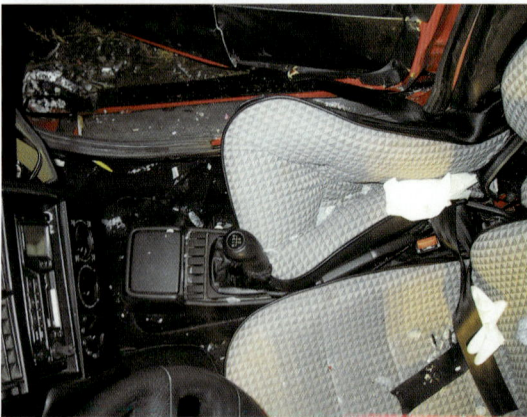

Abb. 36.7 Frontal-Seit-Zusammenstoß: Verformung des Beifahrersitzes [M235]

Kräfte wird die Fahrzeugkarosserie in die Fahrzeugkabine gedrückt werden. Typischerweise führt dies zu Kompressionsverletzungen seitlich am Körperstamm und an den Extremitäten: Kopfverletzungen (seitlicher Aufprall am Türholm oder Seitenfenster), Rippenserienbrüche, Lungenkontusion, Leberruptur (Aufprallpunkt Beifahrerseite), Milzruptur (Aufprallpunkt Fahrerseite), Schlüsselbeinfraktur, Becken- und Oberschenkelfraktur.

Wird das Fahrzeug durch den Zusammenprall vom Ort des Aufpralls **weggeschleudert**, wirkt das auf die Insassen, als ob man das Fahrzeug plötzlich unter ihnen wegziehen würde. Der Körperstamm wird zuerst von der Seite des Aufpralls weggedrückt, der Kopf kurz danach vom Nacken mitgezogen. Dabei wird die HWS einer seitlichen Flexion und Rotation ausgesetzt (> Abb. 36.8). Die Kombination beider Kräfte bewirkt schwere HWS-Schädigungen wie Zerrungen und Risse. Es muss auch beachtet werden, dass es zu einem seitlichen Zusammenprall nebeneinander sitzender Passagiere hauptsächlich mit Köpfen und Schultern, folglich zu Verletzungsmustern aus dem Bereich des Frontalaufpralls.

Front- und Heckseite, Fahrerkabine und die Stellung der Kopfstützen sollten beachtet werden, um Hinweise auf das Ausmaß der Gewalteinwirkung auf den Patienten einschätzen zu können.

36.1.4 Fahrzeugüberschlag

Während eines Fahrzeugüberschlags ist der Insasse Krafteinwirkungen aus allen möglichen Richtungen ausgesetzt. Daher kann es zu den unterschiedlichsten Verletzungen kommen. Ein typisches Verletzungsmuster wie bei anderen Unfallarten ist nicht feststellbar. Generell stehen die zu erwartenden Verletzungen mit den verformten Stellen am Fahrzeug in Zusammenhang. Häufige Folgen eines Überschlags sind das teilweise oder vollständige Herausschleudern des Patienten aus dem Fahrzeug sowie die Einklemmung von Körperteilen. Personen, die aus dem Fahrzeug geschleudert wurden, haben statistisch gesehen eine 25-fach erhöhte Mortalität gegenüber Personen, die im Fahrzeug verblieben.

> **MERKE**
> Ein Fahrzeug kann nach erfolgtem Überschlag wieder auf den Rädern landen. Deformationen, Kratz- und Schleifspuren am Dach sind Anhaltspunkte für einen Überschlag.

36.1.5 Rotationsunfall

Ein Rotationsunfall passiert, wenn eine Ecke des Fahrzeuges entweder mit einem unbeweglichen, einem langsameren oder einem entgegenkommenden Objekt kollidiert und dabei um den Punkt des Aufpralls rotiert. Gemäß Newtons erstem Bewegungsgesetz wird der Teil des Fahrzeugs, an dem der Erstaufprall stattfand, zum Stillstand gebracht, während sich der Rest so lange nach vorne bewegt, bis die Energie vollständig umgewandelt ist. Die dabei entstehenden Verletzungen sind eine Kombination aus den für frontale und seitliche Zusammenstöße typischen Verletzungsbildern.

36.1.6 Traktorunfall

Etwa ein Drittel aller tödlichen Unfälle in der Landwirtschaft sind Traktorunfälle. Traktoren haben einen sehr hohen Schwerpunkt und deshalb eine erhöhte Kippgefahr (➤ Abb. 36.9). Die meisten haben schon eine vorschriftsmäßige Überrollkabine, die den Fahrer beim

Umkippen des Traktors davor bewahrt, zwischen Traktor und Boden eingeklemmt zu werden. Ohne Überrollkabine hätte der Fahrer beim seitlichen Umkippen noch die Chance, abzuspringen beziehungsweise ausreichend weit vom Traktor weggeschleudert zu werden. Kippt der Traktor jedoch nach hinten, wird der Fahrer zwischen Traktor und Boden eingeklemmt. Die entstehenden Verletzungen sind auf die Quetschung des Körpers bzw. der betroffenen Körperteile zurückzuführen. Erhöht wird die Gefahr schwerer Verletzungen bei Unfällen mit landwirtschaftlichen Maschinen noch dadurch, dass nur selten Sicherheitsgurte an diesen vorhanden sind oder diese nicht benutzt werden. Zusätzlich sind Verletzungen durch auslaufende Kraftstoffe, Öle und Batteriesäure möglich.

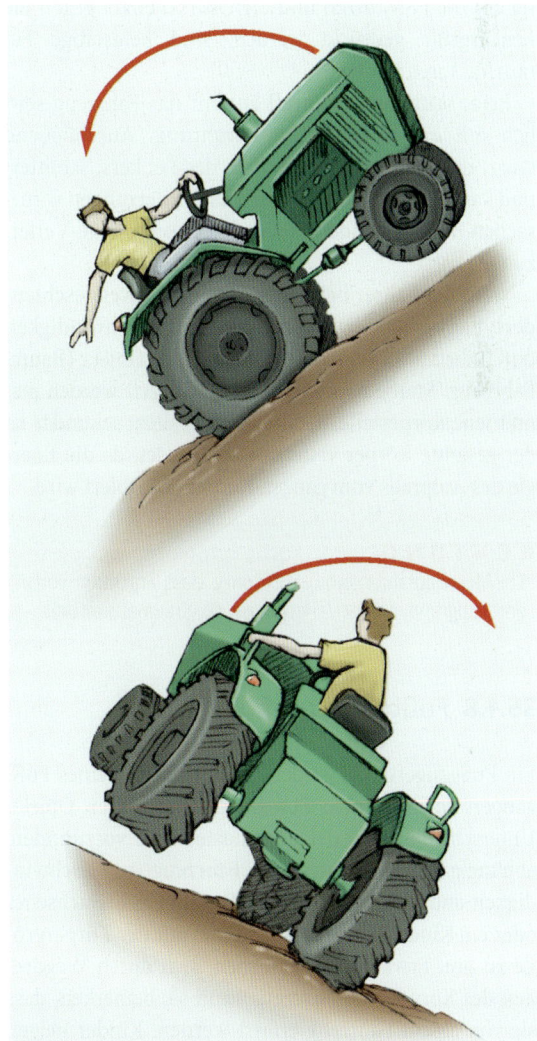

Abb. 36.9 Traktorunfall [L108]
Oben: rückwärtiges Kippen
Unten: seitliches Kippen

36.1.7 Motorrad-, Quad- und Trikeunfall

Bei diesen Fahrzeugen ist der Lenker nicht innerhalb eines schützenden Gehäuses und auch nicht mittels Gurten gesichert. Als Schutz bei einem Unfall kommen nur der Sturzhelm und die entsprechende Sicherheitskleidung infrage.

Typische Unfallmechanismen sind der Frontalzusammenstoß, der seitliche Aufprall und das Wegschleudern des Fahrers vom fahrbaren Untersatz.

Beim **Frontalzusammenstoß** stoppt ein stabiles Objekt die Vorwärtsbewegung des Fahrzeugs. Der Fahrer kippt nach vorne in den Lenker und kann sich Verletzungen im Kopf-, Brust- oder Bauchbereich zufügen, abhängig vom Körperteil, mit dem er den Lenker berührt. Wenn die gestreckten Beine des Fahrers gleichzeitig auf die Fußstützen und die Oberschenkel gegen die Lenkergriffe gedrückt werden, sind beidseitige Femurfrakturen häufig.

Beim **seitlichen Aufprall** kommt das Fahrzeug seitlich mit einem Objekt in Berührung. Anschließend stürzt das Fahrzeug auf ein Bein des Lenkers, schlittert und kann im gesamten Beinbereich Verletzungen verursachen. Häufig handelt es sich dabei um offene Verletzungen.

Wird der Fahrer beim Zusammenprall **weggeschleudert**, fliegt er abhängig von der Aufprallgeschwindigkeit durch die Luft, bis er auf einem anderen Objekt (Baum, Fahrzeug, Straße usw.) aufschlägt. Verletzt werden primär jene Körperteile, die direkt aufprallen; sekundär ist der gesamte Körper verletzungsgefährdet, da die Energie des Aufpralls vom ganzen Körper absorbiert wird.

> **ACHTUNG**
> Ein Motorradfahrer kann, auch ohne dass Frakturen vorliegen, aufgrund innerer Verletzungen polytraumatisiert sein.

36.1.8 Fußgängerunfall

Ein Fußgängerunfall ist der Zusammenprall eines Fußgängers mit einem in Bewegung befindlichen Objekt. Unterschiedliche Verletzungsmuster sind vorzufinden, abhängig von Fahrzeuggröße, Fahrzeugtyp, Geschwindigkeit und je nachdem, ob der Patient ein Erwachsener oder ein Kind ist. Dies hat nicht nur mit der Körpergröße zu tun. Erwachsene versuchen, sich durch Wegdrehen des Körpers zu schützen, wenn sie bemerken, dass sie von einem Fahrzeug erfasst werden. Kinder neigen andererseits dazu, der Gefahr gebannt entgegenzusehen.

Besondere Gefahren bestehen bei Fahrzeugen – meist Geländewagen –, die mit einem Rammschutz (so genannter „Bullenfänger") ausgestattet sind, da hier die vorderen Strukturen beim Zusammenstoß mit einem Körper nicht nachgeben und so Energie aufnehmen können.

Erwachsene

Erwachsene werden bei der typischen frontalen Fußgänger-Pkw-Kollision zuerst von den Stoßstangen an den Unterschenkeln getroffen, die Beine dann unterhalb des Beckens vom Körper weggezogen. Tibia- und Fibulafrakturen sind die primären Verletzungen. In der Folge klappt der Patient nach vorne, und das Becken sowie der Oberteil der Femora werden von der Vorderseite der Kühlerhaube erfasst. Bauch und Brustkorb schlagen auf die Kühlerhaube. Dieser weitere Aufprall kann Frakturen der Oberschenkel, des Beckens, der Rippen und der Wirbelsäule sowie schwere innere Verletzungen im Brust- und Bauchbereich zur Folge haben. Kopf- und Gesichtsverletzungen entstehen beim Anprall des Kopfes gegen die Kühlerhaube oder die Windschutzscheibe. Schließlich wird der Körper zumeist wieder auf den Boden geworfen, wobei nochmals besonders Hüfte, Schultergürtel und Kopf einer besonderen Verletzungsgefahr ausgesetzt sind.

Bei der Analyse des Verletzungsmechanismus muss beachtet werden, über welche Distanz der Patient vom Fahrzeug wieder weggeschleudert wurde, ob ein weiteres Fahrzeug mit dem Patienten kollidiert ist oder diesen überrollt hat.

Kinder

Aufgrund der geringeren Körpergröße werden Kinder initial höher am Körper getroffen als Erwachsene. Die Stoßstangen kollidieren mit den Oberschenkeln und verletzen Femur und Becken. Der zweite Aufschlag folgt unmittelbar danach: Die Kühlerhaube trifft mit unheimlicher Gewalt den Thorax, dieser wird nach hinten gedrückt, der Kopf gleichzeitig nach vorne gegen die Motorhaube geschlagen. Die dritte Gewalteinwirkung kann jeweils unterschiedlich verlaufen. Kinder werden eher selten vom Fahrzeug weggeschleudert, sondern der Körper wird mit Becken und Beinen nach unten vor das Fahrzeug gedrückt und mitgeschleift. Fällt das Kind seitlich von der Motorhaube, werden die unteren Extremitäten von den Vorderrädern überrollt. Die größte Gefährdung besteht, wenn es von der Motorhaube vollständig auf die Straße zurückfällt, von den Rädern überrollt, mitgeschleift oder von hervorstehenden Fahrzeugteilen getroffen wird.

Ein derartiger Unfallmechanismus kann fast alle Verletzungen zur Folge haben. Die schwerwiegendsten Verletzungen sind im Kopf-, Thorax- und Wirbelsäulenbereich vorzufinden.

36.2 Sturz aus Höhen

Drei Fragen sind bei der Analyse des Verletzungsmechanismus nach einem Sturz aus bestimmter Höhe maßgebend:
* Aus welcher Höhe erfolgte der Sturz?
* Welcher Körperteil schlug zuerst auf?
* Wie ist der Untergrund beschaffen, auf dem der Patient landete (weich, hart, eben oder uneben)?

Der Verletzungsgrad steigt mit zunehmender Sturzhöhe. Besonders schwere Stürze sind jene, bei denen die Sturzdistanz mindestens dreimal so hoch wie die Körpergröße des Patienten ist.

Bei **Kindern** sind Schädel-Hirn-Traumen z.B. nach Fensterstürzen häufig, da der Kopf der schwerste Körperteil eines Kindes ist und daher zuerst aufprallt.

Bei **Erwachsenen** ist das **Don-Juan-Syndrom** ein häufiges Verletzungsbild. Der Geschichte nach sprang der Liebhaber Don Juan auf der Flucht vor dem erzürnten Ehemann vom Balkon, ohne sich dabei zu verletzen. Erwachsene versuchen, wie Don Juan möglichst zuerst auf ihren Füßen zu landen. Nachdem die Beine bereits auf dem Boden sind, wird der Körper durch das Gewicht des noch in Bewegung befindlichen Kopfes, Körperstamms und Beckens nach hinten gebogen. Dabei wird die Wirbelsäule komprimiert und beim Rückwärtskippen des Patienten überdehnt. Schließlich fällt der Patient auf das Gesäß und die ausgestreckten Hände. Die möglichen Verletzungsfolgen sind Frakturen des Fersenbeins, Hüftverletzungen, Kompressionsfrakturen oder Flexionsverletzungen der Wirbelsäule sowie Frakturen an den Handgelenken.

Landet der Patient primär nicht auf den Beinen, sondern auf dem Kopf, ist der Weg der Energieverteilung nach dem Aufprall vom Kopf abwärts zu analysieren. Dieser Mechanismus ist typisch bei Verletzungen nach **Sprung in seichtes Wasser**. Am häufigsten kommt es zu Schädel-Hirn-Traumen und zu Verletzungen der HWS, da diese Körperteile das gesamte Körpergewicht und die unverminderte Geschwindigkeit des primären Aufpralls absorbieren müssen.

36.3 Penetrierende Verletzungen

Penetrierende Verletzungen sind Traumen, die durch spitze Gegenstände oder Schusswaffenmunition hervorgerufen werden. Dabei kommt das Energieerhaltungsgesetz zum Tragen: Die Energie verschwindet nicht, sondern ändert ihre Form. Trifft beispielsweise eine Kugel auf den menschlichen Körper, wird die Energie der Kugelbewegung in Energie umgewandelt, die Zellen werden zerstört und aus dem Pfad der Kugel weggedrückt. Bei Notfällen dieser Art gilt für den RD, besondere Vorsicht walten zu lassen. Das Sichern des Umfelds und die Kontrolle, ob der Notfallort gesichert ist, sind hier besonders zu beachten. Im Zweifelsfall auf die Bestätigung der Polizei in sicherem Abstand zu warten, kann lebensverlängernd sein, wenn gerade ein Schusswechsel stattgefunden hat. Zweifelhafter Heroismus kann tödlich sein.

Einsatztaktik

In den meisten Fällen wird es bei penetrierenden Verletzungen zu kriminalpolizeilichen Ermittlungen kommen. Priorität hat zweifelsfrei immer die Patientenversorgung. Einige einfache Maßnahmen können jedoch die **Beweisaufnahme für die Polizei** bedeutend erleichtern:
* Unverzüglich die Polizei verständigen lassen.
* Waffen niemals von ihrem Fundort entfernen, außer es ist für die Eigen- und Patientensicherheit unumgänglich. Schusswaffen sollten nur von fachkundigen Personen aufgenommen und entfernt werden!
* Gegenstände und Kleidungsstücke des Patienten immer asservieren.
* Beim Entfernen der Patientenkleidung nicht durch Schuss- oder Stichlöcher schneiden.
* Genaue Dokumentation der Patientenlage beim Eintreffen. Beachten Sie, dass Ihr Protokoll in die Ermittlungsakte der Behörden aufgenommen werden kann.
* Denken Sie daran, dass Sie als Zeuge vor Gericht geladen werden können, unter Umständen erst nach einigen Jahren. Schreiben Sie deshalb nach dem Einsatz zusammen mit Ihren Kollegen unverzüglich ein Gedächtnisprotokoll und fertigen Sie gegebenenfalls Skizzen an.

36.3.1 Schussverletzungen

Um das Ausmaß einer Schussverletzung abschätzen zu können, sollten nach Möglichkeit folgende vom Patienten unabhängige Fragen geklärt werden. Welche Art von

Waffe und welches Kaliber wurden verwendet? Aus welcher Distanz wurde der Schuss abgefeuert?

Die Versorgung und der Transport eines Patienten dürfen niemals verzögert werden, um diese Fragen zu klären. Sie können aber die anwesende Polizei bitten, diese Informationen nach Bekanntwerden unverzüglich an die Rettungsleitstelle weiterzuleiten.

Art der Waffe

Schusswaffen werden je nach Projektilgeschwindigkeit in Langsam-, Mittel- und Hochgeschwindigkeitswaffen unterteilt. Pfeil und Bogen fallen in den Bereich von Langsamgeschwindigkeitswaffen. Pistolen und Revolver werden als Waffen mittlerer Geschwindigkeit (ca. 400 m/Sek.) bezeichnet, Gewehre sind Hochgeschwindigkeitswaffen (ca. 1.500 m/Sek.). Je höher die Geschwindigkeit, desto größer der Schusskanal und das Trauma für die umliegenden Gewebe.

Kaliber der Waffe bzw. des Projektils

Das Kaliber ist der Innendurchmesser des Laufs einer Schusswaffe bzw. der Durchmesser der dazu passenden Munition. Je nach Herstellungsland der Waffe wird der Durchmesser in Millimeter oder Inches gemessen. So ist etwa das Projektil einer amerikanischen Pistole Kaliber 0,32 $^{32}/_{100}$ Inches breit, das sind umgerechnet 8,1 mm (1 inch = 2,54 cm). Je größer das Kaliber der Schusswaffe ist, desto größer werden die äußere und die innere Schusswunde sein.

Schusswunde

Eine Analyse der aus drei Teilen bestehenden Schusswunde kann wichtige Informationen über das Verletzungsausmaß liefern. Bedeuten zwei Schusswunden am Körper des Patienten, dass es sich um Ein- und Austrittsstelle einer Schusswunde handelt, oder bestehen zwei verschiedene Einschusswunden?

Eintrittswunde

Beim Einschuss wird die Haut gegen das darunter liegende Gewebe gedrückt. Das Projektil rotiert beim Eindringen in die Haut um die Längsachse und verursacht eine 1–2 mm schmale, meist schwarze Abschürfung. Ist der Lauf der Waffe beim Abfeuern des Schusses direkt gegen die Haut gedrückt worden, dringen die freigesetz-

ten Gase in das umliegende Gewebe ein. Beim Betasten dieser Stelle ist zumeist eine Krepitation zu hören. In einem Umkreis von 5–7 cm wird die Haut verbrannt, innerhalb von 25 cm um die Wunde sind punktförmige, maximal 2 mm große, schwarze Tätowierungen (Schmauchspuren) vom Schießpulver zu finden (➤ Abb. 36.10 und ➤ Abb. 36.11).

Austrittswunde

Austrittswunden müssen nicht immer vorhanden sein, wogegen manchmal durch Fragmentieren des Projektils oder Zertrümmerung von Knochen mehrere Austritts-

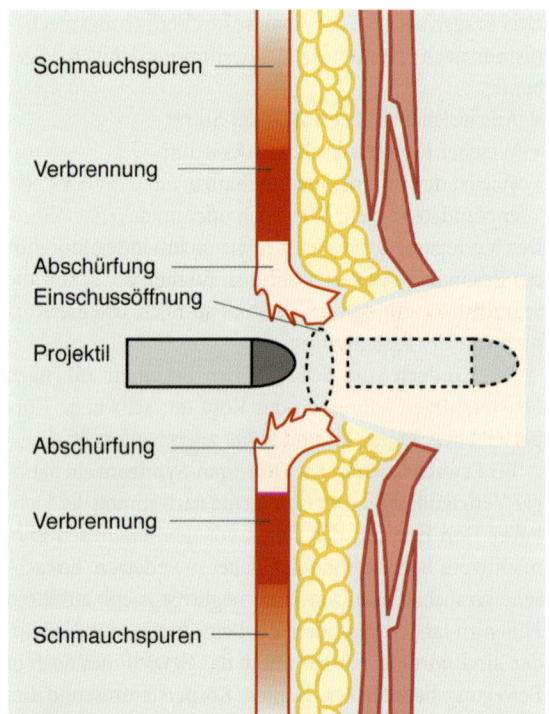

Abb. 36.10 Einschusswunde [L108]

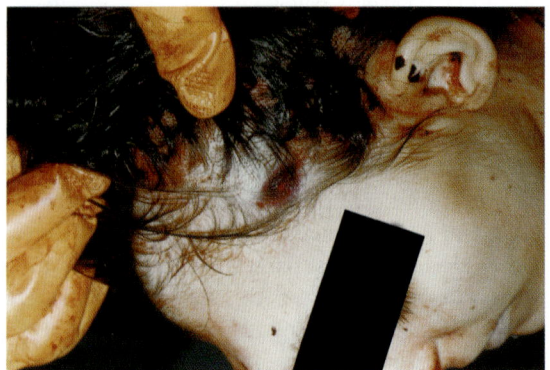

Abb. 36.11 Einschuss im Schläfenbereich, durch Haare verdeckt (Tötungsdelikt) [M235]

wunden entstehen können. Eine Austrittswunde ist üblicherweise größer als die Eintrittswunde. Die Haut einer Austrittswunde hat kein unterliegendes Gewebe zur Unterstützung und wird deshalb sternförmig eingerissen.

Bei der Suche nach einer Austrittswunde ist zu beachten, dass diese nicht immer dort zu finden ist, wo sie aufgrund der Lage der Eintrittswunde und der möglichen Schussbahn zu vermuten wäre. Knöcherne Strukturen im Körperinneren können insbesondere bei Kleinkalibern ein Ablenken des Projektils bewirken, so dass eine im 90°-Winkel in den Brustkorb eingetretene Kugel unter Umständen auch im Nierenbereich wieder austreten kann.

Innere Wunde

Geschosse mit niedriger Geschwindigkeit verursachen Verletzungen zumeist nur im direkten Kontaktbereich des Projektils. Hochgeschwindigkeitsgeschosse zerstören nicht nur das Gebiet des Schusskanals, sondern verursachen sekundäre Verletzungen durch die Übertragung der kinetischen Energie in das umgebende Gewebe. Kleinkalibrige Projektile, die nicht imstande sind, einen Knochen zu durchschlagen, können beim Aufprall auf Knochen mehrmals ihre Richtung ändern und so zahlreiche innere Organe verletzen.

Ausmaß der Traumatisierung

Das Ausmaß der Verletzung ist abhängig von:
- der Schockwelle,
- dem kurzfristigen Hohlraum, der durch die Druckwelle des Projektils rund um den Schusskanal entsteht und der etwa 30- bis 40-mal so groß wie der Durchmesser des Geschosses ist,
- der vom kurzfristigen Hohlraum erzeugten Schwingung, die im umliegenden Gewebe durch Druckveränderungen erzeugt wird,
- der physikalischen Dichte des getroffenen Gewebes: Sehr dichte Körperteile wie Knochen, Muskel oder Leber werden gravierender geschädigt als weniger dichte Teile, z.B. die Lungen.
- der Rotation des Projektils im Körper: Der Schwerpunkt eines keilförmigen Projektils liegt an der Basis. Trifft die Projektilspitze auf einen Widerstand, wird die Geschwindigkeit verringert, und das Projektil rotiert um seinen Schwerpunkt. Dabei verursacht die Längsseite des Projektils eine größere Verletzung als bei einem glatten Durchschuss, bei dem das Projektil nicht ins Rotieren kommt,
- der Fragmentierung: Projektile mit weichen, hohlen oder eingefeilten Spitzen (Dumdumgeschosse) zer-

brechen beim Eindringen in den Körper und verteilen sich daher über ein größeres Areal. Die einzelnen Körper einer Schrotflinte haben eine ähnliche Wirkung im Körper,
- der Projektilgeschwindigkeit (➤ Abb. 36.12): Diese ist abhängig vom verwendeten Waffentyp. Der Unterschied liegt in der Größe des kurzfristig durch die Druckwelle entstehenden Hohlraums und des verbleibenden permanenten Schusskanals.

36.3.2 Stichverletzungen

Stichverletzungen mit Messern, Scheren oder ähnlichen Gegenständen werden zumeist mit einer geringen Geschwindigkeit zugefügt und haben daher eine geringere sekundäre Verletzungsfolge als Schussverletzungen.

Neben fremdverursachten Stichverletzungen stellt die so genannte Fleischhauer- oder Metzgerverletzung ein häufig selbstverursachtes Stichtrauma dar. Dabei rutscht der Metzger beim Zerlegen eines Fleischstücks mit dem Messer aus und sticht sich mit einer Abwärtsbewegung tief in die Leistengegend.

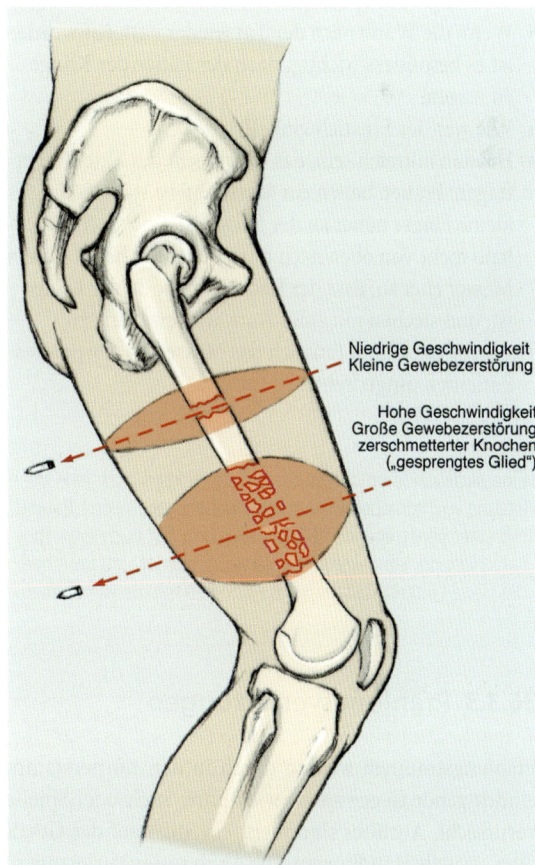

Niedrige Geschwindigkeit
Kleine Gewebezerstörung

Hohe Geschwindigkeit
Große Gewebezerstörung
zerschmetterter Knochen
(„gesprengtes Glied")

Abb. 36.12 Wunden bei Schussgeschwindigkeit [L108]

M E R K E
Wie jeder andere Fremdkörper auch, darf ein noch im Körper des Patienten befindliches Messer niemals präklinisch entfernt werden (➤ Kap. 6.3).

Stichwunden können oft sehr klein, schwach blutend und daher harmlos aussehen (➤ Abb. 36.13). Verlassen Sie sich nie auf diesen Eindruck. Um das Verletzungsausmaß richtig abschätzen zu können, ist die Analyse folgender Kriterien wichtig:

- Welche Körperteile sind betroffen?
- Eine besondere Gefährdung besteht bei Verletzungen im Brust-, Bauch-, Kopf-, Rücken- und Nackenbereich sowie in der Leistengegend.
- Wie viele Einstichwunden gibt es?
- Gehen Sie niemals von der Annahme aus, dass der Patient nur eine Stichwunde hat. Der Patient muss noch am Unfallort vollständig entkleidet und von Kopf bis Fuß untersucht werden. So können weitere Wunden durch Abwehrbewegungen der Hände verursacht worden sein. Abhängig von der Größe der Klinge und vom betroffenen Körperteil kann auch eine Austrittswunde existieren.
- Wie lang war die Klinge?
- Wenn die Waffe nach der Tat wieder entfernt wurde, ist es besonders wichtig, nach der Länge der Klinge zu fragen.
- Wie war der Einstichwinkel?
- Es kann hilfreich sein, das Geschlecht des Täters zu erfragen. Frauen halten ein Messer meist so, dass der kleine Finger näher an der Klinge ist, und stechen deshalb mehr von oben nach unten. Männer benutzen ein Messer eher so, dass der Daumen nahe an der Klinge ist, und stechen mit einer Aufwärtsbewegung zu.
- Wurde nach dem Einstich das Messer im Körper des Patienten umgedreht?

M E R K E
Eine Stichwunde im oberen Bauchbereich kann auch eine Verletzung im Thoraxbereich zur Folge haben. Jeder vierte Patient mit einer penetrierenden Bauchverletzung hat auch eine Thoraxverletzung. Umgekehrt kann eine Stichverletzung unterhalb des vierten Interkostalraums das Abdomen traumatisiert haben.

36.3.3 Pfählungsverletzungen

Pfählungstraumen werden durch in den Körperstamm eindringende Gegenstände wie Rohre, Stiele oder Spieße verursacht. Auslöser sind meist ein Sturz auf das Gesäß oder sexuelle Handlungen. Die Analyse des Verletzungsmechanismus beinhaltet die Frage nach der Länge des

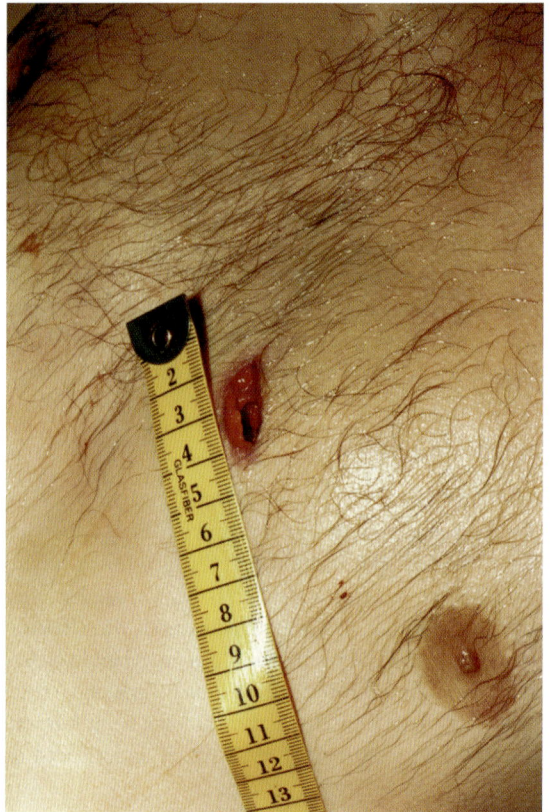

Abb. 36.13 Stichverletzung (Einstich) im linken Brustbereich (Tötungsdelikt) [M235]

Gegenstands, seiner Beschaffenheit, dem Winkel des Eindringens. Ist der Gegenstand genau durch Anus oder Vagina eingedrungen, sind äußerlich möglicherweise keine Verletzungen sichtbar.

36.4 Explosionsverletzungen

Gase, Treibstoffe, Bomben, Feuerwerkskörper oder Staub gehören zur Gruppe der Stoffe, die am häufigsten zu Explosionen führen. Die dadurch verursachten Verletzungen entstehen in drei spezifischen Phasen.

Primäre Verletzung

Die primären Verletzungen werden durch die bei der Explosion entstehenden Druckwellen erzeugt. Betroffen sind davon vor allem Körperteile, die selbst Luft enthalten und die durch den erhöhten Druck komprimiert werden.

Typische Verletzungen sind Gehörgangsverletzungen, einschließlich Trommelfellruptur, Verletzungen der Nebenhöhlen, Lungenverletzungen wie Pneumothorax, Blutungen im Parenchymbereich, Ruptur der Alveolen mit nachfolgender Luftembolie, Perforationen im Gastrointestinaltrakt, Verbrennungen unterschiedlichster Grade.

MERKE

Es ist möglich, dass der Patient keinerlei äußerlich sichtbare Verletzungen hat, aber dennoch vital bedroht ist.

Sekundäre Verletzung

Der Patient wird zum zweiten Mal traumatisiert, wenn er von herumfliegenden Teilen getroffen wird. Dies führt beispielsweise zu Frakturen, Verbrennungen und Fleischwunden.

Tertiäre Verletzung

Das dritte Trauma erleidet der Patient, wenn er durch die Luft geschleudert wird und anschließend gegen den Boden oder ein spezifisches Objekt prallt. Die Art des Traumas ist vom Punkt des Aufpralls abhängig. Es kommen ähnliche Verletzungen vor wie nach einem Sturz aus größerer Höhe.

ACHTUNG

Sekundär und tertiär erlittene Verletzungen sind am augenscheinlichsten und werden daher oft am aggressivsten versorgt. Tatsächlich sind aber die primär erlittenen Verletzungen auch die primär vital gefährlichsten Verletzungen für den Patienten.

36.5 Sportverletzungen

Die Vielzahl der Sportarten lässt eine detaillierte Erörterung der einzelnen typischen Verletzungsmuster in diesem Rahmen nicht zu. Einige generelle Fragen für die Analyse des jeweiligen Verletzungsablaufs:

- Welche Kräfte haben auf den Verletzten eingewirkt?
- Wie haben diese Kräfte eingewirkt?
- Welche Verletzungen sind sichtbar?
- Wohin wurde die Energie im Körper weitergeleitet?
- Welche anderen Verletzungen können durch diesen Energietransfer entstanden sein?
- Welche Körperteile wurden komprimiert, überdehnt oder überbeugt?
- Welche Verletzungen könnten dabei verursacht worden sein?
- Wie schnell war die Abbremsung oder Beschleunigung?
- Lassen sich aus den Verletzungen weiterer Unfallgegner Rückschlüsse auf die Verletzung des Patienten ziehen?
- Ist der Betroffene gegen ein Objekt geprallt, ist dieses deformiert? Wo, in welcher Höhe, wie tief und breit?
- Welche Verformungen bestehen am Sportgerät des Verletzten?
- Welche Schutzvorrichtungen hat der Betroffene verwendet?
- War die Traumatisierung eher von spitzer und/oder stumpfer Wirkung?

Wiederholungsfragen

1. Welche drei Aspekte einer Kollision bei einem Unfall werden unterschieden (➤ Kap. 36.1)?
2. Welche Deformierungen müssen Sie beachten, um ein Verletzungsausmaß richtig abzuschätzen (➤ Kap. 36.1)?
3. Erklären Sie den Verletzungsablauf bei einem Auffahrunfall. Warum ist es wichtig, dem Patienten eine HWS-Immobilisationsschiene anzulegen (➤ Kap. 36.1.3)?
4. Ein Pkw hat sich mit zirka 100 km/h überschlagen. Der Fahrer steht bei Ihrem Eintreffen am Straßenrand und gibt an, nicht verletzt zu sein. Die Leitstelle ersucht Sie dringend um Lagemeldung, da Ihr

RTW zu einem weiteren Notfall disponiert werden sollte. Wie verhalten Sie sich? Begründen Sie Ihre Entscheidung (➤ Kap. 36.1.4).
5. Wie unterscheiden sich Erwachsene und Kinder bei einem Fußgängerunfall (➤ Kap. 36.1.8)?
6. Wie unterscheiden sich Erwachsene und Kinder bei einem Sturz aus großer Höhe (➤ Kap. 36.2)?
7. Wie sollte die Zusammenarbeit zwischen RD und Polizei bei penetrierenden Verletzungen aussehen (➤ Kap. 36.3, ➤ Kap. 36.3.1, ➤ Kap. 36.3.2)?
8. Erklären Sie die Begriffe primäre, sekundäre und tertiäre Verletzung nach einer Explosion (➤ Kap. 36.4).

KAPITEL

37

Jürgen Bittger, Heinrich Horst Hellwig, Hans Richard Paschen, Heinz-Dieter Wieß,
Bernd Domres, Klaus Runggaldier, Achim Hackstein, Claus Kemp

Massenanfall von Verletzten

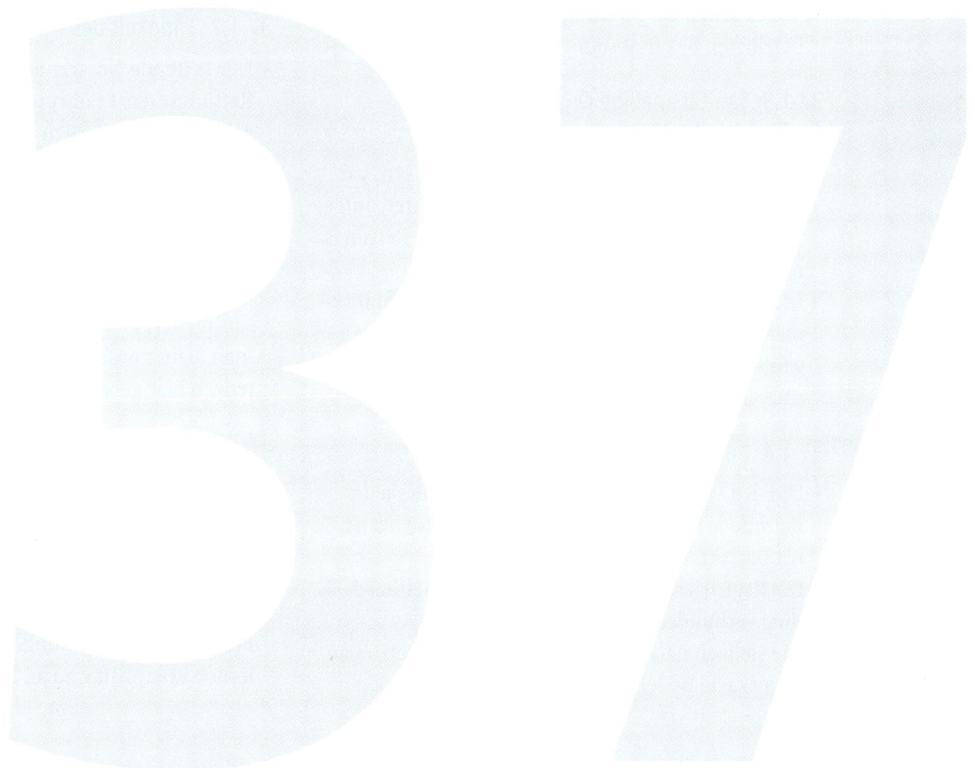

37

— **Lernzielübersicht** —

37.1 Großschadenslage

- Bei einer Großschadenslage sind viele Menschen und/oder Sachwerte betroffen. Im Unterschied zur Katastrophe können die Folgen jedoch regional und kurzfristig bewältigt werden.
- Die rettungsdienstliche Großschadenslage ist ein Ereignis, mit dem das Rettungsfachpersonal tagtäglich konfrontiert werden kann.
- Bei einer Großschadenslage gilt es als Ziel, die für den Rettungsdienst geltenden Qualitätsstandards der Individualmedizin möglichst frühzeitig beizubehalten.

37.1.1 Führungsorganisation

- Die Leitstelle übernimmt die Führung nur so lange, bis eine Technische/Örtliche Einsatzleitung installiert wird. Damit unterstehen alle Fachdienste vor Ort einer einheitlichen Führung.
- In Führungsmodellen einzelner Länder, die für einzelne Fachdienste eine eigene Führung vorsehen, ist ein Gesamteinsatzleiter oder Stab eingesetzt.

37.1.2 Führungskräfte vor Ort

- Die Führung erfolgt bei einer Großschadenslage durch den Einsatzleiter der Feuerwehr, den Organisatorischen Leiter Rettungsdienst, den Leitenden Notarzt und verschiedene Abschnittsführer.
- Die unterschiedlichen Aufgaben der Hilfsorganisationen und ihrer Führung müssen jedem am Einsatz Beteiligten bekannt sein.

37.1.3 Sanitätsmäßige Organisation der Großschadenslage

- Um die Krankenhäuser nicht zu überfordern, werden vor Ort folgende Versorgungsstrukturen aufgebaut: Patientenablage, Behandlungsplatz, Rettungsmittelhalteplatz.
- Die sanitätsmäßige Organisation kann nur funktionieren, wenn jede Einsatzkraft die besonderen Organisationsstrukturen kennt und die Vorgaben berücksichtigt.

37.1.4 Registrierung

- Um den Überblick nicht zu verlieren, muss jeder Betroffene frühestmöglich eindeutig gekennzeichnet und erfasst werden.
- Die Registrierung wird immer mit einer Hilfeleistung verbunden.
- Die vielfach nach wie vor verwendete Verletztenanhängekarte besteht aus drei Teilen: gelb für den Suchdienst, weiß mit gelbem Querbalken als Transportschein, weiß bleibt beim Verletzten zur Dokumentation.

37.1.5 Kommunikationsmanagement bei einem Großschadensfall

- Die herkömmlichen Funkbetriebskanäle sind meist nicht für eine hohe Kanalbelegung konzipiert und versagen häufig bei steigender Anzahl der Funksprüche.
- Funkdisziplin und die Nutzung von Ausweichkanälen sind zwingend erforderlich.
- Der Funkverkehr zwischen den Kräften an der Einsatzstelle darf ausschließlich im 2-m-Band erfolgen.
- Die Anfragen und Meldungen an die Leitstelle sind auf ein Minimum zu begrenzen.

37.1.6 Aufgaben der Leitstelle

- Im Rahmen einer Großschadenslage obliegt der Leitstelle zunächst die gesamte Alarmierung und das Heranführen der Einsatzkräfte.
- Nach Etablierung der entsprechenden Führungs- und Organisationsstrukturen gibt die Leitstelle wesentliche Führungsaufgaben an die Einsatzleitung vor Ort ab.
- Das Rettungsfachpersonal muss diese Organisationsstruktur kennen und sich funktechnisch entsprechend verhalten.

37.1.7 Tätigkeit des Leitenden Notarztes

- Der Leitende Notarzt übernimmt im organisierten Rettungsdienst Führungsaufgaben im Rahmen eines rettungsdienstlich ausgerichteten Großschadensfalls.
- Er wird unterstützt durch den Organisatorischen Leiter Rettungsdienst oder eine andere geeignete Rettungsfachkraft.
- An Großeinsatzstellen wird es regelmäßig zur Zusammenarbeit mit dem Leitenden Notarzt kommen, daher müssen Aufgabenbereich und Kompetenzen klar geregelt und allen bekannt sein.

37.1.8 Sichtung

- Die Sichtung führt zur Festlegung von Sichtungskategorien, an denen sich nachfolgende Kräfte orientieren, welchen Betroffenen mit welcher Priorität Hilfe zu leisten ist.
- Sichtung ist immer ein dynamischer Prozess, die Festlegung der Sichtungskategorien wird kontinuierlich überprüft und an die Lage angepasst.

- Internationaler Standard ist die Verwendung von vier Sichtungskategorien (T1 bis T4).
- Die Sichtung geht immer auch mit einer entsprechenden Dokumentation einher.

37.1.9 Aufgaben des Organisatorischen Leiters Rettungsdienst

- Der Organisatorische Leiter Rettungsdienst (kurz: OrgL) wird im Rahmen eines rettungsdienstlich ausgerichteten Großschadensfalls im organisatorisch-taktischen Bereich tätig.
- Er stellt ein wichtiges Bindeglied zwischen den eingesetzten Fachdiensten dar.
- In seinen Aufgabenbereich fallen v.a. die Koordination der Einsatzmittel und der Einsatzkräfte sowie die Organisation der Versorgungsplätze und Bereitstellungsräume.
- Der OrgL ist zudem verantwortlich für eine Dokumentation des Einsatzablaufs.

37.2 Katastrophenmedizin

- Zuständig für den Katastrophenschutz sind die Länder, der Bund beteiligt sich finanziell und materiell im Rahmen des Zivilschutzes.
- Der Katastrophenschutz ist je nach Land in Landesgesetzen über den Brandschutz, die Allgemeine Hilfe und den Katastrophenschutz (LBKG) geregelt.
- Die Vorlaufzeit, bis der Katastrophenschutz greift, dauert Minuten bis Stunden.

37.2.1 Definition einer Katastrophe

- Eine Katastrophe entwickelt sich oft aus einer Großschadenslage heraus.
- Sie verursacht unerwartet so viele Personen- und/oder Sachschäden, dass die betroffene Gemeinschaft mit der Rettung überfordert ist und Hilfe von außen benötigt.
- Das Rettungsfachpersonal kann auch im Rahmen einer Katastrophe eingesetzt werden, muss daher auch die dort geltenden Regeln kennen und sicher beherrschen.
- Den Ablauf einer Katastrophe beschreibt man mit den Phasen Alarm, Isolation, Retten, Wiederherstellen.
- Die Feststellung des Katastrophenfalls obliegt in den meisten Ländern dem Hauptverwaltungsbeamten (HVB), dies sind i.d.R. Landrat, Oberbürgermeister oder deren Vertreter.

37.2.2 Leitungsebenen des Katastrophenschutzes

- Die Leitungsebenen im Katastrophenfall befinden sich zu einem großen Teil nicht an der Einsatzstelle, sondern in einem zentralen und kommunikativ angebundenen Gebäude der Stadt, meist im Kreis- oder Rathaus.
- Darüber hinaus findet sich aber immer auch eine Führungsebene an der Einsatzstelle in Form einer Technischen Einsatzleitung.

37.2.3 Einsatzablauf bei einer Katastrophe

- Aufgrund der Schadensgröße muss immer eine räumliche und organisatorische Unterteilung der Einsatzstelle angestrebt werden.
- Hierzu sind verschiedene Versorgungsstellen einzurichten und mit geeigneten Führungskräften, denen klare Führungs- und Organisationsaufgaben zugewiesen werden, zu besetzen. Man unterscheidet die Aufgabenfelder Schadensgebiet, Behandlungsplatz, Transportkoordination, Nachschub und Bereitstellung.
- Die Rettungsfachkraft muss grundsätzliche Möglichkeiten und Verfahrensweisen kennen, um diese auch im Einsatzfall unter Stress folgerichtig zu beachten.

37.2.4 Sichtung und Registrierung

- Der Sichtungspunkt ist Teil des Behandlungsplatzes.
- Die Sichtung wird vom Sichtungsarzt durchgeführt.
- Die Unterstützung bei der Durchführung der Sichtung muss jeder RS/RA sicher beherrschen sowie das Sichtungsergebnis beurteilen können.
- Die Sichtung ist ein dynamischer, kontinuierlicher Prozess. Die Einstufung ändert sich nicht nur mit dem Zustand des Patienten, sondern auch mit der Infrastruktur.

37.2.5 Zusammenarbeit mit Dritten

- Neben den bekannten Hilfsorganisationen, der Feuerwehr und dem Technischen Hilfswerk kommen im Rahmen der Katastrophenhilfe auch Einrichtungen von Bundeswehr, Bundespolizei, Bundesbahn und Telekom sowie Hundestaffeln und die Notfallseelsorge zum Einsatz.
- Diese haben teilweise völlig eigenständige Aufgabengebiete, sind aber auch in einigen Bereichen eng mit dem Rettungsdienst verzahnt.

37.1 Großschadenslage

Zur Bewältigung des Massenanfalls von Verletzten unterhalb der Katastrophenschwelle werden schnell alarmierbare Kräfte des örtlichen RD benötigt. Die Entscheidung, ob es sich bei einem Ereignis um eine Großschadenslage handelt, ist abhängig von der individuellen Lage vor Ort, der eigenen Lage und der allgemeinen Lage im Rettungsdienstbereich. Sie wird vom Disponenten der Leitstelle, vom Gesamteinsatzleiter vor Ort oder aufgrund des einsatzbezogenen Stichwortes gefällt. Die Organisations- und Befehlsstrukturen bei einem Großschadensfall weichen von denen des täglichen Einsatzes erheblich ab. Auch Großschadensfall und Katastrophe sind aus organisatorischer Sicht voneinander abzugrenzen: Bei einem Großschadensfall können die erforderlichen Maßnahmen sofort anlaufen, während bei einer Katastrophe die erforderlichen Strukturen zunächst zeitversetzt installiert werden müssen.

37.1.1 Führungsorganisation

Während im normalen Rettungsdienstablauf die Leitstelle als übergeordnete Befehlsstelle fungiert, wird bei einem Großschadensereignis eine Einsatzleitung vor Ort, die man zumeist als **Technische/Örtliche Einsatzleitung** (TEL/ÖEL) bezeichnet, installiert. Die Führungskräfte der Technischen Einsatzleitung bilden die Einsatzleitung. Zur Einsatzleitung gehören z.B. **Gesamteinsatzleiter** (GEL), **Leitender Notarzt** (LNA) und **Organisatorischer Leiter Rettungsdienst** (OrgL). Das Nähere regeln die Rettungsdienstgesetze der Länder und gesonderte Dienstordnungen. So ist der Einsatzleiter Rettungsdienst nicht in allen Ländern der TEL zugehörig, teilweise ist seine Institutionalisierung auch nicht gesetzlich geregelt.

Die Einrichtung einer Einsatzleitung vor Ort hat den Vorteil, dass alle Fachdienste (RD, Brandschutz) einer einheitlichen Führung unterstehen, was ihre Koordination wesentlich vereinfacht und effektiver gestaltet. Die Führungsstruktur bei einer Großschadenslage unterhalb der Katastrophenschwelle wurde den Führungsgrundsätzen der Katastrophenmedizin entnommen und hat sich in der Praxis bewährt. Als Führungsgrundlage dient die Dienstvorschrift (DV) 100, die von der Ständigen Konferenz für Katastrophenvorsorge und Katastrophenschutz (SKK) erarbeitet wurde.

Es gibt auch **andere Führungsmodelle**. So sehen einige Richtlinien für örtliche Einsatzleitungen der Länder ausdrücklich vor, dass die verschiedenen Arten von Hilfskräften eine eigene Einsatzleitung bilden können. Zur Vermeidung von Verwechslungen sind diese Einsatzleitungen mit dem Namen des Fachdienstes oder der Organisation zu bezeichnen. Zum Zweck der Koordinierung sollten dann die Fachdienst-Einsatzleitungen günstig zueinander gelegene Standorte beziehen. Um auch innerhalb der Fachdienste schnell und optimal koordinieren zu können, bedarf es eines **Gesamteinsatzleiters** oder zumindest eines Stabes, dem die Einsatzführungskräfte der einzelnen Fachdienste angehören. So kann es im Einzelfall erforderlich sein, dass Kräfte des Brandschutzes die Sanitätskräfte am Behandlungsplatz unterstützen müssen. Um eine solche Koordinierung schnell umsetzen zu können, muss ein Gesamteinsatzleiter in die Lage versetzt werden, schnell und unbürokratisch zu entscheiden. Eine führungstechnische Gleichstellung der Einsatzleiter der Fachdienste würde diesem Grundsatz entgegenstehen.

In vielen Bereichen fehlen für diese Fälle eindeutige Strukturen. In Einsatzgebieten mit Berufsfeuerwehren existieren dagegen regelmäßig klare **Führungsstrukturen.** So wird die Führung der jeweiligen Lage entsprechend angepasst. Treffen erste Feuerwehrkräfte und mehrere Rettungswagen vor Ort ein, so führt der Zugführer des Zuges. Zeitversetzt trifft bei einer höheren Alarmfolge der höhere Einsatzführungsdienst ein und übernimmt die Gesamteinsatzleitung. Danach werden die beschriebenen Befehlsstrukturen installiert. Es kommt so nicht zu einem Führungsleerlauf.

Ist der RD trotz aller sich etablierenden Führungsstrukturen und Alarmplanungen primär vor Ort, fällt die Aufgabe der Einsatzführung, auch in der Großschadenslage, dem ersteintreffenden Rettungsfachpersonal bzw. Notarzt zu.

37.1.2 Führungskräfte vor Ort

Gesamteinsatzleiter

Der Gesamteinsatzleiter kann ein Beamter des höheren oder gehobenen feuerwehrtechnischen Dienstes, ein entsprechend hoch gestellter Feuerwehrdienstgrad der freiwilligen Feuerwehr oder eine Führungskraft des Kreises sein. In Bereichen ohne Berufsfeuerwehr kann auch der Einsatzleiter Rettungsdienst die Funktion des Gesamteinsatzleiters übernehmen. In jedem Fall sind Form und Struktur der Einsatzleitung unbedingt in ein den örtlichen Gegebenheiten entsprechendes Führungssystem einzugliedern und mit allen Partnern abzusprechen.

Technischer Einsatzleiter

In einigen Rettungsdienstbereichen wird ein Technischer Einsatzleiter benannt. Der Technische Einsatzleiter führt die TEL und unterstützt den Gesamteinsatzleiter in der Einsatzführung. Der Technische Einsatzleiter kann jeder beliebigen Fachgruppe entstammen.

Leitender Notarzt

Existiert im jeweiligen Rettungsdienstbereich eine **Leitende Notarztgruppe** (LNG), so stellt diese den Dienst habenden Leitenden Notarzt. Besteht keine Leitende Notarztgruppe, so wird ein LNA vom Gesamteinsatzleiter benannt. Bis zum Eintreffen des LNA aus der LNG oder bis zu seiner Ernennung übernimmt der zuerst eintreffende Arzt eines arztbesetzten Rettungsmittels regelmäßig die Aufgaben des LNA, wie dies auch in den RD-Gesetzen der Länder verbindlich geregelt ist. Die Ernennung eines LNA erst an der Einsatzstelle ist jedoch als Provisorium zu betrachten und keineswegs als eine kostengünstige Alternative zum funktionierenden System zu akzeptieren.

Organisatorischer Leiter Rettungsdienst

Der Organisatorische Leiter Rettungsdienst (OrgL) ist ein hierfür besonders qualifizierter Rettungsdienstmitarbeiter, der im Einsatzfall Führungsaufgaben übernimmt. Sowohl in der Literatur als auch in der Gesetzgebung finden sich auch andere Funktionsbezeichnungen, z.B. in Niedersachsen Technischer Leiter, doch ist letztendlich dieselbe Führungsperson gemeint. Das Unterstellungsverhältnis Leitender Notarzt/Organisatorischer Leiter sollte nicht unbedingt hierarchisch geregelt sein, da sich die Aufgabenstellungen deutlich voneinander abheben und eher eine kooperative Zusammenarbeit sinnvoll erscheint.

Andere Kräfte zur Führungsorganisation

Daneben benötigt eine TEL Personal zur Bedienung der technischen, insbesondere zur Bedienung der fernmeldetechnischen Einrichtungen. Diese Aufgabe wird in vielen Bundesländern von so genannten **Fernmeldezügen** der freiwilligen Feuerwehr oder von Hilfsorganisationen übernommen. Weiterhin ist genügend Personal zur Durchführung einer ununterbrochenen **Dokumentation des Einsatzablaufes** vorzuhalten. Außerdem

werden häufig zur Befehls- und Informationsübermittlung so genannte **Melder** benötigt. Es kann sich bei diesen Personen um Angehörige der Feuerwehren, des THW oder der Hilfsorganisationen handeln. Der Begriff des Melders findet sich in den Feuerwehr-Dienstvorschriften (FwDV) wieder.

Abschnittsführer

Aufgrund der räumlichen Gegebenheiten, der Anzahl der eingesetzten Kräfte oder aufgrund des Einsatzauftrages können bzw. sollten frühzeitig Einsatzabschnitte gebildet werden. Jeder Einsatzabschnitt wird von einem **Abschnittsführer** geleitet. Viele Feuerwehren installieren z.B. bei einem Massenanfall von Verletzten und Kranken je einen Einsatzabschnitt für ärztliche Versorgung und einen für den Sanitätsdienst (➤ Abb. 37.1). Die Abschnittsbildung hat den wesentlichen Vorteil für den Gesamteinsatzleiter, dass Führungsverantwortung delegiert werden kann und somit die Gefahr einer Informationsüberflutung im Rahmen der Gesamtführung unter Umständen vermieden wird. Es ist jedoch zu beachten, dass die kommunikative Anbindung der Abschnitte zu jeder Zeit sichergestellt ist.

37.1.3 Sanitätsmäßige Organisation der Großschadenslage

Während im normalen Rettungseinsatz der Patient von der Besatzung des Rettungsmittels versorgt und anschließend in das nächste, geeignete Krankenhaus gefahren wird (Individualmedizin), ist bei einem Großschadensereignis möglichst umgehend eine **Führungs-** und **Versorgungsstruktur vor Ort** aufzubauen, um den Großschadensfall nicht vom Ort des Geschehens in das Krankenhaus zu verlagern. Man stelle sich nur einmal vor, bei einem Großschadenereignis mit 20 verletzten Personen würde der RD die Patienten direkt in die Krankenhäuser verbringen, die schon aufgrund der angespannten Personalsituation im normalen Tagesgeschäft an die Grenzen ihrer Belastung stoßen. Zwangsläufig wird so der Großunfall ins Krankenhaus verlagert. Deshalb wird bei einem Großschadensereignis immer anzustreben sein, eine sanitätsdienstliche Organisationsstruktur zu installieren (➤ Abb. 37.2).

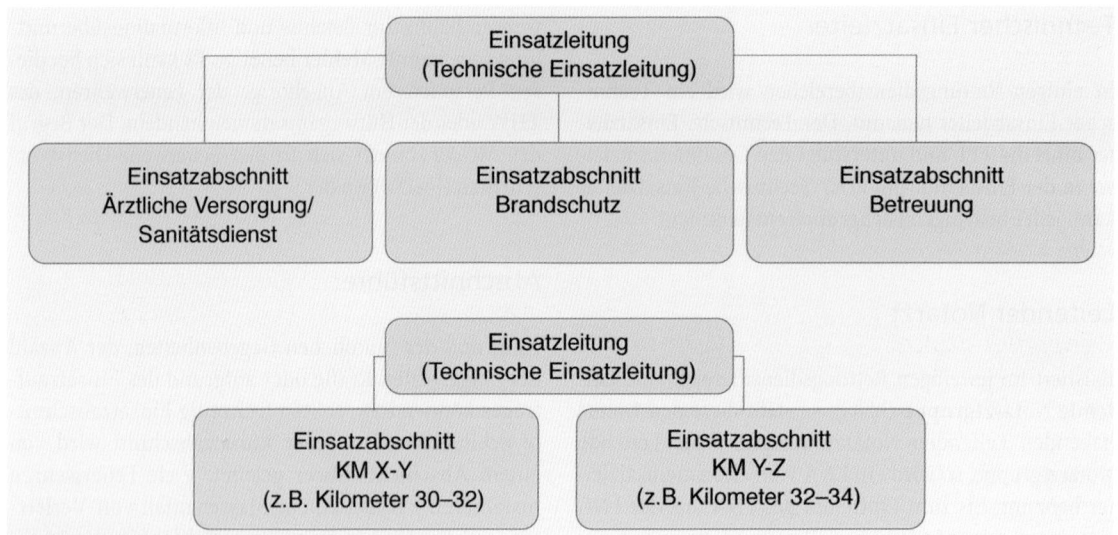

Abb. 37.1 Bildung von Einsatzabschnitten [L108]

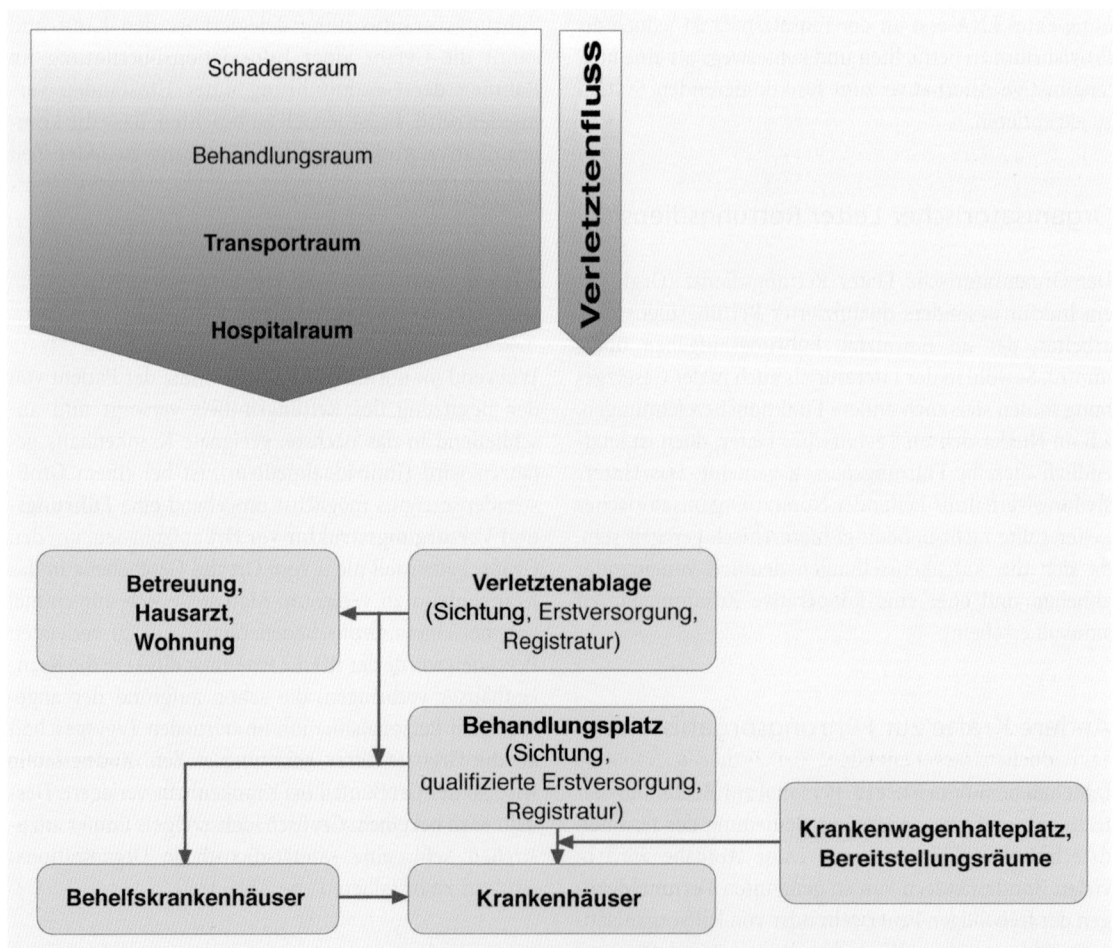

Abb. 37.2 Sanitätsdienstliche Organisationsstruktur bei einer Großschadenslage [L108]

Patientenablage

Die Verletzten werden aus dem Schadensraum gerettet und auf eine **Patientenablage** verbracht. An der Patientenablage findet vor allem eine Erstversorgung (lebensrettende Maßnahmen) statt, unter Umständen – vor allem, wenn noch kein Behandlungsplatz zur Verfügung steht – auch eine Sichtung (Triage) und Registrierung..

Behandlungsplatz

Von der Patientenablage aus werden Verletzte mit bestimmten Verletzungsmustern zu einem **Behandlungsplatz** getragen. Personen mit geringfügigen Verletzungen oder unverletzte Personen, die lediglich betreut werden müssen, können einer Behelfsunterkunft, einer Arztpraxis oder der Wohnung einer bekannten oder verwandten Person zugeführt werden. Spätestens auf dem Behandlungsplatz findet die Sichtung statt, anschließend eine ärztliche Versorgung und die weitere Registrierung. Der Behandlungsplatz kann u.a. durch folgende Kräfte besetzt werden:
- Ärzte der LNG
- Ärzte der kassenärztlichen Vereinigung und/oder Ärzte, die über Rundfunkdurchsage aufgefordert wurden, an der Schadensbewältigung mitzuwirken
- Schnelleinsatzgruppen (SEG)
- Sanitätskräfte der Hilfsorganisationen/Bundeswehr.

Je nach Qualifikation des Personals der SEG oder der Hilfsorganisationen können auch Kräfte des Rettungsdienstes inklusive der Notärzte unterstützend am Behandlungsplatz tätig werden. Es erscheint zweckmäßig, wenn der Gesamteinsatzleiter oder der Einsatzabschnittführer in Absprache mit dem LNA einen **Leiter Behandlungsplatz** und einen **leitenden Behandlungsplatzarzt** benennt. Außerdem wird eine **Kraft zur Registrierung** benötigt, die die Patientendaten notiert und diese in regelmäßigen Abständen an die TEL weitergibt.

Aufbau des Behandlungsplatzes

Der Aufbau eines Behandlungsplatzes richtet sich nach individuellen Gegebenheiten, der örtlichen Situation oder planerischen Vorgaben im Rahmen der Einsatz- und Alarmplanung. Meist steht in unmittelbarer Nähe des Schadenereignisses kein geeignetes festes Gebäude für die Installation eines Behandlungsplatzes zur Verfügung, so dass für den Großschadensfall mehrere Zelte bereitstehen sollten (➤ Abb. 37.3). Gut geeignet sind Luftkammerzelte, die sich durch ihre kurze Aufbauzeit und die Möglichkeit der Aneinanderreihung auszeich-

nen. Außerdem wird für einen Behandlungsplatz noch mindestens folgendes **Material** benötigt:
- ausreichende Anzahl von Tragen, Decken und Infusionsständern
- Einrichtungen zur Beleuchtung
- Spannungserzeuger
- Verbindungskabel zwischen Spannungserzeuger und Verbrauchern
- Kraftstoff für den Spannungserzeuger
- Absperrband, ggf. Gitter für den Spannungserzeuger
- Feuerlöscher (12 kg)
- Feuerlöschdecken
- Wasserkanister
- Trinkbecher
- Tücher
- Werkzeugsatz
- Trageböcke in ausreichender Anzahl.

Neben der technischen Ausstattung sind auf einem Behandlungsplatz umfangreiche **medizinische Ausstattungskomponenten** vorzuhalten. Diese medizinische Ausstattung kann in Großunfallsets oder Großunfallcontainern der Feuerwehren oder Hilfsorganisationen vorgehalten werden.

Zusätzlich halten die **SEG (Schnelleinsatzgruppen)** meist umfangreiche Materialien zur präklinischen medizinischen Erstversorgung bereit. Häufig werden diese Materialien in Kisten untergebracht, die nach individuellen Bedürfnissen gekennzeichnet sind. Für den Intensivbereich eines Behandlungsplatzes, sofern erforderlich, werden dann noch Beatmungsgeräte, Intubationseinheiten und Defibrillatoren mit EKG-Monitoring benötigt.

Sind die Verletzten transportfähig, so wird über die TEL ein Rettungsmittel angefordert. Die Rettungsmittel fahren vom **Rettungsmittelhalteplatz**, der in der Nähe des Behandlungsplatzes eingerichtet werden sollte, zum Behandlungsplatz, übernehmen die Patienten und fahren sie zu einem Krankenhaus, das vom LNA oder dem Arzt des Behandlungsplatzes festgelegt wurde. Sinnvollerweise wird der LNA die nächstliegenden Kliniken als **Schwerpunktkliniken** für Schwerverletzte frei halten und Leichtverletzte in weiter entfernte Kliniken verbringen lassen. Zu beachten ist jedoch, je nach Art der Schadenlage, dass Leichtverletzte unter Umständen schon selbstständig in nahe gelegene Krankenhäuser gelaufen sind oder gefahren wurden. Die jeweiligen Versorgungskapazitäten sind daher vor jeder Klinikplanung über die Leitstelle zeitnah abzufragen.

Die ideale **Organisationsform der rettungsdienstlichen Hilfeleistung** bei einem Massenanfall von Verletzten muss den individuellen Bedürfnissen des jeweiligen Versorgungsbereiches angepasst werden. Es gibt bei den

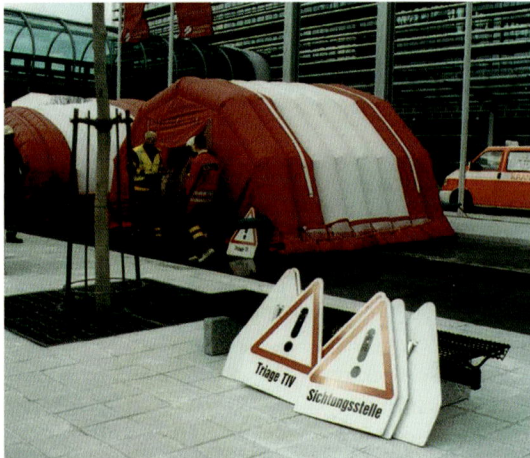

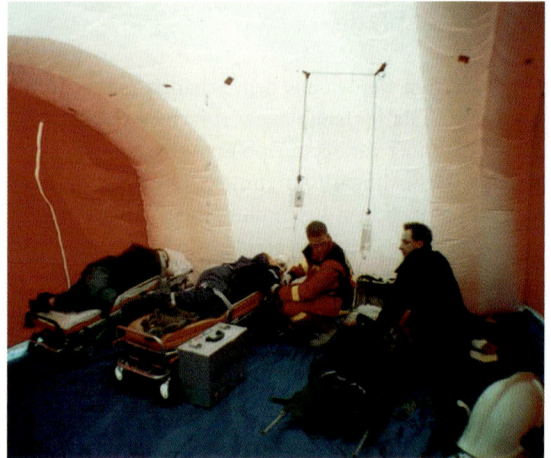

Abb. 37.3 Aufblasbare Versorgungszelte
Links: Außenansicht
Rechts: Innenansicht. Diese Zelte ermöglichen kurze Rüstzeiten und bieten optimalen Witterungsschutz für verletzte Personen. Die Zelte sind kompatibel und können zu Versorgungseinheiten kombiniert werden. [W158]

einzelnen Organisationen und Feuerwehren unterschiedliche Modelle der Organisationsstruktur. So kann auf eine Patientenablage verzichtet und nur ein Behandlungsplatz installiert werden. Der Behandlungsplatz wiederum kann je nach Situation unterschiedlich organisiert sein. Dazu einige Beispiele:

- Großrettungswagen als Behandlungsplatz
  (> Abb. 37.4)
- Großrettungswagen und NAW (Intensiveinheit) als Behandlungsplatz
- Großrettungswagen, NAW und Zelt mit Intensiveinheit als Behandlungsplatz.

37.1.4 Registrierung

An verschiedenen Stellen des Ablaufs zur Schadensbewältigung ist eine Registrierung verletzter und unverletzter Personen vorzunehmen. Gerade bei Einsätzen mit mehreren Notfallpatienten, vor allem aber in der Situation des Großschadensfalls, ist die Registrierung aller Betroffenen besonders wichtig. Die eindeutige Registrierung ist unabdingbare Voraussetzung für die weitere Einsatzplanung. Missverständnisse, Rückfragen und dadurch bedingte unnötige Hektik lassen sich von vornherein vermeiden, wenn die exakte Registrierung aller Betroffenen möglichst frühzeitig vorgenommen wird. Registriert werden müssen:

- Name und Vorname, alternativ: eindeutige Nummerierung
- Geschlecht
- Art und Ausmaß der Verletzungen
- durchgeführte Versorgungsmaßnahmen

- Aufenthaltsort/Lage des Betroffenen während des Schadenereignisses.

Für die Durchführung der Registrierung sind unabhängig von der Art und Weise der Dokumentation drei **Regeln** unbedingt zu beachten:

1. Die Registrierung beginnt immer dort, wo der Betroffene aufgefunden wird. Sie wird an jeder weiteren Stelle, die mit dem Betroffenen in Berührung kommt, erneuert.
2. Die Registrierung wird immer mit Hilfeleistungen verbunden; sie stellt keine isolierte Maßnahme dar.
3. Die Betroffenen werden nach Möglichkeit angehalten, möglichst schnell ihre Angehörigen zu benachrichtigen.

Um die Registrierung schnell und systematisch bewerkstelligen zu können, ist es erforderlich, bereits im Vorfeld des Schadenereignisses die geplante Systematik zu trainieren und vor allem entsprechende Hilfsmittel zur Registrierung entweder vorzubereiten oder zu beschaffen.

Verletztenanhängekarte

Bei der **Anhängekarte für Verletzte und Kranke** handelt es sich um einen dreiteiligen Vordruck in Form einer Pappkarte. Die einzelnen Teile werden im Durchschreibverfahren erstellt. Folgende Verfahrensweise ist vorgesehen:

- **Gelbe Ausfertigung** (Original): Diese ist für den Suchdienst bestimmt, wird spätestens vor dem Abtransport abgetrennt und schnellstmöglich an die gemeinsame Auskunftstelle übergeben.

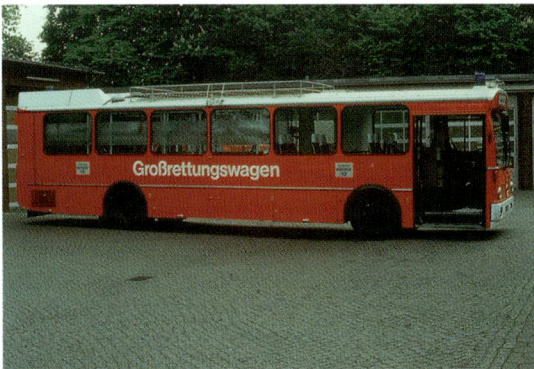

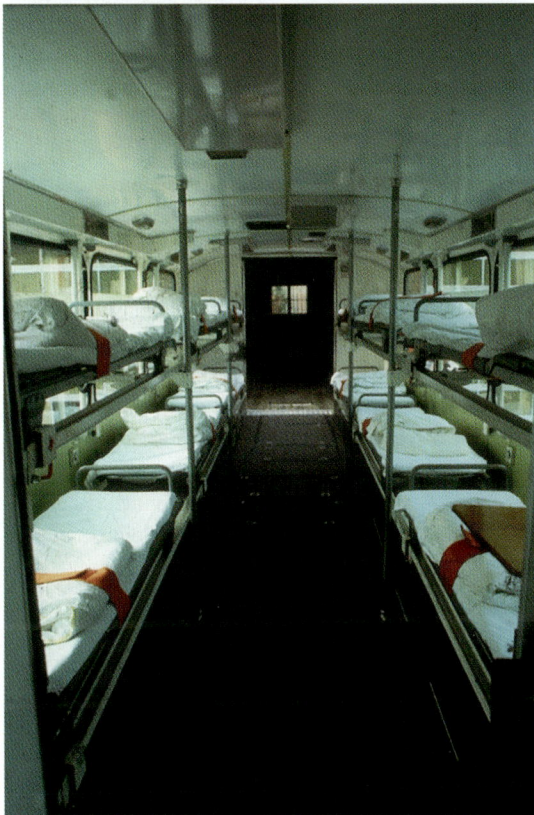

Abb. 37.4 Großrettungswagen
Oben: Außenansicht
Unten: Innenansicht [W163]

- **Weiße Ausfertigung mit gelbem Querbalken**: Sie dient zunächst als Transportschein. Nach Beendigung des Transportes (z.B. in die Klinik) wird der tatsächliche Verbleib eingetragen und das Blatt ebenfalls an die gemeinsame Auskunftstelle weitergeleitet.
- **Weiße Klappkarte**: Dieser Teil bleibt am Verletzten und soll mit Hilfe des Befestigungsstreifens möglichst sicher befestigt werden. Hierauf werden alle medizinischen Angaben auf der Vor- und Rückseite ver-

merkt. In den entsprechenden Feldern kann die Sichtungskategorie festgelegt werden.

Die Verletztenanhängekarte ist Teil eines Formularsatzes, zu dem noch eine **Begleitkarte** für unverletzt gebliebene Personen und eine **Ausweisbezugskarte** zur Unterkunftsregistrierung gehören.

Aus der Erkenntnis heraus, dass viele Einzelheiten zur Person des Betroffenen bis zu seinem Eintreffen im Krankenhaus gar nicht von Bedeutung sind und es primär nur wichtig ist, einige wesentliche Informationen zu dokumentieren, wurde in der Schweiz ein sehr klar strukturiertes System zur Registrierung entwickelt, das **Patienten-Leit-System** (PLS). Ziel war es, eine einfache und rasch anzubringende Nummernkennzeichung für den Massenanfall von Patienten zu schaffen. Folgende Möglichkeiten der Dokumentation stehen zur Verfügung:

- Grobdiagnose
- Triage-Anordnungen
- sonstige medizinische Aufträge
- Zielkrankenhaus
- Transportfahrzeug/Transportmittel.

Das PLS besteht aus einer **Patienten-Leittasche** aus wasserfestem Kunststoff. Die rote, lumineszierende Farbe macht sie auffällig. Sie ist beschriftbar und auf Vor- und Rückseite mit einem Aufdruck versehen, der in mehreren Sprachen verstanden wird. In der Hülle enthält die Leittasche:

- Behandlungsprotokoll (blau)
- Identifikationsprotokoll (rosa)
- 20 selbstklebende Nummernetiketten, davon drei für die Patienten-Leittasche und zwei für die Protokolle.

Beim Großschadensfall erhält jeder Patient eine Patienten-Leittasche, wenn möglich am Handgelenk befestigt. Am Behandlungsplatz untersucht der Triage-Arzt den Allgemeinzustand und erhebt den Lokalbefund. Er stellt dann eine Grobdiagnose in maximal drei Minuten und trägt diese im Feld **Diagnose** ein. Er bezeichnet darauf die Behandlungsdringlichkeit (Feld **Triage**) und legt die weitere Vorgehensweise innerhalb des Behandlungsplatzes durch Ankreuzen folgender Möglichkeiten fest:

- sofortige Behandlung
- sofortiger Transport nach einfacher medizinischer Versorgung
- Wartefall (Leichtverletzte beziehungsweise Hoffnungslose).

Wenn Zeit zur Verfügung steht, können ergänzend die in der rückseitigen Tasche vorhandenen Behandlungs- und Identifikationsprotokolle ausgefüllt werden.

Das **Behandlungsprotokoll** wird in die Tasche zurückgesteckt und bleibt auf dem Weg beim Patienten, z.B. ins Krankenhaus.

37

- Das **Identifikationsprotokoll** dient der Nachweisführung und kann zur Erteilung von Auskünften zu Rate gezogen werden.
- Eine weitere Regelung zur ordnungsgemäßen Registrierung und sinnvollen Verteilung der Patienten stellt innerhalb des PLS das **Transportprotokoll** dar. Auf dem vorbereiteten Transportprotokoll sind die Behandlungskapazitäten der infrage kommenden Krankenhäuser einschließlich der Spezialkliniken eingetragen. Durch die entsprechende Anzahl Leerfelder wird die Aufnahmekapazität des betreffenden Hauses angegeben, überzählige Felder sind durchgestrichen. Beim Abtransport werden die Nummer des Patienten im oberen Feld, der transportierende RD im unteren Feld und das Krankenhaus, in das er gebracht wurde, durch Benutzung der entsprechenden Zeile registriert.

In Analogie zum vorstehend beschriebenen Patienten-Leit-System der Schweiz wurden mittlerweile auch in Deutschland ähnliche Systeme, speziell auf die deutschen Strukturen zugeschnitten, entwickelt („Bielefelder Modell"); Österreich hingegen hat das PLS der Schweiz unverändert übernommen.

In vielen Regionen kommen mittlerweile Systeme zum Einsatz, in denen die Verletztenanhängekarte zusammen mit einem Notfallprotokoll und einem Feld zur farblichen Markierung der Sichtungskategorie kombiniert ist.

37.1.5 Kommunikationsmanagement bei einem Großschadensfall

Zur Befehls- und Informationsübermittlung muss bei einem Massenanfall von Verletzten ein funktionstüchtiges Kommunikationsmanagement installiert werden (➤ Abb. 37.5). Würde man die erforderliche Kommunikation über den Rettungsdienstkanal abwickeln, wäre der Zusammenbruch der Funkinfrastruktur vorprogrammiert. Es sollten für den Großschadensfall im 4-m- und 2-m-Band **Ausweichkanäle** vorhanden sein. Gerade in diesen Einsatzsituationen hat sich die Ausrüstung des RD mit tragbaren **Handfunksprechgeräten** im 2-m-Band bewährt. Um nicht dringliche Informationen ohne Belastung des BOS-Funkes übermitteln zu können, ist die Installation eines **Mobilfunktelefons** (D1- oder D2-Netz) in der TEL zweckmäßig. Der Einsatz von Mobiltelefonen muss jedoch exakt reglementiert werden, um Einsatzplanungen an der Leitstelle vorbei zu vermeiden. Weiterhin ist das Mobiltelefon ein Kommunikationsmittel ohne Regelungen zur Gesprächsdisziplin. Schnell kommt es dann in Stresssituationen zu einer Informationsüberflutung der Leitstelle, da „einfach so telefoniert" wird.

Gerade der ersten, aber auch allen folgenden **Rückmeldungen** ist große Bedeutung beizumessen. Erst eine gut informierte Leitstelle wird alle Entscheidungen folgerichtig treffen und Anordnungen seitens der TEL oder des Einsatzleiters sinnvoll umsetzen können. Rückmeldungen müssen im Wesentlichen beinhalten:

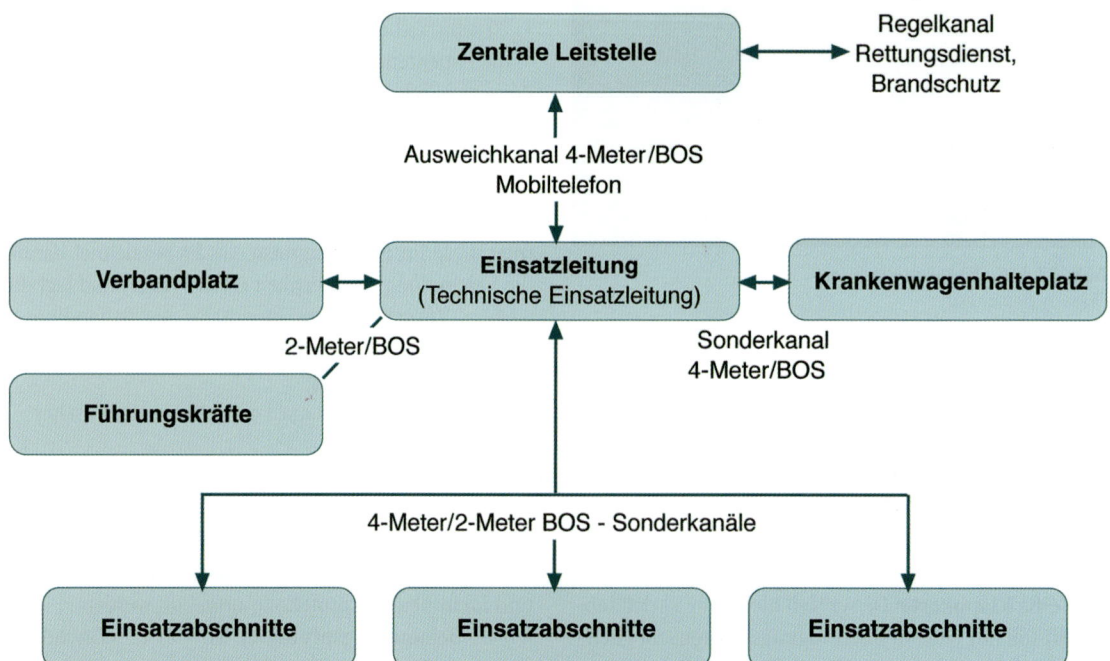

Abb. 37.5 Kommunikationsstruktur bei einer Großschadenslage in der Übersicht [L108]

- Umfang und Ausmaß des Schadenereignisses
- ungefähre Zahl der Verletzten/Betroffenen
- Lage der Verletzten (eingeklemmt/zugänglich)
- Schweregrad der Verletzungen (leicht/schwer)
- bereits eingeleitet Maßnahmen
- bestehende zusätzliche Gefahren
- Gefahren, die sich aus einer Lageentwicklung ergeben könnten
- Raumordnung und ggf. Anfahrt der Rettungsmittel
- Nachforderungen.

Rückmeldungen von Einsatzstellen, unabhängig von deren Größe, sollten möglichst über einen verbindlichen und über die gesamte Einsatzdauer hinweg einheitlichen Ansprechpartner in der Leitstelle abgesetzt werden.

37.1.6 Aufgaben der Leitstelle

Die Leitstelle hat nur in der ersten Phase des Einsatzes unmittelbare Führungsaufgaben, bis eine Führungskraft vor Ort die Einsatzleitung übernimmt. Ist auf der Grundlage der eingehenden Notrufe und unter Berücksichtigung der allgemeinen Lage von einem Großschadensfall auszugehen, so werden entsprechende Einsatzkräfte gemäß Alarm- und Ausrückordnung alarmiert. Hierbei sind insbesondere folgende **Einsatzkräfte** zu entsenden, soweit diese im Versorgungsbereich existieren:

- Rettungsdienstfahrzeuge unter Berücksichtigung des „normalen" Einsatzaufkommens
- Führungskräfte
- Leitender Notarzt, Organisatorischer Leiter Rettungsdienst
- SEG
- Einsatzleitwagen (Befehlswagen)
- Großunfallset (Abrollbehälter Großunfall)
- Feuerwehreinsatzkräfte
- Kräfte des THW
- technische Einsatzkräfte für die TEL.

Nach Installation der TEL hält die Leitstelle direkt Verbindung mit ihr. Hier ist unter Umständen auch die Einrichtung einer Festnetz-Kommunikationsstrecke zu prüfen. Wichtige Daten (Patientendaten, Kräfteübersicht) werden in der Leitstelle dokumentiert; das **Führen einer Lagekarte** ist auch in der Leitstelle sinnvoll. Eine weitere wichtige Aufgabe der Leitstelle ist das **taktisch sinnvolle Heranführen** der Einsatzkräfte unter Beachtung der örtlichen Gegebenheiten. Bereits frühzeitig muss an die Einrichtung getrennter Einsatzräume für Feuerwehr, THW und RD gedacht werden. Zwar ist dies primär eine Aufgabe der Einsatzleitung vor Ort, jedoch kann die Leitstelle hier durchaus unterstützend tätig werden.

37.1.7 Tätigkeit des Leitenden Notarztes

Die vordringlichste Aufgabe des LNA ist es, durch organisatorisch-taktische Maßnahmen das Chaos der Einsatzstelle nicht in das Krankenhaus zu verlagern. Der LNA ist organisatorischer Bestandteil des regulären RD.

Als LNA sollen ausschließlich Ärzte mit langjähriger Erfahrung im RD eingesetzt werden. Sie müssen eine zusätzliche Ausbildung zum Leitenden Notarzt entsprechend den Empfehlungen der DIVI (Deutsche interdisziplinäre Vereinigung für Intensivmedizin) absolviert haben und werden dann vom Träger des Rettungsdienstes ernannt.

Die Alarmierungsschwelle für den LNA muss in jedem Rettungsdienstbereich individuell festgelegt werden. Über die im Rahmen der Alarm- und Ausrückordnung festgelegten Einsatzkriterien hinaus kann der Leitende Notarzt selbstverständlich von jedem Notarzt zur Unterstützung nachgefordert werden. Zu den weiteren Aufgaben des LNA zählen Beratung der Behörden und Rettungsdienstorganisationen bei der Vorbereitung und Durchführung von Großveranstaltungen, Einsatzvorplanung für den Großschadensfall sowie die Weiterbildung der Mitarbeiter im Rettungsdienst.

Phasen eines Massenanfalls von Verletzten

Den Ablauf eines Großschadensereignisses kann man in vier Phasen unterteilen. Dies sind die **Selbstorganisations-, die Rettungs-, die Versorgungs- und die Klinikphase**. In jeder dieser Phasen, die im Rahmen jeder Großschadenslage zu erkennen sind, sind definierte Handlungsmuster erforderlich, die vergleichbar und damit systematisierbar sind.

Phase I: Selbstorganisation

In der ersten Phase eines Großschadensereignisses übernimmt der zuerst eintreffende Notarzt automatisch die Aufgaben des Leitenden Notarztes, solange bis er vom nachrückenden LNA abgelöst wird. Diese Regelung findet sich fast übereinstimmend in allen Rettungsdienstgesetzen der Bundesländer. Kann der Notarzt diese Funktion tatsächlich mit Leben füllen, werden die entscheidenden ersten Minuten nach Eintreffen des Rettungsdienstes taktisch sinnvoll strukturiert, werden die Überlebenschancen der Betroffenen nachweislich optimiert. Dem zuerst eintreffenden Notarzt fallen dabei folgende Aufgaben zu:

1. Lageerkundung, Gefahrenanalyse
2. sofortigen Transportstop veranlassen
3. qualifizierte Rückmeldung an die Leitstelle
4. Alarmierung des LNA, SEG usw., falls noch nicht geschehen
5. Sichtung (Triage) der Patienten
6. Einleitung erster Rettungs- und Versorgungsmaßnahmen
7. Einteilung der vorhandenen Rettungsdienstkräfte.

Zu diesem Zeitpunkt herrscht üblicherweise ein schwer überschaubares Chaos an der Einsatzstelle, und es entwickelt sich schnell eine unerwünschte Eigendynamik, der unverzüglich entgegenzuwirken ist. Die Patienten laufen unkoordiniert durcheinander; Panikreaktionen können sich hochschaukeln und außer Kontrolle geraten. Die ersten (meist nur leicht verletzten) Patienten verlassen den Notfallort und versuchen, die nächstgelegene Klinik zu erreichen, in der sie dann den Aufnahmebereich blockieren. Es werden Rettungsversuche eingeleitet, die möglicherweise nicht sinnvoll sind oder die Retter zusätzlich gefährden.

Phase II: Rettung

Typischerweise trifft der diensthabende LNA meist erst während der zweiten Phase eines Großschadensereignisses am Einsatzort ein. Er sucht den ersteingetroffenen Notarzt und lässt sich in die Lage einweisen. In der Rettungsphase stellen sich folgende Tätigkeitsschwerpunkte dar:
1. Organisation der Rettungsmaßnahmen in enger Absprache mit dem Organisatorischen Leiter Rettungsdienst oder einer entsprechenden Führungskraft
2. Festlegung der Patientensammelstelle, Rettungsmittelhalteplatz usw.
3. zweite Sichtung der Patienten
4. Veranlassung regelmäßiger Rückmeldungen an die Leitstelle
5. weitere Nachforderung von Kräften und Material
6. Abfrage von freien Behandlungskapazitäten in den Krankenhäusern oder Arztpraxen über die Leitstelle.

Während dieser Phase hat der LNA engen Kontakt zur TEL oder ÖEL (falls schon eingerichtet) zu halten, um alle Maßnahmen der technischen Rettung abzusprechen. Vor allem die Sichtung der Patienten ist ein dynamischer, sich ständig wiederholender Vorgang, da sich der Zustand der Patienten dauernd ändern kann, wodurch diese plötzlich in eine Kategorie mit höherer Behandlungs- oder Transportpriorität geraten. In dieser Phase ist darauf zu achten, dass kein Patient und kein RTW ohne Absprache mit OrgL oder LNA die Einsatzstelle verlässt.

Phase III: Versorgung

Typische Aufgabe des LNA in der Versorgungsphase ist die Überwachung der medizinischen Versorgung an der Einsatzstelle und die Organisation des Abtransportes in die für den jeweiligen Patienten geeignete Behandlungseinrichtung. Folgende Merkmale charakterisieren diese Phase:
1. Organisation und Überwachung der medizinischen Versorgung
2. Zuteilung der Patienten zu den verschiedenen Versorgungseinrichtungen
3. Dokumentation
4. Kontakt zur TEL/ÖEL/Leitstelle optimieren
5. Abschätzung der weiteren Schadensentwicklung
6. abschließende Lagebeurteilung.

Bei der Zuteilung der Patienten zu den Versorgungseinrichtungen muss der LNA nicht nur das individuelle Verletzungsmuster des Patienten berücksichtigen, sondern auch Kenntnis über die zur Verfügung stehenden Behandlungskapazitäten haben. So können Leichtverletzte oder Patienten ohne körperlichen Schaden, welche aber noch unter dem Eindruck des Schadensereignisses stehen, häufig auch in Arztpraxen suffizient versorgt werden. Dadurch kann eine Entlastung der Aufnahmebereiche der Krankenhäuser erreicht werden. In Abhängigkeit von den Transportkapazitäten kann es sinnvoll sein, ausreichend stabilisierte Patienten auch primär über eine größere Distanz in Spezialkliniken einzuweisen (z.B. Zentrum für Schwerbrandverletzte). Ein weiterer wichtiger Punkt ist die Dokumentation des Einsatzablaufes. Es muss nach Abwicklung des Einsatzes möglich sein, nachzuvollziehen, wohin welcher Patient transportiert und in welche Verletztenkategorie er eingeteilt wurde. Die Dokumentation ist von besonderer Bedeutung für die Nachbereitung eines Großschadensereignisses und zur Beantwortung von Fragen der Angehörigen von Betroffenen.

Phase IV: Klinikversorgung

In dieser Phase kann der LNA beratend für die Leitstelle und die erstversorgenden Kliniken tätig werden. Tätigkeitsmerkmale dieser Phase sind:
1. Koordination notwendiger Weiterverlegungen
2. Nachweis von weiteren Behandlungskapazitäten
3. Informationen für Angehörige
4. Auswertung des Einsatzes mit allen Beteiligten.

In vielen Fällen, in denen eine große Zahl von Patienten zu versorgen ist, wird es trotz umsichtiger Einsatzführung am Schadensort notwendig sein, den Patienten nach seiner Erstversorgung in eine Spezialklinik weiter zu überweisen. Hier kann der LNA bei der Vermittlung von Spezialbetten und dem Transport dorthin seine Hilfe anbieten.

Beschreibung der Aufgaben des LNA

Lagebeurteilung

Hierbei ist die Sichtung aller Verletzten/Erkrankten von zentraler Bedeutung. Jeder Patient muss kurz untersucht werden, damit Ausmaß und Schwere seiner Verletzungen festgestellt werden. Gegebenenfalls sind erste Anordnungen für die Versorgung zu geben. Die Sichtung aller Patienten muss schnell und umfassend durchgeführt werden, damit jedem Patienten eine adäquate Hilfe zuteil werden kann. Somit kann sich der LNA nicht an einen Patienten binden, sondern muss die Durchführung lebensrettender Maßnahmen in der Regel an andere Ärzte oder das Rettungsfachpersonal delegieren.

Zur Lagebeurteilung zählt auch das Erkennen des Gefährdungspotenzials für die Hilfskräfte, etwa durch frei werdende Gifte oder mögliche Explosionsgefahren. Hierzu sind ggf. andere Fachkräfte, insbesondere der Feuerwehren, zur Beratung heranzuziehen.

Rückmeldung

Nachdem die erste Lagebeurteilung durch den LNA abgeschlossen ist, muss eine umfassende, ggf. alarmierende Rückmeldung an die Leitstelle erfolgen. Diese Rückmeldung muss beinhalten:
- Art und Ausmaß des Schadensereignisses aus medizinischer Sicht
- weiteres Gefährdungspotenzial
- Lage, Schweregrad und Anzahl der Betroffenen
- Art und Umfang weiterer benötigter Kräfte.

Durch diese Rückmeldung muss die Leitstelle in die Lage versetzt werden, nachzualarmieren, Vorabinformationen an die Kliniken zu geben und freie Behandlungskapazitäten in überregionalen Zentren und Spezialkliniken festzustellen.

Lagebewältigung

Im Rahmen der Lagebewältigung hat der LNA Art und Umfang der medizinischen Versorgung vor Ort festzulegen. Bei dieser Entscheidung muss er die vorhandenen personellen und materiellen Mittel berücksichtigen. So nützt es wenig, noch spontan atmende Patienten zu intubieren, wenn sie anschließend nicht beatmet werden können. Auch ist der Beginn einer Reanimation eines

polytraumatisierten Patienten genau abzuwägen, da die Erfolgsaussichten hierbei außerordentlich gering sind. Es wird durch die Reanimation Personal gebunden, welches an anderer Stelle dringend benötigt wird, um die Überlebenschance anderer Betroffener zu optimieren. Außerdem muss der LNA die Reihenfolge festlegen, in welcher die Patienten gerettet, versorgt und/oder transportiert werden sollen. Diese Entscheidungen, besonders über die Reihenfolge der Rettung von z.B. Eingeklemmten, müssen mit dem Einsatzleiter der Feuerwehr unbedingt abgesprochen werden. Ferner muss der LNA in Absprache mit der TEL die Zahl der Patientensammelstellen und deren Lage und personelle Besetzung festlegen. Bei allen Großschadenslagen müssen Rettungsmittelhalteplätze und ggf. auch Hubschrauberlandeplätze festgelegt werden. Hierbei ist auf getrennte An- und Abfahrten, befestigte Untergründe und freie Anflugzonen zu achten.

Alle diese Maßnahmen haben zum Ziel, die Arbeit an der Einsatzstelle zu strukturieren, so dass möglichst vielen Patienten in kurzer Zeit eine individuelle Versorgung zuteil wird.

Beratung einer Einsatzleitung

Bei der Gefährdung einer größeren Anzahl von Personen (z.B. Chemieunfälle, Großbrand) kann der LNA auch von der TEL mitalarmiert werden. Er fungiert als medizinisch sachverständiger Berater. Es gilt, im Wesentlichen drei Fragen zu klären:
1. Wie groß ist die vom Schadensereignis ausgehende gesundheitliche Gefährdung?
2. Welche vorbeugenden Maßnahmen sind zu treffen?
3. Ist eine Behandlung von Beteiligten notwendig?

Zur Beurteilung der Gefährdungslage muss der LNA über Kenntnisse in der Toxikologie verfügen. Aus der Abschätzung der Gefahrenlage ergibt sich dann eine Empfehlung zum Schutz der Einsatzkräfte (z.B. Anlegen spezieller Schutzkleidung, Geräte des umluftunabhängigen Atemschutzes, Filtergeräte usw.) bzw. der Bevölkerung (Schließen von Fenstern, Evakuierung). Bei dem Stichwort Evakuierung ist stets daran zu denken, dass Rundfunk- oder Fernsehdurchsagen auch bei der nicht betroffenen Bevölkerung unter Umständen eine Panik auslösen können. Deshalb sollte eine Empfehlung nur nach eingehender Abwägung der Lage ausgesprochen werden. Warnungen an die Bevölkerung müssen unbedingt in ihrem Wortlaut gemeinsam mit der Polizei festgelegt werden, u.U. ist ein psychologischer Berater hinzuzuziehen. Ist die sofortige Behandlung von Beteiligten notwendig, so muss der LNA Art und Umfang der zu alarmierenden Rettungskräfte festlegen.

37

37.1.8 Sichtung

Der Ablauf der Sichtung (➤ Abb. 37.7) entspricht grundsätzlich dem Vorgehen beim Basischeck der Notfallmedizin. Dabei ist zu beachten, dass die in der Notfallmedizin üblichen Möglichkeiten der Diagnostik nur sehr begrenzt vorhanden sein können. Neben der körperlichen Untersuchung von kranial nach kaudal sollten folgende **Untersuchungen** durchgeführt werden: Beurteilung der Bewusstseinslage nach Glasgow Coma Scale, Pupillenweite und Lichtreaktion, Blutdruckmessung (systolisch und diastolisch), Pulskontrolle, Auskultation von Thorax und Abdomen. Für die weitere Therapie kann es sinnvoll sein, dass die Umstände des Auffindens des Verletzten bekannt sind. Dieses gilt insbesondere bei Verschütteten. Somit ist eine **Kurzanamnese** immer zu dokumentieren, sofern möglich.

Sichtungskategorien

Bei der Sichtung hat sich der Einsatz von **Sichtungskategorien** bewährt. Ausgehend vom englischen Begriff für Sichtung, der Triage, hat sich international ein System von vier Sichtungskategorien (T1 bis T4) bewährt und etabliert. Die quantitative und qualitative Ausprägung der einzelnen Sichtungskategorien hängt entscheidend von der Art und Größe des Schadensereignisses und der regionalen Infrastruktur ab. Bei Katastrophen kommt es rein statistisch zu nachstehender ungefähren Verteilung der Sichtungskategorien:

- Kategorie T1: 20%
- Kategorie T2: 20%
- Kategorie T3: 40%
- Kategorie T4: 20%

Dabei ist zu bedenken, dass die Sichtung ein dynamischer Prozess ist. Dies bedeutet, dass die Einstufung der Patienten in die Kategorien unter Beachtung der an der Einsatzstelle vorhandenen Infrastruktur durchzuführen und kontinuierlich deren Änderungen anzupassen ist. Eine Änderung der Lage bzw. des Zustandes des Patienten beeinflusst somit unter Umständen auch immer die jeweilige Sichtungskategorie.

Sichtungskategorie T1 (rot): Sofortige Behandlung

In diese Kategorie fallen alle Patienten, die eine vitale Gefährdung aufweisen, die aber durch sofortige Behandlung zu beheben sein wird. Die durchzuführenden Maßnahmen richten sich dabei nach den therapeutischen und personellen Möglichkeiten sowie nach dem zur Verfügung stehenden Material.

Sichtungskategorie T2 (gelb): Dringende Behandlung

Der Patient ist schwerverletzt, bedarf auch dringend der medizinischen Intervention, befindet sich aber zurzeit nicht in einem vitalgefährdeten Zustand. Auch hier richtet sich der Zeitpunkt der Behandlung nach dem Gesamtpatientengut, den eigenen personellen Ressourcen und dem Verletzungsmuster.

Sichtungskategorie T3 (grün): Spätere Behandlung

Es handelt sich um leicht- oder unverletzte Patienten. Diese bedürfen einer nur geringen medizinischen Versorgung, es besteht keinerlei Lebensgefahr. Weiterhin können hier Personen eingestuft werden, die betreut werden müssen.

Sichtungskategorie T4 (blau): Betreuende Behandlung

Patienten, die aufgrund ihrer Verletzungsschwere und unter Beachtung der Gesamtlage wahrscheinlich das Geschehen nicht überleben werden. Ebenso wenig ist es möglich, ihren Zustand so zu stabilisieren, dass sie sicher transportieren werden können. Die Versorgung der Patienten beschränkt sich daher auf Schmerztherapie und Betreuung sowie, wenn sinnvoll und möglich, auf seelsorgerische Begleitung. Wie in keiner anderen Sichtungskategorie hängt hier die Einstufung vom Ausmaß der Schadenslage und den eigenen zur Verfügung stehenden Mitteln ab.

Die Patienten werden in die Kategorien T1 oder T2 aufgenommen, sobald dazu die infrastrukturellen Möglichkeiten (z.B. ausreichende Anzahl von Notärzten) vorhanden sind oder sich der Zustand des Patienten gebessert hat.

Dokumentation bei der Sichtung

Die Dokumentation bei der Sichtung ist integrativer Bestandteil des Sichtungsvorganges. Folgende Hilfsmittel für die erfolgreiche Patientendokumentation sollten angewendet werden:

Nummern-Code

Bei einem Mischsystem aus Namen und Nummern kommt es schnell zu Missverständnissen. Ein Nummern-Code sollte folgende Eigenschaften besitzen: eindeutige Zuordnung zum Sichtungsteam, Quittiermöglichkeit durch den Sichtungsarzt, eindeutige Zuordnung zum jeweiligen Patienten.

Der Nummern-Code muss verwechslungsfrei am Patienten angebracht werden. Es bietet sich dazu die Beschriftung eines Unterarmes oder der Stirn mit einem wasserfesten dicken Filzstift an. Der gleiche Code muss auch wieder auf Wertsachen und Kleidersäcken des Patienten, den Laborröhrchen, der Verletztenanhängekarte, dem Protokollbogen Sichtung und dem Protokollbogen Transport zu finden sein.

Protokollbogen Sichtung bzw. Protokollbogen Transport

Ein solcher Bogen sollte grundsätzlich geführt werden, um nach dem Einsatz bzw. während des Einsatzes überprüfen zu können, ob ein Patient noch auf dem Behandlungsplatz ist oder bereits den Behandlungsplatz in Richtung Zielklinik verlassen hat. Am Einsatzende müssen die Bögen, die am Sichtungspunkt geführt wurden, die gleichen Patienten enthalten wie die vom Transport-Leiter geführten Bögen. Die einzige zulässige Abweichung sind auf dem Behandlungsplatz verstorbene Patienten.

Sichtungskennzeichnung

Ein in Skandinavien bewährtes System sind Taschen mit farbigen Kunststoffmarkierungskarten für die Patienten der jeweiligen Sichtungskategorie. Optisch ist auch bei schlechten Lichtverhältnissen die Sichtungsgruppe leicht erkennbar:
- Rote Karte (T1): Sofortige Behandlung
- Gelbe Karte (T2): Dringende Behandlung
- Grüne Karte (T3): Spätere Behandlung
- Blaue Karte (T4): Betreuende Behandlung.

Diese Taschen können bei der jeweiligen ärztlichen Sichtung mit einem Kabelbinder am Handgelenk des Patienten befestigt werden. Bei einer Änderung der Sichtungskategorie wird die Karte in der Tasche ausgewechselt.

Begleitkarte

Neben der Registrierung von Evakuierten kann diese Karte auch als Karteikarte zur Überwachung der Lebensmittel- oder Kleiderausgabe genutzt werden. Ferner sollte sie auch als Ausweis zum Betreten und Verlassen von Auffangstellen benutzt werden.

Ausweisbezugskarte

Diese Karte wird von den Einsatzkräften des Betreuungsdienstes bei der Essensausgabe bzw. der Zuteilung von Notunterkünften ausgegeben. Das Original der Karte bleibt als Ausweis beim Betroffenen. Der erste Durchschlag geht zur Auskunftsstelle, die grüne Karte bleibt als Karteikarte bei der Leitung der Notunterkunft, die rosa Karte wird als Essensmarke benutzt.

37.1.9 Aufgaben des Organisatorischen Leiters Rettungsdienst

Die Aufgaben des Organisatorischen Leiters Rettungsdienst liegen ausschließlich im organisatorisch-taktischen Bereich und stellen sich wie folgt dar:
- Beurteilung der Schadenslage unter taktischen Gesichtspunkten
- Einrichten der Kommunikationsverbindungen (an der Einsatzstelle/zur Leitstelle)
- Abwicklung des Funkverkehrs Einsatzstelle – Leitstelle/Einsatzstelle – ÖEL
- Koordination der personellen Ressourcen
- Koordination der materiellen Ressourcen
- Koordination der Rettungsmittel
- Organisation der Versorgungsplätze und Bereitstellungsräume
- Dokumentation des gesamten Einsatzablaufes
- Zusammenarbeit mit beteiligten Organisationen
- Transportplanung der Verletzten/Krankenhausplanung.

Alle Aufgaben erfordern zu deren effektiver Bewältigung die enge Zusammenarbeit mit dem Einsatzleiter der Feuerwehr und dem Leitenden Notarzt sowie einer eventuell vor Ort eingerichteten Örtlichen Einsatzleitung oder einer Technischen Einsatzleitung.

37.2 Katastrophenmedizin

Aufgaben des Bundes

Die Konzepte des Sanitätsdienstes im Katastrophenschutz waren bis zu Beginn der neunziger Jahre letztlich im Gesamtkontext der Zivilverteidigung zu sehen. Vor dem politischen Zusammenbruch des Ostblocks am Ende der achtziger Jahre waren diese Überlegungen im Sinne einer staatlichen Krisenvorsorge gedacht. Diese setzten allerdings einen zeitlichen Vorlauf voraus

(Art. 115 GG), der Tage bis Wochen betragen konnte. Grundsätzlich fällt jedoch der **Katastrophenschutz** in der Bundesrepublik in die originäre Zuständigkeit der sechzehn Bundesländer. Dies bedeutet, dass jedes der Bundesländer seine eigenen Konzepte zur Bewältigung von Großschadenslagen entwickelt bzw. entwickelt hat. Der Bund beteiligt sich am sanitätsdienstlichen Katastrophenschutz nur noch insofern, als er den Ländern vom Bund beschaffte Fahrzeuge und Ausrüstungen für den Katastrophenschutz zur Verfügung stellt und einen Teil der Personalkosten trägt.

Regelungen der Länder

Die Regelungen der Länder unterscheiden sich zum Teil wesentlich. Die rettungsdienstliche Regelversorgung ist in allen Ländern in den Landesgesetzen über den Rettungsdienst sowie den Notfall- und Krankentransport (RettDG, LRDG) geregelt (> Kap. 38). Je nach Bundesland sind die Strukturen zur Bewältigung einer Katastrophe im Landesgesetz über den Brandschutz, die Allgemeine Hilfe und den Katastrophenschutz (LBKG) sowie die anhängigen Dienstvorschriften festgeschrieben.

Unter dem Begriff **Allgemeine Hilfe** versteht man das gesamte Spektrum der möglichen Hilfeleistungen außer Brandschutz. So ist auch der Sanitätsdienst neben der technischen Hilfe und dem Chemie- und Strahlenschutz (CuS) ein Teil der Allgemeinen Hilfe. Die Mitarbeit im Rahmen der Allgemeinen Hilfe beruht auf einer erklärten Bereitschaft der jeweiligen Hilfsorganisationen, im Sinne des LBKG Aufgaben zu übernehmen. Nach allen Landeskatastrophenschutzgesetzen sind die Kreise bzw. kreisfreien Städte für die überörtliche Allgemeine Hilfe zuständig. Üblicherweise sind somit Landrat, Kreisdirektor, Oberbürgermeister, Oberstadtdirektor oder ein Beauftragter der **Einsatzleiter für die überörtliche Gefahrenabwehr**. Da in der Regel der Landrat kein Fachmann in Sachen Katastrophenschutz ist, wird er einen Beauftragten ernennen. In den meisten Fällen ist dies der ranghöchste Feuerwehrdienstgrad des Landkreises (z.B. Kreisfeuerwehrinspektor oder Kreisbrandmeister, Leiter einer Berufsfeuerwehr o.Ä.). Mit dem Kernsatz, dass der Einsatzleiter nach pflichtgemäßem Ermessen die zur Gefahrenabwehr notwendigen Maßnahmen veranlasst, sind die Befugnisse sehr allgemein gehalten. Durch diese gesetzliche Formulierung wird dem Einsatzleiter ein Maximum an Flexibilität bei der Arbeit in einer konkreten Einsatzsituation eingeräumt. Die Frage der jeweiligen Einsatzleitung wird im Rahmenalarm- und Einsatzplan (RAEP) konkretisiert. Hier werden u.a. die Aufgaben der einzusetzenden Führungskräfte bestimmt.

37.2.1 Definition einer Katastrophe

Im eigentlichen Wortsinn bedeutet Katastrophe eine Wendung, eine tief greifende Veränderung der Lebensgrundlage der betroffenen Gruppe. Um mit den Begriffen im Bereich des Katastrophenschutzes umzugehen, ist eine klare Definition nötig.

MERKE

Eine Katastrophe ist ein in der Regel unerwartetes Ereignis, das aber so viele Personen- und/oder Sachschäden verursacht, dass die vorhandenen personellen und materiellen Mittel der betroffenen Gemeinschaft überfordert sind und Hilfe von außen notwendig ist.

Bei der konsequenten Anwendung der Begriffsdefinitionen wird klar, dass im Allgemeinen die **Unterscheidung zwischen Großschadenslage und Katastrophe** nicht mit numerischen Größen fassbar ist, sondern eine Funktion von örtlichen bzw. regionalen Gegebenheiten, der Infrastruktur, insbesondere der rettungsdienstlichen Ressourcen und dem Ausmaß der Zerstörung wirtschaftlicher und sozialer Gefüge ist.

Die meisten Bundesländer gehen davon aus, dass sich der Katastrophenfall aus einer Großschadenslage entwickelt. Da es nicht sinnvoll ist, bestehende Strukturen der Großschadenslage zu deinstallieren, um die Strukturen des Katastrophenschutzes an deren Stelle zu setzen, belässt man diese und ergänzt sie nach den Katastrophenschutzgesetzen der Länder. In diesem Fall findet man Strukturen und Begriffsbestimmungen der Großschadenslage (z.B. LNA) und der Katastrophe nebeneinander. Ziel aller Maßnahmen der Vorbereitung, der Übung und der Einsatzführung muss es sein, dass die Katastrophendefinition möglichst spät zur Anwendung kommt, dass also in Bezug auf den Patienten die individualmedizinischen Behandlungsprinzipien möglichst lange beizubehalten sind.

Katastrophenmedizin und **Individualmedizin** im alltäglichen RD arbeiten zwar mit ähnlichen Methoden, die Ziele sind jedoch andere. Steht bei der Rettungsmedizin der einzelne Patient im Mittelpunkt der Tätigkeit, ist es bei der Katastrophenmedizin die betroffene Gruppe. Es ist nahe liegend, dass es durch den relativen oder absoluten Mangel an Personal und/oder Material nur möglich sein kann, die vorhandenen Ressourcen sinnvoll und gerecht unter den Betroffenen aufzuteilen.

Aus einsatztaktischen Gründen unterscheidet man **abgeschlossene Katastrophen**, z.B. Einstürze, Flugzeugabstürze oder Bahnunfälle, und **nicht abgeschlossene Katastrophen**, z.B. Brände, Hochwasserlagen, Giftgasemissionen etc. Diese Unterscheidung sagt jedoch nichts über das Maß der Eigengefährdung der Helfer aus. Auch bei abgeschlossenen Schadensereignissen können Helfer erheblich gefährdet sein. Häufig gehen Katastrophen auch mit einer Zerstörung oder Beeinträchtigung der gewohnten Infrastruktur einher.

MERKE

Ziel jeder Katastrophenhilfe, insbesondere der medizinischen, ist es, die bestmögliche Hilfe für die größtmögliche Zahl Betroffener zur rechten Zeit am richtigen Ort zu leisten, damit möglichst viele Betroffene überleben.

Ablaufphasen einer Katastrophe

Phase 1: Isolation

Eine organisierte Hilfe ist noch nicht möglich. Die Hilfe ist spontan und unkoordiniert. Der Verletztentransport wird improvisiert, eine adäquate Versorgung ist Zufall. Diese Phase kann je nach Ausprägung des Gesamtereignisses einige Minuten bis Stunden dauern.

Phase 2: Retten

Es steht der Einsatz geschulter Helfer im Vordergrund. Dieses bedeutet den Einsatz von RD, LNA, SEG, Zügen des Katastrophenschutzes und vergleichbarer Strukturen, die koordinierte Hilfe leisten. Diese Phase kann Stunden bis Tage dauern.

Phase 3: Wiederherstellung

In diese Phase der Katastrophe fällt die Wiederherstellung der regionalen Infrastruktur, z.B. der Wiederaufbau von Krankenhäusern nach Erdbeben. Die Phase Wiederherstellung kann Tage bis Jahre in Anspruch nehmen.

Wichtige Begriffe

Einsatzabläufe werden oft durch Missverständnisse empfindlich gestört. Um dieses zu vermeiden, werden an dieser Stelle zunächst einige Begriffe erläutert.

Der **Rettungsort** ist der Ort, an dem ein Verletzter befreit werden musste. Er ist meist mit dem **Schadensort** identisch, kann aber auch z.B. bei Giftgasemissionen ein anderer sein.

Die **Patientenablage** ist eine Sammelstelle im oder am Schadensort, um die Geschädigten möglichst rationell, also in Gruppen, einer weiteren Versorgung zuzuführen. Die Maßnahmen beschränken sich auf lebensrettende Sofortmaßnahmen.

Der **Behandlungsplatz** ist ein Platz, der bei größeren Schadensereignissen von qualifiziertem Personal mit geeignetem Material besetzt sein muss. Er dient als Puffer zwischen dem Schadensgebiet und den nachgeordneten Krankenhäusern.

Der **Sichtungsplatz** bezeichnet einen Platz, an dem die ärztliche Sichtung durchgeführt wird. Diesen findet man üblicherweise am Platz der ersten ärztlichen Hilfe, am Behandlungsplatz oder im Aufnahmekrankenhaus.

Der **Rettungsmittelhalteplatz** ist ein Bereitstellungsraum für NAW, RTW und KTW. Dieser Bereitstellungsraum dient dazu, die Anfahrt zu zentralisieren und gleich den unkoordinierten Abtransport zu verhindern. Nur die aktuell benötigten Fahrzeuge werden abgerufen. Gleiches gilt für den einzurichtenden Hubschrauberlandeplatz.

37.2.2 Leitungsebenen des Katastrophenschutzes

Die **Katastrophenschutzleitung** (KSL) ist der zuständige Führungsstab in der jeweils zuständigen Behörde (Landratsamt, Bezirksregierung, Innenministerium). Zur Katastrophenschutzleitung gehören auch Vertreter von Polizei, Versorgungsbetrieben, dem Gesundheitsamt, Sanitätsorganisationen oder der Forstbehörde. Die **Technische Einsatzleitung** (TEL) koordiniert den Einsatz am bzw. im Schadensgebiet. Sinnvollerweise leitet diejenige Führungskraft die TEL, deren Einheit am stärksten in der Gefahrenabwehr der konkreten Situation beteiligt ist. Die **Sanitätseinsatzleitung** (SEL) ist ein unabhängiger Führungsstab des Sanitätsdienstes. Sie arbeitet partnerschaftlich mit der TEL und der Leitstelle zusammen. Sie hat somit einen ähnlichen Status wie die Führungsstellen der Polizei und wird in der Regel mindestens vom LNA und dem **Organisatorischen Leiter (OrgL)** gebildet. Alle Sanitätskräfte sind ausschließlich der SEL unterstellt.

37.2.3 Einsatzablauf bei einer Katastrophe

Die Vorlaufzeit, bis der Katastrophenschutz griff, dauerte bis Anfang der neunziger Jahre Tage. Nach der Neuordnung des Katastrophen- und Zivilschutzes mit u.a. Institutionalisierung von flächendeckenden Schnelleinsatzgruppen konnte dieses Intervall auf Minuten bis Stunden verkürzt werden.

Wie der Ablauf einer Katastrophe beeinflusst werden kann, ist in den einzelnen Katastrophenschutzgesetzen der Länder beschrieben. Hier wird beispielhaft eine Möglichkeit dargestellt. Um den Einsatz zu strukturieren, ist er in verschiedene Aufgabenfelder mit einem jeweilig verantwortlichen „Leiter" gegliedert.

Aufgabenfeld: Schadensgebiet

Im Einsatz wird zunächst der **Leiter Rettung** für das Aufgabenfeld Schadensgebiet ernannt. Diese Führungskraft ist für die Verbringung der primär geretteten Betroffenen zum Behandlungsplatz verantwortlich. Ferner muss er im bzw. am Schadensgebiet Patientenablagen organisieren. Dabei ist eine enge Absprache mit der Einsatzleitung notwendig, um eine Gefährdung der sanitätsdienstlichen Einsatzkräfte im Schadensgebiet zu vermeiden. Sollte es zu einer plötzlichen Gefährdung des eingesetzten Personals kommen, findet der sofortige Rückzug unter Zurücklassung des Materials statt. Die direkte Arbeit im Schadensgebiet ist meistens notwendig, die Tätigkeit in einem gefährdeten Bereich (z.B. bei Einsturzgefahr, Erstickungsgefahr usw.) ist zu vermeiden.

Da der Leiter Rettung mit seinem Team vor Ort tätig ist, kann er auch am besten beurteilen, welche weiteren Kräfte und welches Material zur Befreiung und Erstversorgung im Sinne der lebensrettenden Sofortmaßnahmen notwendig ist. Dazu dürfen jedoch nicht von anderen Aufgabenbereichen Personal und Material abgezogen werden, sondern es müssen Reservekräfte eingesetzt werden.

Es ist sinnvoll, bereits am Auffindeort der Patienten eine **erste Sichtung** durchzuführen. Aus Mangel an qualifiziertem Personal ist es jedoch auch möglich, die Erstsichtung später am Behandlungsplatz durchzuführen. Dennoch gilt, dass Schwerverletzte vor Leichtverletzten zum Behandlungsplatz transportiert werden.

In einer Einsatzsituation mit erheblichen **Zusatzgefahren**, z.B. bei Bahnunfällen in verqualmten Tunnelstrecken, wird nach dem Grundsatz verfahren, dass der erste Patient als Erster versorgt wird. Bei Unfällen mit Bussen, Zügen usw. ist oft die primäre Rettung von Leichtverletzten notwendig, um an eingeklemmte und schwer Verletzte zu gelangen. Einsatztaktisch ist es sinnvoll, im Schadensgebiet wenige RS/RA und Notärzte einzusetzen, da diese qualifizierten Kräfte auf dem Behandlungsplatz dringend gebraucht werden. Sie sollten im Schadensgebiet eher die Kontrolle über die Einsatzkräfte mit geringerer Qualifikation übernehmen. Ihre Aufgabe ist die Durchführung qualifizierter lebensret-

tender Maßnahmen bei eingeklemmten Patienten, also die Anlage von Infusionen, Intubation oder Schmerzbekämpfung.

Die **Aufgaben des Leiter Rettung** lassen sich folgendermaßen zusammenfassen:

- Verantwortlichkeit für den Eigenschutz des Teams
- Festlegung der Arbeitsschwerpunkte (z.B. Stabilisierung eingeklemmter Patienten, erste Sichtung, Aufbau von Patientenablagen)
- Personal- und Materialanforderung zur schonenden Rettung von Patienten
- Personal- und Materialanforderung für die Durchführung lebensrettender Sofortmaßnahmen
- Aufbau einer effektiven Kommunikation mit der Einsatzleitung: Um Verwirrung und eine Überlastung des Funkverkehrs zu vermeiden, empfiehlt es sich, die Funkkommunikation vor Ort auf einer anderen Frequenz zu betreiben als die Kommunikation mit der Einsatzleitung.
- Einsatz und Überwachung des eingesetzten Personals
- regelmäßige Information der Einsatzleitung über den Stand der Rettungsarbeiten
- Meldung an die Einsatzleitung, wenn die Rettungsarbeiten beendet sind
- regelmäßige Absprache mit den übrigen Leitern der benachbarten Einsatzabschnitte

Aufgabenfeld: Behandlungsplatz

Das Aufgabenfeld Behandlungsplatz wird vom **Leiter Behandlungsplatz** wahrgenommen. Dieser etabliert seinen Einsatzabschnitt praktisch zeitgleich mit dem Leiter Rettung. Er sorgt dafür, dass ein geeigneter Platz bzw. geeignete Räumlichkeiten für einen Behandlungsplatz zur Verfügung stehen. Der Behandlungsplatz ist die einzige Möglichkeit, bei einer Katastrophe die Patienten mit vergleichsweise geringem Personalaufwand den Umständen entsprechend zu versorgen. Je nach der Größe der Schadenslage kann man einen Behandlungsplatz nur in zwei **Versorgungsabschnitte** für Leicht- und Schwerverletzte teilen, oder es kann die klassische Vierteilung des Behandlungsplatzes gewählt werden.

Der Leiter Behandlungsplatz setzt sein Team einschließlich der Ärzte für seinen Aufgabenbereich eigenständig sinnvoll ein. Er informiert die Einsatzleitung über den Fortgang der Arbeit und kommuniziert direkt mit den Leitern Rettung und Transport. Es ist für die Sichtungsentscheidung und letztlich auch für die Behandlung der Patienten von großer Wichtigkeit, dass die Veränderung der Lage den verantwortlichen Ärzten und dem Leiter Behandlungsplatz aktuell mitgeteilt wird.

Natürlich muss er auch der Einsatzleitung mitteilen, wann der erste Patient am Behandlungsplatz ankommt und der letzte abtransportiert wurde.

Aufgabenfeld: Transportkoordination

Das Aufgabenfeld Transportkoordination beinhaltet die Tätigkeit nach der Versorgung der Patienten. Sobald die Patienten zum Transport vorbereitet sind, fallen sie in den Aufgabenbereich des **Leiters Transport**. Diesem Abschnittsleiter kommt eine hohe Verantwortung zu. Nach Absprache mit einem Arzt legt er die genaue Transportreihenfolge, das Transportziel und das geeignete Transportmittel fest.

Der Leiter Transport darf nur den Transport für Patienten der Sichtungsgruppen T2 und T3 freigeben! Patienten der Sichtungsgruppen T1 und T4 sind definitionsgemäß zunächst noch nicht oder nur bedingt transportfähig.

In Absprache mit dem Leiter Transport informiert die Einsatzleitung die aufnehmenden Krankenhäuser. Aufnahmekapazitäten von Krankenhäusern müssen ihm sofort von der Einsatzleitung mitgeteilt werden. Einsatzfähige Transportmittel sprechen direkt den Leiter Transport an. Letztlich stellt er eine „Leitstelle" vor Ort dar. Je nach Umfang der Aufgabe kann es sinnvoll sein, dass der Leiter Transport Unterführer mit Detailaufgaben betraut. Diese Unterführer sind dann für den Krankenkraftwagenhalteplatz, den Hubschrauberlandeplatz und die Kommunikation verantwortlich. Sie unterstehen direkt dem Leiter Transport.

Zusammengefasst hat der Leiter Transport folgende **Aufgaben:**

- Aufbau und Betrieb eines Krankenwagenhalteplatzes bzw. RTH-Landeplatzes
- Unterhaltung eines Übergabepunktes vom Behandlungsplatz zum Rettungsmittel
- enge Zusammenarbeit mit der Leitstelle und den aufnehmenden Krankenhäusern
- Koordination des Patiententransportes
- Führung der Unterführer in seinem Bereich
- Absprache mit Behandlungsplatz bzw. benachbarten Leitern
- ständige Information der Einsatzleitung.

Aufgabenfeld: Nachschub und Bereitstellung

Das Aufgabenfeld Nachschub und Bereitstellung stellt den letzten Abschnitt für einen optimalen Einsatzablauf dar. Bei größeren Einsätzen ist die Einrichtung eines **Leiters Bereitstellung** unbedingt notwendig. Diese Führungskraft organisiert Bereitstellungsräume für weitere Kräfte und Fahrzeuge. Hierzu gehören Absprachen mit der Polizei bezüglich des Freihaltens von Rettungswegen, der Sperrung und Koordinierung des Luftraumes und anderes mehr. Seine Aufgabe ist es, auf Anforderung der Einsatzleitung die Kräfte zu entsenden. Unter die Koordination des Leiters Bereitstellung sollten alle Kräfte gestellt werden, die nicht direkt unter der Führung von Feuerwehr und Polizei stehen. Es empfiehlt sich, dass während des Einsatzes auch Medienvertreter vom Leiter Bereitstellung und seinem Team betreut werden, um so Störungen im Einsatzgebiet selbst zu vermeiden.

Der **Leiter Nachschub** wird in der Regel Leiter einer Führungsgruppe einer Hilfsorganisation sein. Er ist mit seinem Team für die Versorgung der im Einsatz befindlichen Kräfte zuständig. In Absprache mit der Einsatzleitung müssen von diesem Team Ablösung von Einsatzkräften, die Verpflegung und Versorgung der Einsatzkräfte (z.B. Ersatzkleidung, Verpflegung, ggf. Übernachtungsmöglichkeiten und Ruhebereiche), der Materialersatz, die Beschaffung von Spezialkräften und Geräten, die Versorgung mit Betriebsmitteln (z.B. Treibstoff) und der Transport der Mittel in den Einsatzbereich geplant und durchgeführt werden. Bei sicher und störungsfrei funktionierenden Kommunikationsanbindungen ist es vertretbar, dass der Leiter Nachschub seine Arbeit im Hintergrund, also z.B. in den Räumlichkeiten des Kreisverbandes einer Hilfsorganisation oder der Leitstelle, durchführt.

37.2.4 Sichtung und Registrierung

Eine Sichtung ist zur Versorgung von Patienten bzw. Verletzten immer dann notwendig, wenn ein extremes Missverhältnis zwischen der Zahl der Betroffenen und dem eingesetzten medizinischen Personal und/oder Material besteht. Diese Situation tritt klassischerweise bei Massenanfällen von Verletzten und Katastrophen auf. Die Sichtung ist eine Notmaßnahme; sie dient hauptsächlich der Wahrung der Überlebenschancen möglichst vieler Hilfsbedürftiger. Ein zweites Ziel ist, die Überforderung der Helfer zu vermeiden, die ursächlich für das Zusammenbrechen der gesamten Hilfefähigkeit ist. Die Notwendigkeit der Sichtung endet immer dann, wenn es wieder möglich ist, jeden Patienten nach den Grundsätzen der Individualmedizin zu versorgen. Die Sichtung konzentriert sich auf die schnelle Erfassung von Einzelverletzungen und deren Einfluss auf den Gesamtzustand des Betroffenen. Die Ermittlung der Be-

37

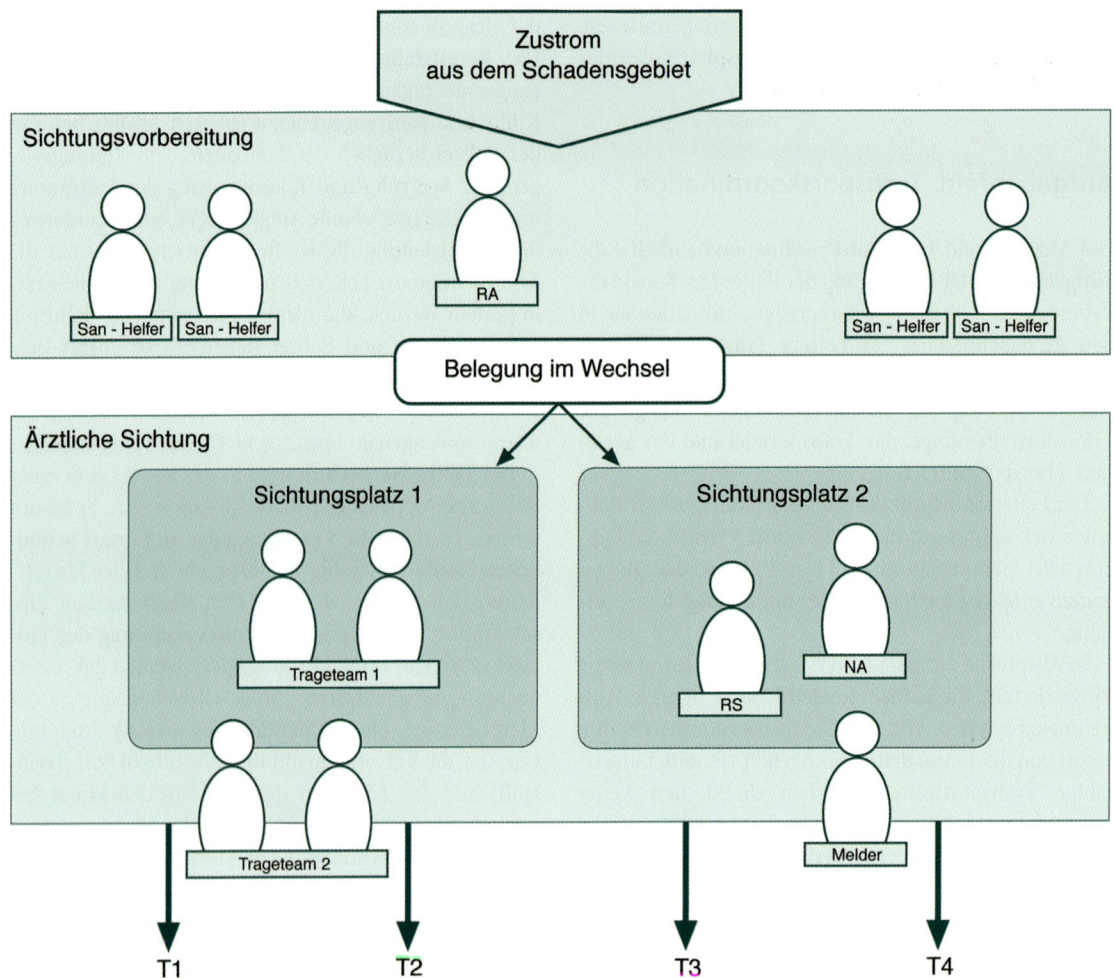

Abb. 37.6 Organisationsablauf im Sichtungsbereich [L108]

handlungs- und/oder Transportdringlichkeit sowie die optimale Nutzung der vorhandenen medizinischen Ressourcen im Sinne einer adäquaten und dem Ausmaß des Schadensereignisses angepassten Versorgung des Patienten sind die Hauptziele der Sichtung.

Sichtungsorganisation

Die Sichtung ist eindeutig eine ärztliche Aufgabe. RS/RA müssen jedoch in der Lage sein, die Organisation der Maßnahme vor, während und nach der Sichtung durchzuführen und zu begleiten. Bei der **Planung eines Sichtungsbereichs** (➤ Abb. 37.6) muss damit gerechnet werden, dass das Sichtungsteam grundsätzlich nicht mit einer homogenen Patientengruppe konfrontiert wird. Neben den verschiedenartigen Verletzungsmustern der einzelnen Betroffenen können folgende Faktoren die Sichtung erschweren:

- Verletzte mit Vorerkrankungen (z.B. KHK, Asthma usw.)
- Patienten extremen Alters (Säuglinge, Kleinkinder, Greise)
- Schwangere
- psychisch oder physisch wenig belastbare Menschen
- Angehörige auf der Suche nach Vermissten
- Vertreter der Medien
- Schaulustige.

Einige **Grundsätze** müssen **für die Funktion des Sichtungsplatzes** unbedingt berücksichtigt werden (➤ Abb. 37.7):

- der Sichtungspunkt als integrativer Bestandteil des Behandlungsplatzes
- deutliche Kennzeichnung des Sichtungspunktes
- eindeutige Vereinbarung und Kennzeichnung von Übergabepunkten
- Einplanung eines Verletztenvorbereitungsraumes vor dem Sichtungspunkt

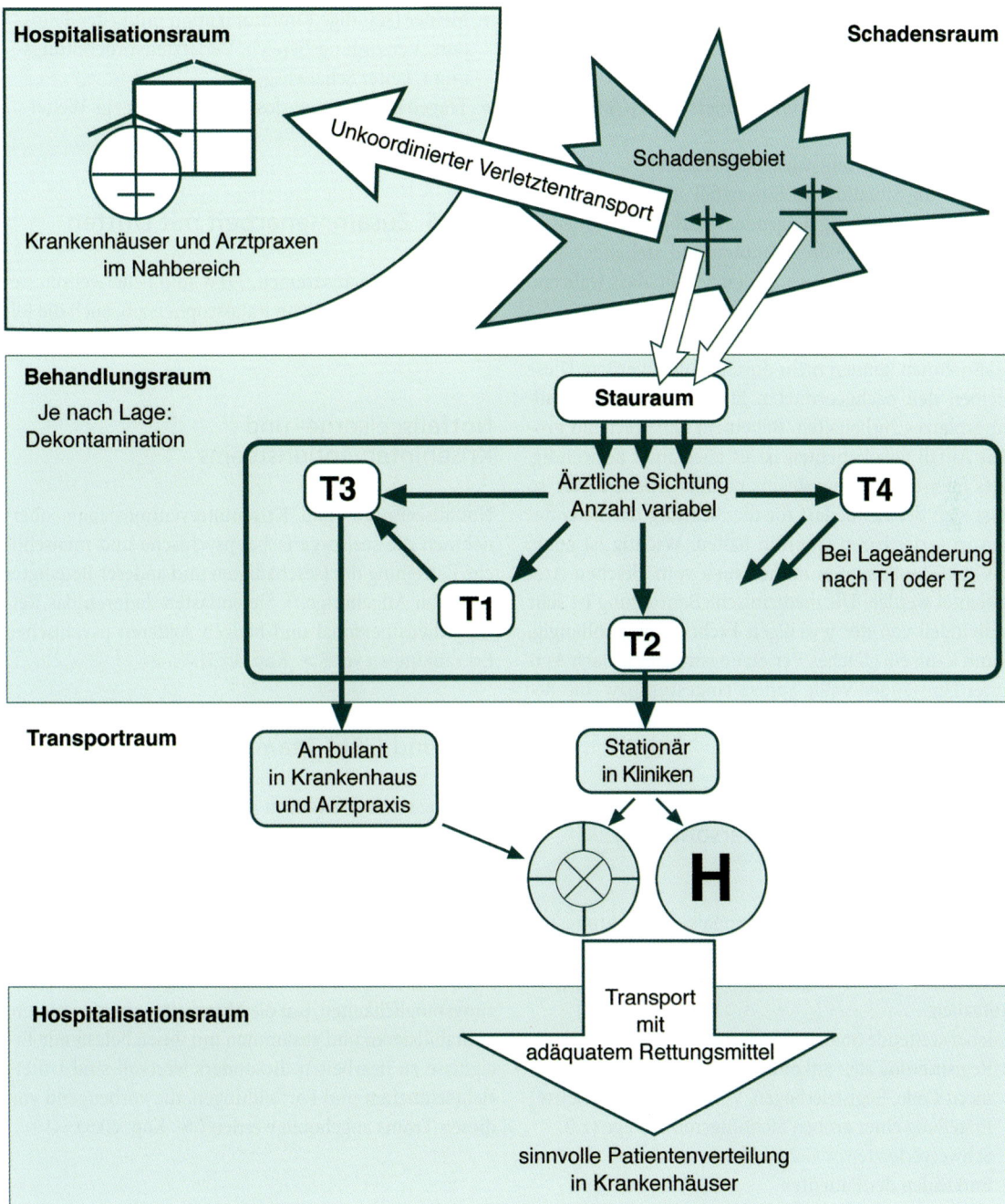

Abb. 37.7 Ablauf der Sichtung [L108]

- Absicherung des Sichtungspunktes durch Sicherheitskräfte
- deutliche Kennzeichnung der Funktionsträger des Teams
- Registrierung aller Betroffenen während der Sichtung
- optisch eindeutige Kennzeichnung der Sichtungskategorie
- bei Nacht adäquate Beleuchtung des Sichtungsbereiches.

Aufgaben des Sichtungsarztes

Bei der Sichtung hat naturgemäß der die Sichtung durchführende Arzt die größte Verantwortung im Team und muss einige Voraussetzungen erfüllen:

- Berufserfahrung in einsatzrelevanter Fachrichtung (z.B. Rettungsarzt, Anästhesist, Chirurg, Pädiater)
- lange Einsatzerfahrung als Notarzt

- gute Fähigkeiten in Menschenführung
- hohe psychische/physische Belastbarkeit
- Ausbildung als LNA
- gute Kenntnis der materiellen/personellen Situation im Einsatzgebiet
- Trainingserfahrung mit seinem Team.

Obwohl die Situation im Einsatzfall stets neu ist, lässt sich für die Sichtung folgender **Zeitbedarf** festlegen: liegender Verletzter drei Minuten und stehender Verletzter eine Minute. Diese Zahlen zeigen, dass während des eigentlichen Sichtungsvorganges nur Zeit für die notwendige ärztliche Untersuchung bleibt. Weitere Maßnahmen können nicht durchgeführt werden. Diese bleiben den nachgeordneten Strukturen des Behandlungsplatzes vorbehalten. Bei einem entsprechend großen Anfall von Patienten ist es aber auch notwendig, dass mehrere Sichtungsteams parallel arbeiten. Nur so lässt sich der Zeitbedarf für die Sichtung der Betroffenen in vertretbaren Grenzen halten. Wichtig ist auch, dass gleiche Patienten immer auch vom gleichen Arzt gesichtet werden. Die medizinische Beurteilung ist sehr individuell von der jeweiligen Fachrichtung abhängig. Somit kann ein gleiches Verletzungsmuster je nach Arzt unter Umständen völlig anders eingestuft bzw. die Bedrohlichkeit der Verletzung unterschiedlich beurteilt werden.

Aufgaben des Sanitätspersonals im Sichtungsbereich

Die Aufgaben des Sanitätspersonals im Sichtungsbereich sind abhängig vom Arbeitsplatz. Am **Arbeitsplatz Verletztenvorbereitungsraum** ergeben sich folgende Aufgaben:
- lebensrettende Sofortmaßnahmen
- Registrierung aller ankommenden Verletzten (Nummern-Code, Registrierbogen, Verletztenanhängekarte)
- Erstellung einer groben Sichtungsreihenfolge (z.B. Schwerverletzte vor Gehfähigen)
- Entkleiden der Patienten
- ggf. Dekontamination
- Wärmeerhaltung (mit Decken)
- Wertsachen registrieren
- Registrierung und Verpacken von Kleidung und Eigentum der Patienten.

Am **Arbeitsplatz Sichtungspunkt** ergeben sich folgende Aufgaben:
- qualifizierte Schreibkraft (Ausfüllen der Verletztenanhängekarte, Ausfüllen des Patientenregistrierbogens, Anhängen der jeweiligen Sichtungskarten [rot, gelb, grün, blau])

- Melder (ständige Kommunikation mit Leiter Transport, Versorgungsbereich, Verletztenvorbereitungsraum, Leiter Schadensgebiet)
- Tragetrupp (reibungsloser Abtransport zur Weiterversorgung).

37.2.5 Zusammenarbeit mit Dritten

Neben Hilfsorganisationen, THW und Feuerwehren stehen zur Bewältigung von Katastrophen z.B. auch die folgenden Institutionen zur Verfügung:

Notfallseelsorge- und Kriseninterventionsteams

Notfallseelsorge- und Kriseninterventionsteams übernehmen die seelsorgerische, psychische und menschliche Betreuung der Geschädigten und anderer Beteiligter (z.B. von Angehörigen). Sie entlasten dadurch das Rettungsdienstpersonal und beugen späteren psychischen Erkrankungen vor (➤ Kap. 40.5).

SBE- und CISM-Teams

Bei belastenden Einsätzen muss neben der eigentlichen Einsatzaufgabe auch immer dem einzelnen Mitarbeiter im Team die Aufmerksamkeit gelten. Grundsätzlich gilt: Ein Einsatz ist erst dann beendet, wenn alle Mitarbeiter die Eindrücke der Einsatzstelle aufgearbeitet und diese für ihr weiteres Leben keine negativen Folgen haben.

SBE- und CISM-Teams haben abgestufte Unterstützungsmöglichkeiten, um die Mitarbeiter zu informieren, zu stabilisieren und zusammen mit ihnen belastende Ereignisse zu bearbeiten. Besonders wertvoll sind Unterrichtseinheiten und Fortbildungen, die vorbeugend von diesen Teams angeboten werden (➤ Kap. 40.5).

Bundeswehr

Feuerwehren der Bundeswehr kommen bis 15 km um den Standort zum Einsatz und sind mit Werkfeuerwehren vergleichbar. Des Weiteren verfügt die Bundeswehr über diverse sanitätsdienstliche Einrichtungen, z.B. Bundeswehrkrankenhäuser, Truppensanitätsdienste mit Sanitätsbereichen, ärztliche Einsatzgruppen (Notfallchirurgie, Anästhesie, Verbrennungsmedizin), Hauptbehandlungsplatzzüge (mit ca. 24 Std. Vorlauf), Heeresflieger, Großraumhubschrauber (CH 53), Lufttransportgeschwader der Luftwaffe, SAR-RTH an Rettungszentren und dem SAR-Kommando an Bundeswehrflugplätzen. Bis auf die regionalen Hilfsmöglichkeiten der Bundeswehr (hier empfiehlt es sich, den örtlich sinnvollen Anforderungsweg vorher festzulegen und mit allen Beteiligten abzustimmen) werden alle anderen Strukturen über die beiden SAR-Leitstellen alarmiert.

Bei der Anforderung von Kräften der Bundeswehr stehen darüber hinaus folgende offiziellen Wege zur Verfügung: Kreisbehörde bzw. Verteidigungskreiskommando und Regierungsbezirk bzw. Wehrbereichskommando.

Bundespolizei

Die Bundespolizei verfügt über Einrichtungen, die bei größeren Schadensereignissen hilfreich sind, z.B. die Fliegerstaffel und die technischen Hundertschaften, deren Möglichkeiten vergleichbar sind mit denen des THW.

Deutsche Telekom AG

Die Deutsche Telekom AG hält in den Bereichen Brandschutzdienst, Bergungsdienst und Sanitätsdienst eigene Hilfeinheiten vor; diese sind primär für den Schutz der eigenen Einrichtungen vorgesehen, leisten auf Anforderung aber auch außerhalb eigener Einrichtungen Hilfe.

Deutsche Bahn AG

Die Bahnfeuerwehren helfen insbesondere bei Bränden und technischen Rettungen im Strecken- und Betriebsbereich. Außerdem verfügt die Deutsche Bahn AG vornehmlich auf ICE-Strecken über so genannte Rettungszüge. Diese sind in der Nähe von Bundesbahnanlagen ein sinnvolles Mittel zur Patientenversorgung, da in jedem Zug eine autarke Versorgung von mehr als 30 Patienten möglich ist. Aktuelle Standorte solcher Rettungszüge sind Mannheim, Stuttgart, Würzburg, Fulda, Kassel und Hildesheim.

Rettungshundestaffel

Das Team Hund und Rettungshundeführer ist universell einsetzbar. Die klassischen Einsatzindikationen für Rettungshunde sind Flächensuche (z.B. Suche nach Menschen in unübersichtlichem Gelände wie Wälder, Dunkelheit, nach Verkehrsunfällen usw.), Trümmersuche (z.B. Suche nach Menschen in Trümmern nach Explosionen, Einstürzen, Erdbeben usw.), Lawinensuche (z.B. Einsatz nach Lawinenabgängen) und Wassersuche (z.B. Suche aus dem Boot in stehenden oder fließenden Gewässern). Um einen Rettungshund sinnvoll einsetzen zu können, muss an der Einsatzstelle die Entscheidung frühzeitig gefasst werden, Hunde einzusetzen. Dieses begründet sich aus folgenden Überlegungen:
- Irritation des Hundes durch Helferspuren
- unsinnige, weil vergebliche Erstsuche durch Menschen
- Einsatzvorlaufzeit der Hundestaffel

━━ Wiederholungsfragen ━━

1. Wie grenzen Sie den rettungsdienstlichen Großschadensfall und die Katastrophe definitionskonform voneinander ab (➤ Kap. 37.2.1)?
2. Welche besondere Führungsorganisation muss im Rahmen eines Großschadensfalls greifen (➤ Kap. 37.1.3)?
3. Welche Aufgabenstellung hat ein Leitender Notarzt im Rahmen eines rettungsdienstlichen Großschadensfalls (➤ Kap. 37.1.7)?
4. Welche typischen Plätze sind im Rahmen der Organisation eines Großschadensfalls einzurichten und warum sind diese Strukturen notwendig (➤ Kap. 37.1.3)?
5. Welche Bedeutung kommt der Registrierung sowohl im Großschadensfall als auch im Rahmen der Katastrophe zu (➤ Kap. 37.1.4, ➤ Kap. 37.2.4)?
6. Warum muss bei einem Großschadensfall eine besondere Kommunikationsstruktur aufgebaut werden und wie sollte diese aussehen (➤ Kap. 37.1.5)?
7. Welche Phasen durchläuft ein rettungsdienstliches Großschadenereignis und welche Phasen durchläuft eine Katastrophe (➤ Kap. 37.1.7, ➤ Kap. 37.2.1)?
8. Welche Aufgaben kann der RA/RS als Führungsgehilfe des Leitenden Notarztes übernehmen (➤ Kap. 37.1.7, ➤ Kap. 37.2.3)?
9. Welche Aufgaben hat der OrgL im Rahmen einer Großschadenslage (➤ Kap. 37.1.9)?
10. Welche wichtigen Begriffe kennen Sie aus dem Bereich des Katastrophenschutzes und wie sind diese zu beschreiben (➤ Kap. 37.2.1)?
11. Welche Bedeutung kommt der Sichtung sowohl im Rahmen einer rettungsdienstlichen Großschadenslage als auch im Rahmen der Katastrophe zu und wer führt die Sichtung durch (➤ Kap. 37.1.7, ➤ Kap. 37.2.4)?

E Berufskunde

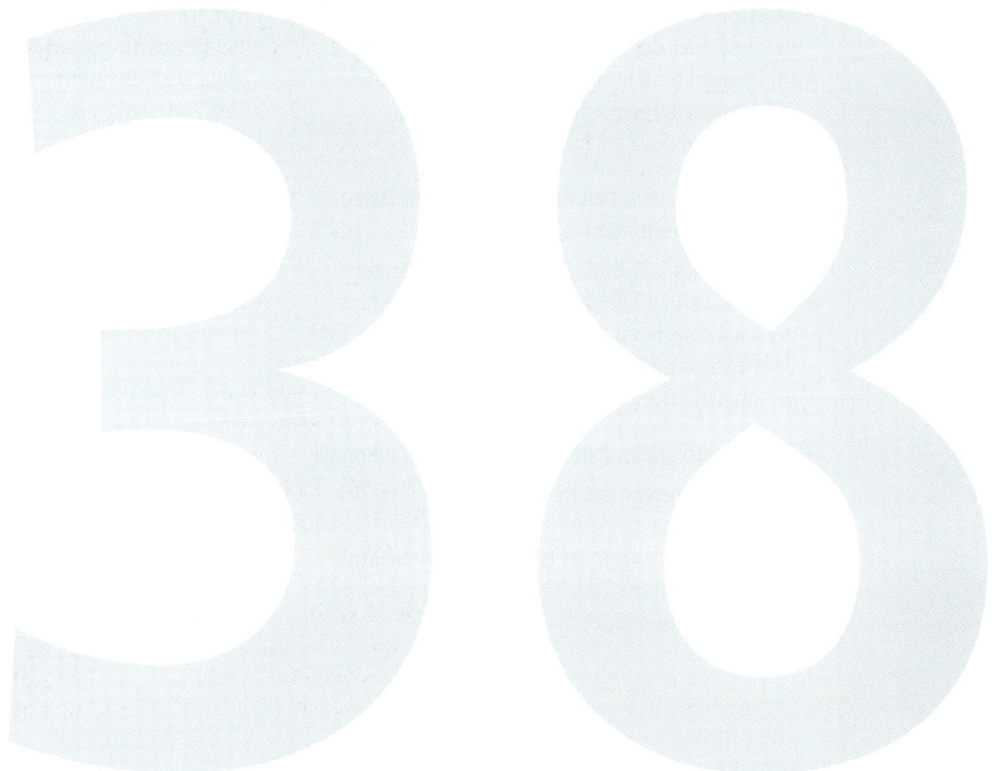

38

38.1 Allgemeine rechtliche Grundlagen

- Der Bund regelt nur Teilbereiche des RD im Seeaufgabengesetz, Luftverkehrsgesetz und im Sozialgesetzbuch VII.
- Die Bundesländer haben die Gesetzgebungskompetenz für die Rettungsdienste.
- Kernaufgaben des RD sind Notfallrettung und qualifizierter Krankentransport.

38.2 Gesetzliche Grundlagen der Berufsausübung

38.2.1 Rechtliche Stellung des Rettungsdienstpersonals

- Rettungsfachpersonal ist meist angestellt tätig.
- Wichtige Pflichten des Rettungsfachpersonals sind die Arbeitspflicht und die Verschwiegenheitspflicht.
- Wichtige Pflicht des Arbeitgebers ist die Fürsorgepflicht.

38.2.2 Strafrechtliche Verantwortung

- Rettungsfachpersonal nimmt beim Einsatz eine Garantenstellung nach § 13 StGB ein.
- Das Verbot der unterlassenen Hilfeleistung nach § 323c StGB richtet sich an jedermann.
- Es gilt ein subjektiver Verschuldensmaßstab.

38.2.3 Zivilrechtliche Haftung

- Bei Amtshaftungsansprüchen haftet der Träger des RD für Fehler des Personals.
- Im Übrigen besteht die Möglichkeit zum Haftpflichtversicherungsschutz.
- Für Schäden des ZDL haftet der Bund.

38.2.4 Zusammenarbeit mit dem Arzt und Delegation ärztlicher Leistungen

- Das Rettungsfachpersonal ist Helfer des Arztes.
- Der Arzt kann Maßnahmen an das Rettungsfachpersonal delegieren. Ihn trifft die Anordnungs- und Überwachungsverantwortung, das Rettungsfachpersonal die Durchführungsverantwortung.

38.2.5 Notkompetenz des Rettungsdienstpersonals

- Die Notkompetenz des RD-Personals schützt den Notfallpatienten bei Fehlen des Notarztes.
- Die Voraussetzungen des Handelns und die Maßnahmen im Rahmen der Notkompetenz müssen sorgfältig dokumentiert werden.

38.2.6 Schweigepflicht, Dokumentation und Datenschutz

- RD-Personal unterliegt nach § 203 StGB der Schweigepflicht.
- Der Schweigepflicht stehen Offenbarungspflichten u.a. nach § 138 StGB gegenüber.
- Eine Offenbarung ist außerdem gerechtfertigt nach Einwilligung oder mutmaßlicher Einwilligung des Patienten sowie nach Güterabwägung bei Gefahr für den RS/RA, den Patienten oder Dritte.

38.2.7 Arzneimittel, Betäubungsmittel und Medizinprodukte

- Die Bevorratung unterliegt dem AMG.
- Die unmittelbare Verabreichung von Medikamenten durch den Notarzt oder im Rahmen der Notkompetenz durch RA ist nicht verschreibungspflichtig.
- Das RD-Personal darf unbefugten Dritten keine Arzneimittel überlassen.
- Betäubungsmittel unterliegen den Vorschriften des BtMG und der BtMVV.
- Anwender von Medizinprodukten müssen das MPG und die MPBetreibV beachten.

38.2.8 Reanimation, Suizidversuch, Transportverweigerung und Großschadensereignis

- Der RD ist zur Reanimation verpflichtet, wenn nicht sichere Todeszeichen vorliegen.
- Bei Bewusstlosen wird eine mutmaßliche Einwilligung zur Behandlung angenommen.
- Der Todeswille eines Suizidenten ist für den RD unbeachtlich.
- Die Ablehnung eines Hilfsangebots eines willensfähigen Patienten muss nach ärztlicher Aufklärung des Patienten respektiert werden, wenn der Therapieunwillige kein Suizident ist.
- Zur Gefahrenabwehr kann der RD polizeiliche Hilfe in Anspruch nehmen.

38.2.9 Regelungen für den Straßenverkehr

- Wer einen Krankenkraftwagen fährt, muss gemäß § 48 FeV eine Fahrerlaubnis zur Fahrgastbeförderung und Ortskenntnisse besitzen, sofern kein Ausnahmetatbestand greift. Ein solcher Ausnahmetatbestand begünstigt u.a. die Feuerwehren und die nach Landesrecht anerkannten Rettungsdienste.

- § 35 StVO räumt Fahrzeugen des RD Sonderrechte ein.
- § 38 StVO regelt den Einsatz von blauem Blinklicht und Einsatzhorn.

38.3 Gesetzliche Grundlagen der Ausbildung

- Das RettAssG regelt die Ausbildung und schützt die Berufsbezeichnung des RA.
- Der RA ist ein Heilhilfsberuf und hat Assistenzfunktion.
- Die Ausbildung zum RS ist durch Verordnungen und Erlasse auf Länderebene geregelt.
- Die Ausbildung zum RH wurde von den Hilfsorganisationen auf 320 Stunden festgelegt. Die Rett-HelfAPO in Nordrhein-Westfalen schreibt 160 Ausbildungsstunden vor.

38.3.1 Gesetz über den Beruf der Rettungsassistentin/des Rettungsassistenten

- Das Bundesministerium für Gesundheit erlässt die Ausbildungs- und Prüfungsverordnung.
- Voraussetzung, die Berufsbezeichnung RA führen zu dürfen, ist ein 1.200-stündiger Lehrgang mit staatlicher Prüfung, eine 1.600-stündige praktische Tätigkeit sowie die körperliche und geistige Eignung. Die Erlaubnis wird von Landesbehörden erteilt.
- Die Anrechenbarkeit anderer Ausbildungen und Tätigkeiten wird in den §§ 8 und 9 RettAssG geregelt. Die Entscheidung über die Anrechenbarkeit trifft die Landesbehörde.
- Das unerlaubte Führen der Berufsbezeichnung RA stellt eine Ordnungswidrigkeit dar.

38.3.2 Stellungnahmen der Bundesärztekammer zur Notkompetenz von Rettungsassistenten und zur Delegation ärztlicher Leistungen im Rettungsdienst

- Die Bundesärztekammer stellt den Arztvorbehalt in der Heilkunde fest.
- Diagnose und therapeutische Entscheidungen kann der Arzt nicht delegieren.
- Der rechtfertigende Notstand und die (mutmaßliche) Einwilligung des Patienten legitimieren die Notkompetenz.
- Der Träger des RD muss die Qualifikation des RA fortlaufend überprüfen und sicherstellen.

38.1 Allgemeine rechtliche Grundlagen

Der RD ist organisierte Hilfe in medizinischen Notfällen. Er ist Teil der Daseinsvorsorge und Gefahrenabwehr. In einigen Lebensbereichen regelt der Bund den RD im Rahmen von Bundesgesetzen:
- Such- und Rettungsdienst in Seenotfällen (Seeaufgabengesetz)
- Such- und Rettungsdienst im Bereich des Luftverkehrs (Luftverkehrsgesetz)
- betriebliche Erste Hilfe (Sozialgesetzbuch VII mit Verweis auf Unfallverhütungsvorschrift BGV A 1 „Grundsätze der Prävention").

Im Übrigen haben die Bundesländer von ihrer Gesetzgebungskompetenz Gebrauch gemacht und **Rettungsdienstgesetze** (RDG) verabschiedet. Diese regeln zum einen den RD als öffentliche Aufgabe und zum anderen die Genehmigungspflicht für Unternehmer, die Leistungen des RD erbringen wollen. Dabei wird der RD überwiegend als wirtschaftliche und funktionale Einheit von Notfallrettung und qualifiziertem Krankentransport verstanden.

Der RD hat die Aufgabe, bei Notfallpatienten am Notfallort lebensrettende Maßnahmen durchzuführen und ihre Transportfähigkeit herzustellen sowie diese Personen unter Aufrechterhaltung der Transportfähigkeit und Vermeidung weiterer Schäden in ein geeignetes Krankenhaus zu befördern (Notfallrettung).

Aufgabe des RD ist es auch, Kranke, Verletzte oder sonstige hilfsbedürftige Personen, die keine Notfallpatienten sind, unter sachgerechter Betreuung zu befördern (qualifizierter Krankentransport).

In mehreren Rettungsdienstgesetzen ist der Intensivtransport bzw. der Interhospitaltransfer ausdrücklich als weitere Aufgabe geregelt.

Zum RD gehört nicht die Durchführung von Krankenfahrten, verstanden als fachlich unbegleitete Patientenbeförderung in nicht hierfür besonders ausgestatteten Fahrzeugen, z.B. Taxis.

Die wichtigsten **landesrechtlichen Regelungen** sind:
- Baden-Württemberg (BW): Gesetz über den Rettungsdienst (RDG)
- Bayern (BY): Bayerisches Rettungsdienstgesetz (BayRDG)
- Berlin (BE): Rettungsdienstgesetz (RDG)
- Brandenburg (BB): Brandenburgisches Rettungsdienstgesetz (BbgRettG)

- Bremen (HB): Bremisches Hilfeleistungsgesetz (BremHilfeG)
- Hamburg (HH): Hamburgisches Rettungsdienstgesetz (HmbRDG)
- Hessen (HE): Hessisches Rettungsdienstgesetz (HRDG)
- Mecklenburg-Vorpommern (MV): Rettungsdienstgesetz (RDG M-V)
- Niedersachsen (NI): Niedersächsisches Rettungsdienstgesetz (NRettDG)
- Nordrhein-Westfalen (NW): Rettungsgesetz NRW (RettG NRW)
- Rheinland-Pfalz (RP): Rettungsdienstgesetz (RettDG)
- Saarland (SL): Saarländisches Rettungsdienstgesetz (SRettG)
- Sachsen (SN): Sächsisches Gesetz über den Brandschutz, Rettungsdienst und Katastrophenschutz (SächsBRKG)
- Sachsen-Anhalt (ST): Rettungsdienstgesetz Sachsen-Anhalt (RettDG LSA)
- Schleswig-Holstein (SH): Rettungsdienstgesetz (RDG)
- Thüringen (TH): Thüringer Rettungsdienstgesetz (ThürRettG)

Die RDG regeln im Einzelnen u.a. die Trägerschaft im öffentlichen RD, vereinzelt die einzuhaltenden Hilfsfristen, die Aufgaben und Anforderungen für Rettungsleitstellen und Rettungswachen, die Besetzung der Rettungsmittel und die Finanzierung des RD.

Wird ein Ärztlicher Leiter des RD bestellt, steht ihm ein weitgehendes Weisungsrecht in medizinischen Fragen gegenüber den am RD Beteiligten zu.

Traditionell **Durchführende** des bodengebundenen öffentlichen RD sind die Hilfsorganisationen DRK, ASB, JUH und MHD sowie insbesondere im nordwestdeutschen Raum auch die Feuerwehren. Ebenso können private Unternehmer in den Rettungsdienst eingebunden werden.

Am Notarztdienst wirken Krankenhausärzte, niedergelassene Ärzte und auch andere Ärztegruppen mit. Überwiegend müssen sie als Qualifikation den Fachkundenachweis Rettungsdienst oder die Zusatzbezeichnung Rettungs- bzw. Notfallmedizin besitzen.

Der Notarztdienst ist seit dem 1. Juli 1997 nicht mehr Bestandteil des Sicherstellungsauftrags der Kassenärztlichen Vereinigungen, soweit Landesrecht nichts anderes bestimmt, wie z.B. in Bayern und in Sachsen-Anhalt. Er wird nunmehr regelmäßig von den Rettungsdienstträgern sichergestellt.

38.2 Gesetzliche Grundlagen der Berufsausübung

38.2.1 Rechtliche Stellung des Rettungsdienstpersonals

Wird der RD von der Berufsfeuerwehr durchgeführt, kommen häufig **Beamte** zum Einsatz. Ihre rechtliche Stellung richtet sich nach den Beamtengesetzen der Bundesländer. Hinsichtlich der rechtlichen Stellung des Beamten wird auf die einschlägige beamtenrechtliche Literatur verwiesen.

Von den Hilfsorganisationen und den gewerblichen Unternehmern werden hingegen Arbeitnehmer beschäftigt, die den Dienst auf den Krankenkraftwagen versehen.

Haupt- und nebenberuflich beschäftigte RS/RA sind in arbeitsrechtlicher und sozialversicherungsrechtlicher Hinsicht **Angestellte**. Einzelheiten ergeben sich aus den Tarifverträgen bzw. Arbeitsvertragsrichtlinien. Grundsätzlich gelten die Vorschriften über den Dienstvertrag in den §§ 611–630 BGB, die durch zahlreiche andere arbeitsrechtliche Vorschriften ergänzt werden.

Arbeitgeber- und Arbeitnehmerpflichten

Die **Hauptpflicht des Arbeitnehmers** aus dem Arbeitsvertrag ist die **Arbeitspflicht**. Die Arbeitszeit der RS/RA wird durch das ArbZG und das Tarifvertragsrecht bzw. die Arbeitsvertragsrichtlinien bestimmt. Der Arbeitnehmer unterliegt dem Weisungs- oder Direktionsrecht des Arbeitgebers. Nebenpflichten bestehen u.a. in der Verschwiegenheitspflicht des Arbeitnehmers, dem Verbot ruf- und kreditschädigender Äußerungen über den Arbeitgeber sowie in der Pflicht, den Arbeitgeber auf drohende Gefahren und Schäden hinzuweisen.

Mit diesen Pflichten des Arbeitnehmers korrespondieren **Pflichten des Arbeitgebers**, insbesondere **Fürsorgepflichten** nach dem ArbSchG. Hierzu gehört insbesondere das Stellen von persönlicher Schutzausrüstung durch den Arbeitgeber. Andererseits trägt der Arbeitgeber Sorge, dass das Personal diese Kleidung trägt und die Regeln der BGR 250/TRBA 250 „Biologische Arbeitsstoffe im Gesundheitswesen und in der Wohlfahrtspflege" sowie die jeweiligen Regelungen über die Desinfektion von Krankenkraftwagen und die Merkblätter zu Infektionsgefahren bei AIDS und Hepatitis B beachtet (➤ Abb. 38.1). Letzteres gilt auch für den ehrenamtlich im RD Tätigen.

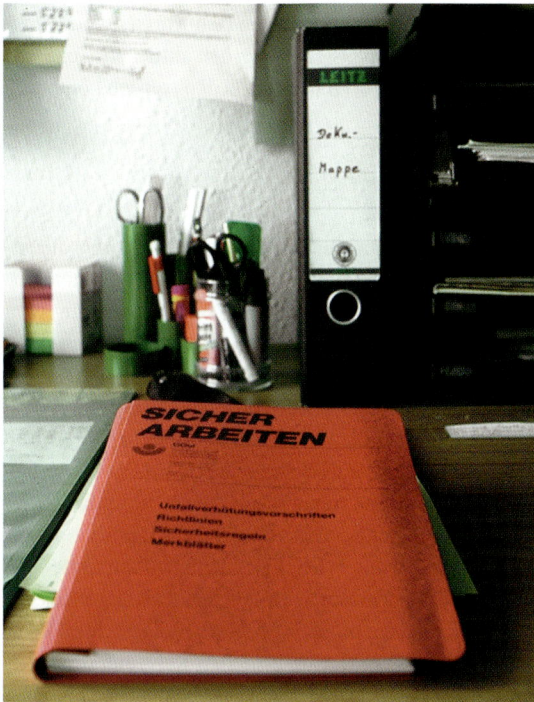

Abb. 38.1 Unfallverhütungsvorschrift der Berufsgenossenschaft für Gesundheitsdienst und Wohlfahrtspflege. Die Broschüre muss in der Arbeitsstelle für das RD-Personal ausliegen, damit im Bedarfsfall die Bestimmungen nachgeschlagen werden können. [K157]

Ehrenamtliche Mitarbeiter

Die Hilfsorganisationen messen der **ehrenamtlichen Beschäftigung** im RD auch in einem zunehmend professionalisierten RD noch erhebliche Bedeutung zu. Der ehrenamtliche Helfer wird aufgrund seines Mitgliedschaftsverhältnisses in der jeweiligen Vereinsgliederung im RD eingesetzt. Maßgebend ist die Satzung des jeweiligen Verbands. Der Helfer unterwirft sich der Dienstordnung der jeweiligen Gemeinschaft. Danach hat er Weisungen seiner Vorgesetzten zu befolgen. Regelmäßiger ehrenamtlicher Einsatz im RD begründet keinen Anspruch auf Abschluss eines Arbeitsvertrags.

Das hauptberufliche, nebenberufliche und ehrenamtliche Personal im RD ist, soweit nicht für Beamte besondere Vorschriften gelten, gesetzlich unfallversichert. Träger der **Unfallversicherung** ist überwiegend der Bund.

Zivildienstleistende (ZDL)

Die Hilfsorganisationen sind auch anerkannte Beschäftigungsstellen für **Zivildienstleistende** (ZDL). Dabei werden Zivildienstplätze im Krankentransport und RD gestellt. Nach § 27 des Zivildienstgesetzes (ZDG), der die Grundpflichten regelt, hat der Dienstleistende seinen Dienst gewissenhaft zu erfüllen. Er hat sich in die Gemeinschaft, in der er seinen Dienst ableistet, einzufügen. Er darf durch sein Verhalten den Arbeitsfrieden und das Zusammenleben innerhalb der Dienststellen nicht gefährden. Außer Dienst hat sich der Dienstleistende außerhalb der dienstlichen Unterkünfte so zu verhalten, dass er das Ansehen des Zivildienstes oder der Beschäftigungsstelle, bei der er seinen Dienst leistet, nicht ernsthaft beeinträchtigt. Er muss die mit dem Dienst verbundenen Gefahren auf sich nehmen, insbesondere wenn es zur Rettung anderer aus Lebensgefahr oder zur Abwendung von Schäden, die der Allgemeinheit drohen, erforderlich ist (§ 27 Abs. 3 ZDG). Er hat sich ausbilden zu lassen, wenn es die Zwecke des Zivildienstes erfordern. Eine solche Ausbildung ist die Schulung zum Rettungshelfer (RH).

Auch der ZDL unterliegt der **Verschwiegenheitspflicht**. Der Dienstpflichtige hat auch nach seinem Ausscheiden aus dem Zivildienst über die ihm bei seiner dienstlichen Tätigkeit bekannt gewordenen Angelegenheiten Verschwiegenheit zu bewahren. Ausgenommen davon sind Mitteilungen im dienstlichen Verkehr oder über Tatsachen, die offenkundig sind oder ihrer Bedeutung nach keiner Geheimhaltung bedürfen. Der ZDL darf ohne Genehmigung über solche Angelegenheiten weder vor Gericht noch außergerichtlich aussagen oder Erklärungen abgeben. Unberührt bleibt die gesetzlich begründete Pflicht des Dienstpflichtigen, Straftaten anzuzeigen.

Nach § 30 ZDG hat der ZDL die dienstlichen **Anordnungen** des Direktors des Bundesamtes für den Zivildienst, des Leiters der Dienststelle sowie der Personen, einschließlich anderer Dienstleistender, die mit Aufgaben der Leitung und Aufsicht beauftragt sind (Vorgesetzte), zu befolgen. Die Beauftragung muss dem ZDL bekannt gemacht sein. Erhebt der ZDL Bedenken gegen die Rechtmäßigkeit einer dienstlichen Anordnung und wird die Anordnung aufrechterhalten, so hat er sie zu befolgen, es sei denn, dass sie nicht zu dienstlichen Zwecken erteilt ist oder die Menschenwürde verletzt oder dass durch das Befolgen eine Straftat oder Ordnungswidrigkeit begangen würde. Befolgt der Dienstleistende eine dienstliche Anordnung, so ist er von der eigenen Verantwortung befreit, sofern nicht die Ausführung der Anordnung strafbar oder ordnungswidrig ist und die Strafbarkeit oder Ordnungswidrigkeit entweder von ihm erkannt wird oder nach den ihm bekannten Umständen offensichtlich ist.

Der ZDL erhält nach § 35 Abs. 1 ZDG und nach § 47 ZDG Heilfürsorge und Versorgung im Falle einer Zivildienstbeschädigung.

38.2.2 Strafrechtliche Verantwortung

Spätestens mit der Übernahme eines konkreten Einsatzauftrags von der Rettungsleitstelle tritt das Rettungsfachpersonal in eine strafrechtlich bewehrte **Garantenstellung** auf der Grundlage des § 13 StGB ein, die es verpflichtet, sämtliche erforderlichen, ihm möglichen und zumutbaren Hilfeleistungen am Patienten durchzuführen und weiteren Schaden vom Patienten fernzuhalten. Unterlässt es die insoweit gebotene Hilfe und erleidet der Patient hierdurch einen weiteren Schaden, kommt eine Bestrafung wegen Körperverletzung oder gar Tötung, begangen durch Unterlassen, in Betracht.

Die Konturen dieser Garantenstellung waren in der Vergangenheit Gegenstand kontroverser Diskussion, zumal sich gerade beim lediglich mit 520 Stunden ausgebildeten RS und erst recht beim in noch geringerem Umfang ausgebildeten RH die Frage nach Inhalt und Reichweite der Garantenposition stellte. Erleidet der Patient durch die Unterlassung einer insoweit gebotenen Hilfeleistung keinen Schaden, kann gleichwohl auch für den Garanten eine Bestrafung nach § 323c StGB wegen **unterlassener Hilfeleistung** in Betracht kommen. Danach ist jedermann, gleich ob Rettungsdienstpersonal, Arzt oder Dritter, verpflichtet, bei Unglücksfällen, gemeiner Gefahr oder Not Hilfe zu leisten, wenn dies erforderlich, ihm den Umständen nach zuzumuten und insbesondere ohne erhebliche eigene Gefahr und ohne Verletzung anderer wichtiger Pflichten möglich ist. Der Grad der hinzunehmenden Eigengefährdung ist mit dem Anspruch auf Allgemeinverbindlichkeit im Voraus nicht abstrakt bestimmbar. Es kommt vielmehr auf die konkreten Umstände im Einzelfall an. Hinsichtlich der ZDL ist auf § 27 Abs. 3 ZDG zu verweisen.

Verletzt das Rettungsdienstpersonal den Patienten durch aktives Tun, lässt es ihn z.B. infolge Unachtsamkeit von der Trage herunterfallen oder führt es eine medizinische Maßnahme falsch durch, so kann es wegen **fahrlässiger Körperverletzung** (§ 229 StGB), beim Tode des Patienten sogar wegen **fahrlässiger Tötung** (§ 222 StGB) bestraft werden. Entsprechendes gilt, wenn es eine erkennbar nicht indizierte medizinische Maßnahme durchführt und der Patient hierdurch einen Schaden erleidet, weil diese von der Einwilligung des Patienten bzw. beim Bewusstlosen von dessen mutmaßlicher Einwilligung nicht gedeckt ist.

Im Strafrecht gilt ein **subjektiver Verschuldensmaßstab**. Trifft das Rettungsdienstpersonal am Notfallort Maßnahmen, die sich im Nachhinein als falsch erweisen, so ist bei der Prüfung, ob ihm hieraus ein strafrechtsrelevanter Vorwurf gemacht werden kann, auf den Zeitpunkt des Handelns bezogen zu fragen, ob der eingetretene Erfolg nach seinen Kenntnissen und Fähigkeiten unter Berücksichtigung der aktuellen Gegebenheiten am Notfallort hätte vermieden werden können.

38.2.3 Zivilrechtliche Haftung

In nahezu allen Bundesländern werden Rettungsdienst- und Notarzteinsatz der öffentlichen Träger als hoheitliche Betätigung eingestuft, die zur Anwendung von Amtshaftungsgrundsätzen führt (vom BGH noch offen gelassen für Baden-Württemberg). In diesem Fall haften der Träger des RD bzw. der Rettungszweckverband (u.a. in Bayern) für Fehler des Rettungsdienstpersonals und von Notärzten gemäß Art. 34 Satz 1 GG i.V.m. § 839 BGB. Dies gilt auch dann, wenn das Rettungsdienstpersonal dem Träger des RD von der Hilfsorganisation zur Verfügung gestellt wird bzw. Krankenhausärzte den Notarzteinsatz versehen. In solchen Fällen ist das für den rettungsdienstlichen Einsatz bereitgestellte Personal nach Maßgabe der gesetzlichen Regelung unmittelbar in den hoheitlichen Aufgabenbereich des Trägers des RD bzw. der Rettungswache einbezogen, und zwar auch insoweit, als es um das Führen von Rettungsfahrzeugen im öffentlichen Verkehr gilt.

Außerhalb des hoheitlich tätigen Rettungsdienstes haften sowohl der Arbeitgeber als auch das Rettungsdienstpersonal dem Patienten aus Vertrag oder Geschäftsführung ohne Auftrag gemäß § 280 BGB und stets aus unerlaubter Handlung (§§ 823 ff. BGB). Die allgemeine **Haftpflichtversicherung** gewährt Schutz gegen etwaige Schadensersatzansprüche.

Hingegen ist die Ersatzpflicht für Schäden, die ein ZDL im Rettungsdiensteinsatz einem Dritten zufügt, stets nach Amtshaftungsgrundsätzen zu beurteilen. Haftende Körperschaft ist in solchen Fällen nicht die Hilfsorganisation, sondern die BRD.

Sorgfaltsmaßstab

Im Zivilrecht gilt im Grundsatz ein **objektiver Sorgfaltsmaßstab.** Es muss jeweils geprüft werden, ob das Rettungsdienstpersonal die nach den §§ 278, 276 BGB im Verkehr erforderliche Sorgfalt außer Acht gelassen hat, wobei das Haftungsprivileg des § 680 BGB (Beschränkung der Haftung auf grobe Fahrlässigkeit im Falle der Geschäftsführung ohne Auftrag beim Bewusstlosen) für den im Einsatz befindlichen professionellen Nothelfer nicht gilt.

Bei der verkehrsüblichen **Sorgfalt** kommt es nicht darauf an, zu welcher Sorgfalt der Handelnde in der konkreten Situation seinen individuellen Fähigkeiten entsprechend in der Lage war, sondern darauf, welche Sorgfalt ein gewissenhafter Angehöriger des Personenkreises RA, RS und RH unter den Umständen anwenden würde. Der Inhalt der Sorgfaltspflicht selbst bestimmt sich nach dem in der Ausbildung vermittelten Wissensstoff, der durch die gängigen aktuellen Standards in der Notfallmedizin, die im Rahmen der Fortbildung vermittelt werden, bestimmt wird.

Für den Bereich der Grundpflege und im Krankentransport ist von einem strengen **Sorgfaltsmaßstab** auszugehen. Kommt z.B. ein Patient beim Tragen zum Sturz, dürfte es Aufgabe des den Transportauftrag Durchführenden sein, nachzuweisen, dass der Vorfall nicht auf einem pflichtwidrigen Verhalten des Rettungsdienstpersonals beruhte. Für den Bereich der Notfallmedizin hat indessen die Rechtsprechung eine Erleichterung im Sorgfaltsmaßstab selbst geschaffen: Bei der Beurteilung der Fahrlässigkeit sind in vollem Umfang die Umstände und Bedingungen zu berücksichtigen, unter denen Nothilfe zu leisten ist. Bei einer Diagnose und einem Eingriff unter Zeitdruck und mit unzulänglichen Mitteln kann auch ein sorgfältig Handelnder einen Fehler begehen, der ihm unter normalen Bedingungen nicht unterlaufen würde. Insbesondere können bei der Venenpunktion Missgeschicke unterlaufen, die noch nicht zur Haftung führen.

Fahrlässig handelt jedoch in jedem Fall, wer einen Eingriff durchführt, den er nicht erlernt hat oder nicht beherrscht. Fahrlässig handelt auch, wer sich insbesondere als Ehrenamtlicher zum Dienst im Rettungsfahrzeug einteilen lässt, ohne im Besitz der erforderlichen Kenntnisse zu sein. Man spricht dann von einem **Übernahmeverschulden**, das mit einem **Organisationsverschulden** des Leiters der Rettungswache korrespondiert.

Rückgriff

Im Falle der Amtshaftung kann der Träger des RD gemäß Art. 34 Satz 2 GG Rückgriff nur bei Vorsatz oder grober Fahrlässigkeit nehmen. **Grobe Fahrlässigkeit** liegt vor, wenn etwas nicht beachtet wird, was im konkreten Fall jedem einleuchten müsste, oder wenn schon ganz nahe liegende Überlegungen nicht angestellt wurden.

Leistet im Falle eines nicht hoheitlich durchgeführten Rettungsdiensteinsatzes die Haftpflichtversicherung oder die Hilfsorganisation dem Patienten mit schuldbefreiender Wirkung Schadensersatz, stellt sich die Frage, inwieweit beim haupt- bzw. nebenberuflichen RS/RA Rückgriff genommen werden kann (**Arbeitnehmerhaf-**

tung). Diese Regresspflicht richtet sich nach dem Arbeitsvertrag. Der Arbeitnehmer kann sich daneben auch mit einer eigenen **Berufshaftpflichtversicherung** schützen.

Die Haftung des Arbeitnehmers ist allerdings grundsätzlich beschränkt. Zwar hat der Arbeitnehmer bei grober **Fahrlässigkeit** in aller Regel den gesamten Schaden zu tragen, bei leichtester Fahrlässigkeit haftet er dagegen nicht, während bei normaler Fahrlässigkeit der Schaden in aller Regel zwischen Arbeitgeber und Arbeitnehmer quotal zu verteilen ist, wobei die Gesamtumstände von Schadensanlass und Schadensfolgen nach Billigkeitsgründen und Zumutbarkeitsgesichtspunkten gegeneinander abzuwägen sind.

Diese Beschränkungen wurden in der Vergangenheit nur auf Ansprüche angewandt, die im Zusammenhang mit gefahrgeneigter Arbeit geltend gemacht wurden. Das Bundesarbeitsgericht (BAG) hat es jedoch für geboten erachtet, diese Beschränkung der **Haftungserleichterung** aufzugeben, weil sonst Arbeitnehmer, die keine gefahrgeneigte Tätigkeit ausüben, bei Verletzung arbeitsvertraglicher Pflichten grundsätzlich den gesamten Schaden des Arbeitgebers tragen müssten. Dies ist nicht mehr gerechtfertigt.

Ob und in welchem Umfang der Arbeitnehmer an den Schadensfolgen zu beteiligen ist, richtet sich im Rahmen einer Abwägung der Gesamtumstände, insbesondere von Schadensanlass und Schadensfolgen, nach **Billigkeits- und Zumutbarkeitsgesichtspunkten**.

Zu den Umständen, denen je nach Lage des Einzelfalls ein unterschiedliches Gewicht beizumessen ist und die im Hinblick auf die Vielfalt möglicher Schadensursachen auch nicht abschließend bezeichnet werden können, gehören:

- der Grad des dem Arbeitnehmer zur Last fallenden Verschuldens,
- die Gefahrgeneigtheit der Arbeit,
- die Höhe des Schadens,
- ein vom Arbeitgeber einkalkuliertes oder durch Versicherung deckbares Risiko,
- die Stellung des Arbeitnehmers im Betrieb und
- die Höhe des Arbeitsentgelts, in dem möglicherweise eine Risikogruppe enthalten ist.
- Auch können die persönlichen Verhältnisse des Arbeitnehmers, sein Lebensalter, seine Familienverhältnisse und sein bisheriges Verhalten zu berücksichtigen sein.

Um den Arbeitgeber nicht mit dem allgemeinen Lebensrisiko des Arbeitnehmers zu belasten, muss die Tätigkeit, die zu dem Schaden geführt hat, durch den Betrieb veranlasst und aufgrund des Arbeitsverhältnisses geleistet worden sein. Betrieblich veranlasst sind dabei solche

38

Tätigkeiten des Arbeitnehmers, die ihm arbeitsvertraglich übertragen worden sind oder die er im Interesse des Arbeitgebers für den Betrieb ausführt.

Gefahrgeneigte Arbeit liegt im RD u.a. bei Maßnahmen vor, die das Rettungsfachpersonal bei Rettungsmaßnahmen im Rahmen der Notkompetenz durchführt. Umstritten ist insoweit die Einordnung von Alarmfahrten im Straßenverkehr. Der reguläre Krankentransport dürfte hingegen keine gefahrgeneigte Arbeit darstellen. Mit der Arbeitnehmerhaftung korrespondiert ein Freistellungsanspruch gegen den Arbeitgeber, wenn bereits der RS/RA Schadensersatz geleistet hat.

Die vorstehenden Grundsätze gelten auch für ehrenamtlich Tätige.

Verletzt ein ZDL vorsätzlich oder grob fahrlässig die ihm obliegenden Pflichten, so ist nur der Bund berechtigt, Schadensersatzansprüche gegenüber dem ZDL geltend zu machen, nicht hingegen die Beschäftigungsstelle.

Verletzt sich das Rettungsdienstpersonal **unfallbedingt** im Einsatz untereinander, scheiden gegenseitige Schadensersatzansprüche nach den Vorschriften der gesetzlichen Unfallversicherung im SGB VII aus. Dies gilt auch für ehrenamtliche Helfer, hingegen nicht bei der Verletzung von ZDL und niedergelassenen Ärzten, die im RD mitwirken, weil diese versicherungsfrei sind.

38.2.4 Zusammenarbeit mit dem Arzt und Delegation ärztlicher Leistungen

Der RA ist nach § 3 RettAssG (➤ Kap. 38.3.1) Helfer des Arztes. Entsprechendes gilt für den RS, der außerdem den RA zu unterstützen hat. Allen Dreien assistiert der RH.

Helferstellung

Die **Helferstellung** des Rettungsfachpersonals bezieht sich auf jeden Arzt, nicht nur auf den Notarzt. Notärzte können angestellte Krankenhausärzte und niedergelassene Ärzte, bei Großveranstaltungen auch ehrenamtlich tätige Ärzte sein. Darüber hinaus treffen RA, RS und RH am Einsatzort auf niedergelassene Ärzte und zur sprechstundenfreien Zeit auf Ärzte des ärztlichen Notdienstes, die Patienten in das Krankenhaus einweisen und ggf. einen Transport im KTW oder RTW begleiten. In der Klinik wird der Patient regelmäßig einem Krankenhausaufnahmearzt übergeben. Beim Sekundärtransport wird der Patient vom behandelnden Krankenhausarzt übernommen.

Delegation

Ist der (Not-)Arzt anwesend, erschöpft sich der Aufgabenbereich des Rettungsfachpersonals in der **Assistenz**. Diese umfasst die Assistenz im engen Sinne, z.B. das Anreichen einer Infusionsflasche, sowie die Möglichkeit der **Einzelfalldelegation**, d.h., der Arzt delegiert die Ausführung einer Maßnahme an das Rettungsfachpersonal. Ist der Arzt vor Ort, obliegt diesem die Diagnosefindung und Therapieentscheidung. Die Ausführung der Maßnahme selbst darf er auf einen entsprechend ausgebildeten RS/RA delegieren. Dabei darf es sich nur um solche Maßnahmen handeln, die im Ausbildungsprogramm enthalten sind. Im Zweifel muss der Arzt die Maßnahme im Hinblick auf § 613 Satz 1 BGB selbst ausführen.

Ist sich der RS/RA, dem der Arzt die Maßnahme zur Ausführung übertragen möchte, unsicher, muss er die Durchführung ablehnen. Den Arzt trifft hier stets die **Anordnungs- und Überwachungsverantwortung**, den RS/RA im Falle der Delegation die **Durchführungsverantwortung**. In den Rettungsdienstgesetzen ist überwiegend ein Weisungsrecht des Notarztes geregelt..

1992 hat die Bundesärztekammer zur Frage der Delegation ärztlicher Leistungen auf RA zusammenfassend Stellung genommen (➤ Kap. 38.3.2). Abweichend hiervon wird im Schrifttum am Beispiel der Frühdefibrillation auch die Möglichkeit einer nicht auf den Einzelfall beschränkten generellen Delegation ärztlicher Maßnahmen diskutiert. Insbesondere die Frühdefibrillation hat sich mittlerweile zu einer Standardmaßnahme auch des nichtärztlichen Rettungsfachpersonals entwickelt.

Abbestellung des Notarztes

Ist in einem Notfall Rettungsfachpersonal bereits an der Einsatzstelle eingetroffen, ist die **Abbestellung** des auf der Anfahrt bzw. dem Anflug befindlichen Notarztes nur dann vertretbar, wenn offenkundig ist, dass der Patient keiner Erstversorgung bedarf und er ohne weitere noch am Einsatzort durchzuführende Behandlungsmaßnahmen in ein Krankenhaus transportiert werden kann. Die Abbestellung des bereits auf dem Weg zum Einsatzort befindlichen Notarztes darf nur in der Absicht erfolgen, das höherwertige Rettungsmittel sofort neuen Notfällen zur Verfügung zu stellen. Einzelheiten sind durch Dienstanweisung zu regeln. Regelungen über die Abbestellung von bereits alarmierten Rettungshubschraubern sind u.a. in Bayern, Nordrhein-Westfalen und im Saarland getroffen worden. Regelmäßig darf das Rettungsfachpersonal den bereits im Anflug befindlichen RTH nicht abbestellen; dies darf allenfalls ein bereits am Einsatzort anwesender Arzt. In jedem Fall ist eine Verständigung mit dem RTH-Notarzt erforderlich, der verbindlich entscheidet, ob er den Notfallort weiter anfliegt oder abdrehen lässt. Gibt der Notarzt über Funk zu verstehen, dass er sich den Patienten gleichwohl ansehen möchte, hat das Rettungsfachpersonal mit dem Patienten am Einsatzort zu verweilen oder bei offensichtlich leichteren Verletzungen oder Erkrankungen dem Notarzt ggf. zu einem geeigneten Landeplatz entgegenzufahren. Der RS/RA würde sich einem für ihn unüberschaubaren Haftungsrisiko aussetzen, wenn er den Notarzt trotz vorliegender Verletzungen des Patienten wieder abbestellte. Er trägt das alleinige straf- und zivilrechtliche Risiko, wenn er Einsatzbefehle der Rettungsleitstelle rückgängig macht oder gar vereitelt. Insbesondere ist es unzulässig, den anrückenden Notarzt abzubestellen und selbst dem ärztlichen Handlungsbereich zugehörige Maßnahmen durchzuführen.

Kooperation mit niedergelassenen Ärzten

Den **niedergelassenen Arzt** bzw. den **Notdienstarzt** trifft eine Reihe von Pflichten in der Zusammenarbeit mit dem RD. Unter anderem ist der Patient vom Arzt rechtzeitig in das Krankenhaus einzuweisen. Außerdem besteht eine Verpflichtung zur richtigen Auswahl der geeigneten Krankenhäuser und zur richtigen Auswahl des Transportmittels.

Das Rettungsfachpersonal hat mit dem noch anwesenden Arzt im Normalfall nicht darüber zu diskutieren, ob der Krankentransport notwendig ist oder nicht. Hält das Rettungsfachpersonal eines KTW oder RTW eine Arztbegleitung für erforderlich, sollte es, sofern der niedergelassene Arzt noch anwesend ist, diesen fragen, ob er den Transport begleiten will oder ob hierzu der Notarzt nachgefordert werden darf. Lehnt der die Krankenbeförderung verordnende Arzt dies ab, verbleibt es bei dessen Entscheidung auf seine Verantwortung. Das Rettungsfachpersonal sollte dies sogleich dokumentieren und der Rettungsleitstelle vor Transportbeginn mitteilen. Tritt während des Transports ein Zustand ein, der ärztliche Maßnahmen erfordert, ist es berechtigt und verpflichtet, unverzüglich den nächsterreichbaren Arzt nachzufordern. Dies wird meist über die Rettungsleitstelle der Notarzt, kann aber auch der einweisende niedergelassene Arzt sein.

Hat sich der einweisende Arzt nach Ausstellung der Verordnung, die einen Transport im KTW oder RTW vorsah, vom Patienten entfernt und stellt das sodann eintreffende Rettungsdienstpersonal einen **erheblich** verschlechterten Zustand des Patienten fest, der unmittelbar Maßnahmen erfordert, die von einem Arzt durchzuführen sind, so ist es ebenfalls berechtigt und verpflichtet, den Notarzt nachzufordern. Gleiches gilt, wenn entsprechende von einem Arzt durchzuführende Maßnahmen zu besorgen sind. In diesem Fall besteht keine Verpflichtung, erst langwierige Nachforschungen nach dem gegangenen Arzt anzustellen. Die ärztliche Verordnung über den Transport im KTW oder RTW verliert in diesen Fällen hinsichtlich des gewählten Transportmittels wegen Veränderung der maßgeblichen Umstände ihre Gültigkeit, weil sie auf Verhältnisse abgestellt war, wie sie noch zum Zeitpunkt der Anwesenheit des einweisenden Arztes vorgelegen haben. In diesen Fällen darf die Übernahme der Kosten für den Notarzteinsatz bzw. das nachgeforderte höherwertige Rettungsmittel, in dem der Patient evtl. abweichend von der anfangs ausgestellten Verordnung transportiert wird, von den Krankenkassen oder den sonstigen Kostenträgern nicht abgelehnt werden.

Kooperation mit dem Klinikarzt

Zur **Hilfeleistungspflicht** des Klinikarztes gehört es, sich alsbald einen Notfall in der Aufnahme anzusehen und über die weitere Behandlung zu befinden. Im Fall der Voranmeldung eines Notfallpatienten durch die Rettungsleitstelle hat sich der Klinikarzt schnellstmöglich in den Schockraum oder die Ambulanz zu begeben und dort vorbereitende Maßnahmen zu treffen, weil andernfalls die Rettungskette ihren Sinn verliert. Schließlich wird der Klinikarzt dem RD regelmäßig zumindest einen Notfallpatienten wegen seiner vielfältigen Verpflichtung zur Hilfeleistung wenigstens vorläufig abnehmen müssen. Rechtsgrundlage sind auch hier das strafrechtlich bewehrte **Hilfeleistungsgebot** aus einer Garantenstellung oder aus § 323c StGB, § 7 Abs. 2 Satz 2 der (Muster-)Berufsordnung der deutschen Ärztinnen und Ärzte (MBO-Ä 1997), Regelungen über die Aufnahmeverpflichtung in mehreren Landes-Krankenhausgesetzen sowie ein ggf. bestehender zivilrechtlicher Kontrahierungszwang bei Monopolstellung des Krankenhauses. Auch die Leitlinien der medizinischen Fachgesellschaften weisen auf eine Aufnahmepflicht z.B. beim Polytrauma hin. Die zunächst angefahrene Klinik sorgt erforderlichenfalls für eine Verlegung des Patienten in ein anderes geeignetes Krankenhaus. Das Rettungsdienstpersonal sollte jedoch im Falle der **Verweigerung** nicht auf einer Aufnahme des Patienten bestehen, sondern nach Rücksprache mit der Rettungsleitstelle und nach Maßgabe der Möglichkeiten und des Zustandes des Patienten ein anderes Krankenhaus anfahren. Der Koordinierungsfunktion der Rettungsleitstelle kommt insbesondere bei den Bettenabmeldungen in Ballungsräumen entscheidende Bedeutung zu.

Bei einer Verlegungs- oder Verbringungsfahrt (**Sekundärtransport**) übernimmt der RD den Patienten von einem Stationsarzt. Er darf darauf vertrauen, dass die Transportfähigkeit des Patienten hergestellt wurde. Durch die Anordnung eines Sekundärtransports wird das Personal des abgebenden Krankenhauses jedoch nicht von seiner Verpflichtung befreit, den Patienten intensiv zu beobachten und, wenn die Möglichkeiten bestehen, selbst unverzüglich mit der Behandlung zu beginnen. Die Auswahl eines falschen Transportmittels durch den Stationsarzt bzw. das Unterbleiben entsprechender Anweisungen stellt einen Behandlungsfehler dar. Die Anordnung des Sekundärtransports hat rechtzeitig zu erfolgen.

38.2.5 Notkompetenz des Rettungsdienstpersonals

Ist (noch) kein (Not-)Arzt am Einsatzort, so ist das Rettungsfachpersonal (zunächst) auf sich allein gestellt. Es wird in einer großen Zahl von Notfällen, in denen die Indikation für einen Notarzteinsatz besteht, die Zeit bis zum Eintreffen des Arztes mit der Durchführung allgemeiner, nichtinvasiver Rettungsmaßnahmen überbrücken können, ohne dass dem Patienten Nachteile entstehen. Andererseits gibt es im Alltag des RD zahlreiche Fälle, in denen das Rettungsfachpersonal erkennt, dass die unmittelbare Ausführung einer üblicherweise dem Arzt vorbehaltenen erweiterten lebensrettenden Maßnahme, insbesondere die Venenpunktion, Infusion oder Intubation, am Notfallpatienten dringend bzw. vital indiziert und gleichwohl ein Arzt nicht erreichbar ist. Gemeint ist die im juristischen Schrifttum zum Rettungswesen seit 30 Jahren diskutierte **Notkompetenzsituation** (➤ Abb. 38.2).

Dabei bedeutet die **Nichterreichbarkeit** des Notarztes:
- Der Notarzt ist anderweitig gebunden, d.h., alle anderen in zumutbarer Entfernung stehenden NAW, NEF oder RTH sind bei anderen Notfällen im Einsatz.
- Der Notarzt befindet sich zwar auf der Anfahrt zum Einsatzort, mit der Durchführung der indizierten ärztlichen Maßnahme kann jedoch nicht mehr bis zu seinem Eintreffen gewartet werden, ohne dass der Patient verstirbt oder weiteren schweren bzw. irreversiblen Schaden nimmt.

- Eine entsprechende Lage dürfte auch bei Großschadensereignissen mit wenigen Ärzten und vielen Verletzten gegeben sein.

Die letztbeschriebenen Situationen sind auch in Großstädten vorstellbar, besitzen aber für den RD in ländlich strukturierten Bereichen größere Bedeutung. Beherrschen RA in dieser Ausnahmesituation die dringend indizierte invasive Maßnahme, sind sie bei Ausbleiben des Notarztes am Einsatzort zu deren Durchführung **nicht nur berechtigt, sondern auch verpflichtet**. Stehen zwei gleichwertige Maßnahmen zur Auswahl, ist das mildere Mittel zu wählen. Die Abwendung der Lebensgefahr oder eines schweren körperlichen Schadens gebietet bei Ausbleiben des Arztes am Einsatzort das Handeln des entsprechend ausgebildeten Nichtarztes.

Bei gleichmäßig dichter Stationierung von Notarztsystemen kann es im **Einzelfall** vorkommen, dass zu einem Notfall, der die sofortige ärztliche Intervention erfordert, kein Notarzt entsandt werden kann. Die Notkompetenz ist kein Freibrief für RA, anstelle des Arztes nach eigenem Gusto zu handeln. Die Schwierigkeit der Diagnosestellung, die durch Hektik und Erwartungsdruck gekennzeichneten Einsatzbedingungen sowie die Gefahrgeneigtheit der einzelnen invasiven Maßnahmen selbst erfordern verantwortungsbewusstes Handeln. Der Versuch, einen notwendigen Arzt nachzufordern, ist unverzichtbar.

Die Notkompetenz ist Gegenstand von Regelungswerken für RA. Die Maßnahmen, die der RA bei Vorliegen einer vitalen Indikation und bei Ausbleiben des Notarztes am Einsatzort ergreifen darf, richten sich nach seinem Ausbildungsumfang und nach seinen individuellen Fähigkeiten. Die Bundesärztekammer will die Notkompetenz im Hinblick auf die verringerte Ausbildung des RS (➤ Kap. 38.3.2) nur auf den RA erstrecken (➤ Kap. 38.3). In diese Richtung deutet auch die Beschlusslage in den Fachgremien des DRK.

Die Rechtsprechung war in der Vergangenheit großzügiger: Das LAG Baden-Württemberg sah einen entsprechend ausgebildeten RS als berechtigt an, in der Notkompetenzsituation (z.B. hämorrhagischer Schock durch Magenblutung im Zentralisationsstadium) und bei übermäßig langer Anfahrtszeit des nachgeforderten Notarztes Venen zu punktieren und Elektrolytinfusionen anzulegen. Jüngst hat das ArbG Koblenz eine Medikamentenapplikation sogar ohne Nachforderung des Notarztes unbeanstandet gelassen.

RA, die im Einzelfall von ihrer Notkompetenz Gebrauch machen, haben im Hinblick auf die ergangenen gerichtlichen Entscheidungen die Voraussetzungen ihres Handelns sowie die Maßnahmen selbst sorgfältig zu **dokumentieren**.

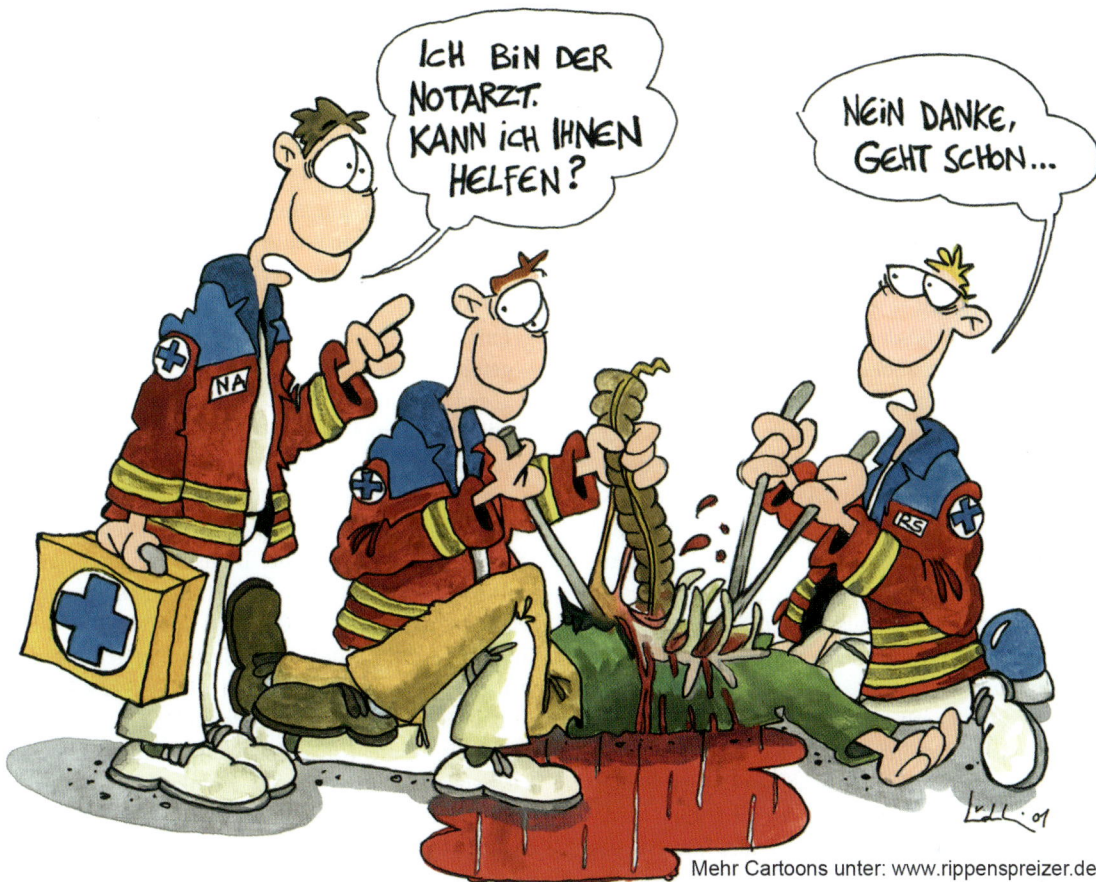

ICH BIN DER NOTARZT. KANN ICH IHNEN HELFEN?

NEIN DANKE, GEHT SCHON...

Mehr Cartoons unter: www.rippenspreizer.de

Abb. 38.2 Notkompetenz [L125]

Das Notkompetenz-Konstrukt wird seit Jahren kontrovers mit unterschiedlichen Ansätzen und Ergebnissen diskutiert, obwohl es in der forensischen Praxis in den vergangenen 30 Jahren kaum zu Konflikten gekommen ist. Eine Vielzahl von RA wünscht sich rechtspolitisch eine gesetzlich abgesicherte Rechtsgrundlage für ihr Handeln, das im Zuge der Novellierung des RettAssG in das Gesetz eingearbeitet werden soll.

38.2.6 Schweigepflicht, Dokumentation und Datenschutz

Schweigepflicht

Das DRK hat die Grundzüge der in § 203 StGB normierten gesetzlichen **Schweigepflicht** des RD-Personals umfassend in einer Anlage zur Rahmendienstanweisung RD geregelt. Sie lautet auszugsweise:

1. Das RD-Personal unterliegt der Schweigepflicht. Diese ist auch gegenüber Behörden zu beachten.

- Die Schweigepflicht erfasst alle personenbezogenen Daten, von denen das Rettungsdienstpersonal bei seiner Tätigkeit Kenntnis erlangt. Dazu gehören nicht nur Diagnose, Therapie und Transportziel, sondern alle den Kranken betreffenden Daten wie Name, Geburtsdatum, Geburtsort, Anschrift, Arbeitgeber, Versicherung sowie sonstige Tatsachen, an deren Geheimhaltung der Patient ein Interesse hat.
- Hinsichtlich der Mitteilung von Anlass, Ort und Ziel des Einsatzes ist zu unterscheiden:
  - Bei Unfällen oder Verletzungen im häuslichen oder familiären Bereich fallen auch diese Angaben (wie die personenbezogenen Daten) unter die Schweigepflicht.
  - Dagegen unterliegen diese Angaben bei Unfällen oder Verletzungen im öffentlichen Bereich (z.B. Verkehrsunfälle, Betriebs- und Arbeitsunfälle) nicht der Schweigepflicht.

2. Eine Verletzung der Schweigepflicht ist nach § 203 StGB mit Freiheitsstrafe bis zu einem Jahr oder mit Geldstrafe bedroht. Personenbezogene Daten oder andere der Schweigepflicht unterliegende Angaben

dürfen nur weitergegeben werden, wenn das Rettungsdienstpersonal zur Offenbarung befugt oder verpflichtet ist. Hierbei sind folgende Fälle zu unterscheiden:

- Einwilligung des Patienten: Diese Einwilligung kann ausdrücklich oder durch schlüssiges Verhalten erklärt werden. Dazu gehören u.a. die Fälle der Abrechnung mit den Kostenträgern und die Information der Krankenhäuser zur Weiterbehandlung des Patienten. Wenn der Patient es verlangt, sind auch die Polizei und sonstige Behörden zu verständigen und die notwendigen Informationen zu übermitteln.
- Mutmaßliche Einwilligung des Patienten: Von ihr ist auszugehen, wenn die Offenbarung im Interesse des Patienten liegt und seine Einwilligung nicht oder nicht rechtzeitig eingeholt werden kann, z.B. bei Bewusstlosigkeit des Patienten. Die Weitergabe liegt grundsätzlich immer dann im Interesse des Patienten, wenn sie dazu dient, seine Rechte zu wahren. Davon ist in der Regel auszugehen, wenn der Patient durch einen Verkehrsunfall oder eine strafbare Handlung verletzt wurde. In diesen Fällen ist eine Weitergabe der erforderlichen Daten an die Polizei oder sonstige Behörden durch die mutmaßliche Einwilligung gedeckt. Eine Ausnahme von diesem Grundsatz kann angenommen werden, wenn besondere Umstände ein entgegenstehendes Interesse des Patienten vermuten lassen (z.B. Verletzungshandlungen durch einen Angehörigen).
- Offenbarung nach einer entsprechenden Güterabwägung: Ist die Offenbarung erforderlich, um ein Ziel zu erreichen, das höher zu bewerten ist als das Interesse des Kranken an der Geheimhaltung, können die personenbezogenen Daten weitergegeben werden. Dazu gehören insbesondere die Fälle, in denen sich das Rettungsdienstpersonal in Straf- oder Zivilprozessen gegen den Vorwurf eines fehlerhaften Tätigwerdens zur Wehr setzen muss oder in denen es zur Ausübung seiner Tätigkeit polizeilichen Schutz benötigt. Dazu können nach konkreter Abwägung auch Fälle gehören, bei denen eine Offenbarung zur Abwendung ernstlicher Gefahren für Leib und Leben des Patienten oder Dritter erforderlich ist.
- Offenbarung bei gesetzlicher Verpflichtung: Hier kommt zur Offenbarungsbefugnis die Verpflichtung zur Weitergabe der personenbezogenen Daten hinzu. In Betracht kommen insbesondere Pflichten nach den §§ 6 ff. des Infektionsschutzgesetzes (IfSG), § 138 StGB (Anzeige bevorstehender Verbrechen) sowie die Verpflichtung zur Aussage vor der Staatsanwaltschaft (§ 161a StPO) und den Strafgerichten. Eine Aussagepflicht im Strafverfahren besteht nicht, wenn sich das Rettungsdienstpersonal auf ein Zeugnisverweigerungsrecht berufen kann. Dies setzt voraus, dass das Rettungsfachpersonal den Einsatz zusammen mit einem die Notfallbehandlung leitenden Arzt, d.h. als sein Gehilfe, durchgeführt hat (§ 53a Abs. 1 Satz 1 StPO). In diesem Fall hat das am Einsatz teilnehmende Rettungsdienstpersonal ein vom Arzt abgeleitetes Zeugnisverweigerungsrecht, über dessen Ausübung allerdings der Arzt entscheidet, es sei denn, seine Entscheidung kann in absehbarer Zeit nicht herbeigeführt werden (§ 53a Abs. 1 Satz 2 StPO). Fand dagegen der Einsatz ohne Beteiligung eines die Notfallbehandlung leitenden Arztes statt, hat das Rettungsdienstpersonal im Strafverfahren kein Zeugnisverweigerungsrecht. Dies gilt generell für das rettungsdienstliche Personal in Leitstellen.

Die beiden letzten Sätze der Dienstanweisung sind im juristischen Schrifttum zum Rettungswesen umstritten: Ein Patient darf hinsichtlich des Schutzes seiner **Intimsphäre** nicht deshalb schlechter gestellt werden, weil unter Umständen lediglich zufällig kein Arzt die Notfallbehandlung vor Ort durchführte, sondern den Patienten vielmehr ausschließlich Rettungsfachpersonal versorgte, bis er einem Krankenhaus zugeführt wurde. In diesem Fall wird dem RS/RA von einem Teil des juristischen Schrifttums eine originäre Schweigepflicht auferlegt, die auch das Leitstellenpersonal, das Notarzteinsätze vermittelt, zur Geheimhaltung verpflichtet. Eine gerichtliche Klärung der Streitfrage steht aus. Die Rettungsdienstgesetze enthalten vereinzelt Regelungen über die Pflicht zur Verschwiegenheit. Die Schweigepflicht ist insbesondere bei Einsätzen zu beachten, in denen Teilnehmer gewalttätiger Demonstrationen, unfallflüchtige und ggf. betrunkene Kraftfahrer sowie verletzte Straftäter versorgt und/oder transportiert werden.

Dokumentation

Das Rettungsdienstpersonal führt die zu Abrechnungszwecken erforderliche **Verwaltungsdokumentation** durch. Der Notarzt muss auch eine **Behandlungsdokumentation** erstellen. Dies gilt nach den Rettungsdienstgesetzen mehrerer Bundesländer auch für das Rettungsdienstpersonal bei der Notfallrettung und vereinzelt auch für jeden Krankentransport und jede Patientenübergabe. Dessen ungeachtet müssen RS/RA zumindest dann eine Behandlungsdokumentation anfertigen, wenn sie Maßnahmen im Rahmen der Notkompetenz durchführen. Die Dokumentation ist sorgfältig zu erstellen. Ihr kommt in gerichtlichen Verfahren erheblicher Beweiswert zu. Die Anfertigung der Dokumentation befreit das Rettungsfachpersonal nicht von der Pflicht, zudem sofort den Arzt zu unterrichten, wenn im Rahmen der Notkompetenz eine ärztliche Maßnahme durchgeführt wurde.

Datenschutz

Die Landes-Rettungsdienstgesetze enthalten auch Bestimmungen über den **Datenschutz**; z.B. dürfen nach Art. 16 Abs. 1 BayRDG personenbezogene Daten nur erhoben, aufbewahrt oder genutzt werden, soweit dies zur Ausführung und Abwicklung von Notfallrettung und Krankentransport, zum Nachweis ordnungsgemäßer Ausführung des Einsatzes sowie für die weitere Versorgung des Patienten erforderlich ist oder der Betroffene eingewilligt hat. Im Übrigen ist auf die Datenschutzgesetze des Bundes und der Länder zu verweisen.

38.2.7 Arzneimittel, Betäubungsmittel und Medizinprodukte

Im modernen Rettungswesen ist zur Erfüllung des Rettungsauftrags in den RDG der Einsatz von Arzneimitteln und Medizinprodukten unverzichtbar. Darüber hinaus kann eine wirksame Schmerzbekämpfung im Einzelfall häufig nur durch die Applikation eines Betäubungsmittels (BtM) erfolgen.

Arzneimittelgesetz

Die **Bevorratung** von Arzneimitteln im RD unterliegt den Vorschriften des **Arzneimittelgesetzes** (AMG). Nach vorherrschender Auffassung ist davon auszugehen, dass die Bevorratung im Rettungsfahrzeug nicht gegen das **Abgabemonopol der Apotheken** verstößt. Übergibt der Leiter der Rettungswache dem Fahrzeugführer die Medikamente zur Bestückung des Notfall-Arztkoffers, so liegt darin nach vorherrschender Auffassung keine weitere arzneimittelrechtliche Abgabe des Medikaments. Injizieren Notarzt oder RS/RA – Letztere im Rahmen der Delegation oder ausnahmsweise in Ausübung der Notkompetenz – dem Patienten ein verschreibungspflichtiges Arzneimittel, muss weder vor noch nach der Injektion ein Rezept ausgestellt werden. Die Rechtsprechung versteht die unmittelbare Einspritzung des Medikaments nicht als verschreibungspflichtige Abgabe. Das Rettungsfachpersonal darf apotheken-

pflichtige Arzneimittel darüber hinaus jedoch nicht unbefugten Dritten überlassen.

Betäubungsmittelgesetz

Weitergehende rechtliche Probleme bereitet im RD der Umgang mit verschreibungsfähigen BtM, die dem **Betäubungsmittelgesetz (BtMG)** und der aufgrund dieses Gesetzes erlassenen **Betäubungsmittel-Verschreibungsverordnung (BtMVV)** unterliegen. Die ausschließlich durch den Arzt zu erfolgende Verabreichung eines in § 2 BtMVV aufgeführten BtM, z.B. Morphin, hat gemäß § 13 Abs. 1 BtMG begründet zu sein. Kann eine Schmerzstillung auf andere Weise erfolgen, ist von der Verabreichung abzusehen. Die unbegründete Applikation sowie die Verabreichung durch einen Nichtarzt ist gemäß § 29 Abs. 1 Nr. 6b BtMG strafbar.

BtM unterliegen erhöhter **Diebstahlsgefahr**. Für das Verschreiben des Bedarfs an Betäubungsmitteln für Einrichtungen des RD und deren Teileinheiten finden nach § 6 BtMVV die Vorschriften über das Verschreiben für den Stationsbedarf nach § 2 Abs. 4 der Verordnung entsprechende Anwendung. Der Träger oder Durchführende des RD hat einen Arzt damit zu beauftragen, die benötigten BtM nach § 2 Abs. 4 BtMVV zu verschreiben. Die Aufzeichnung des Verbleibs und Bestandes der BtM ist nach den §§ 13 und 14 BtMVV in den Einrichtungen und Teileinheiten der Einrichtungen des RD durch den jeweils behandelnden Arzt zu führen.

Nach der hier vertretenen Auffassung ist die selbstständige Abgabe eines BtM durch einen RS/RA gegenwärtig durch § 13 Abs. 1 BtMG untersagt. Der Notarzt darf die Verabreichung eines BtM auf den RS/RA jedoch im Einzelfall nach eigener ärztlicher Untersuchung des Patienten auf den RS/RA delegieren. Eine Änderung der Rechtslage wird auch hier im Zusammenhang mit den Kompetenzen von Bundeswehr-Sanitätern im Kampfeinsatz diskutiert.

Medizinproduktegesetz

Das Rettungsfachpersonal hat als Anwender der **Medizinprodukte** in den Fahrzeugen die Vorschriften des **Medizinproduktegesetzes (MPG)** und die hierzu erlassenen Verordnungen, insbesondere die **Medizinprodukte-Betreiberverordnung (MPBetreibV)**, zu beachten. Es dürfen Medizinprodukte gemäß § 2 Abs. 2 MPBetreibV nur von Personen errichtet, betrieben, angewendet und instand gehalten werden, die dafür die erforderliche Ausbildung oder Kenntnis und Erfahrung besitzen. Der Anwender hat sich gemäß § 2 Abs. 5 Satz 1 MPBetreibV vor der

Anwendung eines Medizinproduktes von der Funktionsfähigkeit und dem ordnungsgemäßen Zustand des Medizinproduktes zu überzeugen und die Gebrauchsanweisung sowie die sonstigen sicherheitsbezogenen Informationen und Instandhaltungshinweise zu beachten. Besondere Medizinprodukte, z.B. Defibrillatoren, dürfen gemäß § 5 Abs. 2 MPBetreibV darüber hinaus nur von Personen angewendet werden, die zusätzlich durch den Hersteller oder durch eine vom Gerätebetreiber beauftragte Person unter Berücksichtigung der Gebrauchsanweisung in die sachgerechte Handhabung dieses Medizinproduktes eingewiesen worden sind.

38.2.8 Reanimation, Suizidversuch, Transportverweigerung und Großschadensereignis

Reanimation

Das Vorgehen bei einer **Reanimation** richtet sich nach den gängigen Standards, die inzwischen wesentlich durch Leitlinien und Empfehlungen geprägt werden. Kommt das Rettungsfachpersonal zu einem Patienten mit Herz-Kreislauf-Stillstand, ist es grundsätzlich zur Einleitung von Wiederbelebungsmaßnahmen verpflichtet. Gleichzeitig ist der Notarzt nachzufordern, sofern dieser nicht bereits parallel zum Notfallort abgerückt ist. Von der Einleitung von Reanimationsbemühungen darf nur abgesehen werden, wenn das Rettungsfachpersonal am Körper des Patienten sichere Todeszeichen feststellen kann (➤ Kap. 13.2).

Als klassische **sichere Todeszeichen** im Sinne der Definition der Rechtsmedizin wird die Trias von Totenflecken, Totenstarre und Fäulnis genannt. Bei Feststellung sicherer Todeszeichen besteht keine Verpflichtung zur Aufnahme von Reanimationsbemühungen, weil der Patient hirntot und damit nicht mehr reanimierbar ist. Inwieweit RA, RS und RH in der Lage sind, sichere Todeszeichen festzustellen, ist aufgrund ihrer Ausbildung unklar. Deshalb sind im Zweifel stets Reanimationsbemühungen aufzunehmen und solange fortzuführen, bis der Arzt die Einstellung anordnet. Bei Erschöpfung sind notfalls Ablösungen einzusetzen.

Entsprechendes gilt im Falle des Auffindens einer **Patientenverfügung** (§ 1901a BGB) am Einsatzort, in denen der Patient vorab für den Fall seines Herz-Kreislauf-Stillstands die Aufnahme von Reanimationsbemühungen untersagt. Hier würde wertvolle Reanimationszeit mit der Prüfung der Aktualität und Echtheit der Urkunde vergehen. Im Zweifel hat auch hier das Rettungsfachpersonal – insbesondere wenn ein Arzt noch nicht vor

Ort ist – davon auszugehen, dass der Patient entsprechend dem Notruf gerettet werden will.

Das Geflecht ärztlicher **Sorgfaltsanforderungen** hat zwischenzeitlich auch das Vorgehen bei einer Reanimation erreicht. Der Patient ist in besonders eilbedürftigen Fällen, insbesondere auch nach primär erfolgreicher Reanimation, fernmündlich bzw. über die Rettungsleitstelle in der Klinik voranzumelden.

Suizidversuch und therapieunwillige Kranke

Notfallbehandlung, Rettung und Transport werden regelmäßig dem Willen des Patienten entsprechen. Ist der Patient bewusstlos, kann von seiner mutmaßlichen **Einwilligung** ausgegangen werden, wenn keine Anhaltspunkte dafür vorliegen, dass sich der Patient anders entschieden hätte.

Hinsichtlich der **Hilfspflicht bei Suizidenten** ist auf die anfangs klare Haltung der Strafgerichte zu verweisen, nach der ein Selbstmord stets zu verhindern ist, weil der Suizident nicht über sein Leben verfügen darf und sein Todeswille unbeachtlich ist. Das Rettungsdienstpersonal darf und muss den Suizidenten im Rettungsfahrzeug versorgen, wissend, dass es dem erklärten Willen des Patienten nicht folgt. Tendenzen in Schrifttum und Rechtsprechung, zwischen frei verantwortlichem und unfreiem Suizid zu unterscheiden, sind zumindest für die Situation im RD unpraktikabel. In der Kürze der für die Rettung zur Verfügung stehenden Zeit lässt sich der Ursprung des Suizidwillens nicht ergründen. Darüber hinaus ist auch die Unterscheidung in Teilen von Schrifttum und Rechtsprechung unbrauchbar, nach der nur der bewusstlose Suizident behandelt werden muss. Dies würde bedeuten, dass der Wunsch des im Zustand der Bewusstlosigkeit geretteten Suizidenten, der im Rettungsfahrzeug erwacht und äußert, sofort aussteigen zu wollen, beachtlich wäre und dieser vor den Augen des RD sofort zu einem neuen Selbsttötungsversuch ansetzen könnte. Deshalb bleibt es zumindest für den RD dabei: Der **Suizidwille** ist grundsätzlich unbeachtlich.

Der RD kann auf **polizeiliche Unterstützung** zurückgreifen. Nach den landesrechtlichen Polizeigesetzen fällt es in die Zuständigkeit der Polizeibehörden, einen Suizidenten in Schutzgewahrsam zu nehmen. Daneben besteht unter den Voraussetzungen der landesrechtlichen Unterbringungsgesetze die Möglichkeit der **Zwangseinweisung**. Jedenfalls darf ein Polizeibeamter keinesfalls einen Suizidversuch hinnehmen. Vielmehr kann er seine dienstlichen Pflichten verletzen, wenn er zur Verhinderung der Selbsttötung nicht einschreitet.

Bei **therapieunwilligen Kranken** oder Verletzten, die keine Suizidenten sind, ist hingegen ein der Behandlung und dem Transport entgegenstehender Wille grundsätzlich beachtlich. Beruht die Ablehnung des Patienten auf einem freien Willensentschluss, sind Notarzt und Rettungsfachpersonal hieran gebunden. Der Notarzt ist jedoch gehalten, dem Patienten die Folgen seiner Weigerung deutlich vor Augen zu führen und erforderlichenfalls unter Einschaltung von Angehörigen und des Hausarztes zu versuchen, den Therapieunwillen des Patienten zu überwinden. Die Schweigepflicht tritt insoweit in Fällen vitaler Bedrohung zurück. Insbesondere bei einem Schwerverletzten darf sich der Arzt nicht mit der ersten Weigerung des Notfallpatienten zufriedengeben. Nach der jüngsten Rechtsprechung des BGH muss er sich bei einem Schwerkranken sogar davon überzeugen, dass dieser die Belehrung verstanden hat. Eine sorgfältige **Dokumentation** ist angezeigt und erforderlichenfalls vom Patienten unterschreiben zu lassen.

Beruht die Ablehnung des Patienten **nicht auf einer freien Willensbestimmung**, ist seine einer Behandlung entgegenstehende Haltung unbeachtlich. Er ist vielmehr in den Grenzen der Verhältnismäßigkeit zumindest bei vitaler Gefährdung zwangsweise zu behandeln. Der Arzt kann nach den betreuungsrechtlichen Vorschriften vorgehen, die Polizei um Ingewahrsamnahme nachsuchen oder unter den Voraussetzungen der landesrechtlichen Gesetze über die Hilfe bei psychisch Kranken die zuständige Verwaltungsbehörde verständigen.

Das Rettungsfachpersonal hat in solchen Fällen den **Arzt** nachzufordern, weil insbesondere die Gesprächsführung mit dem Suizidenten oder therapieunwilligen Patienten sowie die entsprechende Befunderhebung und Aufklärung Aufgaben des Arztes sind.

Setzt der Suizident unmittelbar im Beisein des Rettungsdienstpersonals zu einem **Selbsttötungsversuch** an, ist es berechtigt und verpflichtet, ihn in den Grenzen der Verhältnismäßigkeit notfalls unter Einsatz einfacher körperlicher Gewalt und in den Grenzen der Zumutbarkeit, z.B. Festhalten beim bevorstehenden Sprung aus dem Fenster, von der Verwirklichung seines selbstzerstörerischen Vorhabens abzuhalten. Dieses Vorgehen ist jedoch nur dann gerechtfertigt, wenn keine Polizeibeamten zur Stelle sind, die ihrerseits zur Anwendung unmittelbaren Zwangs berechtigt und verpflichtet sind.

Kindesmisshandlung

Verhindern in Extremfällen, z.B. bei schwerer **Kindesmisshandlung**, die Sorgeberechtigten den Einsatz des RD und verweigern sie die Herausgabe des Kindes, ist das Rettungsfachpersonal zur Gefahrenabwehr ebenfalls berechtigt, polizeiliche Hilfe in Anspruch zu nehmen. Auch hier sollte der Arzt nachgefordert werden. Ob bei einer vollendeten schweren Kindesmisshandlung, bei dem sich das Kind bereits in ärztlicher Obhut befindet, Polizei und/oder Jugendamt verständigt werden und damit die Schweigepflicht gebrochen wird, obliegt je nach Lage des Einzelfalls der Gewissensentscheidung des Arztes.

Großschadensereignis

Bei **mehreren Verletzten** kann das zuerst am Schadensort eintreffende Rettungsfachpersonal unmöglich allen Patienten zugleich gerecht werden. Der heutige Organisationsgrad des Rettungswesens erlaubt es, dass im Regelfall innerhalb kurzer Zeit mindestens ein Notarzt zum Schadensort gelangt, der die erste notfallmedizinische Sichtung der Verletzten vornimmt und die weiteren Rettungsmaßnahmen leitet. Nach den Regelungen nahezu aller Rettungsdienstgesetze kommt ein Leitender Notarzt zum Einsatz, der ggf. zusammen mit einem Organisatorischen Leiter die medizinischen Hilfsmaßnahmen bei einem Großschadensereignis koordiniert und der mit gesetzlich legitimierter Weisungsbefugnis ausgestattet ist. Ist noch kein Arzt vor Ort, handelt das zuerst eintreffenden Rettungsfachpersonal richtig, wenn es sich um die Schwerverletzten kümmert. Es darf in dieser Phase Behandlungs- und Transportwünsche von Leichtverletzten kategorisch zurückstellen, ohne dass ihnen der Vorwurf unterlassener Hilfeleistung gemacht werden kann. Beim Vorliegen gleich schwerer Verletzungen verschiedener Patienten, welche die gesamte Aufmerksamkeit des Rettungsdienstpersonals jeweils binden, kann dem Rettungsfachpersonal ebenfalls kein strafrechtlicher Vorwurf daraus erwachsen, dass es notgedrungen die Hilfeleistung gegenüber einem oder mehreren Patienten vernachlässigen muss, bis weitere Rettungskräfte eintreffen. Der Helfer befindet sich hier in einer **Pflichtenkollision**. Die Rechtsordnung verlangt nichts Unmögliches. Gleichwohl soll das Rettungsfachpersonal bis zum Eintreffen des Arztes sein Handeln darauf ausrichten, unter vorübergehendem Verzicht auf eine optimale Individualversorgung eine möglichst gleichmäßige Mindestversorgung der Schwerverletzten sicherzustellen sowie die notwendigen Informationen für eine Nachforderung weiterer Kräfte weiterzugeben. Ziel ist es, schnellstmöglich die Bedingungen für eine individuelle Maximalversorgung der Notfallpatienten herzustellen. Der oben beschriebenen Notkompetenz kommt hier besondere Bedeutung zu.

38.2.9 Regelungen für den Straßenverkehr

Fahrerlaubnis zur Fahrgastbeförderung

Wer einen Krankenkraftwagen führt, bedarf nach § 48 Abs. 1 der Fahrerlaubnis-Verordnung (FeV) neben der allgemeinen Fahrerlaubnis einer zusätzlichen **Fahrerlaubnis zur Fahrgastbeförderung**, wenn in diesem Fahrzeug Fahrgäste befördert werden. Nach § 48 Abs. 2 FeV bedarf es dieser zusätzlichen Erlaubnis **nicht** für:

- Krankenkraftwagen der Bundeswehr, der Bundespolizei, der Polizei sowie der Truppe und des zivilen Gefolges der anderen NATO-Vertragsstaaten (Nr. 1),
- Krankenkraftwagen des Katastrophenschutzes, wenn sie für dessen Zweck verwendet werden (Nr. 2),
- Krankenkraftwagen der Feuerwehren und der nach Landesrecht anerkannten Rettungsdienste (Nr. 3).

Die Fahrerlaubnis zur Fahrgastbeförderung ist nach § 48 Abs. 4 FeV zu erteilen, wenn verschiedene **Voraussetzungen** erfüllt werden. Zu den wichtigsten Voraussetzungen gehören bei Beschränkung des Ausweises auf Krankenkraftwagen, dass der Bewerber das 19. Lebensjahr vollendet hat, er seine geistige und körperliche Eignung nach den Vorgaben der Verordnung nachweist und dass er ferner den Nachweis erbringt, dass er eine EU- oder EWR-Fahrerlaubnis der Klasse B oder eine entsprechende Fahrerlaubnis aus einem in der Anlage 11 zur FeV aufgeführten Staat seit mindestens einem Jahr besitzt oder innerhalb der letzten fünf Jahre besessen hat.

Ferner muss er nachweisen, dass er die erforderlichen **Ortskenntnisse** am Ort des Betriebssitzes besitzt. Letzteres gilt nicht, wenn der Ort des Betriebssitzes weniger als 50.000 Einwohner hat. Wird der Fahrer in einem anderen Ort mit 50.000 Einwohnern oder mehr tätig als demjenigen, für den er die erforderlichen Ortskenntnisse nachgewiesen hat, so muss er diese Kenntnisse für den anderen Ort nachweisen.

Die Fahrerlaubnis zur Fahrgastbeförderung wird für die **Dauer** von nicht mehr als fünf Jahren erteilt und wird auf Antrag des Inhabers jeweils bis zu fünf Jahren verlängert.

Gemäß § 48 Abs. 8 FeV darf der Halter des Fahrzeuges die Fahrgastbeförderung nicht anordnen oder zulassen, wenn der Führer des Fahrzeuges die erforderliche Fahrerlaubnis zur Fahrgastbeförderung nicht besitzt oder die erforderlichen Ortskenntnisse nicht nachgewiesen hat. Ebenso verhält sich der Fahrer des Krankenkraftwagens, der diese zusätzliche Fahrerlaubnis nicht besitzt, ordnungswidrig. Der Ausweis ist nach § 48 Abs. 3 Satz 2 FeV bei der Fahrgastbeförderung mitzu-

führen und auf Verlangen zuständigen Personen jederzeit zur Prüfung auszuhändigen.

Durch § 2 Abs. 10 des Straßenverkehrsgesetzes (StVG) ist 2009 außerdem der sog. „Feuerwehrführerschein" (Fahrberechtigung) eingeführt worden, der es u.a. Mitgliedern der freiwilligen Feuerwehren und der nach Landesrecht anerkannten Rettungsdienste erleichtert, Einsatzfahrzeuge bis zu einer zulässigen Gesamtmasse von 4,75 t bzw. 7,5 t zu führen.

Sonderrechte

Die **Straßenverkehrsordnung** (StVO) gewährt Fahrzeugen des RD zum einen Sonderrechte, zum anderen ordnet sie optischen und akustischen Signalen der entsprechend ausgerüsteten Fahrzeuge Anordnungen (bzw. Warnungen) an die übrigen Verkehrsteilnehmer zu. Diese letzte Funktion wird seit Jahrzehnten auch als **Wegerecht** bezeichnet. Die beiden wesentlichen Bestimmungen in der StVO lauten:

§ 35 StVO, **Sonderrechte**

- (5a) Fahrzeuge des Rettungsdienstes sind von den Vorschriften dieser Verordnung befreit, wenn höchste Eile geboten ist, um Menschenleben zu retten oder schwere gesundheitliche Schäden abzuwenden.
- (8) Die Sonderrechte dürfen nur unter gebührender Berücksichtigung der öffentlichen Sicherheit und Ordnung ausgeübt werden.

§ 38 StVO, **Blaues Blinklicht**

- (1) Blaues Blinklicht zusammen mit dem Einsatzhorn darf nur verwendet werden, wenn höchste Eile geboten ist, um Menschenleben zu retten oder schwere gesundheitliche Schäden abzuwenden, eine Gefahr für die öffentliche Sicherheit oder Ordnung abzuwenden, flüchtige Personen zu verfolgen oder bedeutende Sachwerte zu erhalten. Es ordnet an: Alle übrigen Verkehrsteilnehmer haben sofort freie Bahn zu schaffen.
- (2) Blaues Blinklicht allein darf nur von den damit ausgerüsteten Fahrzeugen und nur zur Warnung an Unfall- oder sonstigen Einsatzstellen, bei Einsatzfahrten oder bei der Begleitung von Fahrzeugen oder von geschlossenen Verbänden verwendet werden.

§ 35 Abs. 5a StVO befreit Fahrzeuge des RD unter den dort näher bestimmten Voraussetzungen von den Vorschriften der StVO. Hierdurch wird nicht Befreiung von allen Regeln des Straßenverkehrs erteilt. Auch der Führer eines Rettungsfahrzeugs, straßenverkehrsrechtlich ist das stets der Fahrer, kann sich bei der Ausübung von Sonderrechten einer fahrlässigen Körperverletzung oder gar Tötung eines anderen Verkehrsteilnehmers schuldig machen oder z.B. wegen rücksichtsloser Straßenverkehrsgefährdung nach § 315c StGB bestraft werden. Im Zusammenhang mit Einsatzfahrten kann der Rettungswagenfahrer auch Gefahr laufen, wegen **Ordnungswidrigkeiten** belangt zu werden, z.B. wenn er vorsätzlich oder fahrlässig entgegen § 38 Abs. 1 Satz 1, Abs. 2 StVO blaues Blinklicht zusammen mit dem Einsatzhorn oder allein verwendet oder entgegen § 35 Abs. 8 StVO Sonderrechte ausübt, ohne die öffentliche Sicherheit und Ordnung gebührend zu berücksichtigen.

Die StVO-Novelle 1988 brachte die Änderung, dass Rettungsfahrzeuge nicht mehr blaues Blinklicht zusammen mit dem Einsatzhorn verwenden müssen, um von den Vorschriften der StVO befreit zu sein. Fahrzeuge des RD dürfen deshalb nach der nunmehr geltenden Rechtslage z.B. die zulässige Höchstgeschwindigkeit überschreiten, ohne notwendig Sondersignale gebrauchen zu müssen, wenn die übrigen Voraussetzungen der Befreiung vorliegen. Die StVO-Novelle 1992 ermöglicht bei Einsatzfahrten nunmehr auch den alleinigen Gebrauch des blauen Blinklichts ohne gleichzeitige Betätigung des Einsatzhorns. Zur Abgrenzung ist jedoch deutlich hervorzuheben: Will der Rettungswagenfahrer anderen Verkehrsteilnehmern gegenüber anordnen, dass diese sofort **freie Bahn** zu schaffen haben, und damit das Wegerecht nach § 38 Abs. 1 StVO in Anspruch nehmen, muss er weiterhin blaues Blinklicht zusammen mit dem Einsatzhorn verwenden. Will der Fahrer des im Einsatz befindlichen Rettungsfahrzeugs z.B. in eine Kreuzung einfahren, deren Lichtzeichenanlage für ihn rotes Ampellicht zeigt, muss er nach wie vor rechtzeitig beide Sondersignale betätigen, um dem Querverkehr sein Vorrecht zu vermitteln.

Grundsätzlich haben die Erfordernisse der **Verkehrssicherheit** Vorrang gegenüber dem Ziel raschen Vorwärtskommens. Eine regelmäßig erhöhte Gefahr bei einer Sonderrechtsfahrt tritt ein, wenn der Fahrer des Rettungsfahrzeugs aus einer nicht bevorrechtigten Straße in einen Kreuzungs- oder Einmündungsbereich einfahren möchte, ohne das Passieren des Querverkehrs abzuwarten, oder er einen solchen Bereich bei rotem Ampellicht überqueren möchte. Der Führer des Rettungsfahrzeugs, der unter Berufung auf das Wegerecht das Vorfahrtsrecht anderer missachten will, muss hier den vorfahrtsberechtigten Verkehr besonders sorgfältig beobachten und die so geschaffene Gefahrenlage durch eine erhöhte Sorgfalt ausgleichen. Er darf in keinem Fall auf gut Glück fahren oder sich blindlings in eine unübersehbare Verkehrslage begeben. Der Fahrer muss hier sein Sonderrechtsfahrzeug erforderlichenfalls zum Stehen bringen, solange er nicht die gesicherte Erkenntnis besitzt, dass seine Absicht vom gesamten Querverkehr

bemerkt worden ist und von diesem entsprechend § 38 Abs. 1 Satz 2 StVO reagiert wurde. Er hat die geschaffene Gefahrenlage durch erhöhte Vorsicht, erforderlichenfalls Schritttempo und rechtzeitiges Einschalten der Sondersignale auszugleichen. Der Halter des Rettungsfahrzeugs trägt im Zivilprozess wegen eines Unfallgeschehens die Beweislast für die Umstände, aus denen der RA, RS oder RH als Fahrer des Fahrzeugs das Recht zur Missachtung der Vorfahrt anderer hergeleitet hat.

38.3 Gesetzliche Grundlagen der Ausbildung

Im Bereich der Notfallrettung und im Krankentransport werden im Wesentlichen RA, RS und RH eingesetzt. Überwiegend bestimmen die Rettungsdienstgesetze der Bundesländer, mit welchem Personal die Rettungsmittel zu besetzen sind. Maßgebend sind die jeweiligen landesrechtlichen Bestimmungen. Nach dem Ablauf von Übergangsfristen sollen die Krankenkraftwagen wie in der ➤ Tab. 38.1 besetzt werden.

Rettungsassistent

Die **Ausbildung des Rettungsassistenten (RA)** (➤ Abb. 38.3) wird im RettAssG vom 10. Juli 1989 geregelt. Das Gesetz schützt die Berufsbezeichnung. Die Erlaubnis zum Führen der Berufsbezeichnung wird nach § 2 RettAssG auf Antrag erteilt, wenn der Antragsteller an einem einjährigen Lehrgang (1.200 Stunden) teilgenommen, die staatliche Prüfung bestanden und die ebenfalls einjährige praktische Tätigkeit (1.600 Stunden) erfolgreich abgeleistet hat. Eine außerhalb der BRD erworbene abgeschlossene Ausbildung reicht aus, wenn die Gleichwertigkeit des Ausbildungsstands anerkannt wird. Für Bürger der übrigen Mitgliedstaaten der Europäischen Union gelten Sonderregelungen. Zugang zur Regelausbildung haben Männer und Frauen, die das 18. Lebensjahr vollendet haben, gesundheitlich für die Ausübung des Berufs geeignet sind und entweder einen Hauptschulabschluss, eine gleichwertige Schulbildung oder eine abgeschlossene Berufsausbildung vorweisen können.

Es bestehen zahlreiche **Anrechnungsmöglichkeiten anderer Ausbildungen** auf die Dauer des Lehrgangs und der praktischen Ausbildung. Insbesondere wird nach § 8 Abs. 2 RettAssG die 520-Stunden-Ausbildung zum Rettungssanitäter (RS) auf den Lehrgang und eine

38

Tab. 38.1 Mindestbesetzung der Krankenkraftwagen (ohne Übergangsregelungen)

Bundesland	Krankentransport		Notfallrettung	
	Fahrer	Beifahrer	Fahrer	Beifahrer
BW	gP § 9 I	RS § 9 II	gP § 9 I	RA § 9 II
BY	gP Art. 43 I 1	RS Art. 43 I 2#	gP Art. 43 I 1	RA Art. 43 I 2#
BE	SH60 § 9 IV Nr. 2	RS § 9 III	RS § 9 IV Nr. 1	RA § 9 III
BB-VO	RS § 10 I Nr. 1	RS § 10 I Nr. 1	RS § 10 I Nr. 1	RA § 10 I Nr. 2 KrSchw/ KrPfl §10 II 1 Nr. 3
HB	RH—	RS* § 30 IV 2	RS—	RA* § 30 IV 1
HH	RS § 21 I	RS § 21 I	RS § 21 II	RA § 21 II
HE-VO	SH § 2 Nr. 1	RS § 2 Nr. 2	(RH) § 2 II Nr. 1	RA § 2 II Nr. 2
MV	RS § 4 II 3	RS § 4 II 3	RS—	RA § 4 II 1 und 2 oder FS/ FP § 30 IV
NI	gP § 10 I	RS § 10 II 3	gP § 10 I	RA § 10 II 2
NW	RH § 4 IV 2 Nr. 1	RS § 4 III 1	RS § 4 IV 2 Nr. 2a/ RAP § 4 IV 2 Nr. 2b	RA § 4 III 1
RP	RH § 22 II Nr. 1	RS/RAP §§ 22 III Nr. 1, II Nr. 2	RS/RAP § 22 II Nr. 2	RA § 22 III Nr. 2
SL	SH § 4 I 3	RS § 4 I 2	SH § 4 I 3	RA § 4 I 2
SN-VO	RH § 6 IV	RS § 6 IV	RS § 6 II	RA § 6 II
ST-VO	RS § 3 I	RS § 3 I	RS § 3 I	RA § 3 I
SH	RS —	RA § 3 I 1	RS200 —	RA § 3 I
TH	gP § 16 II 1	gP § 16 II 2	gP— § 16 II 1	RA § 16 II 2
BB-VO	Verordnung über den Landes-Rettungsdienstplan des Landes Brandenburg			
HE-VO	Hessische RD-Betriebsverordnung			
SN-VO	Sächsische Rettungsdienstplanverordnung			
ST-VO	Verordnung zur Regelung der Mindestanforderungen an die personellen und sächlichen Ausstattungen und der Grundsätze der einheitlichen Kostenermittlung im RD Sachsen-Anhalts			
—	Funktion als Fahrer oder Beifahrer kann nicht ohne weiteres zugeordnet werden.			
#	Art. 43 III: Hiervon kann ausnahmsweise im Einzelfall abgewichen werden, wenn ansonsten das Einsatzfahrzeug nicht zum Einsatz kommen könnte.			
FS/FP	Fachschwestern und Fachpfleger für Anästhesiologie und Intensivtherapie, die bereits hauptamtlich im RD in der ehemaligen DDR tätig waren und eine mindestens 2.000 Stunden umfassende Tätigkeit im RD abgeleistet haben			
gP	geeignete Person			
gP*	geeignete Person, Näheres wird durch Landes-Rettungsdienstplan geregelt			
KrSchw/KrPfl	zum Zeitpunkt des Inkrafttretens des BbgRettG beschäftigte Krankenschwestern und Krankenpfleger mit mindestens 2.000-stündiger praktischer Erfahrung im Rettungsdienst			
RAP	wer an einem Lehrgang nach § 4 RettAssG teilgenommen und die staatliche Prüfung bestanden hat			
RH	Rettungshelfer			
(RH)	sechswöchige Ausbildung nach hessischer Rechtslage			
RS	Rettungssanitäter			
RS*/RA*	= Transportführer			
RS200	RS muss zusätzlich mindestens 200 Einsätze abgeleistet haben.			
SH	Sanitätshelfer			
SH60	Sanitätsausbildung mit 60 Stunden			

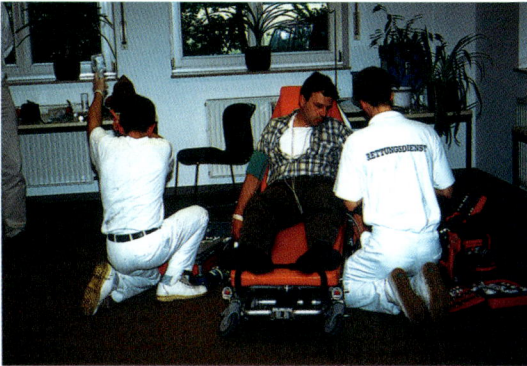

Abb. 38.3 Die Ausbildung zum Rettungsassistenten wird im Rett-AssG geregelt. Festgelegt ist u.a. die Aufteilung der Ausbildung in einen jeweils einjährigen theoretischen und praktischen Teil. [M234]

nach Abschluss dieser Ausbildung abgeleistete Tätigkeit im RD im Umfang ihrer Gleichwertigkeit auf die praktische Tätigkeit angerechnet. Antragsteller, die vor Inkrafttreten des Gesetzes eine Ausbildung zum RS begonnen oder bereits erfolgreich abgeschlossen hatten, erhalten nach § 13 Abs. 1 RettAssG die Berechtigung zum Führen der Berufsbezeichnung, wenn sie eine mindestens 2.000 Stunden umfassende Tätigkeit im RD abgeleistet haben. Allerdings ist eine Tätigkeit, die zur Notfallrettung keine Gelegenheit gibt, keine Tätigkeit im RD im Sinne von § 13 Abs. 1 Satz 1 RettAssG.

Insbesondere die Einzelheiten der **Prüfung** werden in der Ausbildungs- und Prüfungsverordnung für RA vom 7. November 1989 (RettAssAPrV) geregelt.

Die wesentlichen Aufgaben des RA können dem in § 3 RettAssG definierten **Ausbildungsziel** entnommen werden. Seine Ausbildung soll entsprechend der Aufgabenstellung des Berufs als Helfer des Arztes insbesondere dazu befähigen:

- am Notfallort bis zur Übernahme der Behandlung durch den Arzt lebensrettende Maßnahmen bei Notfallpatienten durchzuführen,
- die Transportfähigkeit solcher Patienten herzustellen,
- die lebenswichtigen Körperfunktionen während des Transports zu beobachten und aufrechtzuerhalten,
- Kranke, Verletzte und sonstige hilfsbedürftige Personen, auch soweit sie nicht Notfallpatienten sind, unter sachgerechter Betreuung zu befördern.

Mit der Rolle des RA als Helfer des Arztes sind die Einordnung als **Heilhilfsberuf** und die Assistenzfunktion festgeschrieben. § 3 RettAssG zieht für die Ausbildung des RA insoweit lediglich die Konsequenz aus der bestehenden Situation, wonach das Rettungsfachpersonal bereits vor Eintreffen des (Not-)Arztes am Einsatzort sein kann und im Rahmen seiner Fähigkeiten eigentlich dem Arzt vorbehaltene Maßnahmen treffen muss. Welche konkreten notfallmedizinischen Maßnahmen in die Aus-

bildung des RA einbezogen werden, bestimmen letztlich die **Ausbildungspläne** der staatlich anerkannten Schulen, zumal die RettAssAPrV einen ausschließlich themenorientierten Ausbildungskatalog enthält, der keine zu erlernenden Maßnahmen bestimmt. Insoweit hat der Verordnungsgeber die Schulen im Detail nicht gebunden, was insbesondere bei Maßnahmen, die im Bereich der Notkompetenz von Bedeutung sind, zu Unterschieden in den Ausbildungsplänen der Schulen führte. Seit mehreren Jahren liegt jedoch ein einheitliches Curriculum vor.

Grundlage der Verabschiedung des RettAssG war es, dass durch bedeutsame Fortschritte auf dem Gebiet der Notfallmedizin und Reanimation für den RD und die Transportbegleitung lebensgefährlich Verletzter oder Schwerkranker die Voraussetzungen für eine wirksame und oft lebensrettende Hilfeleistung am Ort des Geschehens und beim Transport in das Krankenhaus geschaffen worden sind. Das RettAssG soll dieser Entwicklung durch eine bessere Qualifikation des Personals im Rettungswesen Rechnung tragen. Da die Ausbildung den RA auch dazu befähigen soll, notfallmedizinische Maßnahmen aufgrund seiner Notkompetenz zu treffen, wenn kein Notarzt verfügbar ist, wird aus rechtlicher Sicht festzuhalten sein, dass sich die Inhalte der Ausbildung nicht nur an den Fortschritten der modernen Notfallmedizin und Reanimation, sondern auch an seiner Notkompetenz als Maßstab zu orientieren haben; Letzteres zumindest so lange, wie die tatsächlichen Verhältnisse nicht gewährleisten, dass jeder Notfallpatient sogleich von einem Arzt versorgt wird.

Rettungssanitäter

Die **Ausbildung zum Rettungssanitäter (RS)** wird im Wesentlichen von den Hilfsorganisationen selbst durchgeführt. Die Ausbildung wird insbesondere für ehrenamtliche Helfer angeboten. Sie soll sich vorrangig auf den Beifahrer von Fahrzeugen im Krankentransportdienst beziehen und umfasst 160 Stunden theoretische Ausbildung, 160 Stunden klinische Ausbildung und 160 Stunden Ausbildung in der Rettungswache. Die Abschlussprüfung erfolgt in einem 40-stündigen Lehrgang. Voraussetzung zur Teilnahme ist eine Erste-Hilfe-Ausbildung, die nicht länger als ein Jahr zurückliegen darf. In einigen Bundesländern bestehen ergänzende Regelungen auf dem Verordnungs- oder Erlasswege, insbesondere über die abzulegende Prüfung.

In Niedersachsen soll die Ausbildung zum RS nach § 2 der Verordnung über die Ausbildung und Prüfung für RS vom 7. Dezember 1993 (APVO-RettSan) dazu befähigen,

- Notärzte sowie RA bei der Durchführung von lebensrettenden Maßnahmen und bei der Herstellung der Transportfähigkeit von Notfallpatienten zu unterstützen,
- bis zur Übernahme der Behandlung durch einen Notarzt oder zum Tätigwerden eines RA selbstständig Herz-Lungen-Wiederbelebungsmaßnahmen und Maßnahmen zur Aufrechterhaltung der lebenswichtigen Funktionen durchzuführen,
- eine fachgerechte Betreuung beim qualifizierten Krankentransport zu gewährleisten.

Nach Inkrafttreten des RettAssG und nach dem erklärten Willen der Bundesländer, wie er auch in den Regelungen der RDG zum Ausdruck kommt, sollen mit der Betreuung des Notfallpatienten in der Notfallrettung RA betraut werden. Die Aufgaben des RS reduzieren sich auf die des Fahrers eines Rettungsfahrzeugs und auf die Betreuung des Nichtnotfallpatienten im Krankentransport. Gleichwohl haben auch RS Notfallpatienten zumindest dann zu betreuen, wenn sich der Zustand des Patienten während des Krankentransports verschlechtert, bei Anwendung der Nächste-Fahrzeug-Strategie, nach der auch KTW bzw. Mehrzweckfahrzeuge (MZF) zu Notfällen entsandt werden, und bei Unfällen mit mehreren Verletzten. Die Ausbildung zum RS hat deshalb den Bewerbern nach wie vor die erforderlichen Kenntnisse und Fähigkeiten auf dem Gebiet der Versorgung und Betreuung von Notfallpatienten zu vermitteln.

Rettungs- und Sanitätshelfer

Die **Ausbildung zum Rettungshelfer (RH)** war in der Vergangenheit im Wesentlichen den ZDL vorbehalten. Nachdem die Qualifikation zum Rettungshelfer in mehreren Bundesländern wenigstens zum Einsatz als Fahrer im Krankentransport berechtigt, haben sich die großen Hilfsorganisationen im November 1995 darauf verständigt, dass die Ausbildung insgesamt 320 Stunden umfassen soll.

In Nordrhein-Westfalen ist die Ausbildung zum RH nach § 1 Abs. 1 Satz 1 der Ausbildungs- und Prüfungsverordnung für RH vom 9. Juni 2000 (RettHelfAPO) auf die Funktion als Fahrer und die Unterstützung der RS beim Krankentransport ausgerichtet. Sie umfasst mindestens 160 Ausbildungsstunden.

Die **Ausbildung des Sanitätshelfers**, der in einigen Bundesländern sogar als Fahrer in der Notfallrettung eingesetzt werden darf, richtet sich nach den Ausbildungsrichtlinien der Hilfsorganisationen und ist nicht spezifisch auf den RD ausgerichtet. Hier bedarf es im Regelfall einer ergänzenden Ausbildung.

38.3.1 Gesetz über den Beruf der Rettungsassistentin/ des Rettungsassistenten

Dieses Gesetz vom 10. Juli 1989, zuletzt geändert durch die Verordnung vom 2. Dezember 2007, wird im Folgenden wiedergegeben.

I. Abschnitt – Erlaubnis

§ 1 [Erlaubnis] (1) Wer die Berufsbezeichnung „Rettungsassistentin" oder „Rettungsassistent" führen will, bedarf der Erlaubnis.

(2) Rettungsassistentinnen und Rettungsassistenten, die Staatsangehörige eines Vertragsstaates des Europäischen Wirtschaftsraumes sind, führen die Berufsbezeichnung nach Absatz 1 im Geltungsbereich dieses Gesetzes ohne Erlaubnis, sofern sie ihre Berufstätigkeit als vorübergehende und gelegentliche Dienstleistung im Sinne des Artikels 50 des EG-Vertrages im Geltungsbereich dieses Gesetzes ausüben. Sie unterliegen jedoch der Meldepflicht und Nachprüfung nach diesem Gesetz. Gleiches gilt für Drittstaaten und Drittstaatsangehörige, soweit sich hinsichtlich der Anerkennung von Ausbildungsnachweisen nach dem Recht der Europäischen Gemeinschaften eine Gleichstellung ergibt.

§ 2 [Erlaubnisvoraussetzungen] (1) Die Erlaubnis nach § 1 ist auf Antrag zu erteilen, wenn der Antragsteller

1.
   a. an dem Lehrgang nach § 4 oder an dem Ergänzungslehrgang nach § 8 Abs. 3 teilgenommen und die staatliche Prüfung bestanden hat sowie
   b. die praktische Tätigkeit nach § 7 erfolgreich abgeleistet hat,
2. sich nicht eines Verhaltens schuldig gemacht hat, aus dem sich die Unzuverlässigkeit zur Ausübung des Berufs ergibt,
3. nicht in gesundheitlicher Hinsicht zur Ausübung des Berufs ungeeignet ist und
4. über die für die Ausübung der Berufstätigkeit erforderlichen Kenntnisse der deutschen Sprache verfügt.

(2) Eine außerhalb des Geltungsbereichs dieses Gesetzes erworbene abgeschlossene Ausbildung erfüllt die Voraussetzungen nach Absatz 1 Nr. 1, wenn die Gleichwertigkeit des Ausbildungsstandes gegeben ist. In die Prüfung der Gleichwertigkeit des Ausbildungsstandes sind bei Antragstellern, die Staatsangehörige eines anderen Vertragsstaates des Europäischen Wirtschaftsraumes sind, die in anderen Staaten absolvierten Ausbildungsgänge oder die in anderen Staaten erworbene Berufserfahrung einzubeziehen. Die Gleichwertigkeit des Ausbil-

dungsstandes im Sinne des Satzes 1 wird bei ihnen anerkannt, wenn

1. sie einen Ausbildungsnachweis vorlegen, aus dem sich ergibt, dass sie bereits in einem anderen Vertragsstaat des Europäischen Wirtschaftsraumes als Rettungsassistentin oder Rettungsassistent anerkannt wurden,

2. sie über eine dreijährige Berufserfahrung in der Rettungsassistenz im Hoheitsgebiet des Mitgliedstaats, der den Ausbildungsnachweis anerkannt hat, verfügen und

3. der Mitgliedstaat, der die Ausbildung anerkannt hat, diese Berufserfahrung bescheinigt.

Ist die Gleichwertigkeit des Ausbildungsstandes nach den Sätzen 1 bis 3 nicht gegeben oder ist eine Prüfung der Gleichwertigkeit des Ausbildungsstandes nur mit unangemessenem zeitlichem oder sachlichem Aufwand möglich, weil die erforderlichen Unterlagen und Nachweise aus Gründen, die nicht in der Person der Antragsteller liegen, von diesen nicht vorgelegt werden können, ist ein gleichwertiger Kenntnisstand nachzuweisen. Der Nachweis wird durch das Ablegen einer Prüfung erbracht, die sich auf den Inhalt der staatlichen Abschlussprüfung erstreckt. [5]Bei Antragstellern nach Satz 2 hat sich diese Prüfung auf diejenigen Bereiche zu beschränken, in denen ihre Ausbildung hinter der in diesem Gesetz und der Ausbildungs- und Prüfungsverordnung für Rettungsassistentinnen und Rettungsassistenten geregelten Ausbildung zurückbleibt.

(3) Für Antragsteller, die eine Erlaubnis nach § 1 Abs. 1 anstreben, gilt die Voraussetzung des Absatzes 1 Nr. 1 als erfüllt, wenn aus einem in einem anderen Vertragsstaat des Europäischen Wirtschaftsraumes erworbenen Prüfungszeugnis hervorgeht, dass der Inhaber eine Ausbildung erworben hat, die in diesem Staat für den unmittelbaren Zugang zu einem dem Beruf des Rettungsassistenten entsprechenden Beruf erforderlich ist. Prüfungszeugnisse im Sinne dieses Gesetzes sind Ausbildungsnachweise gemäß Artikel 3 Abs. 1 Buchstabe c der Richtlinie 2005/36/EG des Europäischen Parlaments und des Rates vom 7. September 2005 über die Anerkennung von Berufsqualifikationen (ABl. EU Nr. L 255 S. 22, 2007 Nr. L 271 S. 18) in der jeweils geltenden Fassung, die dem in Nr. 11 Buchstabe b der Richtlinie genannten Niveau entsprechen. Satz 2 gilt auch für einen Ausbildungsnachweis oder eine Gesamtheit von Ausbildungsnachweisen, die von einer zuständigen Behörde in einem Mitgliedstaat ausgestellt wurden, sofern sie eine in der Gemeinschaft erworbene abgeschlossene Ausbildung bescheinigen, von diesem Mitgliedstaat als gleichwertig anerkannt wurden und in Bezug auf die Aufnahme oder Ausübung des Berufs des Rettungsassistenten

dieselben Rechte verleihen oder auf die Ausübung des Berufs des Rettungsassistenten vorbereiten. Satz 2 gilt ferner für Berufsqualifikationen, die zwar nicht den Erfordernissen der Rechts- oder Verwaltungsvorschriften des Herkunftsmitgliedstaats für die Aufnahme oder Ausübung des Berufs des Rettungsassistenten entsprechen, ihrem Inhaber jedoch nach dem Recht des Herkunftsmitgliedstaats erworbene Rechte nach den dort maßgeblichen Vorschriften verleihen. Antragsteller mit einem Ausbildungsnachweis aus einem Vertragsstaat des Europäischen Wirtschaftsraumes haben einen höchstens zweijährigen Anpassungslehrgang zu absolvieren oder eine Eignungsprüfung abzulegen, wenn

1. ihre nachgewiesene Ausbildungsdauer mindestens ein Jahr unter der in diesem Gesetz geregelten Ausbildungsdauer liegt,

2. ihre Ausbildung sich auf Fächer bezieht, die sich wesentlich von denen unterscheiden, die durch die Ausbildung nach diesem Gesetz und der Ausbildungs- und Prüfungsverordnung für Rettungsassistentinnen und Rettungsassistenten vorgeschrieben sind,

3. der Beruf des Rettungsassistenten eine oder mehrere reglementierte Tätigkeiten umfasst, die im Herkunftsmitgliedstaat des Antragstellers nicht Bestandteil des dem Rettungsassistenten entsprechenden Berufs sind, und wenn dieser Unterschied in einer besonderen Ausbildung besteht, die nach diesem Gesetz und der Ausbildungs- und Prüfungsverordnung für Rettungsassistentinnen und Rettungsassistenten gefordert wird und sich auf Fächer bezieht, die sich wesentlich von denen unterscheiden, die von dem Ausbildungsnachweis abgedeckt werden, den der Antragsteller vorlegt, oder

4. ihr Ausbildungsnachweis lediglich eine Ausbildung auf dem in Artikel 11 Buchstabe a der Richtlinie genannten Niveau bescheinigt und

ihre nachgewiesene Berufserfahrung nicht zum Ausgleich der unter den Nummern 1 bis 4 genannten Unterschiede geeignet ist. Die Antragsteller haben das Recht, zwischen dem Anpassungslehrgang und der Eignungsprüfung zu wählen.

(4) Die vorherigen Absätze 2 und 3 gelten entsprechend für Drittstaaten und Drittstaatsangehörige, soweit sich hinsichtlich der Anerkennung von Ausbildungsnachweisen nach dem Recht der Europäischen Gemeinschaften eine Gleichstellung ergibt.

§ 2a [Mitteilungspflichten] (1) Die zuständigen Behörden des Landes, in dem der Beruf des Rettungsassistenten ausgeübt wird oder zuletzt ausgeübt worden ist, unterrichten die zuständigen Behörden des Herkunftsmitgliedstaats über das Vorliegen strafrechtlicher Sanktionen, über die Rücknahme, den Widerruf und die Anordnung des Ruhens der Erlaubnis, über die Untersagung der Ausübung der Tätigkeit und über Tatsachen, die einer dieser Sanktionen oder Maßnahmen rechtfertigen würden; dabei sind die Vorschriften zum Schutz personenbezogener Daten einzuhalten. Erhalten die zuständigen Behörden der Länder Auskünfte der zuständigen Behörden von Aufnahmemitgliedstaaten, die sich auf die Ausübung des Berufs des Rettungsassistenten auswirken könnten, so prüfen sie die Richtigkeit der Sachverhalte, befinden über Art und Umfang der durchzuführenden Prüfungen und unterrichten den Aufnahmemitgliedstaat über die Konsequenzen, die aus den übermittelten Auskünften zu ziehen sind. Die Länder können zur Wahrnehmung der Aufgaben nach den Sätzen 1 und 2 gemeinsame Stellen bestimmen.

(2) Das Bundesministerium für Gesundheit benennt nach Mitteilung der Länder die Behörden und Stellen, die für die Ausstellung oder Entgegennahme der in der Richtlinie 2005/36/EG genannten Ausbildungsnachweise und sonstigen Unterlagen oder Informationen zuständig sind, sowie die Behörden und Stellen, die die Anträge annehmen und die Entscheidungen treffen können, die im Zusammenhang mit dieser Richtlinie stehen. Es unterrichtet unverzüglich die anderen Mitgliedstaaten und die Europäische Kommission.

(3) Die für die Entscheidungen nach diesem Gesetz zuständigen Behörden und Stellen übermitteln dem Bundesministerium für Gesundheit statistische Aufstellungen über die getroffenen Entscheidungen, die die Europäische Kommission für den nach Artikel 60 Abs. 1 der Richtlinie 2005/36/EG erforderlichen Bericht benötigt, zur Weiterleitung an die Kommission.

II. Abschnitt – Ausbildung

§ 3 [Ausbildungsziel] Die Ausbildung soll entsprechend der Aufgabenstellung des Berufs als Helfer des Arztes insbesondere dazu befähigen, am Notfallort bis zur Übernahme der Behandlung durch den Arzt lebensrettende Maßnahmen bei Notfallpatienten durchzuführen, die Transportfähigkeit solcher Patienten herzustellen, die lebenswichtigen Körperfunktionen während des Transports zum Krankenhaus zu beobachten und aufrechtzuerhalten sowie kranke, verletzte und sonstige hilfsbedürftige Personen, auch soweit sie nicht Notfallpatienten sind, unter sachgerechter Betreuung zu befördern (Ausbildungsziel).

§ 4 [Dauer des Lehrgangs] Der Lehrgang besteht aus mindestens 1.200 Stunden theoretischer und praktischer Ausbildung und dauert, sofern er in Vollzeitform durchgeführt wird, zwölf Monate. Er wird von staatlich anerkannten Schulen für Rettungsassistenten durchgeführt und schließt mit der staatlichen Prüfung ab.

§ 5 [Zugangsvoraussetzungen zum Lehrgang] Voraussetzung für den Zugang zum Lehrgang nach § 4 ist
1. die Vollendung des 18. Lebensjahres und die gesundheitliche Eignung zur Ausübung des Berufs und
2. der Hauptschulabschluss oder eine gleichwertige Schulbildung oder eine abgeschlossene Berufsausbildung.

§ 6 [Fehlzeitenanrechnung beim Lehrgang] Auf die Dauer des Lehrgangs nach § 4 werden angerechnet
1. Ferien,
2. Unterbrechungen durch Schwangerschaft, Krankheit oder aus anderen, von der Schülerin oder vom Schüler nicht zu vertretenden Gründen bis zur Gesamtdauer von 120 Stunden oder, sofern der Lehrgang in Vollzeitform durchgeführt wird, von vier Wochen, bei einem verkürzten Lehrgang nach § 8 Abs. 1 Satz 1, Abs. 2 Satz 1 oder Abs. 4 bis zu höchstens 60 Stunden oder, sofern der Lehrgang in Vollzeitform durchgeführt wird, von zwei Wochen.
Auf Antrag können auch darüber hinausgehende Fehlzeiten berücksichtigt werden, soweit eine besondere Härte vorliegt und das Ausbildungsziel durch die Anrechnung nicht gefährdet wird.

§ 7 [Praktische Tätigkeit] (1) Die praktische Tätigkeit umfasst mindestens 1.600 Stunden und dauert, sofern sie in Vollzeitform abgeleistet wird, zwölf Monate. Sie ist nach bestandener staatlicher Prüfung in einer von der zuständigen Behörde zur Annahme von Praktikanten ermächtigten Einrichtung des Rettungsdienstes abzuleisten.

(2) Die Ermächtigung zur Annahme von Praktikanten nach Absatz 1 setzt voraus, dass die Einrichtung aufgrund ihres Einsatzbereichs, ihrer personellen Besetzung und ihrer der medizinischen Entwicklung entsprechenden technischen Ausstattung geeignet ist, eine dem Ausbildungsziel (§ 3) und der Ausbildungs- und Prüfungsverordnung (§ 10) gemäße praktische Tätigkeit unter Aufsicht einer Rettungsassistentin oder eines Rettungsassistenten zu ermöglichen. Rettungswachen sind nur dann geeignet im Sinne des Satzes 1, wenn in ihrem Einsatzbereich ein Notarztdienst eingerichtet ist oder sie sonst mit einem Notarztdienst verbunden sind.

(3) Wird die praktische Tätigkeit nach Absatz 1 außer durch Urlaub um mehr als 160 Stunden oder, sofern sie in Vollzeitform abgeleistet wird, von mehr als vier Wochen unterbrochen, ist die über diese Frist hinausgehende Zeit nachzuholen. Dies gilt entsprechend, wenn eine nach § 8 Abs. 1 Satz 2 oder Abs. 5 verkürzte praktische Tätigkeit um mehr als 80 Stunden oder mehr als zwei Wochen unterbrochen wird. § 6 letzter Satz gilt entsprechend.

§ 8 [Anrechnung von Ausbildungen und Tätigkeiten]
(1) Die zuständige Behörde kann auf Antrag eine andere Ausbildung im Umfang ihrer Gleichwertigkeit auf die Dauer des Lehrgangs nach § 4 anrechnen, wenn die Durchführung des Lehrgangs und die Erreichung des Ausbildungsziels dadurch nicht gefährdet werden. Eine außerhalb des Geltungsbereichs dieses Gesetzes abgeleistete praktische Tätigkeit kann im Umfang ihrer Gleichwertigkeit ganz oder teilweise auf die praktische Tätigkeit nach § 7 angerechnet werden.

(2) Die zuständige Behörde hat auf Antrag eine nach den vom Bund-/Länderausschuss „Rettungswesen" am 20. September 1977 beschlossenen „Grundsätzen zur Ausbildung des Personals im Rettungsdienst" (520-Stunden-Programm) erfolgreich abgeschlossene Ausbildung als Rettungssanitäter in vollem Umfang auf den Lehrgang nach § 4 anzurechnen. Eine nach Abschluss der in Satz 1 genannten Ausbildung abgeleistete Tätigkeit im Rettungsdienst ist im Umfang ihrer Gleichwertigkeit auf die praktische Tätigkeit nach § 7 anzurechnen.

(3) Krankenschwestern, Krankenpfleger, Kinderkrankenschwestern und Kinderkrankenpfleger mit einer Erlaubnis nach § 1 Abs. 1 Nr. 1 oder 2 des Krankenpflegegesetzes vom 4. Juni 1985 (BGBl. I S. 893) sind auch ohne Teilnahme an einem Lehrgang nach § 4 zur staatlichen Prüfung zuzulassen, wenn sie an einem Ergänzungslehrgang von mindestens 300 Stunden teilgenommen haben.

(4) Für Soldaten der Bundeswehr, Polizeivollzugsbeamte der Bundespolizei oder der Polizei eines Landes, die

1. die Sanitätsprüfung und den fachlichen Teil der Unteroffizierprüfung für Unteroffiziere im Sanitätsdienst der Bundeswehr,
2. die Fachprüfung für die Verwendung als Sanitätsbeamter der Bundespolizei oder
3. eine vergleichbare Fachprüfung für die Verwendung im Sanitätsdienst der Polizei eines Landes

bestanden haben, wird der Lehrgang nach § 4 auf Antrag um 600 Stunden, sofern er in Vollzeitform durchgeführt wird, um sechs Monate verkürzt.

(4a) Absatz 4 gilt für Antragsteller mit vergleichbaren Sanitäts- oder Fachprüfungen bei der Nationalen Volksarmee oder der Deutschen Volkspolizei entsprechend.

(5) Bei Personen nach Absatz 3, 4 und 4a können Zeiten einer Tätigkeit in der Intensivpflege, in der Anästhesie oder im Operationsdienst bis zu drei Monaten auf die praktische Tätigkeit nach § 7 Abs. 1 angerechnet werden.

§ 9 [Anrechnung einer Ausbildung und Tätigkeit bei der Feuerwehr] Die zuständige Behörde hat auf Antrag eine Ausbildung in den in § 3 genannten Aufgaben und Tätigkeiten, die bei der Feuerwehr erworben wor-

den ist, im Umfang ihrer Gleichwertigkeit auf den Lehrgang nach § 4 und auf die praktische Tätigkeit nach § 7 Abs. 1 entsprechend anzurechnen. Die staatliche Prüfung ist auch in diesen Fällen Voraussetzung für die Erteilung der Erlaubnis nach § 1.

§ 10 [Ermächtigung zum Erlass einer Ausbildungs- und Prüfungsverordnung] (1) Das Bundesministerium für Gesundheit wird ermächtigt, im Benehmen mit dem Bundesministerium für Bildung und Forschung durch Rechtsverordnung mit Zustimmung des Bundesrates in einer Ausbildungs- und Prüfungsverordnung für Rettungsassistentinnen und Rettungsassistenten die Mindestanforderungen an den Lehrgang nach § 4, das Nähere über die staatliche Prüfung, über die praktische Tätigkeit nach § 7 und deren erfolgreichen Abschluss, die Voraussetzungen für die Gleichwertigkeit einer Tätigkeit nach § 8 Abs. 2 Satz 2, den Ergänzungslehrgang nach § 8 Abs. 3 sowie die Urkunde für die Erlaubnis nach § 1 zu regeln.

(2) In der Rechtsverordnung nach Absatz 1 ist für Inhaber von Ausbildungsnachweisen oder Inhaber eines Prüfungszeugnisses, die eine Erlaubnis nach § 2 Abs. 1 Nr. 1 in Verbindung mit § 2 Abs. 3 oder 4 beantragen, zu regeln:

1. das Verfahren bei der Prüfung der Voraussetzungen des § 2 Abs. 1 Nr. 2 und 3, insbesondere die Vorlage der vom Antragsteller vorzulegenden Nachweise und die Ermittlung durch die zuständige Behörde entsprechend Artikel 50 Abs. 1 bis 3 in Verbindung mit Anhang VII der Richtlinie 2005/36/EG,
2. die Pflicht von Ausbildungsnachweisinhabern, nach Maßgabe des Artikels 52 Abs. 1 der Richtlinie 2005/36/EG die Berufsbezeichnung des Aufnahmemitgliedstaats zu führen und deren etwaige Abkürzung zu verwenden,
3. die Fristen für die Erteilung der Erlaubnis entsprechend Artikel 51 der Richtlinie 2005/36/EG,
4. das Verfahren über die Voraussetzungen zur Dienstleistungserbringung gemäß § 1 Abs. 2 in Verbindung mit § 10a dieses Gesetzes.

(3) Abweichungen von den in den Absätzen 1 und 2 sowie der auf dieser Grundlage erlassenen Rechtsverordnung enthaltenen Regelungen des Verwaltungsverfahrens durch Landesrecht sind ausgeschlossen.

III.1 Abschnitt – Erbringen von Dienstleistungen

§ 10a [Dienstleistungserbringer] (1) Staatsangehörige eines Vertragsstaates des Europäischen Wirtschaftsraumes, die zur Ausübung des Berufs des Rettungsassistenten in einem anderen Vertragsstaat des Europäischen Wirtschaftsraumes auf Grund einer nach deutschen Rechtsvorschriften abgeschlossenen Ausbildung oder auf Grund eines den Anforderungen des § 2 Abs. 3 entsprechenden Ausbildungsnachweises berechtigt sind und

1. die in einem Mitgliedstaat rechtmäßig niedergelassen sind oder,

2. wenn der Beruf des Rettungsassistenten oder die Ausbildung zu diesem Beruf im Niederlassungsmitgliedstaat nicht reglementiert ist, diesen Beruf während der vorhergehenden zehn Jahre mindestens zwei Jahre im Niederlassungsmitgliedstaat rechtmäßig ausgeübt haben,

dürfen als Dienstleistungserbringer im Sinne des Artikels 50 des EG-Vertrages vorübergehend und gelegentlich ihren Beruf im Geltungsbereich dieses Gesetzes ausüben. Der vorübergehende und gelegentliche Charakter der Dienstleistungserbringung wird im Einzelfall beurteilt. In die Beurteilung sind die Dauer, Häufigkeit, regelmäßige Wiederkehr und Kontinuität der Dienstleistung einzubeziehen. Die Berechtigung nach Satz 1 besteht nicht, wenn die Voraussetzungen einer Rücknahme oder eines Widerrufs, die sich auf die Tatbestände nach § 2 Abs. 1 Nr. 2 oder Nr. 3 beziehen, vorliegen, eine entsprechende Maßnahme mangels deutscher Berufserlaubnis jedoch nicht erlassen werden kann. § 1 Abs. 2 Satz 3 gilt entsprechend.

(2) Wer im Sinne des Absatzes 1 Dienstleistungen erbringen will, hat dies der zuständigen Behörde vorher zu melden. Die Meldung hat schriftlich zu erfolgen. Sie ist einmal jährlich zu erneuern, wenn der Dienstleister beabsichtigt, während des betreffenden Jahres vorübergehend und gelegentlich Dienstleistungen im Geltungsbereich dieses Gesetzes zu erbringen.

(3) Bei der erstmaligen Meldung der Dienstleistungserbringung oder im Falle wesentlicher Änderungen gegenüber der in den bisher vorgelegten Dokumenten bescheinigten Situation hat der Dienstleistungserbringer folgende Bescheinigungen vorzulegen:

1. Staatsangehörigkeitsnachweis,

2. Berufsqualifikationsnachweis,

3. Bescheinigung über die rechtmäßige Niederlassung im Beruf des Rettungsassistenten in einem anderen Mitgliedstaat, die sich auch darauf erstreckt, dass dem Dienstleister die Ausübung seiner Tätigkeit zum Zeitpunkt der Vorlage der Bescheinigung nicht, auch nicht vorübergehend, untersagt ist, oder im Falle des Absatzes 1 Satz 1 Nr. 2 ein Nachweis in beliebiger Form darüber, dass der Dienstleister eine dem Beruf des Rettungsassistenten entsprechende Tätigkeit während der vorhergehenden zehn Jahre mindestens zwei Jahre lang rechtmäßig ausgeübt hat.

Die für die Ausübung der Dienstleistung erforderlichen Kenntnisse der deutschen Sprache müssen vorliegen. Die zuständige Behörde prüft im Falle der erstmaligen Dienstleistungserbringung den Berufsqualifikationsnachweis gemäß Satz 1 Nr. 2 nach. § 2 Abs. 3 gilt entsprechend mit der Maßgabe, dass für wesentliche Unterschiede zwischen der beruflichen Qualifikation des Dienstleistungserbringers und der nach diesem Gesetz und der Ausbildungs- und Prüfungsverordnung für Rettungsassistentinnen und Rettungsassistenten geforderten Ausbildung Ausgleichsmaßnahmen nur gefordert werden dürfen, wenn die Unterschiede so groß sind, dass ohne den Nachweis der fehlenden Kenntnisse und Fähigkeiten die öffentliche Gesundheit gefährdet wäre. Der Ausgleich der fehlenden Kenntnisse und Fähigkeiten soll in Form einer Eignungsprüfung erfolgen.

(4) Staatsangehörigen eines Vertragsstaates des Europäischen Wirtschaftsraumes, die im Geltungsbereich dieses Gesetzes den Beruf des Rettungsassistenten auf Grund einer Erlaubnis nach § 1 Abs. 1 ausüben, sind auf Antrag für Zwecke der Dienstleistungserbringung in einem anderen Vertragsstaat des Europäischen Wirtschaftsraumes Bescheinigungen darüber auszustellen, dass

1. sie als „Rettungsassistentin" oder „Rettungsassistent" rechtmäßig niedergelassen sind und ihnen die Ausübung ihrer Tätigkeiten nicht, auch nicht vorübergehend, untersagt ist,

2. sie über die zur Ausübung der jeweiligen Tätigkeit erforderliche berufliche Qualifikation verfügen.

§ 1 Abs. 2 Satz 3 gilt entsprechend.

§ 10b [Einholung von Informationen] (1) Die zuständigen Behörden sind berechtigt, für jede Dienstleistungserbringung von den zuständigen Behörden des Niederlassungsmitgliedstaats Informationen über die Rechtmäßigkeit der Niederlassung sowie darüber anzufordern, dass keine berufsbezogenen disziplinarischen oder strafrechtlichen Sanktionen vorliegen. Auf Anforderung der zuständigen Behörden eines Vertragsstaates des Europäischen Wirtschaftsraumes haben die zuständigen Behörden in Deutschland nach Artikel 56 der Richtlinie 2005/36/EG der anfordernden Behörde alle Informationen über die Rechtmäßigkeit der Niederlassung und die gute Führung des Dienstleisters sowie Informationen darüber, dass keine berufsbezogenen disziplinarischen oder strafrechtlichen Sanktionen vorliegen, zu übermitteln.

§ 10c [Gleichstellung] (1) Rettungsassistentinnen und Rettungsassistenten im Sinne des § 10a haben beim Erbringen der Dienstleistung im Geltungsbereich dieses Gesetzes die Rechte und Pflichten von Personen mit einer Erlaubnis nach § 1 Abs. 1. Wird gegen diese Pflichten verstoßen, so hat die zuständige Behörde unverzüglich die zuständige Behörde des Niederlassungsmitgliedstaats dieses Dienstleistungserbringers hierüber zu unterrichten.

III. Abschnitt – Zuständigkeiten

§ 11 [Örtlich zuständige Behörden] (1) Die Entscheidung nach § 2 Abs. 1, § 8 Abs. 3 und § 9 trifft die zuständige Behörde des Landes, in dem der Antragsteller die Prüfung nach § 2 Abs. 1 Nr. 1 Buchstabe a abgelegt hat oder ablegen will.

(2) Die Entscheidung über die Anrechnung einer Ausbildung nach § 8 Abs. 1 Satz 1 und Abs. 2 Satz 1 und über die Verkürzung des Lehrgangs nach § 8 Abs. 4 trifft die zuständige Behörde des Landes, in dem der Antragsteller an einem Lehrgang nach § 4 teilnehmen will oder teilnimmt.

(3) Die Entscheidung über die Anrechnung einer praktischen Tätigkeit nach § 8 Abs. 1 Satz 2, Abs. 2 Satz 2 und Abs. 5 trifft die zuständige Behörde des Landes, in dem der Antragsteller die Prüfung nach § 2 Abs. 1 Nr. 1 Buchstabe a bestanden hat.

(4) Die Meldung nach § 10a Abs. 2 und 3 nimmt die zuständige Behörde des Landes entgegen, in dem die Dienstleistung erbracht werden soll oder erbracht worden ist. Sie fordert die Informationen nach § 10b Satz 1 an. Die Informationen nach § 10b Satz 2 werden durch die zuständige Behörde des Landes übermittelt, in dem der Beruf des Rettungsassistenten ausgeübt wird oder zuletzt ausgeübt worden ist. Die Unterrichtung des Herkunftsmitgliedstaats gemäß § 10c erfolgt durch die zuständige Behörde des Landes, in dem die Dienstleistung erbracht wird oder erbracht worden ist. Die Bescheinigung nach § 10a Abs. 4 stellt die zuständige Behörde des Landes aus, in dem der Antragsteller den Beruf des Rettungsassistenten ausübt.

IV. Abschnitt – Bußgeldvorschrift

§ 12 [Führen der Berufsbezeichnung ohne Erlaubnis] Ordnungswidrig handelt, wer ohne Erlaubnis nach § 1 die Berufsbezeichnung „Rettungsassistentin" oder „Rettungsassistent" führt. Die Ordnungswidrigkeit kann mit einer Geldbuße bis zu zweitausendfünfhundert Euro geahndet werden.

V. Abschnitt – Übergangsvorschriften

§ 13 [Bei Inkrafttreten des Gesetzes begonnene oder abgeschlossene Ausbildung nach dem 520-Stunden-Programm]

(1) Antragsteller, die vor Inkrafttreten dieses Gesetzes eine Ausbildung als Rettungssanitäter nach dem 520-Stunden-Programm erfolgreich abgeschlossen oder mit einer solchen Ausbildung begonnen und diese nach Inkrafttreten des Gesetzes erfolgreich abgeschlossen haben, erhalten eine Erlaubnis nach § 1, wenn sie eine mindestens 2.000 Stunden umfassende Tätigkeit im Rettungsdienst abgeleistet haben und die Voraussetzungen nach § 2 Abs. 1 Nr. 2 und 3 vorliegen. Bei der Berechnung der Stundenzahl sind alle Zeiten zu berücksichtigen, in denen der Antragsteller bei einer mit der Durchführung des Rettungsdienstes beauftragten Organisation oder in Einrichtungen des Rettungsdienstes bei der Feuerwehr im praktischen Einsatz tätig war.

(2) Absatz 1 gilt entsprechend für Antragsteller, die vor Inkrafttreten dieses Gesetzes nach landesrechtlichen Vorschriften den Absolventen einer Ausbildung nach dem 520-Stunden-Programm gleichgestellt worden sind.

VI. Abschnitt – Schlussvorschriften

§ 14 [aufgehoben]
§ 15 [Inkrafttreten*] Dieses Gesetz tritt mit Ausnahme des § 10 am 1. September 1989 in Kraft. § 10 tritt am Tage nach der Verkündung in Kraft.

38.3.2 Stellungnahme der Bundesärztekammer zur Notkompetenz von Rettungsassistenten und zur Delegation ärztlicher Leistungen im Rettungsdienst (1992, geändert 2001)

Durch das Gesetz über den Beruf der Rettungsassistentin und des Rettungsassistenten (Rettungsassistentengesetz – RettAssG) vom 10. Juli 1989 wird die Ausbildung des Rettungsassistenten/der Rettungsassistentin gesetzlich geregelt.

Gemäß § 3 des RettAssG soll die Ausbildung den Rettungsassistenten befähigen, am Notfallort als Helfer des Arztes tätig zu werden sowie bis zur Übernahme der Behandlung durch den Arzt lebensrettende Maßnahmen bei Notfallpatienten durchzuführen, die Transportfähigkeit solcher Patienten herzustellen und die lebenswichtigen Körperfunktionen während des Transportes zu beobachten und aufrechtzuerhalten.

---

* Die Vorschrift betrifft das Inkrafttreten des Gesetzes in der ursprünglichen Fassung.

Im Hinblick auf diese Definition des Ausbildungszieles des RettAssG wird unzutreffenderweise die Auffassung vertreten, dass mit dem Rettungsassistentengesetz ein medizinischer Fachberuf geschaffen wurde, dem auch die Erlaubnis zur Durchführung spezifisch ärztlicher Leistungen im Rettungsdienst übertragen worden sei. Auch wenn im RettAssG ein eigener Kompetenzbereich des Rettungsassistenten beschrieben ist, gilt der **Arztvorbehalt** für die Ausübung der Heilkunde (vgl. § 1 Heilpraktikergesetz).

In der rettungsdienstlichen Zusammenarbeit zwischen Arzt und Rettungsassistenten sind voneinander abzugrenzen:
1. die Delegation ärztlicher Leistungen im Rettungsdienst
2. die „Notkompetenz" des Rettungsassistenten im Rahmen des rechtfertigenden Notstandes.

Zu 1. Möglichkeiten der Delegation ärztlicher Leistungen auf Rettungsassistenten

Die Delegation beschränkt sich auf die Übertragung der Durchführung ärztlicher Leistungen auf Nichtärzte. Die **Anordnungsverantwortung** liegt stets beim Arzt, die **Durchführungsverantwortung** grundsätzlich bei demjenigen, der die Leistung zur Durchführung übernimmt. Die Verantwortung des Arztes erstreckt sich auch darauf, dass sich die Leistung zur Übertragung auf Rettungsassistenten eignet und dass derjenige, dem die Leistung konkret übertragen wird, die dafür erforderliche Qualifikation tatsächlich besitzt. Ob die Durchführung einer ärztlichen Leistung überhaupt delegiert werden darf, bestimmt sich danach, ob die Durchführung generell oder wegen der besonderen Umstände des individuellen Falles spezifische ärztliche Kenntnisse und Erfahrungen erfordert. Dem Arzt vorbehalten und damit nicht delegationsfähig sind spezifische ärztliche Leistungen: das Stellen der Diagnose und die therapeutische Entscheidung.

Soweit Delegation zulässig ist, werden Rettungsassistenten im Rahmen eines ihnen übertragenen Aufgabenbereiches tätig und erbringen assistierende Leistungen.

Zu 2. Notkompetenz des Rettungsassistenten

Der Rettungsassistent hat, wie jeder Bürger, der Pflicht zur Hilfeleistung nach § 323c StGB zu genügen. Darüber hinaus hat er in seiner Rettungsdiensttätigkeit eine Garantenstellung, da er sich beruflich dem Rettungsdienst widmet und somit höhere Ansprüche an seine Fähigkeit zur Hilfeleistung gegen sich gelten lassen muss. Trotz einer flächendeckenden notärztlichen Versorgung in der Bundesrepublik Deutschland sind im Einzelfall für den Rettungsassistenten Situationen denkbar, in denen er nach eigener Entscheidung ohne ärztliche Delegation und Weisung und damit in voller eigener Verantwortung überbrückende Maßnahmen zur Lebenserhaltung und Abwendung schwerer gesundheitlicher Störungen durchführen muss, die ihrer Art nach ärztliche Maßnahmen sind (Notkompetenz). Für den objektiv gegebenen Verstoß gegen den Arztvorbehalt zur Ausübung der Heilkunde kann der Rettungsassistent in dieser Situation den rechtfertigenden Notstand in Anspruch nehmen. Ein Handeln unter Berufung auf die Notkompetenz setzt voraus, dass

- der Rettungsassistent am Notfallort auf sich allein gestellt ist und rechtzeitige ärztliche Hilfe, etwa durch An- oder Nachforderung des Notarztes, nicht erreichbar ist,
- die Maßnahmen, die er aufgrund eigener Diagnosestellung und therapeutischer Entscheidung durchführt, zur unmittelbaren Abwehr von Gefahren für das Leben oder die Gesundheit des Notfallpatienten dringend erforderlich sind,
- das gleiche Ziel durch weniger eingreifende Maßnahmen nicht erreicht werden kann (Prinzip der Verhältnismäßigkeit bei der Wahl der Mittel),
- die Hilfeleistung nach den besonderen Umständen des Einzelfalles für den Rettungsassistenten zumutbar ist.

Nach dem wissenschaftlichen Stand der Notfallmedizin kommen zur Abwehr von Gefahren für das Leben oder die Gesundheit des Notfallpatienten folgende spezifisch ärztliche Maßnahmen zur Durchführung für den Rettungsassistenten im Rahmen einer Notkompetenz in Betracht:
- die Intubation ohne Relaxantien
- die Venenpunktion
- die Applikation kristalloider Infusionen
- die Applikation ausgewählter Medikamente
- die Frühdefibrillation.

Die Ausübung der Notkompetenz durch den Rettungsassistenten richtet sich nach dem Grundsatz der Verhältnismäßigkeit. Das am wenigsten eingreifende Mittel, das zum Erfolg führt, ist anzuwenden. Ist beispielsweise eine Beatmung mit einem Beatmungsbeutel effektiv, ist eine Intubation mit ihren höheren Gefahren unzulässig, weil nicht mehr verhältnismäßig. Bei entstehenden Schäden für den Notfallpatienten kann sich der Rettungsassistent nicht mehr auf einen rechtfertigenden

Notstand berufen. Der Rettungsassistent darf daher nur solche Maßnahmen übernehmen, die er gelernt hat und deren sichere Ausführung er zum Zeitpunkt der Durchführung der Maßnahme gewährleisten kann.

Dies ist erforderlich, da alle für den Rettungsassistenten im Rahmen der Notkompetenz in Betracht kommenden Maßnahmen risikobehaftet sind und die individuelle Beherrschung dieser Maßnahmen nicht allein durch das Erreichen des Ausbildungszieles als Rettungsassistent gewährleistet ist, zumal alle genannten Maßnahmen der fortlaufenden und nachweisbaren Übung bedürfen, da sie auch manuelle Fähigkeiten erfordern.

Die individuelle Überprüfung, welche Maßnahmen im Rahmen der Notkompetenz der einzelne Rettungsassistent unter dem Aspekt der sicheren Durchführung übernehmen kann, muss der fortlaufenden ärztlichen Kontrolle unterliegen, da nur ein Arzt Feststellungen hinsichtlich der sicheren Beherrschung der Maßnahmen treffen kann.

Somit können Rettungsassistenten ärztliche Maßnahmen im Rahmen der Notkompetenz unter dem Aspekt der Verhältnismäßigkeit nur dann durchführen, wenn durch ständige ärztliche Überprüfung ihres Wissens und Könnens sichergestellt ist, dass eine Übernahme der Maßnahme erfolgen kann, ohne dass sich der Rettungsassistent wegen mangelnden Wissens und Könnens dem Vorwurf des Übernahmeverschuldens aussetzt, wenn aus der Hilfeleistung Schäden resultieren.

Die Träger des Rettungsdienstes müssen sicherstellen, dass ein weisungsbefugter Ärztlicher Leiter des Rettungsdienstes die individuelle Qualifikation ihrer Rettungsassistenten fortlaufend überprüft. Nur so können sie dem Vorwurf des Organisationsverschuldens vorbeugen, wenn ihre Rettungsassistenten unter Berufung auf die Notkompetenz Patienten schädigen.

38.3.3 Stellungnahme der Bundesärztekammer zu den Medikamenten, deren Applikation im Rahmen der Notkompetenz durchgeführt werden kann (2003, geändert 2004)

Der Ausschuss „Notfall-, Katastrophenmedizin und Sanitätswesen" der Bundesärztekammer hat sich für eine Liste (Stand: 20.10.2003) und Erläuterungen (Stand: 11.3.2004) zu ausgewählten Notfallmedikamenten ausgesprochen, deren Applikation von Rettungsassistentinnen und Rettungsassistenten im Rahmen der Notkompetenz durchgeführt werden kann.

Ist der Rettungsassistent am Notfallort auf sich alleine gestellt und ist rechtzeitige ärztliche Hilfe nicht erreichbar, so darf und muss er, aufgrund eigener Befunderhebung und Entscheidung, die Notfallmedikamente geben, die zur unmittelbaren Abwehr von Gefahren für das Leben oder die Gesundheit des Notfallpatienten dringend erforderlich sind.

Dabei ist das am wenigsten eingreifende Mittel zu wählen, das für die dringend erforderliche Behandlung ausreicht (Grundsatz der Verhältnismäßigkeit).

Welche Notfallmedikamente der Rettungsassistent aufgrund der eigenen Entscheidung applizieren darf, ist vom Ärztlichen Leiter des Rettungsdienstes zu entscheiden und muss fortlaufend überprüft und dokumentiert werden.

In diesem Zusammenhang sind neben der Infusion von Elektrolytlösungen bei Volumenmangelschock derzeit folgende Medikamente für die jeweils zugeordneten Indikationsbereiche zu nennen:
- Reanimation und anaphylaktischer Schock: Adrenalin
- hypoglykämischer Schock: Glukose 40%
- obstruktive Atemwegszustände: β_2-Sympathomimetikum als Spray
- Krampfanfall: Benzodiazepin als Rektiole
- akutes Koronarsyndrom: Nitrat-Spray/-Kapseln
- Verletzungen und ausgewählte Schmerzsymptome: Analgetikum.

Anamnese, klinischer Befund, Indikation und Dosierung müssen obligat dokumentiert werden. Der Ärztliche Leiter Rettungsdienst entscheidet über die Auswahl, Dosierung und Applikation der Notfallmedikamente und hat Weisungsbefugnis bei der Auswahl und dem Ausschluss der die Maßnahmen durchführenden Rettungsassistenten.

Die Rahmenvorgabe dieser Medikamentenliste kann vom Ärztlichen Leiter Rettungsdienst auf regionale Gegebenheiten bzw. Erfordernisse adaptiert werden.

Jede medikamentöse Therapie durch einen Rettungsassistenten muss verpflichtend dem Ärztlichen Leiter Rettungsdienst zur ständigen Qualitätssicherung vorgelegt werden.

Eine Konkretisierung des Analgetikums kann wegen des stets zu betonenden Vorbehaltes der individuellen qualifikatorischen Voraussetzungen und dem Vorhandensein eines weisungsbefugten Ärztlichen Leiters Rettungsdienst, der die Auswahl des Analgetikums für seinen Verantwortungsbereich bestimmt, an dieser Stelle nicht vorgenommen werden.

Nähere Ausführungen über Medikamentenauswahl, -dosis und Applikationsformen werden in der medizinischen Fachwelt (z.B. Deutsche Interdisziplinäre Vereini-

38

gung für Intensiv- und Notfallmedizin – DIVI, Bundesvereinigung der Arbeitsgemeinschaften der Notärzte Deutschlands e.V. – BAND) erarbeitet und in Anpassung an den medizinischen Fortschritt weiter entwickelt.

Mit den Empfehlungen verbinden sich ausdrücklich keine generalistischen Delegationen ärztlicher Leistungen.

Wiederholungsfragen

1. Nennen Sie wichtige Pflichten für Sie als Angestellte/r des RD. Geben Sie Beispiele (➤ Kap. 38.2.1).
2. Erklären Sie, was das Strafrecht unter einer Garantenstellung versteht (➤ Kap. 38.2.2).
3. Wer haftet für Schäden, die Sie im Rahmen Ihrer Tätigkeit als Rettungsfachpersonal verursachen (➤ Kap. 38.2.3)?
4. Bei einem Patienten soll eine Thoraxdrainage durchgeführt werden. Der Arzt erklärt Ihnen kurz die Schritte und möchte sich danach verabschieden, weil er in Zeitdruck ist. Sie haben die Maßnahme noch nie durchgeführt und fühlen sich unsicher. Wie verhalten Sie sich (➤ Kap. 38.2.4)?
5. Das NEF und Ihr RTW wurden zu einem Verkehrsunfall bestellt. Dort angekommen, stellen Sie fest, dass die beteiligten Personen außer kleinen Schürfwunden und einem kleinen Schreck wohlauf sind. Der Notarzt ist noch nicht eingetroffen. Wie verhalten Sie sich (➤ Kap. 38.2.4)?
6. Unter welchen Voraussetzungen tritt die Notkompetenz in Kraft (➤ Kap. 38.2.5)?
7. Was ist bei der Durchführung von Maßnahmen im Rahmen der Notkompetenz zu beachten (➤ Kap. 38.2.5)?
8. Welche Informationen unterliegen der Schweigepflicht (➤ Kap. 38.2.6)?
9. Wann dürfen Sie trotz Ihrer Schweigepflicht Informationen weitergeben (➤ Kap. 38.2.6)?
10. Dürfen Sie als Rettungsfachpersonal ein Opioid-Analgetikum verabreichen (➤ Kap. 38.2.7)?
11. Sie treffen bei einem Patienten mit Herz-Kreislauf-Stillstand ein. Die Ehefrau weint und berichtet, er sei jetzt eine Viertelstunde tot, endlich habe er nach langer Krankheit seinen Frieden gefunden. Wie verhalten Sie sich rechtlich korrekt (➤ Kap. 38.2.8)?
12. Sie treffen bei einem Mann ein, der beim Beschneiden eines Obstbaums von der Leiter gestürzt ist und sich offenbar Thoraxverletzungen zugezogen hat. Sie wurden von den besorgten Nachbarn alarmiert, der Mann möchte sich aber nicht von Ihnen untersuchen lassen und auch nicht mit in die Klinik, weil er dort schlechte Erfahrungen gemacht habe. Wie reagieren Sie (➤ Kap. 38.2.8)?

39

Klaus Runggaldier, Christoph Redelsteiner, Dietmar Kühn, Claus Kemp

Ausbildung und Beruf im Rettungsdienst

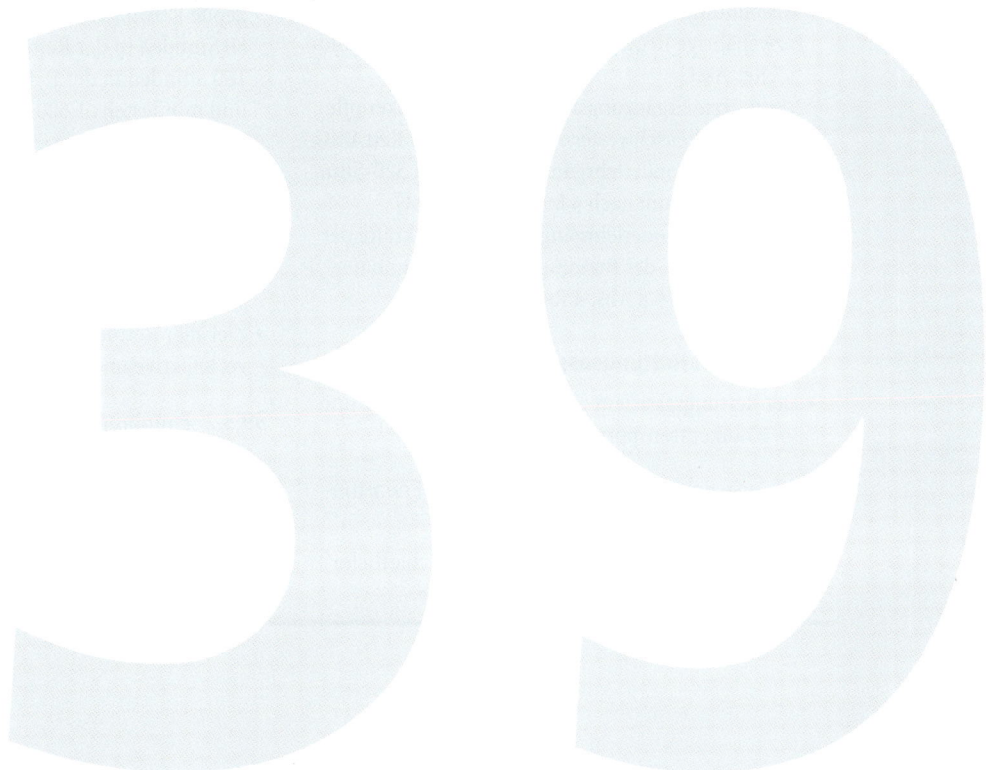

─── **Lernzielübersicht** ───

39.1 Berufsbildung im Rettungsdienst

- Das Fundament für die Qualität des Rettungsdienstes ist eine gute und solide Berufsausbildung des dort tätigen Personals.

39.1.1 Berufsbildung in Deutschland

- Berufsbildung besteht aus der Berufsausbildung, der Fort- und Weiterbildung und der beruflichen Umschulung.

39.1.2 Berufsbildung der Gesundheitsfachberufe

- Der Beruf des Rettungsassistenten ist ein Gesundheitsfachberuf.
- Als Gesundheitsfachberufe werden alle dem Berufsfeld Gesundheit zuzuordnenden, ohne akademische Ausbildung erreichbaren Berufe bezeichnet.

39.1.3 Berufsbildung im Rettungsdienst

- Im Rettungsdienst gibt es drei verschiedene Ausbildungsstufen: Ausbildung zum Rettungshelfer, Ausbildung zum Rettungssanitäter und Ausbildung zum Rettungsassistenten.
- Nur bei der Ausbildung zum Rettungsassistenten handelt es sich um eine Berufsausbildung, die gesetzlich durch das Rettungsassistentengesetz sowie die entsprechende Ausbildungs- und Prüfungsverordnung geregelt wird.
- Nach dem Rettungsassistentengesetz gibt es vier Ausbildungsformen zum Rettungsassistenten:
  1. zweijährige Regel-/Vollausbildung nach §§ 4 und 7 RettAssG
  2. verkürzte Ergänzungslehrgänge für Krankenpfleger/Krankenschwestern nach § 8 Abs. 3 RettAssG
  3. verkürzte Sonderlehrgänge für RS nach 520-Stunden-Programm nach § 8 Abs. 2 RettAssG
  4. verkürzte Sonderlehrgänge für Sanitätskräfte der Bundeswehr, des Bundesgrenzschutzes und der Polizei nach § 8 Abs. 4 RettAssG.

39.2 Beruf: Rettungsassistent

- Der Rettungsassistent ist in der Notfallrettung und im Krankentransport tätig.

39.2.1 Sozialer Status, gesellschaftliche Erwartungen und Rolle des Rettungsassistenten

- Der soziale Status beschreibt die gesellschaftliche Rolle einer Person oder Personengruppe.

- Normen sind verbindliche Verhaltensregeln.
- Man unterscheidet zwischen Muss-, Soll- und Kann-Erwartungen.
- Rollenkonflikte entstehen z.B. anhand der Notkompetenz.

39.2.2 Aufgaben des Rettungsassistenten

- Der RA arbeitet im Team und in Kooperation mit anderen Einsatzkräften und Angehörigen.
- Der RA ist für sein Fahrzeug zuständig.
- Der RA versorgt seine Patienten professionell und würdevoll.
- Die Arbeit des RA ist durch Zeitdruck und Zwang zur Entscheidungsfindung, Arbeitsgefahren sowie physische und psychische Belastung gekennzeichnet.

39.2.3 Anforderungsprofil

- An die Gesundheit sowie die kognitiven, psychischen und sozialen Eigenschaften des RA wird ein hoher Anspruch gestellt.

39.3 Einführung in die Praxisphase der Ausbildung

39.3.1 Einführung in das Rettungswachenpraktikum

- In den rettungsdienstlichen Ausbildungen sind folgende Rettungswachenpraktika vorgesehen: 80 Stunden in der Rettungshelferausbildung, 160 Stunden in der Rettungssanitäterausbildung und mindestens 1.600 Stunden in der Rettungsassistentenausbildung.
- Ein Praktikant ist jemand, der angeleitet werden soll, d.h., er handelt nicht eigenverantwortlich und ist nicht fest in den Dienstplan oder Dienstablauf integriert, sondern wird i.d.R. als zusätzliches Besatzungsmitglied eingesetzt.
- Ziel aller Rettungswachenpraktika ist eine kognitive, affektive und psychomotorische Ausbildung.

39.3.2 Einführung in das Krankenhauspraktikum

- In den rettungsdienstlichen Ausbildungen sind folgende Klinikpraktika vorgesehen: 80 Stunden in der Rettungshelferausbildung, 160 Stunden in der Rettungssanitäterausbildung und mindestens 420 Stunden in der Rettungsassistentenausbildung.

39.1 Berufsbildung im Rettungsdienst

Täglich werden durch den RD Leben gerettet, Menschen aus gesundheitsbedrohenden Situationen befreit und Kranke in geeigneter Weise ins Krankenhaus transportiert. Technische Ausstattung und Organisation des RD sind bereits auf einem hohen Niveau. Die **Qualifikation** des Personals ist in Anbetracht der sich ständig weiterentwickelnden Medizin sicherlich noch ausbaufähig und steht seit vielen Jahren im Mittelpunkt zahlreicher Diskussionen. Die Qualität des RD hängt entscheidend von der beruflichen Qualifikation, d.h. insbesondere der Berufsbildung der dort Tätigen ab.

Berufliche Bildung soll den Leistungsstand beruflicher Tätigkeit für die Gegenwart und Zukunft sichern und ständig verbessern. Das Fundament für die Qualifikation und Tüchtigkeit eines Berufsstands ist eine gute und solide Berufsbildung.

Die Wissensmenge unserer Gesellschaft nimmt zu, die moderne Technik wird immer komplizierter. Die berufliche Bildung muss deshalb mit größtmöglicher Sorgfalt und Gründlichkeit durchgeführt werden. Die Berufsbildung muss zu einer fachlichen Leistungsfähigkeit führen, geistige und seelische Anlagen der Auszubildenden entfalten, zu sozialer und politischer Verantwortung motivieren und Hilfen zum sittlichen und moralischen Handeln anbieten.

Für den RD bedeutet dies, dass die beruflichen Anforderungen eine solide theoretische, praktische und persönlichkeitsbildende Ausbildung voraussetzen. Neben einem ausgewogenen theoretischen Grundlagenwissen, das Einsichten und Verständnis in die komplexen medizinischen Zusammenhänge bietet, ist das intensive Training praxisbezogener und praxisgerechter manueller Fertigkeiten ein wichtiges Ausbildungs- und Qualifikationselement.

39.1.1 Berufsbildung in Deutschland

Die Berufsbildung besteht aus der Berufsausbildung, der Fort- und Weiterbildung und der beruflichen Umschulung.

Die **berufliche Weiterbildung** führt zu einer zusätzlichen Qualifikation (z.B. zum Fachkrankenpfleger für Anästhesie).

Die **berufliche Fortbildung** zielt auf die Erhaltung der zur Berufsausübung erforderlichen Kenntnisse und die Anpassung der beruflichen Qualifikation an neue technische und berufliche Entwicklungen ab (z.B. Mega-Code-Training).

Die **berufliche Umschulung** bezeichnet alle Maßnahmen, die den Wechsel von einer beruflichen Tätigkeit in eine andere ermöglichen, beispielsweise vom Gärtner zum RS/RA.

MERKE

Ziel und Zweck der **Berufsausbildung** sind im Berufsbildungsgesetz (BBiG) festgehalten. Nach §§ 1 und 2 sind in einer Berufsausbildung eine breit angelegte berufliche Grundbildung und die für die Ausübung einer qualifizierten beruflichen Tätigkeit notwendigen fachlichen Fertigkeiten und Kenntnisse in einem geordneten Ausbildungsgang zu vermitteln. Sie hat ferner den Erwerb der erforderlichen Berufserfahrungen zu ermöglichen.

Mit der bundeseinheitlichen Anwendung des BBiG werden die Auszubildenden rechtlich und materiell abgesichert: Sie erhalten kostenlose Ausbildungsmittel, und es entstehen ihnen keine Ausbildungskosten. Mindestqualitätsmaßstäbe für die Eignung der Ausbilder und der Ausbildungsstätten, Rechte und Pflichten der Auszubildenden (Lehrling) und der Ausbildenden (Lehrherr) werden ebenfalls festgelegt.

Ziel einer Berufsausbildung ist es, durch eine breite Grundlagenqualifikation die langfristigen beruflichen Chancen der Betroffenen zu verbessern und sicherzustellen. Eine zu frühe Spezialisierung, die in eine berufliche Sackgasse führen könnte, soll vermieden werden.

Ein weiterer wichtiger Grundsatz wird unter dem Stichwort **„lebenslanges Lernen"** gefasst. Durch das ständige Anwachsen der beruflichen und gesellschaftlichen Anforderungen sind auch nach Abschluss einer Ausbildung eine ständige Weiterbildung und insbesondere eine berufliche Fortbildung notwendig (➤ Abb. 39.1). Die rasche Entwicklung im Bereich der präklinischen Notfallmedizin zeigt, wie wichtig dieser Anspruch gerade für die im RD Beschäftigten ist.

In Deutschland gibt es zwei wesentliche **Arten der Berufsausbildung:**
- Die **vollschulische Berufsausbildung** führt die Schüler zu einem Abschluss in einem staatlich anerkannten Ausbildungsberuf, ohne dabei die betriebliche Ausbildung einzuschalten, und findet zumeist an einer Berufsfachschule statt. Die Regelausbildung zum RA ist zumindest im ersten Ausbildungsjahr eine vollschulische Berufsausbildung.
- Die **duale Berufsausbildung** ist gekennzeichnet durch die Gleichzeitigkeit und das Zusammenwirken der beiden Lernorte Betrieb und Berufsschule. Die Lehrlingsausbildung in den Betrieben wird von den

39

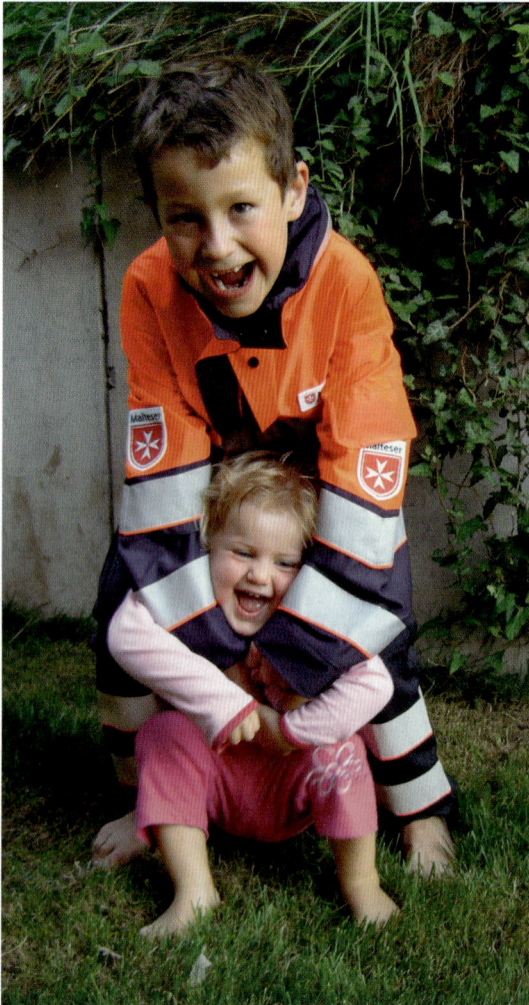

Abb. 39.1 Früh übt sich, was ein guter Retter werden will – nur eine konsequente Aus-, Fort- und Weiterbildung des Personals auf allen Ebenen hilft, die Qualität im Rettungsdienst nachhaltig zu sichern und weiter zu verbessern. [M234]

Betrieben selbst finanziert, die Kosten für die berufsbildenden Schulen werden überwiegend aus öffentlichen Mitteln bezahlt.

Auszubildende, die sich einer Berufsausbildung nach dem BBiG unterziehen, haben Anspruch auf eine **Ausbildungsvergütung**. Personen, die nicht nach dem BBiG ausgebildet werden bzw. deren Berufsausbildung vollschulisch vollzogen wird, sind ihrem Status nach Schüler und haben somit keinen Anspruch auf eine Ausbildungsvergütung. Wenn sich eine Schule in freier, d.h. nichtöffentlicher Trägerschaft befindet, wie es bei den Rettungsdienstschulen der Fall ist, muss der Schüler, der eine solche vollschulische Berufsausbildung absolviert, sogar noch mit Schulgeldzahlungen rechnen.

Das Ende der Berufsausbildung ist heutzutage bereits immer der Anfang der nächsten Lernetappe. Denn die klassische Berufsausbildung allein reicht in der heutigen Zeit immer weniger aus, um den vielfältigen Anforderungen der Arbeits- und Berufswelt zu genügen. Die beschleunigten technischen Entwicklungen führen in immer kürzeren Abständen zu Änderungen der Anforderungen und somit zur Notwendigkeit, die berufliche Qualifikation zu aktualisieren. Gerade im Gesundheitswesen wächst auch der Bedarf an mittleren Fach- und Führungskräften (Pflegedienstleitung, Rettungswachenleiter).

Mangelnde Lernbereitschaft der Erwerbstätigen würde für den Einzelnen möglicherweise den Verlust des Arbeitsplatzes bringen und im Bereich der Gesundheitsfachberufe eine Gefährdung der Patienten bedeuten. Arbeiten und Lernen gehören deshalb immer mehr zusammen.

39.1.2 Berufsbildung der Gesundheitsfachberufe

Als **Gesundheitsfachberufe** bezeichnet man alle dem Berufsfeld Gesundheit zuzuordnenden, ohne akademische Ausbildung erreichbaren Berufe. Insgesamt existieren in Deutschland ca. 120 Gesundheitsfachberufe, z.B. Hebamme, medizinische/r Fachangestellte/r (früher: Arzthelfer/in), Gesundheits- und Krankenpfleger/in, Altenpfleger/in, Diätassistent/in, Krankengymnast/in, Beschäftigungs- und Arbeitstherapeut/in, Sprachtherapeut/in, medizinisch-technische/r Assistent/in oder Rettungsassistent/in.

Der statt der Bezeichnung Gesundheitsfachberufe häufig verwendete Ausdruck „nichtärztliches Personal" ist abzulehnen, da dieser Bezeichnung ein negatives, unterordnendes bzw. nicht eigenständiges Berufsverständnis zugrunde liegt, was der Eigenständigkeit und dem Selbstverständnis dieser Berufsgruppen nicht gerecht wird.

MERKE

Der Beruf des RA ist ein Gesundheitsfachberuf. RA und RS sind das Rettungsfachpersonal.

Das Ausbildungssystem der Gesundheitsfachberufe ist bis heute uneinheitlich. Neben der Berufsausbildung nach dem BBiG gelten als Rechtsgrundlage insbesondere Berufszulassungsgesetze des Bundes und Verordnungen der Länder. Dadurch sind die Vergleichbarkeit und Einheitlichkeit einzelner Ausbildungsgänge nicht immer gewährleistet.

Durch eine kurze Spezialausbildung ist **berufliche Mobilität** nur bedingt gegeben. Ein innerhalb der Berufsausbildung vermitteltes breites Grundwissen, das über die unmittelbaren Anforderungen des Berufs hinausgeht und dem Lernenden eine größere Unabhängigkeit vom Arbeitsplatz und die Durchlässigkeit zwischen verschiedenen Bildungsgängen und Berufen sichert, wird in den Gesundheitsfachberufen bislang kaum vermittelt.

39.1.3 Berufsausbildung im Rettungsdienst

Historische Entwicklung

Ab 1881 wurden in Kiel von Esmarch engagierte medizinische Laien in der Versorgung und Betreuung von Kranken und Verletzten angeleitet. Die Männer des Krankentransports oder Samariter blieben bis weit in die Mitte des 20. Jahrhunderts hinein fast ausnahmslos engagierte **medizinische Laienhelfer**, die ohne spezielle Ausbildung und Rechtsgrundlage ehrenamtlich Kranke und Verletzte versorgten und zur ärztlichen Versorgung transportierten.

Die enormen Entwicklungen und wissenschaftlichen Erkenntnisse der modernen Medizin mussten konsequenterweise erhöhte Qualitätsanforderungen an das im RD und Krankentransport eingesetzte Personal nach sich ziehen. Damit lag die vorrangige Funktion des Rettungsdienstes nicht mehr im reinen Transport des Patienten, sondern in der Sicherung der Vitalfunktionen bereits am Notfallort, der Fortführung dieser Maßnahmen und der ständigen Überwachung während der Fahrt zum Krankenhaus.

Organisationsstruktur, Leistungsvermögen und technische Ausstattung wurden auf einen sehr hohen Standard angehoben, d.h., DIN für die einzelnen Rettungsmittel erstellt und ein flächendeckendes Netz von Wachen und Rettungsleitstellen aufgebaut. Qualifikation und Ausbildung des Rettungsfachpersonals konnten damit nicht Schritt halten und führten zu dem heute noch spürbaren Ungleichgewicht zwischen Organisation und Ausstattung einerseits und personeller Qualifikation andererseits.

Auf dem ersten **Rettungskongress des DRK 1966** in Berlin verabschiedeten die Teilnehmer eine Resolution mit der konkreten Forderung, die Ausbildung des Personals im RD und Krankentransport so zu entwickeln, dass sie den jeweiligen modernen medizinischen Erkenntnissen entspricht. Hierfür sei eine Ausbildungs- und Prüfungsordnung zu erarbeiten und deren staatliche Anerkennung zu erwirken.

1973 legte die Bundesregierung erstmals den Entwurf eines Gesetzes über eine **zweijährige Berufsausbildung** vor. Der Bundesrat lehnte diesen Entwurf mit dem Hinweis auf die schlechte Finanzsituation ab. 1977 schlug der Bund-Länder-Ausschuss Rettungswesen in den Grundsätzen zur Ausbildung des Personals im RD folgende Ausbildung zum RS vor:
- 160 Stunden theoretische Ausbildung in einer Rettungsschule
- 160 Stunden Praktikum in einem Krankenhaus
- 160 Stunden praktische Ausbildung im RD
- 40 Stunden Abschlusslehrgang mit Abschlussprüfung
- jährlich 30 Stunden Fortbildung.

Nach der Etablierung dieses **520-Stunden-Programms** war ein deutlich schwindendes Interesse der Hilfsorganisationen am Berufsbild RS festzustellen, obwohl diese Organisationen eigentlich ein solches Berufsbild seit Beginn der siebziger Jahre vehement gefordert hatten. Die Kritik kam von engagierten Notärzten, Gewerkschaften und vom 1979 gegründeten Berufsverband für RS (BVRS, BVRD). Letzterer legte einen Gesetzentwurf für eine zweijährige Ausbildung zum RS vor, der sich in eine einjährige theoretische und praktische Basisausbildung zum Krankenpflegehelfer und eine einjährige Ausbildung für die speziellen Anforderungen im RD gliederte.

Der **Bund-Länder-Ausschuss Rettungswesen** (BLAR, heute Ausschuss Rettungswesen) setzte 1983 eine Arbeitsgruppe RS ein, um die Notwendigkeit eines Berufsbilds RS zu prüfen. Man kam zu dem Ergebnis, dass die Qualifikation des Rettungsfachpersonals den Anforderungen der täglichen Praxis nicht entspricht und aufgrund eingehender Bedarfs- und Kostenanalysen die Schaffung eines anspruchsvollen Berufsbilds auch durchführbar ist. Auf Drängen des Ausschusses Rettungswesen legte das Bundesministerium für Gesundheit 1986 einen Gesetzentwurf vor. Es sollte die Ausbildung zwei Jahre dauern, eine staatliche Prüfung nach einem einjährigen Theorielehrgang erfolgen und der zweite Teil der Ausbildung in Form eines Anerkennungsjahres im RD abgeleistet werden. Es kam zu intensiven Diskussionen zwischen Bund, Ländern, Hilfsorganisationen, Gewerkschaften, Ärzteschaft und BVRS. Die Hilfsorganisationen befürchteten, dass aufgrund zu enger Übergangsregelungen das ehrenamtliche Engagement leiden würde. Die Berufsverbände lehnten die Abschlussprüfung zur Mitte der Ausbildung ab und befürchteten einen Missbrauch der Auszubildenden als billige Arbeitskraft im zweiten Ausbildungsjahr. Die Gewerkschaften forderten eine dreijährige Berufsausbildung nach dem BBiG. Ein Teil der Ärzteschaft war mit der Rolle der RS als Assistenten der Notärzte zufrieden, da dadurch die eigenen Interessen besser gewahrt blieben, der andere

Teil der Mediziner war um die unzureichende Qualifizierung der neuen Berufsgruppe besorgt, da auch weiterhin der größte Teil der Notfälle ohne Notarzt versorgt werden musste und darum eine umfassendere Ausbildung insbesondere in den erweiterten lebensrettenden Sofortmaßnahmen unbedingt erforderlich war.

Am 14. Januar 1987 kam es schließlich zu einer Einigung von Bund, Ländern und Hilfsorganisationen in wesentlichen Punkten, so dass auf dieser Basis der Gesetzentwurf überarbeitet wurde und im März 1987 neu vorgelegt werden konnte. Damit wollten insbesondere die Hilfsorganisationen die Bezeichnung Rettungssanitäter für die Absolventen des 520-Stunden-Programms beibehalten, um auch weiterhin ehrenamtliches Personal für die Mitarbeit im RD zu motivieren. Die Erlaubnis zur Führung der Berufsbezeichnung RA wurde reglementiert, nicht aber die Berufsausübung geschützt. Wichtig aus Sicht der Hilfsorganisationen war die Senkung des Ausbildungsumfangs der Übergangsregelung von 3.200 auf 2.000 Stunden.

Am 30. Juni 1989 wurde schließlich der Entwurf in der 602. Sitzung des Bundestags als Gesetz verabschiedet und am 10. Juli 1989 das **Gesetz über den Beruf der Rettungsassistentin und des Rettungsassistenten** (RettAssG) ausgefertigt. Am 1. September 1989 trat es in Kraft. Die Ausbildungs- und Prüfungsverordnung für RA vom 7. November 1989 (RettAssAPrV) trat am 25. November 1989 in Kraft.

Für die im RD tätigen Personen schuf das RettAssG zum ersten Mal ein anerkanntes Berufsbild. Dadurch wurde die stetig wachsende Gruppe des hauptberuflichen Rettungsfachpersonals sozial und berufsgesetzlich abgesichert. Dies ist eine wesentliche Voraussetzung dafür, im Rettungsdienst als berufsunfähig anerkannt zu werden und entsprechende Rentenansprüche festzustellen beziehungsweise gegebenenfalls eine vom Rentenversicherungsträger finanzierte berufliche Umschulung zu erhalten.

Gesetzliche Regelung der Berufsausbildung im Rettungsdienst

Die Berufsausbildung im RD wird in erster Linie durch das Rettungsassistentengesetz (RettAssG) und die entsprechende Ausbildungs- und Prüfungsverordnung geregelt (➤ Kap. 38).

Das RettAssG vom 10. Juli 1989 beruht auf Art. 74 Nr. 19 des Grundgesetzes, der Regelung der Zulassung der Heilhilfsberufe. Es ist in der Tradition anderer Gesundheitsfachberufe ein so genanntes **Berufsbezeichnungsschutzgesetz**, das nicht die Berufsausübung und

die Tätigkeit regelt oder schützt, sondern das vordergründig nur die Erlaubnis zum Führen der Berufsbezeichnung Rettungsassistent (RA) festschreibt. Ferner wird vom RettAssG nur die Ausbildung, nicht aber die etwaige Fort- und Weiterbildung geregelt, die ebenfalls in die Länderkompetenz fällt.

Regelausbildung

In § 4 RettAssG wird festgelegt, dass der **einjährige Lehrgang** von einer staatlich anerkannten Schule für RA durchgeführt werden muss. Hierbei steht es den Ländern frei, Organisation und Struktur der Ausbildungsstätten selbst zu bestimmen.

Die **klinische Ausbildung** wird innerhalb des einjährigen Lehrgangs durchgeführt. Für diese Phase ist die Schule verantwortlich. Sie hat durch vertragliche Vereinbarungen die Durchführung nach dem Gesetz und der Ausbildungs- und Prüfungsverordnung sicherzustellen.

Nach § 7 Abs. 1 RettAssG ist die **praktische Ausbildung und Tätigkeit** (zweites Ausbildungsjahr) nach bestandener staatlicher Prüfung in einer von der zuständigen Behörde ermächtigten Einrichtung des RD abzuleisten. Die Ermächtigung setzt nach § 7 Abs. 2 RettAssG allerdings voraus, dass die Einrichtung aufgrund ihres Einsatzbereichs, der personellen Besetzung (unter anderem Fachaufsicht durch einen RA) und ihrer medizintechnischen Ausstattung zur Ausbildung von Praktikanten geeignet ist. Rettungswachen sind nur dann geeignet, wenn in ihrem Einsatzbereich ein Notarztdienst eingerichtet ist oder sie sonst mit einem Notarztdienst verbunden sind. Die praktische Tätigkeit im zweiten Jahr der Berufsausbildung wird in § 7 RettAssG festgelegt. Es werden neben den zeitlichen Vorgaben (zwölf Monate oder mindestens 1.600 Stunden) notwendige Kriterien für die Einrichtung von Praktikantenplätzen genannt (festgelegt vom BLAR).

MERKE

In der Begründung zum RettAssG und der RettAssAPrV wird zweimal ausdrücklich die Möglichkeit eröffnet, zur Finanzierung der Kosten der Lehrgänge Schulgeld von den Teilnehmern zu erheben. Möglichkeiten für eine staatliche Unterstützung oder die Finanzierung durch den Arbeitgeber werden hingegen an keiner Stelle des Gesetzes aufgezeigt.

Ausbildungsverkürzung

Neben der Voll- oder Regelausbildung gibt es nach §§ 8 und 9 RettAssG für verschiedene Personen- und Berufsgruppen, d.h. RS, Krankenschwestern und -pfleger, Sanitätssoldaten der Bundeswehr, Angehörige der Feuerwehren, zahlreiche Möglichkeiten der **Ausbildungsverkürzung**. Der Übergang vom Beruf des RA in andere Gesundheitsfachberufe durch Anrechnung von Ausbildungsteilen ist hingegen nicht gegeben.

Bis heute machen derartig viele Personen Gebrauch von den Möglichkeiten zur Verkürzung der Ausbildung zum Rettungsassistenten, dass die Ausnahmeregelung inzwischen zum Regelfall geworden ist. So wird beispielsweise die Regelausbildung nach § 4 RettAssG von nahezu der Hälfte der Rettungsassistentenschulen nicht angeboten, während die verkürzte Ausbildung für RS von nahezu allen Schulen offeriert wird.

RS, die das 520-Stunden-Programm bis zum 31. August 1989 abgeschlossen oder zumindest begonnen haben, erhalten die Erlaubnis zum Führen der Berufsbezeichnung, wenn sie eine mindestens 2.000 Stunden umfassende Tätigkeit im RD nachweisen können.

Diese Regelung war immer wieder Kritikpunkt, da die Übergangsregelung nach § 13 RettAssG aufgrund des Personalnotstands im RD allzu großzügig interpretiert worden ist.

Ausbildungs- und Prüfungsverordnung

Nach § 10 RettAssG wird eine Ausbildungs- und Prüfungsverordnung (RettAssAPrV) erlassen, die u.a. die **Mindestanforderungen** an den einjährigen Lehrgang, die Durchführung der staatlichen Prüfung, Näheres über die einjährige praktische Tätigkeit und die Bedingungen für den erfolgreichen Abschluss der praktischen Tätigkeit regelt. So sind in der RettAssAPrV die mindestens zu erfüllenden Kenntnisse und Fähigkeiten festgeschrieben, die nach einer erfolgreich absolvierten Prüfung und der zwölfmonatigen Praktikantentätigkeit beherrscht werden müssen.

Nach der Begründung zur RettAssAPrV wurde im Interesse einer größeren Organisations- und Dispositionsfreiheit der Schulen darauf verzichtet, die Ausbildungsinhalte selbst zeitlich und sachlich weitergehend einzelnen Ausbildungsabschnitten zuzuordnen. Damit soll eine möglichst praxisnahe Ausbildung gewährleistet und den unterschiedlichen Möglichkeiten der einzelnen Schulen für RA Rechnung getragen werden. Diese vom Gesetzgeber bewusst vage gehaltene Ordnung führt zu einem bundesweit **uneinheitlichen Ausbildungsniveau**. Die Berufsausbildung im RD unterliegt nicht dem BBiG. Die rechtliche und administrative Regelung der Berufsausbildung im RD entspricht damit nicht den in Deutschland allgemein üblichen Grundstrukturen des Berufsbildungssystems.

Im Vergleich zur Berufsbildungssituation anderer Gesundheitsfachberufe muss der Berufsbildung im RD ein **Sonderstatus** attestiert werden. Probleme in der Ausbildungsfinanzierung, fehlende oder nicht definierte Mindeststandards bei der Lehrkräfteversorgung und der Qualifizierung der Lehrkräfte, der Mangel an verbindlichen bundeseinheitlichen Rahmenlehrplänen sowie die uneinheitlichen Anerkennungskriterien für Ausbildungsstätten sind in dieser massiven Form auch untypisch für die Berufsbildung der meisten Gesundheitsfachberufe. Trotzdem ist durch das RettAssG langfristig das Niveau der rettungsdienstlichen Versorgung in Deutschland durch die verbesserte Qualifizierung des Rettungsfachpersonals deutlich angestiegen und wird auch weiter verbessert.

Ausbildungsstufen im Rettungsdienst

Zurzeit gibt es im Wesentlichen drei verschiedene Ausbildungsstufen im RD:
1. **Ausbildung zum Rettungshelfer (RH)**
2. **Ausbildung zum Rettungssanitäter (RS)**
3. **Ausbildung zum Rettungsassistenten (RA)**
Lediglich bei der Rettungsassistentenausbildung handelt es sich um einen anerkannten Ausbildungsberuf. Die beiden anderen Ausbildungsformen berechtigen zu einer Tätigkeit im RD (➤ Kap. 38.1), sind aber keine anerkannten Ausbildungsberufe. Die Ausbildungen zum RH und RS werden durch jeweilige Ausbildungsverordnungen in den Bundesländern geregelt.

Gut 70% aller Berufstätigen im RD verfügen mittlerweile bereits über die Qualifikation RA, ca. ein Viertel der Berufstätigen sind RS und lediglich 2% der Berufstätigen haben eine Ausbildung zum RH. Der hohe Anteil von Berufstätigen mit der Qualifikation RA muss allerdings insofern relativiert werden, als dass nahezu die Hälfte der RA übergeleitete RA nach § 13 RettAssG sind und somit keine Berufsausbildung an einer Rettungsassistentenschule absolviert haben.

Rettungshelferausbildung

Die Ausbildung zum Rettungshelfer stellt die einfachste Qualifikationsstufe für das Personal im RD dar (➤ Abb. 39.2). Unter der Bezeichnung RH werden Personen subsumiert, die die Ausbildung zum RS nicht (oder noch nicht) abgeschlossen haben, aber über eine Mindestausbildung verfügen. Zwischen den einzelnen Hilfsorganisationen, aber auch in verschiedenen Regionen bestehen Unterschiede hinsichtlich des Umfangs der Ausbildung. Die Rettungshelferausbildung ist als

39

Erste-Hilfe-Ausbildung
(Voraussetzung für die weitere Ausbildung,
soll höchstens 1 Jahr zurückliegen)

Theoretische Ausbildung
(mindestens 160 Stunden)

Klinikpraktikum
(mindestens 80 Stunden)

Rettungswachenausbildung
(mindestens 80 Stunden)

mindestens 320 Stunden

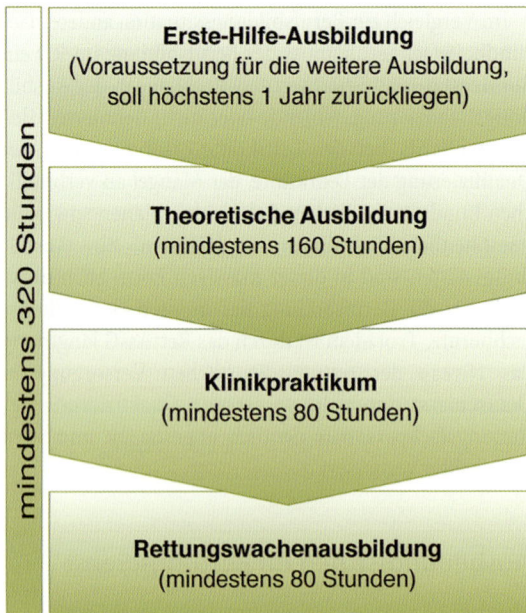

Abb. 39.2 Ausbildung zum Rettungshelfer [L108]

Erste-Hilfe-Ausbildung
(Voraussetzung für die weitere Ausbildung,
soll höchstens 1 Jahr zurückliegen)

Theoretische Ausbildung
(mindestens 160 Stunden)

Klinikpraktikum
(mindestens 160 Stunden)

Rettungswachenausbildung
(mindestens 160 Stunden)

**Abschlusslehrgang
und
Prüfung**

520 Stunden

Abb. 39.3 Ausbildung zum Rettungssanitäter [L108]

Einführungslehrgang für neue Mitarbeiter, Ehrenamtliche und Zivildienstleistende gedacht, die dadurch zusammen mit einem voll ausgebildeten Rettungsdienstmitarbeiter auf den entsprechenden Rettungsmitteln eingesetzt werden können. Die größte Teilnehmergruppe solcher Rettungshelfer-Lehrgänge sind Zivildienstleistende, die durch Absolvierung eines solchen Lehrgangs die Legitimation zum Einsatz in Notfallrettung (je nach Landesrecht) bzw. Krankentransport erhalten.

Ziel dieses Einführungslehrgangs ist eine Vorbereitung der Teilnehmer auf ihr zukünftiges Tätigkeitsfeld durch die Vermittlung der fachlichen Grundvoraussetzungen und das intensive Training grundlegender praktischer Maßnahmen. Durch die zusätzlichen Erfahrungen der Teilnehmer während des Krankenhauspraktikums sollen die angehenden RH ihre Fähigkeiten und Fertigkeiten später im Krankentransport und Notfallrettung sinnvoll einsetzen können. Mit dem erfolgreichen Abschluss können die RH unter fachlicher Aufsicht durch voll ausgebildetes und erfahrenes Personal eingesetzt werden.

RH werden in den meisten alten und neuen Bundesländern als Fahrer von Krankentransportwagen eingesetzt, ihr Einsatz in der Notfallrettung sollte die Ausnahme sein.

Durch Erweiterung des Krankenhauspraktikums auf insgesamt vier Wochen (oder 160 Stunden) sowie die Absolvierung eines Rettungswachenpraktikums von mindestens 160 Stunden kann ein RH zu einem Abschlusslehrgang für RS nach dem 520-Stunden-Programm zugelassen werden.

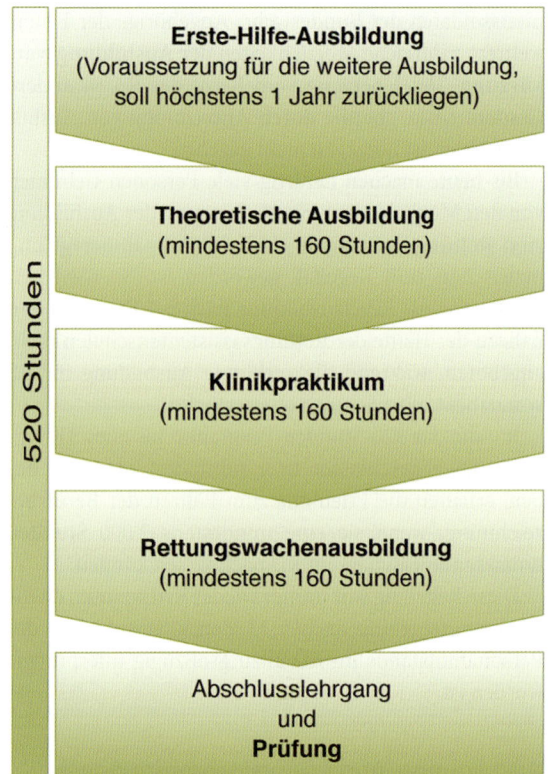

Seit dem 9. Juni 2000 gibt es in Nordrhein-Westfalen eine spezielle Ausbildungs- und Prüfungsverordnung für Rettungshelferinnen und Rettungshelfer (RettHelfAPO), die die Ausbildung des so genannten Rettungshelfer NRW verbindlich regelt. Diese Ausbildung Rettungshelfer NRW berechtigt in Nordrhein-Westfalen zum Einsatz als Fahrer im Krankentransport und umfasst insgesamt lediglich 160 Stunden, die sich wie folgt gliedern:
- eine theoretische Ausbildung von mindestens 80 Stunden und
- eine praktische Ausbildung auf einer Rettungswache von ebenfalls mindestens 80 Stunden.

Eine klinische Ausbildung der Rettungshelfer NRW ist nicht vorgesehen.

Rettungssanitäterausbildung

1977 legte der Bund-Länder-Ausschuss Rettungswesen die Grundsätze zur Ausbildung des Personals im RD vor. Besser bekannt sind diese Grundsätze als Rettungssanitäterausbildung (➤ Abb. 39.3). Der Ausschuss Rettungswesen (ehemals BLAR) hat diese Grundsätze 2008 überarbeitet und 2009 eine Ausbildungs- und Prüfungsordnung dazu erstellt. Diese muss jetzt in den Bundesländern im Rahmen einer Ausbildungsverordnung umgesetzt werden.

Vom Grundgedanken her sollten die Teilnehmer auf alle im RD anfallenden Situationen ausreichend vorbereitet werden. Dieses Ausbildungsprogramm wird durch einen Lernzielkatalog und einen dazugehörigen Gegenstandskatalog beschrieben. Häufig schließt der 160 Stunden umfassende Lehrgang mit einer Prüfung ab, die letztendlich der Sicherheit der Patienten dient. So soll möglichst ausgeschlossen werden, dass der Auszubildende während der beiden nächsten Ausbildungsabschnitte in Klinik und Rettungswache den Patienten Schaden zufügt.

Im Anschluss an den Grundlehrgang folgt ein 160-Stunden-Krankenhauspraktikum, in dem die klinische Ausbildung in den Funktionsbereichen Anästhesie oder Intensivmedizin durchgeführt wird. Für die Klinikausbildung der RS ist gemäß Ausschuss Rettungswesen ein näher definierter **Tätigkeitskatalog** vorgesehen. Vorgeschrieben ist darin u.a.:

- Grundpflege im Intensivbereich
- Überwachung und Aufzeichnung vitaler Funktionen
- Hilfe bei Injektionen und Infusionen
- Hilfe bei der Punktion peripherer Venen und zentraler Venen
- Freimachen und Freihalten der Atemwege ohne und mit Hilfsmittel einschließlich Intubation
- künstliche Beatmung
- Hilfe bei der Herz-Lungen-Wiederbelebung
- Hilfe bei der Magenspülung
- Hilfe bei der Geburt.

Das 160-Stunden-Rettungswachenpraktikum dient der praktischen Ausbildung und soll dem Auszubildenden den Transfer des in Schule und Klinik Gelernten auf die Notfallsituation ermöglichen.

Nach Absolvierung der drei eigentlichen Ausbildungsabschnitte folgt ein 40-stündiger Abschlusslehrgang mit einer Prüfung, die in der Regel unter staatlicher Aufsicht stattfindet.

Es darf zudem nicht übersehen werden, dass die Ausbildung zum RS von Fachleuten als auf die Dauer nicht geeignet angesehen wurde, um die für die Notfallrettung notwendigen Kenntnisse und Fähigkeiten zu vermitteln. Denn für die Konfrontation mit lebensbedrohlichen Zuständen von Menschen erscheint eine nur dreimonatige Ausbildung schlichtweg unzureichend und kann hinsichtlich der in der Regel zu erwartenden beruflichen Handlungskompetenz der RS als nicht vertrauenerweckend bezeichnet werden. RS werden in allen Bundesländern als Beifahrer von Krankentransportwagen und als Fahrer des Rettungswagens eingesetzt. Weiterhin obliegt ihnen in einigen Bundesländern die Aufgabe als Fahrers des NEF.

Laut Beschluss des Ausschusses Rettungswesen stehen RS jährlich 30 Stunden **Fortbildung** zu. Diese Regelung ist mehr als einem Drittel der RS nicht bekannt, und nur jeder fünfte RS absolviert diese Fortbildung auch tatsächlich. Inhaltlich werden in dieser Fortbildung jährlich zwei bis drei Themen aus dem Katalog der 520-Stunden-Ausbildung wiederholt, so dass es sich aus qualitativer Sicht eher um eine Wiederauffrischung der Ausbildung als um eine Fortbildung, d.h. im Sinne einer Anpassung der beruflichen Qualifikation an neue technische und berufliche, insbesondere notfallmedizinische Entwicklungen handelt.

Rettungsassistentenausbildung

Die Ausbildung zum RA ist das bisher erste und bislang einzige Berufsbild im RD. Für die Berufsausbildung zum RA nach RettAssG gibt es verschiedene Möglichkeiten:

1. zweijährige Regel-/Vollausbildung nach §§ 4 und 7 RettAssG (s.u.)
2. verkürzte Ergänzungslehrgänge für Krankenpfleger/ Krankenschwestern nach § 8 Abs. 3 RettAssG (s.u.)
3. verkürzte Sonderlehrgänge für RS nach 520-Stunden-Programm nach § 8 Abs. 2 RettAssG (s.u.)
4. verkürzte Sonderlehrgänge für Unteroffiziere im Sanitätsdienst der Bundeswehr, Sanitätsbeamte im Bundesgrenzschutz und Sanitätsbeamte der Polizei nach § 8 Abs. 4 RettAssG (s.u.).

Die meisten Ausbildungen zum Beruf des RA werden in Form eines so genannten Sonderlehrgangs für ausgebildete RS durchgeführt, und die eigentliche Regel- bzw. Vollausbildung zum RA macht lediglich 25% am Gesamtaufkommen der Ausbildung aus (➤ Abb. 39.4). Damit ist die eigentlich als Ausnahme gedachte verkürzte Lehrgangsform des Sonderlehrgangs für ausgebildete RS zur Regel geworden und die eigentliche zweijährige Regel- oder Vollausbildung zum RA zur Ausnahme bzw. zu einer Sonderform.

Die eigentliche **Regel- bzw. Vollausbildung**, wie sie vom RettAssG her nach §§ 4 und 7 vorgesehen ist, umfasst insgesamt zwei Jahre oder mindestens 2.800 Stunden Ausbildung (➤ Abb. 39.5). Die 780 Stunden **Ausbildung an einer Rettungsassistentenschule** beinhalten thematisch die Bereiche:

- Allgemeine medizinische Grundlagen
- Allgemeine und spezielle Notfallmedizin
- Organisation und Einsatztaktik im RD
- Berufs-, Gesetzes- und Staatsbürgerkunde
- Einführung in das Krankenhauspraktikum

39

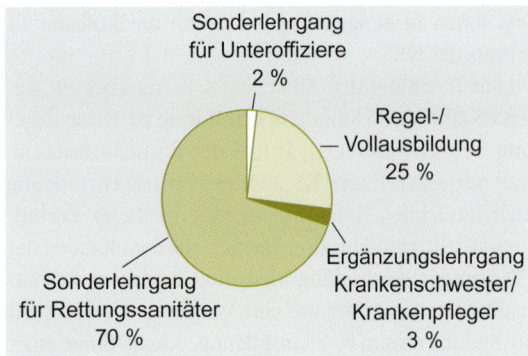

Abb. 39.4 Verteilung der Rettungsassistentenausbildung nach Lehrgangsarten [L108]

Die 420 Stunden umfassende **klinische Ausbildung** findet in den Krankenhäusern auf einer allgemeinen Pflegestation, im Notaufnahmebereich, im Operationsbereich bzw. in der Anästhesie und der Intensiv- oder Wachstation statt.

Zusätzlich ist innerhalb der ersten sechs Monate ein dreiwöchiges **Einführungspraktikum** an einer Rettungswache abzuleisten. Wichtig ist, dass während des ersten Ausbildungsjahres die Grundlagen einer modernen präklinischen Notfallmedizin in Theorie und Praxis zu vermitteln sind (➤ Abb. 39.5).

Der Zeitpunkt der **Prüfung** wird seit der Verabschiedung des RettAssG immer wieder kritisiert, da davon auszugehen ist, dass durch eine Prüfung am Ende der zweijährigen Gesamtausbildung eine größere Aussage-

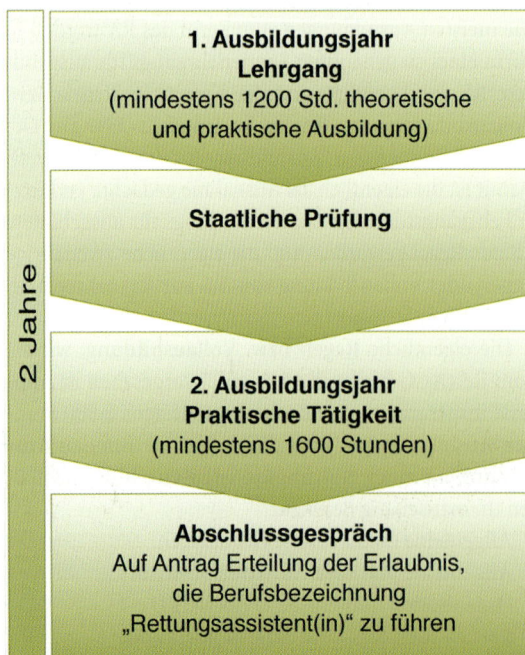

Abb. 39.5 Regel-/Vollausbildung zum Rettungsassistenten [L108]

kraft hinsichtlich der Eignung im Tätigkeitsfeld RD erzielt werden könnte. Derzeit werden in der staatlichen Prüfung nur die im einjährigen Lehrgang erworbenen theoretischen und praktischen Kenntnisse und Fertigkeiten überprüft. Die im Rahmen der praktischen Ausbildung auf einer Lehrrettungswache erworbenen praktischen Kenntnisse werden dagegen nicht oder nur in Form eines Abschlussgesprächs überprüft. Dabei besteht im zweiten Jahr die zusätzliche Gefahr, dass der Praktikant nicht mehr kontinuierlich ausgebildet, sondern als Teil der Stammbesatzung eingesetzt wird.

Nach diesen zwei Jahren ist der Teilnehmer berechtigt, die Berufsbezeichnung RA zu führen. Dazu muss er einen Antrag bei seiner zuständigen Behörde stellen, die ihm dann die Erlaubnis zur Führung der Berufsbezeichnung erteilt.

Modellversuche zur Regelausbildung

Die Effizienz der Regelausbildung könnte durch eine Aufhebung der Trennung der Ausbildung in zwei starre Blöcke gesteigert werden. Durch einen abgestuften Lernprozess im Wechsel zwischen den Lernorten Schule, Klinik und Lehrrettungswache könnte eine bessere Theorie-Praxis-Verzahnung erzielt werden. Des Weiteren gibt es seit Jahren immer wieder Forderungen, insbesondere der Berufsverbände, aber auch beispielsweise der Ständigen Konferenz für den Rettungsdienst, die Ausbildungsdauer für Rettungsassistenten – analog zu anderen Berufsausbildungen – von zwei auf drei Jahre zu verlängern.

Diese Kritikpunkte an der Regel- bzw. Vollausbildung greifen verschiedene Modellversuche und Ausbildungsprojekte auf. Beispielsweise führte das Bayerische Rote Kreuz (BRK) seit Februar 1991 ein **seminaristisches Ausbildungskonzept** als Modellversuch für die Vollausbildung zum RA durch.

Das **BRK** verstand unter diesem Modell eine dual konzipierte Berufsausbildung, deren charakteristische Grundlagen das arbeitsteilige und pädagogische Zusammenwirken der Lernorte und der ständige Wechsel von Ausbildungsabschnitten in Schule, Krankenhaus und Lehrrettungswache waren. Durch die intensive Verknüpfung von Theorie und Praxis sollten die Auszubildenden stufenweise unter Berücksichtigung des jeweiligen Ausbildungstandes an die Umsetzung des bereits erlernten Stoffes in der Praxis herangeführt werden. Umgekehrt war genauso die Möglichkeit gegeben, im theoretischen Ausbildungsblock die in der Praxis erworbenen Erfahrungen aufzuarbeiten.

Ein Charakteristikum für das **BRK-Modell** war auch die Absolvierung des 520-Stunden-Programms als erste Ausbildungsstufe. Damit war der Auszubildende neben seiner Eigenschaft als Praktikant gleichzeitig auch RS, der als vollwertiger Mitarbeiter auf den entsprechenden Rettungsmitteln eingesetzt werden darf.

Dieses BRK-Modell wurde nach über zwölf Jahren erfolgreicher Projektdauer zum Sommer 2004 durch das Bayerische Ministerium des Innern untersagt, so dass dieses Modell nicht mehr angeboten wird.

Andere Ausbildungsprojekte einzelner Rettungsdienstschulen in Kooperation mit Rettungsdiensten versuchen dem Anspruch an eine bessere Theorie-Praxis-Verzahnung ebenfalls durch einen konsequenten Wechsel von schulischen, klinischen und praktischen Ausbildungsblöcken gerecht zu werden und verlängern die Ausbildung zusätzlich durch längere Ausbildungsabschnitte in den Lehrrettungswachen auf insgesamt drei Jahre (➤ Abb. 39.6 bis ➤ Abb. 39.9). Positiver Nebeneffekt ist häufig, dass die Auszubildenden während der gesamten drei Jahre kein Schulgeld zahlen müssen, son-

dern eine geringe Ausbildungsvergütung erhalten. Nachteil: Leider sind diese Projekte zurzeit nur auf eine geringe Anzahl von Auszubildenden ausgelegt, weshalb für das Gros der zukünftigen Rettungsassistenten diese Ausbildungswege nicht in Betracht kommen.

Grundsätzlich ist weiterhin der Gesetzgeber, d.h. das Bundesministerium für Gesundheit gefordert, das Rettungsassistentengesetz zu novellieren, um die Finanzierungsproblematik, die Problematik der Ausbildungsdauer und das Problem der Theorie-Praxis-Verzahnung für alle Auszubildenden in diesem wichtigen Gesundheitsfachberuf einheitlich und verbindlich zu regeln.

In der 16. Legislaturperiode des deutschen Bundestags (2005–2009) gab es einen erneuten Vorstoß zur Novellierung des RettAssG. Bei Ende der großen Koalition standen jedoch nur wenige Pfeiler einer neuen Ausbildung, viele wichtige Fragen wie die nach der Finanzierung, dem Quereinstieg in andere Gesundheitsfachberu-

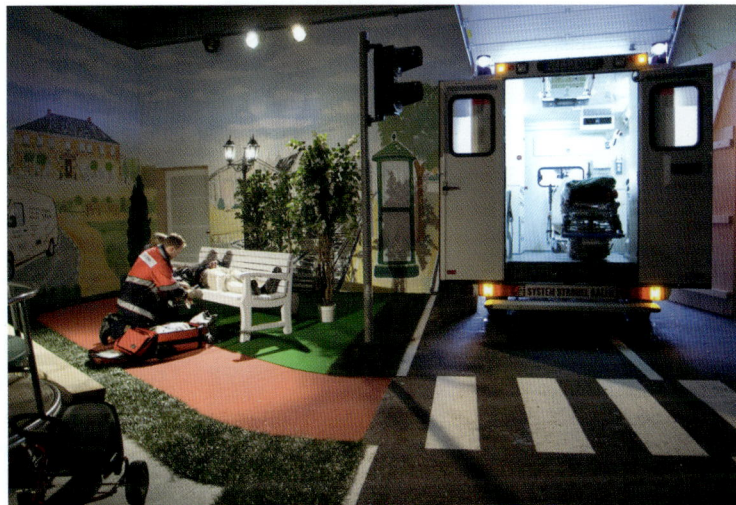

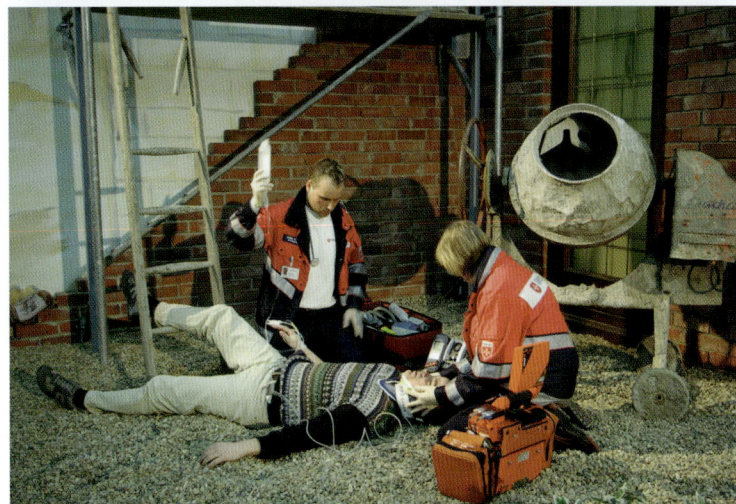

Abb. 39.6 a, b Mit realistischen Trainingssituationen und Übungsszenarien, hier z.B. die RETTarena, wird die Praxis in den Lehrsaal geholt. [W288-01, O170]

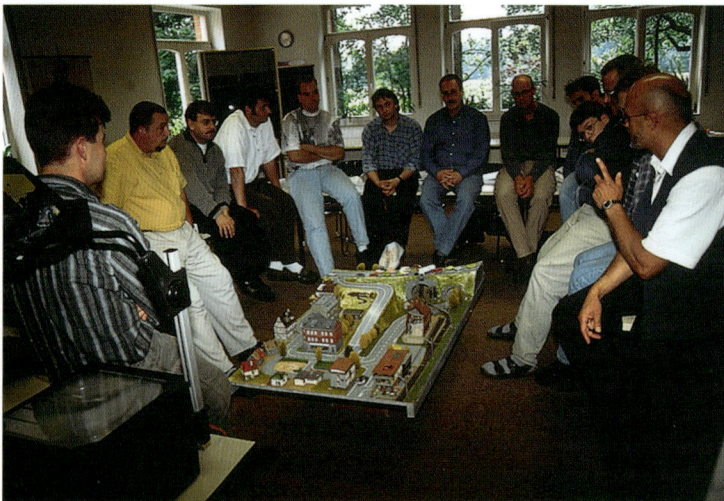

Abb. 39.7 Schulungssituation: Planspieltraining [M234]

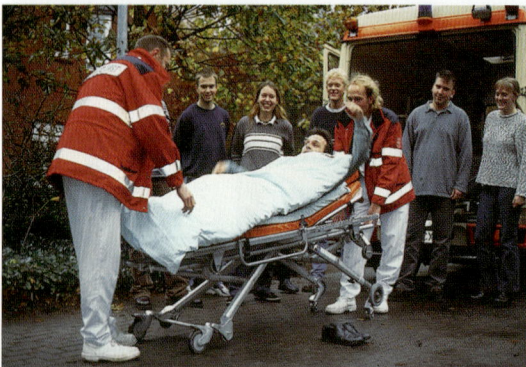

Abb. 39.8 Schulungssituation: Bedienung der Rolltrage [M234]

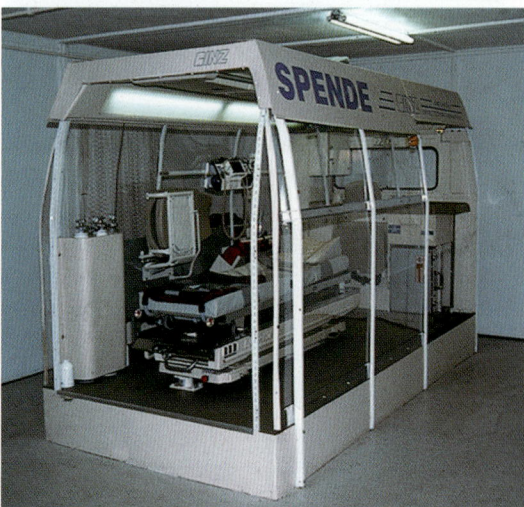

Abb. 39.9 Ausbildung am gläsernen RTW [M234]

fe und nach den Kompetenzen blieben jedoch ungeklärt. Als Konsens kann gelten, dass eine novellierte Ausbildung drei Jahre dauern und mit einer starken Ausweitung der schulischen Ausbildung einhergehen soll.

Ergänzungslehrgänge für Krankenschwestern und Krankenpfleger

Das RettAssG ermöglicht nach § 8 Absatz 3 (Kinder)-Krankenschwestern und -pflegern, nach einem auf 300 Stunden verkürzten Ergänzungslehrgang zur staatlichen Prüfung zugelassen zu werden (➤ Abb. 39.10). Durch diese Weiterbildungsmaßnahme sollen unter Berücksichtigung der besonderen Arbeitsverhältnisse am Notfallort die erforderlichen Kenntnisse und Fertigkeiten vermittelt werden.

Die in Anlage 2 (zu § 1 Abs. 2) der RettAssAPrV festgelegten Inhalte für den Ergänzungslehrgang beziehen sich daher auf die Kenntnisse und Fertigkeiten, die in der Kranken- und Kinderkrankenpflegeausbildung nicht vermittelt werden. Mit dem Ende des Lehrgangs kann die staatliche Prüfung abgelegt werden. Auf die anschließenden 1.600 Stunden Rettungswachenpraktikum kann die Krankenpflegeausbildung mit bis zu 360 Stunden angerechnet werden.

Sonderlehrgänge für Rettungssanitäter nach dem 520-Stunden-Programm

Nach § 8 Abs. 2 RettAssG können RS, die das 520-Stunden-Programm absolviert haben, die Zulassung zur staatlichen Rettungsassistentenprüfung über die Teilnahme an einem auf 680 Stunden verkürzten Sonderlehrgang erhalten (➤ Abb. 39.11).

In der Regel erfolgen diese Lehrgänge nach einer längeren Praxisphase als RS. Dabei haben die Absolventen eines 680-stündigen Sonderlehrgangs oftmals die Möglichkeit, sich ihre nach der Prüfung zum RS erworbene Praxis in vollem Umfang auf das 1.600-stündige Rettungswachenpraktikum anrechnen zu lassen. Diese Praxis muss allerdings überwiegend in der Notfallrettung

**3-jährige Ausbildung
zur/zum (Kinder-)
Krankenschwester/
-pfleger**

Ergänzungslehrgang
(mindestens 300 Stunden theoretische
und praktische Ausbildung)

Staatliche Prüfung

**2. Ausbildungsjahr
Praktische Tätigkeit**
(mindestens 1600 Stunden)

Abschlussgespräch
Auf Antrag Erteilung der Erlaubnis,
die Berufsbezeichnung
„Rettungsassistent(in)"
zu führen

2 Jahre

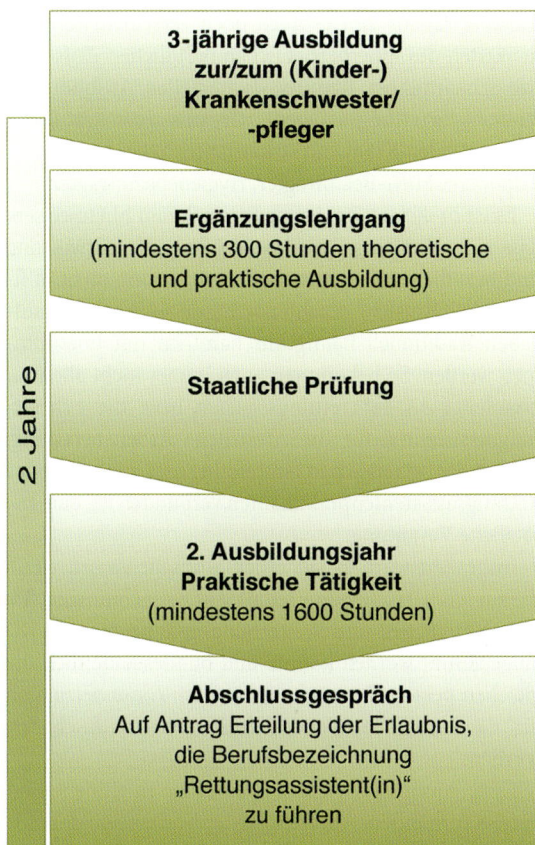

Abb. 39.10 Ergänzungslehrgang für Krankenpfleger/Kranken-schwestern [L108]

**520-Stunden-Ausbildung
zum Rettungssanitäter**

Sonderlehrgang
(mindestens 680 Stunden theoretische
und praktische Ausbildung)

Staatliche Prüfung

**2. Ausbildungsjahr
Praktische Tätigkeit**
(mindestens
1600 Stunden)

**Nachweis von
mindestens 1600
Einsatzstunden
auf RTW und NAW
nach bestandener
Rettungssanitäter-prüfung**

Abschlussgespräch
Auf Antrag Erteilung der Erlaubnis,
die Berufsbezeichnung
„Rettungsassistent(in)"
zu führen

2 Jahre

Abb. 39.11 Sonderlehrgang für ausgebildete Rettungssanitäter nach 520-Stunden-Programm [L108]

auf einem RTW oder einem NAW abgeleistet worden sein, damit sie als gleichwertig anerkannt werden kann. Einige Genehmigungsbehörden erteilten zwischenzeitlich die Auflage, dass zumindest ein Teil des 1.600-stündigen Rettungswachenpraktikums nach dem bestandenen Staatsexamen absolviert werden muss; diese Auflage ist jedoch am 20.11.2008 vom Bundesverwaltungsgericht als nicht zulässig festgestellt worden. Dennoch ist festzuhalten, dass die Umsetzung des RettAssG mittlerweile – obschon die Berufsausbildung auf Grundlage eines Bundesgesetzes erfolgt – regional unterschiedlich gehandhabt wird.

Sonderlehrgänge für Unteroffiziere im Sanitätsdienst der Bundeswehr, Sanitätsbeamte im Bundesgrenzschutz und der Polizei

Nach bestandener Fachprüfung zum Unteroffizier im Sanitätsdienst der Bundeswehr (BW), Sanitätsbeamten im Bundesgrenzschutz (BGS) oder Sanitätsbeamten der Polizei besteht die Möglichkeit, sich durch eine Um-

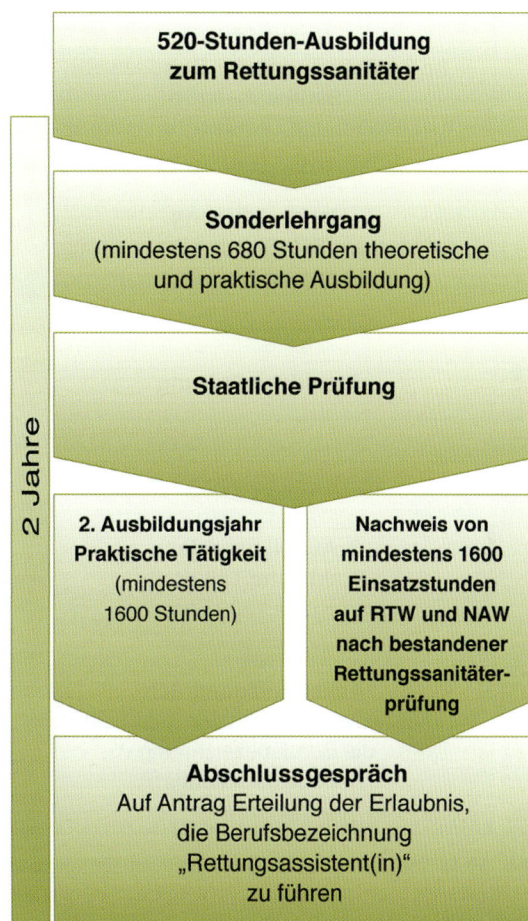

schulung mit einem auf ein halbes Jahr verkürzten Lehrgang zum RA weiterzubilden (> Abb. 39.12).

Die vorherige fachpraktische Tätigkeit kann bis zu maximal 340 Stunden auf das 1.600-stündige Praktikum in einer Lehrrettungswache angerechnet werden. Die Ausbildung wird bei ehemaligen Soldaten auf Zeit durch den Berufsförderungsdienst der Bundeswehr finanziert.

Sonstige Ausbildungen im Rettungsdienst

Über die drei beschriebenen Ausbildungsformen RH, RS und RA hinaus gibt es zurzeit im RD noch eine ganze Reihe verschiedener anderer Bezeichnungen beziehungsweise Titel, die bestimmte Tätigkeiten, Aufgaben und Qualifikationen im RD zum Ausdruck bringen sollen, wie Lehrrettungsassistent, Rettungsdienstleiter, Rettungsdienstmanager, Mega-Code-Trainer, Ausbilder im RD, Leitstellendisponent, Notkompetenz-Trainer, Praxisanleiter Präklinische Reanimation, Dozent im RD usw.

39

Unteroffiziere
im Sanitätsdienst der Bundeswehr,
Sanitätsbeamte
bei Polizei und Bundesgrenzschutz

Sonderlehrgang
(mindestens 600 Stunden theoretische
und praktische Ausbildung)

Staatliche Prüfung

2 Jahre

2. Ausbildungsjahr
Praktische Tätigkeit
(mindestens 1600 Stunden)

Abschlussgespräch
Auf Antrag Erteilung der Erlaubnis,
die Berufsbezeichnung
„Rettungsassistent(in)"
zu führen

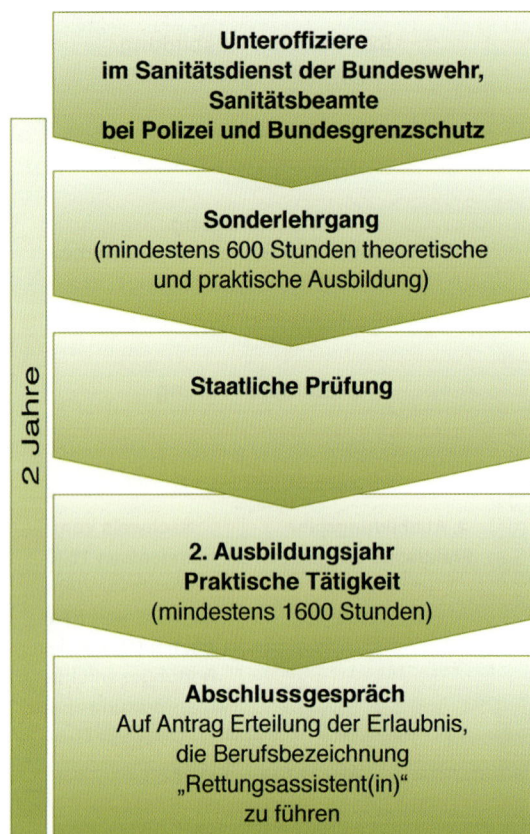

Abb. 39.12 Sonderlehrgang für Unteroffiziere im Sanitätsdienst der Bundeswehr, Sanitätsbeamte im Bundesgrenzschutz und der Polizei [L108]

Im Gegensatz zum Berufsbild des RA gibt es für diese vielen Titel, Tätigkeiten bzw. Qualifikationen jedoch keine einheitlichen Qualifikationsprofile, Vereinbarungen, Verordnungen, geschweige denn Gesetzesgrundlagen. Im Grunde kann sich heute jeder diese Titel geben und mit entsprechenden Zertifikaten ausstatten. Die Titel, wie etwa der „Ausbilder im RD", sind nicht geschützt, und auch die Inhalte oder Ziele solcher Ausbildungsmaßnahmen können völlig willkürlich gewählt werden. Da es bisher keine einheitlichen Grundlagen, Abschlüsse und Bezeichnungen für diese vermeintlichen Ausbildungsgänge im RD gibt, herrscht zum Teil große Verwirrung bei Beschäftigten, Betroffenen, Patienten und der Öffentlichkeit.

Nachfolgend sind einige **Spezialisierungsmöglichkeiten** für RA aufgeführt, die durch Zusatzlehrgänge der Hilfsorganisationen oder entsprechender Weiterbildungsinstitute erreicht werden können:

• Ausbilder an Lehrrettungswachen
• Disponent und Schichtführer in der Rettungsleitstelle
• Staatlich geprüfter Desinfektor.

Darüber hinaus gibt es auch noch verschiedene Möglichkeiten des innerbetrieblichen beruflichen Aufstiegs, wie Schichtführer, Rettungswachenleiter, Ausbildungsleiter, Lehrrettungsassistent, Organisatorischer Leiter RD und/oder Krankentransportleiter oder Leitstellendisponent, MPG-Beauftragter, Hygienebeauftragter.

Es ist in diesem Zusammenhang darauf hinzuweisen, dass sich die Übernahme von größerer Verantwortung und beruflichem Engagement im RD häufig nicht in finanzieller Hinsicht bezahlt macht, da solche Zusatzaufgaben traditionell häufig ehrenamtlich mit übernommen werden. So bekommen noch immer nicht alle Praxisanleiter an Lehrrettungswachen bzw. die Lehrrettungsassistenten für die zusätzliche Arbeitsbelastung, die mit der betrieblichen Ausbildung und Betreuung der Rettungsassistentenpraktikanten verbunden ist, eine zusätzliche Vergütung.

Insgesamt wäre es sicherlich wünschenswert, wenn die zurzeit herrschende **Vielfalt** von Bezeichnungen, Titeln, Lehrgängen und Weiterbildungskonzepten im RD eingedämmt werden könnte und bundeseinheitlich die gleichen personellen und qualitativen Voraussetzungen für die berufliche Weiterbildung von RA geschaffen würden.

Erste Ansätze, diesem Dilemma zu entrinnen, sind bereits vorhanden. Am Beispiel der Konzeption der ausbildenden Hilfsorganisationen (ASB, DRK, JUH, MHD) zu den gemeinsamen Rahmenbedingungen der Weiterbildung zum Ausbilder an der Lehrrettungswache bzw. zum Lehrrettungsassistenten soll dies nachfolgend verdeutlicht werden. Nach erfolgreicher Teilnahme an einem **Lehrgang für verantwortliche Ausbilder an der Lehrrettungswache** erhalten praxiserfahrene und charakterlich geeignete RA danach das Recht, die Bezeichnung „Lehrrettungsassistent" zu führen und Praktikanten im Rahmen der berufspraktischen Ausbildung auf einer Lehrrettungswache verantwortlich auszubilden. Der Lehrrettungsassistent kümmert sich um den organisatorischen und fachlichen Ablauf der berufspraktischen Ausbildung von Rettungsassistentenpraktikanten. Er berät und unterstützt die Praktikanten in arbeitsrechtlichen und die Ausbildung betreffenden Fragen.

Ein **Lehrgang zum Lehrrettungsassistenten** nach den gemeinsamen Rahmenbedingungen der ausbildenden Hilfsorganisationen umfasst insgesamt mindestens 120 Stunden, in denen folgende Themen behandelt werden sollen:

• Grundfragen der Berufsbildung (12 Unterrichtsstunden)
• Planung und Durchführung der Ausbildung (75 Unterrichtsstunden)

- Heranwachsende und der Erwachsene in der Ausbildung (15 Unterrichtsstunden)
- Rechtsgrundlagen (18 Unterrichtsstunden)
- Abschluss des Lehrgangs mit einer Prüfung (schriftlicher Test und Lehrprobe mit Abschlussgespräch).

Die Ausbildung zum Lehrrettungsassistenten stellt zurzeit eine der wenigen echten Weiterbildungsmöglichkeiten für RA dar.

Die Arbeit von Rettungsdiensten setzt sich aus vielen Teilbereichen wie etwa Notfallrettung, Krankentransport, Katastrophen- und Zivilschutz, internationale Hilfsprojekte und Absicherung von Großveranstaltungen zusammen. Die zunehmende Komplexität der Umwelt, veränderte Gesellschaftsstrukturen, Forschritte der notfallmedizinischen Techniken, neue Aufgabenfelder und auch der steigende Kostendruck im Gesundheitswesen bilden für den Rettungsdienst immer vielschichtigere **Herausforderungen**. Mit diesen Entwicklungen haben die beruflichen Qualifizierungsangebote nicht Schritt halten können. Wie zuvor aufgeführt, gibt es bislang nur die qualifizierte Ausbildung im Bereich des Einsatzdienstes, die zweijährige Ausbildung zum Rettungsassistenten sowie vielfältige Schulungs- und Fortbildungsangebote an verschiedenen Institutionen. Bei den im Managementbereich tätigen Führungskräften handelt es sich bislang in der Regel um Personen, die fachfremd für diesen Arbeitsbereich angelernt wurden.

Seit 2002 gibt es ein entsprechendes Ausbildungsangebot für **Führungskräfte des Rettungsdienstes** an der Fachhochschule Köln, dort wird der sechssemestrige internationale Studiengang „Rescue Engineering" (www.studium.fh-koeln.de/service/studienangebot/u/02768.php) angeboten. Seit dem Sommersemester 2006 gibt es einen solchen Studiengang zudem auch an der Hochschule für Angewandte Wissenschaften (HAW) Hamburg. Daneben bietet die Donau-Universität Krems den viersemestrigen berufsbegleitenden Studiengang „Rettungsdienstmanagement" an (www.donau-uni.ac.at/de/studium/rettungsdienst/index.php). Diese Studiengänge richten sich an Interessenten, die sich für Aufgaben im Management des Rettungswesens einschlägig qualifizieren wollen. Entsprechend der vielfältigen und sehr unterschiedlichen Aufgabenstellungen, die Führungskräfte im Rettungswesen zu erfüllen haben, zeichnen sich die Studiengänge durch große Interdisziplinarität und einen ausgeprägten Praxisbezug aus. Inhalt der Studiengänge sind u.a. Themen wie Qualitätsmanagement, Rechtsgrundlagen, moderne Nachrichtentechnik, Elektrotechnik, Fahrzeugtechnik, Bautechnik, Betriebswirtschaft, Statistik, Medizintechnik, Epidemiologie, Pädagogik, Psychologie, Städteplanung, Bedarfsplanung, Logistik sowie Personalführung und persönliche Ressourcenförderung.

39.2 Beruf: Rettungsassistent

Jährlich nimmt in Deutschland durchschnittlich jeder zehnte Bürger die Leistungen des RD einmal in Anspruch. Täglich werden durch den RD Tausende Kranke und Verletzte in fachkundiger Weise untersucht, transportfähig gemacht und zur weiteren Behandlung begleitet. Den Begriff RD und seine wesentlichen Berufsträger, die RA, begleiten Missverständnisse, Fehleinschätzungen, aber auch Idealvorstellungen nicht nur in der Öffentlichkeit und bei Patienten, sondern auch beim medizinischen Fachpersonal und in der eigenen Berufsgruppe. Die in der Öffentlichkeit weit verbreitete Vorstellung, es genügten Führerschein, freundliches Wesen, mitfühlendes Herz, kräftige Arme und etwas Verstand, um erkrankten oder verletzten Mitmenschen ausreichend zu helfen, kann nur durch kompetentes und vorbildliches Handeln entkräftet werden. Der Beruf des RA ist ein Gesundheitsfachberuf. RA sind im Bereich des RD, d.h. in der Notfallrettung und im Krankentransport, tätig. Das **Berufsbild** des RA ist noch sehr jung und ringt daher noch um den gebührenden Stellenwert im öffentlichen Bewusstsein.

39.2.1 Sozialer Status, gesellschaftliche Erwartungen und Rolle des Rettungsassistenten

Der Begriff des **sozialen Status** beschreibt die gesellschaftlich bewertete Rolle einer Person oder Personengruppe, also das erwartete Verhaltensmuster, das man als Inhaber einer sozialen Position (z.B. RA, Lehrer, Vater) in einem Handlungssystem (z.B. RD, Schule, Familie) zu erfüllen hat. Wenn diese Erwartungen von allen Beteiligten akzeptiert, also zu verbindlichen Verhaltensregeln geworden sind, spricht man in der Soziologie (Gesellschaftslehre) von Normen.

Normen sind Verhaltensvorschriften, die in einem bestimmten Rahmen das menschliche Zusammenleben verbindlich regeln (z.B. innerhalb der Familie, des Betriebs, des Krankenhauses). Nicht alle Erwartungen der Bezugspersonen können oder müssen vom Rollenträger erfüllt werden. Bei Nichteinhaltung der Normen greifen die Bezugspersonen bzw. Bezugsgruppen zu Sanktionen, die den Rolleninhaber dazu bringen sollen, den Erwartungen zu entsprechen. Je nachdem, ob es sich bei der Art der Erwartung um eine Muss-, Soll- oder Kann-Erwartung handelt, werden positive oder negative Maßnahmen eingeleitet.

Muss-Erwartungen sind rechtlich geregelt, z.B. durch Gesetze. Werden sie nicht erfüllt, muss mit harten negativen Sanktionen (gerichtliche Bestrafung) gerechnet werden. Die Erfüllung dagegen gilt als selbstverständlich und wird nicht belohnt.

Soll-Erwartungen sind meist in Statuten von Organisationen, Vereinen und Betrieben festgelegt, z.B. in Form von Satzungen. Sie sollen nach Meinung der Bezugspersonen erfüllt werden. Dabei können die Bezugspersonen mit Belohnungen (Lob, Beförderung, Geldprämie) locken oder mit Strafen und Tadel (Verweis, Abmahnung) drohen.

Kann-Erwartungen sind im Bewusstsein der Menschen vorhanden, ohne rechtlich bzw. schriftlich festgelegt zu sein. Sie sind völlig freiwillige Leistungen der Rollenträger. Die Erfüllung von Kann-Erwartungen wird belohnt, ihre Nichterfüllung aber nicht mit negativen Sanktionen belegt.

Der RA ist innerhalb seiner Rolle verschiedenen Konflikten ausgesetzt. Diese entstehen häufig dadurch, dass die Erwartungen der verschiedenen Bezugsgruppen oder Personen miteinander unvereinbar sind. Ein Beispiel für **unterschiedliche Erwartungen** betrifft die Notkompetenz:

- Erwartungen des Notarztes A: Die RA sollen auch bei nicht akut vital bedrohten Patienten einen venösen Zugang schaffen und ihn nur bei unmittelbar lebensbedrohlichen Zustandsbildern alarmieren.
- Erwartungen des Notarztes B: Die RA sollen mit invasiven Maßnahmen möglichst bis zu seinem Eintreffen warten. Venöse Zugänge dürfen ausschließlich in seinem Beisein gelegt werden.
- Erwartungen des Gesetzgebers: Invasive Maßnahmen dürfen nur im Rahmen der rechtlichen Bestimmungen der Notkompetenz getätigt werden.
- Erwartungen des Kreisgeschäftsführers: Die RA sollen möglichst oft den Notarzt anfordern, da das Entgelt jedes Notarzteinsatzes zur Sicherstellung des Budgets beiträgt.
- Erwartungen des Patienten: Die von ihm alarmierten Retter sollen ihn sachgerecht, umfassend, kompetent, freundlich und rasch versorgen.

39.2.2 Aufgaben des Rettungsassistenten

Ein RA ist ein Fachmann im Gesundheitswesen, der über spezielles Wissen verfügt, spezielle Handfertigkeiten zum Einsatz bringt und sich an Standards und Standesregeln hält.

Er erfüllt seine Aufgaben immer als **Mitglied eines Teams**, das zumindest aus Disponent und Teamkollegen besteht, und bringt seine spezielle Erfahrung mit Kommunikationsmitteln (Funk), Management von Notfallstellen (Management im Notfall), notfallmedizinischem Wissen und Handeln ein. Er arbeitet gemeinsam und kooperativ mit Kollegen des RD, der Feuerwehr, der Polizei und anderer Fachrettungsdienste in allen Aspekten der notfallmedizinischen Patientenversorgung zusammen.

Um die Versorgung eines medizinischen Notfalls rasch und effizient durchführen zu können, ist der RA für den **Einsatzzustand seines Fahrzeugs** in medizinischer, hygienischer und mechanischer Hinsicht verantwortlich. Seine Aufgabe ist es, unter Beachtung der Sicherheit aller Verkehrsteilnehmer und der geltenden Verkehrsregeln das Rettungsfahrzeug auf schnellstem Wege zum Notfallort zu steuern.

M E R K E

Oberstes Ziel ist die Sicherheit und Betreuung des Patienten unter Beachtung der Würde des Betroffenen. Der Patient wird vor äußeren, ihm unangenehmen Bedingungen (Zuschauer, Wetter usw.) geschützt.

Weiter wird vom RA verlangt, in stressbelasteten Situationen konzentriert, ruhig und höflich zu bleiben und **professionell** mit dem Patienten, seinen Angehörigen und anderen Anwesenden zu interagieren, die sich aufgrund der äußeren Begleitumstände möglicherweise schwierig verhalten (➤ Kap. 40.1).

In mehr als 60% der Notfallsituationen muss der RA ohne die Anwesenheit eines qualifizierten Notarztes überbrückende, lebensrettende **Hilfe leisten**. Er ist dabei verpflichtet, alle ihm zur Verfügung stehenden Maßnahmen anzuwenden, die er beherrscht und die ihm geeignet erscheinen, das Leben des ihm anvertrauten Menschen zu retten. Im Rahmen ihrer Kompetenzen und auf ärztliche Weisung führen RA diagnostische und therapeutische Maßnahmen vor und während des Transports in Kliniken, Krankenhäuser, Arztpraxen und Pflegeheime durch. Bei der Arbeit im Krankentransport sorgt der RA für eine sachgerechte Betreuung des Kranken, wobei er gegebenenfalls auch pflegerische Maßnahmen zum Einsatz bringt.

Es ist allgemein üblich, die Aufgaben der Mitarbeiter in einer **Arbeitsplatzbeschreibung** schriftlich festzuhalten. Voraussetzung für die korrekte Aufgabenerfüllung ist, dass der **Arbeitgeber** das erforderliche Umfeld (z.B. positives Betriebsklima) und die erforderlichen Ressourcen sicherstellt.

Es fällt in den Aufgabenbereich des RA, sich fortzubilden, es ist aber die Aufgabe des Arbeitgebers, die **Fortbildung** im Rahmen der Arbeitszeit zu ermöglichen. Bietet ein Arbeitgeber keine Fortbildungsmöglichkeiten an, kann er Fortbildung nicht in den Aufgabenbereich des RA aufnehmen. Die Tatsache, dass Fortbildung ein Bestandteil der ethischen Verpflichtung des RA ist, bleibt davon unberührt; sie entbindet den Arbeitgeber aber auch nicht von seiner Verpflichtung, den Wissensstandard seiner Mitarbeiter zu erhalten und zu verbessern.

Der **Tätigkeitsbereich** ist im Unterschied zum Aufgabenbereich der institutionelle Bereich, in dem ein RA arbeitet, z.B. Luftrettungsdienst, Bergrettung, bzw. der allgemeine Bereich, in dem er tätig ist, z.B. Einsatzleitung oder Ausbildung.

Aufgabenbereich des Rettungsassistenten

Im Unterschied zur sozialen Rolle des RA, die von eher abstrakten Erwartungen geprägt ist, müssen Kriterien eines Aufgabenbereichs messbar und spezifisch sein. Im Folgenden sind die verschiedenen Aufgaben von RA im Rahmen ihrer beruflichen Tätigkeit detailliert aufgeführt.

Voraussetzungen

Der RA führt täglich bei Arbeitsbeginn den **Check seines Equipments** durch und ist während seiner Arbeitszeit für den Disponenten jederzeit und unverzüglich erreichbar, d.h., er begibt sich im Alarmfall unverzüglich zum Einsatzmittel und meldet sich über Funk.

Der RA nimmt an notwendigen **Besprechungen** und **Fortbildungsveranstaltungen** teil, zeigt und sucht eine gute **Zusammenarbeit** mit Patienten und Angehörigen, Kollegen, Mitgliedern der Verwaltung, Ärzten und Krankenpflegepersonal.

Der RA präsentiert seinen Berufsstand und seinen Arbeitgeber in professioneller Manier. Das bedeutet auch, dass er bei Wachenführungen und Repräsentationsveranstaltungen des RD und bei der Einführung von Praktikanten als **Rollenmodell** dient und assistiert. Weiterhin sorgt er für die **Einweisung** von erstmals mitfahrendem Personal (Praktikanten).

Der RA kennt und beachtet die **Dienstanweisungen, Gesetze** und **Einsatzabläufe**, die für seinen Rettungsdienstbereich gültig sind, und hält den Datenschutz und die Schweigepflicht ein.

Weiterhin tritt er für **Sicherheit** in allen Bereichen des RD ein und folgt als Mitglied eines Teams den Auf-

trägen des notfallmedizinischen Disponenten. Um dem gerecht zu werden, nimmt er an Ausbildungs- und Trainingsprogrammen teil und erwirbt das geforderte Wissen und Handeln. Der RA nimmt seine Arbeit nur dann auf, wenn er dazu auch körperlich und mental in der Lage ist, und sorgt dafür, geistig und körperlich fit zu bleiben.

Er sorgt für die **Pflege und Überprüfung der Rettungsfahrzeuge** und deren Ausrüstung und kann mit einfachen technischen Rettungsgeräten und Hilfsmitteln wie Bolzenschneider und Feuerlöscher arbeiten. Er ist fähig, einfache Maßnahmen zur Schadensbehebung im Rahmen der ihm erlaubten Möglichkeiten bei Ausrüstungsgegenständen durchzuführen, und kennt die Anwendung, Gefahren und Bedienungsvorschriften der Geräte, die er mitführt und anwendet. Er hält sein Fahrzeug sowie dessen medizinische und technische Ausrüstung den gesetzlichen Vorschriften gemäß hygienisch sauber, einsatzbereit und ergänzt fehlendes Material; er führt Mängel einer Behebung zu und informiert die dafür Verantwortlichen.

In seinen Aufgabenbereich gehören ebenfalls die für den rettungsdienstlichen Betriebsablauf erforderlichen **Dokumentations- und Schreibarbeiten.**

Der RA besitzt eine **Grundkenntnis der Ortschaften** und Straßen seines primären Einsatzgebiets, kennt die Krankenhäuser und Fachkliniken der weiteren Umgebung und kann deren Leistungsspektrum abschätzen.

Einsatz

Der Rettungsassistent begibt sich mit unterschiedlichen, speziell ausgerüsteten Transportmitteln zum Einsatzort, als Lenker eines Einsatzfahrzeugs sorgt er für eine sichere und rasche **Anfahrt zum Einsatzort**; als Beifahrer lokalisiert er auf Landkarten und Straßenplänen die Einsatzstelle und weist dem Fahrer den Weg zum Einsatzort. Der Beifahrer beachtet den Funkverkehr, um im Kontakt mit dem Disponenten zu bleiben und ihm jederzeit einen Situationsbericht geben zu können.

Der RA führt in allen Fällen zuerst eine **Einschätzung der Gefahrensituation** am Notfallort durch und gewährleistet die Sicherheit durch Nachforderung geeigneter Kräfte. Er verlässt den Notfallort, wenn sich die Eigensicherheit nicht unverzüglich herstellen lässt, bis zur Sicherung der Lage. Er sorgt für die Patientensicherheit während der gesamten Betreuungsdauer. Der RA erhebt unmittelbar nach Eintreffen eine Situationsanalyse, setzt gegebenenfalls eine Lagemeldung über Art, Ausmaß und Anzahl der Verletzten/Erkrankten oder vermutliches Ausmaß des Schadensereignisses ab und fordert die adäquaten Ressourcen nach. Bei mehreren

Patienten übernimmt er als erste qualifizierte Fachkraft vor Ort die Einsatzleiterfunktion und führt bis zum Eintreffen eines (Leitenden) Notarztes eine Lagefeststellung durch, legt vorläufige Behandlungs- und Transportprioritäten fest. Er schirmt den Patienten möglichst vor Zuschauern und Neugierigen ab.

Nach Eintreffen des Notarztes assistiert und arbeitet er gemäß den Anweisungen des medizinischen Einsatzleiters in der **Patientenversorgung** mit. Der RA hilft bei der Rettung (Befreiung) von Personen aus schwieriger Lage mit oder führt die Rettung gegebenenfalls selbst durch, wenn er dazu ausgebildet und ausgerüstet ist.

Der RA führt genaue und vollständige **Untersuchungen** aller Patienten durch, die hauptsächlich das neurologische, kardiovaskuläre und orthopädische System betreffen. Er beachtet die kürzestmögliche Untersuchungszeit bei lebensbedrohlichen Zustandsbildern. Der RA analysiert und identifiziert eventuelle Verletzungsmechanismen und sammelt relevante Daten aus der medizinischen Vorgeschichte des Patienten, um eine korrekte Behandlung einleiten zu können. Er bestimmt Art und Ausmaß der Erkrankung und Verletzung und führt die sich daraus ergebenden **Maßnahmen** durch. Er leistet medizinische Hilfe, wie Freimachen und Freihalten der Atemwege, Herstellung einer (künstlichen) Atmung, Blutungskontrolle, Schockbehandlung, Schienen von Verletzungen, Geburtshilfe, Management von psychiatrischen Zustandsbildern, Erstversorgung von Vergiftungs- und Verbrennungsopfern. Er lagert den Patienten sachgerecht auf die Trage, bringt ihn ins Fahrzeug und sichert ihn für die Fahrt ins Krankenhaus.

Der RA beachtet bei sämtlichen Maßnahmen die Regeln des Arbeitsschutzes, besonders der **Hygiene**, erkennt Ängste des Patienten und bemüht sich, den Patienten zu beruhigen.

Gegebenenfalls lässt er den Patienten durch die Rettungsleitstelle in der Zielklinik **anmelden**. Er gibt dabei zumindest Alter, Geschlecht, Art, Ausmaß der Erkrankung oder Verletzung sowie Versorgungszustand bekannt und informiert den Patienten und dessen Angehörige, wenn möglich, vor Transportaufnahme über die Zielklinik.

Der RA setzt die Betreuung des Patienten auch auf dem Weg ins Krankenhaus fort und achtet auf einen schonenden **Transport** für den Patienten. Er begleitet den Patienten in die Aufnahme und stellt eine korrekte und effiziente **Übergabe** an das Klinikpersonal sicher. Neben der mündlichen Übergabe übergibt er dem Krankenhausteam ein leserliches Einsatzprotokoll. Dieses umfasst neben allgemeinen Patientendaten das Datum und die Namen des Rettungsteams, die vorgefundene Situation, die relevante medizinische Vorgeschichte, die

ermittelten Vitalwerte, die zum Einsatz gebrachten Versorgungsmaßnahmen, deren Zeitpunkt sowie den Verlauf der Situation während des Transports.

Bei Sekundärtransporten übernimmt er die Versorgung des Patienten und hilft dem Krankenhausteam dabei, den Patienten transportfähig zu machen.

Nach dem Einsatz erfolgen die üblichen Dokumentationen, Einsatzbesprechungen und Pflegemaßnahmen der Hilfsmittel.

Besondere Aufgaben

Neben diesen aufgeführten Aufgaben hat ein RA aber noch weitere, **besondere Aufgaben**. In der rettungsdienstlichen Einsatzpraxis ergibt sich neben der Arbeit mit Kranken und Notfallpatienten auch ein primär **sozialer Aufgabenbereich** für RA. Ähnlich dem Sozialarbeiter, der Menschen betreut, die durch das soziale Netz fallen, wird der RA zu denen gerufen, die keinen Zugang zu sozialer oder medizinischer Versorgung haben oder nicht in der Lage sind, sich Zugang zu verschaffen. In diesen Fällen ist es Aufgabe des RA, diese Menschen in Kontakt mit einer weiterbetreuenden Einrichtung zu bringen. Als Möglichkeiten kommen dabei die Verständigung eines Arztes, Information einer sozialen Einrichtung, Weiterleitung an die Polizei oder Transport ins Krankenhaus infrage. Somit wird der RA manchmal zum Spiegelbild des Sozialarbeiters im medizinischen Bereich.

Da der RD aus Sicht verschiedener Wissenschaften (Medizin, Soziologie, Ökonomie, Psychologie) noch relativ wenig erforscht ist, ergeben sich auch diesbezüglich einige neue Aufgaben für RA. Die **Mitarbeit an wissenschaftlichen Studien** und Projekten, vor allem im Bereich der Datensammlung, wird dabei künftig einen stärkeren Stellenwert im Aufgabengebiet des RA einnehmen.

Im Unterschied zu den Aufgaben bzw. zum Aufgabenbereich von RA ist der Tätigkeitsbereich der institutionelle Bereich, in dem ein RA arbeitet. Die Mehrzahl der RA arbeitet auf Rettungsmitteln wie KTW, RTW, NAW, NEF oder RTH. RA sind aber auch, teilweise mit **Zusatzqualifikationen**, als Betriebssanitäter bei einer Firma oder auf einer Großbaustelle, als Vertreter für Medizingeräte, als Einsatzleiter, bei Großeinsätzen und Katastrophen auch auf internationaler Ebene im Einsatz.

Besondere Arbeitsbedingungen

Der RA hat keine klar vorherbestimmbare **Arbeitsumgebung**. Es kann nur grundsätzlich zwischen Arbeiten im Freien, in Räumen oder im jeweiligen Rettungsmittel unterschieden werden. Der RA ist praktisch in allen erdenklichen Umgebungen tätig: Autobahn, Sauna, Arztpraxis, Baggersee, Luxusvilla, Altenheim usw.

Der RA arbeitet häufig in Notfallsituationen, ohne die Möglichkeit zu haben, jemanden um Rat zu bitten, und muss die in der Ausbildung gewonnenen Erfahrungen entsprechend umsetzen. Dabei müssen komplexe Zusammenhänge rasch erkannt und unter Umständen sofort **Entscheidungen** getroffen werden. Widrige Bedingungen erschweren Entscheidungen über den Einsatz von Ressourcen, Therapie, Transportweg und -art, Informationssammlung und Dokumentation:

- Die Arbeit findet vor den Augen der **Öffentlichkeit** statt (➤ Abb. 39.13).
- Die tägliche Arbeit im RD erfordert einen ausreichenden Kraftbedarf. Höchstleistungen müssen zu Zeiten erbracht werden, in denen sich der Körper üblicherweise erholt. Der **Schichtdienst** ist nicht nur dem Rhythmus des menschlichen Körpers entgegengesetzt, sondern stellt auch eine erhebliche Belastung für Partnerschaften und Familien dar.
- Unbekannte, ständig wechselnde Situationen müssen manchmal unter **Zeitdruck** bewältigt werden. Leid und Tod können in rascher Einsatzfolge mit wenig Verarbeitungszeit und ohne Verarbeitungshilfen den RA überwältigen.

Der Beruf des RA kennt einige spezifische **Arbeitsbedingungen**, die in anderen Berufen wenig verbreitet sind. Es sind das Warten, die Ungewissheit, die Entscheidungsfindung, die Arbeitsgefahren sowie die physischen und psychischen Belastungen. In vielen Berufen sind die täglich zu leistenden Arbeiten und deren Abläufe vorhersehbar und planbar. Die Arbeitenden wissen genau, was sie wann, wo, wie, mit wem und mit welchem Resultat tun werden. Im RD fehlt die Vorhersehbarkeit der Ereig-

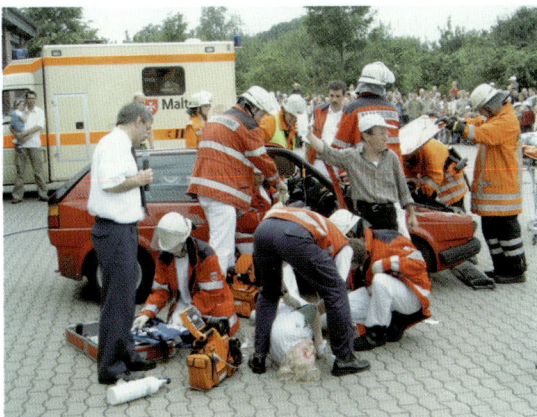

Abb. 39.13 Die Arbeit in der Öffentlichkeit gehört für Rettungsassistenten nicht nur am Tag der offenen Tür zum Berufsalltag. [O174]

nisse in mehrfacher Hinsicht. Der RA weiß nicht, ob, wann, wo er zu welchem Einsatz mit wie vielen Patienten in welchem Zustand und mit welcher Gefahrenlage gerufen wird. Um erfolgreich im RD tätig sein zu können, muss der RA lernen, mit der permanenten Ungewissheit umzugehen. Im Krankenhaus werden Diagnosen aufgrund von länger dauernden, methodisch ausgeklügelten Informationssammlungen erstellt. Bei der rettungsdienstlichen Arbeit müssen Entscheidungen innerhalb von Minuten, manchmal sogar von Sekunden gefällt werden, da sich Verzögerungen für den Patienten nachteilig auswirken könnten. Dabei besteht die zusätzliche Schwierigkeit, Entscheidungen auf rasche Erkenntnisse oder unzuverlässige Informationen stützen zu müssen.

Berufliche Risiken

Neben typischen **Berufskrankheiten** wie Wirbelsäulenerkrankungen oder Ansteckung durch Infektionen kann es zu unterschiedlichen psychischen und sozialen Folgen kommen: Probleme in Partnerschaft und Familie, Schlaf- und Essstörungen, Alkoholismus. Neben diesen Problemen gibt es aber eine Reihe versteckter Schwierigkeiten, die die Betroffenen primär nicht auf den Beruf zurückführen. Offensichtliche **Risiken** sind:

- Infektionskrankheiten, wobei oft erst nach dem Einsatz die Gefahr bekannt wird
- gefährliche Verkehrssituationen
- Wetterlagen aller Art
- irrationale Patienten
- Angriffe auf Rettungsfachpersonal
- Feuer, gefährliche Stoffe (Radioaktivität usw.), Explosionen, Strom
- Körperausscheidungen von Patienten
- aggressive Desinfektionsmittel.

Ein nicht ausgesprochenes Problem stellt Mobbing ebenso wie die Unterforderung des RA bei zu geringen Einsatzzahlen auf den Rettungswachen dar. Die oben angeführten spezifischen Arbeitsbedingungen werden den Betroffenen oft erst nach einigen Jahren Berufserfahrung bewusst. Für viele RA stellen gerade diese speziellen Anforderungen eine besondere Herausforderung dar. Trotzdem können diese Anforderungen neben den offensichtlichen Gefahren der Rettungsdienstarbeit zum Problem für den RA werden.

39.2.3 Anforderungsprofil

Aus den vielschichtigen Aufgaben und Aufgabenbereichen, Arbeitsbedingungen sowie dem breiten Tätig-

Tab. 39.1 Eigenschaften des idealen Rettungsassistenten

Kognitive Eigenschaften	Körperlich-gesundheit-liche Voraussetzungen	Psychische Eigenschaften	Soziale Eigenschaften
• hohes Maß an Verantwortungsbe-wusstsein, Taktgefühl und Ver-schwiegenheit • Einsicht, dass Fehler, Stress oder In-kompetenz schwerwiegende, viel-leicht tödliche Folgen haben können • rasche Auffassungsgabe, hohe Be-weglichkeit und Selbstständigkeit des Denkens • Wissen und Fähigkeit, kritische Zu-standsbilder rasch zu erkennen und fachgerecht zu behandeln • ausgezeichnetes notfallmedizinisches, rettungstaktisches Fachwissen, das auch unter widrigen Umständen ein-gesetzt werden kann • Organisationstalent • Lesen von Landkarten • grundlegende Navigationskenntnisse und guter Orientierungssinn • Kenntnis über andere Hilfsorganisati-onen, deren Ressourcen und Organi-sationsabläufe	• Zeitweiliges Sitzen, häufi-ges Stehen oder Bücken, das Heben und das Tra-gen schwerer Menschen und Gegenstände erfor-dern körperliche Fitness, Muskelkraft und Beweg-lichkeit. • Durchführung diffiziler Handfertigkeiten erfor-dert manuelle Geschick-lichkeit. • vorzügliche Gesundheit • keine Nacht- oder Rot-grünfarbenblindheit • keine Erkrankung, die durch den Stress ver-schlimmert wird • Entscheidungsfreudigkeit und die Fähigkeit, be-gründete, unabhängige, manchmal endgültige, korrekte und rasche Ent-scheidungen zu treffen	• vorzügliche mentale und psychische Stabilität und Belastbarkeit, hohe Frust-rationstoleranz • Lern- und Kritikfähigkeit • Fähigkeit, die Wider-sprüchlichkeit von Rollen-erwartungen zu ertragen und zu verarbeiten • Fähigkeit, auch in extre-men Notfallsituationen und unter Stress ruhig zu arbeiten und die Kontrol-le über sich zu behalten • Ausgeglichenheit, ein ge-wisses Ausmaß an Ruhe-potenzial haben und Ru-he auch ausstrahlen kön-nen • Selbstbeherrschung und Geduld	• Einfühlungsvermögen, Interesse an den Gefüh-len und Respekt für die Privatsphäre • Führungsqualitäten • Fähigkeit zur Teamarbeit und zur Ein- und Unter-ordnung • Fähigkeit zur Kooperati-on, Bereitschaft, eine professionelle Beziehung zu Menschen herzustellen und zu erhalten • Fähigkeit zur Interaktion mit Menschen, die auf-grund belastender Situa-tionen ungewöhnlich re-agieren • ausgeprägte Kommunika-tionsfähigkeiten • Fähigkeit zu Lob, Kritik, Selbstlob und Selbstkritik

keitsbereich von RA ergibt sich ein besonderes Anforde-rungsprofil an RA (➤ Tab. 39.1). Ein Anforderungspro-fil ist die Auflistung der idealen Eigenschaften, die je-mand für die Ausübung eines Berufs mitbringen sollte. Die rechtlichen Minimalqualifikationen wurden bereits an anderer Stelle erläutert. Grundsätzlich muss der RA in der Lage sein, Schichtarbeit zu leisten, tags, nachts und auch an Wochenenden und Feiertagen zu arbeiten. Er muss in Ausnahmefällen Überstunden machen, um die Versorgung eines Notfallpatienten nicht zu gefähr-den. Er sollte in der Lage sein, auf engstem Raum bzw. in engen Räumen bei jedem Wetter zu arbeiten.

Er muss eine für die eingesetzten Fahrzeuge gültige Fahrerlaubnis (Führerschein) besitzen. Weitere Bedin-gungen sind häufig in Arbeitsverträgen festgehalten: kein Arbeiten für 24 Stunden nach einer Blutspende, kein Al-kohol während der Arbeit und mindestens acht Stunden zuvor, keine Arbeit mit Krankheiten oder Verletzungen, die der korrekten Ausübung der Arbeit entgegenstehen.

39.2.4 Das Symbol „Star of Life"

Der blaue **„Star of Life"** (Stern des Lebens) wurde 1972 vom amerikanischen Verkehrsministerium entwickelt und patentiert, um im präklinischen Bereich besonders

qualifizierten Personen und deren Ausrüstung ein ein-heitliches Kennzeichen zu geben (➤ Abb. 39.14). Das Symbol ist mittlerweile international verbreitet und im Sinne der Erfinder ein Zeichen der Unverwechselbarkeit, Qualität und Zuverlässigkeit. Allerdings darf es nur in den USA verwendet werden. Dort trägt das Personal, das er-folgreich eine staatlich anerkannte Ausbildung für die Tä-tigkeit im RD erworben hat und in einer offiziellen Funk-tion am RD teilnimmt oder diesen überwacht, dieses Ab-zeichen. Gleichzeitig kennzeichnet der „Star of Life" Fahr-zeuge und Ausrüstungsgegenstände des RD, welche die staatlichen Normen erfüllen. Es gibt den Standort und die Alarmierungsmöglichkeiten eines qualifizierten RD an. Der „Star of Life" wird auf Gegenständen des RD wie Auf-nähern, Namensschildern, Anstecknadeln und gedruck-tem Material, das direkt mit dem RD in Zusammenhang steht, z.B. Bücher oder Briefköpfe, angebracht.

Die sechs Balken des Sterns repräsentieren sechs Ab-läufe im Rettungssystem im Uhrzeigersinn:
1. Erkennen eines Notfalls
2. Notfallmeldung
3. Ausrücken zum Einsatz
4. Versorgung vor Ort
5. Betreuung während des Transports
6. Übergabe an eine Einrichtung zur definitiven Versor-gung.

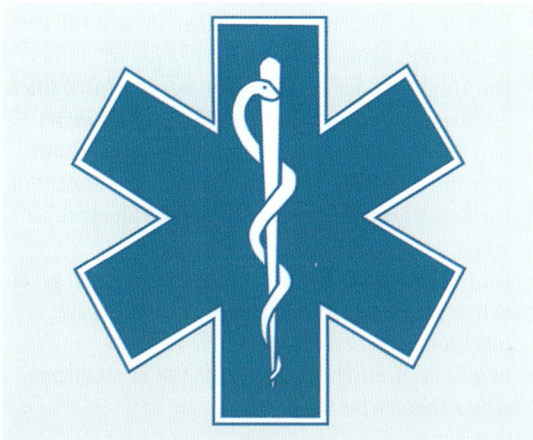

Abb. 39.14 Star of Life [L108]

Der **Äskulapstab** in der Mitte des Symbols steht für das medizinische und heilende Team. In der griechischen Sagenlehre war Äskulap der Gott der Medizin. Von Chiron lernte er die Kunst des Heilens. Zeus befürchtete, dass Äskulap alle Menschen unsterblich machen würde, und tötete ihn mit einem Blitzschlag. Homer erwähnt ihn als geschickten und einzigartigen Arzt. Später wurde Äskulap als Held und Gott verehrt. Er wurde üblicherweise mit einem Stab, um den sich eine Schlange windet, dargestellt. Die Römer übernahmen den Äskulap-Kult, der auch Eingang in das Alte Testament fand: *„Der Herr antwortete Mose: ‚Mach dir eine Schlange und hänge sie an einer Fahnenstange auf! Jeder, der gebissen wird, wird am Leben bleiben, wenn er sie ansieht.‘ Mose machte also eine Schlange aus Kupfer und hängte sie an einer Fahnenstange auf. Wenn nun jemand von einer Schlange gebissen wurde und zu der Kupferschlange aufblickte, blieb er am Leben.“*

(Numeri 21, 8,9).

In Deutschland ist der „Star of Life" geschütztes Markenzeichen des Unternehmerverbandes privater Rettungsdienste e.V. (BKS) und darf nur von Organisationen genutzt werden, die Mitglied im Verband sind.

39.2.5 Gewerkschaften und Interessenvertretungen

RA sind eine sehr junge Berufsgruppe, bei der noch eine Vielzahl rechtlicher, vor allem arbeitsrechtlicher Fragestellungen einer Klärung bedarf. Gewerkschaften und berufsspezifische Interessenvertretungen in Form von Berufsverbänden wirken an der Verbesserung der Situation der RA mit und stellen die erforderliche Mitbestimmung sicher.

Im Bereich des RD ist eine **Gewerkschaft** maßgeblich engagiert:
• Ver.di
  Bundesverwaltung Fachbereich 3
  Potsdamer Platz 16
  10785 Berlin
  www.verdi.de

Ver.di hat sich zur Aufgabe gemacht, Forderungen des RD zu erarbeiten und umzusetzen, z.B. Tariffragen, Aus-, Fort- und Weiterbildung, Berufspolitik, Arbeitsschutz usw. Ver.di wirkt auf die Legislative, d.h. beim RettAssG und bei den Rettungsdienstgesetzen der Länder, ebenso wie in der Gesundheitspolitik mit. Sie ist vertreten in Fachgremien, Beiräten und Ausschüssen und nimmt an Fachkonferenzen und Symposien teil. Die Vertretung der DAG ist in der Regierung auf Bundes- und Länderebene, Ministerien, Parlamenten, Verbänden, Parteien usw. Sie erarbeitet bundesweite Informationsmaterialien und stellt diese dem Personal im RD zur Verfügung.

Ver.di bietet ihren Mitgliedern unter anderem Rechtsschutz vor Arbeits- und Sozialgerichten und Streikunterstützung bei Arbeitskämpfen.

Zwei **Berufsverbände** engagieren sich für die Verbesserung der Situation im RD:
• Deutscher Berufsverband für den Rettungsdienst e.V.
  DBRD Flintkampsredder 1–3
  24106 Kiel
  www.DBRD.de
• Berufsverband für den RD e.V.
  BVRD
  Gießener Str. 42
  35423 Lich
  www.bvrd.org

Die Berufsverbände bieten als Vereine ihren Mitgliedern Berufsrechtsschutz- und Berufshaftpflichtversicherung, Fachzeitschriften und Angebote für Fort- und Weiterbildung an. Sie verstehen sich als organisationsunabhängiger und überparteilicher Berufsverband für alle Bereiche der präklinischen Notfallversorgung und des RD. Die Mitglieder setzen sich vor allem aus engagiertem Rettungsdienstpersonal (RA, RS, RH, Ärzte, Notärzte) und Fachleuten in Fragen der Notfallmedizin, Technik, Organisation und Verwaltung des Rettungswesens zusammen. Mitglied dieser Berufsverbände können darüber hinaus alle Personen werden, die zur weiteren Verbesserung der präklinischen Notfallversorgung durch ihre Mitarbeit, ihr Engagement oder ihre materielle Unterstützung beitragen wollen. Die Berufsverbände versuchen, neue Impulse zur Verbesserung und Gestaltung des Rettungswesens zu geben und ein aufgeschlossener Gesprächspartner für alle auf diesem Sektor tätigen Organisationen, Vereine und Institutionen zu sein. Trotz ihres Engagements führen die Berufsverbände heute ein Nischendasein und vertreten einen eher geringen Teil der Rettungsdienstmitarbeiter.

39.2.6 Professionalismus im Rettungsdienst

Ein Professionist besitzt bestimmte spezielle Handfertigkeiten, Fähigkeiten und Wissen und arbeitet konform mit den Standards (Verhaltens-, Leistungs-, Qualitätsstandards) seiner Berufsgruppe.

Profession

Die Berufssoziologie setzt folgende Kriterien, um einen Berufsstand als **Profession** zu bezeichnen:
- Die Mitglieder der Profession haben eine gemeinsame Zielrichtung.
- Die Berufspraxis hat eine wissenschaftliche Grundlage und setzt eine umfangreiche, mindestens dreijährige Ausbildung voraus.
- Der Professionist verfügt über spezielle Tätigkeiten, Handlungen und Fertigkeiten, die nicht von der Allgemeinheit beherrscht werden.
- Die Berufspraxis ist einem Ideal verpflichtet, das zugleich den Klienten einen qualifizierten Service garantiert.
- Der Beruf und seine spezielle Tätigkeit sind ausreichend von anderen Berufen abgegrenzt und gesetzlich geschützt, nicht zuletzt deshalb, weil eine Profession über einen Berufsverband Druck auf die Gesetzgebung ausüben kann.
- Der Beruf ist auf eine dauerhafte, vom Lebensalter unabhängige berufliche Tätigkeit angelegt und bietet Aufstiegsmöglichkeiten.
- Die Berufsausbildung garantiert qualifizierte, eigenverantwortliche Tätigkeiten auf einem möglichst breiten Gebiet und ist Grundlage für Fortbildung und beruflichen Aufstieg.
- Die Berufsausbildung führt zu selbstständigem Denken und Handeln bei der Anwendung von Fertigkeiten und Kenntnissen.
- Die Zugangsvoraussetzungen zur Berufsausübung nach erfolgreichem Absolvieren der Berufsausbildung sind durch Lizenzierung geregelt. Bei Nichterfüllen der beruflichen Anforderungen ist ein Lizenzverlust vorgesehen.
- Der Beruf sichert eine ausreichende finanzielle Entlohnung.

- Eine soziale Absicherung, vor allem für den Fall von Berufskrankheiten, existiert.
- Die Mitglieder der Berufsgruppe werden durch Interessenvertretungen (Berufsverbände, Gewerkschaften) repräsentiert. Diese Institutionen haben Kontrolle über die Arbeit und Einfluss auf ihre Gestaltung.
- Die Berufsgruppe betreibt eine aktive Öffentlichkeitsarbeit.
- Die Qualität der beruflichen Arbeit wird durch geeignete Einrichtungen kontrolliert, Fortbildungsverpflichtungen bestehen.
- Es gibt Fachzeitschriften, die sich mit berufsspezifischen Themen befassen.

Professionisten

Die Anerkennung als Profession ist nicht nur ein politischer und juristischer Vorgang, sondern auch das Resultat vieler hart arbeitender, kompetenter Menschen, die nicht bereit waren, ihre professionellen Standards zu verlassen. Eine Profession ist nicht nur ein Etikett, das sich ein Berufszweig ansteckt, um sich von anderen Berufszweigen abzugrenzen. Sie beruht auf der Idee, den Inhabern der Profession Selbstbewusstsein, Berufsstolz und Anerkennung in der Öffentlichkeit zu vermitteln. Professionalismus beschreibt insgesamt das Verhalten und die Qualitäten eines Handelnden in einem bestimmten Beruf. Ein professionell handelnder RA sieht sich als Teammitglied im Gesundheitswesen, er praktiziert, unterstützt und fördert qualifizierte Patientenversorgung, ist stolz auf seinen Beruf und setzt sich hohe Ziele. Er erntet den Respekt und das Vertrauen anderer Teammitglieder, da er seine Pflichten bestmöglich erfüllt. Professionalismus ist eine Frage der Einstellung, nicht der Bezahlung, und kann nicht verborgt, entliehen, gekauft oder vorgetäuscht werden. Professionalismus zu erreichen und zu erhalten, bedarf vieler Anstrengungen. Zuallererst erfordert es Verständnis darüber, was einen **Professionisten** von einem Nichtprofessionisten unterscheidet. Hier einige Richtlinien:
- Professionisten stellen den Patienten soweit wie möglich an erste Stelle, Nichtprofessionisten ihre eigene Wichtigkeit, ihr Auftreten, ihr Ego.
- Professionisten haben Meisterschaft in ihren Fertigkeiten erreicht, prahlen nicht damit und bemühen sich, ihr Wissen und Können zu erhalten und zu verbessern. Nichtprofessionisten glauben nicht, dass sich ihre Fähigkeiten verschlechtern, sehen keinen Grund, sich weiterzuentwickeln, und schieben die Schuld gerne auf andere.

- Professionisten setzen hohe Standards für sich, ihr Team, ihren RD und ihr Rettungssystem und erlauben sich, nicht immer mit ihrer Arbeit zufrieden zu sein. Nichtprofessionisten zielen auf den Minimalstandard und suchen jeweils den Weg des geringsten Widerstands.
- Professionisten analysieren kritisch ihr Verhalten und ihre Arbeit, kennen ihre Schwachstellen und suchen nach Wegen der Verbesserung. Nichtprofessionisten kennen alles, wissen alles, haben alles schon gesehen und suchen nach Wegen, ihr inadäquates Verhalten und Wissen zu verstecken.
- Professionisten checken ihr Fahrzeug, ihre Ausrüstung, Nichtprofessionisten hoffen, dass alles funktioniert.

Verhalten und äußeres Erscheinungsbild

Auch das Verhalten und optische Erscheinungsbild sind entscheidende Kriterien für Professionalität. Dass der erste Eindruck entscheidet, gilt vor allem auch im RD. Begegnungen mit Patienten bleiben zumeist einmalig, und eine Chance zur Korrektur des Eindrucks bleibt aus. Der **erste Eindruck**, den der RA auf den Patienten, dessen Familie oder auf einen Hausarzt macht, kann ein bleibender Eindruck sein, der sich auch auf die weitere Zusammenarbeit auswirkt. Der RA hat zumeist wenig Zeit, eine Vertrauensbasis zum Patienten herzustellen, somit ist der Patient auf den ersten Eindruck angewiesen, um seinen Helfer einzuschätzen. Im Laufe der Versorgung kommt der RA dem Patienten auch körperlich sehr nahe, und ein entsprechend einfühlendes Verhalten, eine saubere und angemessene Kleidung sind erforderlich, um Vertrauen und Autorität zu repräsentieren. Ein gepflegter RA suggeriert dem Patienten, sauber, nett, kompetent und fachkundig zu sein. Ein RA mit Blutspritzern auf der Hose wird dem bereits ängstlichen Patienten das Gefühl vermitteln, nicht in fachkundigen Händen zu sein, und sich mit Zweifeln des Patienten und seiner Angehörigen an seiner Kompetenz konfrontiert sehen.

Die **Sauberkeit** von Ausrüstung und Fahrzeug kann nicht genug betont werden: Hohe medizinische Standards hängen entscheidend von Sauberkeit und Hygiene ab. Das Fahrzeug, der Patientenraum und die Ausrüstung müssen sauber und für das Auge präsentierbar sein.

Professionelle Versorgungsqualität lässt sich am besten mit einer umfassenden **Dokumentation**, d.h. in Form medizinischer Einsatzprotokolle, nachweisen. Die Qualität der Versorgung und das Einhalten von Versorgungsstandards durch den RA können nur präsentiert werden, wenn konsequent gesammeltes Datenmaterial existiert. Mit diesen Unterlagen ist es möglich, retrospektiv wissenschaftliche Analysen zu einzelnen Problemstellungen durchzuführen. Nur so kann es zu einer Verbesserung der Versorgung zukünftiger Patienten kommen, da die präklinische Notfallmedizin als Wissenschaft nur dann arbeiten kann, wenn auch die Retter auf der Straße ihre Bedeutung als Teil der Wissenschaft erkennen. Der sorgfältige Umgang mit Patienteninformationen ist folglich ein Kriterium für professionelles Arbeiten im RD.

Das Recht fordert in bestimmten Fällen zur **Schweigepflicht** und zum Datenschutz auf. In der täglichen Arbeit im RD wird man mit sehr persönlichen Details aus dem Leben der Patienten konfrontiert. Jeder Patient hat ein Recht darauf, dass die bei seiner Versorgung erfahrenen Einzelheiten vertraulich behandelt werden. Manche Patienten fürchten soziale Auswirkungen ihrer Krankheit. Selbstverständlich gibt es Fälle wie Kindesmisshandlung oder andere Delikte, bei denen der RA eine rechtliche Verpflichtung hat, Informationen an die entsprechenden Institutionen weiterzuleiten (➤ Kap. 38).

Anteilnahme bedeutet, dass man einen Teil der erforderlichen Hilfeleistungen für einen Patienten einfühlsam, sachgerecht und engagiert übernimmt. Mitleiden dagegen bedeutet ein im Gefühl verharrendes Erleben von Leid, Schmerz oder Not anderer. In der beruflichen Arbeit sollte man sich bemühen, die Probleme der Patienten ernst zu nehmen, sich aber nicht von den Schwierigkeiten des Betroffenen überwältigen zu lassen. Die Qualität der Anteilnahme hängt stark vom persönlichen Reifegrad des RA ab.

MERKE

Je besser der RA mit dem Leid umzugehen lernt und es psychisch verarbeiten kann, desto besser und professioneller kann er dem Patienten wirksame psychische Unterstützung geben.

39.3 Einführung in die Praxisphase der Ausbildung

39.3.1 Einführung in das Rettungswachenpraktikum

Die Aufgabe dieses Kapitels liegt darin, eine Vielzahl möglicher Aspekte des Rettungswachenpraktikums aufzuzeigen, um sowohl Auszubildenden als auch Ausbildern Orientierungshilfen an die Hand zu geben und sie zugleich für einige häufig vergessene wichtige Grundlagen rettungsdienstlicher Tätigkeit zu sensibilisieren. Ein gutes Rettungswachenpraktikum ist eine notwendige Grundvoraussetzung für die spätere erfolgreiche Tätigkeit im RD. Es ist ein wesentlicher Bestandteil der rettungsdienstlichen Ausbildung. Folgende Praktika auf Rettungswachen sind vorgesehen:

- 80 Stunden in der Rettungshelferausbildung (z.T. unterschiedliche Handhabung)
- 160 Stunden in der Rettungssanitäterausbildung
- 1.600 Stunden in der Rettungsassistentenausbildung (zusätzlich ein dreiwöchiges Einführungspraktikum).

Während der Regelausbildung zum RA werden zwei unterschiedliche Praktika auf anerkannten Lehrrettungswachen abgeleistet:

1. Das dreiwöchige **Einführungspraktikum Rettungswache**, das innerhalb der ersten sechs Monate der Ausbildung abzuleisten ist: Das Einführungspraktikum ist Bestandteil der theoretischen Ausbildung und soll dem Schüler einen Einblick in die spätere Tätigkeit als RA gewähren. Hauptziel dieses Einführungspraktikums ist es, ein möglichst umfassendes Spektrum an Tätigkeiten im RD aufzuzeigen, z.B. Krankentransport, Notarztdienst, Leitstelle, Luftrettung, damit der Schüler einen realistischen und aussagekräftigen Eindruck seines zukünftigen Tätigkeitsbereichs kennenlernt. Der Schüler nimmt in diesem Praktikum eine eher passive Beobachtungsposition ein, in der er das Ambiente und die Atmosphäre des RD einfach auf sich wirken lässt.

2. Das mindestens 1.600 Stunden (oder zwölf Monate) dauernde **Rettungswachenpraktikum** der so genannten Rettungsassistentenpraktikanten, das nach bestandener staatlicher Prüfung in einer von der zuständigen Behörde anerkannten Lehrrettungswache abzuleisten ist: Dieses einjährige Rettungswachenpraktikum dient dazu, das in der theoretischen Ausbildung in der Rettungsdienstschule vermittelte und erworbene Fachwissen praxisorientiert anzuwenden und zu vertiefen. Insbesondere die praktischen Fähigkeiten und Fertigkeiten sollen dabei erworben werden. Im Rahmen dieses Rettungswachenpraktikums werden aber auch **theoretische Ausbildungsinhalte** und Grundlagen durch das anleitende Personal (Lehrrettungsassistenten, Ausbilder im RD und Notärzte) vermittelt und vertieft. Insgesamt ist es nicht nur wichtig, dass die in diesem Kapitel aufgeführten Maßnahmen und Inhalte der Ausbildung an Lehrrettungswachen möglichst umfassend durchgeführt werden, sondern dass diese auch in entsprechenden Berichtsheften und Formblättern dokumentiert werden, damit sie jederzeit nachvollziehbar

sind. Die Professionalisierung des noch jungen Berufsbildes RA bedarf einer umfassenden und logischen Ausbildung, die alle Auszubildenden in die Lage versetzt, später auch selbstständig sowie als Partner von Notarzt und anderen Berufsgruppen tätig zu werden. Aufgrund der großen Bedeutung, die gerade die praktische Ausbildung auf der Lehrrettungswache für die spätere Leistungsfähigkeit und den beruflichen Erfolg der Praktikanten hat, ist eine systematische Organisation und Gliederung auch dieses zweiten Ausbildungsabschnitts unbedingt erforderlich.

Umfeld der Ausbildung auf der Lehrrettungswache

Ein Praktikant ist jemand, der angeleitet werden soll, das heißt, er ist nicht eigenverantwortlich und fest in den Dienstplan oder Dienstablauf integriert, sondern wird in der Regel als zusätzliches Besatzungsmitglied eingesetzt. In einigen Landesgesetzen darf er als Fahrer des RTW eingesetzt werden.

Eingeschränkt wird diese reine Praktikantenregelung im Rahmen der Rettungsassistentenausbildung über Sonderlehrgänge für RS (nach 520-Stunden-Ausbildung). Während des Praktikums sollte sich der Praktikant bewusst sein, dass die ihn betreuenden und anleitenden Kollegen diese Tätigkeit zusätzlich zu ihren sonstigen Aufgaben und Pflichten während der Einsätze wahrnehmen. Dies erfordert ein hohes Maß an Engagement, Können und Verantwortungsbewusstsein der verantwortlichen **Ausbilder**.

Es ist selbstverständlich, dass durch die Anwesenheit des Praktikanten Maßnahmen am Notfallpatienten nicht behindert, verzögert oder in irgendeiner Weise beeinträchtigt werden dürfen.

MERKE
Trotz der vielfältigen Aufgaben aller am Praktikum beteiligten Personen ist und bleibt das Maß aller Dinge das Wohl der Patienten.

Die Bereitschaft der Ausbilder für die engagierte Durchführung ihrer Aufgaben ist zum großen Teil abhängig von der **Motivation** und dem Interesse der Praktikanten. Praktikant und verantwortlicher Ausbilder müssen zu einer Einheit werden, in der beide Seiten voneinander profitieren können. Das Arbeiten im Team beginnt schon in der Ausbildung.

Ein wesentlicher Aspekt für ein erfolgreiches Rettungswachenpraktikum ist das Verhalten und der persönliche Einsatz aller Ausbilder, wobei gerade eigene

Erfahrungen während der Ausbildung recht lehrreich und hier entsprechend umzusetzen sind. Die Ausbildung während eines Rettungswachenpraktikums darf sich nicht auf einzelne Aspekte wie nur das Erlernen von praktischen Fertigkeiten beschränken. Eine spätere erfolgreiche Tätigkeit im RD erfordert ein hohes Maß an Vielschichtigkeit und Flexibilität. Beides kann nur erreicht werden, wenn während der Praktika eine möglichst breite und umfassende Ausbildung durchgeführt wird. Ziel der Praktika ist daher eine sowohl **kognitive** (Kopf), **affektive** (Herz) **und psychomotorische** (Hand) **Ausbildung**. Darüber hinaus ist noch eine vierte Dimension von Lernzielen für die Rettungswachenausbildung von großer Bedeutung, die **kommunikativen und interaktiven Lernziele**. Darunter fällt u.a. die Vermittlung des Teamgedankens und der Teamarbeit.

Die Einteilung der Ausbilder für die Praktikanten obliegt dem Rettungsdienstleiter, der diese Aufgabe in verantwortungsvoller Weise wahrzunehmen hat. Dabei spielen auch der bisherige Rettungsdiensthintergrund und das professionelle Rettungsdienstprofil des Mitarbeiters eine wichtige Rolle.

Jeder Einsatz sollte in Form einer **Nachbesprechung** nochmals analysiert werden, um etwaige Probleme, Fehler oder Unklarheiten zu erläutern. Solch eine Nachbesprechung darf sich allerdings nicht nur auf negative oder verbesserungswürdige Aspekte des Einsatzes beschränken. Vielmehr muss in gleichem Maße auch das Positive des Einsatzes oder des Verhaltens und Handelns des Praktikanten herausgestellt werden, um die Motivation zu fördern (➤ Kap. 39.2).

In fast allen Bundesländern werden auf Lehrrettungswachen **Lehrrettungsassistenten** eingesetzt (➤ Kap. 39.1), die sich aufgrund ihrer Qualifikation in besonderer Weise um die praktische und theoretische Ausbildung innerhalb des Rettungswachenpraktikums kümmern. Diese sind für die Organisation und den reibungslosen Ablauf des Praktikums insbesondere während der Dienstzeit verantwortlich. Sie sind für die Praktikanten beim Auftreten von Schwierigkeiten (z.B. Verständnisfragen, Fragen zum Wachenalltag, Ärger mit Kollegen) während des Praktikums erste Anlaufstelle und helfen bei der Lösung von Problemen. Auf jeder Rettungswache, an der Rettungswachenpraktika durchgeführt werden, sind **Unterrichtsmittel, Demonstrations- und Übungsmaterialien** in ausreichender Zahl bereitzuhalten. Aktuelle fachspezifische **Literatur**, die das theoretische Nachbereiten ermöglicht, z.B. von pathophysiologischen Ereignissen, gehört ebenfalls dazu. Außerdem sollte es selbstverständlich sein, dass das auf der Wache verwendete **Verbrauchsmaterial** (inklusive Medikamente) auch zu Übungszwecken zur Verfügung steht. Es kann nicht im Interesse der Patienten sein, wenn ein Prak-

tikant die Funktionsweise eines Adrenalin-Mini-Jet® oder eines zentralen Venenkatheters (ZVK) nur unter Einsatzbedingungen üben darf, weil es ansonsten zu teuer wäre. Die materiellen Voraussetzungen für die Durchführung der Rettungsassistentenausbildung auf Lehrrettungswachen sind nach den Ergebnissen einer bundesweiten Studie zum größten Teil gut bis sehr gut, d.h., alle oben aufgeführten Grundausstattungsmerkmale sind dort vorhanden.

Grundsätze für die Ausbildung von Praktikanten an Lehrrettungswachen

Um innerhalb der praktischen Ausbildung des Rettungsdienstpersonals einheitliche Mindeststandards zu gewährleisten, wurden von den vier Hilfsorganisationen ASB, DRK, JUH und MHD 1991 gemeinsame Grundsätze erlassen, nach denen Praktikanten innerhalb der Rettungsdienstausbildung an Lehrrettungswachen ausgebildet werden sollen. Nachfolgend sind diese Grundsätze im Wortlaut aufgeführt. Sie gelten für die Ausbildung von Praktikanten und Praktikantinnen zu RA, RS und RH der ausbildenden Hilfsorganisationen. Zweck der gemeinsamen Grundsätze ist es, die Einheitlichkeit der Ausbildung an der Lehrrettungswache sicherzustellen, um eine umfassende und effiziente Wahrnehmung dieser Aufgaben in Übereinstimmung mit den gesetzlichen Grundlagen zu erreichen.

Die **ausbildenden Hilfsorganisationen** sind auf der Grundlage einer jahrzehntelangen Erfahrung auf dem Gebiet der Organisation und Durchführung des RD bundesweit tätig.

Ausbildungsort Rettungswache

Die **Rettungswache**, an der die Ausbildung stattfindet, ist Teil eines Rettungsdienstbereichs, in dem ein Notarztdienst eingerichtet oder an den ein Notarztdienst gebunden ist. Die Rettungswache ist ganzjährig im Dienst und stellt sicher, dass die Praktikanten in allen für die spätere Tätigkeit wesentlichen Kenntnissen und Fertigkeiten unterwiesen werden und ihnen ausreichend Möglichkeit gegeben wird, das in den vorherigen Ausbildungsabschnitten Gelernte praktisch anzuwenden. Die Lehrrettungswache ist als solche entsprechend den landesrechtlichen Regelungen anerkannt.

Jede Lehrrettungswache verfügt über einen im RD erfahrenen **Arzt**, der die medizinische Aufsicht wahrnimmt und die Einheitlichkeit der Ausbildung auf der Grundlage der gemeinsamen Ausbildungsvorschriften sicherstellt.

Die Ausbildung erfolgt ausschließlich durch qualifizierte **RA**, die seit mindestens zwei Jahren aktiv im RD tätig sind, über die erforderliche Ausbilderqualifikation verfügen, sich regelmäßig fortbilden und in enger Zusammenarbeit mit der Schule bzw. Einrichtung, die für die Ausbildung zuständig ist, stehen.

Für die Ausbildung in der Rettungswache wird ein **Verantwortlicher** benannt.

In der Lehrrettungswache steht eine ausreiche Zahl von **Lehrkräften** zur Verfügung.

In der Lehrrettungswache ist ständig mindestens ein **RTW** nach DIN EN 1789 Typ C vorzuhalten.

Die Rettungswache verfügt über eine den gesetzlichen Anforderungen entsprechende **Ausstattung**. Darüber hinaus verfügt sie über einen für Unterrichtszwecke geeigneten **Raum** in angemessener Größe mit Sitz- und Schreibmöglichkeiten und angemessene Desinfektionseinrichtungen.

Zusätzlich sollte eine **Fahrzeughalle** zur Durchführung der praktischen Ausbildungsteile vorhanden sein.

Die notwendigen **Unterrichtsmittel**, insbesondere Demonstrations- und Übungsmaterial, werden in ausreichender Zahl funktionsfähig bereitgehalten. Dazu gehören u.a. mindestens je ein Gerät zum Üben der Herz-Lungen-Wiederbelebung beim Erwachsenen und beim Säugling, ein Intubationstrainer und ein Infusionstrainer.

Nachweise und Inhalte des Rettungsdienstpraktikums

Der **Praktikant** hat vor Beginn des Praktikums durch **Nachweise** zu belegen, dass er die vorausgegangenen Ausbildungsabschnitte absolviert hat.

Vor Beginn des Praktikums wird der Praktikant zu einem **Einführungsgespräch** mit dem für die Ausbildung an der Lehrrettungswache Verantwortlichen eingeladen, in dem ihm Praktikumsablauf, Lernziele, Dienstplan, Einteilung sowie gegebenenfalls besondere Regelungen erläutert werden.

In regelmäßigen Abständen werden **Zwischengespräche** mit dem Praktikanten geführt, die der Feststellung des jeweiligen Ausbildungsstands dienen.

Die vom Praktikanten während der Gesamtdauer des Praktikums geführten **Tätigkeitsnachweise** und **Einsatzberichte** werden von dem für die Ausbildung Verantwortlichen geprüft und abgezeichnet.

Zum Abschluss des Praktikums findet ein **Abschlussgespräch** zwischen dem für die Ausbildung Verantwortlichen und dem Praktikanten statt, in dem festgestellt wird, ob der Praktikant die Ausbildung an der Lehrrettungswache erfolgreich absolviert hat.

Die angebotene Ausbildung an Lehrrettungswachen wird nach einheitlichen und zwischen den ausbildenden Hilfsorganisationen sowie staatlichen Stellen abgestimmten Rahmenbedingungen angeboten und durchgeführt.

Zu den festgelegten einheitlichen **Rahmenbedingungen** zählen:
- ein festgelegter Themenkatalog für die praktische Tätigkeit sowie den begleitenden theoretischen Unterricht
- eine festgelegte Mindestausbildungszeit
- eine pädagogisch begründete Beschränkung der maximalen Praktikantenzahl: maximal ein Praktikant je dienstbereitem RTW pro Schicht.

Weitere über diese Rahmenbedingungen hinausgehende Festlegungen sind Angelegenheiten der Hilfsorganisationen.

Die Lehrrettungswache hält Unterlagen und Literatur für die Praktikanten vor, damit eine entsprechende Nachbereitung der Einsätze erfolgen kann.

Unter Berücksichtigung datenschutzrechtlicher Bestimmungen werden an der Lehrrettungswache die **Ausbildungsleistungen** dokumentiert und archiviert. Hierbei handelt es sich insbesondere um:
1. das jeweils für die Ausbildung zuständige und verantwortliche Personal der Lehrrettungswache
2. Name, Vorname, Geburtsdatum und Anschrift der Praktikanten
3. Art und Dauer des Praktikums
4. Dienstpläne
5. Protokolle über Einführungs-, Zwischen- und Abschlussgespräche sowie Tätigkeitsnachweise des Praktikanten
6. alle arbeitsrechtlich relevanten Unterlagen.

Alle Unterlagen sind mindestens zehn Jahre aufzubewahren.

Organisation des Rettungswachenpraktikums

Für eine optimale Durchführung des Rettungswachenpraktikums empfiehlt sich eine Stufung in verschiedene Ausbildungsphasen. In einer **Aufbauphase** geht es darum, den Auszubildenden mit Material, Technik, Räumlichkeiten und örtlichen Gegebenheiten vertraut zu machen. Dabei ist insbesondere der sichere und routinierte Umgang mit Fahrzeug, Material und Technik im Ruhezustand zu üben, um so dem Auszubildenden ein Gefühl der Sicherheit zu vermitteln. In einer **Gewöhnungsphase** geht es darum, den Auszubildenden an die praktischen Tätigkeiten im RD begleitend heranzuführen. Es ist in dieser Phase wichtig, dass der Auszubildende vom vorbildhaften Verhalten und Handeln des verantwortlichen Ausbilders im Einsatz lernen kann. Der Ausbilder stellt für den Auszubildenden ein realistisches Lernmodell dar. Dieses Lernen am Modell verlangt vom Ausbildenden einen besonderen Einsatz, denn er ist immer Vorbild für den Auszubildenden. Schließlich geht es in der **Bewährungsphase** für den Auszubildenden darum, sich eigenverantwortlich im rettungsdienstlichen Alltag zu bewähren. Selbstverständlich muss auch in dieser Phase jederzeit ein Eingreifen oder Unterstützen durch den verantwortlichen Ausbilder gewährleistet sein.

39.3.2 Einführung in das Krankenhauspraktikum

Das Krankenhauspraktikum ist ein wesentlicher Bestandteil der rettungsdienstlichen Ausbildung (➤ Abb. 39.15, ➤ Kap. 42.3). So sind in den einzelnen Ausbildungen folgende Klinikpraktika vorgesehen:
- 80 Stunden in der Rettungshelferausbildung (z.T. unterschiedlich verwirklicht)
- 160 Stunden in der Rettungssanitäterausbildung
- 420 Stunden in der Rettungsassistentenausbildung.

Für das Rettungsfachpersonal sind insbesondere die Kenntnisse der verschiedenen **medizinischen Fachbereiche** von Bedeutung. Nachfolgend sind die wichtigsten mit kurzen Erläuterungen aufgeführt. Außerdem werden für jeden Bereich typische Krankheiten oder Verletzungsmuster aufgeführt, mit denen der RD konfrontiert werden kann:
- Innere Medizin: z.B. Herzinfarkt, Apoplex
- Chirurgie: z.B. operative Behandlung organischer Leiden wie Knochenbrüche, Weichteilverletzungen, Sehnen-, Bänder- und Gelenkverletzungen
- Gynäkologie/Geburtshilfe: z.B. Geburt, vaginale Blutungen
- Infektionskrankheiten: z.B. Krankheiten, die durch Übertragung, Haftenbleiben und Eindringen von Mi-

kroorganismen in einen Menschen und Vermehrung in ihm entstehen, unabhängig davon, ob sie ansteckend sind oder nicht, z.B. Keuchhusten, Hepatitis, Meningitis
- Hals-Nasen-Ohren-Krankheiten: z.B. Nasenbluten, Hörsturz
- Augenkrankheiten: z.B. Augenverletzungen
- Pädiatrie: z.B. Fieberkrampf
- Radiologie: z.B. Strahlentherapie
- Urologie: z.B. Nephrolithiasis
- Neurologie: z.B. Multiple Sklerose
- Orthopädie: z.B. Bandscheibenvorfall
- Kieferchirurgie: z.B. Gesichtsschädeltrauma
- Dermatologie: z.B. Neurodermitis
- Venerologie (Lehre von sexuell übertragbaren Krankheiten): z.B. Syphilis.

Klinikpraktikum der Rettungssanitäterausbildung

Nach den Empfehlungen des Ausschusses Rettungswesen erfolgt die 160-stündige klinische Ausbildung nach der theoretisch-praktischen Prüfung in der Rettungsdienstschule in einer Klinik, die über folgende Abteilungen verfügen muss:
- Anästhesie
- Chirurgie einschließlich Traumatologie
- Innere Abteilung
- Gynäkologie und Geburtshilfe
- Außerdem wünschenswert sind Neurologie und Psychiatrie.

Der überwiegende Einsatz sollte dabei in folgenden Abteilungen erfolgen:
- Anästhesie, Operationssaal (einschließlich Ein- und Ausleitungsräume und Aufwachraum)
- Notfallaufnahme bzw. Notfallambulanz
- Intensivstationen
- Kreißsaal.

Die klinische Ausbildung der RS darf in der Regel in zwei Blöcke à 80 Stunden gegliedert werden, die innerhalb eines Jahres an einem Krankenhaus abgeleistet werden müssen. Es ist zudem vorgesehen, dass mit der praktischen Durchführung der Ausbildung ein in der Notfallmedizin erfahrener Arzt, der im Einvernehmen von Ausbildungsorganisation und Klinik beziehungsweise Krankenhaus benannt wird, betraut wird. Neben diesem Arzt ist mindestens ein weiterer Ansprechpartner, z.B. Krankenschwester oder Krankenpfleger, zu benennen.

Weiterhin muss der Auszubildende ein **Testatheft** führen, in dem die einzelnen Ausbildungen, Inhalte, Maßnahmen und Arbeitstechniken festgehalten werden.

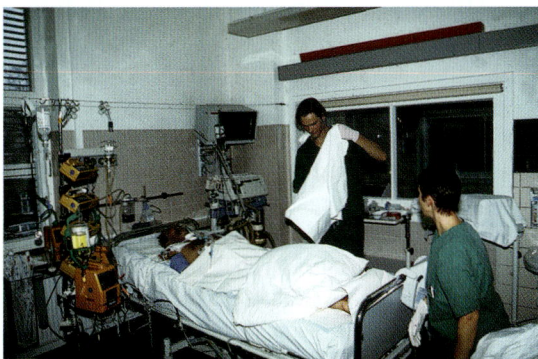

Abb. 39.15 Klinische Ausbildung von Rettungsassistenten [M234]

Für die klinische Ausbildung von RS hat der Bund-Länder-Ausschuss einen eigenen **Lernziel- und Gegenstandskatalog** erlassen. Danach soll der Auszubildende folgende Fertigkeiten und Fähigkeiten erlernen:

- Vorbereitung zur Körperpflege
- Hilfe bei der Durchführung der Körperpflege
- Hilfe beim Be- und Entkleiden
- Hilfe bei der Verrichtung der Notdurft
- Hilfe bei der Lagerung von Patienten
- Beobachten von Kranken und Verletzten
- Überwachung vitaler Funktionen
- Prüfung der Bewusstseinslage
- Hilfe bei der Injektion und Infusion
- Hilfe bei der Punktion peripherer und zentraler Venen
- Durchführung der Herz-Lungen-Wiederbelebung
- Hilfe bei der Magenspülung.

Die aufgeführten Fertigkeiten und Fähigkeiten, die während der klinischen Ausbildung erlernt werden sollen, bedürfen teilweise einer kurzen Erklärung, z.B. die Vorbereitung zur Körperpflege oder die Hilfe beim Be- und Entkleiden. Durch diese im Krankenhausalltag häufig durchgeführten Handlungsabläufe bekommt der RS die Möglichkeit, sich ganz behutsam an die körperliche Nähe und den direkten Kontakt von Patienten und Helfendem zu gewöhnen. Besonders aus der Sicht der Patienten ist es nämlich keineswegs selbstverständlich, dass z.B. im Notfalleinsatz wildfremde Menschen des RD plötzlich ganz direkt und massiv in die Intimsphäre eindringen. Um spätere Peinlichkeiten und Schamverletzungen weitestgehend zu vermeiden, ist es daher notwendig, dass sich die Helfer in der klinischen Ausbildung eine zurückhaltende, sensible und trotzdem sichere Vorgehensweise im direkten körperlichen Kontakt mit den Patienten aneignen. Wertvolle Hinweise und Ratschläge gerade von erfahrenem Pflegepersonal sollten sich die Praktikanten zu Herzen nehmen.

Klinikpraktikum der Rettungsassistentenausbildung

Nach dem RettAssG ist für die Regelausbildung eine Unterteilung des Krankenhauspraktikums in vier Bereiche vorgeschrieben:

1. Allgemeine Pflegestation (60 Stunden)
2. Notaufnahmebereich (60 Stunden)
3. Operationsbereich/Anästhesie (180 Stunden)
4. Intensiv- oder Wachstation (120 Stunden).

Für die Ergänzungslehrgänge für Krankenschwestern und Krankenpfleger sieht das RettAssG eine Verkürzung der theoretischen und praktischen Ausbildung im Krankenhaus auf insgesamt 100 Stunden vor, wovon 50 Stunden im Notaufnahmebereich, 20 Stunden im Operationsbereich/Anästhesie und 30 Stunden auf der Intensiv- oder Wachstation abzuleisten sind. Für die übrigen Ausbildungen nach RettAssG (Sonderlehrgänge für ausgebildete RS und Sanitätsbeamte des BGS und der BW) gibt es im RettAssG keine Vorgaben über die Dauer und Arbeitsbereiche der Krankenhauspraktika. Für die klinische Ausbildung von RA gibt es keinen einheitlichen Lernziel- oder Gegenstandskatalog, wie er für die Rettungssanitäterausbildung vorgesehen ist.

Auf der **allgemeinen Pflegestation** geht es für den zukünftigen RA darum, dass er allgemeine Maßnahmen der Grundpflege und verschiedene Lagerungen kennenlernt, dass es Hilfen bei Essensaufnahme und Ausscheidungsvorgängen gibt, ebenso wie verschiedene Aspekte der Patientenbeobachtung (RR, BZ, Hautfarbe, Verhalten, Sprache). Der RA lernt, medizinische Maßnahmen und Medikamente unter Anleitung beziehungsweise unter Aufsicht vorzubereiten und zu verabreichen. Er sollte an den täglichen Visiten teilnehmen. Für den Auszubildenden geht es auch darum, die unabdingbare Teamarbeit des Stationspersonals zu erkennen, zu begreifen und insbesondere den zwischenmenschlichen Umgang von Patienten und Pflegepersonal bei gegenseitiger Achtung und Wahrung der Menschenwürde zu erleben und zu verstehen.

Die Ausbildung im Bereich der **Notaufnahme** ist für den Auszubildenden von besonderer Bedeutung, weil die Notaufnahme die Berührungs- und Nahtstelle von präklinischer und klinischer Versorgung darstellt. Sie ist die direkte Kontaktstelle von RD- und Klinikpersonal. Durch die Ausbildung im Bereich der Notaufnahme bekommt der zukünftige RA einen Einblick in die spezielle und arbeitsreiche Situation des dort tätigen Klinikpersonals und kann dadurch auch Verständnis für sein Verhalten entwickeln. Als inhaltliche Ziele für den Bereich der Notaufnahme sind zu nennen:

- Übergabe von Patienten durch den RD an die Klinik und Übernahme von Patienten durch die Klinik vom RD erleben und beurteilen
- facettenreiche Versorgung von Notfallpatienten (z.B. bei Intoxikationen, kardialen Notfällen, respiratorischen Störungen, reanimierten Patienten) kennenlernen und mit entsprechenden Maßnahmen unterstützen
- Erlernen von Versorgungsmaßnahmen und die Hilfe dabei (z.B. Wundversorgung, Reanimationen), diagnostischen Maßnahmen (z.B. Röntgenaufnahmen, Sonographie) sowie das Befragen von ansprechbaren Patienten (Anamneseerhebungen).

Im **Operations- und Anästhesiebereich** geht es hingegen um folgende Inhalte:

- Einführung in die allgemeinen Grundsätze der Anästhesie
- Erlernen der endotrachealen Intubation
- Erlernen des Legens periphervenöser Zugänge (Techniken und Risiken)
- Überwachung (Herz, Kreislauf, Atmung) von bewusstlosen Patienten
- Anschauungsunterricht bei einzelnen Operationen bezüglich Anatomie und Krankheitslehre
- Beobachtung intubierter bzw. relaxierter Patienten und Berücksichtigung der Besonderheiten beim Umgang mit solchen Patienten
- Beatmungsgeräte und deren Funktion kennenlernen
- EKG-Monitoring und dessen Beurteilung in Abhängigkeit vom Zustand des Patienten
- Dokumentation des Operationsverlaufs aus Sicht der Anästhesie
- Hygiene und Desinfektion.

Auf der **Intensiv- oder Wachstation** erlernt der RA:
- Maßnahmen der Intensivpflege
- Überwachung von Intensivpflegepatienten
- Anlage peripherer Venenzugänge und Assistenz beim Legen zentraler Zugänge von Sonden und Kathetern
- Gabe von Injektionen (i.v., i.m., s.c.)
- Vorbereitung und Gabe von Medikamenten über Infusionen
- Umgang mit medizinisch-technischen Geräten der Akut- und Intensivmedizin: EKG-Gerät, Defibrillator, Absaugpumpen, Beatmungsgeräte, Überwachungsgeräte und Infusionspumpen
- Umgang zwischen Intensivpflegepatienten und Pflegepersonal bei gegenseitiger Achtung und unter Wahrung der Menschenwürde
- Konfrontation mit dem Tod im Dienstalltag
- Konfrontation mit aussichtslosen Pflegefällen
- Gespräche mit Kollegen über diese Themen
- Aufarbeitung mit anderen Praktikanten.

In der Begründung zum RettAssG wird davon ausgegangen, dass für die klinische Ausbildung von RA ebenfalls die ausbildende Rettungsassistentenschule verantwortlich ist. Die Ausbildung an der Schule und der Lehrrettungswache wird überwiegend von lehrenden Berufsangehörigen (z.B. RA oder Ärzte) mit Rettungsdiensterfahrung durchgeführt. Während der klinischen Ausbildung werden die Auszubildenden von anderen Gesundheitsfachberufen (z.B. Krankenpflegern) oder Ärzten mit der Fachrichtung Anästhesie begleitet und ausgebildet. Häufig wissen die verantwortlichen Ausbilder in der Klinik nicht, welche Anforderungen die zukünftigen RA in ihrer beruflichen Tätigkeit erwartet. Zudem hat der Gesetzgeber für die Rettungsassistentenschulen und die

Lehrrettungswachen bestimmte **Anforderungsprofile** vorgeschrieben, für die 420 Stunden dauernde Klinikausbildung sucht man solche Mindestkriterien jedoch vergebens. So genannte Mentoren sollten für die gezielte und tätigkeitsorientierte Anleitung, Ausbildung und Begleitung der Praktikanten während der klinischen Ausbildung zuständig sein. Dies setzt jedoch vorhergehende Zielvereinbarungen zwischen Lehrrettungswache und Schule auf der einen, dem Krankenhaus auf der anderen Seite voraus.

Laut Anlage 1 zu § 1 Abs. 1 der Ausbildungs- und Prüfungsverordnung des RettAssG ist während der schulischen Ausbildung an einer Rettungsassistentenschule eine zehn Stunden umfassende Unterrichtseinheit „Einführung in die theoretische und praktische Ausbildung im Krankenhaus" durchzuführen, um die Auszubildenden organisatorisch und inhaltlich in ihre praktische Tätigkeit im Krankenhaus einzuführen. ➤ Tab. 39.2 gibt ein Beispiel für die thematische Gestaltung dieser Unterrichtseinheiten.

Tab. 39.2 Exemplarischer Ablauf der Unterrichtseinheit „Einführung in das Krankenhauspraktikum"

Unterrichtsstunde	Thema
1. Stunde	• Organisationsstrukturen von allgemeinen Krankenhäusern mit einer zentralen oder mehreren Notaufnahmen • Organisationsstrukturen von Universitätskliniken
2. Stunde	• Personalmanagement in Krankenhäusern • Ärztliches und pflegerisches Personal • Führungsstrukturen
3. Stunde	Aufgaben der Pflegekräfte in einem Krankenhaus
4. bis 6. Stunde	Aufbau, Organisation, Abläufe: • Allgemeine Pflegestation • Notaufnahme • OP • Intensiv- und Wachstation
7. Stunde	• Berichtsheft zum Krankenhauspraktikum • Ansprechpartner im Krankenhaus und in der Schule während des Krankenhauspraktikums
8. Stunde	Besondere Problemstellungen im Krankenhaus und ihre Auswirkungen (z.B. Personalmangel)
9. Stunde	Generelle Unterschiede zwischen Präklinik und Klinik
10. Stunde	Fragen, Diskussion

Wiederholungsfragen

1. Was umfasst der Begriff „Berufsbildung" (➤ Kap. 39.1.1)?

2. Was versteht man unter Berufsausbildung (➤ Kap. 39.1.1)?

3. Was ist eine berufliche Weiterbildung (➤ Kap. 39.1.1)?

4. Was ist eine berufliche Fortbildung (➤ Kap. 39.1.1)?

5. Was ist eine berufliche Umschulung (➤ Kap. 39.1.1)?

6. Was ist ein Gesundheitsfachberuf und warum sollte der Rettungsassistent auch als Gesundheitsfachberuf bezeichnet werden (➤ Kap. 39.1.2)?

7. Welche drei Ausbildungswege im Rettungsdienst gibt es (➤ Kap. 39.1.3)?

8. Warum handelt es sich nur bei der Rettungsassistentenausbildung um eine Berufsausbildung (➤ Kap. 39.1.3)?

9. Welche vier Ausbildungsformen zum Rettungsassistenten gibt es (➤ Kap. 39.1.3)?

10. Welche Weiterbildungen gibt es im Rettungsdienst (➤ Kap. 39.1.3)?

11. Ein Patient fragt Sie während des Transports: „Was ist ein Rettungsassistent?" Formulieren Sie eine Antwort, die nicht mehr als drei Sätze umfasst (➤ Kap. 9.2, ➤ Kap. 39.2.1, ➤ Kap. 39.2.2, ➤ Kap. 39.2.3).

12. Was ist ein Rollenkonflikt? Schildern Sie ein Beispiel aus dem Alltag eines Rettungsassistenten (➤ Kap. 39.2.1).

13. Erklären Sie, inwieweit der Beruf des Rettungsassistenten eine Profession ist. Nennen Sie Maßnahmen, um die Akzeptanz als Profession zu stärken (➤ Kap. 39.2.6).

14. Welchen Umfang haben die Rettungswachenpraktika in den einzelnen Rettungsdienstausbildungen (➤ Kap. 39.3.1)?

15. Welches sind die wesentlichen Grundsätze für die Ausbildung von Praktikanten an Lehrrettungswachen der vier ausbildenden Hilfsorganisationen (➤ Kap. 39.3.1)?

16. Welche drei verschiedenen Ausbildungsphasen sind für eine optimale Stufung des Rettungswachenpraktikums empfehlenswert und was beinhalten die einzelnen Phasen (➤ Kap. 39.3.1)?

17. Welchen Umfang haben die Klinikpraktika in den einzelnen Rettungsdienstausbildungen (➤ Kap. 39.3.2)?

18. Kenntnisse aus welchen medizinischen Fachbereichen sind für das Rettungsfachpersonal von Bedeutung (➤ Kap. 39.3.2)?

19. Welche Fertigkeiten und Fähigkeiten sollten angehenden Rettungssanitätern in der 160-stündigen klinischen Ausbildung vermittelt werden (➤ Kap. 39.3.2)?

20. Welche Fertigkeiten und Fähigkeiten sollten angehenden Rettungsassistenten in den verschiedenen Abschnitten der klinischen Ausbildung vermittelt werden (➤ Kap. 39.3.2)?

Psychologie, Soziologie und Gesundheitsschutz

40

── Lernzielübersicht ──

40.1 Umgang mit Dritten

40.1.1 Umgang mit Ärzten

- Der konsequente und frühzeitige Einsatz von niedergelassenen Ärzten bei der Versorgung von Notfallpatienten verkürzt das therapiefreie Intervall bei Notfällen.
- Niedergelassene Ärzte und Notärzte ergänzen sich im Ablauf der Rettungskette.
- Der kassenärztliche Notdienst stellt die ambulante Patientenversorgung sicher.
- Der Notarztdienst stellt die Erstversorgung des Patienten vor Ort und den fachgerechten Transport ins Krankenhaus sicher.
- Konfliktsituationen zwischen Rettungsdienst und niedergelassenen Ärzten lassen sich durch regelmäßige gegenseitige Information vermeiden.

40.1.2 Zusammenarbeit mit der Polizei

- Die Polizei sorgt für Sicherheit und Ordnung am Einsatzort.
- Die Polizei überprüft, ob Gesetze verletzt wurden.
- Der Rettungsdienst sollte die Polizei bei der Spurensicherung dadurch unterstützen, dass Veränderungen am Unfallort soweit wie möglich vermieden bzw. mitgeteilt werden.

40.1.3 Zusammenarbeit mit der Feuerwehr

- Rettungseinsätze sind für den RD Routine, für das Personal der freiwilligen Feuerwehren kein Alltag.
- Gemeinsame Ausbildung und Übungen, Absprache und die Einbindung von Mitgliedern der Feuerwehren vereinfacht meist die Zusammenarbeit.

40.1.4 Zusammenarbeit mit dem Krankenhauspersonal

- Die Übergabe eines Patienten im Krankenhaus sollte möglichst reibungslos in den Ablauf eines Krankenhausbetriebes einfließen.
- Gegenseitiges Verständnis bezüglich der jeweiligen Profession lässt sich durch Praktika fördern.

40.2 Öffentlichkeitsarbeit

- Das Rettungsfachpersonal arbeitet in der Öffentlichkeit.
- Der Rettungsdienst arbeitet in öffentlichen und privaten Territorien und ist somit Gast. Er muss sich in diese Gegebenheiten einordnen.

- Der Rettungsdienst hat nur im eigenen Fahrzeug Hausrecht.
- Der Rettungsdienst hat durch sein Auftreten für ein positives Bild in der Bevölkerung zu sorgen.

40.3 Persönlicher Gesundheitsschutz

40.3.1 Ernährung

- Falsche Ernährung kann zu vielfältigen Gesundheitsstörungen führen.
- Ernährung sollte vollwertig und bedarfsangepasst sein.
- Nährstoffe haben im Körper die Funktionen Energiebereitstellung, Aufbau und Erhaltung sowie Schutz und Steuerung.

40.3.2 Genuss- und Suchtmittel

- Koffein führt in hohen Dosen zu Kreislauf-, Magen-Darm-, Gelenk- und nervösen Beschwerden.
- Im Tabakrauch sind unter anderem über 40 krebserregende Stoffe enthalten. Rauchen kann den Körper nachhaltig schädigen.
- Alkohol führt dosisabhängig zu erhöhter Wärmeabgabe, Gleichgewichtsstörungen, Bewusstseins- und Atemstörungen, Lähmung und Tod.
- Chronischer Alkoholabusus kann schwere gesundheitliche und soziale Folgen haben.

40.3.3 Lebensrhythmus und Wechselschichtdienst

- Der zirkadiane Rhythmus hat Auswirkungen auf körperliche und geistige Leistungsfähigkeit, Arzneimittelwirkung, Durst, Hunger und Müdigkeit.
- In der Nachtschicht ist der RD weniger leistungsfähig als im Tagdienst.
- Während der Umstellung von der Ruhe- auf die Aktivitätsphase ist die Unfallgefahr erhöht.

40.3.4 Maßnahmen zum rückenschonenden Arbeiten im RD

- Um einem Bandscheibenvorfall vorzubeugen, müssen die Grundregeln zum Heben und Tragen von Lasten beachtet werden.
- Zum Transport der Patienten sind verstärkt Hilfsmittel zum rückenschonenden Arbeiten einzusetzen.

40.3.5 Körperliches Training

- In in einsatzfreien Zeiten empfiehlt sich körperliches Training.

40.3.6 Zivilisation und Gesundheit

- Viele negative Faktoren, wie einseitige und übermäßige Ernährung, mangelnde körperliche Bewegung, können durch gesundheitsbewusstes Leben ausgeschaltet werden.

40.4 Stress und Burnout

40.4.1 Stresssituationen im Rettungsdienst

- Die Arbeit im RD ist aufgrund der Rahmenbedingungen und der Notwendigkeit, folgenreiche Entscheidungen unter Zeitdruck zu treffen, belastend.

40.4.2 Stress und Stressreaktionen

- Stress ist die Reaktion des Körpers auf einen Stressor.
- Man unterscheidet Eustress und Distress.
- Stress läuft in den Stadien Alarmreaktion, Widerstandsphase und Erschöpfung ab.
- Man unterscheidet psychosoziale und körperliche Reaktionen auf Stress.

40.4.3 Stressmanagement/Stressbewältigung

- Um Stress in sinnvolle Bahnen lenken zu können, müssen Stress-Symptome und das persönliche Stresslimit wahrgenommen werden.
- Zur Stressverarbeitung müssen die eigenen emotionalen, körperlichen und seelischen Bedürfnisse wahrgenommen und verfolgt werden.

40.4.4 Burnout

- Burnout ist eine schwere Stressreaktion.
- Burnout verläuft in sieben Phasen: Überengagement, reduziertes Engagement, emotionale Reaktion, Abbauphase, Verflachungsphase, Phase der psychosomatischen Reaktionen und Phase der Verzweiflung.
- Die Methoden der Burnout-Bewältigung entsprechen denen der Stressbewältigung.

40.5 Psychosoziale Belastungen und Störungen im Rettungsdienst

40.5.1 Akute Belastungsreaktion und posttraumatische Belastungsstörung

- Der RD erlebt häufig psychisch traumatisierende Situationen.

- Ein psychisches Trauma kann eine akute Belastungsreaktion oder eine posttraumatische Belastungsstörung auslösen.
- Die Belastungsstörung des Einsatzpersonals sind Arbeitsunfälle

40.5.2 Basis-Krisenintervention

- Im Rahmen der Basis-Krisenintervention sollte eine kontinuierliche Beziehung zum Betroffenen erreicht werden.
- Entdramatisierung der Situation und Unterstützung der Bewältigungsstrategien der Betroffen helfen bei der Bewältigung traumatisierender Situationen.

40.5.3 Krisenintervention im Rettungsdienst

- Kriseninterventionsteams betreuen psychisch traumatisierte Patienten am Einsatzort.
- Die Mitglieder des Teams sind psychologisch speziell geschult.
- Die Alarmierung des KIT erfolgt über die Rettungsleitstelle.
- Das KIT versorgt den psychisch Traumatisierten, vermittelt weitergehende Unterstützung durch andere Einrichtungen und unterstützt die Polizei.

40.5.4 Stressbearbeitung nach besonders belastenden Einsätzen

- Sofortgespräch (Defusing), Einsatzabschluss (Demobilising) und Einsatznachbesprechung (Debriefing) sind Gruppengespräche, die nach besonders belastenden Einsätzen stressbedingten Störungen vorbeugen sollen.
- Debriefing wird nach dem Vorbild des CISM durchgeführt. Das Gespräch wird von einem besonders geschulten Team geleitet.

40.5.5 „Mensch im Mittelpunkt"

- Die PSNV koordiniert Fortbildungs- und Hilfsmaßnahmen für die Mitarbeiter und Angehörigen.
- Die PSNV steht bundesweit zur Verfügung und ist rund um die Uhr über das Malteser Service Center in Köln (0221/9 82 28 28) zu alarmieren.

40

40.1 Umgang mit Dritten

40.1.1 Umgang mit Ärzten

Der RD ist in den vergangenen Jahren in Bereiche der ambulanten Patientenversorgung eingedrungen, die bis dahin von niedergelassenen Ärzten besetzt wurden. Diese stellten bis in die achtziger Jahre hinein regelmäßig die Versorgung von Notfallpatienten durch die Erstbehandlung und, sofern nötig, auch die Transportbegleitung sicher. Mit zunehmender Entwicklung des öffentlichen RD und vor allem die flächendeckende Versorgung mit Notarztsystemen wurden vielerorts die niedergelassenen Ärzte bei Notfällen nicht mehr eingesetzt. Die Verlagerung der Erstbehandlung auf Notärzte wurde organisatorisch (meist) ohne Mitwirkung der niedergelassenen Ärzte durchgeführt. Durch den Ausbau des öffentlichen RD kam es zunehmend zu Konflikten mit niedergelassenen Ärzten. Die Gefahr dieser Konflikte ist, dass bei der Versorgung von Notfallpatienten beide Seiten gegeneinander und nicht, wie eigentlich erforderlich, miteinander arbeiten. Der konsequente und frühzeitige Einsatz niedergelassener Ärzte in der Notfallrettung kann aufgrund des engen Netzes von Arztpraxen zu einer Verkürzung des therapiefreien Intervalls beitragen. Besonders im ländlich strukturierten Einsatzgebiet mit langen Abfahrtszeiten des Notarztdienstes ist dies für den Notfallpatienten von großer Bedeutung und kann lebensrettend sein. Zudem kann durch eine Einbindung niedergelassener Ärzte bei Großschadenslagen eine schnelle Erhöhung ärztlicher Behandlungskapazitäten erfolgen.

Die Versorgung von Notfallpatienten wird außerhalb der üblichen Sprechstundenzeiten der niedergelassenen Vertragsärzte (Hausärzte) durch zwei nebeneinander existierende Systeme gewährleistet: den ärztlichen Notdienst und den Notarztdienst.

Ärztlicher Notdienst (ÄND)

Der Notfalldienst der niedergelassenen Ärzte wird im Rahmen des bestehenden Systems der ambulanten ärztlichen Versorgung durch freiberuflich tätige Ärzte ausgeführt. Die Verantwortung für die ambulante Behandlung bleibt daher auch in Notfällen primär beim niedergelassenen Arzt. Am ÄND nehmen grundsätzlich alle niedergelassenen Ärzte teil; eine Freistellung ist nur beim Vorliegen schwerwiegender Gründe möglich. Darüber hinaus stehen die niedergelassenen Ärzte auch im Rahmen ihrer Vertragsarzttätigkeit für die Versorgung

von Notfallpatienten zur Verfügung. In den letzten Jahren kommt es – nicht zuletzt aufgrund eines Mangels an niedergelassenen Ärzten gerade im ländlichen Raum – zunehmend wieder zu einer engeren Zusammenarbeit zwischen öffentlichem RD und dem ÄND; so wird in einigen Regionen Deutschlands der ÄND durch Rettungsleitstellen disponiert, was zu einer Verringerung der Fehleinsätze auf beiden Seiten beitragen kann.

Notarztdienst

Die Aufgabenstellung des RD bei der Erstversorgung von schweren Unfällen und lebensbedrohlichen Erkrankungen setzt den Einsatz von Ärzten mit dem Fachkundenachweis Rettungsdienst (oder einer vergleichbaren Qualifikation) und den indikationsbezogenen Einsatz von Transport- und Rettungsmitteln voraus. Der ärztliche Einsatz in diesem System kann je nach sachlichen und örtlichen Gegebenheiten durch Klinikärzte oder im Versorgungsgebiet tätige niedergelassene Ärzte gewährleistet werden; einige Notarztsysteme setzen auch eigens hierfür beschäftigte Notärzte ein, die auf Honorarbasis oder festangestellt sein können. Die Empfehlungen zur Fachkunde Rettungsdienst wurden von der Bundesärztekammer 1983 verabschiedet. Die Mehrheit der Landesärztekammern hat sie bis heute in ihre Satzungen aufgenommen. Nach Teilnahme an den entsprechenden Veranstaltungen dokumentiert die Bescheinigung der Fachkunde, dass entsprechende Kenntnisse und Fähigkeiten nachgewiesen wurden; in den letzten Jahren ist der Fachkundenachweis Rettungsdienst zunehmenden von der Zusatzbezeichnung Notfallmedizin abgelöst worden. Beiden Qualifikationsnachweisen ist gemein, dass eine bestimmte klinische Erfahrung, die Teilnahme an entsprechenden Kursen sowie eine Begleitung durch einen erfahrenen Notarzt bei einer bestimmten Zahl von Einsätzen nachgewiesen werden muss. Aus der Existenz dieser Nachweise kann jedoch nicht abgeleitet werden, dass ein Arzt ohne Fachkunde diese Kenntnisse und Fähigkeiten nicht besitzen kann. Kommt ein Arzt an eine Notfallstelle, so ist er im Rahmen seiner Kenntnisse und Fähigkeiten durch die allgemeine Hilfeleistungspflicht, und sofern es zumutbar ist, zur Hilfeleistung verpflichtet (§ 323 c StGB). Stößt ein weiterer Arzt später hinzu, so entsteht im ärztlichen Sektor eine Pattsituation. Im RD hat dies die Konsequenz, dass im Fall der gleichzeitigen Anwesenheit von niedergelassenem Arzt und Notarzt als Vertreter zweier Notdienstsysteme weder Notarzt noch niedergelassener Arzt dem anderen gegenüber weisungsbefugt ist. Es kann im Interesse des Patienten nur eine kooperative Zusammenarbeit sinnvoll sein. Dabei ist das Zusammenwirken vom Vertrauensgrundsatz geprägt.

Konfliktsituationen

Akute Notfallsituationen müssen auch im Arbeitsalltag des Rettungsfachpersonals oder (Not-)Arztes als Ausnahmesituationen angesehen werden. Trotz entsprechender Ausbildung und regelmäßiger Einsatzerfahrung mit der sich daraus entwickelnden Routine bleibt bei allen Beteiligten ein gewisser Unsicherheitsfaktor bestehen. Treten bei der gemeinsamen Notfallversorgung Komplikationen auf, verschärft dies die angespannte Atmosphäre. Häufig müssen die notwendigen Tätigkeiten in einer völlig ungewohnten Umgebung und in der Öffentlichkeit durchgeführt werden. Auch dies kann die Einsatzsituation erschweren. Hingewiesen sei auch auf die Kommentare und Behinderungen am Notfallort durch Schaulustige.

Konfliktsituation zwischen niedergelassenem Arzt und Notarzt

Die Versorgung von Notfallpatienten wird als vorverlagerte klinische Behandlung angesehen, wenn der Patient anschließend in ein Krankenhaus transportiert wird, oder als Teil der ambulanten Versorgung, wenn er im Anschluss an die Erstversorgung in seiner häuslichen Umgebung verbleibt und vom Hausarzt weiterbetreut wird. Die gegenwärtige primärmedizinische Versorgung wird in etwa zwei Drittel aller Behandlungsfälle von Allgemein- und praktischen Ärzten durchgeführt. Neben ihrer Funktion als Hausarzt sind sie auch regelmäßig im Notfall erster Ansprechpartner des Patienten bzw. seiner Angehörigen. Gemeinsam mit den niedergelassenen Fachärzten wird von dieser Arztgruppe die außerklinische Betreuung von 96% aller Patienten in Notfall- und Nichtnotfallsituationen sichergestellt (zum Vergleich: In den Universitätskliniken finden etwa 0,4% aller Patientenbehandlungen statt). Im Notfalleinsatz können einander unbekannte Ärzte bei der Patientenversorgung zusammentreffen. In einer derartigen Situation ist die Primärversorgung des Notfallpatienten oberstes Ziel aller Beteiligten, und Konflikte sind zu vermeiden. In einer akuten Notfallsituation sollte es selbstverständlich sein, dass ein zeitlich schneller beim Notfallpatienten anwesender niedergelassener Arzt auch zur Primärversorgung verständigt wird und erste Maßnahmen einleitet, die dann in Kooperation mit dem zeitgleich verständigten RD bzw. Notarztdienst weitergeführt werden. Niedergelassener Arzt und Notarzt arbeiten als gleichberechtigte Partner mit unterschiedlichen Aufgaben-

schwerpunkten im Notfall zusammen. Gemeinsame Fortbildungen und Informationen über Neuerungen und Veränderungen im Tätigkeitsbereich sind hilfreich.

Konfliktsituation zwischen Rettungsdienst und Arzt

Bei der Zusammenarbeit mit dem öffentlichen RD obliegen dem niedergelassenen Arzt Pflichten, die für einen reibungslosen Einsatzablauf von Wichtigkeit sind:

- richtige Auswahl des Transportmittels
- falls erforderlich, Verweilen beim Patienten, ggf. Transportbegleitung
- richtige Auswahl des Krankenhauses und Voranmeldung des Patienten, falls erforderlich
- kollegiale Zusammenarbeit mit dem Notarzt
- eigene Unterrichtung über die Organisationsstruktur des RD im Einsatzgebiet

Der Arzt kann sich nach dem geltenden Vertrauensgrundsatz darauf verlassen, dass das eingesetzte Personal über die entsprechende Qualifikation und das Fahrzeug über die erforderliche Ausrüstung verfügt. Bei der Versorgung von Nichtnotfallpatienten entscheidet er über die Notwendigkeit einer Klinikeinweisung unter Berücksichtigung medizinischer Aspekte.

> **MERKE**
> Die im Zusammenhang mit einem Kranken- bzw. Notfalltransport ergehenden ärztlichen Anweisungen sind für das Rettungsfachpersonal bindend.

Nur ein abgestuftes, am Grundsatz der Verhältnismäßigkeit orientiertes Vorgehen im RD schöpft die abgestuften Möglichkeiten des Gesundheitswesens aus und vermeidet unwirtschaftliche Kosten. Es ist sinnvoll, wenn neben den Beteiligten des öffentlichen RD auch die niedergelassenen Ärzte über Veränderungen, z.B. der Fahrzeugausstattung, informiert werden. Gemeinsame praktische Übungen, z.B. Mega-Code-Training, erleichtern die Zusammenarbeit im Einsatz und helfen, die jeweiligen Kenntnisse und Fähigkeiten einzuordnen.

Fazit für die Praxis

Alle an der Notfallversorgung beteiligten Berufsgruppen (Ärzte, Rettungsfachpersonal) sind bemüht, dem Patienten eine optimale präklinische Versorgung zu gewähren. Durch unterschiedliche personelle und technische Möglichkeiten sind gerade in der Frühphase der Behandlung Variationen möglich. Kenntnisse über die jeweils anderen Versorgungssysteme helfen, bestehende Vorurteile abzubauen. Nur dadurch kann der Weg zu einer konstruktiven Zusammenarbeit im Interesse des Notfallpatienten beschritten werden. Geduldiges und aufrichtiges Zuhören, das Vermeiden von Provokationen und korrektes Verhalten gegenüber dem Gesprächspartner sind unabdingbare Voraussetzungen zur Verhinderung bzw. Aufarbeitung von Konfliktsituationen. Möglichkeiten zur Durchführung gemeinsamer Fortbildungen und Einsatzbesprechungen sollten genutzt bzw. geschaffen werden. Gerade der persönliche Kontakt hilft allen Beteiligten, aufeinander zuzugehen.

40.1.2 Zusammenarbeit mit der Polizei

Aufgabe der Polizei ist es, für die Einhaltung von Gesetzen zu sorgen. In diesen Rahmen ist das Handeln und Denken der Polizisten einzuordnen. Vom Standpunkt der Polizei ist jeder Notfall eine Störung der öffentlichen Ordnung und Sicherheit, speziell dann, wenn ein Gesetzesbruch mit dem Notfall in Verbindung steht. In solchen Fällen kommt der Polizist mit der Absicht zum Notfallort, für Sicherheit und Ordnung zu sorgen und zu überprüfen, ob Gesetze verletzt wurden. Dagegen betritt das Rettungsfachpersonal den Notfallort mit der Einstellung, alle notfallmedizinisch wichtigen Dinge durchzuführen. Die Verantwortung für die Notfallstelle insgesamt liegt in den Händen der Polizei. In Gefahrensituationen können nur die bereits anwesenden Polizeibeamten entscheiden, ob ein Betreten der Einsatzstelle möglich ist. Insbesondere bei noch nicht endgültig geklärten Einsatzlagen, die mit Gewaltanwendung einhergehen, ist den Anweisungen der Polizei unbedingt Folge zu leisten. Ist ein Betreten der Einsatzstelle für das Rettungsdienstpersonal aus Sicherheitsgründen nicht möglich und wird von der Polizei verwehrt, so ist dieses zu akzeptieren und die Zusammenarbeit auf anderem Wege zu ermöglichen. So kann es erforderlich sein, den Einsatzkräften der Polizei eine Trage des Rettungsdienstes zur Verfügung zu stellen, damit diese eine verletzte Person aus einem Gefahrenbereich (mögliches Schussfeld eines Straftäters) retten können; eine medizinische Versorgung kann dann unter Umständen erst in einem sicheren Bereich erfolgen.

Damit ist nicht gesagt, dass es zu einem Interessenkonflikt kommen muss. Beide Berufsgruppen entlasten sich auch gegenseitig von bestimmten Aufgaben. So ist der zuerst eingetroffene Polizist nicht mehr für die notfallmedizinische Versorgung des Patienten verantwortlich und das Rettungsfachpersonal nicht mehr für die Absicherung der Notfallstelle.

Missverständnisse sollten durch kurze gegenseitige Information beim Eintreffen von vornherein vermieden werden. Grundsätzlich hat die lebensrettende Versorgung eines Notfallpatienten Vorrang vor polizeilichen Ermittlungen. Beim Erteilen von Auskünften gegenüber den Polizeibeamten ist dabei die Schweigepflicht, wie sie sich aus § 203 StGB ergibt, unbedingt zu beachten (➤ Kap. 38.2.6).

40.1.3 Zusammenarbeit mit der Feuerwehr

Um eine reibungsarme alltägliche Zusammenarbeit mit den Kollegen der Feuerwehr zu haben, ist es wichtig, sich der rechtlichen, historischen und kommunalpolitischen Bedeutung dieser Institution bewusst zu sein. Die Feuerwehr hat bei Bränden und Verkehrsunfällen spezielle hoheitliche Befugnisse und ist stark in die jeweilige Kommunalverwaltung eingebunden. Feuerwehren sind oft jahrhundertealte lokale Selbsthilfeeinrichtungen einer Dorf- oder Stadtgemeinschaft, die gegründet wurden, um den früher häufigsten Unglücksfall, das Feuer, zu verhindern und gegebenenfalls zu bekämpfen. Dieser historischen Verwurzelung verdanken die Feuerwehren umfassende Rechte und Pflichten. Das Notfallspektrum verschob sich im Laufe der Jahrzehnte, und der medizinische Notfall wurde zur primären Bedrohung für die Menschen. Noch heute hat beinahe jedes kleine Dorf seine eigene Feuerwehr. Die Mitglieder kommen aus der Dorfgemeinschaft und kennen sich untereinander. Trifft nun beim Verkehrsunfall mit eingeklemmter Person der RTW aus der 10 km entfernten Stadt mit unbekanntem hauptamtlichem Personal auf die ehrenamtlichen lokalen Feuerwehrkollegen, sind Konflikte keine Seltenheit. Derartige Einsatzsituationen sind für das Rettungsfachpersonal zumeist Routine, für die Kollegen der Feuerwehr eher selten. Erscheint das Rettungsteam nun in den Augen der Feuerwehrleute arrogant und bevormundend, können beträchtliche Interaktionsstörungen entstehen. Die Kunst des erfahrenen Rettungsfachpersonals besteht darin, unter Beachtung der bestmöglichen Patientenversorgung die Kollegen der Feuerwehr positiv in ihrer Arbeit zu bestätigen. Bei gemeinsamen durchgeführten Notfalleinsätzen haben die Einsatzleiter (Wehrleiter) von Feuerwehren Weisungsrecht gegenüber dem Rettungsdienst bei einsatztaktischen – nicht medizinischen – Maßnahmen.

Häufig haben die Feuerwehren in ihren eigenen Reihen ausgebildetes Personal, z.B. ehemalige Zivildienstleistende oder sogar Rettungsfachpersonal, die in diesem Ort leben. Diese Leute in die Notfallrettung mit einzubinden, fördert die Zusammenarbeit und die Einsatztaktik zugunsten des Patienten. Ebenso können gemeinsame Übungen und Dienstabende, an denen die Mitglieder beider Dienste die Möglichkeit haben, das Material des anderen kennenzulernen, die fachliche Zusammenarbeit fördern und das zwischenmenschliche Klima verbessern. Gerade bei einem Mangel an Rettungsdienstkräften in der Initialphase eines Einsatzes können die Mitglieder der freiwilligen Feuerwehren wertvolle Dienste leisten; sie können die Arbeit des Rettungsdienstes in vielfacher Hinsicht unterstützen, z.B. indem sie sich um Leichtverletzte kümmern oder Material vom RTW holen.

40.1.4 Zusammenarbeit mit dem Krankenhauspersonal

Ärzte, Pflegepersonal und anderes medizinisches Personal haben eigene Vorstellungen vom Betriebsablauf und von Routinearbeiten im Krankenhaus. Wie jeder andere Beruf wollen auch sie ihre Arbeitsumgebung kontrollieren, beeinflussen und gestalten. Da der Beruf des RA neu ist, haben viele keine genauen Vorstellungen, was dieser genau tut und leisten darf. Üblicherweise kommen RS/ RA beim Überbringen von Patienten mit Krankenhauspersonal in Kontakt. Dies ist zumeist der Endpunkt der Verantwortung des Rettungsfachpersonals bei der Betreuung des Patienten. Üblicherweise will das Rettungsfachpersonal unverzüglich den Patienten übergeben, die Verbrauchsmaterialien rasch auffüllen und das Fahrzeug säubern, um sich wieder einsatzbereit zu melden. Der Zeitfaktor steht oft im Interessenskonflikt mit dem Krankenhauspersonal, das nicht unmittelbar beim Eintreffen des Patienten diesem die Aufmerksamkeit zuwenden kann und z.B. das Rettungsfachpersonal noch bittet, Blut ins Labor zu bringen oder den Patienten auf die Station zu fahren. Letztlich gibt es keine Möglichkeit, ohne eine gute Kooperation mit dem Krankenhauspersonal die Arbeit erfolgreich durchzuführen. Zudem ist eine erst in der Entwicklung stehende Profession wie die des RA auf Wertschätzung und positive Unterstützung angewiesen. Das bedeutet nicht, dass der RA sich allen Forderungen fügen muss, sondern dass er bei der Ablehnung bestimmter Ansuchen eine korrekte, freundliche

und erklärende Vorgangsweise wählt. Umgekehrt argumentiert das Rettungsfachpersonal häufig, dass es für die Zusammenarbeit besser wäre, wenn Pflegepersonal und Ärzte, die selbst noch nie im RD tätig gewesen sind, gelegentlich im RTW mitfahren, um Verständnis für die speziellen Arbeitsbedingungen und Belastungen zu gewinnen. Derartige Schnuppererfahrungen erweisen sich für die Zusammenarbeit als sehr hilfreich und sind ein hervorragendes Instrument für eine zielgruppenorientierte Öffentlichkeitsarbeit.

40.2 Öffentlichkeitsarbeit

Öffentlichkeitsarbeit im engeren Sinn (> Abb. 40.1) ist das planmäßige Herstellen von Öffentlichkeit, um Informationen einem breiten oder bestimmten Publikum bekannt zu machen. Die Mittel zur Herstellung von Öffentlichkeit, die Gesamtheit aller Träger von Informationen sind die **Medien**. Üblicherweise wird beim Begriff Medium an Zeitungen, Radio oder Fernsehen gedacht. Der RS/RA, der jemandem den Unterschied zwischen KTW und RTW erklärt, ist aber ebenfalls ein Medium, denn er vermittelt Informationen an ein Publikum.

Ein Konzept für planmäßige Öffentlichkeitsarbeit hier darzulegen, würde den Rahmen dieses Lehrbuchs sprengen. Es soll jedoch auf die alltägliche Arbeit in der Öffentlichkeit näher eingegangen werden.

Das Rettungsfachpersonal arbeitet **unter den Augen der Öffentlichkeit**, damit sind nicht nur Notfallzeugen, Patienten oder Angehörige gemeint, sondern auch Kontakte zu Krankenpflegepersonal, Ärzten, Polizei oder Feuerwehr. Die Zusammenarbeit mit diesen Personengruppen muss als permanente Öffentlichkeitsarbeit verstanden werden. Das Ansehen und der Ruf eines RD und

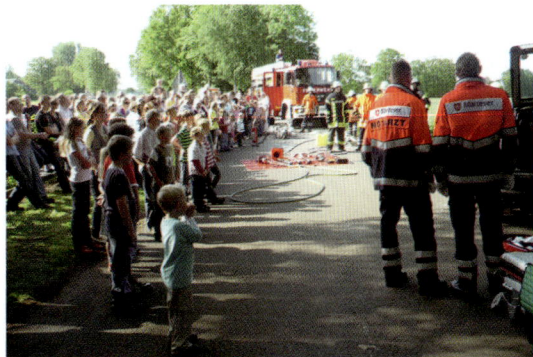

Abb. 40.1 Öffentlichkeitsarbeit im Rettungsdienst ist wichtig, um der Bevölkerung den Stellenwert und die Arbeitsweise des Rettungsdienstes zu verdeutlichen. [M234]

seiner Mitarbeiter hängen in erster Linie von der Qualität der Interaktion mit diesen Menschen ab.

Interaktion bezeichnet die wechselseitige Beeinflussung von einzelnen Menschen oder Gruppen, die miteinander in Beziehung stehen. Ein RS/RA muss nicht nur mit seinen Kollegen auskommen, sondern auch mit Angehörigen anderer Berufsgruppen (➤ Kap. 40.1). Diese Gruppen können nicht vermieden oder ignoriert werden, da auch sie einen jeweils speziellen Status, eine spezielle Funktion und einen speziellen Aufgabenbereich beim Umgang mit Notfallpatienten wahrzunehmen haben. Es ist außerordentlich wichtig, eine tragfähige Arbeitsbeziehung zu den einzelnen Mitgliedern dieser Berufsgruppen zu haben. Aufgabe des Rettungsfachpersonals ist es deshalb, für das Wohl des Patienten zu sorgen und im Sinne einer positiven Öffentlichkeitsarbeit eine gute Zusammenarbeit mit den an der Bewältigung eines Notfalls beteiligten Kräften zu suchen und zu forcieren. Die Bandbreite der **Beziehungsqualitäten** reicht von sehr guter Kooperation bis zu Eifersucht und Konkurrenzkampf.

Um die Arbeitsbeziehungen zwischen diesen Gruppen besser zu charakterisieren, wird der Begriff des **Territoriums** verwendet, der das rechtlich festgelegte oder übliche Gebiet, das einer bestimmten Personengruppe zugeordnet ist, bezeichnet. Das Rettungsfachpersonal arbeitet grundsätzlich in folgenden öffentlichen Territorien: an einem Notfallort, im RTW und im Krankenhaus. Der Notfallort ist öffentlich oder privat, auf einer Straße, in Firmen, Arztpraxen oder Privatwohnungen. Findet der Notfall in der Öffentlichkeit statt, liegt die Kontrolle des Territoriums in der Hand der Polizei, sie trägt die hoheitsrechtliche Verantwortung für das dortige Geschehen. Bei Bränden hat die Feuerwehr die Kontrolle des Territoriums in ihrem Aufgabenbereich. Findet der Notfall im privaten Bereich statt, ist der Bürger als Hausherr Besitzer des Territoriums. Das Krankenhaus, in das die Patienten verbracht werden, ist Territorium der dortigen Ärzte und des Pflegepersonals.

Der RD betritt somit bei seinen Einsätzen Territorien, über die er keine Verfügungsrechte hat – er ist **Gast**. Von einem Anrufer eingeladen, erfüllt das Rettungsfachpersonal eine besonders wichtige, manchmal sogar lebensrettende Aufgabe und hat das Recht, als Gast behandelt zu werden. Gleichzeitig muss er sich aber seiner Pflichten als Gast bewusst sein: Höflichkeit, Akzeptanz der Privatsphäre, der lokalen Gebräuche und des fremden Territoriums. Beachtet er diese Aspekte nicht, werden Interaktionsprobleme provoziert, mit dem Resultat, einen schlechten Eindruck in der Öffentlichkeit gemacht zu haben.

Das **Territorium des RD** ist z.B. der RTW. Dieser ist während eines Einsatzablaufs der Bereich, in dem der RD das Hausrecht hat. Jede Berufsgruppe hat den Wunsch, ihr Arbeitsumfeld zu gestalten und auch zu kontrollieren. Das Rettungsfachpersonal ist keine Ausnahme von dieser Regel. Es will Kontrolle ausüben, zumindest über seinen unmittelbaren Arbeitsbereich, in dem es ihre Pflichten erfüllen.

Entstandene Konflikte sollten nach Einsatzende, nachdem Emotionen und Aufregung abgeklungen sind, geklärt werden. Bei allen Definitionen der Öffentlichkeitsarbeit sollte sich das Rettungsfachpersonal in der Wortführung zurücknehmen und generell bei Auskünften gegenüber anderen an seine Verpflichtung zur Schweigepflicht denken (§ 203 StGB).

40.3 Persönlicher Gesundheitsschutz

40.3.1 Ernährung

Die Ernährung ist eine wichtige Voraussetzung für das physische und psychische Wohlbefinden. Im RD findet eine gesunde Ernährung meist zu wenig Beachtung. Für diesen Missstand sind hauptsächlich die ungeregelte Arbeitszeit, der Zeitdruck während der Nahrungsaufnahme, aber auch die Gleichgültigkeit und Unwissenheit bezüglich der gesunden Ernährung verantwortlich. Ein weiteres Problem stellt die mitunter aufkommende Langeweile zwischen den Einsätzen dar. Viele Rettungsdienstler versuchen, sie durch die Ernährungsbeschaffung von Fast-Food-Gerichten zwischen den Einsätzen zu kompensieren. Dies ist mitunter ein alltägliches Problem.

Hier gilt es besonders zu beachten: Rettungsdienstpersonal in Einsatzbekleidung/Schutzbekleidung darf Geschäfte, in denen Lebensmittel produziert, gelagert oder vertrieben werden, aus hygienischen und infektionsrechtlichen Gründen nicht betreten. Das Rettungsdienstpersonal in seiner Einsatz-/Schutzbekleidung gilt als infektionsverdächtig (ausgenommen natürlich im Einsatzgeschehen). Lebensmittel dürfen in den Rettungsmitteln nicht transportiert werden und zusätzlich ist die Einnahme von Lebensmitteln in den Fahrzeugen untersagt (TRBA 250/GUV-R 250, Infektionsschutzgesetz).

Die **Probleme für die Gesundheit**, die daraus resultieren, sind vielfältig:
- Übergewicht, d.h. erhöhte mechanische Belastung für Wirbelsäule, Gelenke, Knochen und Bänder sowie Herz und Gefäßsystem (Bluthochdruck)
- Verdauungsstörungen
- Stoffwechselstörungen

- Veränderungen der Blutwerte
- Beeinträchtigung verschiedener Organe und deren Funktionen.

Betrachtet man die aufgeführten Punkte einmal genauer, wird schnell deutlich, wie viele körperliche Beschwerden und Leiden auf eine **falsche Ernährung** zurückzuführen sind.

Eine vollwertige und bedarfsangepasste Ernährung ist neben genügend körperlicher Bewegung die Basis für einen gesunden Körper. Eine gesundheitsbewusste Ernährung ist eine Frage der richtigen Lebensmittelauswahl und Nahrungszubereitung. Der häufigste Fehler, der gemacht wird, ist der Konsum von zu viel Fett, Zucker, Salz und zu wenig Kohlenhydraten, Ballaststoffen und Vitaminen.

Für die Küche gilt deshalb: soviel wie möglich Frische und Abwechslung bei den Zutaten und sowenig wie nötig Fett, Zucker, Salz und Fertigprodukte. Vollwertig und bedarfsangepasst heißt also, dem Körper alle benötigten Nährstoffe möglichst naturbelassen in der individuell richtigen Menge abhängig von Lebensalter, Geschlecht und Leistungsanforderung zur Verfügung zu stellen. In der einen oder anderen Weise sind alle Nährstoffe mit mindestens einer der drei folgenden **Ernährungsfunktionen** verbunden:

1. Energiebereitstellung (Kohlenhydrate, Fette, Eiweiße)
2. Aufbau und Erhaltung (Eiweiß, Mineralstoffe, Wasser)
3. Schutz und Steuerung (Vitamine, essentielle Fettsäuren und Mineralstoffe).

Der Schlüssel zur Gesundheit und Leistungsfähigkeit durch Ernährung ist nicht einer der genannten Nährstoffe allein, sondern das richtige Zusammenspiel aller Faktoren in Form von abwechslungsreicher Nahrungsauswahl, welche die drei wichtigsten Nährstoffe in einem bestimmten, ausgewogenen Verhältnis enthalten sollte, z.B. für Nichtsportler und Menschen mit nicht zu schwerer körperlicher Arbeit 55% Kohlenhydrate, 30% Fette und 15% Eiweiß.

Die richtige Ernährung auf der Wache kann auch Spaß machen. Gemeinschaftliches Zubereiten und Kochen ist angesagt! Es gibt inzwischen eine Reihe von Rezeptsammlungen und Kochbüchern für die richtige Ernährung speziell auf der Rettungswache.

40.3.2 Genuss- und Suchtmittel

Der allzu sorglose Umgang mit Kaffee, Zigaretten und alkoholischen Getränken belastet den menschlichen Organismus. Obwohl den meisten Menschen die gesundheitsschädliche Wirkung dieser Stoffe bekannt ist, ändern nur wenige ihr Konsumverhalten. Dafür verantwortlich sind hauptsächlich:

- mangelndes Gesundheitsbewusstsein
- Gleichgültigkeit
- Labilität
- Anpassung
- Gewohnheit
- Nervosität, Stress
- Sucht, Abhängigkeit.

Koffein, Nikotin und Alkohol können schon bei geringen regelmäßigen Dosen zu Gesundheitsschäden und Sucht führen. Vor allem tägliches Rauchen und Trinken alkoholischer Getränke schädigen den Körper innerhalb kurzer Zeit. Wird diese Gifteinwirkung über Jahre hinweg aufrechterhalten, sind schwere körperliche und psychische Gesundheitsschäden praktisch vorprogrammiert.

Koffein

Eine Tasse Kaffee enthält ca. 50–100 mg Koffein; das Wirkungsmaximum tritt nach ca. 30 Minuten ein und dauert ca. zwei bis drei Stunden. Die Hauptwirkung ist anregend. Kaffee und koffeinhaltige Limonaden sind im Vergleich zu Alkohol und Zigaretten relativ harmlose Genussmittel, die bei maßvollem Gebrauch eigentlich keine körperlichen Schäden oder Abhängigkeit verursachen. Anders sieht es aus, wenn die tägliche Flüssigkeitszufuhr zu einem Großteil aus Kaffee besteht. Die hohen Koffeindosen führen dann zu körperlichen Problemen. Es kommt zu erhöhtem Gefäßtonus, beschleunigter Atem- und Herzfrequenz, gesteigertem Kohlenhydrat- und Fettstoffwechsel, Magenbeschwerden, Durchfall, innerer Unruhe, Nervosität, Schlaflosigkeit, Tremor, gesteigerter Diurese und Gelenkbeschwerden (Koffeinabbauprodukte bilden Harnsäure im Blut). Vor allem Menschen mit Herz- und Gefäßerkrankungen belasten ihren Körper mit Koffein zusätzlich. So können hohe Koffeindosen bei Personen mit verengten Herzkranzgefäßen Angina pectoris auslösen.

Rauchen

Vom Rauchen geht ein unkalkulierbares Gesundheitsrisiko aus. Die vielen im Tabakrauch enthaltenen Schadstoffe und Gifte haben Einfluss auf den gesamten menschlichen Organismus. Einige wichtige Schadstoffe des Tabakrauchs und Rauchkondensats (Teer) sind Nikotin, Pyridin, Benzpyren, Ammoniak, Blei, Formaldehyd, Blausäure, Zink, Anilin, Stickoxide, Nickel und Schwefelwasserstoffe.

Dies ist nur eine kleine Auswahl der bisher festgestellten Gifte des Tabakrauchs, allein die Anzahl der krebserregenden Stoffe beläuft sich auf über 40. Nikotin, Kohlenmonoxid und die Bestandteile des Rauchkondensats sind die schädlichsten Stoffe des Tabakrauchs. Gesundheitliche Folgen des Rauchens können sein:

- geschwächte Immunabwehr, erhöhte Infektanfälligkeit
- diverse Krebsformen
- Entzündungen und Geschwüre im Magen-Darm-Bereich
- Bronchitis, Emphysem.

Alkohol

Alkohol ist eine weit verbreitete Droge, die bei unkontrolliertem Konsum zu schweren physischen und psychischen Gesundheitsschäden führen kann. Trotz der hohen Gefahr, die vom Alkohol ausgeht, haben alkoholische Getränke in der Bevölkerung eine hohe Akzeptanz und Beliebtheit. Dies beruht wohl darauf, dass Alkohol überall legal und in jeder Menge erhältlich ist, im Gegensatz zu illegalen Drogen wie Marihuana oder Haschisch.

Die **Wirkung** von Alkohol ist von der konsumierten Menge abhängig:

- 0,1–1,0 Promille: Wärmegefühl (nur subjektiv, durch Gefäßerweiterung erhöhte Wärmeabgabe), Zwanglosigkeit, Fröhlichkeit, Rededrang, gesteigertes Selbstwertgefühl, Selbstüberschätzung
- 1,0–2,0 Promille: Gleichgewichtsstörungen, unsicheres Gehen und Stehen, Sprachstörungen, Enthemmung, Verlust der Selbstkontrolle
- 2,0–2,5 Promille: Verwirrtheit, Gedächtnisstörungen, Bewusstseinsstörungen, Erbrechen, Muskelerschlaffen, Atemschwierigkeiten
- 2,5–5,0 Promille: Lähmungsanzeichen, flache Atmung, Koma, Tod.

Gesundheitsschäden durch Alkohol:

- Lebererkrankungen
- Muskel- und Nervenerkrankungen
- Herz- und Gefäßerkrankungen
- Herzmuskelschwäche
- Durchblutungsstörungen
- Schwächung des Immunsystems
- Entzündungen von Magenschleimhaut, Bauchspeicheldrüse, Nieren und Harnwegen
- Stoffwechselstörungen
- psychische Schäden, Persönlichkeitsveränderung
- Sucht, Delirium, Entzugssyndrom
- bei Schwangeren erhöhte Gefahr von Fehl- und Frühgeburt sowie Kindesfehlbildungen (Alkoholembryopathie).

Ebenso verheerend wie die gesundheitlichen Folgen können jedoch die sozialen Auswirkungen des Betroffenen für sich und seine Umwelt sein.

Verhalten zu Genuss- und Suchtmitteln

Kaffee sollte als ein Genussmittel betrachtet werden, das in kleinen Dosen nicht schädlich ist. Kaffee ist ungeeignet, um Langeweile in Pausen zu überbrücken, oder als Durstlöscher. Grundsätzlich ist Kaffee mit etwas Milch und Zucker bekömmlicher als schwarzer Kaffee.

Da **Rauchen** den menschlichen Körper nachhaltig schädigen kann, sollte man vom Rauchen Abschied nehmen. Sicher fällt die Enthaltsamkeit zu Beginn schwer, dafür fühlt man sich als Nichtraucher dann wesentlich besser. Rauchen schädigt auch die Kollegen durch passives Inhalieren des Qualms. Deshalb besteht in den Rettungswachen ein generelles Rauchverbot.

Alkohol ist ein Genussmittel, das zum Suchtmittel werden kann. Alkoholische Getränke dürfen nicht dazu verwendet werden, die tägliche Flüssigkeitsbilanz aufrechtzuerhalten. Probleme kann man in Alkohol nicht ertränken.

Die Einnahme von alkoholischen Getränken auf den Rettungswachen ist generell verboten. Mindestens zwölf Stunden vor Dienstantritt darf bei Kraftfahrtätigkeiten kein Alkohol mehr eingenommen werden (BeOKraft).

40.3.3 Lebensrhythmus und Wechselschichtdienst

Zirkadianer Rhythmus

Viele Lebensvorgänge in der Tier- und Pflanzenwelt und natürlich auch beim Menschen verlaufen rhythmisch. So legen sich Tiere in nur geringer Abhängigkeit von den äußeren Bedingungen ihr Winter- bzw. Sommerfell zu, Laubbäume werfen im Jahresrhythmus ihre Blätter ab, im Monatsrhythmus tritt bei Frauen der Eisprung auf, und im Tagesrhythmus wiederholen sich bei Tieren und Menschen Phasen der Ruhe bzw. der gesteigerten Leistungsbereitschaft und bestimmte Stoffwechselvorgänge. Diese biologischen tages- und jahresperiodischen Vorgänge sind Ausdruck einer inneren Uhr, einer endogenen, genetisch festgelegten Wiederholungsfolge. Dieser endogene Rhythmus hat bei den meisten Lebewesen eine eigene feste Periodendauer, welche nur grob mit der Periodendauer der Umwelt übereinstimmt. Die vom Lebensraum ausgehenden Außenreize (Sonnenauf- bzw. -untergang, Jahreszeiten) synchronisieren diesen

Rhythmus daher ständig. Der **Eigenrhythmus** eines Lebewesens tritt nur dann in Erscheinung, wenn orientierende Außenreize fehlen. An Versuchspersonen, welche über vier Wochen freiwillig in einem unterirdischen Gebäude, völlig abgeschirmt von periodisch auftretenden Umwelteinflüssen, lebten, wurden verschiedene körperliche Vorgänge wie Eigenaktivität, Ruhe, Ermüdung, Körpertemperatur, Elektrolytausscheidung im Urin und anderes gemessen. Die Periodendauer dieser Vorgänge unterlag täglichen Schwankungen. Diese innere, zirkadiane Rhythmik war bei den isoliert lebenden Versuchspersonen individuell verschieden, sie synchronisierte sich jedoch, nachdem die Versuchspersonen wieder sozialen Kontakt zueinander hatten. Alle Lebewesen, vom Einzeller bis zum Menschen, zeigen diesen endogenen Rhythmus, der auch ohne maßgebende Reize etwa der Tageslänge entspricht. Beim Menschen sind für den synchronisierten Rhythmus hauptsächlich Sonnenauf- und Sonnenuntergang, also der Wechsel zwischen hell und dunkel verantwortlich. Dieser Angleichung an die Tageszeiten verdanken wir es, dass wir nach Interkontinentalflügen in Ost- und Westrichtung in der Lage sind, uns an die neue Tagesrhythmik anzupassen. Der zirkadiane Rhythmus ist jedoch nicht beliebig veränderbar, er kann allenfalls auf 23 Stunden verkürzt oder auf 27 Stunden verlängert werden. Die Anpassung an einen anderen zirkadianen Ablauf dauert deshalb meist mehrere Tage.

Die Entdeckung des **zirkadianen Rhythmus** hat praktische Bedeutung. So hängen von ihm die körperliche und geistige Leistungsfähigkeit ab, die Wirkung von Arzneimitteln sowie teilweise Hunger, Durst und Müdigkeit.

Schichtdienst

Für Menschen, die im **Wechselschichtdienst** arbeiten, bedeutet dies, dass eine konstante Leistungserbringung praktisch nicht möglich ist. In der Nachtschicht können nicht die gleichen körperlichen und geistigen Leistungen erbracht werden wie im Tagdienst. Anders verhält sich dies beispielsweise bei einem Nachtwächter, welcher ausschließlich nachts arbeitet und seinen zirkadianen Rhythmus entsprechend angepasst hat. Die Problematik des Wechselschichtdienstes liegt also darin, dass der Arbeitsrhythmus nicht mit dem Lebensrhythmus synchronisiert werden kann, Leistung also auch in der auf Ruhe programmierten Phase erbracht werden muss. Zudem ist die Dauer der Nachtschicht selten länger als eine Woche, eine Umstellung der zirkadianen Rhythmik wäre nicht sinnvoll und ohnehin nur schwer machbar.

Für den **Schichtdienst** empfiehlt sich deshalb:
- In der Nachtschicht jede Möglichkeit der Ruhe nutzen, Schlaf sammeln.
- Arbeiten mit hohem körperlichem und geistigem Einsatz nach Möglichkeit in den Tagdienst verlegen.
- Während der Nachtarbeit keine schweren Mahlzeiten zu sich nehmen, sondern leichte, vitaminreiche Kost.
- Zwischen den Nachtdienst-Nächten versuchen, den normalen Lebensrhythmus beizubehalten: Frühstück, Mittagessen und Abendessen zu den gewohnten Uhrzeiten einnehmen.
- Nicht wesentlich früher bzw. später zu Bett gehen.
- Zusätzliche körperliche Belastung, z.B. durch Leistungssport, vermeiden.

Speziell im RD kommt noch eine weitere Problematik hinzu, denn im Gegensatz zu einem Metallfacharbeiter, der in seiner Nachtschicht kontinuierlich die gleiche **Leistung** erbringt, wechseln sich im RD Phasen der Ruhe und der maximalen Beanspruchung ab. Dem Körper wird eine Leistungsexplosion in einer Phase abverlangt, in der er auf Schlaf programmiert ist. So braucht auch der menschliche Organismus einige Minuten Vorlaufzeit, bis er zu höheren Leistungen bereit ist. Während dieser Zeit ist das Reaktionsvermögen vermindert, die geistige Aufnahmefähigkeit für komplizierte Zusammenhänge herabgesetzt, der Körper reagiert mit Nervosität. In diese Phase fällt meist die Anfahrt zur Einsatzstelle, ein betont rasanter Fahrstil ist daher fehl am Platze.

40.3.4 Maßnahmen zum rückenschonenden Arbeiten im RD

Das Hebelsystem der Wirbelsäule entspricht einem zweiarmigen Hebel, wobei die Kraft an den fünf Zentimeter langen Dornfortsätzen der Rückenwirbel angreift. Der Abstand zwischen dem gemeinsamen Schwerpunkt von Oberkörper und Last und der am stärksten belasteten fünften Lendenbandscheibe kann je nach Neigung des Rumpfes und Stellung der Arme eine Länge von bis zu 40 cm aufweisen. Nach dem **Hebelgesetz** gilt:

MERKE

Kraft × Kraftarm = Last × Lastarm

Beim **Heben** mit gebeugtem Rücken wird der Druck auf die fünfte Lendenbandscheibe bis zum Faktor acht verstärkt gegenüber der Last, bestehend aus anzuhebendem Gewicht plus Gewicht des Oberkörpers. Der Faktor acht ergibt sich aus dem Verhältnis der Hebellängen (40 cm zu 5 cm). Außerdem werden die Bandscheiben beim He-

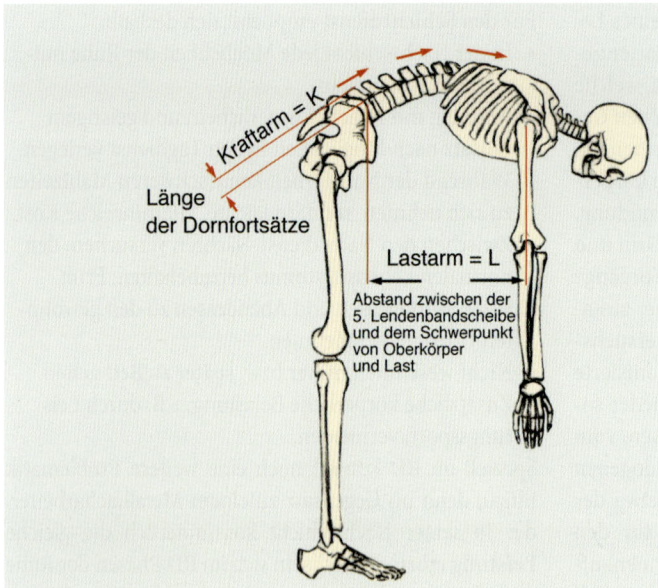

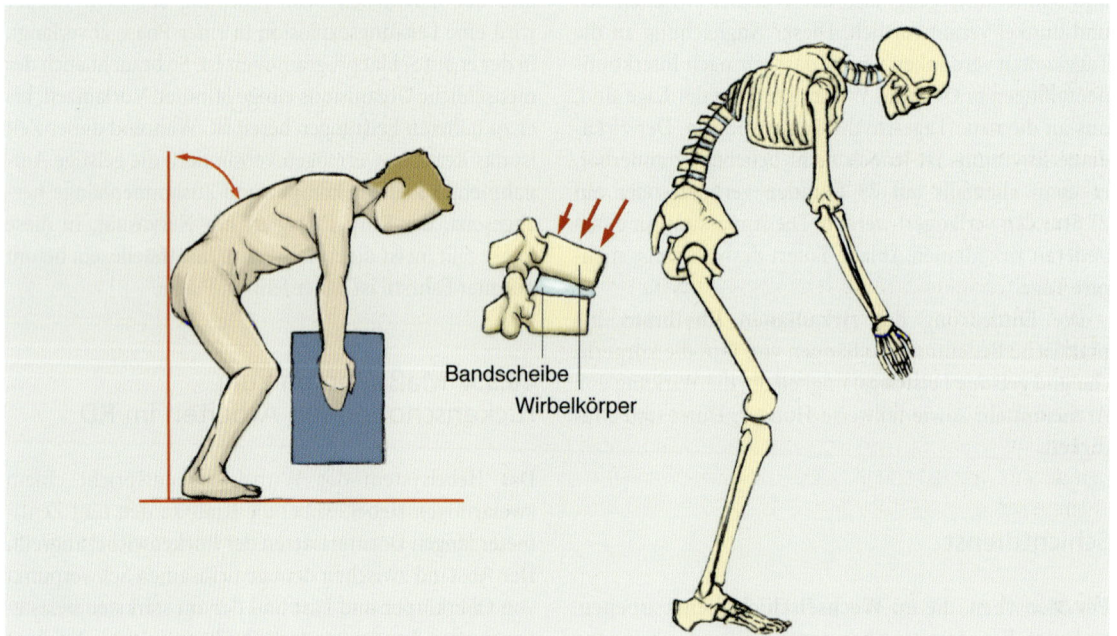

Abb. 40.2 Vergleich der Wirbelsäule bei Belastung und Überlastung [L108]

ben mit gebeugtem Rücken keilförmig verformt (➤ Abb. 40.2) und an den Kanten überbelastet, was zu Gewebeschwächung der Bandscheiben führen kann. Beim Heben mit gebeugtem Rücken besteht dann schon bei relativ geringen Lasten die Gefahr, dass die so in ihrer Gewebestruktur geschwächte Bandscheibe reißt und der gallertartige Kern gegen das Rückenmark oder seitlich verlaufende Nerven gequetscht wird (Bandscheibenvorfall). Folgende **Grundregeln** müssen **beim Heben und Tragen** von Lasten beachtet werden (➤ Abb. 40.3 und ➤ Abb. 40.4):

- Mit geradem Rücken und aufgerichtetem Oberkörper heben.
- Last aus der Hocke aufnehmen und körpernah halten.
- Last nicht ruckartig bewegen.
- Last mit gestrecktem Armen halten.
- Verdrehen der Wirbelsäule beim Heben und Tragen von Lasten vermeiden.

Um rückenschonender arbeiten zu können, sollte man verstärkt Hilfsmittel zum Transport von Patienten einsetzen. Eine Trage mit Fahrgestell gehört heute zur Stan-

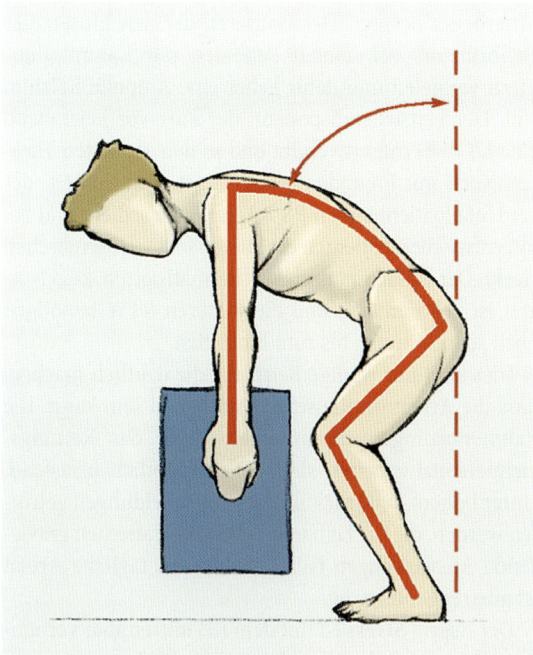

Abb. 40.3 Falsches Heben [L108]

dardausrüstung jeden Krankenkraftwagens. Auch gibt es für die Be- und Entladung der Krankenkraftwagen unterstützende Systeme. Hilfsmittel zum Patiententransport in Treppenhäusern werden im Rettungsdienst selten benutzt. Ähnliches muss man beim Einsatz von Hilfsmitteln zur Patientenumbettung kritisieren, auch sie werden seit vielen Jahren angeboten, im Rettungsdienst aber selten unterstützend eingesetzt.

Grundsätzlich sollten Fortbildungsveranstaltungen unter Einbeziehung von Physiotherapeuten mit einem speziellen Arbeitstechniktraining angeboten und besucht werden.

40.3.5 Körperliches Training

Die Einführung einer Dienstsportart ist anzuraten, wodurch auch das Gemeinschaftsgefühl in den Wachen gestärkt werden kann. Sinnvoll erscheint auch ein auf die einsatzfreien Zeiten in der Rettungswache abgestimmtes Fitnesstraining für speziell belastete Muskelpartien in Verbindung mit ggf. bereitgestellten Fitnessgeräten.

40.3.6 Zivilisation und Gesundheit

Zivilisation als Lebensform wird häufig, leider auch oft zu Recht, mit **Wohlstandskrankheiten** in Verbindung

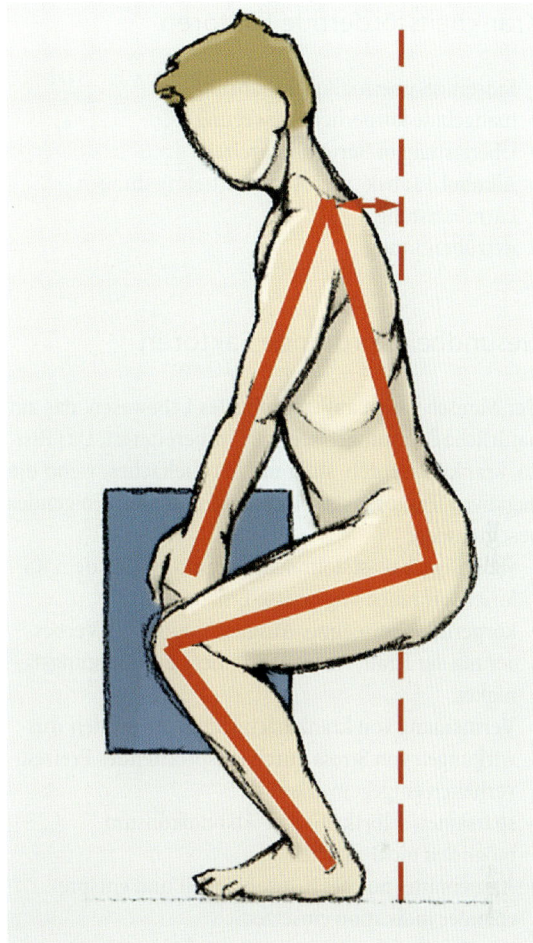

Abb. 40.4 Richtiges Heben [L108]

gebracht. Doch Zivilisation muss nicht krank machen. Die gesundheitlichen Probleme sind mehr auf Luxus, Bequemlichkeit, Wohlstand und Vernachlässigung des Körpers zurückzuführen, also auf Faktoren, die nicht unbedingt mit der Definition von Zivilisation übereinstimmen. In ärmeren Regionen treten diese Krankheiten wesentlich seltener auf als in reichen Industrieländern. Dadurch, dass sich der zivilisierte Mensch immer mehr von natürlichen Lebensformen entfernt, werden Krankheiten gefördert, welche bei Naturvölkern kaum oder gar nicht anzutreffen sind. Auf den im Wohlstand lebenden Menschen wirken ständig unnatürliche physische und psychische Belastungen ein, welche in ihrem Zusammenspiel ein hohes gesundheitsschädliches Potenzial in sich bergen. Viele dieser negativen Faktoren sind jedoch von jeder Person individuell verursacht und könnten durch gesundheitsbewusstes Leben ausgeschaltet werden.

Krankheitsfördernde Faktoren

- Einseitige, übermäßige Ernährung
- mangelnde körperliche Bewegung
- Überlastung in Beruf und Freizeit
- Alkohol-, Tabak- und Arzneimittelmissbrauch
- Lärmbelastung
- Reizüberflutung.

Gesundheitsfördernde Faktoren

Der Mensch ist ein äußerst robustes Lebewesen, das auf natürliche Belastungen sehr gut vorbereitet ist. Das Risiko, krank zu werden, sinkt um ein Vielfaches, wenn die negativen Faktoren gemieden werden und Folgendes beachtet wird:
- vielseitige, ballaststoffreiche, vitaminreiche, dem Kalorienverbrauch angepasste Ernährung
- körperliche Bewegung, Ausgleichssport zur Verbesserung der Kraft, Ausdauer, Fitness und Leistungsfähigkeit
- Vermeidung von krankmachendem Stress, den Auswirkungen von Stress durch entsprechendes Freizeitverhalten entgegenwirken
- sparsamer, selbstkritischer Alkoholkonsum
- möglichst nicht rauchen
- Arzneimittel nur bei Notwendigkeit und entsprechender Indikation einsetzen.

40.4 Stress und Burnout

40.4.1 Stresssituationen im Rettungsdienst

Das tote Baby im Bett, der Patient mit Husten, zehn besorgte Familienangehörige und niemand spricht Deutsch, die alte Dame, die vom Lkw überrollt wurde und fragt, ob sie jetzt sterben muss. Der betrunkene Sohn des Patienten, der mit einer Pistole im Anschlag das Rettungsfachpersonal aus dem Zimmer vertreibt. Der Einsatz mitten in der Nacht und die 14 Stunden Schichtdienst auf der Rettungswache. Der ältere Schichtkollege, der den Infarktpatienten unbedingt zum Fahrzeug laufen lassen will. Der Kreisgeschäftsführer, der sein Gehalt erhöht, das des Rettungsfachpersonals reduziert und zugleich die Anwesenheit am Arbeitsplatz verlängert. Der Vorgesetzte, der kontrolliert, ob das Organisationsemblem am Ärmel ist, aber keine Sicherheitsschuhe für seine

Mitarbeiter besorgt. Der Hausarzt, der den Einsatz des Defibrillators bei seinem Patienten mit Kammerflimmern verbieten und dafür lieber eine Ampulle Kalzium will. Der Leitstellendisponent, der kurz vor Feierabend eine KTW-Fernfahrt vergibt und so den geplanten Theaterbesuch mit Freunden platzen lässt. Der Notarzt, der bei Unfallpatienten den RS/RA zur Seite schiebt und bei internistischen Patienten die Hände in die Hosentaschen steckt. Der Unfall mit drei Polytraumatisierten, kein Notarzt ist abkömmlich, und die weiteren RTW benötigen noch zehn Minuten bis zum Eintreffen.

Dies sind nur wenige Beispiele, die deutlich machen, dass die Arbeit im RD sehr anstrengend sein kann. Die Rahmenbedingungen, innerhalb derer das Rettungsfachpersonal arbeitet, sind außerordentlich belastend. Unter hohem Zeitdruck müssen Entscheidungen getroffen werden, die für Leib und Leben des Patienten gravierende Auswirkungen haben. Schon die tägliche Arbeit ist anstrengend genug.

Der Begriff **Stress** ist mit dem RD untrennbar verbunden. Rettungsfachpersonal muss in der Lage sein, mit Stress erfolgreich umzugehen. Dennoch haben viele gute Mitarbeiter den Beruf wegen der hohen Belastung aufgegeben. Manche verbleiben im Beruf, obwohl Stress oder Burnout sie davon abhalten, sich im Dienst voll einzusetzen. Im Arbeitsalltag des RD ist es für eine langfristige berufliche Tätigkeit wichtig, den richtigen Umgang mit Stress zu lernen.

Rettungsfachpersonal muss sich darüber im Klaren sein, das der Stress auch im häuslichen Bereich entstehen kann und dass es ihn in den dienstlichen Bereich mit hineinträgt.

40.4.2 Stress und Stressreaktionen

Das Wort **Stress** kommt aus dem Englischen und wurde ursprünglich für Beanspruchung, Dehnung, Belastung und Spannung von Materialien verwendet. Im heutigem Sprachgebrauch ist Stress der Sammelbegriff für eine unspezifische Reaktion des Menschen auf jede an ihn gestellte Anforderung (**Stressor**), die physiologische, emotionale und motivationale Aspekte umfasst. Stress ist ein lebenswichtiges Phänomen unserer Existenz und wird nicht nur von negativen Einflüssen ausgelöst, sondern auch positive Ereignisse sind mit Stress verbunden. Wichtig ist, zwischen dem normalen und gesunden Stress (**Eustress**) und dem krankmachenden Stress (**Distress**) zu unterscheiden.

Die Empfindlichkeit, Stressoren zu empfangen, und die Art, darauf zu reagieren, sind individuell unterschiedlich. Stress ist die notwendige Anspannung, um Leistungen zu erbringen. Für jede Art von Leistung gibt es einen optimalen Grad der Anspannung. Zu wenig oder zu viel Anspannung führt zu geringerer Leistung. Zu geringe Anspannung führt zu Konzentrationsfehlern, zu hohe Anspannung zu Nervosität. So fordern beispielsweise Patientenuntersuchung, Schaffung eines venösen Zugangs oder Durchführung einer Reanimation unterschiedliche Grade von Leistung und Anspannung. Dabei spielen Faktoren wie Art und Schwierigkeitsgrad der Aufgabe, Vorerfahrung und individuelle Charakterzüge des Betroffenen eine große Rolle.

MERKE

Stress kann primär als positives Zeichen, als Mittel zum Erreichen von Zielen, betrachtet werden.

Von entscheidender Bedeutung ist es, für die jeweilige Aufgabe den optimalen Anspannungsgrad zu erreichen und zu kontrollieren. Der Körper reagiert unterschiedlich auf einen Stressor.

Stressphasen

Es können drei Phasen unterschieden werden. Im **Stadium der Alarmreaktion** wird eine Schreckreaktion des sympathischen Nervensystems, die Kampf-Flucht-Reaktion, ausgelöst. Ziel der Reaktion ist, dass der Körper über seine alltägliche Leistungsfähigkeit hinaus aktiviert wird.

Dazu benötigt er mehr Sauerstoff, mehr Blut, mehr Energie. Das sympathische Nervensystem sorgt dafür durch Ausschüttung von Katecholaminen: Adrenalin, Noradrenalin und Dopamin erhöhen die Herzfrequenz, der Blutdruck steigt. Das parasympathische Nervensystem reagiert mit einer dagegen gerichteten Ausgleichsregulation.

Anschließend kommt es in der **Widerstandsphase** zu einer Aufbietung aller vorhandenen Kräfte, um den Stress erfolgreich zu bewältigen.

Dauert dieser weiter an, folgt der **Zustand der Erschöpfung**, denn der Organismus gibt die Abwehr auf.

Der **psychische Ablauf** einer Stressreaktion verläuft wie folgt: Der Betroffene schätzt zuerst ab, ob der Stressor eine Bedrohung, einen Verlust oder eine Herausforderung darstellt. Gleichzeitig erfolgt eine Selbsteinschätzung, bezogen auf Stressor und Bewältigungsmöglichkeiten. An letzter Stelle stehen die Auswahl und der Einsatz der unterschiedlichsten individuellen **Bewältigungsstrategien**. Es können gefühlsbezogene Strategien wie Distanzierung, Verleugnung oder Ablenkung und problemlösungsbezogene Strategien zum Einsatz kommen.

Stress-Symptome

Die Vielzahl der möglichen und individuell verschiedenen **Stress-Symptome** lässt sich in psychosoziale und körperliche Reaktionen zusammenfassen (> Tab. 40.1).

Tab. 40.1 Reaktionen auf Distress

Psychosoziale Reaktionen auf Stress	Körperliche Reaktionen auf Stress
<ul><li>Schwierigkeiten, Emotionen zu kontrollieren</li><li>diffuse Unruhe, Angst, Beklemmung, Besorgnis, das Schlimmste erwartend, Misstrauen und Argwohn, extreme Defensivität</li><li>Reizbarkeit, Ärger, Zorn, Wut: schnell beleidigt, sich ständig beschwerend, Gefühl, von Vorgesetzten, Kollegen, Angehörigen im Stich gelassen zu werden</li><li>depressiv, bekümmert, vergrämt, schnell in Tränen aufgelöst</li><li>Apathie, Erschöpfung, Langeweile, langsames Denken</li><li>Isolation, Rückzug aus Beziehungen</li><li>Verlust an Vertrauen in sich selbst und andere</li><li>unfähig zur Entspannung, Schlafstörungen, Alpträume, Einschlafstörungen</li><li>Neigung zu Alkohol-, Nikotin-, Medikamenten- und Drogenabusus</li><li>schneller Wechsel in typische Verhaltensmuster, starke Gefühlsschwankungen</li><li>Schuldgefühle über Dinge, die falsch oder nicht gemacht wurden</li><li>schnell aufbrausend, feindselig, angriffslustig</li><li>Rastlosigkeit, Überaktivität</li><li>unnütze Risiken suchend, Neigung zu Gewalt</li><li>Konzentrationsstörungen: Sprunghaftigkeit, Zerfahrenheit, Gedankenverwirrung, Vergesslichkeit (Namen von Personen oder Gegenständen werden leicht vergessen), Stottern</li><li>Entscheidungsschwierigkeiten</li><li>schlechte Arbeitsleistung</li><li>Verlust der Objektivität, Starrheit in Ansichten und Meinungen, Vorurteile</li><li>Schwierigkeiten, vernünftig zu denken und alle Aspekte des Problems zu sehen</li></ul>	<ul><li>Erschöpfung, Müdigkeitsgefühl, Ermattung</li><li>Zittern</li><li>Zähneknirschen</li><li>Muskelkrämpfe</li><li>Kopf-, Nacken- und Rückenschmerzen</li><li>Verstimmungen im Magen-Darm-Trakt, nervöser Magen, Erbrechen, Durchfall oder Verstopfung</li><li>exzessiver oder mangelnder Appetit</li><li>Unruhe, Schreckhaftigkeit</li><li>Augen sind schwer zu fixieren</li><li>distanzierter, in die Weite blickender, erstarrter Blick</li><li>exzessives Schwitzen, kalter Schweiß, trockener Mund, blasse Haut</li><li>Atemlosigkeit, Hyperventilation</li><li>häufiges Urinieren</li><li>unwillkürlicher Stuhl- und Urinabgang in gefährlichen Situationen</li><li>häufige Krankheit</li><li>Herzklopfen, Herzschmerzen</li><li>Menstruationsstörungen</li><li>Erektions- und Potenzstörungen</li></ul>

Stressoren

Stressoren sind Stressauslöser. Die Geburt eines Kindes, der Umzug in eine andere Wohnung, der Gewinn einer Lottomillion sind genauso Stressoren wie ein erfolgloser Reanimationsversuch, das Piepsen des Meldeempfängers, das Umbetten des Polytraumapatienten von der Vakuummatratze auf den Röntgentisch oder die spiegelglatte Fahrbahn bei der Anfahrt zum Verkehrsunfall (➤ Tab. 40.2).

40.4.3 Stressmanagement/ Stressbewältigung

Es gibt eine Vielzahl von Möglichkeiten, Stress in sinnvolle Bahnen zu lenken und zu steuern.

Lernen Sie, Anzeichen von Stress und Ihr persönliches Stresslimit zu erkennen. Sie sind ausgebildet, einfühlsam und menschlich mit Ihren Patienten zu arbeiten. Es sind aber nicht nur die Bedürfnisse des Patienten wichtig – lernen Sie auch sich und **Ihre emotionellen, körperlichen und seelischen Bedürfnisse** kennen:

- Ein erhöhtes Körperbewusstsein hilft, Distress zu erkennen und Ausgleichmechanismen vor der Phase der Dekompensation anzuwenden.
- Lernen Sie, die Stressoren nach Gefährlichkeit einzuschätzen. Kümmern Sie sich wie bei einer Patiententriage zuerst um die gefährdetsten und mit geringen Mitteln lösbaren Stressoren.
- Bemühen Sie sich darum, von einer Situation nicht emotional überwältigt zu werden. Benützen Sie Ihre Handfertigkeiten und Ihr Wissen, um dem Patienten

Tab. 40.2 Stressoren

Einsatzbedingte Stressoren	Berufs- und standespolitische Stressoren	Innerbetriebliche Organisationsabläufe als Stressoren
- Geräusche: Meldeempfänger, Folgetonhorn, Schreie, Wimmern, Summen des Leitstellencomputers - optische Eindrücke: Bilder von entstellten Körpern, verformten Fahrzeugen - Gerüche: Erbrochenes, Urin, Kot, Schweiß - Witterung: Hitze, Kälte, Gewitter, Regen - Verantwortung für das Leben der anvertrauten Patienten - ständige Entscheidungsnotwendigkeit, Entscheidungsfindung und Problemlösung unter Zeitdruck - rascher Wechsel zwischen Ruhe- und Aktivitätsphasen - unbestimmte Länge von Pausen und Wartezeiten auf den nächsten Einsatz - Kommunikation gleichzeitig auf unterschiedlichen Ebenen mit unterschiedlichsten Personen und deren unterschiedlichen Anliegen - lange Arbeitszeiten, Schichtarbeit, Nacht-, Wochenend- und Feiertagsarbeit - Ermüdung, Schlafmangel, Schlafentzug - Perfektionismus - Angst um die eigene Sicherheit, Gefahren für den eigenen Körper: Straßenverkehr, Infektions- und Ansteckungsgefahr, Gefahrstoffe - Belastungen durch Tragen und Heben - Fehlen von Herausforderungen, Routine - Umgang mit Patienten, Angehörigen, deren Bedürfnissen und Forderungen - ständiger Kontakt mit Menschen in akuten oder chronischen Krisensituationen - emotionelle Anforderungen durch verängstigte, sterbende und lebensbedrohlich erkrankte Patienten - verletzte, misshandelte, missbrauchte Kinder - Arbeiten in der Öffentlichkeit	- Kosten- und Einspardruck - Rollenunklarheit, Rollenvielfalt - Ein Beruf nur für junge Leute? Es gibt wenige Kollegen, die das Rentenalter gesund erreichen. - Berufskrankheiten - geringe Aufstiegs- und Umstiegsmöglichkeiten - Qualifikationsmängel in der Führungsebene - Mangel an gesellschaftlicher Anerkennung - geringe Anerkennung durch Medien - Verantwortung für unerfahrene Ehrenamtliche, Auszubildende, Praktikanten und Zivildienstleistende - Missbrauch des Rettungssystems für andere Zwecke - Konflikte mit Ärzten und Krankenhauspersonal - Unter- oder Überbewertung der Ausbildung - unklarer Kompetenzrahmen - unklare gesetzliche Absicherung, hohes rechtliches Risiko	- ständig wechselnde Teamkollegen mit wenig Möglichkeit, eine Vertrauensbasis aufzubauen - schlechtes Arbeitsklima - Vorschriften und Dienstanweisungen - Bürokratie, Papierwirtschaft - Aus- und Fortbildungen, Prüfungen - Mangel an methodisch-didaktisch ansprechend gestalteten Weiterbildungen - Unterbezahlung - keine Erfolgs- bzw. Rückmeldung über den Patienten nach Übergabe in die Klinik

so gut wie möglich zu helfen. Ersetzen Sie Mitleid durch Anteilnahme.

- Sorgen Sie dafür, dass Sie die für die Ausübung ihres Berufs erforderlichen Handfertigkeiten und Kenntnisse erlernen und aufrechterhalten.
- Entwickeln Sie die Fähigkeit, nein zu sagen. Lernen Sie, für eigene Interessen einzustehen.
- Lernen Sie, andere zu schätzen. Geben Sie anderen ein positives Feedback und sprechen Sie Konflikte an.
- Versuchen Sie, Abstand zur Arbeit zu gewinnen. Nehmen Sie gesetzlich vorgeschriebene Pausen in Anspruch.
- Fragen Sie sich auch, was jetzt Ihren Stress verursacht. Es kann sein, dass Sie ihn teilweise mitverursacht haben. Wenn fünf Minuten nach Schichtbeginn der Melder während des Duschens auslöst, ist das kein Pech, sondern schlechtes Zeitmanagement.
- Vermeiden Sie, Aufgaben für andere zu erledigen, die diese selbst erfüllen können. Wer häufig Gefälligkeitsarbeiten für das Krankenhausteam erbringt (z.B. Patienten für das Aufnahmepersonal auf die Station bringen), erleichtert diesem zwar seine Arbeit, bringt dafür aber sich, seine Kollegen im Fahrdienst und in der Leitstelle sowie wartende Patienten und Angehörige in zusätzlichen Stress.
- Lernen Sie zu delegieren. Glauben Sie nicht, dass nur Sie allein bestimmte Dinge sachgerecht erledigen können. Dieses gilt sowohl im Wachbetrieb als auch vor allem im Einsatzgeschehen.
- Versuchen Sie, unangenehme Aufgaben nicht auf die lange Bank zu schieben. Notieren Sie bei Schichtbeginn die Aufgaben, die unbedingt getan werden müssen. Sortieren Sie diese nach Wichtigkeit und Schwierigkeit. Beginnen Sie mit diesen Aufgaben zuerst, solange Sie noch genügend Energien haben. Je früher diese begonnen werden, desto rascher sind sie erledigt, desto früher können Sie sich entspannen und anderen Aufgaben nachgehen.
- Sie sind nicht der einzige RS/RA, der Stress ausgesetzt ist. Viele Stressoren werden durch berufsspezifische Probleme verursacht. Engagieren Sie sich in berufspolitischen Fragen. Sorgen Sie für berufliche Probleme vor. Eine Mitgliedschaft bei einer Gewerkschaft ist bei arbeitsrechtlichen Problemen hilfreich, eine Berufshaftpflicht-, Verkehrs-, und Rechtsschutzversicherung kann vielleicht einmal schlaflose Nächte ersparen.
- Brechen Sie aus der Berufsroutine aus. Organisieren Sie eine RTW-Vorstellung im örtlichen Kindergarten oder einen Berufsinformationsstand über den RD im Schulzentrum.
- Suchen Sie Abwechslung im Beruf. Überlegen Sie, ob ein Wechsel in die Leitstelle, auf eine andere Ret-

tungswache, in die Ausbildung oder Verwaltung die Situation verbessern würde. Bilden Sie sich dementsprechend weiter.

- Analysieren Sie Ihre Ziele: Sind diese realistisch und erreichbar? Korrigieren Sie Ihre Ziele auf ein erreichbares Maß.
- Jede Wache sollte einen Raum haben, wo Sie sich für einige Zeit zurückziehen können. Sollte dies nicht der Fall sein, setzen Sie sich bei Ihrem Vorgesetzten dafür ein. Sorgen Sie gemeinsam mit Ihrem Kollegen für eine helle und gepflegte Wache, in der Sie sich auch wohl fühlen können.
- Entwickeln Sie Interessen und Hobbys.
- Erkennen Sie die Bedeutung von richtiger Ernährung und meiden Sie Alkohol und Drogen.
- Wenn Sie vor Entscheidungen stehen: Es gibt selten nur zwei Möglichkeiten, sondern oft mehrere Alternativen.
- Entwickeln Sie ein soziales Unterstützungssystem, z.B. mit Familie, Partner, Freunden, Kollegen und Nachbarn.
- Stellen Sie sicher, dass Ihre Freizeit tatsächlich freie Zeit ist. Sorgen Sie dafür, dass Sie nur dann kontaktiert werden, wenn eine absolute Notwendigkeit dafür besteht.
- Besuchen Sie einen Stressmanagementkurs, organisieren Sie eine Fortbildung zum Thema Stress für sich und die Kollegen, gründen Sie eine Supervisionsgruppe. Dabei können Sie gemeinsam mit Kollegen und einem externen Berater Stressursachen analysieren und Bewältigungsstrategien entwickeln.
- Nehmen Sie professionelle Hilfe in Anspruch, wenn Ihnen nahestehende Personen nicht mehr weiterhelfen können.
- Führen Sie ein Tagebuch oder ein Einsatztagebuch. Nehmen Sie Kontakt (Briefe, Internet) mit Kollegen aus einem anderen Land auf. Das erlaubt, persönliche Gefühle auszudrücken, in Bahnen zu lenken und Erfahrungen auszutauschen.
- Üben Sie Techniken zur raschen Entspannung. Volkshochschulen und andere Einrichtungen bieten Kurse an. Versuchen Sie trotz möglicher Schwierigkeiten mit dem Schichtplan, einen solchen Kurs zu besuchen. Eine Alternative sind Bücher und Videos über Entspannungstechniken.

40.4.4 Burnout

Burnout ist die Bezeichnung für eine schwere Stressreaktion. Der Betroffene erlebt das Gefühl des Ausgebranntseins, der geistigen Erschöpfung und körperlichen Ausgelaugtheit als Folge von lang anhaltendem

Stress. Burnout tritt gehäuft in helfenden Berufen auf und zeigt sich anhand von Erschöpfung, verringerter Leistungszufriedenheit und Depersonalisation (der Betroffenen hat das Gefühl, nicht mehr er selbst zu sein).

Phasen des Burnouts

Burnout ist kein scharf abzugrenzendes Krankheitsbild mit streng aufeinander folgenden Abschnitten, sondern eine Sammlung von individuell verschiedenen Symptomen, die in unterschiedlicher Reihenfolge auftreten können. Das folgende Phasenmodell soll den Problemkreis Burnout verallgemeinert darstellen; es gliedert das Burnout-Syndrom in sieben Phasen.

Symptome des beginnenden Burnouts

Überengagement im Beruf ist ein häufiger Ausgangspunkt von Burnout. Mit dem Überengagement verbunden ist die Zurückstellung eigener Bedürfnisse, freiwillige Mehrarbeit und das Gefühl, für das zu erreichende Ziel nicht entbehrlich zu sein. Damit einher gehen erste Erschöpfungsanzeichen wie dauernde Müdigkeit, Energiemangel sowie eine erhöhte Unfallgefahr.

Phase des reduzierten Engagements

Dieser Abschnitt ist gekennzeichnet vom Rückzug gegenüber Patienten und Kollegen. Die Anteilnahme an den Problemen der Patienten sinkt. Mit dem Patienten und über ihn wird häufig nur mehr im Fachjargon gesprochen. Die Einstellung zur Arbeit wird zunehmend negativer, im Mittelpunkt steht der nächste arbeitsfreie Tag. Wo es möglich ist, werden Freiräume ausgenützt, Arbeitspausen werden so lange als möglich ausgedehnt, die Zeit bis zum Melden der Einsatzbereitschaft wird immer länger. Der Rettungsdienstmitarbeiter hat das Gefühl, ausgebeutet zu sein, klagt über schlechte Bezahlung und lange Arbeitszeiten. Dienst nach Vorschrift lautet das neue Motto. Dies kann die letzte Phase eines hauptsächlich beruflich bedingten Burnouts sein und als sinnvolle, notwendige Anpassung an unveränderliche Rahmenbedingungen betrachtet werden. Der Rettungsdienstmitarbeiter lebt nicht mehr, um zu arbeiten, sondern er arbeitet, um zu leben. Es ist aber auch möglich, dass sich der Prozess des Burnouts weiter fortsetzt.

Phase der emotionalen Reaktionen

Der Betroffene pendelt in seiner Stimmung sehr rasch zwischen depressiven und aggressiven Verhaltensweisen. Schuldgefühle und Selbstmitleid entstehen, und das Gefühl, in einer beruflichen Sackgasse zu stehen, verfestigt sich. Hilflosigkeits- und Ohnmachtgefühle werden geäußert, Schuldige gesucht; die differenzierte Problembetrachtung weicht einem reinen Schwarzweißdenken. Der Betroffene ist launenhaft, reizbar, misstrauisch und gerät häufig in Konflikte mit Kollegen, Familienmitgliedern und Freunden.

Abbauphase

Der Betroffene wird unorganisiert, führt z.B. keinen oder nur einen ungenauen Check seiner Ausrüstung durch, verweigert sich gegen Veränderungen jeder Art und kann schwierigere Aufgaben nicht mehr bewältigen. Selbst einfache Entscheidungen werden zu Hürden, und die Qualität der Patientenversorgung beginnt auf ein gefährliches Niveau zu sinken. Beschwerden durch Angehörige, Patienten oder medizinisches Personal häufen sich.

Verflachungsphase

Gefühlsreaktionen verflachen völlig. Hobbys werden aufgegeben, Langeweile breitet sich aus, und die persönliche Anteilnahme an den Mitmenschen nimmt ab. Der Betroffene fühlt sich einsam.

Phase der psychosomatischen Reaktionen

Eine Vielzahl psychosomatischer Reaktionen ist möglich. Der Betroffene ist beispielsweise dauernd erkältet, klagt über Schlafstörungen, Rückenschmerzen, Atembeschwerden, Herzklopfen, Magen-Darm-Störungen oder Bluthochdruck. Die Ernährungsgewohnheiten werden verändert, der Betroffene isst extrem wenig oder extrem viel. Exzessives Rauchen, Kaffee- oder Alkoholkonsum werden fälschlicherweise zur Stressbewältigung eingesetzt.

Phase der Verzweiflung

Der Betroffene erkennt keinen Sinn mehr im Leben, keine Möglichkeiten zur Veränderung seiner Situation, lebt in Hoffnungslosigkeit und hat Selbstmordabsichten.

Möglichkeiten der Burnout-Bewältigung

Obwohl Burnout auch viele gesellschaftliche und rettungsdienstspezifische Ursachen hat, muss der Betroffene erkennen, dass die Problembewältigung primär bei ihm selbst liegt. Diese Verantwortung für sich wahrzunehmen, ist der erste Schritt auf dem Weg zur Besserung. Erst dann kann die Frage gestellt werden, welche Burnout-Faktoren mit gesellschaftlichen und innerbetrieblichen Problemen zu tun haben und welche dieser Umstände zu beeinflussen sind. Die Möglichkeiten der Bewältigung des Burnouts entsprechen weitgehend denen des Stressmanagements.

40.5 Psychosoziale Belastungen und Störungen im Rettungsdienst

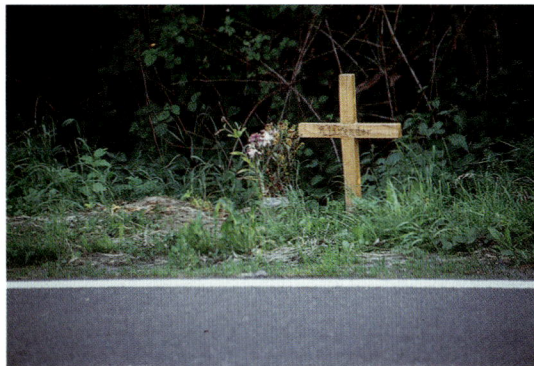

Abb. 40.5 Viele Notfallsituationen und -einsätze können für die Beteiligten wie Überlebende, Verwandte, Zeugen und – nicht zuletzt – das Rettungsdienstpersonal massive psychische Traumen und Beeinträchtigungen auslösen. Durch qualifizierte psychosoziale Betreuung und Begleitung muss diesem frühzeitig entgegengewirkt werden. [M234]

Viele Einsätze des Rettungsdienstes, der Feuerwehr und der Polizei können für die Patienten, aber auch für körperlich unversehrt gebliebene Verwandte oder Zeugen (z.B. eines Unfallhergangs) sowie natürlich auch für die Einsatzkräfte selbst lang anhaltende und massive psychische Traumen und Beeinträchtigungen zur Folge haben (➤ Abb. 40.5).

Es gehört zu den Aufgaben der Notfallmedizin, im präklinischen Bereich schweren gesundheitlichen Folgeschäden entgegenzuwirken. Bislang wurde als selbstverständlich vorausgesetzt, dass gesundheitliche Folgeschäden immer körperliche Beeinträchtigungen sein müssen. Zunehmend erweitert sich jedoch die Wahrnehmung: Man nimmt zur Kenntnis, dass es auch massive psychische Folgeschäden gibt, unter denen betroffene Menschen schwere und schwerste seelische Qualen erleiden.

Begriffsbestimmung

Im Bereich der psychosozialen Betreuung und Begleitung im Rettungsdienst existiert mittlerweile eine Vielzahl von Begrifflichkeiten, die zum Teil sehr unterschiedlich belegt sind. Zur besseren Orientierung werden die **Kernbegriffe** daher an dieser Stelle nochmals kurz definiert:

- **„Notfallseelsorge"** bezeichnet das Engagement der Kirchen für Trauernde. Notfallseelsorge und Krisenintervention ergänzen sich, ersetzen sich aber nicht!
- **„Seelsorge in Feuerwehr und Rettungsdienst"** ist die kirchliche Arbeit für das Einsatzpersonal und somit keine Notfallseelsorge.
- **„SBE/CISM"** (= Stressbearbeitung nach belastenden Einsätzen/critical incident stress management) ist eine Methode, die Einsatzkräfte nach besonders belastenden Einsätzen unterstützt. Sie beinhaltet ein ganzes Bündel von Maßnahmen und gibt Hilfestellungen für eine fundierte Verarbeitung der Ereignisse.

- **„Krisenintervention im Rettungsdienst" (KIT)** ist immer da für Patienten, Trauernde, akut psychisch Traumatisierte, Hinterbliebene usw. KIT besitzt eine eigene Organisationsstruktur und ist grundsätzlich nicht zuständig für die (eigenen) Einsatzkräfte.
- **„Basis-Krisenintervention"** (Basis-KIT) ist eine verantwortete Betreuung in der Akutsituation (direkt während oder „nach" dem Einsatz) und kann (sollte) von jedem Rettungsdienstmitarbeiter (Notarzt, Rettungsassistent, Rettungssanitäter) durchgeführt werden. Basis-Krisenintervention arbeitet unabhängig von bestehenden Systemen (Notfallseelsorge oder Kriseninterventionsteam), ist aber im optimalen Fall mit ihnen vernetzt.

40.5.1 Akute Belastungsreaktion und posttraumatische Belastungsstörung

Psychisches Trauma

Ein **psychisches Trauma** wird oft durch Situationen ausgelöst, in denen der Rettungsdienst, die Feuerwehr oder auch die Polizei tätig werden: schwere Verkehrsunfälle, Suizide, Verlust einer nahestehenden Person, Gewalttaten und viele für den Rettungsdienst „alltägliche" Situationen. Entscheidend ist dabei, dass ein Ereignis von den Betroffenen als überwältigend empfunden wird und sie sich – weder körperlich, noch psychisch – diesem Ereignis entziehen können. Im Mittelpunkt eines solchen Ereignisses steht die Erfahrung, dass das eigene Leben oder das Leben nahestehender bzw. geliebter Per-

40

sonen akut bedroht ist. Die Erfahrung des Todes einer oder mehrerer Bezugspersonen verstärkt dabei das Ausmaß des psychischen Traumas.

Die Folgen eines psychischen Traumas können für das Leben von Betroffenen fatal sein. Die Weltgesundheitsorganisation (WHO) unterscheidet dabei im Wesentlichen zwei Diagnosen, die durch ein psychisches Trauma ausgelöst werden können: die akute Belastungsreaktion und die posttraumatische Belastungsstörung.

Eine **traumatische Situation** ist ein Ereignis, das weit außerhalb der üblichen menschlichen Erfahrung liegt. Die Person erlebt intensiv (Todes-)Angst, absolute Hilflosigkeit und Entsetzen. Sie erlebt direkt und persönlich eine Situation, die mit Tod oder Androhung des Todes, schweren Verletzungen oder anderen extremen Bedrohungen der körperlichen Unversehrtheit zu tun hat. Beispiele für traumatische Situationen sind:

- Gewalterfahrungen (z.B. Vergewaltigung, Raub, Entführung, Folter)
- Natur- oder durch Menschen verursachte Katastrophen
- schwere Verkehrsunfälle
- Miterleben des Todes oder schweren Verletzungen einer anderen Person
- schwer verletzte Kinder oder der Tod von Kindern.

Die **Folgen traumatischer Situationen** können sein: eine akute Belastungsreaktion oder eine posttraumatische Belastungsstörung (➤ Abb. 40.6). Sie sind in ➤ Abb. 40.7 nochmals zusammenfassend dargestellt.

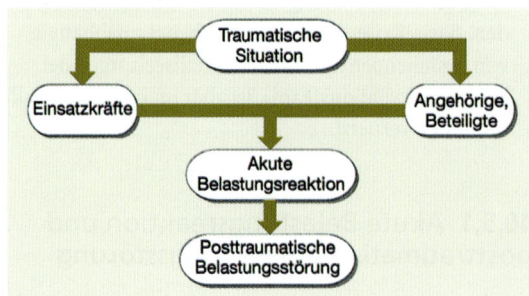

Abb. 40.6 Folgen traumatischer Situationen [M234]

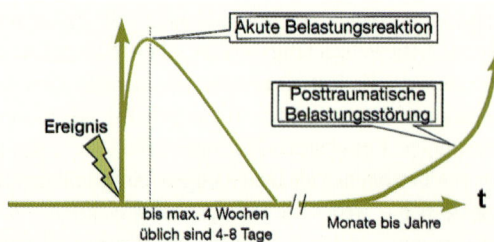

Abb. 40.7 Akute Belastungsreaktion versus posttraumatische Belastungsstörung [M234]

Akute Belastungsreaktion

Die **akute Belastungsreaktion** ist eine „normale", d.h. angemessene und physiologische Reaktion auf ein „unnormales" traumatisierendes Ereignis und hält i.d.R. für Tage bis max. vier Wochen an. Man unterscheidet primäre (sofort eintretende) und sekundäre (Stunden später auftretende) Symptome.

Primäre Symptome:
- Gefühl der Empfindungslosigkeit
- Fehlen der emotionalen Reaktionsfähigkeit
- Wahrnehmungsstörungen, Gedächtnisverlust
- Derealisation, Depersonalisation
- Hilflosigkeit, Orientierungsverlust (Chaos)
- totaler Kontrollverlust, Gefühl, ausgeliefert zu sein
- starke Angst, Verzweiflung, Hilflosigkeit.

Sekundäre Symptome:
- sich aufzwängende sensorische Wiedererinnerung (Intrusionen) in Form von Bildern, Geräuschen, Gerüchen, taktilen Eindrücken
- Appetitlosigkeit, Übelkeit, Erbrechen
- Schlafstörungen, Alpträume
- Konzentrationsschwierigkeiten, Gereiztheit, Schreckhaftigkeit, sozialer Rückzug.

Die **Folgen** der akuten Belastungsreaktion können sein:
- Selbstisolation
- Selbstzweifel
- Schuldgefühle
- Unfähigkeit, Freude zu erleben (Anhedonie).

Das Wissen über die charakteristische Ausprägung der akuten Belastungsreaktion ist bei Einsatzkräften sowie insbesondere auch Angehörigen und Betroffenen weitgehend unbekannt. Die Betroffenen erleben die Symptome als quälend („da ist was mit mir los …").

Sie wissen oft nicht, dass ihre Gedanken und Gefühle normal sind. Es besteht die Neigung zur Einnahme beruhigender Wirkstoffe (Alkohol, Sedativa) als Selbstmedikation.

Posttraumatische Belastungsstörung

Im Gegensatz zur akuten Belastungsreaktion ist die **posttraumatische Belastungsstörung** (PTSD: posttraumatic stress disorder) eine schwere Krankheit, die nach Monaten oder Jahren eintritt. Sie „schleicht" gewissermaßen in die Biographie der Betroffenen ein, verbirgt sich oft hinter einer Vielzahl unspezifischer psychosomatischer Symptome und ist daher schwer zu diagnostizieren.

Die PTSD drückt sich aus in der zwanghaften und permanenten Erinnerung an das traumatische Ereignis.

Diese zwingt sich den Betroffenen wieder und wieder auf und ist nicht steuer- oder verdrängbar. Insbesondere in den Träumen werden die Betroffen mit dem Ereignis und seinen Bildern konfrontiert. Die daraus resultierende Schlaflosigkeit sowie die Schreckhaftigkeit wird von den Betroffenen dabei als besonders quälend empfunden. Weiterhin kennzeichnend sind die Symptome einer Depression, z.B. emotionale Stumpfheit oder Gleichgültigkeit gegenüber anderen Menschen, Teilnahmslosigkeit. Akute Ausbrüche von Angst, Panik oder Aggression sind ebenfalls nicht selten. Von den Betroffenen wird zudem alles vermieden, was in irgendeiner Weise mit dem auslösenden Ereignis zu tun hat und Erinnerungen daran wachruft.

Eine PTSD hat fatale Folgen für die weitere Biographie der Betroffenen. Darum muss jeder Rettungsdienstmitarbeiter immer daran denken, dass ein für ihn alltägliches Einsatzereignis für Patienten, Angehörige und Augenzeugen so außergewöhnlich und belastend sein kann, dass sich später eine PTSD entwickelt.

Untersuchungen haben gezeigt, dass das Rettungsdienstpersonal grundsätzlich eine hohe Arbeitszufriedenheit zeigt, die Arbeit hat eine hohe Bedeutung = Merkmale für die Leistungsbereitschaft der Beschäftigten. Konflikte entstehen durch die hohe Wochenarbeitszeit = Work-Family-Conflict. Die psychischen Belastungen des Rettungspersonals können durch Konditionierung (Training) des Ablaufgeschehens im Notfalleinsatz minimiert werden. Extreme Einsätze bei langen Arbeitszeiten mit hohen psychischen Anforderungen wirken sich nicht ungünstig auf die subjektive Gesundheit aus.

Fassen wir es einmal zusammen: Je mehr das Personal unterfordert ist, je geringer die Einsatzfrequenz, je disharmonischer das Arbeitsleben auf der Wache, um so geringer die Stabilität des Einzelnen gegen Belastungsstörungen. Posttraumatische Belastungsstörungen können sich durch Hilflosigkeit bei fehlender oder mangelhafter Qualifikation leichter aufbauen.

Belastungsstörungen werden von den Berufsgenossenschaften und Unfallkassen als Arbeitsunfälle behandelt, deshalb ist hier eine frühestmögliche Dokumentation in das „Verbandbuch" (GUV-I 511-1) verpflichtend.

Dienstvorgesetzte (Wachleiter) sollten einen Maßnahmenplan für das Personal nach belastenden Einsätzen erstellen. Darin sollten die möglichen Maßnahmen nach solchen Einsätzen aufgelistet sein, wie auch die Adressen von Psychotherapeuten zur Erstversorgung. Da nur die Psychotherapeuten und psychologischen Psychotherapeuten eine Kammerzulassung haben, dürfen nur sie im Sinne einer berufsgenossenschaftlichen Versorgung tätig werden.

Eine Möglichkeit der Nachsorge besteht darin, dass Einsatzleiter oder Vorgesetzte ein persönliches Gespräch suchen oder kurz bei den Einsatzkräften zu Hause anrufen, um sich nach ihrem Wohlergehen zu erkundigen. Bei massiven, andauernden Störungen sollten Therapiemöglichkeiten durch Ärzte oder Psychotherapeuten wahrgenommen werden.

40.5.2 Stressbearbeitung nach belastenden Einsätzen

Die Mitarbeiter der Rettungsorganisationen arbeiten immer professioneller und mit immer besserem Material. Im Gegensatz zu dem hohen Standard im medizinischen und technischen Bereich ist dem seelischen Bereich ihrer Arbeit bisher kaum oder gar keine Beachtung geschenkt worden. Dieses ist umso erstaunlicher, als es ja gerade die Einsatzkräfte des RD sind, die täglich mit Leid und Schmerzen vieler Menschen umgehen. Für eine Professionalität in diesem Bereich müssen sie sich über ihre eigenen Gefühle und über die seelischen Belastungen ihrer Tätigkeit im Klaren sein.

In diesem Kapitel sollen Methoden erläutert werden, die helfen können, den Stress nach besonders belastenden Einsätzen abzubauen. RS/RA haben ein enormes Maß an Einsatzstress zu bewältigen, und gelegentlich erleben sie mehr stressvolle Ereignisse in einem Monat als andere Menschen in ihrem ganzen Leben. Es ist deutlich, dass es sich beim RD um Menschen handelt, die von ihrer Veranlagung her in einem überdurchschnittlichen Maß dazu bereit und in der Lage sein müssen, mit Einsatzstress umzugehen. Doch oft geht diese Hilfsbereitschaft Hand in Hand mit einer großen Abneigung dagegen, sich selbst helfen zu lassen. In der Bevölkerung herrscht durchweg das Vorurteil, Einsatzkräfte des RD können den Einsatzstress ohne Probleme verarbeiten, da dieser ja ein Teil ihres Berufs ist. Neben dem punktuellen Einsatzstress bei belastenden Einsätzen sind Einsatzkräfte emotionalem Stress und der Ansammlung der vielen kleinen privaten und dienstlichen Stressoren ausgesetzt. Sie haben gelernt, mit diesem Stress umzugehen (➤ Kap. 40.4). Oft sprechen sie mit Kollegen oder Familienangehörigen und verarbeiten auf diese Weise die seelischen Belastungen. Es gibt aber auch Situationen, in denen ein geleiteter Weg der Verarbeitung hilfreich sein kann. In diesem Kapitel sollen drei aufeinander aufbauende Methoden beschrieben werden, wie Einsatzstress nach besonders belastenden Einsätzen in Gruppen bearbeitet werden kann.

MERKE
Besonders belastende Einsätze sind solche, die erfahrungsgemäß die normalen Stressbearbeitungsmechanismen durchbrechen und regelmäßig bei einem gewissen Prozentsatz des Einsatzpersonals stressbedingte Störungen oder gar Erkrankungen bewirken können. Deshalb erfordern solche Einsätze besondere psychische Schutzmaßnahmen.

Es gehört zum Selbstbild und Selbstverständnis vieler Einsatzkräfte, dass sie eine deutliche Opfer-Helfer-Einteilung vornehmen. Die Opfer sind dabei immer die anderen. Diese Einteilung stärkt das Selbstbewusstsein und hilft den Einsatzkräften, in schwierigen Situationen die Nerven zu behalten. Bei einem Eigenunfall oder bei Gewalttätigkeit gegen Einsatzkräfte wird dieser Grundsatz erschüttert. Gelegentlich lassen aber auch kleine, sonst unbeachtete Dinge diesen Schutzschirm durch emotionalen oder angesammelten Stress zusammenbrechen. Aufgrund dieser Erfahrungen mit plötzlich auftretenden, massiven und unkontrollierbaren Gefühlsreaktionen trifft man immer wieder auf das Vorurteil, dass Gefühle die Professionalität und die Effektivität des Einsatzes beeinträchtigen.

Ebenen der Stressbearbeitung

Es gehört zur Professionalität von Einsatzkräften im RD, dass sie ihre eigenen Gefühle und die Gefühle anderer Menschen erkennen und richtig einschätzen können. Massive Störungen durch unkontrollierbare Gefühlsreaktionen der Einsatzkräfte können gemildert oder verhindert werden, wenn seelische Belastungen schon im kleinen Umfang erkannt und bearbeitet werden. Stress muss wahr- und ernst genommen und, bezogen auf das Einsatzgeschehen, auf drei Ebenen bearbeitet werden.

Vorbereitungsphase

- **Ausbildung:** Die Ausbildungspläne müssen erweitert werden. Mögliche Themen sind psychologische Erste Hilfe, Stress, Umgang mit seelischen Belastungen.
- **Psychologische und seelsorgerliche Hilfe:** Zu einer guten Stressvorbeugung gehört die regelmäßige Unterstützung der Einsatzkräfte auch durch Fachkräfte aus diesen Bereichen.
- **Forschung und Weiterentwicklung:** Die Wirkung und mögliche Verbesserung stressbearbeitender Methoden müssen intensiv untersucht und laufend verbessert werden.

- **Ausbildung der Führungskräfte:** Um ihrer Fürsorgepflicht für die Einsatzkräfte besser gerecht zu werden, benötigen Führungskräfte zusätzliche Ausbildung, um Belastungen zu erkennen und geeignete Maßnahmen ergreifen zu können.
- Achtung: Belastungsstörungen werden von den Berufsgenossenschaften und Unfallkassen als Arbeitsunfälle behandelt

Einsatzphase

- **Persönliche Fürsorge:** Insbesondere bei lang andauernden Einsätzen ist es für das seelische Gleichgewicht der Einsatzkräfte wichtig, dass sie persönlich betreut werden und sie vertrauenswürdige Ansprechpartner bei auftauchenden Problemen haben. Im regulären Dienstbetrieb können Vertrauensleute oder Ansprechpartner unter den Kollegen diese Aufgabe übernehmen.
- **Unterstützung:** Ernsthafte seelische Probleme sollten möglichst sofort angegangen werden. Die betroffenen Einsatzkräfte sind nicht mehr einsatztauglich. Sie sollten möglichst schnell durch Fachkräfte betreut werden.

Nachbereitungsphase

- **Sofortgespräch** (Defusing)
- **Einsatzabschluss** (Demobilising)
- **Einsatznachbesprechung** (Debriefing)
- **Nachgehende Seelsorge und Begleitung:** Seelsorger oder andere fachkundige Vertrauenspersonen können im vortherapeutischen Bereich belastete Einsatzkräfte langfristig und intensiv betreuen, wenn diese das wünschen.

Intervention

Das Ziel einer fundierten psychosozialen Betreuung und Begleitung im Rettungsdienst ist es, die Folgen traumatischer Situationen für Angehörige, Patienten und Einsatzkräfte durch zielgruppenspezifische Maßnahmen zu verhindern bzw. zumindest zu minimieren:
- Für die Arbeit mit Angehörigen, Patienten und Beteiligten ist die **Krisenintervention** (inkl. der Basis-Krisenintervention) das Mittel der Wahl.
- Bei Einsatzkräften wird die **Stressbearbeitung für Einsatzkräfte** eingesetzt (➤ Abb. 40.8).

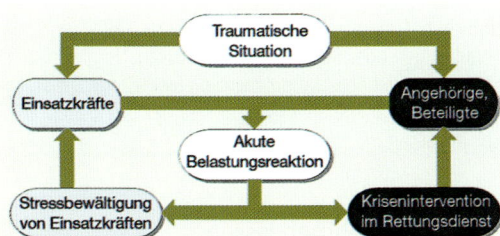

Abb. 40.8 Verhinderung der Folgen traumatischer Situationen durch zielgruppenspezifische Interventionen [M234]

MERKE

Eine traumatische Situation kann sowohl Einsatzkräfte als auch Angehörige, Patienten und sonstige Beteiligte betreffen. Die Folgen sind für beide Gruppen gleich, die Interventionen zur Prävention der posttraumatischen Belastungsstörung sind jedoch unterschiedlich. Diese unterschiedlichen zielgruppenspezifischen Interventionen dürfen auf keinen Fall miteinander „vermischt" werden.

Während sowohl die Krisenintervention im Rettungsdienst als auch die Stressbearbeitung nach belastenden Einsätzen für Einsatzkräfte von speziellen Fachteams oder -diensten durchgeführt werden, sollte die Basis-Krisenintervention von jedem Rettungsdienstmitarbeiter durchgeführt werden können.

40.5.3 Basis-Krisenintervention

Genauso wie bei einem Schockpatienten der Volumenmangel substituiert wird, um ein späteres Organversagen zu verhindern, so gilt es bei psychisch traumatisierten Patienten konkrete Maßnahmen zu ergreifen, um eine spätere PTSD zu verhindern.

Eine adäquate **präklinische Erstversorgung** von psychisch traumatisierten Personen durch den Rettungsdienst stellt die Basis-Krisenintervention dar.

MERKE

Basis-Krisenintervention ist kein humanitärer Luxus, sondern Bestandteil des notfallmedizinischen Versorgungsauftrages und besteht aus fundierten und gesicherten Handlungsempfehlungen für Rettungsdienstmitarbeiter.

Basis-Krisenintervention bezieht sich zunächst auf eine **Standardsituation**, nämlich die Betreuung Hinterbliebener im häuslichen Bereich nach Exitus einer erwachsenen Person mit internistischer Ursache. Alle anderen Situationen, z.B. Tod eines Kindes, Selbsttötung, Gewalterfahrung, erfordern spezielle Kenntnisse.

Die **Maßnahmen der Basis-Krisenintervention** gliedern sich in sechs Teilschritte:

1. Angehörige bei der Versorgung oder Reanimation des Patienten nicht ausgrenzen
2. Floskeln vermeiden, eindeutige Wortwahl
3. kontinuierliche Betreuung
4. Abschied nehmen lassen
5. soziale Ressourcen mobilisieren
6. Hinweis auf psychosoziale Beratungsdienste.

Die Umsetzung der Basis-KIT braucht etwa 20 bis 30 Minuten.

1. Angehörige nicht ausgrenzen

Oberstes Ziel eines jeden rettungsdienstlichen Einsatzes ist immer die adäquate Versorgung des Patienten. Die Reanimation oder die Versorgung eines Notfallpatienten ist keine „esoterische Geheimlehre". Die Angehörigen oder „Zuschauer" sollen mitbekommen, dass alles Menschenmögliche versucht worden ist, um dem Patienten zu helfen bzw. ihn wiederzubeleben.

Eventuell können Angehörige in die Maßnahmen eingebunden werden, z.B. Infusion halten lassen, anamnestische Angaben. Dabei geht es insbesondere darum, die akute Krisensituation in eine möglichst „normale" Situation umzuwandeln, die Situation zu **entdramatisieren**.

2. Floskeln vermeiden, eindeutige Wortwahl

Lange und unverständliche **Erklärungen** sollten unbedingt vermieden werden. Stattdessen: einfache Worte wählen und dem Informationsbedürfnis der Angehörigen und Betroffenen nachkommen. Das Rettungsfachpersonal sollte erklären, was abläuft, und Orientierung vermitteln. Der RD sollte sich bewusst sein, wie medizinische Maßnahmen während der Patientenversorgung oder die Kommunikation im medizinischen Team auf Laien wirken können. Wenn z.B. Angehörige bei der erfolglosen Reanimation anwesend sind, ist es für den Verlauf der Trauer empfehlenswert, wenn ihnen nach dem frustranen Abbruch der Reanimation die Maßnahmen verständlich erklärt werden. Die Hinterbliebenen können so nachvollziehen, dass der RD mit größtem Engagement und maximalem Einsatz gearbeitet hat, um das Leben des Patienten doch noch zu retten.

Floskeln sind Ausdruck eigener Unsicherheit, deshalb sind klare Formulierungen, insbesondere auch die eindeutige Benennung des Todes, wichtig. Auf keinen Fall sollten falsche und vergebliche Hoffnungen erzeugt werden. Eventuell kann das Rettungsfachpersonal auch eigene Emotionen ausdrücken, z.B. „Es tut mir leid, wir haben Ihrem Verwandten nicht mehr helfen können."

Mit **moralischen Stellungnahmen** und Kommentaren sollte seitens des RD größte Zurückhaltung geübt werden, da gerade die Frage der vermeintlichen oder tatsächlichen Schuld, z.B. bei einem plötzlichen Kindstod, auf den Verlauf von posttraumatischen Belastungsstörungen und den Verlauf der Trauer nachhaltigen Einfluss haben kann.

Gerade das Rettungsfachpersonal kann eine psychotraumatologische Kompetenz entwickeln und am Einsatzort umsetzen. Von der Intervention profitieren nicht nur Betroffene (Traumatisierte, Hinterbliebene), sondern auch die Einsatzkräfte, weil sie dazu beiträgt, die eigene Hilflosigkeit zu überwinden. Besonders am Anfang, d.h. während oder direkt nach einem traumatischen Ereignis, kann die Trauer mit wenig Aufwand positiv beeinflusst werden. Im Zeitraum unmittelbar nach einem eventuell traumatischen Ereignis lässt sich die Verarbeitung, wie zu keinem Zeitpunkt später mehr, positiv unterstützen. Diese Chance sollte durch das Rettungsfachpersonal genutzt werden. Es können auch ggf. in die Rettungsdienstorganisation integrierte Notfallseelsorger hinzugezogen werden.

MERKE
Ziel ist die qualifizierte Betreuung in Krisensituationen durch eine fundierte Ausbildung. Das Rettungsfachpersonal kann aktiv dazu beitragen, das Leid von Trauernden und Hinterbliebenen nicht zusätzlich und unnötig zu verstärken, sondern auch diesem „besonderen" Notfallpatienten qualifiziert zu helfen!

3. Kontinuierliche Betreuung

Weiter sollte versucht werden, einen kontinuierlichen **Kontakt zu einer Bezugsperson**, z.B. einem Rettungsdienstmitarbeiter, herzustellen, wodurch dem Betroffenen Ruhe und Halt vermittelt werden kann. Dies hilft ihm, die chaotischen und traumatischen Eindrücke der Situation besser zu bewältigen oder zumindest abzuschwächen. Diskreter **Körperkontakt**, z.B. die Hand auf Arm oder Schulter legen, der in anderen Situationen häufig nur schwer vorstellbar ist, kann angemessener Ausdruck einer gemeinsam empfundenen Sprachlosigkeit sein und sollte daher, falls es die Situation zulässt, eingesetzt werden.

PRAXISTIPP
Von zentraler Bedeutung für eine angemessene präklinische Versorgung einer psychischen Traumatisierung ist die Betreuung und Zuwendung, die den betroffenen Personen während oder direkt nach dem auslösenden Ereignis zuteil wird.
Jede Form von Zuwendung, mag sie auch delegiert sein und auf den ersten Blick unprofessionell wirken, ist immer noch deutlich besser, als den Betroffenen sich selbst oder gar Schaulustigen oder Reportern zu überlassen. Vergleichbar ist die Situation mit den Maßnahmen von Ersthelfern: Die stabile Seitenlage ist allenthalben besser, als den Verletzten ersticken zu lassen.

4. Abschied nehmen lassen

Nach jeder Reanimation sollte versucht werden, auf einen würdigen Zustand des/der Toten zu achten. Grundsätzlich ist der Abschied vom Toten die wichtigste Maßnahme für den Verlauf der Trauer, dennoch ist das Abschiednehmen vom Toten immer nur ein Angebot, keinesfalls ein Muss. Obsolet sind Formulierungen wie: „Behalten Sie den Toten so in Erinnerung, wie er lebend war."

5. Soziale Ressourcen mobilisieren

Hilfreich ist dabei die Frage: „Wen möchten Sie in dieser Situation bei sich haben?" Wenn keine nahen Verwandte greifbar sind, auch an Nachbarn und Freunde denken. Den Betroffenen selbst wählen lassen, denn damit wird die Wiedergewinnung der Handlungs- und Entscheidungsfähigkeit gefördert. Oft ist es sinnvoll, die Betroffenen direkt in die Obhut ihnen nahestehender Personen zu geben. Es sollte in jedem Fall versucht werden, die Gefahr der sozialen Isolation zu reduzieren.

MERKE
Psychosozialer Kontext ist kein „Störfaktor", sondern eine Chance, schwere gesundheitliche Folgeschäden im psychischen Bereich zu verhindern.

Im weiteren Verlauf muss zusehends versucht werden, die **eigenen Bewältigungsstrategien** der Betroffenen in Gang zu setzen und zu stützen. Ein wichtiges Ziel ist die Wiedergewinnung der Handlungsfähigkeit.

6. Hinweis auf psychosoziale Beratungsdienste

Die Betroffenen sollten motiviert werden, Hilfs- und Beratungsangebote, z.B. Selbsthilfegruppen wie „Verwaiste Eltern", kommunale oder kirchliche Beratungsstellen, Hausarzt o. Ä. zu nutzen.

MERKE
Für eine effektive psychosoziale Betreuung und Begleitung am Einsatzort kann im Gegensatz zu einer Reanimation kein starrer Behandlungsalgorithmus vorgeschlagen und erlernt werden.
Im Mittelpunkt steht immer das Bemühen, eine kontinuierliche Beziehung zum Betroffenen aufzubauen.

Besondere Betreuungssituationen, die eine **Kontraindikation für Basis-KIT** und in der Regel eine eindeutige Einsatzindikation für eine Krisenintervention im Rettungsdienst bzw. ein KIT-Team darstellen, sind:

- Betreuung Hinterbliebener nach Selbsttötung
- Betreuung nach Gewalterfahrung (z.B. Vergewaltigung, Raub, Banküberfall)
- Betreuung nach Tod eines Kindes
- Betreuung von Kindern
- Überbringen einer Todesnachricht
- Betreuung von Lokführern nach Personenunfällen im Gleisbereich.

40.5.4 Krisenintervention im Rettungsdienst

Die Krisenintervention im Rettungsdienst (KIT) ist eine Hilfe für Patienten, Trauernde, akut psychisch Traumatisierte und Hinterbliebene, um schwere psychische Folgeschäden nach einem traumatisierenden Ereignis zu verhindern oder zu minimieren (➤ Abb. 40.9).

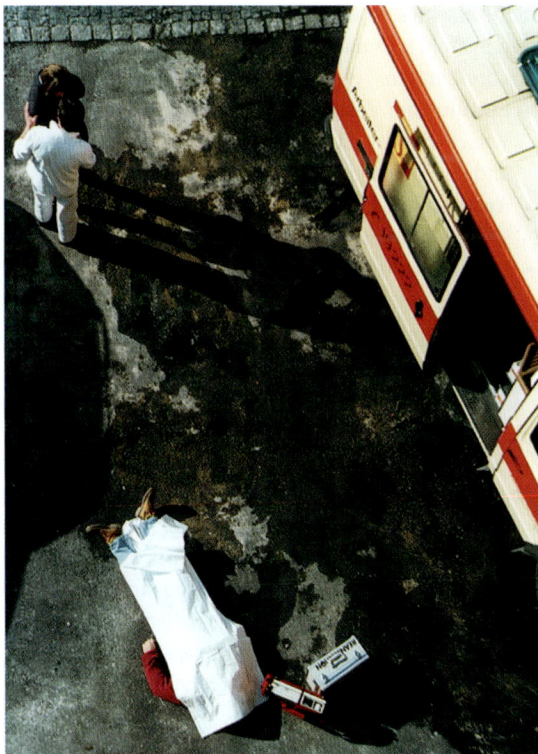

Abb. 40.9 Abgedeckter Patient neben dem RTW, Gespräch eines RD-Mitarbeiters mit Angehörigen [M234]

Organisation der KIT

Die systematische und fundierte Wahrnehmung der Aufgabe „Krisenintervention im Rettungsdienst" ist i.d.R. an eine eigene Organisationsstruktur gebunden, d.h., die KIT-Teams sind in örtliche Rettungsdienststrukturen eingebunden. Das KIT-Team sollte, z.B. über Melder, rund um die Uhr erreichbar sein. Die Alarmierung sollte grundsätzlich nur über die Leitstelle erfolgen.

Mitarbeiter in der Krisenintervention im Rettungsdienst müssen über eine spezielle **Ausbildung** verfügen, um den großen Belastungen gewachsen zu sein und qualifiziert helfen zu können. Die Inhalte der mindestens viertägigen Ausbildung sind breit gefächert:

- Grundlagen der Krisenintervention
- Kenntnisse der akuten Belastungsreaktion und der posttraumatischen Belastungsstörung
- psychohygienische Maßnahmen
- Vorstellung und Erprobung von Stressbewältigungsstrategien
- Grundlagen der Kommunikation in Krisenfällen
- konkrete Betreuungssituationen
- Durchführung von Rollenspielen und Fallbeispielen.

Indikation

Typische **Indikationen für den Einsatz eines KIT-Teams** sind beispielsweise:

- Suizid
- Betreuung von Hinterbliebenen nach erfolgloser Reanimation oder Exitus im häuslichen Bereich
- plötzlicher Kindstod
- Geiselnahme und Vergewaltigung
- Gewaltverbrechen
- schwere Unfälle
- Großschadenslagen
- Personenunfälle im Gleisbereich.

Durchführung

Ein Einsatz der Krisenintervention im Rettungsdienst dauert normalerweise zwei Stunden, manchmal auch bis vier Stunden.

Der **Ablauf der Krisenintervention** im Rettungsdienst orientiert sich im Wesentlichen an den allgemeinen Prinzipien zur Prävention psychischer Folgeschäden:

- Unterstützung von Coping- bzw. Bewältigungsstrategien der Betroffenen
- Entdramatisierung der Situation

40

- Aufbau einer kontinuierlichen Beziehung zum Betroffenen
- Hilfe zur Selbsthilfe, d.h. Exploration und Einführung der sozialen Ressourcen
- Brückenfunktion zu professionellen Beratungseinrichtungen
- Unterstützung bei Fragen zur Tätigkeit der Polizei, Erläuterung medizinischer Maßnahmen, Fragen um die Bestattung.

Besonders wichtig ist es dabei, gemeinsam mit den Betroffenen nach einem Weg zu suchen, wie es in der neuen Situation konkret weitergeht und wie sich die neue Situation für die Betroffenen erträglicher gestalten lässt, z.B. das Suchen eines Schlafplatzes, das Anrufen eines Freundes bzw. einer Freundin oder das Verabschieden von einem Toten.

Es geht keinesfalls darum, eine perfekte Lösung für die Situation zu finden, sondern gemeinsam einen Weg zu finden, die Betroffenen auf diesen Weg zu bringen und sie dann auch auf diesem Weg zu lassen, d.h. wieder entbehrlich zu werden. Oft bedeutet das, den Betroffenen zur weiteren Behandlung einer geeigneten Einrichtung zuzuführen. Solche Einrichtungen sind in erster Linie die Familie, der Freundeskreis oder spezielle kirchliche, psychosoziale oder sonstige Gruppen (Selbsthilfegruppen z.B.), Arbeitskreise und Vereine.

Geschichtlicher Hintergrund

Nach dem Ersten Weltkrieg begann man erstmalig damit, den **Shell-shock** (Granaten-Schock) in Einzelgesprächen zu behandeln. Hierbei wurden folgende Grundsätze entwickelt: Die Behandlung soll so bald wie möglich und so dicht wie möglich am Geschehen stattfinden. Sie ist keine Therapie von außen, sondern sie dient als Unterstützung der eigenen inneren Kräfte.

Nach dem Vietnamkrieg wurde **PTSD** als Krankheit der Veteranen entdeckt. So wurden im militärischen Bereich in den USA schon vor etlichen Jahren Stressbearbeitungstechniken entwickelt, die auf den zivilen Bereich übertragen wurden.

Das erste **CISM-Gespräch** (critical incident stress management, früher CISD für critical incident stress debriefing, entwickelt von Mitchell) wurde eingesetzt, als nach einem Flugzeugabsturz viele Einsatzkräfte Stressreaktionen zeigten. Mitchell hat dieses militärische Modell seitdem ständig weiterentwickelt. Seine Ansprechpartner sind vor allem Polizisten, Feuerwehrangehörige, RS/RA, Leitstellenmitarbeiter und Krankenhauspersonal.

Derzeit werden CISM-Gespräche von über 300 Teams in den USA und ca. 150 Teams in anderen Teilen der Welt angeboten. In Deutschland gibt es ca. 25 Teams. Es hat sich herausgestellt, dass der positive Einfluss stressbearbeitender Maßnahmen in der Regel sofort erkennbar ist. Es passieren weniger Suizide, Stressreaktionen werden verringert, es gibt weniger Krankschreibungen, und die Personalfluktuation sinkt.

MERKE

Die sehr einfache Grundvoraussetzung für CISM besteht darin, dass menschliche Zuwendung und das „Drüber-Reden" dem Einsatzpersonal hilft, Stresssituationen besser zu bewältigen und Einsatzstress besser abzubauen.

Methoden der Stressbearbeitung

Sofortgespräch (Defusing)

Defusing bedeutet übersetzt Entschärfung und dient der Schadensbegrenzung des Stresses. Direkt nach dem Schadensereignis, in einem Zeitraum von drei bis acht Stunden, wird mit den am meisten betroffenen Einsatzkräften ein Gespräch geführt. In diesem Zeitraum direkt nach dem Einsatz können psychische Belastungen am effektivsten angegangen werden. Die Gruppe besteht aus vier bis acht Teilnehmern. Das Gespräch wird von einem geschulten Team in einem geschützten Raum durchgeführt. Es dauert ca. 20–45 Minuten und besteht aus drei Phasen:

- **Einführung:** Vorstellung, Erklärung, Betonung der Verschwiegenheit, der gegenseitigen Unterstützung und des Teamgeists
- **Austausch:** Gespräch der beteiligten Einsatzkräfte über diesen Einsatz
- **Information:** Symptome, Deflexion, Normalität der Gefühle.

Danach kann in Einzelfällen eine persönliche Beratung und telefonischer Nachkontakt erfolgen.

Einsatzabschluss (Demobilising)

Nach großen, lang andauernden Schadensereignissen kann ein formaler Einsatzabschluss als Entlassung in den normalen Dienst und als Übergang zurück in die Normalität sinnvoll sein. Er wird von der Einsatzleitung und einem Team von sieben bis zehn frischen Helfern durchgeführt. Der Einsatzabschluss besteht aus folgenden Schritten:

- **Lob und Dank** durch einen Vertreter der Einsatzleitung
- **Information** über den Einsatz (ca. zehn Minuten)
- **Symptome** des Stresses und ermutigender Ausblick auf das Leben danach (ca. 20 Minuten in Kleingruppen).

Das Angebot einer Ruhemöglichkeit und eines Imbisses können diese Form des Einsatzabschlusses abrunden.

Einsatznachbesprechung (Debriefing)

Die stressbearbeitende Einsatznachbesprechung nach dem Vorbild des CISM ist eine Möglichkeit, die belastenden Erfahrungen in einem geleiteten Gespräch zu bearbeiten. Dieses Gespräch sollte einige Zeit nach dem besonders belastenden Einsatz angeboten werden.

Das Debriefing ist ein **Gruppengespräch** der betroffenen Einsatzkräfte, das durch ein Team angeregt, unterstützt und geleitet wird. Es dauert ca. zwei bis vier Stunden und wird in einem Zeitraum von zwei bis sieben Tagen nach dem Einsatz durchgeführt.

Es wird ein Rahmen geschaffen, in dem Gefühle kontrolliert besprochen werden können. Es wird die Erfahrung vermittelt, dass Reden erleichtern kann und Erfahrungen besser eingeordnet und abgeschlossen werden können, wenn sie zusammen mit Gefühlen bearbeitet werden. Eine wichtige Erfahrung ist, dass man nicht allein ist mit seinen Gefühlen. Stress kann bearbeitet und kontrolliert werden, Kontakte zu Fachdiensten (z.B. Beratungsstellen, Seelsorgern, Psychologen) können angebahnt werden.

Die Gruppengröße kann zwischen vier und 30 Personen variieren. Die Phasen sind strukturiert und vorgegeben, der Inhalt wird allein durch die Einsatzkräfte bestimmt. Neben dem freien Austausch der Erfahrungen und Gefühle gibt es auch Informationsphasen, in denen die Einsatzkräfte Grundlegendes über die Auswirkungen von Einsatzstress und mögliche Gegenstrategien erfahren.

Nach dem Gespräch können Erfrischungen angeboten werden.

Grundvoraussetzungen eines Debriefings

Jedes Debriefing geht von folgenden Grundvoraussetzungen aus:
1. Es handelt sich um gesunde Menschen, die normale Reaktionen nach einem unnormalen Ereignis zeigen. Grundsätzlich wären sie auch selbst in der Lage, den Stress abzubauen. Debriefing hilft ihnen, die Stressreaktionen schneller abzubauen. Debriefing ist keine Psychotherapie, keine Befragung und keine Untersuchung.
2. Besonderes Vertrauen genießen die Einsatzkräfte, die im Team mitarbeiten. Die Regel „firefighters serve firefighters best" ist in der Regel stark ausgeprägt und gilt auch für die anderen Rettungsorganisationen. Frei übersetzt und auf den RD übertragen,

bedeutet sie: Rettungsdienstmitarbeiter verstehen Rettungsdienstmitarbeiter am besten. Ratschläge werden von diesen Teammitgliedern am leichtesten angenommen.
3. Die Rettungsorganisation lädt zu dem Gespräch ein. Diese Voraussetzung ist wichtig für die Akzeptanz und für mögliche weiterführende Zusammenarbeit.
4. Es ist wichtig, dass andere Institutionen für eine längerfristige Betreuung zur Verfügung stehen, falls diese gewünscht wird (z.B. Beratungsstellen, Ansprechpartner unter den Kollegen, Kriseninterventionsteams, Seelsorger, Psychologen).
5. Das Gespräch findet in einem einsatzfreien Zeitraum statt, und die Teilnahme ist freiwillig und kostenlos.
6. Es handelt sich bei den Teilnehmerinnen und Teilnehmern nur um Einsatzkräfte, die an dem Einsatz teilgenommen haben. Mit eingeschlossen sind Leitstellen- und Notaufnahmepersonal der Krankenhäuser.
7. Das, was im Gespräch gesagt wurde, wird vertraulich behandelt und darf nicht nach außen getragen werden.
8. Vertreter der Medien sind nicht zugelassen und es dürfen keine schriftlichen oder andere Aufzeichnungen gemacht werden.

Vorbereitungen

Unbedingte Voraussetzung ist ein geschultes **Team**, das normalerweise aus einem Leiter (Leader), einem Co-Leiter und zwei hierfür ausgebildeten Einsatzkräften (Peer) besteht.

CISM/SBE-Gespräche werden von Personen geführt, die entsprechend fachlich qualifiziert sind, weil das Risiko, aufgrund von mangelnder Qualifikation bzw. Unwissenheit die psychische Traumatisierung der Betroffenen zu verstärken, sehr hoch ist.

Jede/r, die/der an einer Einsatzstelle oder in der Einsatznachsorge nach SBE (Stressbearbeitung nach belastenden Einsätzen) arbeitet, sollte entweder Einsatzkraft aus Feuerwehr, Rettungsdienst, Polizei u.Ä. mit Zusatzqualifikation als Peer oder Leader oder psychosoziale Fachkraft (Bereich: Seelsorge, Psychotherapie, Sozialarbeit, Medizin o. Ä.) sein. Von den psychosozialen Fachkräften wird erwartet, dass sie über ein ausreichendes Maß an Feldkompetenz im Einsatzbereich verfügen.

Grundsätzlich müssen diese Personen für ihre Arbeit im Einsatzbereich von einer entsprechenden Organisation (Behörde, Organisation mit Sicherheitsaufgaben: BOS, Kirche, SBE e.V., Hilfsorganisationen) beauftragt sein und sich entsprechend legitimieren können.

Sie müssen über Kenntnisse bzw. Kompetenzen in Gesprächsführung, Stress/Stressbewältigung, Symptomatik der posttraumatischen Belastungsstörung, Psychotraumatologie, SBE/CISM-Methodik sowie Einsatzorganisation verfügen.

Der Raum sollte eine private Atmosphäre haben und groß genug sein, dass alle Beteiligten in einem Kreis sitzen können.

Schritte der Einsatznachbesprechung (Debriefing) nach CISM

Jeder Schritt der Einsatznachbesprechung baut auf den vorhergehenden auf, so dass sowohl die Reihenfolge als auch die Vollständigkeit des Gesprächs für eine geglückte Stressbearbeitung wichtig sind (> Abb. 40.10).

Einführung
Diese Phase ist die Grundlage des ganzen Gesprächs und daher entscheidend für den Ablauf. Die Teammitglieder stellen sich vor, der Leiter erklärt das Ziel der Zusammenkunft, er erläutert die verschiedenen Phasen, motiviert die Teilnehmer zur aktiven Teilnahme und ermutigt zur gegenseitigen Hilfe und Teilnahme. Offene Fragen werden geklärt und die Grundregeln des Gesprächs erläutert.

Fakten
In dieser Phase werden jedem Teilnehmer der Reihe nach die folgenden Fragen gestellt: „Wie heißen Sie und worin bestand Ihre Tätigkeit bei diesem Einsatz?" Der Bericht über Name und Tätigkeit ermutigt die Teilnehmer zum Sprechen. Schon in dieser Fakten-Phase werden oft Emotionen geäußert. Aufgabe des Teams ist es hier, die Emotionen als gegeben hinzunehmen und der Person zu versichern, dass diese Gefühle normal sind und zum Einsatz dazugehören.

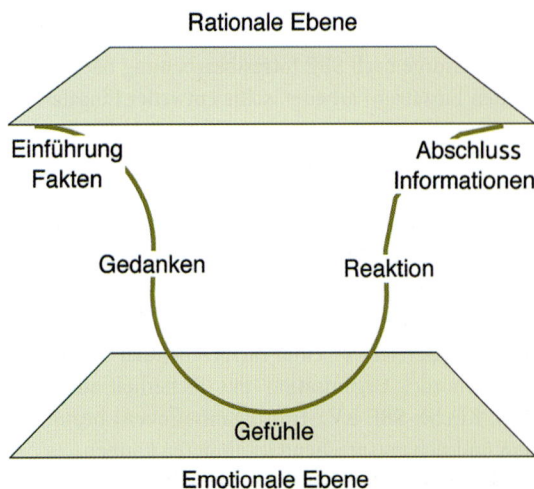

Abb. 40.10 Gesprächsverlauf eines Debriefing [L108]

Gedanken
In diesem Gesprächsabschnitt versucht der Leiter, gedankliche Eindrücke von den Teilnehmern zu erfragen, indem er der Reihe nach fragt: „Was war Ihr erster Gedanke, als Sie Ihre Arbeit beendeten?", „Gab es für Sie einen beherrschenden Gedanken in diesem Einsatz?" Diese Phase ist der Übergang von Fakten hin zu Gefühlen. Für das Team sind diese mitgeteilten Gefühle ein Zeichen, dass der Prozess der Aussprache auf einem guten Weg ist. Es kann sein, dass das Gespräch für einige Teilnehmer hier zu belastend oder zu anstrengend erscheint und dass sie gerne hinausgehen wollen.

Gefühle
In dieser Phase sind die Chancen für emotionale Äußerungen am größten. Viele Teilnehmer haben ihre Gefühle zum Einsatz schon erzählt, die anderen haben ihnen zugehört und vielleicht Mut bekommen, sich mit ihren Kollegen zu identifizieren oder eigene Empfindungen auszudrücken. Der Leiter bittet nun die Teilnehmer, auf folgende Frage zu antworten: „Welches war für Sie der schlimmste und bedrückendste Teil des Einsatzes?" oder „Wenn Sie einen Teil des Einsatzes aus Ihrem Gedächtnis löschen könnten, welcher wäre das?". Diese Frage wird nicht der Reihe nach beantwortet, sondern jeder kann dann etwas sagen, wenn er es möchte. Es ist gut möglich, dass einige überhaupt nichts sagen, aber sie hören den anderen zu. Die geäußerten Gefühle erzeugen natürlich auch Reaktionen. Das Team kann verbale Unterstützung geben, indem es die Sprechenden bestätigt und ihre Gefühle würdigt. Die anderen Teilnehmer können ebenfalls verbale Unterstützung geben oder diese auch durch Gesten (z.B. Hand auf die Schulter legen) ausdrücken. Die Phase ist abgeschlossen, wenn niemand mehr etwas sagen will.

Reaktionen
Durch die Beschreibung der verschiedenen Reaktionen werden die Teilnehmer wieder vom emotionalen Bereich weggeführt. Sie werden gebeten, ihre körperlichen, verhaltensmäßigen oder psychischen Reaktionen auf diesen Einsatz zu schildern. Während dieses Gesprächsteils erkennen die Teilnehmer, dass sich die Reaktionen ähneln und sie nicht allein dastehen. Der Leiter kann zusätzliche mögliche Reaktionen ins Gespräch bringen, deren Ursache und Auswirkung dann erklärbar und berechenbar werden.

Informationen
Die Teammitglieder fassen einige der Reaktionen zusammen und machen deutlich, dass diese nach besonders belastenden Einsätzen normal sind. Diese Informa-

tionsphase ist deshalb so effektiv, weil die Teilnehmer durch die Schilderung ihrer Gefühle und Reaktionen besonders aufnahmebereit sind für Ratschläge und Informationen. In diesem Abschnitt können Stressmanagementtechniken kurz erläutert und diskutiert werden. Wichtig ist die Information, dass der Heilungsprozess nach einem besonders belastenden Einsatz einige Zeit dauern kann. Wiederkehrende Gedanken, Gefühle und psychische Reaktionen sind normal und müssen die Einsatzkräfte nicht über Gebühr beunruhigen.

Abschluss

Diese Phase bietet Raum, um Probleme zu klären, offene Fragen zu beantworten und das Gespräch zusammenzufassen. Jedes Teammitglied gibt eine eigene Zusammenfassung und geht auf Punkte ein, die ihm wichtig geworden sind. Der Leiter dankt den Teilnehmern, dass sie dem Team erlaubt haben, zu dieser Aussprache zu kommen, und dass sie es an ihrer persönlichen Welt und ihren Erfahrungen haben teilnehmen lassen. Möglichkeiten der weitergehenden Betreuung und hilfreiche Literatur werden genannt und, wenn möglich, in Form eines Merkblatts ausgeteilt. Es wird deutlich gemacht, dass alle Teammitglieder zu Einzelgesprächen bereit sind.

PRAXISTIPP
Über folgende Hotlines können rund um die Uhr bundesweit entsprechende CISM/SBE-Teams angefordert werden:
• 0221/9 82 28 28 (Hotline der Malteser)
• 01805/87 28 62 (Stressbearbeitung nach belastenden Ereignissen e.V.)

40.5.5 Psychosoziale Notfallversorgung (PSNV) – „Mensch im Mittelpunkt"

Im Projekt „Mensch im Mittelpunkt" haben die Malteser mit ihrem so genannten „Mediatorenmodell" seit 1993 ein ganzheitliches System zur psychosozialen und seelsorglichen Betreuung von Einsatzkräften, Betroffenen und Angehörigen nach konkreten Notfallereignissen und Krisensituationen entwickelt. Seit 1998 ist parallel hierzu der Bereich der „Krisenintervention und Notfallseelsorge" (für Betroffene und Angehörige) entstanden. Beide Bereiche sind eng miteinander verbunden, ergänzen sich gegenseitig und sind seit 2001 im Referat Psychosoziale Notfallversorgung organisatorisch zusammengefasst.

Das **Unterstützungssystem für Einsatzkräfte** basiert auf der Methode des Critical Incident Stress Management (➤ Kap. 40.5.4) und hat das Ziel, einsatzspezifischen psychischen Belastungen vorzubeugen und deren Wirkung zu reduzieren.

Bestandteile der Unterstützung sind:
• die Vorbereitung der Einsatzkräfte durch Aus- und Fortbildung in den Themenbereichen Stress, Kommunikation und Psychotraumatologie
• die Begleitung der Einsatzkräfte durch den geschulten Mitarbeiter in der Rettungswache oder in der Einheit, der als Ansprechpartner und Vermittler von Unterstützungssystemen vor Ort und überregional fungiert
• die strukturierte Einsatznachsorge bei Bedarf durch unsere Critical-Incident-Stress-Management-(CISM-)Teams. Die Seelsorge in Feuerwehr und Rettungsdienst unterstützt die Einsatzkräfte durch Vorbereitung, Begleitung und Nachsorge als internes Organisationssystem.

Die **Notfallseelsorge** beschreibt die überwiegend von Seelsorgern durchgeführte seelsorgliche Begleitung und zeitnahe psychische Stabilisierung von Betroffenen und Angehörigen. In der Notfallseelsorge engagieren sich Geistliche und andere hauptamtliche Kräfte der beiden großen Kirchen. Somit ist die Notfallseelsorge ein Grundbestandteil des Seelsorgeauftrages der Kirchen. Notfallseelsorge wendet sich mit ausdrücklich kirchlich-seelsorglichem Selbstverständnis in ökumenischer Weite und Offenheit an primär Geschädigte und andere Betroffene.

Die **Krisenintervention** beschreibt die zeitnahe Unterstützung von trauernden und psychisch akut belasteten Menschen unmittelbar nach Eintritt des Ereignisses. Sie hat kein ausdrücklich kirchliches Selbstverständnis, sondern stellt eine säkulare Organisationsform dar und bietet bundesweit gesehen kein einheitliches Erscheinungsbild. In den Kriseninterventionsteams engagieren sich sowohl erfahrene Rettungsdienstmitarbeiter (Rettungssanitäter, Rettungsassistenten) und Einsatzkräfte (z.B. aus Polizei und Feuerwehr) als auch andere psychosoziale Berufsgruppen (z.B. Sozialpädagogen, Psychologen, Hospizhelfer) und sonstige ehrenamtliche Mitarbeiter der Hilfsorganisationen.

Handlungseinheiten der PSNV

Einsatzkräfte von Rettungsdienst, Feuerwehr, Technischem Hilfswerk und anderen Fachdiensten sind bei ihren Einsätzen in kurzer Zeit einem Höchstmaß an psychischem Druck ausgesetzt und müssen dabei häufig ein hohes Maß an körperlicher und geistiger Leistung vollbringen. Besonders belastend sind nicht nur Großschadensereignisse, sondern häufig die alltäglichen Einsatzsituationen, welche besonders ungewöhnlich oder kritisch verlaufen und die Emotionen besonders ansprechen. Dabei können selbst gut ausgebildete und erfahrene Einsatzkräfte schnell an die Grenze ihrer Belastbarkeit stoßen und typische Stressreaktionen zeigen. Gefährlich wird diese „normale" Stressreaktion dann, wenn die Einsatzkräfte nicht in der Lage sind, das Ereignis mit den ihnen zur Verfügung stehenden Bewältigungsmöglichkeiten zu bearbeiten, oder wenn eine Aufarbeitung solch belastender Einsätze unterbleibt.

Um dem Helfer ein umfassendes Unterstützungssystem zur Verfügung zu stellen, sind – wissenschaftlich begründet – drei ineinander greifende Maßnahmenbündel von Bedeutung:

- Stärkung der persönlichen Bewältigungsfähigkeit
- Unterstützung im Umfeld alltäglicher Einsatzereignisse
- strukturierte Einsatznachsorge in Folge belastender Einsatzereignisse.

Die Malteser haben aus der Praxis für die Praxis ein umfassendes System aus aufeinander abgestimmten Maßnahmen entwickelt.

Stärkung der Bewältigungsfähigkeit

Für Einsatzkräfte ist es von besonderer Bedeutung, mit Stressreaktionen umgehen zu können und einen Weg zu finden, ihre Belastungserlebnisse aufzuarbeiten. Um sie hierbei zu unterstützen, wurden zielgruppenspezifische Fortbildungseinheiten zu den Themenbereichen Stress und Stressbewältigung, Psychotraumatologie und Kommunikation entwickelt, die sowohl lernziel- als auch verhaltensorientiert ausgerichtet sind. Die Seminare werden für alle Interessierten angeboten.

Die Ausbildungs- und Prüfungsordnungen des Fachpersonals werden ständig fortentwickelt, um sicherzustellen, dass die notwendigen Grundkenntnisse bei allen Einsatzkräften vorhanden sind.

Unterstützungsangebote im Umfeld der alltäglichen Einsatzereignisse

Um bei den vielen belastenden Einsatzereignissen im Alltag die notwendige Unterstützung sicherzustellen, haben die Malteser die Funktion des Mediators (Mittlers) in ihren Wachen etabliert. Der Mediator kommt aus dem Kreis der Einsatzkräfte und hat folgende Aufgaben:

- Er steht als Gesprächs- und Ansprechpartner zur Verfügung.
- Er sorgt für notwendige Fortbildungsangebote.
- Er sichert bei Bedarf durch Anforderung die strukturierte Einsatznachsorge und vermittelt weitere Hilfen.
- Er ist in der Lage, ein umfassendes Unterstützungsangebot von der Schuldnerberatung über die Drogenberatung bis hin zur Eheberatung anzubieten.

Strukturierte Einsatznachsorge nach belastenden Einsätzen

Insgesamt wird ein ständig abrufbarer Einsatznachsorgedienst zur qualifizierten, organisationsübergreifenden psychosozialen Betreuung und Begleitung von Einsatzkräften nach belastenden Einsatzsituationen angeboten.

Die Angebote der Einsatznachsorge im Einzelnen:

- Beratung von Einsatzleitern während und nach Einsätzen
- psychosoziale Betreuung von Einsatzkräften unmittelbar nach belastenden Einsatzereignissen
- strukturierte und fachlich fundierte Einsatznachsorgegespräche in den Tagen nach dem Einsatz
- weitere Maßnahmen nach Bedarf und Notwendigkeit.

Die qualifizierten und speziell geschulten Mitarbeiter arbeiten in interdisziplinären Teams aus z.B. Psychologen, Medizinern, Seelsorgern und erfahrenen Einsatzkräften.

Angebot der psychosozialen Notfallversorgung

Das psychosoziale Unterstützungssystem der Malteser steht (auch Nicht-Maltesern!) bundesweit zur Verfügung und ist rund um die Uhr über das Malteser-Service-Center in Köln (0221/9 82 28 28) zu alarmieren.

Wiederholungsfragen

1. Welche Aufgaben hat der ärztliche Notdienst (➤ Kap. 40.1.1)?
2. Welche Aufgaben hat der Notarztdienst (➤ Kap. 40.1.1)?
3. Welche Möglichkeiten gibt es zur Verbesserung der Zusammenarbeit zwischen niedergelassenen Ärzten und Rettungsdienst (➤ Kap. 40.1.1)?
4. Welche Möglichkeiten gibt es zur Verbesserung der Zusammenarbeit zwischen Rettungsdienst und Feuerwehr (➤ Kap. 40.1.3)?
5. Welche Möglichkeiten gibt es zur Verbesserung der Zusammenarbeit zwischen Rettungsdienst und Polizei (➤ Kap. 40.1.2)?
6. Was bedeutet Öffentlichkeitsarbeit im Rettungsdienst für jeden Einzelnen (➤ Kap. 40.2)?
7. Was sollten Sie beim Heben und Tragen schwerer Lasten beachten (➤ Kap. 40.3)?
8. Welche Auswirkungen hat der Wechselschichtdienst auf den RD (➤ Kap. 40.3.3)?
9. Was sind Ihre persönlichen privaten und beruflichen Stressoren (➤ Kap. 40.4.2)?
10. Welche innerbetrieblichen Maßnahmen würden Sie ergreifen, um den Stress Ihrer Kollegen auf der Wache zu reduzieren (➤ Kap. 40.4.3)?
11. Erklären Sie den Zusammenhang von Überengagement und Burnout (➤ Kap. 40.4.4).
12. Definieren Sie die Begriffe Krisenintervention, Notfallseelsorge, SBE/CISM und Basis-Krisenintervention (➤ Kap. 40.5).
13. Was ist die akute Belastungsreaktion (➤ Kap. 40.5.1)?
14. Was ist die posttraumatische Belastungsstörung (➤ Kap. 40.5.1)?
15. Erläutern Sie die Notwendigkeit und das konkrete Vorgehen der Basis-Krisenintervention (➤ Kap. 40.5.3)?
16. Wann kommt ein KIT-Team zum Einsatz und wie arbeitet es (➤ Kap. 40.5.4)?
17. Trotz Ihrer Versuche, ihn davon abzuhalten, springt kurz nach Ihrem Eintreffen ein Patient vor Ihren Augen vom Dach eines mehrstöckigen Hauses und ist sofort tot. Welche Auswirkungen könnte dieses Ereignis auf Sie haben, wie würden Sie versuchen, damit umzugehen (➤ Kap. 40.5.4)?
18. Welche Aufgabe hat ein Debriefing (➤ Kap. 40.5.4)?

40

Klaus Runggaldier, Kathrin Schnieder
Ethik

41.1 Grundlagen der Ethik

- Aufgrund des zunehmenden Fortschritts der naturwissenschaftlich-technischen Medizin und der daraus resultierenden Grenzsituationen ist Ethik ein Thema, das zunehmend in den Mittelpunkt rückt.
- Insbesondere aufgrund des hohen Zeitdrucks, unter dem im RD häufig Entscheidungen mit weitreichenden Konsequenzen getroffen werden, ist es wichtig, sich in der Aus- und Fortbildung mit ethischen Aspekten zu beschäftigen.

41.2 Anforderungen an ethisches Handeln

- Ethisches Handeln erfordert Respekt vor der Person des Anderen, z.B. des Patienten, das Recht zur Selbstbestimmung, gerechtes Handeln sowie das Bemühen, dem Anderen keinen Schaden zuzufügen und den Anderen „gut" zu behandeln.

41.3 Ethisches Handeln im Rettungsdienst

- Jeder, der im Rettungsdienst eine Entscheidung trifft, muss diese für richtig halten und allein vertreten können, da ihm niemand die Verantwortung dafür abnehmen kann.
- Keine Entscheidung im Rettungsdienst sollte unbewusst, z.B. „aus dem Bauch heraus", getroffen werden, sondern jeder Entscheidungsprozess sollte transparent ablaufen, so dass man sich selbst über die eigene Motivation im Klaren ist und die Entscheidung später auch vertreten kann.

41.1 Grundlagen der Ethik

Die Ethik ist ein Thema, das im Zusammenhang mit dem Fortschritt der naturwissenschaftlich-technischen Medizin und den sich daraus ergebenden Grenzsituationen zunehmend in den Mittelpunkt gerückt ist. Durch die Entwicklung der Apparatemedizin wird eine Lebenserhaltung in Situationen möglich, die früher undenkbar war, und auch der Einsatz von Chemo- und Bestrahlungstherapie trägt zur Lebensverlängerung bei. Doch die Frage, die sich in entsprechend kritischen Situationen anschließt, ist die nach der **Lebensqualität**: Legitimiert der medizinische Fortschritt eine Lebensverlängerung um jeden Preis oder gibt es **Grenzen** des Handelns? Sicherlich ist es schwer, sich für das eine oder andere zu entscheiden und danach zu handeln, wenn sich die Handlungen in einem Spannungsfeld zwischen dem Einsatz von medizinisch-technischem Know-how und der Forderung nach Humanität abspielen. Somit sind **ethisch problematische Situationen** vorprogrammiert. Um nur einige Beispiele allgemeiner Art zu nennen, sei auf die Entscheidungen zu Schwangerschaftsabbruch, künstlicher Befruchtung, Suchtproblemen, Suizid, Organverpflanzung und Sterbehilfe verwiesen. Die überlieferte Ethik scheint auf viele der hier aufbrechenden Fragen keine Antworten bereitzuhalten.

Als ein Weg zu neuen Antworten wird die Einrichtung von **Ethikkommissionen** angesehen. Ein solches Gremium besteht aus Ärzten, Theologen, Juristen, Wissenschaftlern und Laien und ist darum bemüht, neutrale Stellungnahmen zu Versuchen und Eingriffen am Menschen (und an Tieren) zu erarbeiten. Das Ziel zur Einhaltung ethischer Normen ist gesetzlich fixiert (Arzneimittelgesetz, Datenschutz, Grundgesetz, Tierschutz). Doch auch der Einsatz von Ethikkommissionen ist vor dem Hintergrund folgender Fragestellungen kritisch zu betrachten:

- Wessen Gewissen ist reif, gebildet, unabhängig und wessen Gewissen ist es nicht?
- Wer entscheidet zwischen uns?
- Wie können wir den gleichen Richter anerkennen, wenn unsere Werte unterschiedlich sind?

Letztendlich zielen die Fragen über ethische Entscheidungen alle auf eine Frage, nämlich die nach unserer Menschlichkeit und unserem Menschenbild.

Ethische Fragen können nicht losgelöst von der modernen Medizin und Wissenschaft gesehen werden, so dass diesen Fragen ein besonderes Gewicht in den Gesundheitsfachberufen beigemessen werden sollte. Insbesondere im RD, in dem Situationen Entscheidungen unter hohem Zeitdruck verlangen, können ethische Aspekte nicht unberücksichtigt bleiben. Folglich muss die Diskussion über die unterschiedlichen Perspektiven, Chancen und Gefahren und das zugrunde liegende Menschenbild **Bestandteil der Ausbildung** im RD sein.

Dabei ist der Begriff Ethik äußerst schwer zu definieren. Die Kenntnis der Bedeutung der Begriffe Ethos, Moral sowie Ethik ist für das Grundverständnis von Ethik hilfreich.

Der griechische Begriff **Ethos**, erstmals bei Aristoteles definiert, bedeutet zunächst die geltende Lebensordnung oder die herrschende Sitte innerhalb einer menschlichen Gruppe. Das lateinische Wort **Moral** lässt sich von seinem lateinischen Ursprung mit „Sitten" übersetzen.

Als Lehre vom verantwortlichen sittlichen Verhalten gegenüber anderen Lebewesen wird Ethik oft umschrieben, als Denkansatz soll sie täglich helfen zu entscheiden, was gut und was böse ist, und eine Anleitung zum richtigen Handeln geben.

Da dieses Thema nicht so klar zu definieren ist wie beispielsweise die anatomischen Bestandteile des Herzens, kann kein Ausbilder eine genaue Antwort darauf geben, wie man sich in der jeweiligen Situation zu verhalten hat. Aber es kann schon während der Ausbildung ein Problembewusstsein für ethische Konflikte entwickelt werden, die im täglichen Einsatzgeschehen auftreten und über die viele bisher hinweggegangen sind, ohne sie überhaupt zu bemerken.

41.2 Anforderungen an ethisches Handeln

Jede wichtige Entscheidung im Hinblick auf Arbeit und Beruf hat auch eine ethische Dimension. Generell muss der Mensch seinem jeweiligen Handeln einen bestimmten Sinn geben. Es ist notwendig, Handlungen zu planen und sie anschließend in die Tat umzusetzen. Diesbezüglich muss der Mensch zwischen verschiedenen Möglichkeiten wählen, folglich bestimmte Handlungen ausführen und andere unterlassen. Entscheidungen müssen gefällt werden, Gewohnheiten und Haltungen werden zwangsläufig übernommen, vielleicht aber auch abgeändert. Somit schafft sich der Mensch einen **Handlungs- und Orientierungsrahmen**, um mit den Dingen umgehen zu können, die das Leben gestalten.

Da der Mensch immer auch ein ethisches Wesen ist, hat er zwangsläufig die Maximen des Handelns zu bedenken: was man tun soll, was man tun darf, was gut ist, was optimal ist. Der Mensch muss seinem Leben eine **eigene Gestalt** geben, da es ihm nicht vorgefertigt zufällt.

Was den Menschen vom Tier unterscheidet, sind Geist und Vernunft, der so genannte **Logos**. Der Mensch hat die Freiheit und den Zwang, sich für die verschiedenen Handlungen Grundorientierungen zu schaffen, nach denen er seine Handlungen ausrichtet. Die Vielzahl möglicher Alternativen bedingt komplexe Entscheidungssituationen. Entscheiden und auswählen ist ein sich ständig wiederholender Prozess im Leben eines Menschen. Die dann ausgewählte Möglichkeit wird realisiert. Die Verantwortung für das Handeln liegt beim Menschen selbst, weil er es frei ausführt.

Es bleibt die Frage offen, inwieweit der Mensch in seiner täglichen Arbeitsroutine die ethische Qualität seines Handelns hinterfragt bzw. ihm Raum für aufkommende Zweifel gelassen wird. Erlauben Situationen, in denen Entscheidungen über Leben und Tod getroffen werden, die Reflexion über Begriffe wie Würde des Menschen oder sinnvolles Leben? Diese Begriffe müssen zwangsläufig beim Helfer zu Gedanken über die eigene Lebensgestaltung, Sinnhaftigkeit des Lebens und die eigene Grundhaltung gegenüber Leben, Liebe, Freude, Krankheit, Leiden und Sterben anregen. Dieser Prozess ist für ein selbstverantwortliches, würdiges Handeln dem Anderen gegenüber, hier dem Patienten, nicht durch konkrete Normen ersetzbar. Dennoch lassen sich **Prinzipien für die Ethik im RD** formulieren:

- Respekt vor der Person des Patienten
- Recht zur Selbstbestimmung
- dem Anderen keinen Schaden zufügen
- dem Anderen wohl tun
- gerechtes Handeln.

41.3 Ethisches Handeln im Rettungsdienst

Eine Ethik im RD ist gleichzusetzen mit einer **Verantwortungslehre** für professionelle Helfer in Notsituationen. Zentrales Augenmerk muss hierbei auf die bewusste Wahrnehmung der jeweiligen Verantwortung im konkreten Rettungshandeln gelegt werden. Denn nur derjenige, der Verantwortung trägt, kann auch unverantwortlich handeln.

Um Verantwortung gegenüber fremden Menschen zu übernehmen, muss der Rettungsdienstmitarbeiter über eine große soziale Kompetenz verfügen. Nicht nur die Achtung vor der Würde des Anderen, sondern auch eine gewisse Offenheit gegenüber menschlichen Problemen und eine ausgeprägte Sensibilität im Umgang mit Menschen in Extremsituationen stellen hohe Erwartungen an den Rettungsdienstler. Den Rettungsdienst ruft keiner täglich und auch nicht wegen Kleinigkeiten. Die Menschen, die ihn rufen, stehen zu ihren körperlichen Schmerzen auch noch unter einem hohen Stressfaktor. Große Angst, was da jetzt mit ihnen passiert, und Sorge um den eigenen Zustand verschlimmern die Situation noch. Deshalb hört die Versorgung des Patienten nicht mit den diagnostischen und therapeutischen Maßnahmen auf. Das psychologische Geschick der Rettungsdienstmitarbeiter kann ihnen in vielen Situationen einen Teil der Angst nehmen und diese dadurch für alle

Beteiligten (Patienten, Angehörige, Ersthelfer) angenehmer machen. Nur so wird aus dem Berufsbild Rettungssanitäter/Rettungsassistent mehr als nur ein Helfer des Notarztes.

Die Reanimation wird erfolglos abgebrochen, die ersten Materialien wieder eingepackt und allen im Raum Anwesenden ist klar: Der Patient ist verstorben.

Allen – außer den Angehörigen, die zitternd im Türrahmen stehen.

Leider ein viel zu oft gesehenes Bild im Rettungsdiensteinsatz (➤ Abb. 41.1). Angehörige hoffen bis zur letzten Sekunde, dass es nicht wahr ist, was sie schon im Inneren vermuten, aber nicht wahr haben wollen: dass ihr Angehöriger tot ist.

Und solange dies nicht einmal laut im Raum steht, also einmal deutlich vom Notarzt oder Rettungsdienstpersonal ausgesprochen wird, solange wird diese Hoffnung weiter bestehen bleiben.

Auch unklare Äußerungen („Tja, Sie können sich ja bestimmt vorstellen, was los ist …; … es ist vorbei …") helfen nicht. Sie verzögern die Wahrheit nur. Ehrlichkeit ist hier besser („Es tut uns leid, aber wir konnten nicht mehr helfen. Ihr … ist verstorben.") und erfordert viel Mut in einer solchen Situation.

Diese Aufgabe sollte man nicht unbedingt nur auf den Notarzt abschieben. Zu zweit fällt vieles leichter und vielleicht hat der RS/RA auch einen besseren Kontakt zu den Angehörigen.

Völlig fehl am Platz sind in diesen Situationen Vorwürfe („Hätten Sie die Hausnummer besser angebracht, wären wir auch eher hier gewesen …").

Diese ändern an der Situation nichts und derartige Vorwürfe werden von Trauernden nur schwer vergessen. Die Erwartungen an den Heilungserfolg des Rettungsdienstes sind durch die unterschiedlichen Medien in der Bevölkerung sehr hoch. Vor allem Arztserien auf allen TV-Sendern geben unrealistische Darstellungen des Rettungsdienstalltags und der Patientenbehandlung wieder. Die Überlebensrate nach Reanimationen liegt abhängig von Sender und Serie bei nahezu 100%.

Die Grenzen der Notfallmedizin liegen dort, wo lebensverlängernde Maßnahmen dem Patienten keine Chance mehr geben, in ein bewusstes Leben zurückzukehren.

Ein Patient ist kein Objekt der Medizin, die nur noch aus Ehrgeiz handelt, weil es technisch möglich ist und weil sich keiner die Entscheidung zutraut, dies zu beenden.

Steht die Frage nach einer Reanimation im Raum, steht das Rettungsdienstpersonal vielfach zwischen der Überzeugung des Hilfsgedankens auf der einen Seite und der sozialen Verantwortung gegenüber dem Patienten auf der anderen.

Selbst im Falle einer vorhandenen Patientenverfügung gilt für den Rettungsdienst der Leitsatz „in dubio pro vita" – im Zweifel für das Leben.

Durch den hohen Zeitdruck, dem der Rettungsdienst unterliegt, muss eine Entscheidung über eine Behandlung oder Nichtbehandlung innerhalb kürzester Zeit getroffen werden. Dies lässt eine genaue Prüfung und Einhaltung eventuell vorhandener Patientenverfügungen (➤ Abb. 41.2) nicht zu.

Ist der Patient in anderen Fällen noch entscheidungsfähig und in der Lage, mögliche Folgen, Risiken und Bedeutungen der Maßnahmen abzuwägen, entscheidet er selbst.

Wird die Entscheidung zu einer Reanimation getroffen, sollte diese auch mit der vollsten Überzeugung durchgeführt werden. Show-Reanimationen („… die Absaugpumpe machen wir aber nicht mehr dreckig!")

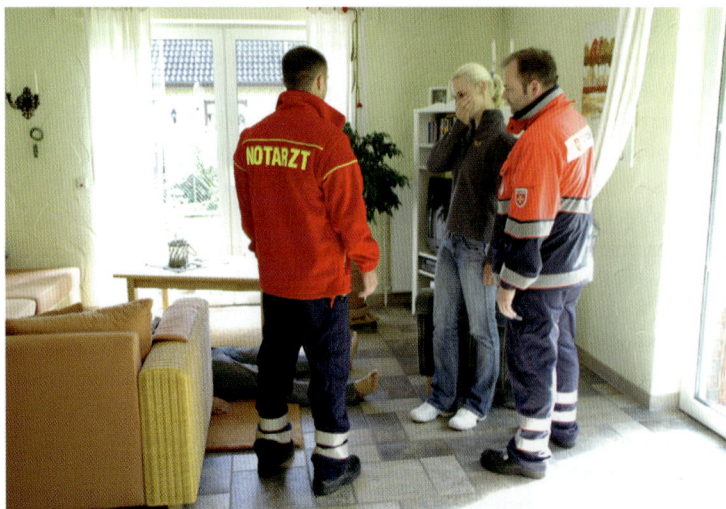

Abb. 41.1 Toter Patient [T389]

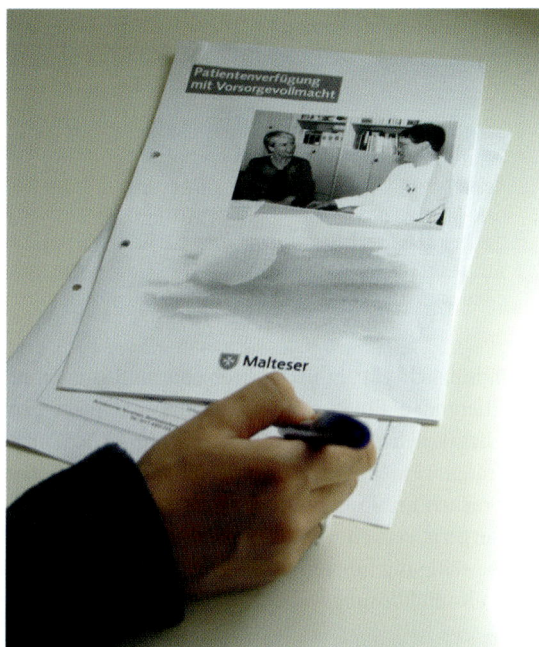

Abb. 41.2 Patientenverfügung [T389]

nutzen keinem etwas und sind aus ethischer Sicht durchaus fragwürdig.

Auch Transporte unter Reanimationsbedingungen ins nächste Krankenhaus, um den Angehörigen zu zeigen, dass noch „alles getan wird", verlagern das Problem nur und schieben den „schwarzen Peter" dem bisher völlig unbeteiligten Krankenhauspersonal zu. Hier ist für die Familie kein privater Abschied mehr möglich, die Leiche wird aus der häuslichen Umgebung genommen, und die Entscheidungsgewalt über Art, Umgebung und Dauer des Abschieds etc. obliegt nun nicht mehr den Angehörigen, sondern dem Klinikpersonal.

Aus psychologischer Sicht gesehen, brauchen die anwesenden Angehörigen am Einsatzort meist mehr Hilfe als der Patient selbst. Wie oft stehen sie weinend in der Tür und warten nur auf eine kleine Erklärung, was nun mit dem Patienten passiert und was ihm voraussichtlich fehlt.

Sobald sich die Möglichkeit bietet und der Arbeitsaufwand in den nächsten Minuten übersichtlich ist, sollte sich einer der anwesenden Kollegen um die Angehörigen kümmern.

Da meist nie alle Rettungsdienstmitarbeiter am Patienten arbeiten, bleibt in den meisten Einsatzsituationen einem Kollegen die Möglichkeit, in Ruhe mit den Angehörigen zu sprechen. Dies kann man verbinden mit der Aufnahme der Daten oder der täglichen Hausmedikation des Patienten.

Das Erklären der Verdachtsdiagnose sollte immer mit dem Gedanken an einen medizinischen Laien in einfachen, deutschen Worten erfolgen.

Die Selbstverständlichkeit für den RD, dass der Patient mit ins Krankenhaus genommen wird, ist vielfach den Gesprächspartnern nicht klar. Dies sollte stets vorsichtig erwähnt und die Gründe für diesen Entschluss erklärt werden.

Finden Einsätze in Anwesenheit vieler Schaulustiger in der Öffentlichkeit statt, sollte zunächst darüber nachgedacht werden, ob der medizinische Zustand des Patienten es zulässt, ihn zunächst in den Rettungswagen zu bringen und erst dann mit Diagnostik und Anamnese zu beginnen. Keiner entkleidet sich gern für ein 12-Kanal-EKG, wenn auf dem Wochenmarkt um ihn herum ungefähr dreißig Leute stehen, und keiner beantwortet gern und vor allem ehrlich intimste Fragen über seinen Gesundheitszustand, wenn er noch zwischen 120 Gästen am Kaffeetisch einer Silberhochzeit sitzt. Um hier ehrliche Antworten auf die gestellten Fragen zu bekommen und die Intimsphäre des Patienten zu wahren, sollte in solchen Situationen eins der ersten Ziele des Rettungsdienstpersonals sein, den Patienten in eine geschütztere Umgebung zu bringen.

Auch das Gespräch mit Ersthelfern gehört zu den menschlichen Aufgaben des Rettungsdienstmitarbeiters. Diese befinden sich vielfach in einem emotionalen Gemisch aus Angst vor von ihnen gemachten Fehlern und Überforderung durch die für sie ungewohnte Situation.

Vorwürfe helfen in diesen Momenten keinem weiter. Dem Patienten nicht, weil evtl. gemachte Fehler nun auch nicht mehr rückgängig gemacht werden können, und den Ersthelfern nicht, weil sie in diesem Moment große Unsicherheit empfinden, ob die Entscheidung zu helfen richtig oder falsch war. Dass der Hilfsgedanke die Angst vor Fehlern überwog, ist hier entscheidend. Ein Lob aus dem Mund eines „Profis" wird ihnen in diesem Moment die Motivation geben, auch beim nächsten Mal wieder so zu entscheiden und zu helfen.

Besondere Situationen bilden immer wieder Verkehrsunfälle mit eingeklemmten Personen. Auch hier ist der ethische Aspekt nicht zu vergessen. Die Person im Autowrack ist nicht nur ein Polytrauma, sondern auch Herr Maier auf dem Weg von der Arbeit nach Hause mit stärksten Schmerzen bei jeder Bewegung der Feuerwehr an seinem Pkw. Ein einfühlsames „Herr Maier, haben Sie keine Angst, wir holen Sie hier raus!" hilft in vielen Fällen mehr, als dem Rettungsdienstpersonal in der Stresssituation bewusst ist.

Jede Situation am Notfallort stellt eine **Ausnahmesituation** dar: Unter ungewohnten und ungeeigneten Umgebungsbedingungen müssen unter Zeitdruck Entscheidungen getroffen werden, die für das Leben und die Prognose des Patienten entscheidend sein können. Die sich aus den besonderen situativen Rahmenbedingungen ergebenden Stressmomente kommen häufig noch erschwerend hinzu.

Das Rettungsfachpersonal muss häufig alleinverantwortlich oder nur in Absprache mit einem anwesenden Notarzt Entscheidungen fällen, die menschliche Grenzbereiche berühren.

Während es für das Management einer Reanimation mittlerweile einheitliche Handlungsalgorithmen gibt, die vom Personal abgearbeitet werden können, gibt es solche ethischen Algorithmen nicht. Bei jedem Einsatz kann das Rettungsfachpersonal somit erneut vor Entscheidungskonflikte gestellt werden.

Ethische Entscheidungen im RD sind immer situationsgebunden, d.h., es kann keine allgemeingültigen Richtlinien geben.

PRAXISTIPP

Zwei Prämissen ethischen Handelns im RD haben sich bewährt:

1. Derjenige, der eine Entscheidung trifft, muss sie für richtig halten und allein vertreten können, da ihm niemand die Verantwortung dafür abnehmen kann.
2. Keine Entscheidungsfindung sollte unbewusst, z.B. „aus dem Bauch heraus", geschehen, sondern jeder Entscheidungsprozess sollte transparent ablaufen, so dass man sich selbst über die eigene Motivation im Klaren ist und diese Entscheidung auch noch später vertreten kann.

Grundsätzlich gilt: Ethische Probleme und die daraus resultierenden Emotionen, die häufig erst nach dem Einsatzgeschehen auftreten, sollten vom RS/RA nicht verdrängt werden, sondern nach Möglichkeit in offenen Gesprächen mit Kollegen oder sonstigen Personen, z.B. Seelsorgern, vertieft werden. Eine solche bewusste Konfliktbewältigung führt in der Regel zur Stärkung der eigenen Konfliktlösungs- und Verantwortungsfähigkeit.

Wiederholungsfragen

1. Warum ist Ethik ein wichtiges Thema für den Rettungsdienst (➤ Kap. 41.1, ➤ Kap. 41.3)?
2. Welche Anforderungen sind an ethisches Handeln zu stellen (➤ Kap. 41.2)?
3. Welche typischen ethischen Konfliktsituationen gibt es im Rettungsdienst (➤ Kap. 41.3)?
4. Welche zwei Prämissen ethischen Handelns im Rettungsdienst haben sich bewährt (➤ Kap. 41.3)?

Klaus Runggaldier, Sören Berndt, Claus Kemp

42 Das Gesundheitswesen in Deutschland

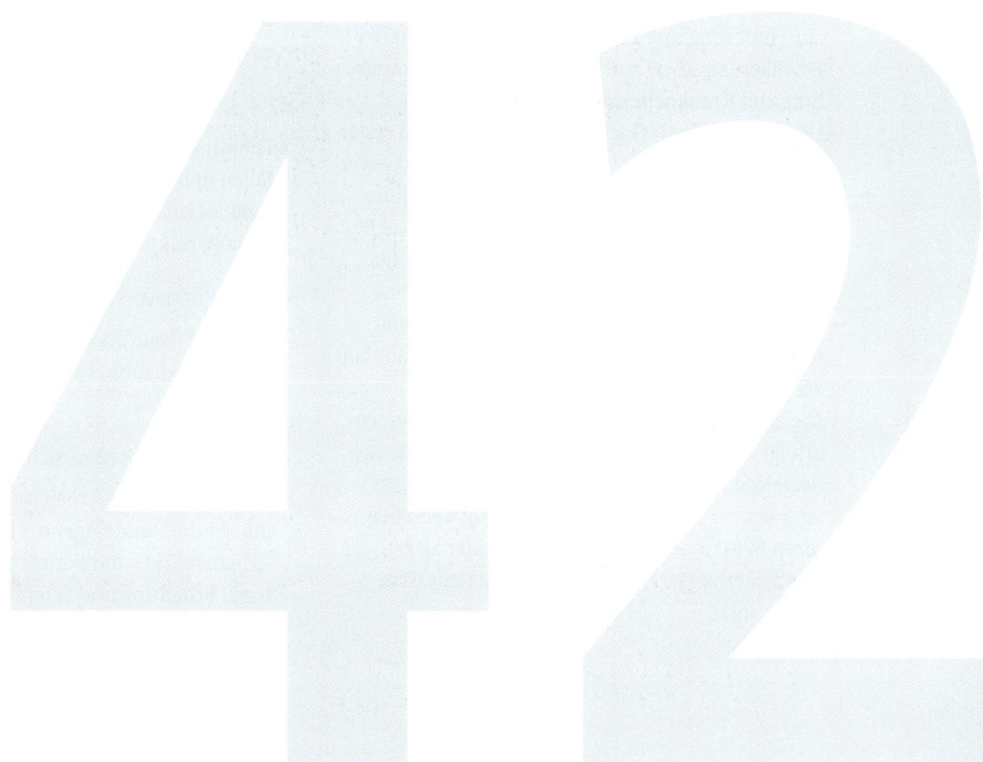

━━━━━━━━━━━━━━━━━━━━━ **Lernzielübersicht** ━━━━━━━━━━━━━━━━━━━━━

42.1 Struktur des Gesundheitswesens

- Träger von Einrichtungen im Gesundheitswesen sind der Bund, die Länder und die Gemeinden, aber auch öffentlich-rechtliche Körperschaften.
- Eine besondere Bedeutung kommt im Gesundheitswesen den gesetzlichen Krankenkassen zu.
- Es gibt zahlreiche gemeinnützige Organisationen, die zur Gesundheitsversorgung beitragen. Dazu gehören z.B. die Verbände der freien Wohlfahrtspflege wie das Diakonische Werk, die Arbeiterwohlfahrt, der Caritasverband und auch die vier im RD tätigen Hilfsorganisationen.
- Durch die in Deutschland übliche konkurrierende Gesetzgebung steht den Ländern für bestimmte Bereiche des Gesundheitswesens eine Gesetzgebungsbefugnis zu, allerdings nur, solange und soweit der Bund von seinem Gesetzgebungsrecht keinen Gebrauch macht.

42.2 Aufgaben des Gesundheitswesens

- Das Gesundheitswesen in Deutschland lässt sich in die drei großen eigenständigen Aufgabenbereiche Gesundheitsschutz, Gesundheitspflege und kurative Medizin unterteilen.

42.3 Gliederung des Gesundheitswesens

- Unter dem öffentlichen Gesundheitswesen versteht man die Gesamtheit der staatlichen Einrichtungen zur Förderung und Erhaltung der Gesundheit der Bevölkerung sowie zur Vorbeugung und Bekämpfung von Krankheiten oder Seuchen.
- Die Medizinaluntersuchungsämter dienen in erster Linie der Seuchenbekämpfung, während die Gewerbeaufsichtsämter den technischen Arbeitsschutz übernehmen und die staatlichen Gewerbeärzte Berufskrankheiten und den Unfallschutz als Aufgabengebiet haben.
- Die Krankenhausbehandlung wird vollstationär, teilstationär, vor- und nachstationär oder ambulant erbracht.
- Die ambulante Versorgung im Gesundheitswesen erfolgt in Deutschland überwiegend durch die niedergelassenen Ärzte und Zahnärzte. Sie sind im ambulanten Bereich freiberuflich tätig und üben ihren Beruf in einer eigenen Praxis oder als bei einem Vertragsarzt angestellte Ärzte in dessen Praxis aus.

42.4 System der sozialen Sicherung in Deutschland

- Die beiden wesentlichen Prinzipien des Systems der sozialen Sicherung, durch die eine allgemeine und hoch qualifizierte Gesundheitsversorgung ermöglicht wird, sind das Solidaritätsprinzip und das Subsidiaritätsprinzip.
- Ein Sozialstaat strebt danach, jedem ein menschenwürdiges Dasein zu gewährleisten, Wohlstandsunterschiede zu verringern und Abhängigkeitsverhältnisse zu beseitigen oder zu kontrollieren.

42.4.1 Krankenversicherung

- Die Versicherten einer Krankenversicherung können Gesundheitsleistungen in Anspruch nehmen, ohne direkt dafür zu bezahlen. Die Vergütung der Leistungen erfolgt durch die Krankenkassen unmittelbar an die Leistungserbringer. Ausnahmen hiervon stellen allerdings die Kassengebühr, Eigenanteile und Zuzahlungen im Bereich der Versorgung mit Arznei-, Verband- und Heilmitteln sowie Beteiligungen bei stationären Maßnahmen dar.

42.4.2 Rentenversicherung

- Aufgabe der gesetzlichen Rentenversicherung ist neben der Zahlung der Altersrente, eine durch Krankheit oder Behinderung erheblich gefährdete oder geminderte Erwerbsfähigkeit der Versicherten durch Rehabilitationsmaßnahmen zu verbessern oder wiederherzustellen.

42.4.3 Unfallversicherung

- Die Unfallversicherung übernimmt nach Berufsunfällen und -krankheiten die Kosten für Heilbehandlung, Berufshilfe und Geldleistungen. Sie sichert die Unfallverhütung und Erste Hilfe im Betrieb.

42.4.4 Pflegeversicherung

- Mit der Pflegeversicherung haben Pflegebedürftige seit 1995 Anspruch auf Leistungen, z.B. finanzielle Unterstützung.

42.4.5 Arbeitslosenversicherung

- Auf der Basis des Arbeitsförderungsgesetzes (AFG) nimmt die Bundesagentur für Arbeit die Aufgaben Arbeitsmarkt- und Berufsforschung, Berufsberatung, Erhaltung und Schaffung von Arbeitsplätzen wahr. Zu den wichtigsten Leistungen gehört die

Zahlung des Arbeitslosengeldes, außerdem werden die Beiträge zur Kranken- und Rentenversicherung für die Zeit der Arbeitslosigkeit für den Versicherten übernommen.

42.5 Der Rettungsdienst im Gesundheitswesen

- Verfassungsrechtlich gehört der RD in den Zuständigkeitsbereich der Bundesländer. Die Investitionskosten für Rettungsleitstellen tragen vielfach die Länder.

- Die dem RD entstehenden Betriebskosten (Personal, Verbrauchsmaterial, Fahrzeuge) sollen durch so genannte Benutzungsentgelte oder öffentliche Gebühren gedeckt werden.
- Der Ausschuss Rettungswesen berät den Bund insbesondere in Koordination der Durchführung des RD in den Ländern, Beratung und Abstimmung von Grundsatzfragen und Gewährleistung einer einheitlichen Weiterentwicklung des RD.

Das **Gesundheitswesen** umfasst die Gesamtheit aller Einrichtungen, Personen, Berufe, Sachmittel, normativen Regelungen und Maßnahmen, die sich mit der Verhütung (Prophylaxe), Erkennung (Diagnostik), Behandlung (Therapie) und Nachsorge (Metaphylaxe, Rehabilitation) von Krankheiten befassen. Zum Gesundheitswesen gehören alle Bereiche und Institutionen einer Gesellschaft, die bei der Erhaltung oder Wiedererlangung der Gesundheit von einzelnen Personen, ganzer Bevölkerungsgruppen oder der gesamten Bevölkerung mitwirken.

Die Pflege der Volksgesundheit ist heute ein anerkannter staatlicher Aufgabenbereich. Dieser Aufgabenbereich gehört in Deutschland in Form der Durchführung der Gesetze über das Gesundheitsrecht zur Zuständigkeit der Länder unter Oberaufsicht des Bundes.

42.1 Struktur des Gesundheitswesens

Eine Vielzahl staatlicher und nichtstaatlicher Institutionen ist für die gesundheitliche Versorgung tätig. **Träger** von Einrichtungen im Gesundheitswesen sind der Bund, die Länder und die Gemeinden, aber auch öffentlich-rechtliche Körperschaften.

Eine besondere Bedeutung kommt im Gesundheitswesen den **gesetzlichen Krankenkassen** zu. Ihre gesetzlich vorgeschriebene Aufgabe besteht darin, ihren Versicherten einen umfassenden Schutz im Krankheitsfall zu gewährleisten. Fast 90% der Bevölkerung in der Bundesrepublik Deutschland sind in einer gesetzlichen Krankenkasse versichert.

Darüber hinaus gibt es zahlreiche **gemeinnützige Organisationen**, die zur Gesundheitsversorgung beitragen. Dazu gehören z.B. die Verbände der freien Wohlfahrtspflege, wie das Diakonische Werk, die Zentral-

wohlfahrtsstelle der Juden, die Arbeiterwohlfahrt, der Caritasverband, der Deutsche Paritätische Wohlfahrtsverband und auch die vier im RD tätigen Hilfsorganisationen: Arbeiter-Samariter-Bund, Deutsches Rotes Kreuz, Johanniter-Unfall-Hilfe und Malteser Hilfsdienst.

Die **Gesetzgebung** im Gesundheitswesen ist zwischen Bund und Ländern aufgeteilt. Durch die in Deutschland übliche konkurrierende Gesetzgebung steht den Ländern für bestimmte Bereiche des Gesundheitswesens eine Gesetzgebungsbefugnis zu – allerdings nur, solange und soweit der Bund von seinem Gesetzgebungsrecht keinen Gebrauch macht. Zur Sicherstellung und Gewährleistung der Einheitlichkeit des Gesundheitswesens im gesamten Bundesgebiet hat der Bund z.B. auf folgenden Gebieten **Bundesgesetze** erlassen:

- Infektionsschutzgesetz
- Recht der gesetzlichen Krankenversicherung (Sozialgesetzbuch V)
- Approbationsordnungen für Ärzte, Zahnärzte, Tierärzte und Apotheker
- Bundesärzteordnung
- Arzneimittelgesetz
- Betäubungsmittelgesetz
- Krankenhausfinanzierungsgesetz
- Medizinproduktegesetz
- Altenpflegegesetz
- Krankenpflegegesetz
- Hebammenrecht
- Rettungsassistentengesetz.

Die Aufgabe der einzelnen **Bundesländer** besteht darin, diese Gesetze auszuführen. Zahlreiche weitere Bereiche des Gesundheitswesens sind zusätzlich durch einzelne Landesgesetze geregelt. In den Bereich der Länder gehören z.B. Gesetze über die Berufsvertretungen und über die Berufsgerichtsbarkeit der Ärzte, Zahnärzte, Tierärzte und Apotheker (Kammergesetze) sowie Gesetze über die Einrichtung von Behörden, die für die Durchführung der Gesundheitsgesetze verantwortlich sind (Gesund-

42

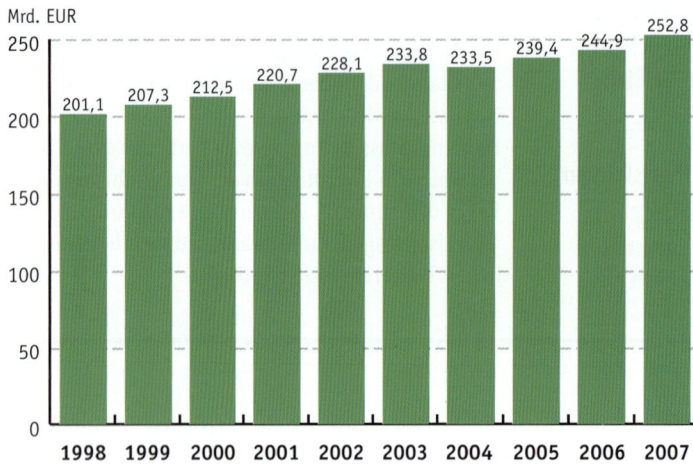

Abb. 42.1 Entwicklung der Gesundheitsausgaben in Deutschland über einen Zeitraum von 10 Jahren (in Euro) (Quelle: Statistisches Bundesamt, 2009)

heitsämter, Landesimpfanstalten, Medizinaluntersuchungsämter usw.).

Auf Bundesebene sind für die Fragen des Gesundheitswesens im Wesentlichen zwei **Ministerien** zuständig, das Bundesministerium für Gesundheit und das Bundesministerium für Arbeit und Soziales (zuständig für die Renten-, Arbeitslosen- und Unfallversicherung, die Arbeits-, Sozial- und Versorgungsmedizin, die Rehabilitation und den Arbeitsschutz, Pflegeversicherung).

Die Hauptzuständigkeit für das Gesundheitswesen auf Bundesebene liegt beim Bundesministerium für Gesundheit. Es besteht aus sechs Abteilungen:
1. Pressearbeit und politische Grundsatzfragen
2. Personal, Organisation und Haushalt
3. Europäische und internationale Gesundheitspolitik
4. Arzneimittel, Medizinprodukte und Biotechnologie
5. Gesundheitsversorgung, Krankenversicherung und Pflegeversicherung
6. Prävention, Gesundheitsschutz, Krankheitsbekämpfung und Biomedizin.

Unterstützt wird das Bundesministerium für Gesundheit bei der Erfüllung insbesondere seiner wissenschaftlichen Aufgaben von verschiedenen Bundesbehörden, z.B. der Bundeszentrale für gesundheitliche Aufklärung (BZgA) in Köln (Gesundheitserziehung, -aufklärung und -förderung), dem Robert-Koch-Institut (RKI) in Berlin (öffentliche Gesundheit und Infektionsschutz) oder dem Paul-Ehrlich-Institut in Langen (Bundesamt für Sera und Impfstoffe; Prüfung, Zulassung und Überwachung von Sera und Impfstoffen).

In Fragen der Gesundheitsförderung und der Prävention wird das Bundesministerium für Gesundheit durch den Bundesgesundheitsrat beraten.

Auf Landesebene werden die staatlichen Aufgaben im Gesundheitswesen von den Länderministerien erfüllt. Dabei sorgen die für Gesundheitsfragen zuständigen Landesministerien oder Senatoren für die Durchführung der vom Bund erlassenen Gesetze. Darüber hinaus bereiten sie eigene Gesetze vor, haben die Aufsicht über die nachgeordneten Behörden oder Kammern und sind für die Planung und Investitionsförderung im Krankenhausbereich zuständig. In den Bundesländern, die in Regierungsbezirke eingeteilt sind (z.B. Nordrhein-Westfalen, Hessen, Bayern), ist die jeweilige Bezirksregierung als so genannte Mittelinstanz für die ihr zugewiesenen Aufgaben zuständig. In den Ländern ohne Regierungsbezirke (z.B. Bremen, Hamburg, Schleswig-Holstein) werden die Aufgaben direkt von den zuständigen Landesministerien übernommen. Zur Koordination der Arbeit der Länder im Gesundheitswesen gibt es die Gesundheitsministerkonferenz, in der alle Bund und Länder betreffenden Fragen von gesundheitspolitischer Bedeutung erörtert werden. Die Gesundheitsministerkonferenz kann Empfehlungen verfassen, ohne jedoch Beschlusskraft zu besitzen.

Das gesamte Gesundheitswesen benötigt seit 2006 jedes Jahr mehr als 245 Milliarden Euro (lt. Statistischem Bundesamt). Die Ausgaben für Gesundheit belaufen sich umgerechnet auf die rund 80 Millionen Einwohner Deutschlands damit jährlich pro Kopf auf mehr als 3.000 Euro (➤ Abb. 42.1 und ➤ Abb. 42.2).

Der Kampf gegen Krankheiten ist in Deutschland, aber auch weltweit, zu einem der größten Wirtschaftszweige geworden. Dabei steigen in Deutschland schon früh die Ausgaben gegen das Kranksein schneller als das Gesamteinkommen. So hat sich in den elf alten Bundesländern das Bruttosozialprodukt (seit 1999: Bruttonationaleinkommen bzw. Bruttoinlandsprodukt) zwischen

Euro je Einwohner

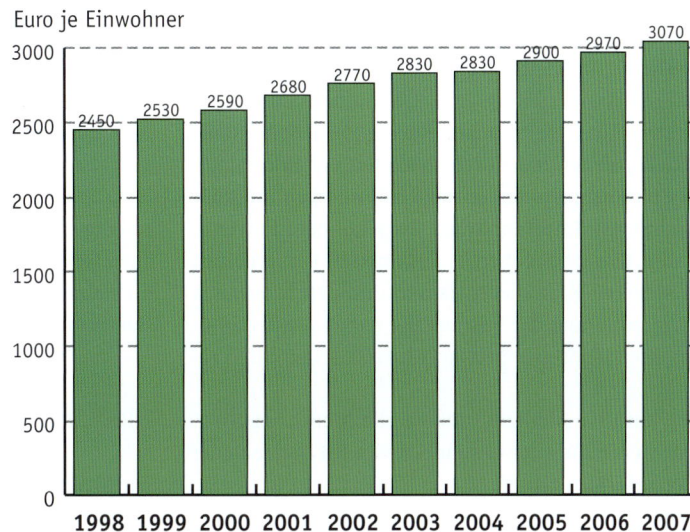

Abb. 42.2 Entwicklung der Gesundheitsausgaben in Deutschland je Einwohner über einen Zeitraum von 10 Jahren (in Euro) (Quelle: Statistisches Bundesamt, 2009)

1970 und 1989 verdreifacht, die Kosten für das Gesundheitswesen schnellten fast auf das Vierfache. Als dynamischer Wachstumsfaktor, der schneller wächst als die Volkswirtschaft insgesamt, leistet der Gesundheitssektor damit einen bedeutenden Beitrag zum Wirtschaftsstandort Deutschland. Auf der anderen Seite bedeutet die überwiegende Finanzierung durch Pflichtbeiträge (z.B. Arbeitgeberanteile in den Lohnnebenkosten), dass der Ausdehnung dieses Sektors, insbesondere durch die zunehmende internationale Konkurrenzsituation, in der deutschen Wirtschaft Grenzen gesetzt sind. So werden viele Debatten über die Sicherung des Wirtschaftsstandortes geprägt von einer Forderung nach Absenkung der Lohnnebenkosten; dieses aber führt zwangsläufig zu Mindereinnahmen des sozialen Sicherungssysteme oder einer Verschiebung der Lasten auf die Arbeitnehmer. So wurde u.a. die Finanzierung der gesetzlichen Krankenversicherung mit der Einführung des Gesundheitsfonds zum 1. Januar 2009 neu gestaltet (➤ Kap. 42.4.1).

Nach dem Amtsantritt der Regierung Merkel II, Ende 2009, wurde unter dem neuen Bundesminister Dr. Philipp Rösler ein erneuter Umbau der Sozialversicherung angegangen. Künftig soll der Arbeitgeberanteil an den Kosten der Krankenversicherung nicht mehr steigen; der Arbeitnehmeranteil soll künftig einkommensunabhängig sein und durch Steuermittel ergänzt werden. Kritiker dieser Finanzierungsform sehen darin eine Abkehr von einer solidarischen Finanzierung des Sozialsystems. Bei Drucklegung dieser Ausgabe steht die weitere Entwicklung über die Finanzierung des Gesundheitswesens noch aus.

42.2 Aufgaben des Gesundheitswesens

Das Gesundheitswesen in der Bundesrepublik Deutschland lässt sich in drei große eigenständige Aufgabenbereiche unterteilen.
1. Gesundheitsschutz (allgemeine Hygiene und Sozialhygiene)
2. Gesundheitspflege (Gesundheitsfürsorge, Präventivmedizin und Krankheitsvorsorge, prophylaktische Medizin)
3. kurative Medizin (Wiederherstellung der Gesundheit).

Unter dem Begriff **Gesundheitsschutz** (➤ Kap. 40) werden alle Maßnahmen zusammengefasst, mit denen das Auftreten von Krankheiten oder die Minderung der Leistungsfähigkeit verhindert werden soll. Dazu gehören:
- Maßnahmen der allgemeinen Hygiene und der Sozialhygiene, wie Umwelt- und Ortshygiene (z.B. Trink-, Brauchwasserversorgung, Abfall- und Müllbeseitigung)
- Verhütung und Bekämpfung übertragbarer Krankheiten
- Hygiene im Umgang und Verkehr mit Lebensmitteln und Bedarfsgegenständen
- Strahlenschutz
- Arbeitsschutz, d.h. Schutz vor Gesundheitsschäden am Arbeitsplatz
- Maßnahmen der Unfallverhütung
- Mitwirkung bei der Gewerbeaufsicht
- Überwachung des Arzneimittelwesens und der Gesundheitseinrichtungen.

42

Die **Gesundheitspflege** hat die Aufgabe, gesunde Menschen vor gesundheitsschädlichem Handeln zu bewahren. Die Gesundheitspflege umfasst alle Maßnahmen der Gesundheitsvorsorge (z.B. Gesundheitsaufklärung, Mütterberatung als primäre Prävention), den Schutz von Gefährdeten und Vorgeschädigten vor Erkrankungen (z.B. Vorsorgeuntersuchungen, Früherkennungsuntersuchungen, Impfprophylaxe als sekundäre Prävention), die Bewahrung bereits Erkrankter vor erneuten oder weiteren Krankheitsgefahren und den Schutz vor Verschlimmerung der Erkrankung (z.B. Krebsbekämpfung, Infarktsportgruppen nach Infarkt als tertiäre Prävention).

Die **kurative Medizin** umfasst alle Maßnahmen zur Wiederherstellung der Gesundheit von Erkrankten oder Verletzten. Dazu zählen:

- ambulante Versorgung durch niedergelassene Ärzte und Zahnärzte
- stationäre Versorgung im Krankenhaus
- Wiedereingliederung von körperlich, geistig oder seelisch behinderten Menschen in das Alltags- oder Berufsleben (Rehabilitation).

42.3 Gliederung des Gesundheitswesens

Die drei Aufgabenbereiche des Gesundheitswesens werden durch vier Säulen des Gesundheitssystems übernommen:

1. öffentliches Gesundheitswesen
2. stationäre Versorgung durch das Krankenhauswesen
3. ambulante Versorgung durch die niedergelassene Ärzte
4. gesundheits- und sozialpflegerische Dienste.

42.3.1 Öffentliches Gesundheitswesen

Unter dem öffentlichen Gesundheitswesen versteht man die Gesamtheit der staatlichen Einrichtungen zur Förderung und Erhaltung der Gesundheit der Bevölkerung sowie zur Vorbeugung und Bekämpfung von Krankheiten oder Seuchen. Zur Erfüllung dieser Aufgaben kann sich das öffentliche Gesundheitswesen auch der Hilfe Dritter, z.B. niedergelassener Ärzte, bedienen. Zum öffentlichen Gesundheitswesen werden die **Gesundheitsbehörden** des Bundes, der Länder und die staatlichen und kommunalen **Gesundheitsämter** gezählt. Ausgenommen werden die Krankenhäuser und die Ärztekammern. Der Bund nimmt auf dem Gebiet des öffentlichen Gesundheitswesens fast ausschließlich Gesetzgebungsaufgaben (Gesundheitsrecht) wahr. Die obersten Gesundheitsbehörden auf Länderebene sind meistens das Innenministerium bzw. zum Teil auch eigene, dem Sozialministerium zugeordnete Gesundheitsabteilungen. Für die Unterstützung dieser Landesbehörden und die Erledigung selbstständiger Aufgaben gibt es im öffentlichen Gesundheitswesen weitere Einrichtungen wie Medizinaluntersuchungsämter, Gewerbeaufsichtsämter, staatliche Gewerbeärzte und Gesundheitsämter.

Medizinaluntersuchungsamt

Die **Medizinaluntersuchungsämter** dienen in erster Linie der Seuchenbekämpfung, d.h., sie führen diagnostische Untersuchungen bei Epidemien durch, zur Infektionsquellensuche, zur Kontrolle von Dauerausscheidern (Personen, die zehn Wochen nach überstandener Krankheit noch Erreger ausscheiden, z.B. Salmonelleninfektion) und zur Kontrolle der Beschäftigten von Lebensmittelbetrieben. Darüber hinaus stehen die in den Medizinaluntersuchungsämtern tätigen Bakteriologen und Hygienefachkräfte den behandelnden Ärzten in epidemiologischen Fragen zur Seite.

Gewerbeaufsichtsamt

Die **Gewerbeaufsichtsämter** übernehmen den technischen Arbeitsschutz, während die **staatlichen Gewerbeärzte** Berufskrankheiten und den Unfallschutz als Aufgabengebiet haben. In besonderem Maße bemühen sich beide zudem um den Schutz der Bevölkerung vor gesundheitsschädigenden und belästigenden Einwirkungen durch Industriebetriebe.

Gesundheitsamt

Im gesamten Bundesgebiet gibt es über 500 **Gesundheitsämter**. Das Gesundheitsamt leistet auf kommunaler Ebene die eigentliche praktische Arbeit des staatlichen Gesundheitsdienstes in der Bevölkerung. Jedes Gesundheitsamt wird von einem Amtsarzt geleitet. Neben dem ärztlichen Personal sind Gesundheitsämter mit Gesundheitsingenieuren, Gesundheitsaufsehern, Sozialarbeitern, medizinisch-technischen Assistentinnen, Arzthelferinnen und Verwaltungsangestellten besetzt. Die Gesundheitsämter haben im Wesentlichen folgende Aufgaben:

- Aufsicht über die Arztpraxen, die (nichtärztlichen) medizinischen Fachberufe, die Apotheken und die Krankenanstalten
- Bekämpfung der übertragbaren Krankheiten, einschließlich Desinfektion, Impfung und Überwachung der Bakterienträger
- Überwachung und Förderung der allgemeinen Orts- und Umwelthygiene einschließlich des Verkehrs mit Lebensmitteln
- Durchführung der Gesundheitsfürsorge insbesondere bei Kranken, Behinderten und Süchtigen
- Ausstellung amtsärztlicher Zeugnisse und Erstellung von Gutachten (z.B. Einweisung von Patienten nach den landesgesetzlichen Bestimmungen zur Unterbringung von psychisch Kranken)
- gerichtsärztliche Tätigkeit
- Gesundheitserziehung der Bevölkerung.

42.3.2 Stationäre Versorgung durch das Krankenhauswesen

Die stationäre Versorgung im Gesundheitswesen wird durch das **Krankenhauswesen** sichergestellt. Krankenhäuser sind Einrichtungen, in denen durch ärztliche und pflegerische Hilfeleistungen Krankheiten, Leiden oder Körperschäden festgestellt, geheilt oder gelindert werden sollen, in denen Geburtshilfe geleistet wird und in denen Patienten untergebracht und versorgt werden können, deren Krankheit eine ambulante Versorgung nicht mehr zulässt.

Krankenhäuser befinden sich in öffentlicher, freigemeinnütziger und privater Trägerschaft. In Deutschland wurden im Jahr 2008 in insgesamt 2.067 Krankenhäusern mit rund 500.000 Betten fast 17,4 Millionen Patienten stationär behandelt. Die Krankenhausbehandlung wird vollstationär, teilstationär, vor- und nachstationär oder ambulant erbracht. Gerade die Möglichkeiten der vor- und nachstationären Behandlung und ambulanten Operationen sollen dazu beitragen, die Krankenhausaufenthalte auf die medizinisch notwendige Dauer zu beschränken. Insbesondere die Einführung von Fallpauschalen, so genannten DRGs (Diagnosis Related Groups, diagnosebezogene Fallgruppen), – hiernach wird nicht die Aufenthaltszeit im Krankenhaus nach Tagessatz vergütet, sondern einer bestimmten Diagnose ein festgelegter Kostensatz zugeordnet – hat in den vergangenen Jahren zu einer massiven Verkürzung der Krankenhausverweildauer beigetragen. Lag ein Patient im Jahr 1991 durchschnittlich noch 14 Tage im Krankenhaus, so lag diese Dauer im Jahr 2008 bei durchschnittlich 8,1 Tagen.

Damit einhergehend ist die Zahl der Krankenhausbetten deutlich reduziert worden; während es 1991 je 100.000 Einwohner noch 832 Betten gab, so betrug diese Zahl im Jahr 2008 nur noch 609.

Krankenhäuser lassen sich anhand verschiedener Kriterien u.a. nach der Aufgabenstellung voneinander unterscheiden:

Allgemeine Krankenhäuser oder **Akutkrankenhäuser** dienen der Erkennung und Heilung von akuten Erkrankungen, ohne Rücksicht auf die Art der Erkrankung und den Kostenträger der Patienten. Beispiele sind allgemeine Krankenhäuser ohne Fachabteilungen, allgemeine Krankenhäuser mit Fachabteilungen, Fachkrankenhäuser oder Spezialkliniken sowie Universitätskliniken.

Die **Sonderkrankenhäuser** nehmen nur Kranke bestimmter Personengruppen oder Kranke mit bestimmten Krankheiten auf. Hierzu gehören z.B. Krankenhäuser für Psychiatrie, Kurkrankenhäuser sowie Sanatorien mit Krankenhausstatus. Diese Krankenhäuser dienen im Gegensatz zu den Akutkrankenhäusern der Behandlung von meist chronisch erkrankten Patienten, die einer besonderen Pflege oder Betreuung bedürfen. Die durchschnittliche Verweildauer in den Sonderkrankenhäusern ist meist hoch. Es gibt über 1.300 Sonderkrankenhäuser mit mehr als 200.000 Betten.

Die Krankenhäuser werden nach Größe und Leistungsmöglichkeit in drei oder **vier Kategorien (Versorgungsstufen)** unterschieden.

Krankenhäuser der Grund- und Regelversorgung bestehen meist aus wenigen klinischen Abteilungen, nach Möglichkeit den drei Hauptdisziplinen Innere Medizin, Chirurgie und Gynäkologie/Geburtshilfe, sowie einer Intensivbehandlungseinheit. In diesen Häusern werden alle stationär zu behandelnden Patienten mit häufiger vorkommenden bzw. ohne Spezialkenntnisse und Spezialerfahrungen sowie besonderen Einrichtungen und Geräte zu behandelnden Erkrankungen versorgt. In einigen Bundesländern wird noch zwischen Krankenhäusern der Grundversorgung und Krankenhäusern der Regelversorgung unterschieden, während in den meisten Bundesländern beide Stufen zusammengefasst sind. Daraus ergibt sich, dass Krankenhäuser teilweise in drei, teilweise in vier Versorgungsstufen unterschieden werden.

Krankenhäuser der Schwerpunktversorgung verfügen neben den Hauptdisziplinen Innere Medizin, Chirurgie und Gynäkologie/Geburtshilfe über weitere Krankenhausabteilungen, z.B. Urologie, Kinderheilkunde, Orthopädie oder Psychiatrie. Des Weiteren stehen in Krankenhäusern der Schwerpunktversorgung besondere Funktionseinrichtungen, wie Strahlentherapie (Kobaltbombe, Linearbeschleuniger), Diagnostikgeräte, z.B. Computertomograph (CT), Kernspinresonanztomographie (Kernspin), und speziellere Untersuchungsmöglichkeiten im Labor zur Verfügung. Diese Krankenhäuser haben 400 bis 500 Betten oder mehr. Sie sind in der Lage, auch komplizierte Fälle diagnostisch zu klären und therapeutisch zu versorgen.

Krankenhäuser der Maximalversorgung haben etwa 800 bis 1.000 Betten und mehr. Krankenhäuser dieser Art weisen weitere hauptamtlich geleitete Fachdisziplinen, wie Dermatologie und Augenheilkunde, ferner eine Pathologie, Isotopendiagnostik, zentrale Speziallaboratorien (chemisches, bakteriologisch-serologisches Laboratorium mit hauptamtlichen Leitern) auf. In Krankenhäusern der Maximalversorgung können einige Fachdisziplinen, insbesondere die großen Fachgebiete Innere Medizin und Chirurgie, mehrfach vertreten sein. Ein Beispiel ist die besonders in den letzten Jahren zu beobachtende Spezialisierung im Bereich der Inneren Medizin in Kardiologie, Nephrologie, Hepatologie, Endokrinologie und Hämatologie. Obwohl in den Zentralkrankenhäusern nicht immer sämtliche Spezialabteilungen vorhanden sein müssen, können jedoch, von wenigen Ausnahmen abgesehen, alle Erkrankungen diagnostiziert und behandelt werden.

Deutlich zu erkennen ist ein Umbruch in der Krankenhauslandschaft in Bezug auf ihre Träger; waren es lange Zeit vorwiegend Gebietskörperschaften, Hilfsorganisationen und Religionsgemeinschaften, die Krankenhäuser betrieben, so hat in den letzten Jahren der Anteil privatwirtschaftlich geführter Häuser – vor allem bedingt durch den Rückzug der öffentlichen Träger – deutlich zugenommen. Mittlerweile werden sogar Universitätskliniken durch private Trägergesellschaften wie die Asklepios Kliniken Verwaltungsgesellschaft mbH, die Rhönklinikum AG oder die Helios Kliniken GmbH betrieben.

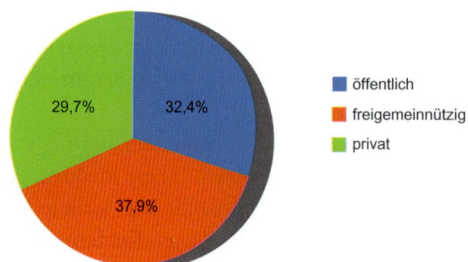

Abb. 42.3 Krankenhäuser nach Trägerschaft (Quelle: Dt. Krankenhausgesellschaft, 2007)

42.3.3 Ambulante Versorgung durch niedergelassene Ärzte

Die ambulante Versorgung im Gesundheitswesen der BRD erfolgt überwiegend durch die **niedergelassenen Ärzte und Zahnärzte**. Ärzte sind im ambulanten Bereich freiberuflich tätig und üben ihren Beruf in einer eigenen Praxis, in einer Berufsausübungsgemeinschaft (z.B. Gemeinschaftspraxis, Partnerschaft, überörtliche Gemeinschaftspraxis), in einer Ärztegesellschaft, in einem medizinischen Versorgungszentrum, in einer Organisationsgemeinschaft (z.B. Apparategemeinschaft), in einer medizinischen Kooperationsgemeinschaft oder in einem Praxisverbund aus.

Der niedergelassene Arzt muss im Zuge der Harmonisierung des EU-Rechts (Art. 30 ff., Richtlinie 93/16/EWG) bei der Niederlassung als Vertragsarzt eine Facharztweiterbildung vorweisen. Im hausärztlichen Bereich ist dies häufig der so genannte Facharzt für Allgemeinmedizin bzw. seit Aufnahme der Allgemeinmedizin in das Gebiet Innere Medizin der „Facharzt für Innere und Allgemeinmedizin". Ärzte, welche die Bezeichnung „Praktischer Arzt bzw. Ärztin" bis Ende 2002 bereits führten, dürfen diese weiterführen. Sowohl Allgemeinärzte als auch die anderen Fachärzte haben nach der Anerkennung als Arzt (Approbation) größtenteils an Krankenhäusern eine vier bis sechs Jahre dauernde Weiterbildung und abschließend eine Facharztprüfung absolviert. Fast alle niedergelassenen Ärzte und Zahnärzte entscheiden sich für eine Zulassung zur **vertragsärztlichen Versorgung** im Rahmen der kassenärztlichen Vereinigung, da ca. 90% der Bevölkerung in der gesetzlichen Krankenversicherung versichert sind.

Die Zahl der berufstätigen Zahnärzte stieg in den vergangenen Jahren kontinuierlich auf fast 84.000 Zahnärzte an (1995: ca. 76.000). Damit kommen auf einen Zahnarzt ca. 1.990 Einwohner. Die Zahl der niedergelassenen Ärzte beläuft sich auf insgesamt mehr als 138.000 (1995: ca. 120.000) . Damit kommen auf einen Arzt ca. 600 Einwohner. Von den insgesamt 319.700 berufstätigen Ärzten sind ca. 43% in der ambulanten Versorgung als Vertragsarzt, angestellter Arzt oder Privatarzt tätig und fast 50% sind im Krankenhaus beschäftigt.

Die ambulante Versorgung durch niedergelassene Ärzte und Zahnärzte ist rund um die Uhr durch den **ärztlichen Notdienst** gewährleistet. So wird an Wochenenden und an Feiertagen in der gesamten Bundesrepublik ein solcher Notdienst aufrechterhalten, bei dem der diensthabende Arzt jederzeit über Telefon oder Funk zu erreichen ist. Die Rufnummern der diensthabenden Ärzte bzw. eines zentralen ärztlichen Notdienstes werden in Krankenhäusern, Polizei-, Feuer- und Rettungswachen, Arzt- und Zahnarztpraxen, Apotheken und in Tageszeitungen bekannt gegeben. Eine effiziente und optimale Behandlung von Patienten mit Hilfe einer ambulanten Versorgung durch die niedergelassenen Ärzte in der Arztpraxis ist nicht immer möglich. In solchen Fällen können sich die niedergelassenen Ärzte des RD bedienen, der eine optimale präklinische Versorgung unterstützen und sichern sowie einen risikoarmen und sachgerechten Transport zur stationären Versorgung in ein Krankenhaus durchführen kann.

42.3.4 Gesundheits- und sozialpflegerische Dienste

Zur möglichst optimalen und umfassenden gesundheitlichen Versorgung der Bevölkerung in Deutschland reichen die niedergelassenen Ärzte und die Krankenhäuser allein nicht aus. Vielmehr werden beide bei ihren Aufgaben durch ein vielfältiges Angebot an gesundheits- und sozialpflegerischen Diensten ergänzt. Diese Dienste werden insbesondere von behinderten und von älteren Menschen benötigt. So leben in Deutschland mehr als eine Million behinderte oder ältere Menschen, die dauernd auf fremde Hilfe oder Pflege angewiesen sind. 80% dieser Menschen werden in ihrem häuslichen Umfeld versorgt. Wird diese **Versorgung im häuslichen Umfeld** nicht mehr sichergestellt, so ist eine Aufnahme in eine stationäre Einrichtung, z.B. ein Altenpflegeheim, nötig. Hauptziele der gesundheits- und sozialpflegerischen Dienste sind die Förderung der selbstständigen und unabhängigen Lebensführung und die Betreuung bei Pflege- und Hilfsbedürftigkeit. Diese Ziele werden neben der Unterstützung, Hilfe und Pflege durch Familienmitglieder von ambulanten Diensten und speziellen Heimen für die stationäre Behandlung verwirklicht. In Deutschland gibt es etwa 4.500 Einrichtungen, die **ambulante Hilfen** für Kranke, Behinderte oder alte Menschen anbieten. Beispiele für solche ambulanten Dienste sind Behindertenfahrdienste, Sozialstationen, Betreuungs- und Hilfeleistungsdienste, ambulante Pflegedienste, soziale Dienste und Essen auf Rädern. Die Träger von ambulanten Diensten sind freie Wohlfahrtsverbände oder die Kommunen und in zunehmendem Maße auch private Anbieter.

Wenn ein Mensch bei gesundheitsbedingten Einschränkungen nicht mehr zu Hause versorgt werden kann, die stationäre Behandlung in einem Krankenhaus aber nicht indiziert ist, stehen besondere **stationäre Einrichtungen** zur Betreuung zur Verfügung. So gibt es Altenwohnheime und Altenpflegeheime, die sich insbesondere um eine adäquate Versorgung alter Menschen

kümmern. Insgesamt leben ca. 1 Million Menschen in mehr als 10.000 stationären Einrichtungen wie Altenwohn-, Altenpflege- und Behindertenheime.

42.4 System der sozialen Sicherung in Deutschland

Das Gesundheitswesen in Deutschland wird erst durch ein tragfähiges System sozialer Sicherung (soziales Netz) ermöglicht. Die beiden wesentlichen Prinzipien des Systems der sozialen Sicherung, durch die eine allgemeine und hoch qualifizierte Gesundheitsversorgung ermöglicht wird, sind das Solidaritätsprinzip und das Subsidiaritätsprinzip.

Das **Solidaritätsprinzip** bedeutet, dass die zu versichernden Risiken gemeinsam von allen Versicherten zu tragen sind, im Bedarfsfalle die Inanspruchnahme der Leistungen (z.B. bei Krankheit) unabhängig von der Beitragshöhe gewährt wird. Ein Beispiel für das Solidaritätsprinzip ist die gesetzliche Krankenversicherung.

Unter dem **Subsidiaritätsprinzip** wird verstanden, dass übergeordnete gesellschaftliche Einheiten (z.B. die Sozialversicherung) nur solche Aufgaben übernehmen sollen, zu deren Wahrnehmung untergeordnete Einheiten (z.B. die Familie oder der Einzelne) nicht in der Lage sind. So sollte die Sozialversicherung erst für diejenigen festgelegten Versicherungsfälle unterstützend eintreten, die vom Einzelnen nicht bewältigt werden können. Das bedeutet, dass sich das Individuum bis zur Grenze seiner eigenen Möglichkeiten selbst hilft und erst danach die nächst höhere Gemeinschaft, z.B. die Familie, um Unterstützung und Hilfe anruft. Bezogen auf die Gesamtkörperschaft Deutschlands ergibt sich daraus folgende Rangfolge:
1. Individuum
2. Familie
3. Kommune
4. Gebietskörperschaft
5. Land
6. Bund.

Lange Zeit ist dieses Prinzip im Rahmen der Sozialversicherung und des Gesundheitswesens häufig verlassen worden, doch gerade aufgrund der aktuellen Strukturreformen im Gesundheitswesen gewinnt es wieder an Bedeutung. Nach Art. 20, Abs. 3 des Grundgesetzes wird der **Sozialstaat** definiert als ein Staat, der den wirtschaftlichen und wirtschaftlich bedingten Verhältnissen auch in der Gesellschaft wertend, sichernd und verändernd mit dem Ziel gegenübersteht, jedermann ein menschenwürdiges Dasein zu gewährleisten, Wohlstandsunterschiede zu verringern und Abhängigkeitsverhältnisse zu beseitigen oder zu kontrollieren. Dieses **Sozialstaatsprinzip** soll mit Hilfe des Sozialrechts gewährleistet werden. So ist die Zielsetzung des Sozialrechts, dass jeder Erwachsene die Möglichkeit hat und darauf angewiesen ist, den Lebensunterhalt für sich und seine Familie zu verdienen. Wenn dies durch Krankheit, Unfall, Behinderung, Tod oder Ähnliches nicht gewährleistet ist, ist es Aufgabe des Sozialstaates, für Abhilfe zu sorgen und den Bürger zu unterstützen.

Das Sozialstaatsprinzip wird in Deutschland insbesondere durch die fünf Säulen des Sozialversicherungssystems verwirklicht (> Abb. 42.4):
1. Krankenversicherung (seit 1883)
2. Unfallversicherung (seit 1884)
3. Rentenversicherung (seit 1889)
4. Arbeitslosenversicherung (seit 1927)
5. Soziale Pflegeversicherung (seit 1995).

Ausgewählte Gebiete und Aufgaben des Sozialrechts werden im **Sozialgesetzbuch** (SGB) geregelt und zusammengefasst. In seiner über 100-jährigen Entwicklung ist das Sozialrecht in viele Einzelgesetze zersplittert. Es ist ein alter Plan, diese vielen Einzelgesetze in einem einheitlichen Sozialgesetzbuch zusammenzufassen. So soll das Sozialrecht insgesamt verständlicher und übersichtlicher gemacht werden, damit jeder Bürger seine Rechte und seine Pflichten kennt und besser wahrnehmen kann. Am 1. Januar 1976 trat der allgemeine Teil des SGB (erstes Buch) in Kraft. Damit wurde eine wich-

tige Grundlage für die Zusammenfassung des gesamten Sozialrechts in einem Gesetzbuch geschaffen.

42.4.1 Krankenversicherung

Nach § 1 des fünften Buchs des SGB hat die **Krankenversicherung** als Solidargemeinschaft die Aufgabe, die Gesundheit der Versicherten zu erhalten, wiederherzustellen oder ihren Gesundheitszustand zu bessern. Die Versicherten sind für ihre Gesundheit mit verantwortlich; sie sollen durch eine gesundheitsbewusste Lebensführung, durch frühzeitige Beteiligung an gesundheitlichen Vorsorgemaßnahmen sowie durch aktive Mitwirkung an Krankenbehandlung und Rehabilitation dazu beitragen, den Eintritt von Krankheit und Behinderung zu vermeiden oder ihre Folgen zu überwinden. Die Krankenkassen haben den Versicherten dabei mit Aufklärung, Beratung und Leistungen zu helfen und auf gesunde Lebensverhältnisse hinzuwirken. Die Möglichkeiten, gesund zu bleiben oder gesund zu werden, sind für jeden Bürger unabhängig von Einkommen, sozialem Stand oder Wohnort gegeben. Deutschland verfügt über ein bewährtes, funktionsfähiges und international anerkanntes System gesundheitlicher Sicherung. Die **gesetzliche Krankenversicherung** (GKV) leistet hierzu als ältester Zweig der Sozialversicherung einen entscheidenden Beitrag. Die gesetzliche Krankenversicherung besteht in Deutschland aus mehr als 150 Krankenkassen. Diese Krankenkassen sind eingeteilt in Ortskrankenkas-

Träger der Sozialversicherung				
Krankenversicherung	**Pflegeversicherung**	**Unfallversicherung**	**Rentenversicherung**	**Arbeitslosen-versicherung**
Krankenkassen	Pflegekassen	Berufs-genossenschaften	Versicherungs-anstalten	Bundesanstalt für Arbeit
• Ortskrankenkassen • Innungskrankenkassen • Betriebskrankenkassen • Ersatzkassen • See-Krankenkasse • Bundesknappschaft • Landwirtschaftliche Krankenkassen	• bei den Kranken-kassen	• Gewerbliche Berufs-genossenschaften • See-Berufsgenossen-schaft • Unfallversicherungs-krankenkassen und -verbände der öffentlichen Hand • Landwirtschaftliche Berufsgenossen-schaften	• Bundesversicherungs-anstalt für Angestellte • Landesversicherungs-anstalten • Bundesbahn-Ver-sicherungsanstalt • Seekasse • Bundesknappschaft • Landwirtschaftliche Alterskasse	• Landesarbeitsämter • Arbeitsämter

Abb. 42.4 Überblick zu den Sozialversicherungen [A300]

sen, Betriebskrankenkassen, Innungskrankenkassen, Ersatzkrankenkassen, Seekrankenkassen, landwirtschaftliche Krankenkassen und die Bundesknappschaft (Krankenkasse für Bergleute).

Der fünfte Band des SGB (Sozialgesetzbuch) gibt die **Leistungen der Krankenkassen** vor. Die Versicherten können diese Gesundheitsleistungen in Anspruch nehmen, ohne direkt dafür zu bezahlen. Die Vergütung erfolgt durch die Krankenkassen unmittelbar an die Leistungserbringer (z.B. Ärzte, RD, Physiotherapeuten). Folgende Leistungen gehören zur gesetzlichen Krankenversicherung:

- Leistungen zur Förderung der Gesundheit und zur Verhütung von Krankheiten (Gesundheitsberatung, Gesundheits-Check-up, Individual- und Gruppenprophylaxe)
- Leistungen zur Früherkennung von Krankheiten (Krebsvorsorgeuntersuchung, Früherkennungsuntersuchungen bei Kindern)
- Leistungen bei Krankheit (ärztliche und zahnärztliche Behandlung, Arznei- und Verbandmittel, Heilmittel, Hilfsmittel und Sehhilfen, häusliche Krankenpflege, Haushaltshilfe, Krankenhausbehandlung, kieferorthopädische Behandlung, Zahnersatz, medizinische Rehabilitation, Krankengeld)
- Leistungen bei Schwangerschaft und Mutterschaft (ärztliche Betreuung, Hebammenhilfe, Versorgung mit Arznei-, Verband- und Heilmitteln, stationäre Entbindung, Mutterschaftsgeld bzw. Entbindungsgeld)
- Rehabilitationsleistungen
- Mutter-Vater-Kind-Kuren
- Schutzimpfungen
- Fahrkosten (Krankentransporte, Notfalleinsätze).

Somit sind die gesetzlichen Basisleistungen der gesetzlichen Krankenkassen weitgehend identisch, notwendige Maßnahmen werden bezahlt. Mit Start des Gesundheitsfonds am 1. Januar 2009 zahlen alle gesetzlich Versicherten auch den gleichen allgemeinen Beitragssatz, dessen Höhe sich nach den Ausgaben für Gesundheit bemisst. Der paritätisch durch Arbeitnehmer und Arbeitgeber finanzierte Beitragssatz zur gesetzlichen Krankenversicherung beträgt zzt. 14,6 Prozent, der ermäßigte Beitragssatz 14,0 Prozent. Dazu kommt ein Anteil von 0,9 Beitragssatzpunkten, der nur von den Mitgliedern der Krankenkassen zu tragen ist.

Die Risiken Alter und Erwerbsunfähigkeit sind in unserer modernen Gesellschaft besonders ausgeprägt. Die Absicherung gegen diese großen Lebensrisiken wird in Deutschland durch die gesetzliche Unfall- und Rentenversicherung ermöglicht.

42.4.2 Rentenversicherung

Aufgabe der **gesetzlichen Rentenversicherung** ist es unter anderem, eine durch Krankheit oder Behinderung erheblich gefährdete oder geminderte Erwerbsfähigkeit der Versicherten durch Rehabilitationsmaßnahmen zu verbessern oder wiederherzustellen. Oberstes Ziel ist dabei die Verhinderung der Berufs- und Erwerbsunfähigkeit des Versicherten. Die wichtigsten Leistungen der gesetzlichen Rentenversicherung sind:

- medizinische, berufsfördernde und ergänzende Leistungen zur Rehabilitation
- Zahlung von Renten wegen Erwerbs- und Berufsunfähigkeit
- Zahlung von Renten wegen Erreichen der Altersgrenze
- Zahlung von Renten an Hinterbliebene von Versicherten
- Zahlung an Renten wegen Kindererziehung.

42.4.3 Unfallversicherung

Die **gesetzliche Unfallversicherung** ist bei Arbeitsunfällen und Berufskrankheiten zuständig. Die wichtigsten Leistungen der gesetzlichen Unfallversicherung hierfür sind:

- Überwachung der Unfallverhütungsvorschriften und Schulung in Erster Hilfe im Betrieb
- Heilbehandlung
- Berufshilfe, z.B. Umschulungen
- Geldleistungen (Verletztengeld, Übergangsgeld, Rente, Abfindungen, Sterbegeld).

Die meisten Mitarbeiter im Gesundheitswesen sind bei der Berufsgenossenschaft für Gesundheitsdienst und Wohlfahrtspflege (BGW, Pappelallee 35–37, 22089 Hamburg) über ihren Arbeitgeber versichert.

42.4.4 Pflegeversicherung

1995 trat die **Soziale Pflegeversicherung** in Kraft. Damit soll die soziale Absicherung von Pflegebedürftigen umfassend verbessert werden, denn trotz verschiedener Maßnahmen zur Verbesserung der Situation der Pflegebedürftigen (Einführung von Krankenkassenleistungen bei häuslicher Pflege durch das Gesundheitsstrukturgesetz 1988 oder Steuererleichterungen für Pflegebedürftige und Pflegepersonen im Rahmen der Steuerreform 1990) war die soziale Absicherung der Pflegebedürftigen bislang immer noch unbefriedigend.

Bisher gab es für Pflegebedürftige keinen sozialversicherungsrechtlichen Schutz wie bei Krankheit. Vielmehr

42

mussten die mit der Pflege verbundenen Belastungen der Pflegebedürftige und seine Familie tragen. Diese Belastungen sind oft jedoch so groß, dass die individuelle Leistungsfähigkeit überfordert ist. Pflegebedürftigkeit bedeutet für viele Betroffene und ihre Angehörigen große physische, psychische und finanzielle Belastungen. Pflegebedürftige bedürfen gerade bei lebensnotwendigen Verrichtungen des täglichen Lebens fremder Hilfe. Wird diese Hilfe von den Angehörigen ganz oder teilweise erbracht, so sind dafür von ihnen erhebliche Opfer, z.B. in finanzieller Hinsicht, in Bezug auf ihre Erwerbstätigkeit oder ihre soziale Absicherung, zu erbringen. Die größte Gefahr dabei ist, dass die Bereitschaft zur häuslichen Pflege zurückgeht und die Pflegebedürftigen zunehmend auf stationäre Pflege angewiesen sind. Doch die stationäre Pflege ist mit wesentlich höheren Kosten verbunden, die jedoch von den Pflegebedürftigen oder ihren Familien oft nicht aufgebracht werden können. So musste der überragende Teil der Pflegebedürftigen Sozialhilfe in Anspruch nehmen. Diese Finanzierung der Pflegebedürftigkeit über die Sozialhilfe führte zu steigenden und hohen Ausgaben und damit zu einer Überforderung der Sozialhilfeträger, d.h. insbesondere der Kommunen.

Zur Lösung des aufgezeigten Pflegeproblems wurde 1995 die Pflegeversicherung eingeführt. Mit der Pflegeversicherung erhalten die 80 Millionen Bundesbürger in Deutschland einen Versicherungsschutz bei Pflegebedürftigkeit, den es bisher noch nicht gab. In der Pflegeversicherung wird jede Person, die in einer gesetzlichen Krankenversicherung versichert ist, Mitglied. Jedes Mitglied einer privaten Krankenversicherung muss eine private Pflegeversicherung abschließen.

Die Leistungen der Sozialen Pflegeversicherung sollen immer den Grundsatz berücksichtigen, dass durch Prävention und Rehabilitation der Pflegefall vermieden werden soll.

42.4.5 Arbeitslosenversicherung

Die **Arbeitslosenversicherung** ist eine Pflichtversicherung. Versicherungspflicht und Versicherungsfreiheit in der Arbeitslosenversicherung sind im dritten Buch des Sozialgesetzbuches geregelt. Danach sind grundsätzlich alle Personen, die eine mehr als geringfügige Beschäftigung gegen Arbeitsentgelt ausüben, versicherungspflichtig in der gesetzlichen Arbeitslosenversicherung. Versicherungspflichtig sind auch die Auszubildenden. Die Versicherungspflicht tritt kraft Gesetzes ein, wenn die gesetzlichen Voraussetzungen dafür vorliegen. Bestimmte Personengruppen sind von der Versicherungspflicht ausdrücklich ausgenommen, weil sie dem Schutz

der Versicherung nicht unterliegen sollen, z.B. Beamte, oder Soldaten. Eine freiwillige Versicherung gegen Arbeitslosigkeit sieht das Recht der Arbeitsförderung nicht vor. Selbstständig Tätige können sich gegen das Risiko der Arbeitslosigkeit nicht versichern.

Im Rahmen der Arbeitslosenversicherung wird durch die Bundesagentur für Arbeit, die regional durch die Arbeitsagenturen vertreten ist, eine Vielzahl von Leistungen erbracht. Dazu gehören sowohl Leistungen, welche die Integration der Menschen in Arbeits- und Ausbildungsverhältnisse unterstützen, als auch die Sicherstellung des Lebensunterhalts während der Arbeitslosigkeit. Die Leistungen richten sich in erster Linie an die Personengruppen (Arbeitnehmer/innen und Arbeitgeber/innen), die sich an der Finanzierung der Arbeitslosenversicherung beteiligen.

Die Leistungen der Arbeitsförderung (zum Beispiel Arbeitsvermittlung und Arbeitslosengeld) und die sonstigen Ausgaben der Bundesagentur für Arbeit werden durch Beiträge der Arbeitnehmer, der Arbeitgeber und Dritter (Beitrag zur Arbeitsförderung) sowie durch Umlagen, Mittel des Bundes und sonstige Einnahmen finanziert. Arbeitnehmer und Arbeitgeber zahlen den Beitrag zur Arbeitsförderung je zur Hälfte. Der Beitragssatz beträgt zurzeit 3,0% des beitragspflichtigen Bruttoentgelts (Anm.: in der Zeit vom 1. Januar 2009 bis zum 31. Dezember 2010 nur 2,8 Prozent). Bis Beginn 2007 hatte der Beitragssatz noch 6,5% betragen, danach war er zunächst auf 4,2%, später bis Ende 2008 auf 3,3% gesenkt worden. Die Beiträge sind zusammen mit den Beiträgen zur Kranken-, Pflege- und Rentenversicherung als Gesamtsozialversicherungsbeitrag von den Arbeitgebern an die Krankenkassen (Einzugsstelle) zu zahlen. Die Einzugsstellen leiten die für die Arbeitslosenversicherung bestimmten Beiträge an die Bundesagentur für Arbeit weiter.

42.5 Der Rettungsdienst im Gesundheitswesen

Der RD ist ein wichtiger Teil eines gut funktionierenden Gesundheitswesens. Er wird der **Daseinsvor- und Daseinsfürsorge** zugerechnet und ist deshalb eine öffentliche Aufgabe. Verfassungsrechtlich gehört der RD in den Zuständigkeitsbereich der Bundesländer.

Die **Investitionskosten** für die Leitstellen und z.T. auch für die Rettungswachen tragen in der Regel die Länder und Kommunen.

Die dem RD entstehenden **Betriebskosten** (Personal, Verbrauchsmaterial, Fahrzeuge) sollen durch so genannte Benutzungsentgelte oder öffentliche Gebühren

in Mio. Euro

14.673 €; 6,01%

7.424 €; 3,04%

1.883 €; 0,77%

91.772 €; 37,61%

124.440 €; 51,00%

2.676 €; 1,10%

1.112 €; 0,46%

- ■ stationäre/teilstationäre Einrichtungen
- ■ Rettungsdienste
- ■ Ausland
- ■ ambulante Einrichtungen
- ■ sonstige Einrichtungen und private Haushalte
- ■ Verwaltung
- ■ Gesundheitsschutz

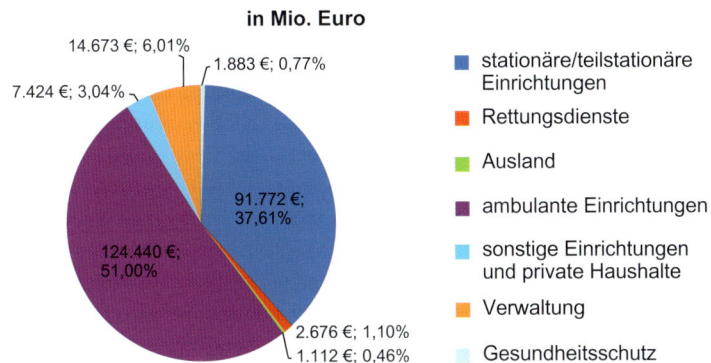

Abb. 42.5 Ausgaben der Krankenversicherung 2007 in Mio. Euro (Quelle: Statistisches Bundesamt, 2009)

gedeckt werden. Den größten Teil der Betriebskosten im RD machen zu vier Fünfteln die Personalkosten aus.

Die einsatzbereite Vorhaltung einer bestimmten Anzahl von Rettungsfahrzeugen je nach örtlichen Gegebenheiten verursacht an fixen Kosten nahezu 90% der Gesamtkosten. Die Auslastung, also die tatsächliche Anzahl der Einsätze, bewirkt zusätzliche so genannte variable Kosten, die allerdings für die Gesamtkosten kaum von Bedeutung sind.

Die Gesamtkosten werden von den Trägern des RD ermittelt, indem die Leistungserbringer ihre Kosten nachweisen, zu denen dann die Verwaltungs- und Rettungsleitstellenkosten addiert werden. Anschließend werden diese Kosten auf eine einzelne Fahrt umgelegt und nach Inanspruchnahme pro Fahrt dem Patienten beziehungsweise dem zuständigen Kostenträger in Rechnung gestellt.

Für den Rettungsdienst (inkl. Flugrettung) brachten die gesetzlichen Krankenkassen als Hauptkostenträger neben der gesetzlichen Unfallversicherung und privaten Haushalten in Deutschland im Jahr 2008 ca. 3,2 Mrd. Euro auf. In den letzten Jahren sind die Kosten für den Rettungsdienst in Deutschland kontinuierlich gestiegen. So ist von 2005 (2.837 Mio. Euro) bis 2008 (3.257 Mio. Euro) ein Anstieg der Gesamtkosten (Flugrettung, bodengebundener RD, Taxi/Mietwagen, sonstige Fahrtkosten) um 14,8% zu beobachten. Hauptkostenträger sind dabei die gesetzlichen Krankenkassen. Bezogen auf die gesamten Leistungsausgaben der gesetzlichen Krankenkassen, machen diese Kosten einen Anteil von knapp über 1% aus (➤ Abb. 42.5). Im Jahr 2007 entstanden für jeden Einwohner Kosten für den Rettungsdienst in Höhe von 33 Euro (bei Gesamtausgaben im Gesundheitswesen von ca. 3.000 Euro pro Kopf).

Ausschuss Rettungswesen

Ein zentrales Koordinierungsgremium des RD im Gesamtzusammenhang des Gesundheitswesens in Deutschland ist der **Ausschuss Rettungswesen** (früher **Bund-Länder-Ausschuss Rettungswesen** [BLAR]). Bund, Länder und die kommunalen Spitzenverbände arbeiten seit Beginn der siebziger Jahre im Ausschuss Rettungswesen zusammen, um gemeinsam Fragen zum Rettungswesen zu erörtern. Dazu zählen insbesondere:

- Koordination der Durchführung des RD in den Ländern
- Beratung und Abstimmung von Grundsatzfragen
- Gewährleistung einer einheitlichen Weiterentwicklung des RD.

Zu diesen Fragen spricht der Ausschuss Rettungswesen Empfehlungen aus und berät bei Bedarf die Gesundheitsministerkonferenz. Die wohl bekanntesten Empfehlungen des Ausschusses Rettungswesen sind die 1977 vorgelegten „Grundsätze zur Ausbildung des Personals im RD". Geläufiger sind diese Grundsätze als das 520-Stunden-Programm zur Rettungssanitäterausbildung. Die Aufgaben, Ziele und die Arbeitsweise des Ausschusses Rettungswesen ist in einer Geschäftsordnung festgeschrieben worden. Stimmberechtigte Mitglieder im Ausschuss Rettungswesen sind die Länder und der Bund. Der Vorsitz des Ausschusses Rettungswesen wechselt alle drei Jahre unter den Ländern in alphabetischer Reihenfolge. Für bestimmte Sachthemen setzt der Ausschuss Rettungswesen Arbeitsgruppen ein. So gibt es beispielsweise eine Arbeitsgruppe „Personal im Rettungswesen", die sich schwerpunktmäßig mit Fragen und Aspekten des Personals im RD beschäftigt, eine Konsensgruppe „Luftrettung" (Bericht aus 2004) oder die Arbeitsgruppe „Massenanfall von Verletzten oder Erkrankten – MANV".

Bundesvereinigung der Arbeitsgemeinschaften der Notärzte Deutschlands – BAND

Am 25. Mai 1984 wurde in Frankfurt/Main von den damals existierenden fünf Notarzt-Arbeitsgemeinschaften in Bayern (agbn), Hessen (AGHN), Südwestdeutschland (AGS-WN), Nordrhein-Westfalen (AGN-NW) und Norddeutschland (AGNN) die **Bundesvereinigung der Arbeitsgemeinschaften der Notärzte Deutschlands (BAND)** – noch nicht als eingetragener Verein – gegründet.

Im Vordergrund der frühen Aktivitäten der BAND stand – analog zu den Bestrebungen der regionalen Notarzt-AGs – das Bemühen um eine qualifizierte rettungsdienstliche, vor allem notärztliche Versorgung der Bevölkerung. Die Festlegung und Vermittlung notärztlicher Qualifikation durch geeignete **Fortbildungsmaßnahmen** bestimmte die Aktivitäten.

Im Laufe der letzten 10 Jahre stellte sich allerdings zunehmend heraus, dass neben der Fortbildung vor allem **„berufspolitische"** (z.B. Rettungsdienst als primär medizinische Leistung, Entwicklung weiterer ärztlicher Funktionen/Qualifikationen [z.B. Leitender Notarzt im Rettungsdienst]) und **organisatorisch-administrative** (z.B. Novellierung von Rettungsdienst-Gesetzen, Implementierung eines Qualitätsmanagements) wie **medizinisch-technische Aspekte** die BAND beschäftigten.

Die immer mit dem Ziel einer „Kostenminimierung" einhergehenden politischen Bestrebungen mehrerer Gesundheitsreformen ab Mitte der neunziger Jahre zwangen zudem zu durchaus kritischen Diskussionen um Reformen im Rettungsdienst gerade auch auf der Bundesebene.

Die Einsicht, dass eine effektive Vertretung notärztlicher wie notfallmedizinischer Anliegen dauerhaft nur ohne eine weitere Zersplitterung in immer mehr notärztliche Interessenvertretungen möglich sein würde, führte zur „Neugründung" der BAND als jetzt eingetragener Verein (auch mit einem bis dato nicht vorhandenen Budget und der Einrichtung einer Geschäftsstelle) mit entsprechend effizienterer Vertretungsmöglichkeit.

Am 2. September 1998 fand daher in Würzburg die Gründungssitzung der **BAND e.V.** statt, die in ihrer Satzung z.B. folgende Ziele definierte:

- die überregionale Interessenvertretung/Öffentlichkeitsarbeit für alle Notarzt-AGs als einheitliche berufspolitische Vertretung in der Notfallmedizin
- die Koordination der Aktivitäten der Notarzt-AGs
- das Bemühen um eine kontinuierliche Verbesserung der notfallmedizinischen Versorgung der Bevölkerung und um eine einheitliche Qualifikation der Notärzte.

Insbesondere hinsichtlich der angestrebten Koordination der Interessenvertretungen ist es erfreulich, dass bereits frühzeitig eine offizielle Kooperation mit der Deutschen Interdisziplinären Vereinigung für Intensiv- und Notfallmedizin (DIVI) und dem Arbeitskreis Ärztlicher Leiter Rettungsdienst in Deutschland hergestellt werden konnte und der Arbeitskreis Notfallmedizin und Rettungswesen e.V. an der Ludwig-Maximillians-Universität München (ANR) erstes außerordentliches Mitglied der BAND e.V. wurde.

Wiederholungsfragen

1. Wer ist Träger des Gesundheitswesens in der BRD (➤ Kap. 42.1)?
2. Wie ist die Gesetzgebung im Gesundheitswesen der BRD geregelt (➤ Kap. 42.1)?
3. Nennen Sie die Bundesgesetze des Gesundheitswesens (➤ Kap. 42.1).
4. Welche Bundesministerien sind für Fragen des Gesundheitswesens zuständig (➤ Kap. 42.1)?
5. Was macht die Gesundheitsministerkonferenz (➤ Kap. 42.1)?
6. Nennen Sie die drei Aufgabenbereiche des Gesundheitswesens (➤ Kap.42.2).
7. Nennen Sie die vier Säulen des Gesundheitssystems in der BRD (➤ Kap. 42.3).
8. Welche Aufgabe haben die Medizinaluntersuchungsämter (➤ Kap. 42.3.1)?
9. Welche Aufgabe haben die Gesundheitsämter (➤ Kap. 42.3.1)?
10. Nennen Sie die vier Kategorien der Krankenhäuser nach Größe und Leistungsmöglichkeiten (➤ Kap. 42.3.2).
11. Wie wird die ambulante Versorgung der Bevölkerung in der BRD sichergestellt (➤ Kap. 42.3.3)?
12. Wie wird die gesundheitliche Versorgung durch die Ärzte und Krankenhäuser in der BRD ergänzt (➤ Kap. 42.3.4)?
13. Was bedeutet Solidaritätsprinzip (➤ Kap. 42.4)?
14. Was bedeutet Subsidiaritätsprinzip (➤ Kap. 42.4)?
15. Wo ist das Sozialstaatsprinzip verankert (➤ Kap. 42.4)?
16. Nennen Sie die Leistungen der Krankenkassen (➤ Kap. 42.4.1).
17. Welche Aufgaben hat die gesetzliche Rentenversicherung (➤ Kap. 42.4.2)?
18. Welche Aufgaben hat die gesetzliche Unfallversicherung (➤ Kap. 42.4.3)?
19. Welche Aufgaben hat die soziale Pflegeversicherung (➤ Kap. 42.4.4)?
20. Was beeinflusst den Qualitätsstandard im Rettungsdienst (➤ Kap. 42.5)?

Matthias Wust, Klaus Runggaldier, Claus Kemp

Grundlagen der staatlichen Ordnung

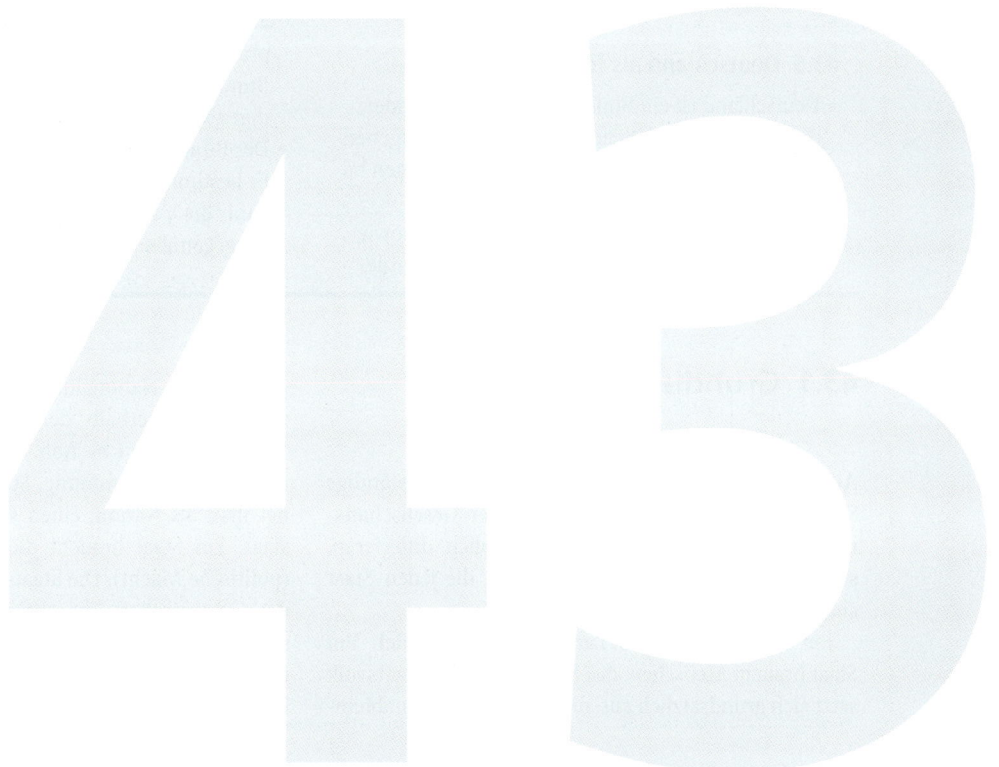

43.1 Grundlagen des Staates

Auf der Erde gibt es zurzeit mehr als 190 selbstständige Staaten. Obwohl diese Staaten in ihrer Gesellschafts- und Wirtschaftsform zum Teil erheblich differieren, sind allen drei Merkmale gemeinsam, die jeden Staat charakterisieren.

Ein Staat braucht ein Land, das **Staatsgebiet**. Ein Staat braucht Menschen, das **Staatsvolk**. Das Staatsvolk setzt sich grundsätzlich aus allen Bewohnern (unabhängig von ihrer Nationalität, Sprache oder Kultur) zusammen, die innerhalb der Staatsgrenzen ihren festen Wohnsitz haben (➤ Abb. 43.1). Ein Staatsvolk mit gemeinsamer Abstammung, Sprache und Kultur bezeichnet man als Nation, einen solchen Staat als Nationalstaat. Ein Staat braucht die Macht, die **Staatsgewalt** (politische Macht). Die Staatsgewalt ist für das Leben in der Gemeinschaft unentbehrlich, denn ohne sie lässt sich eine allgemeingültige Ordnung nicht herstellen. Um die Ordnung innerhalb eines Staates zu gewährleisten, hat der Staat das Recht, seinen Bürgern Pflichten aufzu-

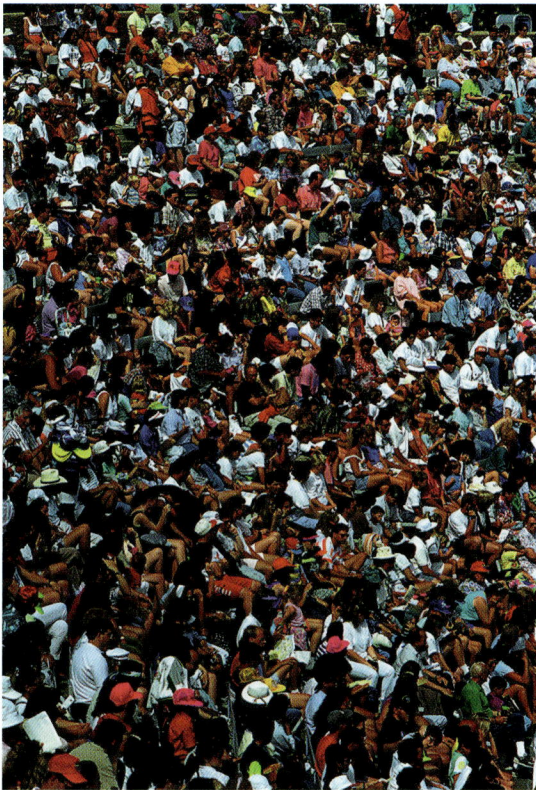

Abb. 43.1 Der Mensch ist kein Einzelgänger, sondern ein soziales Wesen, das zu seinem Wohlbefinden die Gemeinschaft mit anderen braucht. [J660]

erlegen und das Funktionieren des Staates durch Gesetze zu regeln.

In demokratischen Staaten wie Deutschland wird diese Staatsgewalt im Namen des Volkes ausgeübt, d.h., das Staatsvolk in seiner Gesamtheit hat das Recht, sich Gesetze zu geben und diese durch gewählte Volksvertreter ausüben zu lassen. Die Verteilung und Handhabung dieser Aufgabe (Staatsmacht) wird in einer Verfassung festgelegt. Die Verfassung Deutschlands ist das Grundgesetz (GG).

MERKE

Unter Staat versteht man die politische Einheit einer Gemeinschaft von Menschen (Staatsvolk) in einem bestimmten Gebiet (Staatsgebiet) unter einer obersten Gewalt (Staatsgewalt).

Als **Verfassung** bezeichnet man im weiteren Sinne die in einem Staat bestehende politische Kräfteverteilung und die damit verbundenen Macht- und Entscheidungsmechanismen. Im engeren Sinne bezeichnet der Begriff Verfassung die Gesamtheit der Regeln über die Staatsform, die Leitung des Staates, die Bildung und den Auf-

gabenkreis der oberen Staatsorgane, der so genannten Verfassungsorgane, z.B. Bundespräsident, Bundesrat, Bundesregierung und Bundesverfassungsgericht, die Verfahren zur Bewältigung von Konflikten und die Beschreibung der Grundrechte.

Nach dem Ende des Zweiten Weltkrieges besaß Deutschland keinerlei politische Macht und keine Einheit mehr. Die alliierten Siegermächte verwalteten es in vier Besatzungszonen. Nachdem die ursprüngliche Übereinkunft der Siegermächte, Deutschland gemeinsam insgesamt durch geeignete Maßnahmen kontrollierbar zu halten, aufgrund unterschiedlicher machtpolitischer Interessen scheiterte, kam es zur **Teilung Deutschlands**.

In der amerikanischen, englischen und französischen Besatzungszone wurde im Jahre 1949 die **Bundesrepublik Deutschland (BRD)** gegründet. Das Grundgesetz, das zunächst nicht als dauerhafte Verfassung gedacht war, wurde am 23. Mai 1949 verkündet. Mit der deutschen Wiedervereinigung wurde es zur Verfassung des wiedervereinigten Deutschlands. Es enthält im ersten Abschnitt Verfassungsgrundsätze und Grundrechte des Menschen.

Auf dem Gebiet der sowjetischen Besatzungszone wurde 1949 die **Deutsche Demokratische Republik (DDR)** gegründet. Die Beziehungen der beiden deutschen Staaten zueinander und insbesondere die Frage der gegenseitigen Anerkennung waren jahrzehntelang heftig umstritten. Erst durch einen Grundlagenvertrag, der nach harten politischen Auseinandersetzungen 1973 in Kraft trat, konnten die gegenseitigen Beziehungen den Umständen entsprechend normal geregelt werden. Durch die Präambel des GG der BRD wurde das gesamte deutsche Volk zur Vollendung der Einheit und Freiheit Deutschlands in freier Selbstbestimmung aufgefordert. Dieses Ziel von Einheit und Freiheit Deutschlands stand vor allen anderen Artikeln des GG.

Im Zuge der politischen Umbrüche innerhalb der sozialistischen Staatengemeinschaft kam es ab Herbst 1989 zu einer breit angelegten Protestbewegung in der DDR, zu deren Symbol die so genannten „Montagsdemonstrationen" wurden. Der Druck auf die DDR-Regierung durch die Proteste und die ständig steigenden Flüchtlingszahlen wurde schließlich so stark, dass die Regierung am 9. November 1989 die Grenzen zur BRD und Westberlin öffnete (Mauerfall). Bei den ersten freien Wahlen im März 1990 übernahm erstmals wieder eine demokratisch legitimierte Regierung die Macht. Die weitere Entwicklung dieser „friedlichen Revolution" gipfelte in der **Wiedervereinigung** der beiden deutschen Staaten am 3. Oktober 1990, die genau genommen ein Beitritt der DDR zur Bundesrepublik Deutschland war.

43.2 Der Staat im Dienst der Bürger

Ein Staat hat die folgende Aufgaben:
- Schutz von Leben, Freiheit und Eigentum durch vorausschauende Maßnahmen und Gesetze
- Herstellung und Wahrung des inneren Friedens und Rechts durch Unterhaltung von Ordnungsbehörden und -einrichtungen und einer unabhängigen Justiz
- Selbstbehauptung nach außen durch Teilnahme an Vorkehrungen zur Friedenssicherung und durch Teilnahme an Verteidigungsbündnissen (z.B. NATO)
- Förderung der materiellen Wohlfahrt in Wirtschaft, Verkehr und Sozialleben (z.B. durch Abbau der Staatsverschuldung, Abbau der Arbeitslosigkeit, Verbesserung der Infrastruktur in wirtschaftsschwachen Gebieten, durch eine ordnende Wettbewerbsgesetzgebung und durch Verbesserung der sozialen Einrichtungen)
- Förderung der Wissenschaft und Kunst, der Bildung, der Erziehung und Schutz der Jugend.

43.3 Grundrechte der Bürger

Die Grundlage des deutschen Grundgesetzes sind die **Menschenrechte**, die auf den unveräußerlichen Rechten in der nordamerikanischen Unabhängigkeitserklärung 1776 beruhen. Während der Französischen Revolution wurden diese Menschenrechte erstmals einzeln aufgezählt. Den Charakter eines Völkergewohnheitsrechts erhielten sie 1948 durch die von der Generalversammlung der Vereinten Nationen verkündete „Allgemeine Erklärung der Menschenrechte". Insgesamt wird durch die Gültigkeit der Menschenrechte jedem Bürger die Freiheit und Sicherheit, derer ein Mensch für ein freies, glückliches und würdiges Leben bedarf, gewährt.

MERKE
Die Menschenrechte sind natürliche Rechte der Menschen und werden nicht erst durch Verfassungen geschaffen. Vielmehr haben sie eine universale Bedeutung über staatliche, ideologische und religiöse Grenzen hinweg.

An den Menschenrechten lässt sich eindrucksvoll die Grenze der Macht des Staates festmachen. So können auch durch Verfassungsänderungen diese Menschenrechte nicht abgeschafft oder unterbunden werden. Sie sind die Basis der Verfassungen aller demokratischen Rechtsstaaten. In Europa werden die Menschenrechte von allen Ländern des Europarates gewährt, dazu haben sich diese Länder durch die Unterzeichnung der Europäischen Konvention zum Schutze der Menschenrechte und Grundfreiheiten 1949 verpflichtet. Nach dieser Konvention lassen sich die Menschenrechte in vier Gruppen unterteilen:

1. Unverletzlichkeitsrechte
- Recht auf Leben
- Recht auf körperliche Unversehrtheit
- Unverletzlichkeit der Wohnung
- Wahrung von Brief- und Fernmeldegeheimnis
- Schutz des Eigentums

2. Gleichheitsrechte
- Gleichheit vor dem Gesetz
- Gleichberechtigung von Mann und Frau
- Gleichheit aller Rassen, Hautfarben, Sprachen und Religionen

3. Freiheitsrechte
- Gedanken- und Gewissensfreiheit
- Bekenntnisfreiheit und freie Religionsausübung
- Freie Meinungsäußerung
- Pressefreiheit
- Versammlungsfreiheit
- Vereinigungsfreiheit
- Freiheit der politischen Betätigung
- Eheschließungsrecht
- Freizügigkeit
- Freie Berufswahl
- Abschaffung der Sklaverei und Leibeigenschaft
- Ungesetzlichkeit der Zwangsarbeit
- Recht auf Verweigerung des Militärdienstes

4. Soziale Rechte
- Recht auf Bildung
- Erziehungsrecht der Eltern
- Beschwerde- und Petitionsrecht
- Wahlrecht.

Diese Menschenrechte gelten für jeden Bürger Deutschlands. Sie sind in den **Grundrechten** des GG festgeschrieben und somit geltendes Recht.

Im deutschen GG vom 23. Mai 1949 sind die Grundrechte des Menschen und Staatsbürgers in den Artikeln 1–19 und 20/4 sowie Art. 38 aufgeführt:

Würde des Menschen (Art. 1), Freiheit der Person (Art. 2), Gleichheit vor dem Gesetz (Art. 3), Glaubens- und Gewissensfreiheit (Art. 4), Freie Meinungsäußerung (Art. 5), Pressefreiheit (Art. 5), Freiheit von Kunst und Wissenschaft (Art. 5), Schutz der Familie (Art. 6), Schulwesen (Art. 7), Versammlungsfreiheit (Art. 8), Vereins- und Koalitionsfreiheit (Art. 9), Postgeheimnis (Art. 10), Freizügigkeit aller Bewohner (Art. 11), Rechte auf freie Berufswahl (Art. 12), Unverletzlichkeit der

Wohnung (Art. 13), Recht auf Eigentum (Art. 14), Staatsangehörigkeit, Auslieferungsverbot, Asylrecht (Art. 16), Bitt- und Beschwerderecht (Art. 17), Missbrauchsverbot (Art. 18), Unantastbarkeit der Grundrechte (Art. 19), Widerstandsrecht (Art. 20/4) und Wahlrecht (Art. 38).

43.4 Pflichten der Bürger

Damit der Genuss des Grundgesetzes für jedermann möglich ist, ist es notwendig, dass alle ihre Treuepflicht gegenüber Volk und Verfassung und gegenüber Staat und Gesetz erfüllen; somit stellen die staatsbürgerlichen Pflichten ein Gegengewicht zu den staatsbürgerlichen Rechten dar. Es ist selbstverständlich, dass jeder Staatsbürger darüber hinaus seine körperlichen und geistigen Kräfte auch zum Wohl der Gesamtheit betätigen muss. Weitere Pflichten eines deutschen Staatsbürgers sind:

- **Steuerpflicht:** Jeder Staatsbürger hat die Pflicht, entsprechend seinem Einkommen und Vermögen Steuern zu zahlen und damit die öffentlichen Lasten mitzutragen.
- **Pflicht zur Übernahme von Ehrenämtern:** Jeder Staatsbürger ist verpflichtet, ehrenamtliche Tätigkeiten, z.B. Schöffendienst, Waisenrat, Vormund, zu übernehmen.
- **Wehrpflicht:** Für alle männlichen Staatsbürger vom 18. bis 45. Lebensjahr gilt die Wehrpflicht.
- **Nothilfepflicht:** Alle Staatsbürger sind bei Unglücksfällen, Notständen, Naturkatastrophen und im nachbarlichen Verkehr zur gegenseitigen Hilfe verpflichtet.
- **Anzeige- und Zeugnispflicht:** Jeder Staatsbürger ist verpflichtet, Kapitalverbrechen anzuzeigen bzw. Zeugnis darüber abzugeben.

Grundsätzlich gelten alle Pflichten mit Ausnahme der Wehrpflicht für Männer und Frauen.

43.5 Deutschland als föderativer Staat

Deutschland ist ein demokratischer, sozialer, rechtsstaatlicher **Bundesstaat** (GG, Art. 20). Das heißt, Deutschland hat als Bund eigenständige Untergliederungen mit mehr oder weniger großer Autonomie. Die Ausübung der staatlichen Befugnisse und die Erfüllung der staatlichen Aufgaben ist Sache der Länder, soweit das GG keine andere Regelung trifft oder zulässt (GG, Art. 30).

Die Untergliederungen Deutschlands sind die 16 Länder bzw. **Bundesländer:** Baden-Württemberg, Bayern, Berlin, Brandenburg, Bremen, Hamburg, Hessen, Mecklenburg-Vorpommern, Niedersachsen, Nordrhein-Westfalen, Rheinland-Pfalz, Saarland, Sachsen, Sachsen-Anhalt, Schleswig-Holstein und Thüringen.

Viele der Flächenländer sind wiederum in Regierungsbezirke unterteilt. Die kleinste **politische Einheit** ist die Gemeinde, mehrere Gemeinden bilden einen Kreis, mehrere Kreise einen Regierungsbezirk.

Alle Länder sind zusammengeschlossen zur **Bundesrepublik**. In der Bundesrepublik nimmt der **Bundespräsident** die Rechte und Aufgaben des Staatsoberhauptes wahr. Er wird durch die Bundesversammlung für einen Zeitraum von fünf Jahren gewählt und kann höchstens zwei Amtszeiten die Aufgabe ausüben.

In der Verfassung ist allen Ländern des Bundesstaates die **Eigenstaatlichkeit** in Bezug auf Gesetzgebung, Verwaltung und Rechtsprechung garantiert. Alle Staatsgewalt geht vom Volke aus (Prinzip der Demokratie). Der Staat hat eine Fürsorgepflicht für alle Teile der Bevölkerung, um ein menschenwürdiges Dasein zu ermöglichen (Prinzip des Sozialstaates). Der Staat soll Gerechtigkeit und Rechtssicherheit gewährleisten und seine Tätigkeiten an Gesetz und Recht orientieren (Prinzip des Rechtsstaates). In Deutschland verfügt jedes Land über eine **Kulturhoheit** und erlässt eigene Schul- und Hochschulgesetze. Auch die Gewährleistung der inneren Sicherheit und damit die gesetzliche Zuständigkeit für Polizei, Brand- und Katastrophenschutz sowie den Rettungsdienst ist zunächst Aufgabe der Länder. Manche Länder besitzen auch eigene Funk- und Fernsehstationen (z.B. Bayerischer Rundfunk, Radio Bremen, Hessischer Rundfunk).

Die Länderverfassungen müssen den Grundsätzen des republikanischen, demokratischen und sozialen Rechtsstaates entsprechen.

Im zweiten Abschnitt des GG wird das Verhältnis zwischen Bund und Ländern bestimmt. Im Bundesstaat verteilt sich die staatliche Gewalt auf den **Zentralstaat** (Bund) und die **Gliederstaaten** (Länder). Dabei sind die Ausübung staatlicher Befugnisse und die Erfüllung staatlicher Aufgaben Sache der Länder, soweit das GG keine andere Aussage trifft. Die Länder haben ausschließliches Stimmrecht im Bundesrat und wirken durch ihn an der Gesetzgebung und Verwaltung des Bundes mit.

Der **Bund** übernimmt nur die Aufgaben, die zentral geregelt werden müssen, beispielsweise die Außenpolitik, die Landesverteidigung oder der Schutz der Bevölkerung bei kriegerischen Konflikten (Zivilschutz). In allen anderen Bereichen stehen den Ländern nach der Verfassung Eigenständigkeiten zu (Subsidiaritätsprinzip). Das **Subsidiaritätsprinzip** bedeutet, dass übergeordnete Einheiten (z.B. der Bund) nur solche Aufgaben übernehmen sollen, zu deren Wahrnehmung untergeordnete Einheiten (z.B. die Länder oder die Gemeinden) nicht in der Lage sind (➤ Kap. 42.4).

In den Ländern, Kreisen und Gemeinden muss das Volk eine aus allgemeinen, unmittelbaren, freien, gleichen und geheimen **Wahlen** hervorgegangene Vertretung haben. Der Bund garantiert, dass die verfassungsmäßige Ordnung der Länder diesen Bestimmungen und Grundsätzen entspricht.

Die Selbstverwaltung der **Gemeinde** ist in der Verfassung garantiert. So erfüllen die Gemeinden Gemeinschaftsaufgaben, die der Einzelne nicht erfüllen kann, unter Beachtung der bestehenden Gesetze zum Wohl und im Auftrag des Einzelnen, z.B. Feuerwehr auf Grundlage des entsprechenden Landesgesetzes, Straßenreinigung und Müllabfuhr, Jugendschutz, Straßenbeleuchtung, Einrichtung von Friedhöfen usw.

Als weitere Pflichtaufgaben kommen die Armen-, Waisen-, Altenfürsorge, die Führung des Personenstandsregisters und Einwohnerregisters sowie die Durchführung der Bundes- und Landtagswahlen usw. hinzu.

43.6 Deutschland als parlamentarische Demokratie

Die Demokratie (Volksherrschaft) ist eine Form menschlichen Zusammenlebens, sie ist eine Gesellschaftsordnung. Man kann von einer Demokratie erst dann sprechen, wenn alle Mitglieder dieser Gesellschaft gleich und frei sind, wenn sie alle an der Lenkung ihres Gemeinwesens teilhaben können. Das wesentliche Kennzeichen einer Demokratie ist, dass der Träger der Staatsgewalt das Volk ist. Allen Bürgern muss Gelegenheit gegeben werden, in allgemeiner, unmittelbarer, geheimer, freier und gleicher Wahl über die Angelegenheiten des Staates zu entscheiden.

MERKE

Eine Demokratie ist ein Staat, der allgemeine, unmittelbare, freie, gleiche und geheime Wahlen, unverzichtbare Grundrechte, dreigeteilte Gewalten und die Bindung der Staatsorgane an die Gesetze unterhält.

Als **Parlament** bezeichnet man ein in demokratischen Verfassungsstaaten aus Wahlen hervorgegangenes oberstes Staatsorgan; in der Bundesrepublik wird diese Aufgabe durch den Deutschen Bundestag und seine Mitglieder wahrgenommen (➤ Abb. 43.2). Im Parlament soll das Staatsvolk durch gewählte Abgeordnete, die als Vertreter des ganzen Volkes gelten, repräsentiert sein. Die Abgeordneten sind an Anträge und Weisungen ihrer direkten Wähler nicht gebunden.

Eine **parlamentarische Demokratie** wie Deutschland ist eine Volksherrschaft, in der der Volkswille durch eine Vertretungskörperschaft (Parlament) repräsentiert wird, wobei der Schwerpunkt der Macht beim Parlament liegt. Die Vertretungskörperschaft ist in Deutschland der Bundestag.

Liegt der Schwerpunkt der Macht beim Präsidenten, etwa dadurch, dass dieser mit speziellen Vollmachten ausgestattet wird, so spricht man von einer **Präsidialdemokratie** (z.B. USA, Frankreich).

Nach einem Urteil des Bundesverfassungsgerichts vom 23. Oktober 1952 versteht man unter einer **freiheitlich demokratischen Grundordnung** eine Ordnung, die unter Ausschluss jeglicher Gewalt und Willkürherrschaft eine rechtsstaatliche Herrschaftsordnung darstellt. Sie basiert auf der Grundlage der Selbstbestimmung des Volkes nach dem Willen der jeweiligen Mehrheit und der Freiheit und Gleichheit. Zu den grundlegenden Prinzipien dieser Ordnung sind mindestens zu rechnen die Achtung vor den Menschenrechten, vor allem vor dem Recht der Persönlichkeit auf Leben und freie Entfaltung, die Volkssouveränität, die Gewaltenteilung, die Verantwortlichkeit der Regierung, die Gesetzmäßigkeit der Verwaltung, die Unabhängigkeit der Gerichte, das Mehrparteienprinzip und die Chancengleichheit für alle politischen Parteien mit dem

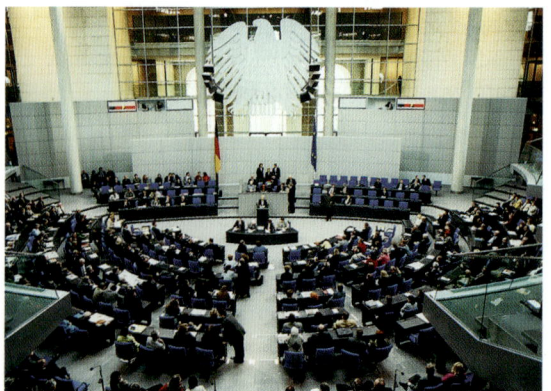

Abb. 43.2 Der Plenarsaal des Deutschen Bundestags im Reichstagsgebäude in Berlin. Der Bundestag ist das oberste Staatsorgan, das sich aus gewählten Vertretern des Volkes, den Abgeordneten, zusammensetzt. [W214]

Recht auf verfassungsmäßige Bildung und Ausübung einer Opposition.

So weist Deutschland als parlamentarische Demokratie folgende charakteristische Merkmale auf:
1. allgemeine, unmittelbare, freie, gleiche und geheime Wahlen
2. Verfassung und Gesetze
3. Teilung der Gewalten
4. Bindung der Staatsorgane an die Gesetze.

Wahlen

Das Volk wählt die Regierenden über mehrere zugelassene Parteien durch **Wahlen** für einen bestimmten Zeitraum, die Legislaturperiode. Eine Legislaturperiode dauert im Bund vier, in den Ländern vier oder fünf Jahre.
- Allgemeine Wahlen: Jeder wahlberechtigte Staatsbürger kann ohne Unterschied der Person wählen und gewählt werden.
- Unmittelbare Wahlen: Je nach Wahlverfahren gibt der Wähler seine Stimme direkt einem Bewerber oder einer Partei.
- Freie Wahlen: Dem Wähler steht es frei, ob er wählt oder nicht, welchen Kandidaten er wählt, ob er gültig oder ungültig wählt. Der Wähler darf nicht zur Ausübung seines Wahlrechts gezwungen oder an der Ausübung gehindert werden.
- Gleiche Wahlen: Jede abgegebene gültige Stimme hat den gleichen Wert.
- Geheime Wahlen: Bei der Ausübung des Wahlrechts muss die Anonymität des Wahlvorganges gewährleistet sein. Niemand kann verpflichtet werden, seine Wahlentscheidung offenzulegen.

Staatsgewalt

Die politische Macht der Regierenden ist durch die Verfassung und durch die nachrangigen Gesetze begrenzt und festgelegt. Insbesondere bestimmte, in der Verfassung aufgezählte Grundrechte sind unverzichtbar. Sie können lediglich durch Gesetze in vorher festgelegtem Umfang eingeschränkt werden. So ist z.B. das im GG festgelegte Grundrecht der persönlichen Freiheit (GG, Art. 2) durch die Einführung des Wehrpflichtgesetzes eingeschränkt worden.

Allerdings müssen Gesetze immer in Übereinstimmung mit der Verfassung stehen. Widerspricht ein einzelnes Gesetz aus irgendeinem Grund der Verfassung, so kann es vom **Bundesverfassungsgericht** für nichtig erklärt werden.

Gewaltenteilung

Die Staatsgewalt in einem demokratischen Staat wie Deutschland ist organisatorisch und personell auf verschiedene **Organe** aufgeteilt:
- Gesetzgebende Gewalt oder **Legislative:** Bundestag unter Beteiligung des Bundesrates
- Vollziehende Gewalt oder **Exekutive:** Bundesregierung und Verwaltungsbehörden von Bund und Ländern
- Richterliche Gewalt oder **Judikative:** unabhängige, selbstständige, neutrale und nur nach Recht und Gesetz entscheidende Gerichte.

Die **Dreiteilung der Gewalten** soll die Zusammenballung staatlicher Macht in einer Hand verhindern. Die Verfassung Deutschlands bejaht den Grundsatz der Gewaltenteilung. Art. 20, Abs. 2 des GG lautet:

MERKE

Alle Staatsgewalt geht vom Volke aus. Sie wird vom Volke in Wahlen und Abstimmungen und durch besondere Organe der Gesetzgebung, der vollziehenden Gewalt und der Rechtsprechung ausgeübt.

Die Parlamente des Bundes (Bundestag) und der Länder (Landtage) beschließen Gesetze. Die Bundesregierung und die Bundesbehörden sowie die Regierungen der Länder und die Landesbehörden führen die Gesetze durch konkrete Maßnahmen, beispielsweise den Erlass entsprechender Verordnungen, aus. Verbrechen werden abgeurteilt, und bei Streitigkeiten wird von unabhängigen Richtern Recht gesprochen, d.h. von Richtern, die auf Lebenszeit ernannt sind und von keiner Regierung und keinem Parlament bei ihrer Urteilsfindung beeinflusst werden. Sie sind nur dem Gesetz verpflichtet.

Zwischen den Einrichtungen der drei Teilgewalten bestehen gegenseitige Kontrollen und bestimmte Verbindungen. So wirken z.B. Bundestag und Bundesrat nicht nur bei der Gesetzgebung, sondern auch bei der Verwaltung (Haushaltsplan) und Rechtspflege (Amnestie) mit. Auch innerhalb der Organe bestehen Kontrollmöglichkeiten. Der Bundestag kann Untersuchungsausschüsse einsetzen. Die Regierung wird von der Opposition kontrolliert. Die Verwaltung steht unter der Kontrolle des Rechnungshofes. Der Bürger kann gegen Verwaltungsakte vor dem Verwaltungsgericht klagen (z.B. gegen die Entziehung der Fahrerlaubnis). Die Richter sind unabhängig und nur dem Gesetz unterworfen.

Alle Staatsorgane dürfen nur handeln und in dem Rahmen tätig werden, in dem sie durch ordnungsgemäß zustande gekommene Gesetze dazu ermächtigt worden

43

sind. Alle hoheitlichen Handlungen können auf dem Prozesswege angefochten werden. Den Bürger belastende Gesetze dürfen nicht mit rückwirkender Kraft versehen werden. So darf die Enteignung eines Grundstückes nach dem Enteignungsrecht nur mit voller Entschädigung und bei zwingendem öffentlichem Interesse, etwa beim Straßenbau, vollzogen werden. Der Betroffene kann die Enteignungsverfügung vor dem Gericht anfechten.

43.6.1 Gesetzgebende Gewalt (Legislative)

Die gesetzgebende Gewalt, die Legislative, wird in den Artikeln 70–82 des GG geregelt. Das GG definiert die Gesetzgebungskompetenz grundsätzlich als Aufgabe der Bundesländer, soweit nicht ausdrücklich der Bund für zuständig erklärt ist. Diese Zuständigkeit ist durch das GG, Art. 70 festgelegt. Man unterscheidet drei verschiedene Gesetzgebungsformen.

Gesetzgebungsformen

Ausschließliche Gesetzgebung

Die **ausschließliche Gesetzgebung** wird im GG, Art. 73 bestimmt. Sie bedeutet, dass ausschließlich der Bund für die Gestaltung dieser Gesetze infrage kommt. In diesen Bereich fallen z.B.:
- auswärtige Angelegenheiten
- Währungs-, Geld- und Münzwesen
- Passwesen
- Regelung der Staatsangehörigkeit im Bund
- Verteidigung des Staates
- Arzneimittel- und Betäubungsmittelgesetze
- Luftverkehr.

Ländergesetzgebung

Solange der Bund von seinem Gesetzgebungsrecht keinen Gebrauch macht, haben die Länder die Befugnis, Gesetze zu erlassen (GG, Art. 74). Das Recht der Länder erlischt, wenn der Bund Gesetze erlässt. In diesen Bereich fallen:
- öffentliche Fürsorge
- Arbeitsrecht
- Umweltschutz
- Rettungsdienstgesetze.

Rahmengesetzgebung

Bei der **Rahmengesetzgebung** legt der Bund in einem näher definierten Umfang Rahmenvorschriften fest, die von den Ländern durch eigene Gesetze ausgefüllt werden, wie:
- Melde- und Ausweiswesen
- Landesbeamtengesetze
- Hochschulrahmengesetz.

Gesetzgebung

Hauptorgan der Gesetzgebung ist der Bundestag. Das Recht der **Gesetzesinitiative** liegt jedoch bei Bundesregierung, Bundesrat und Mitgliedern des Bundestages.

Die Bundesregierung leitet ihre **Gesetzesvorlagen** dem Bundesrat zu, der innerhalb von sechs Wochen Stellung nehmen kann. Der Entwurf geht dann wieder der Bundesregierung zu, die ihrerseits eine Stellungnahme zu den Änderungswünschen des Bundesrates abgibt. Schließlich wird der Gesetzesentwurf dem Bundestag zugeleitet. Dieser berät den Vorschlag in drei Lesungen und stimmt anschließend zu oder lehnt diesen ab. Nach der **Gesetzesannahme** durch den Bundestag wird er dem Bundesrat zugeleitet. Hier richtet sich die Tätigkeit des Bundesrates danach, ob es sich um ein Einspruchsgesetz oder ein Zustimmungsgesetz handelt.
- Bei **Einspruchsgesetzen** gilt als Zustimmung, wenn der Bundesrat innerhalb von zwei Wochen keinen Einspruch erhebt.
- **Zustimmungsgesetze**, z.B. verfassungsändernde Gesetze oder Gesetze zum föderativen Aufbau der Bundesrepublik, bedürfen der ausdrücklichen Zustimmung des Bundesrats.

Kommt es zu keiner Einigung, kann der Bundesrat den **Vermittlungsausschuss** anrufen. Gesetze, die durch beide Instanzen Zustimmung erhalten, werden vom Bundespräsidenten nach Genehmigung durch den Bundeskanzler oder zuständigen Bundesminister ausgefertigt und im **Bundesgesetzblatt** verkündet. Die Gesetze und Rechtsverordnungen sollen den Tag ihres Inkrafttretens bestimmen, oder sie treten spätestens 14 Tage nach Ablauf des Tages in Kraft, an dem das Bundesgesetzblatt ausgegeben wurde (➤ Abb. 43.3).

Während einfache Gesetzesvorlagen nur einer einfachen Mehrheit in Bundestag (und im Falle der Mitbestimmungspflicht zusätzlich im Bundesrat) bedürfen, wird für Änderungen des Grundgesetzes stets eine Zweidrittelmehrheit benötigt.

Im Juli 2006 wurde eine Änderung des Grundgesetzes beschlossen, die das Gesetzgebungsverfahren beschleunigen und transparenter machen soll. Die so genannte

Bundesregierung

Bundesrat

Bundestag

Bundesrat

zustimmungsbedürftige Gesetze — nicht zustimmungsbedürftige Gesetze

gescheitert — Vermittlungsausschuss

Bundespräsident — Bundespräsident

Bundesgesetzblatt — Bundesgesetzblatt

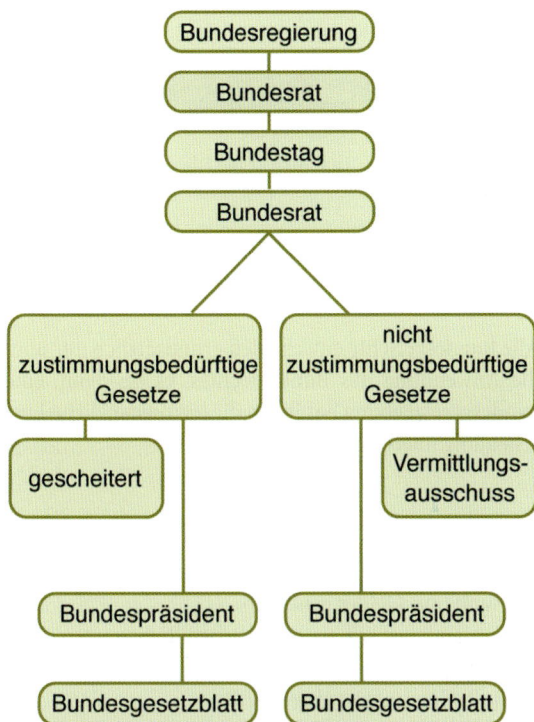

Abb. 43.3 Entstehung von Gesetzen [L108]

Föderalismusreform soll den Anteil der Gesetzesinitiativen, denen der Bundesrat zustimmen muss, deutlich reduzieren. Im Gegenzug erhalten die Länder die ausschließliche Gesetzgebungskompetenz in den Bereichen Presserecht, Versammlungsrecht, Gaststätten- und Ladenschlussrecht, Strafvollzug sowie Beamtenrecht für Landes- und Kommunalbeamte.

Auf **Länderebene** wird das Gesetzgebungsverfahren in den Landesverfassungen geregelt. Landesregierung und die Abgeordneten der Volksvertretung (Landtag, Bürgerschaft bzw. Abgeordnetenhaus) haben hier die Möglichkeit der Gesetzesinitiative. Die Volksvertretung beschließt die Gesetze.

43.6.2 Vollziehende Gewalt (Exekutive)

Die vollziehende Gewalt, die Exekutive, wird in den Artikeln 83–91 des GG geregelt. Sie führt die von der Legislative beschlossenen Gesetze aus. Sie ist an Institutionen auf Bundes-, Landes- und Kommunalebene übertragen. In der Regel findet ihre Verwaltung hauptsächlich auf Länderebene statt. Den Entscheidungen der gesetzgebenden Organe ist jedoch grundsätzlich Folge zu leisten.

In der **Hierarchie** gibt es die bundeseigene Verwaltung, die Bundesauftragsverwaltung, die ländereigene Verwaltung und die kommunale Verwaltung.

- In der **bundeseigenen** Verwaltung findet die Verwaltung der bundeseigenen Einrichtungen statt. Sie ist zuständig für die Bundeswehrverwaltung und den Auswärtigen Dienst.
- Die **Bundesländer** vollziehen im Auftrag der Bundesregierung die Bundesgesetze durch die Bundesauftragsverwaltung. Sie sind zuständig für die Bundesautobahn- und Bundeslandstraßenverwaltung und das Wehrersatzwesen. In der ländereigenen Verwaltung werden Landesgesetze und Bundesgesetze als eigene Angelegenheiten bestimmt und ausgeführt. Sie sind zuständig für das Rettungswesen, das Schulwesen und den Gesundheitsdienst.
- Die **kommunalen** Verwaltungen sind für die Selbstverwaltungsangelegenheiten innerhalb der Gemeinden und Kreise zuständig, inklusive der Verwaltung verschiedener Bundes- und Landesaufgaben. In ihren Bereich fallen die Müllabfuhr, Einrichtung und Betrieb von Sportanlagen und Kinderspielplätzen, Einrichtung und Betrieb von Krankenhäusern, das Standesamtswesen und Melde- und Passbehörden.

43.6.3 Richterliche Gewalt (Judikative)

Die richterliche Gewalt, die Judikative, wird in den Artikeln 92–104 des GG geregelt. Während Gesetzgebung (Legislative) und Vollziehung (Exekutive) in vielfältiger Weise miteinander verwoben sind, ist die Rechtsprechung von den übrigen Funktionen grundsätzlich getrennt. Die Judikative obliegt allein den Richtern und wird von Gerichten ausgeübt. Die Judikative hat für Deutschland außerordentliche Bedeutung, da sie gegenüber den anderen beiden Gewalten weitreichende Kontrollfunktion hat und sie somit zum Garanten des Rechtsstaats werden lässt.

Als **Quellen des Rechts** in Deutschland gelten das gesetzte Recht (Rechtsvorschriften), das durch staatliche Hoheitsakte (Gesetzgebung) geschaffen ist, das Gewohnheitsrecht, das auf längerer Übung beruht und allgemein anerkannt ist, und die jeder Rechtsordnung zugrunde liegenden allgemeinen Rechtsgedanken.

Man unterscheidet zwischen privatem und öffentlichem Recht.

- Das **Privat-, Zivil- oder bürgerliche Recht** umfasst Rechtssätze, die das Rechtsverhältnis der Menschen als Einzelperson untereinander regeln. Die zentrale Privatrechtsordnung ist das Bürgerliche Gesetzbuch (BGB).
- Zum **öffentlichen Recht** gehören das Völker-, Kirchen-, Staats-, Straf-, Strafprozessrecht sowie Rechtsbeziehungen zwischen öffentlichen Verwaltungsträ-

43

Tab. 43.1 Überblick über die einzelnen Arten der Gerichtsbarkeit

	Ordentliche Gerichtsbarkeit	Arbeitsge- richtsbarkeit	Allgemeine Verwal- tungsgerichtsbarkeit	Sozialgerichtsbar- keit	Finanzge- richtsbarkeit
Unterste Ebene	Amtsgericht	Arbeitsgericht	Verwaltungsgericht	Sozialgericht	–
Länderebene	Landgericht, Ober- landesgericht	Landesarbeits- gericht	Oberverwaltungsgericht	Landessozialgericht	Finanzgericht
Bundesebene	Bundesgerichtshof	Bundesarbeits- gericht	Bundesverwaltungsgericht	Bundessozialgericht	Bundesfinanzhof

gern, deren Aufbau und Aufgabenverteilung. Allgemein regelt das öffentliche Recht Rechtsbeziehungen, die zwischen dem Einzelnen und einer übergeordneten Gewalt (Staat, Gemeinde, öffentliche Körperschaft) auftreten oder die die Beziehungen dieser Gewalten untereinander betreffen.

Justizbehörden

Justizbehörden sind für die Tätigkeiten der Rechtspflege zuständig. Durch sie wird das Recht, z.B. durch Rechtsprechung, angewendet.

Die Rechtsprechung geschieht durch staatliche **Gerichte** (➤ Tab. 43.1).

Der Staat bestimmt die Organisation der Gerichte und die Abgrenzung ihrer Geschäftsbereiche teils durch die Verfassung, teils durch eine Gerichtsverfassung.

In Deutschland gilt das Gerichtsverfassungsgesetz (GVG) für die ordentliche Gerichtsbarkeit. Diese umfasst die streitige Gerichtsbarkeit zur Entscheidung von Zivilsachen (Zivilprozess), die Strafgerichtsbarkeit (für den Strafprozess) und die freiwillige Gerichtsbarkeit (Begründung, Veränderung oder Aufhebung von Rechten oder Rechtsverhältnissen, ohne dass ein Rechtsstreit vorliegt). Außerdem bestimmt das GVG die Instanzenzugehörigkeit und den Instanzenweg von Streitsachen, d.h., welche Instanzen für welche Streitsachen bei Zivilprozessen sachlich zuständig sind. Die Rechtsprechung ist grundsätzlich den Ländern überlassen. Nur die obersten Gerichte sind Bundesgerichte.

Bundesgerichte

Als **Bundesgerichte** existieren lediglich:
- Bundesverfassungsgericht in Karlsruhe
- Bundesgerichtshof in Karlsruhe
- Bundesverwaltungsgericht in Leipzig
- Bundesfinanzhof in München
- Bundesarbeitsgericht in Erfurt
- Bundessozialgericht in Kassel
- Bundespatentgericht in München.

Alle Bundesgerichte entscheiden grundsätzlich nur über die Anwendung des Bundesrechtes, es sei denn, eine Landesgesetzgebung hat ihnen die letztinstanzliche Entscheidung übertragen.

Grundsätze der Rechtsprechung

Zu den wichtigsten Grundsätzen der Rechtsprechung für Bund und Länder gehören:
- Niemand darf seinem gesetzlichen Richter entzogen werden.
- Die Todesstrafe ist abgeschafft.
- Vor Gericht hat jeder einen Anspruch auf rechtliches Gehör.
- Eine Tat darf nur bestraft werden, wenn sie vorher gesetzlich als eine Straftat definiert war.
- Niemand darf wegen ein und derselben Tat mehrmals bestraft werden.
- Jeder ist vor dem Gesetz gleich.

43.7 Die Verfassungsorgane Deutschlands

Die fünf wichtigsten Verfassungsorgane Deutschlands sind Bundestag, Bundesrat, Bundespräsident, Bundesregierung und Bundeskanzler.

43.7.1 Bundestag

Der Bundestag ist als Vertretung des deutschen Volkes in der Gesetzgebung das höchste, letztendlich entscheidende Organ und repräsentiert das Volk bei der Ausübung der Staatshoheit. Bei bestimmten wichtigen Gesetzen bedarf der Bundestag allerdings auch der Zustimmung des Bundesrates.

Der Bundestag besteht aus der gesetzlichen Anzahl von 598 Abgeordneten des deutschen Volkes und wird für vier Jahre gewählt. Die Abgeordneten unterliegen nur ihrem eigenen Gewissen.

Der Bundestag tagt grundsätzlich öffentlich. Die Beschlussfassungen erfolgen mit einfacher Mehrheit, d.h. mit mehr als der Hälfte der abgegebenen Stimmen. In besonderen Fällen, etwa bei Verfassungsänderungen, ist für eine Beschlussfassung die absolute Mehrheit, d.h. die Mehrheit der gesetzlichen Mitglieder, oder die Zweidrittelmehrheit aller abgegebenen Stimmen bindend.

Der Bundestag wählt seinen **Bundestagspräsidenten**, der das Hausrecht und die Polizeigewalt im Gebäude des Bundestages ausübt und zugleich das zweithöchste Staatsamt der Bundesrepublik Deutschland nach dem Bundespräsidenten innehat. Der Bundestag gibt sich eine Geschäftsordnung und beschließt neue Gesetze. Er setzt den Bundeshaushalt und damit die Verteilung der Steuermittel fest.

Die weiteren Befugnisse des Bundestages erstrecken sich auf die Kontrolle der Bundesregierung, z.B. das Einsetzen von Untersuchungsausschüssen, die Weitergabe von Bitten und Beschwerden und das Verlangen von Auskünften, Rechnungskontrollen, die Wahl des Bundeskanzlers und das Misstrauensvotum. Letztendlich erfolgt hier die Feststellung des Verteidigungs- oder Spannungsfalles.

Eine besondere Einrichtung des Bundestages ist der Petitionsausschuss, an den sich jeder mittels einer Eingabe wenden kann. Er bildet damit eine wichtige Schnittstelle zwischen Bevölkerung und Parlament.

Kontrollfunktion hat der Bundespräsident, der unter bestimmten Voraussetzungen den Bundestag vorzeitig auflösen kann.

Regierung und Opposition

Erringt eine einzelne Partei bei einer Wahl keine arbeitsfähige Mehrheit, so muss durch Zusammenarbeit zweier oder mehrerer Parteien eine **Koalition** gebildet werden. Diese Koalition muss sich über den Inhalt des Regierungsprogramms und über die Personen der zu bildenden Regierung verständigen. Der Regierung, gebildet entweder von Regierungspartei oder Regierungskoalition, steht die Opposition gegenüber, die in vielen Fragen der politischen Tagesarbeit eine gegenteilige Auffassung vertritt.

Parteien

Als Parteien werden die auf freier Werbung beruhenden Vereinigungen Gleichgesinnter bezeichnet, die politische Geltung in einem Staat anstreben, um durch ihren Einfluss ihre Ziele im Staat durchsetzen zu können. Die Parteien sind in einer parlamentarischen Demokratie wie Deutschland von besonderer Wichtigkeit, da sie das Verbindungsglied zwischen Volksvertretung (Parlament) und ihren Wählern (Volk) darstellen. Die Aufgaben der Parteien bestehen darin, die öffentliche Meinung im Hinblick auf politische Fragen zu bilden und zu führen. Als Mittel zur Meinungsbildung werden von Parteien dazu Diskussionen, Versammlungen, Pressemitteilungen, Werbungen und individuelle Gespräche eingesetzt.

Da die Parteien in Deutschland die verantwortungsvolle Aufgabe haben, den politischen Willen ihrer Wähler zu repräsentieren bzw. ihm zum Ziele zu verhelfen und das Funktionieren der Demokratie zu gewährleisten, muss die innere und äußere Orientierung und Organisation den demokratischen Grundgesetzen entsprechen. Sobald Parteien nach ihren Zielen oder dem Verhalten der Anhänger offensichtlich daran interessiert sind, die freiheitliche demokratische Grundordnung Deutschlands zu beeinträchtigen oder sogar zu beseitigen, können diese Parteien durch das Bundesverfassungsgericht für **verfassungswidrig** erklärt und verboten werden.

Fraktionen

Eine Fraktion stellt den organisatorischen Zusammenschluss einer Gruppe von Abgeordneten zur gemeinsamen Wahrnehmung parlamentarischer Aufgaben dar. Üblicherweise bilden die Abgeordneten derselben Partei eine Fraktion; sofern zwei Parteien in keinem Bundesland miteinander in Konkurrenz stehen, können sie auch eine gemeinsame Fraktion bilden. Dieses ist der Fall bei CDU und CSU.

Fraktionen sind integrierender Bestandteil der parlamentarischen Meinungsbildung und Entscheidungsfindung. Sie sind Teile der Parteien im Parlament beziehungsweise Teile des Bundestages. Obwohl Parteien und Fraktionen rechtlich zu trennen sind, spiegelt sich das Parteiensystem im Bundestag in fest gefügten Fraktionen (Mindeststärke: 5% der Mitglieder des Bundestags) und Gruppen (Abgeordnete einer Partei, die zusammen weniger als 5% der Mitglieder des Bundestages ausmachen) wider.

Arbeitsweise des Bundestages

Seine Aufgaben erfüllt der Bundestag mit Debatten und Auseinandersetzungen über die Ziele der Politik. Unterstützt wird der Bundestag durch zahlreiche Ausschüsse und Arbeitsgruppen, die einen Großteil der sachlichen Arbeit leisten. So bestehen beispielsweise Ausschüsse für die Bereiche Wirtschaft, Außenpolitik und Verteidigung. In den Ausschüssen werden in der Regel bereits die endgültigen Formulierungen für die Gesetzesvorlagen vorbereitet, die im Bundestag beraten und verabschiedet werden. Im Gegensatz zu den Sitzungen des Bundestages sind die Sitzungen der Ausschüsse in der Regel nichtöffentlich.

Abgeordnete

Die Abgeordneten des Bundestages werden amtlich als **Mitglied des Deutschen Bundestages (MdB)** bezeichnet. Sie werden üblicherweise über eine Partei, was aber nicht unbedingt notwendig ist, in den Bundestag gewählt. Sie sind die repräsentativen Vertreter des ganzen Volkes und an Aufträge, Weisungen und Abmachungen nicht gebunden, sondern nur ihrem Gewissen unterworfen. So kann eine Partei ihre Abgeordneten also nicht zwingen, z.B. bei einer Gesetzesvorlage im Bundestag in bestimmter Weise abzustimmen. Es kommt allerdings gerade bei wichtigen Abstimmungen sehr selten vor, dass sich einzelne Abgeordnete nicht an Fraktionsabsprachen, die innerhalb einer Partei oder einer Fraktion getroffen werden, halten.

Die Mitglieder des Deutschen Bundestages unterliegen der Immunität gegen Strafverfolgung. Diese soll die Abgeordneten vor Willkürmaßnahmen schützen und die freie Meinungsäußerung sichern. In bestimmten Fällen kann sie vom Parlament aufgehoben werden.

Abgeordnete, die während einer Legislaturperiode (Wahlperiode) aus ihrer Partei austreten, müssen ihr Bundestagsmandat nicht niederlegen.

Bundestagswahl

Die Bundestagswahl ist nach GG, Art. 38 geregelt. Wahlberechtigt und wählbar ist jeder deutsche Staatsbürger, der das 18. Lebensjahr vollendet hat. Jeder Wahlberechtigte hat zwei Stimmen.

Die **Erststimme** bedeutet die Personenwahl. Der Wähler entscheidet sich für den seiner Ansicht nach am besten geeigneten Kandidaten in seinem Wahlkreis. Mit der **Zweitstimme** kann sich der Wähler für die Landesliste der Partei entscheiden, die seinen Auffassungen am meisten entspricht. Jeweils die Hälfte der Abgeordneten wird durch die Erst- beziehungsweise Zweitstimme in den Bundestag gewählt. Die Parteien, deren Stimmenanteil mit der Zweitstimme unter 5% liegt, sind jedoch

im Bundestag nicht vertreten (5%-Klausel). Erringt eine Partei mindestens 3 Direktmandate, gilt die 5%-Klausel nicht.

43.7.2 Bundesrat

Der Bundesrat wirkt als Vertretung der Länder an der Gesetzgebung und Verwaltung des Bundes mit. Er hat gewisse Einspruchsrechte gegen den Bundestag. Der Bundesrat ist das Mitwirkungsorgan der Länder auf Bundesebene. Nach dem GG ist die Ausübung der staatlichen Befugnisse und die Erfüllung vieler staatlicher Aufgaben Sache der Länder. Diese Aufgaben können sie im Bundesrat wahrnehmen. Sie vertreten damit die Interessen aller Länder und Gemeinden.

Der Bundesrat besteht nicht aus gewählten Abgeordneten, sondern aus 69 ausgewählten Mitgliedern der Länderregierungen, die von diesen bestellt und abberufen werden. Die Stimmenzahl der Länder bestimmt sich nach ihrer Einwohnerzahl und beträgt mindestens drei, höchstens sechs.

Anders als im Bundestag also kommt im Bundesrat nicht das parteipolitische Kräfteverhältnis, sondern das **föderative System** des Bundes zum Ausdruck.

Der Bundesrat verhandelt ebenfalls grundsätzlich öffentlich. Er bildet außerdem Ausschüsse, an denen auch andere Mitglieder oder Beauftragte der Länderregierungen teilnehmen können. Dem Bundesrat steht der Bundesratspräsident vor, der aus den Reihen der Ministerpräsidenten der Länder gewählt wird. Er amtiert für jeweils ein Jahr und fungiert zugleich als Stellvertreter des Bundespräsidenten.

Der Bundesrat stellt im Gesetzgebungsverfahren ein Gegengewicht der Länder zu den Interessen des Bundes dar und nimmt sowohl an der gesetzgebenden als auch der vollziehenden bundesstaatlichen Gewalt teil. Bei Verfassungsänderungen oder Gesetzen, die den föderativen Aufbau des Bundes betreffen, ist eine Zustimmung des Bundesrates erforderlich. Gegen jedes Gesetz hat der Bundesrat ein Einspruchsrecht.

43.7.3 Bundespräsident

Der Bundespräsident ist das Staatsoberhaupt Deutschlands. Er wird von der Bundesversammlung für fünf Jahre gewählt. Eine anschließende Wiederwahl ist nur einmal möglich. Die Bundesversammlung besteht aus den Abgeordneten des Bundestages und einer gleichen Anzahl von Mitgliedern, die von den Volksvertretern der Länder nach den Grundsätzen des Verhältniswahlrechtes gewählt werden. Zum Bundespräsidenten wählbar ist jeder Wahlberechtigte, der das 40. Lebensjahr vollendet hat. Er hat die Befugnisse eines Staatsoberhauptes, ist aber für die Politik des Staates nicht verantwortlich.

Anordnungen und Verfügungen des Bundespräsidenten bedürfen daher zur Gültigkeit der Gegenzeichnung durch den Bundeskanzler oder den zuständigen Bundesministern, die damit die politische Verantwortung übernehmen.

Der Bundespräsident hat weitgehend repräsentative Aufgaben und übt als neutrale Kraft und Hüter der Verfassung eine ausgleichende Wirkung aus.

Er vertritt Deutschland völkerrechtlich, schließt Verträge mit anderen Ländern ab und empfängt und akkreditiert Botschafter und Gesandte fremder Länder.

Der Bundespräsident hat aber auch Anteil an der gesetzgebenden und der vollziehenden Gewalt. Er fertigt Gesetze aus und verkündet sie im **Bundesgesetzblatt**. Er kann die Einberufung des Bundestages verlangen und diesen auch auflösen lassen. Der Bundespräsident kann für einen Gesetzesvorschlag der Bundesregierung den Gesetzgebungsnotstand mit Zustimmung des Bundesrates ausrufen.

Er schlägt dem Bundestag einen Bundeskanzler vor und ernennt und entlässt auf Vorschlag des Bundeskanzlers die Bundesminister. Der Bundespräsident genehmigt die Geschäftsordnung der Bundesregierung. Er kann beratend an Sitzungen der Bundesregierung teilnehmen und Berichte von Bundesministern über den Stand ihrer Regierungsgeschäfte verlangen. Der Bundespräsident ernennt und entlässt die Bundesrichter und Bundesbeamten und hat ein Begnadigungsrecht für den Bund.

In seinen Aufgabenbereich fällt auch, dass er den Beschluss des Bundestages verkündet, dass ein Verteidigungsfall eingetreten oder beendet ist.

Zur Durchführung seiner Aufgaben unterhält der Bundespräsident ein **Bundespräsidialamt**. Dies stellt die oberste Bundesbehörde dar und bearbeitet:
- Protokollangelegenheiten
- Gesetzgebungsfragen
- Gnadengesuche
- Öffentliches Dienstrecht
- Ordensangelegenheiten
- Petitionen
- Presse- und Informationssachen.

Der Bundespräsident besitzt damit gegenüber den Präsidenten anderer Staaten – insbesondere denen der eingangs genannten Präsidialdemokratien – eine schwache politische Position. Diese bewusste Schwächung des Bundespräsidenten ist vor allem eine Reaktion auf die Erfahrungen aus der Zeit der Weimarer Republik, in der die Präsidenten deutlich weiter reichende Machtbefugnisse hatten.

43.7.4 Bundesregierung

Während es Aufgabe des Bundespräsidenten ist, zu repräsentieren, und Aufgabe des Parlamentes, Gesetze zu erlassen, ist es Sache der Bundesregierung, die Staatsgeschäfte zu führen.

Die Bundesregierung übt die vollziehende Gewalt aus, soweit dies nicht dem Bundesrat oder Bundespräsidenten vorbehalten ist. Die Bundesregierung besteht aus dem Bundeskanzler und den Bundesministern und erledigt alle staatlichen und politischen Geschäfte. Die Anzahl der Bundesministerien ist vom Regierungsprogramm und von der Zusammensetzung der Koalition abhängig. Dem Bundeskanzler unterstellt sind außerdem das Bundeskanzleramt, das Presse- und Informationsamt und der Staatssekretär beim Bundeskanzler, der dem Bundesnachrichtendienst vorsteht.

Die Bundesregierung ist im Prinzip ein Kollegialorgan, in dem nur der Bundeskanzler aufgrund seiner Richtlinienkompetenz eine führende Stellung hat.

Die **Zuständigkeiten** der Bundesregierung sind:
- Erteilung von Weisungen und Maßnahmen im Falle von Krisen, Katastrophen u. Ä.
- Einsatz von Streitkräften, besondere Maßnahmen im Verteidigungsfall
- Erlass allgemeiner Verwaltungsvorschriften
- Entscheidung bei Meinungsverschiedenheiten zwischen Bundesministern
- Einbringen von Gesetzesvorlagen in den Bundestag
- Einbringen von Gesetzesvorlagen des Bundesrates in den Bundestag mit Stellungnahme
- Aufsicht über die Ausführung der Bundesgesetze durch die Länder
- Zustimmung zu Beschlüssen des Bundestages und Bundesrates über Erhöhungen oder Neufestsetzungen von Ausgaben im Etat
- Verordnungsrecht.

An der gesetzgebenden Gewalt ist die Bundesregierung beteiligt durch das Recht, die Erklärung des Gesetzgebungsnotstandes zu beantragen, das Recht der Gesetzesinitiative und die Befugnis, unter bestimmten Voraussetzungen Rechtsverordnungen (wie Gesetze, verbindliche Rechtsvorschriften) zu erlassen usw.

An der vollziehenden Gewalt ist die Bundesregierung beteiligt durch Mithilfe der Bundesministerien und der nachgeordneten Verwaltungsbehörden.

43.7.5 Bundeskanzler

Der Bundeskanzler ist die wichtigste Person innerhalb der Bundesregierung, denn er bestimmt letztendlich die **Richtlinien der Politik** und trägt dafür die Verantwortung. Der Bundeskanzler wird auf Vorschlag des Bundespräsidenten vom Bundestag gewählt. Seine Amtszeit endet durch Rücktritt, Misstrauensvotum des Bundestages unter Wahl eines neuen Kanzlers, Tod oder beim Zusammentreten eines neuen Bundestages, wobei allerdings die Wiederwahl desselben Kanzlers zulässig ist. Der Bundeskanzler schlägt die Bundesminister vor, die dann vom Bundespräsidenten ernannt werden. Die Amtszeit der Bundesminister endet durch Rücktritt, Tod, Entlassung oder mit Beendigung der Amtszeit des Bundeskanzlers. Die Bundesminister leiten innerhalb dieser Richtlinienkompetenz des Kanzlers ihren Geschäftsbereich selbstständig und eigenverantwortlich.

Die Bundesregierung wird durch den Bundeskanzler geleitet. Er hat den Vorsitz im Bundeskabinett nach einer vom Kabinett beschlossenen und vom Bundespräsidenten genehmigten Geschäftsordnung. Dem Bundestag gegenüber ist der Bundeskanzler allein verantwortlich.

Wiederholungsfragen

1. Nennen Sie die drei charakteristischen Bestandteile eines Staates (➤ Kap. 43.1).
2. Worauf basiert die deutsche Verfassung (➤ Kap. 43.3)?
3. Welche Pflichten hat ein deutscher Staatsbürger (➤ Kap. 43.4)?
4. Was bedeutet der Begriff „Bundesstaat" (➤ Kap. 43.5)?
5. Was bedeutet der Begriff „parlamentarische Demokratie" (➤ Kap. 43.6)?
6. Welche Voraussetzung muss eine Wahl in Deutschland erfüllen (➤ Kap. 43.6)?
7. Was bedeutet der Begriff „Gewaltenteilung" (➤ Kap. 43.6)?
8. Nennen Sie die fünf wichtigsten Verfassungsorgane Deutschlands (➤ Kap. 43.7).
9. Nennen Sie die Aufgaben der fünf wichtigsten Verfassungsorgane Deutschlands (➤ Kap. 43.7).
10. Welche Bundesgerichte gibt es (➤ Kap. 43.6.3)?

Christoph Redelsteiner, Edgar Hoffmann, Alan Percival, Klaus Runggaldier
Qualitätsmanagement
im Rettungsdienst

44.1 Merkmale von Qualität

Qualität ist die Gesamtheit der Merkmale einer Einheit bezüglich ihrer Eignung, festgelegte und vorausgesetzte Erfordernisse zu erfüllen. Hierbei spielt die Übereinstimmung zwischen den eigenen organisationsbezogenen Ansprüchen und Möglichkeiten ebenso eine wesentliche Rolle wie die stillschweigend vorausgesetzten bzw. offen ausgesprochenen Erwartungen der Kunden und Leistungspartner.

Beispiel: *Ein Patient im Rettungsdienst erwartet stillschweigend, dass das eingesetzte Rettungsdienstpersonal die erforderliche Qualifikation besitzt, um (ihm) sach- und fachgerechte Hilfe (Betreuung, Versorgung, Transport) zukommen zu lassen. Er erwartet jedoch ebenso eine adäquate Bedienschnelligkeit – und er wird sich sehr wohl offen ausgesprochen äußern, wenn diese (z.T. gesetzliche) Anforderung nicht erfüllt wird.*

Die Qualität eines bekannten Gegenstands des täglichen Gebrauchs lässt sich relativ einfach definieren: Von einer 5-ml-Spritze erwarten wir z.B., dass 5 ml Flüssigkeit darin Platz finden, dass sie steril verpackt ist, einen Luer-Konus zum Aufsetzen einer Nadel besitzt, der Spritzenstempel beweglich ist, die Markierungen tatsächlich der Anzahl der Milliliter entsprechen und dass die Spritze transparent ist.

Gesetzliche Regelungen, Prüf- und Kontrollsysteme der Hersteller sorgen dafür, dass die wesentlichsten Merkmale und Eigenschaften einer Spritze gewahrt bleiben.

Qualität ist laut der internationalen Norm DIN EN ISO 8402 definiert als die Gesamtheit von Merkmalen einer Einheit (Produkt, Tätigkeit) bezüglich ihrer Eignung, festgelegte und vorausgesetzte Erfordernisse zu erfüllen.

Die Qualität von Produkten zu definieren und zu überprüfen, ist relativ einfach. Im Dienstleistungsbereich, z.B. auch im RD, ist dies wesentlich schwieriger. Je nach Position würde die Antwort auf die Frage „Was ist Qualität im RD?" unterschiedlich aussehen. So würde z.B. ein Patient darunter rasche, kompetente und freundliche Hilfe verstehen, ein RA ein sauberes Fahrzeug, eine korrekte Patientenversorgung, einen klar definierten Rahmen zum Einsatz lebensrettender Maßnahmen und Kompetenz statt Notkompetenz. Ein Vertreter der Kostenträger würde sparsamsten Einsatz der zur Verfügung gestellten Mittel und eine Reduktion der Krankenhausbehandlungsdauer nennen. Alle diese Kriterien beschreiben wesentliche Qualitätsmerkmale, die aus unterschiedlichen **Blickwinkeln** wahrgenommen werden.

44.2 Qualitative Erfordernisse der präklinischen Versorgung

Qualität im RD wird definiert durch Sicherstellung, Zugänglichkeit, menschliche Betreuung, Angemessenheit, zeitgerechtes, gleichmäßiges und kosteneffektives Handeln und verbessertes Patienten-Outcome. Rettungsdienstgesetze auf Länderebene Deutschlands geben entsprechende Anforderungen vor, z.B. Qualifikation der Fahrzeugbesetzungen, unterschieden nach Transport- und Einsatzarten, oder sog. Hilfsfristen, also der Zeitraum zwischen Einsatz-Annahme und Eintreffen am Einsatzort.

Leider differieren die o.g. Regelungen in Deutschland von Bundesland zu Bundesland, so dass derzeit nicht von einem einheitlichen nationalen Standard gesprochen werden kann.

Folgende Merkmale bestimmen die festgelegten und vorausgesetzten Erfordernisse der präklinischen Versorgung und dienen der Definition von Qualität im RD (➤ Abb. 44.1):

- **Sicherstellung:** Der RD muss einschließlich lokal vorhandener, spezieller, untereinander vernetzter Dienste (Wasserwacht, Bergwacht, Höhlenrettung usw.) installiert sein.
- **Zugänglichkeit:** Der RD muss über zeitgemäße Alarmierungsmöglichkeiten (Telefon, Fax usw.) erreichbar sein. Das Wählen einer einheitlichen Notrufnummer muss dem Hilfesuchenden den Zugang zum für ihn nächstgelegenen und nächstgeeigneten Rettungsmittel sichern.
- **Menschliche, anteilnehmende Betreuung:** Die Versorgung und Betreuung der Patienten muss menschlich, anteilnehmend und einfühlsam erbracht werden. Dies kann beispielsweise über regelmäßige Patientenbefragungen herausgefunden werden.
- **Angemessenheit:** Der Patient muss die auf seine jeweils spezifische Situation angemessene Versorgung erhalten. Es muss also einerseits wissenschaftlich belegte und weithin anerkannte gemeinsame Versorgungsrichtlinien geben, andererseits muss entsprechend ausgebildetes Personal vorhanden sein, das in der Lage ist, nach diesen Versorgungsstandards zu handeln. Die Angemessenheit der Versorgung kann z.B. bereits durch eine notfallmedizinische Abfrage in der Leitstelle, durch Sofortmaßnahmenhinweise am Telefon und durch konsequente statistische Analyse der Einsatzprotokolle optimiert werden.
- **Zeitgerechtes Handeln:** Die Intervention des RD muss zeitgerecht erfolgen. Hier gibt es klare Vorgaben durch wissenschaftliche Studien. Um tatsächlich

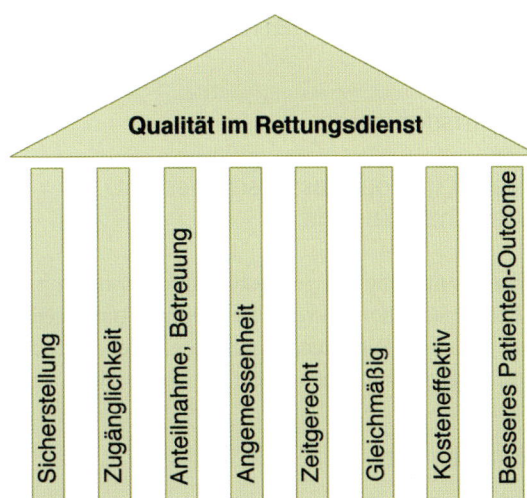

Abb. 44.1 Qualitätsmerkmale im RD [L108]

Leben retten zu können, müssen Erstmaßnahmen bei einer Wiederbelebung innerhalb von drei bis fünf Minuten erfolgen. Die Auswertung der Einsatzdokumentation unter diesen Gesichtspunkten gibt Auskunft über den Erfüllungsgrad dieses Qualitätskriteriums.
- **Gleichmäßigkeit:** Der Patient in einem Dorf mit 500 Einwohnern hat den gleichen Anspruch auf eine zeitgerechte und kompetente notfallmedizinische Versorgung wie der Einwohner einer Großstadt. Eine konsequente Analyse der Einsatzdokumentation gibt über weiße Flecken auf der notfallmedizinischen Landkarte Auskunft und ist Grundlage für Veränderung der Einsatzstrategien, beispielsweise der Einführung von First-Responder-Gruppen durch Ortsvereine von Hilfsorganisationen oder Ortsfeuerwehren.
- **Kosteneffektivität:** Das Rettungssystem muss so strukturiert sein, dass mit den vorhandenen finanziellen Mitteln die für die Bürger beste notfallmedizinische Versorgung erzielt wird (Maximum-Prinzip).
- **Besseres Patienten-Outcome:** Durch das Vorhandensein eines Rettungssystems müssen messbar mehr Patienten überleben, es muss messbar bewiesen werden, dass es zu einer Reduktion der Verweildauer im Krankenhaus kommt. Schmerzen, Not und Leiden müssen für die Patienten und deren Angehörige reduziert werden.

44

44.3 Qualitätsmanagementsystem

Begriffsdefinition

Qualität (lat. qualitas: Beschaffenheit, Eigenschaft, Zustand):

Übereinstimmung der gebotenen Anforderungen zwischen Organisation (Durchführende im Rettungsdienst) und Kunden (Patienten, Angehörige, Dienstaufsicht, Kostenträger) unter dem Aspekt der Machbarkeit.

Management:

Das planvolle und zielstrebige Handeln aller System-Beteiligten, um Qualität zu ermöglichen.

System:

Das nachweisbare Handeln unter gesicherten Bedingungen zur Vermeidung von Willkür, Zufall und Fehlern.

Das angestrebte Handeln muss nachvollziehbar, rückverfolgbar geplant, umgesetzt und nachbereitet werden sowie auf ständige Verbesserung ausgerichtet sein.

Ein Qualitätsmanagementsystem bietet die Möglichkeit, an der ständigen Verbesserung dieser wichtigsten Elemente der präklinischen Versorgung zu arbeiten. Es legt Ziele, Prioritäten und Verantwortlichkeiten fest und plant, sichert und lenkt mit verschiedenen Mitteln.

> **MERKE**
> Qualitätsmanagement ist somit der Überbegriff für alle erforderlichen Maßnahmen zur Erzielung einer definierten Mindestqualität und zu deren ständiger Verbesserung.

Qualitätsmanagement geht davon aus, dass jeder Mitarbeiter in einem System, egal welche Stellung er einnimmt, seine Arbeit engagiert verrichten will, wenn ihm dazu die entsprechenden Rahmenbedingungen zur Verfügung gestellt werden. Fehler in den betrieblichen Abläufen sind in den allermeisten Fällen nicht auf menschliches Versagen eines Einzelnen zurückzuführen, sondern Ausdruck einer Systemschwäche, eines Fehlers in der Ablauforganisation, die verbessert werden muss (➤ Abb. 44.2).

„ISO 9001"

Als Hilfsmittel zur Strukturierung der Qualitätsbemühungen bietet sich die **Norm ISO (Internationale Standardisierungs-Organisation) 9001** an.

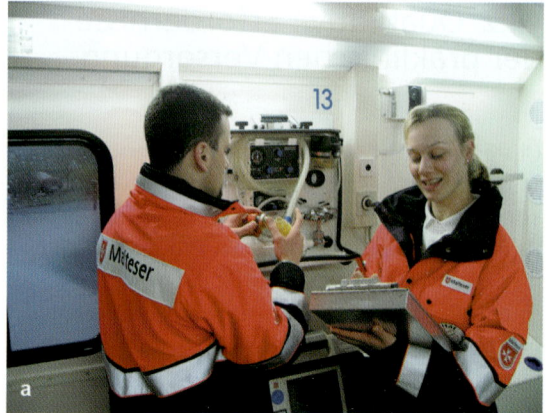

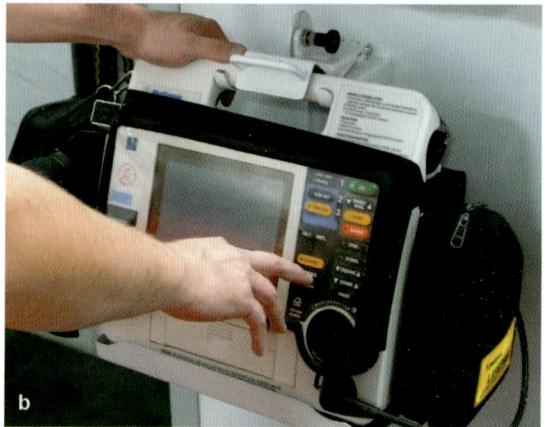

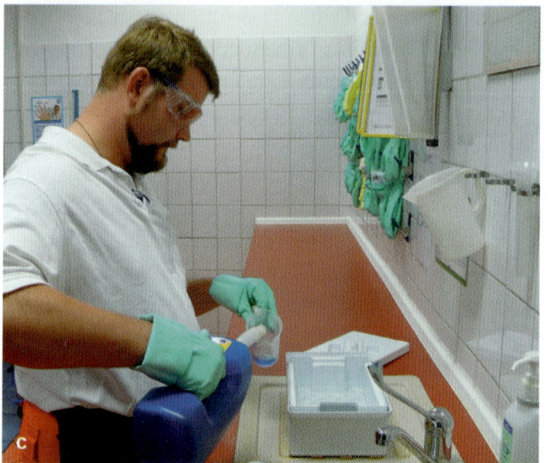

Abb. 44.2 Praktische QM-Arbeit
a) täglicher medizinisch-technischer Fahrzeug-Check [M234]
b) MPG-Check [W311]
c) Desinfektion [W311]

In den Normen werden die Erfordernisse eines Qualitätsmanagementsystems in allgemeiner, also nicht branchenspezifischer Form beschrieben. Ein Schwerpunkt der Norm ist die **Organisation des Betriebs** in den Bereichen der Zuständigkeit, Abwicklung betrieblicher

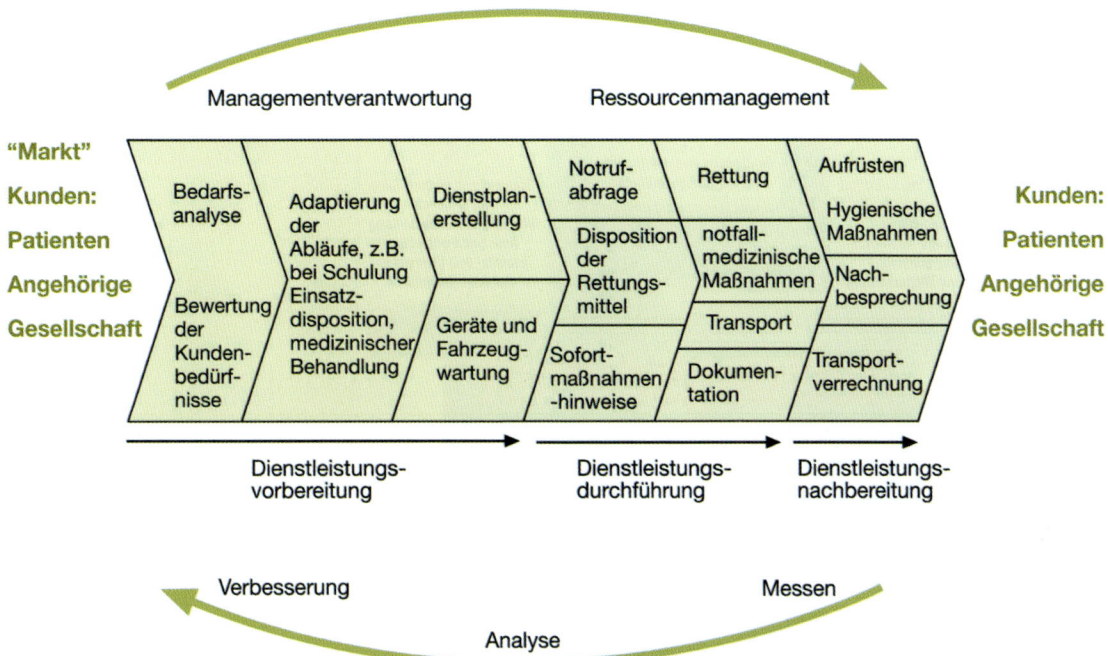

Abb. 44.3 Prozessmodell im Rettungsdienst [M243]

Abläufe, Ereignisrückverfolgung und Vertragssicherung.

Für den Punkt **Korrektur** und **Vorbeugungsmaßnahmen** wird festgelegt, wie Fehler abgearbeitet, korrigiert, reduziert und ggf. völlig vermieden werden können. Ein Qualitätsmanagement-Handbuch, das den Kunden zur Einsicht zur Verfügung gestellt wird, beschreibt die Organisation des Qualitätsmanagementsystems. Bei einem Zertifizierungsaudit wird das Qualitätsmanagementsystem von unabhängiger Stelle begutachtet. Bestätigt das Audit, d.h. Soll-Ist-Vergleiche vor Ort, die vollständige Übereinstimmung mit den Forderungen der Norm, wird ein Zertifikat verliehen. Es ist nur für einen bestimmten Zeitraum gültig.

Zertifizierungen nach ISO 9001 sind in der Industrie bereits weit verbreitet und gewinnen nun auch im Gesundheitswesen an Bedeutung.

Die weltweit am weitesten verbreitete Norm ist die ISO 9001:2008. Sie bietet ein Modell zur Entwicklung eines auf die Bedürfnisse aller Interessenten (Kunden wie Patienten, Bezahler und Gesellschaft, Mitarbeiter und Führung) maßgeschneiderten Qualitätsmanagementsystems an. Es beschreibt vier Abschnitte eines Qualitätsmanagementsystems, die integriert zusammenwirken müssen:

- Verantwortung der Leitung
- Ressourcenmanagement
- Dienstleistungserstellung
- Messung, Analyse und Verbesserung

Das Ineinanderwirken der vier Normenabschnitte für den Bereich Rettungsdienst ist aus ➤ Abb. 44.3 ersichtlich.

Die **Verantwortung der Leitung** beinhaltet unter anderem die Verpflichtung des Managements zur Qualität, die Verpflichtung zu einem Leitbild, das Erarbeiten von Zielen und die regelmäßige Analyse der Zielerreichung, die Anforderung an ein Qualitätsmanagementsystem und die interne Kommunikation.

Ressourcenmanagement beschreibt Anforderungen an die Mittel, die zur Erbringung der Dienstleistung vorhanden sein müssen. Das Personal muss geschult sein, es muss regelmäßig bedarfsgerecht weitergebildet werden. Die Ausrüstung und Arbeitsumgebung müssen so gestaltet sein, dass die Dienstleistung auch wirklich sinnvoll erbracht werden kann.

Unter dem Begriff **Leistungserstellungsprozess** (Originalbegriff der Norm: „Realisierungsprozesse") versteht man die Abfolge jener Abläufe, die erforderlich sind, um rettungsdienstliche Leistungen koordiniert und aufeinander abgestimmt zu erbringen (➤ Abb. 44.4).

Der Kern jedes Qualitätsmanagementsystems ist die kontinuierliche Verbesserung. Der Normabschnitt **„Messung, Analyse und Verbesserung"** erklärt, wie innerbetriebliche Abläufe analysiert werden sollten, gibt Hinweise zur Datenanalyse und fordert die regelmäßige Analyse der Kundenzufriedenheit. Die ständige Verbesserung beinhaltet auch die Durchführung interner Audits, bei denen die Institution selbst die Wirksamkeit

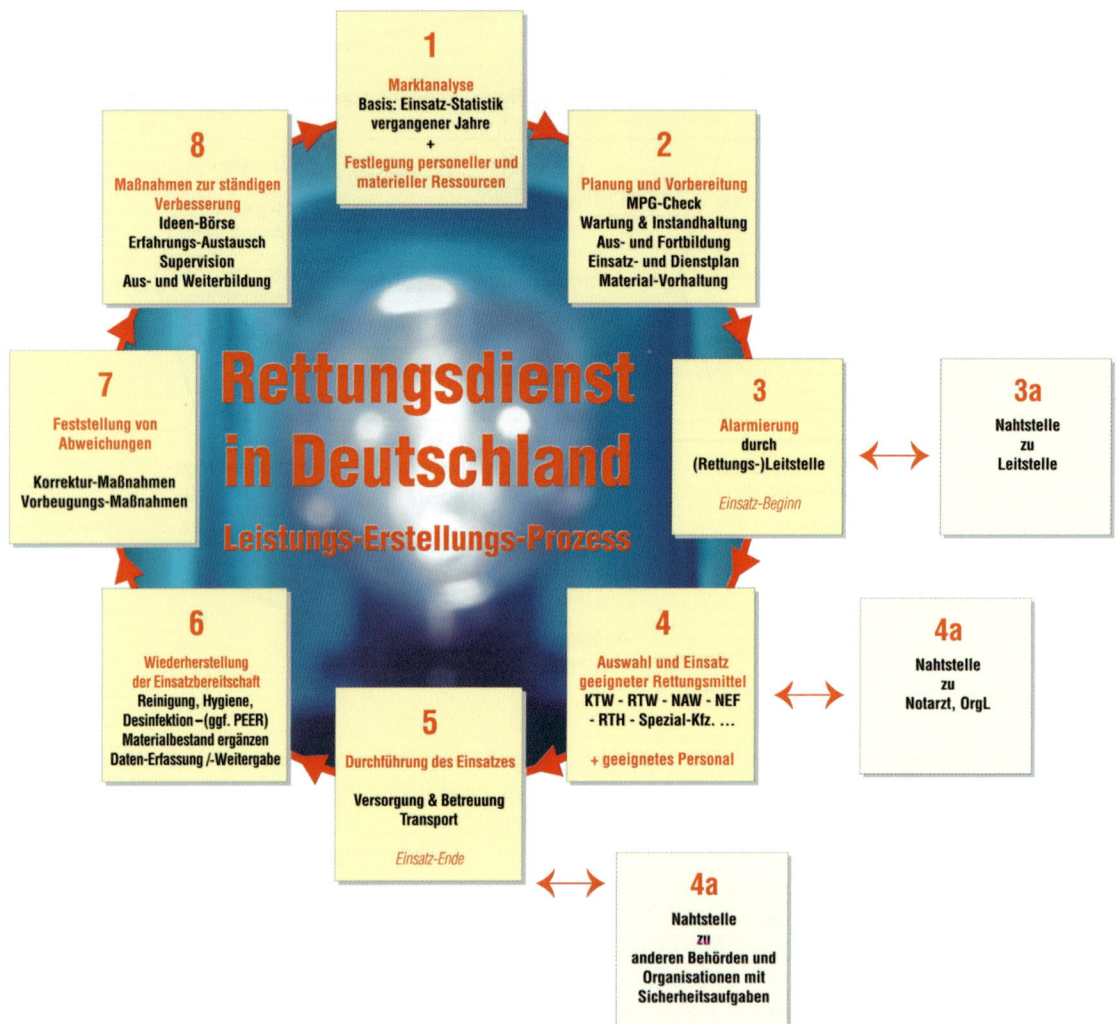

Abb. 44.4 Leistungserstellungsprozess im Rettungsdienst [W311]

ihrer Qualitätsbemühungen bewertet. Außerdem muss aus Sicht der Norm festgelegt werden, wie der Umgang mit und die Beseitigung von Fehlern erfolgt und wie sich die Organisation bemüht, durch vorbeugende Maßnahmen das Auftreten von Fehlern zu verringern bzw. idealerweise sogar zu verhindern.

Die DIN EN ISO 9001 wird oft als Grundstock für ein alles umfassendes, ein **ganzheitliches Qualitätsmanagement** (Total Quality Management, TQM) verwendet. Das TQM ist die Bezeichnung für eine auf der Mitwirkung aller Mitarbeiter beruhenden Leitungsmethode einer Organisation, die Qualität in den Mittelpunkt stellt und durch Zufriedenstellen der Kunden auf langfristigen Institutionserfolg sowie Nutzen für die Mitarbeiter und die Gesellschaft zielt. Zusätzlich zu den Elementen der ISO-9000-Reihe werden dabei z.B. auch Aspekte des

Arbeits- und Umweltschutzes, der finanziellen Situation sowie der Mitarbeiter- und Kundenzufriedenheit behandelt.

Weltweit arbeiten mehr als 600.000 Unternehmen nach ISO-9000-Standard, darunter mittlerweile auch viele Einrichtungen des Sozial- und Gesundheitswesens. Im deutschen Sprachraum sind zahlreiche Pflegeheime und Krankenhäuser nach ISO 9001 begutachtet. Im Bereich des Rettungswesens ist bisher der Malteser-Hilfsdienst als einzige Rettungsorganisation bundesweit mit allen 160 Rettungswachen zertifiziert. Darüber hinaus sind in Österreich und Deutschland mittlerweile rund 100 Rettungsdienste und Ausbildungseinrichtungen zertifiziert, z.B. das Wiener Rote Kreuz, ca. 45 Kreisverbände des Bayerischen Roten Kreuzes sowie alle BRK-Rettungsleitstellen (Stand Mai 2010).

44.4 Qualitätsmanagement in der Praxis

Der Rettungs- und Krankentransport hat sich in den letzten Jahren vom reinen Patiententransport zu einer primär medizinischen, aber auch psychosozialen Dienstleistung entwickelt. Die Qualität der präklinischen Versorgung hat auf den Krankheits- bzw. Rehabilitationsprozess einen wichtigen Einfluss und bestimmt maßgeblich das Patienten-Outcome. Verstärkung der Kunden- und Mitarbeiterorientierung, die Vielzahl der im RD eingesetzten Mitarbeitergruppen sowie veränderte gesellschaftliche Rahmenbedingungen (Reduzierung der Ressourcen, Entmonopolisierung usw.) sind weitere Gründe, welche die Einführung von **Qualitätsmanagementsystemen** erfordern. Dieses Kapitel beleuchtet den Begriff der Qualität allgemein und bezogen auf den RD, nennt Merkmale qualifizierter präklinischer Versorgung und stellt einen Lösungszyklus für Verbesserungen vor.

Grundvoraussetzung eines praxisorientierten Qualitätsmanagements ist eine mitarbeiter-, kunden- und qualitätsorientierte Unternehmenskultur. Qualitätsmanagementsysteme werden nicht von einigen Führungskräften am grünen Tisch entwickelt, sondern unter Einbeziehung aller betroffenen Mitarbeitergruppen schrittweise aufgebaut. In Qualitätsteams oder Qualitätszirkeln werden unter Anleitung geschulter Moderatoren Struktur-, Prozess- und Ergebnisqualität analysiert. **Strukturqualität** bezeichnet das Umfeld, in dem die präklinische Versorgung stattfindet, z.B. Organisation, logistische Abläufe, Personal und Material. **Prozessqualität** ist die Güte von typischen Arbeitsabläufen und **Ergebnisqualität** das Resultat der Versorgung, die Auswirkungen auf den einzelnen Patienten und auf die Gesellschaft insgesamt. In den Teams wird erarbeitet, in welchen Bereichen Verbesserungen notwendig sind (➤ Abb. 44.5). Eine Vielzahl analytischer, statistischer und planerischer Hilfsmittel erleichtert dabei das Vorgehen von der Analyse zur tatsächlichen Umsetzung einer Verbesserung.

Eine typische Vorgangsweise im Qualitätsmanagement ist der **Problemlösungszyklus**. Der Zyklus besteht aus zehn typischen Einzelschritten.

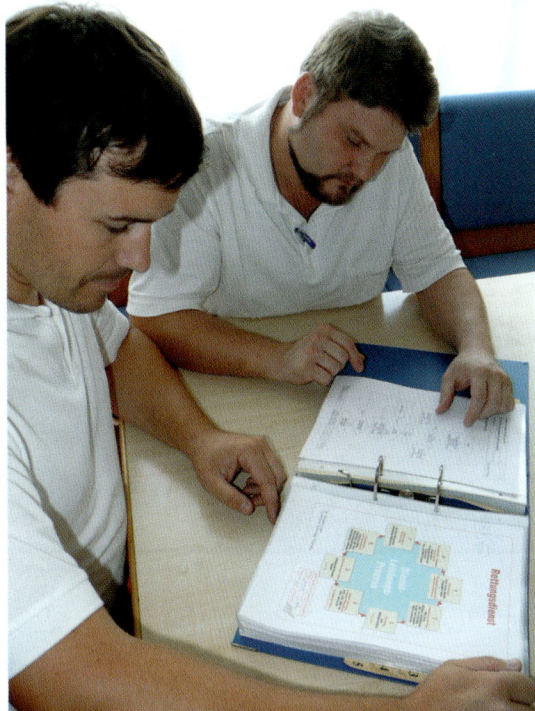

Abb. 44.5 QM-Dokumentation [W311]

2. **Beschreibung der derzeitigen Prozesse:** Bestimmung einer geordneten Reihenfolge. Kontrolle jeden Schritts, der im derzeitigen Prozess abläuft
3. **Sammeln und Analysieren der Daten:** Festlegung einer Messmethode, Messen des Problems und Analysieren der Daten
4. **Ursachenbestimmung:** Beschreiben aller möglichen Ursachen
5. **Ursachenanalyse:** Bewertung der Ursachen
6. **Erarbeiten der Ziele für die Verbesserung:** Erarbeiten von Lösungen und eines Aktionsplans, Setzen einer Frist bis zur Zielerreichung

Tun

7. **Umsetzung der Lösung in die Praxis**

Planen

1. **Bestimmung des Problems:** Was ist das Problem? Warum ist es ein Problem? Wie bedeutsam ist das Problem?

Prüfen

8. **Überprüfen und Beurteilen des Ergebnisses:** Vergleich mit den Daten von Schritt 3

Handeln

9. Standardisieren: Definieren und Implementieren von Vorbeugemaßnahmen und einer Monitoringmethode

10. Nachbereitung: Überprüfen der Wirksamkeit in vorbestimmten Intervallen. Überlegung, ob weitere Verbesserungsmöglichkeiten gemacht werden können. Wenn ja, wird der Zyklus erneut durchlaufen.

Wiederholungsfragen

1. Was bedeutet das Qualitätsmerkmal „Angemessenheit" für den Rettungsdienst (➤ Kap. 44.2)?
2. Welche Qualitätsmerkmale sehen Sie in Ihrer Rettungswache erfüllt? Wo bestehen Defizite, die die Qualität des Rettungsdienstes einschränken (➤ Kap. 44.2)?
3. An welcher Normenreihe orientiert sich die Qualitätssicherung (➤ Kap. 44.3)?
4. Erklären Sie die Begriffe Strukturqualität, Prozessqualität und Ergebnisqualität (➤ Kap. 44.4).
5. Während eines Einsatzes wird irrtümlich als Trägerlösung für eine Kurzinfusion Natriumbicarbonat verwendet. Die Verwechslung wird glücklicherweise noch vor der Medikamentenapplikation entdeckt. Analysieren Sie den Fehler anhand des Problemlösungszyklus und identifizieren Sie Maßnahmen, die ein erneutes Auftreten einer derartigen Verwechslung verhindern könnten (➤ Kap. 44.4).

44

45

Klaus Runggaldier, Oliver Peters

Algorithmen im Rettungsdienst

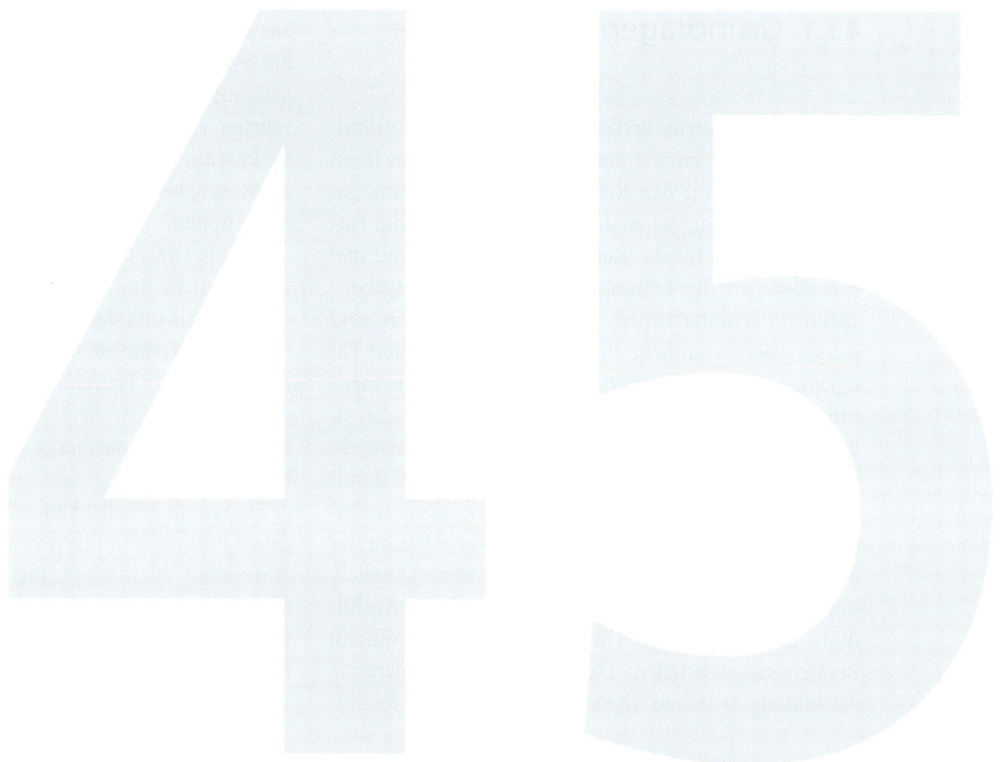

45.1 Grundlagen und Begriffe

- Aufgrund struktureller Veränderungen im Gesundheitswesen wird sich das Aufgabenspektrum des Rettungsfachpersonals und insbesondere des Rettungsassistenten zukünftig erweitern.
- Für die Praxis müssen klare Handlungsvorgaben und -anweisungen in Form so genannter Algorithmen erarbeitet werden, die ein strukturiertes, standardisiertes und nachvollziehbares Vorgehen am Notfallort erlauben.
- Algorithmen sind nach dem Wenn-dann-Prinzip strukturierte und in Form von Fließdiagrammen aufgebaute Handlungsanweisungen und -vorgaben.
- Algorithmen im Rettungsdienst stellen eine systematische und effiziente Möglichkeit zur Verbesserung der Prozess- und Ergebnisqualität des Rettungsdienstes dar.

45.2 Aufbau und Struktur von Algorithmen

- Algorithmen werden in fünf Phasen unterteilt:
- Phase 1: Eintreffen an der Einsatzstelle und BAK-Schema (Bewusstsein, Atmung und Kreislauf)
- Phase 2: Kategorisierung
- Phase 3: Notfallspezifische Handlungsvorgaben
- Phase 4: Transport und Übergabe
- Phase 5: Einsatznachbereitung.

45.3 Konzeption und Philosophie von Algorithmen

- In acht verschiedenen Notfallkategorien werden 27 Notfalldiagnosen so standardisiert, bedarfsgerecht gestaltet und konkretisiert, dass der Anwender dieser Algorithmen in die Lage versetzt wird, mehr als 95% des Rettungsdienstalltages sicher und einheitlich abzuarbeiten.

45.4 Implementierung und Fortschreibung

- Die Implementierung von Algorithmen sollte immer in enger Abstimmung und unter Verantwortung eines verantwortlichen Arztes erfolgen – idealerweise, wo bereits etabliert, dem Ärztlichen Leiter Rettungsdienst –, damit ein Konsensus bezüglich der Inhalte und der Maßnahmen besteht und die formulierten Empfehlungen und Standards akzeptiert werden.
- Algorithmen sind nicht als feste und starre Behandlungsvorschriften misszuverstehen: Ihre Inhalte müssen regelmäßig hinsichtlich Effizienz und wissenschaftlicher Aktualität überprüft, die Empfehlungen regelmäßig infrage gestellt und ggf. durch neue, gesicherte Empfehlungen ergänzt oder geändert werden.

45.1 Grundlagen und Begriffe

Die Folgen der strukturellen Veränderung im Gesundheitswesen sind zurzeit noch in keiner Weise in ihren Auswirkungen für den Rettungsdienst abzusehen, geschweige denn zu planen. Erkennbar ist jedoch die Tatsache, dass sich für das Rettungsfachpersonal und insbesondere für die Rettungsassistenten das Aufgabenspektrum erweitern wird. Voraussetzung hierfür sind jedoch zwei wesentliche Punkte, die für die neuen Tätigkeiten unabdingbar sind. Zum einen ist das die Institutionalisierung des Ärztlichen Leiters Rettungsdienst, der für seinen Rettungsdienstbereich die gesamte medizinische Verantwortung übernehmen muss und damit auch für die Qualität des Rettungsfachpersonals zuständig ist. Zum Zweiten ist ebenso eine Novellierung des bisherigen Rettungsassistentengesetzes unumgänglich, um durch eine dreijährige, klar strukturierte Ausbildung die notwendigen Qualitätsstandards in diesem Bereich sicherzustellen. Dabei ist eine alternierende Ausbildung zwischen Theorie und Praxis mit qualifizierter Abschlussprüfung zwingend erforderlich, um die jetzige Behelfslösung der Notkompetenz in eine Regelkompetenz überführen zu können. Die oben aufgeführten Forderungen sind das Ergebnis einer langen Diskussion zwischen allen Beteiligten im Rettungsdienst und beruhen auf einem breiten Konsens aller Berufsgruppen.

Für die Umsetzung dieser neu formulierten Ziele bedarf es nicht nur einer Überarbeitung des bisherigen Curriculums und der aktuellen Lehrbücher. Für die Tätigkeit des Rettungsfachpersonals in der Praxis müssen zusätzlich klare Handlungsvorgaben und -anweisungen erarbeitet werden, die ein strukturiertes, standardisiertes und nachvollziehbares Vorgehen am Notfallort erlauben.

Eine ideale Möglichkeit, solche klaren Handlungsvorgaben und -anweisungen systematisch umzusetzen und anwendbar zu machen, bieten so genannte Algorithmen. Algorithmen sind nach dem Wenn-dann-Prinzip strukturierte und in Form von Fließdiagrammen aufgebaute Handlungsanweisungen und -vorgaben. Solche Algorithmen sind im Rettungsdienst spätestens seit der

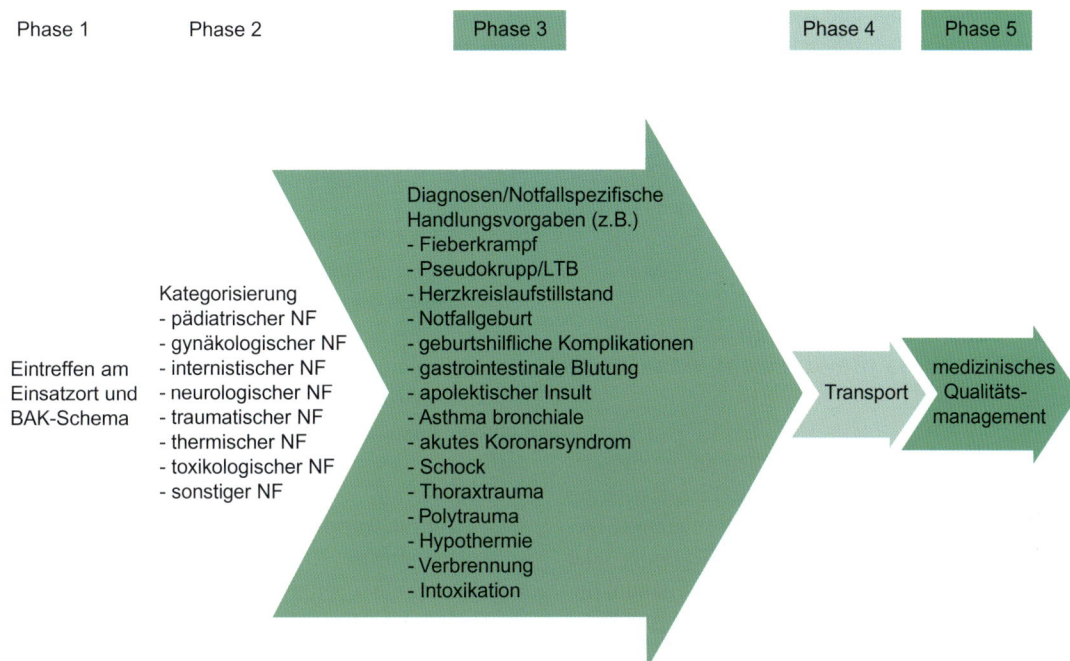

Abb. 45.1 Der Weg der Algorithmen [R134]

Einführung des Mega-Code-Trainings zur optimierten Abarbeitung eines Herz-Kreislauf-Stillstandes oder einzelner Notfallbilder bekannt. Aber Algorithmen bieten noch ganz andere Möglichkeiten. Eingebunden in ein ganzheitliches und umfassendes Konzept, stellen Algorithmen eine systematische und effiziente Möglichkeit zur Verbesserung der Prozess- und Ergebnisqualität des Rettungsdienstes dar.

Ein solches ganzheitliches Algorithmenkonzept für den Rettungsdienst wird in diesem Beitrag vorgestellt. Das Besondere an diesem Konzept ist, dass sich die Handlungsvorgaben für das Rettungsfachpersonal nicht auf die Beschreibung einzelner Krankheitsbilder beschränken, sondern den gesamten Einsatzablauf vom Einsatzbeginn bis zur Übergabe des Patienten in der Klinik abdecken und diese Handlungsvorgaben dennoch übersichtlich und praktikabel sind (> Abb. 45.1).

45.2 Aufbau und Struktur von Algorithmen

Um das Rettungsdienst-Team im gesamten Einsatzablauf unterstützen zu können, wurden die Algorithmen in fünf Phasen unterteilt:

- Phase 1: Eintreffen an der Einsatzstelle und BAK-Schema (Bewusstsein, Atmung und Kreislauf)
- Phase 2: Kategorisierung
- Phase 3: Notfallspezifische Handlungsvorgaben
- Phase 4: Transport und Übergabe
- Phase 5: Einsatznachbereitung.

Mit diesen fünf Phasen lassen sich alle Einsätze nach einem einheitlichen, standardisierten Verfahren mit gleichbleibender Qualität abarbeiten. Der große Vorteil bei dieser fünfphasigen Gliederung der Algorithmen ist, dass vier dieser fünf Phasen (die Phasen 1, 2, 4 und 5) unabhängig vom Notfallereignis immer „gleich" sind und dass lediglich die Phase 3 in Abhängigkeit von der jeweiligen Spezifität des Notfalls „anders" ist. Dadurch stellt sich bei Anwendung dieser Algorithmen sehr schnell ein hohes Maß an Routine und damit Handlungssicherheit ein, was im Weiteren wiederum sehr schnell zu einem hohen Maß an Handlungskompetenz führt. Darüber hinaus kommt es durch den hohen Anteil gleichbleibender, verinnerlichter, automatisierter Handlungsabläufe zu einer Reduktion des Einsatzstresses beim Anwender sowie einer vermehrten Aufmerksamkeit für und Konzentration auf etwaige Besonderheiten oder Auffälligkeiten abseits der Routine.

Ein weiterer Vorteil liegt darin, dass auch das Vermitteln und Erlernen der Algorithmen aufgrund der einfachen, klaren und gleichbleibenden Struktur und Inhalte schnell und gut gelingt und die daraus resultierenden Erfolgserlebnisse zudem sehr motivierend sind.

Die Darstellung der Algorithmen erfolgt in übersichtlichen, schematischen Fließdiagrammen unter Verwendung von drei einfachen Symbolen (Ellipse = Anfang und Ende; Raute = Entscheidungsfeld Ja, Nein; Kästchen = Maßnahme), wodurch das Verstehen, Aufnehmen und Verinnerlichen der einzelnen Abläufe erleichtert wird.

Phase 1: Eintreffen an der Einsatzstelle und BAK-Schema (Bewusstsein, Atmung und Kreislauf)

Diese erste Phase nach dem Eintreffen an der Einsatzstelle dient – nach der Überprüfung der Einsatzstelle auf mögliche Gefährdungen und deren Beseitigung (Lagefeststellung und -beurteilung) – der Sicherung oder Wiederherstellung der lebenswichtigen Vitalfunktionen, d.h. von Bewusstsein, Atmung und Kreislauf. Diese Phase ist bei jedem Notfallereignis gleich und dauert meist weniger als 2 Minuten.

Phase 2: Kategorisierung

Nach der Sicherung oder Wiederherstellung der Vitalfunktionen erfolgt in der zweiten Phase die Kategorisierung des Notfallereignisses hinsichtlich der acht verwendeten Kategorien:
- Pädiatrischer Notfall
- Gynäkologischer Notfall
- Internistischer Notfall
- Traumatologischer Notfall
- Thermischer Notfall
- Toxikologischer Notfall
- Neurologischer Notfall
- Sonstiger Notfall.

Aus der Kategorisierung ergibt sich im nächsten Schritt gleichzeitig eine Limitierung und Auswahl der möglichen Verdachtsdiagnosen (➤ Abb. 45.1), die anschließend in Abhängigkeit von dieser Verdachtsdiagnose eine spezifische, aber dennoch standardisierte Vorgehensweise in Phase 3 zur Folge hat.

Eine Kategorisierung des Notfallereignisses erfolgt häufig bereits mit der Notfallmeldung bzw. Alarmierung durch die Leitstelle, so dass sie vor Ort nur noch bestätigt werden muss. Vereinzelt wird eine Korrektur dieser Kategorisierung oder die Kombination von Kategorien und Verdachtsdiagnosen notwendig, z.B. bei einem Patienten, der aufgrund eines Herzinfarktes beim Autofahren einen Verkehrsunfall verursacht. Auch die Phase 2

ist bei jedem Notfallereignis gleich und dauert meist weniger als 15 Sekunden.

Phase 3: Notfallspezifische Handlungsvorgaben

In der dritten Phase werden die für die einzelnen Verdachtsdiagnosen und Notfallbilder spezifischen Handlungsvorgaben detailliert beschrieben. Die Überprüfung der Verdachtsdiagnose kann mit Hilfe der im Algorithmus zu Beginn aufgezeigten Symptome sehr schnell erfolgen. Danach erfolgt die Abarbeitung der Basismaßnahmen, die sich innerhalb der Algorithmen häufig wiederholen, z.B.
- Lagerung
- O_2-Gabe mit Angabe des erforderlichen Flows
- Basismonitoring
- ggf. Legen eines periphervenösen Zugangs.

Im Anschluss an die Basismaßnahmen folgen die erweiterten spezifischen Maßnahmen wie
- Medikamentengabe
- Volumensubstitutionen mit kristalloiden Lösungen
- Durchführung erforderlicher Manipulationen, z.B. Reposition.

Schließlich erfolgen in dieser dritten Phase auch erweiterte Maßnahmen, wie die Gabe spezieller Notfallmedikamente, welche über die Kompetenz des Rettungsfachpersonals hinausgehen und durch das ärztliche Rettungsdienstpersonal, z.B. den Notarzt, durchgeführt werden sollten. Daran wird deutlich, dass Algorithmen in keinem Widerspruch zum Teamgedanken des Rettungsdienstes stehen. Im Gegenteil, es zeigt sich eine höchst effiziente Optimierung der Teamarbeit während des Einsatzes durch klare Beschreibung und Zuordnung von Aufgaben, Maßnahmen und Verantwortlichkeiten (➤ Abb. 45.2). Phase 3 endet immer damit, dass die

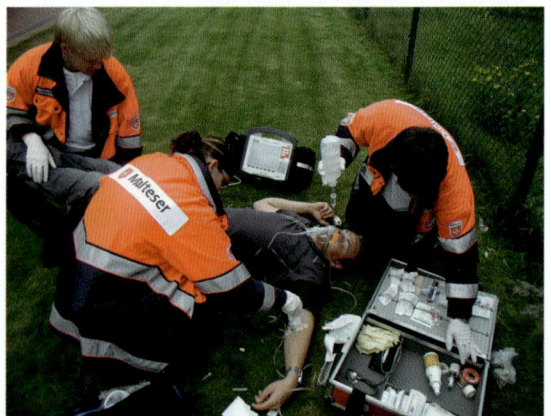

Abb. 45.2 Versorgung eines anaphylaktischen Schocks [O174]

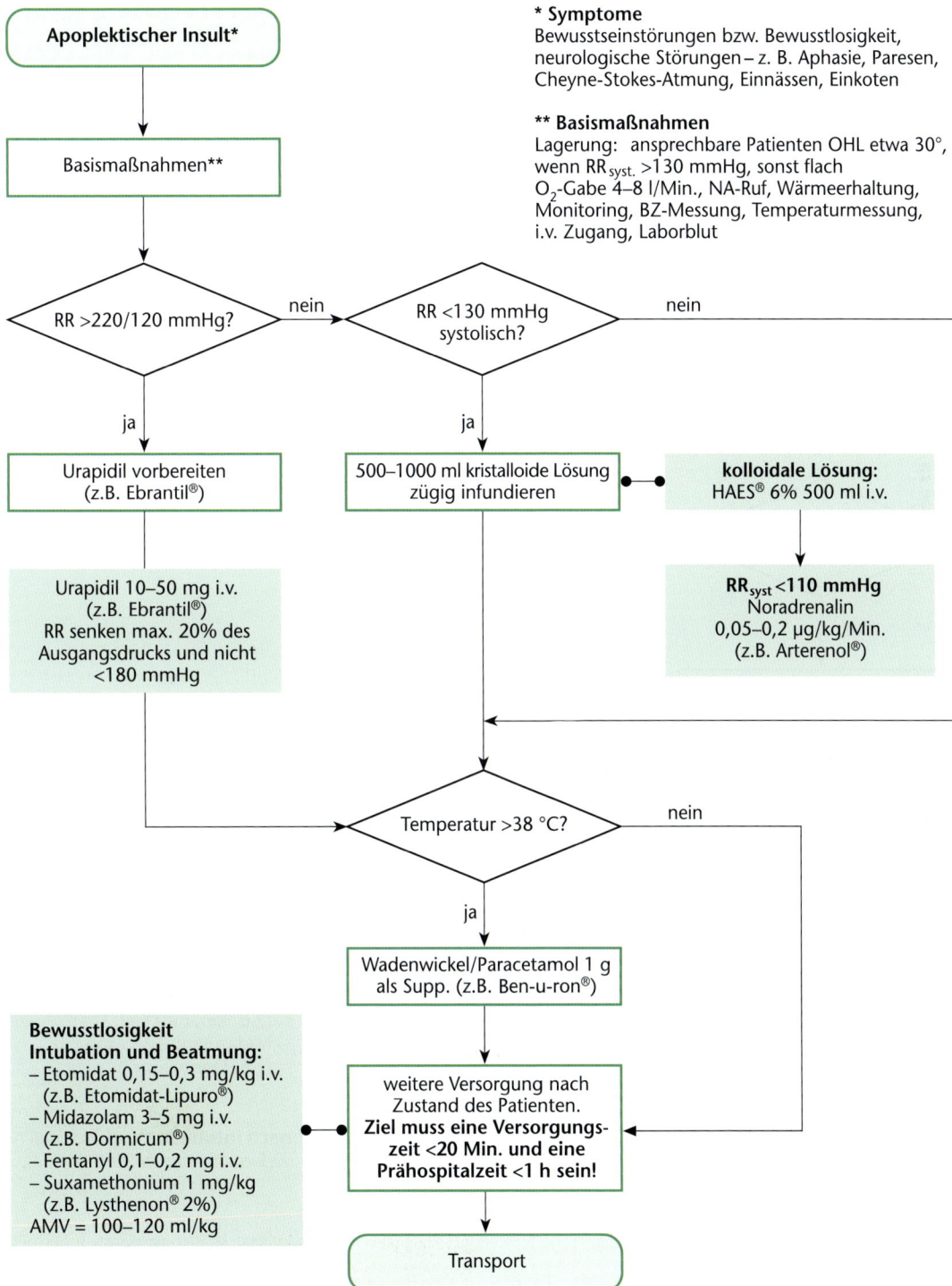

Abb. 45.3 Algorithmus „Apoplektischer Insult" [R134]

Versorgung soweit abgeschlossen wurde, dass der Patient transportfähig ist und die Vorbereitung sowie Durchführung des Transportes (= Phase 4) erfolgen kann. Die Phase 3 dauert meist 3–10 Minuten.

Die in ➤ Abb. 45.3 und ➤ Abb. 45.4 exemplarisch dargestellten spezifischen Algorithmen (Phase 3) sind zwei von zzt. 27 Notfallalgorithmen. Alle Algorithmen wurden von Rettungsassistenten und Notärzten gemeinsam

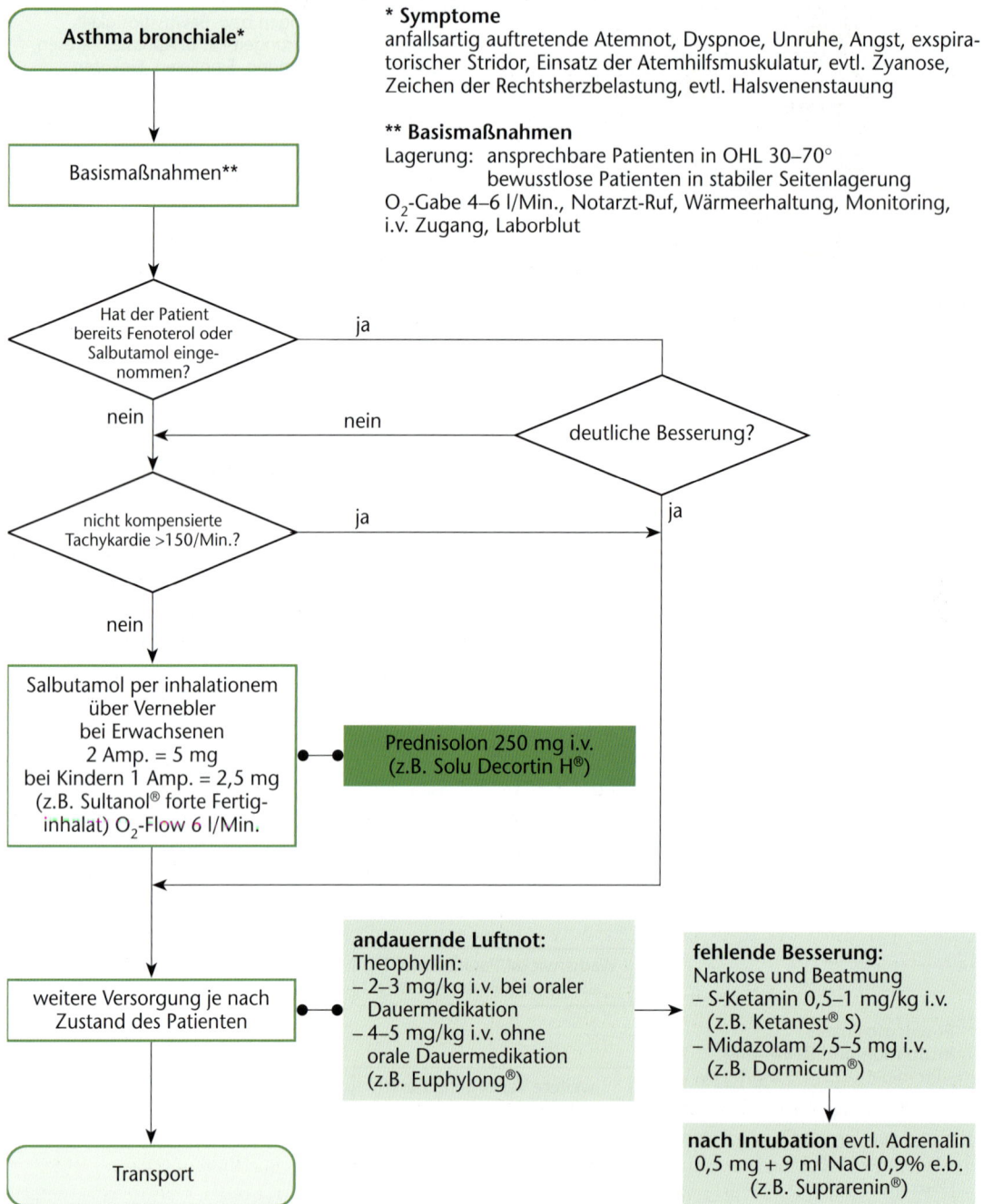

Abb. 45.4 Algorithmus „Asthma bronchiale", modifiziert nach Peters, O., Runggaldier, K.: Algorithmen im Rettungsdienst, 3. Aufl., Elsevier, Urban & Fischer [R134]

mit dem Ziel erarbeitet, notfallmedizinisches Wissen mit dem heutigen Qualitätsmaßstab zu verbinden und zugleich bedarfsgerechte „Spielregeln" für das Rettungsfachpersonal im Rettungsdienstalltag zu definieren.

Phase 4: Transport

Die vierte Phase dient der Sicherstellung einer adäquaten Transportvorbereitung und -durchführung, inklusive der sicheren Fixierung von Patienten und Ausrüstung sowie der Überwachung und Versorgung des Pati-

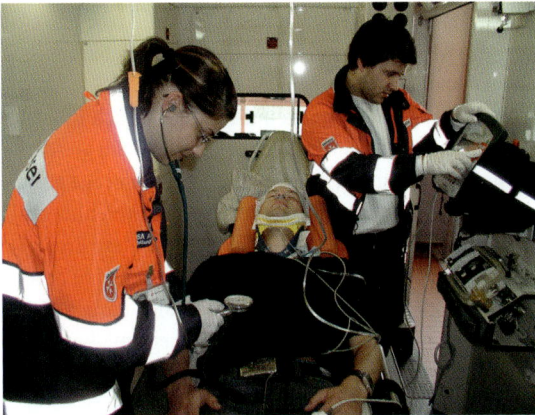

Abb. 45.5 Überwachung und Versorgung des Patienten während des Transports [O174]

enten während des Transports (➤ Abb. 45.5). Die Phase 4 endet mit der Übergabe am Zielort, z.B. in der Notaufnahme. Auch diese Phase ist vom Ablauf her immer gleich. Die Dauer der Phase 4 ist sehr unterschiedlich und richtet sich überwiegend nach der Entfernung vom Zielort.

Phase 5: Einsatznachbereitung

Die fünfte Phase dient zum einen der Wiederherstellung der Einsatzbereitschaft, zum anderen der Reflexion des Einsatzes. Außergewöhnliche Notfälle sollten im Team nachbesprochen werden. Hierbei sollte in offener Gesprächatmosphäre Positives wie Negatives im organisatorischen Ablauf des Einsatzes und in der Patientenversorgung kritisch diskutiert und mögliche Konsequenzen und Optimierungspotenziale für zukünftige Einsätze erarbeitet werden. Auch die Aufarbeitung der Einsatzdaten zum medizinischen Qualitätsmanagement gehört zur Einsatznachbereitung. Hierbei wird anhand von festgelegten Prüfmerkmalen für den jeweiligen Notfall ausgewertet, ob die empfohlenen Maßnahmen im Notfallgeschehen um- bzw. eingesetzt wurden. Die Daten werden anhand der Einsatzprotokolle abgefragt. Ziel der Auswertung ist es, den Qualitätsstandard der Rettungswache gerade als Motivation durch Darstellung des Erreichten zu fördern. Zusätzlich lässt sich ggf. die Ermittlung von weiterem Schulungsbedarf aufzeigen.

45.3 Konzeption und Philosophie von Algorithmen

Bei dem hier vorgestellten ganzheitlichen Algorithmenkonzept werden insgesamt in 8 verschiedenen Notfallkategorien 27 Notfalldiagnosen so standardisiert, bedarfsgerecht gestaltet und konkretisiert, dass der Anwender dieser Algorithmen in die Lage versetzt wird, mehr als 95% des Rettungsdienstalltages sicher und einheitlich abzuarbeiten. Die Auswahl der verwendeten Notfallbilder ergab sich aus der empirischen Auswertung von realen Einsatzspektren verschiedener ländlich und städtisch geprägter Rettungsdienste.

Orientiert an Leitsymptomen und aktuellen Behandlungsempfehlungen, werden diese Algorithmen für das gesamte Rettungsfachpersonal zu Checklisten strukturierten Handelns, mit dessen Hilfe sich einzelne Notfall- und Krankheitsbilder standardisiert und nachvollziehbar abarbeiten lassen. Dieses stellt gerade in einer Zeit des Umbruchs, in der für das Rettungsfachpersonal auch von renommierten Notfallmedizinern und deren Organisationen die Umstellung von einer Not- in eine Regelkompetenz gefordert wird, einen guten Lösungsansatz zur Sicherstellung einer optimalen Patientenversorgung sowie zur Verbesserung der Handlungssicherheit des Personals dar. Nur durch die regelmäßige Übernahme verschiedener Aufgaben, z.B. das Legen eines periphervenösen Zuganges oder die Intubation, kann die in der Notkompetenz geforderte „Beherrschung" der Maßnahme auch gesichert werden. In einer Notsituation eine Kompetenz übertragen zu bekommen, die unter besseren Umständen nicht zugesprochen wird, scheint hier doch fraglich. Nicht die Not macht die Kompetenz! Ein Kollege, der nicht regelmäßig unter Anleitung i.v. Zugänge legt, wird diese Maßnahme bei einem polytraumatisierten Patienten nicht durchführen können, obwohl es dann unter Umständen von ihm verlangt wird.

Durch die Verwendung von allgemein akzeptierten Behandlungsempfehlungen/-richtlinien innerhalb der Algorithmen erfolgt eine weitestgehende Verhinderung von subjektiver oder experimenteller Notfallmedizin, die zum einen durch den Einsatz wissenschaftlich nicht gesicherter Therapieformen und zum anderen durch fehlerhaftes Unterlassen zeitgemäßer und standardgemäßer Methoden entsteht.

Die Algorithmen helfen, ein diagnostisches, therapeutisches und organisatorisches Chaos bereits im Vorfeld eines Notfalleinsatzes zu unterbinden. Der Einsatz von Algorithmen leistet somit einen wesentlichen Beitrag zur Sicherheit und optimalen Versorgung der Patienten in der präklinischen notfallmedizinischen Versorgung.

Sie sind sicherlich nicht „allumfassend", doch muss klar sein, dass ein Mehr an Einzelalgorithmen zulasten der Erlernbarkeit und Handlungssicherheit geht.

45.4 Implementierung und Fortschreibung

Die Implementierung sollte immer in enger Abstimmung und unter Verantwortung eines verantwortlichen Arztes erfolgen – idealerweise, wo bereits etabliert, dem Ärztlichen Leiter Rettungsdienst –, damit ein Konsensus bezüglich der Inhalte und der Maßnahmen besteht und die formulierten Empfehlungen und Standards akzeptiert werden. So erfolgte die Implementierung auch im Landkreis Vechta, wo in Absprache mit dem Ärztlichen Leiter Rettungsdienst und dem Leiter Rettungsdienst unter Einbeziehung der Lehrrettungsassistenten die Algorithmen diskutiert und eingeführt wurden. Hierbei wurden die Rettungsdienstmitarbeiter im ersten Schritt in einigen ausgewählten Algorithmen, z.B. Hypoglykämie, Herz-Kreislauf-Stillstand und Asthma bronchiale (➤ Abb. 45.4), unterwiesen, um dabei zum einen das Prinzip und die Genialität der Algorithmen zu vermitteln und zum anderen schnell erste Erfolgserlebnisse bei den Anwendern zu erreichen, wodurch sich die Motivation nach „mehr" von allein einstellte.

Durch regelmäßiges Lehren, Lernen und Trainieren der Algorithmen, z.B. analog zum Mega-Code-Team-Training, entwickelten sich die Algorithmen hier zu einem festen Instrument der Qualitätssicherung. Im Anschluss an die jährlichen Schulungen erfolgt im Landkreis Vechta zudem eine Überprüfung des Teams durch einen Notarzt und einen Lehrrettungsassistenten. Geprüft werden:
- Durchführung der Reanimation nach Empfehlungen der ERC
- die fachgerechte Anwendung der Algorithmen anhand eines dargestellten Fallbeispieles
- der Kenntnisstand bezüglich der Präparate, die sich in den erweiterten Maßnahmen des Rettungsassistenten wiederfinden

Ziel der Überprüfung ist es nicht, den einzelnen Kollegen unter Druck zu setzen, sondern vielmehr durch die bestandene Prüfung, mit Ausgabe einer Bestätigung durch das Prüfungsteam, die Empfehlungen der Bundesärztekammer bezüglich der Notkompetenz einzuhalten, in denen eine regelmäßige Überprüfung durch einen Notarzt gefordert wird.

Es muss an dieser Stelle ausdrücklich davor gewarnt werden, Algorithmen als feste und starre Behandlungsvorschriften misszuverstehen:
- Ihre Inhalte müssen regelmäßig hinsichtlich Effizienz und wissenschaftlicher Aktualität überprüft werden.
- Die Empfehlungen müssen regelmäßig infrage gestellt und ggf. durch neue, gesicherte Empfehlungen ergänzt oder geändert werden. Da sich diese Ergänzungen bzw. Änderungen meist nur auf kleine Bereiche beschränken werden, lassen sie sich dann allerdings ohne großen Aufwand in die regelmäßigen Schulungen bzw. Fortbildungen einarbeiten und anschließend einfach in modifizierter Form umsetzen.

Die Versorgung des Patienten mit Hilfe von Algorithmen nach dem aktuellen Kenntnisstand der Medizin bringt Rechtssicherheit für das Rettungsfachpersonal und die verantwortliche Organisation sowie eine optimale Versorgungsqualität für den Patienten (➤ Abb. 45.6). Der Kollege, der seine Maßnahmen bei einem gleichen Krankheitsbild unter Missachtung der aktuellen Algorithmen anderweitig abarbeitet, muss dann sein Vorgehen und das Outcome des Patienten an den gültigen Empfehlungen (Algorithmen) messen lassen.

Algorithmen sind dadurch nicht nur in der Lage, eine einheitliche Prozess- und Ergebnisqualität bei der Versorgung von Notfallpatienten durch das Rettungsfachpersonal zu schaffen, sondern sie ermöglichen durch regelmäßige Überprüfung und Einbringung aktueller Empfehlungen, diese Qualität kontinuierlich zu verbessern, was das erklärte Ziel eines jeden Mitarbeiters im Rettungsdienst sein muss.

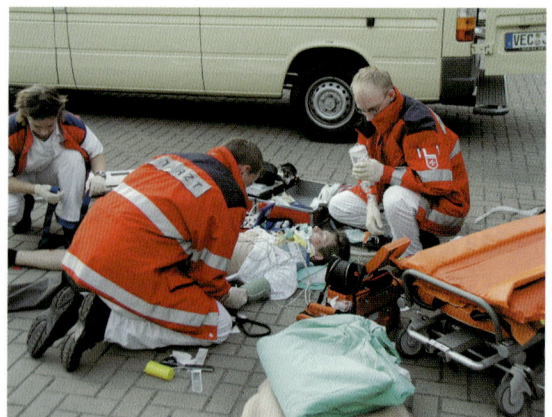
Abb. 45.6 Ein standardisiertes Vorgehen am Notfallort leistet einen wesentlichen Beitrag zur optimalen Versorgung eines Patienten. [O174]

Wiederholungsfragen

1. Welche Voraussetzungen sind notwendig, damit sich das Aufgabenspektrum des Rettungsfachpersonals und insbesondere der Rettungsassistenten zukünftig erweitert (➤ Kap. 45.1)?
2. Was sind Algorithmen (➤ Kap. 45.1)?
3. In welche fünf Phasen lassen sich Algorithmen unterteilen (➤ Kap. 45.2)?
4. Wie sollten Algorithmen in einem Rettungsdienstbereich eingeführt werden und was gilt es dabei besonders zu beachten (➤ Kap. 45.3)?
5. Wovor muss beim Einsatz von Algorithmen ausdrücklich gewarnt werden (➤ Kap. 45.4)?
6. Welche Vorteile bieten Algorithmen im Rettungsdienst dem Rettungsfachpersonal und den Patienten (➤ Kap. 45.1 bis ➤ Kap. 45.4)?

45

Anhang

Abkürzungsverzeichnis

CT	Computertomographie
CuS	Chemie- und Strahlenschutz

D

d.h.	das heißt
DAG	Deutsche Angestellten-Gewerkschaft
DAG	digitaler Alarmgeber
DAU	digitale Alarmumsetzung
dB	Dezibel
DBRD	Deutscher Berufsverband für den Rettungsdienst e.V.
DDR	Deutsche Demokratische Republik
DGHM	Deutsche Gesellschaft für Hygiene und Mikrobiologie
DGzRS	Deutsche Gesellschaft zur Rettung Schiffsbrüchiger
DHD	Dringlicher Hausbesuchsdienst
DIC	disseminated intravascular coagulation
DIN	Deutsche Industrie-Norm
DIVI	Deutsche interdisziplinäre Vereinigung für Intensivmedizin
DK	Dringlichkeitskategorie
DkHD	Dringlicher kinderärztlicher Hausbesuchsdienst
dl	Deziliter
DLRG	Deutsche Lebensrettungsgesellschaft
DMAP	Dimethylaminophenol
DMH	Dringliche Medizinische Hilfe
DMO	direct mode operation
dMR	depolarisierende Muskelrelaxanzien
DNS	Desoxyribonukleinsäure
DRF	Deutsche Rettungsflugwacht
DRK	Deutsches Rotes Kreuz
DSL	digital subscriber line
DV	Dienstvorschrift

E

E	Einheit
EA	Emergency Ambulance
EBM	evidenzbasierte Medizin
EDH	epidurales Hämatom
EDV	elektronische Datenverarbeitung
EEG	Elektroenzephalogramm
EKG	Elektrokardiogramm
ELA	wachinterne Alarmierungs- und Durchsageanlage
ELRD	Einsatzleiter Rettungsdienst
EMD	elektromechanische Dissoziation
ER	endoplasmatisches Retikulum
ERC	European Resuscitation Council
ERV	exspiratorisches Reservevolumen
ESC	Europäische Gesellschaft für Kardiologie
etCO$_2$	exspiratorischer CO$_2$-Wert
ETSI	Europäisches Institut für Telekommunikationsnormen
EU	Europäische Union
EUG	Extrauteringravidität
evtl.	eventuell
EWR	Europäischer Wirtschaftsrat

F

f	Frequenz
F	Kraft
FAD	Flavin-adenin-dinukleotid
FeV	Fahrerlaubnis-Verordnung
FiO$_2$	inspiratorische Sauerstoffkonzentration
FME	Funkmeldeempfänger

FMS	Funkmeldesystem
FSH	follikelstimulierendes Hormon
FSME	Frühsommer-Meningoenzephalitis
ft	foot (1 ft = 30,48 cm)
FuG	Funkgerät
FwDV	Feuerwehr-Dienstvorschrift

G

G	Fallbeschleunigung
G	Gauge
g	Gramm
GABA	Gammaaminobuttersäure
GCS	Glasgow Coma Scale
GEL	Gesamteinsatzleiter
GG	Grundgesetz
ggf.	gegebenenfalls
GGVE	Verordnung für die Beförderungen gefährlicher Güter mit Eisenbahnen
GGVS	Verordnung für die Beförderungen gefährlicher Güter auf der Straße
GGVSee	Verordnung für die Beförderungen gefährlicher Güter mit Seeschiffen
GI-Blutung	gastrointestinale Blutung
GKTW	Großraum-Krankentransportwagen
GKV	gesetzliche Krankenversicherung
GOT	Glutamat-Oxalacetat-Transaminase
GPS	Global Positioning System
GSM	Global System for Mobile Communications
GVG	Gerichtsverfassungsgesetz
Gx	horizontale Beschleunigung
Gy	Gray
Gy	laterale Beschleunigung
Gz	vertikale Beschleunigung

H

h	Stunde
H$_2$O	Wasserstoffoxid, Wasser
HAES/HES	Hydroxyäthylstärke
HAV	Hepatitis-A-Virus
HB	Bremen
Hb	Hämoglobin
HbCO$_2$	Carboxyhämoglobin
HBO	hyperbare Oxygenierung
HbO$_2$	Oxyhämoglobin
HBV	Hepatitis-B-Virus
HCG	humanes Choriongonadotropin
HCM	Helicopter Crew Member
HDM	Herzdruckmassage
HE	Hessen
HEMS	Helicopter Emergency Medical Service
HF	Herzfrequenz
HH	Hamburg
HI	Herzinfarkt
HIV	humanes Immundefizienz-Virus
Hkt	Hämatokrit
HLF	Hilfeleistungslöschfahrzeug
HLW	Herz-Lungen-Wiederbelebung
HmbRDG	Hamburgisches Rettungsdienstgesetz
HMV	Herzminutenvolumen
HN	Hirnnerven
HNO	Hals-Nasen-Ohren
HRDG	Hessisches Rettungsdienstgesetz
HRT	handheld radio terminal (Handfunkgerät)
HSM	Herzschrittmacher
HWS	Halswirbelsäule

HWZ	Halbwertszeit
Hz	Hertz
HZV	Herzzeitvolumen

I

I	Stromstärke
i.a.	intraarteriell
i.d.R.	in der Regel
I.E.	Internationale Einheit
i.m.	intramuskulär
i.o.	intraoral
i.P.	im Praktikum
i.v.	intravenös
i.V.m.	in Verbindung mit
IAG	Interdisziplinäre Arbeitsgruppe
IATA	Internationaler Verband der Luftverkehrsgesellschaften
ICHD	Inter Society Commission for Heart Disease Resources
ICP	intrazerebraler Druck
ICR	Interkostalraum
ID	Innendurchmesser
IDDM	insulin dependent diabetes mellitus
IFA	Internationale Flugwacht
IfSG	Infektionsschutzgesetz
ILCOR	International Liason Committee on Resuscitation
Inj.	Injektion, Injektions-
IPPAF-Schema	Untersuchungsschema (Inspektion, Palpation, Perkussion, Auskultation, Funktionskontrolle)
IRV	inspiratorisches Reservevolumen
ISDN	integrated service digital network
ISO	Internationale Standardisierungs-Organisation
ITH	Intensivtransporthubschrauber

J

J	Joule
JAA	Joint Aviation Authorities
JAR-OPS	Joint Aviation Requirements-Operations (Betriebsvorschriften)
JUH	Johanniter-Unfall-Hilfe

K

K	Kelvin
KatS	Katastrophenschutz(einheiten)
kbit	Kilobit
kByte	Kilobyte
kcal	Kilokalorie
kg	Kilogramm
KG	Körpergewicht
KHK	koronare Herzkrankheit
KI	Kontraindikation
KIT	Kriseninterventionsteam
kJ	Kilojoule
km/h	Stundenkilometer, Kilometer pro Stunde
KOF	Körperoberfläche
Kps.	Kapsel
KrKw	Krankenkraftwagen
KrPflG	Krankenpflegegesetz
KSL	Katastrophenschutzleitung
KTW	Krankentransportwagen
KV	Kassenärztliche Vereinigung

L

l	Länge
l	Liter
LAG	Landesarbeitsgericht
LAH	linksanteriorer Hemiblock
LAN	lokales Netzwerk
LBKG	Landesgesetz über den Brandschutz, die Allgemeine Hilfe und den Katastrophenschutz
LDH	Laktat-Dehydrogenase
LF	Löschgruppenfahrzeug
LH	luteinisierendes Hormon
Lig.	Ligamentum
LNA	Leitender Notarzt
LNG	Leitende Notarztgruppe
LPH	linksposteriorer Hemiblock
LRDG	Landes-Rettungsdienstgesetz
LSB	Linksschenkelblock
Lsg.	Lösung
LTH	luteotropes Hormon
LWS	Lendenwirbelsäule

M

µm	Mikrometer
m	Masse
m	Meter
M.	Morbus
M.	Musculus
mA	Milliampere
MAK	maximale Arbeitsplatzkonzentration
MANV	Massenanfall von Verletzten
MAP	mittlerer arterieller Blutdruck
max.	maximal
mbar	Millibar
MBO-Ä	(Muster-)Berufsordnung der deutschen Ärztinnen und Ärzte
MdB	Mitglied des Bundestages
MDMA	Methyldioxymethamphetamin
MER	Muskeleigenreflex
mg	Milligramm
MHD	Malteser-Hilfsdienst
MICU	Mobile Intensive Care Unit
Min.	Minute
ml	Milliliter
mmHg	Millimeter Quecksilbersäule
MPBetreibV	Medizinprodukte-Betreiberverordnung
MPG	Medizinproduktegesetz
MRSA	Methicillin-multiresistenter Staphylococcus aureus
MRT	mobile radio terminal (Fahrzeugfunkgerät)
ms	Millisekunde
MSH	Melanozyten-stimulierendes Hormon
MV	Mecklenburg-Vorpommern
MZF	Mehrzweckfahrzeug

N

N	Newton
N.	Nervus
NAD	Nikotinamid-adenin-dinukleotid
NAD	Notarztdienst
NATO	North Atlantic Treaty Organization
NAW	Notarztwagen
ndMR	nichtdepolarisierende Muskelrelaxanzien
NEF	Notarzteinsatzfahrzeug
NI	Niedersachsen

NIDDM	non insulin dependent diabetes mellitus
Nn.	Nervi
NNM	Nebennierenmark
NNR	Nebennierenrinde
NO	Stickoxid, Stickstoffmonoxid
NRettDG	Niedersächsisches Rettungsdienstgesetz
NRW, NW	Nordrhein-Westfalen
NS	Nervensystem
NSAR	nichtsteroidales Antirheumatikum
NSTEMI	Nicht-ST-Strecken-Hebungsinfarkt (Myokardinfarkt ohne ST-Hebung)

O

o.ä. (Ä.)	oder ähnlich (Ähnliches)
o.g.	oben genannt(e)
O$_2$	Sauerstoff
ÖEL	Örtliche Einsatzleitung
OP	Operationssaal
OrgL	Organisatorischer Leiter
ÖTV	Gewerkschaft Öffentliche Dienste, Transport und Verkehr
OwiG	Ordnungswidrigkeitengesetz
OZ	Ordnungszahl

P

p	Druck
p(a)CO$_2$	(arterieller) Kohlendioxidpartialdruck
p(a)O$_2$	(arterieller) Sauerstoffpartialdruck
p.o.	per os
P.p.	Placenta praevis
Pa	Pascal
PAI	Plasminogen-Aktivator-Inhibitor
palvO$_2$	alveolärer Sauerstoffpartialdruck
pAVK	periphere arterielle Verschlusskrankheit
PCI	perkutane Koronarintervention
PEA	pulslose elektrische Aktivität
PEEP	positiver endexspiratorischer Druck
PLS	Patienten-Leit-System
PNS	peripheres Nervensystem
(P)RIND	(prolongiertes) reversibles ischämisches neurologisches Defizit
ppm	parts per million (Konzentrationsangabe)
PSE	Periodensystem der Elemente
PsychKG	Landesgesetze für psychisch kranke Personen
PTA	Patient Transport Ambulance
PTCA	perkutane transluminale Koronarangioplastie
PTH	Parathormon
PTSD	posttraumatic stress disorder
PVT	pulslose ventrikuläre Tachykardie

Q

QM	Qualitätsmanagement

R

R	Gaskonstante
R	Widerstand
RA	Rettungsassistent
RAEP	Rahmenalarm- und Einsatzplan
RCX	ramus circumflexus
RD	Rettungsdienst
RDG	Rettungsdienstgesetz
RDG M-V	Gesetz über den Rettungsdienst für das Land Mecklenburg-Vorpommern

RettAssAPrV	Rettungsassistenten-Ausbildungs- und Prüfungsverordnung
RettAssG	Rettungsassistentengesetz
RettDG	Rettungsdienstgesetz
RettDG LSA	Rettungsdienstgesetz des Landes Sachsen-Anhalt
RettG	Rettungsdienstgesetz
RettG NRW	Rettungsdienstgesetz NRW
RettHelfAPO	Ausbildungs- und Prüfungsverordnung für Rettungshelferinnen und Rettungshelfer
RH	Rettungshelfer
RID	Internationale Verordnung für die Beförderung gefährlicher Güter mit der Eisenbahn
RIND	reversibles ischämisches neurologisches Defizit
RIVA	Ramus interventricularis anterior
RKI	Robert-Koch-Institut
RNS	Ribonukleinsäure
ROSC	return of spontaneous circulation
RP	Rheinland-Pfalz
RR	Riva Rocci (Blutdruckmessung)
RS	Rettungssanitäter
RSB	Rechtsschenkelblock
RTH	Rettungstransporthubschrauber
RTW	Rettungstransportwagen
RV	Residualvolumen
RW	Rüstwagen

S

s	Strecke
s.	siehe
s.a.	siehe auch
s.c.	subkutan
s.o.	siehe oben
s.u.	siehe unten
SAB	Subarachnoidalblutung
SA-Block	sinuatrialer Block
SächsBRKG	Sächsisches Gesetz über den Brandschutz, Rettungsdienst und Katastrophenschutz
SanEL	Sanitätseinsatzleitung
SanH	Sanitätshelfer
SaO$_2$	Sauerstoffsättigung
SAR	Search and Rescue
SBE	Stressbearbeitung nach belastenden Einsätzen
SDH	subdurales Hämatom
SDS	short data service
SEG	Schnelleinsatzgruppe
Sek. (s)	Sekunde
SEL	Sanitätseinsatzleitung
SGB	Sozialgesetzbuch
SH	Schleswig-Holstein
SHT	Schädel-Hirn-Trauma
SI	Système international d'unités
SIDS	Sudden Infant Death Syndrome
SIH	schwangerschaftsinduzierte Hypertonie
SK	Seenotrettungskreuzer
SKK	Ständige Konferenz für Katastrophenvorsorge und Katastrophenschutz
SL	Saarland
SM	(Herz-)Schrittmacher
SMH	Schnelle Medizinische Hilfe
SMS	short message service
SN	Sachsen
SRD	Sanitäter Rettungsdienst
SRettG	Saarländisches Rettungsdienstgesetz
SSW	Schwangerschaftswoche
ST	Sachsen-Anhalt

STEMI	ST-Strecken-Hebungsinfarkt
StGB	Strafgesetzbuch
STH	somatotropes Hormon
STIKO	Ständige Impfkommission
StPO	Strafprozessordnung
StVO	Straßenverkehrsordnung
StVZO	Straßenverkehrs-Zulassungsordnung
SV	Schlagvolumen
SVES	supraventrikuläre Extrasystole
SVR	Small Volume Resuscitation

T

T	Temperatur
t	Zeit
T_3	Trijodthyronin
T_4	Thyroxin
TAA	thorakales Aortenaneurysma
TCA	trizyklische Antidepressiva
TDMA	time division multiple access
TEL	Technische Einsatzleitung
TETRA	terrestrial trunked radio
TH	Thüringen
THC	Tetrahydrocannibol
ThürRettG	Thüringisches Rettungsdienstgesetz
THW	Technisches Hilfswerk
TIA	transitorisch-ischämische Attacke
TIVA	totale intravenöse Anästhesie
TLC	Totalkapazität
TMO	trunked mode operation
t-PA	tissue plasminogen activator
TQM	total quality management
TRBA	Technische Regeln für Biologische Arbeitsstoffe
TRV	Totraumvolumen
TSH	Thyreotropin
TUIS	Transportunfall-, Informations- und Hilfeleistungssystem

U

U	Spannung
u.a.	unter anderem
u.U.	unter Umständen
UHF	Ultrahochfrequenz

UNO	United Nations Organization
usw.	und so weiter
UTMS	Universal Mobile Telecommunications System
UVV	Unfall-Versicherungsvorschrift

V

v	Geschwindigkeit
V	Volt
V	Volumen
V.	Vena
V.a.	Verdacht auf
VBG	Unfallverhütungsvorschriften
VDE	Verband der Elektrotechnik Elektronik Informationstechnik
VDRS	Verband Deutscher Rettungsassistenten und Rettungssanitäter e.V.
VES	ventrikuläre Extrasystolen
VF	Kammerflimmern
Vol.%	Volumenprozent
VPN	virtual private network
VT	ventrikuläre Tachykardie
Vv.	Venae
VwV	Verwaltungsvorschrift

W

W	Arbeit
W	Watt
WFNS	World Federation of Neurosurgical Societies
WHO	World Health Organization
WPW	Wolff-Parkinson-White-Syndrom
WS	Wirbelsäule

Z

z.B.	zum Beispiel
Z.n.	Zustand nach
z.T.	zum Teil
ZAS	zentrales anticholinerges Syndrom
ZDG	Zivildienstgesetz
ZDL	Zivildienstleistender
ZNS	Zentralnervensystem
ZVD	zentralvenöser Druck
ZVK	zentraler Venenkatheter

Literaturverzeichnis

Ahnefeld, F. W., Brandt, L., Safar, P.: Notfall-medizin – Historisches und Aktuelles. Laerdal, München 1991

Ahnefeld, F. W., Dick, W., Kilian, J., Schuster, H.-P.: Notfallmedizin. Springer, Berlin/Heidelberg 1990

Ahnefeld, F. W., Dick, W., Schuster, H.-P.: Anforderung an die Ausstattung im Rettungsdienst. Notfall & Rettungsmedizin 3 (2000), 64–71

AK ÄLRD Deutschland: Stellungnahme – Einführung der präklinischen Lyse im Rettungsdienst. Der Notarzt 21 (2005), 67–72

Akcetin, Z., Hübner, S., Schott, G., Kühn, R.: Notfälle in der Urologie. Rettungsdienst 15 (1992), 99–103

Altemeyer, K. H., Schlechtriemen, T., Albrech, M.: Notfälle im Kindesalter. Notfall & Rettungsmedizin 3 (2000), 186–198

Altemeyer, K.-H.: Geleitwort. In: Peters, O., Runggaldier, K.: Algorithmen im Rettungsdienst. Urban & Fischer, München/Jena 2003, VII

Altenkirch, H.: Schnüffelstoffe: Probleme und Risiken bei Mißbrauch lösemittelhaltiger Industrieprodukte. Neuland, Geesthacht 1986

Ammon, H. P. T.: Arzneimittelneben- und -wechselwirkungen. Wissenschaftliche Verlagsgesellschaft, Stuttgart, 3. Aufl. 1990

Anding, K.: Die Neuordnung des Intensivtransports in Bayern. Notfall & Rettungsmedizin 3 (2000), 396–406

Aring, C.: Beinahe-Ertrinken. Notfall & Rettungsmedizin 2 (1999), 164–166

Arnold, W., Eysenck, J. J., Meili, R.: Lexikon der Psychologie. Herder, Freiburg, 13. Aufl. 1995

Arntz, H. R., Tebbe, U., Schuster, H. P., Sauer, G., Meyer, J.: Leitlinien zur Diagnostik und Therapie des akuten Herzinfarktes in der Prähospitalphase. Notfall & Rettungsmedizin 3 (2000), 547–554

Ausbildende Hilfsorganisationen (ASB, DRK, JUH, MHD): Gemeinsame Grundsätze der ausbildenden Hilfsorganisationen (ASB, DRK, JUH, MHD) für die Ausbildung von Praktikanten an Lehrrettungswachen. In: Lüttgen, R. (Hrsg.): Handbuch des Rettungswesens. Ordner 5. Mendel, Hagen 1992, D IV. 2.3

Ausbildende Hilfsorganisationen (ASB, DRK, JUH, MHD): Verantwortlicher Ausbilder an der Lehrrettungswache „Lehrrettungsassistent". Gemeinsame Rahmenbedingungen der ausbildenden Hilfsorganisationen (ASB, DRK, JUH, MHD). In: Lüttgen, R. (Hrsg.): Handbuch des Rettungswesens. Ordner 5. Mendel, Hagen 1993, D IV. 2.4

Autorenkollektiv: Organikum. Wiley-VCH-Verlag, Weinheim, 23. Aufl. 2009

Babel, F., Wojciechowski, P.: Heben und Tragen im Gesundheitsdienst. Gesetzliche Unfallversicherung

Bahm, J., Becker, M., Lassnr, F., Pallua, N.: Der handchirurgische Notfall. Der Notarzt 14 (1998), 71–76

Bahm, J., Warbanow, K., Pallua, N.: Aktuelle Notfallbehandlung von Verbrennungen. Der Notarzt 15 (1999), 13–18

Bals, T., Runggaldier, K.: Attraktivität des Berufes Rettungsassistent/Rettungsassistentin. Bericht zum Forschungsprojekt 7.9454 der Bundesanstalt für Straßenwesen (BASt). Bergisch Gladbach, 1998

BAND: Deutliche Mängel bei der Ausbildung von Rettungsassistenten. Der Notarzt 10 (1994), 87

Bandhauer, K., Hassler, H.: Die Verletzung der Urogenitalorgane. Chirurg 60 (1989), 649–656

Bardenheuer, M., Carlssom, J., Tebbe, U., Sturm, J.: Das stumpfe Thoraxtrauma. Notfall & Rettungsmedizin 2 (1999), 117–131

Barkin, R. B.: Pediatric Emergency Medicine. Concepts and Clinical Practice. Mosby Year Book, St. Louis

Bartels, H., Bartels, R.: Physiologie. Urban & Fischer, München/Jena, 7. Aufl., 2004

Barz, J.: Kindesmißhandlungen. Notfall & Rettungsmedizin 1 (1998), 13–17

Bastigkeit, M.: Medikamente in der Notfallmedizin. Stumpf & Kossendey, Edewecht, 6. Aufl., 2003

Bates, B.: A guide to physical examination and history talking. J. B. Lippincott, Baltimore 1991

Bayerisches Rotes Kreuz-Präsidium: Führer vom Dienst/Organisatorischer Leiter. Rundschreiben 30/83 mit Anlage 1 zur Merkblattsammlung 12. München

Bayerisches Staatsministerium des Inneren: Bekanntmachung zur Zusammenarbeit von Rettungsdienst und Katastrophenschutz beim Massenanfall von Verletzten vom 24.7.1984. Geschäftsbericht der agbn 1982/07–1984/10, Blatt 14–18, München

Bayerisches Staatsministerium des Inneren: STAN für die bayrischen Sanitätszüge – Stand 1985 München, 1985

Beck, A., Bayeff-Fillof, M., Sauerland, S., Huber-Lang, M.: Wirbelsäulenverletzung in der Präklinik, Notfall & Rettungsmedizin 8 (2005), 162–170

Beck, A., Strecker, W.: Wunde – Fraktur – Luxation. Notfall & Rettungsmedizin 5 (2002), 613–624

Becker, W., Naumann, H. H., Pfaltz, C. R.: Hals-Nasen-Ohren-Heilkunde. Thieme, Stuttgart/New York 1989

Behrendt, H., Runggaldier, K.: Ein Problemaufriss über den demographischen Wandel in der Bundesrepublik Deutschland. Auswirkungen auf die präklinische Notfallmedizin. Notfall & Rettungsmedizin 1 (2009), 45–50; online publiziert: 20. Juni 2008

Behrendt, H., Runggaldier, K.: Rettungsdienst bis 2050. Auswirkungen des demographischen Wandels in der Bundesrepublik Deutschland auf die präklinische Notfallmedizin. In: Mendel, F. Hennes, P. (Hrsg.): Handbuch des Rettungswesens. Loseblattsammlung. Bd. 2, Mendel, Witten 2/2008 (Grundwerk ohne Jahrgang), A1.1 31, 1–8

Behrendt, H., Runggaldier, K.: Statistische Methoden für den Rettungsdienst. Eine allgemeine Einführung. Stumpf & Kossendey, Edewecht 2005

Bengel, J., Häcker, J., Helmerichs, J., Runggaldier, K., Stalmann, M., Zingiser, R.: Hilfe für Helfer –Einsatznachsorge nach dem ICE-Unglück in Eschede: Dokumentation – Modelle –Konsequenzen. Koordinierungsstelle Einsatznachsorge (Hrsg.), Hannover 2002

Berger, K., Tobias, M., Berkel, N.: Die notfallmedizinische Behandlung des Hitzschlages. Der Notarzt 14 (1998), 121–124

Bey, T., Walter, F.: Senfgas, Stickstofflost, Lewisit und Phosgenoxim – Hautschädigende Militärkampfstoffe und deren Bedeutung für die Rettungsdienste, Feuerwehren, Polizei und das Militär. Notfall & Rettungsmedizin 6 (2003), 327–336

Beyer, W.: Lehrbuch der organischen Chemie. Hirzel, Stuttgart 1981

Biesing, C.: Aufgaben des Arztes bei der katastrophenmedizinischen Versorgung der Bevölkerung. In: Medizinische Katastrophenhilfe. Ärztekammer Nordrhein, Düsseldorf. Schriftenreihe „Akademie für ärztliche Fortbildung", Band 1, 79–84

Birkenbach, P. J.: Mitwirkung von Hilfsorganisationen und medizinischen Assistenzberufen beim Massenanfall Kranker und Verletzter. Zivilschutz-Magazin 4 (1984), 20–22

Bleuler, M.: Lehrbuch der Psychiatrie. Springer, Berlin/Heidelberg 1983

Bock, K. H., Frey, G., Lampl, L.: Hyperbare Oxigenation. In: Lawin, P. (Hrsg.): Praxis der Intensivbehandlung. Thieme, Stuttgart/New York, 1994

Bode, C., Baumann, H., Hodenberg, E. V., Kübler, W.: Thrombolytische Therapie des akuten Myokardinfarktes. Medizinische Klinik 87 (1992), 64–69

Boenninghaus, H.-G.: Hals-Nasen-Ohrenheilkunde für Medizinstudenten. Springer, Berlin/Heidelberg/New York, 1990

Bohlscheidt, V., Kronski, D., Doering, W.: Schrittmachernotfälle. Der Notarzt 15 (1999), 1–8

Bose, H. J. v.: Krankheitslehre. Springer, Berlin/Heidelberg/New York, 6. Aufl., 1998

Bossaert, L., Elich, D.: Atemwegsmanagement. Notfall & Rettungsmedizin 2 (1999), 66–83

Böttiger, B. W.: Die akute Lungenembolie im Rettungsdienst. Notfall & Rettungsmedizin 3 (2000), 318–320

Bourne, P. G.: Non-pharmacological approaches to the treatment of drug abuse. American Journal of Clinical Medicine 3 (1975), 235–244

Braig, F., Halank, M., Kipke, R., Höffken, G.: Notfallbehandlung der akuten Exzerbaration der COPD und des Asthmaanfalls. Der Notarzt 21 (2005), 83–88

Braunwald, E. I., Kurt, J.: Principles Of Internal Medicine. Mc Graw-Hill, New York/Hamburg, 1989

Bräutigam, W.: Reaktionen, Neurosen, Psychopathien. Ein Grundriß der Kleinen Psychiatrie. Thieme, Stuttgart/New York 1994

Brinkmann, K., Schaefer, H.: Der Elektrounfall. Springer, Berlin/Heidelberg/New York

Bublitz, R., Dirks, B.: Notfälle im Gesichts-, Mund- und Halsbereich. Notfall & Rettungsmedizin 6 (2003), 127–136

Bühringer, G.: Drogenabhängig. Herder, Freiburg 1992

Bundesamt für Zivilschutz: Auftragsbeschreibung des Sanitätszugs gemäß StAN 041 (StAN-Unterlagen im Eigenverlag), Bonn

Bundeskriminalamt: Rauschgiftjahresbericht 1989, Bundeskriminalamt Wiesbaden, 1990

Bundesminister für Verkehr: Die Beförderung radioaktiver Güter, Bonn

Burisch, M.: Das Burnout-Syndrom. Springer, Berlin 1994

Burkhardt, H., Behrendt, H., Runggaldier, K.: Personal im Rettungsdienst: Alt und teuer oder jung und billig!? Rettungsdienst 6 (2008), 566–569

Bussmann, W.-D.: Drohender Herzinfarkt – was tun? Notfallmedizin 11 (1985), 488–497

Case Western Reserve University, Department of Surgery, Cleveland OH: The diagnosis and initial management of head injury. N-Engl. Journal of Medicine 21 (1992), 1507–1511

Clarmann, M. v.: Maßnahmen des Notarztes beim Drogennotfall. Rettungsdienst 10 (1987)

Coellen B., Franke, D.: Massenanfall von Verletzten. Arzt im Einsatz 2 (1989), 3–4

Colohan, A. R., Oyesiku, N. M.: Moderate head injury, an overview. Journal of Neurotraumatology 9 (1992) Suppl. 1: 259–264

Conn, A. W.: Near-drowning in cold fresh water; Current treatment regime. Journal of the Canadian Society of Anaesthesiologists 25 (1978), 259

Cummins, R. O., Chamberlain, D. A., Abramson, N. S.: Recommended guidelines for uniform reporting of data from out-of-hospital cardiac arrest: the Utstein style. Circulation 84 (1991), 960–975, zitiert nach Journal of the American Medical Association, Guidelines for Cardiopulmonary Resuscitation and Emergency Cardiac Care. 268, 16 (1993), 2292

Czech, Dangel, de Pay, Schuster, Sefrin: Klinische und Experimentelle Notfallmedizin 7: Schock in der Notfallmedizin. W. Zuckschwerdt, München/Wien/San Francisco 1987

Dankert: Der deutsche und alliierte Sanitätsdienst während des II. Weltkrieges, Wehrmedizin 21 (1983)

Daunderer, M.: Akute Intoxikationen. Urban & Schwarzenberg, München/Wien/Baltimore 1974

Daunderer, M.: Der toxikologische Notfall beim Hausarzt, beim Notarzt und in der Klinik. Deutsches Ärzteblatt 81 (1984), 25–26

Daunderer, M.: Drogenhandbuch für Klinik und Praxis. Ecomed, Landsberg/Lech 2006

Dernocoeur, K. B.: Are we getting the help we need. Journal of the Emergency Medical Services (1995)

Deutscher Bundestag: Drucksache 14/9730, 2002

Dick, H.-B.: Augenverletzungen im Kindesalter. Notfall & Rettungsmedizin 3 (2000), 288–292

Dick, T.: Putting it into words. In: Street Talk. Notes from a rescuer. Solana Beach 1988

Dick, W. F., Ahnefeld, F. W., Knuth, P.: Logbuch der Notfallmedizin, 3. Aufl. Springer, Heidelberg/Berlin/New York 2003

DIN EN 1789: 1999

DIN EN 1865: 1999

Dirks, B., Büttner, J.: Verbrennung, Verbrühung. Notfall & Rettungsmedizin 2 (1999), 387–398

Dirks, E., Nothwang, J.: Gastrointestinale Notfälle: akutes Abdomen. Notfall & Rettungsmedizin 3 (2000), 381–389

Dittmer, H. (Hrsg.): Der Notfall abseits der Routine. Springer, Berlin/Heidelberg/New York

Dole, V., Nyswander, M.: Rehabilitation of heroine addicts after blockade with methadone. NY State Journal of Medicine (1966), 2011–2017

Dönhöfer, H. G.: Lehrbuch für den Rettungsdienst. Hofmann Druck KG, Augsburg, 1978

Dörges, V., Gerlach, K.: Gemeinsame Einsätze von Polizei und Rettungsdienst. Der Notarzt 14 (1998), 131–134

Eggeling, T., Kochs, M.: Prästationäre Thrombolyse beim akuten Myokardinfarkt. Herz/Kreisl. 24 (1992), 315–319

Ehm, O. F.: Tauchen – noch sicherer! Müller Rüschlikon, Cham 1993

Eichelberger, M.: Pediatric Trauma. Mosby Year Book, St. Louis 1993

Eicke, M.: Schlaganfall. Notfall & Rettungsmedizin 8 (2005), 247–254

Esdar, K.: Wenn der Patient zum Kunden wird. Qualitätsmanagement im Rettungsdienst. Rettungs-Magazin 4 (2001), 54–59

Faller, A.: Der Körper des Menschen. Thieme, Stuttgart/New York, 13. Aufl. 1990

Federal Emergency Management Agency, U. S. Fire Administration: Stress Management. Model Program For Maintaining Firefighter Well-Being. Sterling, 1991

Fertig, B., Wietersheim, H. v.: Menschliche Begleitung und Krisenintervention im Rettungsdienst. Stumpf & Kossendey, Edewecht 1994

Fertig, B.: „Hinter uns steht nur der Herrgott ...“ Konfliktmanagement im Rettungsdienst. Rettungsdienst 16 (1993), 350–356

Fertig, B.: Strategien gegen den plötzlichen Herztod. Stumpf & Kossendey, Edewecht 1993

Feyerer, J.: Fahrzeuge des Notarztdienstes Köln. Privater Briefwechsel, 1993

Feyerer, J.: Psychische und physische Belastungen im Rettungsdienst. Rettungsdienst 14 (1991)

Feyerer, J.: Psychische und physische Belastungen im Rettungsdienst. Rettungsdienst 8 (1985)

Flake, F., Runggaldier, K. (Hrsg): 50 neue Fälle Rettungsdienst. Urban & Fischer, München/Jena 2009

Flake, F., Runggaldier, K. (Hrsg.): 60 Fälle Rettungsdienst. Urban & Fischer, München/Jena 2006

Flake, F., Runggaldier, K. (Hrsg.): Arbeitstechniken A–Z für den Rettungsdienst. Bildatlas Rettungsdienst. Urban & Fischer, München/Jena, 2008

Flake, F., Runggaldier, K. (Hrsg.): Rettungsdienst kompakt. Band 1: Vergiftungen. Stumpf & Kossendey, Edewecht 2006

Flake, F., Runggaldier, K. (Hrsg.): Rettungsdienst kompakt. Band 2: Einsatztaktik. Stumpf & Kossendey, Edewecht 2006

Flake, F., Runggaldier, K. (Hrsg.): Rettungsdienst kompakt. Band 3: Reanimation aktuell. Stumpf & Kossendey, Edewecht 2006

Flake, F., Runggaldier, K. (Hrsg.): Rettungsdienst kompakt. Band 4: Narkose im Rettungsdienst. Stumpf & Kossendey, Edewecht 2008

Flake, F., Runggaldier, K.: Qualitätsverbesserungen im Rettungsdienst: Systematische Audits als optimales Hilfsmittel. Rettungsdienst 8 (2004), 750–757

Forth, W., Henschler, D., Rummel, W.: Allgemeine und spezielle Pharmakologie und Toxikologie. Urban & Fischer, München/Jena 2001

Frank, W.: Antwortkatalog Psychiatrie. Jungjohann, Neckarsulm 1984

Freudenberg, N.: Pathologie. Kohlhammer, Stuttgart/Berlin/Köln/Mainz 1997

Frey, G.: Fallbeispiel: Der Tauchunfall – Kasuistik und aktuelle Behandlungskonzepte. Rettungsdienst im Wandel. Bundeskongreß Rettungsdienst Köln 1992 (Referateband). Stumpf & Kossendey, Edewecht, 1992

Gärtner, R., Schophol, J.: Metabolische Notfälle. Notfall & Rettungsmedizin 3 (2000), 2–11

Gehring, H., Dörges, V., Nielsen, H.: Beinahe-Ertrinken. Diskrepanz zwischen Klinik und pathophysiologischen Veränderungen. Der Notarzt 9 (1993), 110

Geisler, L.: Innere Medizin – Lehrbuch für Pflegeberufe. Kohlhammer Pflege, Stuttgart/Berlin/Köln, 2006

Gerdts, K. G.: Rettungsdienst und niedergelassener Arzt – Konflikt oder Partnerschaft? Rettungsdienst 14 (1991), 633

Gerdts, K. G: Notfallversorgung mit fliegenden Ambulanzen zu Napoleons Zeit. Rettungsdienst 15 (1992), 525

Gervais, H.: Algorithmen – Ein Weg zur Qualitätssicherung im Rettungsdienst. In: Otto, S., Hennes, H.-J. (Hrsg.): Qualitätssicherung im Rettungsdienst. Reba, Darmstadt 1996, 59–68

Geschwinde, T.: Rauschdrogen. Springer, Berlin/Heidelberg/New York, 2003

Goerke: Schädelchirurgisches Instrumentarium. Wehrmedizin 31 (1993), 1595–1645

Gonzales-Rothi, R. J.: Near drowning: Consensus and controversies in pulmonary and cerebral resuscitation. Heart and Lung 16 (1987), 474

Gorgaß, B., Ahnefeld, F. W., Rossi, R.: Rettungsassistent und Rettungssanitäter. Springer, Berlin/Heidelberg/New York, 2001

Görge, G., Meyer, J.: Die Wahl geeigneter Thrombolytika zur Therapie des akuten Herzinfarktes. Medizinische Klinik 87 (1992), 70–80

Grant, H., Murray B., Bergeron, J. D.: Emergency Care. Brady, Prentice Hall, Upper Saddle River, NJ, 11. Aufl. 2008

Greis, J.: Psychologische Erste Hilfe – ein vergessenes Thema? Rettungsdienst 15 (1992), 794–798

Gretenkort, P., Weissenfels, M.: Eiswasser-Ertrinken mit Herz-Kreislaufstillstand: Ist eine Wiederbelebung unter Einsatz der extrakorporalen Zirkulation realistisch? Der Notarzt 16 (2000), 133–137

Gries, A.: Notfallmanagement bei Beinahe-Ertrinken und akzidentieller Hypothermie. Notfall & Rettungsmedizin 4 (2001), 529–541

Gross, R., Grosser, K. D., Hombach, V., Sieberth, H. G. (Hrsg): Der internistische Notfall. Schattauer, Stuttgart/New York, 1990

Gross, R., Schölmerich, P.: Lehrbuch der Inneren Medizin. Schattauer, Stuttgart/New York 1982

Gülker, H., Haverkamp, W., Hindricks, G.: Leitfaden zur Therapie der Herzrhythmusstörungen. de Gruyter, Berlin/New York, 1992

Güttler: Schock. Landesrettungsschule des Deutschen Roten Kreuzes. Pfalzgrafenweiler

Habers, J., Jörres, F.: Konzept zur medizinischen Materialversorgung beim Massenanfall von Verletzten (unveröffentlichtes Referat, 7. 9. 1987 Rettungsdienstausschuß des Kreises Düren).

Hackstein, A., Runggaldier, K.: Erste Hilfe XXL – Gesamt-Einsatzleitung des Malteser Hilfsdienstes beim WJT. Im Einsatz 5 (2005), 14–18

Hafen, B. Q., Frandsen, K. J.: Psychological Emergencies & Crisis Intervention. Brady, Prentice Hall, Upper Saddle River, NJ 1991

Hafer, G., Mantzel, V., Stallkamp, B.: Akuter Mesenterialgefäßverschluß. Notfallmedizin 17 (1991), 7–14

Haferkamp, G.: Sofortmaßnahmen beim akuten Schlaganfall. Der Notarzt 1 (1985), 134–139

Häfner, H.: Krisenintervention und Notfallversorgung in der Psychiatrie. Therapiewoche 28 (1978) 2716–2730

Härtel, D., Sorges, E., Miketic, S., Tebbe, U.: Lungenarterienembolie. Notfall & Rettungsmedizin 3 (2000), 321–330

Hartmann, M.: Urologische Notfallsituationen. In: Altwein, J. E., Jakobi, G. H.: Urologie. Enke, Stuttgart 1986

Hartung, H.-J.: Tauchsportliche Unfälle: Oft sind sie lebensbedrohlich. Notfallmedizin 13 (1987), 534–542

Häske, D., Runggaldier, K., Behrendt, H., Zimmermann, C.: Können Rettungsassistenten invasiv tätig werden!? Eine retrospektive Analyse der Prozess- und Ergebnisqualität von erweiterten Versorgungsmaßnahmen durch Rettungsassistenten. Rettungsdienst 10 (2009), 61–68

Haug, M.: Akuter Verschluß beinversorgender Arterien. Herz + Gefäße 10 (1990), 636–637

Havemann, D., Busse, F. W.: Unfallmechanismen und Klassifikation bei der distalen Radiusfraktur. Langenbecks Archiv Chirurgie (1990), 639–642

Heberer, G., Valesky, A.: Thoraxverletzungen. In: Heberer, G., Köle, W., Tscherne, H.: Chirurgie. Springer, Berlin/Heidelberg, 1986

Heer, T., Schiele, R., Gitt, A. K., Wienbergen, H., Senges, J.: Notfalltherapie beim akuten Herzinfarkt. Notfallmedizin 26 (2000), 234–239

Heim, U., Baltensweiler, J.: Checkliste Traumatologie. Thieme, Stuttgart/New York 1984

Herttberg, C.: Zerebrale Krampfanfälle beim Säugling. Notfallmedizin 25 (1999), 242–247

Hick, C., Bengel, J., Mohr, M., Reiter-Thiel, S.: Ethik in der präklinischen Notfallversorgung. Nottuln 2000

Himmelseher, S., Büttner, J., Baethmann, A., Piek, J., Unterberg, A. W.: Zur Gabe von Kortikosteroiden nach akuter spinaler Traumatisierung. Anästhesiologie & Intensivmedizin 40 (1999), 716–726

Hoffmann, A., Weissenborn, K.: Der epileptische Anfall. Notfallmedizin 25 (1999), 226–234

Hollwich, F.: Augenheilkunde. Thieme, Stuttgart/New York 1988

Höltermann, F.-P.: Intensivtherapie bei Ertrinkungsunfall. Intensivmedizin 21 (1984), 281

Holzapfel, R. B.: Praxis der Tauchmedizin. Thieme, Stuttgart/New York, 1992

Hopfner, R. J., Lindner, W., Schmid, M. B.: Erstversorgung und Reanimation von Frühgeborenen. Notfall & Rettungsmedizin 8 (2005), 334–341

Horstkotte, D., Hering, D., Piper, C.: Klinik, Diagnostik und Therapie der valvulären Aortenstenose. Cardiovasc 6 (2004), 18–23

Huber, J.: Gefahrgut Fachberater Rettungsdienst Teil I u. II. Waldbronn

Huckaby, L.: EMT-Injury Free. Ferno, Troisdorf

Inderbitzi, R., Ruckert, R., Laube, I., Schwarz, H.: Die Colonperforation nach stumpfem Bauchtrauma. Schweiz. Med. Wochenschr. (1990) 120, 105–108

Jakobi, G. H., Engelmann, U. H.: Notfälle aus der Urologie. In: Ahnefeld, F. W., Dick, W., Kilian, J., Schuster, H. P.: Notfallmedizin. Springer, Berlin/Heidelberg, 1990

James, A. E. C.: Stress in Ambulance Work: Is there life after service? First Response 6 (1989)

Janzen, R.: Leserbrief Therapiemöglichkeiten. F.A.Z. Feuilleton vom 27.05.2006, 40

Juncker, C., Petroianu, G., Bergler, W., Maleck, W., Hörmann, K.: Epistaxis – Prinzipien der Notfallbehandlung. Der Notarzt 14 (1998), 6–9

Jung, J., Schreiber, J. U.: Aktuelle Therapie der Herzinsuffizienz. Der Anaesthesist 7 (2003), 612–618

Kahle, W., Leonhardt, H., Platzer, W.: Atlas der Anatomie. dtv, München, 9. Aufl., 2005

Kant, C. J.: Organisierter Rettungsdienst und Kassenärztlicher Notdienst: Kooperation oder Konkurrenz? Vortrag beim 42. Unfallseminar der Unfallchirurgischen Klinik der Medizinischen Hochschule Hannover 1992

Kettler, D., Klockgether-Radke, A.: Schock. In: Burchardi, H. (Hrsg.): Akute Notfälle. Thieme, Stuttgart/New York, 1993

Kilian, J., Meßmer, K., Ahnefeld, F. W. (Hrsg.): Klinische Anästhesiologie und Intensivtherapie, Bd. 33: Schock. Springer, Berlin/Heidelberg, 1987

Kirchhoff, R.: Katastrophenmedizin in der Praxis. Fortschritte der Medizin 23 (1981), 887–889

Kirchhoff, R.: Notfallmedizin, Bd. 1. perimed, Balingen 1981

Klär-Hlawatsch, B., Kamin, W.: Akute Luftnot im Kindesalter. Notfall & Rettungsmedizin 3 (2000), 350–356

Klocke, R. K.: Notfallpatienten mit Angina pectoris und Myocardinfarkt. Notfallmedizin 18 (1992), 548–552

Klöcker, K.: Psychiatrische Notfälle und Krisenintervention. Notfall & Rettungsmedizin 3 (2000), 111–112

Klockgether, A., Kontokollias, J. S.: Der Ertrinkungsunfall. Der Notarzt 4 (1988), 160

Klockgether, A., Linde, S., Kontokollias, J. S.: Hypothermie und Herz-Kreislaufsystem. Rettungsdienst 11 (1988), 682

Knobelsdorff, G. v.: Druckluft- und Tauchunfälle im Rettungsdienst. Der Notarzt 9 (1993), 142–146

Knuth, P.: Der Fachkundenachweis Rettungsdienst als Voraussetzung für den Notarzteinsatz. Notfallmedizin 15 (1989), 712–715

Koch, C., Luiz, T., Ellinger, K., van Ackern, K., Behrens, S., Daffertshofer, M.: Optimiertes präklinisches Management beim akuten Schlaganfall. Anästhesiologie & Intensivmedizin 40 (1999), 737–742

Koch, C., Müller, V.: Das steckt man nicht so einfach weg – Erfolglose Wiederbelebung bei 3 Kindern – Einsatzkräfte sprechen über ihre Empfindungen. Brandschutz Deutsche Feuerwehr-Zeitung (1993)

Kochen, M. M. (Hrsg.): Allgemeinmedizin. Hippokrates, Stuttgart 1992

Kochs, M., Hombach, V.: Die Notfalltherapie tachykarder Herzrhythmusstörungen. Therapiewoche 38 (1988), 720–732

Koehler, J.: Der nichttraumatische spinale Notfall. Notfall & Rettungsmedizin 8 (2005), 265–269

Kolloch, R. E.: Therapie der hypertensiven Krise. Deutsches Ärzteblatt 90 (1993), 22–24 (Supplement)

Koltai, J. L.: Polytrauma im Kindesalter. Notfall & Rettungsmedizin 2 (1999), 95–98

Kontokollias, J. S., Mussafiropulos, A., Cengel, N., Penschuk, P.: Der Ertrinkungsunfall – Eine Übersicht. Rettungsdienst 12 (1989), 497

Kootz, F.: Narkose und Intubation am Unfallort. Der Anästhesist (1960), 257

Koppenberger, J., Taeger, K.: Stromunfälle. Notfall & Rettungsmedizin 4 (2001), 283–298

Körner, M.: Der plötzliche Herztod, 1967

Koster, J., Sinn, L., Neumann, F. J.: Präklinische Notfalltherapie beim akuten Koronarsyndrom. Der Notarzt (20) 2004, 3–9

Krause, D.: Elektrolytentgleisungen in der Geriatrie. Notfallmedizin 26 (2000), 344–349

Kreimeier, U., Prückner, S.: Volumentherapie bei Hypovolämie und Schock. Notfall & Rettungsmedizin 1 (1998), 119–129

Kübler-Ross, E.: Interviews mit Sterbenden. Gütersloher Verlagshaus, Gütersloh, 1987

Kübler-Ross, E.: Verstehen, was Sterbende sagen wollen. Gütersloher Verlagshaus, Gütersloh 1981

Kümmel, W. F., Siefert, H.: Kursus der medizinischen Terminologie. Schattauer, Stuttgart/New York, 7. Aufl., 1999

Kupczik, I.: Wie die Stille klingt. Die Welt Kultur vom 28.05.2006, 64

Küpker, K., Penschuck, C.: Der Tauchunfall. In: Kontokollias, J. S., Regensburger, D. (Hrsg.): Arzt im Rettungsdienst. Stumpf & Kossendey, Edewecht, 1993

Kurth, K. H.: Verletzungen. In: Altwein, J. E., Jakobi, G. H.: Urologie. Enke, Stuttgart, 1986

Kuss, S. D., Mutz, I. D.: Einführung in die Medizinische Terminologie. Facultas, Wien, 1991

Lackner, Chr. K., Lewan, U., Deiler, S., Reith, M. W., Stolpe, E.: Präklinische Akutversorgung von Amputationsverletzungen. Notfall & Rettungsmedizin 2 (1999), 188–192

Lammerding, A.: Beinahe-Ertrinken von Kindern: Die Prognose ist besser als man denkt. Notfallmedizin 12 (1986), 532

Lampl, L., Frey, G., Dietze, T., Bock, K. H.: Grundlagen der Akutversorgung des schweren Tauchunfalles. Anästh. Intensivther. Notfallmed. 24 (1989), 303–308

Lazarus, R. S.: Stress und Stressbewältigung. In: Filipp, S. H. (Hrsg.): Kritische Lebensereignisse. München, 1991

Lederer, W., Wiedermann, F. J., Baubin, M. A., Kroesen, G.: Blitzschlagverletzung und kardiopulmonale Reanimation. Notfall & Rettungsmedizin 5 (2002), 474–479

Legewie H., Ehlers, W.: Knaurs moderne Psychologie, München, 1992

Lemburg, P.: Volumenersatz in der Notfalltherapie bei Kindern. Notfall & Rettungsmedizin 3 (2000), 274–279

Lenz, W.: Antidote im Rettungsdienst. Rettungsdienst 8 (1985), 417–423

Lenz, W.: Das „therapiefreie Intervall" – Ansatzpunkte zu seiner Verkürzung. Rettungsdienst 15 (1992), 863–870

Lenzen-Schulte, M.: Zucken, Zittern, Züngeln. F.A.Z. Natur und Wissenschaft vom 10.04.2006

Lick, R. F., Schläfer, H.: Unfallrettung. Schattauer, Stuttgart, 1972 (nur noch antiquarisch erhältlich)

Lindner, K. H.: Präklinische Diagnostik und Erstversorgung nach Ertrinkungsunfall. Notfallmedizin 13 (1987), 545

Lippert, H. D.: Notarzt, Rettungssanitäter und niedergelassener Arzt – wer ist wann und wofür zuständig? Notfallmedizin 12 (1986), 843–856

Lippert, H. D.: Wohin Nichtnotfallpatienten transportieren? Notfallmedizin 13 (1987), 950–954

Lippert, H.: Anatomie. Urban & Schwarzenberg, München/Wien/Baltimore, 7. Aufl., 2006

Lippmann, J., Bugg, S.: Handbuch für Tauchunfälle. Springer, Berlin/Heidelberg, 1994

Löllgen, H., Fahrenkrog, U.: Der kardiogene Schock. Herz + Gefäße 9 (1989), 654–663

Löllgen, H., Kottmann, W., Bausch, R.: Die Synkope. Herz + Gefäße 11 (1991), 26–34

Löllgen, H., Meuret, G., Just, H., Wiemers, K.: Sympathikomimetika in der Notfall- und Intensivmedizin. Deutsches Ärzteblatt 82 (1985), 1951–1955

Löllgen, H., Meuret, G.: Störungen der Vitalfunktionen bei internistischen Krankheitsbildern. Wehrmedizinische Monatsschrift 8 (1986), 357–363

Lüllmann, H., Mohr, K., Ziegler, A.: Taschenatlas der Pharmakologie. Thieme, Stuttgart/New York, 5. Aufl., 2004

Lutomsky, B., Flake, F.: Leitfaden Rettungsdienst. Notfallmanagement, Organisation, Arbeitstechniken, Algorithmen. Urban & Fischer, München/Jena 2000

Luxem, J., Göbl, G.: Das Budapester Notarztsystem. Notfallmedizin 16 (1990), 854–868

Luxem, J., Kremer, M.: Praxisleitfaden Luftrettung – Ratgeber für Ärzte und Rettungsassistenten. Stumpf & Kossendey, Edewecht, 1995

Luxem, J., Kühn, D., Runggaldier, K. (Hrsg.): Rettungsdienst RS/RH, 2., komplett überarbeitete Auflage. München/Jena, 2009

Luxem, J., Reinhard, M.: Serie Notfallgerät: Die Schaufeltrage. Notfallmedizin 17 (1991), 564–568

Luxem, J., Reinhard, M.: Serie Notfallgeräte: Die Vakuummatratze. Notfallmedizin 18 (1992), 428–430

Luxem, J., Reinhard, M.: Serie Notfallgeräte: Wirbelsäulen-Immobilisationsgeräte Teil 1. Notfallmedizin 20 (1994), 16–21

Luxem, J., Reinhard, M.: Serie Notfallgeräte: Wirbelsäulen-Immobilisationsgeräte Teil 2. Notfallmedizin 20 (1994), 76–79

Luxem, J.: Alkoholintoxikation mit Leberausfallkoma. Rettungsdienst 17 (1994), 654–657

Luxem, J.: Bell 412: Ein RTH der neuen Generation. Rettungsdienst 15 (1992), 872–873

Luxem, J.: Das Rettungszugkonzept der Deutschen Bundesbahn. Rettungsdienst 16 (1993), 332–334

Luxem, J.: Die präklinische Intubation – Komplikationen und Überlebensraten. Zur Qualitätssicherung im Notarztdienst. Notfallmedizin 21 (1995), 308–312

Luxem, J.: Einsatz und Taktik der Luftrettung bei Tauchunfällen in Deutschland. 2. Ecomed-Taucherkongreß Regensburg, 1996

Luxem, J.: Großschadensereignis: Zugunglück in Tunnelanlage. Rettungsdienst 16 (1993), 338–341

Luxem, J.: Großübung am Rhein-Main-Flughafen Frankfurt. Notfallmedizin 22 (1996), 220–222

Luxem, J.: Intraossäre Narkoseeinleitung – Kasuistik. Notfallmedizin 22 (1996), 280–282

Luxem, J.: Kinetosen in der Flugrettung. 1. Ausbildungslehrgang für Flugbegleiter im Rückholdienst des ASB Bundesverband. Vortrag Köln, 1992

Luxem, J.: Notfälle. In: Schäfer, R. (Hrsg.), Eberhardt, M. (Hrsg.): Klinikleitfaden Anästhesie. Gustav Fischer, Stuttgart/Lübeck/Jena/Ulm 1998

Luxem, J.: Orale Lidocainvergiftung. Notfallmedizin 18 (1992), 114–120

Luxem, J.: Organisation und Aufgaben der Luftrettung. In: Kontokollias, J. S. (Hrsg.): Arzt im Rettungsdienst. Stumpf & Kossendey, Edewecht 1994

Luxem, J.: Polytrauma – Gedanken zu Rettungskette und Triage. Rettungsdienst 16 (1993), 527–532

Luxem, J.: Problematik der notärztlichen Versorgung in ländlichen Gebieten. Der Notarzt 6 (1990), 45–50

Luxem, J.: Rauchgasvergiftung – eine Kasuistik. Rettungsdienst 17 (1994), 487–490

Luxem, J.: Tödliche Schußverletzung. Notfallmedizin 14 (1988), 896–900

Luxem, J.: Traumatischer Subclaviaabriß bei Verkehrsunfall. Notfallmedizin 22 (1996), 401–404

Luxem, J.: Ursache und Auswirkungen der Kinetose. Rettungsdienst 15 (1992), 646–648

Luxem, J.: Wet near drowning bei Kleinkind. Rettungsdienst 16 (1993), 17–20

Luxem, J.: Wetter als Einsatzbeschränkung im Luftrettungsdienst. Rettungsdienst 15 (1992), 818–819

Maier, B.: Analgesie und Sedierung. Notfall & Rettungsmedizin 1 (1998), 49–63

Maier, B.: Notfallnarkose. Notfall & Rettungsmedizin 2 (1999), 313–322

Mandl, M.: Umgang mit Kindesmißhandlungen in der Notfallmedizin. Notfall & Rettungsmedizin 2 (1999), 216–222

Marsch, F., Marsch, D.: Physik für Krankenpflegeberufe. Thieme, Stuttgart/New York, 5. Aufl., 1999

Mathias, K.: Interventionelle Kathetertherapie bei Lungenembolie. Intensivmedizin 29 (1992), 61–65

Matthys, H.: Medizinische Tauchfibel. Springer, Berlin/Heidelberg 1983

Mayor, G., Hauri, D.: Checkliste Urologie. Thieme, Stuttgart/New York 1986

McCammon, S., Durham, T. W., Allison, E. J., Williamson, J. G.: Emergency workers cognitive appraisal and coping with traumatic events. Journal of Traumatic Stress 1983, 353–372

McHenry, S. D.: Stress in the Prehospital EMS and Disaster Setting. In: Prehospital and Disaster Medicine 6 (1991), 483

McIntyre, K. M.: Vasopressin in asystolic cardiac arrest (editorial). N Engl J Med 350 (2004), 179–181

Meier, W.: Geburt in der Notfallmedizin. Notfall & Rettungsmedizin 2 (1999), 241–250

Melchior, R., Brambrink, A. M., Klingkowski, U., Heister, P., Huth, R.: Erstversorgung, Reanimation und Transport von Neugeborenen. Notfall & Rettungsmedizin 4 (2001), 256–267

Menges, H.-W., Mörl, H.: Das akute Ischämiesyndrom der Extremitäten. Deutsches Ärzteblatt 90 (1993), A1–517–524

Messmann, H., Schölmerich, J.: Akute gastrointestinale Blutungen. Notfall & Rettungsmedizin 3 (2000), 334–342

Meyer, W.: Intervention suizidaler Krisen in der Notfallmedizin. Notfall & Rettungsmedizin 4 (2001), 57–65

Michalsen, A., Dick, W.: Ethik im Rettungsdienst. Notfall & Rettungsmedizin 1 (1998), 5–12

Mitchell, J. T., Brady, G.: Emergency Services Stress Guidlines for preserving the health and careers of emergency services personel. Englewood Cliffs 1990

Mitchell, J. T., Everly, G. S.: Critical Incident Stress Debriefing (CISD). An operations manual for the prevention of traumatic stress among emergency services and disaster workers. Ellicott City 1993

Mitchell, J. T.: Critical incident stress management. In: Kuehl, A. (Hrsg.): Prehospital Systems and Medical Oversight. Hannover 1994

Mitchell, J. T.: Emergency Medical Services-Emergency Medical Stress. APCO Bulletin (1983), 14–39

Mitchell, J. T.: High tension: Keeping stress under control. Firehouse (1984), 86

Mitchell, J. T.: The 600-Run limit. Journal of the Emergency Medical Services (1984), 52–54

Mitchell, J. T.: When disaster strikes: The critical incident stress debriefing process. Journal of the Emergency Medical Services (1983), 56–62

Modell, G. H.: Electrolyte changes in human drowning victims. Anesthesiology 30 (1969), 414

Moecke, H. P.: Die Entwicklung des Ambulanzflugwesens 1910–1930. Notfallmedizin 12 (1986), 1060

Muggenthaler, K. H., Lackner, C. K., Strohmayr, J., Bauer, A.: Beinahe-Ertrinken. Notfall & Rettungsmedizin 1 (1998), 329–336

Muggenthaler, K.-H., Busch, R., Helm, M., Lackner, Chr. K.: Akute Kohlenmonoxidvergiftung. Notfall & Rettungsmedizin 2 (1999), 51–59

Müller, S.: Memorix Spezial Notfallmedizin. Wiley-VCH Verlagsgesellschaft, Weinheim, 1995

Müller-Cyran, A.: Basis-Krisenintervention. Notfall & Rettungsmedizin 2 (1999), 293–296

Müller-Lobeck, L., Werner, A., Ellinger, K.: Sprechfunk im Notarztdienst. Notfall & Rettungsmedizin 3 (2000), 250–256

Müller-Werdan, U., Werdan, K.: Anaphylaxie und Allergie. Notfall & Rettungsmedizin 2 (1999), 454–464

Mutschler, E.: Arzneimittelwirkungen. Wissenschaftliche Verlagsgesellschaft, Stuttgart, 8. Aufl., 2001

Natzer, R. F. D.: Tauchunfallbehandlung. Notfall & Rettungsmedizin 7 (2004), 121–138

Neuhauser, S.: Wer versorgt den Notfallpatienten in der Prähospitalphase? Statt Streit mehr Zusammenarbeit. Allgemeinmedizin 64 (1988), 828–835

Oberbeil, K.: Fit durch gesunde Ernährung. Südwest-Verlag 2005

Orlowski, J. P.: Drowning, Near-Drowning and Ice-Water Submersions. Clinical Society for Pediatrics of Northern America 34 (1987), 75

Pajonk, F. G., Poloczek, S., Schmitt, T. K.: Der psychiatrische Notfall. Notfall & Rettungsmedizin 3 (2000), 363–370

Pajonk, F. G.: Der aggressive Patient im Rettungsdienst und seine Herausforderungen. Notfall & Rettungsmedizin 4 (2001), 206–216

Paschen, H. R., Lipp, M. D. W.: Reanimation in besonderen Situationen. Notfall & Rettungsmedizin 1 (1998), 384, 396

Peters, O., Runggaldier, K., Maier, K.: Ist der „gängige" Notarztindikationskatalog noch zeitgemäß? Rettungsdienst 2 (2007), 142–148

Peters, O., Runggaldier, K.: Algorithmen in Rettungsdienst. Die 27 wichtigsten Notfälle. 3. komplett überarbeitete Auflage; Elsevier Urban & Fischer, München 2006

Philipsborn, H. v.: Strahlenschutz, Radioaktivität und Strahlenmessung. Bayer. Staatsministerium des Innern, München 1998

Pichlmayer, H., Zieren, H. U.: Lungenverletzungen. Langenbecks Archiv Chirurgie (1989), 131–137

Piek, J.: Schädel-Hirn-Trauma Teil 1. Notfall & Rettungsmedizin 5 (2002), 309–318

Piek, J.: Schädel-Hirn-Trauma Teil 2. Notfall & Rettungsmedizin 5 (2002), 383–393

Poloczek, S., Madler, C.: Transport des Intensivpatienten. Notfall & Rettungsmedizin 3 (2000), 445–456

Pop, T.: Diagnose und Therapie des Herzinfarktes in der Prähospitalphase. Rettungsdienst 11 (1985), 500–508

Prengel, A. W.: Hypertensive Krise. Notfall & Rettungsmedizin 7 (2005), 474–475

Probst: Das deutsche Feldspital vor Akkon. Wehrmedizin 5 (1967)

Raftopoulo, A.: Der Fall: APSAC-Lyse zu Hause. Rettungsdienst 12 (1989), 187–191

Raftopoulo, A.: Der Fall: Erfolgreiche Lyse. Rettungsdienst 10 (1987), 528–529

Rebentisch, E.: Handbuch der medizinischen Katastrophenhilfe. Werk Verlag, München 1991

Reinhard, M., Luxem, J.: Serie Notfallgeräte: Die Pulsoxymetrie. Notfallmedizin 18 (1992), 170–176

Reinhard, M., Luxem, J.: Serie Notfallgeräte: Laryngoskope. Notfallmedizin 18 (1992), 538–542

Reinhard, M., Luxem, J.: Serie Notfallgeräte: Vakuumschienen. Notfallmedizin 20 (1994), 586–587

Reisdorff, E. J.: Pediatric Emergency Medicine. W. B. Saunders, Philadelphia 1993

Reynolds, J. E., Martindale, F.: The extra pharmacopoeoia. The Pharmaceutical Press, London 1990

Rick, W.: Klinische Chemie und Mikroskopie. Springer, Berlin/Heidelberg 1990

Riecker (Hrsg.): Handbuch der inneren Medizin, Bd. 9: Schock. Springer, Berlin/Heidelberg/New York 1984

Riede, U. N., Schaefer, H. E., Wehner, H. (Hrsg.): Allgemeine und spezielle Pathologie. Thieme, Stuttgart/New York, 5. Aufl. 2003

Riemann: Narkose im Wandel der Zeit. Vierteljahresheft für Wehrmedizin und Wehrpharmazie 3 (1988)

Ritz, R.: Schmerzbekämpfung beim Herzinfarkt. Rettungsdienst 16 (1990), 242–244

Roewer, L.: Das Unglück von Ramstein. Die Rotkreuz-Zeitung 10 (1988) 3

Rudofsky, G., Lohmann, A., Hahn, A.: Präklinische Diagnostik und Erstversorgung beim akuten Gefäßverschluß. Notfallmedizin 14 (1988), 482–491

Runggaldier, K., Behrendt, H.: Ausgewählte Ergebnisse der ersten bundesweiten Patientenbefragung im Rettungsdienst Notfall & Rettungsmedizin 2 (2005), 116–122

Runggaldier, K., Behrendt, H.: Der Patient im Mittelpunkt. Qualitätsmanagement in Klinik und Praxis 2 (2006), 33–39

Runggaldier, K., Behrendt, H.: Der Rhythmus machts – Zweite bundesweite Patientenbefragung des Malteser Hilfsdienstes im Rettungsdienst. Notfall & Rettungsmedizin 7 (2006), 619–625

Runggaldier, K., Behrendt, H.: Endlich Licht in den Daten des Rettungsdienstes: Ein Einstieg in die Statistik. Rettungsdienst 10 (2006), 990–995

Runggaldier, K., Behrendt, H.: Qualität des Rettungsdienstes aus Sicht der Patienten. Ergebnisse der ersten bundesweiten Patientenbefragung des Malteser Hilfsdienstes im Rettungsdienst In: Lüttgen, R., Mendel, F. (Hrsg.): Handbuch des Rettungswesens. Bd. 2, Loseblattsammlung. Aachen 2/2005 (Grundwerk ohne Jahrgang), A 5.2, 1–12

Runggaldier, K., Behrendt, H.: Qualität des Rettungsdienstes aus Sicht der Patienten – Methoden und Ergebnisse zur zweiten bundesweiten Patientenbefragung des Malteser Hilfsdienstes im Rettungsdienst. In: Lüttgen, R., Mendel, F. (Hrsg.): Handbuch des Rettungswesens. Bd. 2, Loseblattsammlung. Aachen 4/2006 (Grundwerk ohne Jahrgang), A 5.2, 71, 1–12

Runggaldier, K., Enke, K., Bals, T.: Zur Empirie der Berufsausbildung im Rettungsdienst. Notfallmedizin 20 (1994), 252–256

Runggaldier, K., Enke, K., Bals, T: Die Berufsausbildung im Rettungsdienst – eine berufspädagogische Untersuchung in den alten und neuen Bundesländern. Schriftenreihe des DRK-Institutes für Rettungsdienst Bd. 9. Bonn 1995

Runggaldier, K., Falk, B.: Bundesweite Implementierung eines Qualitätsmanagementsystems in einer Rettungsorganisation. Notfall & Rettungsmedizin 2 (2000), 93–100

Runggaldier, K., Flake, F.: Qualität rettet Leben – Qualitätsmanagement im Malteser Rettungsdienst. Qualitätsmanagement in Klinik und Praxis 3 (2002), 75–81

Runggaldier, K., Lutomsky, B., Flake, F.: Tipps für den Rettungsdienstalltag. In: Lutomsky, B., Flake, F.: Leitfaden Rettungsdienst. Notfallmanagement, Organisation, Arbeitstechniken, Algorithmen. Urban & Fischer, München/Jena 2000, 1–42

Runggaldier, K., Müller-Cyran, A.: Psychosoziale Betreuung und Begleitung im Rettungsdienst. In: Lüttgen, R., Mendel, F. (Hrsg.): Handbuch des Rettungswesens. Bd. 4, Loseblattsammlung. Aachen 3/2001 (Grundwerk), D II. 1.6, 1–20

Runggaldier, K., Nadler, G.: Zur (Not-)Kompetenz des Rettungsfachpersonals – die unendliche Geschichte!? Rettungsdienst 5 (1998), 41–46

Runggaldier, K., Peters, O.: Algorithmen – ein effizientes Mittel von der Not- in eine geregelte Kompetenz!? Rettungsdienst 2 (2007), 150–155

Runggaldier, K., Peters, O.: Algorithmen im Rettungsdienst. In: Lüttgen, R., Mendel, F. (Hrsg.): Handbuch des Rettungswesens, Bd. 4, Loseblattsammlung. Aachen 1 (2004) (Grundwerk ohne Jahrgang), A 3.1, 1–9

Runggaldier, K., Peters, O.: Algorithmen-Chart im Rettungsdienst. Die 27 wichtigsten Notfälle im Überblick. Elsevier Urban & Fischer, München/Jena 2005

Runggaldier, K., Peters, O.: Zur Verbesserung der Prozeß- und Ergebnisqualität: Algorithmen im Rettungsdienst. Rettungsdienst 1 (2004), 32–37

Runggaldier, K., Peters, O.: Zur Verbesserung der Prozeß- und Ergebnisqualität: Algorithmen im Rettungsdienst. Rettungsdienst 1 (2004), 32–37

Runggaldier, K., Peters, O.: Zur Verbesserung der Prozeß- und Ergebnisqualität: Algorithmen im Rettungsdienst. In: Lüttgen, R. /Mendel, F.

(Hrsg.): Handbuch des Rettungswesens. Bd. 4, Loseblattsammlung. Aachen 1/2004 (Grundwerk ohne Jahrgang), A 3.1, 1–9

Runggaldier, K.: Berufsausbildung im Rettungsdienst – Ergebnisse einer Bestandsaufnahme in den alten Bundesländern. Referateband 13. Bundeskongreß Rettungsdienst Nürnberg 1993. Stumpf & Kossendey, Edewecht 1993

Runggaldier, K.: Die Berufsausbildung zum Rettungsassistenten. Evaluationsstudie zur Ausbildungsqualität eines neuen Berufsbildes. Frankfurt a. M./Bern/New York/Paris/Wien 1998

Runggaldier, K.: Grunddaten zur Berufsausbildung im Rettungsdienst in den alten Bundesländern. Rettungsdienst 16 (1993), 383–397

Runggaldier, K.: Mit Worten helfen: Kriseninterventionsteams. Rettungs-Magazin 1 (1997), 69–75

Runggaldier, K.: Patienten des Rettungsdienstes begeistert von den Maltesern. Malteser-Magazin 2 (2004), 28–29

Runggaldier, K.: Patientenzufriedenheit im Rettungsdienst – Ergebnisse einer ersten bundesweiten Befragung. Rettungsdienst 5 (2004), 458–465

Runggaldier, K.: Qualitätsmanagement im Rettungsdienst. In: Ständige Konferenz für den Rettungsdienst (Hrsg.): Rettungsdienst auf dem Prüfstand III. Witten 2003, 49–55

Runggaldier, K.: Rettungsassistentinnen und Rettungsassistenten – Underdogs der Berufsbildung!? Rettungsdienst 6 (1995), 6–16

Runggaldier, K.: Schock. In: Lutomsky, B., Flake, F.: Leitfaden Rettungsdienst. Notfallmanagement, Organisation, Arbeitstechniken, Algorithmen. Urban & Fischer, München/Jena 2000, 317–330

Runggaldier, K.: Sein oder Nichtsein – das Rettungsfachpersonal am Scheideweg. Rettungsdienst 2 (1996), 6–13

Rünzi, M., Holtmann, G.: Akute Pankreatitis und Cholezystolithiasis. Notfallmedizin 26 (2000), 286–292

Ruppert, M., Reeb, R., Ufer, M. R., Stratmann, D., Altemeyer, K.-H.: Personal im Rettungsdienst – Brauchen wir neue Konzepte? Der Notarzt 6 (2002), 276–281

Saternus, K. S., Walter-Humke, S., Helmerichs, J.: Der plötzliche Kindstod (SID). Notfallmedizin 25 (1999), 510–513

Schächinger, U., Stieglitz, S. P., Kretschmer, R., Nerlich, M.: Telemedizin und Telematik in der Notfallmedizin. Notfall & Rettungsmedizin 2 (1999), 468–477

Schäfer, D., Knubben, W.: … in meinen Armen sterben? Vom Umgang der Polizei mit Trauer und Tod. Verlag deutsche Polizeiliteratur, Hilden 1992

Schäffler, A., Schmidt, S.: Allgemeine Krankheitslehre. Mensch, Körper, Krankheit. Urban & Fischer, München/Jena, 2005

Scharpegge, B., Diener, H. C.: Diagnostik und Therapie der akuten Subarachnoidalblutung. Notfallmedizin 27 (2001), 30–33

Scheidler, K., Wolf, E. (Hrsg.): Notfallmedizin. Organisation und Praxis. VEB Verlag Volk und Gesundheit, Berlin 1981

Schettler, G., Usadel, K. H. (Hrsg.): Praktische Medizin von A–Z. Thieme, Stuttgart/New York 1993

Schirmer, M.: Akuter lumbaler Bandscheibenvorfall. Notfallmedizin 26 (2000), 548–552

Schläfer: 20 Jahre NAW München. Brandschutz 4 (1986)

Schlechtriemen, T., Lackner, C. K., Moecke, H., Arntz, H. R., Messelken, M., Altemeyer, K. H.: Präklinische Versorgung von Patienten mit akutem Coronarsyndrom, akutem Schlaganfall, schwerem Schädel-Hirn-Trauma und Polytrauma. Empfehlungen zur Dokumentation und Datenauswertung im Rahmen des Qualitätsmanagements. Notfall- und Rettungsmedizin 3 (2003), 175–188

Schlechtriemen, T., Marx, P., Stolpe, E., Altemeyer, K.-H.: Medizinisches Qualitätsmanagement in der Luftrettung am Beispiel der Tracerdiagnose „Akuter Schlaganfall". Der Notarzt 1 (2003), 7–24

Schmidbauer, W., Scheidt, J. v.: Handbuch der Rauschdrogen. Nymphenburger-Verlag, München 1990

Schmidt, R. F., Thews, G.: Physiologie des Menschen. Springer, Berlin/Heidelberg, 28. Aufl., 2005

Schmidtbauer, W.: Die hilflosen Helfer. Über die seelische Problematik der helfenden Berufe. Rowohlt, Reinbek, 13. Aufl., 1997

Schmidt-Matthiesen, H. (Hrsg.): Gynäkologie und Geburtshilfe. Schattauer, Stuttgart/New York

Schmitz-Eggen, L.: Neue Maßstäbe; Rettungs-Magazin 5 (2000), 72–75

Schneider, G., Landschütz, W., Teppe, A., Schneider, M.: Einsatzbericht: Adams-Stokes-Anfall. Rettungsdienst 14 (1991)

Schneider, M.: Aufgaben der Allgemeinmedizin im Bereich der Notfallmedizin. Inaugural-Dissertation Medizinische Fakultät Münster 1994

Schnur, S.: Diagnostik in der hausärztlichen Praxis. Fortschr. Med. 110 (1992), 664–666

Schuchardt, E.: Warum gerade ich …? Leiden und Glaube; Schritte mit Betroffenen und Begleitenden; mit Bibliographie von über 1000 veröffentlichten Lebensgeschichten seit 1900 bis zur Gegenwart alphabetisch-gegliedert-annotiert. Vandenhoeck und Ruprecht, Göttingen 1993

Schürer, L. H., Münch, E. C., Trost, H. A., Lumenta, C. B.: Schädel-Hirn-Trauma – Umgehende Diagnostik und Therapie notwendig. Notfallmedizin 26 (2000), 102–107

Schuster, H. P. (Hrsg.): Notfallmedizin, Bd. 8, Soforttherapie bei Vergiftungen. perimed, Erlangen 1993

Schuster, H. P.: Notfallmedizin. Enke, Stuttgart 1984

Schuster, St.: Drogennotfälle. Der Notarzt 5 (1989)

Sefrin, P. (Hrsg.): Notfalltherapie im Rettungsdienst. Urban & Fischer, München/Jena 1999

Sefrin, P., Lafontaine, B.: Die notärztliche Versorgung des akuten Koronarsyndroms im Rettungsdienst in Bayern. Der Notarzt 21 (2005), 89–96

Selye, H.: Stress in Health and Disease. Woburn 1976

Selye, H.: Stress without Distress. Philadelphia 1974

Siegenthaler, W., Kaufmann, W., Hornbostel, H., Waller, H. D. (Hrsg.): Lehrbuch der inneren Medizin. Thieme, Stuttgart/New York 1992

Silbernagl, S., Despopoulos, A.: Atlas der Physiologie. dtv, München 2001

Spier, R.: Erstversorgung von Frakturen und Verrenkungen am Unfallort. Schriftenreihe Unfallmedizin der Gewerblichen Berufsgenossenschaften 46, 241 (1981)

Spörri, R., Dirks, B.: Intoxikationen. Notfall & Rettungsmedizin 3 (2000), 115–129

Stemberger, M., Haman, G. F.: Schlaganfallbehandlung auf der Stroke Unit. Notfall & Rettungsmedizin 6 (2003), 441–461

Storm, W.: Richtlinien zur Behandlung von Ertrinkungsunfällen bei Kindern. Notfallmedizin 13 (1987), 595

Stratmann, D.: Positionspapier zur zukünftigen Regelkompetenz des Rettungsassistenten. Bundesvereinigung der Arbeitsgemeinschaften der Notärzte Deutschlands (BAND) e.V. Der Notarzt 5 (2002), 175–177

Strauer, B.-E.: Welche Thrombolytika zur Therapie des akuten Myokardinfarktes? Medizinische Klinik 87 (1992), 81–82

Suva – Schweizerische Unfallversicherungsanstalt Arbeitsmedizin: Der Strahlenunfall – Informationsschrift zur Behandlung von Strahlenverletzten. Luzern, 2001

Suwelak, B., Hohage, H., Rahn, K. H.: Krisenhafter Blutdruckanstieg. Notfallmedizin 25 (1999), 22–28

Tabeling, B. B.: Fluid administration increases oxygen delivery during continuous positive pressure ventilation after freshwater near-drowning. Critical Care Medicine 11 (1983), 693

Tebbenjohanns, J., Korte, T.: Tachykarde und bradykarde Herzrhythmusstörungen. Notfall & Rettungsmedizin 1 (1998), 188–196

Thews, G., Mutschler, E., Vaupel, P.: Anatomie, Physiologie, Pathophysiologie des Menschen. Stuttgart, 6. Aufl., 2007

Thömke, F.: Akute Infektionen des Zentralnervensystems. Notfall & Rettungsmedizin 8 (2005), 255–260

Toellner, R.: Illustrierte Geschichte der Medizin (Bd. 1–6). Andreas & Andreas, Salzburg 1986

Topp, S.: Europäische Normung für den Rettungsdienst; Rettungsdienst (23, 2000–3), 238–241

Trentz, O., Friedl, H. P.: Prioritäten in der Versorgung offener Frakturen beim Polytraumatisierten. Helvetica Chirurgica Acta (1992) 59, 101–105

Ufer, M. R.: Rechtsfragen in der Zusammenarbeit des Rettungsdienstes mit dem niedergelassenen Arzt, Teil I und II. Rettungsdienst 13 (1990)

Vest, A., Runggaldier, K.: Weltjugendtag 2005 in Köln. Eine Herausforderung für die Malteser. Rettungs-Magazin 6 (2005), 88–92

Vock, B.: Das Thoraxtrauma in der Prähospitalphase. Aktuelle Traumatologie (1989), 17–21

Vogt, T.: Notfälle bei extrapyramidalen Erkrankungen. Notfall & Rettungsmedizin 8 (2005), 270–274

Vollenweider-Scherpenhuyzen, M. F. I., Vollenweider, F. X.: Notfälle bei Drogenmißbrauch. Notfall & Rettungsmedizin 2 (1999), 518–531

Wagner, J.: Praktische Kardiologie für Studium, Klinik und Praxis. de Gruyter, Berlin/New York 1985

Wagner-Link, A.: Techniker-Krankenkasse (Hrsg.): Der Streß: Stressoren erkennen, Belastungen vermeiden, Streß bewältigen. Hamburg 1993

Wanke, K., Täschner, K.-L.: Rauschmittel (Drogen – Medikamente – Alkohol), 2. Aufl. Enke, Stuttgart 2002

Wawrzyn, H., Janssen, O. E., Mann, K.: Notfälle in der Endokrinologie. Notfallmedizin 26 (2000), 184–188

Waydhas, C., Sauerland, S.: Thoraxtrauma und Thoraxdrainage: Diagnostik und Therapie – Ein systematisches Review – Diagnostik. Notfall & Rettungsmedizin 6 (2003), 541–548

Waydhas, C., Sauerland, S.: Thoraxtrauma und Thoraxdrainage: Diagnostik und Therapie – Ein systematisches Review – Therapie. Notfall & Rettungsmedizin 6 (2003), 627–639

Wayne Corneil, D.: The Psycho-Social Needs of Health Professionals Providing On-Scene Disaster Care. Prehospital and Disaster Medicine 6 (1991), 485

Wenzel, V., Krismer, A. C., Arntz, R., Sitter, H., Stadlbauer, K. H., Lindner, K. H. (for the European Resuscitation Council Vasopressor during Cardiopulmonary Resuscitation Study Group): A comparison of vasopressin and epinephrine for out-of-hospital cardiopulmonary resuscitation. N Engl J Med. 350 (2004), 105–113

Werhahn, K. J.: Status epilepticus. Notfall & Rettungsmedizin 8 (2005), 261–264

Wettengel, R.: Asthma als präklinischer Notfall. Notfall & Rettungsmedizin 4 (2001), 372–377

Wieck, H. H.: Neuropsychiatrische Notfälle. Schattauer, Stuttgart/New York 1974

Winkle, S.: Geiseln der Menscheit. Artemis und Winkler, Düsseldorf/Zürich, 1997

Wirtz, S.: Der Drogennotfall. Notfall & Rettungsmedizin 7 (2004), 435–454

Woinoff, S.: Pathophysiologie und Therapie des Beinahe-Ertrinkens. Anästhesie und Intensivmedizin 32 (1991), 97

Wolfsfellner, W.: Luftrettung in Deutschland. Einsatz 1 (1992), 19

Yao, F-S., Artusio, J.: Anästhesiologie – Problemorientierte Patientenbehandlung. Fischer, Stuttgart/Jena/New York 1991

Zaak, D., Hungerhuber, E., Müller-Lisse, U., Hofstetter, A., Schmeller, N.: Urologische Notfälle. Notfall & Rettungsmedizin 5 (2002), 530–543

Zähringer, J.: Die hypertensive Krise. Internist 28 (1987), 89–92

Zichner, R., Weihrauch, T. R.: Zur optimalen Dosierung von Acetylsalicylsäure (ASS). Medizinische Klinik 84 (1989), 43–51

Zwipp, H.: Verletzungen des oberen Sprunggelenkes aus unfallchirurgischer Sicht. Radiologe 12 (1991), 585–593

Sachregister

Arzneimittelregister

Maße und Einheiten

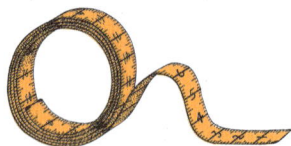

Länge

	1 Meter	1 m	1 m
1 hundertstel Meter	1 Zentimeter	1 cm	0,01 m
1 tausendstel Meter	1 Millimeter	1 mm	0,001 m
1 millionstel Meter	1 Mikrometer	1 µm	0,000 001 m
1 milliardstel Meter	1 Nanometer	1 nm	0,000 000 001 m

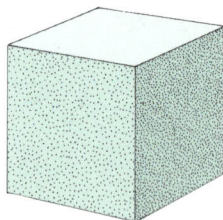

Volumen

Das Volumen ist eine von der Länge abgeleitete Einheit. 1 Liter entspricht dem Volumen eines Würfels von je 10 cm Länge, Breite und Tiefe.

	1 Liter	$1\ l\ =\ 1000\ cm^3$	1 l
1 Zehntel Liter	1 Deziliter	$1\ dl\ =\ 100\ cm^3$	0,1 l
1 tausendstel Liter	1 Milliliter	$1\ ml\ =\ 1\ cm^3$	0,001 l
1 millionstel Liter	1 Mikroliter	$1\ µl\ =\ 1\ ml^3$	0,000 001 l
1 milliardstel Liter	1 Nanoliter	1 nl	0,000 000 001 l
1 billionstel Liter	1 Pikoliter	1 pl	0,000 000 000 001 l
1 billiardstel Liter	1 Femtoliter	1 fl	0,000 000 000 000 001 l

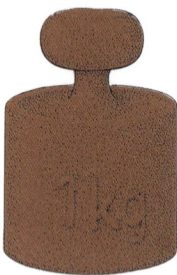

Masse

1000 Gramm	1 Kilogramm	1 kg	1000 g
	1 Gramm	1 g	
1 tausendstel Gramm	1 Milligramm	1 mg	0,001 g
1 millionstel Gramm	1 Mikrogramm	1 µg	0,000 001 g

Druck

Der Druck ist die Kraft, die auf eine bestimmte Fläche wirkt. Leider existieren in der Medizin mehrere Einheiten nebeneinander. Zur Umrechnung gelten folgende (gerundete) Umrechnungsfaktoren:

1 Pascal	1 Pa	= 0,0075 mmHg	= 0,01 mbar	= 0,01 cm H_2O
1 Millimeter Quecksilbersäule	1 mmHg	= 133 Pa	= 1,33 mbar	= 1,33 cm H_2O
1 Zentimeter Wassersäule	1 cm H_2O = 1 mbar		= 0,75 mmHg	= 100 Pa
1 Millibar	1 mbar	= 1 cm H_2O	= 0,75 mmHg	= 100 Pa

Volumen- und Massenkonzentration

Die Konzentration ist der Volumen- oder Massenanteil eines Stoffes in 1 Liter (oder Milliliter) Lösungsmittel.

1 ml/l	1 Milliliter pro Liter	Volumenkonzentration
1 g/l	1 Gramm pro Liter	Massenkonzentration
1 g/dl	1 Gramm pro Deziliter	Massenkonzentration
1 mg/dl	1 Milligramm pro Deziliter	Massenkonzentration
1 µg/l	1 Mikrogramm pro Liter	Massenkonzentration

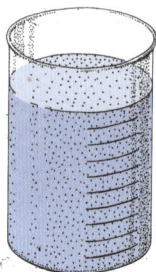

Stoffmengenkonzentration

Gibt die Zahl der Teilchen (Moleküle) an, die in 1 Liter Lösungsmittel (z.B. Blutserum) enthalten sind.

1 mol/l	1 mol pro Liter	1 mmol/ml
1 mmol/l	1 tausendstel mol pro Liter	1 µmol/ml

Zeit

60 Minuten	1 Stunde	60 Min.	3600 Sek.
60 Sekunden	1 Minute	1 Min.	60 Sek.
	1 Sekunde	1 Sek.	
1 tausendstel Sekunde	1 Millisekunde	1 ms	0,001 Sek.

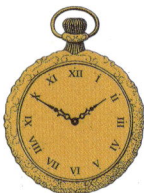